Spezielle pathologische Anatomie

Ein Lehr- und Nachschlagewerk

Begründet von Wilhelm Doerr und Erwin Uehlinger

Band 13/VIII

Herausgegeben von
Professor Dr. Gerhard Seifert, Hamburg

Springer-Verlag Berlin Heidelberg GmbH

Pathologie des Nervensystems VIII

Pathologie peripherer Nerven

Von

J. M. Schröder

Mit 282 zum Teil farbigen Abbildungen in 1050 Einzeldarstellungen

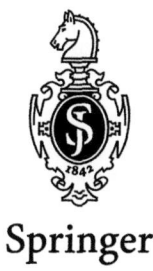

Springer

Professor Dr. G. Seifert
Institut für Pathologie der Universität
Martinistraße 52 UKE, 20246 Hamburg

ISBN 978-3-642-63588-5

Die Deutsche Bibliothek – CIP-Einheitsaufnahme
Spezielle pathologische Anatomie : ein Lehr- und Nachschlagewerk / begr. von Wilhelm Doerr und Erwin Uehlinger. Hrsg. von Wilhelm Doerr ; Gerhard Seifert. – Berlin ; Heidelberg ; New York ; Barcelona ; Budapest ; Hong Kong ; London ; Mailand ; Paris ; Singapur ; Tokio : Springer
 Teilw. mit der Angabe: Begr. von Erwin Uehlinger und Wilhelm Doerr. –
 Bd. 13. Pathologie des Nervensystems
8. Pathologie peripherer Nerven. – 1999
Pathologie des Nervensystems. – Berlin ; Heidelberg ; New York ; London ; Paris ; Tokyo ; Hong Kong ; Barcelona ; Budapest : Springer
 (Spezielle pathologische Anatomie ; Bd. 13)
 8. Pathologie peripherer Nerven / Hrsg.: J. M. Schröder. – 1999
 ISBN 978-3-642-63588-5   ISBN 978-3-642-58426-8 (eBook)
 DOI 10.1007/978-3-642-58426-8

Dieses Werk ist urheberrechtlich geschützt. Die dadurch begründeten Rechte, insbesondere die der Übersetzung, des Nachdrucks, des Vortrags, der Entnahme von Abbildungen und Tabellen, der Funksendung, der Mikroverfilmung oder der Vervielfältigung auf anderen Wegen und der Speicherung in Datenverarbeitungsanlagen, bleiben, auch bei nur auszugsweiser Verwertung, vorbehalten. Eine Vervielfältigung dieses Werkes oder von Teilen dieses Werkes ist auch im Einzelfall nur in den Grenzen der gesetzlichen Bestimmungen des Urheberrechtsgesetzes der Bundesrepublik Deutschland vom 9. September 1965 in der jeweils geltenden Fassung zulässig. Sie ist grundsätzlich vergütungspflichtig. Zuwiderhandlungen unterliegen den Strafbestimmungen des Urheberrechtsgesetzes.

© Springer-Verlag Berlin Heidelberg 1999
Ursprünglich erschienen bei Springer-Verlag Berlin Heidelberg New York 1999

Die Wiedergabe von Gebrauchsnamen, Handelsnamen, Warenbezeichnungen usw. in diesem Werk berechtigt auch ohne besondere Kennzeichnung nicht zu der Annahme, daß solche Namen im Sinne der Warenzeichen- und Markenschutz-Gesetzgebung als frei zu betrachten wären und daher von jedermann benutzt werden dürften.
Produkthaftung: Für Angaben über Dosierungsanweisungen und Applikationsformen kann vom Verlag keine Gewähr übernommen werden. Derartige Angaben müssen vom jeweiligen Anwender im Einzelfall anhand anderer Literaturstellen auf ihre Richtigkeit überprüft werden.

Reproduktion der Abbildungen: Schneider Repro GmbH, 69115 Heidelberg
Satz: Fotosatz-Service Köhler GmbH, 97084 Würzburg

SPIN: 10708480   24/3135 – 5 4 3 2 1 0 – Gedruckt auf säurefreiem Papier

Autor

Schröder, J. M., Professor Dr. med.
Direktor des Institutes für Neuropathologie
Universitätsklinikum
Rheinisch-Westfälische Technische Hochschule RWTH
Pauwelsstraße 30
52074 Aachen

Geleitwort des Herausgebers

Die gewaltigen und zugleich stürmischen Fortschritte der Neurowissenschaften in den vergangenen Jahrzehnten haben wesentlich dazu beigetragen, daß auch die wissenschaftliche Entwicklung der Neuropathologie einen neuen Stellenwert in der Medizin erhalten hat. Dies spiegelt sich im Volumen und in der Anzahl der Bände wider, die die Pathologie des Nervensystems im Gesamtwerk der „Speziellen pathologischen Anatomie" einnimmt. War noch bei der ersten Konzeption des Gesamtwerkes Anfang der 50er Jahre vorgesehen, die Pathologie des Nervensystems in einem einzelnen Band als Band 13 zu publizieren, so stellte sich im weiteren Verlauf heraus, daß dieses ursprüngliche Konzept nicht mehr aufrechterhalten werden konnte, sondern der neuen wissenschaftlichen Entwicklung angepaßt werden mußte. So entstanden in der Zeit von 1980 bis 1994 insgesamt 7 umfassende Teilbände, deren Zahl sich dadurch auf 10 Teilbände erhöhte, weil allein die enzyklopädische Abhandlung über „Traumatologie von Hirn und Rückenmark" – auch als „Forensische Pathologie" bezeichnet – im Teilband VI 3 weitere Teilbände erforderte. Bei einem Gesamtvolumen der Speziellen pathologischen Anatomie von insgesamt 39 Bänden (einschließlich der Teilbände) ist somit die Neuropathologie mit 25% des Gesamtumfanges repräsentiert. Die komplexe Entstehungsgeschichte der Pathologie des Nervensystems in den letzten 14 Jahren ist in den jeweiligen Vorworten der Herausgeber und den Vorbemerkungen der Autoren ausführlich dokumentiert und soll daher an dieser Stelle nicht nochmals rekapituliert werden.

Entscheidenden Anteil an der Gewinnung renommierter Autoren und der redaktionellen Gestaltung der Bände über die Pathologie des Nervensystems hat Professor WILHELM DOERR, der das Gesamtwerk 1949 begründet und bis zu seinem Tod im Jahr 1996 maßgeblich mitgestaltet hat. Seine großen Verdienste um die spezielle pathologische Anatomie sind 1998 in der 2. Auflage des Bandes 17 „Pathologie des Thymus" ausführlich gewürdigt worden. In der Konzeption von WILHELM DOERR war auch geplant, die Pathologie des Nervensystems durch den Teilband VIII „Pathologie peripherer Nerven" abzuschließen.

Die Entstehungsgeschichte dieses Bandes geht bis in das Jahr 1987 zurück. 1994 hatte WILHELM DOERR erneut die Vorbereitung für die Drucklegung des Bandes aufgenommen. Es war mir daher ein ganz spezielles Anliegen, das Vermächtnis von WILHELM DOERR zu erfüllen. Herr Professor Dr. med. J. MICHAEL SCHRÖDER, Direktor des Institutes für Neuropathologie des Universitätsklinikums der Rheinisch-Westfälischen Technischen Hochschule Aachen, der bereits als Autor des 1982 erschienenen Bandes 15 über die „Pathologie der Muskulatur" mit einer exakten und hervorragend dokumentierten Abhandlung zum Gelingen des Gesamtwerkes beigetragen hat, hat sich zu meiner großen Freude bereit erklärt, die Pathologie des Nervensystems durch eine aktuelle, mit modernen Methoden durchgeführte Monographie über die „Pathologie peripherer Nerven" zu komplettieren. Auf der Basis einer umfangreichen Materialsammlung und einer vergleichenden Auswertung des enorm vermehrten Schrifttums ist es Herrn Professor SCHRÖDER gelungen, eine übersichtliche und hervorragend bildlich dokumentierte Darstellung der vielfältigen krankhaften Veränderungen der peripheren Nerven vorzulegen. Dabei sind neben den häufigeren Krankheitsformen auch mit einer speziellen Liebe zum Detail seltene Krankheitsbilder abgehandelt, wie es sich für ein „Nachschlagewerk" geziemt.

Die Besonderheit dieses Bandes liegt darin, daß neben den nunmehr schon klassischen Methoden der Immunhistochemie und Elektronenmikroskopie molekularbiologische Techniken bei der Klassifikation der Krankheitsbilder zum Einsatz gelangt sind. In einer Synopsis von klinischen Daten, morphologischen Methoden und molekularbiologischen Techniken sind in Verbindung mit einer exakten Auswertung der umfangreichen Literatur mittels der modernen Datenverarbeitung alle relevanten krankhaften Veränderungen der peripheren Nerven analysiert worden. Dabei sind auch tierexperimentelle Modelle zur besseren Erklärung der Pathogenese herangezogen worden.

In einer Einleitung werden die morphologischen Untersuchungstechniken sowie die wichtigen anatomischen und physiologischen Daten erläutert. Bei den Erkrankungen der peripheren Nerven werden zunächst die allgemeinen Schädigungs- und Reaktionsmuster bei Nervenläsionen dargestellt und die Krankheitsgruppen der nutritiven und toxischen Neuropathien abgehandelt. Unter den Neuropathien aufgrund systemischer Stoffwechselstörungen kommt der diabetischen Neuropathie eine besondere Bedeutung zu. In dem umfangreichen Hauptkapitel über die zahlreichen hereditären Neuropathien wird ein fast lückenloser, gut gegliederter Überblick über das weite Spektrum dieser Neuropathien mit einer vorzüglichen Bilddokumentation gebracht. Speziell in diesem Kapitel kommt den neuen molekularbiologischen Techniken zur Erfassung genetischer Aberrationen eine zunehmende Bedeutung zu. Bei den entzündlichen Neuropathien müssen infektiöse Formen von immunologisch bedingten Krankheitsformen unterschieden werden. Weitere Kapitel behandeln die paraneoplastischen Neuropathien, die Neuropathien bei peripheren Gefäßerkrankungen und die Miterkrankung der peripheren Nerven bei prädominierenden Erkrankungen des Zentralnervensystems. Den Abschluß des Bandes bildet das Kapitel über die Tumoren des peripheren Nervensystems unter Einbeziehung experimenteller Befunde. Mit der detaillierten Gliederung der Befunde, der informativen Bilddokumentation und der vergleichenden Analyse des umfangreichen Schrifttums ist der vorliegende Band eine Fundgrube für alle auf dem Gebiet der Neuropathologie tätigen Wissenschaftler und Ärzte und eine vorzügliche Repräsentation des hohen Niveaus der deutschen Neuropathologie.

Mit meinem herzlichen Dank an den Autor für die ausgezeichnete Gestaltung des Bandes verbinde ich zugleich auch Worte des Dankes und der Anerkennung bei der Vorbereitung und Durchführung der Drucklegung speziell an Frau STEPHANIE BENKO, Frau HILDEGARD HEINZMANN und Frau INGE OPPELT der Abteilung Buchherstellung des Springer-Verlages. Insbesondere danke ich auch

Herrn Professor Dr. phil. DIETRICH GÖTZE und Frau Dr. AGNES HEINZ für die stets verständnisvolle Unterstützung bei der weiteren redaktionellen Bearbeitung des Gesamtwerkes. Nicht zuletzt gilt mein Dank meiner Sekretärin Frau MONIKA SCHACHT für ihre ständige umsichtige Mitwirkung bei der redaktionellen Arbeit am Gesamtwerk. Mögen die Leser – insbesondere die Pathologen, Neuropathologen, Neurologen und alle, an den Neurowissenschaften interessierten Ärzte – in diesem Band alle notwendigen Informationen für ihre tägliche klinische Arbeit finden und damit ihre Anerkennung für die vom Autor geleistete mühevolle Arbeit zum Ausdruck bringen.

Hamburg, Juni 1999 GERHARD SEIFERT

Inhaltsverzeichnis

A.	Vorwort	1
B.	Einleitung	4
	I. Einführung in die morphologischen Untersuchungstechniken	5
	a) Auswahl eines Nerven zur Biopsie	5
	b) Zur Technik der Nervenbiopsie	7
	c) Untersuchungstechniken und Versand	9
	d) Indikationen zur Nervenbiopsie	11
	e) Komplikationen von Nervenbiopsien	12
	f) Haut- und Konjunktivalbiopsien	12
	II. Anatomische und physiologische Vorbemerkungen	13
	a) Entwicklung und Altersveränderungen peripherer Nerven	13
	b) Normale Struktur peripherer Nerven	26
	1. Das Bindegewebe peripherer Nerven; Blut- und Lymphgefäße	26
	2. Nervenfasern	29
	(a) Axone	30
	(b) Schwann-Zellen und Markscheiden	31
	3. Nervi vasorum und nervorum	34
	4. Heterotope Neurone in menschlichen Spinalwurzeln	35
	5. Axonale Verzweigungen in Muskelnerven	35
	6. Nervenendigungen	35
	7. Besonderheiten in einzelnen Nerven	36
	(a) N. suralis	36
	(b) N. medianus und ulnaris	36
	(c) Peptiderge Substanzen in sensorischen und autonomen Nerven	36
	(d) Peptiderge Innervation des Hirnkreislaufs	38
	(e) Noradrenerge und peptiderge Innervation des Lymphgewebes	41
	8. Spinalganglien	42
	9. Paraganglien und Paraneurone	42
	c) Funktionelle Aspekte	42
	1. Elektrophysiologie	42
	2. Magnetstimulation	48

d) Chemische Aspekte 49
   1. Wassergehalt des N. suralis 49
   2. Regulation der Neurofilamentdynamik 49
   3. Neurotrophe Faktoren, Zytokine und deren Rezeptoren . . 49
   4. Weitere Substanzen 59

C. Epidemiologie und Klassifikation der Erkrankungen periperer Nerven 63
I. Epidemiologie 63
II. Klassifikation 65

D. Allgemeine Schädigungen und Reaktionen peripherer Nerven 66
I. Allgemeine Reaktionen 66
   a) Axonale und neuronale Reaktionen 68
   b) Reaktionen der Schwann-Zellen und Markscheiden 73
   c) Reaktionen des Makrophagensystems in peripheren Nerven 87
   d) HLA-DR-Antigen (= MHC Klasse II-Molekül-) Expression im N. suralis 91
   e) Endoneurale Fibroblasten 92
   f) Mastzellen 93
   g) Störungen der Blut-Nerven-Schranke (BNS) 93
   h) Reaktionen des Perineuriums; perineurales Fenster 97
II. Spezielle Nervenläsionen 98
   a) Kompression und Perkussion 98
      1. Renaut-Körper 98
      2. Karpaltunnelsyndrom 102
      3. Weitere klinische Kompressionssyndrome 103
      4. Spezielle experimentelle Modelle 106
   b) Kontinuitätsunterbrechung peripherer Nerven 108
      1. Waller-Degeneration 108
      2. Nervenfaserregeneration 113
         (a) Neurombildung 113
         (b) Regenerierende und regenerierte Nervenfasern . . . 116
         (c) Nerventransplantation und andere operative Maßnahmen 133
         (d) Reinnervation von Muskelspindeln 144
         (e) Reinnervation von Pacini-Körperchen 145
         (f) Reinnervation von Schweißdrüsen 145
         (g) Langfristige Reinnervationsergebnisse 145
         Anhang: Elektrotherapie des denervierten Muskels . . . 145
      3. Retrograde Reaktion 145
   c) Spinalwurzelausriß 147
   d) Nervenüberstreckung 148
   e) Frost- und Hitzeschäden 148
   f) Strahlen- und Stromschädigung 149
   g) Auswirkungen der Puffermolarität 153
   h) pH-Werteffekte 153

Inhaltsverzeichnis

E. **Nutritive Neuropathien** 154
   I. Vitaminmangelneuropathien 154
      a) Vitamin-B_1-Mangel 154
      b) Vitamin-B_2-Komplex-Mangel 155
      c) Vitamin-B_6-Mangel und -Überdosierung 155
      d) Vitamin-B_{12}-Mangel 157
      e) Biotin (Vitamin H-), Biotinidase-Mangel 157
      f) Vitamin-C-Mangel 160
      g) Vitamin-E-Mangel 161
   II. Alkoholische Neuropathie 163

F. **Toxische Neuropathien** 173
   I. Neuropathien durch Gewerbe- und Umweltgifte 174
      a) Metalle 174
      b) Nichtmetallische Verbindungen 179
          1. Aliphatische Kohlenwasserstoffe: Acrylamid,
             Hexakarbone, Schwefelkohlenstoff und Kohlenmonoxid .. 179
          2. Weitere nichtmetallische organische Substanzen 182
          3. Organische Phosphorverbindungen 188
          4. Chlorierte Kohlenwasserstoffe 189
          5. Toxisches Ölsyndrom (TOS) 192
          6. Insektengifte und andere tierische Gifte 193
   II. Medikamentös-toxische Polyneuropathien 194
   III. Schmerzen 224
      a) Schmerzen und Hyperalgesie 224
          1. „Neuropathische" Schmerzen 224
          2. Hyperalgesie 225
      b) Sympathikusblockade und Sympathikus-abhängige
         Schmerzen 227
      c) Triple-Kälte-Syndrom 228
   Anhang: Akupunktur 228

G. **Neuropathien aufgrund systemischer Stoffwechselstörungen** 229
   I. Diabetische Neuropathien 229
      a) Diabetische Neuropathien beim Menschen 229
      b) Experimentelle Untersuchungsergebnisse zur Pathogenese
         der diabetischen Neuropathien 238
          1. Experimentelle diabetische Neuropathie
            nach Streptozotocin (STZ)-Intoxikation 238
          2. Spontan-diabetische Tiermodelle 244
          3. Experimentelle Galaktoseintoxikation 244
   II. Urämische Polyneuropathie 245
   III. Neuropathien bei Lebererkrankungen 246
   IV. Neuropathien bei Hypo- und Hyperthyreose 247
   V. Neuropathien bei Erkrankungen der Hypophyse 247
      a) Akromegalie 247
      b) Adenohypophyseninsuffizienz 247

VI. Neuropathien bei intensivmedizinischer Behandlung
("Critical illness"-Polyneuropathie) 249
VII. Neuropathien bei Neuromyotonie
(Pseudomyotonie; Isaacs-Syndrom) 250

H. Hereditäre motorisch-sensorische Neuropathien (HMSN) 251
  I. Entwicklungsstörungen des peripheren Nervensystems 257
    a) Neuronale Entwicklungsstörungen 257
    b) Myelinisationsstörungen 257
  II. Proteinstoffwechselstörungen 259
    a) PMP-22-Genmutationen (HMSN Ia, III und HNPP) 259
      1. HMSN Ia bei PMP22-Genduplikation 262
      2. HMSN Ia bei PMP22-Punktmutationen 275
      3. Tomakulöse Neuropathie (HNPP)
         (PMP22-Deletionen oder -Punktmutationen) 275
      Anhang: Tiermodelle mit PMP22-Mutationen 281
    b) HMSN Ib (CMT1B);
       Mutationen des Myelinproteins Zero (MPZ; P_0) 283
       Anhang: Mausmodell der P_0-Mangel-Neuropathie 284
    c) Andere molekulargenetisch definierte oder
       noch nicht aufgeklärte dominante demyelinisierende
       HMSN-Formen 285
      1. HMSN Ic (non-a non-b) 285
      2. EGR2-Gen-assoziierte Neuropathien 285
    d) HMSN II (CMT2);
       autosomal-dominant erbliche neuroaxonale HMSN 285
      1. Hereditäre neuralgische Amyotrophie (HNA) 289
      2. Distale hereditäre motorische Neuropathie (HMN)
         (= distale spinale Muskelatrophie) 290
      3. HMSN IIc mit Zwerchfell- und Stimmbandparese 290
      4. Skapuloperoneale Neuropathie 291
      5. HMSN und hereditäre spastische Paraplegie 291
      6. HMSN mit behandelbaren extrapyramidalen
         Symptomen 292
    e) Rezessiv erbliche neuroaxonale motorisch-sensorische
       Neuropathien 292
      1. HMSN vom neuronalen Typ
         mit Beginn in der frühen Kindheit 292
      2. Kongenitale Neuropathie mit Fehlen (Aplasie)
         der großen markhaltigen Nervenfasern 293
      3. Neuropathie mit Fehlen kleiner Nervenfasern 293
      4. Neuropathie mit Katarakt und mentaler Retardierung . . 294
      5. HMSN mit sensorineuraler Taubheit 295
      6. HMSNL (HMSN-Lom; "Neuropathie bei Zigeunern") . . . 295
      7. Kongenitale axonale Neuropathie bei Deletionen
         in der Genregion der spinalen Muskelatrophie 296
      8. HMSN mit Kleinhirnatrophie und Demenz 297

f) Rezessiv erbliche demyelinisierende Formen der HMSN ... 297
   1. HMSN III; hypertrophische Neuropathie
      vom Typ Dejerine-Sottas 303
   2. Kongenitale Hypomyelinisationsneuropathie 306
   3. Kongenitale Amyelinisation 309
   4. Amyelinisation im zentralen und Hypomyelinisation
      im peripheren Nervensystem 309
   5. Kongenitale Hypo- und Hypermyelinisationsneuropathie 310
g) HMSNX; Connexin32-Gen (Cx32)-Mutationen 313
h) Amyloidneuropathien 317
   1. Familiäre Amyloidosen 323
   2. Erworbene Amyloidosen 331
      (a) Primäre Amyloidose 331
      (b) Weitere Formen der Amyloidose 332
j) Neuropathien als Nebenlokalisation
   bei hereditären Proteinstoffwechselstörungen 333
   1. Myotonische Dystrophie 333
   2. Okulopharyngeale Muskeldystrophie 333
   3. Dominant erbliche distale Myopathien 333
   4. Merosin-Mangel-Myopathie 338
   5. Marinesco-Sjögren-Syndrom 339
   6. Rett-Syndrom 339
   7. Chédiak-Higashi-Krankheit 341
   8. Ehlers-Danlos-Krankheit 342
   9. Marfan-Syndrom 342
   10. Hyperglyzinämie 342
k) Tiermodelle 342

III. Porphyrien 346
IV. Lipidstoffwechselstörungen 347
   a) Lysosomal, autosomal-rezessiv erblich 347
      1. Metachromatische Leukodystrophie (MLD) 347
      2. Varianten der metachromatischen Leukodystrophie 352
         (a) Multipler Sulfatasemangel 352
         (b) AB-Variante der metachromatischen Leukodystrophie
             mit postuliertem Aktivator-Proteindefekt 352
         Anhang: 1. Dominant erbliche Variante der MLD 352
         Anhang: 2. Sudanophile Leukodystrophie 352
      3. Globoidzell-Leukodystrophie
         (Krabbe-Krankheit; Galaktosylzeramidlipidose) 352
      4. Niemann-Pick-Krankheit (Sphingomyelin-Lipidose) ... 353
         (a) Niemann-Pick-Krankheit Typ I (Typ A) 353
         (b) Niemann-Pick-Krankheit Typ II (Typ C; NPC) 354
      5. Cockayne-Syndrom 356
      6. Andere Lipidstoffwechselstörungen 357
         (a) Zerebrotendinöse Xanthomatose 358
         (b) Lipomatosen 359
         (c) Membranöse Lipodystrophie
             (Nasu-Hakola-Krankheit) 359

(d) Neuroaxonale Dystrophie
bei infantilem α-N-Azetylgalaktosaminidase-Mangel 361
(e) Neuramidase-A- und B-Mangel (Sandhoff-Krankheit)
und andere Gangliosidosen 361
(f) Zeroidlipofuszinosen 362
b) Lysosomale, X-chromosomal rezessiv erbliche Lipidstoffwechselstörungen 362
1. Fabry-Krankheit (Glykosphingolipid-Lipidose;
Angiokeratoma corporis diffusum) 362
c) Proteolipidanomalien (autosomal-rezessiv erblich) 367
1. Analphalipoproteinämie (Tangier-Krankheit) 367
2. Abetalipoproteinämie
(Bassen-Kornzweig-Syndrom; Neuroakanthozytose) . . . 371
d) Peroxisomale Stoffwechselstörungen 372
1. Adrenoleukodystrophie und Adrenomyeloneuropathie . . 373
Anhang: Twitchermaus 382
2. Refsum-Krankheit (Phytansäurespeicherkrankheit;
Heredopathia atactica polyneuritiformis) 382
(a) Infantile Refsum-Krankheit 383
V. Mukopolysaccharidosen 384
VI. Glykogenstoffwechselstörungen 387
VII. Polyglukosankörper- und Lafora-Krankheit 387
VIII. α- und β-Mannosidasemangel 389
IX. Oxalosen 389
X. Erkrankungen mit defekter DNA-Reparatur 392
a) Ataxia teleangiektasia 392
b) Xeroderma pigmentosum 393
XI. Neuropathien bei mitochondrialen Erkrankungen 393
a) Leigh-Krankheit 399
b) Mitochondriale Zytopathie mit hereditärer sensorischer
Neuropathie, progressiver externer Ophthalmoplegie,
Ataxie und fatalem myoklonischen Status epilepticus . . . 401
c) Lebersche hereditäre Optikusneuropathie (LHON) 404
d) Ekbom-Syndrom 406
e) Polyneuropathie bei myo-, neuro- und gastrointestinaler
Enzephalopathie (MNGIE) aufgrund eines partiellen
Mangels an Cytochrom-c-Oxidase 407
f) Neuropathie beim Kearns-Sayre-Syndrom 407
g) Dystonie bei Mitochondriopathie 407
XII. Familiäres Syndrom mit infantiler Optikusatrophie,
Bewegungsstörung und spastischer Paraplegie 409
XIII. Neuropathie mit amorphen, tubulären
und geringelten Schwann-Zelleinschlüssen 409

I. **Hereditäre Neuropathien mit überwiegend sensorischen
und autonomen Funktionsstörungen** 413
I. Entwicklungsstörungen peripherer sensorischer
und autonomer Neuronensysteme 413

II. Hereditäre sensorische und autonome Neuropathien (HSAN) .. 413
   a) Autosomal-dominante hereditäre sensorische und
      autonome Neuropathie (HSAN I; Thevenard-Syndrom) ... 414
   b) Autosomal-rezessiv hereditäre sensorische
      und autonome Neuropathie (HSAN II) 416
   c) X-chromosomal-rezessive sensorische-
      und autonome Neuropathie 420
   d) Hereditäre sensorische und autonome Neuropathie Typ III
      (HSAN III; Riley-Day-Syndrom; familiäre Dysautonomie) .. 421
   e) Hereditäre sensorische und autonome Neuropathie Typ IV
      (Kongenitale sensorische Neuropathie mit Anhidrose;
      HSAN IV) 421
      Anhang: Erworbene idiopathische generalisierte Anhidrose 423
   f) Kongenitale sensorische Neuropathie mit selektivem
      Verlust der kleinen markhaltigen Nervenfasern 424
   g) Kongenitales Fehlen großer markhaltiger Nervenfasern ... 424
   h) Kongenitale sensorische Neuropathie mit komplettem oder
      subtotalem Fehlen markhaltiger Nervenfasern im N. suralis 424
   j) Kongenitale sensorische Neuropathie mit Ichthyose
      und Vorderkammerspaltsyndrom 425
   k) Hereditäre sensorische Neuropathie mit Taubheit 425
      Anhang: 1. Syndrom der akuten sensorischen Neuropathie .. 426
      Anhang: 2. Migrierende sensorische Neuropathie 427
      Anhang: 3. Chronische idiopathische ataktische Neuropathie .. 427
      Anhang: 4. Tiermodelle 428
III. Weitere hereditäre (und nichthereditäre) Neuropathien
     des peripheren autonomen Nervensystems 429
   a) Hirschsprung-, Waardenberg- und Horst-Syndrom 429
   b) Infantile hypertrophische Pylorusstenose 434
   c) Adie-Syndrom 434
   d) Idiopathische orthostatische Hypotension
      und Shy-Drager-Syndrom 439
   e) Dysautonomie bei der Katze 441
   f) Nichthereditäre Störungen oder Besonderheiten
      der autonomen Innervation 441
      1. Adrenerge Funktionsstörungen 441
         (a) Reflex-sympathetische Dystrophie
             (RSD; Kausalgie; Sudeck-Atrophie) 441
         (b) Adrenerge Nerven im normalen
             und hypertrophischen Herzen 442
      2. Autonome Regulation des Blutdrucks 442
      3. Autonome Regulation der Hirndurchblutung 443
      4. Miktionsstörungen 443
      5. Fäkale Inkontinenz 444
      6. Impotenz; Bulbokavernosusreflex und SSEP
         vom N. pudendus 444
IV. Spinale Heredoataxien 445
   a) Friedreich-Ataxie 445

      b) Autosomal-dominante zerebelläre Ataxien 450
      c) Infantile olivopontozerebelläre Atrophie
         mit spinaler Muskelatrophie 453
      d) Erkrankungen des peripheren Motoneurons
         mit spinozerebellärer Degeneration bei Polymyositis 453
      Anhang: Mausmutante mit „gracilis-axonaler Dystrophie (GAD)" 455

**J. Rezessiv-erbliche neuronale periphere
und zentrale Systemkrankheiten** 456
  I. Neuroaxonale Dystrophie 456
      a) Infantile neuroaxonale Dystrophie 456
      b) Hallervorden-Spatz-Krankheit 458
      Anhang: Erbliche neuroaxonale Dystrophie
      bei C6-defizienten Kaninchen 460
  II. Riesenaxonneuropathie 462

**K. Hereditäre und sporadische Neuropathien
mit besonderer Lokalisation** 465
  I. Hirnnerven 465
      a) Erkrankungen des I.-IV. Hirnnerven 465
      b) Erkrankungen des V. Hirnnerven: Trigeminusneuropathie,
         Trigeminusneuralgie und Clusterkopfschmerz 466
      c) VI. Hirnnerv (N. abducens) 467
      d) VII. Hirnnerv (N. facialis) 467
      e) VIII. Hirnnerv (Nn. cochlearis und vestibularis) 467
         1. N. cochlearis 467
         2. N. vestibularis 469
         Anhang: Kaliber markhaltiger Nervenfasern
         bei der japanischen Tanzmaus 470
      f) IX. und X. Hirnnerv (N. glossopharyngicus und N. vagus) . . 470
      g) XI. und XII. Hirnnerv (N. accessorius und N. hypoglossus) 471
  II. Kompressionsneuropathien einzelner Nerven 471
  III. Syndrom des deszendierenden Perineums 471
  IV. Idiopathische progressive Mononeuropathie junger Personen . . 471

**L. Entzündliche Neuropathien
(Neuritis, Polyneuritis, Vaskulitis)** 473
  I. Infektiöse Neuropathien 473
      a) Herpes zoster 473
         1. Experimentelle Herpes-simplex-Virus Typ II-Infektion . . 474
         2. Experimentelle α-Herpes-Virus-Saimiri-Infektion
         bei Kaninchen 475
      b) Retrovirus-Infektionen durch HIV-1- und HTLV-I 475
         1. AIDS-Neuropathie 475
         2. Opportunistische Superinfektionen 478
         3. Syphilitische Polyradikulopathie 479
         4. Periphere Nervenveränderungen
         bei HTLV-I-assoziierter Myelopathie (HAM/TSP) 479

		c) Lepröse Neuropathie	479
		d) Chagas-Krankheit	482
		e) Lyme-Borrelliose (Garin-Bujadoux-Bannwarth-Syndrom)	482
		f) Epstein-Barr-Virus-assoziierte akute autonome Neuropathie	483
		g) Botulismus	483
		h) Demyelinisierende periphere Neuropathie bei der Creutzfeldt-Jakob-Krankheit	486
		j) Papova-Viren	486
		k) Subakute sklerosierende Panenzephalitis (SSPE)	486
		l) Sepsis	488
		m) Sonderformen	488
		1. Postdiphtherische Neuropathie	488
		2. Tetanus-Toxin-Transport	489
		3. Postpoliomyelitisches neuromuskuläres Syndrom	489
		4. Protozoen-Polyradikuloneuritis bei Hunden	490
	II.	Immunologisch bedingte Neuropathien	490
		a) Guillain-Barré-Syndrom (GBS)	490
		b) Miller-Fisher-Syndrom	507
		c) Axonale Variante des GBS	507
		d) Fazialislähmung (Bell-Lähmung)	510
		e) Chronisch-rekurrierende und chronisch-progressive entzündliche (inflammatorische) demyelinisierende Polyneuropathie (CIDP)	512
		Anhang: 1. EAN	518
		Anhang: 2. Therapieergebnisse beim GBS und bei der CIDP	525
		Anhang: 3. Therapieergebnisse bei der EAN	526
		f) Hypertrophische Plexus-brachialis-Neuritis	527
		g) Lokalisierte hypertrophische Neuropathie an Zeigefinger und Daumen	528
		h) Idiopathische lumbosakrale Neuropathie	529
		j) Multifokale Neuropathien	529
		k) Autonome Ganglionitis (Akute Pandysautonomie)	532
		l) Periphere Neuropathie bei multipler Sklerose	532
		m) Asthma bronchiale	535
		n) Periphere Neuropathie bei Morbus Crohn	536
		o) Demyelinisierende Polyneuropathien bei Myasthenia gravis	536
		p) Periphere Neuropathien bei der Einschlußkörpermyositis	537
		q) Periphere Neuropathie bei Polymyositis und Dermatomyositis	540
	III.	Vaskulitiden mit Neuropathien	540
	IV.	Perineuritis	542
	V.	Eosinophile Fasziitis	549
	VI.	Neurosarkoidose (Morbus Boeck)	550

M. Paraneoplastische Syndrome 554
   I.   Neuropathien bei Karzinomen 555
        a) Karzinomatöse (paraneoplastische) Neuropathien
           ohne myasthenisches Syndrom 555
        b) Paraneoplastische Neuropathien in Kombination
           mit dem Lambert-Eaton-Myasthenie-Syndrom (LEMS) ... 561
   II. Neuropathien bei lymphoretikulären Erkrankungen 562
        a) Lymphome 562
        b) Lymphatische Leukämien 567
        c) Myelome (Plasmozytome); POEMS 567
        d) Thymom 569
        e) Polycythaemia vera rubra 570
   III. Neuropathien bei Dysproteinämien und Paraproteinämien ... 570
        a) Benigne monoklonale Paraproteinämien (MGUS) 572
           Anhang: 1. Mausmodell einer entzündlichen
           demyelinisierenden Neuropathie
           bei monoklonaler Gammopathie (MG) 587
           Anhang: 2. Experimenteller Leitungsblock 587
        b) Waldenström-Makroglobulinämie 588
        c) Kryoglobulinämien 588
   IV. Myeloische Leukämien 591
Anhang: Sichelzellanämie 591

**N. Neuropathien aufgrund peripherer Gefäßerkrankungen
und Hypoxidosen** 592
   I.   Allgemeine Histopathologie der Gefäßveränderungen
      im peripheren Nerven 592
   II. Hypoxidotische Neuropathien (Ischämie, Hypoxidose) 602
        a) Ischämische Nervenschäden beim Menschen 602
        b) Experimentelle Ischämie 607
        c) Chronische Erkrankungen des Repirationstraktes (Hypoxie) 609
        Anhang: Hyperventilation 610
   III. Neuropathien bei Vaskulitiden 610
        a) Nichtsystemische vaskulitische Neuropathie 611
        b) Neuropathien bei Gefäßbindegewebskrankheiten
           (Kollagenosen) 616
           1. Panarteriitis nodosa 617
           2. Churg-Strauss-Syndrom 617
           3. Rheumatoide Arthritis 618
           4. Systemischer Lupus erythematodes (SLE) 619
           5. Progressive systemische Sklerose 619
           6. Sjögren-Syndrom 619
           7. Wegener-Granulomatose 620
           8. Riesenzellarteriitis 621
           9. Sharp-Syndrom 621
           10. Vaskulitis bei Raynaud-Syndrom 626
           Anhang: Vaskulitis bei Psoriasis 626

IV. Phlebektasie im N. suralis 626
V. Lymphgefäße 626

O. **Miterkrankung der peripheren Nerven bei prädominierenden Erkrankungen des Zentralnervensystems** ... 628
 I. Erkrankungen der spinalen und bulbären Motoneurone 628
    a) Spinale Muskelatrophien (SMA) 628
    b) Motorische Neuronopathie bei Hexosaminidase-A- und -B-Mangel 630
    c) X-chromosomale, rezessiv erbliche bulbospinale Neuronopathie (Kennedy-Alter-Sung-Syndrom) 630
    d) Dominante distale spinale Muskelatrophie 631
    Anhang: Arthrogryposis multiplex congenita 631
 II. Erkrankungen der zentralen und peripheren Motoneurone: Amyotrophische Lateralsklerose (ALS) 632
    a) Sporadische Form 632
    b) Familiäre Motoneuronkrankheit 641
    c) ALS bei Patienten mit fragilem X-Syndrom 645
    Anhang: Benigne Faszikulationen 645
    d) Primäre Lateralsklerose 645
    e) Experimentelle Modelle 645
       1. Toxische Modelle für Erkrankungen des zentralen Motoneurons 645
       2. Experimentelle autoimmune Motoneuronerkrankung ... 646
       3. Weitere Tiermodelle für Motoneuronerkrankungen (spinale Muskelatrophien und ALS) 646
       4. Kokultivationsexperimente 648
 III. Spinozerebelläre Erkrankungen (Ataxien) 648
 IV. Dystonien und andere Störungen der Tonusregulation 648
    a) Idiopathischer Torticollis 648
    b) Schreibkrampf 652
    c) Verschiedene weitere Syndrome mit Tonusstörungen 652
 V. Syndrom des plötzlichen Kindstodes (SIDS) 656
 VI. Joseph- oder Machado-Joseph-Krankheit 656
 VII. Neuronale intranukleäre hyaline Einschlußkörperkrankheit ... 658
 VIII. Granuläre nukleäre Einschlußkörperkrankheit 658
 IX. Besondere Phakomatosen 658
 X. Alzheimer-Krankheit 660
 XI. Werner-Syndrom in Verbindung mit spastischer Paraparese und peripherer Neuropathie 660
 XII Zerebrovaskuläre hemiplegische transneurale Degenerationen 661
 XIII. CADASIL 661
 XIV. Pelizaeus-Merzbacher-Krankheit 664
 XV. Hereditäre Polyneuropathie mit Oligophrenie, vorzeitiger Menopause und Akromikrie 664
 XVI. Polyneuropathie, Myopathie, Kardiomyopathie und Veränderungen der weißen Substanz 666

P. **Tumoren des peripheren Nervensystems** 667
   I.   Tumoren der Nervenscheiden 667
       a) Benigne Nervenscheidentumoren 669
          1. Neurinome (Schwannome) 669
              (a) Zelluläre Schwannome 672
              (b) Plexiforme Schwannome 676
              (c) Melanotische Schwannome 676
          2. Neurofibrome 677
              (a) Umschriebene (solitäre) Neurofibrome 683
              (b) Plexiforme Neurofibrome 683
              (c) Symmetrisches Neurofibrom mit Überwiegen
                  der Schwann-Zellen und fokalen Mikroneurinomen   683
          3. Neurofibromatosen 684
              (a) Neurofibromatose 1 (NF1) 685
              (b) Neurofibromatose 2 (NF2) 687
       b) Maligne periphere Nervenscheidentumoren (MPNST) 689
          1. Epitheloide MPNST 694
          2. MPNST mit ausgeprägter mesenchymaler und/oder
             epithelialer Differenzierung 694
          3. Melanotische MPNST 695
          Anhang: Experimentelle Nervenscheidentumoren 695
       c) Seltene Nervenscheidentumoren 696
          1. Neurothekeome (Nervenscheidenmyxome) 696
          2. Perineuriome („lokalisierte hypertrophische
             Neuropathie") und Perineuriose 696
          3. Psammomatöse melanotische Neurinome 699
          4. Fibrolipomatöse Hamartome 699
          5. Neuromuskuläre Hamartome („Triton-Tumoren") 699
              (a) Benigner Triton-Tumor (neuromuskuläres
                  Hamartom; neuromuskuläres Choristom) 699
              (b) MPNST mit rhabdomyoblastischer Differenzierung
                  (maligner Triton-Tumor) 700
          6. Myxomatöse Zysten (Nervenscheidenganglien) 700
          7. Granularzelltumoren und alveoläres Weichteilsarkom .. 700
          8. Hämangiome 703
          9. Fibrome 703
          Anhang: Neurome 703
  II.   Tumoren peripherer Ganglienzellen 703
       a) Ganglioneurome 705
       b) Neuroblastome 708
       c) Paragangliome 713
  III. Askin-Tumoren 716
  IV. Mukosaneurome
      bei multipler endokriner Neoplasie (MEN) vom Typ II b 716

Literatur 718

Sachverzeichnis 813

A. Vorwort

Im deutschsprachigen Raum fehlt eine zusammenfassende Darstellung der speziellen Pathologie peripherer Nerven. Die letzten größeren Beiträge stammen von KRÜCKE (1955, 1974). Sonst sind nur Kurzfassungen verfügbar (SCHRÖDER 1987, 1995), die der Fülle der aktuellen Informationen in der Nervenbiopsiediagnostik nicht gerecht werden. Wie in anderen Wissensgebieten, so steigen unsere Kenntnisse auch auf dem Gebiet der Krankheiten des peripheren Nervensystems offenbar exponentiell an. Das gilt insbesondere für die neuen Erkenntnisse der Molekulargenetik oder ganz allgemein der Molekularbiologie. Diese erweitern und ergänzen unser grundlegendes Fachwissen aus der Zeit der Licht- und Elektronenmikroskopie; dieses hat zwar auch heute immer noch seinen diagnostischen Stellenwert, aber es bildet nicht mehr das Zentrum des wissenschaftlichen Fortschritts, auch wenn noch viel Zeit vergehen wird, bis eine Korrelation zwischen den neuen molekulargenetischen Ergebnissen und den licht- und elektronenmikroskopischen Befunden etabliert ist. Viele Diagnosen lassen sich heute molekulargenetisch präzisieren, wobei manche klinisch-pathologisch definierte Entitäten ihren angestammten Platz in der Klassifikation einbüßen und jetzt bestimmte Phänotypen auf unterschiedliche Genotypen zurückzuführen sind. Andererseits sind überraschenderweise wieder bestimmte Genotypen mit unterschiedlichen Phänotypen verbunden, so daß die alte klinisch-pathologische Klassifikation nicht überflüssig wird, sondern nur auf neue Weise geordnet werden muß. In jedem Fall, auch wenn die Ergebnisse der Molekulargenetik manche nosologische Verwirrung stiften, erscheint die ergänzende Einführung inzwischen standardisierter molekularbiologischer Methoden – der DNA-Analyse [„single strand conformational polymorphism" (SSCP)-Analyse, Southern-Blot, Polymerase-Ketten-Reaktion (PCR), automatisierte Gen-Sequenzierung], der Western-Blots für Proteine, der Nothern-Blots für die RNA-Bestimmung und der In-situ-Hybridisierung zur Darstellung der DNA oder RNA im Gewebe – in die allgemeinpathologische wie auch neuropathologische Diagnostik unerläßlich. Andernfalls verlieren diese etablierten Spezialgebiete im Fächerkanon der Medizin ihre fortschrittlich-wissenschaftliche, innovative Bedeutung; die diesen Fächern traditionsgemäß zugeordnete Technik z. B. der Immunhistochemie und -elektronenmikroskopie ist zwar weiterhin ergiebig, aber oft aufwendiger und schwieriger in der Ausführung, obwohl die Ergebnisse weniger spektakulär sind als die der Molekulargenetik.

Basierend auf einer Erfahrung mit mehr als 5000 Nervenbiopsien und einigen Hundert Autopsiefällen, bei denen das periphere Nervensystem mituntersucht werden konnte, sind im vorliegenden Band die wichtigsten Erkrankungen des peripheren Nervensystems mehr oder weniger ausführlich dargestellt und möglichst in jedem Fall mit einzelnen Literaturhinweisen versehen, die den Zugang zu weiteren Informationen eröffnen. Dabei wurde versucht, den Stoff sinnvoll zu gliedern, so daß eine Klassifikation der Erkrankungen des peripheren Nervensystems verfügbar ist, mit deren Hilfe man sich in der Literaturfülle zurechtfinden kann. Der Zugang zu den Literaturdatenbanken ist heute zwar durch einen evolutionären Prozeß der elektronischen Datenverarbeitung in einzigartiger Weise erleichtert, aber die Stoff-Fülle ist auf dem Bildschirm nicht übersehbar; es fehlt die synoptische Übersicht über die Zusammenhänge, was in einem Buch durch die Gliederung gewährleistet wird.

Andererseits erübrigen die verfügbaren Datenbanken in einem zusammenfassenden „Handbuch"-artigen „Lehr- und Nachschlagewerk" wie dem vorliegenden den Zwang zur Vollständigkeit des Zitierens der zu einem Thema erschienenen Literatur; denn jeder, der das Stichwort oder den Namen eines kompetenten Autors kennt, hat heute Zugang zu diesen Informationen, zumindest seit „Medline", „Current Contents" u. a. Literaturdatenbanken allgemein (im Internet) verfügbar sind [z. B.: http://www.ncbi.nlm.nih.gov/PubMed/]. In diesem Sinne war es eines der Hauptanliegen des vorliegenden Werkes, möglichst umfassend Stichworte und Begriffe zum Thema der Pathologie der peripheren Nerven in einer gegliederten Form zu liefern, die den Zugang zur Speziallliteratur erleichtert.

Das zweite Hauptanliegen besteht in einer Bilddokumentation dieser Erkrankungen, die in den bisher vorliegenden elektronischen Datenbanken nicht verfügbar ist. Die hier publizierten Abbildungen bilden den Grundstock für eine solche erweiterte Datenbank, die sicher noch ergänzt und verbessert werden kann, aber es wurde nach Möglichkeit darauf geachtet, daß die Qualität der vorliegenden Abbildungen künftigen Ansprüchen einer derartigen Bilddokumentation stand hält. An dieser Stelle sei darauf hingewiesen, daß fast alle Abbildungen bei der Reproduktion verkleinert wurden, so daß die in den Legenden angegebenen Vergrößerungen um ca. (4–) 10–20 % zu reduzieren sind.

Allen, die an der Entstehung dieses Werkes Anteil haben, sei an dieser Stelle gedankt. Das gilt besonders für die technische Hilfe, die ich seit Jahren von den Damen im Labor erhalten habe, namentlich von Frau Elke Beck, Frau Monique Henssen, Frau Astrid Knischewski, Frau Hannelore Mader und Frau Hannelore Wiederholt, aber auch für die Hilfe bei der Literaturbeschaffung, Textgestaltung und Schreibarbeit, für die ich besonders Frau Ingrid Schmitt, Frau Doris Dahmen, Frau Heidi Nowack und Frau Marita Krott danken möchte. Die Herren stud. med. Guido Winger und Dr. med. Christian Hartmann halfen effektiv bei der Erstellung des Literaturverzeichnisses, speziell bei der Umstellung von Karteikarten auf ein elektronisches Referenzmanagement, dem allerdings wegen der Zitierweise von Medline einige Umlaute und Sonderzeichen zum Opfer gefallen sind. Ich bitte die betroffenen Autoren um Nachsicht. Herrn Dr. Hartmann bin ich auch für die Hilfe bei der Erstellung des Sachverzeichnisses verbunden. Den Kollegen, die über viele Jahre interessante Nervenbiopsiepräparate zur Beurteilung übersandt haben, danke ich ebenfalls; ich habe teilweise versucht, sie in den Abbildungslegenden als für die Patienten zuständige Einsender zu erwähnen, so daß sie evtl. bezüglich weiterer Details konsultiert werden können. Wie im Band 15 dieser Serie (Spezielle pathologische Anatomie) sei es mir wieder erlaubt, meiner Frau Monika für Ihre Geduld und Ihre Anteilnahme zu danken, speziell während mehrerer „Ferien am Computer". Bezüglich der begrenzten Kapazität eines einzelnen Autors angesichts der Stoff-Fülle sei auf das Vorwort und das Motto in der Einleitung zu jenem Band 15 über die „Pathologie der Muskulatur" verwiesen. Doch ist es mir wieder ein besonderes Anliegen, den Leser um Nachsicht für evtl. übersehene Fehler zu bitten; denn angesichts des Umfangs des vorliegenden Werkes (167 964 Wörter im Textteil, mit 1 172 653 Zeichen; 282 Abbildungslegenden zu ca. 1 050 Einzelabbildungen mit 26 490 Wörtern und 181 660 Zeichen sowie 2 276 Literaturzitaten mit 58 495 Wörtern und 340 123 Zeichen) ist man überfordert, wenn man zeitgerecht innerhalb von 8 Wochen alles auf Korrektheit überprüfen soll.

Den Herausgebern, insbesondere Herrn Prof. Dr. med., Dr. med. h.c. mult. W. DOERR, der inzwischen verstorben ist, und Herrn Prof. Dr. G. SEIFERT, danke ich für die jahrelange Geduld, die sie bis zur Einreichung des Manuskriptes aufgebracht haben, aber auch für das Drängen zum Abschluß, und dem Springer-Verlag mit seinem Team für die gute Betreuung bei der über 10 Jahre währenden Stoffsammlung und der endgültigen Gestaltung des vorliegenden Bandes in den letzten 2 Jahren.

Aachen, Juli 1999   J. Michael SCHRÖDER

B. Einleitung

Alle deutlich erkennbaren Lebensäußerungen werden über die peripheren Nerven vermittelt, von der Motorik, einschließlich der Mimik und Gestik, bis zu den vegetativen Funktionen wie Schweißsekretion, Erröten, Darmfunktionen u. a. Entsprechend zahlreich sind die Funktionsstörungen, die durch periphere Neuropathien ausgelöst werden. Dazu gehören einerseits Reizsymptome wie Schmerzen und andererseits Ausfallssymptome wie Lähmungen und Gefühlsstörungen, namentlich Unempfindlichkeit gegenüber Berührungen, Schmerz und Temperatur.

In der neuesten *Arzneimittelstatistik* rangieren Schmerz- bzw. „Rheuma"-Mittel mit Abstand an erster Stelle, und in einer neurologischen Praxis steht die Zahl der Behandlungsfälle mit Krankheiten aus dem Bereich des sensorischen und neuromuskulären Systems vor anderen Erkrankungen, insbesondere den in der *Todesursachenstatistik* an erster Stelle stehenden Kreislaufstörungen. Daraus wird die praktische Bedeutung des peripheren motorischen und sensorischen Nervensystems ersichtlich.

In einer *internationalen Klassifikation* der neuromuskulären Krankheiten der „Research Group on Neuromuscular Diseases of the World Federation of Neurology" sind insgesamt 809 Positionen aufgeführt (WALTON et al. 1994). Davon sind 271 Positionen den Formen und Ursachen peripherer Neuropathien, 163 den spinalen Muskelatrophien, 28 den Erkrankungen der motorischen Endplatte und 347 den eigentlichen Myopathien, genauer gesagt: den primären Erkrankungen der Skelettmuskulatur selbst zugeordnet.

In einem Allgemeinkrankenhaus bleiben wegen der Vielzahl der Ursachen, der Schwierigkeit der Diagnostik und Unspezifität der meisten Veränderungen gegenwärtig etwa 40 % der Erkrankungen des peripheren Nervensystems ätiologisch ungeklärt, an einem Spezialkrankenhaus sind es noch etwa 25 %.

Es folgt nach Hinweisen auf Untersuchungstechniken und Indikationen zur bioptischen Untersuchung sowie einigen anatomisch-physiologischen Vorbemerkungen eine kurze Darstellung der wichtigsten Veränderungen und Krankheiten der peripheren Nerven, wobei sich diese Darstellung wiederholt auf die vorbildliche Abhandlung von THOMAS et al. (1997) stützt. Die Veränderungen an den Nervenzellkörpern werden in Zusammenhang mit den Zellveränderungen im Zentralnervensystem dargestellt. Bezüglich weiterer Einzelheiten sei auf das bisher umfassendste, zweibändige Werk zum Thema (DYCK et al. 1993) und auf die unerläßliche Originalliteratur mit den derzeit noch unentgeltlich im Internet (z. B. über http:\\www.ncbi.nlm.nih.gov/PubMed) verfügbaren medizinischen

Literatur-Datenbanken (Medline, Current Contents) verwiesen, in denen nicht nur Titel und Themen von Originalarbeiten, sondern vielfach auch ausdruckbare Abstracts oder sogar die vollständigen Texte mit Farbabbildungen verfügbar sind.

I. Einführung in die morphologischen Untersuchungstechniken

Voraussetzung für eine differenzierte morphologische Untersuchung der peripheren Nerven ist eine einwandfreie Exzisions- und Fixationstechnik, da die peripheren Nerven außerordentlich artefaktanfällig sind (Abb. 1-3)[1]. Die ungewöhnlichen Fortschritte in der Diagnostik der peripheren Neuropathien während der vergangenen 10-20 Jahre sind nur möglich geworden durch Einführung differenzierter Untersuchungsverfahren mit Kunststoffeinbettung und Elektronenmikroskopie sowie Zupfpräparation einzelner Nervenfasern, Morphometrie, Immunhistochemie und Molekularbiologie. Diese Techniken sind allerdings nur aussagefähig bei optimaler Exzisions- und Fixationstechnik bzw. Tiefkühlung. Einzelheiten zur Nervenbiopsie wurden kürzlich in einem Übersichtsartikel dargestellt (SCHRÖDER 1998a).

a) Auswahl eines Nerven zur Biopsie

Am häufigsten wird der sensible und autonome Komponenten enthaltende N. suralis an der Grenze zwischen dem mittleren und unteren Drittel des Unterschenkels untersucht (Lit. s. SCHRÖDER 1998a).

Die übliche Exzisionsstelle liegt kurz oberhalb des Malleolus lateralis der Fibula. An dieser Stelle ist der Nerv bereits durch die Faszie hindurchgetreten, liegt relativ oberflächlich unter dem subkutanen Fettgewebe und zeigt die geringsten Variationen hinsichtlich der Faszikel- und Nervenfaserzahl: ca. 9-21 Faszikel, 4600-9600 markhaltige und 19000-68000 marklose Nervenfasern pro mm^2 (SCHRÖDER u. GIBBELS 1977). Nach JACOBS u. LOVE (1985) sind es 3360-7950 markhaltige und 10500-45500 marklose pro Nerv, 4080-35890 markhaltige pro mm^2 und 17300-193200 marklose pro mm^2, je nach Alter, wobei die Querschnittsfläche von der Geburt bis zum Alter von 77 Jahren zwischen 0,20 und 1,20 mm^2 liegt. Der N. suralis ist in qualitativer und quantitativer Hinsicht zweifellos der bestuntersuchte Nerv des Menschen, wobei auch für verschiedene Altersstufen hinreichend Kontrollwerte zur Verfügung stehen (DYCK et al. 1993; SCHRÖDER et al. 1988; BERTRAM u. SCHRÖDER 1995).

Andere sensorische Nerven wie der *N. peroneus superficialis*, *Hautäste des N. peroneus profundus* am Fuß, der *N. saphenus*, der *N. radialis superficialis* und der *N. auricularis major* lassen sich in besonderen Fällen ebenfalls untersuchen; doch sind die Kontrollwerte weniger konstant und die Ausfälle oder Narben gravierender. Im übrigen sind die Ausfälle generell in proximalen Nervenab-

---

[1] Sofern nicht anders vermerkt, handelt es sich bei den Abbildungen um Semidünnschnitte von Suralnervenbiopsien, die mit Paraphenylendiamin oder Toluidinblau gefärbt worden sind, oder um elektronenmikroskopische Aufnahmen nach Kontrastierung mit Bleizitrat und Uranylazetat.

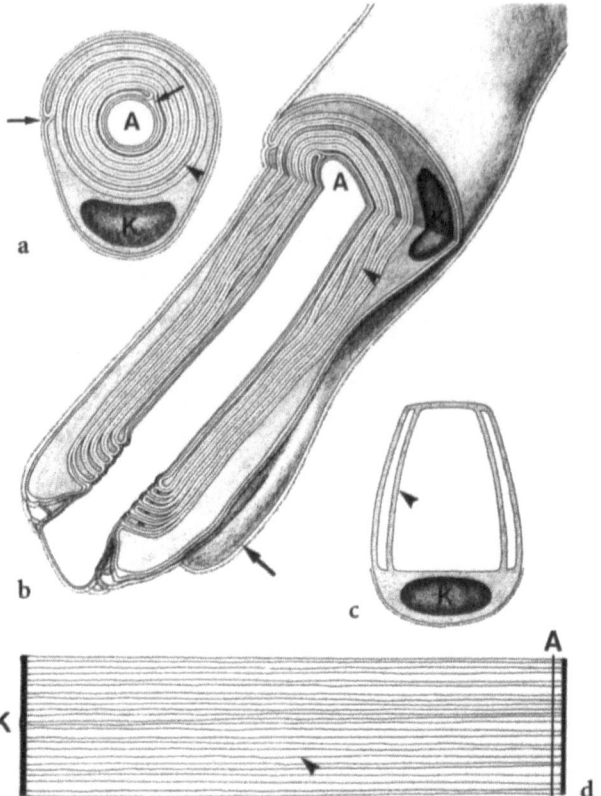

Abb. 1a–d. Vier verschiedene schematische Ansichten einer Schwann-Zelle. **a** Querschnitt mit äußerem und innerem Mesaxon (*Pfeile*), den Zwischenlinien (*gepunktet*), den größeren dichten Linien (*durchgezogen*), den spiraligen Markscheidenlamellen, dem Zytoplasmaeinschub einer Schmidt-Lanterman-Inzisur (*Pfeilkopf*), dem Kern (*K*) und dem Axon (*A*). **b** Kombiniertes Quer- und Längsschnittbild durch eine Hälfte eines Internodiums mit Ranvier-Schnürring und Kern (*K*), einer Schmidt-Lanterman-Inzisur (*Pfeilkopf*) und der Außenansicht einer paranodalen Markschlinge (*dicker Pfeil*). **c** Entspiralisierte Schwann-Zelle mit ausgebreiteten paranodalen Zytoplasmaausläufern und zwei Schmidt-Lanterman-Inzisuren (*Pfeilkopf*), stark schematisiert. **d** Maßstabgerechtes Schema einer entspiralisierten Markscheide. Die Dicke des Axons (*A*), die Länge des Internodiums, die Länge der entspiralisierten Membranduplikatur der Markscheide, die Größe des Kerns (*K*), die Verjüngung der Markscheide am inneren Mesaxon und die Anzahl der Schmidt-Lanterman-Inzisuren (*Pfeilkopf*) entsprechen etwa den tatsächlichen Gegebenheiten bei einer 10 µ dicken Nervenfaser mit 100 Markscheidenlamellen und einem 1 mm langen Internodium. (Nach SCHRÖDER 1978)

schnitten wegen des häufig distal akzentuierten Befalls der Nerven geringer und morphologisch in frühen Stadien der Erkrankung entsprechend schwieriger zu klassifizieren.

In Einzelfällen sind sogar *Spinalganglien* bioptisch untersucht worden (GRIFFIN et al. 1990; MALINOW et al. 1986).

Unter den gemischt sensorisch-*motorischen* Nerven ist der *N. musculocutaneus* (HALL et al. 1992) oder der laterale Anteil vom Endast des *N. peroneus profundus* zu bioptischen Untersuchungen des motorischen Systems herangezogen worden (DYCK u. LOFGREN 1966; STEVENS et al. 1973).

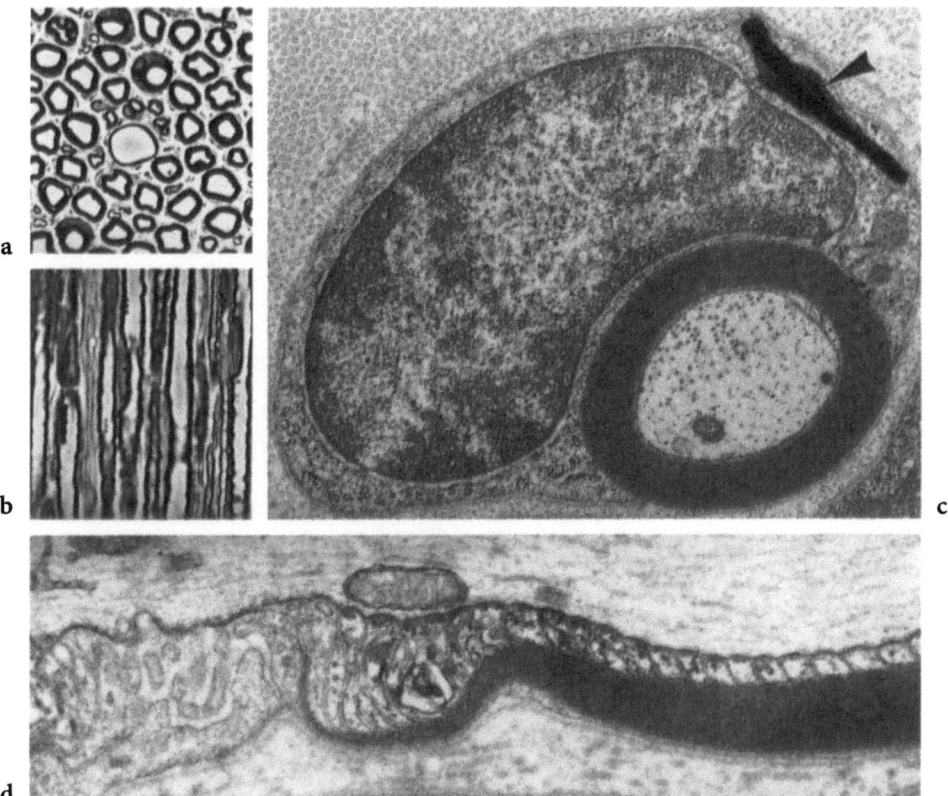

Abb. 2. Optimal fixierte markhaltige Nervenfasern a im Querschnitt, b im Längsschnitt, c elektronenmikroskopisch quer und d längs in Höhe des Ranvier-Schnürrings. Der *Pfeilkopf* zeigt auf ein Pi-Granulum. a × 370, b × 640, c, d × 27500

Im letzteren Fall werden laterale Faszikel oberhalb des Fußgelenks exzidiert mit der Konsequenz von Ausfällen im M. extensor digitorum brevis; doch zeigt dieser Muskel schon im frühen Alter Fasertypengruppierungen als Hinweis auf „physiologischerweise" auftretende Nervenfaserausfälle. Der Nerv zum M. peroneus brevis eignet sich wegen seiner größeren Länge noch besser; doch darf man ihn selbstverständlich nur exzidieren, wenn seine Funktion ohnehin ausgefallen ist und der Fuß nicht mehr gehoben werden kann.

b) Zur Technik der Nervenbiopsie

Präparation: Während der Nervenexzision müssen einerseits Quetsch- (Abb. 3 c) und Zerrungsartefakte an den empfindlichen Nervenfasern vermieden und andererseits dem Patienten Unannehmlichkeiten erspart werden (Details zur Lokalanästhesie und operativen Technik s. STEVENS et al. 1973). Die Biopsie kann ambulant durchgeführt werden. Relativ häufig (in unserem Eingangsgut von mehr als 5000 als Nervenbiopsien eingesandten Präparaten sind es ca. 6%!) wird der N. suralis mit einer sklerosierten Vene verwechselt (s. auch *Varikose*).

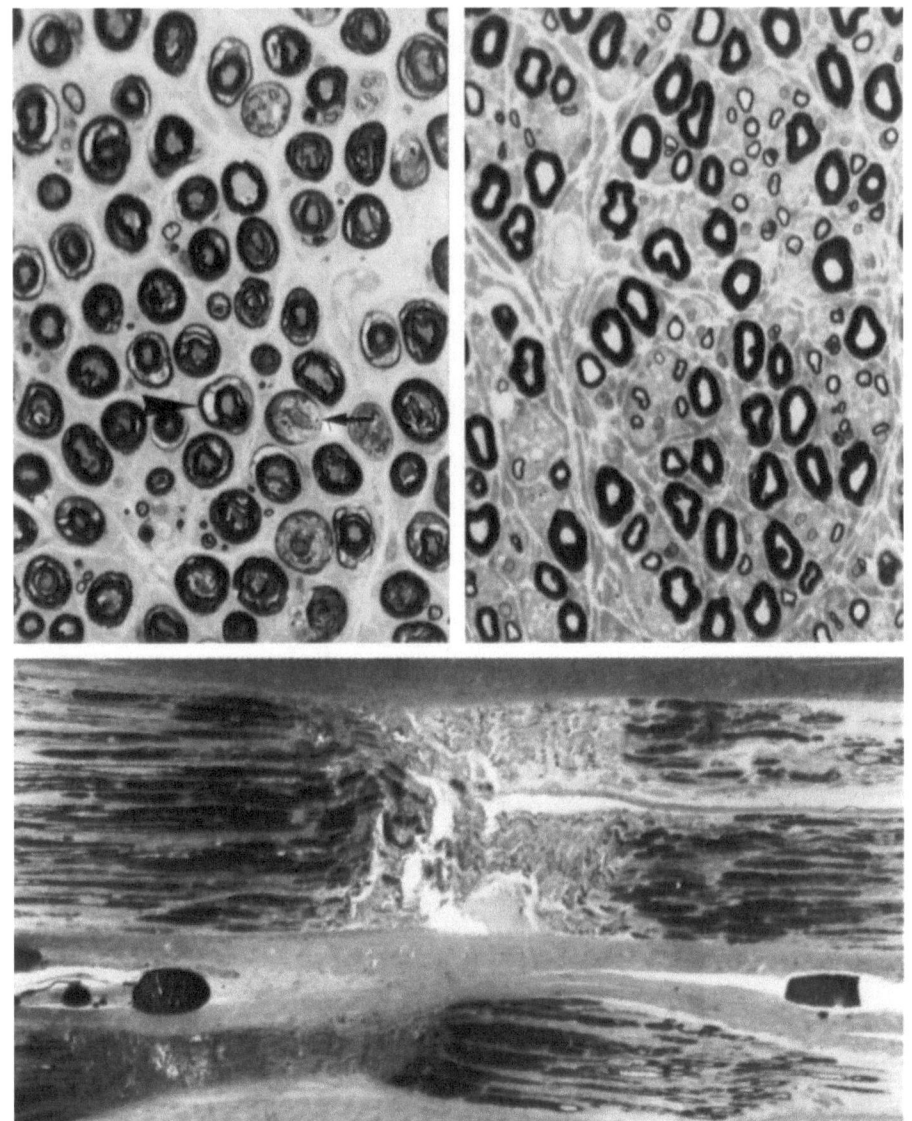

Abb. 3. a Typische Formalin-Fixationsartefakte mit Schwellung der Markscheiden, insbesondere der Schmidt-Lanterman-Inzisuren (*Pfeilkopf*) und paranodalen Markscheidenabschnitte (*Pfeil*). **b** Nach Fixation des Suralnerven in 3,9 %iger Glutaraldehydlösung mit 0,4 molarem Phosphatpuffer sind keine derartigen Schwellungsartefakte vorhanden. **a, b** Semidünnschnitte bei der Autopsie entnommener Nerven; Paraphenylendiaminfärbung × 588. **c** Quetschtrauma eines bioptisch entnommenen Suralnerven. Durch die Pinzettenbranchen wurden die Markscheiden aus dem komprimierten Bereich regelrecht ausgequetscht. Die Kontinuität des stabileren Bindegewebes ist demgegenüber erhalten. Semidünnschnitt, Toluidinblau, × 94

Zu exzidieren ist ein etwa 5 cm (3–9 cm) langer Nervenabschnitt, von dem ein 3 cm langer Teil möglichst innerhalb weniger Minuten in eine geeignete Fixationslösung aus gepuffertem Glutaraldehyd (z.B. 3,9% Glutaraldehyd in 0,4 m Phosphatpuffer nach SØRENSEN) eingebracht werden muß. Zur *optimalen Längsorientierung* kann man

1. den zu exzidierenden Nervenabschnitt in situ proximal und distal im Abstand von ca. 3 cm an ein *steriles Holzstäbchen* (z.B. das hintere Ende eines Wattestäbchens) *binden* und nach der Exzision durch vorsichtiges Auseinanderschieben der Fäden am Stäbchen (das entsprechend wenige Millimeter länger sein muß) *noch 2–4 mm strecken*, wobei man dem Zug der längsorientierten elastischen Fasern im Nerven entgegenwirken muß, um eine optimale Streckung der Nervenfasern zu erreichen. Oder man kann

2. ein geeignetes *Gewicht mit einem kleinen Haken an das distale Ende hängen* und das proximale Ende mit einem Faden am Korken der Flasche mit der Fixationslösung befestigen, wie es DYCK u. LOFGREN (1966) am Beispiel einer sog. Faszikelbiopsie illustriert haben, bei der nur einzelne Faszikel eines Nerven in einer Länge von ca. 3 cm entnommen werden. Oder

3. der Nerv läßt sich *auf einem festen Papier- oder Pappstreifen aufgrund der Eigenklebrigkeit des Gewebes* unter leichtem Zug so *auflegen*, daß die Eigenelastizität des Nerven einigermaßen ausgeglichen und die Nervenfasern anschließend in gestrecktem Zustand in der o.g. Fixationslösung fixiert werden können.

Die übliche 4%ige Formaldehyd-(= Formol-, = 10%ige Formalin-Lösung) eignet sich (ohne Puffer) *nicht* für die Fixation peripherer Nerven. Sie führt zu groben Artefakten vor allem an den Markscheiden (Abb. 3a).

Ein weiterer, je nach Bedarf unterschiedlich langer Nervenabschnitt sollte für immunhistochemische, enzymhistochemische und evtl. biochemische und genetische Untersuchungen unfixiert bleiben und in flüssigem Stickstoff tiefgefroren werden.

c) Untersuchungstechniken und Versand

Die Aufteilung des ca. 3 cm langen Nervenabschnitts erfolgt nach der Exzision und Fixation so bald wie möglich im Labor. Von dem 3 cm langen Nervenabschnitt sind mindestens 1 cm für evtl. *Zupfpräparate*, 1 cm für die *Plastikeinbettung* (für Semidünnschnitte und standardmäßige Elektronenmikroskopie) und der Rest für die *Paraffineinbettung* vorzusehen. *Bei der Einbettung des Nerven sowohl in Paraffin als auch in Epoxydharz ist auf eine optimale Quer- und Längsorientierung zu achten.*

Über Anwendungen der PCR bei Erkrankungen des Nervensystems berichten DARNELL (1993) im allgemeinen und SCHRÖDER (1997, 1998), THIEX u. SCHRÖDER (1998) sowie SENDEREK et al. (1998) speziell an Paraffin-eingebetteten Nervenbiopsien bei hereditären peripheren Neuropathien. JOHNSON et al. (1994) beschreiben eine neue immunhistochemische Methode zur lichtmikroskopischen, sonst zuverlässig nur elektronenmikroskopisch möglichen Identifizierung markloser Nervenfasern.

Elektronenmikroskopische Untersuchung semiultradünner (0,2 µm) Plastikschnitte: FUJISAWA (1993) berichtet über die Vorteile von 0,2 µm dicken („semiultradünnen") Plastikschnitten für die elektronenmikroskopische Neuropathologie. Dadurch sei es möglich, bis zu 1–2 mm große Schnitte herzustellen, und man braucht weniger Unterteilungen im Netz für die elektronenmikroskopischen Präparate, so daß ein größeres Areal für Übersichten (300–400 µm im Quadrat) ohne störende Netzanteile untersucht werden kann. Auch wird die Tiefe der ultrastrukturellen Details in den Schnitten vergrößert. Man kann gute Schnitte mit normalen Glasmessern schneiden, ohne daß die unvermeidbaren Kratzer auf der Schnittfläche stören. Außerdem lassen sich die Schnitte mit einer Beschleunigung von 100 KV untersuchen, auch wenn die Ergebnisse bei 200 oder 300 KV besser werden.

Zur adäquaten Auswertung müssen auch *morphometrische Methoden* für die Bestimmung der Zahl und Größe der (lichtmikroskopisch am besten in Semidünnschnitten bestimmbaren) markhaltigen und der (nur elektronenmikroskopisch sicher quantifizierbaren) marklosen Nervenfasern sowie der (planimetrisch oder mit interaktiven Bildanalysegeräten auswertbaren) Nervenquerschnittsflächen verfügbar sein (vgl. SCHRÖDER 1998 a; KNEPPER et al. 1998), damit in Zweifelsfällen pathologische von normalen Befunden, insbesondere auch im kritischen Grenzbereich der altersentsprechenden Norm, abgegrenzt werden können. Echte (nichtpathologische) Kontrollfälle in verschiedenen Lebensaltersstufen sind aus ethischen Gründen in der Regel nur aus dem Obduktionsgut verfügbar und auch das nur unter diagnostischen Aspekten.

Versand: Kann der exzidierte und fixierte Nerv nicht unmittelbar am Ort weiterverarbeitet werden, sollte er so bald wie möglich (innerhalb von ca. 24 h) in der o. g. gepufferten Glutaraldehydlösung oder vermutlich noch besser in einer entsprechenden Pufferlösung an ein geeignetes Speziallabor mit den genannten Untersuchungsmöglichkeiten versandt werden. Der unfixierte tiefgefrorene Nervenabschnitt muß in einem Kühlgefäß zusammen mit genügend Trockeneis verschickt werden.

Der N. suralis eignet sich auch für eine *kombinierte Nerv-Muskel-Biopsie* zusammen mit dem M. peroneus brevis. Durch eine solche kombinierte Biopsie erhält man Einblicke sowohl in das sensorische als auch in das motorische Nervensystem. In der klinischen Praxis sind jedoch Muskelbiopsien etwa 3mal so häufig wie Nervenbiopsien indiziert. Als Regel gilt, daß eine Nervenbiopsie mit einer Muskelbiopsie kombiniert werden sollte, nicht aber umgekehrt notwendigerweise eine Muskelbiopsie mit einer Nervenbiopsie (SCHRÖDER 1992, 1998 a).

Manche Stoffwechselkrankheiten des peripheren Nervensystems lassen sich schon durch eine *Hautbiopsie* (CEUTERICK u. MARTIN 1992) – evtl. aus der Axilla, z. B. bei der Polyglukosankörperkrankheit – an den darin stets enthaltenen, relativ spärlichen vegetativen und sensiblen Nervenfasern und -faszikeln diagnostizieren, evtl. auch durch die einfachere *Konjunktivalbiopsie* (s. unten). Wenn Ganglienzellen mit ihren Perikaryen für die Diagnose erforderlich sind, hilft oft eine *Rektumbiopsie* (z. B. bei Hirschsprung-Syndrom; Gangliosidosen), die aber tief genug reichen muß, um Ganglienzellen des Plexus submucosus (Meissner) oder des Plexus myentericus (Auerbach) zu erhalten. Selbst eine

Appendektomie kann so z.B. zur Diagnose einer Zeroidlipofuszinose führen (SCHRÖDER et al. 1967).

d) Indikationen zur Nervenbiopsie

Die Indikationen zur Nervenbiopsie sind heute einigermaßen gut definiert (SCHAUMBURG et al. 1992; ASBURY u. GILLIATT 1987; ASBURY u. THOMAS 1995). Die Biopsie ist besonders hilfreich bei der Diagnose bestimmter systemischer Krankheiten, die zu *Neuropathien vom Multiplextyp* (multiple Mononeuropathie-Syndrome) führen, so bei Angiitiden (SAID et al. 1988; SCHRÖDER 1992, 1998a) und Amyloidose.

Lysosomale Stoffwechselstörungen, wie die metachromatische Leukodystrophie, die Krabbe-Krankheit, die Fabry-Krankheit u.a., gehen zwar mit pathognomonischen Veränderungen im peripheren Nerven einher; doch lassen sie sich in der Regel leichter durch biochemische Blutanalysen diagnostizieren. Ausnahmen bilden evtl. Fälle mit juveniler oder adulter metachromatischer Leukodystrophie, bei denen der biochemische Nachweis des inkompletten Arylsulfatasemangels schwierig sein kann.

Weitere Indikationen sind die *Riesenaxonneuropathie* und die *infantile neuroaxonale Dystrophie*.

Demyelinisierende Neuropathien lassen sich zuverlässig mit Hilfe einer Nervenbiopsie diagnostizieren, wenn *Zupfpräparate* mituntersucht werden, d.h. isolierte, einzelne Nervenfasern mit mehreren aufeinanderfolgenden Internodien, wie man sie nach Osmierung und Glyzerinisierung peripherer Nerven gewinnen kann. Schnittpräparate von längsorientierten Nervenabschnitten sind in dieser Hinsicht nur aufschlußreich, wenn *ungleichmäßig dick myelinisierte, aufeinanderfolgende Internodien* nachweisbar sind. Querorientierte Schnittpräparate von Nerven sind auf eine demyelinisierende Form der Neuropathie verdächtig (nicht beweisend), wenn einzeln liegende, in Relation zum Axonkaliber unverhältnismäßig dünn myelinisierte Nervenfasern oder sog. Zwiebelschalenformationen (s. unten) vorkommen.

Biopsien sind auch gerechtfertigt bei der *Analyse generalisierter „kryptogenetischer" Neuropathien*, bei denen sorgfältige klinische Analysen nicht zur Aufklärung der Ursachen geführt haben. Krankheitsbilder, die sich in untypischer Weise als distale Axonopathien manifestieren (chronische demyelinisierende Neuropathien, Vaskulitis oder Sarkoidose, Lymphominfiltration), werden gelegentlich erst durch die Biopsie erkannt. Sofern die Diagnose klinisch einigermaßen gesichert ist (Diabetes mellitus, Alkoholismus, Porphyrie, Urämie, Guillain-Barré-Syndrom, metabolisch-toxische Erkrankungen mit gesicherter Ätiologie), ist eine Biopsie nicht erforderlich.

Distale symmetrische axonale Neuropathien, wie sie meistens mit metabolischen oder toxischen Ursachen verbunden sind, zeigen in der Regel unspezifische morphologische Veränderungen, so daß die Biopsie weniger aufschlußreich ist als sorgfältige klinische Untersuchungen. Allerdings weist die Synchronizität der Veränderungen im peripheren Nerven häufig auf eine zeitlich begrenzte exogene Schädigung hin, so daß langsam progressive, genetische bedingte Neuropathien ausgeschlossen werden können. Manchmal ist auch schon der Ausschluß einer Miterkrankung wichtig, z.B. der Ausschluß einer amyotrophischen Lateralsklerose durch den Nachweis eines Befalls des sensorischen Nervensystems über eine Suralisbiopsie (wobei zu betonen ist, daß der N. suralis in aller Regel ein rein sensibler Nerv ist).

Wenn auch vielfach *pathognomonische* (pathognostische) Veränderungen in Nervenbiopsien nachweisbar sind, muß man doch oft damit rechnen, daß nur *krankheitsgruppenspezifische* (z.B. „entzündliche", axonale oder myelinopathische Veränderungen zu finden sind, evtl. auch nur unspezifische Faseratrophien und mehr oder weniger selektive Nervenfaserausfälle usw.). In letzterem Falle ist aber in der Regel noch eine Aussage über den *Schweregrad* und das *Stadium* der Schädigung sowie über die *Akuität* (Progredienz) des Prozesses und über das Ausmaß der *Regeneration* oder *Restitution* möglich.

Auf eine *wissenschaftliche Indikation zur Nervenbiopsie* im Rahmen klinischer Studien gehen P.K. THOMAS (1995) und P.J. DYCK et al. (1995) ein, z.B. im Rahmen einer Behandlung der diabetischen Neuropathie (referiert von SCHRÖDER 1998a).

e) Komplikationen von Nervenbiopsien

Detaillierte Untersuchungen über die subjektiven Symptome während und nach Suralisbiopsien bei 97 Patienten haben DYCK et al. (1993) mitgeteilt. Während der Durchschneidung des Nerven (oder einzelner Nervenfaszikel) in Lokalanästhesie kommt es für 1 oder 2 s zu einem scharfen stechenden und brennenden *Schmerz*. Die späteren Symptome waren geringfügig bei 30% und störend bei 10% (Schmerzen und Parästhesien). Die Sensibilität in der primär anästhetischen Zone hatte sich fast vollständig normalisiert. ASBURY u. GILLIATT (1987) weisen auf *Wundinfektionen*, schmerzhafte *Neurombildungen* im proximalen Stumpf, persistierende *Dysästhesien* an der Ferse und am lateralen Fußrand sowie auf eine lokale *Thrombophlebitis* als mögliche Komplikationen hin. Bleibende Dysästhesien aufgrund eines Neuroms oder aufgrund von Wundheilungsstörungen fanden sich jedoch nur bei 2 von 103 Suralisbiopsien (ASBURY u. JOHNSON 1978). SOLDERS (1988) berichtet über anhaltende (> 6 Monate dauernde) Beschwerden bei 6 von 67 Patienten, unter denen 3 über ernstliche Symptome klagten (s. auch POLLOCK et al. 1983; NEUNDÖRFER et al. 1990; THOMAS 1995; SCHRÖDER 1998a).

f) Haut- und Konjunktivalbiopsien

CEUTERICK u. MARTIN (1992, 1994) berichten über 256 Patienten, bei denen sie Haut- und/oder Konjunktivalbiopsien zum Nachweis angeborener Stoffwechselstörungen oder anderer Erkrankungen des Nervensystems durchgeführt haben. Sie fanden bei allen 42 untersuchten Patienten mit Mukopolysaccharidosen einen positiven Befund, ebenso bei den 37 untersuchten Oligosaccharidosen. Bei 34 Zeroidlipofuszinosen ergab sich nur zweimal ein fragliches Untersuchungsergebnis, bei 14 Glykogenosen (Typ II) war wiederum in allen Fällen ein positives Ergebnis zu verzeichnen, bei 95 Sphingolipidosen allerdings in 87 Fällen ein eindeutig positives Ergebnis, ein fraglich positives Ergebnis bei 4 und ein negatives Ergebnis bei weiteren 4 Patienten. Die Adrenomyeloneuropathie ließ sich unter 21 Patienten in 19 Fällen diagnostizieren; 2 Fälle waren negativ, da sich in den Biopsien keine markhaltigen Nervenfasern fanden. Die 5 untersuchten Fälle mit infantiler neuroaxonaler Dystrophie zeigten jedesmal einen anderen Befund. Bei 8 weiteren Fällen konnte 7mal ein positiver und 1mal ein nicht eindeutiger Befund erhoben werden (Enzephalopathie mit astrozytären lamellären Einschlüssen: 1 Fall; Zystinose: 3 Fälle; Chediak-Higashi-Erkrankung: 1 Fall; Lafora-Krankheit: 1 Fall; Kardiomyopathie: 1 Fall; kongenitale Hypomyelinisation: 1 Fall).

Auf Biopsien anderer Gewebe und Zellen (*Rektum und Appendix, Leber, Nebenniere, Hoden, Knochenmark, Lymphozyten, Tonsillen, Fibroblasten, Chorionzotten und Amnionflüssigkeit*) zur Diagnose lysosomaler und peroxisomaler Krankheiten gehen CEUTERICK-DE GROTTE u. MARTIN (1998) näher ein.

Über die Nervenveränderungen in der Haut von 60 Patienten mit verschiedenen lysosomalen Erkrankungen berichten WALTER u. GOEBEL (1988). Häufig sind in den terminalen Axonen unspezifische Mitochondrienanhäufungen und elektronendichte Körperchen nachweisbar, ebenso erkrankungsspezifische lysosomale Residualkörper. Vor allem bei GM2-Gangliosidose aufgrund eines Hexosaminidase-A-Mangels und bei der Mukolipidose IV treten derartige Veränderungen auf. Demgegenüber ist das Spektrum der lysosomalen Residualkörper in den Schwann-Zellen variabler, insbesondere durch das Vorkommen vakuoliger lysosomaler Residualkörper, die in den Axonen nicht zu beobachten sind. Die Anhäufung abnormer Bestandteile in den terminalen Axonen weist auf einen gestörten retrograden axonalen Transport hin, läßt aber nicht rückschließen auf eine entsprechende Erkrankung der Nervenzellkörper, insbesondere ob sich diese lysosomalen Residualkörper dort angehäuft haben. Bei einer diagnostischen Hautbiopsie sollten in jedem Fall die Axonendigungen unter der Epidermis, um die Schweißdrüsen und zwischen den glatten Muskelzellen untersucht werden.

Nach MCCARTHY et al. (1995) bieten Hautbiopsien bei sensorischen Neuropathien auch eine verläßliche Methode zur Quantifizierung kleiner sensorischer Hautnerven. Dadurch läßt sich der Verlauf und die räumliche Verteilung des Befalls bei peripheren Nervenerkrankungen bestimmen.

II. Anatomische und physiologische Vorbemerkungen

Es gibt 158 mit einem Namen versehene periphere Nerven, die zumeist paarig angelegt sind, und 434 Muskeln, die jeweils mit motorischen Nervenfasern versorgt sind, und eine bis zu den feinsten Muskelfasern, Tastkörperchen und Endaufzweigungen verteilte Auffächerung des peripheren Nervensystems, so daß eine umfassende morphologische Untersuchung der peripheren Nerven unmöglich ist. Die verschiedenen motorischen, sensorischen und vegetativen Komponenten weisen weitläufige topographische und funktionelle Bezüge auf. Dennoch lassen sich viele Erkrankungen des peripheren Nervensystems durch eine einfache Biopsie aus einem einzigen betroffenen peripheren Nerven morphologisch zweifelsfrei diagnostizieren.

a) Entwicklung und Altersveränderungen peripherer Nerven

Die normale Entwicklung peripherer Nerven ist von WEBSTER (1991; 1993) ausführlich dargestellt.

Schwann-Zellvorläufer: JESSEN et al. (1984) haben den Zelltod und die Differenzierung von Schwann-Zell-Vorläuferzellen während der Gliogenese in Nerven von Rattenembryonen untersucht. Sie haben eine Zelle charakterisiert, die als Schwann-Zell-Vorläufer anzusehen ist und eine intermediäre Differenzierungsstufe bei der Schwann-Zellbildung aus der Neuralleiste darstellt. Der Schwann-Zell-Vorläufer weist ausgeprägte Unterschiede gegenüber Schwann-Zellen auf, welche die Regulation des Zelltodes betreffen, den Antigenphänotyp, das Muster der Zell-Zell-Interaktion, das migratorische Verhalten und die Morphologie. In hinteren Extremitäten von Ratten werden die Schwann-Zellen während einer kurzen Periode gebildet, welche den 5.–17. Tag des Embryonallebens umfaßt. Das Überleben der Schwann-Zell-Vorläufer wird reguliert durch Neurone; der basische Fibroblastenwachstumsfaktor (FGF) stellt einen potentiellen Schlüsselregulator für die Apoptose der Schwann-Zell-Vorläuferzellen dar wie auch für die Konversion des Vorläufers in Schwann-Zellen.

Varikositäten in menschlichen fetalen Nervenfasern des N. ischiadicus: TOMÉ et al. (1988) berichten über Variationen der Axondurchmesser und über die Länge einzelner Fasern bei gleichförmiger Markscheidendicke im N. ischiadicus von 10 Feten, die sie im Alter zwischen 19 und 32 Wochen untersucht haben. Diese Veränderungen gaben den Fasern ein perlenkettenförmiges Aussehen. Der Durchmesser der Axone im Bereich der Varikositäten war bis zu 7mal größer als in dem dazwischenliegenden Axonabschnitt. Zwischen den Varikositäten bestanden Abstände bis zu 50 µm. Betroffen waren sowohl markhaltige als auch einzelne marklose Axone. Die Neurofilamente und Mikrotubuli waren zwischen den Varikositäten dichter angeordnet. Die absolute Zahl der Filamente und Tubuli pro Axon entsprach derjenigen von Axonen mit gleichen Markscheidenlamellenzahlen, aber mit unterschiedlichen Durchmessern. Die Varikositäten bestanden bei allen im Alter zwischen 19 und 24 Wochen, aber nur bei einem im Alter von 28 Wochen und nicht mehr bei einem Fetus im Alter von 32 Wochen. Demnach stellen sie charakteristische morphologische Veränderungen der Nervenfasern während der frühen fetalen Entwicklung dar. Sie können nur in gezupften Nervenfaserpräparationen und in Längsschnitten vom Nerven identifiziert werden. Ihr Vorhandensein erklärt die bimodale und stark abgeschrägte Verteilung der markhaltigen Nervenfaser-Axondurchmesser junger Feten. Damit sind auch Diskrepanzen hinsichtlich der Relationen zwischen Axondurchmesser und Markscheidendicke zu erklären. Die Autoren schließen nicht aus, daß die Varikositäten teilweise artifiziell entstanden sind; aber ihr Vorkommen zeigt eine besondere Vulnerabilität der fetalen Nervenfasern an. Ihre Entstehung kann auf Änderungen des Axonplasmaflusses zurückgeführt werden, der bei jungen Feten sehr ausgeprägt ist.

Entwicklung der Nervenfasern im N. suralis des Menschen: Nach eigenen Untersuchungen erreichen die Axone im N. suralis normale Werte bereits im Alter von 3–5 Jahren, während die Markscheiden Erwachsenenwerte erst im Alter von etwa 15 Jahren aufweisen (Abb. 7; SCHRÖDER et al. 1978, 1988). Besonders kompliziert sind die Verhältnisse im Paranodium, neben dem Ranvier-Schnürring, da sich die Markscheiden und die paranodalen Ansätze der Markschlingen am Axon mit ihren transversalen Bändern schon zum Zeitpunkt der Geburt entwickelt haben, aber dem bis zum 3.–5. Lebensjahr fortschreitenden Wachstum

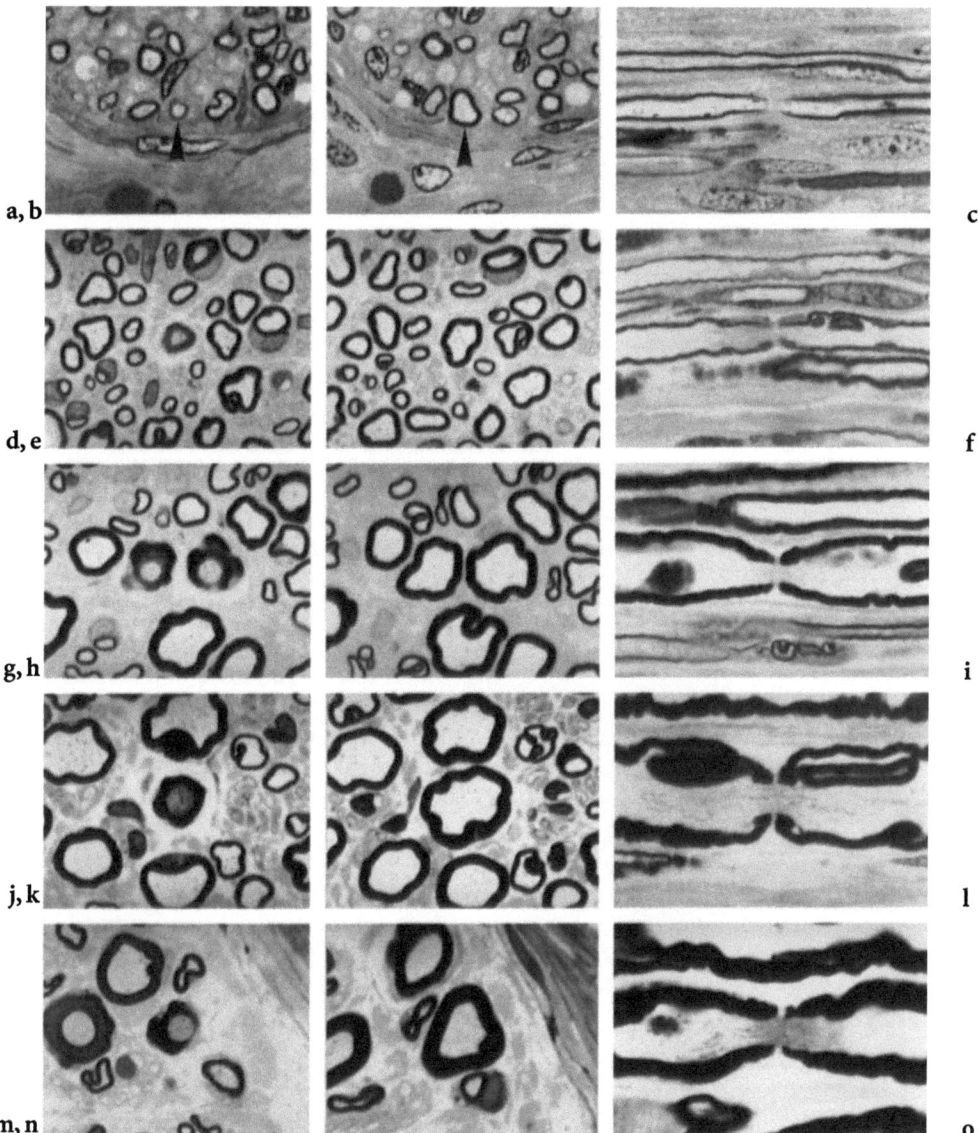

Abb. 4. Lichtmikroskopischer Vergleich paranodaler (a, d, g, j, m) und internodaler Axonsegmente (b, e, h, k, n) korrespondierender quer- und longitudinal orientierter (c, f, i, l, o) Nervenfasern in Suralnerven von Patienten unterschiedlichen Alters. In beiden Axonabschnitten (*Pfeilköpfe* in a, b) kommt es zu einer Kaliberzunahme besonders während der ersten Lebensmonate (a–c: 0,01 Monate; d–f: 2 Monate, g–i: 19,5 Monate, j–l: 62 Monate, m–o: 540 Monate). × 1500. (Nach BERTRAM u. SCHRÖDER 1993)

des Axons und der bis zur Adoleszenz zunehmenden Markscheidendicke angepaßt werden müssen (Abb. 4–11; BERTRAM u. SCHRÖDER 1993; SCHRÖDER 1996). Die paranodale Einengung der Axonkaliber beträgt in allen Altersstufen etwa die Hälfte des internodalen Axondurchmessers (Abb. 8). Die paranodale Ansatzzone der terminalen Markschlingen verbreitert sich nicht proportional

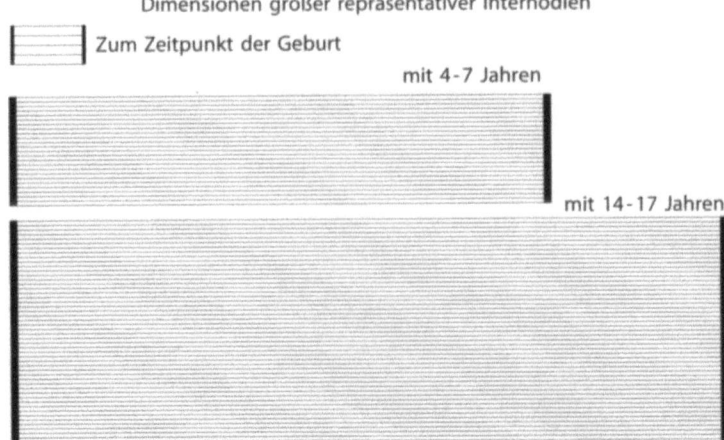

Abb. 5. Entwicklung entspiralisiert gedachter großer Markscheidenlamellen an repräsentativen, maßstabsgerecht gezeichneten Internodien. Berücksichtigt wurden die Internodallängen (*linke vertikale Linie*), die Zahl der Schmidt-Lanterman-Inzisuren (*mittlere horizontale Linien*), die Zahl der Markscheidenlamellen und der Umfang der Markscheide sowie des Axons (*rechte vertikale Linie*: adaxonales Zytoplasma der Schwann-Zelle). Die größte Internodallänge zum Zeitpunkt der Geburt beträgt etwa 250 µm (*obere Figur*: linker Bildrand). (Nach SCHRÖDER 1987)

zur Zunahme der Markscheidendicke (Abb. 9); dabei lösen sich Markschlingen vom Axon und kommen in einigem Abstand vom Axon in die Markscheide zu liegen (Abb. 141). Dort bilden sie die Dornen der sog. Bracelets de Nageotte (SCHRÖDER 1996).

BEHSE (1990) hat gezupfte und quergeschnittene markhaltige und marklose Nervenfasern sowie deren Schwann-Zellen morphometrisch untersucht. Nach seinen Untersuchungen erreicht der Wert für die Durchmesser von Axonen bei Kindern Erwachsenenwerte bereits im Alter von 2 Jahren, während die Markscheidendicke noch jenseits des 8. Jahres zunimmt, wahrscheinlich bis zum Ende des Längenwachstums.

OUVRIER et al. (1987) berichten über die Entwicklung der Dichte markhaltiger Nervenfasern und über das Kaliberspektrum markhaltiger Nervenfasern von 27 Kontrollpersonen im Alter von 1 Tag bis zu 59 Jahren. Auch die Faszikelquerschnittsfläche wurde bei 10 der Fälle gemessen. Die Dichte markhaltiger Nervenfasern nimmt von der Geburt bis zum Erwachsenenalter exponentiell ab. Demnach läßt sich die Dichte berechnen nach der Formel $D = (1 \times 10^3)/(0.0699 + 0.0725 \, vt)$. Die Verteilung der markhaltigen Nervenfasern ist während der ersten 4 Lebensmonate unimodal und eindeutig bimodal ab einem Alter von 2 Jahren. Die Gesamtquerschnittsfläche des Suralnerven steigt an von Werten um 0,25 mm² in der ersten Woche bis etwa 0,82 mm² im Alter von 9 Jahren.

Mitochondrien im Paranodium von Spinalwurzeln und Nerven während der Entwicklung: BERTHOLD u. SKOGLOND (1967) berichten über histochemische und feinstrukturelle Veränderungen an den Mitochondrien im Paranodium von Katzennerven. Dabei besteht eine gute Korrelation zwischen dem Auftreten paranodaler Mitochondrienaggregate in großen Fasern und dem Erreichen adulter

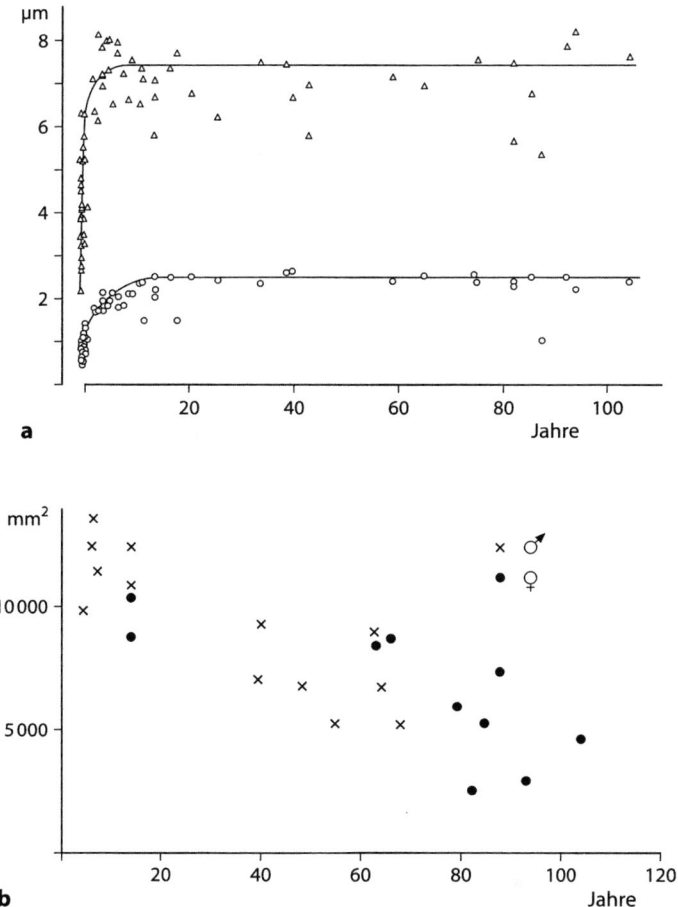

Abb. 6. a Entwicklung von Axondurchmesser und Markscheidendicke im N. suralis des Menschen (Biopsie- und Autopsiefälle, wobei unter den letzteren klinisch nicht registrierte Neuropathien enthalten sind). Gemessen wurden jeweils die 10 größten Nervenfasern eines jeden Nerven mit Hilfe eines Okularmikrometers bei maximaler lichtmikroskopischer Vergrößerung im Alter von 4 Monaten vor dem regulären Geburtstermin bis zum Alter von 104 Jahren (ergänzt und erweitert nach SCHRÖDER et al. 1978). **b** Zahl der markhaltigen Nervenfasern pro mm² im N. suralis von Männern und Frauen. Die Nervenfaserdichte nimmt im Laufe des Lebens ab, was u. a. auch auf eine Zunahme des endoneuralen Kollagens zurückzuführen ist. (Nach SCHRÖDER 1987)

elektrischer Eigenschaften dieser Fasern. Die Autoren weisen auch auf Unterschiede in den Nerven hin: Bei neugeborenen Tieren sind die Mitochondrien im N. radialis und phrenicus paranodal angehäuft, während derartige Anhäufungen in den lumbalen Spinalwurzeln selten sind und im N. suralis nicht vorkommen. Nach unveröffentlichten eigenen Untersuchungen der Cytochrom-c-Oxidase-Aktivität im N. suralis des Menschen kommt im Paranodium zumindest einiger markhaltiger Nervenfasern durchaus eine Aktivitätsanhäufung vor (Inauguraldissertation: F. SEIDEL, Aachen 1998); diese hat etwa das gleiche Ausmaß wie die fokale Anhäufung der Aktivität in markhaltigen und marklosen Axonen.

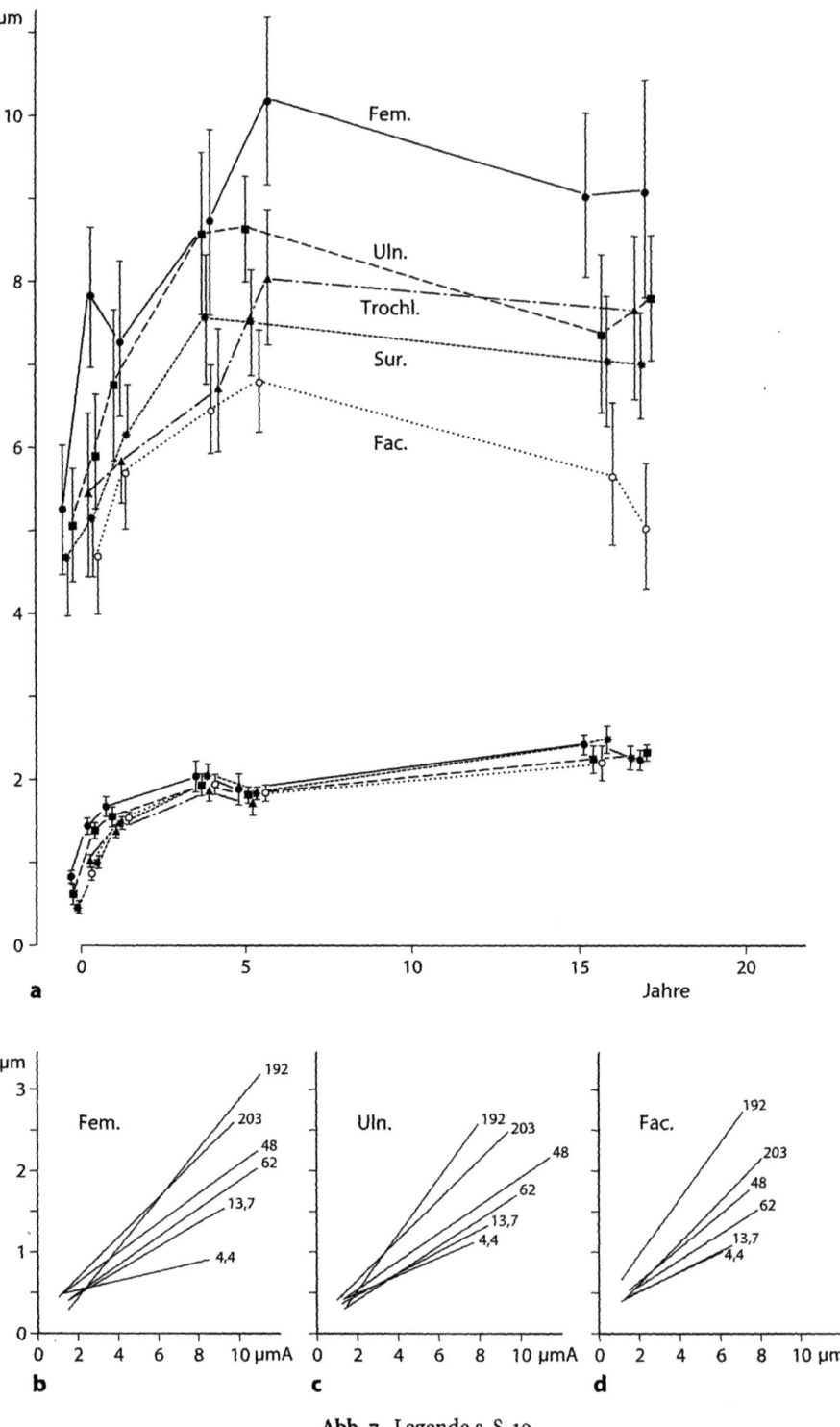

Abb. 7. Legende s. S. 19

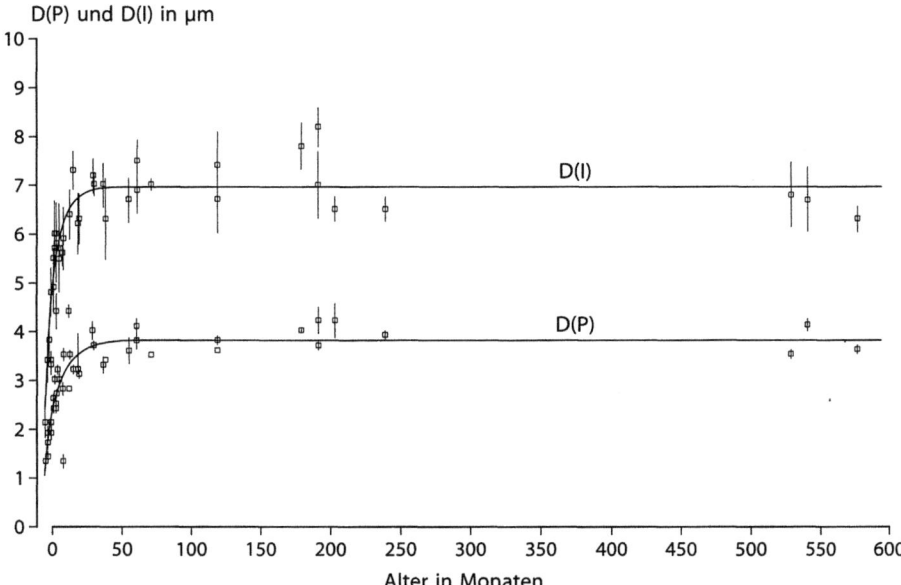

Abb. 8. Lichtmikroskopische Messungen der internodalen [D(I)] und paranodalen [D(P)] Axondurchmesser (*Ordinate*) der größten Suralnerven in Relation zum Alter (*Abszisse*). In beiden axonalen Segmenten findet sich ein nahezu gleichmäßiger Anstieg der Kaliber mit zunehmendem Alter, wobei die nichtlineare Regressionsanalyse ein exponentielles Kaliberwachstum während der untersuchten Lebensperiode aufweist entsprechend der Formel $y = a\,[1 - \exp(-lx)] + b$. (Nach BERTRAM u. SCHRÖDER 1993)

Abb. 7. a Mittelwerte mit Standardabweichungen (*vertikale Balken*) von Okularmikrometermessungen an den 20 größten markhaltigen Nervenfasern in den Nn. femoralis, ulnaris, trochlearis, suralis et facialis in sieben unterschiedlichen Altersstufen. Im *oberen Teil* der Diagramme sind die Axone der verschiedenen Nerven durch unterschiedliche Symbole gekennzeichnet, die durch verschiedene Linien miteinander verbunden sind, welche die verschiedenen korrespondierenden Nerven identifizieren. In dem *unteren Teil* der Abbildung sind die analogen Symbole und Linien verwendet, um die Mittelwerte für die Markscheidendicke derselben Nervenfasern zu kennzeichnen. Die maximalen Werte der Axone werden im Alter von 5 Jahren oder vorher erreicht, während die maximalen Markscheidendickenwerte nicht vor dem 15. Lebensjahr erreicht werden. **b-d** Einfache (= lineare) Regressionslinien für das Verhältnis zwischen Axondurchmesser (*Abszisse*) und Markscheidendicke (*Ordinate*) für eine große Zahl von Nervenfasern, die mit Hilfe der TGZ3-Automatik (Firma Zeiss, Oberkochen) in den Nn. femoralis, ulnaris et facialis im Alter von 4,4–203 Monaten berechnet worden sind. Das Alter in Monaten ist am rechten oberen Ende einer jeden Linie angegeben. Im allgemeinen sind die Regressionslinien kürzer und steigen weniger stark an bei jungen als bei älteren Kindern. (Nach SCHRÖDER et al. 1988)

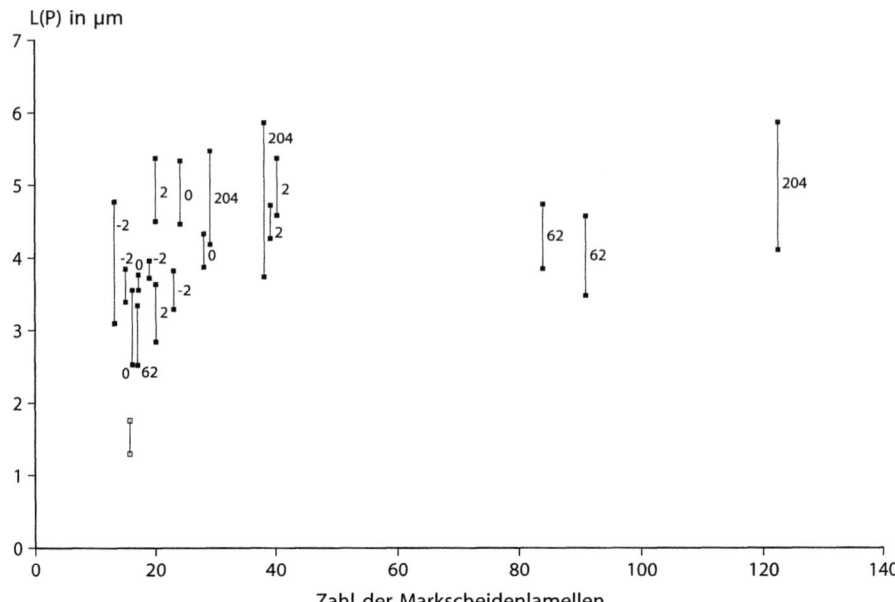

Abb. 9. Relation zwischen der Länge der paranodalen Markscheidenanheftungszone [L(P); *Ordinate*] und der Zahl der Markscheidenlamellen (*Abszisse*) der Markscheide in korrespondierenden Nervenfasern. Die Balken zeigen den Bereich zwischen dem niedrigsten und dem höchsten Wert an, jeweils gemessen auf beiden Seiten eines einzelnen Schnürrings. Die Zahlen an den Balken zeigen das Alter der untersuchten Personen in Monaten an. Im Gegensatz zu der beträchtlichen Zunahme der Zahl der Lamellen während der Entwicklung ändert sich die Länge des Paranodiums nicht in korrespondierender Weise, wenn man Fasern der gleichen Kalibergruppe miteinander vergleicht. Die Paranodien der kleinen Fasern jeweils in einem einzelnen Suralnerven neigen jedoch dazu, kürzer zu sein als die der entsprechenden großen Fasern. (Nach BERTRAM u. SCHRÖDER 1993)

Nervenwachstumsfaktor („NGF"): DAVIES et al. (1987) konnten zeigen, daß die Synthese des NGF in der Haut während der Entwicklung auftritt, sobald die sensorische Innervation einsetzt. Die sensorischen Neurone exprimieren keine NGF-Rezeptoren, bevor ihre Fasern nicht die Zielorgane in der Haut erreicht haben. Sowohl des Hautepithel als auch das Mesenchym synthetisieren NGF. Die Konzentration der Messenger-RNA für NGF ist höher, je dichter das Epithel innerviert ist.

Gewebekulturen: Die Entwicklung peripherer Nervenfasern kann besonders gut in organotypischen Gewebekulturen von Spinalganglien (TISCHNER u. SCHRÖDER 1972; KLEIMAN et al. 1991), in Kombination mit Rückenmark und Muskelfasern wie zur Etablierung eines normalen Reflexbogens untersucht (Abb. 12; Inauguraldissertation R. WEBER, Aachen 1988) und im Hinblick auf die Einwirkung verschiedenartiger Substanzen getestet werden [z.B. Zidovudine (SCHRÖDER, KALDENBACH u. PIROTH 1996; Abb. 83]. Gewarnt werden muß allerdings in diesem Zusammenhang vor Rückschlüssen aus einzelnen Gewebekulturen, da das Wachstumsverhalten von Kultur zu Kultur erheblich variiert.

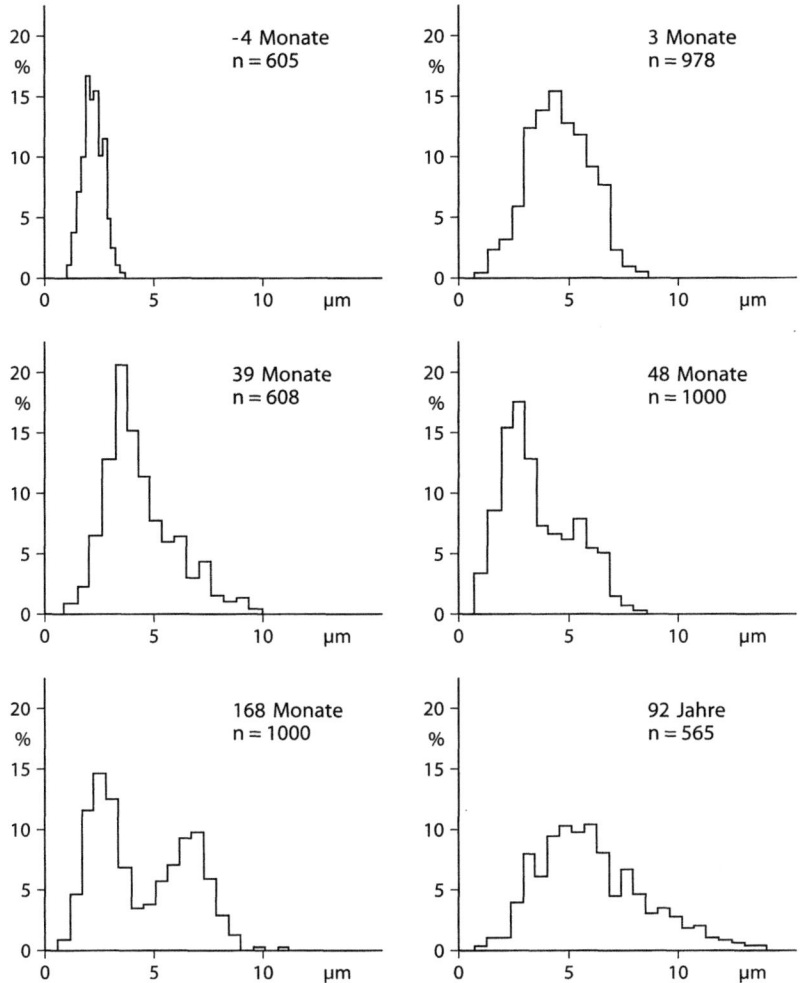

Abb. 10. Entwicklung der markhaltigen Nervenfasern im Alter von 4 Monaten vor dem regulären Geburtstermin (-4 Monate) bis 92 Jahre (92 Jahre) danach. n = Zahl der ausgewerteten Nervenfasern. (Nach SCHRÖDER 1988 a)

Bei der Entwicklung der Markscheiden wirkt *Pax3*, ein paariges Domainen, als Regulator mit (KIOUSSI et al. 1995).

Altersveränderungen im peripheren Nervensystem des Menschen: A. VITAL et al. 1990) berichten über 46 ältere Patienten, bei denen sie den N. superficialis peronealis licht- und elektronenmikroskopisch untersucht haben. Wie nahezu alle älteren Personen zeigten diese Patienten verschiedene Grade von Funktionsstörungen des peripheren Nervensystems, aber sie litten nicht an irgendeiner speziellen Krankheit, die bekanntermaßen das periphere Nervensystem betrifft. Die quantitativen Messungen ergaben, daß die Nervenfasern vor allem in der Gruppe der großen Nervenfasern ausfallen. Bei der überwiegenden Zahl der

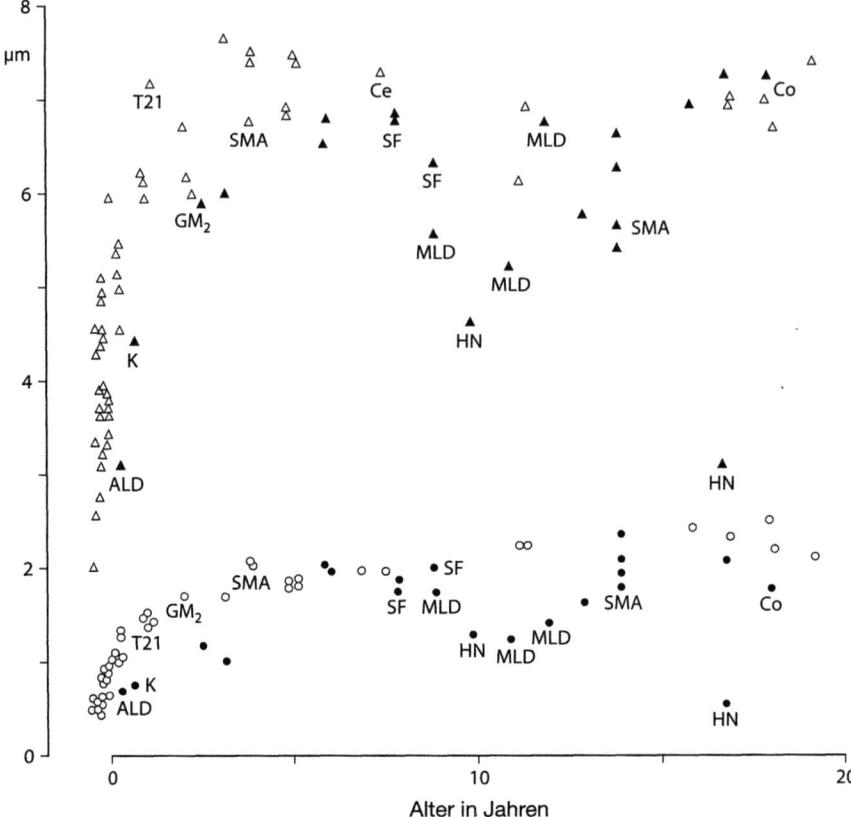

Abb. 11. N. suralis: Axonkaliber (△) und Markscheidendicke (○) an den jeweils 20 größten markhaltigen Nervenfasern bei Kontrollfällen (*unausgefüllte Dreiecke und Kreise*) und verschiedenartigen Polyneuropathien (*ausgefüllte Dreiecke und Kreise*). *ALD* Adrenoleukodystrophie, *Ce* Zeroidlipofuszinose, *Co* Cockayne-Syndrom, *GM2* GM$_2$-Gangliosidose, *HN* hypertrophische Neuropathie (Dejerine-Sottas), *K* Krabbe-Leukodystrophie, *MLD* metachromatische Leukodystrophie, *SF* Sanfilippo-Krankheit, *SMA* spinale Muskelatrophie, *T21* Trisomie 21. (Nach SCHRÖDER 1988a)

Fälle waren zahlreiche Gruppen regenerierter markhaltiger Nervenfasern nachweisbar. Andererseits waren Anzeichen für eine akute Waller-Degeneration, segmentale Demyelinisation und Anhäufungen axonaler Organellen relativ selten. Auch die marklosen Nervenfasern waren bei den meisten Fällen in erheblichem Ausmaß betroffen. Außerdem bestand eine mäßige Replikation der Basallaminae an den endoneuralen Gefäßen. Die von den Autoren angegebenen Zahlen für die markhaltigen Nervenfasern pro mm^2 variierten zwischen 260 und 11983. Angesichts dieser starken Schwankungsbreite ist unklar, was als klinisch unerkannte Neuropathie oder als Alterungsphänomen im „physiologischen Rahmen" zu werten ist. Ähnliche Diskrepanzen hat auch eine von uns untersuchte Autopsieserie von Suralnerven ergeben, die wir wegen der Schwierigkeit der Abgrenzung normaler Nerven von pathologischen, klinisch nicht dokumentierten oder nicht diagnostizierten Nerven bzw. Neuropathien im Alter nicht

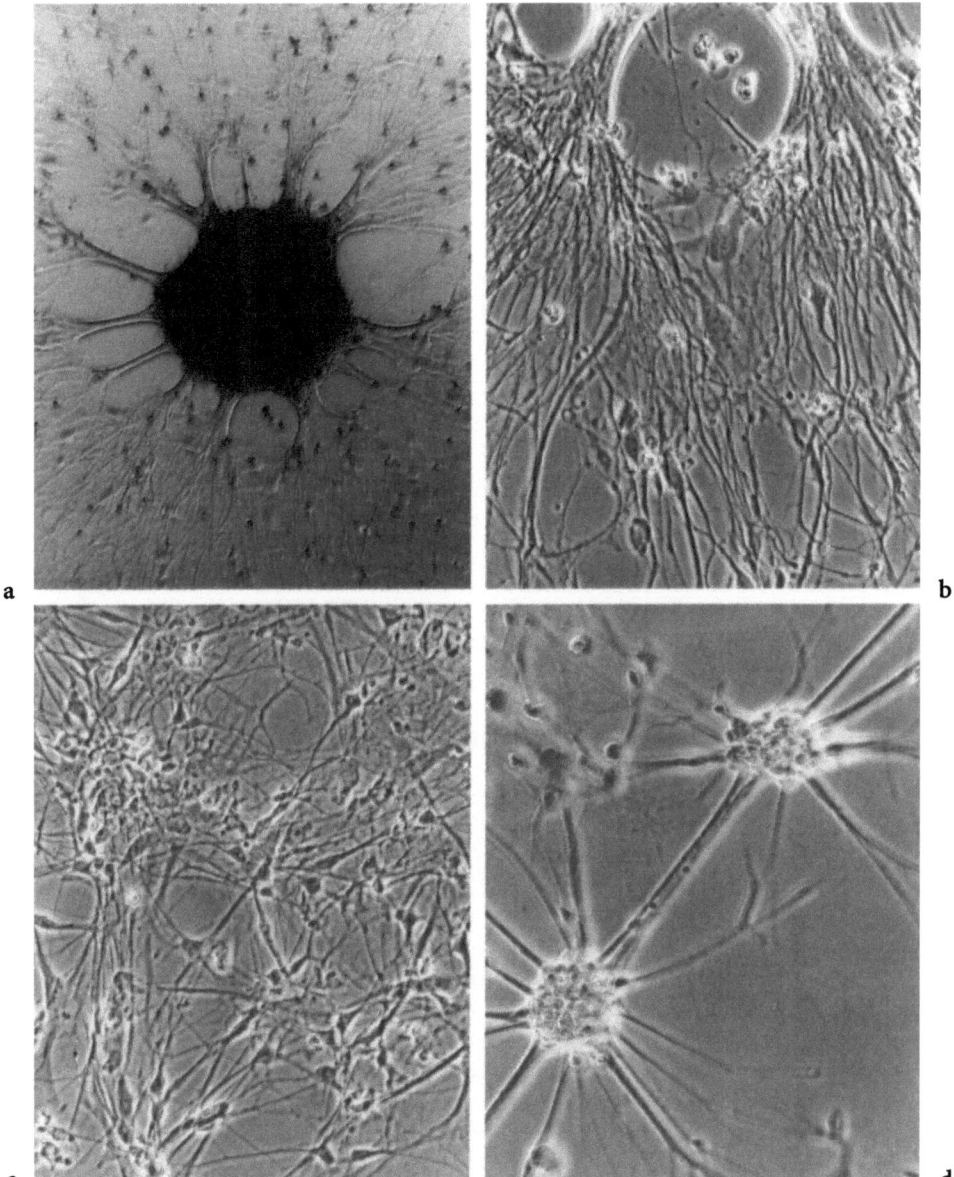

Abb. 12a–d. Organotypische Kulturen von Spinalganglien mit zentrifugalem Auswachsen von Neuriten, die in den verschiedenen Explantaten recht unterschiedlich aussehen können, ohne von Wachstumsfaktoren beeinflußt zu sein. Derartige Variationen müssen bei der experimentellen Auswertung pharmakologischer Wirkungen berücksichtigt werden. (Aus Inauguraldissertation Reinhild WEBER; Aachen 1988)

veröffentlicht haben (vgl. SCHRÖDER u. BOHL 1978). Wir haben deshalb nur „optimal erhaltene" Nerven in unsere Serie von Kontrollnerven aufgenommen, von denen wir bisher nur die optisch-elektronisch bestimmten Mittelwerte der Markscheidenquerschnittsflächen pro Areal in Prozent als normal mitgeteilt haben (SCHRÖDER u. SOMMER 1989). Nur 2 ältere Kontrollfälle unter unseren Suralisbiopsien sind auch neurologisch als normal und frei von irgendwelchen Neuropathiezeichen dokumentiert (KRÜCKE et al. 1971).

Altersabhängige Veränderungen der marklosen Nervenfasern im N. suralis: KANDA et al. (1991) haben die marklosen Nervenfasern im N. suralis bei 28 normalen Erwachsenen quantitativ untersucht. Die Nerven waren autoptisch gewonnen worden. Sie kamen zu folgenden Schlußfolgerungen:

1. Die Dichte der marklosen Nervenfasern zeigte keine signifikante Korrelation mit dem Alter,
2. wohl aber die Dichte der Schwann-Zelluntereinheiten mit Axonen,
3. die Schwann-Zelluntereinheiten ohne Axone und
4. einzelne Protrusionen von Schwann-Zellen sowie
5. Kollagentaschen und
6. die mittlere Zahl der Schwann-Zellprofile pro Axon zeigten eine positive Korrelation mit dem Alter. Zusätzlich ergab
7. der Prozentsatz der Untereinheiten mit marklosen Axonen und
8. die mittlere Zahl der Axone in einzelnen Axon-enthaltenden Schwann-Zelluntereinheiten eine negative Korrelation mit dem Alter.

Die Dichte der Schwann-Zellkerne in Relation zu den marklosen Fasern zeigte keine signifikante Veränderungen im Alter. Demnach bestehen die altersabhängigen Veränderungen der marklosen Nervenfasern hauptsächlich in einer vermehrten Ablösung der Schwann-Zellfortsätze von den Axonen bei fehlender Zellmultiplikation. Eine Abnahme der Dichte markloser Nervenfasern oder ein kompensatorischer Anstieg der Zahl kleiner markloser Axone trat bei diesen normalen Erwachsenen nicht auf. Bezüglich einer relativen Sensitivität zur Feststellung der frühesten Veränderungen markloser Nervenfasern sind die unter Punkt 6 und 7 genannten Veränderungen brauchbar und gegenüber einer konventionellen Bestimmung der Dichte markloser Nervenfasern und der Durchmesserverteilung überlegen. Diese Werte werden nicht von postmortalen Schwellungen der Axone und Schwann-Zellen beeinflußt. Bestimmungen der Dichte markloser Axone und ihrer Größenverteilung (SCHRÖDER u. GIBBELS 1977) sind jedoch weiterhin nötig zur Feststellung fortgeschrittener pathologischer Veränderungen.

In den *Spinalganglien* entwickeln sich in Abhängigkeit vom Alter (und Diabetes mellitus) dystrophische Axonschwellungen (SCHMIDT et al. 1997).

Alterungsphänomene im peripheren Nervensystem der Ratte: KAZUI u. FUJISAWA (1988) haben den N. ischiadicus von Ratten 100–824 Tage nach der Geburt auf Altersveränderungen untersucht. Sowohl die Markscheiden als auch die zugehörigen Axone wuchsen bis etwa 400 Tage nach der Geburt, aber eine massive Zerstörung und ein Verlust markhaltiger Nervenfasern manifestierte sich erst etwa 700 Tage nach der Geburt. Ein Vergleich der Veränderungen in den Spinalwurzeln, im Plexus lumbalis und in den Ischiasnerven ergab, daß zwei unabhängige Mechanismen beteiligt sind: 1. eine axonale Atrophie oder axonaler Verlust und 2. Vakuolisierungen der Markscheiden und segmentale Demyelinisationen sowie Remyelinisationen. Die axonalen Veränderungen treten in geringer Zahl bereits relativ früh auf, wobei die distalen Abschnitte des Nerven bevorzugt sind, während die Markscheidenveränderungen signifikant später auftreten und proximal (in den Spinalwurzeln) zuerst auftreten.

KNOX et al. (1989) haben die Zahl, Größe, Dichte und die pathologischen Veränderungen myelinisierter Fasern ventraler und dorsaler Spinalnerven sowie des N. peroneus und suralis weiblicher Fischer-344-Ratten im Alter von 10, 20 und 30 Monaten untersucht. Abgesehen von minimalen Veränderungen im N. peroneus ließen sich keine signifikanten Veränderungen der Zahl der markhaltigen Fasern pro Nerv oder hinsichtlich der Faszikelquerschnittsfläche nachweisen. Die unveränderte Zahl ist jedoch irreführend, da erhebliche Veränderungen der Größe der markhaltigen Nervenfasern auftreten, außerdem pathologische Veränderungen der Fasern und Bündel regenerierter Nervenfasern, die auf altersabhängige Degenerations- und Regenerationsphänomene hinweisen. Diese Veränderungen waren am stärksten ausgeprägt in den Vorderwurzeln, wo Myeleinfaltungen, Myelinablösungen von Axonen, Ballonierungen, Makrophagien und Hyperplasien der Schwann-Zellkerne in ausgeprägtem Maße vorkamen. Gleichzeitig mit diesen Veränderungen ließ sich eine axonale Atrophie an den markhaltigen Fasern der Vorderwurzeln feststellen.

Altersveränderungen der Faserzusammensetzung im peripheren Nerven von Pferden: WHEELER u. PLUMMER (1989) haben den lateralen N. palmaris einer Reihe von Pferden ohne neuromuskuläre Erkrankungen quantitativ im Hinblick auf die Altersveränderungen untersucht. Bei älteren Pferden tritt ein Ausfall der größeren markhaltigen Nervenfasern auf. Die Relation zwischen Markscheidendicke und Axonkaliber und die Faserpopulation der unmyelinisierten Axone ändern sich mit dem Alter nicht.

Motorische Endplatten: WOKKE et al. (1990) haben die motorische Endplatte im M. intercostalis externus von Personen im Alter von 4 und 77 Jahren untersucht. Lichtmikroskopisch zeigten die Endplatten die gleiche Größe, vermehrten sich nicht an Zahl und zeigten keine Sprossungsphänomene an den terminalen Axonen; demnach sind größere kompensatorische histologische Veränderungen zur adäquaten neuromuskulären Überleitung während des Alters nicht erforderlich. Feinstrukturell änderten sich die postsynaptischen Anteile: Deren Länge nahm zu; es kam zu Verzweigungen der postsynaptischen Membran mit Vergrößerungen des postsynaptischen Areals und Degeneration synaptischer Falten. Präsynaptisch ließen sich Nervenendigungen mit irregulärer Form nachweisen. Die Schwann-Zellfortsätze ragten in die primären synaptischen Spalten vor. Daraus schließen die Autoren, daß eine Degeneration der postsynaptischen Membran mit konsekutiver fokaler Denervation der NME einen primären Vorgang bei den altersabhängigen Veränderungen an der Endplatte darstellen. Die Muskelfasern zeigten einen geringen Grad an Fasertypengruppierungen, was zweifellos auf einen Verlust an Motoneuronen im Alter hinweist.

Auf eine *altersbedingte Neuropathie bei Mäusen* gehen ROBERTSON et al. (1993) ein.

b) Normale Struktur peripherer Nerven

Die peripheren Nerven bestehen aus *Nervenfasern*, reichlich *Blutgefäßen*, spärlichen *Lymphgefäßen* und kollagenem *Bindegewebe*. Sie werden von einer zellulären und bindegewebigen Hülle mit etwas Fettgewebe umgeben. Darin sind die Basallaminae von besonderer Bedeutung, ebenso Laminin 2 (MALANDRINI et al. 1997). Die Nervenfasern sind zusammengesetzt aus einem Axon und differenzierten *Hüllzellen* (*Schwann-Zellen*), die einzelne (markhaltige Nervenfasern) oder mehrere Axone (marklose Nervenfasern) in regelmäßigen Abständen umschließen. Die Axone sind Fortsätze der Perikaryen von Zellen, die entweder innerhalb der grauen Substanz der Lamina ventralis des Hirnstammes oder der Vorderhörner des Rückenmarks liegen oder in den sensorischen Ganglien der Hirnnerven und Spinalnerven oder in den Ganglien des autonomen Nervensystems lokalisiert sind. Die Nervenzellen stehen entweder in synaptischem Kontakt mit anderen Neuronen in den Hinterhörnern des Rückenmarks oder autonomer Ganglien, oder sie stehen mit sekretorischen oder muskulären Effektorzellen in Verbindung, während die sensorischen Axone entweder freie terminale Verzweigungen aufweisen oder in spezialisierten eingekapselten Endorganen endigen. Im folgenden werden die Komponenten peripherer Nerven beschrieben; Einzelheiten bezüglich der Zellsomata und der Nervenendigungen sind der Speziallliteratur zu entnehmen (BOYD 1968; KRÜCKE 1974; HALLIN et al. 1991; DYCK et al. 1993).

1. Das Bindegewebe peripherer Nerven; Blut- und Lymphgefäße

Endo-, Peri- und Epineurium: Zwischen den einzelnen Nervenfasern liegen längsorientierte Kollagenfibrillen und eine amorphe extrazelluläre Substanz, die zusammen mit den Nervenfasern das *Endoneurium* bilden. Darin sind außerdem *Kapillaren* und einige andere Zellen enthalten, zu denen einerseits *Fibroblasten* gehören, welche das endoneurale Bindegewebe bilden, andererseits einzelne *Makrophagen* hämatogenen Ursprungs und *Mastzellen*. Eine spezielle Bedeutung perikapillärer Zellkomponenten („*Perizyten*") wird diskutiert. Diese verschiedenen Komponenten des Endoneuriums werden durch eine spezialisierte mehrschichtige Scheide eingehüllt, die aus alternierenden flachen Schichten von Perineuralzellen, Kollagenfibrillen und elastischen Fasern gebildet wird, das *Perineurium*. Große Nervenstämme (*Funiculi*) bestehen aus *mehreren Nervenfaszikeln*, die jeweils von einem eigenen Perineurium umhüllt werden. Das Perineurium dient als Diffusionsbarriere (KLEMM 1970; OLSSON u. REESE 1971). Die Nervenfaszikel werden oft wiederum durch perineurale Septen unvollständig in 2 oder mehr Faszikel unterteilt. Einzelne oder mehrere Faszikel werden von einem *Epineurium* umhüllt, in dem die zu- und abführenden Blut- und Lymphgefäße verlaufen und das zusammen mit Fettgewebe eine mechanische Stabilisierung und Abgrenzung gegen benachbarte Arterien, Venen, Lymphbahnen und Muskelfaszien, Gelenke und Ligamente bildet.

Normalerweise erfolgt (zumindest bei der Ratte) eine Drainage von Molekülen aus dem Subarachnoidalraum in die spinalen und peripheren Nerven (PETTERSSON 1993). Evans-Blau-Albumin und Lanthanum-Tracer dringen entlang dem Epineurium aus dem Subarachnoidalraum in die Peripherie des N.

medianus von Ratten, wobei Lanthanum teilweise auch in das Endoneurium eindringt. Die Hüllen der spinalen Nervenwurzeln sind sowohl für die makromolekulare Substanz Evans-Blau-Albumin als auch für das kleine Lanthanum-Ion permeabel. Unterschiede zwischen den dorsalen und ventralen Wurzeln ließen sich nicht nachweisen, ebensowenig zwischen proximalen und distalen Abschnitten der Nervenwurzeln.

Unterschiede zwischen Perineuralzellen und Schwann-Zellen: PERENTES et al. (1987) haben in Paraffin-eingebetteten Präparaten von normaler Haut, Muskelbiopsien, Morton-Neuromen, traumatischen Neuromen, Schwannomen und Neurofibromen sowie von einem Perineuriom und Neurothekeom mit Immunperoxidase-Reaktionen auf Antikörper gegen ein epitheliales Membranantigen (EMA), Leu 7-Epitope, S-100-Protein und Zytokeratine untersucht. Normale, reaktive und neoplastische Perineuralzellen färben sich regelmäßig mit Antikörpern gegen EMA, während Schwann-Zellen eine Leu 7 und/oder S-100-Positivität aufweisen. Keine dieser Zellen färbten sich bei Antikörperreaktionen gegen Zytokeratin. Demnach können die perineuralen und die Schwannschen Zellen mit Hilfe ihres unterschiedlichen Reaktionsmusters auf die o. g. Marker unterschieden werden.

Nach PELTONEN et al. (1987) bilden Perineuralzellen in der Kultur Laminin und Flecken von Basallamina-Material an ihrer Oberfläche. Das Fehlen von S-100-Protein unterscheidet die Perineuralzellen von Schwann-Zellen. Die Perineuralzellen bilden auch Fibronektin, nicht aber die Schwann-Zellen. Die Perineuralzellen enthalten reichlich zytoplasmatisches Aktin, das Streßfasern entspricht. Die Färbung mit Antikörpern gegen Vimentin ergab ein spezielles Muster der intermediären Filamente. Die Zellen zeigten keine Färbung für Zytokeratin, GFAP, Desmin und Faktor 8-abhängiges Antigen, woraus man schließen kann, daß sie nicht von epithelialen, gliösen, muskulären oder endothelialen Zellen abstammen. Die Zellkulturen ließen sich über 5–8 Passagen aufrechterhalten.

Perineurale Kalzifikationen: KING et al. (1988) haben systematisch das Vorkommen extrazellulärer Ablagerungen von Kalzium im Perineurium menschlicher Suralnerven untersucht. Derartige Ablagerungen kommen häufiger in veränderten als in normalen Nerven vor, am häufigsten bei Fällen mit diabetischer Neuropathie. Am Anfang stehen offensichtlich Ablagerungen sog. Matrixvesikel oder Lipidtropfen, die vermutlich von den Perineuralzellen abgegeben werden.

Transperineurale Arteriolen: BEGGS et al. (1991) haben die transperineuralen Arteriolen (TPA) im N. suralis des Menschen untersucht, welche die endoneuralen Kapillarplexus mit den epineuralen arteriellen Versorgungsgefäßen verbinden. Die transperineuralen Arteriolen werden definiert als Arteriolen, die auf das perineurale Zellkompartiment begrenzt sind, d. h. alle Arteriolen innerhalb des Perineuriums selbst und auch innerhalb der perineuralen Hüllen zwischen Epi- oder Endoneurium. Dreidimensionale Rekonstruktionen von 1 µm dicken Semidünnschnitten und ultradünnen Schnitten in Stufenserien ergaben, daß die TPA von offen endenden perineuralen Hüllen umgeben werden, durch die sie vom Epineurium in das Endoneurium verlaufen. Die meisten TPA sind terminale Arteriolen, was aus ihrer Größe (10–25 µm), ihren morphologischen Kennzeichen und aus der Tatsache hervorgeht, daß sie mit Kapillaren in Verbindung stehen. Die TPAs verlieren zunehmend ihre kontinuierliche Muskelschicht und werden postarterioläre Kapillaren (PAC). Die vaskulären Segmente, die in das Endoneurium von den perineuralen Hüllen aus ziehen, sind in der Regel von der PAC-Variante. TPAs und PACs sind oft mit einem Plexus von unmyelinisierten Nervenfasern verbunden.

OLSSON (1990) weist auf *Lymphgefäße* hin, die extravaskuläre Proteine resorbieren und später zum Blut zurückführen. Manchmal, vermutlich in Zusammenhang mit entzündlichen Prozessen, enthalten die epineuralen Lymphgefäße vermehrt Lymphozyten (Abb. 255). Vom Sympathikus innervierte Gefäße kommen zwar im Epineurium vor, nicht aber im Endoneurium (OLSSON 1990; BEGGS et al. 1992).

Endoneurale Blutversorgung: Die endoneuralen Blutgefäße weisen ähnlich den Hirngefäßen eine Blutnervenschranke auf (OLSSEN u. REESE 1971; OLSSON 1990). KOZU et al. (1992) haben die Dichte der endoneuralen Kapillaren in verschiedenen Höhen peripherer Nerven von Ratten untersucht. Die Kapillardichte war am niedrigsten im N. ischiadicus und im proximalen N. tibialis und signifikant höher in den dorsalen und ventralen Wurzeln sowie in den distalen tibialen und plantaren Nerven. Die endoneurale Kapillardichte korrespondiert mit der Hierarchie der Vulnerabilität gegenüber ischämischen Nervenschäden bei ischämischen Neuropathien des Menschen und im Experiment.

Epineurale Gefäße: Im normalen N. suralis des Menschen sind 32–72 (im Mittel: 57) Blutgefäße vorhanden, deren Zahl bei Angiopathien auf Werte bis 196 ansteigt (Abb. 239; SCHÜTZ u. SCHRÖDER 1997).

Kollagenfasern

Diese sind im Endoneurium wesentlich dünner als im Epineurium (Einzelheiten s. Spätstadien der Waller-Degeneration).

Elastische Fasern

Diese bestehen aus tubulären Mikrofibrillen (*Oxytalanfilamente*) mit einem Durchmesser von ca. 10–13 nm und einer zentralen amorphen Komponente (*Elastin*) (vgl. Abb. 49). Sie kommen im Epineurium und Perineurium vor; im Endoneurium sind in der Regel nur Oxytalanfasern vorhanden, die auch bei der Bildung der Renaut-Körper beteiligt sind (s. dort) und nicht zur Verwechslung mit den irregulär angeordneten Amyloidfibrillen (s. dort) führen dürfen.

Elauninfasern: In dem Buch von SANDBERG et al. (1977) über Elastin und elastisches Gewebe berichten COTTA-PEREIRA et al. (1979) über die Ultrastruktur von Elaunin, Oxytalan und elastischen Fasern. Danach weisen die Elauninfasern eine intermediäre Ultrastruktur zwischen Oxytalan- und elastischen Fasern auf. Sie werden gebildet von Bündeln tubulärer Mikrofibrillen untermischt mit schmalen länglichen Abschnitten („Flecken") eines amorphen Materials. Die Oxytalanfasern können bürstenförmige Ausläufer des Elauninplexus bilden. Die Autoren kommen zu dem Schluß, daß die Elauninfasern dieselben tubulären

Mikrofibrillen enthalten, welche die Oxytalanfasern bilden, allerdings vermischt mit Flecken amorphen Materials bzw. von Elastin. Diese Beobachtungen gelten für die Haut.

COTTA-PEREIRA et al. (1979) unterscheiden noch sog. Elastic-related-Fasern, deren elastische Faserkomponenten (mikrofibrilläre und amorphe Komponenten) eine solche Zusammensetzung aufweisen, daß sie sich von den klassischen elastischen Fasern licht- und elektronenmikroskopisch unterscheiden. Dies sind die Oxytalan- und Elauninfasern, die zusammen mit den elastischen Fasern ein System von Bindegewebsfasern bilden, nämlich das elastische System.

Die Oxytalanfasern wurden erstmalig von FULLMER u. LILLIE (1958) beschrieben (zit. nach ROBERT et al. 1979). Die Elauninfasern sind erstmalig im Knorpel und in Sehnen von GAWLIK (1965) beschrieben worden. Sie färben sich mit einigen der klassischen Methoden für Elastinfasern wie Aldehydfuchsin, Orcein- oder Resorcinfuchsin, aber nicht mit Verhoeff-Eisenhämatoxylin oder Orcein-Neufuchsin.

2. Nervenfasern

Die Nervenfasern werden aufgrund ihrer Kaliber in *3 Gruppen* eingeteilt (KRÜCKE 1974): A, B und C. Diese lassen sich in Histogrammen voneinander abgrenzen, ohne daß eine scharfe Grenze besteht.

Die *Gruppe A* umfaßt die größeren Fasern mit den höchsten Leitungsgeschwindigkeiten (somatische markhaltige afferente und efferente Nervenfasern).

Zur *Gruppe B* gehören die markhaltigen präganglionären Fasern des autonomen Nervensystems.

Die *Gruppe C* umfaßt die Nervenfasern mit den kleinsten Durchmessern und langsamer Leitungsgeschwindigkeit, die marklosen viszeralen und somatischen afferenten Nervenfasern und die postganglionären efferenten Fasern.

Fasern der Gruppe A werden entsprechend ihrem Kaliber und ihrer Funktion unterteilt in die *afferenten Gruppen I, II* und *III* sowie in die *efferenten Gruppen α, β* und *γ* (zur physiologischen Nervenfaserklassifikation, z. B. Aδ-Fasern, s. DYCK et al. 1993). Fasern der Gruppe I umfassen die primären sensorischen Fasern der Muskelspindeln und Sehnenorgane, die der Gruppe II die Fasern der sekundären sensorischen Endigungen in den Muskelspindeln und von kutanen afferenten Rezeptoren; zur Gruppe III gehören Fasern, die für die nozizeptive und einige andere Aspekte der kutanen Sensibilität zuständig sind. Die efferenten α-Fasern sind ausschließlich skeletomotorische Fasern; zu den β-Fasern gehören kombiniert skeletomotorische und fusimotorische; und die γ-Fasern sind ausschließlich fusimotorische Nervenfasern. Die Durchmesser der marklosen Nervenfasern reichen von 0,2–3 µm; sie zeigen im normalen N. suralis eine unimodale Verteilung mit einem Häufigkeitsgipfel bei ungefähr 1,5 µm (SCHRÖDER u. GIBBELS 1977). Die Kaliber der markhaltigen Nervenfasern betragen im normalen menschlichen Nerven 3–15 µm.

Die Verteilung der Faserdurchmesser im N. suralis des Menschen haben SCHELLENS et al. (1993) nach statistischen Gesichtspunkten analysiert.

Die *markhaltigen Nervenfasern* werden im Verhältnis 1:1 von *Schwann-Zellen* umhüllt, diejenigen der *marklosen* im Verhältnis 1:2–16 von histogenetisch gleichartigen Zellen, die aber von manchen nach dem Erstbeschreiber der marklosen Nervenfasern als *Remak-Zellen* bezeichnet werden.

(a) Axone

Die Axone werden von einer speziellen Zellmembran, dem *Axolemm*, umhüllt, das im Bereich der Ranvier-Schnürringe eine Spezialisierung mit einer charakteristischen subaxolemmalen Verdichtungszone aufweist. Im Axoplasma sind 5–7 nm dünne *Mikrofilamente* von mit 8–12 nm deutlich dickeren *Neurofilamenten* sowie den 23–25 nm messenden *Mikrotubuli* („Neurotubuli") zu unterscheiden. Die Mikrotubuli sind aus 13 globulären Untereinheiten mit einem Durchmesser von jeweils 4 nm zusammengesetzt und bestehen aus dem Protein Tubulin. Die axonalen *Mitochondrien* sind etwa 0,1–0,3 µm im Durchmesser groß und bis zu 10 µm lang. Das glatte endoplasmatische Retikulum, auch als *axoplasmatisches Retikulum* bezeichnet, besteht aus einem dreidimensional entwickelten kontinuierlichen Netz, das vom Perikaryon bis in die distalen Verzweigungen des Axons reicht. Das axoplasmatische Retikulum bildet die sekretorischen Vesikel im Bereich der Nervenendigungen. Doch gibt es Vesikel mit einem Durchmesser zwischen 40 und 100 nm auch im gesamten Verlauf der peripheren Axone, insbesondere an den Ranvier-Schnürringen. Sekundäre *Lysosomen* und endozytotische *„coated"* Vesikel kommen ebenfalls vor, denen insbesondere an der neuromuskulären Endplatte und den Ranvier-Schnürringen eine Bedeutung beim Transport extrazellulärer Substanzen von der Axonoberfläche zu dem glatten endoplasmatischen Retikulum oder den synaptischen Vesikeln zukommt.

In den Axonen findet ein sog. *langsamer intraaxonaler Transport* mit einer Geschwindigkeit von 0,25–4 mm pro Tag und ein *rascher Transport* mit Geschwindigkeiten von über 400 mm/Tag statt; doch ist auch ein *Transport mit intermediären Geschwindigkeiten* um 100 mm/Tag beschrieben worden. Ein *retrograder Transport* findet mit Geschwindigkeiten von etwa 200 mm/Tag statt. Bewegungen von Organellen entlang der Mikrotubuli werden nach distal durch *Kinesin* und nach proximal durch *Dynein* bewirkt (Lit. s. THOMAS et al. 1992). Kinesin soll auch bei der Bewegung der Mikrotubuli gegeneinander und somit am langsamen axonalen Transport beteiligt sein. Bestimmte Substanzen werden vermutlich auch innerhalb des kontinuierlichen glatten endoplasmatischen Retikulums transportiert (DROZ 1979).

Verschiedene strukturelle Veränderungen in peripheren Nervenfasern werden auf derartige Transportstörungen zurückgeführt (Lit. s. GRIFFIN u. WATSON 1988). Störungen des langsamen Transports der Neurofilamente resultieren in Änderungen des Axonkalibers (Schwellungen oder Atrophie) und schließen einige Formen von Neurofibrillenanomalien im Perikaryon ein. Sekundäre Veränderungen des langsamen axonalen Transportes – z. B. nach Axotomie – führen ebenfalls zu Änderungen des Axonkalibers. Eine sekundäre Demyelinisation kann eine ausgeprägte späte Folge der anhaltenden Störung des Neurofilamenttransportes darstellen. Ein gestörter rascher Transport wird bei verschiedenen experimentellen Modellen einer distalen axonalen Degeneration („dying back") beobachtet. Über den retrograden axonalen Transport werden Substanzen wie das Poliovirus und das Tetanustoxin transportiert sowie bekannte und hypothetische trophische Faktoren. Eine Kreuzreaktivität zwischen einem Antineurofilament-Antikörper mit einer Troponin-T-Isoform wird von TAKAGI et al. (1989) beschrieben.

Bei der *Endozytose* und *Wiederverwendung synaptischer Vesikel* sind nach DE CAMILLI u. TAKEI (1996) folgende Moleküle beteiligt: Clathrin-Triskelion, AP2, AP180, Synaptotagmin, Auxilin, Hsc70, GTPγS und ein Dynamin-Oligomer. Alternativ werden zwei Modelle diskutiert: 1. Nach einem Verlust von Clathrin fusionieren die endozytotischen Vesikel mit einem frühen Endosom, von dem aus neue synaptische Vesikel durch spezialisierte Knospungsreaktionen gebildet werden. Nach Modell Nr. 2 werden neue synaptische Vesikel direkt durch Clathrin-beschichtete Vesikel formiert.

Marklose Axone: Nach einer Zusammenstellung von E. GIBBELS (1989) variieren die Angaben über die Zahl markloser Nervenfasern pro mm^2 in Abhängigkeit vom Alter des untersuchten Patienten erheblich. Die korrigierten Werte pro Nerv liegen zwischen etwa 17 000 und 62 000. Die Methode des Messens und die Schritte zur Korrektur der Auswertungsergebnisse werden ausführlich dargestellt und sind tabellarisch zusammengefaßt.

PANNESE et al. (1988 a) haben die quantitativen Relationen zwischen Axoplasma und der Umhüllung durch die Schwann-Zellen bei marklosen Nervenfasern elektronenmikroskopisch untersucht, ebenso Nervenfasern mit abschnittsweise markhaltigen und marklosen Segmenten in den Hinterwurzeln des Rückenmarks (PANNESE et al. 1988 b).

Im *N. auricularis major* (GIBBELS et al. 1994) sind mehr dünne markhaltige und marklose Nervenfasern pro mm^2 als im N. suralis vorhanden. Die mittleren Durchmesser der marklosen Nervenfasern sind etwas dünner als im N. suralis. Die marklosen Axone kommen fokal in großer Zahl innerhalb großer Schwann-Zellkomplexe (*polyaxonale Komplexe*) vor, wie sie im N. suralis nur selten beobachtet werden. Diese strukturellen Besonderheiten werden auf den relativ kurzen Verlauf des N. auricularis major zurückgeführt. Auch in den *Rami dorsales der Zervikalnerven* C 2–6 sind ungewöhnlich große zusammen liegende Gruppen markloser Axone vorhanden (SCHRÖDER et al. 1992).

(b) Schwann-Zellen und Markscheiden

Die Schwann-Zellen umhüllen die marklosen Axone (Remak-Fasern) und bilden die Markscheiden um die markhaltigen Nervenfasern. Im Unterschied zu anderen Zellen enthalten sie die erstmalig von REICH beschriebenen und nach ihm benannten Protagon (= π)-Granula (Abb. 2c, 22, 23, 76f) sowie die myelinähnlichen μ-Granula (ELZHOLZ) (Abb. 29a, 61c, 76e), die aber eine kompaktere Schichtung aufweisen als die Markscheiden.

Die Schwann-Zellen bilden eine Reihe *neurotropher Faktoren* wie CNTF, GDNF, BDNF, LIF, PDGF, EGF, NT-3 oder TGF-β und unterstützen die Entwicklung, die Erhaltung und Regeneration im peripheren Nervensystem (RIETH-MACHER et al. 1997).

Markscheiden werden von Schwann-Zellen gebildet. Die *Markscheiden* sind in regelmäßigen Abständen mit einer Länge von 200–250 μm bis etwa 1500 μm in sog. *Internodien* oder internodalen Segmenten der markhaltigen peripheren Nervenfasern angeordnet (Abb. 1, 47 a, 48, 102).

Theodor SCHWANN (1810–1882), Entdecker der zellulären Grundlage lebender (pflanzlicher und tierischer) Organismen sowie der intravitalen Fermentation, wurde in Neuß geboren, ist in Köln am Jesuiten-Kolleg zur Schule gegangen, hat in Bonn studiert und anschließend in Würzburg und Berlin seine wichtigsten Arbeiten geschrieben (1829–1839). Zur Biographie während seiner Zeit in Lüttich hat FLORKIN (1958, 1959) Beiträge geliefert, speziell auch über die Berufung von SCHWANN aus Löwen nach Lüttich.

Kurze, sog. *interkalierte Markscheidensegmente*, kommen gelegentlich als Folge einer Nervenschädigung in „normalen" Nerven vor. Die Dicke der Markscheiden hängt vom Axonkaliber und von der Länge des Internodiums ab, wobei dickere Axone auch in der Regel breitere Markscheiden aufweisen. Die *Relation zwischen Axondurchmesser (d) und Faserdurchmesser (D)* wird in der Literatur durch die *Relation d/D oder g* (KRÜCKE 1974; DYCK et al. 1993) ausgedrückt. Die Werte für g sind bei den kleineren Nervenfasern größer als bei den dickeren; bei letzteren erreichen sie etwa den Wert 0,6. In den dorsalen und ventralen Spinalnervenwurzeln haben die größeren Fasern in der Regel eine verhältnismäßig dünnere Markscheide mit einem g-Wert über 0,712. Da sich diese Verhältnisse nach einer De- und Regeneration oder Demyelinisation und Remyelinisation ändern, besondere Verhältnisse an den Initialsegmenten der Spinalganglienzellen bestehen und auch während der Entwicklung Veränderungen auftreten, ist anzunehmen, daß das Verhältnis zwischen Axonkaliber und Markscheidendicke von der Oberfläche des Axolemms abhängt, mit dem die Schwann-Zelle in Kontakt steht. Die Abhängigkeiten von Nervenleitungsgeschwindigkeit, Entladungsfrequenz und Widerstand der Markscheide sowie elektrischer Kapazität in Relation zur Dicke und Länge (Volumen) von Axon und Markscheide sind noch nicht in allen Einzelheiten geklärt (FRIEDE 1984; SCHRÖDER et al. 1988).

Die Markscheiden stehen neben den *Ranvier-Schnürringen* im Paranodium über spezielle Kontakte, sog. transversale Bänder (vgl. Abb. 122), der einzelnen, spiralig um das Axon gewundenen Markscheidenlamellen in dichtem („gap junction like") Kontakt mit den Axonen, so daß der adaxonale Raum zwischen Axon und Markscheide im Internodium und der nodale Raum weitgehend voneinander isoliert sind (Details s. PETERS et al. 1991; DYCK et al. 1993; S. 42). Die beiden normalerweise vorkommenden Typen von Schnürringen sind in den Abb. 16 a, b wiedergegeben und beschrieben. Asymmetrische Schnürringe (Abb. 16 c) zeigen eine vorausgegangene segmentale De- und Remyelinisation des dünner myelinisierten Internodiums an. Nicht alle terminalen Markscheidenlamellen dicker myelinisierter Nervenfasern stehen mit dem Axon in unmittelbarem Kontakt; manche sind in das kompakte Myelin verlagert und bilden die sog. „Dornen" auf den *„double bracelet epineux"*, dem doppelt mit Dornen besetzten Armreif, von Nageotte (BERTHOLD 1978; BERTRAM u. SCHRÖDER 1993; SCHRÖDER 1996). Über normale und pathologische strukturelle, molekularbiologische und funktionelle Besonderheiten an den Ranvier-Schnürringen und den paranodalen Markscheiden- und Axonabschnitten informieren 2 von SCHRÖDER als Gasteditor herausgegebene Hefte von Microscopy, Research and Technique (Bd. 34, Nr. 5 u. 6., S. 397–473 und 489–553, 1996).

Innerhalb der Markscheiden sind Zytoplasmaeinschübe an der Stelle der sog. größeren dichten Linie vorhanden, die einerseits einen kompletten Ring um das Axon im Bereich der innersten internodalen Lamelle der spiraligen Markscheiden-Membran-Duplikatur und andererseits im kompakten Bereich der Markscheide bilden, wo sie in aufeinanderfolgende Lamellen eingelagert sein können und hier das feinstrukturelle Korrelat der lichtmikroskopisch erkennbaren *Schmidt-Lanterman-Inzisuren* mit ihren vielfältigen Veränderungen bilden (Abb. 1, 5, 17, 21, 29 b, 31 a, 48, 61 c, d, 63 d, 66 b, 71, 87, 89 a, d, 104, 112 f, 123 a, c, 129 c, 130 a, 136 a, 138 b, 144, 149 b, 161 a, 169 c, 177 a, 178 b, 182 b, g, 184 b, 190 a, b, 200 b, c, 204, 213 a, 231, 233, 249, 252 a, 259 a – c; vgl. HALL et al. 1970; SCHRÖDER u. HIMMELMANN 1992). Die Markscheidenlamellen sind hier und an den Schnürringen nicht kompaktiert wie in den übrigen internodalen Anteilen der Markscheide. Die Kontinuität der Lamellen bleibt zwar aufrechterhalten, aber die größere dichte Linie wird durch eine kontinuierliche Zytoplasmaspirale aufgespalten, wodurch das äußere, abaxonale, nukleäre und das innere, adaxonale Schwann-Zellkompartiment miteinander verbunden werden und die sog. *Spirale von Golgi-Rezzonico* der Lichtmikroskopie entsteht.

Die *intraperiodische Linie* der Markscheiden umschließt einen 5 nm breiten Spalt, so daß eine potentielle spiralige extrazelluläre Verbindung zwischen dem Endoneurium und dem periaxonalen Raum (zwischen Axon und Markscheide) besteht. Im Bereich der Schmidt-Lanterman-Inzisuren ist wie im Paranodium immunhistochemisch das „gap junction"-Protein Connexin 32 nachweisbar, was hier auf eine Passagemöglichkeit von Ionen und anderen Substanzen hinweist (SCHERER 1997).

Histochemische Unterscheidung zwischen motorischen und sensorischen Fasern: GRUBER u. ZENKER (1973) haben bei der Ratte deutliche Unterschiede der Azetylcholinesterase (AChE)-Aktivität in den motorischen und sensorischen Spinalwurzeln beobachtet. Dabei ist die Aktivität in den Vorderwurzeln deutlich höher als in den Hinterwurzeln. Der stärkste Unterschied ergibt sich nach etwa 20 – 26 h Inkubation („kritische Inkubationsperiode") in dem zu Differenzierung verwendeten Karnovsky-Medium. Der Prozentsatz der angefärbten Fasern nimmt zu mit der Dauer der Inkubation. Der Unterschied im Prozentsatz der gefärbten Fasern zwischen Hinter- und Vorderwurzeln ist gering nach kurzen Inkubationszeiten und auch nach sehr langen Zeiten. Eine 100 %ige Differenz ist nicht erzielt worden. Auch nach der „kritischen Inkubationszeit" sind 17,7 % der Fasern in der Vorderwurzel noch ungefärbt, während 8,9 % der Hinterwurzelfasern bereits gefärbt sind. Diese Überlappung reduziert die praktische Verwendbarkeit der Differenzierung zwischen motorischen und sensorischen Axonen. Am stärksten färben sich die sympathischen präganglionären Fasern, etwas weniger stark die fusimotorischen Fasern und noch geringer die Aa-Fasern.

GRUBER u. ZENKER (1978) nehmen an, daß die Nervenfasern zum M. extensor digitorum longus, einem sich rasch kontrahierenden Muskel, der überwiegend Typ 2-Muskelfasern enthält, motorische Axone mit hoher AChE-Aktivität enthält. Demgegenüber zeigt der Nerv zu dem M. soleus und M. quadratus femoris, die überwiegend aus Typ 1-Fasern aufgebaut sind, motorische Axone mit niedriger AChE-Aktivität. Die Originalabbildungen zeigen diese Unterschiede allerdings nicht so deutlich wie die Histogramme.

SZABOLCS et al. (1991) beschreiben eine rasche Methode zur intraoperativen Differenzierung motorischer und sensorischer Nervenfasern durch die Azetylcholinesterase-Reaktion. Ein Vergleich der AChE in einem motorischen und sensorischen Faszikel des menschlichen N. ulnaris ergab, daß motorische Nervenfasern im Unterschied zu sensorischen Faszikeln AChE-positive myelinisierte Nervenfasern enthalten. Eine Enzymaktivität kann auch in Schwann-Zellen und in marklosen Nervenfasern festgestellt werden. Aber diese sind in beiden Typen von Faszikeln vorhanden. Deshalb ist es entscheidend herauszufinden, ob das Reaktionsprodukt innerhalb der Markscheiden oder im Endoneurium gelegen sei. Diese wichtige Unterscheidung sei jedoch nur möglich, wenn alle Faszikel der Biopsie exakt quergeschnitten sind. Wie diese Ergebnisse mit den positiven AChE-Reaktionen an den sensorischen Nervenfasern von GRUBER u. ZENKER (1973) (s. oben) zu vereinbaren sind, ist unklar. In jedem Fall ist nur mit quantitativen Unterschieden zu rechnen, welche die Schnellschnittdiagnose im Zweifelsfall erschweren, wenn nicht unmöglich machen. Eine Überprüfung einer solchen Entscheidung ist dann allerdings erst nach ca. 2 Jahren möglich, wenn das endgültige Reinnervationsergebnis feststeht.

3. Nervi vasorum und nervorum

Die normale Verteilung autonomer Nerven in den Nervenstammhüllen besteht aus einer dichten Innervation durch Noradrenalin (NA)-haltige Nervenfasern der Vasa nervorum zusammen mit einigen Fasern in den Nn. nervorum. LINCOLN et al. (1993) haben histochemisch, immunhistochemisch und neurochemisch die Innervation der epineuralen Nervenscheiden und faszikulären Nervenbündel im N. suralis und N. opticus von Kontrollen und Patienten mit peripherer Neuropathie aufgrund eines Diabetes oder Alkoholismus untersucht. Intrafaszikuläre NA-haltige Nervenfasern waren nur im Suralnerven vorhanden. Vasoaktives intestinales Polypeptid (VIP) und Neuropeptid Y (NPY) waren auch in Nervenfasern der Vasa nervorum und Nn. nervorum der Nervenscheiden vorhanden, obwohl ihre Dichte erheblich geringer war. Substanz P (SP)-haltige Nervenfasern waren nur spärlich und primär intrafaszikulär anzutreffen. Neurochemische Nachweismethoden für NA, VIP, NPY und SP in faszikulären und epineuralen Präparationen vom N. suralis und N. opticus bestätigten die lichtmikroskopischen Beobachtungen. Die Zeit nach dem Tode beeinflußt die NA-Werte im Suralnerven erheblich, nicht aber im N. opticus, während die NA-Werte in den Faszikeln in Relation zu den epineuralen Werten im Suralnerven unabhängig von diesem Faktor war. Alter, Geschlecht und Alkohol zum Zeitpunkt des Todes hatten keinen Effekt auf die Transmitterwerte im normalen N. suralis. Im N. opticus waren NA-Werte innerhalb der Faszikel bei Frauen höher als bei Männern. Bei Patienten mit peripherer Neuropathie bestand eine erhebliche Verminderung der Relation zwischen den faszikulären und den epineuralen SP-Werten sowohl im N. opticus, der histologisch normal war, als auch im N. suralis, der Anzeichen einer Neuropathie aufwies. Beim Diabetes mellitus war dieses abnorme Verhältnis möglicherweise stärker ausgeprägt. Im N. opticus ließ sich unter Alkohol im Blut zum Zeitpunkt des Todes eine Vermehrung der NA-Werte feststellen, nicht aber bei Kontrollen.

4. Heterotope Neurone in menschlichen Spinalwurzeln

HORI (1988) berichtet über die Bedeutung heterotoper Nervenzellen in den Spinalnervenwurzeln beim Menschen. Die Häufigkeit schwankt zwischen 2,1 und 10,9 %. Die heterotopen Neurone liegen häufiger in den zervikalen Hinterwurzeln als in den Vorderwurzeln. Eine Vermehrung der Heterotopien bei Dysrhaphien ist nicht nachweisbar. Eine sensorische Funktion heterotoper Zellen in den Vorderwurzeln wird diskutiert.

5. Axonale Verzweigungen in Muskelnerven

PFEIFFER u. FRIEDE (1985 a, b) berichten über eine proximodistale Verkürzung der Internodallänge und eine damit verbundene Verschmälerung der Faserkaliber. Aufzweigungen von Nervenfasern kamen gehäuft im Bereich faszikulärer Aufteilungen vor.

6. Nervenendigungen

Motorische Endplatten: Deren normale und pathologische Struktur bei verschiedenen Formen der Myasthenie u. a. Erkrankungen ist nicht Gegenstand der vorliegenden Darstellung (s. A. G. ENGEL 1993). Gleiches gilt für γ- und β-motorische Endigungen in Muskelspindeln (vgl. Abb. 52).

Sensorische Endigungen: Auch eine Darstellung der verschiedenen sensiblen Nervenendigungen und sensorischen Endorgane würde den Rahmen der vorliegenden Darstellung sprengen. Deshalb sollen wieder nur einzelne Abbildungen (Abb. 51, 82) dazu dienen, die komplexen Verhältnisse z. B. in den Muskelspindeln anzudeuten, ohne daß hier jedoch Einzelheiten abgehandelt werden könnten (s. DIELER et al. 1990, 1992).

Freie Nervenendigungen in der Kniegelenkskapsel: Freie, nichtkorpuskuläre Nervenendigungen von dünn myelinisierten Nervenfasern der Gruppe III und von nichtmyelinisierten Fasern der Gruppe IV sind von HEPPELMANN et al. (1990) in der Kniegelenkskapsel sympathektomierter Katzen transmissionselektronenmikroskopisch und durch dreidimensionale Rekonstruktionen von seriellen Semi- und Ultradünnschnitten dargestellt worden. Die sensorischen Nervenendigungen der Gruppe III- oder Gruppe IV-Nervenfasern bestehen aus einem sensorischen Axon und einer damit verbundenen Schwann-Zelle, doch fehlt ihr eine Markscheide, und sie ist nicht von einem Perineurium umgeben. Das sensorische Axon teilt sich in mehrere Zweige und bildet einen terminalen Ast. Dessen Zweige verlaufen entweder als einzelne Fasern oder innerhalb kleiner Remak-Bündel parallel zu sensorischen Axonen anderer Endigungen; sie breiten sich entlang der Gefäßwände und auch im dichten kollagenen Gewebe aus. Jedes sensorische Axon besteht aus einer Serie von spindelförmigen dicken Segmenten („Perlen"), die mit einem taillenförmigen dünnen Segment verbunden sind. Auf diese Weise haben die Axone der sensorischen Endigungen ein perlenkettenförmiges Aussehen, welches dem der efferenten sympathischen Nervenfasern ähnelt. Die Auftreibungen des sensorischen Axons und der Endkolben an der Spitze zeigen die gleichen ultrastrukturellen Aspekte, die charakteristisch für Rezeptoren sind: Eine Anhäufung von Mitochondrien und Glykogenpartikeln sowie verschiedenartige Vesikel im Axoplasma und freie Areale des Axolemms, die nicht von Schwann-Zellfortsätzen bedeckt werden. Gruppe III- und Gruppe IV-sensorische Endigungen unterscheiden sich im Hinblick auf die Länge ihrer Zweige, bis zu 200 µm in Gruppe III gegenüber mehr als 300 µm in Gruppe IV, der Zahl der Auftreibungen pro 100 µm Axonlänge (ungefähr 7 gegenüber 9 oder 10), dem mittleren Durchmesser der Axone (0,9–1,5 µm gegenüber 0,3–0,6 µm), und dem Vorkommen einer zentralen Neurofilamentanhäufung, die aus einem Bündel parallel ausgerichteter Filamente nur in der Gruppe III bestehen. Die Auftreibungen im Verlauf des sensorischen Axons bilden multiple Rezeptorstellen.

7. Besonderheiten in einzelnen Nerven

(a) N. suralis

Auf Besonderheiten der Entwicklung, der Faserzusammensetzung sowie Faszikelzahl und -größe wurde bereits oben eingegangen (Abb. 4–11).

Motorische Nervenfasern im N. suralis: Über eine anomale Innervation des M. abductor digiti quinti im Fuß durch den N. suralis berichten LIGUORI u. TROJABORG (1990). Ein Muskelaktionspotential des Muskels konnte sowohl über den N. suralis als auch über den N. tibialis posterior erzielt werden. Sonst enthält der N. suralis ausschließlich sensorische und autonome Nervenfasern.

(b) N. medianus und ulnaris

CARUSO et al. (1992) haben 19 Medianus- und 10 Ulnarisnerven von 28 gesunden Freiwilligen untersucht, wobei sie die maximale orthodrome sensorische Erhöhung der Leitungsgeschwindigkeit an einem oder zwei Fingern, der Handfläche und dem Unterarm bestimmt haben. Bei 5 Männern im Alter von 20–32 Jahren und bei einem Neugeborenen wurden Autopsiepräparate des N. medianus und ulnaris vom Finger, der Handfläche, des Gelenkes und am Unterarm untersucht, um die Größenverteilung der äußeren Faserdurchmesser und der Axondurchmesser zusammen mit der Internodallänge der Fasern zu bestimmen. Außerdem wurden bei 2374 Kleinkindern, Kindern und Heranwachsenden die Größe und Länge sowohl des 3. und 5. Fingers als auch der Handfläche und des Unterarmes bestimmt.

Die Ergebnisse zeigen, 1. daß eine signifikant niedrigere Nervenleitgeschwindigkeit an den Fingern besteht, 2. daß signifikant kürzere Internodallängen ohne erkennbare Faserdurchmesserveränderungen im selben Nervenabschnitt vorliegen; und daß 3. eine signifikant geringere Elongation dieser Körperabschnitte stattfindet; und 4. daß eine signifikante Korrelation zwischen diesen Daten besteht. Die Autoren schließen daraus, daß die Internodallänge eine wichtige Rolle bei der Bestimmung der Nervenleitgeschwindigkeit peripherer Nervenfasern spielt.

(c) Peptiderge Substanzen in sensorischen und autonomen Nerven

Nach BJÖRKLOND et al. (1986) kommen in *sensorischen* Nervenfasern folgende Substanzen vor: Substanz P, Neurokinin A-ähnliche Immunreaktivitäten; in *autonomen* Nerven: Neuropeptid Y- und Tyrosinhydroxylase-ähnliche Immunreaktivitäten; vorwiegend in *autonomen* Nerven, aber auch in einigen *sensorischen* Nervenfasern: vasoaktives intestinales Polypeptid (VIP)-ähnliche Immunreaktivität. Neurofilamente sind nur in den sensorischen Fasern darzustellen, während die neurospezifische Enolase, das Myelin-basische Protein und die Protein-S-100-ähnlichen Immunreaktivitäten sowohl an den sensorischen als auch an den autonomen Nerven nachweisbar sind (vgl. Abb. 179, 180, 181).

Über das gleichzeitige Vorkommen verschiedener Neurotransmitter in den Nervenfasern und -endigungen berichten schon WESSENDORF u. ELDE (1985). Demnach kommen Serotonin und Substanz P sowohl in den Zell-Leibern als auch innerhalb der Nervenfasern und in den Nervenendigungen vor. Die Substanz K (Neurokinin A) im Gehirn und im peripheren Nervengewebe von Ratten haben TAKANO et al. (1986) untersucht. Bei der Substanz K (Neurokinin A/Neuromedin L) und Neurokinin B (oder Neuromedin K) handelt es sich um Tachykinine, eine Gruppe bioaktiver Peptide, zu denen auch die Substanz P, Phyalamin, Eledoisin und Kassinin gehören: Die Substanz K stimuliert die Sekretion von Speichel und fördert die Kontraktion glatter Muskelzellen.

Das Neuropeptid Y, ein Peptid mit 36 Aminosäuren, kommt in den Perikaryen von Neuronen und in Endigungen sowohl im zentralen als auch im peripheren Nervensystem vor, speziell in Verbindung mit Noradrenalin in postganglionären sympathischen Nerven (Lit. s. EDWALL et al. 1985). Das Neuropeptid Y hat eine vasokonstriktorische Wirkung und wird durch sympathische Aktivierung freigesetzt, wobei es zu einer Vasokonstriktion führt, auch wenn eine α-Adrenorezeptoren-Blockade durchgeführt wird.

Über das Vorkommen von Nervenfasern mit VIP, Peptid HI und Cholezystokinin in der *Ratteniris* berichten BJÖRKLOND et al. (1985). Bei dem PHI handelt es sich um ein Polypeptid mit 27 Aminosäuren und N-terminalem Histidin und C-terminalem Isoleuzinamid mit deutlichen strukturellen Ähnlichkeiten zum VIP. Das PHI entstammt offensichtlich dem Trigeminusganglion, während das VHI dem oberen Halsganglion oder dem Ganglion ciliare zuzuordnen ist. GABA-Neurone in der *Retina* verschiedener Spezies haben OSBORNE et al. (1986) untersucht.

Die Lokalisation von Substanz P-, Somatostatin- und vasoaktivem intestinalen Polypeptid sowie Met-Enkephalin-immunreaktiver Nerven haben LEAKE et al. (1986) auch beim *Blutegel* bestimmt.

Die Bedeutung von Neuropeptiden in den *Hinterhörnern des Rückenmarks* ist von WATKINS et al. (1986) bei Ratten untersucht worden: das Thyreotropin-Releasing-Hormon (TRH) und das Vasopressin. Durch intrathekale Applikationen ließ sich nachweisen, daß diese Neuropeptide unterschiedliche Wirkungen auf die Schmerzempfindlichkeit und die Opiat-Anti-Nozizeption ausüben. TRH läßt sich offensichtlich in die Liste derjenigen Neuropeptide einreihen, die wie endogene Opiatantagonisten im Zentralnervensystem wirken.

Die Verteilung der Substanz P-Immunfluoreszenz im Ganglion Gasseri, im N. ophthalmicus und im vorderen Segment des Kaninchenauges haben TERVO et al. (1981) bestimmt.

Über die Versorgung der *großen Arterien und des Herzens* bei der Kröte Bufo marinos mit adrenergen und Neuropeptid-ähnlichen Immunreaktivitäten berichten MORRIS et al. (1986). Danach zeigten adrenerge Axone im intrakardialen Vagusstamm eine NPY-Aktivität, nicht aber die varikösen adrenergen

Axone, welche die Herzmuskulatur des Vorhofs und des Ventrikels wie die Koronarien versorgen. Etwa die Hälfte der Nervenzellkörper im vorderen Grenzstrangganglion, die eine Dopamin-β-Hydroxilase-Aktivität aufwiesen, zeigten auch NPY.

Tachykinin und Kalzitonin in Capsaicin-empfindlichen sensorischen Neuronen: HUA (1986) beschreibt Gen-regulierte Peptide in Relation zu den o.g. peripheren Funktionen.

Auf die peptiderge Innervation des *Gastrointestinaltraktes* wird kurz in Zusammenhang mit dem Hirschsprung-Syndrom und der infantilen hypertrophischen Pylorusstenose eingegangen (s. dort).

(d) Peptiderge Innervation des Hirnkreislaufs

Die Innervation der Hirngefäße ist von großer Bedeutung für die normale, rasche Autoregulation der Hirndurchblutung (FLORENCE u. SEYLAZ 1992), aber auch für Gefäßspasmen (YUNDT et al. 1998) nach Subarachnoidalblutungen und für die Pathogenese der Migräne (s. unten; vgl. GOADSBY u. EDVINSSON 1993).

Bei Primaten werden in den Stammganglien kleine Arterien (40–120 µm) und einige Arteriolen (12–40 µm) nur im Bereich der Aufzweigungsstellen sympathisch innerviert (BRIGGS et al. 1985). Arteriolen können jedoch gelegentlich auch noch an Stellen distal ihres Ursprungs nerval versorgt sein. Eine kapilläre Innervation ist nur sehr selten nachweisbar.

EDVINSSON u. MCCULLOCH (1987) haben den Kenntnisstand über die peptiderge Innervation der zerebrovaskulären Versorgung zusammengefaßt. Nach JACOBOWITZ et al. (1982) entspringen die adrenergen Nerven aus dem Ganglion cervicale superior und die cholinergen Nerven primär aus dem Ganglion sphenopalatinum. Vermutlich sei die restliche cholinerge Innervation auf das Ganglion oticum zurückzuführen. Die präganglionären Nerven (N. petrosus superficialis major) zu dem Ganglion sphenopalatinum entspringen im Nucleus salivatorius superior im ZNS. Die korrespondierenden präganglionären Nerven (N. petrosus superficialis minor) zu dem Ganglion oticum entspringen im Nucleus salivatorius inferior. Der präganglionäre Nerv zum zervikalen Sympathikus entstammt der intermediolateralen Säule des Rückenmarks.

Die Neurotransmitter der parasympathischen und sympathischen Innervation der Blutgefäße koexistieren zusammen mit vasoaktiven Peptiden, d.h. VIP in den cholinergen Nerven und Neuropeptid Y in den adrenergen Nerven. Pankreatische Polypeptide, Homologe des Neuropeptid Y, sind in der gesamten adrenergen Innervation der größeren zerebralen Arterien enthalten. Immunzytochemische Färbungen nach einer *Ektomie des Ganglion cervicale superior* ergaben, daß Neuropeptid Y in den adrenergen Nervenplexus enthalten ist, welche die Zerebralarterien von Ratten innervieren. Die funktionellen Wirkungen der Neuropeptide innerhalb der autonomen Nerven sind noch Gegenstand der Spekulation.

Nach einer *Exstirpation des Ganglion sphenopalatinum* haben HARA et al. (1989) gefunden, daß nur etwa $^1/_3$ der cholinergischen/VIP-Innervation der vorderen Anteile der Hirndurchblutung im Ganglion sphenopalatinum entspringen. Die Entfernung dieses Ganglions hatte keine Auswirkung auf die Reaktionen von ACh oder VIP.

EDVINSSON et al. (1989) haben den Ursprung der *Nervenfasern an der A. cerebri media* der Ratte durch retrogrades Tracing mit dem fluoreszierenden Tracer „True Blue" (TP) in Kombination mit immunzytochemischen Darstellungen bekannter perivaskulärer Peptide bestimmt. Einige wenige markierte Nervenzellkörper fanden sich auf der Gegenseite. Gemessen an der Zahl und Intensität der markierten Neurone sind das Ganglion cervicale superior und das Ganglion trigeminum sowie das Spinalganglion in Höhe von C2 die wichtigsten Quellen der Innervation. Eine geringe Zahl von Nervenzellkörpern war im Ganglion sphenopalatinum und oticum markiert. Ein erheblicher Anteil der TP-markierten Nervenzellkörper im Ganglion cervicale superior enthielt NPY. Ungefähr die Hälfte der markierten Zellkörper im Ganglion sphenopalatinum und oticum enthielt VIP. Im Trigeminusganglion und in dem Spinalganglion in Höhe von C2 enthielten $^1/_3$ der TP-markierten Nervenzellkörper CGRP, während nur wenige Nervenzellkörper Substanz P enthielten. Demnach gibt es nicht nur eine ipsilaterale, sondern auch eine kontralaterale Innervation der Hirngefäße.

GABAerge Innervation: IMAI et al. (1991) haben die GABAerge Innervation zerebraler Arterien bei verschiedenen Spezies immunhistochemisch untersucht, wobei sie Antikörper gegen Glutaminsäuredekarboxylase (GAD) und GABA-Transaminase (GABA-T) verwendet haben. Sowohl eine GAD- als auch eine GABA-T-Immunreaktivität war mit den großen Bündeln und einzelnen Fasern in den adventitiellen Schichten der Arterien verbunden. Die Dichte und Verteilungsmuster waren bei beiden vergleichbar. Beide Fasertypen waren am dichtesten an der A. cerebri anterior und in angrenzenden Abschnitten des Circulus arteriosus Willisii. Mehrere periphere Arterien zeigten nur eine sehr spärliche oder keine GAD- und κ-T-Immunreaktivität. Eine Ganglionektomie des Ganglion cervicale superior hatte keinen wesentlichen Einfluß auf die Verteilung der beiden Faserarten. Feinstrukturell waren die immunreaktiven Nervenfaseranschnittprofile in enger Nachbarschaft zu den glatten Muskelzellen zu finden. In wenigen Zellen war eine GAD-Immunreaktivität auch in einigen Endothelzellen zu beobachten, was darauf schließen läßt, daß ein nichtneuronales GABA-System in den Hirngefäßen vorhanden sein dürfte.

Stickstoffoxid-Synthase (NOS) und vasointestinales Polypeptid (VIP) in Nervenfasern von Hirnarterien: NOZAKI et al. (1993) haben die Verteilung der perivaskulären Nervenfasern bei Ratten untersucht, die eine Immunreaktivität für Stickstoffmonoxid-Synthase (NOS) aufweisen. Die NOS-Immunreaktivität wird im Endothel und in den Adventitiazellen exprimiert. Die markierten Axone sind zahlreich und dicht in den proximalen Abschnitten der A. cerebri anterior und media, weniger zahlreich aber in dem hinteren Abschnitt des Circulus arteriosus Willisii sowie in den kleinen Piaarterien. Das Ganglion sphenopalatinum ist der Hauptursprungsort der positiv reagierenden Nervenfasern in diesen Gefäßen. Die Durchschneidung der postganglionären parasympathischen Fasern beider Ganglia sphenopalatina führt zu einer verminderten Dichte NOS-immunreaktiver Fasern um mehr als 75 % im vorderen Abschnitt des Circulus arteriosus Willisii. Eine NOS-IR war bei 70–80 % der Zellen im Ganglion sphenopalatinum vorhanden. 20 % dieser Neurone wiesen auch eine Immunreaktivität für das vasointestinale Polypeptid (VIP) auf. Demgegenüber zeigte das Ganglion cervicale superior keine NOS-IR-Zellen. Im Trigeminusganglion waren NOS-IR-

Neurone hauptsächlich innerhalb des Ophthalmikusabschnittes zu finden; ungefähr 10-15% der Neurone waren markiert. Eine Kolokalisation mit dem Kalzitonin-Gen-related Peptid (CGRP) bestanden nicht. Eine Durchschneidung des Hauptastes des Trigeminus, der den Circulus arteriosus Willisii innerviert, führte zu einer Reduktion der positiven Fasern um etwa 25% in den gleichseitigen Gefäßen. Im Ganglion nodosum waren 20-30% der Neurone NOS-immunreaktiv, während weniger als 1% in den Spinalganglien von C2 und C3 positiv reagierten.

Die Untersuchung von 3 menschlichen Hirnbasisgefäßen bei der Autopsie ergab spärliche immunreaktive Fasern, vor allem in den Gefäßen der hinteren Zirkulation. Die postmortale Verzögerung verursachte zumindest einen Teil der Markierungsungleichmäßigkeiten.

Die Autoren schließen aus ihren Untersuchungen, daß Nervenfasern, welche die zerebralen Arterien innervieren, als nichtendotheliale Quelle des vasodilatatorischen Stickstoffmonoxids angesehen werden können. Die Koexistenz von NOS und VIP in Zellen des Ganglion sphenopalatinum läßt an die Möglichkeit denken, daß 2 vasodilatatorische Mittel, das eine, ein hochdiffusibles kurzlebiges Molekül mit niedrigem Molekulargewicht, das andere, ein polares, 28 Aminosäuren enthaltendes Peptid, möglicherweise als Koneuromediatoren innerhalb der Hirnzirkulation dienen.

Eine Kolokalisation von Stickstoffmonoxid-Synthase (NOS) und NADPH-Diaphorase besteht in Neuronen des Blinddarms von Meerschweinchen (SAFFREY et al. 1992), weshalb Stickstoffmonoxid vermutlich auch als eine regulatorische Substanz im Zökum des Meerschweinchens anzusehen sei.

NAKAKITA (1990) hat die Verteilung der peptidergen Nervenfasern an den zerebralen Arterien und Venen des Meerschweinchens immunhistochemisch und elektronenmikroskopisch bestimmt. Die Nervenfasern, die Substanz P (SP) enthielten, waren in einem Netzwerk angeordnet, während die VIP und NPY enthaltenden Nervenfasern spiralig verliefen. Nur die Kalzitonin-Gen-related Peptid (CGRP)-enthaltenden Nervenfasern zeigten sowohl ein Netzwerk als auch ein spiraliges Muster. In den zerebralen Venen waren reichlich SP-Fasern vorhanden, ebenso in den tiefen zerebralen Venen und den Duralsinus. Demgegenüber waren in den kortikalen Venen nur sehr spärliche CGRP-, VIP- und NPY-Fasern nachweisbar. Elektronenmikroskopisch waren SP-immunreaktive Nervenendigungen abseits von arteriellen glatten Muskelzellen zu finden, während VIP- und NPY-immunreaktive Nervenendigungen diesen angelagert waren. Demgegenüber waren einige CGRP-Endigungen den arteriellen glatten Muskelzellen zugeordnet, während andere in einigem Abstand von ihnen lagen. Diese morphologischen Besonderheiten lassen vermuten, daß SP-Fasern nicht direkt mit der vasomotorischen Funktion verbunden sind, während VIP- und NPY-Fasern eine vasomotorische Funktion ausüben dürften und die CGRP-Fasern eine kompliziertere Funktion haben. Das Verteilungsmuster der peptidergischen Nervenfasern stimmt überein mit der Vermutung, daß vasomotorische peptiderge Fasern aktiv auf die Zerebralarterien einwirken und eine passive Funktion an den zerebralen Venen haben, und daß SP-Fasern, die als sensorische Fasern angesehen werden, Informationen über den Zustand der zerebralen vaskulären Verhältnisse liefern, wobei sie jeden Abschnitt sowohl der zerebralen Arterien als auch der Venen innervieren.

Über den Einfluß aminerger Transmitter und Peptide auf den Hirnkreislauf berichten auch schon OWMANN u. LINDVALL-AXELSON (1986).

Wirkung parasympathischer Nerven des Ganglion sphenopalatinum auf die Durchblutung des Cortex cerebri: SUZUKI et al. (1990 a) konnten zeigen, daß eine selektive postganglionäre Reizung der Parasympathikusfasern den Blutfluß im Gehirn erheblich erhöht. Diese Untersuchungen unterstützen die Auffassung, daß die neurogene Vasodilatation primär nicht cholinergisch bedingt ist. Die Reizung bei einer Frequenz von 30 Hz führt zu einer maximalen Zunahme des CBF um 47,2 %, bei 10 Hz nach Skopolamin-Gabe sind es 51,6 %. Das Maximum wird bereits nach 46 s erreicht und nimmt dann langsam während der weiteren Stimulationsperiode ab. Die Aktivierung peptiderger sensorischer Fasern wurde ausgeschaltet, indem den Ratten 2 Monate vorher der rechte N. nasociliaris durchschnitten wurde. Vor der Stimulation wurden die Schmerzfasern des Trigeminus ausgeschaltet, weil sonst keine selektive Reizung der postganglionären parasympathischen Fasern am Foramen ethmoidale hätte durchgeführt werden können. Diese Trigeminusschmerzfasern, welche das zerebrovaskuläre Gefäßbett mit vasodilatativer Substanz P und Kalzitonin-Gen regulierendem Peptid (CGRP)-enthaltenden Fasern versorgen, ziehen zusammen mit den postganglionären parasympathischen Fasern durch das Foramen ethmoidale.

In einer nachfolgenden Arbeit haben SUZUKI et al. (1990 b) die pialen Gefäße mit Hilfe eines Antikörpers gegen Cholinazetyltransferase (ChAT) untersucht. Danach werden die großen pialen Arterien durch cholinerge Fasern innerviert. In oder nahe diesen Fasern ist vasoaktives intestinales Polypeptid (VIP) vorhanden. Mit Hilfe eines retrograden axonalen Tracers (Toluidinblau) nach Applikation im Bereich der A. cerebri media konnten die Autoren zeigen, daß diese Fasern in einer Untergruppe der ChAT-positiven Zellen in den Ganglia sphenopalatinum und caroticum internum entspringen, die zusätzlich VIP enthalten. Die Zahl der ChAT-positiven pialen Nervenfasern ist allerdings gering in Relation zu den VIP-immunoreaktiven Fasern; gleiches gilt für die Zellen in den Ganglien.

Hirnnerv Nr. 0: Über einen weiteren Hirnnerven mit der Ziffer 0 (N. terminalis) bei erwachsenen Menschen berichten FULLER u. BURGER (1990). Er liegt als bilaterales Bündel an der Oberfläche des Gyrus rectus in den weichen Hirnhäuten und steht mit der Lamina terminalis in Verbindung.

(e) Noradrenerge und peptiderge Innervation des Lymphgewebes

FELTEN et al. (1985) berichten über eine sympathisch-noradrenerge Innervation sowohl der Gefäße als auch der Parenchymfelder von Lymphozyten und angrenzenden Zellen in verschiedenen Lymphorganen einschließlich des Thymus, der Milz, der Lymphknoten und des lymphoiden Gewebes im Darm sowie im Knochenmark einer Reihe von Säugetierspezies. Eine elektrische Reizung autonomer Nervenfasern in der Milz führt durch Abgabe von *Norepinephrin* dazu, daß die Makrophagen die Synthese von *Interleukin-6* (IL-6) drosseln, das normalerweise sog. naive T-Helferzellen in Abwehrbereitschaft versetzt; wird die Produktion von IL-6 durch das Nervensystem gehemmt, kommt es zu einer veränderten Immunreaktion (R. STRAUB 1998).

8. Spinalganglien

Eine detaillierte Darstellung der normalen Struktur der Spinalganglien würden den Rahmen dieser Darstellung sprengen. Es soll genügen darauf hinzuweisen, daß hier zwei Größenklassen von Neuronen vorkommen, die bei bestimmten Neuropathien unterschiedlich betroffen sind (s. Kap. H.II.e.2, Abb. 108). In Zusammenhang mit Autoaggressionskrankheiten wie dem Guillain-Barré-Syndrom ist von Interesse, daß Lymphozyten, Makrophagen und Klasse I und II-MHC („major histocompatibility complex")-Antigene bereits in normalen menschlichen Spinalganglien vorkommen (GRAUS et al. 1990).

9. Paraganglien und Paraneurone

Diese werden in Kapitel P.II.c. in Verbindung mit den Paragangliomen definiert.

c) Funktionelle Aspekte

1. Elektrophysiologie

Die elektrophysiologischen Parameter peripherer Nerven werden von Alter, Geschlecht und anthropometrischen Faktoren (Größe, Gewicht) beeinflußt [s. oben: N. medianus und ulnaris (CARUSO et al. 1992; STÖHR 1992)]. Zur Funktionsprüfung des peripheren *Nervensystems* dienen

1. die *Elektromyographie*, mit der die elektrische Aktivität des Muskelfasern abgeleitet wird, wobei DYCK (1990) die Grenzen der elektromyographischen Untersuchungen bei der Bestimmung pathologischer Veränderungen in peripheren Nerven angibt; und
2. die *Neurographie*, bei der motorische und sensible Nervenfasern im Hinblick auf Nervenleitgeschwindigkeit, motorische Antwortpotentiale, Latenzzeit, Amplitude und Dauer der Potentiale untersucht werden. Die elektrophysiologischen und klinischen Parameter sind mit Veränderungen der Dichte markhaltiger Nervenfasern korreliert (RUSSEL et al. 1996). Die Berechnung der motorischen Nervenleitgeschwindigkeit (v) erfolgt nach der Formel $v = s:t$ aus der Latenzzeitdifferenz (t) und der Distanz zwischen den Reizpunkten (s). Die *motorischen Nervenleitungsgeschwindigkeiten* liegen am *Unterarm* normalerweise bei 50–60 m/s, am *Unterschenkel* bei 40–50 m/s; in *proximalen Nervenabschnitten* sind die Nervenleitgeschwindigkeiten physiologischerweise etwas höher (CARUSO et al. 1992; STÖHR 1992).

Die *sensiben Nervenleitgeschwindigkeiten* werden an der oberen Extremität in den Nn. medianus, ulnaris und radialis, an der unteren Extremität in den Nn. peroneus und suralis in Abhängigkeit von Alter, Geschlecht, Größe und Temperatur (TROJABORG et al. 1992) untersucht, wobei auch hier Latenz, Amplitude, Dauer und Phasenzahl bestimmt werden. Aus der gemessenen Latenzzeit (zum 1. positiven Gipfel) und der Distanz zwischen Reiz- und Ableitelektrode läßt sich die sensible Nervenleitgeschwindigkeit errechnen. Dabei ist die Temperaturabhängigkeit der sensiblen Nervenleitgeschwindigkeit zu berücksichtigen und die

Haut auf mindestens 34,5 °C zu erwärmen. Der am häufigsten pathologisch veränderte neurophysiologische Parameter ist die *Latenzverzögerung* nach einem *Doppelreiz* am N. suralis (STÖHR 1992). Im übrigen ist ein Fehlen des Aktionspotentials im N. suralis bei Ableitung mit Oberflächenelektroden nahezu pathognomonisch für eine ausgeprägte Schädigung des N. suralis.

Einflüsse von Alter, Geschlecht und anthropometrischen Faktoren: STETSON et al. (1992) haben bei 105 gesunden symptomfreien erwachsenen Personen die Nervenleitungsgeschwindigkeit im N. medianus, ulnaris und suralis ausgewertet. Die Größe der Patienten war negativ korreliert mit der sensorischen Amplitude aller Nerven, aber positiv korreliert mit der distalen sensorischen Latenz in allen drei untersuchten Nerven. Das Geschlecht der Patienten hatte keinen Einfluß auf die Leitungsmessungen im N. medianus und ulnaris. Der Zeigefingerumfang war negativ korreliert mit der sensorischen Amplitude im N. medianus und ulnaris.

Nach HOROWITZ u. KRARUP (1992) ist die Amplitude des sensorischen Aktionspotentials (SAP) im N. suralis bei Frauen in Höhe der mittleren Wade um 32 % höher als bei Männern. Dies ist wahrscheinlich auf die Volumenleitungseigenschaften zurückzuführen, da Unterschiede zwischen den Geschlechtern an weiter distal gelegenen Ableitungsstellen weniger deutlich erkennbar waren. Die Amplitude nimmt mit dem Alter steil und exponentiell ab. Die Ableitungsentfernung hatte einen starken Einfluß auf die Amplitude des SAP. Die Erregungsleitungsgeschwindigkeit war distal etwas niedriger als proximal.

SCHOONHOVEN et al. (1987) haben das zusammengesetzte Aktionspotential mit morphologischen Biopsiebefunden korreliert. Dabei ergab sich eine systematische Abweichung der simulierten zusammengesetzten Aktionspotentiale von den tatsächlich gemessenen Werten, wobei das Faserdurchmesserhistogramm zur Herstellung der simulierten Werte benutzt worden war, indem eine lineare Relation zwischen Faserdurchmesser und Nervenleitungsgeschwindigkeit angenommen worden war. Auch VAN VEEN et al. (1995) haben das zusammengesetzte Aktionspotential des N. suralis gesunder Freiwilliger mit den Ergebnissen einer morphometrischen Auswertung altersentsprechender normaler N. suralis-Biopsien verglichen. Die Variationskoeffizienten ergaben eine statistische signifikante Beziehung zwischen den Durchmesserhistogrammen und den elektrophysiologischen Parametern.

Diese motorischen und sensiblen Nervenleitgeschwindigkeitsmessungen erfassen nur die *distalen* Gliedmaßenabschnitte; zur Erfassung weiter *proximal* gelegener Nervenläsionen müssen Nervenleitgeschwindigkeitsmessungen mit *Reflex- und F-Wellenmessungen* kombiniert werden. Dadurch wird die gesamte Verlaufsstrecke des untersuchten Nerven, einschließlich der Nervenplexus und Nervenwurzeln, in die Funktionsprüfung einbezogen.

F-Antworten beruhen auf einer rekurrenten Erregung einzelner α-Motoneurone mit konsekutiver Impulsaussendung über das entsprechende Axon zum Muskel. Dort läßt sich die eintreffende Erregung als sogenannte F-Antwort registrieren. Da die Impulswelle die Gesamtstrecke der motorischen Nervenfaser annähernd zweimal durchläuft, wirken sich Impulsleitungsverzögerungen im Sinne einer Latenzverlängerung dieser Antwort aus.

Der *H-Reflex* (nach HOFFMANN benannt) ist ein elektrisch ausgelöster monosynaptischer Eigenreflex, bei dem die elektrische Stimulation am N. tibialis in Höhe der Kniekehle, die Ableitung des Reflexpotentials vom M. soleus erfolgt. Dabei läuft eine aszendierende Impulswelle über den N. tibialis, den N. ischiadicus, den Beinplexus und die Wurzel S1 zum Hinterhorn und wird dann auf α-Motoneurone im Vorderhorn umgeschaltet, deren Erregung zur Aussendung der Reflexantwort führt. Krankhafte Veränderungen im afferenten oder efferenten Schenkel des Reflexbogens bedingen damit eine Latenzzunahme und/oder Amplitudenminderung des Reflexpotentials.

Für differenziertere Messungen im Hirnnervenbereich wird der *Orbicularisoculi-Reflex* verwendet. Stimuliert wird der N. supraorbitalis. Die Impulswelle verläuft über den 1. Trigeminusast zur Brücke und wird dort auf den gleichseitigen Fazialiskern umgeschaltet. Eine zweite Reflexbahn verläuft über die laterale Medulla oblongata nach mehreren synaptischen Umschaltungen zum ipsi- und kontralateralen Fazialiskern. Der ipsilaterale Fazialiskern wird somit zweimal aktiviert und sendet eine frühe und eine spätere Reflexantwort aus, die im M. orbicularis oculi mit einer Latenz von etwa 10–30 msec erscheint (STÖHR 1992). Im kontralateralen M. orbicularis oculi ist lediglich die spätere Reflexkomponente registrierbar. Dadurch sind krankhafte Veränderungen im N. trigeminus, N. facialis sowie in der Brücke und der lateralen Medulla oblongata nachweisbar.

Zur Testung der *Temperaturempfindlichkeit* und *vegetativer Funktionsstörungen* gibt es weitere differenzierte Methoden.

Quantitativer somatosensorischer Thermotest: VERDUGO u. OCHOA (1992) haben mit Hilfe dieses Tests die Funktion der afferenten Bahnen untersucht, die auf sensorische Untermodalitäten der kleinen Nervenfasern zurückzuführen sind. Bestimmte rampenförmig veränderte aufsteigende oder absteigende Temperaturen wurden über eine Peltier-Kontaktthermode appliziert und die Schwellendetektion aufgrund subjektiven Empfindens festgehalten. Insbesondere wurden die Schwelle für Kälteempfindung, Wärmeempfindung, Kälte-induzierte Schmerzen und Hitze-induzierte Schmerzen bei 465 Individuen bestimmt, wobei 13 ein abnormes Muster aufwiesen: 1. eine thermale Hypästhesie gegenüber Kalt und Warm, 2. eine thermale Hypalgesie (reduzierter Kälte- und/oder Hitze-induzierter Schmerz) und 3. eine thermale Hypästhesie kombiniert mit thermaler Hyperalgesie. Die Auswertung ergab, daß 1. eine spezifische thermale (auf Wärme und Kälte gerichtete) Hypästhesie und eine thermale (Hitze- und Kälte-orientierte) Hyperalgesie vorkommen kann, ohne daß eine Hypästhesie für taktile Untermodalitäten besteht, die durch große Faserafferenzen bewerkstelligt wird; daß 2. eine Kälte- und Wärmehypästhesie unabhängig voneinander auftreten können; daß 3. eine thermale Schmerzhyperalgesie auftreten kann, ohne daß eine Hypästhesie für spezifische Kälte- oder Wärmesensationen vorliegt; und daß 4. eine Kältehyperalgesie und Hitzehyperalgesie voneinander dissoziiert sein kann.

Demnach eignen sich eine negative sensorische Routineuntersuchung und unauffällige sensorische Nervenaktionspotentiale nicht zum Ausschluß einer möglichen somatosensorischen Funktionsstörung. Außerdem werden durch die meisten Sensibilitätstests nur normale oder fehlende Qualitäten bestimmt; demgegenüber erlaubt die quantitative somatosensorische Thermotestung (QST) die zusätzliche Dokumentation einer Hyperalgesie, die ein positives sensorisches Phänomen darstellt und auf eine ungewöhnliche Pathophysiologie schließen läßt, wie z. B. eine Sensibilisierung von Rezeptoren, eine zentrale Übererregbarkeit, eine Enthemmung oder möglicherweise eine ektopische Nervenimpulsauslösung.

Dieser psychophysische Test erlaubt allerdings keine Ortsbestimmung der Unterbrechung innerhalb der sensiblen Afferenzen zwischen Haut und Hirn, wo also die Anomalie lokalisiert ist. Doch wird die QST für alle thermalspezifischen Routineuntersuchungen empfohlen.

Manuelle motorische Leistungen nach Deafferentierung: ROTHWELL et al. (1982) haben die manuellen motorischen Funktionen bei einem 36jährigen Bauernhof-Pächter untersucht, der durch eine ausgeprägte periphere sensorische Neuropathie deafferentiert war. Die motorische Kraft war nahezu unverändert. Präprogrammierte Fingerbewegungen ließen sich mit bemerkenswerter Exaktheit ausführen, wobei komplexe Muskelsynergien der Hand und des Unterarms einbezogen waren. Er konnte individuelle Fingerbewegungen durchführen und Figuren in der Luft mit geschlossenen Augen umschreiben. Er hatte normale prä- und postbewegungsausgelöste EEG-Potentiale und zeigte ein normales bi-/triphasisches Muster der Muskelaktivierung in Agonisten und Antagonisten während rascher Gliedbewegungen. Er konnte auch seinen Daumen exakt durch 3 verschiedene Entfernungen mit 3 verschiedenen Geschwindigkeiten bewegen und konnte 3 verschiedene Grade der Kraft mit seinem Daumen auslösen, wenn er danach gefragt wurde. Obwohl er bei geschlossenen Augen nicht das Gewicht von Objekten, die ihm in die Hand gelegt wurden, beurteilen konnte, war er doch fähig, Kräften entgegenzuwirken, die der Experimentator auf seinen Daumen einwirken ließ, sofern er ein minimales Anzeichen der Daumenbewegung erhielt.

Trotz seines Erfolges bei den Laboratoriumsaufgaben war seine Hand im täglichen Leben für ihn relativ nutzlos. Er war unfähig, einen Federhalter zu ergreifen und zu schreiben, seine Hemdenknöpfe zu schließen oder eine Tasse in der Hand zu halten. Ein Teil seiner Schwierigkeiten beruhte auf dem Fehlen jeglicher automatischer Reflexkorrekturen bei seinen willkürlichen Bewegungen und auch auf einer Unfähigkeit, beständige Muskelkontraktionen ohne visuelle Kontrolle für mehr als ein oder zwei Sekunden durchzuführen. Er war auch unfähig, längere Sequenzen einfacher motorischer Programme ohne Sicht aufrechtzuerhalten.

GANDEVIA et al. (1990) haben 5 Personen untersucht, bei denen perkutan Wolfram-Mikroelektroden in motorische Faszikel des N. ulnaris plaziert worden waren und bei denen dann ein distaler Block mit Lokalanästhetika hervorgerufen worden war. Bei 4 Personen wurden einheitliche Aktionspotentiale von 16 motorischen Axonen aufgenommen, die im Hinblick auf ihre Zielmuskeln identifiziert worden waren. Bei vollständigem Fehlen des afferenten Muskelfeedbacks konnten die Personen willkürlich Motoneurone rekrutieren, das Entladungsmuster graduieren und eine konstante Aktivität aufrechterhalten. Eine signifikante Fazilitierung der motorischen Effekte wurde hervorgerufen durch Hautfeedback vonseiten der Finger über den N. medianus. Beim Versuch maximaler Willküraktivität war die Entladungsfrequenz einzelner motorischer Axone deutlich niedriger als in den normal innervierten motorischen Einheiten. Diese Beobachtungen lassen vermuten, daß periphere Afferenzen einen fazilitatorischen Nettoeffekt auf Motoneurone ausüben. Bei länger (20-30 s) anhaltender maximaler Willküraktivität zeigten die deafferentierten Motoneurone jedoch nicht den progressiven Abfall der Entladungsfrequenz, die bei normalinnervierten motorischen Einheiten während der Kontraktionsermüdung auftritt, eine Beobachtung, die sich auf zweierlei Weise erklären läßt: Disfazilitierung oder Reflexhemmung des Motoneuronenpools durch Afferenzen. Diese Ergebnisse lassen auch erkennen, daß ein sonst intaktes Nervensystem einige motorische Aufgaben durchführen kann, ohne daß ein propriozeptiver Input besteht außer dem der Kenntnis des motorischen Kommandos. Möglicherweise tragen andere Faktoren zu der Beeinträchtigung von Patienten mit schweren sensorischen Ausfällen bei.

Leitungsblock bei multifokaler motorischer Neuropathie: Lange et al. (1992) haben 1969 Patienten mit einer Motoneuronerkrankung untersucht. 17 zeigten eine abnorme Amplitude mit einer Reduktion des zusammengesetzten Muskelaktionspotentials. 10 zeigten einen fokalen Ausfall sowohl der Amplitude als auch des Areals in einem speziellen Segment (Leitungsblock). 8 von diesen 10 zeigten eine Verlangsamung der Erregungsleitung über das Segment. 9 waren Männer und hatten einen bevorzugten Befall der Hand. 6 hatten wahrscheinlich oder definitiv Anzeichen einer Erkrankung des zentralen motorischen Neurons. 5 der 10 zeigten immunologische Anomalien (erhöhte GM1-Antikörpertiter oder eine Paraproteinämie) und 8 hatten Zeichen, die über mehr als 4 Jahre andauerten. Unter 152 Patienten, die keine Anomalien der Erregungsleitung aufwiesen, waren 64% Männer, wobei die Hände bei 35% bevorzugt betroffen waren und Anzeichen für eine Erkrankung des zentralen motorischen Neurons definitiv oder wahrscheinlich bei 72% vorkamen und immunologische Anomalien bei 3% nachweisbar waren. Bei keinem dieser Patienten bestanden die Symptome über einen längeren Zeitraum als 4 Jahre. Da so viele Ausnahmesituationen vorlagen, ließ sich kein bestimmtes Syndrom feststellen, das durch einen Erregungsleitungsblock, durch GM1-Antikörper oder durch ein Fehlen von Zeichen einer Miterkrankung des zentralen motorischen Neurons gekennzeichnet war. Das klinische Syndrom mit multifokalem Leitungsblock schien allerdings einheitlich zu sein, und die Patienten hatten einen langsameren Verlauf der Erkrankung, wenn keine Anzeichen für eine Mitbeteiligung des zentralen motorischen Neurons vorlagen.

Na^+ und andere Ionenkanäle am Axon und den zugehörigen Schwann-Zellen: WAXMAN u. RITCHIE (1993) berichten in einem Übersichtsartikel über die Verteilung der Na^+-, schnellen K^+-, langsamen K^+-Kanäle, den „Einwärtsausrichter"-, den Na^+/K^+-ATPase-, den Ca^{2+}-ATPase-Kanal und ein spezialisiertes „Antiporter"-Molekül und den Na^+/Ca^{2+}-Austausch. Nach einer Axotomie führt der Na^+/Ca^{2+}-Austausch zu einem Influx von Ca^{2+} mit Schädigung des Axons. Die Blockade des raschen K^+-Kanals und der Na^+/K^+-ATPase verbessert das Aktionspotential in einigen demyelinisierten Axonen, und eine Blockade des Na^+/Ca^{2+}-Austausches schützt die Axone (der weißen Substanz) vor anoxischen Schäden. Somit böten Modifikationen der Ionenkanäle und Ionenaustauscher in

markhaltigen Nervenfasern Möglichkeiten zur Therapie einer Reihe neurologischer Krankheiten. Doch sind die Membranverhältnisse komplex. So erfordert z.B. eine Transmitter-bedingte Hemmung der *N-Typ-Kalzium-Kanäle* in sensorischen Neuronen multiple GTP-bindende Proteine und deren Untereinheiten (DIVERSÉ-PIERLUISSI et al. 1995).

Prolongierte hochfrequentierte Reizung sensorischer afferenter Nervenfasern: Nach APPLEGATE u. BURKE (1989) führt die langanhaltende hochfrequente Reizung kutaner Nerven nach etwa 20-30 s im Anschluß an die Reizung zu Parästhesien, die etwa 5-10 min andauern. Gleichzeitig kommt es zu einer langanhaltenden Untererregbarkeit der Axone, die von einer vorübergehenden Übererregbarkeit gefolgt wird. Das Ergebnis hängt von der Dauer der konditionierenden Reizung ab sowie von der Zeit nach dem Ende der Stimulation. Veränderungen in der Refraktärphase und in den supernormalen Perioden lassen sich ebenfalls nachweisen.

Gereizt wurden die Nn. digitales des Zeige- oder Mittelfingers. Die repetitive Aktivierung führte zu zwei entgegengesetzten Wirkungen, was die Erregbarkeit der niederschwelligen Hautafferenzen betrifft. Im Anschluß an eine Reizserie von kurzer Dauer (1-5 min) bestand der dominierende Effekt in einer langanhaltenden Verminderung der Erregbarkeit, wobei die Amplitude der afferenten Testerregbarkeitsschwelle immer niedriger war als vor der Stimulation. Während dieser Salven traten subjektiv keine Parästhesien auf. Über 10 min nach Reizsalven für mehr als 7-12 min trat als dominierender Effekt ein Anstieg der Erregbarkeit auf, wobei die Amplitude der Testsalven größer als vor der Stimulation war. Während dieses Intervalls, im Anschluß an derartige Salven, bestanden subjektiv Parästhesien. Das Ausmaß und die Dauer der Supernormalität, die durch einen supramaximalen konditionierenden Reiz ausgelöst wurde, war erheblich erhöht nach Stimulation über 1 min. Im Anschluß an eine Stimulation für 10 min war das Ausmaß der Supernormalität der gesteigerten Testsalven weitgehend gleich wie vor der Stimulation; doch war diese Salve unangemessen hoch in Relation zur Größe der Testsalve. Die Summe der Erregbarkeitsänderungen und der Änderung der Supernormalität resultierte in einem breiteren Potential nach Stimulation, unabhängig davon, ob die Reizsalve 1 min oder 10 min dauerte. Die Autoren schließen daraus, daß die Postaktivierungsänderungen der axonalen Erregbarkeit die am stärksten erregbaren Axone prädisponieren, ektopische Impulse hervorzurufen und auf diese Art und Weise Parästhesien auszulösen.

Aktivitätsinduzierte morphologische Veränderungen im N. soleus: ROY et al. (1983) haben nach einem 8- bis 12wöchigen intensiven Lauf- oder Schwimmtraining paradoxerweise gefunden, daß die Größe der Nervenfasern bei den trainierten Ratten kleiner sei, wobei sich sowohl der mittlere Axondurchmesser als auch die mittlere Markscheidenfläche reduziert hätte. Die Autoren sind der Auffassung, daß die funktionellen Belastungen diese Veränderungen bewirkt hätten und mit einer Veränderung der Leitungsgeschwindigkeit verbunden seien.

Implantierbare Permanentelektroden aus elektrisch leitendem Silikonkautschuk zur Ableitung von Nervensignalen: In seiner Inauguraldissertation hat FEDKOVIC (1987) Permanentelektroden aus elektrisch leitendem Silikonkautschuk unmittelbar an vielen Nn. ulnaris und 3 Nn. mediani von Kaninchen implantiert. Bis zu einem Zeitraum von 24 Wochen wurde der Verlauf der Nervensummenaktionspotentiale in 7tägigen Abständen untersucht. Als Parameter für den Funktionszustand des Nerven konnte zusätzlich die Nervenleitgeschwindigkeit bestimmt werden. Über 70% der Silikonkautschukimplantate blieben für mehr als 18 Wochen funktionsfähig. Als Mittelwert für die Funktionsdauer konnte 160 Tage ermittelt werden. Die Versuchstiere tolerierten die Implantate ohne Einschränkung der Nervenfunktion, wie der nahezu unveränderte Verlauf der Nervenleitgeschwindigkeiten zeigte. Bei 2 Tieren waren die Implantate zum Versuchsende nach 22 bzw. nach 24 Wochen noch funktionsfähig. Die histologische Untersuchung ergab eine gute Gewebsverträglichkeit des verwendeten Silikonkautschuks. Der arithmetische Mittelwert für die bei 10 Hz gemessenen Elektrodenimpedanzen betrug 102 kOhm. Als limitierender Faktor für die Lebensdauer der Implantate sind Kabelbrüche als Folge einer Materialermüdung anzusehen. Als geeignet für Stimulationen und Ableitungen haben sich *Polyimid-Siebelektroden* erwiesen, die im Experiment nach der Implantation und Reinnervation noch bis zu einem Zeitraum von 7 Monaten funktionsfähig geblieben sind (NAVARRO et al. 1998).

Axonale Leitungsgeschwindigkeit und Kraft einzelner motorischer Einheiten beim Menschen: DENGLER et al. (1988) haben die Zuckungsspannung, die Schwelle der Aktivierung motorischer Einheiten und die Erregungsleitungsgeschwindigkeit motorischer Axone von normalen Personen untersucht und eine direkte Korrelation gefunden.

Erregungsleitungsgeschwindigkeit retinaler Axone: STANFORD (1987) hat eine starke negative Relation zwischen den intraretinalen und den extraretinalen Erregungsleitungsgeschwindigkeiten für Axone individueller Ganglienzellen der X-Zellklasse festgestellt. Auf diese Weise resultiert eine nahezu konstante Gesamttransmissionszeit zwischen dem Soma einer retinalen X-Zelle und seiner zentralen Zielzelle. Unabhängig von der retinalen Topographie resultiert dadurch eine exakte spatiotemporale zentrale Repräsentation retinaler Abbildungen.

Ektopische Erregungen: KAPOOR et al. (1997) beobachteten ektopische Aktionspotentiale in segmentalen demyelinisierten Nervenfaserabschnitten; diese könnten zu einer Reihe von Symptomen bei Patienten mit demyelinisierenden Erkrankungen führen. Bei intraaxonalen Ableitungen ektopischer Aktivitäten in demyelinisierten Axonen trat in Gegenwart von 5 mM 4-Aminopyridin (4 AP) eine erhöhte Erregbarkeit auf, die auch, wenn auch weniger häufig, in demyelinisierten Axonen ohne dieses Medikament nachweisbar war. Der Natriumabhängige Strom, der diesen Oszillationen zugrundeliegt, trägt möglicherweise zusammen mit dem verzögerten, einwärts gerichteten Kaliumstrom, zu der Entstehung ektopischer Erregungen bei einer Reihe von Erkrankungen markhaltiger Nervenfasern bei.

2. Magnetstimulation

EVANS et al. (1988) haben eine Magnetstimulation mit perkutaner elektrischer Reizung zur Aktivierung des N. medianus am Handgelenk von 4 Freiwilligen verglichen. Durch die Magnetstimulation war es nicht möglich, eine supramaximale Reizung ohne gleichzeitige Aktivierung des N. ulnaris zu erzielen. Der Punkt der Depolarisation im Nerven konnte aus der Lage des Stimulatorkopfes zum Nerven nicht eindeutig bestimmt werden. Demnach sei die magnetische Stimulatorspule bisher nicht für eine routinemäßige elektrodiagnostische Anwendung am peripheren Nervensystem geeignet.

d) Chemische Aspekte

An dieser Stelle seien nur einzelne Aspekte aufgeführt, die in Zusammenhang mit pathologischen Veränderungen an peripheren Nerven von spezieller Bedeutung sind. Bezüglich einer systematischen Abhandlung sei auf die Spezialliteratur verwiesen (z. B. in DYCK et al. 1993).

1. Wassergehalt des N. suralis

Nach EATON et al. (1993) enthalten normale menschliche Suralnerven 24,8 ± 3,4 % Wasser, gemessen mit Hilfe der Magnetresonanzspektroskopie. Der strukturelle Wassergehalt im Nerven variiert unsystematisch in Relation zu Alter, Größe, Geschlecht, Nervenleitungsgeschwindigkeit, neurologischen Symptomen und Menge des untersuchten Materials.

2. Regulation der Neurofilamentdynamik

Die Neurofilamentproteine werden ständig modifiziert durch aufeinanderfolgende Proteinkinasen und Phosphatasen (NIXON 1993). Eine ortsspezifische Phosphorylierung innerhalb verschiedener Polypeptiddomänen einer jeden Neurofilamentuntereinheit würde nach heutiger Auffassung Eigenschaften wie die Polymerisation der Untereinheiten sowie den Austausch, den axonalen Transport und die Interaktion mit anderen Zytoskelettproteinen sowie die Degradation beeinflussen. Die lokale Regulierung der Phosphorylierung könnte für die Unterschiede in der Größe, der Morphologie und der Dynamik des Neurofilamentnetzwerks in verschiedenen Regionen des Neurons verantwortlich sein. Die offensichtlich größere Plastizität des Neurofilamentnetzwerkes in verschiedenen Regionen wie dem Perikaryon, dem Initialsegment und an den Schnürringen entlang dem Axon bietet Einblicke in die Vulnerabilität dieser Region bei neurofibrillären Erkrankungen.

3. Neurotrophe Faktoren, Zytokine und deren Rezeptoren

Übersichten zu diesem Thema finden sich z. B. bei WINDEBANK (1993), SNIDER (1994), HOPKINS u. ROTHWELL (1995), LUSTER (1998) u. a.

Zur Aufrechterhaltung der systemischen Homöostase in einem Organismus dienen einerseits das Nerven- und endokrine System und andererseits ein drittes, wahrscheinlich älteres System, das die Bildung einer Vielzahl von Mediatoren umfaßt, die als *Zytokine* bezeichnet werden. Die Zytokine sind Polypeptidhormone, die als regulatorische Proteine wirken und die Homöostase im Ursprungsgewebe durch lokale Wirkungen regeln oder über externe Systeme die

Tabelle 1. a Familien der Zytokine. (Nach HOPKINS u. ROTHWELL 1995)

Familie	Mitglieder	Hauptaktivitäten und Merkmale
Interleukine	IL-1α, IL-1β, IL 1 ra und IL-2–IL-15	Mehrfache Gewebs- und immunregulatorische Aktivitäten; Ähnlichkeit der Aktivität ist nicht durch Zugehörigkeit zu dieser Familie angedeutet
Chemokine	IL-8/NAP-1, NAP-2, MIP-1α und β, MCAF/MCP-1, MGSA und RANTES	leukozytäre Chemotaxis und zelluläre Aktivierung
Tumornekrosefaktoren	TNF-α und TNF-β	Ähnlichkeit mit IL-I, zusätzlich zur Tumorzelltoxizität
Interferone	IFN-α, β und γ	Inhibition intrazellulärer viraler Replikation und Zellwachstums- regulationen; IFN-γ wirkt in erster Linie immunregulatorisch
Zellkolonie- Stimulationsfaktoren	G-CSF, M-CSF, GM-CSF, IL-3 und einige der anderen ILs	Formation von Zellkolonien im Knochenmark und Aktivierung von Funktionen reifer Leukozyten
Wachstumsfaktoren	EGF, FGF, PDGF, TGF-α, TGF-β und ECGF	Zellwachstum und Differenzierung
Neurotrophine	BDNF, NGF, NT-3– NT-6 und GDNF	Wachstum und Differenzierung von Neuronen
Neuropoietine	LIF, CNTF, OM und IL-6	Auf das Nervensystem und über einen verwandten Rezeptoren- komplex wirkende Zytokine

Wiederherstellung der lokalen Homöostase erleichtern (VAN MEIER 1995). Sie werden von zahlreichen verschiedenen Zellen abgegeben und haben recht pleiotrope Wirkungen. Zu unterscheiden sind die heterogene Gruppe der *Interleukine, Chemokine, Tumor-Nekrose-Faktoren, Interferone, Makrophagen-Koloniestimulierende Faktoren, Wachstumsfaktoren, Neurotrophine und Neuropoietine* (Tabelle 1).

Im Jahr 1997 sind in Medline über 15 607 Artikel über Zytokine erfaßt worden, so daß hier nur eine sehr kleine Auswahl an Informationen über wichtige Zytokine zusammengestellt werden kann, die für das periphere Nervensystem besonders wichtig erscheinen. Ihre extrazelluläre Konzentration (Expression) im normalen erwachsenen Gewebe ist extrem niedrig oder unterhalb der Nachweisbarkeitsgrenze trotz Anwendung der empfindlichsten Darstellungsmethoden (HOPKINS u. ROTHWELL 1995). Dies steht im Kontrast zu Mediatoren im Nervensystem (Neurotransmittern u. a.) und dem normalen endokrinen System. Die Expression und Aktivität der Zytokine wird gesteigert unter „Streß"-Bedingungen, zu denen Phasen raschen Wachstums (z. B. Embryogenese, Regeneration), Traumen, Infektionen, chronische Entzündungen und Tumorwachstum gehören.

Tabelle 1. b 21 Wachstumsfaktoren und neurotrophische Substanzen, die das Überleben von Motoneuronen in vitro und in vivo fördern. (Nach OPPENHEIM 1996)[a]

Brain-derived neurotrophic factor (BDNF)
Cardiotrophin-1 (CT-1)
Choline acetyltransferase development factor (CDF)
Ciliary neurotrophic factor (CNTF)
Fibroblast growth factor (FGF-1)
Fibroblast growth factor (FGF-2)
Fibroblast growth factor (FGF-5)
Glial cell-line derived neurotrophic factor (GDNF)
Insulin
Insulin-like growth factor-1 (IGF-1)
Insulin-like growth factor-2 (IGF-2)
Interleukin-6 (IL-6)
Leukemia inhibitor factor (LIF)
Neurite promoting factor (NPF)
Neurotrophin-3 (NT-3)
Neurotrophin-4 (NT-4)
Platelet-derived growth factor (PDGF)
Protease nexin-1 (PN-1)
S-100
Transforming growth factor-β (TGF-β)
Vasoactive intestinal peptide (VIP)

[a] Gegenwärtig ist unklar, welcher dieser Faktoren wichtiger ist als andere, möglicherweise sind alle wirksam. Doch irritiert, daß kein einziger dieser mutmaßlich das Überleben von Motoneuronen gewährleistenden Faktoren (einschließlich CT-1) zu einem Überleben von mehr als 40–50% der Motoneurone in vitro oder in vivo geführt hat.

Die *Definition* der Zytokine ist kontrovers, da manchmal noch die Wachstumsfaktoren wegen ihrer möglichen Fernwirkungen gegenüber den eigentlichen Zytokinen abgegrenzt werden, die nur lokale, d.h. *parakrine* oder *autokrine Wirkungen* aufweisen. Sie unterscheiden sich dadurch auch von Polypeptidhormonen [z.B. Insulin, Wachstumshormon (= „human growth hormone", HGH) oder Prolaktin] mit *endokriner* Fernwirkung.

Neurotrophine

Die Entdeckung und anschließende biologische Charakterisierung des Nervenwachstumsfaktors (NGF; Lit. s. LEVI-MONTALCINI 1987) hat dazu geführt, auch nach Molekülen zu suchen, die das Überleben nicht-NGF-sensitiver Neurone wie der Motoneurone gewährleisten oder fördern. Während der letzten Jahre ist eine Reihe neurotrophischer Substanzen identifiziert worden, die eine Sequenzhomologie mit NGF aufweisen oder eine überlebensfördernde Aktivität auf verschiedene neuronale Zelltypen aufweisen (HOUGENEOU 1994). Zu diesen Substanzen gehören: Der „brain derived neurotrophic factor" (*BDNF*), das Neurotrophin-3 (*NT-3*), Neurotrophin-4/5 (*NT-4/5*), die alle einschließlich des NGF zur Familie der *Neurotrophine* gezählt werden (HEYMACH et al. 1997), sowie der ziliäre neurotrophische Faktor (*CNTF*) und die insulinähnlichen Wachstumsfaktoren (*IGF*). Der *NGF* habe wie auch *Skelettmuskelextrakte* einen förderlichen Effekt auf das Überleben bestimmter sensorischer Neurone (VALMIER et al. 1993).

In der Peripherie würden nichtneuronale Zielgewebe Neurotrophine sezernieren und die Neurotrophin-mRNA regulieren, unabhängig von neuronalen Einflüssen. Darüberhinaus sollen sie bei aktivitätsabhängigen Prozessen im ZNS beteiligt sein, so bei der Entwicklung der okulären Dominanzkolumnen, beim aktivitätsabhängigen Überleben kortikaler Neurone, bei der Sprossung von Axonen und der langfristigen Steigerung der synaptischen Übertragung. Weiter seien autokrine und parakrine im Gegensatz zu zielabhängigen Interaktionen am Überleben einiger ausgereifter Neurone von Bedeutung. Neurotrophine können wohl auch anterograd transportiert werden und sind an der Signalübertragung von Neuronen auf Zielzellen beteiligt. Untersuchungen von HEYMACH et al. (1997) haben ergeben, daß die genannten Mitglieder der Neurotrophin-Familie, NGF, BDNF und NT-3, in ähnlicher Weise in den Zellen orientiert und abgegeben werden. Auf Unterschiede der Neurotrophin-Sensitivität prä- und paravertebraler sympathischer autonomer Ganglien der Ratte weisen SCHMIDT et al. (1998) hin.

Die tägliche Behandlung von Hühnerembryonen mit CNTF, BDNF (OPPENHEIM et al. 1993) oder IGF-I (NEFF et al. 1993) während der Periode des programmierten Zelltodes von spinalen Motoneuronen führe zur Erhaltung von 60 – 80 % der Zellen, die sonst degenerieren und absterben würden. Ähnlich könne eine wesentliche Anzahl von spinalen Motoneuronen bei der Maus vor dem natürlichen Zelltod geschützt werden durch Behandlung in utero mit BDNF und CNTF. BDNF würde auch einen Einfluß auf die axonale Sprossung und Remodellierung des N. opticus ausüben (COHEN-CORY et al. 1995).

Der massive Ausfall von Motoneuronen nach einer Axotomie bei der neonatalen Ratte könne (vorübergehend) aufgehalten werden durch die Behandlung mit CNTF (SENDTNER et al. 1990) oder BDNF (SENDTNER et al. 1992) und anderen Zytokinen (IKEDA et al. 1996). NEFF et al. (1993) konnten zeigen, daß spinale Motoneurone während der Entwicklung des Hühnchens und der Maus gegenüber dem Axotomie-induzierten Zelltod geschützt werden durch die Behandlung mit BDNF, NT-3, CNTF und IGF-1. APFEL et al. (1991) haben eine protektive Wirkung von NGF bei toxischen Neuropathien von Mäusen beschrieben.

Der Nachweis, daß BDNF, CNTF und IGF den Motoneurontod während der embryonalen/fetalen Entwicklung und nach einer physikalischen Verletzung aufhalten können, stellt die Grundlage für weitere Untersuchungen dieser trophischen Substanzen in Tiermodellen humaner Motoneuronerkrankungen dar. Die Mausmutanten „progressive motorische Neuropathie" (PMN), Wobbler (wr) und „Motoneurondegeneration" (mnd) sind 3 solcher Modelle. Die Mausmutanten sind durch pathologische Veränderungen gekennzeichnet, die zu einer Motoneurondegeneration und Tod durch progressive Muskelschwäche gekennzeichnet sind, wie sie verschiedene humane Motoneuronerkrankungen kennzeichnen. SENDTNER et al. (1992) haben die Symptome und die neuropathologischen Veränderungen, einschließlich des Absterbens von Motoneuronen beschrieben, die bei der pmn-Maus (SCHMALBRUCH et al. 1991) durch die Behandlung mit CNTF protrahiert werden könnten. Außerdem führe die Behandlung mit CNTF zu einer Lebensverlängerung dieser Mäuse. Auch MITSUMOTO et al. (1993) konnten zeigen, daß die Behandlung entweder mit CNTF oder BDNF den Ausfall der motorischen Funktion bei den Wobbler-Mäusen verlangsamen kann und daß die gemeinsame Gabe von beiden Substanzen zu einem „dramatischen Stillstand" der motorischen Funktionsstörung und der Muskelatrophie bei der br-wr-Maus führt.

Auch wenn eine mangelhafte oder abnorme Expression neurotropher Substanzen nicht in die Ätiologie der humanen Motoneuronerkrankungen involviert ist, könnten diese Substanzen dennoch hilfreich bei der Entwicklung effektiver therapeutischer Strategien zur Behandlung dieser Erkrankungen sein. Zum Beispiel sind bei der pnm-Maus normale Mengen von CNTF (mRNA und Protein) und seiner Aktivität zu finden; dennoch verzögere die Behandlung mit exogenem CNTF den Verlust von Motoneuronen und der motorischen Funktion (SENDTNER et al. 1992).

SNIDER (1994) hat die Funktionen der *Neurotrophine NT-3, BDNF, A II, NGF und NT-4* kurz und übersichtlich zusammengefaßt. Der „nerve growth factor" NGF reguliert das Überleben von Neuronen, die empfänglich gegenüber seiner Wirkung während der Periode des natürlicherweise vorkommenden (programmierten) Zelltodes im embryonalen und frühen postnatalen Leben sind. Während dieser Zeit und in späteren Stadien findet eine größere Zahl von Entwicklungsprozessen statt wie das Auswachsen von Neuriten (Axonen und Dendriten) und die Synthese von Enzymen, die für die Produktion von Neurotransmittern erforderlich sind. Es gibt 2 einzigartige Aspekte der Wirkungen von NGF auf Neurone im Unterschied zu Wachstumsfaktoren anderer Zellarten:

1. NGF reguliert die Funktionen differenzierter Neurone, d.h. Differenzierung und Größenzunahme im Unterschied zur Proliferation.
2. NGF wird synthetisiert in erheblichem Abstand vom Zellkörper durch periphere Gewebe oder andere Neurone, die als Zielzellen angesehen werden und die mit Axonen von NGF-sensitiven Neuronen in Kontakt stehen. Der sezernierte NGF soll lokale Effekte auf Axone innervierender Neurone als auch allgemeinere Wirkungen auf die Genexpression aufweisen, nachdem es den Zellkörper (das Soma) über einen retrograden Transport erreicht hat. Obwohl die Bedeutung dieser Regulation durch neuronale Zielzellen nicht klar erwiesen ist, nehmen die meisten Untersucher an, daß vom Zielorgan gebildeter NGF Zahl und Eigenschaften der innervierenden Neurone den Erfordernissen des Zielgewebes anpaßt (PURVES et al. 1988; OPPENHEIM 1991). Die Wirkungen von NGF sind auf wenige Arten von Neuronen beschränkt. Die Allgemeingültigkeit der Phänomene des programmierten Zelltodes im Nervensystem und des neuronalen Zelltodes nach einer Zieldeprivation, wie sie durch eine Durchschneidung der Axone (Axotomie) hervorgerufen wird, hat zu der Vermutung geführt, daß die meisten Neurone durch Wachstumsfaktoren über einen zielbedingten Mechanismus erhalten oder reguliert werden.

Zwei Meilensteine in der Forschung, nämlich die Reindarstellung des „brain derived neurotrophic factor" (BDNF) (BARDE et al. 1982) und die Identifizierung des trk-Proto-Onkogens (MARTIN-ZANCA et al. 1986) haben schließlich zu der Klonierung von Genen neuer Mitglieder einer Familie von Wachstumsfaktoren (Neurotrophinen) wie auch zur Identifizierung von Rezeptor-Tyrosin-Kinasen geführt, welche ihre biologischen Wirkungen auslösen (TrkA, TrkB, TrkC).

Die Funktion der verschiedenen Neurotrophine lassen sich wie folgt zusammenfassen: Eine Proliferation und die Erhaltung der Vorläufermoleküle wird durch NT-3 angeregt, die Differenzierung entlang spezifischer Linien durch BDNF, der programmierte Zelltod durch A II, das axonale Wachstum (speziell der Zytoskelettkomponenten) durch NGF, die Bildung axonaler Kollateralen in Zielfeldern durch NT-3, Peptide durch NGF und BDNF, Transmitterenzyme durch NGF, BDNF und NT-4, Kalzium-bindende und puffernde Proteine durch BDNF und NT-3, die synaptische Wirksamkeit durch BDNF und NT-3, die synaptische Neuorientierung und die dendritische Verzweigung durch NGF und die axonale Sprossung durch NGF und NT-3.

Im Folgenden werden noch weitere Einzelheiten mitgeteilt, die zum Verständnis der Wirkungen der einzelnen Neurotrophine und ihrer Rezeptoren von Interesse sind.

NGF

URSCHEL u. HULSEBOSCH (1990) haben neugeborene Ratten subkutan 3 µl/g/kg Kaninchenantikörper gegen gereinigten Maus-β-NGF (Anti-NGF) injiziert. NGF würde bei der Auslösung und beim weiteren Fortschreiten der normalen Myelinisation eine Rolle spielen. Die zentralen Fortsätze der sensorischen Fasern seien durch eine Inaktivierung von NGF durch Anti-NGF betroffen, nicht aber die peripheren Fortsätze. Auch die Myelinisation der motorischen Nervenfasern sei statistisch signifikant reduziert, ebenso die Markscheidendicke in den Hinterwurzeln der Anti-NGF-Gruppe.

Nach GOLD et al. (1991) werden Axonkaliber, Neurofilamentgehalt und Kernlokalisation auch in reifen sensorischen Neuronen durch den Nervenwachstumsfaktor reguliert.

αNGF-Wirkungen bei gesunden Personen: PETTY et al. (1994) berichten über die Phase I einer doppelmaskierten randomisierten Plazebo-kontrollierten Studie zur Auswertung der Sicherheit einer einzelnen intravenösen oder subkutanen Dosis von rekombinantem humanen Nervenwachstumsfaktor (rhNGF) bei gesunden menschlichen Freiwilligen in einer Dosis von 0,003 – 1 g/kg. Bedrohliche Nebenwirkungen wurden bei keiner Dosis beobachtet. Bei einer Dosis über 0,2 g/kg berichteten die Personen über milde bis mäßiggradige Muskelschmerzen, primär in der bulbären und in der Rumpfmuskulatur. Die Dauer und der Schweregrad dieser Myalgien variierte in einer dosisabhängigen Weise, wobei Frauen empfindlicher reagierten als Männer. Intravenöser rhNGF produzierte frühere und ausgeprägtere systemische Effekte als identische subkutane Dosen. Patienten, die subkutan rhNGF erhielten, bemerkten eine Hyperalgesie an der Injektionsstelle, ein lokaler Effekt, der über 7 Wochen anhielt und ebenfalls in dosisabhängiger Weise variierte. Antikörper gegen NGF wurden bei keinem Probanden festgestellt. Die Ergebnisse zeigen, daß systemisch verabfolgter rhNGF charakteristische und reproduzierbare biologische Wirkungen bei gesunden Personen entfaltet, die schon bei sehr niedrigen Dosen auftreten und dosisabhängig sind.

Die Dosisabhängigkeit der Wirkung von NGF ist von CONTI et al. (1997) in Gewebekulturen inzwischen eingehend untersucht worden (vgl. Kap. D.II.b.2.(b), S. 129). Nach einer intraventrikulären Applikation von NGF kommt es zu einer reversiblen Schwann-Zellhyperplasie und Aussprossung sensorischer und sympathischer Nervenzellfortsätze (WINKLER et al. 1997).

Nervenwachstums(NGF)-Rezeptor: Ross et al. (1984) haben den Nervenwachstumsfaktor (NGF)-Rezeptor mit Hilfe einer Serie von monoklonalen Rezeptorantikörpern charakterisiert. Der NGF-Rezeptor ließ sich in Naevi, Melanomen, Neurofibromen, einem Phäochromozytom und im peripheren Nerven nachweisen. Die einheitliche Färbung des Zytoplasmas läßt vermuten, daß zusätzlich zu einem Zelloberflächenrezeptor auch intrazelluläre Rezeptoren vorkommen. SOBUE et al. (1989) haben immunhistochemisch ein granuläres Muster des Nervenwachstumsrezeptors innerhalb der Perikaryen von Spinalganglien und sympathischen Ganglien gefunden. Die Vorderhornzellen und Axone waren nicht angefärbt. ZHAO et al. (1991) fanden immunhistochemisch und immunelektronenmikroskopisch eine starke NGFR-Immunreaktivität an der Tunica adventitia der Blutgefäße und an proliferierenden peripheren Nervenendigungen in biopsierten Muskelpräparaten von Patienten mit Muskeldystrophie. Bei gesunden Kontrollen und Fällen mit anderen neuromuskulären Erkrankungen fehlte diese Reaktivität. Die Immunoblot-Analyse führte nicht zum Nachweis eines Bandes im Bereich von 70 – 75 kD, der bekannten Molekulargröße des NGFR, doch fand sich ein deutliches Band im 25 kD-Bereich, welches vermutlich eine abgelöste aminosäurehaltige Domäne des NGFR darstellt.

Eine vermehrte Expression von *NGF-Rezeptoren* bei Patienten mit Neuropathien vom axonalen Typ sind von SOBUE et al. (1988) immunhistochemisch mit monoklonalen Antikörpern nachgewiesen worden. Diese Rezeptoren könnten zur Regeneration NGF-empfindlicher Neurone beitragen. Offensichtlich wird die Expression des NGF-Rezeptors in den Schwann-Zellen durch die Degeneration der Axone induziert. Residuale Schwann-Zellen in Nerven, in denen keine Axone mehr enthalten sind, exprimieren ebenfalls NGF-Rezeptoren. An dünnen myelinisierten regenerierenden Axonen waren jedoch keine NGF-Rezeptoren nachweisbar, ebensowenig im Endoneurium von Nerven nach einer segmentalen Demyelinisation und Remyelinisation. Ein ähnliches Ergebnis haben YAMAMOTO et al. (1998) für den P75 NTFR, einen Rezeptor mit niedriger Affinität, festgestellt. Über den Effekt des NGF-Rezeptors auf Schwann-Zellen und den Einfluß dieser Zellen auf regenerierende Axone im verletzten Rückenmark berichten WANG et al. (1996). [Siehe auch NGF-Rezeptor im Kap. D.II.b.1. Waller-Degeneration, S. 128 und 129; RAIVICH et al. 1990].

CNTF („ciliary neurotrophic factor")

Auf einzelne Wirkungen von CNTF wurde bereits im Vergleich zu anderen Neurotrophinen hingewiesen. Der ziliäre neurotrophische Faktor (CNTF) würde das Auswachsen von Nervenzellfortsätzen sensorischer und sympathischer (BARBIN et al. 1984) sowie motorischer Neurone (ARAKAWA et al. 1990) fördern. Sowohl CNTF als auch BDNF („brain-derived neurotrophic factor") seien in der Lage, verletzte Fazialismotoneurone bei *neugeborenen Ratten* zu erhalten (SENDTNER et al. 1994). Die Reinnervation der Fazialismuskulatur würde nach einer Nervenquetschung bei jungen Ratten verbessert (ULENKATE et al. 1994). Außerdem verlängert CNTF das Überleben und verbessert die motorische Funktion bei pnm-Mäusen, ein Tiermodell für degenerative Motoneuronerkrankungen, durch Verzögerung der Degeneration der Motoneuronaxone und -somata. MITSUMOTO et al. (1994) und IKEDA et al. (1995) haben die Wirkung von rekombinantem Ratten- oder menschlichem CNTF bei der Motoneuronerkrankung der *Wobbler-Maus* untersucht. Die Mäuse erhielten 1 mg/kg des Faktors oder eine Vehikellösung, die dreimal über 4 Wochen subkutan injiziert worden war, nachdem die Erkrankung im Alter von 3 und 4 Wochen diagnostiziert worden war. Obwohl die Behandlung mit dem CNTF zu einer reduzierten Gewichtszunahme führte, normalisierte sich die Greifkraft in Relation zum Körpergewicht bei den CNTF-behandelten Mäusen signifikant ($p < 0,002$) und verringerte sich langsamer ($p < 0,05$) gegenüber derjenigen bei den Vehikel-behandelten Tieren. Der menschliche CNTF führte zu keiner Veränderung des Körpergewichtes und reduzierte die Anomalien der Pfotenposition und im Gangmuster ($p < 0,001$ und $p < 0,02$). Nach vierwöchiger Behandlung war die Greifkraft der mit humanem CNTF behandelten Tiere zweimal so groß ($p < 0,001$) und verminderte sich wesentlich langsamer ($p < 0,005$) als bei den Kontrollmäusen. Die Zeit, die erforderlich war, um 2,5 Fuß weit zu laufen, war kürzer ($p < 0,005$) und die Muskelzuckungsspannung war größer ($p < 0,002$) bei den CNTF-behandelten Tieren. Demnach verzögert CNTF die Krankheitsprogression und verbessert die Muskelkraft bei diesem Modell einer Motoneuronkrankheit. Auch LONGO (1994) behandelt die Frage, ob CNTF die Progression der Motoneuronkrankheit verlangsamt.

DITTRICH et al. (1994) beschreiben die pharmakokinetischen und Akute-Phase-Reaktionen nach Applikation von CNTF bei der Ratte, die bei der klinischen Anwendung störende Nebenwirkungen hervorgerufen haben.

Eine Expression von CNTF in Schwann-Zellen wird ausgelöst durch Kontakt mit Axonen (LEE et al. 1995). CNTF ist normalerweise in reichlicher Menge in myelinisierenden Schwann-Zellen im adulten N. ischiadicus nachweisbar. LEE et al. (1996) haben am Autopsiematerial 7 Patienten mit ALS und 1 Patienten mit SMA sowie 6 Patienten mit einer diabetischen motorischen Neuropathie im Hinblick auf die Expression von CNTF im N. ischiadicus verglichen. Die Immunperoxidasefärbung zeigte eine Reduktion der CNTF-Expression im Nerven von Patienten mit Motoneuronkrankheiten, aber nicht bei Patienten mit diabetischer motorischer Neuropathie. Der verminderte CNTF scheine demnach mit einer primären Motoneuronerkrankung assoziiert zu sein, weniger mit einem generalisierten Verlust an Axonen. Allerdings gibt es bei einem geringen Prozentsatz von Personen *Nullmutationen des CNTF-Gens*, die zu keinen neurologischen Symptomen führen (ORRELL et al. 1995; s. Kap. O.II.b. familiäre Form der amyotrophischen Lateralsklerose). Der CNTF-Rezeptor α ist im denervierten Skelettmuskel des Menschen erhöht (WEIS et al. 1998).

Über eine Plazebo-kontrollierte Doppelblindstudie zur Wirkung einer subkutanen Applikation von rekombinantem humanen CNTF (rhCNTF) bei der ALS wird von der ALS CNTF Treatment Study Group (1996) berichtet. Wegen der starken Nebenwirkungen (s. dort) mußte die Studie abgebrochen werden. Modifikationen des CNTF-Moleküls haben auf aussprossende Neurone in der Gewebekultur unterschiedliche, teils verbessernde, teils stark einschränkende Wirkungen (KRÜTTGEN et al. 1995; SIMON et al. 1995; WEIS et al. 1996); doch sind diese im Tierversuch bisher nicht getestet worden. Klinische Studien darüber stehen noch nicht an.

BDNF

Im Unterschied zu bereits zitierten positiven Wirkungen des „brain derived neurotrophic factor" (BDNF) weisen BLONDET et al. (1997) darauf hin, daß BDNF keine hemmende Wirkung auf die neuromuskuläre Krankheit bei der „paralysé"-Mausmutante, einem Modell einer Motoneuronerkrankung, erkennen läßt.

TGF

Über Mitglieder der sog. transformierenden Growth-Factor-β (TGF-β)-Familie von Proteinen berichtet NIEHRS (1996).

GDNF

Über weitere neurotrophische Faktoren, welche die Rezeptorgrenzen kreuzen, berichtet MASSAGUÉ (1996). Demnach ist GDNF ein Mitglied der TGF-β-Familie, jedoch eines, das seine Signale durch den Rezeptor Tyrosinkinase und Di-Serin-Threonin-Kinase ausübt. Dieser Bruch in der Familientradition reflektiert den Status des GDNF als den entferntesten Verwandten der TGF-β-Familie. GDNF verhindert die Degeneration und fördert die phänotypische Differenzierung noradrenergischer Neurone im Gehirn auch in vivo (ARENAS et al. 1995).

LIF

Leukämie-inhibitorischer Faktor (LIF): Leukämie-inhibitorischer Faktor (LIF) wird nach peripheren Nervenverletzungen vermehrt retrograd in den Axonen transportiert (CURTIS et al. 1994). LIF ist ein Zytokin, welches das Überleben und die Differenzierung bestimmter neuronaler Populationen in vitro beeinflußt. Eine Northernblot-Analyse ergab, daß die LIF-Expression im peripheren Nerven auch im distalen Segment nach einer Axotomie ansteigt. Die Autoren schließen daraus, daß LIF eine Rolle bei der peripheren Nervenregeneration spielt (s. S. 128).

FGF und IGF

Basischer Fibroblastenwachstumsfaktor (bFGF): bFGF ist ein Heparin-bindendes Protein, das auf viele mesodermal und neuroektodermal abgeleitete Zellen einwirkt. bFGF ist in vielen verschiedenen Geweben vorhanden und hat ein breites Wirkungsspektrum, das von der Zellproliferation zur Zelldifferenzierung reicht. Die Mitogenese der Schwann-Zellen und anderer Zelltypen, das Überleben und Auswachsen von Neuriten aus Neuronen von sympathischen und sensorischen Ganglien werden durch bFGF in der Kultur stimuliert. Außerdem fördert bFGF die cholinerge Entwicklung von Neuronen in der Kultur von Rattenrückenmark. In-vivo-Effekte des bFGF sind ebenfalls berichtet worden. So würde die Gabe von bFGF die läsionsinduzierte Degeneration von Spinalganglienneuronen nach Durchschneidung des N. ischiadicus verhindern. Im motorischen System des N. hypoglossus würde bFGF das Überleben geschädigter Neurone in neonatalen Ratten fördern. Insgesamt weisen die Studien auf eine trophische Wirkung dieses Peptids im zentralen Nervensystem hin und zeigen an, das bFGF ein am Zielort entstehender neurotrophischer Faktor ist. Andererseits ist keine überlebensfördernde Wirkung von bFGF auf Neurone im Hühnerembryo während der Periode des physiologischerweise auftretenden Zelltodes nachweisbar.

Nach HASSAN et al. (1994) ist in den lumbalen Segmenten des Rückenmarks von Ratten bFGF-Immunreaktivität (bFGF-I) in Motoneuronen und Gliazellen, aber nicht in Axonen nachweisbar. Die neuronale Immunreaktion besteht in zwei oder drei intensiv fluoreszierenden Flecken in den Kernen mit schwächeren und eher diffusen Färbungen in der perinukleären Zytoplasmaregion. Im N. ischiadicus ist eine bFGF-I in Schwann-Zellen mit starker Reaktion an den Ranvier-Schnürringen zu finden. Die Axone sind nicht gefärbt. Elektronenmikroskopisch ist ebenfalls eine intensive nodale Immunreaktion der Schwann-Zellen zu finden und an der Schwann-Zellmembran im nodalen Spaltraum lokalisiert. Die Färbeintensität nimmt mit zunehmendem Abstand vom Schnürring ab. Im M. soleus und gastrocnemius ist eine bFGF-I an den motorischen Endplatten vorhanden, außerdem eine schwache Färbung innerhalb der Muskelfasern. Elektronenmikroskopisch ist bFGF-I an den Nervenendigungen lokalisiert. Die histochemische Lokalisation von bFGF im peripheren motorischen System ist vereinbar mit den Funktionen, die diesem Protein in diesem System zugeschrieben werden.

KERKHOFF et al. (1994) haben den Insulin-ähnlichen Wachstumsfaktor (IFG-I und IGF-II) und die Fibroblastenwachstumsfaktoren, den sauren FGF (aFGF) und den basischen FGF (bFGF), immunhistochemisch im neuromuskulären System von Kontrollpersonen und Patienten mit amyotropher Lateralsklerose untersucht und die Ergebnisse mit denen bei der Ratte verglichen. IGF-I-Immunreaktivität ist in den Zell-Leibern und Axonen von Motoneuronen sowie in der Astroglia, in Schwann-Zellen und Muskelfasern (vgl. IGF-Genexpression während der Reinnervation von Rattenmuskulatur: GLAZNER et al. 1995) nachweisbar. Die IGF-II-Immunreaktion (IR) war in diesen Zellen nur schwach ausgeprägt. FGR-IR war in Zell-Leibern von Motoneuronen und Axonen, Oligodendroglia und Muskelfasern, aber nicht in Schwann-Zellen zu finden. bFGF-IR war in Motoneuronzellkörpern und Axonen, in Astroglia, aber nicht in Schwann-Zellen oder Muskelfasern nachweisbar. Die Verteilung von IGF und FGF bei Motoneuronerkrankungen und Kontrollen war ähnlich. Eine Rolle irgendeines dieser Faktoren im Hinblick auf die Ätiologie von Motoneuronerkrankungen ist daher unwahrscheinlich. IGF-I-IR und aFGF-IR waren stärker in Typ II- als in Typ I-Muskelfasern ausgeprägt; sie waren vermehrt in denervierten Fasern. Speziesunterschiede gibt es für IGF-I und bFGF. Die Funktion dieser Faktoren ist offenbar nicht gleich bei Menschen und Ratten.

IGF-1 ist (neben HGH und Perfluorocarbon, PFC, das zahlreiche Sauerstoffmoleküle bindet) als bewährtes *Dopingmittel* von Radrennfahrern bei der Tour de France 1998 der Öffentlichkeit bekannt geworden [z. B. Neue Züricher Zeitung 169: 56, 1998].

L1

Eine lösliche chimerische Form des L1-Proteins stimuliert das Auswachsen von Nervenzellfortsätzen (Neuriten) (DOHERTY et al. 1995) (s. auch S. 60, 61).

4. Weitere Substanzen

Auf die immunhistochemische Lokalisation von *Vinculin, Talin, Vimentin, Desmin, Spectrin, Titin* und einer Komponente eines *Dystrophin*-Genproduktes gehen MAZZEO et al. (1997) ein. Spectrin und Titin kommen nicht vor; Desmin ist gelegentlich in epineuralen Blutgefäßen nachweisbar. Ein dünner Randsaum des Dystrophin-Genproduktes umrandet die äußerste Schicht der Markscheiden. Das Perineurium und die epineuralen Gefäße sind immunreaktiv für Vinculin. Eine Vimentin-Immunreaktivität ist an allen endoneuralen, perineuralen und epineuralen Zellen nachweisbar. Talin ist normalerweise an endoneuralen und epineuralen Blutgefäßen sowie an Perineuralzellen und epineuralen Fibroblasten immunreaktiv. TRAPP et al. (1989) berichten über die Kolokalisation von MAG und Mikrofilamentkomponenten, F-Aktin und Spektrin in Schwann-Zellen markhaltiger Nervenfasern.

Gliales fibrilläres saures („acid") Protein (GFAP): JESSEN et al. (1984) haben durch Immunoblotting und immunhistochemisch Schwann-Zellen, Satellitenzellen und enterische Gliazellen sowie Astrozyten im Hinblick auf die molekulare Identität, die Verteilung und die Heterogenität des GFAP untersucht. Die GFAP-Immunreaktivität beruht auf einem Polypeptid mit einem Molekulargewicht von 49 kD, welches identisch ist mit dem des Hirn-GFAP. Immunhistochemisch läßt es sich in zahlreichen verschiedenen peripheren Nerven nachweisen, außerdem in einigen Satellitenzellen sowohl der sensorischen als auch der sympathischen Ganglien sowie in intestinaler „Glia". Es ist nachweisbar in nicht-Myelin-bildenden Schwann-Zellen, aber nicht in Markscheiden-bildenden Schwann-Zellen. Mit Hilfe eines speziellen monoklonalen Antikörpers gegen GFAP (Anti-GFAP-3) konnten die Autoren nachweisen, daß GFAP in der „peripheren Glia" zumeist nicht identisch ist mit der in den Astrozyten, da eine antigene Determinante fehlt, die mit diesem monoklonalen Antikörper nachweisbar ist. Nur im myenterischen Plexus ließ sich immunhistochemisch GFAP dieser Art nachweisen. Demnach handelt es sich offensichtlich bei den GF-Polypeptiden um eine heterogene Gruppe.

Periaxin: GILLESPIE et al. (1994) berichten über die Klonierung und die subzelluläre Lokalisation des neuartigen Schwann-Zell-spezifischen Proteins mit einem Molekulargewicht von 147 kD, das die Autoren *Periaxin* genannt haben. Es wird exprimiert in der 1. nichtkompaktierten Windung der Membran, die das Axon einhüllt. Im reifen Myelin ist das Periaxin kolokalisiert mit dem Myelinassoziierten Glykoprotein (MAG) in der Zytoplasma-haltigen periaxonalen Markscheidenlamelle. Die Autoren vermuten, daß dem Periaxin eine Bedeutung bei der axoglialen Interaktion zukommt.

Neuregulin: Eine ähnliche Funktion bei reziproken Axon-Schwann-Zellinteraktionen kommt den Neuregulinen zu, die während der Entwicklung und der Regeneration in den Axonen exprimiert werden, sich mit dem Rezeptor *erb*B2 der Schwann-Zellen verbinden und auf diese Weise die Proliferation und das Überleben der Schwann-Zellen oder deren Apoptose regulieren (COHEN et al. 1992; GRINSPAN et al. 1996) (vgl. Apoptose der Schwann-Zellen in Zusammenhang mit der Waller-Degeneration). Die Neuregulinrezeptoren gehören zur erbB-Familie der Tyrosinkinasen. Homozygote Mäusemutanten, denen der hochaffine Neuregulinrezeptor (*erb*B3) fehlt, entwickeln keine Schwann-Zellen oder deren Vorläufer (RIETHMACHER et al. 1997); die peripheren Neurone werden zwar angelegt, degenerieren dann jedoch größtenteils während der Embryonalzeit.

B-50 (Synonyma: GAP-43; pp46; F1; P57): B-50 dient im ZNS und PNS weitläufig als Marker für axonale Sprossung und Reorganisation in Axonendkolben (BROOK et al. 1998). Es ist ein Phosphoprotein, das vor allem im Nervensystem zu finden ist und mit Membranen und Komponenten des Zytoskeletts assoziiert ist.

Bradykinin: Sensibilisierung artikulärer Afferenzen gegenüber mechanischen Reizen: NEUGEBAUER et al. (1989) haben die afferenten Impulse von dünnen markhaltigen und marklosen Afferenzen medialer Gelenknerven des Kniegelenks von 18 Katzen in α-Chloralose-Anästhesie untersucht. Das Bradykinin wurde intraarteriell nahe dem Knie injiziert, entweder allein oder in Kombination mit Prostaglandin E2 (PGE2). Bradykinin führte zu einer Änderung der Mechanosensitivität bei 20 von 28 untersuchten Afferenzen, wobei die Bewegungsintensität in anfänglich nichtreaktiven Einheiten induziert wird, die Schwelle für Bewegungen von Afferenzen mit hoher Schwelle erniedrigt wird und/oder vorbestehende Antworten auf schädigende oder nichtschädigende Gelenkbewegungen in Einheiten mit niedriger oder hoher Schwelle verstärkt werden. Die Applikation von PGE2 und Bradykinin innerhalb eines kurzen Intervalls sensibilisierte die Mehrzahl dieser Afferenzen, und bei 50 % der Afferenzen ist der Effekt der Kombination stärker ausgeprägt, als wenn nur einzelne dieser Substanzen gegeben werden. Die Autoren schließen daraus, daß der Entzündungsmediator Bradykinin fähig ist, afferente Gelenknervenfasern gegenüber Bewegungsreizen zu sensibilisieren und das PGE2 diesen Effekt möglicherweise verstärkt. Es ist zu vermuten, daß bei der Arthritis Entzündungsmediatoren synergistisch wirken bei der Initiierung und Stabilisierung der erhöhten Bewegungsempfindlichkeit von langsam leitenden artikulären Afferenzen.

Demgegenüber hemmen Opiate die Erregung feiner afferenter Einheiten vom entzündlich veränderten Kniegelenk bei der Katze (RUSSEL et al. 1987). Auf besondere Aspekte der Innervation von Gelenken geht HEPPELMANN (1997) ein (s. oben).

Tyrosin-Phosphatasen: Diese spielen in Zusammenhang mit der Wirkung vieler Zytokine eine besondere Bedeutung. Über ihre Isolierung berichten NEUBERG et al. (1996).

Adhäsionsmoleküle N-CAM und L1 an peripheren Neuronen und Gliazellen: MIRSKY et al. (1986) haben bei erwachsenen Ratten die o. g. Adhäsionsmoleküle in reifen, sensorischen, sympathischen und intestinalen Neuronen adulter Ratten mit denen neugeborener Meerschweinchen verglichen und auch beim reifen Tier derartige Moleküle an der Oberfläche der Neurone in Kulturen und in situ nachgewiesen.

Sowohl N-CAM als auch L1 sind an peripheren „Gliazellen" von marklosen Nervenfasern erwachsener Ratten nachweisbar. Demgegenüber zeigen Schwann-Zellen, die Markscheiden bilden, keine erkennbaren Mengen an N-CAM und sehr geringe Werte von L1, das hauptsächlich nahe den Ranvier-Schnürringen lokalisiert ist. Daraus folgern die Autoren, das N-CAM und L1 dazu dienen, Neurone und Gliazellen im peripheren Nervensystem von Ratten miteinander zu verbinden, wobei sich die myelinbildenden Schwann-Zellen allerdings von anderen „peripheren Gliazellen" im Hinblick auf ihre adhäsiven Interaktionen mit neuronalen Membranen unterscheiden.

Apolipoprotein E: Apolipoprotein E (Apo E) ist eines von 8 größeren Apolipoproteinen, die beim Transport, dem Metabolismus und dem zellulären Erkennen der Plasmalipoproteine wirksam sind (Lit. s. GELMAN et al. 1987). Nach neueren Untersuchungen wird das Apo E in Zellen des zentralen und peripheren Nervensystems synthetisiert, aber seine Funktion im Nervengewebe ist noch nicht klar definiert. Immunhistochemische Untersuchungen an Ratten haben gezeigt, daß Apo E-Antigen in Astrozyten des zentralen Nervensystems, in marklosen Schwann-Zellen des PNS, aber nicht in Neuronen lokalisiert ist. Es wird in großen Mengen synthetisiert und freigesetzt bei der Waller-Degeneration peripherer Nerven von Ratten, und es ist zu vermuten, daß dieses Protein eine wesentliche Funktion beim Transport degenerierender Markscheidenlipide ausübt. Die Zellen, die im PNS Apo E bilden, sind noch unbekannt; doch werden die endoneuralen Makrophagen dafür verantwortlich gemacht. Während der segmentalen Demyelinisation und Remyelinisation im N. ischiadicus von Ratten wird Apo E auch in der akuten Phase der segmentalen Demyelinisation freigesetzt, außerdem während der aktiven Remyelinisation und während der Waller-Degeneration (GELMAN et al. 1987). Die Tatsache, daß Apo E unabhängig von der axonalen Degeneration freigesetzt wird, läßt darauf schließen, daß die Vermehrung auf eine Degeneration der Markscheiden zurückzuführen ist. Bei ihren Untersuchungen haben die Autoren einen immunoturbidimetrischen Ansatz benutzt, wobei Apo E aus dem exzidierten Abschnitt des Ischiasnerves während der akuten Demyelinisation und Remyelinisation nach Tellur-Intoxikation, Bleivergiftung und während der Waller-Degeneration nach einer Nervenquetschung untersucht wurde.

Galaktozerebroside: JESSEN et al. (1985) haben Galaktozerebroside als eine ubiquitäre Komponente reifer Schwann-Zellmembranen in vitro nachgewiesen, während bis dahin Galaktozerebroside nur in Markscheiden-bildenden Schwann-Zellen und Oligodendrogliazellen nachgewiesen worden sind, d. h. in Zellen, die Markscheiden bilden.

β-Galaktosidase: J. WEIS et al. (1991) haben bei transgenen Mäusen, die mit einem Escherichia-coli-β-Galaktosidase (lacZ)-Gen transfiziert worden waren, beobachtet, daß Fibroblasten und Schwann-Zellen in der Nähe der motorischen Endplatten ebenso wie endoneurale Fibroblasten, Perineuralzellen und Schwann-Zellen in den distalen Abschnitten der motorischen Nerven, allerdings nicht weiter als etwa 200 µm von der synaptischen Zone entfernt, lacZ-positiv reagierten, nicht aber die extrasynaptischen Fibroblasten, wobei verschiedene perisynaptische Zellen ein gleichartiges Muster der Genexpression aufwiesen. Diese besondere Expression war allerdings nur bei neugeborenen und jungen Mäusen, nicht aber mehr bei den erwachsenen Mäusen festzustellen.

Fcy-Rezeptoren und Komplementrezeptor CR1: VEDELER et al. (1990) berichten über die Ontogenese der o. g. Rezeptoren im peripheren Nerven des Menschen.

Unterschiedliche Zeramid-Zusammensetzung der Ganglioside in menschlichen motorischen und sensorischen Nerven: OGAWA-GOTO et al. (1990) berichten über eine unterschiedliche Zusammensetzung der Markscheiden in motorischen und sensorischen Nerven. Diese Ergebnisse sind u. a. wichtig im Hinblick auf die Beobachtung eines selektiven Leitungsblocks bei motorischen Neuropathien, d. h. bei primären Markscheidenerkrankungen, die sonst auf das motorische und sensorische System gleichmäßig verteilt sein sollten.

C. Epidemiologie und Klassifikation der Erkrankungen peripherer Nerven

Historisches zur Nomenklatur: Die „peripheren Neuropathien" wurden früher den „zentralen Neuropathien" als somatischen Erkrankungen des Nervensystems und den „Psychopathien" als rein psychischen Erkrankungen gegenübergestellt. Daher ist auch heute noch die umständliche Bezeichnung der Erkrankungen der peripheren Nerven als „periphere Neuropathien" üblich. Häufig wird heute aber einfach, wie auch im vorliegenden Text, von *„Neuropathien"* gesprochen, wenn die „peripheren Neuropathien" gemeint sind.

I. Epidemiologie

BROWN (1984) betont in seiner Einleitung zu seinem Buch über die Elektromyographie, daß die neuromuskulären Krankheiten nach KURTZKE (1982) eine höhere Prävalenz aufweisen als die häufigsten anderen neurologischen Erkrankungen in der Allgemeinbevölkerung wie zerebrovaskuläre Krankheiten. Einige neuromuskuläre Krankheiten, z.B. Wurzeleinscheidungssyndrome und Mononeuropathien, sind besonders häufig, während andere wie die Polyneuropathien und primären Erkrankungen der neuromuskulären Überleitungen und die Polymyositis weniger häufig sind. Die relative Häufigkeit der verschiedenen Neuropathien im eigenen Krankengut (Tabelle 12, S. 668) spiegelt eher die Problematik ungeklärter peripherer Neuropathien wider, die Anlaß zur Nervenbiopsie gegeben hat, als daß daraus epidemiologisch verläßliche Daten gewonnen werden könnten; nur die relative Häufigkeit peripherer Nerventumoren zueinander ist daraus mit einiger Allgemeingültigkeit abzulesen, da zu vermuten ist, daß die Tumoren peripherer Nerven unausgewählt an eine Universitätsklinik für Neurochirurgie zur Operation überwiesen werden.

KURTZKE (1982) hat die Häufigkeit neurologischer Erkrankungen im Hinblick auf die jährliche Inzidenzrate auf 100 000 Personen in allen Lebensaltern zusammengestellt. Danach stand der Herpes zoster mit 400 unter 100 000 an 1. Stelle; es folgte mit 250 die Migräne an 2. Stelle; an 3. Stelle schwere Kopfschmerzen anderer Ursache mit 200 auf 100 000; an 4. Stelle Bandscheibenvorfälle; darunter mit 150 unter 100 000 lumbosakrale an 8. Stelle; und in gleicher Häufigkeit lumbosakrale Schmerzsyndrome an 9. Stelle. Mononeuropathien werden mit 40 und Polyneuropathien ebenfalls mit 40 unter 100 000 angegeben. Demgegenüber stehen die akuten zerebrovaskulären Erkrankungen mit 150 unter 100 000 an 5. Stelle, nach Hirntraumen mit 200 unter 100 000.

Weshalb die Herpes-zoster-Fälle nicht zu den Mononeuropathien gerechnet werden, bleibt unklar. Der Autor nimmt an, daß jedes Jahr 2,5 % der Bevölkerung oder 1 Person unter 40 einer Behandlung durch einen Arzt bedarf, der sich mit klinischer Neurologie auskennt. Der „harte Kern" strikt neurologischer Krankheiten reduziert diesen Bedarf auf nur 1 %.

Häufigkeit ambulanter medizinischer Behandlungen durch Neurologen im Jahre 1985: MENKEN (1989) hat die Zusammenstellung der „Division of Health Care Statistics of National Center for Health Statistics" analysiert, die für ein Jahr die in der Praxis durchgeführten Untersuchungen durch Neurologen umfaßt. Insgesamt hat er 4,993 Mio. Diagnosen ausgewertet. Darunter betrafen 33,5 % Erkrankungen des Nervensystems und der Sinnesorgane; in 17,9 % Erkrankungen des muskuloskelettären Systems und des Bindegewebes, während Erkrankungen des Kreislaufsystems nur 8,8 % ausmachten.

Zur Prävalenz einer chronischen symmetrischen symptomatischen Polyneuropathie bei Personen über 55 Jahre wurde von einer italienischen Gruppe von Allgemeinpraktikern (JGPSG 1995) eine Untersuchung an 4191 Personen in Varese und San Giovanni Rotondo durchgeführt. Die Diagnose einer möglichen Polyneuropathie wurde in 7 % in Varese und in 8,1 % in San Giovanni Rotondo gestellt, die Diagnose einer wahrscheinlichen Polyneuropathie jeweils bei 3,7 und bei 3,4 %. Ein Diabetes war in 43,7 % in Verbindung mit einer wahrscheinlichen Polyneuropathie festgestellt worden. Muskelkrämpfe und distale Parästhesien waren die Hauptsymptome. In der Regel war die Polyneuropathie mild bis mäßiggradig ausgeprägt, wobei Störungen der Sehnenreflexe und Gefühlsstörungen die häufigsten Befunde darstellten.

Häufigkeit chronischer Neuropathien unbekannter Ursache: MCLEOD et al. (1984) haben die Krankengeschichte von 519 Patienten mit peripheren Neuropathien, bei denen eine Suralnervenbiopsie durchgeführt worden war, nachuntersucht. Bei 13 % der Patienten, die eine symmetrische Polyneuropathie für mehr als ein Jahr aufgewiesen hatten, blieb die Ursache *ungeklärt*, trotz intensiver Untersuchungen. Patienten mit entzündlicher Neuropathie waren dabei ausgespart. Sie machten etwa 17 % der gesamten Serie aus. Das mittlere Alter zu Beginn der Symptome lag bei 50,6 Jahren, die mittlere Zeit vom Beginn der Symptome bis zur ersten Untersuchung betrug 2 Jahre. Männer waren häufiger betroffen als Frauen im Verhältnis von 3:1. Die klinischen Symptome bei 43 Patienten waren die einer gemischten motorischen und sensorischen Neuropathie, bei 17 Patienten überwogen sensorische Symptome und bei 7 die motorischen. Bei 47 Patienten fanden regelmäßige Nachuntersuchungen statt; bei 17 wurden mögliche ätiologische Faktoren festgestellt, darunter maligne Erkrankungen, Alkoholismus und benigne Paraproteinämien. Die Autoren folgern, daß trotz intensiver Untersuchung die Ursache einer chronischen Neuropathie mit einer Dauer von über 1 Jahr bei nur 13 % der Patienten unklar bleibt und daß eine andauernde Überwachung der Patienten sinnvoll ist, da die Diagnose evtl. bei einer Nachuntersuchung etabliert werden kann.

II. Klassifikation

Neuropathien lassen sich nach verschiedenen Aspekten klassifizieren. Die eingangs erwähnte *internationale Klassifikation* orientiert sich, wie auch die vorliegende Darstellung, an *ätiologischen Gesichtspunkten*. In vielen Fällen ist jedoch die Ursache einer Erkrankung, also die Ätiologie, unbekannt, so daß speziell bei der Untersuchung von Nervenbiopsien eine Klassifikation nach allgemeinpathologischen, d. h. nach *strukturellen Aspekten* im Sinne einer *Organ-, Zell- oder Organellenpathologie* zu bevorzugen ist (SCHRÖDER 1987).

Klassifikation der Neuropathien nach strukturellen Aspekten: In der Regel unterscheidet man dabei Erkrankungen des *Interstitiums* von denen des eigentlichen *Parenchyms*, d. h. der Neurone, insbesondere im Bereich des Perikaryons (*Neuronopathien*) bzw. ihrer Axone (*Axonopathien*) und der Schwann-Zellen bzw. der von ihnen gebildeten Markscheiden (*Myelinopathien*). Dabei können einzelne Nerven betroffen sein (*Mononeuropathie*) oder mehrere einzelne Nerven (*Multiplextyp der Neuropathie bzw. der Mononeuropathie*) oder viele Nerven in annähernd symmetrischer Form (*Polyneuropathie*).

Eine derartige Einteilung der Erkrankungen peripherer Nerven nach dem Befall des Interstitiums oder des Parenchyms, eines einzelnen oder mehrerer Nerven ist zu ergänzen durch Angabe über die bevorzugte Beteiligung jeweils des *motorischen, sensiblen (sensorischen)* oder *autonomen Neuronensystems* und der zentralen und/oder peripheren *Zellabschnitte* bzw. *-fortsätze* der peripheren Neurone (Perikaryon; Fortsätze zentral und/oder peripher; Axon proximal oder distal) sowie die intraneuralen *Zellorganellen* andererseits (Zellkerne, Nukleolen; Lysosomen, Peroxisomen, Mitochondrien, Neurofilamente, Mikrofilamente, Mikrotubuli, endoplasmatisches oder axoplasmatisches Retikulum u. a.). Über 10 Schritte bei der *klinischen Charakterisierung und Diagnose* von Patienten mit peripheren Neuropathie berichten DYCK et al. (1996). In dieser Arbeit sind Tabellen enthalten über die Klassifizierung der Neuropathien nach klinisch-anatomischen Kriterien, nach der Ursache, wenn multiple Mononeuropathien vorliegen, und nach der Diagnose, wenn eine Degeneration der Motoneurone das Erkrankungsmuster prägt.

Zum Verständnis der allgemeinen Reaktionen der peripheren Nerven (Abb. 13) ist eine Darstellung der Reaktionen nach mechanischen Verletzungen aufschlußreich (Tabelle 2). Diese werden daher im folgenden der Darstellung verschiedener Krankheitsbilder vorangestellt.

D. Allgemeine Schädigungen und Reaktionen peripherer Nerven

Zu dem Thema allgemeiner Schädigungen und Reaktionen peripherer Nerven gibt es vor allem aufgrund von experimentellen Untersuchungen, Kriegsverletzungen, Verkehrsunfällen und anderen Ursachen von Nervenverletzungen eine besonders umfangreiche Literatur (FOERSTER 1929; KRÜCKE 1955, 1974; SEDDON 1943, 1975; SUNDERLAND 1978; SCHRÖDER 1987; MACKINNON u. DELLON 1988; SAMII 1990; STÖHR 1992; DYCK et al. 1997; THOMAS et al. 1997; MUMENTHALER et al. 1998; u.a.).

I. Allgemeine Reaktionen

Je nach dem Schweregrad einer peripheren Nervenquetschung oder -zerrung oder einer Verletzung mit Kontinuitätsunterbrechung des Nerven kommt es zu unterschiedlichen funktionellen und morphologischen Störungen, die in der Tabelle 2 zusammengefaßt sind.

Die 1943 von SEDDON vorgeschlagene Klassifikation der peripheren Nervenverletzungen umfaßte

1. die „*Neurapraxie*", mit der ein lokalisierter Leitungsblock bei Erhaltung der distalen Nervenleitung gemeint war. Dabei kommt es zu einer vollständigen Restitution der Funktion innerhalb von 6–8 Wochen, da diesem Typ der Nervenfaserschädigung lediglich eine *segmentale* (Abb. 13a, a') oder *paranodale Demyelinisation* zugrunde liegt. Diese ist durch einen selektiven Zerfall der Markscheiden entweder nur in der Nachbarschaft des Ranvier-Schnürringes (paranodal) oder in einem gesamten, ca. 0,3–1,5 mm langen, jeweils von einer einzigen Schwann-Zelle gebildeten Markscheidensegment (Internodium) gekennzeichnet. Sie wird durch die nach 3 Wochen einsetzende Remyelinisation funktionell weitgehend ausgeglichen, wenn auch strukturell aufgrund der verkürzten neugebildeten und etwa um das Dreifache vermehrten Internodien sowie der Verschmälerung der Markscheiden keine Restitutio ad integrum erreicht wird (Abb. 13b, b').

2. Demgegenüber ist die „*Axonotmesis*", z.B. nach einer Quetschung, durch eine selektive Unterbrechung der Axone bei erhaltenem Bindegewebsgerüst des peripheren Nerven charakterisiert. Die Folge ist eine 2–3 Tage später einsetzende Degeneration (nicht einfach Nekrose) des distalen Nervenfaserabschnittes nach dem Waller-Gesetz (*Waller-Degeneration*) (Abb. 13c, c'). Dabei werden Axone

Tabelle 2. Traumatische Nervenläsionen. (Nach SCHRÖDER 1995)

Form der Schädigung	Folgen und Komplikationen der Restitution
A. Veränderungen der Markscheide I. Paranodale Demyelinisation	Remyelinisation beginnt nach ca. 3 Wochen Interkalierte Segmente
II. Segmentale Demyelinisation a) Einfach („Neurapraxie")	1. Verkürzung der Internodien nach Remyelinisation auf ca. 300 µm 2. Reduktion der Markscheidendicke
b) Rezidivierend	1. Zwiebelschalenformationen 2. „Hypertrophie" des Nerven 3. Sekundäre axonale Degeneration 4. Reaktive endoneurale Bindegewebsvermehrung
B. Axonale Veränderungen I. Kompression	Distal: Atrophie Proximal: Auftreibung

II. Unterbrechung nur der Axone („Axonotmesis")	1. Waller-Degeneration des distalen Nervenabschnittes mit Ausbildung BÜNGNERscher Bänder (proliferierte Schwann-Zellen)
	2. Folgen bei verhinderter oder frustraner Regeneration:
	   a) Retrograde Atrophie mit Synapsenverlust am Motoneuron
	   b) Retrograde Degeneration (Neuronenverlust)
	3. Folgen bei optimal ausgerichteter Regeneration:
	   a) Regeneration ca. 1 mm pro Tag
	   b) Überschußbildung von Axonen
	   c) Verkürzung der neugebildeten Internodien
	   d) Reduktion der Markscheidendicke

III. Unterbrechung der Kontinuität des gesamten Nervenquerschnittes („Neurotmesis")	1. Regeneration ungeordnet mit Neurombildung und Minifaszikeln 2. Aberrierende Regeneration 3. Fehlinnervation motorisch und sensorisch Kausalgien Phantomschmerzen, -empfindungen Mitbewegungen fehlinnervierter Muskeln

und Markscheiden durch die proliferierenden, d.h. sich um das 6- bis 8fache vermehrenden Schwann-Zellen unter Mitwirkung von Makrophagen innerhalb und außerhalb der ursprünglichen Basalmembran der jeweiligen Nervenfaser bis in die Peripherie abgebaut (Lit. s. SEILER u. SCHRÖDER 1970). Übrig bleiben an der Stelle der degenerierten Nervenfasern die sog. *Büngner-Bänder* (Abb. 13 c, c'), die zumindest teilweise noch nach Monaten und Jahren von proximal aussprossende Axone (Abb. 13 d, d') wieder exakt an ihren adäquaten Zielort leiten können.

3. Als „*Neurotmesis*" (Abb. 13 e, e') bezeichnete SEDDON die vollständige Unterbrechung des peripheren Nerven, die allerdings im Unterschied zur Axonotmesis

aufgrund der gestörten Schienung der regenerierenden Axone zu einem weniger befriedigenden *Regenerationsergebnis* führt (Abb. 13 f, f', f''). Demgegenüber sind die Regenerationsergebnisse nach der Axonotmesis zufriedenstellend (Abb. 14b), sofern die Regenerationsstrecke oder das Endgebiet nicht bereits fibrosiert sind, was etwa nach einem Zeitraum von 2 Jahren zu erwarten ist. Im übrigen wird das Regenerationsergebnis negativ vom Alter (TANAKA et al. 1992) und positiv von Wachstumsfaktoren wie dem *Nervenwachstumsfaktor* (NGF, „*nerve growth factor*", vgl. BLEXRUD et al. 1990; LINDHOLM u. THOENEN 1990) und deren Rezeptoren (RAIVICH et al. 1990; s. Kap. B.II.d.3 und D.II.b.2.(b) Wachstumsfaktoren), aber selbstverständlich vor allem durch örtliche Durchblutungsverhältnisse und nach dem Aussprossen sog. *Pionierfasern* während des 1. Stadiums der Regeneration in der 1. und 2. Woche nach einer Schädigung schließlich in dem wesentlich längeren und wichtigeren 2. Stadium der Regeneration (ab etwa der 3. Woche) (WEIS u. SCHRÖDER 1989) durch den Kontakt der regenerierenden Pionierfasern mit adäquaten Endorganen beeinflußt (Abb. 40); dabei spielen vermutlich chemische und physikalische Rückkopplungsmechanismen mit den Perikaryen und eine entsprechende Wechselwirkung zwischen den bereits „erfolgreich" regenerierten und den nachwachsenden Nervenfasern eine wesentliche, bisher noch keineswegs in allen Einzelheiten untersuchte Rolle.

a) Axonale und neuronale Reaktionen

Die verschiedenen axonalen und neuronalen Reaktionen werden bei den einzelnen Krankheiten abgehandelt. Hier werden nur einzelne Veränderungen beschrieben, die als unspezifische Anomalien bei verschiedenartigen Krankheiten vorkommen können. Eine ausführliche Darstellung der allgemeinen Axonreaktionen ist nicht Gegenstand einer Speziellen Pathologie, wurde aber an anderem Orte vorgenommen (SCHRÖDER 1987).

Am häufigsten kommen als zumeist unspezifische Veränderung *Glykogeneinlagerungen* in einzelnen marklosen und markhaltigen Axonen vor (Abb. 15a), die manchmal in Gestalt von *Glykogenosomen* durch eine Membran begrenzt sind (Abb. 176f). Die Dichte der *Neurofilamente* ist vielfach als Zeichen einer Axonschrumpfung erhöht (Abb. 15c); eine Axonschwellung (Abb. 89c) ist vielfach durch eine Verminderung der Filamentdichte gekennzeichnet, sofern die Neurofilamente nicht wie bei der Riesenaxonneuropathie vermehrt sind (s. dort) (Abb. 191a, b, vgl. auch Abb. 258b). Parallel angeordnete *elektronendichte Filamente* (Abb. 15b) sind seltener nachweisbar, noch seltener nadelförmige *Kalksalzeinlagerungen* im Axoplasma selbst (Abb. 15e) oder in den Mitochondrien (Abb. 15e).

Polyglukosankörper in Suralnervenbiopsien: BERNSEN et al. (1988) haben die intramuskulären motorischen Nerven in 292 Muskelbiopsien auf das Vorkommen von Polyglukosankörpern (vgl. Abb. 159a) untersucht. Über einem Alter von 20 Jahren ist das Vorkommen von Polyglukosankörpern ein unspezifischer Befund, der mit dem Alter korreliert ist. Unter einem Alter von 20 Jahren hat ihr Vorkommen eine spezifische Bedeutung für die Diagnose einer Lafora-Krankheit. BUSARD et al. (1990) berichten über die Häufigkeit und die Dimension von Polyglukosankörpern, die sie in Nervenbiopsien von 814 Patienten aus einer

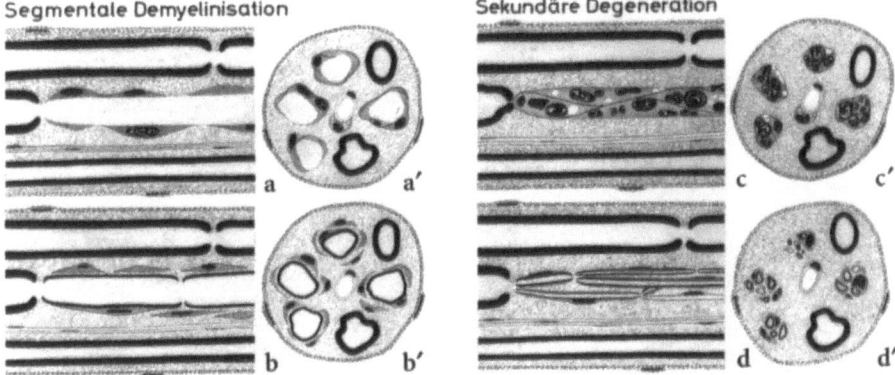

Abb. 13. Schema der drei wichtigsten Schädigungsformen des peripheren Nerven mit den entsprechenden Ausheilungsbildern. (Nach SCHRÖDER 1995). a und a′ Längs- und Querschnittsbild von einem Nerven mit einem bzw. mehreren segmental demyelinisierten Axonen, die in ihrer Kontinuität nicht unterbrochen sind. Die Schwann-Zellen der betroffenen Internodien sind proliferiert und enthalten noch einzelne Markscheidenabbauprodukte. b und b′ Längs- und Querschnitte der zugehörigen Ausheilungsbilder. Die demyelinisierten Axone werden dünn remyelinisiert. Die neugebildeten Internodien sind verkürzt. Einzelne überschüssig proliferierte Schwann-Zellen liegen in einigem Abstand meistens schalenförmig angeordnet neben den remyelinisierten Nervenfasern. c und c′ Quer- und Längsschnittbild von degenerierenden Nervenfasern, deren Kontinuität vollständig unterbrochen ist. In den proliferierenden Schwann-Zellen liegen reichlich Markscheidenabbauprodukte. d und d′ Die aus der unterbrochenen Nervenfasern aussprossenden multiplen Nervenfaserregenerate liegen bei erhaltenem Endoneurium bündelförmig an der Stelle der degenerierten Nervenfaser. Die regenerierten Nervenfasern sind unterschiedlich dick und bleiben z. T. unbemarkt. e, f s. S. 70

16-Jahres-Periode gefunden haben. Die Polyglukosankörper waren nur bei einem einzigen Patienten ohne Polyneuropathie nachweisbar; dieser Patient litt an einer Lafora-Krankheit. Alle anderen Biopsien mit Polyglukosankörpern wiesen eine Polyneuropathie auf. Innerhalb dieser Gruppe war die Häufigkeit der Polyglukosankörper ebenfalls positiv mit dem Alter korreliert. Wenn eine Erkrankung des zentralen Nervensystems bestand, waren Polyglukosankörper besonders zahlreich. Dabei bestand eine signifikante Korrelation zwischen dem Alter und dem Prozentsatz der großen Polyglukosankörper. Besonders zahlreich sind Polyglukosankörper in verschiedenen endoneuralen Zellen allerdings beim Branching-Enzym-Mangel (s. dort) (Abb. 159).

Hirano-Körper: Hirano-Körper sind eosinophile stäbchenförmige Strukturen, die bei einer größeren Zahl neurodegenerativer Erkrankungen auftreten. Diese zytoplasmatischen Einschlüsse wurden beschrieben bei Guam-Parkinson-Demenz, amyotrophischer Lateralsklerose, Alzheimer-Krankheit, Pick-Krankheit, langsamen Virusinfektionen wie auch bei einigen normalen älteren Personen (PETERSON et al. 1988). Sie kommen vor allem vor in Dendriten und Zellkörpern von Pyramidenzellen des Hippocampus, aber auch in anderen ZNS-Regionen, in Augenmuskeln und Gliazellen, insbesondere in den inneren zytoplasmatischen Fortsätzen der Oligodendrozyten, aber auch in peripheren Nerven (Abb. 15 d). Es handelt sich um filamentöse parakristalline Einschlüsse, in denen Aktin eine Hauptkomponente darstellt.

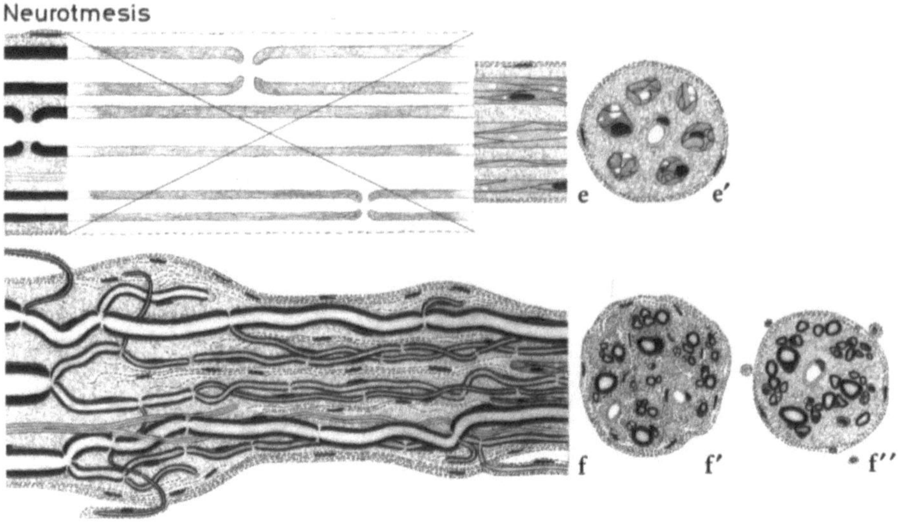

Neurotmesis

Abb. 13. e und e' Distal einer kompletten Unterbrechung des gesamten Nerven bleiben die proliferierten Schwann-Zellen an der Stelle der degenerierten Nervenfasern in Gestalt der Büngner-Bänder im Endoneurium longitudinal orientiert liegen, sofern sie nicht wieder reinnerviert werden. f, f' und f'' Der bindegewebig organisierte Nervendefekt oder das Transplantat wird „neuromatös" reinnerviert, wobei kleine Bündel regenerierter dünner Nervenfasern durch ein neu gebildetes Perineurium (*gestrichelt*) von dem Bindegewebe der Umgebung isoliert werden (Minifaszikel) (f und f'). Einzelne Nervenfaserzweige biegen lateralwärts ab, rekurrieren oder endigen frei im Bindegewebe. Andere erreichen den distalen Nervenfaszikel (f'') und finden Anschluß an die Büngner-Bänder. Die Nervenfaserbündel werden hier nicht mehr von neu gebildeten Perineuralzellen, sondern vom präexistenten Perineurium des ursprünglichen Faszikels gegenüber der Umgebung abgegrenzt. Einzelne aberrante Faszikel liegen, von einem separaten Perineurium umhüllt, im Epineurium des distalen Nervenabschnittes

⟶

Abb. 14a–h. Repräsentative Ausschnitte aus dem N. ischiadicus (Ratte). (Nach SCHRÖDER 1995). a Kontrollnerv. b 12 Monate nach einem Quetschtrauma (distal der Quetschzone). Die größten regenerierten Nervenfasern werden von (in Relation zum Axonkaliber) disproportioniert dünnen Markscheiden umgeben. Die *Pfeile* weisen auf atrophische Nervenfasern hin. c–h Experimentelle Isoniazid-Neuropathie: N. ischiadicus verschiedener Ratten. c 4 Tage, d 3 Wochen, e 7 Wochen, nach Beginn der INH-Intoxikation und f nach 3monatiger und g nach 24monatiger Überlebenszeit im Anschluß an eine kurzfristige INH-Intoxikation. Die Zahl der im Überschuß regenerierten Nervenfasern und der proliferierten Schwann-Zellen hat sich nach 2 Jahren deutlich zurückgebildet, das endoneurale Bindegewebe ist aber deutlich vermehrt. h Kontrollratte im relativ hohen Alter von 3,5 Jahren mit den verschiedensten Formen spontaner Nervenfaserveränderungen: Degeneration und Regeneration, Demyelinisation und Remyelinisation, Büngner-Bänder, Ödem und Vermehrung des endoneuralen Bindegewebes.

a, b, f u. g × 720; c, d u. e × 1000; h × 690

Axonale und neuronale Reaktionen 71

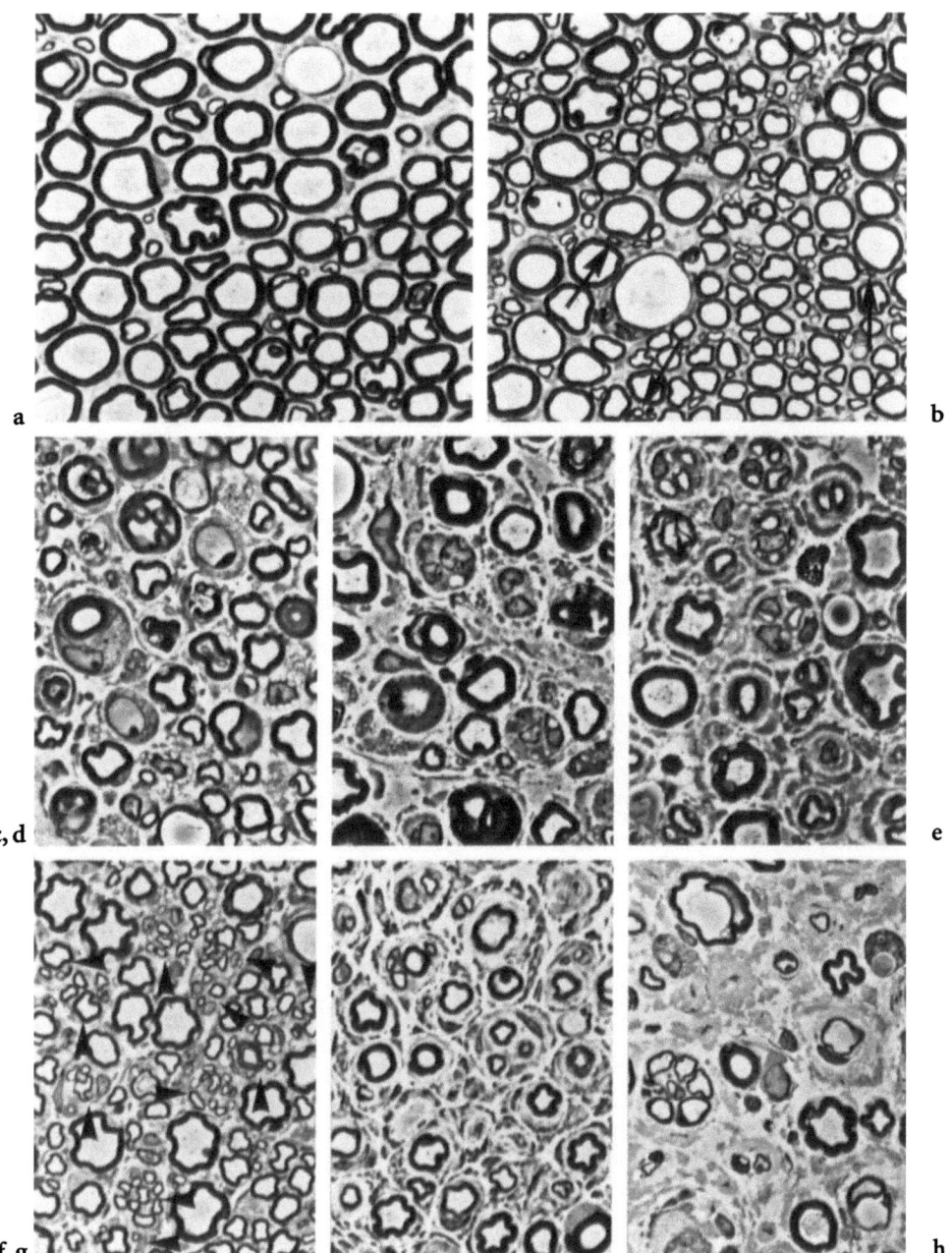

Abb. 14a–h. Legende s. S. 70

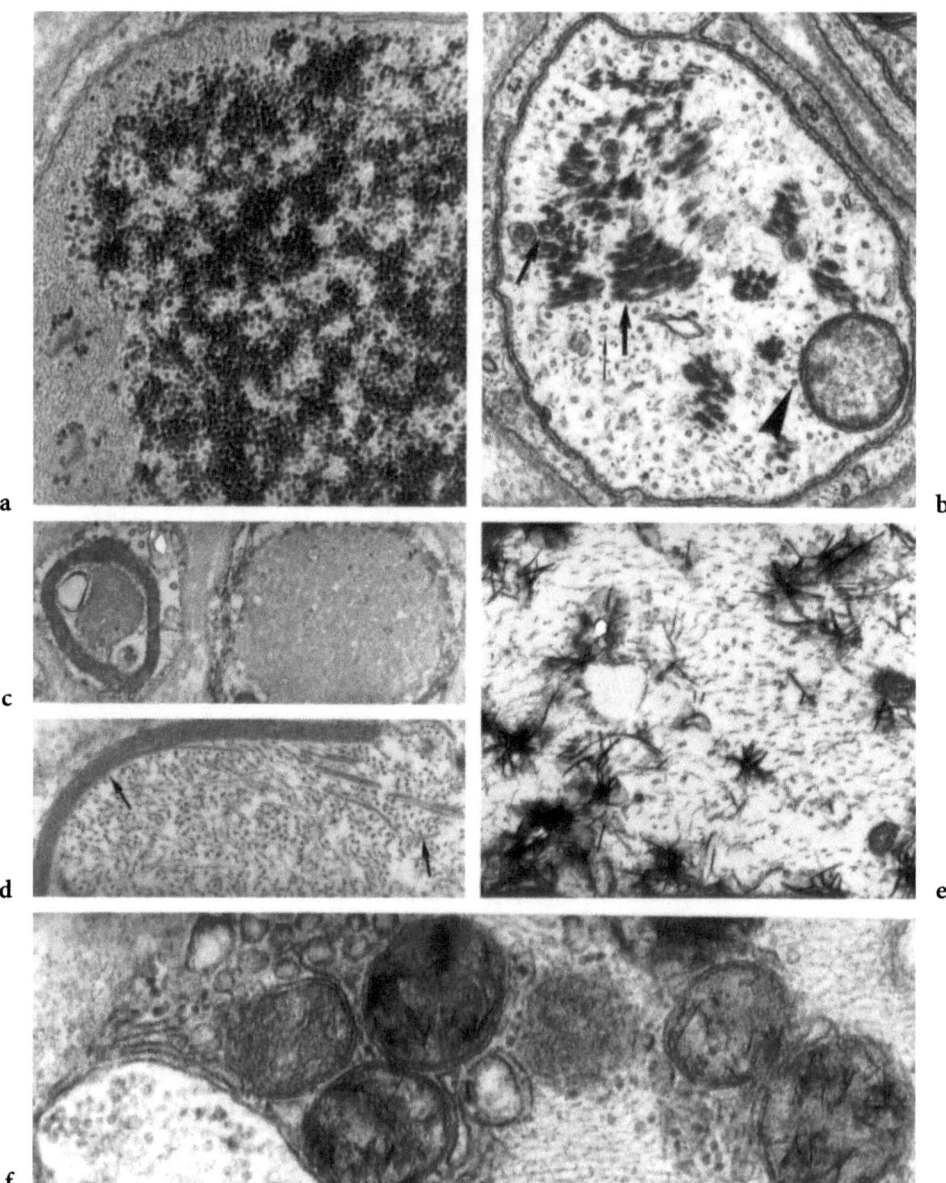

Abb. 15. a Anhäufung von Glykogengranula in einem nicht myelinisierten Axon mit vermehrten Neurofilamenten im N. suralis eines 62jährigen Mannes, der 5 Monate später an einer Creutzfeld-Jakob-Krankheit verstorben ist (Patient von U. BENEICKE, Duisburg). × 53600.
b Intraaxonale, z. T. parakristallin angeordnete Filamentbündel (*dicke Pfeile*) bei einer 74jährigen Patientin mit Diabetes mellitus und Verdacht auf Rippenmetastasen eines unbekannten Primärtumors (Fall von O. BUSSE, Minden). Die Filamente sind mit einem Abstand bzw. Durchmesser von ca. 14 nm erheblich dicker als die Neurofilamente (8–10 nm) (*dünner Pfeil*), aber dünner als die Mikrotubuli (25 nm) (*Pfeilkopf*). × 41400. Fortsetzung s. S. 73

Nach PETERSON et al. (1988) ist Tropomyosin und sind auch hochmolekulare Mikrotubulus-assoziierte Proteine (MAP) eine Komponente der Hirano-Körper. Da Mikrotubuli nicht in Hirano-Körpern nachweisbar sind und Antitubulin- und Antineurofilament-Antikörper sich nicht mit Hirano-Körpern verbinden, ist die Assoziation von MAPs und den Hirano-Körpern vermutlich eine Folge der Interaktionen zwischen MAPs und Actin und nicht zwischen MAPs und Mikrotubuli oder Neurofilamenten.

Axonale Schwellungen in intramuskulären Nerven des Menschen: ALDERSON (1992) hat die Zahl axonaler Schwellungen in intramuskulären Nerven analysiert. In 42 % von 127 Muskelbiopsien von Patienten mit verschiedenen Erkrankungen fanden sich axonale Schwellungen. Am häufigsten traten sie bei peripheren Neuropathien auf, doch kamen sie auch bei Patienten mit Motoneuronerkrankungen, primären Muskelkrankheiten und einigen Individuen ohne klinische oder histologische Anzeichen neuromuskulärer Krankheiten vor. Am häufigsten waren sie bei Patienten mit chronischer demyelinisierender entzündlicher Neuropathie (CIDP) nachweisbar. Die Schwellungen waren rundlich oder elliptisch, 4–20 µm im Durchmesser, 5–30 µm lang und enthielten Neurofilamente. Sie waren nur in markhaltigen Axonen nachweisbar, proximal von Ranvier-Schnürringen (Abb. 16) oder in internodalen Abschnitten. Sie waren somit nicht nur mit einer axonalen Degeneration korreliert.

Axonale Ionen-Kanal-Störungen: Als axonale Kanalkrankheiten (Channelopathies) haben Ludwig und Lauri GUTMAN (1996) eine Reihe von peripheren Nervenerkrankungen im Sinne eines sich entwickelnden Konzeptes über die Pathogenese derartiger Neuropathien aufgestellt. Eine Natrium-Kanal-Inaktivierung erfolgt durch Tetrodotoxin, Saxitoxin, Ciguatoxin, Lidocain, Phenytoin, Guillain-Barré-Syndrom, CIDP, multiple Sklerose, Anti-GM1-Antikörper; eine verzögerte Natrium-Kanal-Aktivierung wird durch Ciguatoxin hervorgerufen. Eine Kalium-Kanal-Inaktivierung erfolgt durch 4-Aminopyridin und bei episodischer Ataxie/Myokymie.

b) Reaktionen der Schwann-Zellen und Markscheiden

Nach den axonalen Veränderungen sind die demyelinisierenden Erkrankungen und Veränderungen die wichtigsten im peripheren Nervensystem. Es kommt dabei zu *paranodalen* oder *segmentalen Demyelinisationen* einzelner

---

Abb. 15 (Fortsetzung). c Riesenaxonneuropathie bei einem 2jährigen Mädchen (intramuskulärer Nerv; Autopsiefall von RAUPACH, Offenbach). Die Neurofilamente sind trotz fortgeschrittener Autolyse hochgradig vermehrt und zumindest einzelne Axone auf 12 µm (statt 6–7 µm) aufgetrieben. × 7800. d Gleicher Fall wie in c. Hirano-Körper (*Pfeile*) bei fortgeschrittener Autolyse. × 32000. e Büschelförmig angeordnete Kalziumsalznadeln im Axoplasma bei einer Neuropathie vom axonalen Typ ungeklärter Genese (70jährige Patientin von Dr. LARIC, Braunfels). × 36000. f Nadelförmige Kalziumsalzausfällungen in axonalen Mitochondrien bei einem 65jährigen Patienten mit Neuropathie vom Typ Vizioli (HMSN Typ VIII – mit Optikusatrophie) (Patient von M. KERSCHENSTEINER, Siegen). Die Kalziumausfällungen lassen auf eine Hyperkalzämie schließen. × 71000. (Nach SCHRÖDER 1987)

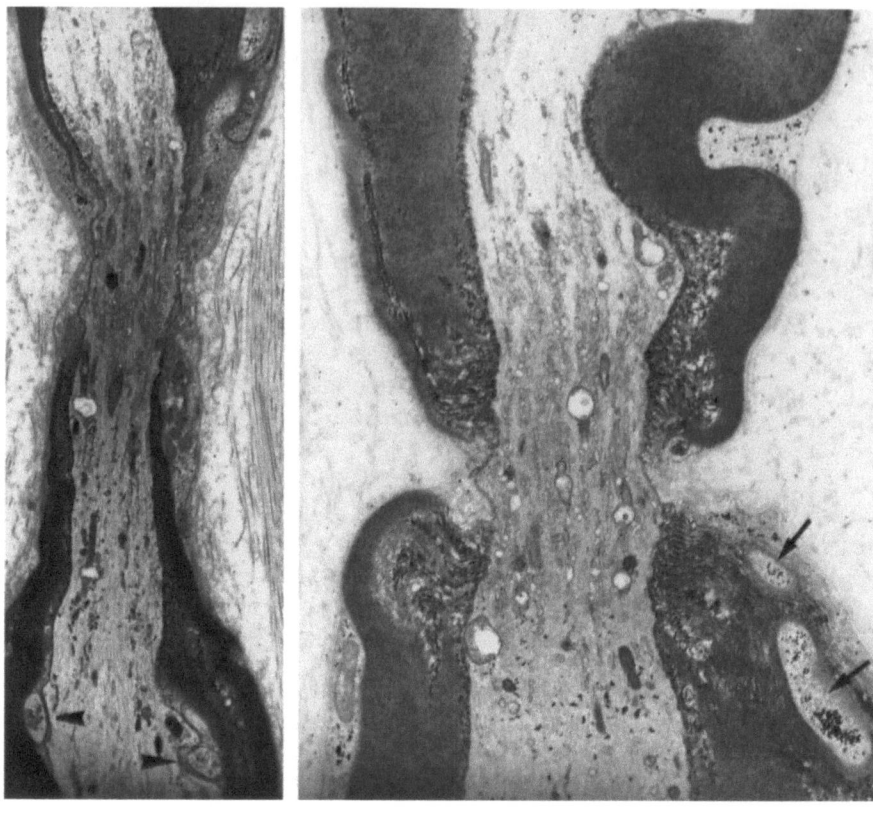

Abb. 16. Ranvier-Schnürring vom Typ I (nach der Klassifikation von PHILLIPS et. al. 1972) mit terminalen Markschlingen, welche am Axon in einem spitzen Winkel ansetzen (**a**) und vom Typ II (**b**) mit Markschlingen, welche am Axon in einem stumpfen Winkel ansetzen; beide Typen von Schnürringen gelten als normal. Anteile des Zytoplasmas der Schwann-Zelle sind in die äußeren Anteile der paranodalen Markscheiden eingefügt (*Pfeil*), in denen eine erhöhte Anzahl von Glykogengranula enthalten ist. Ein kleineres sog. Axon-Schwann-Zellnetzwerk ist im unteren Abschnitt der Nervenfaser in **a** durch *Pfeilköpfe* gekennzeichnet. Tubuläre und vesikuläre Komponenten des Axons sind über dem Schnürring in **a** und **b** angehäuft; dadurch sind vermutlich die proximalen Abschnitte des Schnürrings im Hinblick auf das Perikaryon gekennzeichnet. Glykogen-ähnliche Granula sind häufiger in der distalen paranodalen Region des Axons zu finden. Das nodale Segment des Axons ist ungewöhnlich dicht in **a**.
c s. S. 75

oder mehrerer Internodien (GOMBAULT 1880). Die Markscheiden zerfallen, zumeist vom Paranodium und den Schmidt-Lanterman-Inzisuren ausgehend, und es kommt zu einer erheblichen Preliferation der Schwann-Zellen, die bei wiederholten segmentalen De- und Remyelinisationen zu sog. Zwiebelschalenformationen führen (Abb. 13a, b; 98–100; 114b, c; 115, 118c, 123d, 194–198, 203, 206, 207, 209) (s. unten). Die *physiologischen Eigenschaften* demyelinisierter Axone sind stark beeinträchtigt; es kann u. a. zu ektopischen Entladungen kommen (KAPOOR et al. 1997).

Verschiedenartige, z. T. recht pleomorphe, ätiologisch und pathogenetisch noch keineswegs alle geklärte Veränderungen an den nichtkompaktierten Mark-

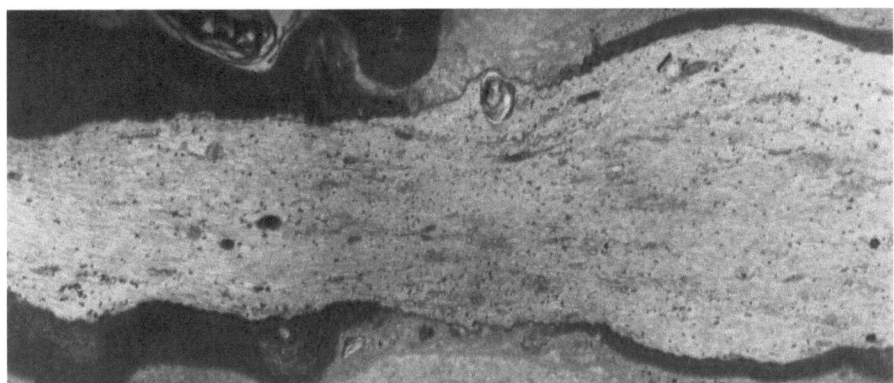

c

Abb. 16. c Remyelinisiertes Internodium mit einer dünnen Markscheide auf der rechten Seite gegenüber einem vermutlich präexistenten dicken Markscheidensegment auf der linken Seite. Myelin-ähnliche Figuren sind sowohl im Axon als auch in der Markscheide vorhanden. **a** × 8000; **b** × 12000; **c** × 11000. (Nach SCHRÖDER 1996)

scheidenabschnitten der Schmidt-Lanterman-Inzisuren und Paranodien sind in Abb. 17–21 wiedergegeben.

Myelinisierung von 2 Axonen durch eine einzelne Schwann-Zelle: KUSAKA et al. (1992) haben elektronenmikroskopisch eine Schwann-Zelle abgebildet, die Markscheiden um 2 Axone mit unterschiedlichem Durchmesser im N. suralis eines 45jährigen Mannes mit einer Mononeuritis multiplex bildete. Die Schwann-Zellfortsätze bildeten Spiralen in der gleichen Richtung um jedes Axon, wobei sie jeweils ein separates Mesaxon aufwiesen.

Myelinisierung eines marklosen Axons: Vereinzelt haben wir in einer Markscheide ein Axon gefunden, das seinerseits bereits von einer weiteren Schwann-Zelle umhüllt wird mit dazwischen liegendem Extrazellulärraum und Basallamina (Abb. 29 b).

Subtilere Störungen an den Paranodien durch einen abnormen Ansatz von Markscheidenlamellen am Axon haben wir beim Cockayne-Syndrom (Abb. 141 b), bei der HMSNX (Abb. 122) und der myotonischen Dystrophie sowie der Einschlußkörpermyositis gefunden (Abb. 131, 132, 213). Kompaktierungsstörungen der inneren Markscheidenlamellen sind ebenfalls eine Folge einer abnormen Remyelinisation (Abb. 103, 122). Auch Makrophagen (s. unten) beteiligen sich am Abbau der Markscheiden (Abb. 123 b, 194 b, 196). Gleichzeitig kommt es zu Störungen der Blut-Nerven-Schranke (s. unten).

Neuropathien mit Zwiebelschalenformationen: CHOU (1992) hat immunhistochemisch und ultrastrukturell die o.g. Neuropathien klassifiziert. Mit den 7 verwendeten Antikörpern ließen sich mindestens 4 nosologisch unterschiedliche Typen der Neuropathie durch Identifizierung der Zellkomponenten unterscheiden:

1. primär Schwann-Zellen ohne Perineuralzellen oder Makrophagen bei Charcot-Marie-Tooth- oder Dejerine-Sottas-Krankheit;
2. vorwiegend Schwann-Zellen, aktivierte Makrophagen und einige wenige Fibroblasten bei CIDP und lokalisierter hypertrophischer Mononeuritis;

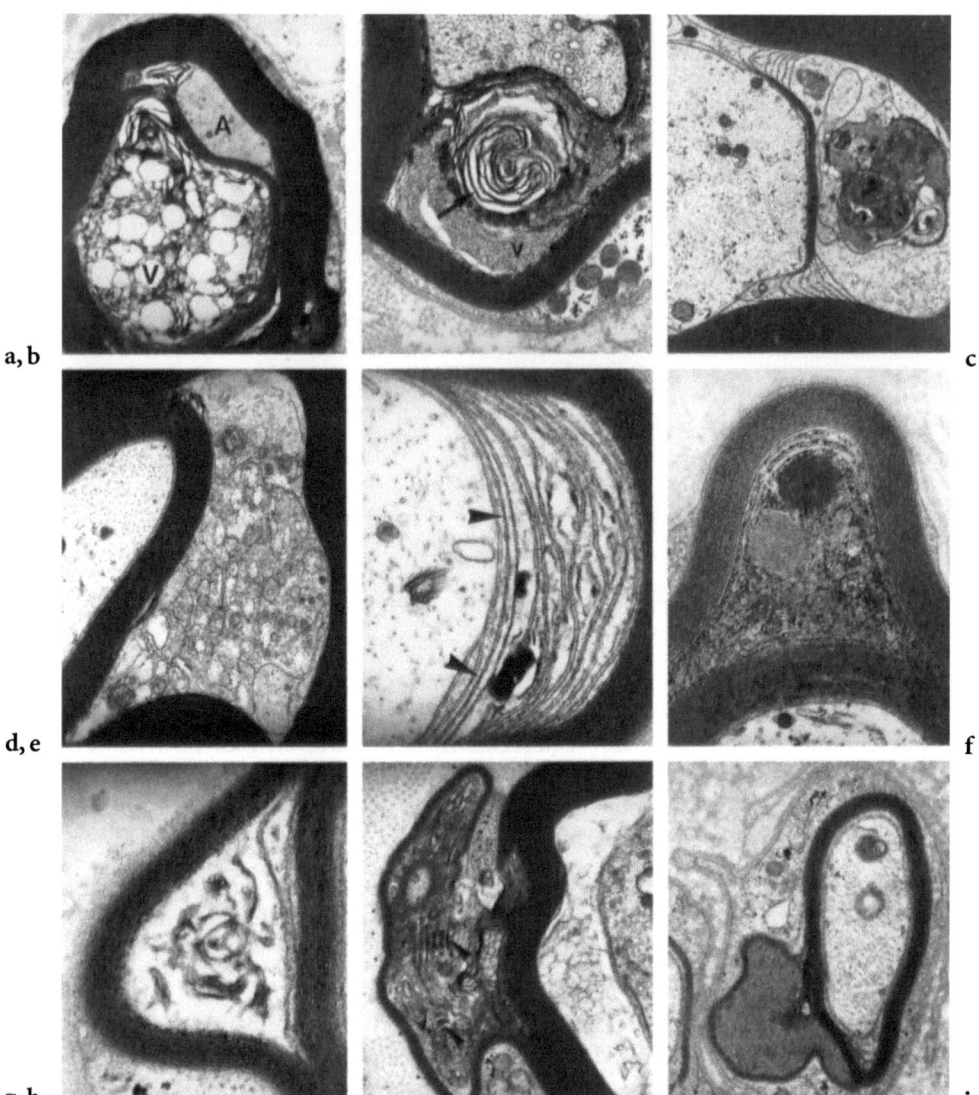

Abb. 17a–i. Allgemeine Reaktionen der Schmitt-Lanterman-Inzisuren. **a** Angrenzend an ein atrophisches Axon (A) und eine Schmitt-Lanterman-Inzisur liegt eine Markschlinge, in deren Zentrum Markschlingen (V) multivakuolär degeneriert erscheinen (bei einem Fall mit Plasmozytom). × 4600. **b** In einer aufgetriebenen Inzisur fällt neben einem myelinähnlichen, konzentrisch lamellierten Körperchen (V) eine feinvesikuläre Auflösung der Markscheiden (*Pfeil*) auf (dorsaler Ast des 5. Zervikalnerven bei einem Fall mit Torticollis spasmodicus). × 16200. **c** Pleomorphe Einschlüsse in einer Inzisur mit membranösen und granulären Komponenten unterschiedlicher Elektronendichte (bei einem Fall mit mutmaßlicher lysosomaler Speicherkrankheit). × 10000. **d** Multiple Fortsätze mit dichten Körperchen, membranösen und amorphen Einschlüssen in einer Inzisur (bei einem Fall mit autosomal-dominant erblicher Neuropathie). × 11000. *Fortsetzung s. S. 77*

3. primär Perineuralzellen und wenige Schwann-Zellen ohne Makrophagen bei traumatischen Amputationsneuromen und
4. ausschließlich Perineuralzellen bei den „hamartomatösen" Perineuriomen, die mit einer Neurofibromatose verbunden gewesen seien.

GOODRUM u. BOULDIN (1996) haben die Zellbiologie der Markscheidendegeneration und -wiederherstellung im peripheren Nervensystem zusammenfassend dargestellt. Zwei bis drei Tage nach einer Nervenquetschung haben einige Markscheiden ihre Periodizität verloren und bilden Myelinovoide. Phospholipide werden durch Phospholipasen zu freien Fettsäuren abgebaut. Diese freien Fettsäuren werden innerhalb der Schwann-Zelle wiederverwendet oder ausgeschieden und von außerhalb der Basallamina gelegenen Zellen aufgenommen. Freie Fettsäuren werden durch veresternde Reaktionen mit Cholesterin und Glyzerin wiederverwendet, so daß Cholesterinester und Glykolipide entstehen. Diese Abbauprodukte werden in Lipidtropfen gespeichert. Die De-novo-Synthese von Lipiden setzt sich mit abnehmender Geschwindigkeit während der ersten Tage nach der Verletzung fort, während die synthetisierten Lipide in die Markscheiden eingebaut werden. Während der Waller-Degeneration phagozytieren Makrophagen, die von zirkulierenden Monozyten-Makrophagen abstammen und in den degenerierenden Nerven eindringen, zerfallende Markscheiden. Nach einer Woche haben sie die Basallamina der Schwann-Zellen penetriert und phagozytieren die Ovoide. Nach 2 Wochen fangen die mit Abbauprodukten beladenen Makrophagen an, den intratubalen Raum (der Büngner-Bänder) zu verlassen. Der größte Teil der Hydrolyse von Myelin-Phospholipiden erfolgt innerhalb der Makrophagen und führt zur Bildung freier Fettsäuren. Etwa die Hälfte der freien Fettsäuren wird wieder in Phospholipide eingebaut, und das gesamte Cholesterin wird komplex an Apolipoprotein E gebunden, so daß Lipoproteinpartikel gebildet werden können. Die Lipoproteinpartikel werden nachher von myelinisierenden Schwann-Zellen über den LDL-Rezeptor aufgenommen und bei der Myelinsynthese wiederverwendet. Demnach sind zweifellos auch die Schwann-Zellen beim Abbau der Markscheiden beteiligt, was elektronenmikroskopisch zu belegen ist (Abb. 77a).

◄─────────────────────────────────

Abb. 17 *(Fortsetzung).* **e** Nichtkompaktierte Markscheidenlamellen mit osmiophilen, kondensierten membranösen Strukturen und umschriebenen Fusionen zwischen benachbarten Membranen verschiedene Lamellen (*Pfeilköpfe*) (bei einem 3jährigen Mädchen mit Friedreich-Ataxie). × 17000. **f** Elektronendichte und feingranuläre Substanzen im Bereich einer dilatierten größeren dichten Linie innerhalb einer Inzisur mit Lysosomen-ähnlichen Körperchen, wobei die unterschiedliche Elektronendichte der Einschlüsse auffällt (46jähriger Mann mit HMSN I). × 18700. **g** In dieser Inzisur sind irreguläre Membrankomponenten enthalten (gleicher Fall wie in e). × 46000. **h** Vorwölbung einer fokal aufgetriebenen komplizierten Inzisur, die desmosomenähnliche Strukturen (*Pfeilköpfe*) sowie vesikuläre und granuläre Komponenten enthält (Patient mit Kryoglobulinämie). × 16500. **i** Dilatation und Deformierung einer Inzisur mit feingranulärem Material homogener, mittlerer Elektronendichte (bei einem 1,5 Jahre alten Mädchen mit demyelinisierender Neuropathie unbestimmter Art). × 18700

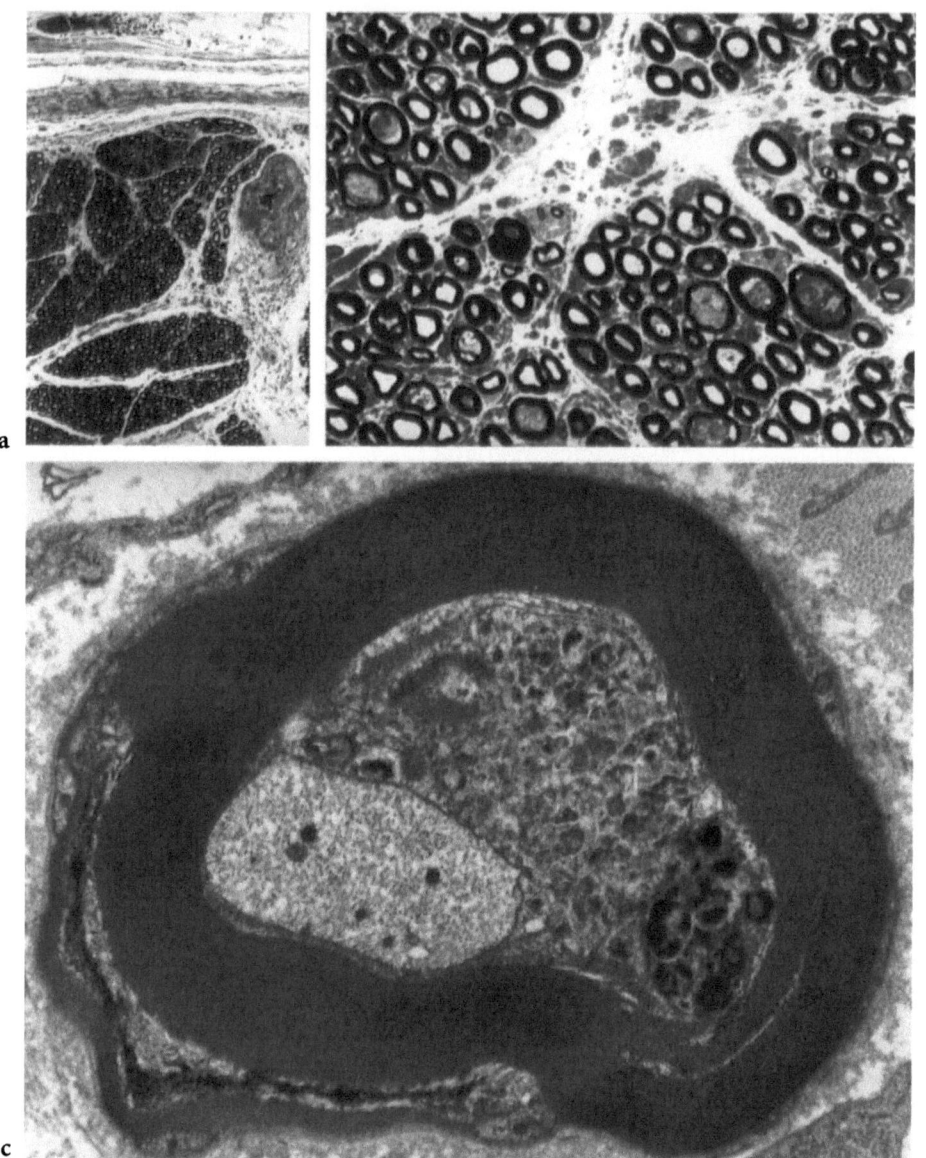

Abb. 18. N. hypoglossus nach „neck dissection" mit 3maligem Rezidiv (auch schon vor 5 und 10 Jahren) eines Zungengrundkarzinoms (63jährige Patientin von C. U. Fritzemeier, Düsseldorf). Ungewöhnlich zahlreiche und ausgeprägte Axoneinengungen durch pleomorphe Auftreibungen des adaxonalen Raumes oder Zytoplasmas der Schwann-Zelle (z.T. auch durch zerfallenden Phagozyten) bei dieser Form einer paraneoplastischen Neuropathie. a × 66; b × 426; c × 9800. (Nach SCHRÖDER 1987)

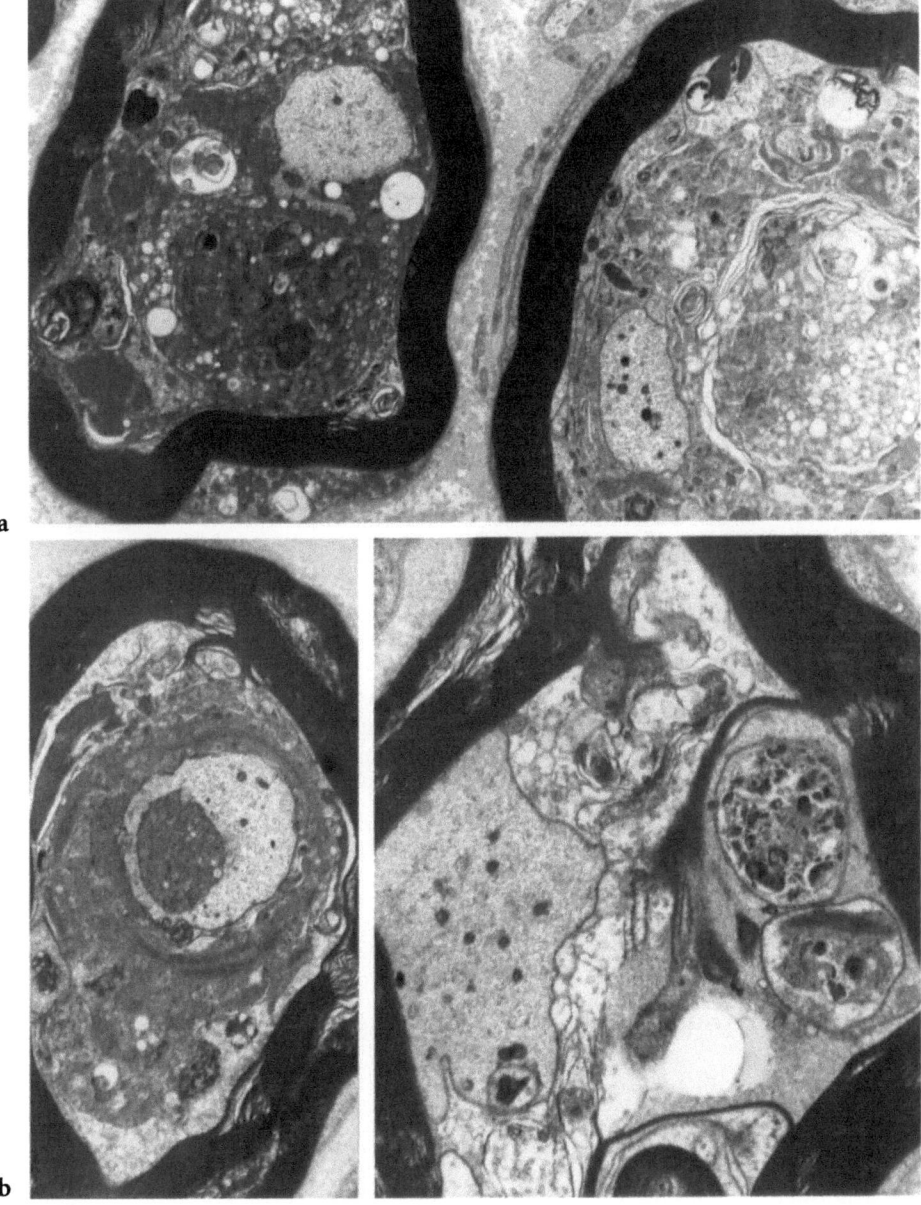

Abb. 19a–c. Pleomorphe adaxonale Einlagerungen bei dem gleichen Fall wie in Abb. 18. Während in a, b und c autophagolysosomale Strukturen mit vesikulären Zerfallsformen der Myelinlamellen dominieren, ist in c vor allem eine Ablagerung amorphen Materials um das Axon zu erkennen, das im Extrazellulärraum liegt. Daneben finden sich jedoch ebenfalls pleomorphe lysosomale Strukturen. Die adaxonalen Markscheidenlamellen sind in recht unregelmäßiger Art und Weise verbreitert und verändert. a × 7600; b × 9000; c × 12000

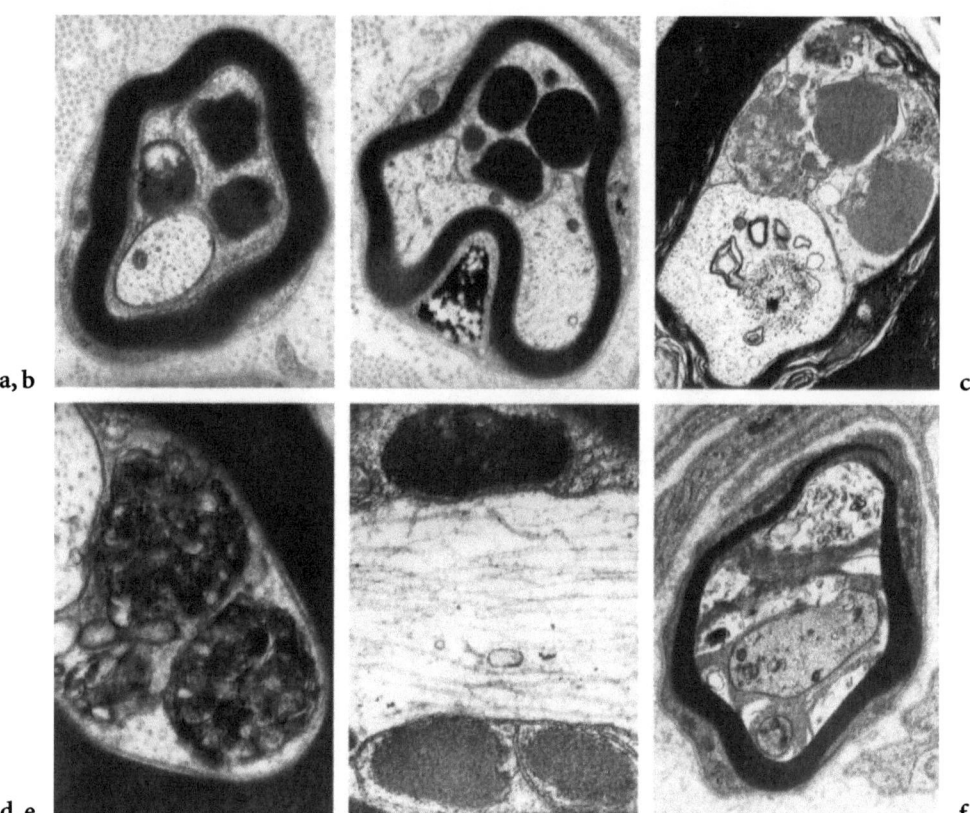

Abb. 20. Strukturierte Einlagerungen im adaxonalen Zytoplasma von Schwann-Zellen. Stark elektronendichte lysosomenähnliche Strukturen: **a** bei einer chronischen Neuropathie vom axonalen Typ unbekannter Ursache, **b** bei einem 19jährigen Mann mit HMSN Typ VI, Vizioli. a × 18 000; b × 15 000. **c** Weniger elektronendichte granuläre lysosomenähnliche Einlagerungen bei dem gleichen Fall wie in den Abb. 18 u. 19. × 13 000. **d** Pleomorphe Autophagolysosomen bei einem 16jährigen Jungen mit HMSN I. × 29 000. **e** Feingranuläre lysosomenähnliche Ablagerungen bei einem 44jährigen Mann mit CIDP. × 36 000. **f** Pleomorphe adaxonale Veränderungen mit teils vesikulärem Zerfall, teils homogenen oder granulären Ablagerungen in einem paranodalen Markscheidenabschnitt bei einem 21jährigen Mann mit HMSN I-Verdacht.
× 13 000

Intrazisternale Einschlüsse in Schwann-Zellen: VALLAT et al. (1982) haben abnorme intraergastoplasmatische 7–8 nm Mikrofilamente in Schwann-Zellen markhaltiger Nervenfasern beschrieben (vgl. Abb. 27 a, b). Ähnliche Veränderungen haben KUSAKA u. IMAI (1992) in einer Suralnervenbiopsie eines 74jährigen Mannes mit chronischer Neuropathie beobachtet. Auch die perinukleären Zisternen waren erheblich durch feingranuläre Substanzen und elektronendichte Globuli erweitert. Bei diesen Patienten bestand ein schlecht kontrollierter, nicht insulinabhängiger Diabetes mellitus seit dem 40. Lebensjahr. Es war eine partielle Gastrektomie wegen eines peptischen Magenulkus vorausgegangen, und der Patient trank ungefähr 100 g Alkohol täglich. Bei den Fällen von VALLAT et al. (1982) hat es sich um eine idiopathische sensorische Neuropathie, einen Fall mit Guillain-Barré-Syndrom und eine Hodgkin-Krankheit gehandelt. Bei diesen

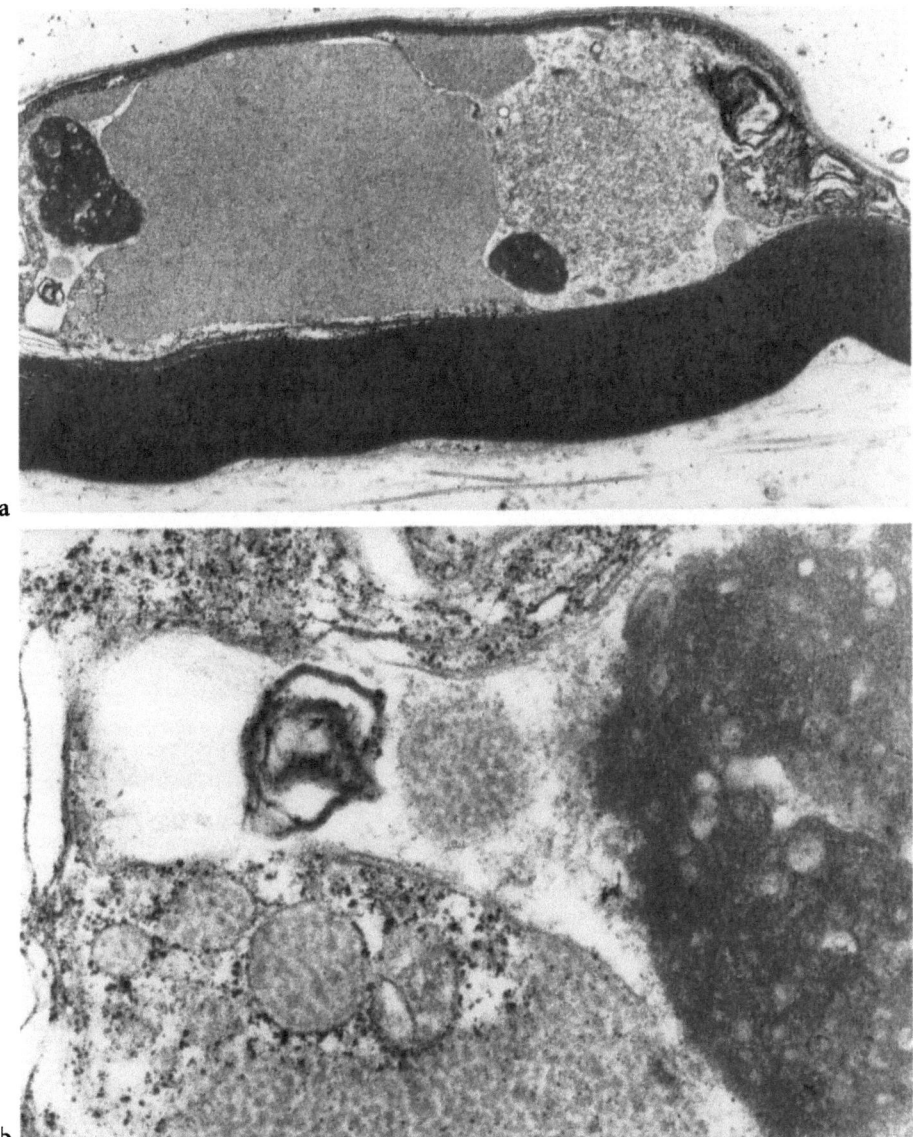

Abb. 21a, b. Ungewöhnlich ausgedehnte adaxonale granuläre Einlagerungen mit unterschiedlicher Dichte bei einem 60jährigen Mann mit Verdacht auf Autoimmunerkrankung.
a × 15 000; b × 93 000

letztgenannten Fällen war etwa die Hälfte der Schwann-Zellen markhaltiger Nervenfasern betroffen, während bei dem Fall von KOSAKA und IMAI nur wenige Schwann-Zellen involviert waren. Die Mikrofilamente haben demnach offenbar keine pathognostische Bedeutung.

Selten haben wir *mikrotubuläre Einschlüsse* im Ergastoplasma von Schwann-Zellen gefunden, so bei einer Adrenoleukodystrophie (Abb. 154a) und einer mitochondrialen Myopathie (Abb. 169b).

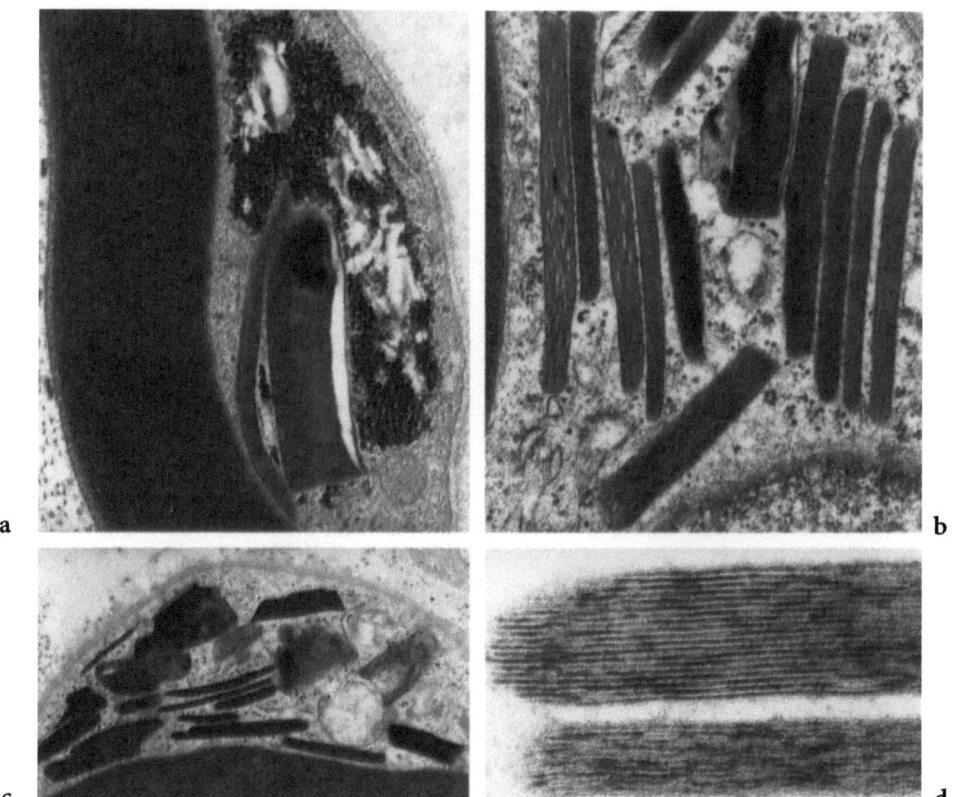

Abb. 22 a – d. Formvarianten von π-Granula bei verschiedenartigen Neuropathien. **a** Neuropathie vom teils axonalen, teils demyeliniserenden Typ. **b** Mitochondriale Myopathie bei einer 59jährigen Frau. **c, d** Chronische Neuropathie bei einem 54jährigen Mann. **a** × 46 000; **b** × 39 000; **c** × 13 000; **d** × 170 000

Vakuoläre Erweiterungen des Ergastoplamas in Schwann-Zellen: A. VITAL et al. (1986) haben bei einem 73jährigen Mann mit langdauernder peripherer Neuropathie vakuoläre Schwann-Zelleinschlüsse mit einem granulären Material beobachtet. Filamente waren darin nicht nachweisbar, wohl aber Ribosomen an der Außenseite der Vakuolenmembran. Darüber hinaus haben sie bei diesem Fall im Zytoplasma markloser Axone häufig kristalloide Einschlußkörper nachgewiesen, die nicht durch Bilder dokumentiert sind. Doch sind außerdem „filamentöse Körper" in Muskelfasern zwischen Sarkolemn und Myofibrillen abgebildet, bei denen es sich offensichtlich um Hirano-Körper handelt. Besonders umfangreiche und zahlreiche Vakuolen haben wir einmal bei einer urämischen Neuropathie beobachtet (nicht abgebildet), in einer deutlich anderen Form jedoch auch einmal bei einem Marfan-Syndrom (Abb. 135). Im übrigen können Erweiterungen des Ergastoplasmas in Schwann-Zellen auch als Zeichen einer aktiven Proteinsynthese gelten (Abb. 105b).

Kernveränderungen: Die Veränderungen an den Schwann-Zellkernen sind recht vielgestaltig (Abb. 24–27, 60, 69, 151, 185, 225d), die systematische Erfassung

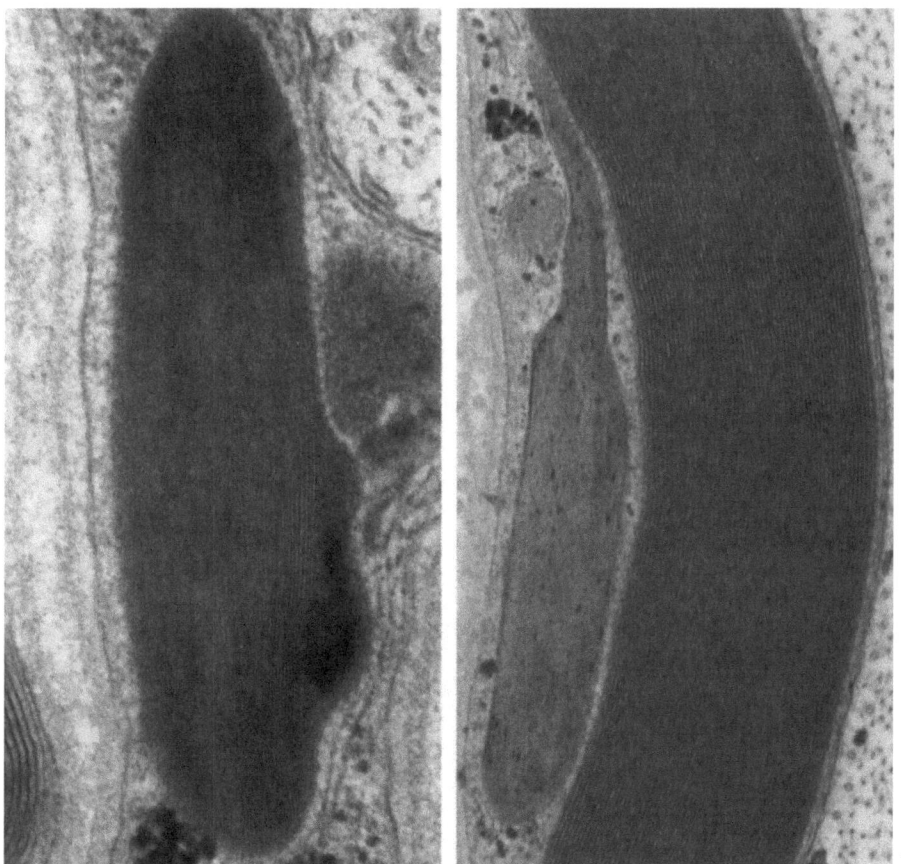

Abb. 23 a, b. Stärkere Vergrößerungen von π-Granula bei einem Fall mit Polyglukosankörpermyopathie. a × 110 000; b × 64 000

sowie die Aufklärung der Ätiologie und Pathogenese dieser Veränderungen befindet sich jedoch noch in einem bemerkenswert anfänglichen Stadium verglichen mit den Veränderungen an den Markscheiden und am Zytoplasma der Schwann-Zellen. Zu unterscheiden sind primäre Kernveränderungen z.B. bei hereditären Neuropathien (z.B. Apoptose; s. dort) von sekundären Veränderungen aufgrund einer Zellschädigung durch exogene Noxen [z.B. Intoxikation durch Zidovudin (s. dort) oder Virusinfektionen u.a.]. Kernveränderungen als Folge einer Degeneration endoneuraler Fibroblasten oder Makrophagen bei verschiedenartigen Neuropathien, insbesondere bei Vaskulitiden (GREHL u. SCHRÖDER 1991), sind in den Abb. 30 – 32 wiedergegeben.

Mitochondriale Anomalien: Abnorme Einschlüsse in den Mitochondrien sind in den Abb. 28, 152, 153, 162 – 172 erfaßt.

Phagozytose der Markscheiden: REICHERT et al. (1994) haben elektronenmikroskopisch in vivo und in vitro degenerierende gefrorene Nervensegmente und Neurome untersucht. Demnach überwiegen bei der Degeneration in vivo die

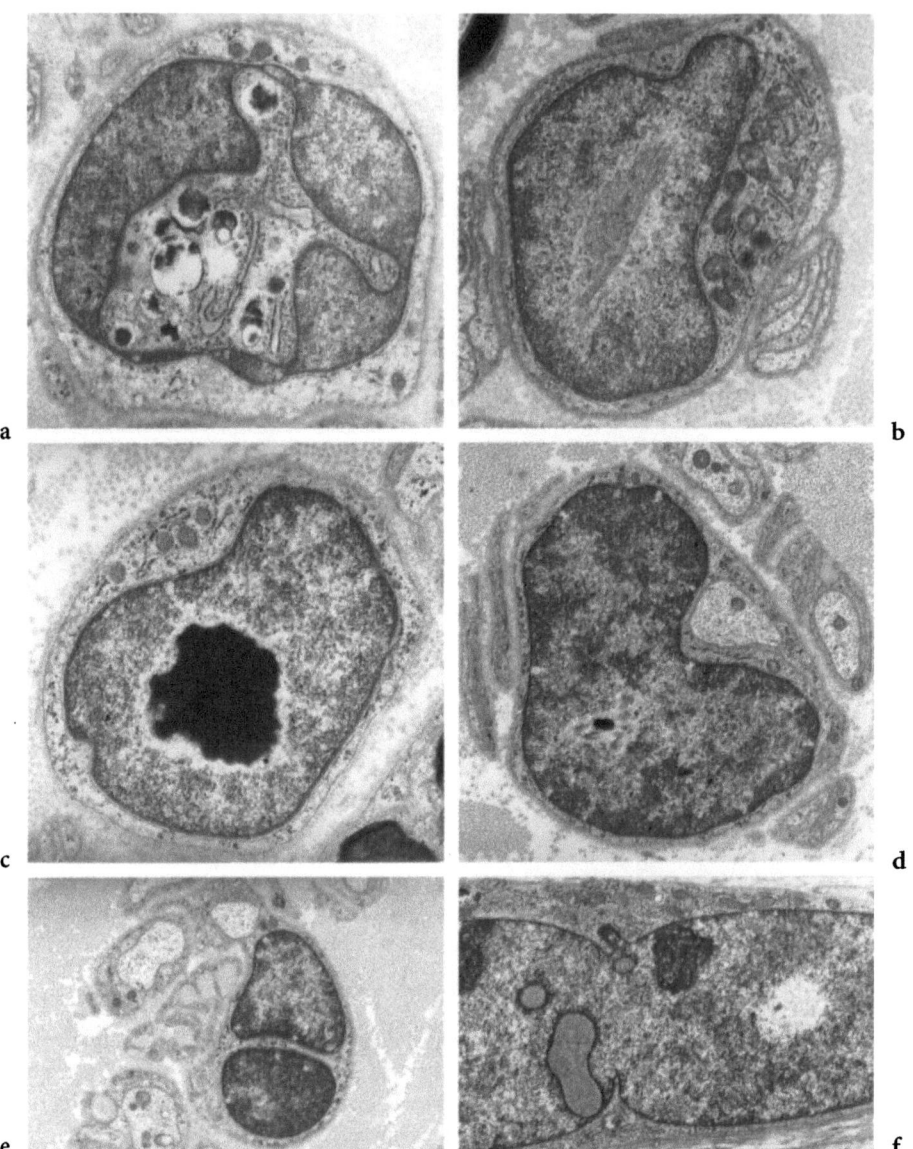

Abb. 24a–f. Verschiedenartige Kernveränderungen in Schwann-Zellen. **a** Ausgeprägte Zytoplasmainvaginationen mit granulärem endoplasmatischen Retikulum und mehreren Vesikeln, die unterschiedlich stark aufgelockerte osmiophile Substanzen enthalten (vermutlich lysosomale Strukturen bei Amyloidose vom AL-Typ). × 12400. **b** Abnorme Filamente in einem Schwann-Zellkern bei einer 52jährigen Frau mit Neuropathie vom axonalen und neuronalen Typ unklarer Genese. × 16000. **c** Umfangreicher homogener osmiophiler, nicht von einer Membran begrenzter Kerneinschluß bei einer 74jährigen Frau mit Neuropathie bei MGUS. × 18700. **d** Wesentlich kleinerer Kerneinschluß als in c im Kern einer Schwann-Zelle mit einem marklosen Axon (gleicher Fall wie in c). × 11000. **e** Doppelter Kernanschnitt, der Doppelkernigkeit vermutlich nur vortäuscht, in einem Schwann-Zellkern mit einem marklosen Axon (gleicher Fall wie in c und d). × 9000. **f** Ungewöhnliche, eingeschnürte Kernform mit fokaler Aufhellung und mehreren homogenen Zytoplasmaeinschlüssen bei einem 61jährigen Mann mit fortgeschrittener, chronischer Neuropathie bei Diabetes mellitus und entzündlichen Zellinfiltraten. × 7200

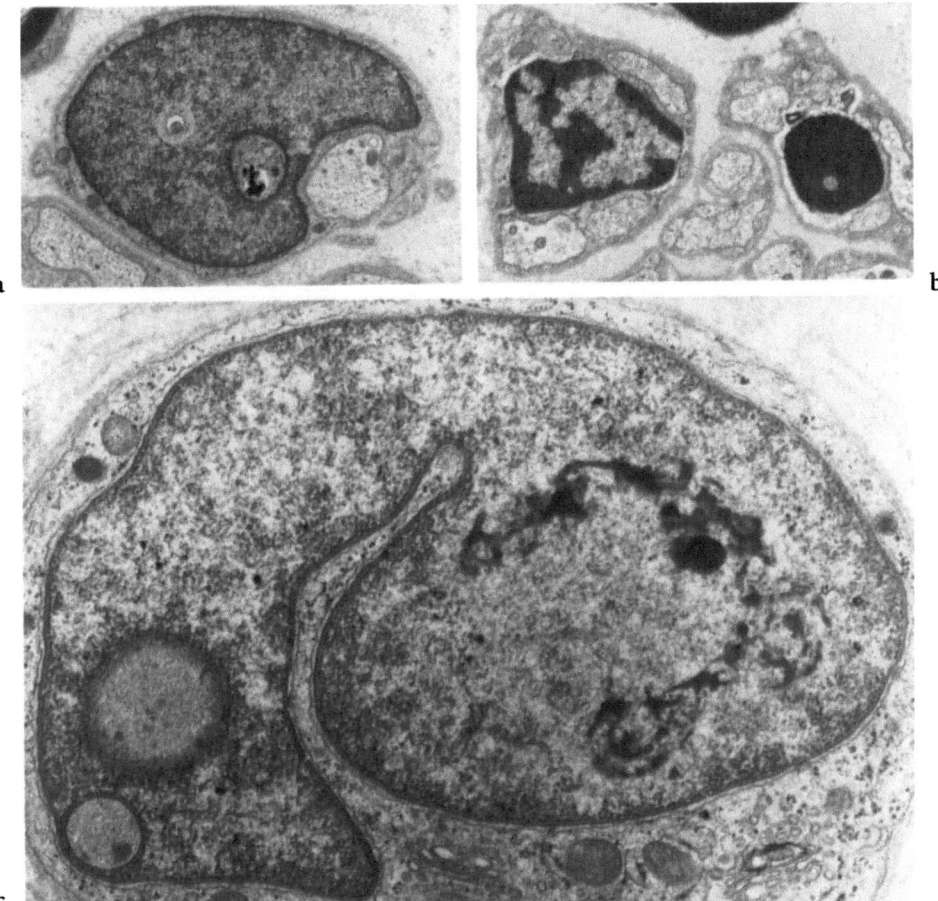

Abb. 25 a–c. Weitere Kernanomalien in Schwann-Zellen. **a** Ungewöhnlicher vakuolärer Kerneinschluß neben einer Zytoplasmainvagination. Letztere enthält eine Vesikel mit osmiophilen Substanzen (bei einem 62jährigen Mann mit demyelinisierender Neuropathie und Mikroangiopathie). × 11 000. **b** Hochgradig pyknotischer Kern (Apoptose) in einer Schwann-Zelle mit marklosen Axonen bei einem 2 Jahre und 7 Monate alten Jungen mit mutmaßlicher Adrenoleukodystrophie. × 12 000. **c** Mindestens drei verschiedene, z. T. schlierenartige, z. T. feingranuläre Kerneinschlüsse in einem durch eine Zytoplasmainvagination eingedellten Schwann-Zellkern bei einem 52jährigen Mann mit Polyneuritis (Patient von D. PONGRATZ, München). × 33 000

Schwann-Zellen und Makrophagen; in vitro aber die Schwann-Zellen bei der Degeneration und die Schwann-Zellen, Makrophagen und Fibroblasten in den Neuromsegmenten. Sowohl Makrophagen als auch Schwann-Zellen phagozytieren Myelin. Untersucht wurden MAC-1 (der C3b-Komplementrezeptor), MAC-2 (ein Galaktose-spezifisches Lectin), der Fc-Rezeptor und das F4/80-Antigen. Demnach exprimieren sowohl Makrophagen als auch Schwann-Zellen MAC-2 an ihrer Oberfläche und im Zytoplasma. Der verzögerte Abbau bei sog. W-Mäusen beruht auf einer mangelhaften MAC-2-Produktion. Die langsame Progression der Waller-Degeneration bei den W-Mäusen ist auf die langsame

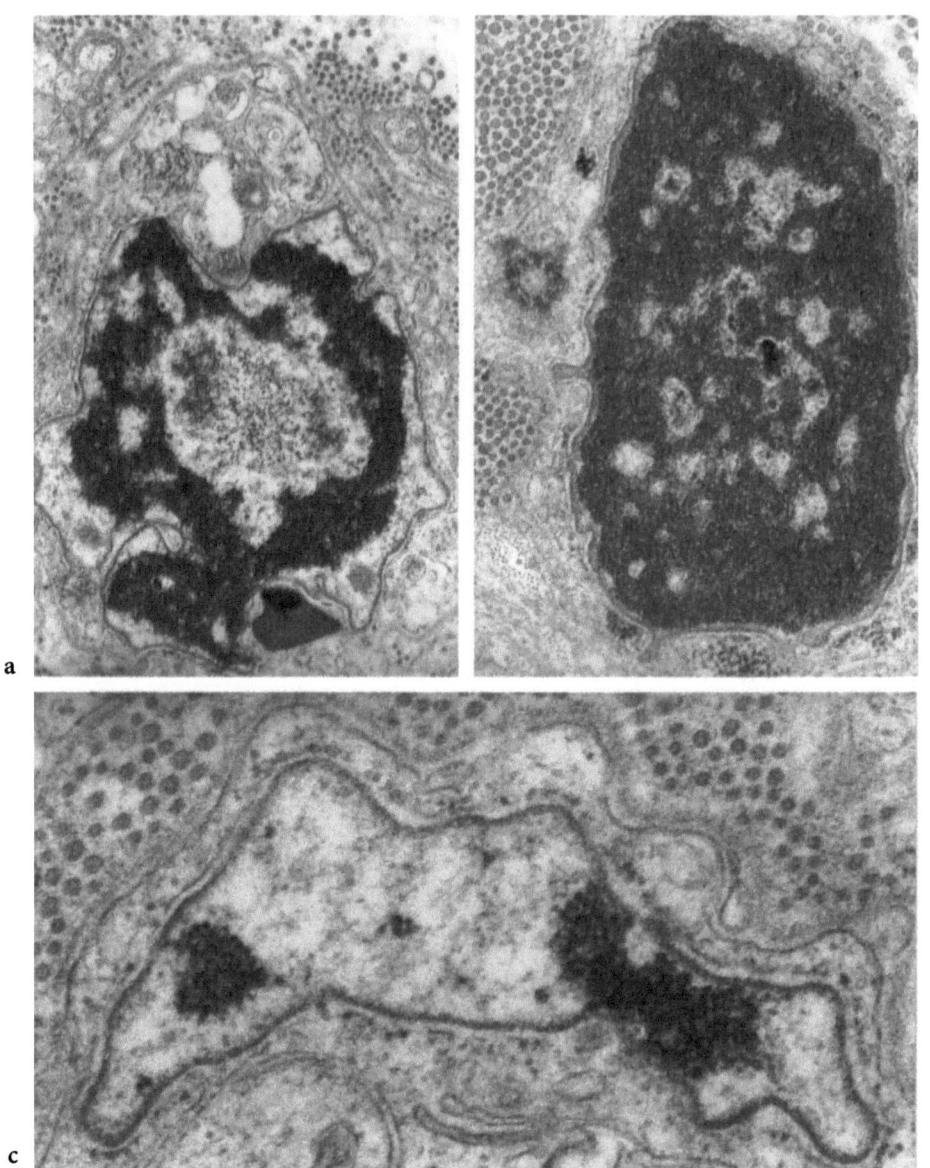

Abb. 26a–c. Weitere Kernveränderungen in Schwann-Zellen bei einer 58jährigen Frau mit chronischer Neuropathie vom axonalen Typ. **a** Ablösung des Heterochromatins von der inneren Kernwand und zentrale Aufhellung. × 25 000. **b** Kondensierter Schwann-Zellkern mit oberflächlichen Protrusionen und multiplen Aufhellungen. × 40 000. **c** Weitgehender Chromatinverlust in einem Kern einer Schwann-Zelle. × 64 000

Rekrutierung der Makrophagen zurückzuführen; doch sei das nur eine Teilerklärung; wichtiger sei, daß die Schwann-Zellen in der W-Maus nicht in der Lage sind, nach der Nervendurchschneidung in vivo MAC-2 zu exprimieren; in vitro jedoch wurde MAC-2 exprimiert, und es fand auch ein Myelinabbau statt. Das Galaktose-spezifische Lektin MAC-2 sei entscheidend für die nichtim-

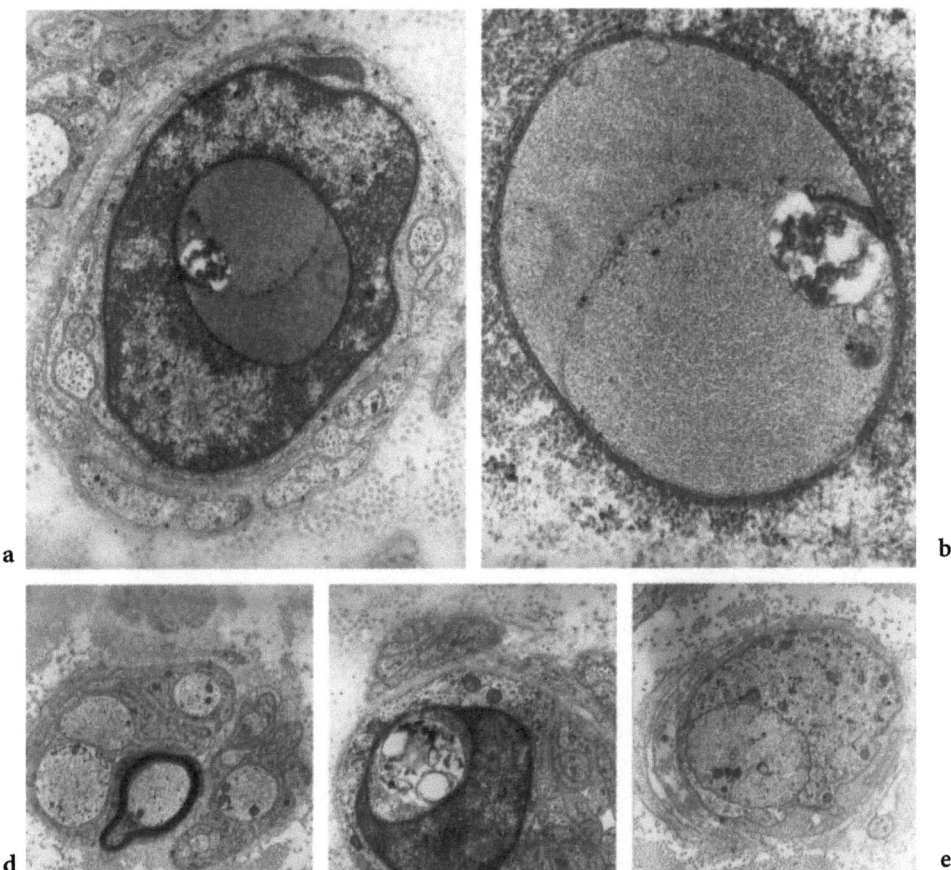

Abb. 27. a, b Abnorme Zytoplasmainvaginationen in einem Schwann-Zellkern mit Anhäufung teils quer-, teils schräg-, teils längsgetroffener filamentöser Komponenten in der Dimension von Aktinfilamenten (bei einem 57jährigen Mann mit Alkoholabusus). Darin ist außerdem ein vesikulärer Einschluß mit amorphen osmiophilen Komponenten enthalten. a × 20000; b × 44000. Bei dem gleichen Fall finden sich Regenerationsgruppen (c), weitere Kerninvaginationen mit vesikulären Komponenten (d) und ein demyelinisiertes größeres, ehemals markhaltiges Axon (e). c × 6700; d × 14000; e × 7800

munbedingte, Opsonin-unabhängige Phagozytose, nämlich die Lektin-ausgelöste Phagozytose. Dabei hemmt Galaktose und Laktose spezifisch die Myelinphagozytose, was darauf hinweist, daß MAC-2 bei der Lektinophagozytose involviert ist.

c) Reaktionen des Makrophagensystems im peripheren Nerven

Makrophagen sind ein wesentlicher Bestandteil des normalen PNS. Sie sind vermutlich kontinuierlich im Endoneuralraum anwesend und präsentieren Antigen gegenüber einwandernden T-Zellen. Sie sind konstitutiv MHC Klasse I-positiv und bei Erkrankungen die Hauptklasse II-positiven Zellen. Ihre prompte Bereitstellung aus der Zirkulation bei Erkrankungen nahezu jeder Art im peri-

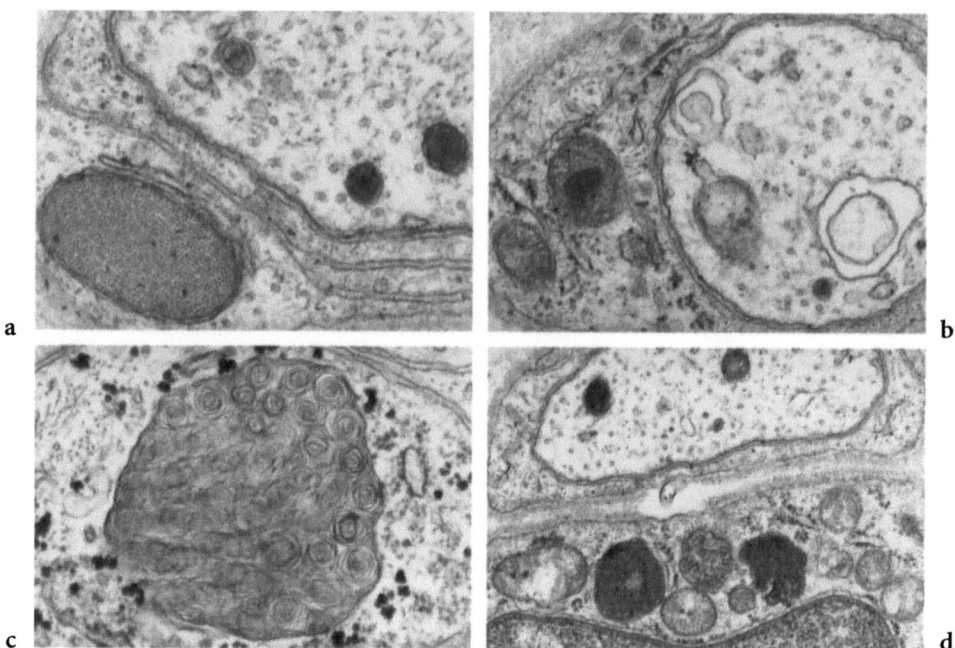

Abb. 28 a–d. Verschiedenartige Schwann-Zelleinschlüsse bei einem Fall mit demyelinisierender Neuropathie und ALS-Verdacht, tatsächlich aber mitochondrialer Myopathie. a Mitochondrion mit parakristalliner Anordnung granulärer Einschlüsse. × 59 000. b Mitochondrion mit amorphem globoiden Einschluß. × 45 000. c Multilamellär geringelter Einschluß. × 58 000. d Unterschiedliche lysosomale Strukturen neben und zwischen mehreren Mitochondrien. × 30 000

pheren Nervensystem hat 2 Implikationen für die diagnostische Auswertung menschlicher Nervenbiopsien (GRIFFIN et al. 1993):

1. Eine Vermehrung von Makrophagen (über die Zahl der normalen residenten Population hinaus) und ihre Aktivierung, gemessen an der erhöhten Expression von MHC Klasse II oder lysosomaler Marker wie IBB/11, stellen sensitive Marker für eine ablaufende oder rezent abgelaufene Krankheit im untersuchten Nervensegment dar. Die Autoren verwenden Makrophagenmarker bei jedem anfänglichen Auswerten einer Nervenbiopsie.
2. Abgerundete aktivierte Makrophagen bieten keinen Hinweis auf die Art des zugrundeliegenden Prozesses. Sowohl eine axonale Degeneration als auch eine Demyelinisation führt zu der Reaktion der Makrophagen. Die Expression von MHC Klasse II (SOMMER u. SCHRÖDER 1995), TNF-a (OKA et al. 1998) und IL-1β tritt bei nichtimmunologischen Prozessen wie der Waller-Degeneration ebenso auf wie bei immunbedingten Erkrankungen wie dem Guillain-Barré-Syndrom; diese Marker allein zeigen keinen Immunprozeß an.

Über die Bedeutung von Makrophagen bei der Degeneration und Wiederherstellung peripherer Nerven berichten PERRY et al. (1987), BONNEKOH et al. (1989) sowie PERRY u. BROWN (1992), wobei möglicherweise der Nervenwachs-

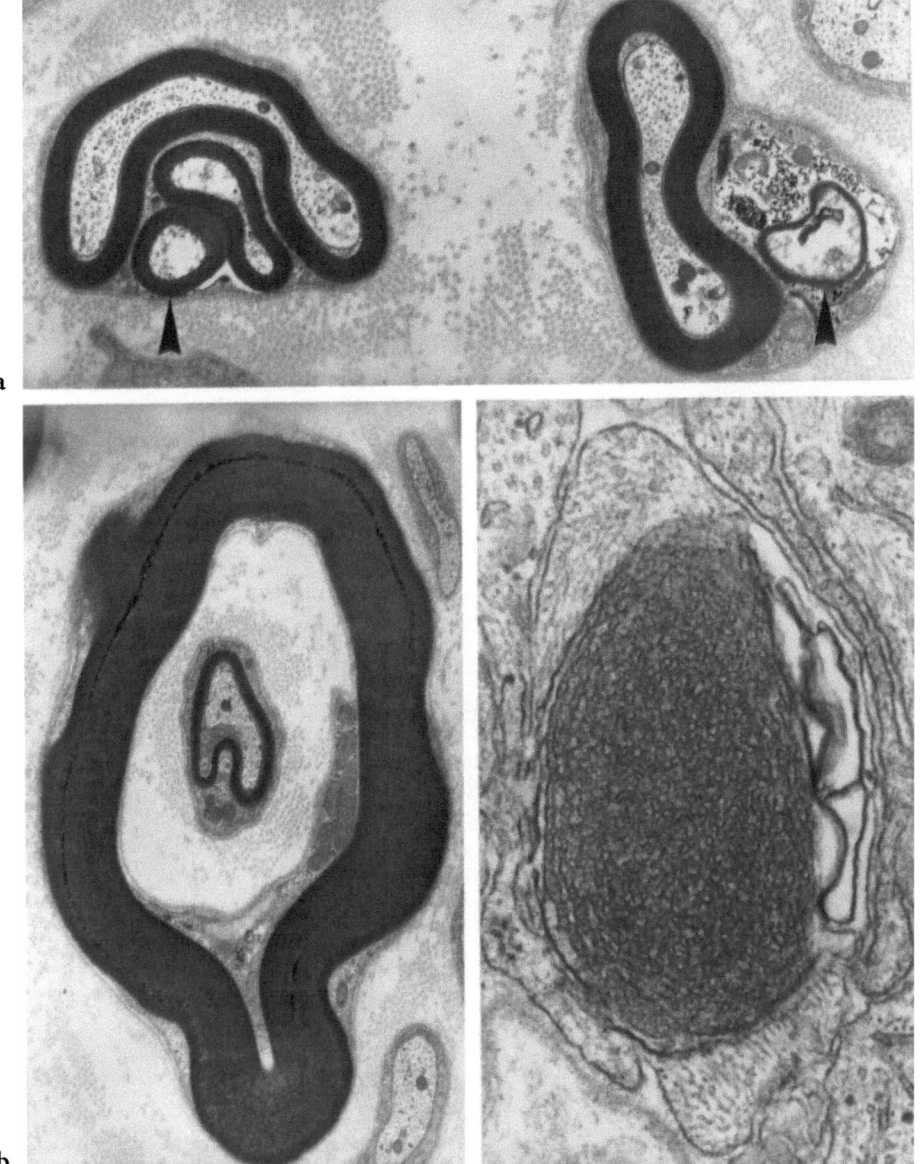

Abb. 29a–c. 52jähriger Patient mit Neuromyopathie ungeklärter Art. **a** Unterschiedliche μ-Granula (*Pfeilköpfe*) im adaxonalen Zytoplasma von Schwann-Zellen. × 15 000. **b** Transnodale Markscheidenverdoppelung mit einer sehr dicken Markscheide um eine sehr kleine Nervenfaser. Dazwischen liegen zahlreiche Kollagenfibrillen. × 13 000. **c** Tubulovesikuläre Strukturen in einem Schwann-Zellkomplex. × 77 000

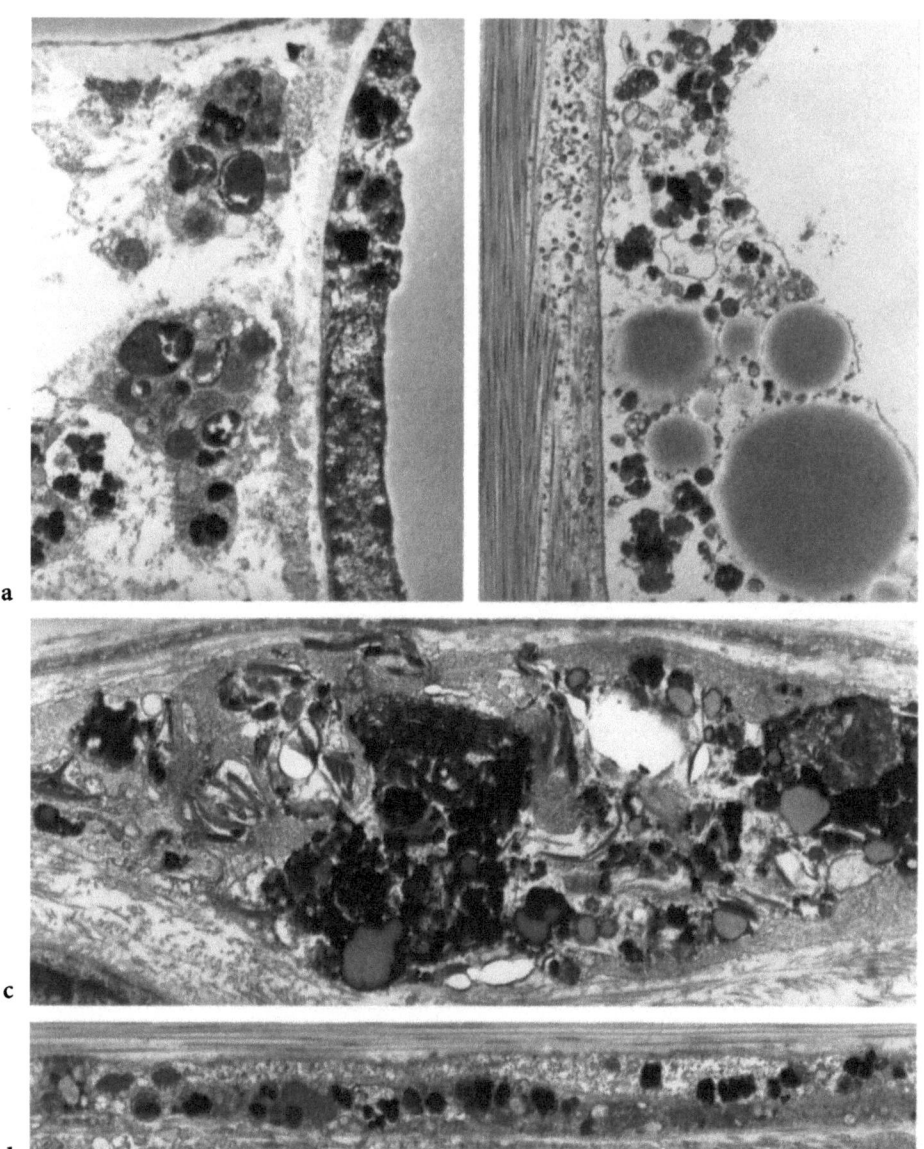

Abb. 30 a–d. Epineurale Siderose nach mutmaßlich traumatischer Nervenschädigung (bei einem 43jährigen Mann mit überwiegend demyelinisierender Neuropathie). Die zahlreichen lysosomenähnlichen Zytosomen enthalten überwiegend feingranuläre Substanzen, **a** im randständigen Zytoplasma einer Fettzelle mit homogener Lipidkomponente am rechten Rand, **b** zusammen mit großen Lipidtropfen in einer Endothelzelle, **c** zusammen mit großen Lipofuszinkörpern und membranösen Strukturen in einem Makrophagen (wobei die optisch leeren „Vakuolen" artifizielle Löcher im Epon darstellen) und **d** innerhalb einer Perineuralzelle. **a** × 940; **b** × 8300; **c** u. **d** × 10500

tumsfaktor (NGF) involviert ist (BROWN et al. 1991). Das Ausbleiben der Waller-Degeneration verhindert jedoch nicht die Regeneration im peripheren Nerven.

Die Synthese und Sekretion von Apo-E und anderer Moleküle sind unabhängig von der Bereitstellung von Makrophagen aus dem Blut in verletzten peripheren Nerven (AAMAR et al. 1992).

BRÜCK et al. (1994) berichten über die Kokultivation von Spinalganglien zusammen mit Makrophagen als einem In-vitro-Modell zur Analyse der Demyelinisation. Dem Membran-Attacken-Komplex (MAC) kommt dabei offenbar eine besondere Bedeutung zu (BRÜCK et al. 1995). In einem Übersichtsreferat faßt BRÜCK (1997) seine Auffassung über die Bedeutung der Makrophagen bei der Wallerschen Degeneration zusammen (s. oben: Phagozytose der Markscheiden).

Wichtig sind Makrophagen allerdings auch im Epineurium in Zusammenhang mit traumatischen Nervenschäden, Hämorrhagien (Abb. 30) und anderem.

d) HLA-DR-Antigen-(= MHC Klasse II-Molekül-)Expression im N. suralis

H. D. SCHRODER et al. (1988) haben 35 Suralisnervenbiopsien immunhistochemisch auf HLA-DR-Antigen untersucht. Demnach wird HLA-DR exprimiert in nichtmyelinisierenden Schwann-Zellen, Makrophagen, Gefäßendothelien und im Perineurium (vgl. Abb. 216). Die Zellen wurden durch immunfluoreszenzmikroskopische Doppelmarkierung identifiziert. Die HLA-DR-Expression ließ sich in allen Biopsien feststellen, war also nicht auf eine bestimmte Neuropathie begrenzt. Allerdings besteht eine Abhängigkeit zur Schwere und Aktivität der Neuropathie, was auch von SOMMER u. SCHRÖDER (1995) bestätigt wird. HLA-DR-exprimierende Makrophagen, die markhaltige Nervenfasern einschlossen, waren auffällig bei primär demyelinisierenden Neuropathien. T-Zellen ließen sich in 6 der 15 untersuchten Nerven feststellen. Ihr Vorkommen korrelierte mit mäßiggradiger bis ausgeprägter HLA-DR-Expression auf nichtmyelinisierenden Schwann-Zellen, und sie kamen während aktiver Stadien der Krankheit vor.

Auch nach ATKINSON et al. (1993) findet sich bei menschlichen Neuropathien eine Expression von MHC Klasse II-Molekülen an Endothelzellen und perivaskulären Zellen, aber nicht an Schwann-Zellen. Es wurden 12 Nervenbiopsien immunelektronenmikroskopisch mit der Pre-embedding-Technik mit Hilfe des monoklonalen Antikörpers LN3 nach Immunogold-Silber-Verstärkung untersucht. Viele perivaskuläre mononukleäre Zellen im Epineurium, Perineurium und Endoneurium exprimierten MHC Klasse II-Antigen und hatten die morphologischen Kennzeichen von Makrophagen. Zellfortsätze mit MHC Klasse II-Antigenexpression erstreckten sich auf das gesamte Endoneurium, oft nahe den Schwann-Zellen. Eine Expression war jedoch an Schwann-Zellen markhaltiger oder markloser Nervenfasern nicht nachweisbar. Die Endothelzellen epineuraler Blutgefäße zeigten eine Expression von MHC Klasse II-Antigenen auf ihrer luminalen Oberfläche häufiger als die der endoneuralen Gefäße. Demnach exprimieren die perivaskulären Zellen sowohl im Endoneurium als im Perineurium im allgemeinen Moleküle, die notwendig sind, um Antigen gegenüber $CD4^+$-T-Lymphozyten zu präsentieren, während dieses bei Schwann-Zellen nicht der Fall ist.

e) Endoneurale Fibroblasten

Die endoneuralen Fibroblasten degenerieren bei verschiedenen Neuropathien in unspezifischer Weise (Abb. 31–33). Doch ist dies bei entzündlichen Neuropathien besonders häufig der Fall (GREHL u. SCHRÖDER 1991), so daß diesem Phänomen eine gewisse diagnostische Bedeutung zukommt. Dabei löst sich zuerst das Zytoplasma auf, während der Kern zwar etwas geschrumpft und homogen strukturiert, aber in keiner Weise apoptotisch verändert erscheint.

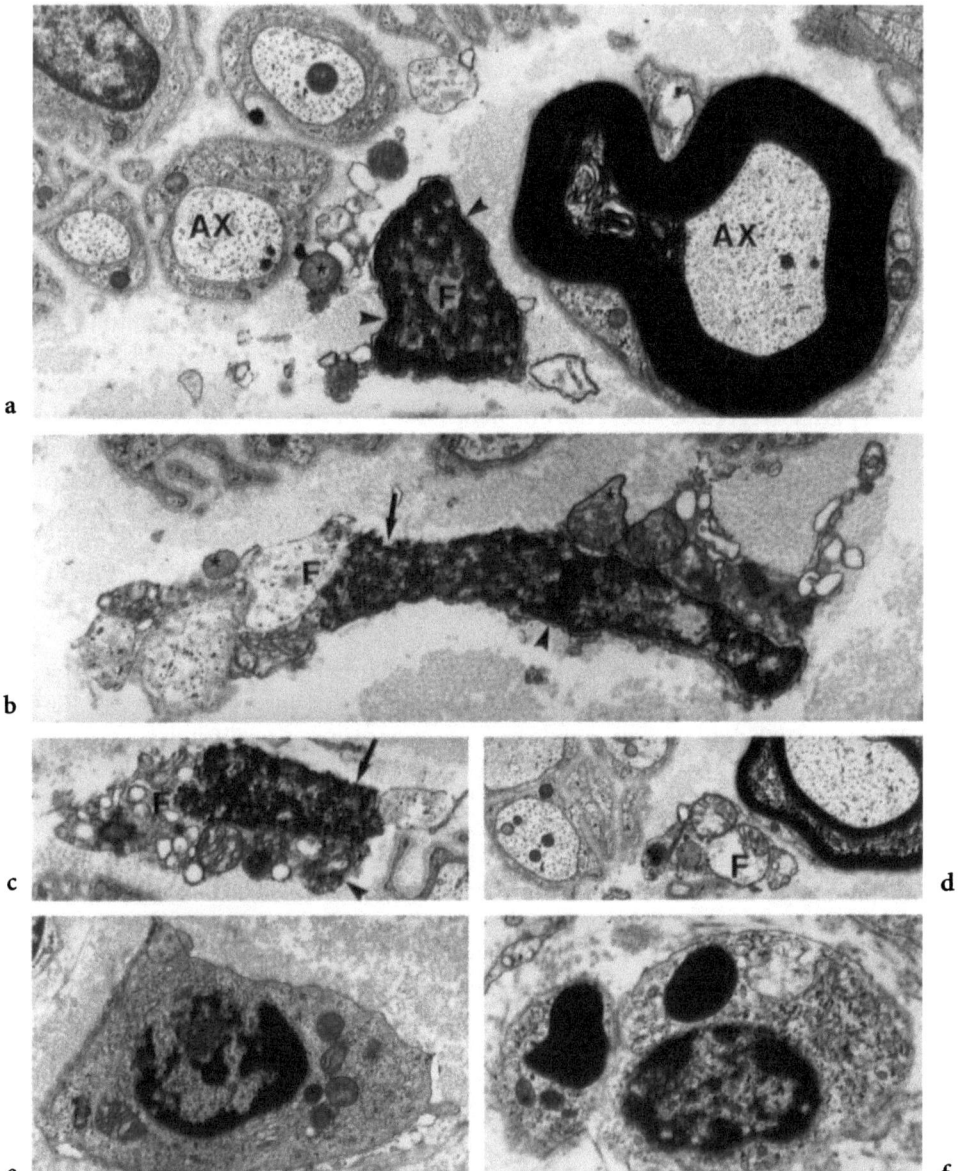

f) Mastzellen

KNORR-HELD u. C. MEIER (1990) haben die Zahl der Mastzellen in Suralisbiopsien des Menschen bei verschiedenen Neuropathien bestimmt, indem sie die Zellen gezählt haben, die eine Chlorazetat-Esterase-Aktivität aufwiesen. In den meisten Fällen ist die Dichte der Mastzellen deutlich höher im Epineurium als im Endoneurium. Die Dichte korreliert speziell mit demyelinisierenden Erkrankungen. HELLIWELL et al. (1990) diskutieren ebenfalls die Bedeutung der Mastzellen bei neuromuskulären Erkrankungen. Bei entzündlichen Erkrankungen, auch bei Vaskulitiden, sind die Mastzellen vermehrt und in unterschiedlichem Ausmaß degranuliert (Abb. 32 b, c; 236).

Experimentelle Mastzelldegeneration und ihre Wirkung auf die Blut-Nerven-Schranke: HARVEY et al. (1994) berichten über die Störungen der Blut-Nerven-Schranke (BNS) im N. tibialis der Ratte nach Injektion der Substanz C 48/80, wobei sie die BNS-Permeabilitätsveränderungen mit Hilfe der endoneuralen Anreicherung Evans-Blau-markierten Albumins bestimmt haben. Sie folgern, daß die *Mastzellen* im Nerven auch ohne primäre Immunreaktionen ausgeprägte, vorübergehende Änderungen der BNS und des endoneuralen Flüssigkeitsgehaltes bewirken können, ohne die Erregungsleitung zu beeinflussen.

g) Störungen der Blut-Nerven-Schranke (BNS)

BOULDIN et al. (1991) haben den zeitlichen Verlauf einer Blutnervenschrankenstörung nach verschiedenen Nervenschädigungen untersucht: Bei der Tellur-Neuropathie (vgl. LAMPERT u. GARRETT 1971; BERCIANO et al. 1998), der Rizin-Neuropathie sowie der Waller-Degeneration nach Nervendurchschneidung und Nervenquetschung. Beim Zusammenbruch der BNS spielen T-Zellen eine Rolle (SPIES et al. 1995). Die Permeabilität der Blut-Nerven-Schranke wurde mit einem fluoreszinierenden Dextran (Molekulargewicht 4000) von 3 Tagen bis 19 Wochen nach Beginn der Neuropathie untersucht (BERCIANO et al. 1998). Die Störung der Blut-Nerven-Schranke (BNS) trat während der ersten 2 Wochen bei allen 4 Modellen einer Neuropathie auf. Die Wiederherstellung der BNS gegenüber Dextran begann nach 4 Wochen und war vollständig nach 15 Wochen bei der Tellur-Neuropathie, einem Modell einer demyelinisierenden Neuropathie; ebenso nach der Nervenquetschung. Demgegenüber blieb die BNS-Störung auch über 14 Wochen hinaus bei der Rizin-Neuropathie bestehen, welche ein Modell

---

Abb. 31a–f. Degenerierende endoneurale Fibroblasten sind durch ein F gekennzeichnet. Die Defekte der zytoplasmatischen Membran der Fibroblasten sind durch *Pfeilköpfe* angezeigt, diejenigen der Kernmembranen durch *Pfeile*. Die markhaltigen und marklosen Axone (*AX*) in der Nachbarschaft der degenerierenden Zellen sind gut erhalten. Einige Mitochondrien (*) und andere Organellen der Fibroblasten sind bereits im Extrazellulärraum gelegen und werden nicht mehr von einer Zytoplasmamembran umgeben. Das Kernchromatin in den degenerierenden Zellen ist kondensiert. In e ist die Kernmembran nur unvollständig erhalten. In f kommen stark osmiophile Zytosomen vor, die an solche in eosinophilen Granulozyten oder Melanozyten erinnern. a × 13000; b × 15200; c × 14300; d × 10600; e × 12000; f × 13500. (Nach GREHL u. SCHRÖDER 1991)

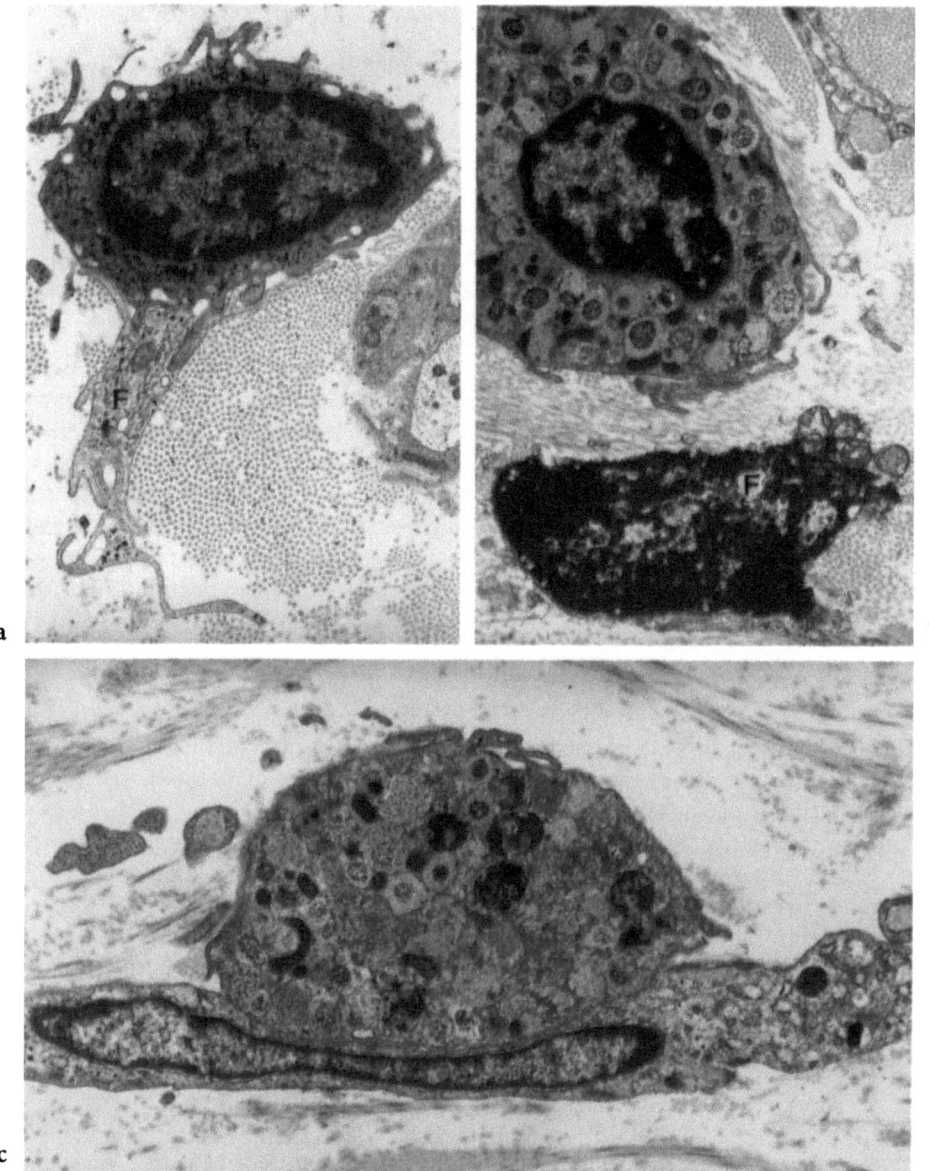

Abb. 32a–c. Enger Kontakt zwischen einem erhaltenen endoneuralen Fibroblasten (*F*) und einem Lymphozyten bei einem Patienten mit schwerer Neuropathie aufgrund einer IgM-Kryoglobulinämie. Mastzellen sind in der Nachbarschaft eines degenerierenden (**b**) und in engem Kontakt mit einem erhaltenen (**c**) endoneuralen Fibroblasten bei einer Panarteriitis nodosa zu sehen. **a** × 12000; **b** × 10400; **c** × 11900 (Nach GREHL u. SCHRÖDER 1991)

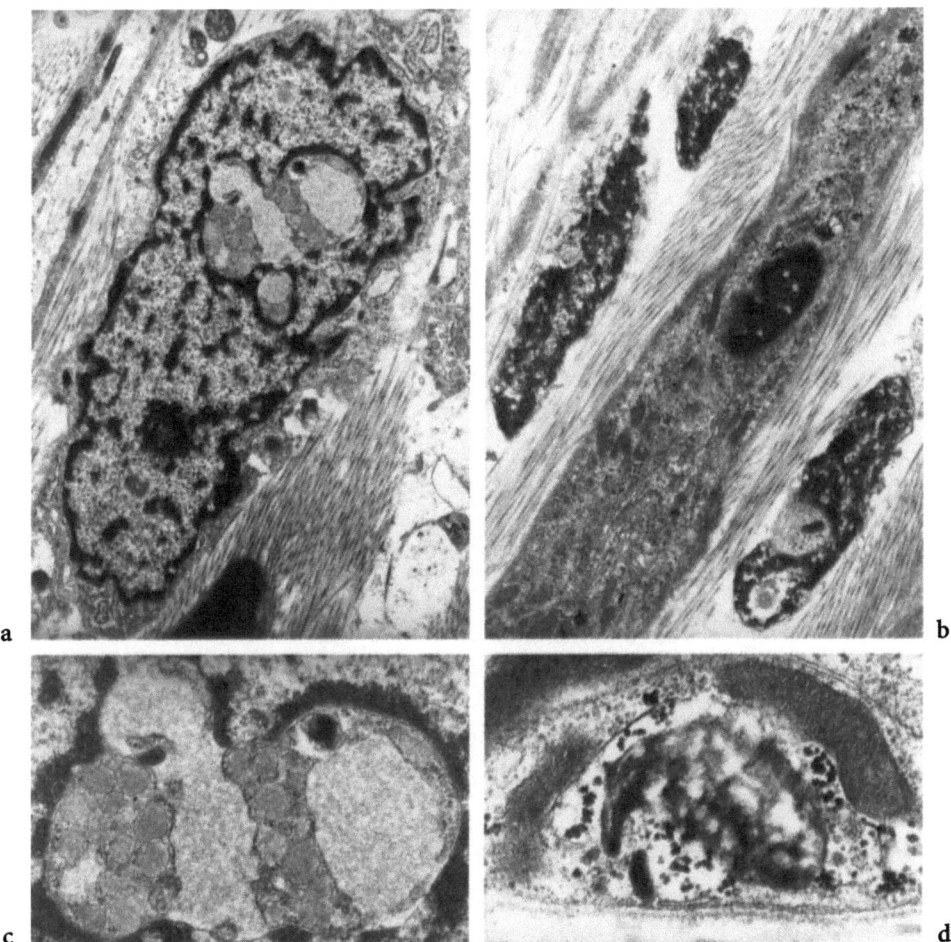

Abb. 33 a–d. Degenerierende endoneurale Fibroblasten bei einem 4 Monate alten Jungen mit Amnion-Infektionssyndrom und Multisystemerkrankung sowie Hydrozephalus. a Ungewöhnliche Zytoplasmaeinschlüsse im Kern mit mehreren Zisternen des endoplasmatischen Retikulums, die unterschiedlich dichte amorphe Substanzen enthalten. a × 9400. Stärkere Vergrößerung der Fibroblastenkerneinschlüsse in c. × 25000. b Mehrere degenerierende endoneurale Fibroblasten, die ihr Zytoplasma bereits fast vollständig verloren haben. d Vakuolisierte lysosomenähnliche Struktur im Zytoplasma einer Schwann-Zelle. × 43000

einer Neuropathie ohne axonale Regeneration und Remyelinisation darstellt, sowie nach der Nervendurchschneidung, ein Modell der Waller-Degeneration, das durch eine nur geringe axonale Regeneration in den distalen Stumpf gekennzeichnet ist. Die Autoren folgern aus ihren Untersuchungsergebnissen, daß die Veränderungen der BNS im Verlauf der Neuropathie bei den verschiedenen Neuropathietypen variiert und daß die Veränderungen abhängen von der Art der Nervenverletzung. Das Ausbleiben der Regeneration und der Remyelinisation der Axone bei der Rizin-Neuropathie oder nach Nervendurchschneidung ist möglicherweise auf eine persistierende Störung der BNS zurückzuführen, die bei diesen Formen der Neuropathie eintritt (vgl. aber Kapitel F., Lektine).

Bush et al. (1993) haben die Gefäßpermeabilität nach einer Nervenquetschung distal der Läsion untersucht. Die Gefäßpermeabilität gegenüber Serumproteinen ist erhöht. Sie wird beeinflußt von vielen Faktoren einschließlich anionischer Oberflächenspannung, endothelialer vesikulärer Transzytose und das Vorhandensein und die Abwesenheit fenestrierter Gefäße. Eine vorübergehende anionische Fenestration entwickelt sich an einer geringeren Zahl endoneuraler Gefäße (bei der Maus 4 Tage nach der Nervenquetschung); diese ist aber 14 Tage später nicht mehr nachweisbar, weder bei Mäusen noch bei Ratten. Die bekannte Zunahme der Permeabilität der endoneuralen Gefäße bei Ratten und Mäusen ist nicht verbunden mit einer reduzierten luminalen Markierung mit kationischem Ferritin im Bereich des physiologischen pH. Bei pH 2.0 ist die Glykokalyx-Schicht (z. B. in Gestalt von Kieselsäure) mit kationischem kolloidalen Gold unterbrochen, in einigen epi- und endoneuralen Gefäßen von Ratten 4 Tage nach der Schädigung, in größerer Menge jedoch nach 14 Tagen.

Durchlässigkeit der Blut-Nerven-Schranke bei hereditären und entzündlichen Neuropathien des Menschen: Nach Neuen et al. (1987), die 18 menschliche Suralnervenbiopsien und 2 Kontrollnerven miteinander verglichen haben, fand sich bei der HMSN vom Typ I eine Vermehrung der kleineren Serumproteine (Albumin und IgG) im Endoneurium, während bei dem Typ II der HMSN und der tomakulösen Neuropathie keine erhöhte Anfärbbarkeit im Endoneurium für Serumproteine nachweisbar war, obwohl ein ausgeprägter Nervenfaserausfall vorlag. Proteine mit höherem Molekulargewicht waren durch die Blut-Nerven-Schranke hindurchgetreten bei Fällen mit Polyneuritis und hypertrophischer Neuritis, unabhängig von dem Ausmaß der Nervenfaserveränderungen.

h) Reaktionen des Perineuriums; perineurales Fenster

Das Perineurium gewährleistet ein adäquates endoneurales Milieu für die Nervenfasern. Es ist nur im Endbereich der peripheren Nervenfasern offen, so daß es nicht essentiell für die Funktion der Nervenfasern sein kann. Nach Kontinuitätsunterbrechungen peripherer Nerven werden aussprossende Nervenfasern jedoch regelmäßig wieder von einem mitaussprossenden oder sich neu aus undifferenzierten Zellen bildenden Perineurium umgeben, auch wenn die Nervenfasern in mehr oder weniger kleinen Gruppen zusammenliegen oder aberrieren. Auf diese Weise bilden sich die für ein Neurom charakteristischen „Minifaszikel" (Schröder u. Seiffert 1970; Popovic et al. 1994). Eine ähnliche neuromatöse Neurotisation (Kompartimentalisation) tritt auch nach einer Nervenischämie (s. dort) auf, wenn der präexistente, aber nekrotische Nervenfaszikel oder Faszikelteil, in dem die Kollagenfibrillen, elastischen Fasern und Basalmembranen erhalten bleiben, die Zellen jedoch abgestorben sind, reinnerviert wird. Auch beim lipofibromatösen Hamartom des N. medianus kann es zu einer starken Septierung des Nerven durch Perineuralzellen kommen (Schober et al. 1985).

Das Perineurium ist auch maßgeblich an der Entstehung der Perineuriome und der Perineuriose beteiligt (s. dort).

Dicke des Perineuriums: Eine der häufigsten Veränderungen am peripheren Nerven besteht in einer Dickenzunahme des Perineuriums. Beim Diabetes mellitus sind insbesondere die Basalmembranen der Perineuralzellen reversibel verbreitet (s. dort). Auch CRISCI et al. (1994) berichten über Änderungen der Dicke des Perineuriums bei peripheren Neuropathien. Eine starke Dickenzunahme haben wir 3 Wochen nach der heterotopen Implantation heterologer Nerventransplantate gefunden (Abb. 43), bevor Entzündungszellen das Bild dominieren (SCHRÖDER 1972a, 1987). Letzteres entspricht weitgehend dem Bild der Perineuritis (s. dort). Auch die konzentrisch geschichteten Kalksalzablagerungen (Kalkosphäriten; vgl. Abb. 208; ANZIL u. PALMUCCI 1983; PAETAU u. HALTIA 1976; VAN LIS et al. 1979; KING et al. 1988) tragen zur Verdickung des Perineuriums bei.

Perineurales Fenster: NUKADA et al. (1992) berichten über eine Demyelinisation in einem nicht prolabierten Anteil des Endoneuriums im Bereich eines perineuralen Fensters mit reduziertem Blutfluß im Nerven. Das perineurale Fenster wurde durch chirurgische Inzision des Perineuriums erzielt, wodurch eine Hernie in den Epineuralraum hervorgerufen wurde. Diese Läsion stellt das Modell einer primären Demyelinisation da, deren Ursache unklar ist. Doch ist eine Ischämie als Ursache der Demyelinisation anzunehmen. Die Autoren haben daher den Blutfluß mit einem Laser-Doppler-Flußmesser vor und nach der perineuralen Öffnung im N. ischiadicus von Ratten untersucht und die räumliche Verteilung der demyelinisierten Fasern, insbesondere in der nicht herniierten Zone des Endoneuriums, bestimmt. Der Blutfluß im Bereich des perineuralen Fensters war signifikant reduziert auf einen durchschnittlichen Wert von etwa 50% des Wertes vor der Operation 10 min, 60 min und 6 h nach der Operation. Lichtmikroskopisch zeigten die meisten Fasern, die durch das perineurale Fenster vorgewölbt waren, nach 7 Tagen eine Demyelinisation. Eine fokale subperineurale Demyelinisation wurde auch in dem nichtherniierten Endoneurium in der angrenzenden subperineuralen Zone sowie proximal und distal des perineuralen Fensters festgestellt. Die endoneuralen Gefäße angrenzend an die perineurale Spalte erschienen komprimiert. Die Autoren vermuten daher, daß die Ischämie den Prozeß der Demyelinisation in dem perineuralen Fenstermodell mitbewirkt. Allerdings sind in deren Abb. 8 auch reichlich subperineurale marklose Nervenfasern im distalen Abschnitt, 7 Tage nach Etablierung des perineuralen Fensters, abgebildet, wobei regenerierte nicht von demyelinisierten Axonen unterschieden werden können.

Perineurale Einhüllung von Muskelfasern: MICHAELIS et al. (1991) berichten über einen Fall mit einem Myasthenia gravis-ähnlichen Syndrom, Beginn der Erkrankung mit Ptose im Alter von 6 Jahren und Entwicklung einer peripheren Schwäche 20 Jahre später. Die anschließende Muskelbiopsie ergab eine perineurale Umhüllung von Muskelfasern. Die Autoren vermuten, daß die Umhüllung von Muskelfasern durch Perineuralzellen das Milieu der Muskelfasern beeinträchtigt und die neuromuskuläre Überleitung stört. Die Hüllzellen zeigten eine positive Anfärbung mit Antikörpern gegen das epitheliale Membranantigen (EMA). Allerdings ließen die Zellen auf der elektronenmikroskopischen Abbildung keine eindeutigen Basalmembranen erkennen; es handelt sich lediglich um zytoplasmatische Fortsätze spindelförmiger Zellen mit den „Charakteristika von Perineuralzellen". Im übrigen sind bereits normalerweise intrafusale Muskelfasern von einer äußeren Kapsel umgeben, die nicht von einem Perineurium zu unterscheiden ist.

II. Spezielle Nervenläsionen

a) Kompression und Perkussion

Durch eine *Quetschung* werden die Axone komprimiert oder unterbrochen, sofern die Quetschung lang und stark genug ist. Durch eine *starke Erschütterung* des Nerven (Perkussionsverletzung), z. B. durch Schlag mit einem stumpfen Gegenstand und Kompression des Nerven gegen darunterliegende knöcherne Strukturen, kommt es zu einer Kombination von segmentalen Demyelinisationen mit periaxonalem und intramyelinischem Ödem sowie axonaler Unterbrechung. Ein Großteil der Sportverletzungen peripherer Nerven (KRIVICKAS u. WILBOURN 1998) gehört vermutlich hierher.

Bei *chronischer Nervenkompression* und Einklemmung resultiert eine Schwellung der Axone und des Nerven proximal der Kompressionsstelle mit leichter Verdickung des Perineuriums (MACKINNON et al. 1986) und im späten Stadium nach Monaten und Jahren eine Entwicklung von *Renaut-Körpern* (s. unten). Anfangs entsteht eine paranodale Markscheidenintussuszeption, segmentale Demyelinisation (mit Remyelinisation) und axonale Degeneration (mit Regeneration) (OCHOA et al. 1972). Derartige Veränderungen sind bei subklinischer Einklemmung des N. medianus am Handgelenk (*Karpaltunnelsyndrom*), des N. ulnaris am Ellenbogen und an anderen Nerven festgestellt worden. Am Fuß ist die *Morton-Metatarsalgie* (Abb. 36) Folge einer Druckwirkung, wobei jeweils eine druckbedingte Ischämie als pathogenetischer Faktor mitzuberücksichtigen ist (s. unten). Besonders häufig führen Bandscheibenvorfälle zu einer Nervenkompression; über klinische und prognostische Aspekte bei 73 Patienten mit einem dadurch verursachten *Ischias* berichten YUEN et al. (1994). Noch häufiger sind weitere Druckfolgen im Bereich der Wirbelsäule, die zu Rückenschmerzen führen. Derartige *Dorsopathien* sind die weitaus häufigste Berentungsursache (RASPE 1997). Darunter machen sog. unspezifische Dorsopathien (Rückenschmerzen), bei denen die Ursache nicht genau zu ermitteln ist, etwa die Hälfte der Fälle aus. Bei deren Begutachtung ist die 1980 von der WHO veröffentlichte „International Classification of Impairments, Disabilities, and Handicaps" (ICIDH) zu berücksichtigen.

1. Renaut-Körper

Renaut-Körper sind fusiforme endoneurale Strukturen (Abb. 34–36, 256 c), die vorwiegend an Stellen mit einer Nervenkompression lokalisiert sind. Sie nehmen oft mehr als 30% der Querschnittsfläche eines Nervenfaszikels ein (Lit. s. WEIS et al. 1993). Sie lassen sich bereits im Alter von einem Jahr im N. medianus in Höhe des Handgelenks nachweisen, d. h. im Karpaltunnel, einer der üblichen Kompressionsstellen. Hier steigt die Zahl mit dem Alter an. Vor der Geburt sind sie jedoch selbst an dieser Prädilektionsstelle noch nicht zu finden. Viele Zellen in den Renaut-Körpern ähneln Perineuralzellen oder Perizyten. Sie färben sich mit Antikörpern gegen Vimentin und epithelialem Membranantigen (EMA) und werden partiell von einer Basallamina umhüllt, die mit Antikörpern gegen Kollagen IV, Laminin und S-Laminin reagiert. Fokal akkumulierte Filamente und Bündel von 30–40 nm dicken Kollagenfasern bilden die Haupt-

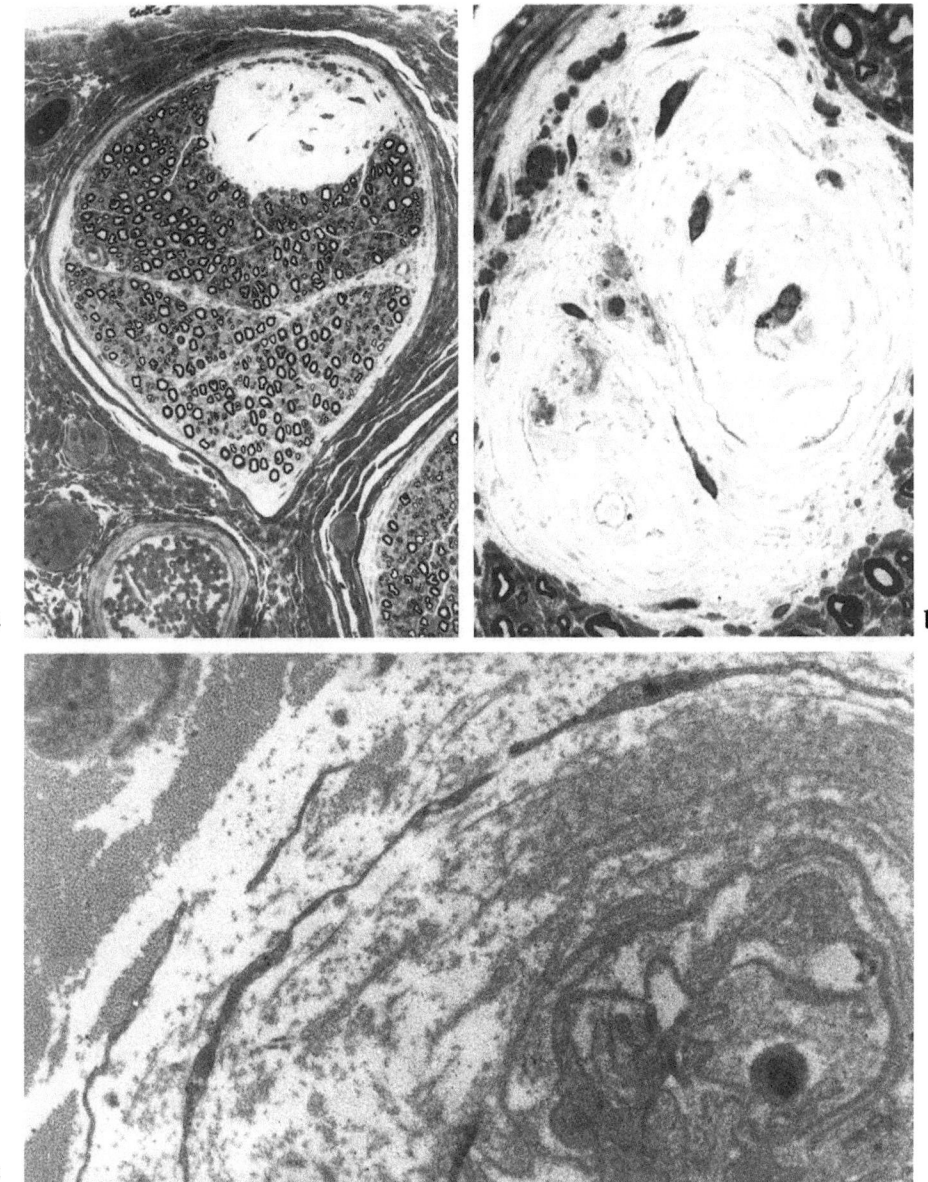

Abb. 34. a, b Renaut-Körper im N. suralis eines 20jährigen Mannes mit spinaler Muskelatrophie (Patient von U. BENEICKE, Duisburg). Die Veränderungen im Nerven liegen sonst im Grenzbereich der altersentsprechenden Norm. **a** × 157; **b** × 526. **c** Elektronenmikroskopische Vergrößerung des mutmaßlichen Initialstadiums eines Renaut-Körperchens bei hochgradig fortgeschrittener alkoholischer Neuropathie (55jähriger Patient von U. BENEICKE, Duisburg). Der Ausschnitt zeigt Zelldetritus, Basalmembranreste und Kollagenfibrillen im Bild *unten rechts*; ein Büngner-Band ist *links oben* zu erkennen. × 7000. (Nach SCHRÖDER 1987)

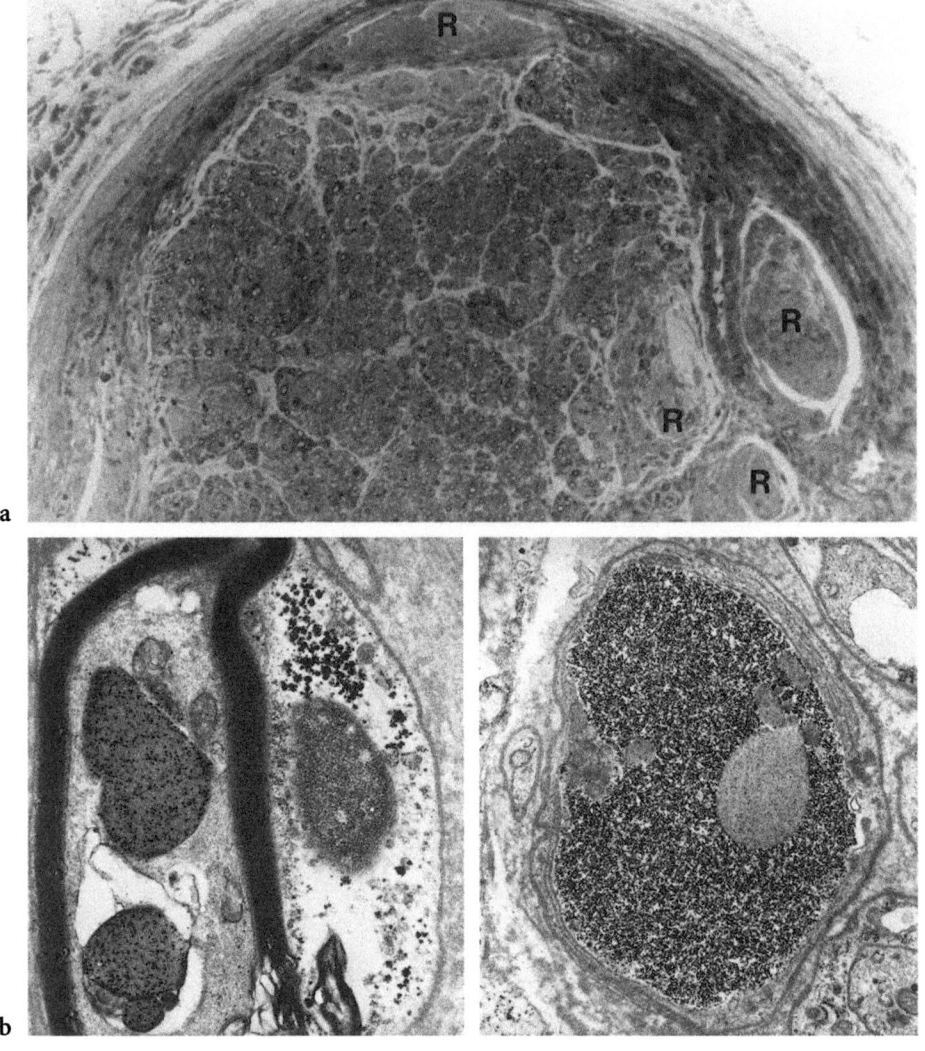

Abb. 35a–c. N. cutaneus femoris lateralis bei Meralgia paraesthetica eines 39jährigen Mannes. **a** Das Perineurium ist ungleichmäßig verdickt. An mehreren Stellen liegen Renaut-Körper (*R*). Die Zahl der großen markhaltigen Nervenfasern ist erheblich reduziert und das endoneurale Bindegewebe insgesamt vermehrt. × 206. **b** Eine markhaltige Nervenfaser enthält ungewöhnliche, z. T. vakuolig aufgetriebene lysosomenähnliche Zytosomen mit Glykogengranula im Axoplasma. Das Glykogen im Perikaryon der zugehörigen Schwann-Zelle ist vermehrt. × 16000. **c** Ein vermutlich demyelinisiertes Axon ist mit Glykogen überladen. Darin liegen einige Mitochondrien und ein Zytosom, das denen in **b** ähnelt. × 11000

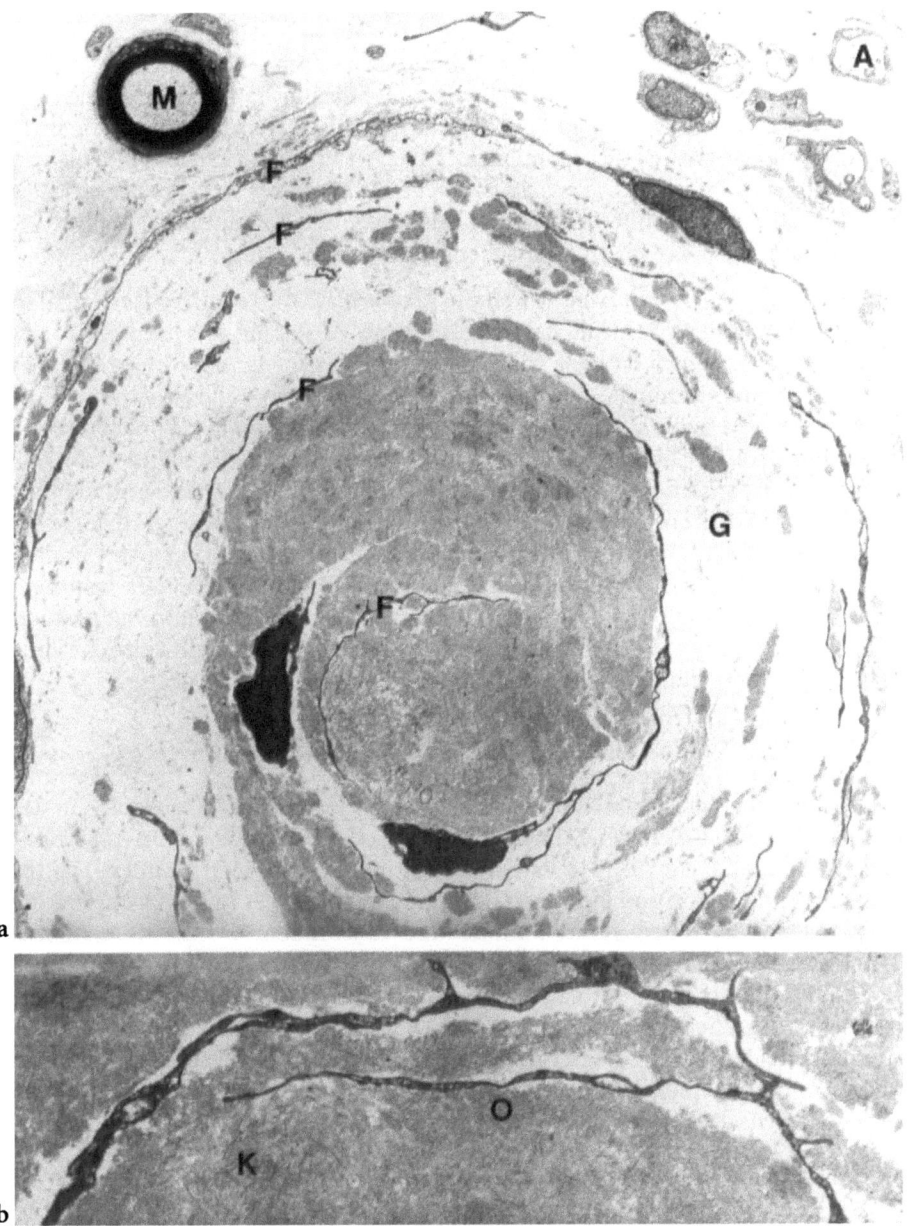

Abb. 36. a Elektronenmikroskopischer Ausschnitt aus dem N. digitalis plantaris proprius zwischen III. und IV. Zehe (51jährige Patientin von H.-P. RICHTER, Günzburg) bei Morton-Metatarsalgie. Nur wenige markhaltige (*M*) und marklose Axone (*A*) sind erhalten geblieben. Stattdessen ist ein Renaut-Körper mit konzentrischer Vermehrung Fibroblasten-ähnlicher Zellen (*F*) und Anhäufung von Oxytalanfilamenten im Zentrum zu sehen, umgeben von granulären, mukoiden Substanzen (*G*). × 7500. **b** Stärkere Vergrößerung aus einem Nachbarareal von **a**. Zwischen und neben flachen Zellfortsätzen liegen in verschiedenen Richtungen orientierte Kollagenfibrillen (*K*) und massenhaft Oxytalanfilamente (*O*). × 10 300. (Nach SCHRÖDER 1994)

komponente. Der Durchmesser der Filamente liegt bei 8–12 nm und entspricht der Dimension von Mikrofibrillen, d. h. der Oxytalankomponente elastischer Fasern. Die amorphe Komponente (Elaunin) der elastischen Fasern fehlt jedoch wie auch sonst meistens im Endoneurium. Renaut-Körper lassen sich intensiv anfärben mit Antikörpern gegen Oxytalanfasern und verschiedene Typen von Kollagenglykoproteinen. Daraus ist abzuleiten, daß die Renaut-Körper aus Zellen mit perineuraler Differenzierung bestehen. Diese Zellen bilden eine extrazelluläre Matrix, die reich an elastischen Faserkomponenten ist.

Lektinbindung von Substanzen in Renaut-Körpern: NAGAO et al. (1995) berichten über 11 verschiedene Lektine, deren Zuordnung zu Renaut-Körpern sie untersucht haben. Demnach ist Lens culinaris spezifisch für Mannose und zeigt eine Bindung an die Kapsleteile der Renaut-Körper. Treticum vulgaris ist spezifisch für glcNAc und Sialinsäure und bindet sich homogen an die Renaut-Körper insgesamt. Arachis hypogaea ist spezifisch für galbeta(1–3)galNAc und Olex europaeus I ist spezifisch für L-Fukose und bindet nur schwach und granulär mit den Renaut-Körpern. Lektine, die spezifisch für Galaktose oder terminales galNAc sind, haben sich an keiner Stelle mit den Renaut-Körpern verbunden. Das Perineurium zeigt eine ähnliche Bindungsfähigkeit gegenüber Lektinen. Demnach seien die Renaut-Körper reich an Mannose, glNAc und Sialinsäure; auch daraus läßt sich ableiten, daß sie vom Perineurium und nicht von Schwann-Zellen oder Blutgefäßen abstammen.

2. Karpaltunnelsyndrom

Häufigkeit: In einer Studie über die Inzidenz des Karpaltunnelsyndroms in der Bevölkerung von Rochester, Minnesota, USA, in den Jahren von 1961–1980 zählten STEVENS et al. (1988) 1016 Patienten mit 1600 betroffenen Händen. Die Inzidenz (Fälle pro 100 000 Personen im Jahr) lag bei insgesamt 99, während die altersangepaßten Raten 52 für Männer und 149 Frauen betrug, 105 für beide Geschlechter zusammen. Die altersangepaßten Inzidenzraten stiegen von 88 während der Jahre 1961–1965 auf 125 in den Jahren 1976–1980. Diese Steigerung ist vermutlich eher auf eine verbesserte Diagnostik als auf einen echten Anstieg der Inzidenzraten zurückzuführen. Die altersspezifischen Raten stiegen bei Männern im allgemeinen mit zunehmenden Alter an, während sich bei Frauen ein Gipfel zwischen dem 45. und 54. Lebensjahr ergab.

Histopathologie: Nach LOGIGIAN et al. (1987) sind beim Karpaltunnelsyndrom die motorischen Axone, welche die Lumbrikalmuskeln versorgen, weniger stark betroffen als die Axone, welche die Thenarmuskulatur innervieren. Manchmal sind die motorischen Fasern zu den Lumbrikalmuskeln weniger stark betroffen als die sensorischen Fasern zum zweiten Finger. Dieses Ausfallsmuster ist vereinbar mit einer Kompression sowohl des vorderen als auch des hinteren Anteils des N. medianus im Karpaltunnel.

STEIN et al. (1987) berichten über 140 Biopsien von 108 Patienten mit Karpaltunnel-Syndrom, unter denen 27 eine Ablagerung von Amyloid aufwiesen, darunter 6, bei denen Amyloid so reichlich abgelagert war, daß es für die Pathogenese des Karpaltunnelsyndroms als bedeutungsvoll angesehen werden konnte. Da es jeweils in Zusammenhang mit einer generalisierten Amyloidose vorkam, wurde das Amyloid im Karpaltunnel immunhistologisch dem Amyloid A in 3 Fällen zugeordnet (einschließlich eines Falles mit gleichzeitiger Ablagerung vom Typ AA- und AB-Amyloid), von Amyloid A-κ in einem Fall, Amyloid vom Präalbumintyp in 17 Fällen und AB-Amyloid in 8 Fällen. Erstmalig konnte auch die Manifestation einer generalisierten senilen Amyloidose (ASs) im Karpaltunnel nachgewiesen werden. Die Ablagerung des Amyloids vom β-2-Mikroglobulin-Typ (AB) im Karpaltunnel war besonders häufig (s. Kap. H.II.h Amyloidosen). Zu unterscheiden sind Amyloidablagerungen von Renaut-Körpern, die hier erst nach der Geburt und mit zunehmendem Alter in wachsender Zahl anzutreffen sind (WEIS et al. 1993).

Eine seltene Ursache eines Karpaltunnelsyndroms stellt eine Mononeuropathie aufgrund einer *Perineuralzellhypertrophie* dar (MITSUMOTO et al. 1992). WINN u. HABES (1990) weisen auf die *Dimension des Karpaltunnelareals* als Risikofaktor für das Karpaltunnelsyndrom hin. WERNER et al. (1994) haben eine Korrelation zwischen der *Körpermasse* und einem Karpaltunnelsyndrom festgestellt. Auf eine *Handkompression („handcuff")* als Ursache einer Neuropathie gehen STONE u. LAURENO (1991) ein.

3. Weitere klinische Kompressionssyndrome

Meralgia paraesthetica: Diese beruht auf einem der häufigsten Engpaßsyndrome und besteht in meist brennenden oder nadelstichartigen Mißempfindungen an der Vorderaußenseite des Oberschenkels. Ursache ist eine mechanische Schädigung des N. cutaneus femoris lateralis beim Verlassen des Beckens und dem Durchtritt durch die Fascia iliaca, durch die Ligamente der Leiste, insbesondere durch eine Einklemmung des Nerven im Winkel zwischen der Spina iliaca anterior (superior) und dem Ansatz des Lig. inguinale oder durch die Fascia lata. Die Abknickung des Nerven beim Übergang auf die Oberschenkelvorderseite macht diesen vulnerabel gegenüber einer Überstreckung im Hüftgelenk (SUNDERLAND 1978; STÖHR u. RIFFEL 1988). In der *Nervenbiopsie* ist distal ein mehr oder weniger ausgeprägter Ausfall an Nervenfasern im Sinne einer Waller-Degeneration nachweisbar (Abb. 35). Unmittelbare Druckfolgen wie Ödem, Renaut-Körper und weitere Bindegewebsvermehrungen sind an der Kompressionsstelle zu erwarten, nicht aber weiter distal.

„Lotus-Neuropathie": MATTOP et al. (1992) berichten über eine Neuropathie im Bereich des N. cutaneus femoris lateralis bei einem Patienten, der in der typischen Lotus-Position gesessen hatte. Auch wird auf einen Fall mit einer Neuropathie des N. ischiadicus hingewiesen bei einem Patienten, der in einer modifizierten Lotus-Position gesessen hatte.

Morton-Metatarsalgie: Eine chronisch-rezidivierende Kompression der Digitalnerven des Nn. plantares medialis et lateralis führt zu plantarseitigen Schmerzen, die sich bei Belastung des Fußes verstärken. Über 4 Patienten mit einer *medialen Plantaris-Neuropathie* berichten OH u. LEE (1987). Diese Neuropathie tritt auf durch eine Kompression in der Regel an der Eintrittsstelle des Nerven in den fibromuskulären Kanal hinter der Tuberositas ossis navicularis, distal des Tarsaltunnels (Nn. mediales plantares). Es handelt sich um einen Ast des N. tibialis posterior. Dabei ist es schwierig, diese Neuropathie vom Tarsaltunnelsyndrom zu differenzieren. *Nervenbioptisch* sind massive Nervenschäden nachweisbar: Ausfall und Veränderungen von Nervenfasern aller Größen, Bindegewebsvermehrung mit Renaut-Körpern und Verdickungen des Perineuriums (Abb. 36; SCHRÖDER 1994).

Zervikale Radikulopathie: RADHAKRISHAN et al. (1994) haben in den Jahren 1976–1990 in Rochester, Minnesota, USA, eine epidemiologische Untersuchung über die zervikale Radikulopathie durchgeführt und dabei 561 Patienten aus der Patientendatei der Mayo-Klinik analysiert. Bei nur 14,8% der Fälle bestanden Hinweise auf eine vorausgegangene physikalische Zerrung oder ein Trauma, bevor die ersten Symptome auftraten. Bei 41% bestanden gleichzeitig Symptome einer lumbalen Radikulopathie. Die mittlere Dauer der Symptome vor der Diagnose betrug 15 Tage. Eine Monoradikulopathie der C7-Nervenwurzel war am häufigsten nachweisbar, gefolgt von C6. Ein nachgewiesener Bandscheibenprolaps war bei 21,9% der Patienten Ursache der zervikalen Radikulopathie; in 68,4% war diese auf eine Spondylose, eine Bandscheibe oder beides zurückzuführen. Während der mittleren Nachuntersuchungsdauer von 4,9 Jahren kam es zu wiederholtem Auftreten bei 31,7% der Patienten; 26% unterzogen sich einer Operation aufgrund einer zervikalen Radikulopathie. Eine Kombination von Wurzelschmerzen und sensorischen Ausfällen mit objektiver Muskelschwäche waren die Präindikatoren für die Entscheidung zur Operation. Wenigstens 90% der Patienten waren aufgrund der zervikalen Radikulopathie asymptomatisch oder nur wenig beeinträchtigt. Die durchschnittliche jährliche altersangepaßte Inzidenzrate auf 100 000 betrug 83,2 für die Gesamtpopulation, 107,3 für Männer und 63,5 für Frauen. Die altersspezifische jährliche Inzidenzrate auf 100 000 erreichte einen Gipfel von 202,9 für die Altersgruppe von 50–54 Jahren.

Thoracic-outlet-Syndrom: SMITH u. TROJABURG (1987) berichten über 10 Patienten mit Handmuskelatrophien und sensorischen Symptomen vor allem im Bereich des N. ulnaris, bei denen sich Zeichen einer chronischen partiellen Denervation nachweisen ließen. Das Syndrom wird hervorgerufen entweder durch eine Halsrippe oder ein Band, das die unteren Zervikalwurzeln komprimiert oder auf den unteren Abschnitt des Plexus brachialis drückt. Doch gibt es noch zahlreiche andere Ursachen.

CUETTER u. BARTOSZEK (1989) unterscheiden zwischen echtem neurogenen und vaskulären Thoracic-outlet-Syndrom und unspezifischen Formen. Die wichtigsten Kontroversen hinsichtlich der Diagnose und Behandlung werden dort besprochen.

Brachiale Neuropathie: Nach der Etablierung einer proximalen brachialen Arterio-Antekubitalvenen-Fistel als Shunt für die chronische Hämodialyse haben WYTRZES et al. (1987) eine periphere Mononeuropathie beobachtet, die bei 3 Patienten mit Diabetes mellitus auftraten und den N. medianus, ulnaris und radialis betrafen.

Kompressionssyndrome aufgrund hypertrophischer Nervenwurzeln bei HMSN I: ROSEN et al. (1989) beschreiben 3 Patienten mit HMSN I, die neurologische Ausfälle entwickelten, die auf eine Hypertrophie der Nervenwurzeln zurückzuführen waren. Bei dem Indexpatienten war eine Kompression des zervikalen

Rückenmarks durch vergrößerte Nervenwurzeln aufgetreten. Eine dekomprimierende Laminektomie in verschiedenen Höhen führte zu einer Beseitigung der Myelopathie. Ein nichtverwandter Patient, der synkopale Anfälle, ausgelöst durch eine Halsdrehung, aufwies, hatte hypertrophische Nervenwurzeln, die das Foramen transversum gegenüber den Vertebralarterien erodiert hatten. Bei einem 3. Patienten führte die Kompression durch die vergrößerte Nervenwurzel innerhalb des Spinalkanals und der Foramina intervertebralia zu einer Claudicatio spinalis mit Radikulopathie.

Ulnaris-Mononeuropathie: Der N. ulnaris wird in der Regel im Bereich des Ellenbogengelenkes und seltener am Handgelenk oder in der Hand verletzt. M. B. und P. M. KATIRJI (1988) berichten über einen Patienten mit einem vorübergehenden Leitungsblock des N. ulnaris zwischen Axilla und Supraklavikularregion (am Erb-Punkt). Das *Kubitaltunnelsyndrom* entsteht analog dem Karpaltunnelsyndrom, läßt sich aber nicht erfolgreich operativ behandeln (DELLON et al. 1993).

Mononeuropathie des N. peroneus communis: Nach einer klinischen und elektrophysiologischen Studie von 116 Läsionen kommen KATIRJI u. WILBOURN (1988) zu dem Schluß, daß bei 44 % der Erkrankungen vor der EMG-Untersuchung klinisch diese Diagnose weder vermutet noch ernsthaft in Erwägung gezogen worden war. In 79 % kamen sensorische Manifestationen vor, aber Schmerzen waren selten (16,5 %). Der Beginn war akut bei 57 Patienten, langsam ansteigend bei 35 und ungewiß bei 11 Patienten. Von den 116 Veränderungen waren 64 ausschließlich axonal, 23 manifestierten sich durch einen Leitungsblock, vermutlich sekundär aufgrund einer fokalen Demyelinisation, und 29 zeigten eine Mischung aus beidem. Die Untersuchung der Erregungsleitung des motorischen N. peroneus durch Ableitung vom M. tibialis anterior, war die wichtigste elektrophysiologische Methode; dadurch konnten 52 Läsionen auf einen Erregungsleitungsblock in Höhe der Fibulaköpfchen zurückgeführt werden. Demgegenüber war die Erregungsleitungsbestimmung zwischen dem Knie und dem Fibulakopfabschnitt selten abnorm mit einer Verlangsamung nur bei 5 von 52 Fällen.

Traumatisches faszikuläres Neurom des N. suralis: GOEBEL u. BESSER (1988) berichten über einen 72jährigen Mann, bei dem eine Amiodaron-Neuropathie aufgetreten war. Bei der Biopsie fand sich ein faszikuläres Neurom im rechten N. suralis, das keine Beziehung zur bestehenden Neuropathie aufwies, sondern offensichtlich auf ein stumpfes Trauma zurückzuführen war, da keine elektroneurographische Nadeluntersuchung vorausgegangen war. Derartige faszikuläre Neurome können offensichtlich ohne sensorische Ausfälle bleiben und entwickeln sich in unbekannter Häufigkeit; sie werden nur zufällig durch eine Biopsie oder Autopsie festgestellt. Bei mehreren derartigen Fällen hatten wir den Verdacht auf eine möglicherweise durch das Schuhwerk ausgelöste, druckbedingte oder ischämische Pathogenese einer derartigen Veränderung (Abb. 244).

Störungen der Beckenbodeninnervation: Bei chronischer Obstipation aufgrund anorektaler Inkontinenz haben SNOOKS et al. (1985) elektrophysiologisch die Innervation des M. puborectalis sowie des äußeren analen Sphinktermuskels untersucht. Die Ergebnisse zeigen, daß eine kompressionsbedingte Schädigung der Nervenversorgung beider Muskeln bei *chronischer Obstipation* auftritt und daß dies wahrscheinlich auf den *perinealen Deszensus* während der Defäkationsbelastung zurückzuführen ist. Nach eigenen Untersuchungen zeigen die betroffenen Nerven recht verschiedenartige De- und Regenerations- sowie Demyelinisations- und Remyelinisationsfolgen.

4. Spezielle experimentelle Modelle

Als experimentelle Mononeuropathie bezeichnen SASAKI et al. (1996/97) ein Modell mit 4 lockeren Ligaturen um den N. ischiadicus, die zu einer Beeinträchtigung des Blutflusses sowie zu morphologischen und biochemischen Veränderungen führen. Dieses Modell dient zur Untersuchung von Schmerzen und Hyperalgesien.

Axonale Atrophie durch proximale Konstriktion: O'NEILL u. GILLIATT (1987) haben im N. tibialis von Kaninchen eine distale axonale Atrophie durch proximale Konstriktion induziert. An den atrophischen Internodien bestand kein Unterschied zwischen der Zahl der Markscheidenlamellen und ihrer Periodizität gegenüber den Kontrollen trotz erheblicher Reduktion der Axonquerschnittsfläche um 60% in der atrophischen Gruppe. Die mittleren Werte für die axonalen Perimeter und die Länge der Markscheidenspirale waren in den atrophischen Fasern um 14–15% reduziert beim Vergleich mit den Kontrollen. Die Autoren folgern aus diesen Messungen, daß die Länge der Markscheidenspirale zwar reduziert sein könne; doch würde dieses durch eine Zunahme der individuellen Markscheidenlamelle entlang der Achse des Internodiums kompensiert, indem irreguläre Schlingen in den Markscheiden entstehen, so daß es ungewiß ist, ob tatsächlich eine Veränderung des internodalen Markscheidenvolumens auftritt.

KRARUP et al. (1989) haben mit implantierten Elektroden die Erregungsleitung in peripheren Nerven von Katzen nach prolongierter Konstriktion untersucht und mit morphometrisch-elektronenmikroskopischen Messungen verglichen. Die anfängliche Antwort auf eine wirksame Konstriktion besteht in einer vorübergehenden fokalen Verlangsamung oder Blockade der Erregungsleitung im Bereich der Konstriktion, die von mehr protrahierten distalen Effekten gefolgt wird. Letztere bestehen in einem Verlust der Erregbarkeit aufgrund einer Dying-back-Degeneration bis zu einer Verminderung der Erregungsleitungsgeschwindigkeit entsprechend der histologisch festgestellten Atrophie. Kleinere markhaltige Nervenfasern zeigten in der Regel ähnliche, aber weniger ausgeprägte Veränderungen als die großen Nervenfasern. Ein Vergleich zwischen ventralen und dorsalen Wurzeln ergab, daß die distale Degeneration ausgeprägter ist an den motorischen als an den sensorischen Nervenfasern bei gleichem Kaliber. Elektronenmikroskopisch waren die Basalmembranen um die meisten atrophischen und demyelinisierten Axone relativ gut erhalten. Messungen der Perimeter der Basalmembranen eigneten sich, den ursprünglichen Durchmesser der Nervenfasern abzuschätzen.

Effekte einer graduellen axonalen Kompression: GALLANT (1992) hat differentialinterferenzmikroskopisch den direkten Effekt einer mechanischen Kompression des Axons auf das Axoplasma und den raschen axoplasmatischen Transport untersucht. Einzelne Axone, die von der Kaulquappe isoliert worden waren, wurden mit 0,5, 5, 20 oder 100 g über einem Bereich von 1 mm Axonlänge komprimiert. Eine kurze Kompression über 10 s bei niedrigem Druck (0,5 g/mm) deformierte das Axon vorübergehend, aber das Axoplasma und das Axon erreichten ihre normale Form und Position, nachdem der Druck unterbrochen worden war. Residuale Veränderungen der axoplasmatischen Strukturen, des raschen axoplasmatischen Transportes oder der Membranfunktionen waren nicht zu beobachten. Eine Kompression mit 5 – 20 g/mm führte zu einer Unterbrechung des Axoplasmas an der Stelle der Quetschung und quetschte das Axoplasma aus dem Abschnitt unter der Kompressionszone heraus. Wenn auch das Axoplasma in der Regel zur Quetschzone zurückkehrte, sobald das Gewicht entfernt wurde und die Organellen in das Axoplasma unter dem Quetschbereich sich wieder bewegten, drangen die Organellen jedoch nicht durch eine Querlinie hindurch, welche die Stelle des wiedervereinigten Axoplasmas markierte; statt dessen akkumulierten sie an der Quetschstelle. Demnach bleibt die Plasmamembran nach einer Blockade des raschen Transportes bei niedrigen Kompressionsdrucken (5 – 20 g/mm) offensichtlich erhalten, da das Ruhemembranpotential zu fast normalen Werten zurückkehrte, wenn das Gewicht entfernt worden war. Eine Kompression mit 100 g/mm führte jedoch zur Unterbrechung der Plasmamembran, was aus dem raschen und irreversiblen Verlust des Aktionspotentials und des Ruhepotentials sowie der ionenabhängigen Liquefaktion des Axoplasmas und dem Verlust aller Organellentransporte an der Kompressionsstelle ersichtlich war. Demnach führen geringe mechanische Drucke zu einer elastischen Deformierung des Axoplasmas, ein mäßiger Druck unterbricht das Axoplasma mechanisch, und hohe Drucke führen zu einer Zerstörung des Axoplasmas und der Plasmamembran.

Kompression durch Elektroden: Die Auswirkung einer langfristig implantierten Manschettenelektrode auf den N. ischiadicus von Kaninchen haben LARSEN et al. (1998) morphometrisch bestimmt. Nach der Implantation einer *Polyimid-Sieb-Elektrode* wachsen regenerierende Nervenfasern durch die Sieblöcher hindurch (NAVARRO et al. 1998), wobei es zu bemerkenswert geringer Fremdkörperreaktionen kommt; das Material ist offenbar recht biokompatibel. Nach eigenen vorläufigen Untersuchungen am Gefäßnervenstrang zu einem Herzunterstützenden Muskelpouch kommt es am Ort der Elektrode zu narbigen Bindegewebsreaktionen (unveröffentlichte Untersuchungen in Zusammenarbeit mit GULDNER, MESSMER u. a.).

Kompressionsneuropathie am N. suprascapularis von Pferden: DUNCAN et al. (1987) berichten über den N. suprascapularis von 14 Pferden, bei denen klinische Symptome einer Atrophie des M. spinatus vorlagen. Der Nerv war klinisch an der Kante der Scapula komprimiert. Bei 9 Pferden fanden sich Anzeichen für eine chronische Neuropathie, die am stärksten ausgeprägt war an der Stelle, wo der Nerv durch ein Sehnenband eingeengt erschien. Die wichtigsten Veränderungen bestanden in chronischen Demyelinisations- und Remyelinisationsvorgängen mit zahlreichen dünn myelinisierten Fasern und gelegentlich ausgeprägter Zwiebelschalenformation. Auch Bündel regenerierter Nervenfasern kamen gelegentlich vor. Diese bildeten die einzige Anomalie im distalen Nervenabschnitt. Renaut-Körper waren zahlreicher und größer im Nerven mit chronischer fokaler Neuropathie. In Zupfpräparaten fanden sich zudem zahlreiche paranodale

Schwellungen entsprechend einer chronischen Kompression. – Es handele sich dabei um die erste Mitteilung einer spontanen „Entrapment"-Neuropathie bei einem Haustier.

Idiopathische periphere Neuropathie bei Pferden mit Knickfuß („knuckling"): FURUOKA et al. (1994) berichten über Pferde mit idiopathischem Knickfuß. Es bestanden eine neurogene Muskelatrophie sowie im Nerven eine diffuse Degeneration mit Markscheidenovoiden, einer floriden Waller-Degeneration einzelner Fasern und Zwiebelschalenformationen. Ob und welche Form von Heredität vorliegt, ist bisher nicht geklärt.

b) Kontinuitätsunterbrechung peripherer Nerven

1. Waller-Degeneration

Die Waller-Degeneration markhaltiger und markloser Nervenfasern (Abb. 13c, c'; 14, 37) ist eine der häufigsten Reaktionen im peripheren (und zentralen) Nervensystem überhaupt; denn jede Kontinuitätsunterbrechung eines Axons führt zur *sekundären Degeneration* des distalen Nervenfaserabschnittes nach dem von Augustus WALLER (1851) bechriebenen Gesetz. So folgt auf jede Unterbrechung der Kontinuität einer Nervenfaser im Verlauf eines Nerven in jedem Fall eine Degeneration des distalen Abschnittes dieser Faser, wo immer diese auch in Verlauf eines Nerven unterbrochen oder degeneriert sein mag (Abb. 14). Da auch bei demyelinisierenden Erkrankungen sekundäre Axonunterbrechungen vorkommen können, ist die Waller-Degeneration so häufig. Über elektrophysiologische Untersuchungen während der Waller-Degeneration menschlicher Nerven berichten CHAUDHRY u. CORNBLATH (1992).

Während der Waller-Degeneration proliferieren die Schwann-Zellen und vermehren sich etwa um das 8fache (SEILER u. SCHRÖDER 1970). Danach bildet sich ein großer Teil der Schwann-Zellen wieder zurück. Dabei spielen möglicherweise Veränderungen im Sinne einer *Apoptose* wie während der Entwicklung eine Rolle: Es kommt zu einer Fragmentation des Kerns in einer sonst weitgehend unauffälligen Zelle. Das Chromatin kondensiert, der Nukleolus disintegriert und der Kern schrumpft; schließlich stülpen sich Teile des Kernes und des Zytoplasmas aus und verteilen sich auf verschiedene membrangebundene sog. *apoptotische Körperchen*, die von Makrophagen oder anderen umgebenden Zellen phagozytiert werden.

Die Apoptose könne durch exogenes *Neuregulin* (auch als glialer Wachstumsfaktor – GGF –, neu-Differenzierungsfaktor, Heregulin und ARIA bezeichnet) deutlich gehemmt werden (GRINSPAN et al. 1996). Die Neuregulin-Rezeptorkomponenten *erb*B2 und *erb*B3 werden während der Entwicklung des N. ischiadicus exprimiert und phosphoryliert; nach der Waller-Degeneration könnte die Expression von Neuregulinen in regenerierenden Axonen die Proliferation und das Überleben von Schwann-Zellen im distalen Nervenabschnitt regulieren, da eine Axotomie dazu führt, daß die Schwann-Zellen erneut *erb*B2, also einen Rezeptor für Neureguline, exprimieren (COHEN et al. 1992; GRINSPAN et al. 1996).

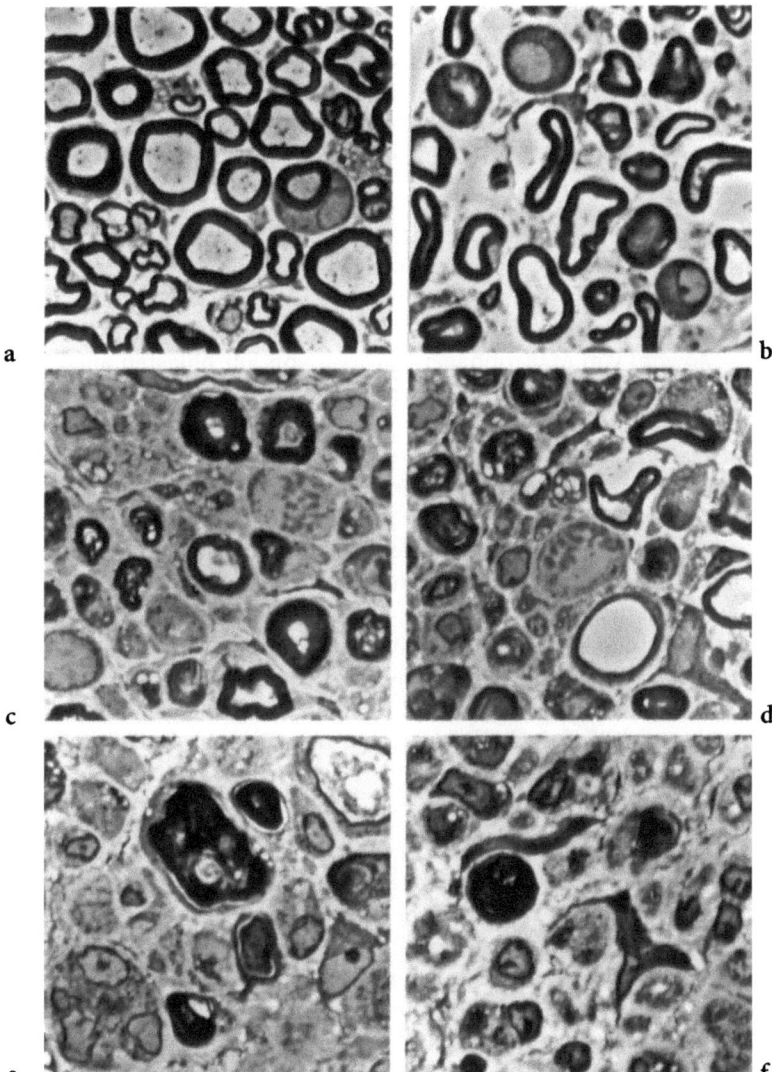

Abb. 37 a–f. Verschiedene Stadien der Waller-Degeneration: 24 (a) und 48 (b) Stunden sowie 5 (c), 10 (d), 20 (e) und 31 (f) Tage nach der Durchschneidung des N. ischiadicus der Ratte. Der Nervenfaserzerfall schreitet relativ langsam fort und erfaßt große und kleine markhaltige Nervenfasern gleichermaßen unterschiedlich rasch. Im 5- und 10-Tagesstadium ist jeweils eine Mitose abgebildet. Die Büngner-Bänder enthalten später bis zu 3 Kerne pro Querschnitt als Zeichen der erheblichen Proliferation der Schwann-Zellen (und Makrophagen). Nach 1 Monat dominieren bereits regressive Veränderungen: Schrumpfung der Büngner-Bänder wie auch der Zellkerne. Markscheidenreste sind auch später noch häufig nachweisbar. × 1120.
(Nach SEILER u. SCHRÖDER 1970)

Geburtsverletzungen peripherer Nerven: Die häufigsten peripheren Nervenverletzungen im Gefolge einer Geburt betreffen den Plexus brachialis, den N. facialis oder den N. laryngicus. Andere Hirnnerven sind weniger häufig involviert. Über einen Fall mit geburtstraumatisch bedingter ipsilateraler vagal-akzessorischer und hypoglossaler Hirnnervenverletzung sowie mit unilateraler Glossopharyngikusparese berichten GREENBERG et al. (1987).

Schwann-Zellendozytose: BESWETHERICK et al. (1992) haben die Bedeutung der Schwann-Zellendozytose während der Nervenregeneration untersucht. Demnach wirkt die Schwann-Zellbasallamina als eine Diffusionsbarriere gegenüber den angewandten Tracern (Meerrettichperoxidase). Demgegenüber wird die Peroxidase sowohl von Makrophagen als auch von Fibroblasten aufgenommen, während Schwann-Zellen frei von Peroxidase bleiben. 14–16 Tage nach der Nervenquetschung war Peroxidase innerhalb der Gefäßlumina und in zytoplasmatischen Vesikeln von Perizyten und vaskulären Endothelien vorhanden. Auch Lipoprotein-Gold, welches primär von Rezeptor-ausgelöster Endozytose internalisiert wird, und bovines Serumalbumin-Gold, das ein Tracer für die Flüssigphase der Endozytose darstellt, wurden von Makrophagen und Fibroblasten aufgenommen, nicht aber von Schwann-Zellen. Auch wenn die Schwann-Zellen Einsenkungen an der Plasmamembran aufweisen, ebenso Vesikel im Zytoplasma enthalten, fanden sich jedoch keine Tracer innerhalb der Schwann-Zellen. Demnach ist zu vermuten, daß das Schwann-Zellplasmalemm und die zytoplasmatischen Vesikel eine Rolle spielen, die nicht mit der Endozytose zusammenhängen; andererseits kann die Basallamina der Schwann-Zelle als Diffusionsbarriere gegenüber dem Tracer wirken.

Endoneurale Reaktionen nach Nervendurchschneidung: MIYAMOTO et al. (1986) haben bei Wistar-Ratten den N. peroneus communis durchschnitten und das distale Ende bei verhinderter Nervenregeneration nach 1, 3, 6 und 12 Monaten untersucht, indem sie die Faszikelfläche, die Zahl der Schwann-Zellen, Fibroblasten und Makrophagen sowie die Zahl der *Büngner-Bänder* ausgewertet haben. Dabei ergab sich, daß die Zahl der endoneuralen Zellbänder (Büngner-Bänder) innerhalb eines Monats auf 125% ansteigt, nach 3 Monaten auf etwa 105% und schließlich nach 12 Monaten auf 38% absinkt. Der mittlere Durchmesser der endoneuralen Bänder verringert sich innerhalb von 12 Monaten auf 26%. Auch nimmt die Zahl der Schwann-Zellfortsätze innerhalb der Bänder von 12,6 nach einem Monat auf 2,5 nach 12 Monaten ab. Die Zahl der Schwann-Zellen war nach einem Monat um 84% angestiegen.

Die *Perineuralzellen* degenerierten in zunehmendem Maße innerhalb des distalen Nervenabschnittes, wenn auch Veränderungen an den Perineuralzellen weniger eindeutig durch entsprechend starke elektronenmikroskopische Vergrößerungen dokumentiert sind.

Innerhalb von 4 Wochen nach der Durchschneidung werden die *Büngner-Bänder* von einer Schicht dünner Kollagenfasern umgeben mit einem durchschnittlichen Durchmesser von 25–30 nm, was nur dem halben Durchmesser der normalen Fibrillen im Endoneurium entspricht (SALONEN et al. 1987). Diese Schicht dünner Fibrillen verringert sich, während die Axone regenerieren.

Nach 20 Wochen sind die Büngner-Bänder innerhalb des Endoneuriums atrophisch (RÖYTTÄ u. SALONEN 1988). Einige Schwann-Zellkolumnen verschwinden innerhalb von 30 Wochen. Die umgebenden endoneuralen fibroblastenähnlichen Zellen verlieren ihre ausgedehnten zytoplasmatischen Fortsätze und bilden grobe Bündel um zahlreiche geschrumpfte Schwann-Zellkolumnen oder um Areale, in denen die Schwann-Zellen zugrunde gegangen sind. Innerhalb der Faszikel werden Schwann-Zellen durch Kollagenfibrillen oder gelegentlich durch dichte Anhäufungen von Mikrofibrillen ersetzt. Im Verlauf von 50 Wochen bleiben dünne Fibrillen um zahlreiche geschrumpfte Schwann-Zellkolumnen oder kollagene Fibrillen zurück. Die degenerierten Areale ähneln denen, die in Renaut-Körperchen und Neurofibromen beschrieben werden.

In reinnervierten Nerven bildet sich die endoneurale Untergliederung durch Kollagenfibrillen und endoneurale fibroblastenähnliche Zellen zurück. Die sonst nur 25–30 nm dünnen Kollagenfibrillen werden dann wieder etwa 50–60 nm dick. Während der axonalen Wachstums- und Reifungsphase ließen sich Schwann-Zellen mit marklosen Axonen um die großen markhaltigen Axone in einer halskrausenähnlichen Formation nachweisen. In deren unmittelbarer Nachbarschaft fanden sich weiterhin 25–30 nm dünne Kollagenfibrillen.

Über das Schicksal der Basalmembranen von Schwann-Zellen permanent durchschnittener Nerven berichten auch GIANNINI u. DYCK (1990) sowie SIIRONEN et al. (1996), letztere auch über Typ I- und III-Kollagen sowie Laminin β1.

Funktion der Makrophagen während der Waller-Degeneration: STOLL et al. (1989a, b) haben die Makrophagenfunktion während der Waller-Degeneration des N. opticus der Ratte und im N. ischiadicus von Lewis-Ratten verglichen. Im peripheren Nervensystem betonen sie sowohl die Beteiligung der Schwann-Zellen als auch der Makrophagen beim Markscheidenabbau. Eine Unterpopulation der ED1-positiven Monozyten/Makrophagen ist ein vorübergehendes Ereignis, das in postphagozytischen Makrophagen nicht anhält. (Siehe auch Kap. D.I.c, Makrophagen)

SCHEIDT u. FRIEDE (1987) haben eine *Millipor-Diffusionskammer* verwendet, um bei Mäusen die Myelinphagozytose während der Waller-Degeneration des N. ischiadicus zu untersuchen. Immunzytologisch ließ sich nachweisen, daß der Markscheidenabbau von dem Eindringen Fc-positiver, Mac-1-positiver und teilweise Ia-positiver Monozyten abhing. Lymphozyten spielten keine wesentliche Rolle. Im Vergleich zur Waller-Degeneration in situ war die Phagozytose bei Nerven, die von Millipor-Membranen umhüllt waren, reduziert. Die Membran wirkte als Filter für eindringende Monozyten/Makrophagen. Allerdings ist bei diesem Experiment mit einer Ischämie-bedingten Einschränkung der Aktivität von Schwann-Zellen während des Abbaus der Markscheiden zu rechnen.

IL-1-Rezeptor: GUÉNARD et al. (1991) haben die periphere Nervenregeneration nach der Durchschneidung des N. ischiadicus von Mäusen im Hinblick auf einen Antagonisten des Interleukin-1-Rezeptors untersucht, der von einem polymeren Leitungskanal abgegeben wird. Die regenerierenden Nervenbündel bestanden aus Mikrofaszikeln mit marklosen und markhaltigen Nervenfasern. Gewebe, das in Schläuchen regeneriert war, die BSA-IL-1ra enthielten, zeigten signifikant weniger markhaltige und marklose Axone sowie Blutgefäße als die Schläuche, in denen BSA alleine oder BSA-dIL-1ra abgegeben wurde. Die Autoren schließen aus ihren Ergebnissen, daß ein natürlicherweise vorkommender Antagonist von IL-1-Rezeptoren die periphere Nervenregeneration beeinträchtigt; dies führt zu der Schlußfolgerung, daß Makrophagen eine wichtige Rolle bei der Kontrolle der peripheren Nervenregeneration spielen, indem sie stimulierende und/oder inhibitorische Moleküle abgeben.

c-fos-Protein-ähnliche Immunreaktivität: PYYKÖNEN u. KOISTINAHO (1991) berichten über das c-fos-Protein in nichtneuronalen Zellen des N. ischiadicus nach der Durchschneidung. Schon eine Stunde nach der Durchtrennung sind einige Schwann-Zellen und Fibroblasten-ähnliche Zellen in der Nachbarschaft der Läsion fos-positiv. In epiperineuralen Fibroblasten-ähnlichen Zellen ist die fos-Immunreaktivität am stärksten 3 h nach der Operation ausgeprägt, nicht aber mehr nach 6 Tagen. In den Schwann-Zellen breitet sich die Aktivität in den distalen Nervensegmenten bis zu 6 Tagen postoperativ aus, zu welchem Zeitpunkt die Färbeintensität am stärksten ausgeprägt ist. Fos-immunreaktive Schwann-Zellen sind distal auch noch nach 14 Tagen nachweisbar. Proximal sind positiv markierte Schwann-Zellen lediglich 1 und 3 h nach der Operation in unmittelbarer Nachbarschaft der Verletzungsstelle zu finden. Demnach führt der Ausfall der Nervenfasern zu einer lang anhaltenden Expression von fos-ähnlichen Antigenen im peripheren Nerven.

Ninjurin: ARAKI u. MILBRANDT (1996) haben ein neuartiges Protein beschrieben, das sie als Ninjurin bezeichnen (für „nerve-injury-induced protein"), das nach einer Axotomie in Neuronen und Schwann-Zellen, die das distale Nervensegment umgeben, hochreguliert werde. Ninjurin ist an der Zelloberfläche lokalisiert, es bewirkt eine homophile Adhäsion und fördert die Ausbreitung der Nervenzellfortsätze von Spinalganglienzellen in vitro. Ninjurin wird auch in anderen Geweben exprimiert, vorwiegend in epithelialen Zellen. Die Autoren vermuten, daß dem Ninjurin eine Bedeutung bei der Nervenregeneration und bei der Bildung und Funktion anderer Gewebe zukommt.

Verzögerte Waller-Degeneration bei der C 57 BL/Ola-Maus: LUDWIN u. BISPY (1992) haben die ultrastrukturellen Aspekte der Waller-Degeneration im N. opticus der o. g. Maus mit denen einer Kontrollmaus verglichen und untersucht, ob der vorher festgestellte langsame Verlauf der Degeneration im peripheren Nervensystem auch im Zentralnervensystem nachweisbar ist. Es fand sich eine erhebliche Verzögerung der Degeneration bis zu 4 Wochen nach der Enukleation, wonach Unterschiede kaum noch nachweisbar waren. Der Effekt auf die regenerative Kapazität war unerwartet, insofern als die Regeneration der sensorischen Axone stärker retardiert war als die der motorischen Axone. Obwohl anfangs angenommen worden war, daß der Defekt bei dieser Mutante in der Kapazität, Makrophagen zu mobilisieren, bestehe, haben neue Untersuchungen mit Chimären zwischen Ola-Mäusen und normalen Kontrollen ergeben, daß der Unterschied auf Besonderheiten im Axon zurückzuführen ist (PERRY et al. 1990; s. W-Mäuse im Kap. D.I.b).

Degeneration adrenerger Nervenfasern, insbesondere an den Blutgefäßen: KOISTINAHO et al. (1990) berichten über die Degeneration adrenerger Nerven im N. tibialis der Ratte nach der Durchschneidung des N. ischiadicus. Dabei kommt es zuerst zum Verlust der fluoreszenzmikroskopisch nachweisbaren Aktivität im Endoneurium, dann in den kleineren Blutgefäßen und schließlich auch in den größeren Arteriolen. Der Verlust der adrenergen Immunfluoreszenz am 1. Tag im Endoneurium wird auf einen verminderten Transport zurückgeführt, die Ausfälle nach 3 Tagen an den kleinen und mittelgroßen Arteriolen im Epineurium auf die Degeneration der adrenergen Nervenfasern, die aus dem Nervenstamm hervorgingen, während der Verlust der adrenergen Aktivität nach 7 Tagen auf kompliziertere Vorgänge zurückgeführt wird, da die größeren Blutgefäße nicht über den Nervenstamm versorgt werden, sondern über das Gefäßnervennetz. Fluoreszierende Fasern waren nicht einmal 84 Tage nach der Operation wieder zu beobachten. Daraus folgern die Autoren, daß die adrenerge Innervation der Blutgefäße im N. tibialis der Ratte nach einer permanenten Axotomie irreversibel ausfällt und daß die adrenerge Regulation des Nervenblutstromes ebenso ausgefallen sein dürfte.

Ornithin-Decarboxylase: Die Aktivität der Ornithin-Dekarboxylase steigt während der Schwann-Zellproliferationsphase bei der Waller-Degeneration an (HIRATA et al. 1995).

Polyamine: Von speziellem Interesse ist der Anstieg der Polyamine Spermin, Spermidin und Putrescin um ein Mehrfaches während der ersten 5 Tage nach der Durchschneidung des N. ischiadicus der Ratte (SEILER u. SCHRÖDER 1970). Die Polyamine sind vermutlich an der Regulation der Zellproliferation beteiligt. Ihr Anstieg während der Vermehrung der Schwann-Zellen um das 8fache während der frühen Phase der Waller-Degeneration würde dadurch zu verstehen sein.

Neuropeptid Y: Nach einer Verletzung des N. ischiadicus von jungen und alternden Ratten kommt es zu einer transneuronalen Neuropeptid-Y-Reaktion (OHARA et al. 1994). Nach einer Axotomie des N. alveolaris inferior der Ratte kommt es zu einer Hochregulation des Wachstums-abhängigen Protein 43 und zu einer neuronalen Koexpression mit dem Neuropeptid Y (KHULLAR et al. 1998).

2. Nervenfaserregeneration

Im peripheren Nervensystem ist im Unterschied zum zentralen Nervensystem eine effektive Regeneration möglich (Abb. 38–40, 44–49, 51–52). Allerdings ist die Regeneration in der Regel so kräftig, daß nicht nur positive, sondern auch negative Folgen (z. B. Neurombildung) zu erwarten sind.

(a) Neurombildung

Nach einer *partiellen oder vollständigen Nervendurchschneidung* im Bereich offener Wunden oder Verletzungen wachsen die Axone am proximalen Nervenende aus und führen durch multiple, sich verzweigende und aberrierende Axonsprossen (Abb. 13 d) zu einer Auftreibung, die als Neurom bezeichnet wird. Einen Sonderfall bildet das *Amputationsneurom* nach Amputation einer Extremität oder auch nur eines Fingers (FISHER u. BOSWICK 1983), in dessen Folge sich an der Stelle des entfernten Gliedes evtl. *Phantomempfindungen oder -schmerzen* einstellen können, sogar bei Fällen mit kongenitalem Fehlen von Gliedern oder

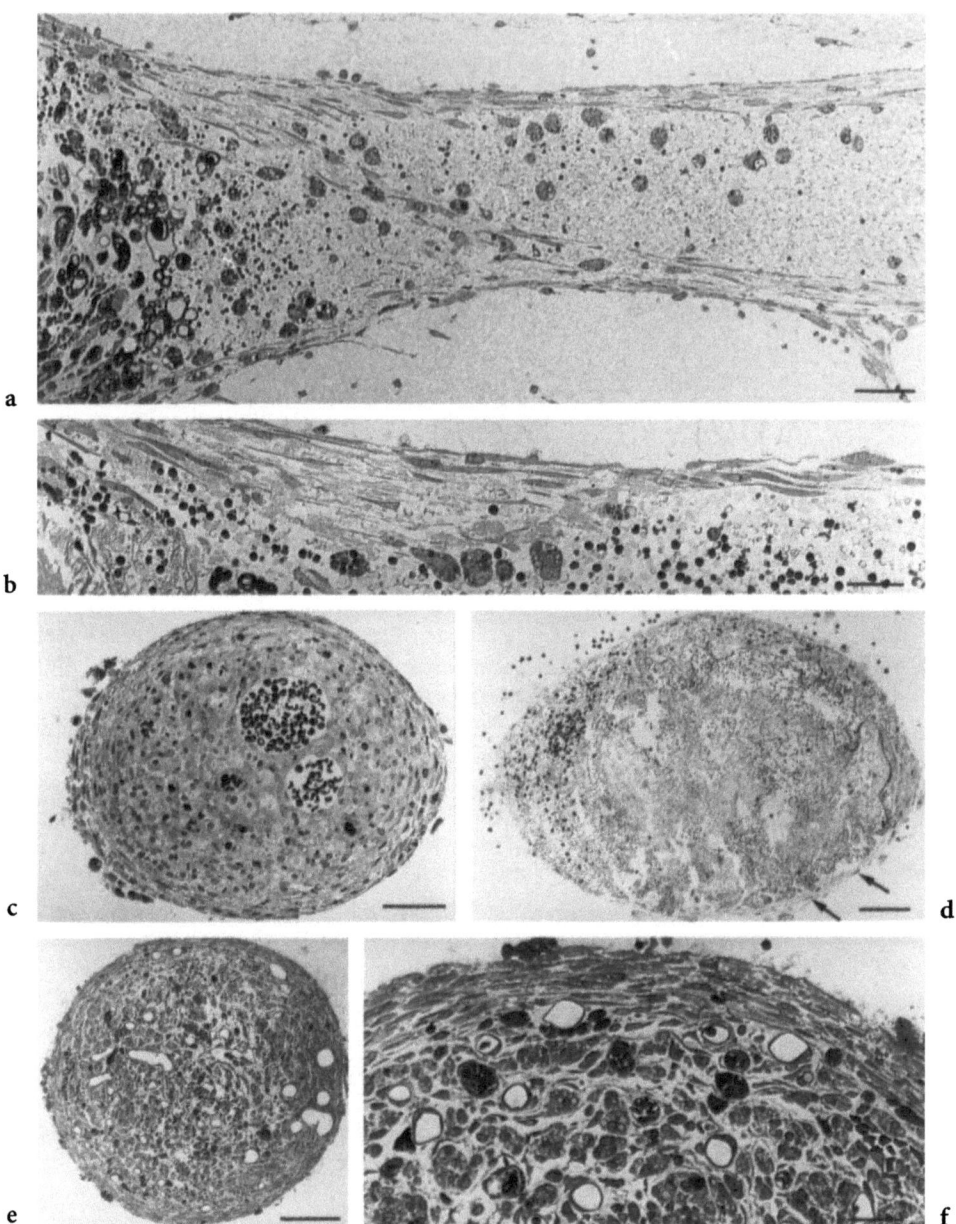

Abb. 38. a Frühes Stadium eines Perineuralzellschlauches, der innerhalb eines Silikonröhrchens den proximalen mit dem distalen Stumpf eines N. ischiadicus der Ratte verbindet, 7 Tage nach der Exzision eines etwa 1 cm langen Nervenabschnittes. Innerhalb des Schlauches sind zahlreiche Makrophagen und zerfallende Blutzellen nachweisbar. (Nach SCHRÖDER et al. 1993).
b Stärkere Vergrößerung des Perineuralzellenschlauches an der Stelle der Verbindung zu dem präexistierenden proximalen Perineurium und dem neugebildeten Perineuralzellschlauch.
c Querschnitt durch das proximale Segment eines regenerierenden Stranges innerhalb des Silikonröhrchens, 12 Tage nach der Operation. Der Strang wird umgeben von konzentrisch angeordneten Perineuralzellen; er enthält zahlreiche Fibroblasten und Schwann-Zellen sowie auffallend große Blutgefäße. *Fortsetzung s.* S. 115

nach einer Amputation in frühen Lebensjahren (MELZACK et al. 1997). Der Phantomschmerz wird in das amputierte Glied projiziert und darf nicht mit dem Stumpfschmerz verwechselt werden, der lokal am Amputationsstumpf entsteht. Es kommen Dauerschmerzen und anfallsartig einschießende Sensationen vor, die als elektrisierend und stromstoßartig geschildert werden; auch brennende und juckende Dysästhesien werden genannt.

Ein *Neurom* besteht aus regenerierten Axonen, Schwann-Zellen, perineuralen Hüllen um die zahlreichen neu entstandenen kleinen Nervenfaszikel (Minifaszikel) (Abb. 13 d, f; 44, 45) und vermehrtem epineuralen Bindegewebe mit Blut- und Lymphgefäßen. Aus dem proximalen Stumpf wachsen Schwann-Zellen aus, die nur teilweise mit den Büngner-Bändern im distalen Nervenabschnitt in Verbindung treten. Es resultiert eine *anisomorphe Neurotisation* mit inkompletter oder fehlender Reinnervation des distalen Nervenabschnittes und oft unbefriedigendem Endzustand (Schmerzen, *Kausalgien*). Die fehlgeleiteten, aberrierenden Nervenfasern, die keine adäquaten motorischen, sensorischen oder vegetativen Kontakte herstellen können, atrophieren im Laufe von Monaten (Abb. 53b, 54) oder Jahren (Abb. 53c) und degenerieren schließlich mit ihren Perikaryen (*retrograde Atrophie* und *retrograde Degeneration*) [SCHRÖDER 1987; SUZUKI et al. 1993].

In schmerzhaften Neuromen (vgl. WILLIAMS 1984) kommt es zu einer Anhäufung von *Natriumkanälen* (ENGLAND et al. 1996). Eine dichte Immunlokalisation war speziell an den Spitzen der Axone nachweisbar. Diese Veränderung der Natriumkanäle könnte der Entstehung einer axonalen Übererregbarkeit zugrunde liegen und für die abnormen sensorischen Störungen verantwortlich sein (Schmerzen und Parästhesien), die häufig nach peripheren Nerventraumen auftreten.

Noradrenerge sympathische Nervenfasern in experimentellen peripheren Narbenneuromen: SMALL et al. (1990) haben in experimentellen Neuromen von Ratten 3 Tage nach der Nervendurchschneidung eine massive Aussprossung sympathischer Axone fluoreszenzmikroskopisch vor allem an der Spitze der Neurome beobachtet. Die Zahl der Axone war eine Woche nach der Durchschneidung des N. ischiadicus hoch und erreichte annähernd normale Werte etwa 8 Wochen nach der Nervendurchschneidung. Diese Ergebnisse sind im Hinblick auf die Interaktionen zwischen efferenten sympathischen und afferenten sensorischen Fasern von Bedeutung.

Abb. 38 *(Fortsetzung).* **d** Im mittleren Abschnitt derselben Regenerationskammer wie in c enthält der Strang hauptsächlich Fibrinfasern, die von spärlichen, longitudinal orientierten Zellen umgeben werden, die entlang seiner Oberfläche vorgewachsen sind (*Pfeile*). **e** Nach 18 Tagen weist der Querschnitt durch den regenerierenden Strang zahlreiche Zellen und Blutgefäße auf. **f** Bei höherer Vergrößerung erkennt man das gut differenzierte mehrschichtige Perineurium und zahlreiche Kapillaren, Fibroblasten, Schwann-Zellen und noch unbemarkte Axone, die in Gruppen zusammenliegen, aber nicht von einem separaten Perineurium umgeben werden. Meßstreifen in **a, c, d** = 50 µm; **b, f** = 25 µm; **e** = 100 µm (**b–f** nach WEIS et al. 1994)

116 Allgemeine Schädigungen und Reaktionen peripherer Nerven

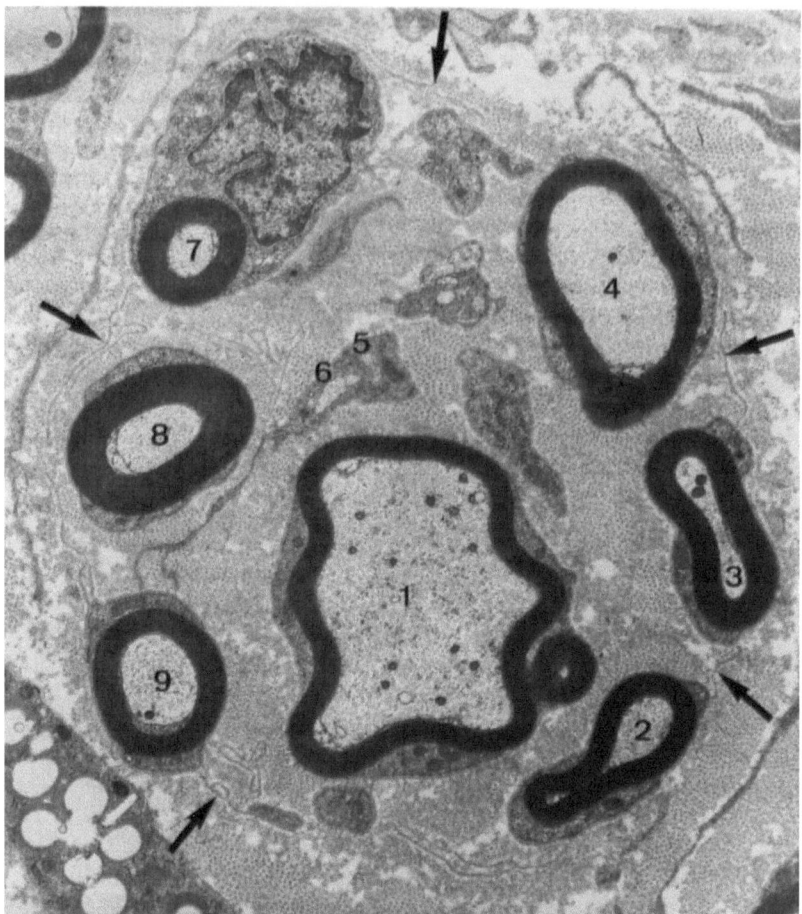

Abb. 39. Regenerationsgruppe mit 9 regenerierten, teils markhaltigen (Nrn. *1-4, 7-9*), teils marklosen (*5 u. 6*) Axonen, von denen nur die Nervenfaser mit der Nr. 1 wieder einigermaßen groß geworden ist, während die Nervenfasern mit den Nrn. 2, 3, 7-9 atrophisch sind, vermutlich da sie keinen adäquaten Endkontakt gefunden haben. Die Gruppe wird durch eine komplett erhaltene Basalmembran umgeben als Zeichen dafür, daß sie aus einer einzige markhaltigen Nervenfaser hervorgegangen ist (*Pfeile*). (Nach SCHRÖDER 1970)

(b) Regenerierende und regenerierte Nervenfasern

Die reaktive axonale Sprossung nach einer Verletzung erfolgt offenbar aufgrund eines intrinsischen neuronalen Antwortmusters (S.M. HALL 1989). Die nachfolgende Organisation der Axonsprosse, insbesondere ein geordnetes Auswachsen in Minifaszikeln in Richtung auf den entfernten distalen Stumpf tritt nicht auf, wenn nicht Schwann-Zellen vorhanden sind. Im Rahmen der Verletzungsreaktion proliferieren die Schwann-Zellen. Sie wandern gleichzeitig mit den auswachsenden Axonen aus (sofern der proximale Stumpf vom distalen getrennt ist); sie antworten auf axonale Reize durch vorübergehende Hochregulation oder Reexpression von Molekülen, die ein geeignetes Substrat für das axonale Längenwachstum bilden; sie ziehen Bündel rekurrierender Axone mit

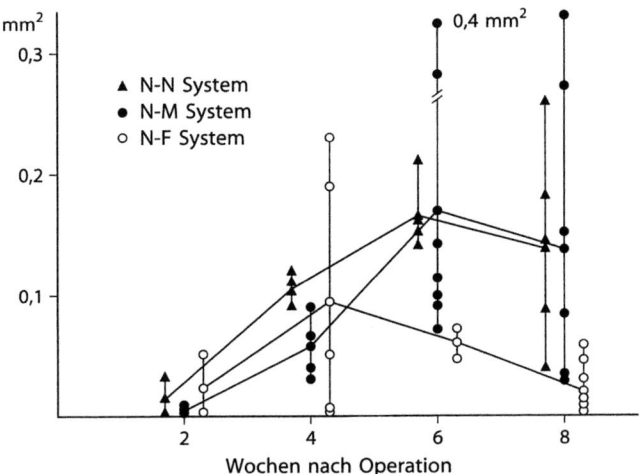

Abb. 40. Dimensionen der distalen Nervenfaszikel 2–8 Wochen nach der Implantation eines Silikonschlauches an der Stelle einer etwa 1 cm langen Exzision im N. ischiadicus von Ratten. Nach der Vereinigung des Silikonröhrchens mit dem peripheren Nervenstumpf (N-N-System) und mit Muskulatur (N-M-System) kommt es zu dem besten Regenerationsergebnis. Nach der Vereinigung des Röhrchens mit Fettgewebe wachsen innerhalb von 4 Wochen relativ viele Nervenfasern nach distal aus; nach 6 und 8 Wochen kommt es jedoch zu regressiven Veränderungen und zu einer Reduktion des Durchmessers des Regenerationsstranges, vermutlich aufgrund des Fehlens sinnvoller peripherer Endkontakte und damit verbundener mangelhafter Versorgung mit neurotrophen Substanzen. (Nach WEIS u. SCHRÖDER 1989)

ihren assoziierten Schwann-Zellen über Zwischenstumpflücken bis zu 1 cm Länge an. Mobilisierte Makrophagen entfernen die Markscheidenabbauprodukte aus den Schwann-Zellbändern; dabei interagieren sie mit den Schwann-Zellen während der Verletzungsreaktion in besonderer Weise, z.B. indem sie Mitogene und Zytogene präsentieren.

Über die Zahl und Größe markloser und markhaltiger Axone in proximalen und distalen Stümpfen des regenerierten N. saphenus von Ratten berichten CARTER u. LISNEY (1987). In den regenerierten Nerven ist im proximalen Stumpf eine 40 %ige Reduktion der marklosen Axone nachweisbar, während die Zahl der markhaltigen normal ist. In den distalen Abschnitten des Nerven waren die markhaltigen Nervenfasern vermehrt, während die marklosen ebenfalls reduziert waren. Die Autoren vermuten, daß die Veränderungen in der Zahl der marklosen regenerierten Nervenfasern an dem Auftreten sensorischer vasomotorischer und sudomotorischer Anomalien beteiligt sind, die manchmal nach peripheren Nervenverletzungen auftreten.

Bei der Aussprossung peripherer Axone werden sie von Schwann-Zellen begleitet und gefördert (SON u. THOMPSON 1995a, b). In der Regenerationskammer sind es die Perineuralzellen, die als erste vorwachsen, noch vor den Axonen und Schwann-Zellen (SCHRÖDER et al. 1995). Bei der Regeneration ganz allgemein spielen auch die Basallaminae und lösliche Wachstumsfaktoren in frühen und späteren Phasen eine Rolle (SORENSON u. WINDEBANK 1993). Auf ein Transkript in Schwann-Zellen, das homolog zu einem Wachstums-hemmenden Gen sein soll und von Axonen reguliert wird, gehen SPREYER et al. (1991) ein.

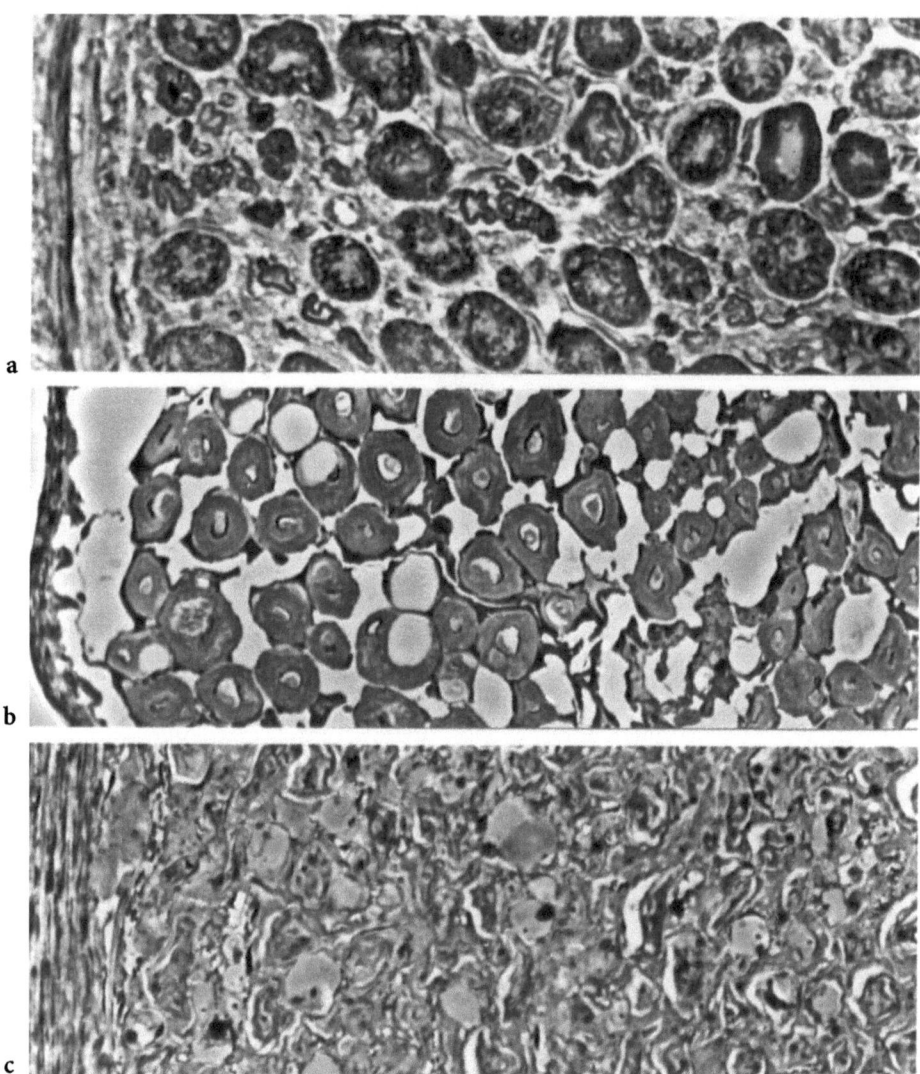

Abb. 41. a Tiefgekühltes, b gefriergetrocknetes, c in Cialitlösung konserviertes Nervenpräparat nach der üblichen Fixation und Einbettung für die Elektronenmikroskopie. Das gefriergetrocknete Präparat wurde anders als für die Transplantation nicht erst in physiologischer Kochsalzlösung aufgeweicht, sondern sofort fixiert; entsprechend finden sich im Gewebe zahlreiche Lücken oder Vakuolen. Im tiefgefühlten Präparat ist die Nerven- und Nervenfaserstruktur am besten, im Cialitpräparat am schlechtesten erhalten. × 720. (Nach SCHRÖDER u. SEIFFERT 1972)

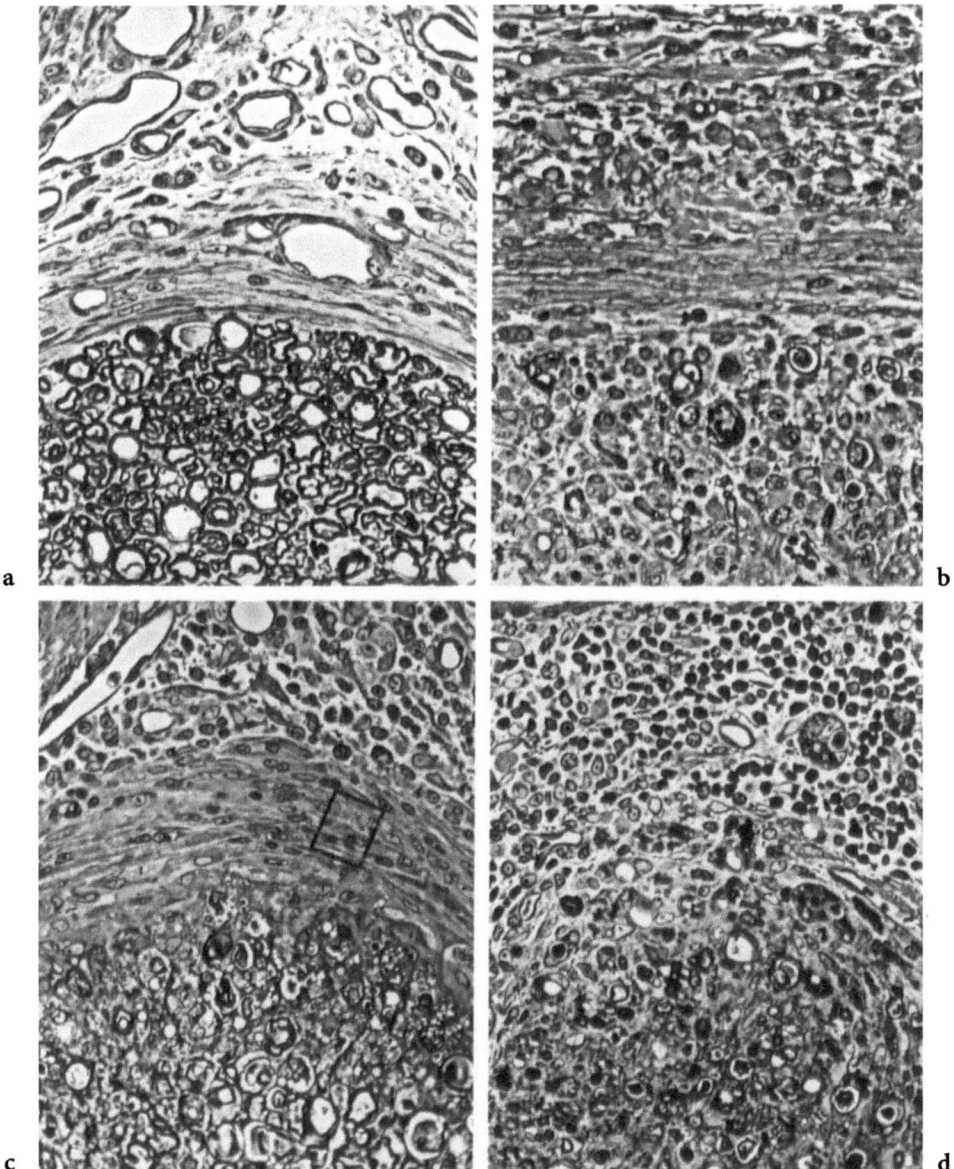

Abb. 42. Heterologe, heterotop implantierte Nerventransplantate von Ratten 1 (a), 2 (b), 3 (c) und 4 (d) Wochen nach der Implantation unter die Rückenhaut von Meerschweinchen. Nach 2–4 Wochen finden sich zunehmend mononukleäre Zellinfiltrate hauptsächlich von mononukleären Zellelementen. Das Perineurium ist nach 3 Wochen stark verdickt. (Der *umrandete Abschnitt* ist in der folgenden Abbildung stärker vergrößert.) Erst nach 4 Wochen läßt sich eine zellige Infiltration auch des Perineuriums nachweisen („Perineuritis"). Bis dahin sistiert der Abbau der Markscheiden. × 290. (Nach SCHRÖDER 1972a)

TANAKA et al. (1992) haben den N. ischiadicus von 6 und 24 Monate alten Mäusen gequetscht und 2, 4 und 8 Wochen später morphometrisch untersucht. Zwei Wochen nach der Axotomie enthielten die Nervenfaszikel der alternden Mäuse signifikant weniger regenerierte markhaltige Nervenfasern als die der jungen erwachsenen Mäuse. Nach 4 Wochen war der Unterschied in der Zahl der markhaltigen Nervenfasern geringer ausgeprägt. Das Areal des Zytoplasmas von Schwann-Zellen und der Markscheiden war jedoch signifikant reduziert in allen untersuchten Intervallen. Demgegenüber unterschieden sich die Axondurchmesser, auch wenn sie nach 2 Wochen noch relativ kleiner waren, weniger deutlich. Demnach sind die Schwann-Zellen während der Regeneration vom Alter stärker betroffen sind als die Axone.

In einer weiteren experimentellen Serie an jungen Mäusen konnten TANAKA et al. (1992) zeigen, daß die Regeneration markhaltiger Nervenfasern verlangsamt ist, wenn die Makrophagenreaktion unterdrückt wird; ein wesentlicher Einfluß konditionierender Läsionen vor der Nervenquetschung ließ sich nicht feststellen.

In der durch Diffusion ernährten Kornea erfolgt die Reinervation nach einer Transplantation wesentlich langsamer als in durchbluteten Geweben (J. TANAKA 1969).

Axonale Verzweigungen nach Nervenquetschung: TOFT et al. (1988) haben die axonalen Verzweigungen nach einer Nervenquetschung bei Ratten untersucht. Normalerweise sind höchstens 2% mehr markhaltige und 13% mehr marklose Axone in den distalen gegenüber den proximalen Nervensegmenten nachweisbar. 2–4 Wochen nach einer Nervenquetschung nimmt die Zahl der distalen Axone um das 2- bis 3fache zu; danach nimmt ihre Zahl wieder ab. Schließlich ist die Zahl der regenerierten markhaltigen Nervenfasern nicht höher als im proximalen Nerven, während die Zahl der marklosen Axone noch nach 12–19 Wochen 18–60% höher bleibt als im normalen Nerven. Während die markhaltigen Axone durch vorhandene Schwann-Zellen geleitet werden, folgen die marklosen Axone nicht den vorgegebenen Wegen; dies könnte ihre größere Tendenz zur Bildung permanenter Verzweigungen erklären.

Neuritenwachstum in Kryostatschnitten innervierter und denervierter Skelettmuskelfasern: COVAULT et al. (1987) berichten über Faktoren, die das Wachstum während der Reinnervation von Skelettmuskelfasern leiten und lenken. Die Autoren fanden, daß die Neuritenlänge in der Regel auf Schnitten mit denerviertem Muskel größer war als im innervierten Muskel. In endplattenreichen Regionen war das Wachstum ausgeprägter als in anderen Regionen, was dafür spricht, daß der das Auswachsen von Neuriten fördernde Faktor nahe den Synapsen konzentriert ist. 90% der Neuriten innervierten die ursprünglichen synaptischen Zonen. Daraus schließen die Autoren, daß regenerierende Axone durch Oberflächenmoleküle von seiten des denervierten Muskels informiert werden über den Status der Innervation und die Nähe zu synaptischen Arealen.

Topographie markloser Axone im regenerierten N. soleus der Ratte: FUGLEHOLM et al. (1992) haben den N. soleus der Ratte experimentell gequetscht und 1–19 Wochen danach untersucht. Während die marklosen Axone im normalen Nerven in relativ wenigen Gruppen angeordnet sind, waren die Axone distal der

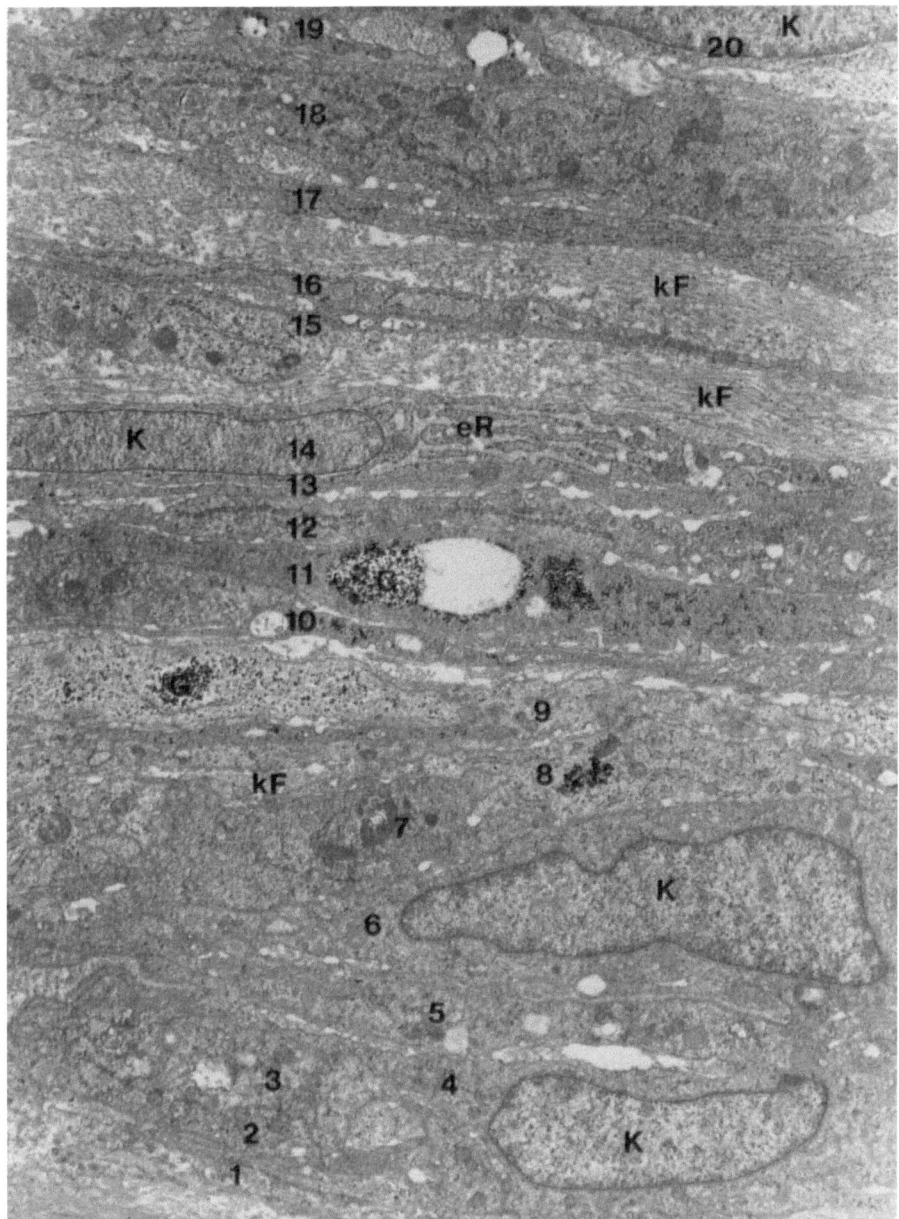

Abb. 43. Ausschnitt aus dem stark verbreiterten Perineurium der Abb. 42c. Die Zellschichten des Perineuriums (1-20) sind hochgradig vermehrt und z.T. verbreitert. Eine Basalmembran ist an der Oberfläche der meisten Zellen nicht zu erkennen. Das endoplasmatische Retikulum (eR) ist in manchen Zellen vergrößert. An mehreren Stellen liegen reichlich Glykogengranula (G) im Zytoplasma einzelner Zellen. K Kerne, kF Kollagenfasern. × 6900. (Nach SCHRÖDER 1972a)

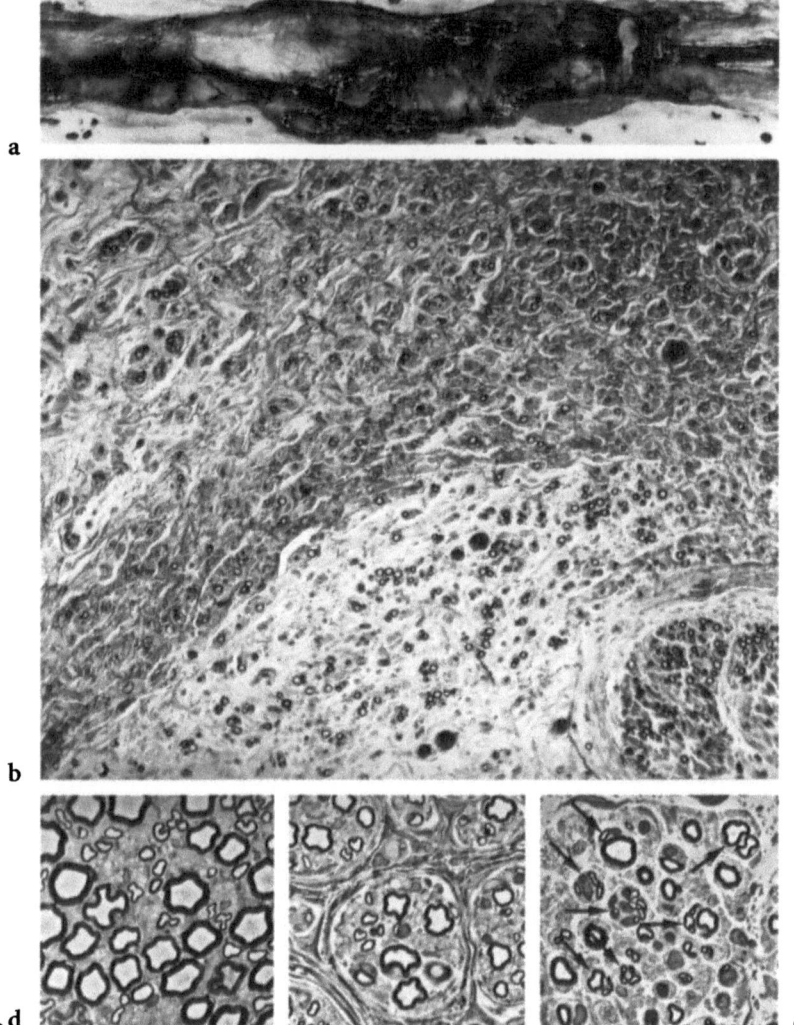

Abb. 44. a Cialit-konserviertes, 3 cm langes allogenes Nerventransplantat 1 Jahr nach der Implantation. Die Verwachsungen in Höhe des Transplantates und etwas proximal davon sind deutlich zu erkennen. Das proximale Neurom (*links*) ist stärker ausgebildet als das distale (*rechts* vor der Verzweigung des N. ischiadicus eines Hundes). × 2. **b** 2,5 cm langes frisches allogenes Transplantat 1 Jahr nach der Implantation. Zahlreiche regenerierte Nervenfasern liegen mitten im Bindegewebe; nur *rechts unten* ist noch ein größerer Faszikel getroffen. × 40. **c** Proximal von **d**, einem 3,2 cm langen tiefgekühlten allogenen Transplantat, erscheinen die Nervenfasern und die Architektur des Endoneuriums (in diesem Abschnitt) völlig normal. In **d** liegen mehrere z. T. sehr kleine Faszikel (Minifaszikel) eng nebeneinander. Die regenerierten Nervenfasern sind darin wesentlich dünner als proximal. **e** Distal eines 3,1 cm langen Cialit-konservierten Transplantates ½ Jahr nach der Implantation. Die reichlich regenerierten, unterschiedlich großen Nervenfasern (Regenerationsgruppen) haben teilweise zu einer „Hyperneurotisation" der Büngner-Bänder geführt (*Pfeile*). **c-d** × 560. (Nach SCHRÖDER u. SEIFFERT 1970)

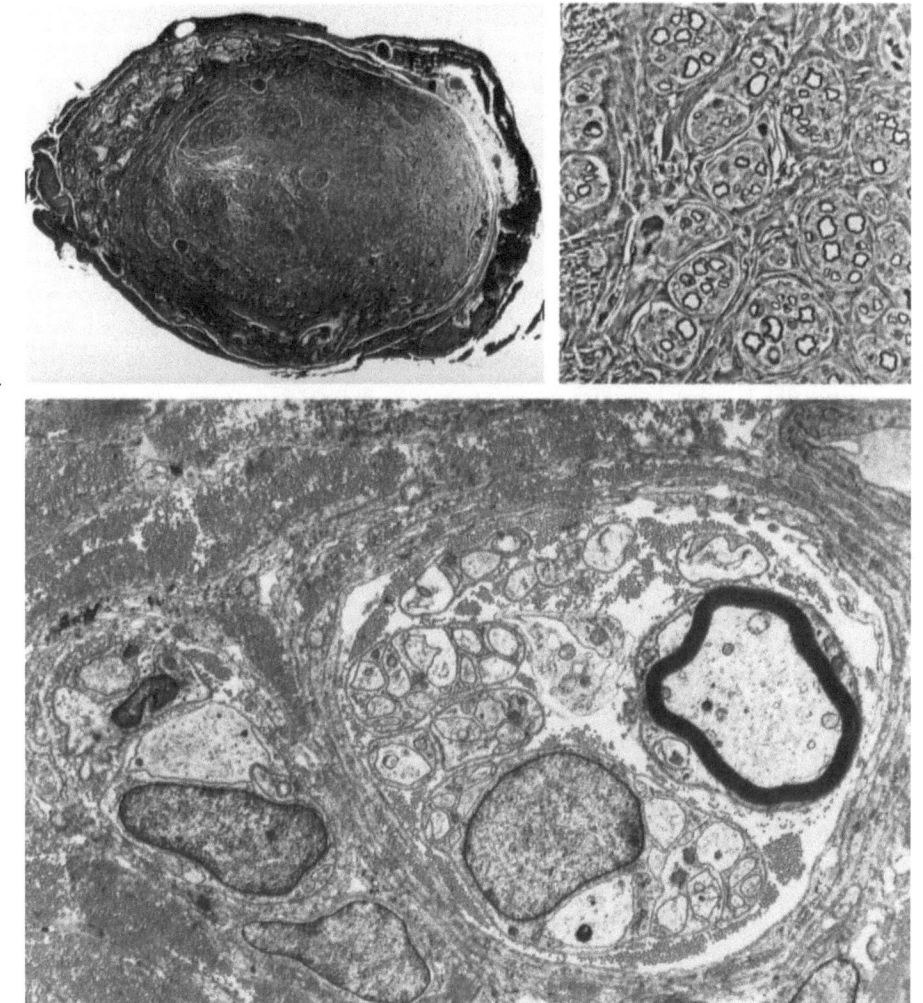

Abb. 45 a – c. Neuromatöse Reinnervation („Neurotisation") von Nerventransplantaten. **a** Cialit-konserviertes, 3 cm langes homologes Transplantat, 1 Jahr nach der Implantation in den N. ischiadicus eines Hundes (gleicher Nerv wie in der vorigen Abb. a). **b** Tiefgekühltes frisches homologes Transplantat, 1 Jahr nach der Reinnervation mit zahlreichen kleinen, isomorph angeordneten neugebildeten Nervenfaszikeln. × 487. **c** Cialit-konserviertes homologes Transplantat 6 Monate nach der Implantation. Die neugebildeten Minifaszikel werden von einem mehrschichtigen Perineurium vollständig gegenüber der Umgebung abgegrenzt. Die Kollagenfibrillen im neuen Endoneurium sind dicker als in der Umgebung, dem Epineurium. Die Faszikel enthalten reichlich marklose Axone, aber nur eine dünn myelinisierte regenerierte Nervenfaser. × 5220. (Nach SCHRÖDER 1987)

Quetschung über den gesamten Nervenquerschnitt verteilt. Demnach folgen die marklosen Axone bei der Regeneration nicht ihren ursprünglichen Wegen. Dieser Befund ist wahrscheinlich von Bedeutung bei der Interpretation von Zwiebelschalenformationen, denen in der Peripherie marklose Axone assoziiert sind, die aber deshalb nicht als Regenerationsfolge nach vorausgehender Degeneration eines Axons, sondern als Folge einer De- und Remyelinisation gedeutet werden können.

Wachstumsrichtung von Neuronen: HINKLE et al. (1981) haben Neurone und Myoblasten von Froschembryonen aus dem Neuralrohr und aus den Somiten unter Einwirkung eines schwachen gleichmäßigen elektrischen Feldes untersucht. Die Neuriten sind bevorzugt in Richtung auf den negativen Pol (die Kathode) bei Feldstärken von 7–190 mV/mm gewachsen. Viele bogen in beträchtlichen Winkeln um. Unter einem Schwellenwert von 7 mV/mm blieb dieser Effekt aus. Eine größere Anzahl von Neuronen wies aussprossende Neuriten auf, wenn die Kulturen einem elektrischen Feld ausgesetzt waren (beim Vergleich mit Kontrollkulturen). Dieser Unterschied wirkte sich bis zum 10fachen des Kontrollwertes aus. Der Schwellenwert für dieses Phänomen lag bei 6–8 mV/mm. Andere Zellen wie die Pigmentzellen und Fibroblasten wurden ebenfalls stimuliert, sich in einem elektrischen Feld zu differenzieren, wenn auch weniger deutlich als die Neurone. Das elektrische Feld hatte keinen Effekt auf die Lokalisation des Ursprungs der Neuriten auf dem Zellkörper. Sphärische Myoblasten, die in einem elektrischen Feld mit einer Stärke von 36–170 mV/mm kultiviert wurden, verlängerten sich, wobei die bipolare Wachstumsachse sich quer zum elektrischen Feld ausrichtete. Die Autoren folgern, daß die Richtung des neuralen Wachstums aus dem Neuralrohr und die strikte räumliche Organisation der Somiten wenigstens teilweise unter der Kontrolle eines elektrischen Feldes stehen.

Mikrotubuli und Kaliber in normalen und regenerierenden Axonen: ESPEJO u. ALVAREZ (1986) haben bei Ratten 18–122 Tage nach einer Läsion des N. ischiadicus die Kaliber und den Gehalt an Mikrotubuli in den regenerierten Axonen gemessen. Die Querschnittsfläche der markhaltigen Nervenfasern lag nach 122 Tagen immer noch 38% unter derjenigen der normalen Seite. Die regenerierten Axone enthielten zwischen 19,2 und 23,2 Mikrotubuli/µm², während die normalen 3 µm dicken markhaltigen Fasern 24,0 Mikrotubuli/µm² aufwiesen. Eine statistisch signifikante Differenz ließ sich nicht feststellen. In den marklosen Nervenfasern korrelierte der Mikrotubulusgehalt mit dem Faserdurchmesser. Zwischen den regenerierten und unverletzten Fasern bestanden keine wesentlichen Differenzen.

Blut-Nerven-Schranke während der Waller-Degeneration: SEITZ et al. (1989) haben die Blut-Nerven-Schranke nach einer Quetschung oder Durchschneidung des N. ischiadicus der Maus untersucht. Während der Waller-Degeneration nach einer Quetschung wird die Blut-Nerven-Schranke zunehmend durchlässig mit einem Maximum im distalen Abschnitt etwa 8 Tage nach der Quetschung, d.h. während der frühen Regeneration. Wenn Regenerationspotentiale an den kleinen Fußmuskeln und dünn myelinisierten Nervenfasern nachweisbar sind, nimmt die Blut-Nerven-Schranke zunehmend ihre Barrierenfunktion wieder

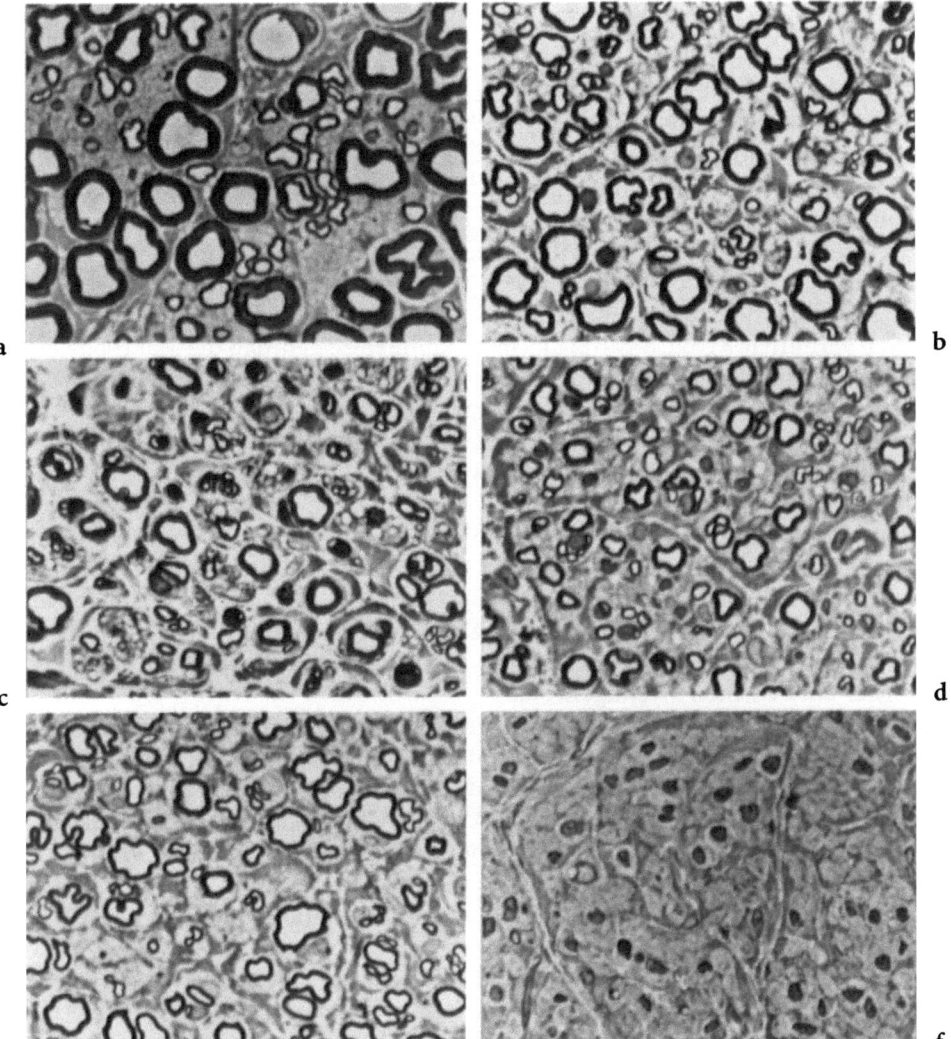

Abb. 46a–f. Reinnervationsergebnis nach der Implantation verschiedenartiger Nerventransplantate. **a** Normaler Nerv; **b** distal von einem 2 cm langen autologen, **c** distal von einem 3 cm langen Cialit-konservierten, **d** distal von einem 3,2 cm langen tiefgekühlten, **e** distal von einem 3 cm langen gefriergetrockneten und **f** distal von einem 8 cm langen Cialit-konservierten Nerventransplantat. Die neu gebildeten Markscheiden sind in allen Fällen wesentlich dünner als im normalen Nerven. Das autologe Transplantat hat zu dem besten Reinnervationsergebnis geführt, d.h. es finden sich am meisten Nervenfasern von beachtlichem Kaliber. Distal des langen Transplantates sind in diesem Bildausschnitt überhaupt keine Nervenfasern, sondern nur leere Büngner-Bänder zu erkennen. × 670. (Nach SCHRÖDER u. SEIFFERT 1972)

auf und ist nach etwa 30 Tagen nahezu intakt. Nach einer Durchschneidung hält der Zusammenbruch der Blut-Nerven-Schranke über den 30. Tag hinaus an. Die durchlässige Blut-Nerven-Schranke erleichtert möglicherweise die Restitution des Nerven, indem der Durchtritt trophischer Faktoren mit großer Moleküldimension ermöglicht wird (vgl. Kap. D.I.g.).

SPREYER et al. (1990) berichten über eine regenerationsabhängige Expression von *Apolipoprotein D-mRNA* in endoneuralen Fibroblasten peripherer Nerven. ROTHE u. MÜLLER (1991) haben eine Aufnahme von *endoneuralem Lipoprotein* in Schwann-Zellen und in sensorische Neurone nach einer Nervenverletzung festgestellt. Diese würde durch LDL-("low density lipoprotein")-Rezeptoren vermittelt. STOLL u. MÜLLER (1986) konnten zeigen, daß die Makrophagen im peripheren Nervensystem (wie die Astroglia im Zentralnervensystem) von Ratten in der Regel *Apolipoprotein E* exprimieren.

KUHN et al. (1993) berichten über eine Koexpression des *PMP22-, MBP-* und *P_0-Gens* während der Entwicklung sowie während der Degeneration und Regeneration des N. ischiadicus der Ratte, welche die Autoren mit Hilfe der In-situ-Hybridisierung und Immunhistochemie bestimmt haben. Demnach ist das räumlich-zeitliche Muster der PMP-22-Gen-Expression in sich entwickelnden, verletzten und regenerierenden peripheren Nerven ganz ähnlich demjenigen der P_0- und MBP-Expression; der Mechanismus der PMP22-Gen-Regulation in Schwann-Zellen ist somit gleich oder identisch mit demjenigen der bereits vorher untersuchten Myelingene.

Myelin-assoziiertes Glykoprotein (MAG) hat auf bestimmte Neurone in vitro eine inhibitorische Wirkung. Um zu untersuchen, ob MAG eine inhibitorische Komponente in peripheren Markscheiden in vivo darstellt, wurden MAG-defiziente mutante Mäuse kreuzweise mit C57BL/Wld^S-Mäusen gezüchtet, die eine verzögerte, Läsions-induzierte Markscheidendegeneration und eine verzögerte axonale Regeneration zeigen (SCHAEFER et al. 1996). Während die gequetschten Nerven bei C57BL/Wld^S-Mäusen MAG exprimieren, waren nur 16% der Markscheiden mit aussprossenden Axonen verbunden. Diese Zahl war doppelt so hoch bei MAG-defizienten C57BL/Wld^S-Mäusen. Diese Beobachtungen lassen vermuten, daß das Fehlen von MAG in der Doppelmutante zu einer verbesserten axonalen Regeneration führt. Demnach sei eine Degeneration MAG-enthaltender Markscheiden eine wichtige Voraussetzung, um das axonale Aussprossen nach einer Nervenverletzung zu optimieren. Andererseits wird die Regeneration peripherer Nerven durch das Fehlen der Waller-Degeneration auch nicht behindert (LUNN et al. 1989).

Laminin im normalen und regenerierenden N. ischiadicus: KUECHERER-EHRET et al. (1990) haben das Laminin immunelektronenmikroskopisch im normalen und regenerierenden N. ischiadicus der Maus lokalisiert. Laminin ist das nichtkollagene Hauptprotein der Basalmembranen, das als wichtiger Stimulator des Neuritenwachstums gilt und das die Vitalität der Neurone und die Teilung der Schwann-Zellen in vitro fördert. Die Autoren haben polyklonale Antikörper gegen Laminin verwendet. Normalerweise ist das Laminin in den Basalmembranen lokalisiert einschließlich der Oberfläche der Schwann-Zellen. Während der Entwicklung des N. ischiadicus ist die Laminimmunreaktivität in der Regel höher und auch an den interstitiellen Kollagenfasern nachweisbar. Eine

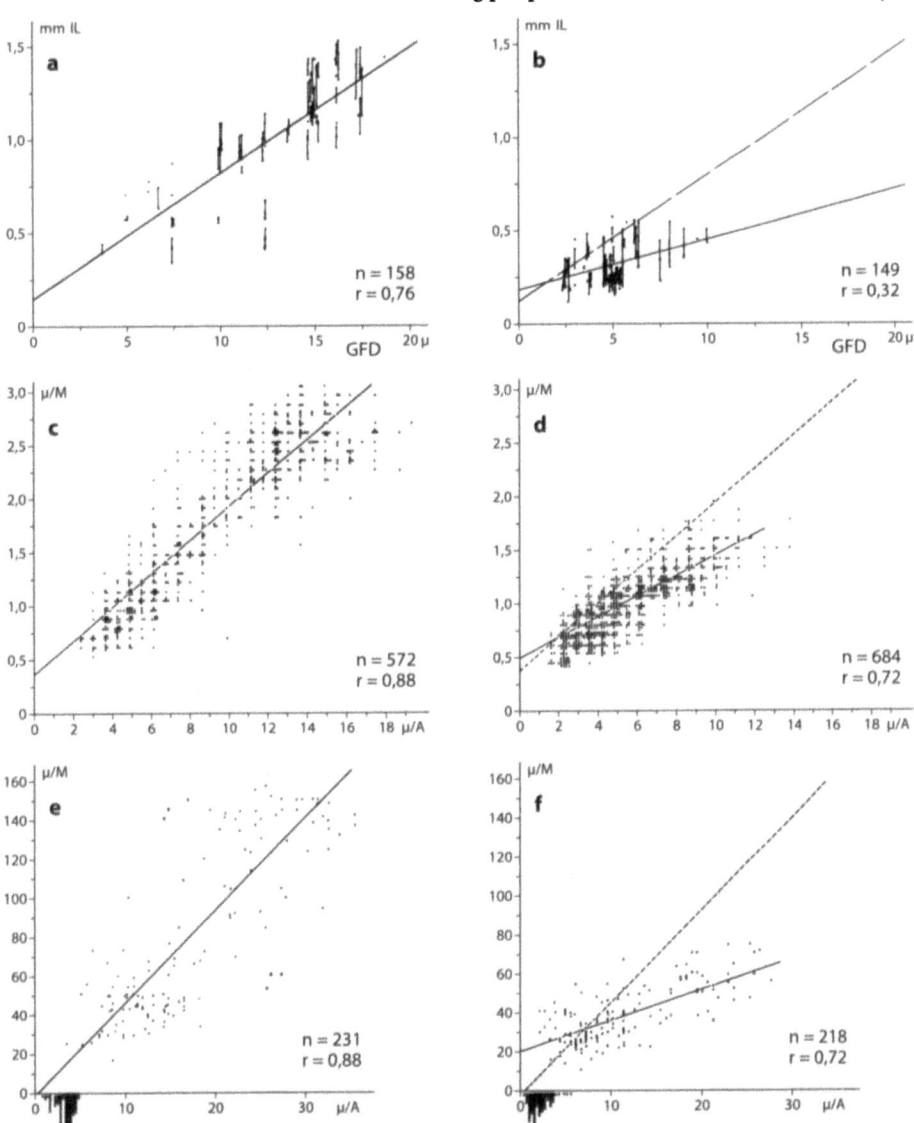

Abb. 47. a, c und e normale, b, d und f regenerierte Nervenfasern im kontralateralen N. ischiadicus eines Hundes, 12 Monate nach der Implantation eines tiefgefrorenen, 3,5 cm langen homologen Nerventransplantats. a, b Internodallänge (*IL*) in Relation zum Gesamtfaserdurchmesser (*GFD*); c, d Markscheidendicke (*M*) in Relation zum Gesamtfaserdurchmesser (*GFD*) nach lichtmikroskopischen Messungen; e, f Zahl der Markscheidenlamellen (*M*) in Relation zum Axonumfang (*A*) nach elektronenmikroskopischen Messungen. Die elektronenmikroskopisch gemessenen marklosen Nervenfasern sind in e und f unter der Abszisse eingetragen. Die regenerierten marklosen Axone sind großenteils dünner als die normalen.
(Nach SCHRÖDER 1978)

Woche nach der Nervendurchschneidung ist eine ausgeprägte Lamininimmunreaktivität an den regenerierenden Axonen entlang der Basalmembranenschläuche im distalen Stumpf des durchtrennten Nerven zu sehen.

Die *Markscheiden* werden während der Waller-Degeneration als Folge der Axondegeneration abgebaut. Dabei sind vor allem die proliferierenden Schwann-Zellen, aber auch Makrophagen beteiligt (s. dort). Die Länge der Internodien der regenerierten Nervenfasern ist auf ca. $^1/_3$ reduziert (Abb. 47b, 48); damit in Zusammenhang steht die Reduktion der Markscheidendicke der größten Axone, während die Axone wieder annähernd normale Kaliber erreichen können (Abb. 44e, 46b–e; SCHRÖDER 1970).

Ein *neuartiges Adhäsionsmolekül*, das durch eine Nervenverletzung induziert wird und das Axonwachstum fördert, beschreiben ARAKI u. MILBRANDT (1996).

PERSSON u. GATZINKSY (1993) berichten über einen retrograden Transport fluoreszierender *Latexmikrosphären* in Axonen lumbosaraler Vorderwurzeln bei der Ratte nach einer Nervenquetschung.

Neurotrophe Substanzen: DANIELSEN u. VARON (1995) berichten über neurotrophische Substanzen (vgl. Kap. B.II.d.3 und s. unten), insbesondere den Nervenwachstumsfaktor NGF und CNTF in Silikonkammern während der Regeneration peripherer Nervenfasern. Es besteht ein größerer Gipfel der neurotrophischen Aktivität etwa 3–6 h nach der Nervenverletzung; diese Aktivität geht in einem Zeitraum von etwa 5 Tagen auf den Ausgangswert zurück, nachdem schon 9 h nach der Implantation ein deutlicher Abfall der neurotrophischen Einheiten festzustellen ist. Dies bedeutet offensichtlich, daß diese neurotrophen Substanzen während der Zeit der stärksten regenerativen Aktivität (vgl. 1. und 2. Stadium der Regeneration (WEIS u. SCHRÖDER 1989) nicht mehr aktiv sind.

Retrograder axonaler Transport von LIF: Der Leukämie-inhibitorische Faktor (LIF) ist ein pleiotropes Zytokin mit ausgedehnten Wirkungen auf verschiedene Zellarten einschließlich der Stimulation der hepatischen Akute-Phase-Reaktion, der Knochenresorption, des Lipidmetabolismus, der Megakaryozytenproliferation und der neuronalen Differenzierung. Die LIF-Expression in anderen peripheren Nervengeweben sowie im Gehirn ist demgegenüber niedrig. CURTIS et al. (1994) haben gefunden, daß 125 I-LIF in sensorischen und motorischen Neuronen nach einer Quetschung des N. ischiadicus erhöht ist; LIF ist auch nach einer Durchschneidung des N. ischiadicus von Ratten erhöht (KUREK et al. 1996). Gleiches gilt für Interleukin-6. Der retrograde Transport von 125 I-LIF wurde durch im Überschuß markiertes LIF gehemmt, aber nicht durch verwandte Zytokine, was auf einen spezifischen Rezeptor-ausgelösten Mechanismus hinweist. Die Northern-blot-Analyse ergab eine erhöhte Expression von LIF in distalen Segmenten peripherer Nerven nach Axotomie. Die Korrelation zwischen der LIF-Expression und einem erhöhten retrograden Transport nach einer Verletzung läßt vermuten, daß LIF eine Rolle bei der peripheren Nervenregeneration spielt.

Perineurium: Die Bedeutung des Perineuriums während der Regeneration peripherer Nervenfasern wird in der Regel unterschätzt. Doch sind die Perineuralzellen die ersten Zellen, die in einem Silikonröhrchen nach einer experimentellen Kontinuitätsunterbrechung eines peripheren aus dem proximalen Stumpf

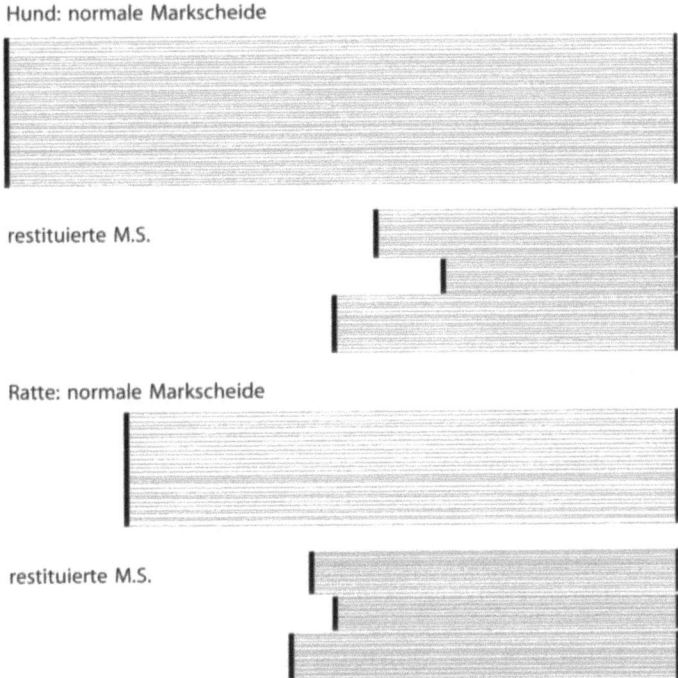

Abb. 48. Maßstabsgerechte zweidimensionale Rekonstruktion der größten normalen und jeweils dreier regenerierter Internodien mit entspiralisierten Markscheidenlamellen im N. ischiadicus eines Hundes und einer Ratte. Das Zytoplasma der Schwann-Zellen ist im Bereich des äußeren und inneren Mesaxons schwarz gezeichnet. Beide Zytoplasmabereiche sind durch horizontale Linien miteinander verbunden, die den paranodalen Markschlingen und Schmidt-Lanterman-Einkerbungen entsprechen. Das Axon ist jeweils passend zur Länge der Internodien als vertikale Linie am *rechten Bildrand* eingezeichnet. Im Verhältnis zur Dicke der neugebildeten Markscheiden ist die Zahl der Schmidt-Lanterman-Einkerbungen erheblich vermehrt. Die Internodien sind an den regenerierten Nervenfasern recht einheitlich verkürzt und die Dicke der Markscheiden (bzw. die Länge der entspiralisierten Markscheidenlamellen) beim Hund absolut und relativ stärker reduziert als bei der Ratte. (Nach SCHRÖDER 1978)

vorwachsen; Axone, Schwann-Zellen und Blutgefäße folgen erst später (Abb. 38; SCHRÖDER et al. 1993; WEIS et al. 1994). Auch wenn die Axone in undifferenziertes oder epineurales Bindegewebe einwachsen, aberrieren oder rekurrieren, werden sie jeweils in kleinen Gruppen von einem eigenen Perineurium gegenüber dem umgebenden Bindegewebe isoliert; auf diese Weise entstehen die sog. „Minifaszikel" (SCHRÖDER u. SEIFFERT 1970).

Expression von Wachstumsfaktor-Rezeptoren während der Nervenregeneration

RAIVICH et al. (1990) haben die Rezeptoren einer Reihe von Wachstumsfaktoren untersucht, die auf spezifische Zellen im verletzten und regenerierenden peripheren Nerven einwirken: Den „platelet-derived-growth-factor" (PDGF), den „nerve growth factor" (β-NGF) und das Serum-Transferrin (Tf).

NGF-Rezeptor: β-NGF ist ein 27-kDa homodimerisches Protein, welches das Überleben, die Differenzierung und die Erhaltung des sympathischen und primären sensorischen Neurons unterstützt. Unter physiologischen Bedingungen wird dieser neurotrophe Faktor gebildet und abgegeben von Geweben, die dicht durch sympathische und sensorische Neuriten innerviert werden. Nach der Abgabe wird β-NGF an den NGF-Rezeptor an der Oberfläche dieser Nervenendigungen gebunden, internalisiert und dann zusammen mit dem NGF-Rezeptor transportiert. Dies geschieht in der Form eines β-NGF-Rezeptorkomplexes, der in die Perikaryen der sympathischen und sensorischen Neurone in den Ganglien transportiert wird, wo er seine neurotrophischen Wirkungen entfaltet. Diese Fähigkeit der NGF-empfindlichen Neurone, den Rezeptor zu synthetisieren, ihn an den Axonendigungen zu exprimieren in Verbindung mit β-NGF-reichem Zielgewebe und ihn retrograd zu transportieren, zurück zum Perikaryon, spielt eine kritische Rolle bei der Auslösung der neuronalen Sensibilität gegenüber neurotrophischen Effekten des β-NGF.

Nach einer peripheren Axotomie kommt es zu einer dramatischen und reproduzierbaren Abnahme des neuronalen NGF-Rezeptors in den chromatolytischen neuronalen Perikaryen axotomierter dorsaler Spinalganglien etwa 3–6 Tage nach der Nervenverletzung. Während der neuronale NGF-Rezeptor nach einer Axotomie verschwindet, kommt es zu einer massiven NGR-Rezeptor-Expression 3–4 Tage nach einer Verletzung in den denervierten Schwann-Zellen im distalen Abschnitt des verletzten Nerven. Diese NGF-Rezeptor-Expression ist nicht auf denervierte sensorische und sympathische Nervenfaszikel begrenzt; sie ist unabhängig von der Art des verletzten Nerven (sensorische, gemischte oder motorische Nerven), läßt sich aber nicht nachweisen nach einer Verletzung von Nervenbahnen im zentralen Nervensystem, auch nicht im peripheren Nerven proximal der Axotomiestelle. Wenn es zur Regeneration des distalen Nervenabschnittes kommt, resultiert eine rasche Abnahme der NGF-Rezeptor-Expression entsprechend dem zeitlichen Gradienten der Reinnervation.

PDGF-Rezeptor-Expression: Der PDGF ist ein sehr basisches 31 kD heterodimeres Protein, das ein potentes Fibroblastenmitogen darstellt. Spezifische Rezeptoren für diesen Wachstumsfaktor werden an Fibroblasten außerhalb des Nervensystems exprimiert; dazu gehören auch die Fibroblasten in den Nervenwurzeln des Hirnstammes und des Rückenmarks, die außerhalb der Blut-Hirn- oder Blut-Nerven-Schranke liegen. Die Expression des Rezeptors wird ausgelöst durch einen posttraumatischen Zusammenbruch der Blut-Nerven-Schranke. Die spezifische PDGF-Bindung im verletzten Nervengewebe ist offensichtlich Folge einer Proliferation des verletzten endoneuralen Bindegewebes. Eine rasche Abgabe dieses Wachstumsfaktors erfolgt offensichtlich über eine Degranulierung der Thrombozyten nach einer mechanischen Verletzung des peripheren Nervengewebes.

Transferrin-Rezeptor-Expression: Das eisengesättigte Transferrin ist ein essentieller Zell- oder Gewebekulturbestandteil für die meisten, wenn nicht für alle proliferierenden Zellen, einschließlich sich differenzierender Neurone. Transferrin ist ein gut wasserlösliches 78 kD-Protein, das 2 Eisenionen (Fe^{3+}) binden kann und sie in die Zelle transportiert. Dieser Transport des eisengesättigten

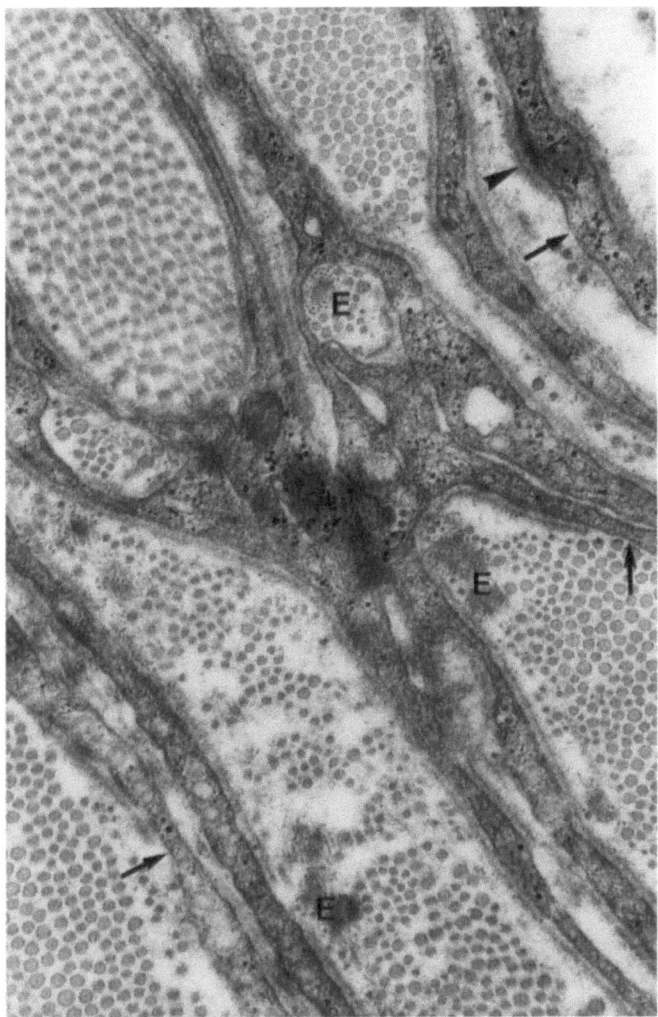

Abb. 49. Die neu formierten Perineuralzellen umschließen verschieden große Bündel von Kollagenfasern mit stark unterschiedlichem Kaliber. Dazwischen liegen einzelne elastische Fasern (*E*). Einige Stellen, an denen die Basalmembran an der Oberfläche der Perineuralzellen fehlt, sind durch *dünne Pfeile* markiert; ein Hemidesmosom ist durch einen *Pfeilkopf* gekennzeichnet. Zwischen den Fortsätzen der Perineuralzellen finden sich verschiedene Formen von Kontakten. × 40 500. (Nach SCHRÖDER u. SEIFFERT 1970)

Transferrins wird vermittelt durch eine spezifische Bindungsstelle (den Transferrin-Rezeptor) auf der Zellmembran der Transferrin-abhängigen Zellen.

Eine starke Transferrin-Rezeptor-Markierung im normalen Erwachsenen-Zentralnervensystem ist auf die Endothelien der Hirnkapillaren begrenzt. Dieses normale Markierungsmuster ändert sich dramatisch nach einer Verletzung des N. facialis. Es kommt zu einer vorübergehenden Transferrin-Rezeptor-Expression an regenerierenden Motoneuronen nach 2–14 Tagen mit einem Maximum nach 5 Tagen. An Astrozyten und Mikrogliazellen des axotomierten

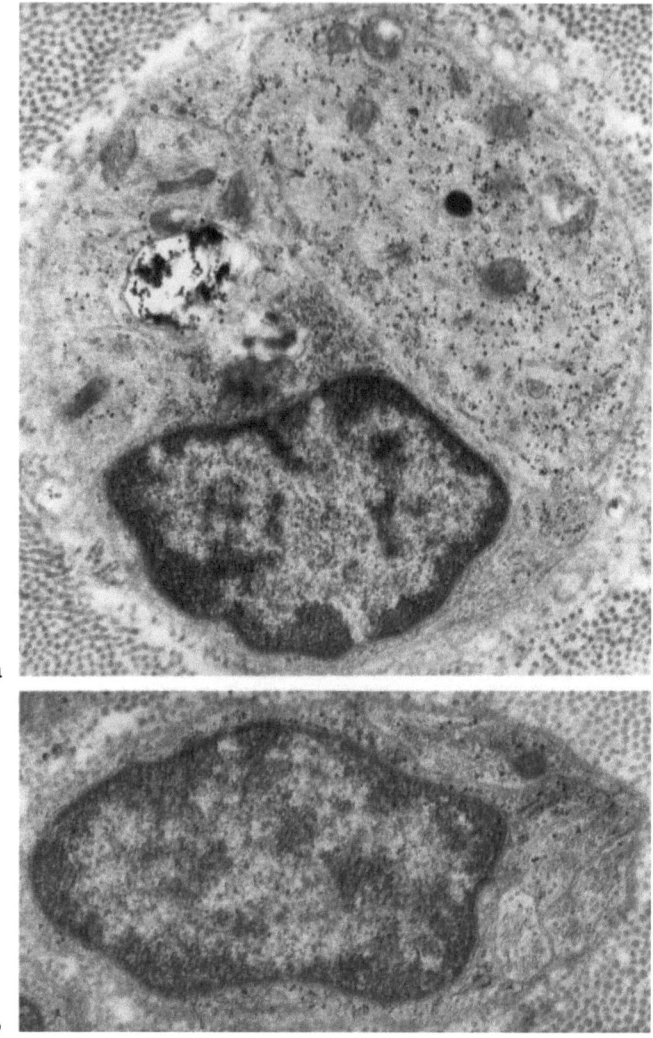

Abb. 50 a, b. Büngner-Bänder distal eines erfolglosen 8 cm langen Transplantates $^1/_2$ Jahr nach der Implantation. Im Zytoplasma der proliferierten, jeweils von einer gemeinsamen Basalmembran umgebenen Schwann-Zellen oder Schwann-Zellfortsätze liegen zahlreiche in verschiedenen Richtungen orientierte intermediäre Filamente, Glykogengranula, Tubuli und Ribosomen, eine autophagische Vakuole, Mitochondrien und Kerne, die reich an Heterochromatin sind. a × 20 000; b × 23 500

Nucleus facialis sind keine Transferrin-Rezeptor-Expressionsänderungen nachweisbar. Im regenerierenden peripheren Nerven kommt es nach einer Axotomie zu einer raschen und ebenfalls vorübergehenden Zunahme des Transferrin-Rezeptors an denervierten Schwann-Zellen mit einem Maximum nach 3–5 Tagen. Diese Axotomie-induzierte Vermehrung des Transferrin-Rezeptors ist verbunden mit einer 10- bis 20fachen Zunahme der endoneuralen Eisenaufnahme aus dem peripheren Blut. Diese Veränderungen würden der regenerativen Zellproliferation um etwa 1–1,5 Tage vorausgehen.

Wiederholte Nervenquetschungen: OHARA u. IKUTA (1988) berichten über die Ausbildung von Zwiebelschalenformationen nach 4mal wiederholter Quetschung. Einige Zwiebelschalenformationen enthielten außer einem zentralliegenden markhaltigen Axon einzelne marklose Axone in der Peripherie, wobei auch einzelne Fibroblastenfortsätze nachweisbar waren. Andere Zwiebelschalenformationen bestanden ausschließlich aus Schwann-Zellfortsätzen oder leeren Basalmembranen.

SECKEL (1990) berichtet über Methoden zur Verbesserung der peripheren Nervenregeneration und SUMNER (1990) über Probleme einer aberranten Reinnervation.

Reinnervation chronisch denervierter Nervenstümpfe: Die aktive Expression der *mRNA des Typ I-Kollagens* während der Reinnervation chronisch denervierter Rattennerven beschreiben SIIRONEN et al. (1995). Die Reinnervation denervierter Nervenstümpfe viele Monate nach einer Durchtrennung des N. ischiadicus von Ratten beschreiben VUORINEN et al. (1995) und SIIRONEN et al. (1996).

Medikamentöse Beeinflussung der Nervenregeneration

Die Zahl nervenregenerationsfördernder Substanzen ist beeindruckend. Diese können hier weder im Detail aufgeführt noch einer Kritik unterzogen werden. Das gilt insbesondere für alle bekannten Wachstumsfaktoren (s. o.). So berichten z.B. BLEXRUD et al. (1990) über die Kinetik und die Bildung eines neuartigen Wachstumsfaktors nach einer peripheren Nervenverletzung. Auf den Effekt eines *Pyrimidin-Derivates* (MS-818) zur Verbesserung der Nervenregeneration (nach einer Nervenquetschung bei der Maus) gehen z.B. JIANG et al. (1995) ein, auf *Thioctsäure* DIMPFEL et al. (1990).

(c) Nerventransplantation und andere operative Maßnahmen

Die Nerventransplantation autologer Nerven hat in der klinischen Praxis große Bedeutung erlangt, während sich homologe oder heterologe Nerventransplantate als ungeeignet erwiesen haben (MILLESI 1968; SAMII 1990). Zahlreiche Versuche sind zur Verbesserung der Reinnervationsergebnisse durchgeführt worden (WOODRUFF 1960; SUNDERLAND 1978; SEIFFERT et al. 1968; SCHRÖDER u. SEIFFERT 1970, 1972 und viele andere). Dazu gehören chemische und physikalische (Abb. 41) oder operative Modifikationen des Transplantates mit Hilfe des YAG-Lasers (SCHOBER et al. 1986, 1990). Im Folgenden wird nur über einzelne neuere Ergebnisse berichtet.

SHUPECK et al. (1989) haben die Wirksamkeit *vaskularisierter und konventioneller Transplantate* des N. ischiadicus im Hinblick auf die Wiederherstellung der Durchblutung, der Erregungsleitung, der Blutnervenschranke, des Noradrenalins (NA) und des 6-Keto-Prostaglandin-$F_1\alpha$ (6. KPGF; stabiler Prostazyklinmetabolit) im N. ischiadicus von Ratten untersucht. Außerdem haben sie den Malondialdehyd (MDA)-Gehalt bestimmt. Die Nervendurchblutung war besser bei den vaskularisierten Transplantaten, aber die Verbesserung der Durchblutung war begrenzt auf die nichtnutritive Durchblutung. Die Amplitude des Nervenaktionspotentials war in dem vaskularisierten Nerventransplantatsegment ein und zwei Monate nach der Operation statistisch nicht signifikant erhöht. Die ^{14}C-Sucrose-Permeabilität war sowohl bei den konventionellen als auch bei den vaskularisierten Transplantaten nach einem und nach drei Monaten in gleicher Weise erhöht. NA und 6-KPGF, die wesentlichen Vasokonstriktoren und Dilatatoren der Nervenmikrogefäße, waren in den vaskularisierten besser wiederhergestellt als in den konventionellen Transplantaten, was für 6-KPGF statistisch signifikant war. MDA als Index für eine sauerstofffreie Radikalbildung war nicht signifikant unterschiedlich in den 3 verschiedenen Gruppen. Die bessere Wiederherstellung durch 6-KPGF und vielleicht auch NA läßt vermuten, daß vaskularisierte Transplantate zu einer besseren Wiederherstellung der Gefäßreaktivität nach peripherer Nerventransplantation führen.

MIDHA et al. (1994) berichten über das Schicksal von Schwann-Zellen in *Allotransplantaten* peripherer Nerven. EVANS et al. (1995) haben nach früheren, wenig erfolgreichen Versuchen mit Allotransplantaten von Nerven im N. ischiadicus der Ratte für eine längere Zeit aufbewahrte Nerventransplantate anderer Tiere als potentielles Allotransplantatmaterial eingesetzt. 14 Monate nach der Transplantation haben sie die Erregungsleitungsgeschwindigkeiten und die Zahl der markhaltigen Nervenfasern, die durch die Transplantate hindurch regeneriert waren, bestimmt. Die Autoren kommen zu dem Schluß, daß eine Aufbewahrung von Allotransplantaten möglicherweise geeignet sei, um Allotransplantationen durchzuführen; eine Immunsuppression war nur in reduziertem Ausmaß oder gar nicht erforderlich. Doch nach eigenen Erfahrungen sind Nerventransplantate mit einer Länge von weniger als 3 cm für eine Bestimmung der klinischen Brauchbarkeit von Transplantaten ungeeignet, da über eine so kurze Strecke mehr oder weniger alle Verfahren zu einem Regenerationserfolg führen (SCHRÖDER u. SEIFFERT 1972).

SCHALLER et al. (1989) haben experimentell die Regeneration und Degeneration in autologen und allogenen Nerventransplantaten mit und ohne *Immunsuppression* durch Cyclosporin A untersucht. Die Allotransplantate wurden in verwandten Ratten eingesetzt, die sich nur im Hinblick auf den MHC unterschieden bei gleichem nicht-MHC-Hintergrund. Diese Autoren haben festgestellt, daß das stärkste Ausmaß der Degeneration mit milder Abstoßung in den Allotransplantaten zwischen der 2. und 4. Woche stattfindet. Die Abstoßung der allogenen Transplantate ohne Immunsuppression führt nicht zu einer Zerstörung des gesamten Nerven. Die Regeneration erfolgt innerhalb von 12–16 Wochen. Bei den allogenen Nerventransplantaten mit MAC-Ungleichheiten, aber gleichem nicht-MAC-Hintergrund ist eine Regeneration möglich, aber sie ist langsamer und zeigt mehr Areale mit Degeneration als in den autologen Nerventransplantaten. Bemerkenswert ist, daß die Zählung der Axone bei den unbehandelten allogenen Transplantaten gleich hohe Werte ergab wie in den anderen Gruppen und daß nur die klinischen Kriterien eine langsamere Regeneration ergaben.

ANSSELIN u. POLLARD (1990) haben die immunpathologischen Faktoren bei der *Allotransplantat-Abstoßung* peripherer Nerven untersucht, indem sie die Zahl der eingewanderten Lymphozyten und die Expression des MHC bestimmt haben.

NADIM et al. (1990) untersuchten die Bedeutung der Schwann-Zellen und der Basalmembranschläuche bei der Regeneration von Axonen durch lange *tiefgefrorene Nerventransplantate*.

Fazialisnerven: JACOBS et al. (1996) haben die Regeneration durch ein langes Nerventransplantat bei einem Versuch zur operativen Korrektur der Fazialislähmung untersucht und positive Resultate mitgeteilt.

Nerventransplantate zur kontralateralen Seite: FREY et al. (1983) berichten über mikrochirurgische Experimente an Kaninchen, bei denen sie den Nervenast zum linken M. rectus femoris durch ein Nerventransplantat verlängert und auf die kontralaterale Seite verlegt haben. 3 Monate später haben sie das distale Ende des Transplantates mit dem durchschnittenen Nervenzweig zu dem rechten M. rectus femoris verbunden. Die funktionellen Ergebnisse zeigten, daß der M. rectus femoris, der durch ein kontralaterales Nerventransplantat reinnerviert worden war, eine 6–56%ige Restitution der normalen Muskelfunktion erreichte. Histologisch ließ sich bestätigen, daß es möglich ist, einen motorischen Nerven durch ein Nerventransplantat zu verlängern. Aber die 2. Nervennaht, die Interposition eines langen Nerventransplantates und das offensichtlich veränderte Reflexsystem verursachten eine nur mäßige und nicht voraussagbare Muskelfunktion.

Reinnervation freier Hauttransplantate: SANTONI-RUGIU (1966) berichtet über experimentelle Untersuchungen zur Reinnervation freier Hauttransplantate und gestielter Lappen. Dieses Thema wird von BROWN u. FLYNN (1973) bei der Behandlung von Neuromen und eingeklemmten Nerven an der Hand wieder aufgegriffen (gestielte abdominale Hautlappen zur Wunddeckung).

Einfluß der Autotransplantatgröße auf die Nervenregeneration

POVER u. LISNEY (1989) haben elektrophysiologisch und histologisch an Katzen untersucht, inwieweit die unterschiedliche Länge eines Autotransplantates (10, 12 und 30 mm lang) den Erfolg der Regeneration beeinflußt. Die Autoren fanden ein Jahr nach der Operation keine wesentlichen Unterschiede zwischen den verschiedenen Gruppen. Wie schon erwähnt, sind Versuche mit so kurzen Transplantaten von geringer klinischer Relevanz; denn bis zu einer Länge von etwa 3 cm sind alle Methoden mehr oder weniger erfolgreich (SCHRÖDER u. SEIFFERT 1972).

Tubulisation mit Schwann-Zellbesiedelung

Die unterschiedlichsten Materialien, von Venen („Edinger-Röhrchen") angefangen bis zu Silikonschläuchen, sind verwendet worden, um regenerierende Nervenfasern an ihren Zielort zu lenken (Lit. s. WEIS u. SCHRÖDER 1989). Dabei soll u. a. eine Besiedelung mit adulten Schwann-Zellen von Nutzen sein (ANSSELIN et al. 1997).

Implantierte Schwann-Zellen in Rückenmarksläsionen

LANGFORT u. OWENS (1990) haben nachgewiesen, daß implantierte und durch Transfektion mit einem Retrovirus, das β-Galaktosidase enkodiert hat, markierte Schwann-Zellen in demyelinisierenden Läsionen eher über den Subarachnoidalraum als durch das Parenchym selbst in Rückenmarksläsionen einwandern.

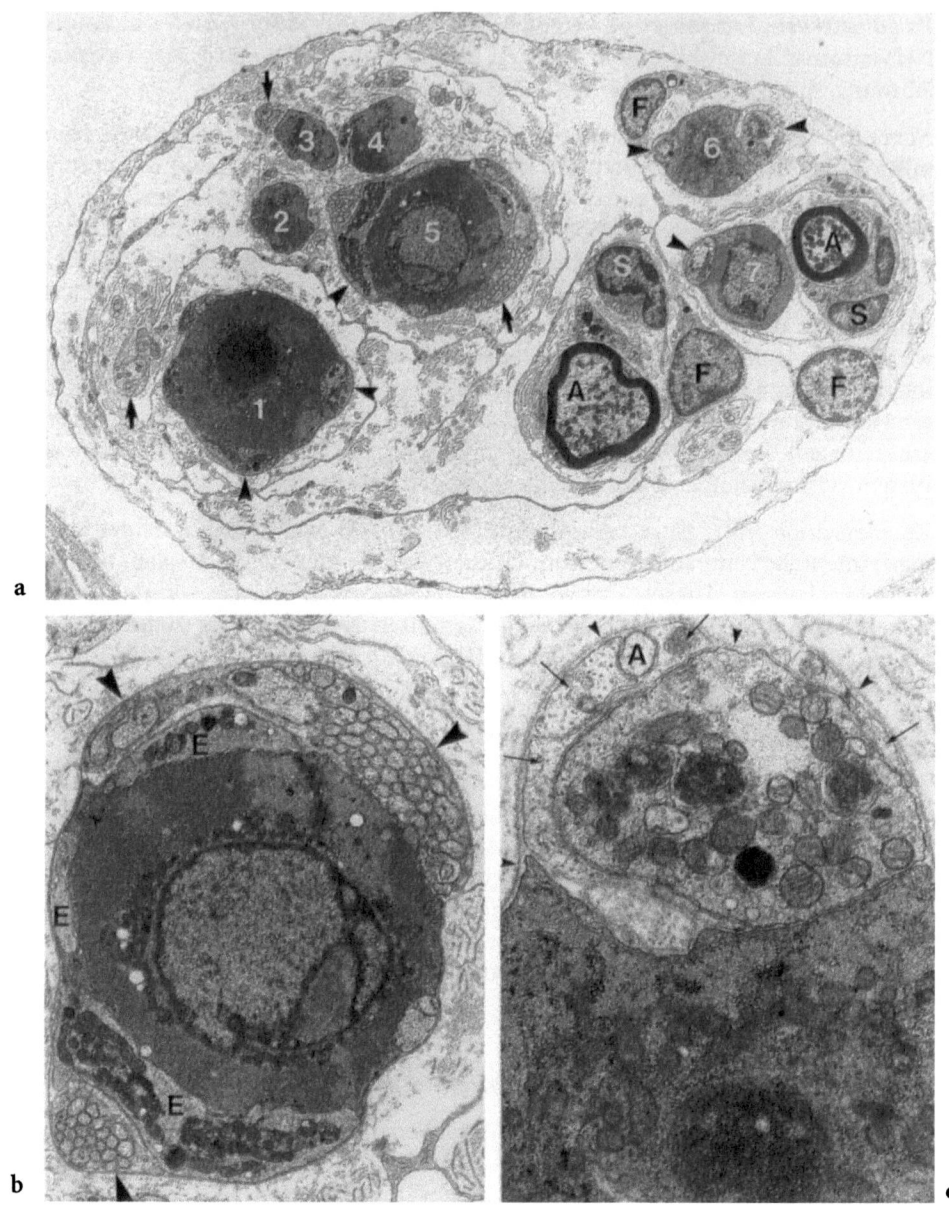

Abb. 51a–c. Legende s. S. 137

Regeneration peripherer Nerven durch Transplantate des N. opticus

Wenn ein Abschnitt des N. opticus in einen peripheren Nerven eingesetzt wird, kommt es zur Umhüllung und Myelinisierung der regenerierenden Nervenfasern durch die Glia des transplantierten N. opticus (AGUAYO et al. 1978). Allerdings erfolgt die Regeneration nur in sehr geringem und unvollständigem Ausmaß (GIFTOCHRISTOS u. DAVID 1988; ANDERSON et al. 1988). Die regenerierenden peripheren Nervenfasern werden offensichtlich durch die Membrana gliae limitans und die Astrozyten an einer erfolgreichen Regeneration gehindert (ANDERSON et al. 1988). Lebende Astrozyten sind eher als das Fehlen eines Serum-abhängigen trophischen Faktors oder das Vorhandensein von ZNS-Myelin die Hauptbarriere gegenüber dem Auswachsen von Axonen und der Einwanderung von Schwann-Zellen in das ZNS-Gewebe (ANDERSON et al. 1989).

Muskeltransplantate mit mikroneurovaskulären Anastomosen

FREY et al. (1985) haben die Veränderungen in Muskeltransplantaten mit mikroneurovaskulärer Anastomose bei 17 Kaninchen untersucht, nachdem der linke M. rectus femoris auf die rechte Seite verlegt worden war. Zum Vergleich dienten rechtsseitige Muskeln, die ohne Gefäßversorgung auf die linke Seite transplantiert worden waren. In allen Transplantaten mit mikroneurovaskulären Anastomosen überlebten nahezu sämtliche Muskelfasern. Die Veränderungen waren begrenzt auf typische De- und Reinnervationszeichen. Demgegenüber überlebten nur wenige atrophische Fasern in der Peripherie der Transplantate ohne Gefäßversorgung. Mit Abstand der größte zentrale Anteil wurde nekrotisch. Dabei entwickelte sich reichlich Bindegewebe.

Abb. 51 a – c. Äquatorialebene einer Muskelspindel 6 Monate nach der Durchschneidung und sofortigen Naht des N. ischiadicus einer Ratte. **a** Eine vermehrte Anzahl intrafusaler Muskelfasern (IMF; normal: 1–4) ist durch Ziffern (1–7) gekennzeichnet, wobei einzelne partiell von regenerierten sensorischen Nervenendigungen umgeben sind (*Pfeilköpfe*). Fibroblasten (*F*) und ihre Fortsätze bilden die innere Spindelkapsel und trennen den äußeren von dem inneren periaxialen Raum; letzterer enthält dünn remyelinisierte Axone (*A*) und multiple Sprossen nichtmyelinisierter Axone (*Pfeile*), Schwann-Zellen (*S*), Kollagenfibrillen, elastische Fasern und Reste zahlreicher Basallaminae. Ein rundlicher elektronendichter Körper ist in der IMF Nr. 1 enthalten. × 3000. **b** Stärkere Vergrößerung der IMF Nr. 5 in **a**. Eine Kernkettenfaser wird partiell von einer regenerierten sensorischen Nervenendigung (*E*) umgeben, das Axolemm und das Sarkolemm liegen eng zusammen. Die Nervenendigung und die IMF werden von einer gemeinsamen Basallamina umhüllt. Zwei Schwann-Zellfortsätze, die zahlreiche nicht myelinisierte Axone umschließen, liegen unmittelbar angrenzend (*Pfeilköpfe*) und stehen in enger Verbindung mit der sensorischen Nervenendigung oder der IMF. Die Axonsprossen (in der *linken unteren Ecke*) werden von Kollagenfibrillen und einem Schwann-Zellfortsatz von der regenerierenden Nervenendigung abgegrenzt. Der axiale Raum ist mit Kollagenfibrillen, elastischen Fasern, Fibroblastenfortsätzen und Resten von Basallaminae gefüllt. × 7700. **c** Stärkere Vergrößerung eines Teiles der IMF Nr. 6 in **a**. Die regenerierte sensorische Nervenendigung ist mit Mitochondrien, Neurofilamenten, Mikrotubuli, neurogenen Vesikeln und kleinen membranösen zytoplasmatischen Körperchen gefüllt. Unmittelbar angrenzend an die Nervenendigung liegen Schwann-Zellfortsätze (*Pfeile*), welche die Nervenendigung zumindest partiell von der darunterliegenden IMF trennen, sowie ein nicht myelinisiertes Axon (*A*). Die sensorische Nervenendigung, die Schwann-Zellfortsätze und die IMF werden von einer gemeinsamen Basallamina (*Pfeilköpfe*) umgeben. × 23000. (Nach DIELER u. SCHRÖDER 1990)

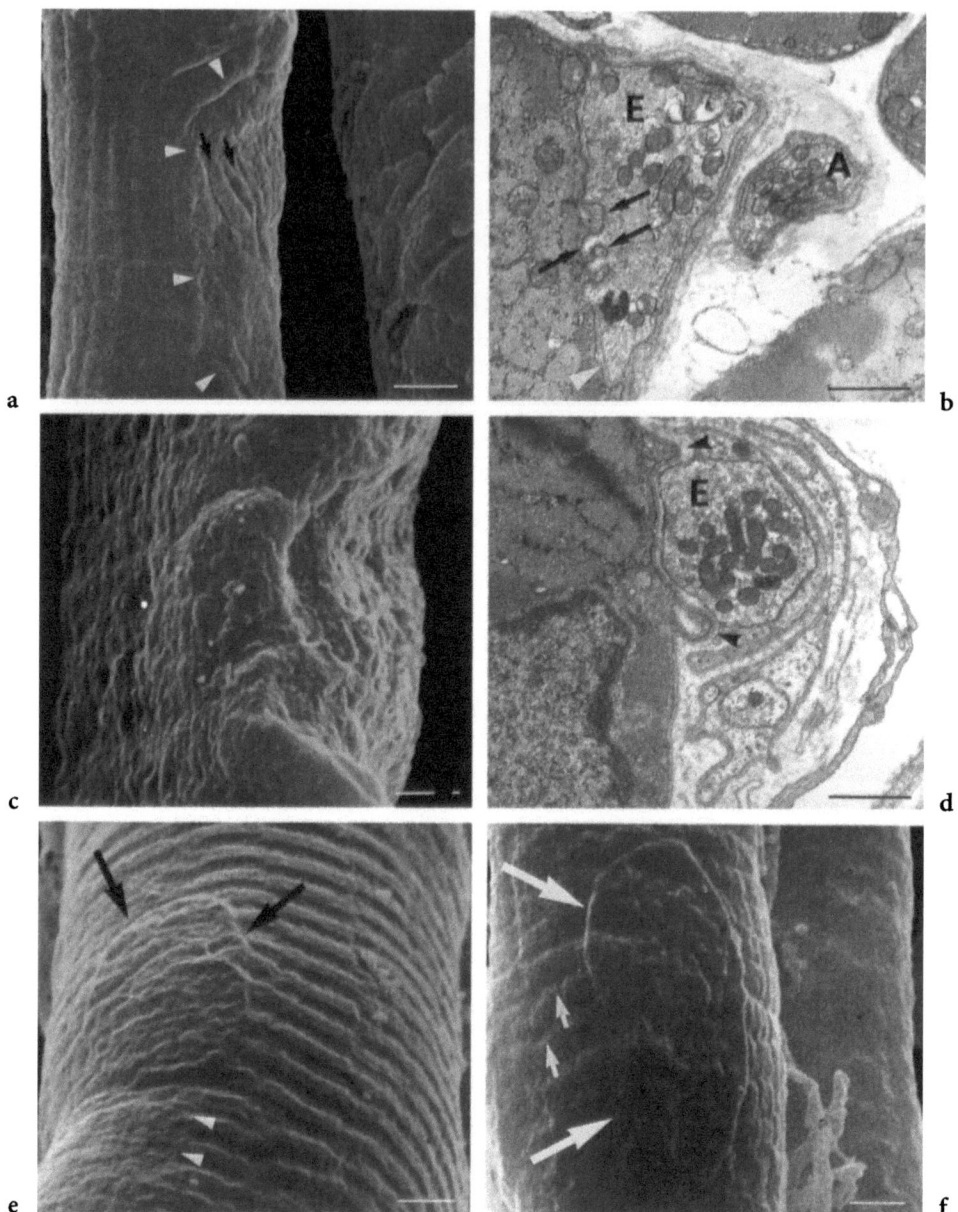

Abb. 52a–f. Legende s. S. 139

Weitere operative Verfahren

Mikrofaszikuläre Naht: TAMAS u. HOWE (1984) haben die Auswirkungen einer mikrofaszikulären Doppelverbindung und einer zwischen den Ligaturen liegenden Hitzeversiegelung bei der Ratte physiologisch untersucht, nachdem sich diese Methode klinisch angeblich erfolgreich bei der Behandlung des Neuromschmerzes erwiesen hätte. Im Experiment hatte diese Technik jedoch keinen Einfluß auf die Mechanosensitivität und die spontane Aktivität einzelner markhaltiger Axone in den Neuromen oder auf ihre Erregungsleitungsgeschwindigkeit. Wenn man annimmt, daß der klinische Erfolg dieser Methode nicht zufällig ist, müßte man an der vorherrschenden Theorie zweifeln, daß eine Relation zwischen diesen abnormen Aktivitäten und dem Schmerz besteht.

Epineurale oder faszikuläre Naht: Nach einer einseitigen Schädigung des N. ischiadicus von Ratten durch Einfrieren oder Durchschneidung haben ALDSKOGIUS et al. (1987) das Regenerationsergebnis 4 Monate nach der Läsion und nach vergleichender epineuraler oder faszikulärer Naht im Anschluß an die Durchschneidung untersucht. Dabei haben sie die motorischen Nervenzellen im Rückenmark bilateral mit Hilfe des retrograden Peroxidasetransportes analysiert. Die motorischen Nervenzellkörper waren nach dem Einfrieren des Nerven auf beiden Seiten nicht zu unterscheiden; demnach hatten die regenerierenden Axone wieder das ursprünglich von ihnen innervierte Territorium erreicht. Nach der Nervendurchschneidung war demgegenüber, unabhängig davon, ob epineurale oder faszikuläre Nähte verwendet worden waren, eine abnorme Ver-

◄

Abb. 52 a – f. Isolierte de- und reinnervierte Muskelspindeln. **a** Normal aussehende subsynaptische Falten und Einsenkungen unter einer motorischen Endplatte an einer intrafusalen Muskelfaser in der distalen Polarregion, 6 Monate nach einer Quetschung des N. ischiadicus einer Ratte. Die flache Einsenkung (*Pfeile*) mit synaptischen Falten, die durch sarkoplasmatische Vorwölbungen unterteilt werden, ist durch *Pfeilköpfe* gekennzeichnet. Maßstab: 2 µm. **b** Transmissionselektronenmikroskopischer Aspekt der subneuralen Region einer intrafusalen Muskelfaser mit einer motorischen Nervenendigung in der Polregion einer normalen Rattenmuskelspindel. Die Nervenendigung (*E*) ist mit kleinen hellen synaptischen Vesikeln und Mitochondrien gefüllt. Ein unbemarktes präterminales Axon (*A*) liegt in enger Nachbarschaft zu der Nervenendigung. Eine Basallamina trennt die motorische Nervenendigung von der darunterliegenden intrafusalen Muskelfaser (*Pfeilkopf*). Der Subneuralapparat wird durch kleine sarkoplasmatische Vorwölbungen und Einsenkungen gebildet (*Pfeile*). Maßstab: 1 µm. **c** Eine reinnervierte intrafusale Muskelfaser zeigt 12 Monate nach der Quetschung des N. ischiadicus einen subsynaptischen Bereich in der mittleren Polarregion, der von einem Sarkolemmwall umgeben wird und einige breite Vorwölbungen und Einsenkungen aufweist. Maßstab: 2 µm. **d** Transmissionselektronenmikroskopischer Aspekt des Subneuralapparates einer intrafusalen Muskelfaser. Eine regenerierte motorische Nervenendigung (*E*) ist in der Polarregion abgebildet, 3 Monate nach der Nervenquetschung. Die Muskelfaser unter der Nervenendigung zeigt eine leichte Einsenkung, die von einem sarkolemmalen Randwall begrenzt wird (*Pfeilköpfe*). Maßstab: 1 µm. **e** Drei Monate nach der Nervendurchschneidung und sofortigen Naht des N. ischiadicus ist die distale Polarregion einer Kernhaufenfaser abgebildet mit einer flachen plattenförmigen Erhebung (*Pfeile*). Das Sarkomermuster ist in Äquatornähe der Erhebung abgeflacht (*Pfeilköpfe*). Maßstab: 3 µm. **f** Ein Monat nach einer Nervenquetschung ist eine ähnliche plattenförmige Erhebung (*große Pfeile*) wie in **e** in der Polarregion einer intrafusalen Muskelfaser zu sehen. Sie weist kleine irreguläre Erhebungen der Oberfläche auf. Das Sarkomermuster der intrafusalen Muskelfaser (*kleine Pfeile*) setzt sich nicht auf die Erhebung fort. Maßstab: 2 µm. (Nach DIELER et al. 1992)

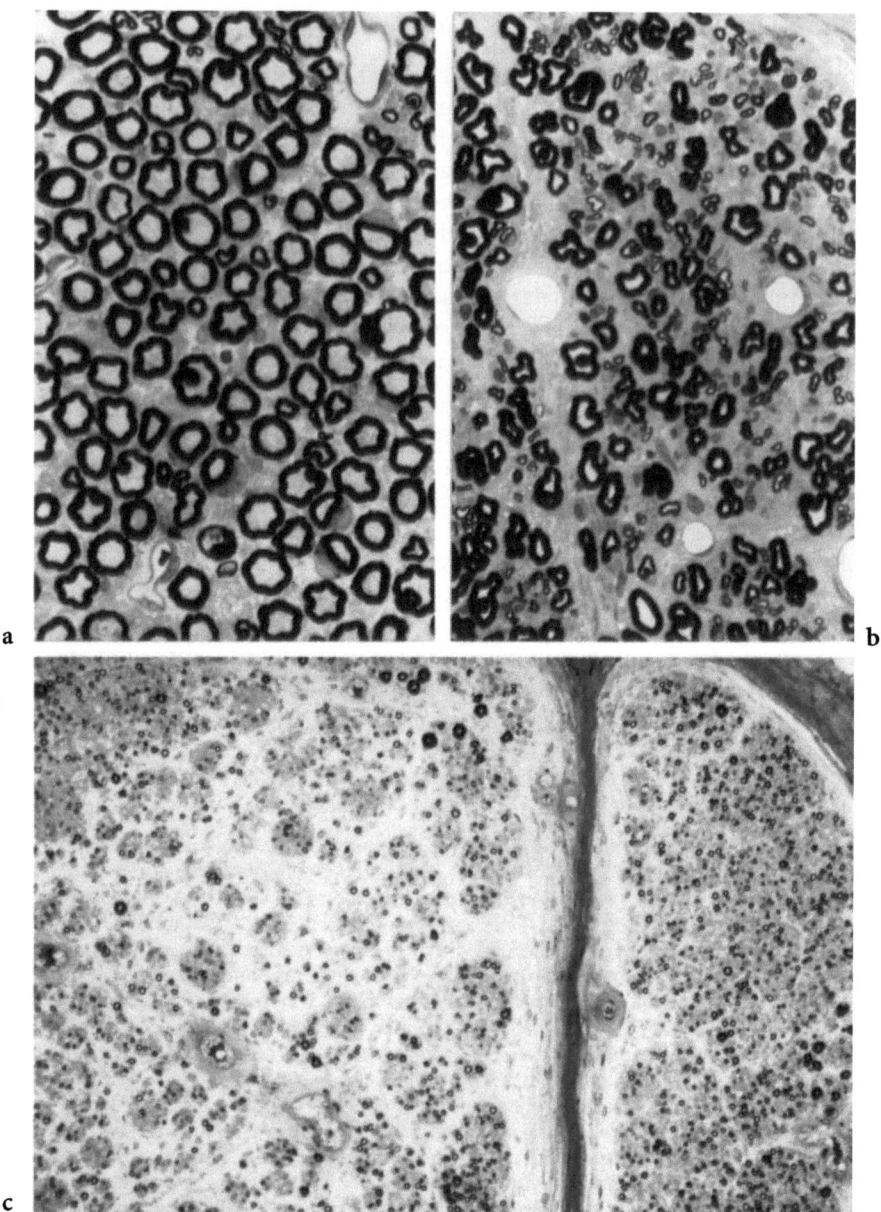

Abb. 53. a Normaler und b retrograd veränderter N. ischiadicus vom Hund, 6 Monate nach der Implantation eines homologen, ineffektiven, ca. 10 cm langen Nerventransplants distal von b. Die Axone in b sind größtenteils geschrumpft, die Markscheiden mehr oder weniger stark kollabiert, ohne daß es schon zur Degeneration gekommen wäre. × 380. c Retrograde Nervenfaserausfälle im N. ischiadicus eines 46jährigen Mannes, der bereits im Alter von 4 Jahren beinamputiert worden war. Fast alle großen markhaltigen Nervenfasern sind retrograd degeneriert. Übriggeblieben sind überwiegend kleine regenerierte markhaltige Nervenfasern. × 96. (Nach SCHRÖDER 1987)

teilung der motorischen Nervenzellkörper auf der operierten Seite mit zahlreichen markierten Zellkörpern außerhalb des Areals der normalen motorischen Nervenzellgruppe nachweisbar. Die Autoren schließen daraus, daß nach einer Nervendurchschneidung das normale Muster der motorischen Nervenfaserinnervation nicht wieder hergestellt wird, auch wenn eine faszikuläre Nervennaht durchgeführt wird.

Nervennaht: ZENG et al. (1994) haben Fibrinklebermatrix mit und ohne Nervenwachstumsfaktoren untersucht, um die Wiederherstellung verletzter peripherer Nerven zu beeinflussen und die Ergebnisse mit einer einfachen epineuralen Naht verglichen. Die Autoren kommen zu dem Schluß, daß die Fibrinmatrix selbst einen förderlichen Einfluß auf die Aussprossung von Nervenfasern in der frühen Phase hat. Diese Auffassung wird auch noch in einer weiteren Arbeit bestätigt (ZENG et al. 1995).

Regeneration in verschiedenartigen Materialien: LUNDBORG et al. (1982) haben den Einfluß der Länge der Nervenlücke und der distalen Stumpfkomponenten auf die Nervenregeneration in *Silikonkammern* im N. ischiadicus von Ratten untersucht. Demnach regenerieren die Nervenfasern, wenn die Lücke nur 6 mm lang ist, durch das Röhrchen sowohl bei den Experimenten, bei denen distal ein Nerv eingepflanzt worden war, als auch bei denen, die distal offengeblieben waren. Wenn die Lücke auf 10 mm erweitert wurde, gab es eine ähnliche Wachstumsrate in der mit einem distalen Nervenstumpf gefüllten, nicht aber bei einer distal offenen Kammer. Bei einer Erweiterung der Lücke auf 15 mm gab es im untersuchten Stadium, einen Monat nach der Operation, keine Regeneration. Die Autoren schließen daraus, daß die Einflüsse vom distalen Stumpf nur über eine bestimmte Entfernung wirksam sind; sie meinen, daß es sich um humorale Agentien handeln könnte, die das Nervenwachstum unterstützen.

Der Regenerationserfolg war wesentlich ungünstiger, wenn distal einer etwa 11 mm langen Lücke Fettgewebe statt dem distalen Nervenstumpf oder Muskelgewebe eingepflanzt wurde (WEIS u. SCHRÖDER 1989a). Ein hemmender Effekt von Fettgewebe aus dem Omentum majus auf das Auswachsen von Nervenfasern aus dem proximalen Stumpf war nicht eindeutig nachweisbar, obwohl diese Methode von praktisch-klinischem Nutzen zur Verhinderung der unerwünschten Neurombildung hätte sein können (WEIS u. SCHRÖDER 1989b).

Immerhin hatten SCHWAB u. THOENEN (1985) beobachtet, daß dissoziierte Neurone in der Gewebekultur zwar in Explantate des N. ischiadicus, aber nicht in Explantate des N. opticus einwachsen und zwar unabhängig von neurotrophischen Faktoren. SCHWAB u. CARONI (1988) hatten aus derartigen Gewebekulturexperimenten geschlossen, daß Oligodendrozyten und ZNS-Myelin ein „nichtpermissives" Substrat für das Auswachsen von Neuriten und Fibroblasten darstellten.

KNOOPS et al. (1990) haben die Regeneration im N. ischiadicus der Ratte innerhalb eines *semipermeablen Akrylschlauches* im Vergleich zu einem impermeablen Silikonschlauch untersucht.

LIU (1992) hat die frühen Stadien der Regeneration ähnlich wie LUNDBORG u. HANSSON (1979), LUNDBORG et al. (1982) und später SCHRÖDER et al. (1993) in einem *Silikonschlauch* mit einer Länge von 8 mm und 1,4 mm innerem Durchmesser chemisch, histologisch, immunzytochemisch und elektronenmikroskopisch untersucht. In der Anfangsphase sammelt sich Flüssigkeit an, wobei ein Fibrin-/Fibronektinkloß oder -kabel entsteht, welches die durchschnittenen Nervenenden verbindet. Die Kammerflüssigkeit zeigt ein ähnliches Proteinprofil wie das des Rattenserums. Schwann-Zellen, Endothelzellen und Fibroblasten wandern als erste in das Kabel ein, offensichtlich beeinflußt von einer Zell-Fibrin-Interaktion. Axone werden innerhalb des Zytoplasmas von Schwann-Zellen in das Kabel eingeleitet, aber eine Axon-Fibrin-Interaktion ließ sich nicht feststellen. Nach einer Woche löste sich die Fibrinmatrix auf und wurde durch Kollagen ersetzt. Dies kennzeichnete den Beginn der Myelinisierung und die Organisation der Nervenfasern in Faszikel. In eigenen analogen Versuchen war es das Perineurium, das die Lücke als erstes überbrückte (SCHRÖDER et al. 1993; WEIS et al. 1994).

Zentrozentrale Anastomose: GONZALES-DARDER et al. (1987) haben die bereits 1908 von BARDENHÄUER angewandte Methode der Umbiegung der Nerven in den Nerven hinein (zit. nach GUTTMANN u. MEDAWAR 1942) und von SAMII (1981) als zentrozentrale Anastomose propagierte Methode erneut aufgegriffen und an Ratten untersucht. Die mit konventionellen histologischen Methoden untersuchten Nerven 10 Wochen nach der Operation ergaben eine Reduktion der Neuromgröße und der Häufigkeit der „Autotomie", d.h. der Selbstverstümmelung als Zeichen abnormer Sensationen. Nach eigenen Untersuchungen wachsen die regenerierenden Nervenfasern aus den verschiedenen Faszikeln aneinander vorbei (SCHRÖDER 1985); sie lassen sich nicht in die gegeneinander gerichteten Faszikel hineinzwingen.

Kollaterale Sprossung von sensorischen und motorischen Kollateralen in intakten peripheren Nerven durch End-zu-Seit-Anastomosen: LUNDBORG et al. (1994) berichten über kollaterales Aussprossen von intakten Axonen, die möglicherweise induziert werden durch Faktoren von seiten eines lateral angehefteten Nervensegments. Diese würden anschließend funktionelle Nervenkontakte herstellen. (Siehe Kap. D.I.h, Perineurales Fenster).

Operative Verbindung zentraler Motoneurone mit peripheren Zielorganen: Bei Rückenmarksverletzungen haben G. A. BRUNELLI u. G. R. BRUNELLI (1996) versucht, die zentralen motorischen Neurone mit peripherem Zielgewebe zu verbinden. Auch ist nach experimentellem *Wurzelausriß* eine Nahtverbindung von Vorderwurzelneuronen mit Spinalnerven gelungen (HOFFMAN et al. 1993), sofern der Nachweis eines retrograden Transportes von Meerrettichperoxidase vom injizierten Muskel zu Vorderhornzellen als verläßlicher Indikator einer wiederhergestellten Verbindung angesehen und präexistente Nervenverbindungen ausgeschlossen werden können.

Blutversorgung von Nerventransplantaten

Entscheidend für den Reinnervationserfolg eines Nerventransplantates ist zweifellos die Blutversorgung. Diese wird erst ab einer Transplantatlänge von mehr als 3 cm und einer Dicke von mehr als ca. 1 mm kritisch. Kürzere und dünnere Transplantate werden offensichtlich durch Diffusion aus der Nachbarschaft ernährt. Schon normalerweise besitzen kleine, terminale Nervenfaszikel keine eigenen (endoneuralen) Blutgefäße (Kapillaren). Ohne ausreichende Blutver-

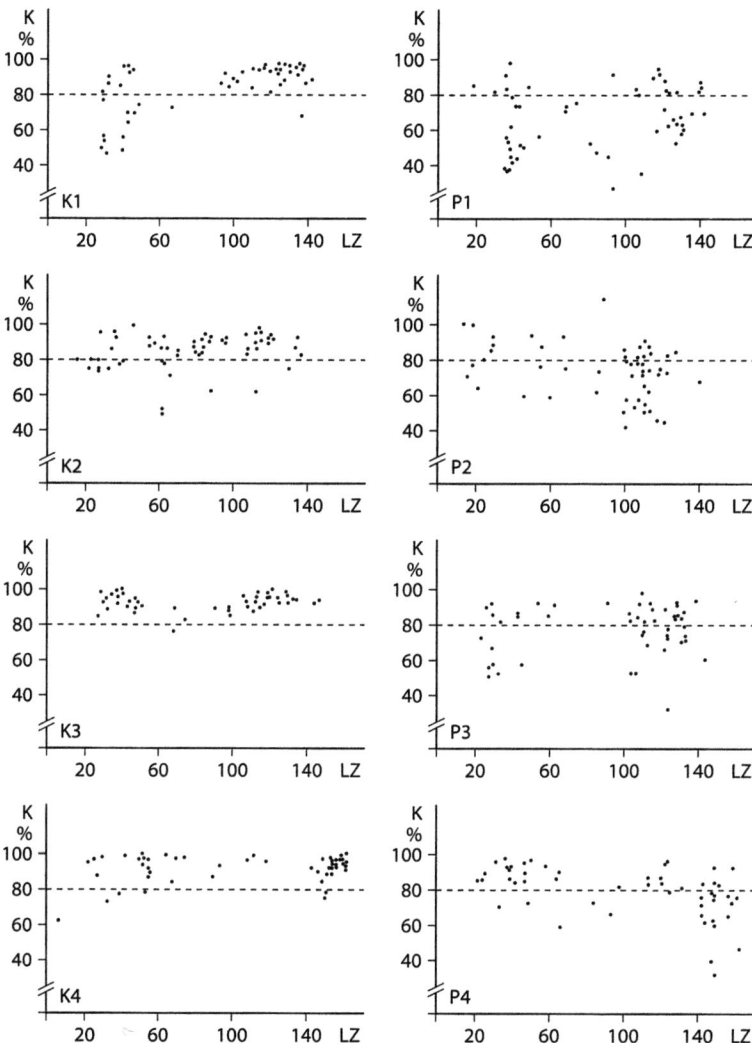

Abb. 54. Prozentuale Abweichung individueller markhaltiger Nervenfasern von der Kreisform (K-Wert in %, Ordinate) in normalen (K 1-4) und retrograd veränderten Nerven proximal verschiedenartiger ineffektiver, ca. 10 cm langer Nerventransplantate (P 1-4) im N. ischiadicus von Hunden, 6 Monate nach der Implantation. Schon in den Kontrollnerven gibt es Abweichungen von der idealen Kreisform. Im retrograd veränderten Nerv (vgl. vorige Abb. **b**) sind diese Deformationen jedoch wesentlich zahlreicher (Werte unter der 80%-Linie). Auf der Abszisse sind die elektronenmikroskopisch bestimmten Markscheidenlamellen als Maß für die ursprüngliche Dimension der Nervenfasern eingetragen. Die dünnen markhaltigen Nervenfasern zeigen im normalen Nerv häufiger Abweichungen von der Kreisform als die großen. (Nach SCHRÖDER u. MÜLLER 1982: unveröffentlichte Untersuchungsergebnisse)

sorgung des Transplantates kommt es zur Nekrose sämtlicher Zellen und zur Fibrosierung; Endergebnis ist die Fibrose des Transplantates.

Nervenfaserregeneration nach Gliedamputation und -replantation

KRARUP et al. (1990) berichten über klinische und physiologische Untersuchungen zu Nervenregeneration und Reinnervation nach einer Amputation und Replantation eines Gliedes.

Reimplantation von Fingern und Zehen: Über die Wiederherstellung der sympathischen Hautinnervation nach der Reimplantation von Fingern auf Finger und Zehen auf Finger berichtet CHU (1996).

(d) Reinnervation von Muskelspindeln

Eine effektive Reinnervation haben DIELER u. SCHRÖDER (1990) sowohl nach Nervenquetschung als auch nach Nervendurchtrennung im Experiment bei der Ratte festgestellt (Abb. 51, 52).

Nervenwachstumsfaktor bei der Differenzierung von Muskelspindeln: SEKIYA et al. (1986) haben beobachtet, daß sensorische Fasern der Gruppe Ia nach einer Behandlung mit dem „nerve growth factor" (NGF) die Zahl und Struktur der Muskelspindeln in Muskeln beeinflußt, deren Nerv im Neugeborenenalter gequetscht worden ist. 25–35 Tage nach einer Nervenquetschung bilden sich bei täglicher Behandlung mit NGF überzählige Spindeln, während die kontralaterale, intakte Seite vom NGF nicht beeinflußt wird. Nach einer Nervenquetschung allein unterschied sich die Zahl der Muskelspindeln nicht wesentlich von den Normalwerten. Daraus schließen die Autoren, daß die Behandlung neugeborener Ratten mit NGF das Auswachsen überschüssiger peripherer kollateraler regenerierter sensorischer Fasern der Gruppe Ia fördert, welche ihrerseits zur Neubildung von Muskelspindeln durch Interaktion mit den Myotuben beitragen.

MIYATA et al. (1986) konnten (wie schon andere vor ihnen) zeigen, daß monosynaptische exzitatorische postsynaptische Potentiale (EPSPs) in spinalen Motoneuronen hervorgerufen werden durch Muskelafferenzen der Gruppe Ia. Wenn ein Muskelnerv bei neugeborenen Ratten gequetscht wird, bleiben die monosynaptischen EPSPs für mehrere Wochen erniedrigt. Durch Behandlung mit NGF wird diese synaptische Unterdrückung partiell aufgehoben. Die NGF-Behandlung fördert auch die EPSPs, die durch eine Reizung intakter Muskelnerven hervorgerufen werden, doch ist dieser Effekt weniger stark ausgeprägt als nach der Muskelnervquetschung. Der exogene NGF ist nur wirksam, wenn die Behandlung einen Tag nach der Geburt einsetzt, aber nicht wenn mit der Behandlung erst am 4. Tag nach der Geburt begonnen wird. Während der Untergang kleiner sensorischer Neurone durch die Behandlung mit NGF verändert wird, ist die NGF-Behandlung ineffektiv, was den Untergang großer sensorischer Neurone betrifft, von denen 45 % nach einer Nervenquetschung am Tage der Geburt ausfallen.

[Über die ausbleibende Entwicklung von Muskelspindeln s. unten: beim Menschen (VOGEL et al. 1970), bei Ratten (BROOK u. DUCHEN 1990) und bei Mausmutanten ohne Neurotrophin 3 bzw. „knock outs" (ERNFORS et al. 1994)].

(e) Reinnervation von Pacini-Körperchen

JIRMANOVA et al. (1994) haben bei jungen erwachsenen Ratten Pacini-Körperchen in den Hinterstrang des Rückenmarks transplantiert. Die Mehrzahl der transplantierten Pacini-Körperchen wurden durch Axone der Hintersäule reinnerviert. Die regenerierten Nervenendigungen mit feinstruktureller Ähnlichkeit im Vergleich zu peripheren mechanosensorischen Endigungen stammen vermutlich von zentralen Axonen primär sensorischer Neurone ab, die offensichtlich fähig sind, mechanosensorische Endigungen als Folge eines Signals aus den Pacini-Körperchen aufzubauen. Demgegenüber würden die vesikelführenden Endigungen wahrscheinlich durch sensorische Neurone zweiter Ordnung, kortikospinale Neurone und kleine peptidergische Neurone gebildet werden, die nicht in der Lage seien, ihre Endigung dem neuen Zielorgan anzupassen.

(f) Reinnervation von Schweißdrüsen

Nach KENNEDY et al. (1988) reinnervieren die sudomotorischen Axone aus einem eingefrorenen Nerven die Schweißdrüsen in der Pfote von Mäusen früher (ab dem 15. Tag nach der Operation) und mit einem größeren Erfolg als dies durch Reinnervation von einem kollateralen Zweig des intakten Nerven erfolgt, was etwa um den 25. Tag beginnt. Eine vollständige Wiederherstellung ist bei den meisten Tieren aus beiden Gruppen etwa 41 Tage nach der Operation nachweisbar. Eine Stimulation der Schweißdrüsen durch Pilokarpin aktiviert während der Reinnervationsphase mehr Schweißdrüsen als eine Stimulation durch Hitze, was auf eine hohe Reizschwelle der regenerierenden sudomotorischen Axone schließen läßt.

(g) Langfristige Reinnervationsergebnisse

BOWE et al. (1989) berichten in einer Übersichtsarbeit über morphologische und physiologische Eigenschaften von Neuronen nach langfristiger axonaler Regeneration.

Anhang: Elektrotherapie des denervierten Muskels

Seit den Zeiten von DUCHENNE und ERB wird dieses Thema kontrovers diskutiert. Von MOKRUSCH (1990) wird ein positiver Effekt berichtet, während NIX (1990) im gleichen Heft der Aktuellen Neurologie die Elektrotherapie des denervierten Muskels als „unwirksame Behandlungsmethode" bezeichnet (s. Plazeboelektrotherapie).

3. Retrograde Reaktion

Nervenfaseratrophie: PFEIFFER u. FRIEDE (1985c) haben die Atrophie der Nervenfasern in den ventralen und dorsalen Nervenwurzeln von Ratten 48 Wochen nach der Durchschneidung des N. ischiadicus während der Regeneration untersucht. Die Verringerung des Axonkalibers geht einher mit einem Verlust der Neurofilamente, aber einer relativ guten Erhaltung der Mikrotubuli. Dies führt zu einer Entrundung der Fasern, die schon nach 4 Wochen einsetzt. Die Markscheiden passen sich der veränderten Axonkontur an (vgl. Abb. 53b). Dünnere Fasern mit relativ dicken Markscheiden ließen sich frühestens nach 8 Wochen nachweisen. Diese Veränderung zeigt vermutlich ein passives konzentrisches Gleiten der Markscheidenlamellen an; doch ist eine kompliziertere Remodellierung der internodalen Markscheidengeometrie wahrscheinlicher.

Durch Messung des monophasischen zusammengesetzten Aktionspotentials an Vorder- und Hinterwurzeln von Katzen 43–252 Tage nach einer Nervendurchschneidung haben HOFER et al. (1979) gefunden, daß die sensorischen Fasern stärker atrophieren als die motorischen. Am Ende waren die Werte für die motorischen Fasern auf 35% der Kontrollen abgesunken, während die der sensorischen Fasern nicht wesentlich vom Nullpunkt abwichen.

Axotomierte α- und γ-Motoneurone im thorakalen Rückenmark: JOHNSON u. SEARS (1989) berichten über retrograde Peroxidasemarkierungen von α- und γ-Motoneuronen im thorakalen Rückenmark der Katze 1–8 Tage nach einer Durchtrennung oder Ligatur eines Interkostalnerven. Lichtmikroskopisch ließ sich 4–8 Tage nach der Axotomie in den α-Motoneuronen eine Reduktion der Nissl-Körpergröße feststellen in Verbindung mit nukleären und nukleolären Veränderungen, nicht aber zu irgendeinem Stadium in den axotomierten γ-Motoneuronen. Eine Desorganisation der Nissl-Körper begann 2 Tage nach der Axotomie sowohl in den α- als auch in den γ-Motoneuronen; allerdings kam es nur in den α-Motoneuronen anschließend zu einer Fragmentation der desorganisierten Nissl-Körper in kleinere Abschnitte. Sowohl die α- als auch die γ-Motoneurone verloren ihre Synapsen nach der Axotomie (vgl. BLINZINGER u. KREUZBERG 1968), aber der proportionale Ausfall an den γ-Motoneuronen war doppelt so stark ausgeprägt wie an den α-Motoneuronen. Ein Verlust der synaptischen Endigungen mit abgeflachten synaptischen Vesikeln war wiederum doppelt so hoch wie der Ausfall synaptischer Endigungen mit runden synaptischen Vesikeln an der Oberfläche axotomierter γ-Motoneurone, während axotomierte α-Motoneurone beide Typen synaptischer Endigungen in gleichem Maße verloren.

Veränderungen an den primären Afferenzen im Nucleus gracilis nach peripherer Axotomie: HACHISUKA et al. (1989) haben die Feinstruktur der primär afferenten Axone im N. gracilis nach Axotomie des peripheren Nerven analysiert, indem sie Katzen 3 Wochen und 4, 12 und 24 Monate nach einer peripheren Nervendurchtrennung durch Amputation der hinteren Extremität im Hüftgelenk untersucht haben. Sie fanden 2 Haupttypen von Faserveränderungen: Die eine Veränderung bestand in einer axonalen Atrophie mit Remodellierung der Markscheiden und Degeneration. Adaxonale Invaginationen traten 3 Wochen nach der Amputation häufiger in Regionen auf, die zentral ausgerichtete Axone primär afferenter Neurone aus der hinteren Extremität enthalten, als bei den Kontrollen. Möglicherweise trug die adaxonale Sequestrierung zur Reduktion der Axonkaliber bei. An zweiter Stelle fanden sie eine filamentöse, granuläre zentrale Alteration oder Formen einer axonalen Schwellung. Diese Veränderungen traten häufiger nach 12 und 24 Monaten auf; sie waren signifikant häufiger als bei den Kontrollen. Diese reaktiven/dystrophischen Axone sind mit permanenter

Axotomie verbunden; doch ließ sich nicht beweisen, daß sie in zentralen Axonen primär afferenter Neurone vorkommen und ob es sich um degenerative oder abortive regenerative Veränderungen handelt.

Amputationsfolgen bei Menschen: SUZUKI et al. (1995) haben einen 56jährigen Mann untersucht, dem der Arm 38 Jahre vor dem Tod aufgrund eines Unfalls amputiert worden war (vgl. Abb. 53 c). Die Zahl der motorischen Vorderhornzellen war reduziert, jedoch nicht nur auf der amputierten Seite, sondern auch auf der Gegenseite. Die mittelgroßen Neurone in der zervikalen intermediären Zone des Rückenmarks, die als internuntiale Neurone angesehen werden, waren an Zahl vermindert sowohl auf der amputierten als auch auf der Gegenseite, wenn auch weniger stark auf der Gegenseite. Demnach ist eine retrograde transneuronale Degeneration von internuntialen Neuronen nach der Degeneration der Vorderhornzellen im Anschluß an die Amputation anzunehmen. Offenbar tritt eine Degeneration der kommissuralen Neurone in der intermediären Zone sekundär zu der Degeneration internuntialer Neurone auf, die dann wiederum eine Degeneration der Neurone in der intermediären Zone und der Vorderhornzellen auf der Gegenseite auslösen.

c) Spinalwurzelausriß

Durch Überstreckung eines Nervenstammes, des Nervenplexus und der spinalen Nervenwurzeln kann es zu irreparablen *Nervenwurzelausrissen* am Rückenmark kommen, in deren Folge die motorischen Axone im peripheren Nerven degenerieren, während die (afferenten) zentripetalen (und vermutlich auch die peripheren, zentrifugalen) sensorischen Axone mit ihren Zellkörpern trotz Ausfalls der Sensibilität erhalten bleiben (Abb. 55 a; SCHRÖDER 1985), da die Läsion zentral der Spinalganglien lokalisiert ist.

Experimentelle Traktionsverletzungen zervikaler Spinalnervenwurzeln: BRISTOL u. FRAHER (1989) sowie LIVESEY u. FRAHER (1992) haben das Rißmuster rasterelektronenmikroskopisch untersucht und dabei frisches, unfixiertes Gewebe mit fixiertem Gewebe verglichen. Ein Riß tritt selten an der CNS-PNS-Übergangszone auf. Dieser Bereich wird durch verschiedene Strukturen geschützt, so daß er weniger vulnerabel ist als die Wurzel selbst. Die Ventralwurzeln reißen in der Regel dort, wo die einzelnen Faszikel miteinander in Verbindung treten, entlang dem Verlauf der letzteren oder wo diese zusammentreten, um die Vorderwurzeln zu bilden. Die Dorsalwurzeln reißen in ähnlicher Weise, doch ist hier häufiger eine Ruptur im Bereich der Wurzel selbst festzustellen. Die Ebene der Ruptur variiert; die Rißstelle liegt an den kaudalen Nervenwurzeln in der Regel weiter distal. Das mag an den mechanischen Unterschieden in der Verteilung der Zugwirkungen entlang der Wurzeln liegen in Abhängigkeit vom Verlauf durch den Vertebralkanal. Die oberen Wurzeln verlaufen mehr transversal und die Traktionskraft wird direkt auf die Wurzeln übertragen, während weiter unten gelegene Wurzeln schräg verlaufen und dort zu Rupturen tendieren, wo sie gegen einen Widerstand gedrückt werden. Viele morphologische Aspekte der rupturierten Wurzeln zeigen an, daß eine Regeneration von Fasern distal behindert wird. Fixierte Nervenwurzeln tendieren dazu, näher am ZNS zu reißen als frische, unfixierte Wurzeln.

148 Allgemeine Schädigungen und Reaktionen peripherer Nerven

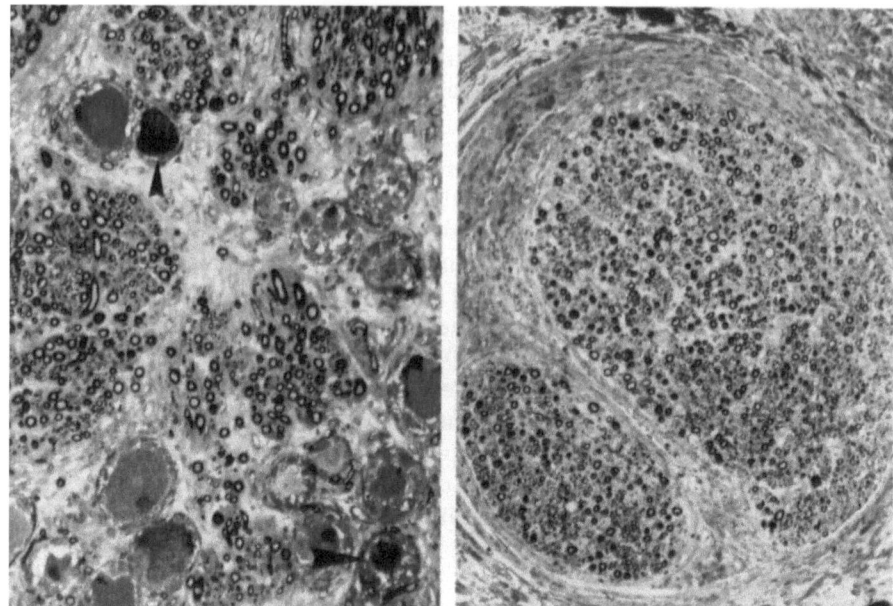

Abb. 55a, b. Wurzelausriß in Höhe von C7-Th 1 mit ca. 4–5 cm distalwärts dislozierten, überlebenden Spinalganglienzellen, 5 Monate nach einem Unfall bei einem 17jährigen Patienten. Viele kleine markhaltige Nervenfasern in **a** und vor allem in **b** (distale Nervenfaszikel) sind regeneriert, wobei die starke Dislokation des Ganglions zu einer Unterbrechung der versorgenden Blutgefäße geführt haben müßte (mit einem Ergebnis wie bei heterotoper autologer Transplantation). Ein Teil der Nervenfasern erscheint jedoch im Hinblick auf die Axon-Markscheiden-Relation normal proportioniert, ist also vermutlich erhalten geblieben. (Semidünnschnitte: Paraphenylendiamin; **a, b** × 156. (Nach SCHRÖDER 1985)

d) Nervenüberstreckung

Eine leichte Überstreckung führt zu einem reversiblen Erregungsleitungsblock (SEDDON 1975). Die dann auftretende Paralyse bildet sich innerhalb von Stunden zurück; die Erklärung für eine derartige Paralyse ist unklar, da der Zeitraum für eine De- und Remyelinisation zu kurz ist. Bei stärkeren Graden der Streckung resultiert eine Axonunterbrechung, schließlich auch mit Zerreißung des neuralen Bindegewebes, was zu intraneuralen Blutungen führen kann. Eine intraneurale Fibrose behindert dann die Regeneration. VAN DER WEY et al. (1996) berichten über Laser-Doppler-Untersuchungen und Veränderungen des Blutstromes während einer kontrollierten Streckung peripherer Nerven, wobei sowohl funktionelle als auch neurophysiologische Aspekte behandelt werden.

e) Frost- und Hitzeschäden

Bei Exposition gegenüber Temperaturen *unter* 10 °C kommt es zur Schädigung der peripheren Nerven, die vulnerabler sind als das übrige Gewebe, wobei die Axone der markhaltigen Nervenfasern zuerst geschädigt werden (KENNETT u. GILLIATT 1991). JIA u. POLLOCK (1997) haben in den Vasa nervorum eine Kälte-induzierte intravaskuläre Aggregation gefunden, die von einem „no reflow"-

Phänomen gefolgt wird, welches seinerseits zu einer Endothelschädigung und verzögertem thrombotischen Verschluß führt. Möglicherweise ist wie beim *Hitzetrauma* (HOOGEVEEN et al. 1992) eine Schädigung der Blut-Nerven-Schranke entscheidend. Das resultierende ausgeprägte endoneurale Ödem führt zu erhöhtem intraneuralen Druck, der wegen des Fehlens endoneuraler Lymphgefäße und der dadurch bedingten mangelhaften Abflußmöglichkeit zur Schädigung der peripheren Nervenfasern führt.

Lokale Hitzeschäden am N. ischiadicus: Die marklosen Nervenfasern weisen bei einer Hyperthermie von 47–48 °C eine höhere unmittelbare Vulnerabilität auf als die markhaltigen Nervenfasern (XU u. POLLOCK 1994). Zuerst kommt es zu einem reversiblen Block des C-Faser-Aktionspotentials und bei höheren Temperaturen zu einer sofortigen und selektiven axonalen Degeneration. Demgegenüber kommt es bei niedrigerer Hitze zu einem verzögerten selektiven Ausfall der markhaltigen Fasern. Die Autoren schließen aus ihren Experimenten, daß diese sekundär auf eine Hitze-induzierte Angiopathie erfolgt, die sofort und diffus in den Vasa nervorum manifest wird und zu einer progressiven und schließlich schweren Verminderung der Nervendurchblutung führt. Die relative Aussparung der marklosen Fasern ist vermutlich auf die größere Resistenz gegenüber einer Ischämie zurückzuführen. Die pathologische Vulnerabilität der marklosen Fasern gegenüber einer Hitzeverletzung, verbunden mit einer Empfindlichkeit der großen markhaltigen Nervenfasern gegenüber einer sekundären Ischämie, erkärt weitgehend die Widersprüche in der Literatur. So hatten z. B. FRÖHLING et al. (1989) nach experimenteller Thermokoagulation peripherer Nerven keine selektive Erkrankung eines bestimmten Fasertyps nachweisen können.

Wiederholtes Kältetrauma: MIRA (1979) hat die Veränderungen der Zahl und Größe regenerierender Nervenfasern nach wiederholtem lokalen Einfrieren mit einer Kryode für flüssigen Stickstoff 10–720 Tage nach der Nervenschädigung untersucht. Der mittlere Durchmesser für alle markhaltigen Fasern nahm ab mit der Zahl des Einfrierens bis auf 50% des Kontrollwertes nach dem 1., bis 36% nach dem 5. Mal. Die Nervenfasergrößenverteilung war unimodal ab dem 5. Monat, und der mittlere Faserdurchmesser der myelinisierten Nervenfasern stieg regelmäßig an. Nach 18 Monaten betrug die Größe der regenerierten markhaltigen Nervenfasern höchstens 70% des normalen kontralateralen Kontrollwertes. Diese Werte sind mit denen nach einer Nervenquetschung bei der Ratte (Abb. 14b), weniger mit den weniger guten Resultaten nach einer Nerventransplantation beim Hund vergleichbar ((Abb. 44–48) SCHRÖDER 1972).

f) Strahlen- und Stromschädigung

Strahlenschäden

Eine *Strahlenspätschädigung* der peripheren Nerven (FRITZEMEIER 1985) ist selten, tritt bevorzugt im Bereich des Plexus brachialis auf, z. B. als Folge einer Bestrahlung eines Mammakarzinoms, und entwickelt sich nach einem Zeitraum von zumeist 3–4 Jahren im Anschluß an die Bestrahlung, in keinem Fall früher als 6 Monate danach.

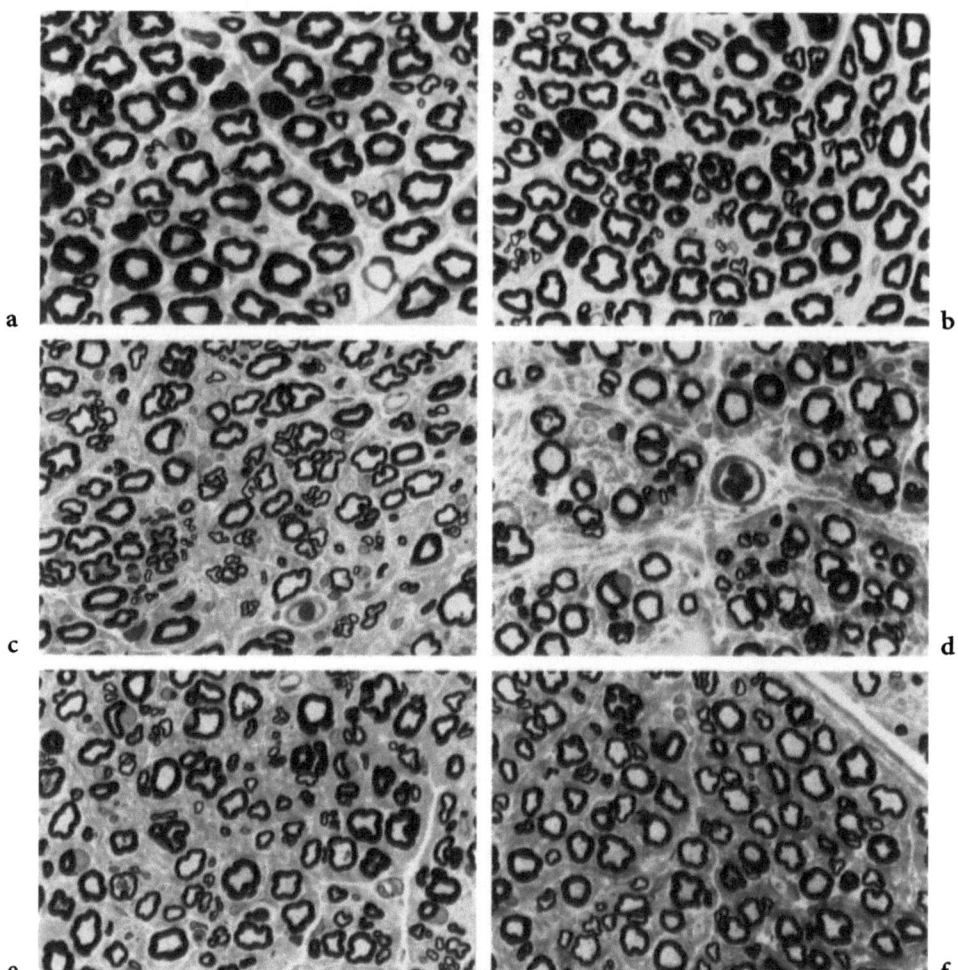

Abb. 56 a - f. Experimentelle Strahlenschäden bei der Katze (Präparate von C. U. Fritzemeyer, Düsseldorf). **a, b** Proximale Nervenabschnitte, **c, d** bestrahlte Nervenabschnitte, **e, f** distale Nervenabschnitte. Im bestrahlten Bereich ist das endoneurale Bindegewebe deutlich vermehrt. Außerdem kommen hier Regenerationsgruppen vor, nicht aber Zwiebelschalenformationen, ähnlich im distalen Nervenabschnitt, wo jedoch das Bindegewebe weniger stark vermehrt ist.
a - f × 1080

Mikroskopisch steht eine Fibrose im Vordergrund (vgl. Abb. 56 c, d). Im Anschluß an eine experimentelle Bestrahlung war zusätzlich die Myelinisationsfähigkeit der Schwann-Zellen beeinträchtigt (Love u. Gomez 1984).

Im übrigen ist das Nervensystem Erwachsener gegenüber Röntgenstrahlen bemerkenswert resistent (Stoll u. Andrews 1966). Im Experiment ließ sich jedoch eine verzögerte Degeneration von Spinalnerven nachweisen, die auf Strahlendosen im klinischen Bereich folgte. Eine Schädigung der Nerven in der Nachbarschaft von Radiumeinlagen mit hoher Strahlendosis ist z. B. als Komplikation der Keyns-Technik zur Implantation von Radium in die Achselhöhle gut bekannt. Durch die Entwicklung der Megavolt-Röntgengestrahlung sei das Risiko einer Nervenschädigung angestiegen. Die Autoren berichten über 117 weibliche Patienten, die mit einer Megavolt-Strahlentherapie behandelt worden waren. Eine Autopsie wurde bei 2 Patienten 27 Monate nach der Strahlentherapie durchgeführt. Makroskopisch bestimmt eine ausgeprägte Fibrose um die Nerven des Plexus brachialis das Bild. Mikroskopisch fand sich oberhalb der Fibrose eine normale Myelinisation; innerhalb des fibrosierten Areals zeigten die Nerven jedoch unterschiedliche Grade einer fibrösen Verfestigung der Nervenhüllen, Zeichen der Demyelinisation und eine endoneurale Fibrose. Distal des fibrosierten Areals zeigte der N. medianus im Oberarm ausgedehnte Ausfälle markhaltiger Fasern, eine Atrophie und eine Fibrosierung.

Bei einem anderen Patienten folgte der Tod 12 Monate nach der Radiumtherapie. Bei diesem Fall fand sich eine Fibrose im vorderen Abschnitt des Plexus brachialis, aber die Nerven lagen frei. Histologische Schnitte von den Nervensträngen schienen unauffällig, von zwei kleinen Nerven abgesehen, die unmittelbar unter der fibrosierten vorderen Achselhöhlenregion lokalisiert waren. Diese zeigten einen mäßigen Ausfall der Markscheiden und nur eine minimale Fibrose. Bei einem Kontrollfall, bei dem nur eine geringe Strahlendosis verwendet worden war, fanden sich keine derartigen Zeichen einer Fibrose.

Klinisch zeigten die Patienten, die eine Spitzenstrahlendosis von 6300 rad erhalten hatten, nach 25–26 Tagen neurologische Symptome in 73% der Fälle und von der Gruppe, die eine maximale Dosis von 5775 rad erhalten hatte, in 15% der Patienten. In der Gruppe mit höheren Dosen zeigte die Mehrheit der Patienten Symptome, die mit abnormen neurologischen Zeichen verbunden waren.

Die pathologischen Untersuchungsergebnisse könnten auch auf andere Ursachen als auf die Bestrahlung zurückzuführen sein, doch nehmen die Autoren dennoch an, daß hohe Dosen einer kleinfeldigen Megavoltbestrahlung im Anschluß an die Radikaloperation eine verzögerte Schädigung des Plexus brachialis zur Folge haben kann, deren Häufigkeit von der Strahlendosis abhängt.

GERARD et al. (1989) berichten über *akute ischämische Plexus-brachialis-Neuropathien* nach Bestrahlung. Periphere Neuropathien haben sich als Dosislimitierende Komplikation nach *intraoperativen Bestrahlungen* erwiesen. Nach Dosen von mehr als 20 Gy kommt es zu erheblichen klinischen Symptomen (VUJASKOVIC 1997). Im Experiment resultiert eine deutliche Reduktion der Nervenfaserdichte, insbesondere im Zentrum der Nervenfaszikel, evtl. mit Nekrose, Mineralisation im Endoneurium und erheblicher Fibrose auch im Epineurium nach einer Dosis von 28 Gy, wobei die großen Nervenfasern besonders stark betroffen sind. Elektronenmikroskopisch ist eine erhöhte Dichte der Mikrotubuli und eine Anhäufung von Neurofilamenten in den Axonen nachweisbar, während die Markscheiden nicht betroffen sind. Diese Veränderungen lassen auf eine Strahlen-induzierte Hypoxie aufgrund einer Gefäßschädigung schließen. BOWEN et al. (1996) beschreiben ein Syndrom des peripheren motorischen Neurons im Anschluß an eine Bestrahlung.

Anpassung der markhaltigen Nervenfasern im N. tibialis an die reduzierte Gliedmaßenlänge nach Bestrahlung: JACOBS u. MYERS (1993) haben Ratten untersucht, deren hintere Extremitäten im Alter von 15 Tagen bestrahlt worden waren, wobei eine ausgeprägte Verkürzung der Gliedmaßen mit entsprechender Reduktion der Nervenlänge resultiert. Die Nervenfasern wurden qualitativ und quantitativ untersucht und mit denen in nicht bestrahlten Nerven verglichen. Eine Degeneration von Nervenfasern war nicht nachweisbar, wohl aber bestanden einzelne Markscheidenanomalien. Die Zahl der markhaltigen Nervenfasern war leicht reduziert, wahrscheinlich als Folge eines Bestrahlungseffektes an den kleinen markhaltigen Nervenfasern. Die Internodallängen waren reduziert in Relation zur Gliedmaßenlänge. Die mittleren Axonkaliber waren leicht vergrößert, aber die Markscheidendicke reduziert. Dieses experimentelle Modell wird daher als eine neue Methode angesehen, Nervenfaserparameter zu verändern. Es paßt zu dem Konzept, wonach Internodallänge und Markscheidendicke wie an regenerierten Nervenfasern, die verkürzte Internodien und eine in Relation zum Axonkaliber unverhältnismäßig dünne Markscheide aufweisen (Abb. 48), miteinander korreliert sind.

Stromwirkungen

EICKHORN et al. (1988) haben die Auswirkungen starker Stromspannungen bis zu 100 V/cm (Applikationszeit 0,24 – 8 ms) auf den isolierten Froschnerven untersucht und einen vorübergehenden kompletten Erregungsleitungsblock beobachtet. Elektronenmikroskopisch fanden sie Aufsplitterungen der Markscheiden und Ablösungen des Axoplasmas vom adaxonalen Markscheidenanteil mit Ausbildung membranöser zytoplasmatischer Körperchen. Letztere sind allerdings nicht für diese Form der Schädigung spezifisch.

Stromschäden am peripheren Nerven manifestieren sich u. U. erst nach langer Latenz. FARRELL u. STARR (1968) betonen die lange Periode zwischen dem Auftreten der neurologischen Erkrankung im Anschluß an eine Verletzung durch einen elektrischen Strom. In der älteren neurologischen Literatur seien derartige Fälle bekannt, wenn auch nur wenige Fälle in den vorausgegangenen 15 Jahren berichtet worden seien. Es besteht eine hohe Mortalitätsrate bei derartigen Elektrizitätsunfällen. Ungefähr 1000 Todesfälle werden im Jahr in den USA berichtet, aber die Zahl der Unfälle, die nicht zum Tode führen, muß erheblich größer sein. Zu einem Drittel der Todesfälle war es durch Kontakt mit elektrischen Anschlüssen in Haushaltungen gekommen, so daß man mit derartigen Unfällen bei nahezu allen Bevölkerungsteilen rechnen muß. Im Fall ihres Probanden haben die Autoren einen Kontakt mit Hochspannungsstrom beschrieben. Die verzögerte Schädigung würde möglicherweise auf einem Mechanismus beruhen, bei dem Veränderungen biologisch aktiver Makromoleküle vorkommen, die aber nicht näher definiert werden.

Progressive Motoneuronerkrankung nach elektrischem Schlag: SIRDOFSKY et al. (1991) schildern einen Patienten, der nach einem elektrischen Schock ein ALS-ähnliches Syndrom entwickelte. Die Erkrankung begann in dem Glied, an dem der elektrische Schlag erfolgt war. Es werden allerdings keine morphometrischen Daten über einen abgebildeten Verlust von motorischen Vorderhornzellen oder von Ganglienzellen im motorischen Kortex sowie in den Hypoglossus-Kernen wiedergegeben.

g) Auswirkungen der Puffermolarität

Laut HOLLAND (1982) läßt sich nach intrakardialer Perfusion von 2%igem Glutaraldehyd mit Cacotdylatpuffer bei 0,4 mol eine zunehmende Abweichung der Nervenfaserform von der Kreisform in Abhängigkeit von der Konzentration des Puffers nachweisen. Die Zirkumferenz der Fasern und die Markscheidendicke wird durch die Änderung der Puffermolarität nicht beeinflußt.

h) pH-Werteffekte

FRIEDE (1986) hat den N. ischiadicus von Ratten bei verschiedenen pH-Werten untersucht und beobachtet, daß sich die größere dichte Linie öffnet und schließt in Abhängigkeit von den pH-Werten. Sowohl geöffnete als auch geschlossene größere dichte Linien kommen in den Markscheiden vor; doch ist die Zahl der geöffneten Linien bei erhöhten pH-Werten größer. Die lokale Öffnung und Schließung der dichten Linien stand in Zusammenhang mit reziproken Veränderungen im Bereich der benachbarten dichten Linien, was auf eine Interaktion der elektrischen Felder zwischen den Markscheidenmembranen schließen ließe. Die Beobachtungen würden zeigen, daß Energie in der Markscheidenlamelle gespeichert werden könne.

E. Nutritive Neuropathien

Bei 4 von 8 Patienten mit schwerer Anorexia nervosa fanden McLoughlin et al. (1998) elektromyographische Hinweise auf eine Neuropathie, die aber muskelbioptisch nicht zu verifizieren war.

I. Vitaminmangelneuropathien

a) Vitamin-B$_1$-Mangel

Die bekannteste, wenn auch nicht ausschließlich durch Thiaminmangel verursachte Vitaminmangelkrankheit ist *Beriberi* bei thiaminarmer, kohlenhydratreicher Kost aus geschältem Reis. Zu unterscheiden ist eine schnellverlaufende, nasse Form, die durch kardiale Symptome gekennzeichnet ist und häufiger Kinder befällt, und eine chronische, trockene Form, die durch eine akrodistal betonte, symmetrische sensomotorische Polyneuropathie charakterisiert ist. Eine pathogenetische Bedeutung des Thiaminmangels wird auch beim *Strachan-Syndrom* (Hinterstrangataxie, Optikusatrophie, Schwerhörigkeit, Polyneuropathie), bei der primären Degeneration des Corpus callosum (*Marchiafava-Bignami*) und bei der *Kleinhirndegeneration* vermutet. Ebenso ist die *Wernicke-Enzephalopathie* Folge eines Vitamin-B$_1$-Mangels; das dabei auftretende amnestische Syndrom in Verbindung mit einer Polyneuropathie wird auch als *Korsakow-Symptomenkomplex* bezeichnet, wobei dieser in der Regel alkoholisch bedingt ist. Doch kann ein Vitamin-B$_1$-Mangel auch im Zusammenhang mit gastrointestinalen Erkrankungen, insbesondere Malabsorption, chronischen Infektionen und bei allgemeiner Mangelernährung auftreten. Prädisponierend ist möglicherweise ein genetisch bedingter Transketolasemangel, der bei normaler Diät nicht auffällt, bei Fehlernährung aber zum Vitaminmangel führt.

Morphologie: Am häufigsten sind die Nerven in den *distalen Gliedmaßenabschnitten*, der *N. vagus* und *phrenicus* betroffen. Im Vordergrund steht eine *axonale Degeneration* mit distal betontem Ausfall. *Segmentale Demyelinisationen* sind proximal beobachtet worden und werden deshalb eher als sekundär angesehen. Eine *Chromatolyse* in Ganglienzellen von Spinalganglien und in den Vorderhörnern des Rückenmarks ist eine *retrograde Reaktion* als Folge einer distalen Degeneration von Axonen. Im Tractus gracilis des Rückenmarks sind ebenfalls Nervenfaserdegenerationen nachweisbar, so daß die Verteilung der Schäden einer zentral-peripheren distalen Axonopathie entspricht. Die kleinen markhaltigen und marklosen Axone erscheinen relativ gut erhalten, wobei allerdings ein ausgeprägtes intrafaszikuläres Ödem besteht (OHNISHI et al. 1980).

Elektronenmikroskopisch läßt sich eine Anhäufung abgeflachter, membrangebundener Vakuolen sowie eine Verminderung der Neurofilamente und Mikrotubuli in den distalen Abschnitten peripherer Axone und in zentralwärts orientierten Axonen primärer sensorischer Neurone nachweisen (PRINEAS 1970).

Pathogenese: Es ist unklar, ob der Thiaminmangel die Neuropathie allein oder zusammen mit anderen Vitaminmangelzuständen verursacht. Im Experiment ist es nicht einfach, durch Thiaminmangel eine Neuropathie hervorzurufen.

b) Vitamin-B$_2$-Komplex-Mangel

Zu diesem Komplex gehören Riboflavin, Nikotinamid, Nikotinsäure sowie Folsäure und Pantothensäure. Die Nikotinsäure wurde früher auch Niacin genannt. Riboflavinmangel gemeinsam mit Niacinmangel verursachen die *Pellagra*. Da Vitamin B$_2$ bei der Umwandlung von Pyridoxinhydrochlorid in Pyridoxalphosphat eine Rolle spielt, sind Vitamin-B$_2$- und B$_6$-Mangel miteinander verknüpft.

Die Pellagra ist gekennzeichnet durch eine Kombination von Hautveränderungen, gastrointestinalen Störungen und Symptomen von seiten des Nervensystems. Zu den letzteren gehören Verhaltensstörungen, Demenz, Erkrankungen des Rückenmarks und eine unterschiedlich ausgeprägte periphere Neuropathie. Die pathologischen Veränderungen bestehen in einer Degeneration und einem Ausfall von Nervenfasern, wenn auch detaillierte Studien mit neueren morphologischen Methoden fehlen. Die Pellagra soll auf einem Mangel von Niacin und seinem Vorläufer, dem Tryptophan, beruhen; doch sind die Zusammenhänge nicht gesichert (NEUNDÖRFER 1987).

Eine Neuropathie nach *Panthothensäuremangel* ist nur selten beobachtet worden (BEAN et al. 1995).

Experimenteller Riboflavinmangel: Über eine periphere Neuropathie nach diätetischem Riboflavinmangel bei Küken berichten JORTNER et al. (1987). Die periphere Neuropathie war charakterisiert durch eine Schwann-Zellhypertrophie und Degeneration mit zytoplasmatischen Lipidtropfen und segmentaler Demyelinisation. Die Läsionen traten bereits am 10. Tag auf und nahmen an Schwere entsprechend den klinischen Zeichen am 14. und 21. Tag zu. Häufig fand sich eine Sequestrierung der Markscheidenabbauprodukte innerhalb der Schwann-Zellen. Ein endoneurales Ödem und spärliche axonale Degenerationen kamen ebenfalls vor. Eine Remyelinisation ließ sich bereits nach 10 Tagen nachweisen mit entsprechender Zunahme in späteren Stadien. Die Neuropathie beruht vermutlich auf verminderten Riboflavin-abhängigen Koenzymen wie dem Flavin-Adenin-Dinukleotid (FAD) und dem Flavinmononukleotid (FMN), die zu einer reduzierten Stoffwechselleistung führen.

c) Vitamin-B$_6$-Mangel und -Überdosierung

Die Vitamin-B$_6$-Gruppe, Pyridoxin, Pyridoxal und Pyridoxamin, spielt bei der Synthese von Neurotransmittern (GABA, Dopamin, Noradrenalin, Serotonin) und auch im Protein- und Lipidmetabolismus eine Rolle. Der Vitamin-B_6-Mangel ist einerseits von Bedeutung bei der Entstehung der *alkoholischen Polyneuropathie* (s. unten); zum anderen interferiert *Isoniazid* (s. dort) mit dem Pyridoxinmetabolismus. Isoniazid verbindet sich mit dem Kofaktor Pyridoxalphosphat und bildet eine inaktive Substanz. Durch eine Pyridoxinmangeldiät läßt sich im Experiment eine periphere Neuropathie hervorrufen; auch bei Freiwilligen, die den Antagonisten Desoxipyridoxin genommen hatten, trat eine Neuropathie auf.

Pyridoxin-Überdosierung: Von besonderem Interesse in diesem Zusammenhang ist, daß eine Überdosierung von Vitamin B_6 neurotoxisch wirkt (KRINKE et al. 1985; SCHAUMBURG et al. 1992). Bei dieser Neuropathie schreitet die Wirkung auch nach Absetzen des Vitamins fort („*Coasting*"-Phänomen; BERGER et al. 1992).

Akute sensorische Neuronopathie durch Pyridoxin-Überdosierung: ALBIN et al. (1987) berichten über 2 Patienten mit einer akuten ausgeprägten persistenten sensorischen Neuropathie nach massiver parenteraler Pyridoxin-Applikation. Die Patienten zeigten eine vorübergehende autonome Funktionsstörung, eine leichte Schwäche, Nystagmus, Lethargie und eine Atemdepression. Die Autoren nehmen an, daß diese Veränderungen denen bei den experimentellen Modellen einer akuten Pyridoxin-Intoxikation vergleichbar sind, haben jedoch keine morphologischen Untersuchungen durchgeführt.

BERGER et al. (1992) haben bei 5 gesunden freiwilligen Kontrollpersonen nach einer Dosis von 1 oder 3 g/d Pyridoxin (Vitamin B_6) die Serumwerte von Pyridoxalphosphat, die klinischen Symptome, quantitative Schwellenwerte im sensorischen Bereich und elektrophysiologische Parameter am N. suralis untersucht. Pyridoxin wurde abgesetzt, sobald die ersten klinischen oder labormäßigen Anomalien auftraten. Bei allen Personen traten sensorische Symptome oder Anomalien der quantitativen sensorischen Temperaturschwelle (QST) auf. Personen, die höhere Dosen bekamen, wurden früher symptomatisch als Personen mit niedrigeren Dosen. Eine Anhebung der thermalen quantitativen sensorischen Schwelle (QST) ging derjenigen des Vibrationssinnes bei allen 3 Personen mit niedrigeren Dosen voraus oder sie übertrafen diese sogar; die Vibrationsempfindung und die QST wurden gleichzeitig abnorm bei den Personen mit höheren Dosen. Eine Reduktion der Amplitude des sensorischen Potentials im Suralnerven trat nach QST-Veränderungen bei 2 von 3 Personen auf. Die Symptome blieben progredient für 2–3 Wochen trotz Unterbrechung der Pyridoxingabe und trotz des Rückgangs der Serumpyridoxalphosphat-Werte zu normalen Werten. Daraus schließen die Autoren, daß es eine deutlich dosisabhängige Pyridoxin-induzierte Neuropathie gibt; daß die QST eine sensitive Methode zur Feststellung früher Zeichen einer peripheren Neuropathie darstellt, wobei die QST-Anomalien den Nervenleitungsveränderungen vorausgehen; daß eine Akkumulation eintritt unabhängig von der Persistenz erhöhter Blutwerte für das Toxin und daß eine dosisabhängige Vulnerabilität von Nervenfasern verschiedenen Kalibers besteht.

Experimentelle Pyridoxin-Intoxikationen bei Beagle-Hunden: MONTPETIT (1988) berichten über eine sensorische Neurotoxizität nach hohen Dosen von Pyridoxin bei Beagle-Hunden. Innerhalb von 4 Tagen nach Behandlungsbeginn kam es zu einer Anhäufung von Neurofilamenten in den proximalen marklosen Axonen. Außerdem fanden sich Anhäufungen von Mikrotubuli. Die Golgi-Komplexe und Nissl-Schollen erschienen vermehrt. Eine Degeneration der Neurofilamente mit anschließender Reduktion der geschwollenen Axone, axonalen Unterbrechungen und Phagozytosevorgängen waren in zentralen und peripheren Fortsätzen der Spinalganglien nachweisbar. Es kam zu nekrotisierenden Veränderungen mit Zerstörungen des Zellstromas und Proliferation der Satellitenzellen. Eine ausgeprägte Vakuolisierung war anfangs noch nicht nachweisbar. Die beobachteten Veränderungen am Zytoskelett werden auf eine erhöhte Rate der Neurofilamentprotein-Synthese zurückgeführt mit mechanischer Obstruktion der Transportvorgänge.

d) Vitamin-B_{12}-Mangel

Beim Vitamin-B_{12}-Mangel resultiert eine symmetrische, überwiegend sensorische Polyneuropathie im Sinne einer Axonopathie mit oder ohne Myelopathie (*funikuläre Spinalerkrankung* oder *funikuläre „Myelose"*), Optikusatrophie und Demenz (YOKOTA et al. 1987; FINE et al. 1990). Die zentralen Fortsätze der primären sensorischen Neurone erscheinen dabei vulnerabler als die peripheren sensorischen Axone (TOMODA et al. 1988). Durch Behandlung mit Zyanokobalamin besserte sich die zentrale Nervenleitungsgeschwindigkeit bei fehlender oder geringer Erholung der peripheren Nervenaktionspotentiale; demnach sind die stärksten pathologischen Veränderungen im Rückenmark zu suchen; sie beruhen vermutlich auf einer Demyelinisation, während im peripheren Nerven axonale Degenerationen im Vordergrund stehen (Abb. 57, 58). Nach eigenen autoptischen Untersuchungsergebnissen bei einer Patientin mit 6monatiger parenteraler Ernährung wegen eines „locked in"-Syndroms erschienen die Hinterstränge des Rückenmarks in ihren zentralen Abschnitten vakuolisiert als Zeichen einer Auftreibung der Markscheiden, nicht aber degeneriert im Sinne einer Waller-Degeneration.

e) Biotin (Vitamin H-); Biotinidase-Mangel

D-Biotin ist ein wasserlösliches Vitamin, das als Koenzym bei 4 wichtigen Carboxylierungsreaktionen des Menschen mitwirkt: in der mitochondrialen Pyruvatdecarboxylase, der Propionyl-CoA-Carboxylase, der 3-Methylkrotonyl-CoA-Carboxylase und der zytosolischen Acetyl-CoA-Carboxylase. Es ist somit essentiell bei den metabolischen Prozessen der Glukoneogenese, der Fettsäuresynthese und des Aminosäurekatabolismus. Es wird an die Apocarboxylase gebunden in einer Reaktion, die durch die Holocarboxylase-Synthetase katalysiert wird. Biotin wird umgesetzt zur Wiederverwendung und stammt aus gebundenen Quellen in der Diät über die Wirkung der Biotinidase, die Biotin von der γ-Aminogruppe des Lysins abspaltet und Biocytin sowie andere Biotinyl-Peptide bildet, die beim Abbau durch Holocarboxylasen entstehen.

Zwei größere autosomale Biotin-abhängige multiple Carboxylase-Mangelzustände sind als rezessiv erbliche Krankheiten bekannt (HONAVAR et al. 1992). Eine *neonatale Form* entwickelt sich in den ersten frühen Wochen des Lebens mit Lethargie, Hypotonie, Anfällen und Erbrechen. Diese ist verbunden

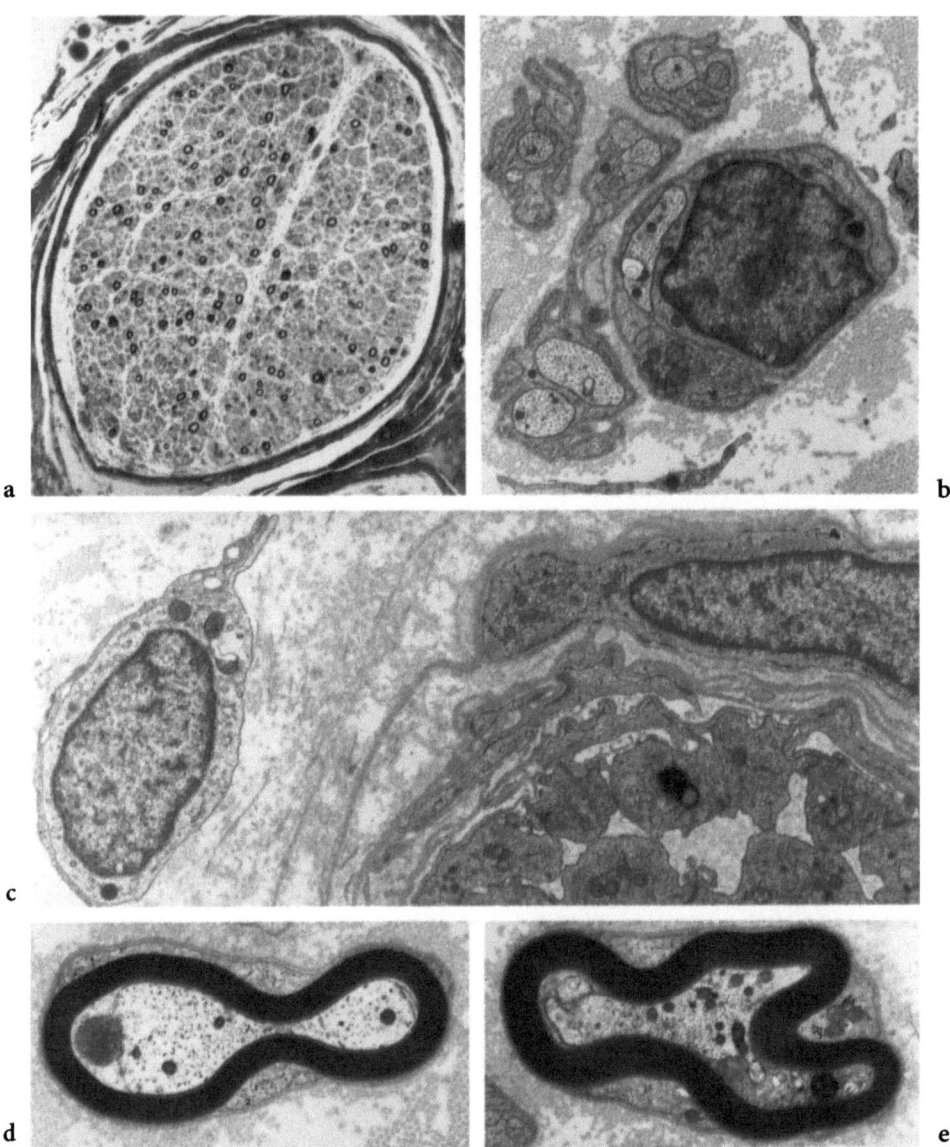

Abb. 57a–e. Vitamin B_{12}-Resorptionsstörung bei einem 52jährigen Mann mit funikulärer Myelose. **a** Ausgeprägte Neuropathie mit bevorzugtem Verlust der kleinen markhaltigen Nervenfasern. × 156. **b** Unvollständiger Ausfall von marklosen Nervenfasern. × 11 000. **c** Arteriole mit stellenweise abgelösten Basallaminae und benachbartem ruhenden Makrophagen, der einem Fibroblastenfortsatz angelagert ist. × 9700. **d** Geschrumpfte markhaltige Nervenfaser mit mehren Mitochondrien im Axon und adaxonalen Schwann-Zelleinschlüssen verschiedener Art. × 13 500. **e** Leicht geschrumpfte markhaltige Nervenfaser mit einem adaxonalen granulären Schwann-Zelleinschluß. × 11 500

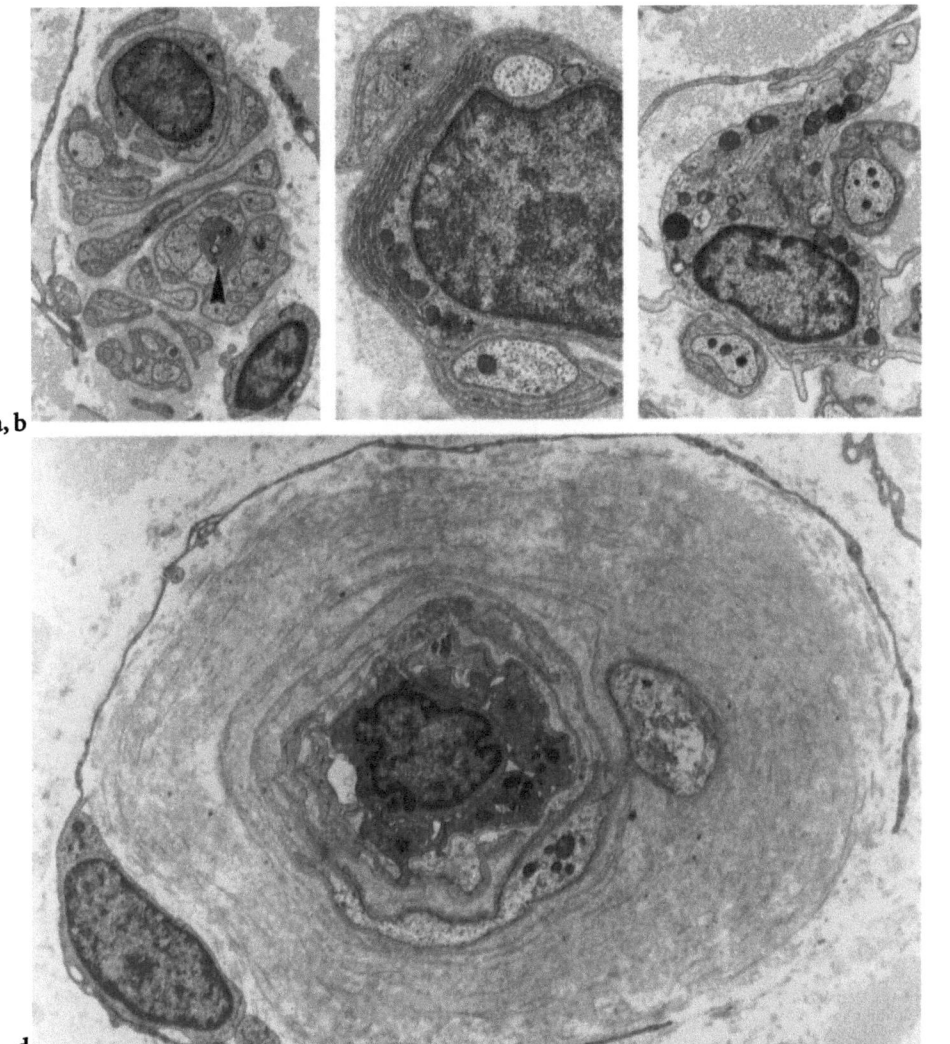

Abb. 58a–d. Gleicher Fall wie in Abb. 57. **a** Gruppe mit marklosen Axonen und Schwann-Zellfortsätzen sowie einem Makrophagen im Bild rechts unten. Ein Axon erscheint verdichtet und enthält lockere membranöse Strukturen (*Pfeilkopf*). × 6200. **b** Konfrontierende Zisternen in einer Schwann-Zelle mit marklosen Axonen. × 15500. **c** Makrophagen mit auffälligem Organellenreichtum und zwei prismatischen Einschlüssen zwischen zwei erhaltenen marklosen Axonen. × 8700. **d** Endoneurale Kapillare, die von mehreren Basallaminae und dazwischenliegenden Kollagenfibrillen und nahezu an der gesamten Zirkumferenz von einem dünnen Fibroblastenfortsatz umgeben wird, dem ein ruhender Makrophage angelagert ist. × 6000

mit einer metabolischen Azidose und einer deutlichen abnormen organischen Azidurie, bei der ein Defekt der Holocarboxylase-Synthetase vorliegt. Eine *juvenile Form* manifestiert sich in den frühen Monaten des Lebens unterschiedlich mit Hautrötung, Alopezie, Atemstörung und neurologischen Symptomen wie Krampfanfällen, Hypotonie, Myoklonus, Ataxie, Optikusatrophie, Hörverlust und in der Mehrzahl, wenn auch nicht bei allen symptomatischen Individuen, mit einer weniger ausgeprägten, aber charakteristischen organischen Azidurie. Der Defekt bei der juvenilen Form ist ein Mangel an Biotinidase. Biochemische Anomalien bei beiden Formen beruhen auf einem kombinierten Mangel an Carboxylasen und schließen eine Lactatazidose und eine erhöhte Urinausscheidung von Lactat, 3-Hydroxyproprionat, Methylcitrat und 3-Methylkrotonoglycin ein. Die Konzentrationen dieser Metaboliten können niedrig sein oder bei einigen Fällen mit Biotinidase-Mangel sogar fehlen.

Insgesamt seien nicht mehr als 40 Patienten mit Biotinidase-Mangel beschrieben worden. Eine frühe Diagnose ist wichtig, da schwere neurologische Veränderungen resultieren, die potentiell zum Tode führen. Eine Wirkung der Behandlung mit pharmakologischen Dosen von D-Biotin ist rasch nachweisbar, aber neurologische Ausfälle bleiben bestehen mit sensorineuraler Taubheit, visuellen Defekten, Ataxie und mentaler Retardierung.

HONAVAR et al. (1992) berichten über einen Patienten mit Biotinidase-Mangel und einer progressiven neurologischen Erkrankung. Die *Autopsie* ergab nekrotisierende Läsionen ähnlich wie bei Morbus Leigh und der Wernicke-Enzephalopathie. Im Unterschied zu diesen beiden Erkrankungen gehörten jedoch zu den Regionen, die betroffen waren, auch der Hippokampus und der Cortex parahippocampalis. Außerdem bestand ein ausgeprägtes Ödem in der tiefen grauen Substanz des Großhirns, des Hirnstammes und des Rückenmarks. Die Veränderungen sind vermutlich auf schwere metabolische Störungen zurückzuführen, die möglicherweise mit einem gestörten Pyruvat-Metabolismus in Zusammenhang stehen. Über periphere Neuropathien liegen bisher keine Mitteilungen vor.

Suralnervenbiopsie: Bei einem eigenen Fall besteht eine geringgradige Neuropathie mit deutlicher Hypomyelinisation der großen markhaltigen Nervenfasern. In einzelnen Fasern sind ungewöhnliche, bisher m.W. nicht beschriebene kurvilineare Einschlüsse vermutlich lysosomalen Ursprungs nachweisbar, die sich von denen bei der neuronalen Zeroidlipofuszinose durch die längliche Form, einen größeren Anteil der amorphen Komponente und eine andere Struktur der membranösen Komponente unterscheiden (Abb. 59, 60).

f) Vitamin-C-Mangel

Über die Wirkung eines Vitamin-C-Mangel beim Menschen gibt es offenbar keine detaillierten Angaben. Bei fehlendem Vitamin C in der Kultur von Spinalganglien umhüllen Schwann-Zellen zwar die Axone, aber eine Myelinisation setzt nicht ein. Wenn Ascorbinsäure zugeführt wird, beginnt die Myelinisation jedoch in normaler Weise (KLEIMAN et al. 1991).

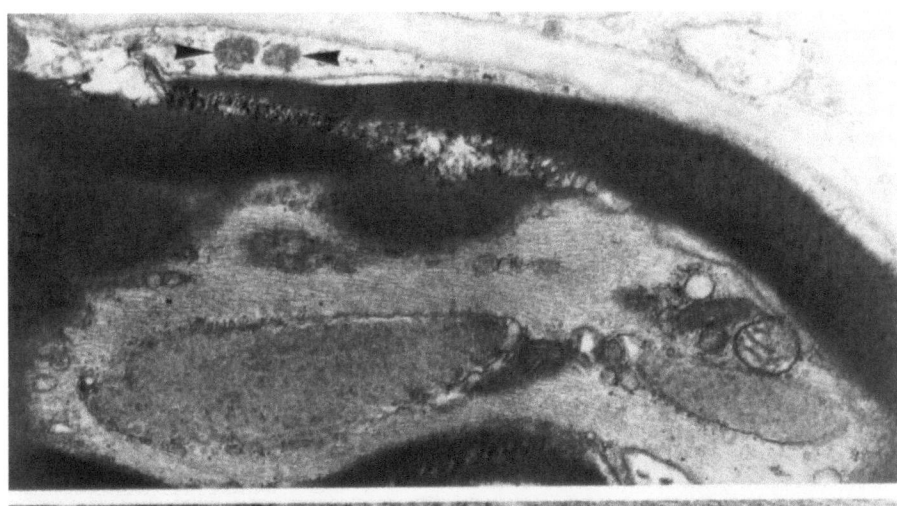

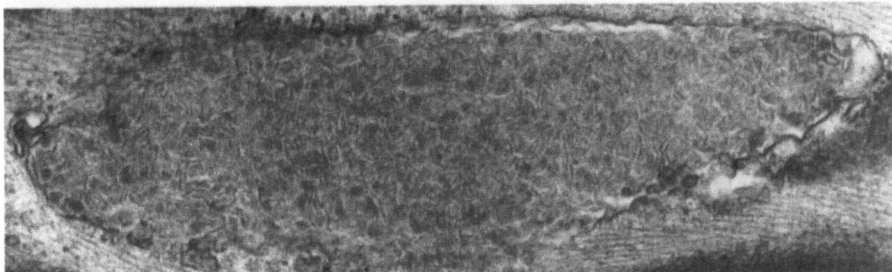

Abb. 59a, b. Biotinidasemangel bei einem 14jährigen Jungen (Fall von G. HEIMANN, Kinderklinik der RWTH Aachen). Ungewöhnliche, von einer auffällig dichten Membran unvollständig begrenzte kurvilineare Struktur in einem markhaltigen Axon, wobei zwischen den kurvilinearen membranösen Strukturen mittelgradig elektronendichte Granula eingeschlossen sind. Die Membran an der Oberfläche dieses Korpuskels weist vesikuläre Auflösungen auf. Im Zytoplasma der Schwann-Zelle liegen weitere auffällige Zytosomen (*Pfeilköpfe*).
a × 27 000; b × 49 000

g) Vitamin-E-Mangel

Beim Vitamin-E-Mangel kommt es zu einer *distalen Axonopathie*, die sowohl zentral als auch peripher nachweisbar ist. Die wichtigste pathologische Veränderung besteht in einer axonalen Dystrophie und Degeneration der rostralen Anteile der Hinterstränge, insbesondere des Fasciculus gracilis. Die dystrophischen Veränderungen bestehen in fokalen Auftreibungen der Axone mit Anhäufung normaler und abnormer Organellen, insbesondere tubulovesikulärer Strukturen, die wahrscheinlich vom axoplasmatischen Retikulum abstammen und die wir in ähnlicher Form bei der HMSNL gefunden haben (s. dort), Mitochondrien, dichten lamellären Körperchen, Neurofilamenten, multifaszikulären Körperchen und Lysosomen (LAMPERT et al. 1967; SOUTHAM et al. 1991). Die neurologischen Ausfälle ließen sich bei der Ratte durch die gleichzeitige Applikation des synthetischen Antioxidans Ethoxyquin reduzieren und durch die Gabe vielfach ungesättigter Fettsäuren verstärken. Vermutlich beruht das neurologische Syndrom auf einer Störung der Funktion der Mitochondrien und

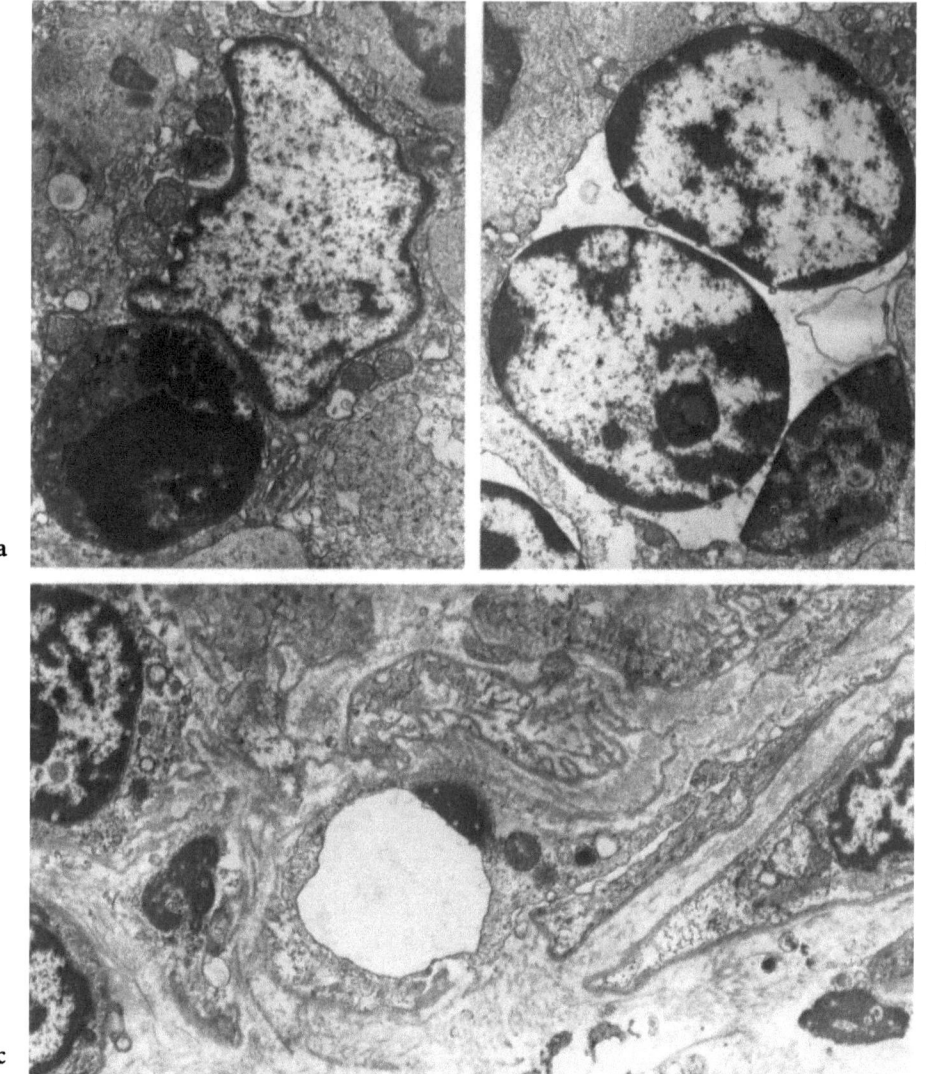

Abb. 60 a–c. Gleicher Fall wie in Abb. 59. Verschiedene Formen der Kernveränderungen und Zelldegeneration im Nerven bei Biotinidasemangel. **a** Pyknotischer Kern in einer geschrumpften abgerundeten degenerierenden Zelle (Apoptosekörper), die offensichtlich von einer anderen Zelle, einem mitochondrienreichen Makrophagen, phagozytiert worden ist. × 3400. **b** Drei Kerne, die offensichtlich von einer gemeinsamen äußeren Kernwand umgeben werden innerhalb einer Aggregation von Zellen im N. suralis. **c** Hochgradige Auftreibung einer äußeren Kernwand neben einem pyknotischen Kernrest in einer degenerierenden Zelle, die nur unvollständig von einer Basalmembran bedeckt wird. Auch die benachbarten Zellen zeigen z. T. erhebliche regressive Veränderungen. **b, c** × 10 000

anderer intraaxonaler membranöser Strukturen, die mit dem raschen anterograden Transport und der Umkehr des Transportes an den Endigungen interferieren und zu einer distalen Axondegeneration führen. Über nodale und terminale Sprossungsphänomene im regenerierenden Nerven Vitamin E-defizienter Ratten berichten CUPPINI et al. (1993).

Auch das neurologische Syndrom, das in Verbindung mit der *Abetalipoproteinämie* auftritt, beruht wahrscheinlich auf einem Mangel an diesem Vitamin, da eine Behandlung mit Vitamin E zur Besserung führt. Doch gibt es auch einen idiopathischen Vitamin-E-Mangel mit einem spinozerebellären Syndrom (YOKOTA et al. 1987). Die progressive neurologische Symptomatik ist dabei gekennzeichnet durch eine Ataxie, Areflexie und einen Verlust an Tiefensensibilität. Der Vitamin-E-Mangel wird dabei auf eine abnorm beschleunigte Utilisation, Exkretion und Metabolisierung des Vitamins zurückgeführt. Elektronenmikroskopisch fanden sich elektronendichte lysosomenähnliche Ablagerungen zwischen den Myofibrillen und in den Schwann-Zellen.

II. Alkoholische Neuropathie

Die alkoholische Neuropathie durch Ethanol (Ethylalkohol) ist neben der diabetischen die häufigste Neuropathie; sie steht in Zusammenhang mit einem Mangel an Vitamin B_1, B_6 und Folsäure. Ein zusätzlicher direkter toxischer Effekt durch Alkohol läßt sich nicht ausschließen.

Epidemiologie: Der Alkoholkonsum hat in der Bundesrepublik Deutschland von 3 l reinem Ethanol pro Kopf und Jahr auf 12 l zugenommen. Die Zahl der Suchtkranken ist schwer zu bestimmen; doch seien es 1,5 – 2 Mio. Alkoholkranke (ROMMELSPACHER et al. 1989). Im Jahr 1987 wurden in den Ländern der alten BRD DM 32 Mrd. für alkoholische Getränke ausgegeben. Die Bundesanstalt für Straßenwesen verzeichnete allein durch Verkehrsunfälle im Jahr 1985 DM 37 Mrd. Folgekosten. Die Häufigkeit der alkoholischen Polyneuropathie exakt zu bestimmen ist schwierig, da die Kriterien festgelegt werden müssen, wonach ein Patient bereits an einer Neuropathie leidet oder nicht. Doch erkranken etwa 10 % der Alkoholsüchtigen an einer Neuropathie; eine schwere Polyneuropathie ist bei 10 – 25 % der Patienten nachweisbar, die wegen ihres chronischen Alkoholismus in ein Krankenhaus eingeliefert werden. Es ist unklar, warum es nur bei einem Teil der Alkoholiker zu einer Neuropathie kommt. Einige Patienten benötigen mehr Vitamin B_1; die Transketolase, ein thiaminabhängiges Enzym, das aus Fibroblasten dieser Patienten zu gewinnen ist, zeigt eine abnorme Apoenzym-Koenzym-Dissoziation, die genetisch vorgegeben ist (BLASS u. GIBSON 1977). Bemerkenswert ist die Alkoholunverträglichkeit vieler Asiaten, denen die normale Alkoholdehydrogenase in der Leber fehlt.

Klinik: Zur Definition des Alkoholikers gehört, daß sein Alkoholkonsum

1. das Maß der Trinkgewohnheit der Gesellschaft übersteigt,
2. seine Gesundheit schädigt,
3. seine zwischenmenschliche Beziehungen und/oder
4. seine Lebensqualität beeinträchtigt.

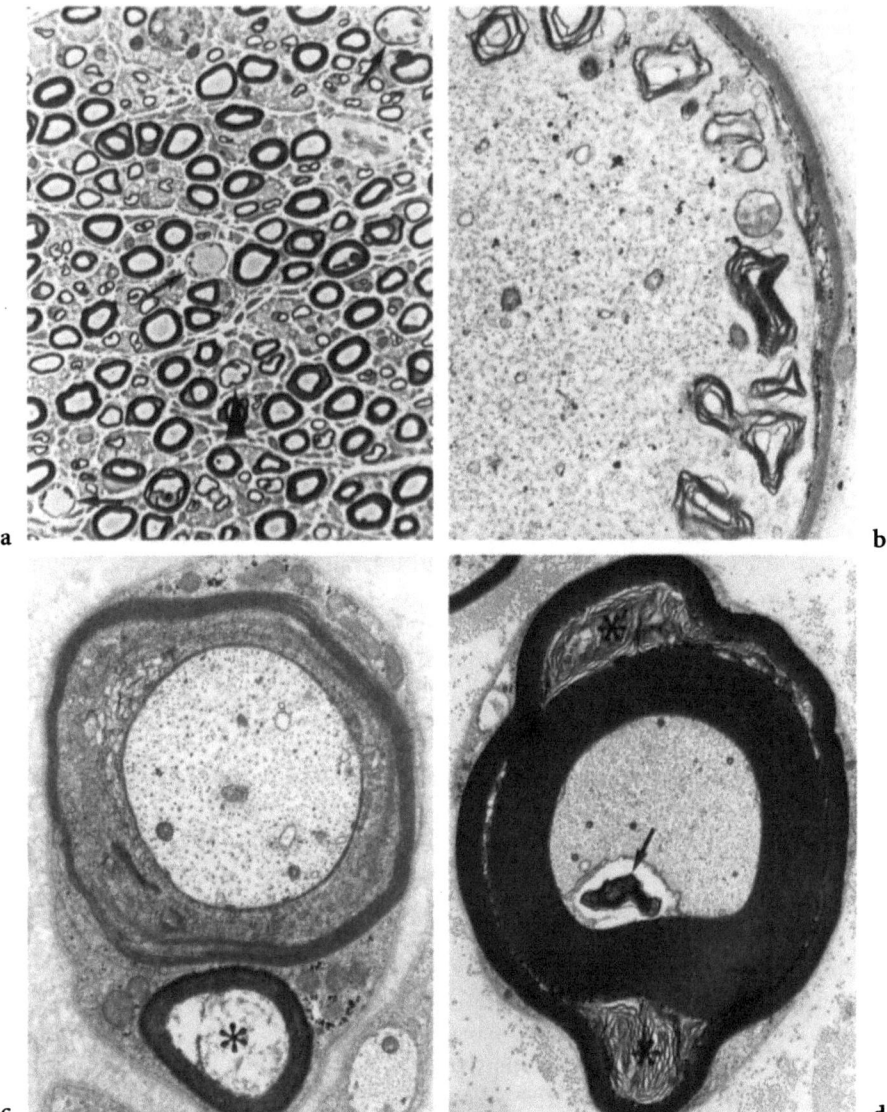

Abb. 61 a–d. Ungewöhnliche Form einer Alkoholneuropathie bei einem 66jährigen Patienten mit ausgeprägter Kleinhirnatrophie, Großhirnrindenatrophie und Karotisverkalkung (Fall von U. BENEICKE, Duisburg). **a** An 3 Nervenfasern finden sich paranodale Markscheidenretraktionen mit subaxolemmalen membranösen Körperchen (*Pfeile*). Hypomyelinisierte große Axone sind auch an anderen Stellen nachweisbar (*Pfeilkopf*). Ein Büngner-Band findet sich am *oberen linken Bildrand*. × 3900. **b** Eine der in **a** durch *Pfeile* gekennzeichneten Nervenfasern zeigt im Axoplasma außer Neurofilamenten und Mikrotubuli einzelne Mitochondrien, Glykogengranula, subaxolemmale membranöse Körperchen und amorphe Substanzen. Die beginnende paranodale Demyelinisation läßt sich aus der sukzessiven Verschmälerung der Markscheide ableiten. × 22 400. *Fortsetzung s. S. 165*

Die alkoholische Neuropathie entwickelt sich nach chronischem und in der Regel schwerem Alkoholmißbrauch; sie entwickelt sich langsam und besteht aus einer *distalen symmetrischen sensomotorischen Neuropathie*, die schmerzhaft sein kann. Die Beschwerden, Schwäche und Muskelkrämpfe, sind häufig. Neben motorischen Symptomen treten Sensibilitätsverlust, Parästhesien in Gestalt reißend-ziehender Spontanschmerzen und Druckschmerzhaftigkeit auf. Pallästhesie und Lagesinn werden eher gestört als die Qualitäten der Oberflächensensibilität, wobei die Tiefensensibilitätsstörung im Sinne einer „*Pseudotabes alcoholica*" im Vordergrund stehen kann. Elektromyographisch und neurographisch fanden SCHOLZ et al. (1986) Anomalien bei 67 bzw. 55 % der 78 untersuchten chronischen Alkoholiker. Klinische Zeichen einer zerebellären Ataxie ließen sich bei 33 % feststellen, während posturographische Messungen erhöhte Schwankungen bei 69 % ergaben. Der Schweregrad der zerebellären Ataxie korrelierte nicht mit dem Ausmaß der Neuropathie, so daß unterschiedliche pathogenetische Mechanismen anzunehmen sind, die im peripheren Nerven und im Kleinhirn wirksam sind. Die Störungen sind distal akzentuiert (strumpf- oder handschuhförmig). Vegetative Störungen mit Hyperhidrose, marmorierter Haut und Störungen des Nagelwachstums an den Füßen gehören zu einer schweren alkoholischen Polyneuropathie, während Störungen der Blasen- und Mastdarmfunktionen nur selten auftreten. Brennendes Gefühl an den Fußsohlen ist ebenfalls häufig. Eine akute oder subakute alkoholische Neuropathie kann gelegentlich ein Guillain-Barré-Syndrom imitieren (TABARAUD et al. 1990). Ein *direkter toxischer Effekt des Alkohols*, der zur distalen exonalen Degeneration beiträgt, ist im Experiment festgestellt worden (BOSCH et al. 1979). Ähnliches gilt vermutlich auch für die alkoholische Myopathie nach exzessivem Alkoholgenuß; doch ist der Muskelschwund beim Alkoholiker vermutlich vor allem auf die alkoholische Neuropathie zurückzuführen (LANGOHR et al. 1983; MALLACH et al. 1987; CARDELLACH et al. 1992). Eine alkoholische Leberschädigung (Fettleber) (OHTA et al. 1988) ist im Hinblick auf die Pathogenese der Muskel- und Nervenschädigung ebenfalls zu berücksichtigen.

Histopathologie: Die wichtigsten Veränderungen bestehen in einer distal akzentuierten Degeneration von Axonen. Die große Anzahl akut degenerierender Nervenfasern mit zahlreichen frischen Markscheidenabbauprodukten weist in manchen Fällen auf die rasche Progredienz der alkoholischen Neuropathie hin,

---

Abb. 61 *(Fortsetzung).* c Das μ-Granulum (Elzholz-Körperchen, durch *Sternchen* gekennzeichnet) unter dem paranodalen Markscheidenabschnitt unterscheidet sich von einer paranodalen Markschlinge durch die dichtere Lamellenstruktur (verminderte Periodizität) und das unstrukturierte Zentrum. × 20 000. **d** Membranöses Körperchen (*Pfeil*) im adaxonalen Zytoplasma der Schwann-Zelle, wie es bereits lichtmikroskopisch zu erkennen und in normalen Nervenfasern mit zunehmendem Alter häufiger anzutreffen ist. Die komplexen membranösen Formationen (*Sternchen*) im Bereich der Schmidt-Lanterman-Inzisuren kommen ebenfalls in normalen Nerven vor; sie haben vermutlich eine ähnliche Pathogenese wie die membranösen Körperchen im adaxonalen Zytoplasma (*Pfeil*). × 7560. (Nach SCHRÖDER 1987)

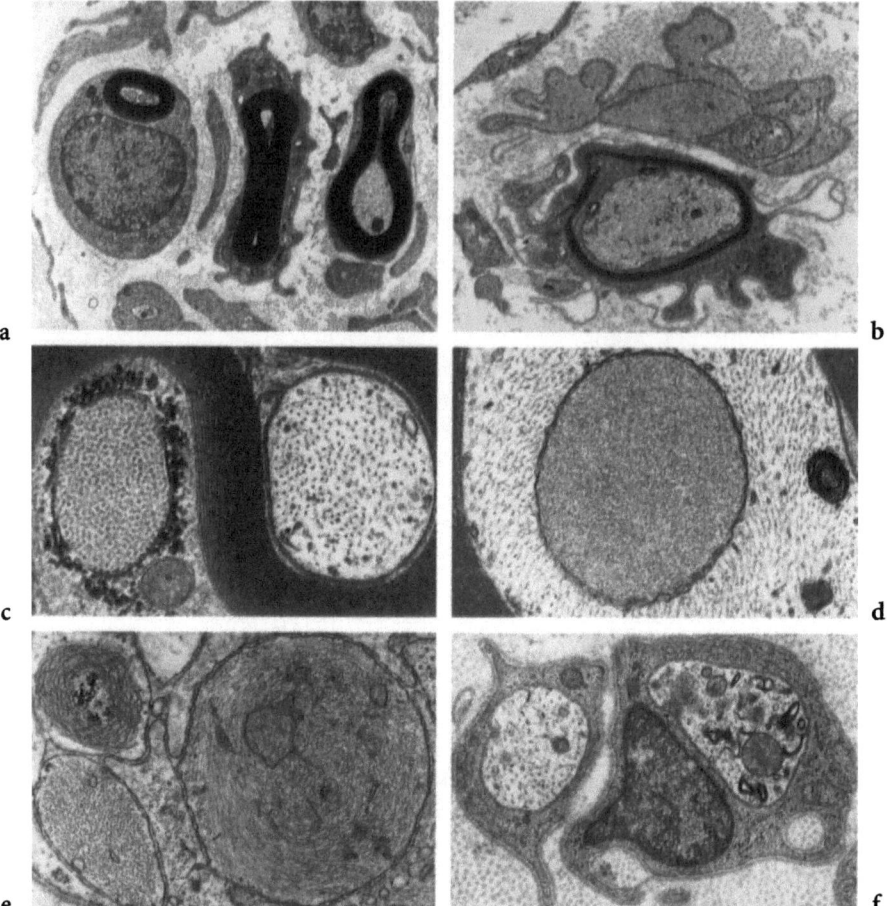

Abb. 62a–f. Neuropathie vom axonalen Typ bei Alkoholabusus und Lösungsmittelexposition (Fall von D. PONGRATZ, München). **a** Zwei hochgradig atrophische, degenerierende markhaltige Nervenfasern enthalten kaum noch Axonreste und werden von mehreren Schwann-Zellfortsätzen umgeben, die nur noch vereinzelt marklose Axone enthalten. × 7100. **b** Multiple Schwann-Zellfortsätze mit einem offensichtlich regenerierten und remyelinisierten Axon. × 10 500. **c** Ungewöhnliches Zytosom mit granulärem Inhalt und umgebendem Glykogengranula im Schwann-Zellzytoplasma einer markhaltigen Nervenfaser. × 43 000. **d** Ungewöhnliches, von einer dicken und einer dünnen Membran („Doppelmembran") umgebenes Zytosom (Mitochondrion?) im Axoplasma einer markhaltigen Nervenfaser. Das Zytosom ist von einer feingranulären Substanz gefüllt. Zwei membranöse zytoplasmatische Körperchen sind im Axon ebenfalls enthalten. × 39 000. **e** Ungewöhnlich angeordnete Neurofilamente in einem Axon, umgeben von Schwann-Zellfortsätzen innerhalb eines Büngner-Bandes, in dem weitere unbemarkte Axone liegen. In einem anderen Axon sind die Neurofilamente nahezu sämtlich quergetroffen. Ein weiterer Schwann-Zellfortsatz enthält locker angeordnete, konzentrische Membranen mit mehreren Glykogengranula im Zentrum. × 26 000. **f** Mehrere membranöse zytoplasmatische Körperchen kleinerer Ausdehnung in einem marklosen Axon, das von einer Schwann-Zelle umgeben wird, die an der Stelle degenerierte markloser Axone Bündel von Kollagenfibrillen umschließt. × 18 800

wobei die geringe Anzahl regenerierender Axone eine Schädigung des gesamten Neurons (mit mutmaßlicher Degeneration auch des Perikaryons) anzeigt (neuronaler Typ der Neuropathie) (Abb. 62, 63). Doch sind bei milden Schädigungsformen und mutmaßlicher Alkoholkarenz in einzelnen Fällen auch Regenerationsgruppen (Abb. 63a) als Zeichen einer gewissen Erholung festzustellen. In Abhängigkeit von der Akuität und Progredienz der Neuropathie besteht ein endoneurales Ödem. Anzeichen einer Schwann-Zellschädigung mit paranodaler oder segmentaler Demyelinisation (Abb. 61) sind nur gelegentlich mitgeteilt worden und wie bei der experimentellen lokalen Applikation von Ethylalkohol (Abb. 64, 65) wahrscheinlich als sekundäre segmentale Demyelinisation aufgrund einer axonalen Schädigung zu interpretieren. Die perikapillären Basallaminae sind eher im Muskel als im Nerven verbreitert als Zeichen einer alkoholischen Mikroangiopathie (Tabelle 10; SCHRÖDER 1982b), von der anzunehmen ist, daß sie ebenfalls auf eine direkte toxische Wirkung des Alkohols zurückzuführen ist; detailliertere Untersuchungen zu dieser Beobachtung stehen jedoch aus.

Pathogenese: Die Ähnlichkeit zwischen klinischen und pathologischen Veränderungen bei der alkoholischen Neuropathie und Beriberi haben zur Vermutung geführt, daß die alkoholische Neuropathie überwiegend das Ergebnis eines Vitamin-B-Mangels und nicht auf direkte toxische Wirkungen des Alkohols zurückzuführen ist (WINDEBANK 1993). Eine direkte toxische Wirkung läßt sich jedoch nicht ausschließen (MONFORTE et al. 1995; NICOLAS et al. 1997), wenn auch Versuche zur experimentelen Reproduktion einer alkoholischen Neuropathie bei Macacusaffen (HALLET et al. 1987) trotz langfristiger Alkoholapplikation zu keiner Neuropathie geführt haben (s. unten) und die Untersuchungsergebnisse bei kleineren Tieren nicht eindeutig sind. Eine direkte Applikation von Alkohol am peripheren Nerven führt zu einer charakteristischen subperinuralen axonalen Degeneration (Abb. 64, 65) mit wahrscheinlich nur sekundären oder retrograden Formen einer paranodalen und segmentalen Demyelinisation (Abb. 65c–h; SCHRÖDER, KRÄMER u. WITT, unveröffentlichte Beobachtungen; Inauguraldissertationen E. KRÄMER, Aachen 1992, und F. WITT, Aachen 1993).

In der Leber wird Alkohol durch die Alkoholdehydrogenase des Zytosols, durch die Katalase der Peroxisomen sowie durch das mikrosomale ethanoloxidierende System des glatten endoplasmatischen Retikulums oxidiert. Dabei entsteht Azetaldehyd, der in einem weiteren Schritt zu Azetyl-CoA weiteroxidiert wird. Dieses wird zur Synthese verwendet oder im Zitratzyklus, meist in der Muskulatur, zu CO_2 und H_2O abgebaut. Der toxische Alkoholmetabolit, der Azetaldehyd, scheint zumindest für die Leberschädigung verantwortlich zu sein, insbesondere für die Leberverfettung, der Vitamin-B_1-Mangel aber für das Wernicke-Korsakow-Syndrom. Wegen der häufigen Unterernährung der Alkoholiker sind andere Ursachen wie Eiweiß- und weitere Vitaminmangelzustände im Rahmen einer allgemeinen Malnutrition als Ursachen schwer abgrenzbar.

Experimentelle Versuche zur alkoholischen Neuropathie: In einer experimentellen Studie haben HALLET (1987) bei Affen 50 oder 30% der Kalorien über einen Zeitraum von 3–5 Jahren durch Alkohol ersetzt. Die Nerven wurden elektrophysiologisch und mit quantitativen histologischen Methoden untersucht; doch

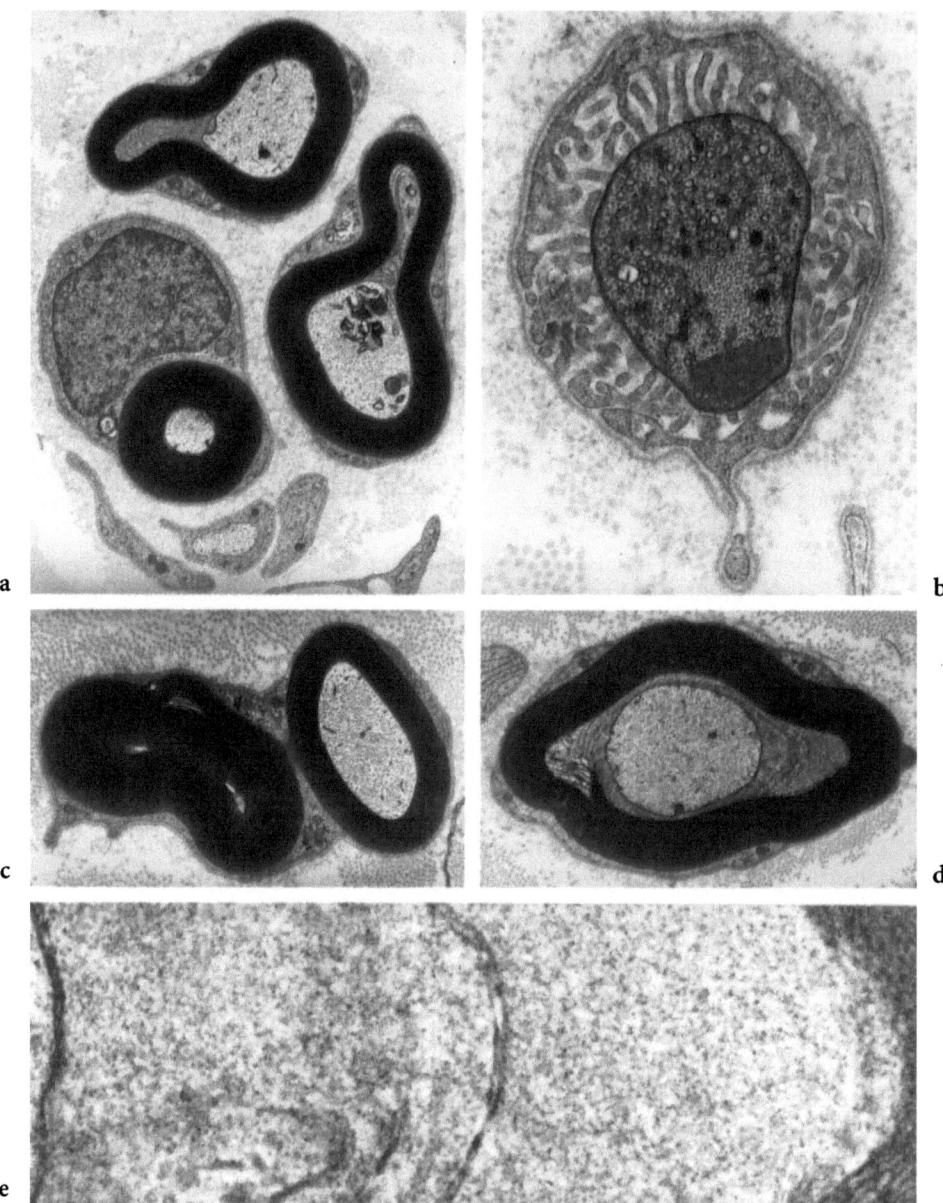

Abb. 63 a–e. Gleicher Fall wie in Abb. 62. **a** Im adaxonalen Zytoplasma der markhaltigen Nervenfasern einer Regenerationsgruppe fallen im nichtkompaktierten Areal verschiedene, z. T. feingranuläre Einschlüsse auf. Eine benachbarte Nervenfaser ist in Höhe des Kerns getroffen und offensichtlich atrophisch. × 10300. **b** Nodaler Axonabschnitt mit einem ungewöhnlich großen und verdichteten Mitochondrion *unten rechts*. × 28000. **c** Markhaltige Nervenfaser mit einer ungewöhnlich dick myelinisierten, offenbar doppelten Markschlinge, die vermutlich durch Intussuszeption bedingt ist. × 10300. **d** Adaxonale homogen-granuläre Schwann-Zelleinschlüsse, die in **e** bei stärkerer Vergrößerung abgebildet sind. **d** × 9200; **e** × 94000

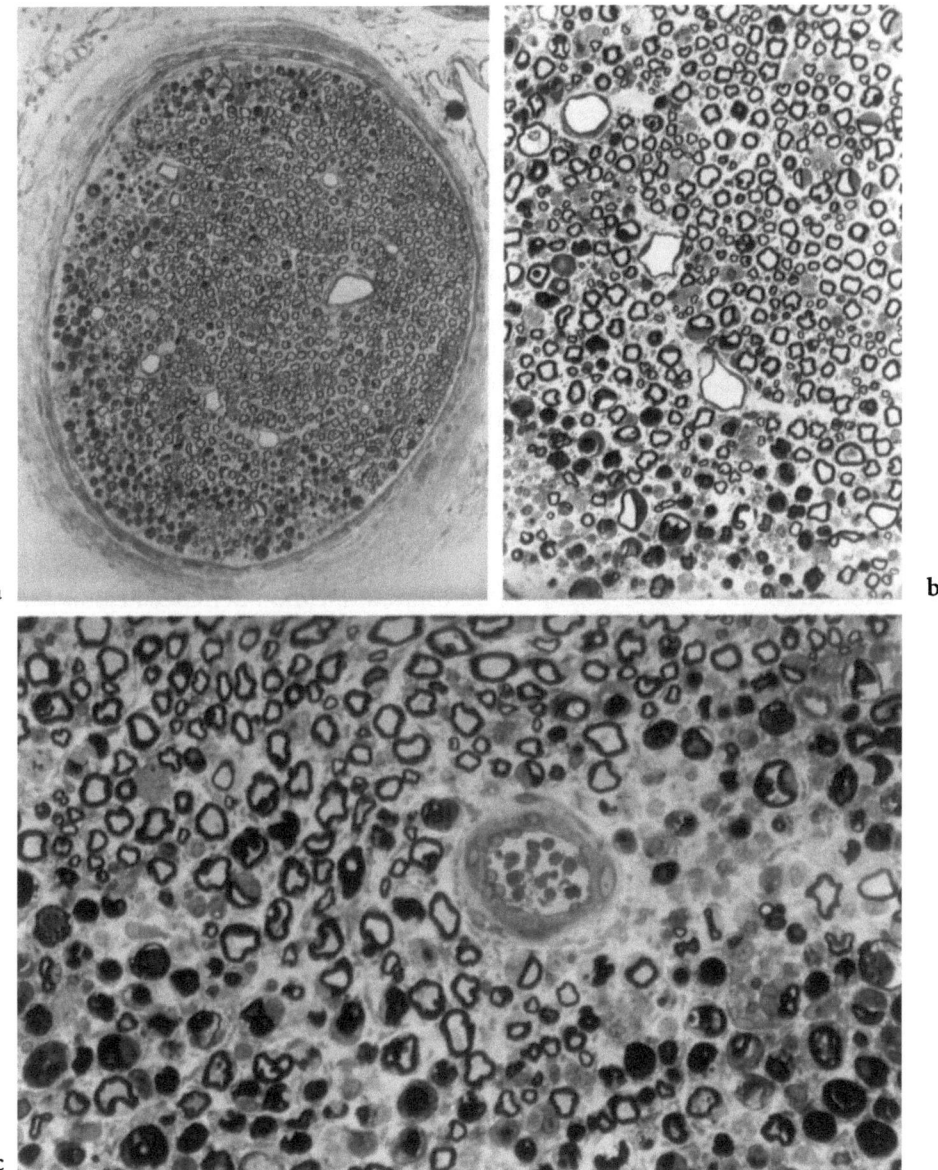

Abb. 64a–c. 6 Tage nach einer dreiminütigen Immersion des N. ischiadicus mit 10%igem Ethylalkohol. **a** Subperineurales Schädigungsmuster mit Waller-Degeneration in etwa ³/₄ der Zirkumferenz dieses Faszikels. Das epineurale und perineurale Hüllgewebe ist in diesem Bereich kaum verändert. × 160. **b, c** Stärkere Vergrößerungen der geschädigten Nervenfasern in a. Segmental demyelinisierte Axone sind nicht nachweisbar. Es besteht ein mäßiggradiges endoneurales Ödem. Die Nervenfasern befinden sich in verschiedenen Stadien des Zerfalls. **b** × 330; **c** × 410. (Aus KRÄMER, 1992)

ließen sich keine Auswirkungen des Alkohols identifizieren. Nach chronischer Alkoholgabe ohne Störung der Nahrungsaufnahme kommt es zu einem spezifischen Effekt im Hinblick auf eine Verminderung der Myelinisation insofern als die Aktivität des Markerenzyms für die Markscheiden, die 2′,3′-zyklische Nukleotid-3′-Phosphohydrolase vermindert wird (SEDMAK et al. 1978). Auch hat sich nach chronischer Alkoholgabe eine allgemeine Retardierung der Myelinisation im zentralen Nervensystem zum Zeitpunkt der Geburt beim neugeborenen Meerschweinchen nachweisen lassen. Da die Myelogenese auch bei Mangelernährung herabgesetzt wird, ist es wichtig, bei derartigen Experimenten eine Unterernährung zu verhindern.

Experimentelle alkoholische Neuropathie des N. opticus: KJELLSTRÖM u. CONRADI (1993) haben morphometrisch bei erwachsenen Ratten nach chronischer Alkoholfütterung verminderte Axonkaliber ohne Axonausfälle im N. opticus nachweisen können. Die mittleren Querschnittsflächen des Nerven waren um 9 %, 10 % und 18 % nach 5, 10 und 17 Wochen reduziert.

Experimentelle zentralnervöse Ethanolschäden: LUNDQVIST et al. (1994) haben beobachtet, daß einen Monat nach intermittierender Exposition eine signifikante Reduktion (18 %) der Synpsen im Stratum lucidum der CA3-Region der Hippokampusformation stattfindet. Kontinuierlich behandelte Tiere zeigen keine signifikante Veränderung während dieser Zeit trotz einer höheren Alkoholaufnahme.

Blockade der Nervenleitung durch Vereisung oder Alkoholinjektion: SPROTTE et al. (1982) haben einen konventionell-morphologischen Vergleich der Veränderungen nach Alkoholblockade und Kryoneurolyse am N. ischiadicus des Kaninchens durchgeführt. Das kurzzeitige Einfrieren des Nerven mittels einer Kryosonde bewirkte eine scharf begrenzte Schädigung des Nerven ohne wesentliche entzündliche Reaktionen des umgebenden Bindegewebes. Die Alkoholneurolyse zeigte „dieselbe Art Nervenschädigung, die jedoch in einigen Fasergruppen bis zum proximalen Ende des Präparates reichte". Die angeblich geringen morphologischen Unterschiede führten zu Erwägungen, wie die geringen morphologischen Unterschiede nach beiden Neurolyseverfahren die vergleichsweise hohe Rate an schmerzhaften Folgen der Alkoholblockade erklären könnte. Die Nervenfasern zeigten 3 Tage nach Alkoholinjektion einen Zerfall zu Markballen. Das Myelin erschien größtenteils aufgelöst; doch fanden sich noch „Verdauungskammern" mit Resten des „verklumpten Axons". Die Veränderungen glichen funktionell und polymorphologisch der sekundären Waller-Degeneration. Als Unterschiede zwischen beiden Neurolysemethoden werden herausgestellt: 1. eine stärkere Kondensation des Achsenzylinders in den ersten Tagen nach Alkoholschädigung und 2. eine schnellere Myelinauflösung durch den Alkohol. Das sei eine Folge einerseits des „Fixationseffektes", zum anderen die Folge der „lytischen Wirkung des Alkohols auf die Lipide". Durch den scharfen Kanülenschliff und den Druck der Injektion würde die Kontinuität einzelner Nervenabschnitte mit ihren Bindegewebshüllen zerstört. In solchen Bereichen partiell zerstörter Nerven wird das Entstehen artifizieller Synapsen und intraneuraler Neurome beschrieben, die als mögliche Ursache für die kausalgiformen Beschwerdebilder nach Nervenläsionen betrachtet werden. Demgegenüber

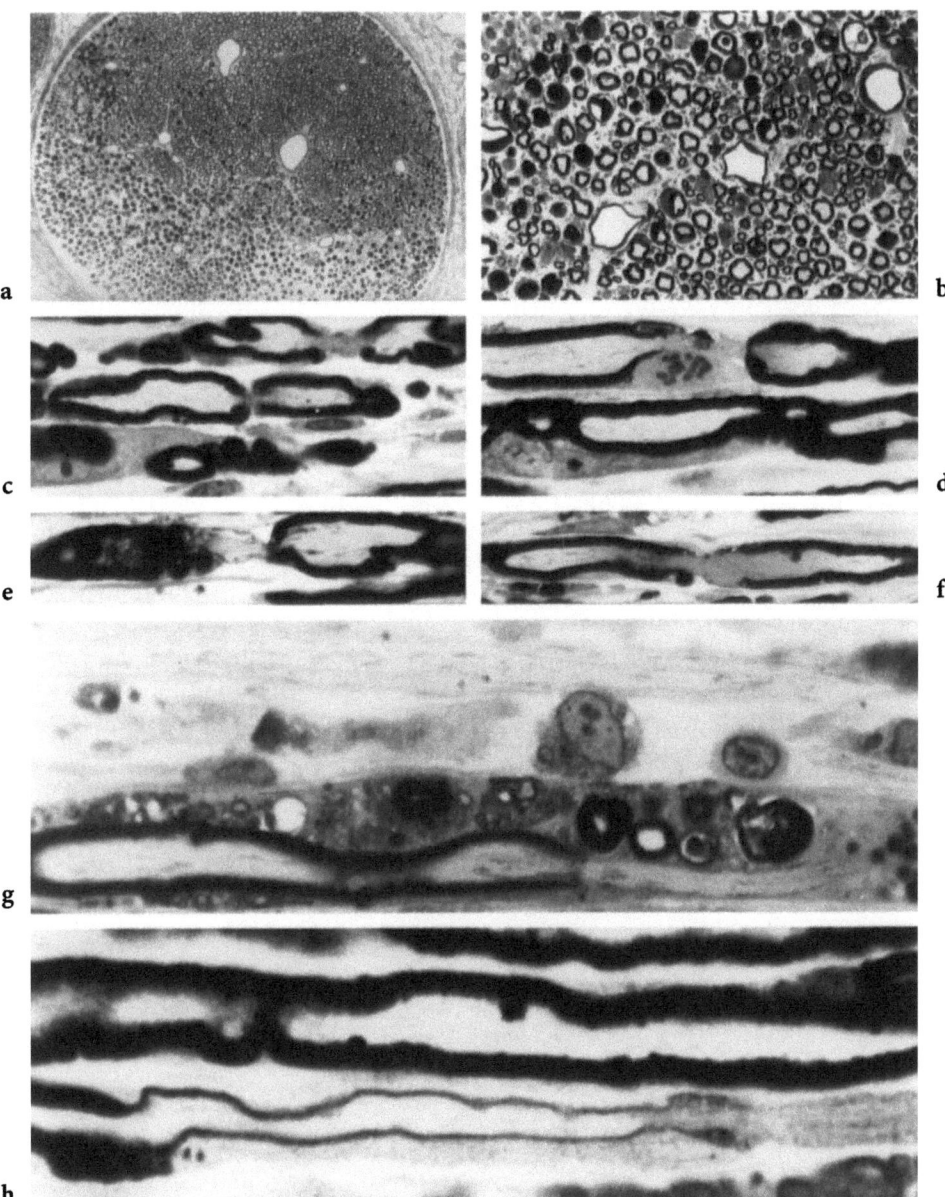

Abb. 65a-h. 6 Tage nach einer zweiminütigen Immersion des N. ischiadicus einer Ratte mit 96%igem Alkohol. **a** Die Schädigung ist im freiliegenden Sektor des Nervenfaszikels wesentlich ausgeprägter als in der vorigen Abb. **a.** × 35. **b** Gleicher Nerv wie in der vorigen Abb. **b.** × 140. **c-f** Paranodale Retraktionen der Markscheiden 6 Tage nach zweiminütiger Immersion mit 10%igem Ethylalkohol. × 100. **g** Gleicher Nerv wie in **b**, jedoch Längsschnitt: es besteht eine segmentale Demyelinisation mit ausgeprägten paranodalen Markscheidenabbauprodukten, während der linke Abschnitt der Nervenfaser intakt erscheint. × 660. **h** Inkomplette paranodale Demyelinisation mit einem sehr dünnen Markscheidenabschnitt, während rechts des Schnürrings eine komplette segmentale Demyelinisation besteht. × 685. (Unveröffentlichte Experimente zusammen mit WENDTLAND u. E. KRÄMER 1992)

würde die Kryoneurolyse grundsätzlich eine komplikationslose Regeneration des Nerven ermöglichen. Die Autoren haben die Veränderungen lediglich nach Paraffineinbettung und konventioneller Färbung mit HE, Luxol und nach Ladeweg bis zum 28. postoperativen Tag untersucht. Ein besonderes Verhalten des Perineuriums wird weder nach Vereisung noch nach Alkoholinfiltration beschrieben, obwohl Lazerationen des Perineuriums mit Prolaps endoneuraler Komponenten nach eigenen Erfahrungen als Folge einer intraneuralen Injektion aufzutreten pflegen (vgl. Kap. D.I.h, Perineurales Fenster). Nach 14–28 Tagen seien „schon wieder einige unauffällige Nervenfasern zu sehen".

Nach eigenen unveröffentlichten experimentellen Untersuchungen zu den Auswirkungen einer *lokalen Alkoholimmersion* auf den N. ischiadicus von Ratten bei verschiedenen Konzentrationen und Einwirkungszeiten des Ethanols (1%, 10%, 96% über 3–10 min) kommt es zur epineuralen Stase in den Blutgefäßen und zu subperineuralen Nervenfaserdegenerationen bei bemerkenswert guter Erhaltung des Perineuriums (Abb. 64), nicht aber zu segmentalen Demyelinisationen wie anfangs vermutet. Nach 1–3 Monaten sind in diesen Bereichen regenerierte Nervenfasern in großer Zahl nachweisbar, ohne daß ein neuromatöses Reinnervationsmuster entsteht; demnach sind die Axone wesentlich empfindlicher gegenüber der toxischen Wirkung des Alkohols als die Schwann-Zellen und Perineuralzellen. Nur selten haben sich an den Schwann-Zellen markloser Axone Mitosen und erhebliche Erweiterungen des endoplasmatischen Retikulums nachweisen lassen, die alkoholtoxisch bedingt, aber auch sekundäre Folge der axonalen Degeneration sein könnten. Die Blutgefäße hatten sich auffällig rasch erholt. Eine leichte epineurale Fibrose am Ort der Immersion blieb jedoch bestehen. Paranodale Demyelinisationszeichen (Abb. 65) haben wir als sekundäre Folgen der Axonschädigung interpretiert.

F. Toxische Neuropathien

Die Kenntnis der exogen-toxischen Neuropathien und ihre Abgrenzung von hereditären oder endogen-metabolisch bedingten Neuropathien spielt u. a. bei der Begutachtung von Berufskrankheiten eine praktisch wichtige Rolle. Zu derartigen Begutachtungen sind Spezialkenntnisse erforderlich, die aus der aktuellen neurowissenschaftlichen Originalliteratur und zusammenfassenden Werken (SPENCER u. SCHAUMBURG 1980, 1998; DYCK et al. 1993; NEUNDÖRFER 1987) sowie den arbeitsmedizinischen Informationen (vgl. TRIEBIG u. LEHNERT 1998) zu entnehmen sind.

Viele Neurotoxine haben sich als sehr nützlich für die neurobiologische Forschung erwiesen (z. B. *Tetrodotoxin*, das sich irreversibel mit den Natriumkanälen verbindet und diese blockiert). Andere Neurotoxine dienen als Modelle zur Aufklärung von pathologischen Reaktionsmustern im peripheren Nervensystem (z. B. *Isoniazid*, dessen neurotoxischer Effekt bei der Behandlung der Tuberkulose als dosislimitierend gilt; vgl. Abb. 14c–g; 74–82). Eines der stärksten Neurotoxine überhaupt wird sogar zur lokalen Injektionsbehandlung von Dystonien eingesetzt (*Botulinus-Toxin*; Lit. s. SCHRÖDER et al. 1992). Botulinus-Toxin hat dabei wahrscheinlich eine doppelte Wirkung: auf den efferenten (motorischen) als auch auf den afferenten Schenkel des Nervensystems an der Injektionsstelle (GILADI 1997).

Auch die diphtherische Neuropathie ist nicht primär infektiös und entzündlich, sondern toxisch bedingt, wobei das *Toxin des Corynebacterium diphtheriae* die Proteinsynthese in den Schwann-Zellen hemmt, einschließlich der Synthese des basischen Markscheidenproteins und Proteolipids (s. unten).

BERGER et al. (1992) haben bestimmte Grundsätze für neurotoxische Erkrankungen, insbesondere toxische Axonopathien, formuliert:

1. eine selektive Vulnerabilität der Fasern mit den größten Durchmessern und der längsten Ausdehnung (CAVANAGH 1964; SPENCER u. SCHAUMBURG 1978);
2. eine strenge Dosisabhängigkeit und eine prozentuale Dosisbeziehung zur strukturellen Schädigung in Abhängigkeit von der Menge des Toxins und der Dauer der Exposition und
3. eine unterschiedliche topographische Vulnerabilität innerhalb des Neurons in Abhängigkeit von der Dosis (z. B. ein Befall distaler Segmente bei niedriger Dosis, des Zellkörpers bei hoher Dosis) (KRINKE et al. 1985 u. a.).

Es ist zu vermuten, daß diese Grundsätze auch für toxische Erkrankungen beim Menschen gelten, doch fehlen bisher kontrollierte Studien. BERGER et al. (1992)

haben deshalb bei 5 Freiwilligen (4 Männer, 1 Frau) die Pyridoxin-Neuropathie analysiert (s. oben). Diagnostisch bedeutsam ist außerdem nach eigenen experimentellen Erfahrungen mit der Isoniazidintoxikation die Feststellung einer Synchronizität der Veränderungen bei einzeitiger Intoxikation und das gleichzeitige Vorkommen einer Regeneration und Remyelinisation trotz fortgesetzter Intoxikation oder mehr noch nach Sistieren der Intoxikation.

Im folgenden werden die Wirkungen einiger ausgewählter Neurotoxine besprochen, die Modellcharakter haben und vielfach zur Erweiterung unserer Kenntnisse von der Pathogenese peripherer Neuropathien geführt haben.

I. Neuropathien durch Gewerbe- und Umweltgifte

a) Metalle

Aluminium. GARRUTO et al. (1989) berichten über Veränderungen am Motoneuron in Cynomolgus-Affen nach einer Diät mit niedrigen Kalzium- und hohen Aluminiumwerten. Es kommt zur Anhäufung von z. T. parakristallin angeordneten Filamenten in Axonen und Perikaryen. Eine proximale Axotomie hemmt nicht die Bildung der Neurofilamenteinschlüsse nach intrazisternaler Aluminiuminjektion (STRONG u. GAYTAN-GARCIA 1996).

Arsen. Eine periphere Neuropathie ist die Hauptmanifestation der neurologischen Symptome bei der Intoxikation durch anorganische Arsenverbindungen und stellt die häufigste Komplikation nach *Mord- und Suizidversuchen* mit Arsen dar. Es dient auch heute noch als *Rattengift.* Chronische Vergiftungen können im Umgang mit *arsenhaltigen Farben, Konservierungs- und Schädlingsbekämpfungsmitteln* auftreten.

Klinik: Eine Neuropathie kann *akut* auftreten nach massiver Arsenaufnahme oder langsam nach *chronischen* niedrigen Dosen oder wiederholter Exposition. Gastrointestinale Störungen treten nach akuter Intoxikation auf. Bei chronischer Gabe sind Hautpigmentierungen und eine Hyperkeratose zu beobachten. In beiden Fällen entwickelt sich eine distal akzentuierte, bevorzugt sensorische Neuropathie, die manchmal von stark schmerzhaften Dysästhesien begleitet wird.

Histopathologisch ist in Biopsien bei Fällen mit akuter Intoxikation und bei chronischen Fällen ein Ausfall von Axonen festzustellen, wobei markhaltige Nervenfasern aller Größenklassen betroffen sind, während die marklosen Axone ausgespart bleiben und nur wenige Anzeichen einer segmentalen Demyelinisation vorkommen. Die Analyse einer Nervenbiopsie 3 Jahre nach einer Arsenintoxikation ergab reichlich regenerierte markhaltige und marklose Axone. Durch Lasermikroproben-Massenanalyse ließ sich das Arsen nur in der ersten Biopsie nachweisen (GOEBEL et al. 1990). Darin fielen auch membrangebundene Vakuolen in verschiedenen endoneuralen Zellen auf, wie sie in ähnlicher Form nach der Applikation hochmolekularer Substanzen wie Polyvinylpyrrolidon oder Dextranen nachweisbar sind. Ein Guillain-Barré-ähnliches Syndrom ist nach der Applikation der organischen Arsenverbindung Melarsoprol aufgetreten (GHERARDI et al. 1990).

Blei. Blei kann als Beispiel für ein Neurotoxin gelten, das ganz verschiedene Krankheitsbilder induziert (THOMAS et al. 1992).

Bei *erwachsenen Menschen* führt die Bleiintoxikation zu einer *bevorzugten Erkrankung des motorischen Systems*, wobei die oberen Extremitäten stärker betroffen sind als die unteren, so daß es zu einer Schwäche und Atrophie der Extensoren des Handgelenks und der Finger kommt mit Fallhand und herabfallenden Füßen.

Bei *Embryonen, Säugetieren und Kindern* besteht der überwiegende Effekt von Blei in einer *hämorrhagischen Enzephalopathie*, die auf eine Schädigung der Blutgefäße im Zentralnervensystem zurückzuführen ist.

Im Experiment führt Blei nach oraler Gabe bei *Ratten* zu einer selektiven segmentalen Demyelinisation (LAMBERT u. SCHOCHET 1968; POWELL et al. 1982), ähnlich wie sie schon GOMBAULT in seiner klassischen Darstellung der segmentalen Demyelinisation nach der experimentellen Bleiintoxikation von Meerschweinchen beschrieben hat. Nach MONTON u. CORIA (1991) ist die Schwann-Zellhypertrophie, die durch die segmentale Demyelinisation verursacht wird, reversibel.

Bei *erwachsenen Meerschweinchen* kommt es zu einer Kombination einer segmentalen Entmarkung mit einer axonalen Degeneration.

Demnach führt Blei unter verschiedenen Umständen, je nach den Bedingungen, zu einer *Myelinopathie, Axonopathie, Neuronopathie* oder *Vaskulopathie*. Bei der Entwicklung der Neuropathie spielt ein endoneurales Ödem eine wichtige Rolle. Bei chronischer oraler Applikation von 4%igem Bleikarbonat erreicht die Bleikonzentration im Nerven einen Gipfel nach 3–5 Wochen; zu diesem Zeitpunkt setzt die segmentale Demyelinisation ein. Zwar gibt es eine Blut-Nerven-Barriere gegenüber Blei; doch bei chronischer Aufnahme tritt das Blei in das Endoneurium ein und häuft sich dort an. Das Blei bindet sich an Myelin. *Nervenbioptisch* fallen nach einer längere Zeit zurückliegenden Bleiexposition reichlich unverhältnismäßig dünn myelinisierte Nervenfasern auf (Abb. 66); die bekannten bleihaltigen Kerneinschlüsse (GHADIALLY 1988) haben sich jedoch nicht nachweisen lassen.

Nach intramuskulären Injektionen einer 5%igen Bleinitratlösung bei Mäusen, 30 min nach der Injektion in den M. tibialis anterior, ist Blei am Sarkolemm und Axolemm der neuromuskulären Endplatte und im angrenzenden sarkoplasmatischen Retikulum nachweisbar (PAMPHLETT u. BAYLISS 1992). Das Blei wird auch im Axoplasma und in den Mitochondrien terminaler und präterminaler motorischer Axone aufgenommen. Das Vorhandensein von Blei ließ sich durch Röntgenmikroanalyse bestätigen. Die Befunde zeigen an, daß es einen Weg für intramuskuläres Blei gibt, in terminale motorische Axone einzudringen. Diese Ergebnisse unterstützen die Hypothese, daß einige Formen von Motoneuronerkrankungen möglicherweise auf eine axonale Aufnahme und einen retrograden Transport von Blei zurückzuführen sind.

Gold. Eine periphere Neuropathie tritt in 0,5–1% der Patienten mit rheumatoider Arthritis auf, die Injektionen von Goldsalzen erhalten (*Chrysotherapie*); doch müssen die verschiedenen anderen möglichen Ursachen einer Neuropathie bei der rheumatoiden Arthritis abgegrenzt werden.

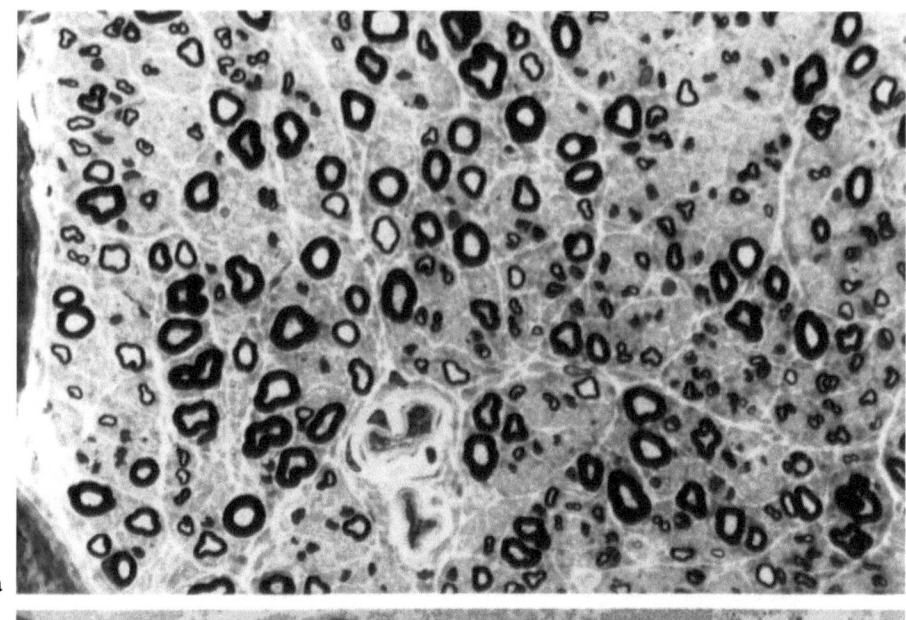
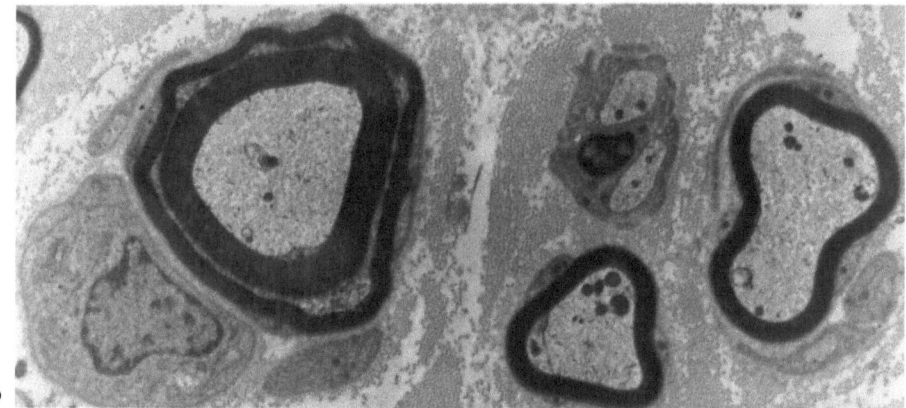

Abb. 66. a Chronische Neuropathie vom demyelinisierenden Typ, jetzt im Stadium der Remyelinisation, nach chronischer Bleiexposition bei einem 53jährigen Mann (Patient von M. KERSCHENSTEINER, Siegen). Mehrere einzeln liegende markhaltige Nervenfasern sind unverhältnismäßig dünn remyelinisiert. × 690. **b** Elektronenmikroskopische Vergrößerung einer unverhältnismäßig dünn myelinisierten Nervenfaser im Bild *rechts* mit schalenartig angeordneten Schwann-Zellfortsätzen, zwischen denen auch ein markloses Axon enthalten ist.
Im Bild *links* liegen weitere leere Schwann-Zellfortsätze, die keine Axone enthalten. × 7600

Kadmium. Eine Kadmiumintoxikation führt zu einer schmerzhaften Neuropathie, die im Japanischen „*Itai-Itai*"-*Krankheit* genannt wird (analog unserem Schmerzensausruf: „Aua-aua") (TISCHNER u. SCHRÖDER 1972; SCHRÖDER 1999). Durch die experimentelle Kadmiumintoxikation sind unsere Kenntnisse über die Entstehungsweise bestimmter topographischer Ausfallsmuster im peripheren sensorischen Nervensystem erweitert worden. So führt die *akute Kadmiumintoxikation* aufgrund der besonderen Feinstruktur der Kapillaren und

Venolen in den kranialen und spinalen sensorischen Ganglien – sie gehören, anders als die Kapillaren im Zentralnervensystem und in den peripheren Nerven, dem fenestrierten Typ an – zu *lokalen Hämorrhagien in den Spinalganglien*. Es handelt sich also nicht um eine besondere, inhärente Vulnerabilität der sensorischen Neurone selbst, die zu diesem speziellen topographischen Erkrankungsmuster des peripheren Nervensystems führt, sondern um eine Besonderheit der Blut-Ganglien-Schranke. Ähnliches gilt für das *Adriamycin* und *Cisplatin* bzw. *Platin* (s. unten).

Kadmium (Cd^{2+}) induziert die rasche Bereitstellung der intrazellulären VOCCs („voltage-operated Ca^{2+}-channels") in der Plasmamembran, die den Hauptweg für den Eintritt von Ca^{2+} in die Nervenendigungen bei der Ankunft eines Aktionspotentials bilden; sie stellen die Schlüsselmoleküle während des Vorgangs der Stimulussekretionskopplung dar (Passafaro et al. 1994). Dieses Phänomen ist sowohl Energie- als auch Temperatur-empfindlich und wird geblockt durch Nokudacol (eine Mikrotubulus-zerstörende Substanz) und Prefeldin A, welches den Austritt neu synthetisierter Proteine aus dem Golgi-Apparat blockiert. Es ist nicht nur verantwortlich für die rasche Wiederherstellung des normalen Gehaltes an Oberflächen-VOCCs nach einer Blockade, sondern führt überraschenderweise auch zu einer „rebound"-Vermehrung ihrer Zahl.

Kupfer. Cuprizone-Neurotoxizität bei der Ratte: Das Kupferchelat „Cuprizone" führt bei säugenden Mäusen, per os appliziert, zu einem Hydrozephalus und einem Ödem des Zerebellums und des Hirnstamms, wobei die Markscheiden im Bereich der intraperiodischen Linien aufgetrennt werden und dadurch große Vakuolen bilden. Love (1988) hat zusätzlich Veränderungen im peripheren Nervensystem beschrieben: eine distale periphere Axonopathie mit Degeneration markhaltiger Axone im N. ischiadicus, aber Erhaltung der spinalen Nervenwurzeln, der Spinalganglien und der hinteren Rückenmarksstränge sowie der Vorderhornzellen bei säugenden Wistar-Ratten. Die marklosen Axone sind weitgehend ausgespart.

Platin. Platin ist in Form von cis-Diamin-Dichlorplatin II (*Cisplatin*) weitläufig als *Zytostatikum* in Gebrauch, speziell bei der Behandlung des Ovarialkarzinoms (Riggs et al. 1988). Histopathologisch ist eine *sensorische Neuropathie* nachweisbar, die vor allem die großen Fasern betrifft. Autoptisch ist auch eine *Degeneration der Hinterstränge* festzustellen. Durch Hirnstamm- und somatosensorisch evozierte Potentiale sowie den H-Reflex ließ sich feststellen, daß auch das Rückenmark und der Hirnstamm betroffen sind (Krarup-Hansen et al. 1993). Im Experiment war morphometrisch eine leichte Reduktion der Größe der Spinalganglienzellen mit Linksverschiebung im Faserspektrum der peripheren Nervenfasern nachweisbar, ohne daß jedoch schwerwiegende Nervenfaserausfälle auftraten (Cavaletti et al. 1992). *Neurographisch* ist eine Reduktion der Amplitude des sensorischen Nervenaktionspotentials sowie eine Verlängerung der sensorischen Latenzen nachweisbar (Riggs et al. 1988). Im *Experiment* ließ sich die Neuropathie bemerkenswerterweise durch gleichzeitige subkutane Gabe des humanen rekombinanten Nervenwachstumsfaktors (NGF = „nerve growth factor") verhindern oder verzögern (Apfel et al. 1992).

WINDEBANK et al. (1994) haben die Wirkung des Nervenwachstumsfaktors (NGF), des Ziliaren neurotrophischen Faktors (CNTF) und von ACTH-Analogen auf die Neurotoxizität von Cisplatin in vitro getestet. Über eine regionale subakute kraniale Neuropathie im Anschluß an eine Cisplatininfusion in der A. carotis interna berichten ALDERSON et al. (1996).

Quecksilber. Die wichtigste neurotoxische Wirkung von organischem wie auch von anorganischem Quecksilber richtet sich gegen das *zentrale Nervensystem*; doch kann auch eine *sensorische Neuropathie* auftreten. Der primäre Angriffspunkt des Quecksilbers ist dabei in den Spinalganglien zu suchen (SU et al. 1997). Im Experiment an Ratten konnten ARIMURA et al. (1988) zeigen, daß *Quecksilbermethylat* in den Hinterwurzeln eine ausgeprägte akute axonale Degeneration verursacht, wobei die großen und die kleinen markhaltigen Nervenfasern zahlenmäßig reduziert sind, während die Ventralwurzeln histologisch unauffällig erschienen. Quecksilber übt seine zelluläre Wirkung durch Bindung an Sulfhydrylgruppen aus (THOMAS et al. 1992).

Anorganisches Quecksilber wird von der Endplatte in spinale und bulbäre Motoneurone transportiert. ARVIDSON (1992) hat bei Mäusen nach intramuskulärer Injektion einer einzelnen Dosis von $HgCl_2$ die Verteilung des Quecksilbers im Hirnstamm und im Rückenmark mit einer autometallographischen Technik untersucht. Die Quecksilberablagerungen waren in den motorischen Neuronen im Rückenmark und im Hirnstamm nachweisbar. Eine einseitige Ligierung des N. hypoglossus vor der Injektion von $HgCl_2$ verhinderte die Anhäufung des Quecksilbers im gleichseitigen Nucleus nervi hypoglossi. Die selektive Anhäufung des Quecksilbers in den spinalen und bulbären Motoneuronen ist wahrscheinlich auf eine Ausbreitung der Metall-Protein-Komplexe aus den Kapillaren im Muskel in myoneurale Verbindungen zurückzuführen, von wo aus die Aufnahme in Nervenendigungen und der retrograde axonale Transport erfolgt.

Methylquecksilbervergiftung: Das auditorische System bei 14 Autopsiefällen nach Methylquecksilberintoxikation in Niigata haben OYANAGI et al. (1989) untersucht. Sie fanden zusätzlich zur Degeneration des temporalen Gyrus transversus entweder einen signifikanten Ausfall kleiner markhaltiger Nervenfasern oder eine Reduktion der großen Neurone im N. cochlearis, im Nucleus cochlearis ventralis oder im Colliculus anterior. Das Ausmaß des Ausfalls war höher bei akut erkrankten Patienten als bei chronischen Erkrankungen. Eine Korrelation zum Schweregrad der zerebrovaskulären Sklerose bestand nicht. Die Hörbeeinträchtigung bei der Methylquecksilberintoxikation kann demnach ausgelöst werden durch eine kombinierte Degeneration von Neuronen und Nervenfasern innerhalb dieser Strukturen sowohl bei akuten als auch bei chronischen Verläufen.

Tellur. Nach LAMPERT u. GARRETT (1971) führt Tellur zu einer segmentalen Demyelinisation im peripheren Nervensystem. Eine Mikroinjektion von 0,3 µg Kaliumtellurit in den Endoneuralraum des N. tibialis von Ratten führt rasch zu einem fortschreitenden fokalen Leitungsblock, der sich innerhalb von 6 h entwickelt und für ungefähr 7 Tage bestehen bleibt. Morphologisch läßt sich eine Demyelinisation mit Aufspaltung der Markscheiden, speziell in den paranodalen Regionen, gefolgt von einem progredienten Markscheidenabbau in den Schwann-Zellen und Makrophagen nachweisen. Nach BOULDIN et al. (1988) hängt die Vulnerabilität der Schwann-Zellen gegenüber einer Demyelinisation von der Länge der Internodien ab. Die Blutnervenschranke wird währenddessen durchlässig (BOULDIN et al. 1991; BERCIANO et al. 1998). In späten Stadien, d.h. nach der Remyelinisation der demyelinisierten Axone, sind aufgrund der überschüssigen Bildung von Schwann-Zellen Zwiebelschalenformationen nachweisbar.

Hypomyelinisation im zentralen und peripheren Nervensystem der neonatalen Ratte: JACKSON et al. (1989) haben neonatalen Ratten Tellur über die Muttermilch vom Tag der Geburt bis zu 28 Tagen nach der Geburt appliziert. Licht- und elektronenmikroskopisch ließen sich Degenerationen von Schwann-Zellen und der Markscheiden im N. ischiadicus nachweisen. Doch bestanden wenig Hinweise darauf, daß die Hypomyelinisation im ZNS auf eine Degeneration von Oligodendrozyten zurückzuführen ist, während im peripheren Nervensystem eine Schwann-Zelldegeneration der Hypomyelinisation vorausgeht.

Thallium. Thallium wird heute vor allem als *Ratten- und Mäusegift* verwendet, kann aber auch bei der Produktion von sog. *Hütten- und Hochofenzement* frei werden. Intoxikationen sind am häufigsten bei Selbstmord- und Mordversuchen mit Rattengift beobachtet worden, können aber auch beim Einatmen von *thalliumhaltigem Staub* oder durch Resorption über die Haut bei Verwendung *thalliumhaltiger Haarentferner* auftreten. Das Gift wird aber vornehmlich über den *Magen-Darm-Trakt* aufgenommen. Klinisch ist eine vorwiegend sensorische und häufig schmerzhafte distale Polyneuropathie festzustellen, der später distale motorische Symptome folgen. Gastrointestinale Störungen werden durch die akute Intoxikation induziert; wenn größere Mengen gegeben werden, kommt es zu Verwirrtheitszuständen, Koma und Krampfanfällen. Es kommt zu axonalen Degenerationen und Muskelfasernekrosen (LIMOS et al. 1982). Charakteristisch ist eine Alopezie, die sich aber nicht vor 2-4 Wochen nach der Einnahme entwickelt. Nachuntersuchungen 2 und 11 Monate nach einer akuten Thalliumvergiftung ergaben eine gute Rückbildung der Symptome nach anfänglich erheblicher Leitungsgeschwindigkeitsreduktion der rascheren Fasern (YOKOYAMA et al. 1990).

b) Nichtmetallische Verbindungen

1. Aliphatische Kohlenwasserstoffe: Acrylamid, Hexakarbone, Schwefelkohlenstoff und Kohlenmonoxid

Unter den aliphatischen Kohlenwasserstoffen ist das *Acrylamid* als monomere Substanz hoch neurotoxisch, als polymere Substanz, wie sie bei der Papierbehandlung und als Festiger z.B. in der Farbenindustrie verwendet wird, aber nicht toxisch. Es wird über den Magen-Darm-Trakt, die Luftwege und die Haut in den Organismus aufgenommen und führt zu einer *zentral-peripheren distalen Axonopathie.* Bevorzugt sind die langen und großen markhaltigen Nervenfasern in den peripheren Nerven und in den Hintersträngen betroffen, wie ausführliche experimentelle Untersuchungen ergeben haben (SPENCER u. SCHAUMBURG 1980; HOFFMANN u. GRIFFIN 1993). Die Suralnervenbiopsie im Restitutionsstadium hat einen Ausfall großer markhaltiger Nervenfasern ergeben. In fortgeschrittenen Stadien sind in zunehmendem Maße auch die dünnen markhaltigen Fasern betroffen. Die marklosen Nervenfasern sind nur bei starker Intoxikation geschädigt. Die frühesten Veränderungen bestehen in multifokaler Anhäufung paranodaler Neurofilamente; distal davon kommt es zur axonalen Degeneration.

GOLD et al. (1988) haben die Spinalganglien von Ratten nach intraperitonealen Injektionen von Acrylamid auf ihren Gehalt an nichtphosphorylierten und phosphorylierten Epitopen der 145 und 200 Kd-*Neurofilamentproteine* untersucht. Sie fanden bei 20 – 30 % der Nervenzellkörper eine intensive Immunreaktion auf phosphorylierte Epitope der Neurofilamente. Außerdem war die glomeruläre Region der Axone angefärbt. Elektronenmikroskopisch fanden sich viele chromatolytische Zellen mit nur wenigen Neurofilamenten. Alle drei untersuchten Antikörper zeigten derartige Reaktionen. Von Interesse ist in diesem Zusammenhang die Studie von TAKAHASHI et al. (1995) an Neurofilamentdefizienten japanischen Wachteln, bei denen es nicht aufgrund einer Vermehrung, sondern aufgrund eines Mangels an Neurofilamenten zu einer Neuropathie kommt.

Eine subperineurale Injektion von Acrylamid reduziert das Ausmaß der Nervenfasersprossung, wenn es proximal einer Nervenquetschzone injiziert wird. Die Injektion des Acrylamids führt zu einer Reduktion der Zahl neuronaler Perikaryen, die eine Immunreaktivität gegen pNF-Epitope aufweisen (GOLD et al. 1991). Demnach würde eine Hemmung der axonalen Regeneration im distalen Nervenstumpf durch Acrylamid mit der abnormen Neurofilament-Phosphorylierung in den neuronalen Perikaryen nach einer Axotomie in Zusammenhang stehen.

Eine Analyse der Entladungscharakteristika und der Leitungsgeschwindigkeit einzelner Vagusnervenfasern, die den Ösophagus und die Lunge bei Acrylamid-Geschädigten innervieren, wurde von SATCHELL u. HERSCH (1988) vorgelegt. Demnach zeigte die Gruppe von Fasern, die am raschesten leiten, einen Leitungsausfall. Die beiden Gruppen von Nervenfasern haben Leitungsgeschwindigkeiten, die sich stark voneinander unterscheiden, aber einen gemeinsamen Rezeptortyp sowie eine ähnliche Faserlänge und einen gleichen Verlauf im zentralen Nervensystem aufweisen. Die ausgefallenen Fasern hätten die gleiche Entladungsfrequenz („Feuerrate"), so daß die Entladungsfrequenz einen Meßwert bei der Bestimmung der Vulnerabilität von Axonen bei Axonopathien darstellt.

Therapie: WATANABE et al. (1994) berichten über eine ultrahohe Dosis von *Methylcobalamin* (*Methyl-B 12*), welche die Gentranskription hochreguliert und dadurch die Proteinsynthese fördert. Die Autoren haben diese bei der Nervenregeneration untersucht, indem sie die Amplitude des zusammengesetzten („compound") Nervenaktionspotentials (CNAP) nach einer Stimulation des N. tibialis als einen Index für die Zahl der regenerierenden motorischen Neurone analysiert haben. Nach einer Intoxikation mit Acrylamid sind die CNAP-Amplituden bei allen Ratten in gleicher Weise erniedrigt. Die Ratten, denen eine ultrahohe Dosis von Methyl-B 12 gegeben worden war, zeigten eine signifikant raschere Erholung der CNAPs; bei niedriger Dosierung ist kein Unterschied gegenüber den Kontrollen nachweisbar. Morphometrisch ergab sich eine ähnliche Differenz der Faserdichte zwischen diesen Gruppen. Ultrahohe Dosen von Methyl-B 12 könnten daher bei Patienten mit peripheren Neuropathien von Nutzen sein.

Die *Hexakarbone* sind eine Gruppe aliphatischer Kohlenwasserstoffe, die als Lösungsmittel in der Industrie verwendet werden. Dabei dient n-Hexan als Lösungsmittel für Klebemittel (Gummikleber: SMITH u. ALBERS 1997) und Methyl-n-Butylketon (MBK) bei der Herstellung von PVC. Beide werden metabolisiert zu 2,5-Hexandion (2,5-HD), das unter diesen Substanzen am stärksten neurotoxisch wirkt. Zu Vergiftungen kommt es einerseits in der Schuhindustrie und andererseits beim Mißbrauch durch süchtiges Einatmen derartiger Lösungsmittel („*Schnüfflerneuropathie*"). Dabei kommt es zu einer *langsam progressiven distalen sensomotorischen Neuropathie* mit einem eigentümlichen klinischen Phänomen, dem schon in Zusammenhang mit der Pyridoxinüberdosierung erwähnten „*coasting*", das in einer Progression der Neuropathie bis zu 4 Monaten nach Beendigung der Exposition besteht.

Der Transport der Neurofilamente in Axonen des N. opticus bei der 2,5-HD-induzierten axonalen Neuropathie ist gesteigert (MONACO et al. 1989). Sie fanden eine um 38 % reduzierte Zahl der Neurofilamente in den Axonen, während die Zahl der Mikrotubuli nicht wesentlich verändert war. Die Axonquerschnittsflächen der 2,5-HD-behandelten Axone war um 45 % kleiner als bei den Kontrollen. Obwohl die Axone geschrumpft waren, zeigten sie eine normale zylindrische Form, gemessen am Index der Zirkularität.

2,5-Hexandion-induzierte Pyrrol-Bildung während der Störung des Neurofilamenttransportes: Eine Exposition gegenüber Therma-Digiton (2,5-Hexandion) führt zu einer Anhäufung von Neurofilamenten in distalen Axonen und bewirkt eine Beschleunigung des Neurofilamenttransportes im proximalen Axon. Die Epsilon-Aminogruppe von Lysylresiduen reagiert mit HD und bildet Pyrrol-Querverbindungen, gefolgt von Pyrrol-bedingten Proteinquerverbindungen. Beide Reaktionsschritte sind für den Mechanismus, der zur Neurofilamentanhäufung und zur Beschleunigung des Transportes führt, verantwortlich gemacht worden. Um diese beiden Schritte im Hinblick auf den Neurofilamenttransport zu untersuchen, haben PYLE et al. (1992) den Transport im optischen System von Ratten untersucht, die sie sowohl dem HD als auch 3-Acetyl-2,5-Hexandion (AcHD), einem nichttoxischen Analog von HD, welches Pyrrolen bildet, aber nicht Querverbindungen mit Proteinen eingeht, exponiert. Der Transport wurde autoradiographisch nach intraoptischer Injektion von 35 S-Methionin untersucht. Demnach sei die Rate des Neurofilamenttransportes bei den HD-behandelten Tieren gegenüber dem Kontrollprodukt beschleunigt, doch trotz hoher Werte Protein-gebundenen Pyrrols bei den AcHD-behandelten Tieren war die Transportrate nicht gegenüber der von Kontrollen unterscheidbar. Demnach reicht die Pyrrol-Bildung nicht aus, um den Neurofilamenttransport zu beschleunigen.

Nervenbiopsien von Patienten zeigen einen Verlust der größeren markhaltigen Nervenfasern (YOKOYAMA et al. 1990). Bei noch erhaltenen Fasern finden sich Veränderungen im Sinne von *Riesenaxonen* mit fokalen Auftreibungen, die vermehrte Neurofilamente enthalten und zu einer lokalen Verschmälerung der Markscheide führen. Ähnliche Riesenaxone sind auch im Fasciculus gracilis bei einem Autopsiefall festgestellt worden (SPENCER u. SCHAUMBURG 1980). Die experimentellen Veränderungen ähneln denen nach Acrylamid und Schwefelkohlenstoff, bei denen ebenfalls eine distale multifokale Riesenaxonneuropathie auftritt, die anfänglich die präterminalen Anteile der größeren und längeren markhaltigen Nervenfasern betrifft.

Pathogenese: Der Pathomechanismus ist nicht völlig geklärt; doch ist anzunehmen, daß eine *Wechselwirkung mit der Glykolyse* auftritt, indem das Enzym Glyceraldehyd-3-Phosphat-Dehydrogenase gehemmt wird, wie es auch nach Acrylamid- und Schwefelkohlenstoffintoxikation zu finden ist. Eine weitere Hypothese besagt, daß es zu einer *abnormen Querverbindung zwischen den axonalen Neurofilamenten* kommt. Eine Interferenz mit der Phosphorylierung von Neurofilamenten wird ebenfalls als Ursache der Neuropathie diskutiert (THOMAS et al. 1992).

Kohlenmonoxid: Nach einem Koma aufgrund einer *Kohlenmonoxidvergiftung* treten *Kompressionsschäden*, möglicherweise mitbedingt durch eine Hypoxie oder Bedingungen wie bei der Neuropathie durch intensivmedizinische Behandlung (s. Kap. G.VI.), auf. *Symmetrische* Neuropathien sind jedoch ebenfalls beschrieben worden. Im Experiment fanden sich axonale und paranodale Markscheidenveränderungen.

2. Weitere nichtmetallische organische Substanzen

Ciguatera. ALLSOP et al. (1986) betonen, daß die Ciguatera die häufigste Form der Vergiftung beim Fischessen in den Tropen darstellt. Diese ist seit dem 15. Jahrhundert bekannt. Die Erkrankung ist auf eine Bildung von Ciguatoxin durch eine Dinoflagellate, Gambierdiscus toxicus, zurückzuführen, die locker an Algen gebunden ist und die auf Korallenriffen wächst. Das Toxin wird von Fischen aufgenommen und gelangt so in die Nahrungskette, da diese wieder von Karnivoren gefressen werden. Die toxischen Wirkungen bestehen in Gastroenteritis, Hautjucken, peripherer Neuropathie und Funktionsstörungen des ZNS. Obwohl die meisten Fälle mild verlaufen, kann die Krankheit gelegentlich schwer, sogar tödlich verlaufen. Eine effektive spezifische Therapie gibt es nicht. Die Autoren beschreiben drei Fälle, von denen einer gestorben war und die sowohl periphere als auch zentralnervöse Symptome aufwiesen. Die histologischen Veränderungen im Nerven bestanden aus einem Ödem des adaxonalen Zytoplasmas der Schwann-Zellen. Diese histopathologischen Veränderungen ähneln denen nach der experimentellen Injektion von Skorpion- und Spinnengiften in periphere Nerven (s. dort). Diese Gifte und Ciguatoxin erhöhen die Permeabilität der Membranen gegenüber Natrium.

Cycloleucin. Cycloleucin ist eine synthetische Aminosäure und ein Inhibitor der Methionin-Adenosyltransferase. C. C. LEE et al. (1992) berichten über Cycloleucin als Ursache einer distalen motorischen Axonopathie und einer zentralnervösen Myelinvakuolisierung, nachdem die Cycloleucinintoxikation vorher als experimentelles Modell zur Erzeugung einer funikulären Myelose wie beim Vitamin-B_{12}-Mangel (subakute kombinierte Degeneration des Rückenmarks) bekannt geworden ist. Die distale, vorwiegend motorische Axonopathie ist erst später bekannt geworden; sie weist auf die Bedeutung des Transmethylierungsprozesses für die Erhaltung der terminalen Axonmembran an der Endigung und für den Mechanismus der Abgabe von Azetylcholin an der neuromuskulären Endplatte hin.

EDWARDS et al. (1994) beobachteten, daß Cycloleucin (CL) eine Degeneration motorischer Nervenendigungen verursacht. Die Autoren beschreiben die Veränderungen an der neuromuskulären Endplatte und die Reaktion der Muskelspindeln nach einer Dosis von CL in neugeborenen und erwachsenen Mäusen. Die zuckungs- und tetanische Aktivität von stimulierten Muskeln fiel dramatisch innerhalb von 24 h sowohl bei jungen als auch bei adulten Mäusen ab, und ein erheblicher Anteil der Endplatten in der Wadenmuskulatur war degeneriert, während andere Endplatten Übergangsformen zwischen einer Erregungsleitungsstörung und von Endplattenpotentialen mit verlängerter Latenz aufwiesen. Die Autoren vermuten, daß eine akute distale motorische Axonopathie auftritt, die auf Änderungen der Phospholipidzusammensetzung des Axolemms an den motorischen Nervenendigungen beruht und zu einer Störung des Methyltransfers führt. Die elektronenmikroskopischen Abbildungen zeigen eine Schwellung der Endplatten mit Unterbrechung der präsynaptischen Membran, wobei diese Veränderungen auch als Artefakt aufgetreten sein könnten, wie die Autoren annehmen.

Dimethylaminoproprionitril (DMAPN). Dieses dient als Katalysator für Polymerisationsprozesse bei der *Kunststoffherstellung* und führt zu einer *distalen sensorischen Neuropathie* in den Beinen mit zusätzlichen sensorischen Symptomen in den unteren sakralen Dermatomen, Blasenstörungen und Impotenz. Die *Suralisnervenbiopsie* hat einen Ausfall an markhaltigen und marklosen Nervenfasern mit unspezifischen axonalen Veränderungen ergeben.

Dursban (Chlorpyrifos). Diese Substanz bewirkt eine sensorische Neuropathie (KAPLAN et al. 1993).

Ethylenoxid. Dieses ist ein weitverbreitetes *gasförmiges Sterilisationsmittel*, das bei chronischer Exposition zu einer *Polyneuropathie* führen kann. Im Vordergrund stehen aber Haut- und Schleimhautläsionen, Lungenödem sowie zentralnervöse Störungen. In der Suralisbiopsie (Abb. 67, 68) finden sich ein Ausfall markhaltiger und markloser Nervenfasern mit stellenweise feinvesikulärer Schwellung paranodaler Markscheidenlamellen (KUZUHARA et al. 1983; SCHRÖDER et al. 1985; OHNISHI et al. 1986). Auffällig waren auch Basallaminaausgekleidete Vakuolen im Zytoplasma endoneuraler Fibroblasten (Abb. 67). CRYSTAL et al. (1988) berichten über einen 29 Jahre alten Patienten, der 10 Jahre lang in der Nähe eines Ethylenoxidsterilisators gearbeitet hatte. 7 Jahre nach Beginn der Exposition fiel eine beeinträchtigte Merkfähigkeit auf, eine erhöhte Erregbarkeit, Schwerfälligkeit und Fallneigung. 3 Jahre später, nach Ende der Exposition, besserten sich die Symptome erheblich. Eine beeinträchtigte Tem-

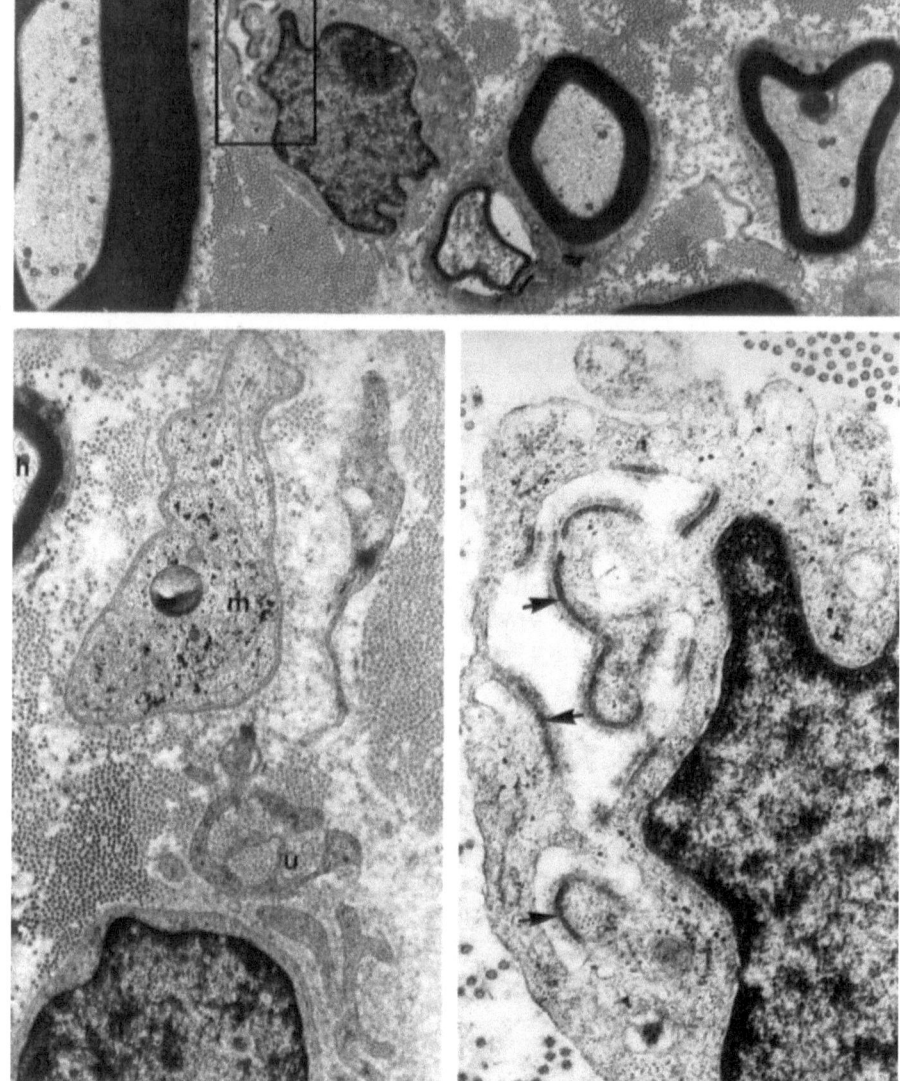

Abb. 67a–c. Ethylenoxyd-Intoxikation bei einem 23jährigen Mann. (Nach SCHRÖDER et al. 1985). a) **a** Ein endoneuraler Fibroblast enthät eine Zisterne, die partiell von einer Basallamina ausgekleidet ist (c). × 8700. **b** Büngner-Bänder von markhaltigen (*m*) und marklosen Nervenfasern (*u*) neben einem unverhältnismäßig dünn myelinisierten Axon (*h*). × 14000. **c** Stärkere Vergrößerung des markierten Bereiches in **a**. Die *Pfeile* weisen auf mehrere introvertierte Hemidesmosomen. × 40000

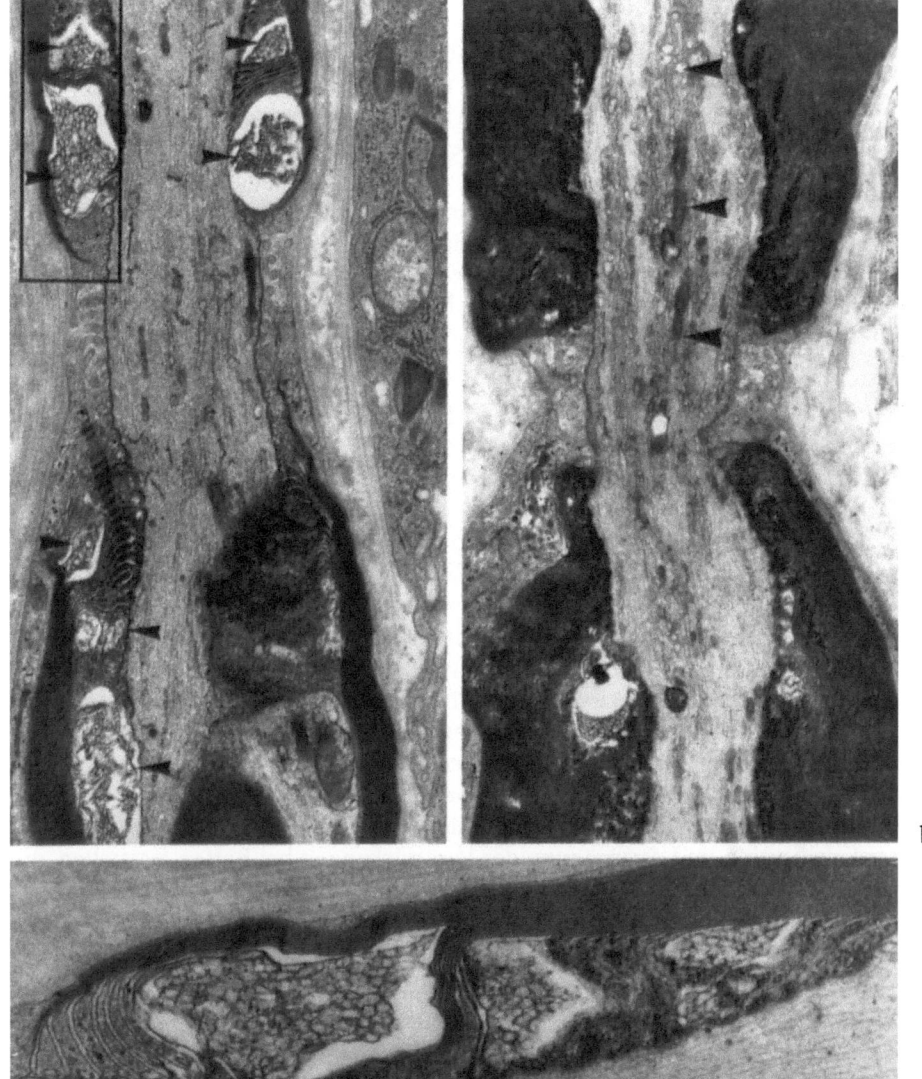

Abb. 68a–c. Gleicher Fall wie in Abb. 67. Elektronenmikroskopische Aufnahmen längsgeschnittener Ranvier-Schnürringe. a Mehrere paranodale Markscheidenlamellen zeigen eine herdförmige feinvesikuläre Auflösung (*Pfeilköpfe*). × 16 000. b Das Axon enthält vesikuläre und tubuläre membranöse Profile mit vermehrten Mitochondrien nur auf der einen, vermutlich proximalen Seite des Schürrings (*Pfeilköpfe*). × 16 000. c Eine stärkere Vergrößerung des markierten Areals in a zeigt eine fokale vesikuläre Markscheidenlamellen-Auflösung an der Stelle der paranodalen Markschlingen. × 27 000

peratur- und Vibrationsempfindung an den distalen Extremitäten war bei der neurologischen Untersuchung noch 1 Jahr nach der Exposition nachweisbar. In der Gewebekultur sind feinstrukturelle Veränderungen an den Spinalganglienzellen nachweisbar (GARNAAS et al. 1991).

Über 12 Krankenschwestern mit einer peripheren und zentralen Vergiftung durch Ethylenoxid berichten BRASHEAR et al. (1996). Die *Nervenbiopsie* ergab eine normale Zahl markhaltiger und markloser Nervenfasern. *Elektronenmikroskopisch* ließ sich eine Anhäufung von Markscheidenabbauprodukten und dichten Körpern im Zytoplasma von Schwann-Zellen feststellen, außerdem eine fokale Akkumulation des axonalen Schwann-Zellnetzwerks ähnlich wie bei einer langsam sich entwickelnden axonalen Degeneration.

Iminodiproprionitril (IDPN). Noch ausführlicher sind die Veränderungen bei dieser Substanz untersucht worden. Sie führt im Experiment durch Beeinträchtigung des langsamen axonalen Transportes zu massiven Anhäufungen von Neurofilamenten in proximalen Axonabschnitten mit riesigen *Axonauftreibungen* analog denen bei der Riesenaxonneuropathie des Menschen und den toxischen Neuropathien aufgrund von *2,5-Hexandion, Kohlenstoffdisulfid* und *Aluminium* (GRIFFIN et al. 1982; HOFFMANN u. GRIFFIN 1993).

DENLINGER et al. (1992) haben bei Ratten die massive Anhäufung von Neurofilamenten in den proximalen Axonen großer Neurone nach intraperitonealer Gabe von 3,3-Iminoproprionitril (IDPN) und 2 seiner Derivate untersucht, insbesondere in den Spinalganglien und den Vorderhörnern des lumbalen Rückenmarks von Ratten. Klinisch zeigen die Ratten eine Übererregbarkeit mit Zirkulieren, Kopfnicken und Retropulsion. Die letztliche toxische und molekulare Wirkungsweise ist nicht bekannt. Doch ließen sich dosisabhängige Unterschiede der Lokalisation und Ausprägung der Veränderungen bei Ratten feststellen, die mit IDPN oder mit Deuterium-substituierten analogen Substanzen hervorgerufen worden waren (2-d-IDPN oder 3-d-IDPN). Bei *niedriger Dosierung* waren die Veränderungen am stärksten distal ausgeprägt. Bei *erhöhter Dosis* nahm die Ausprägung zu, ebenso die Nähe zu den Zellkörpern. Bei *hoher Dosis* waren die Veränderungen in allen Bereichen nachweisbar. Das gleiche Muster trat bei allen 3 Substanzen auf, wenn auch 2-d-IDPN weniger stark als IDPN und 3-d-IDPN wiederum stärker als IDPN wirkte. Die Unterschiede des toxischen Potentials aufgrund des sekundären Isotopeneffektes von Deuterium läßt vermuten, daß die Position 3 wichtig ist für die Entgiftung, während die Position 2 für die Bioaktivierung von IDPN von Bedeutung ist.

Kombinierte IDPN- und Acrylamid-Intoxikation: GOLD u. HALLECK (1989) haben neurofilamentöse Anomalien in Axonen nach Gabe von IDPN und Acrylamid (AC) in Kombination beobachtet. Die Frage war, ob IDPN zu einer erhöhten Vulnerabilität der distalen Axone gegenüber einem zweiten neurotoxischen Agens führt. Nach zwei Wochen ließen sich axonale Degenerationen an verschiedenen Stellen entlang dem N. ischiadicus nachweisen. Die Veränderungen waren innerhalb eines Zeitraumes von 5 Wochen nicht weiter progressiv. Eine quantitative Auswertung der degenerierten Fasern ergab, daß die Degeneration von Axonen distal ausgeprägter war. Eine einzelne Gabe von entweder IDPN oder AC führte nicht zur Degeneration. Die IDPN-induzierten neurofilamentösen Schwellungen verändern daher die Empfänglichkeit der Axone gegenüber der Acrylamid-Neurotoxizität.

Von Interesse ist auch die Auslösung einer β,β'-Iminodiprionitril-Neuropathie bei der japanischen, Neurofilament-defizienten Wachtel (s. dort) (MITSUISHI et al. 1993).

Ionophor Ionomycin. SMITH u. HALL (1988) berichten über eine Vesikulation der paranodalen Markscheidenabschnitte sowie der Schmidt-Lanterman-Inzisuren nach Applikation von Ca^{2+} und dem divalenten Kationionophor Ionomycin. Die Vesikulation beruht offenbar auf einem Anstieg der intrazellulären Kalziumkonzentration in den betroffenen Schwann-Zellen. Diese Veränderungen treten auf nach Injektion des Ionomycins in den N. ischiadicus von Ratten und Mäusen. Die Untersuchung 1 Stunde bis 75 Tage nach der Injektion ergab eine prompte Myelinvesikulation, die von den Paranodien und Inzisuren ausgehend auf den kompakten Teil der Markscheiden übergriff. Segmental demyelinisierte Axone fanden sich häufig 7 Tage nach der Injektion, wobei bis zu 95% der Fasern betroffen waren. Schwann-Zellnekrosen oder axonale Degenerationen traten nur selten auf. Die Veränderungen gleichen denen bei der intraneuralen Injektion von *Lysophosphatidylcholin* (HALL 1973) oder *Phospholipase A*. Bis zu 30% der Fasern zeigten eine Makrophagen-ausgelöste Aufspaltung der Markscheiden. Die Makrophageninvasion war jedoch nur an den Internodien zu sehen, die auch vesikulär verändert waren.

Lektine. WILEY u. STIRPE (1987) berichten über die Neurotoxizität axonal transportierter toxischer Lektine wie *Abrin, Modeccin* und *Volkensin* im peripheren Nervensystem der Ratte. Der Ausdruck *Suizidtransport* ist dazu von WILEY et al. (1982) eingeführt worden. Bei der Suche nach effektiveren „Suizid"-Transportsubstanzen haben diese Autoren die genannten Lektine durch Mikroinjektion in periphere Nerven (Vagus-, Hypoglossus- und Ischiasnerven) erwachsener Ratten appliziert. Nach 33 h bis 5 Tagen fanden sich eine ausgeprägte Chromatolyse sowie eine Destruktion der sensorischen und motorischen Neurone, die zu den injizierten Nerven gehörten. *Volkensin* und *Modeccin* sind signifikant stärkere Gifte als alle bisher getesteten Lektine. Die genannten Substanzen sind effektive, nichtselektive Suizidtransportsubstanzen, die dem *Rizin* überlegen sind, um gezielte sensorische und motorische Ganglienzellausfälle zu induzieren.

GRAEBER et al. (1989) haben den Nucleus nervi facialis nach der Injektion von *Rizin*, dem toxischen Lektin des Ricinus communis, in den N. facialis der Ratte untersucht. Dadurch kommt es wie in anderen Nervenzellen zu einer raschen Degeneration der Motoneurone mit begleitender Proliferation und Transformation endogener Mikroglia, die sich in Hirnmakrophagen umwandeln. Autoradiographisch und immunhistochemisch sowie elektronenmikroskopisch konnten die Autoren zeigen, daß die zytostatische Substanz *Adriamycin* ebenfalls retrograd transportiert werden kann, sofern sie gleichzeitig mit Rizin in den N. facialis injiziert wird; die Makrophagenreaktion wird dadurch jedoch blockiert.

Auf das normale Bindungsmuster der Lektine im menschlichen Nerven gehen MATSUMURA et al. (1993) ein.

Lysophosphatidylcholin. HALL (1973) und ALLT et al. (1988) berichten über fokale Demyelinisationen im N. ischiadicus der Ratte nach Mikroinjektion von Lysophosphatidylcholin (LPC). Die demyelinisierenden Veränderungen wurden mit dem Gefrierätzverfahren untersucht. Die Markscheidenlamellen werden in „Myriaden" sphärischer oder ovaler membranöser Vesikel aufgelöst. Die axonalen oder Schwann-Zellplasmamembranen blieben intakt; doch zeigten letztere in einigen Nervenfasern einen starken Anstieg der Caveolae-assoziierten Poren. Die Auflösung der Myelinlamellen und die Bildung membranöser Vesikel sind auf die bekannten Wirkungen des LPC auf die Markscheiden zurückzuführen. Die Bedeutung des Kalziumioneneinflusses und die Membranproteinaggregation bzw. -verringerung auf die Bläschenbildung wird diskutiert.

Durch wiederholte Injektion von Lysophosphatidyl-Cholin kommt es zur wiederholten De- und Remyelinisation (HALL 1984). Frühe Phasen der Restitution, beginnend mit der Myelinolyse und dem Auftreten von Promyelin-Fasern, sind bei mehrfach injizierten Nerven rascher zu finden als bei einfach injizierten. Dies Phänomen ist jedoch nur temporär, da die nachfolgende Remyelinisation in mehrfach injizierten Nerven um mehrere Tage verzögert einsetzt. In mehrfach injizierten Nerven ist eine zellgebundene Demyelinisation nachweisbar, nicht aber in einfach injizierten Nerven. Nach 8maliger LPC-Injektion fanden sich schließlich zwischen den remyelinisierten Axonen Fortsätze von perineuralen bzw. Schwann-Zellen, die zu einer „*Kompartimentalisation*" des Endoneuriums durch Umhüllung der einzelnen markhaltigen Nervenfasern mit Perineural- bzw. Schwann-Zellen geführt hatten.

3. Organische Phosphorverbindungen

Alkylphosphate, von denen angeblich mehr als 60 000 synthetisiert worden sind, werden vor allem als *Insektizide*, aber auch als *Vertilgungsmittel* von *Milben* und *Nematoden* eingesetzt (sog. *Pestizide*). Die bekanntesten sind das *Paraoxon (E 600)* und *Parathion (E 605)* sowie die *Nervenkampfgifte* („*C-Waffen*": Tabun, Sarin, Soman und viele andere) und die Triarylphosphate (*Triorthokresylphosphat, Trichlornat* = Trichlornat-Oxon, *Leptophos* = Leptophos-Oxon, *Trichlorphon* = Trichlorvos, *Mipafox* und *Methamidophos*), die u. a. in der Kunststoffindustrie sowie als Schmiermittel für Maschinen und Motoren Verwendung finden. Diese Substanzen haben einerseits akute *cholinesterasehemmende Wirkungen*, andererseits aber auch *später auftretende neurotoxische Wirkungen*; Paraoxon und Parathion zeigen vornehmlich die ersteren (cholinergen) Nebenwirkungen, die Triarylphosphate dagegen mehr neurotoxische Schädigungen, die mit einer gewissen Verzögerung von etwa 3 Wochen nach der Giftaufnahme einsetzen. Beim sog. *intermediären Syndrom* (IMS), das nach 4–5 Tagen auftritt, sind beide Wirkungsweisen kombiniert (DE BLEECKER et al. 1992).

Am bekanntesten ist das *Triorthokresylphosphat*, das im Jahr 1959 zu einer Massenvergiftung in Marokko geführt hat. Vergiftungen, die Tausende von Patienten betreffen, sind auch wieder im Jahr 1981 in zwei Serien mitgeteilt worden (LOTTI et al. 1984). Autoptische Untersuchungen ergaben eine zentral-periphere distale Axonopathie, die auch im Experiment nachgewiesen werden konnte, wobei die größeren und längeren Fasern bevorzugt betroffen sind. Am Anfang stehen Vermehrungen des axoplasmatischen Retikulums (BISCHOFF 1970).

TAELMAN et al. (1988) berichten über eine Organophosphat-induzierte Neuropathie, die zu einer akuten respiratorischen Insuffizienz führte. Die Symptome der verzögerten Polyneuropathie beginnen 1–3 Wochen nach der Exposition gegenüber der toxischen Substanz und nach einem ungewissen Intervall im Anschluß an eine chronische Exposition. Die Verzögerung zwischen Exposition und Auftreten der Symptome beruht teilweise auf der Dosis und der Art der Exposition. Im allgemeinen folgt auf die akuten cholinergischen Symptome mit Verzögerung die Polyneuropathie. Muskelkrämpfe in den Beinen stellen in der Regel das erste Symptom dar, manchmal gefolgt von distalen Sensibilitätsstörungen und Parästhesien. Eine progressive Schwäche der Beine folgt dann zusammen mit einer Abschwächung der Sehnenreflexe. Nach mehreren Tagen treten ähnliche Symptome und Zeichen in den Händen und Unterarmen auf. Sensorische Ausfälle entwickeln sich gelegentlich, anfangs in den Beinen und dann in den Armen, sie sind aber häufig geringfügig oder unauffällig.

Triphenylphosphit-Neuropathie: Auf den topographischen Unterschied der Schädigungen nach Triphenylphosphit (TPP) und Tri-ortho-Cresylphosphat (TOCP) haben VERONESI u. DVERGSTEN (1987) hingewiesen. Danach kommt es aufgrund einer TPP-Intoxikation zu einer Degeneration der ventrolateralen und ventralen Rückenmarksbahnen und mäßiggraden Ausfällen im peripheren Nervensystem. Im Tractus longitudinalis medialis und in der Formatio reticularis sowie im Bereich der unteren Kleinhirnschenkel kommt es zu axonalen Schwellungen und Fragmentationen. Demgegenüber findet sich nach TOCP-Intoxikation bei Ratten eine ausgeprägte Degeneration des Fasciculus gracilis im Zervikalbereich, eine geringe Beteiligung der dorsolateralen Stränge im Lumbalbereich und eine Aussparung aller anderen Rückenmarks- und Hirnstammregionen.

Pathogenese: Die meisten organischen Phosphorsäureester hemmen einerseits die *Azetylcholinesteraseaktivität*, andererseits hemmen sie eine Esterase, die sich von der Azetylcholinesterase unterscheidet und als „neurotoxische" oder „*neuropathy target esterase*" *(NTE)* bezeichnet wird (LOTTI et al. 1984; JOHNSON 1990), deren normale Funktion noch nicht bekannt ist. Diese Organophosphate führen zur Phosphorylierung der NTE, wonach ein zweiter Pathomechanismus einsetzt, der eine „Alterung" des Phosphorylesterasekomplexes bewirkt; dieser sei verantwortlich für die verzögerte neurotoxische Wirkung der Organophosphate. Wechselwirkungen zwischen organischen Phosphorverbindungen mit dem Lipidstoffwechsel, lysosomalen Funktionen, insbesondere der sauren Phosphatase und 2′,3′-zyklischer Nukleotid-3′-Phosphohydrolase oder Proteinen sind jedoch nicht auszuschließen, darunter auch die Ca^{++}/Calmodulinkinase II (ABOU-DONIA u. LAPADULA 1990; DE BLEECKER et al. 1992).

4. Chlorierte Kohlenwasserstoffe

Trichlorethylen ist ein Lösungsmittel und ein Anästhetikum, das zu einer *kranialen Neuropathie* mit Bevorzugung des 5. und 7. Hirnnerven führt (BUXTON u. HAYWARD 1967). Autoptisch ließ sich eine axonale Degeneration im N. trigeminus und in den Wurzeln feststellen. Im Anschluß an eine Exposition gegenüber einem Abbauprodukt, dem Dichlorazetylen, trat ein orofazialer Herpes simplex auf. So läßt sich vermuten, daß die ungewöhnliche Lokalisation der

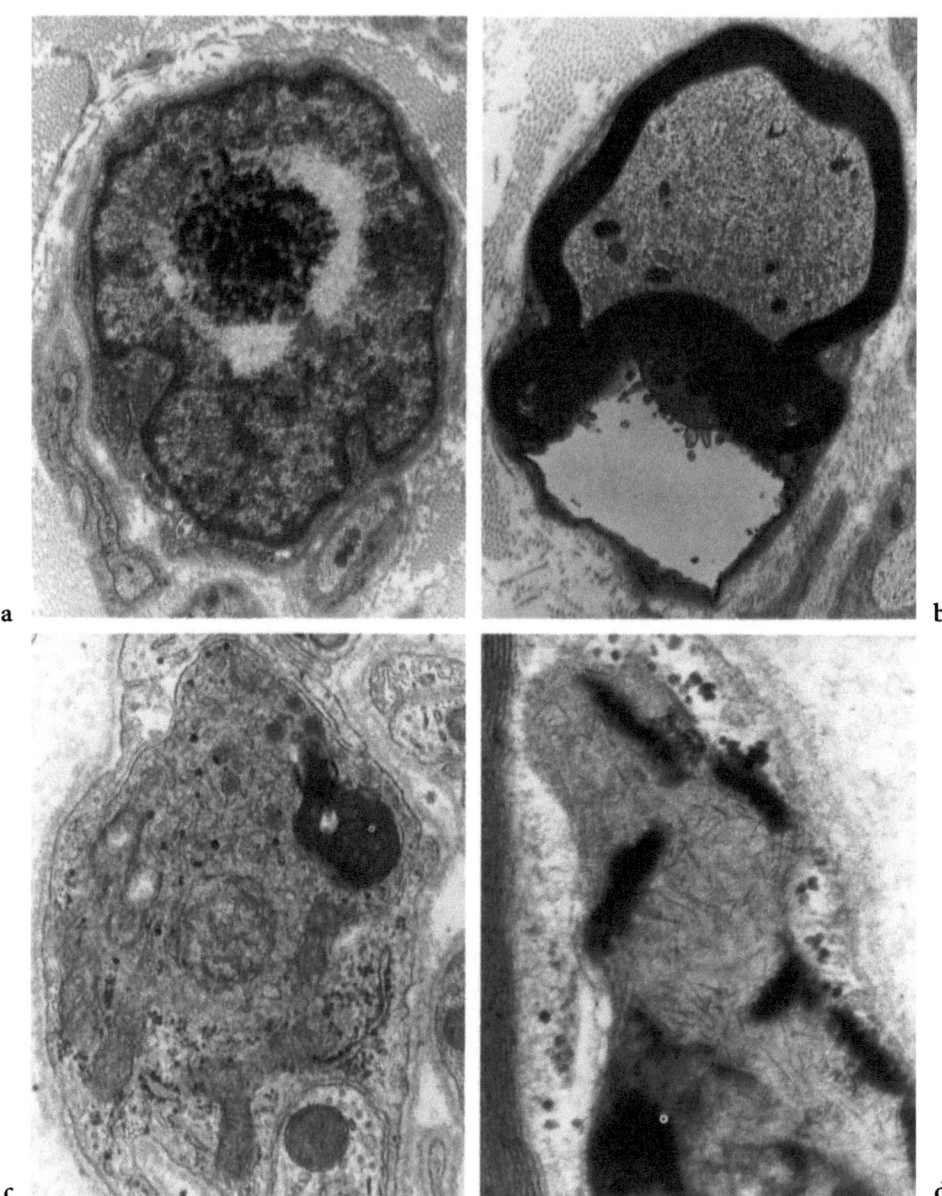

Abb. 69a–d. Trichlorethylenintoxikation bei einem 57jährigen Mann mit Neuropathie vom neuronalen Typ (Patient von D. Pongratz, München). a Ungewöhnlicher Nukleolus mit perinukleolärer Aufhellungszone im Kern einer Schwann-Zelle ohne Axone. × 12000. b Unverhältnismäßig dünn myelinisiertes Axon mit abnormen granulären und anderen Einschlüssen sowie einer umfangreichen zytoplasmatischen Vakuole im abaxonalen Zytoplasma der Schwann-Zelle. × 11000. c Abnormer Zellfortsatz innerhalb eines Büngner-Bandes mit teils tubulovesikulären, teils membranösen zytoplasmatischen Einschlüssen. × 46000. d Abnormer Zytoplasmaeinschluß mit strichförmigen membranösen Komponenten innerhalb einer amorphen, mäßig osmiophilen Masse, in der wiederum stärker osmiophile streifenförmige Ablagerungen vorkommen, im abaxonalen Zytoplasma der Schwann-Zelle einer markhaltigen Nervenfaser. × 81000

neurotoxischen Wirkung auf einer Aktivierung von Herpesviren beruhen könnte (CAVANAGH u. BUXTON 1989).

Nervenbioptisch konnten wir bei einem Patienten ungewöhnliche Kernveränderungen und Zytosomen sowie Vakuolen im abaxonalen Zytoplasma von Schwann-Zellen nachweisen (Abb. 69).

Tetrachlorkohlenstoff wird in der Industrie als Fettlösungsmittel eingesetzt. Sowohl die akute wie die chronische Vergiftung führen zu Leber- und Nierenschäden und zentralnervösen Störungen. Eine *symmetrisch-sensible*, später *motorische Neuropathie* ist bei chronischer Exposition gelegentlich beobachtet worden (STEVENS u. FORSTER 1953).

Tetrachlorodibenzo-p-Dioxin (TCDB) (2,3,7,8-Tetrachlorodibenzo-p-Dioxin) ist von GRAHMANN et al. (1993) elektrophysiologisch an der Ratte untersucht worden.

Dichlorbenzol und *Pentachlorphenol* sind Schädlingsbekämpfungsmittel, die nach chronischer Exposition – allerdings in Kombination mit DDT – in seltenen Fällen zu einer *symmetrisch-sensiblen Polyneuropathie* geführt haben.

Hexachlorophen findet als Desinfektionsmittel und Desodorant Verwendung. Bei früh- und neugeborenen Kindern, die zur Desinfektion in einer entsprechenden Lösung gebadet wurden, ist es zu *zentralnervösen Störungen* u. a. mit Krampfanfällen und Koma gekommen. Es gelangt über die Haut oder über den Magen-Darm-Trakt in den Organismus und führt zu einer *spongiösen Myelinopathie*, die vor allem im zentralen Nervensystem auftritt, aber auch im peripheren Nerven zu einer Vakuolisierung des internodalen Myelins führt, auf die eine segmentale Entmarkung folgt. Die Axone schwellen paranodal an, wobei im Experiment eine überwiegende Markscheidenschädigung nachweisbar ist (DE JESUS u. PLEASURE 1973).

Polychlorierte Biphenyle (PCBs) wie *Chlorophen, Phenochlor, Apochlor* und *Kanachlor 400* sind sehr stabile Fettlösemittel, die in der Elektrotechnik als Transformatorenöle sowie in der Farbstoff- und Kunststoffindustrie verwendet werden. Im Experiment konnte ein Ausfall großer markhaltiger Nervenfasern festgestellt werden (OGAWA 1971). CHIA u. CHU (1985) berichten über eine klinische und elektrophysiologische Untersuchung bei 28 Patienten, die 4 Jahre zuvor eine Vergiftung durch polychloriertes Biphenyl im Speiseöl erlitten hatten. Die Untersuchungsergebnisse wurden mit ähnlichen Untersuchungen 2 Jahre vorher verglichen. Klinisch ließ sich eine periphere sensorische Neuropathie bei 54% der Patienten, Kopfschmerzen bei 36% und Schwindelgefühle bei 46% der Patienten nachweisen. Diese Beobachtungen unterschieden sich nicht von denen 2 Jahre früher. Auch wenn die mittlere Blutkonzentration von polychloriertem Biphenyl (19,2 ppb) bei den Patienten niedriger war als 2 Jahre zuvor (35,9 ppb), war die Konzentration immer noch höher als normal (weniger als 4 ppb). Dabei bestand kein Unterschied in der Blutkonzentration von plychloriertem Biphenyl bei Patienten mit und ohne neurologische Symptome. Die mittleren motorischen und sensorischen Nervenleitungsgeschwindigkeiten waren immer noch niedriger als im normalen Nerven; doch war die mittlere motorische Nervenleitungsgeschwindigkeit und die mittlere sensorische Leitungsgeschwindigkeit und die sensorische Leitungsgeschwindigkeit im N. suralis besser als 2 Jahre zuvor. EEG und evozierte Potentiale waren unauffällig bei allen 12 untersuchten Fällen.

Etwa 2000 Personen waren 1978 in Zentral-Taiwan durch die Einnahme von polychloriertem Biphenyl im Speiseöl vergiftet worden. Dies war die 2. Massenvergiftung durch polychloriertes Biphenyl im Anschluß an die im Jahr 1968 in Japan.

DDT (1,1,1-Trichlor-2,2-bis(p-chlorphenyl)-äthan) war eines der am weitesten verbreiteten *Kontaktinsektizide*, bevor chlorhaltige Insektizide wegen ihrer mangelnden biologischen Abbaubarkeit durch organische Phosphorverbindungen (s. oben) u. a. ersetzt worden sind. Beim Menschen kommt es durch Hautkontakt, Einatmung von Puder oder unbeabsichtigte perorale Aufnahme zu Vergiftungen. Sowohl bei *akuten* als auch bei *chronischen Vergiftungen* sind das *zentrale* und das *periphere Nervensystem* betroffen. Die *Polyneuropathie* ist durch Sensibilitätsstörungen mit Parästhesien, Spontanschmerzen und Muskelkrämpfen gekennzeichnet. Die motorischen Ausfälle sind an den unteren Extremitäten distal betont, greifen aber auch auf die oberen Extremitäten über.

Dichlorphenoxyessigsäure(2,4 D) ist ebenfalls ein *Pflanzenschutzmittel*, das in der Landwirtschaft benutzt wurde und zu einer vorwiegend *symmetrischsensiblen Polyneuropathie* mit Sensibilitätsstörungen auch im Trigeminusbereich und *sensomotorischen Ausfällen* an den unteren und geringeren Grades auch an den oberen Extremitäten geführt hat (Lit. s. NEUNDÖRFER 1987).

5. Toxisches Ölsyndrom (TOS)

Dieses wurde 1981 in Spanien nach Genuß von mineralölverunreinigtem Rapskeimöl beobachtet, in dem man Aniline und saure Azetanilide fand (KILBOURNE et al. 1983).

Insgesamt sind in Spanien 1981 ca. 25 000 Personen an diesem toxischen Syndrom erkrankt, das als toxisches Ölsyndrom (TOS) bezeichnet worden ist. Klinisch war es charakterisiert durch einen Symptomenkomplex mit Lungen-, Haut- und neuromuskulären Symptomen, der im Jahr 1983 von der WHO nach umfangreichen klinischen und epidemiologischen Untersuchungen auf mißbräuchlich verkauftes gealtertes Rapsöl zurückgeführt worden ist (TELLEZ et al. 1987). Die toxische Substanz oder der Faktor, welcher die Krankheit hervorruft, ist jedoch noch nicht identifiziert worden, und eine experimentelle Auslösung der Krankheit ist bisher nicht gelungen. Die Veränderungen sind sklerodermiform, unterscheiden sich aber hinsichtlich des zeitlichen Verlaufes und der Entwicklung, wobei 15% ein schweres neuromuskuläres Leiden aufweisen, das zur Behinderung führt mit ausgeprägten Atrophien und Kontrakturen. Die Veränderungen am peripheren Nervensystem lassen vermuten, daß es sich um ein ungewöhnlich komplexes toxisches Syndrom handelt (MARTINEZ-TELLO et al. 1982; RICOY et al. 1983; TELLEZ et al. 1987).

Klinik: Im Vordergrund stehen *anfangs* Fieber, Dyspnoe, Lungenödem, Arthralgien, Myalgien, Hauteffloreszenzen, Pruritus, generalisierte Lymphadenopathie, Splenomegalie und Eosinophilie. Im *zweiten Stadium* dominieren Hepatomegalie, abdominelle Symptome, Erbrechen, Durchfälle, Dysphagie, Leukozytose, Eosinophilie und Thrombozytopenie. Als *Spätfolgen* traten schwere Neuromyopathien mit sklerodermieartigen Hautveränderungen, Gelenkkontrakturen, Raynaud-Phänomen, Sicca-Syndrom und pulmonaler Hypertonie auf.

DE PABLOS et al. (1989) berichten über 3 Patienten einer Familie mit neuromuskulären Manifestationen des spanischen toxischen Ölsyndroms; in dieser Familie bestand eine hereditäre motorische und sensorische Neuropathie vom Typ I. Der klinische Verlauf unterschied sich nicht von Sippen, bei denen lediglich die hereditäre Neuropathie vorlag noch von anderen Patienten mit dem spanischen toxischen Ölsyndrom. Die Autoren schließen daraus, daß die Patienten mit HMSN keine besondere Empfindlichkeit gegenüber der vaskulitischen Neuropathie aufweisen, die mit dem spanischen toxischen Ölsyndrom verbunden ist.

Histopathologisch fanden sich Zeichen einer generalisierten, nichtnekrotisierenden Vaskulitis (MATEO et al. 1984). Trotz intensiver, internationaler Forschungsarbeiten ist die *Pathogenese* des TOS nach wie vor *ungeklärt*.

Autopsieergebnisse: 5 Patienten mit schwerer Neuromyopathie zeigten ausgeprägte chromatolytische Veränderungen in den Kernen des Hirnstammes (Locus coeruleus, mittlere Raphe, laterale retikuläre Kerne der Medulla und Nucleus cuneatus). 2 der 5 Patienten zeigten zusätzlich zu diesen Veränderungen ausgeprägte Chromatolysen, vakuoläre Degenerationen und stärkere Silberimprägnationen der geschwollenen Perikarya und der proximalen Dendriten der Kerne an der Basis der Brücke. Offensichtlich handelt es sich bei diesen Veränderungen um eine toxische Wirkung eines nicht näher definierten Faktors im gealterten Öl.

6. Insektengifte und andere tierische Gifte

Bienen, Spinnen, Skorpione und andere Arthropoden. SAIDA et al. (1977) haben die peripheren Nervenveränderungen bei lokaler Applikation von *Bienengift* beschrieben.

Bei der experimentellen Intoxikation durch Gifte von *Spinnen und Skorpionen* kommt es zu einer verlangsamten Inaktivierung des Natriumkanals mit akuten, transienten Schwellungen der Axone am Ranvier-Schnürring. Innerhalb von 1 h lösen sich die Neurofilamente und Mikrotubuli auf. Diese Schwellung bildet sich innerhalb weniger Stunden zurück, aber die Retraktion der paranodalen Markschlingen bildet sich erst innerhalb von Tagen zurück (LOVE u. CRUZ-HÖFLING 1986).

Periphere Neuropathien nach unidentifiziertem Arthropoden-Stich: CRÉANGE et al. (1993) berichten über 5 Patienten, die neurologische Symptome einige Stunden bis 2 Monate nach einem Stich durch nichthakende Arthropoden mit sofortiger Hautreaktion entwickelten. Die Patienten hatten keine klinischen oder serologischen Anzeichen für eine Lyme-Borreliose oder eine Rickettsien-Krankheit. Die klinischen und elektrophysiologischen Befunde paßten zu einer gemischten axonalen und demyelinisierenden Mononeuropathie, einer monomelischen multiplen Mononeuropathie, einer Mononeuropathia multiplex, einer Radikuloneuritis und einer distalen symmetrischen Polyneuropathie. Die Muskel- und Nervenbiopsien zeigten lymphoplasmazelluläre Infiltrate um kleine Blutgefäße bei allen Patienten und eine Waller-Degeneration bei 3 Patienten. Diese Patienten und 17 andere aus der Literatur weisen ein Spektrum peripherer Neuropathien auf, die nach Insekten- und Spinnenstichen auftreten.

Prurigo nodularis. Prurigo-nodularis-(HYDE)-ähnliche Reaktionen durch *Blutegelbiß* haben BRAUNFALCO u. MARGHESCO (1967) beschrieben. Von IIJEMA, der von diesen Autoren zitiert wird, waren ⅓ der 33 von ihm beobachteten Fälle mit Prurigo nodularis auf *Insektenstiche* zurückzuführen. Nach elektronenmikroskopischen Untersuchungen bei 2 Patienten mit Prurigo nodularis hat SANDBANK (1976) Veränderungen in Hautnerven beschrieben: leere Axone mit nur noch wenigen mikrotubulären Filamenten und artefaktverdächtige leere Vakuolen sowie „degenerierte Axone", die von einer unregelmäßigen dünnen Markscheide umhüllt waren. Außerdem waren den Autoren aufgespaltene Markscheiden mit osmiophilem Material zwischen den Lamellen aufgefallen. Eine Regenerationsgruppe wird allerdings als Zwiebelschalenformation beschrieben. Nach DOYLE et al. (1979) zeigen die Hautnerven eine Tendenz zur Hyperplasie parallel zu den epidermalen und vaskulären Veränderungen. Doch fand sich kein Anzeichen einer Neurombildung. Elektronenmikroskopisch fiel eine Organisationsstörung des normalen Musters der Markscheiden und der Axone in den Hautpapillennerven auf; doch handelt es sich offensichtlich nur um eine Schwellung des adaxonalen Zytoplasmas der Schwann-Zellen bei gleichzeitiger Schrumpfung des Axons, Veränderungen, die möglicherweise Fixationsartefakte darstellen.

Schlangenbiß. Über eine periphere Nervenschädigung aufgrund des Bisses einer Holz-Klapperschlange berichten BRICK et al. (1987). Es kam zu Myokymien im Gesichts- und Extremitätenbereich bei 4 aufeinanderfolgenden Fällen mit einer Vergiftung nach Klapperschlangenbiß. Die Gesichtsmyokymien verschwanden innerhalb von Stunden nach einer Antivenin-Therapie, und die Myokymie an den Extremitäten bildete sich zurück in Abhängigkeit von Erhöhungen des ionisierten Kalziums im Serum. Diese Beobachtungen zeigen an, daß die periphere Nervenerregbarkeit durch das Gift erhöht wird. Vermutlich sind diese Wirkungen auf Effekte an der neuromuskulären Endplatte zurückzuführen. Nach experimentellen Untersuchungen mit Schlangengift haben LOVE u. CRUZ-HÖFLING (1986) adaxonale Vakuolisierungen beobachtet.

II. Medikamentös-toxische Polyneuropathien

Unter der großen Zahl neurotoxisch wirkender Medikamente werden im folgenden nur einzelne mit charakteristischen Veränderungen im peripheren Nervensystem beschrieben. Diese werden alphabetisch aufgeführt. Bezüglich weiterer Einzelheiten sei auf die Speziallliteratur verwiesen (DYCK et al. 1993; NEUNDÖRFER 1987; SPENCER u. SCHAUMBURG 1980; vgl. Neuauflage 1999).

Acetylpyridin. 2-Acetylpyridin führt in den Spinalganglien zu einer Degeneration der Nervenzellen mit kleinerem Durchmesser (BEISWANGER et al. 1993).

Almitrine. Almitrine ist ein Agonist der Chemorezeptoren, der bei der Behandlung der chronischen obstruktiven Lungenkrankheit und der sog. „chronischen zerebralen vaskulären Insuffizienz" in Kombination mit Raubasine (ein Alkaloid, das chemisch mit Reserpin verwandt ist) verwendet wird. GHERARDI et al.

(1987) berichten über 8 Fälle, die mit Almitrine behandelt worden sind und eine charakteristische sensorische periphere Neuropathie mit Gewichtsverlust aufwiesen. Die *qualitativen und morphometrischen Untersuchungsergebnisse* ergaben eine axonale Schädigung, bei der vorwiegend die großen Fasern betroffen waren, sowie ein geringes Ausmaß an segmentaler Demyelinisation. Nach Absetzen des Medikamentes kam es zu einer ausgeprägten axonalen Regeneration. Eine Mikroangiopathie mit konzentrischen Basalmembranlamellen wurde bei 5 Patienten mit chronischer Hypoxämie beobachtet.

Amiodaron. Die Substanz wird als *Antiarrhythmikum* verwendet und führt gelegentlich nach längerer Medikation zu einer sensomotorischen Neuropathie. Die Suralisbiopsie ergibt einen *Ausfall markhaltiger Nervenfasern* aller Größen, wahrscheinlich auch der marklosen Axone. Die Lysosomen enthalten lamelläre Substanzen in den Schwann-Zellen, Fibroblasten und Perineuralzellen, aber ebenso in den Muskelfasern (MEIER et al. 1979). Der Jodgehalt des Gewebes ist stark erhöht. Die Lipidspeicherung in Nerv und Muskel wird als sekundäre Folge der Anhäufung der Substanz und ihrer Metaboliten im Gewebe gedeutet.

SANTORO et al. (1992) zeigen, daß Amiodaron bei Ratten einen direkten toxischen Effekt auf Axone im peripheren Nerven hat, sofern hohe Konzentrationen verwendet werden. Die unterschiedlichen pathologischen Veränderungen in menschlichen Nerven könnten auf unterschiedliche Konzentrationen der Substanz im Nerven zurückzuführen sein, möglicherweise aufgrund einer Variabilität der Blutnervenbarriere.

Anästhetika. KALICHMAN et al. (1988, 1993) haben die Nervenfaserveränderungen und das endoneurale Ödem nach der Injektion der Lokalanästhetika *2-Chloroprocain, Tetracain, Procain, Etidocain und Mepivacain* in das Bindegewebe oder die Faszie in der Umgebung des N. ischiadicus von Sprague-Dawley-Ratten untersucht. Lichtmikroskopisch läßt sich nachweisen, daß die perineurale Barriere nicht mechanisch durch die operative Prozedur gestört worden ist. 48 h nach der Injektion ist die perineurale Permeabilität jedoch erhöht. Das Vorkommen neutrophiler und eosinophiler Granulozyten im Endoneurium zeigt zusätzlich eine Störung der Blut-Nerven-Schranke an. Das Ödem ist subperineural, interstitiell und perivaskulär ausgeprägt. Eine axonale Degeneration und Demyelinisation tritt ebenfalls auf, wobei die letztere durch die Anhäufung großer Lipidtropfen in den Schwann-Zellen gekennzeichnet ist. Eine Degranulierung der Mastzellen, Proliferation von Fibroblasten und Aktivierung von Makrophagen ist in den betroffenen Regionen ebenfalls nachweisbar. Dieses Modell sei angeblich das erste, bei dem ein endoneurales Ödem durch ein Neurotoxin verursacht wird, welches das Perineurium penetriert und das Barrierensystem verletzt sowie eine Nervenfaserschädigung auslöst.

Da andere Autoren die schädigenden Effekte der Lokalanästhetika auf eine Reduktion des pH-Wertes und den Gehalt an dem Antioxidans Natriumbisulfit im Lösungsmittel für die Lokalanästhetika zurückgeführt haben, wurde auch die Bedeutung des pH-Wertes und des Natriumbisulfits auf den N. ischiadicus von Ratten untersucht, wobei das Ödem, das sowohl durch Tetracain- als auch durch Lidocain-Lösungen hervorgerufen wurde, stärker ausgeprägt war als bei den Kontroll-Lösungen.

Triäthyldodekylammoniumbromid (TEA): SEITZ et al. (1989) haben bei Mäusen den blockierenden Effekt des Lokalanästhetikums TEA-C_{12} auf periphere Nerven untersucht. Sowohl die minimale blockierende Konzentration als auch die Hälfte dieser Konzentration führen zu einer schlaffen Lähmung. Es kommt zu einem kompletten, lang anhaltenden Nervenleitungsblock aufgrund einer Waller-Degeneration der markhaltigen Nervenfasern. Demgegenüber ist die Schmerzempfindung erst ab dem 4. Tag vermindert, aber für den Rest der Zeit, während der Nervenleitungsblock besteht, erhalten. Demgemäß sind die marklosen Nervenfasern bei der elektronenmikroskopischen Untersuchung erhalten. Auch die Blut-Nerven-Schranke wird gestört. Der neurotoxische Effekt des TEA-C_{12} ist möglicherweise durch eine Störung der axonalen Energieversorgung bedingt. Die selektive Schädigung der markhaltigen Nervenfasern unterscheidet TEA-C_{12} von anderen Neurotoxinen, welche Veränderungen an den axonalen Mikroorganellen oder eine komplette Waller-Degeneration der markhaltigen und marklosen Nervenfasern hervorrufen. Die Selektivität des Befalls der markhaltigen Nervenfasern ähnelt der menschlichen Polyneuropathie, die durch eine akute *Arsensäure*intoxikation hervorgerufen wird.

Procain-Empfindlichkeit regenerierter Nervenfasern: MINWEGEN u. FRIEDE (1985) haben regenerierte und normale Nervenfasern im N. ischiadicus des Frosches untersucht. Die Erregungsleitungsgeschwindigkeit der regenerierten Nervenfasern wurde von 37,5 auf 15,2 m/s reduziert bei geringer Veränderung der absoluten Refraktärzeit. Die Veränderungen in der Erregungsleitungsgeschwindigkeit entsprachen dem verringerten mittleren Axonkaliber (4,8 gegenüber 6,6 µm). Regenerierte Nervenfasern hatten außerdem stark verkürzte Internodien (309 gegenüber 1236 µm) und dünnere Markscheiden als die Kontrollen. Die regenerierten Nervenfasern ließen sich leichter als die Kontrollen durch eine Lösung von 3 mmol/l Procain blockieren, wobei es zu einem stärkeren Anstieg der absoluten Refraktärzeit kam. Außerdem war eine Verkleinerung des Gipfels der H-Welle und des Areals des zusammengesetzten Aktionspotentials nachweisbar. Der Einfluß von Procain auf die Erregungsleitungsgeschwindigkeit ist geringer. Ein Teil der Wirkungen läßt sich der Verkürzung der regenerierten Internodien zuordnen; der Hauptunterschied zwischen normalen und regenerierten Nervenfasern beruhe jedoch vermutlich auf den Veränderungen im Bereich der nodalen Membranen zwischen den Internodien.

Chloroquin. Das Chloroquin (*Resochin*), das ursprünglich als Antimalariamittel und gegen Amöbiasis sowie Leishmaniosis eingesetzt wurde, findet allgemein als *Antiphlogistikum* bei der Behandlung rheumatischer Erkrankungen sowie in der Dermatologie Anwendung. Die toxischen Wirkungen entwickeln sich nach Langzeitbehandlung in Gestalt von Reizleitungsstörungen am Herzen, Depigmentierungen der Haare, Veränderungen der Kornea und Retina sowie einer Neuromyopathie.

Histopathologisch und *elektronenmikroskopisch* ist eine Ablagerung markscheidenähnlicher, sog. *membranöser zytoplasmatischer Körperchen* sowohl in den Muskelfasern als auch in den Nervenfasern (Axonen und Schwann-Zellen), Endothelzellen und anderen Komponenten der peripheren Nerven nachweisbar (Abb. 70, 71; SCHRÖDER u. HIMMELMANN 1992). Am stärksten sind derartige

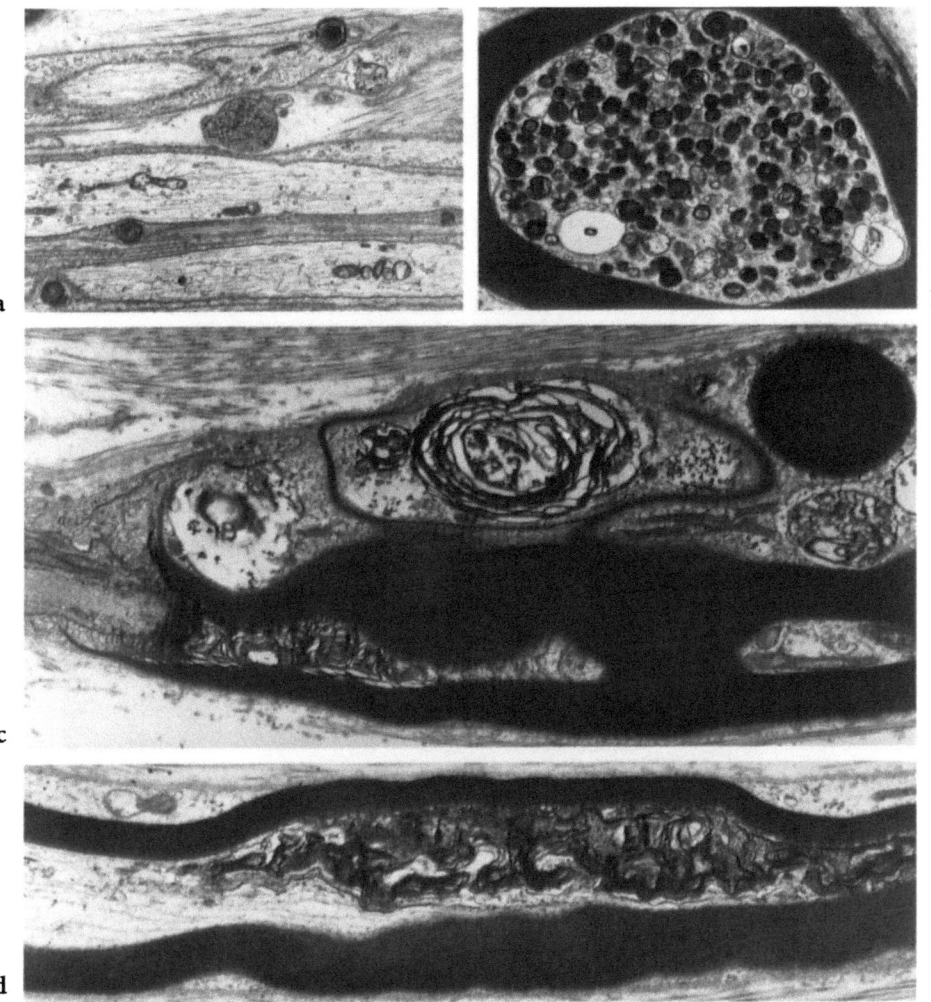

Abb. 70a–d. Ausgeprägte Chloroquine-Neuromyopathie mit membranösen zytoplasmatischen Körperchen im Zytoplasma von Schwann-Zellen markloser Axone (a), im Axoplasma (b), im abaxonalen Zytoplasma einer Schwann-Zelle einer markhaltigen Nervenfaser und in einer paranodalen Schmidt-Lanterman-Inzisur (c) sowie im adaxonalen Zytoplasma der Schwann-Zelle einer markhaltigen Nervenfaser (d) (Patient von K. POECK, Aachen). a × 6700; b × 9400; c × 9500; d × 12000

Phospholipidproteine im Perikaryon der Ganglienzellen abgelagert, so daß die Veränderungen im Sinne einer Lipidthesaurismose analog einer Gangliosidose gedeutet worden sind. *Pathogenetisch* liegt eine Hemmung der Neuraminidaseaktivität in den Lysosomen zugrunde (KLINGHARDT 1974). Ähnliche Veränderungen kommen auch nach der Applikation anderer amphiphiler Substanzen vor (LÜLLMANN et al. 1978).

TEGNÉR et al. (1988) berichten über Nervenbiopsien von 4 Patienten mit vermutlich Chloroquin-induzierter Neuromyopathie. 3 Patienten waren wegen bestimmter Bindegewebserkrankungen behandelt worden, 1 Patient zur Mala-

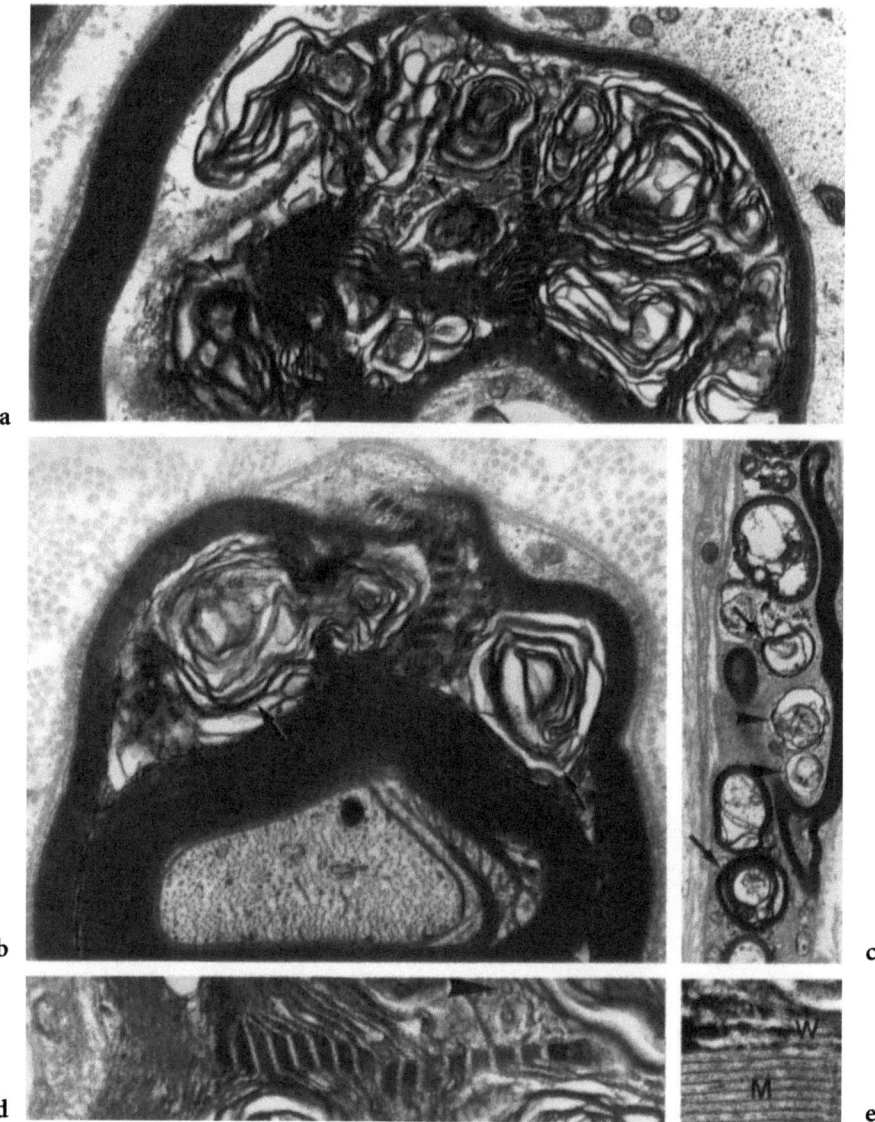

Abb. 71. Gleicher Patient wie in Abb. 70. Ungewöhnlich ausgeprägte membranöse zytoplasmatische Ablagerungen in Schmidt-Lanterman-Inzisuren (**a, b**) sowie im abaxonalen Zytoplasma einer degenerierten markhaltigen Nervenfaser, wobei die Myelinovoide des Markscheidenzerfalls nicht zweifelsfrei von den membranösen zytoplasmatischen Einschlüssen zu unterscheiden sind, die Chloroquine-bedingt sind. Desmosomenähnliche Serien von Verdichtungen sind in **a, b** und **d** zu sehen. Die unterschiedliche periodische Schichtung der membranösen zytoplasmatischen Körperchen (*W*) gegenüber den Markscheidenlamellen (*M*) sind in **e** abgebildet. Die Periodizität der membranösen zytoplasmatischen Körperchen beträgt etwa 5 nm im Unterschied zu derjenigen der normalen Markscheidenlamellen, die eine Periodizität von etwa 15 nm aufweisen. Die *Pfeilköpfe* in **a, c** und **d** weisen auf membranöse zytoplasmatische Körperchen hin, der *Pfeil* in **a** auf die Serie desmosomenähnlicher Strukturen, die *Pfeile* in **b** wiederum auf membranöse zytoplasmatische Körperchen. **a** × 23 000; **b** × 31 000; **c** × 6000; **d** × 53 000; **e** × 136 000. (Nach SCHRÖDER u. HIMMELMANN 1992)

riaprophylaxe. Morphologisch ließen sich Anzeichen für eine segmentale Demyelinisation und Remyelinisation bei allen Fällen nachweisen. Zytoplasmatische Einschlüsse fanden sich in den Schwann-Zellen, Perineural- und Endothelzellen sowie in einigen interstitiellen Zellen. Sie kamen nicht in Axonen vor. Gelegentlich ließen sich kurvilineare Profile in Perineural- und Schwann-Zellen nachweisen, ebenso Kalksalzablagerungen im Perineurium (bei 2 Fällen).

Kortikoide. Während Nebenwirkungen der Kortikoide auf Skelettmuskelfasern wohlbekannt sind (Lit. s. SCHRÖDER 1882; HANSON et al. 1997) ist eine Wirkung auf die peripheren Nerven nicht beschrieben, obwohl Zusammenhänge mit der „critically illness polyneuropathy" bei intensivmedizinischen Maßnahmen (s. dort) zumindest zu diskutieren sind.

Cyclosporin. WEISSENBORN et al. (1988) berichten über 7 von 43 Patienten, bei denen nach einer Herztransplantation schmerzlose Mononeuropathien aufgetreten waren, z.T. vom Multiplextyp. Bei 2 Fällen lagen Polyneuropathien vor. Als Ursache der Neuropathien wird das Cyclosporin diskutiert.

Dapsone. Dapsone ist ein neurotoxisches Diaminodiphenylsulphon, das bei der Behandlung von Lepra und Malaria sowie manchen chronischen Hauterkrankungen wie Dermatitis herpetiformis, Gangrän, Pyodermie und zystischer Akne eingesetzt wird. NAVARRO et al. (1989) berichten über eine Dapsone-induzierte periphere Neuropathie im Anschluß an eine akute suizidale Aufnahme von 6 g Dapsone (60 Tabletten zu 100 mg pro Tablette). In der Suralisnervenbiopsie fanden sich Myelinabbauprodukte; der Nerv wurde offenbar am 30. Tag nach der Vergiftung für die Biopsie entnommen.

Dextrine. Dextrine werden in verschiedenen Molekulargewichtsklassen als Plasmaexpander eingesetzt. Sie sind ebenso wie *Polyvinylpyrrolidon* (RESKE-NIELSEN et al. 1976), das als Vehikel zur Verbesserung der Langzeitwirkung verschiedener Pharmaka eingesetzt wird, z.B. zur Verlangsamung der Resorption von Lokalanästhetika wie Impletol, nicht resorbierbar und bleiben im Gewebe irreversibel liegen. Es entstehen dabei charakteristische, ca. 1 μm große, manchmal zahlreiche, PAS-positive, elektronenoptisch weitgehend leere, membranbegrenzte Vakuolen, die am Rand eine Zone mit stark osmiophilem Material aufweisen (Abb. 72, 228 c).

Dideoxyzytidin. FELDMAN u. ANDERSON (1994) haben Kaninchen mit 2-, 3-Dideoxyzytidin behandelt und mitochondriale Veränderungen in den Schwann-Zellen peripherer Nerven festgestellt (vgl. Zidovudine, s. S. 211).

Disulfiram. BERGOUIGNAN et al. (1988) berichten über einen Fall mit sensorimotorischer Polyneuropathie während der Behandlung mit Disulfiram (*Antabus*). Diese Komplikation bildete sich partiell zurück, nachdem die Medikation unterbrochen worden war. Histopathologisch fanden sich axonale Veränderungen, insbesondere Neurofilamentakkumulationen in einigen wenigen markhaltigen und marklosen Axonen.

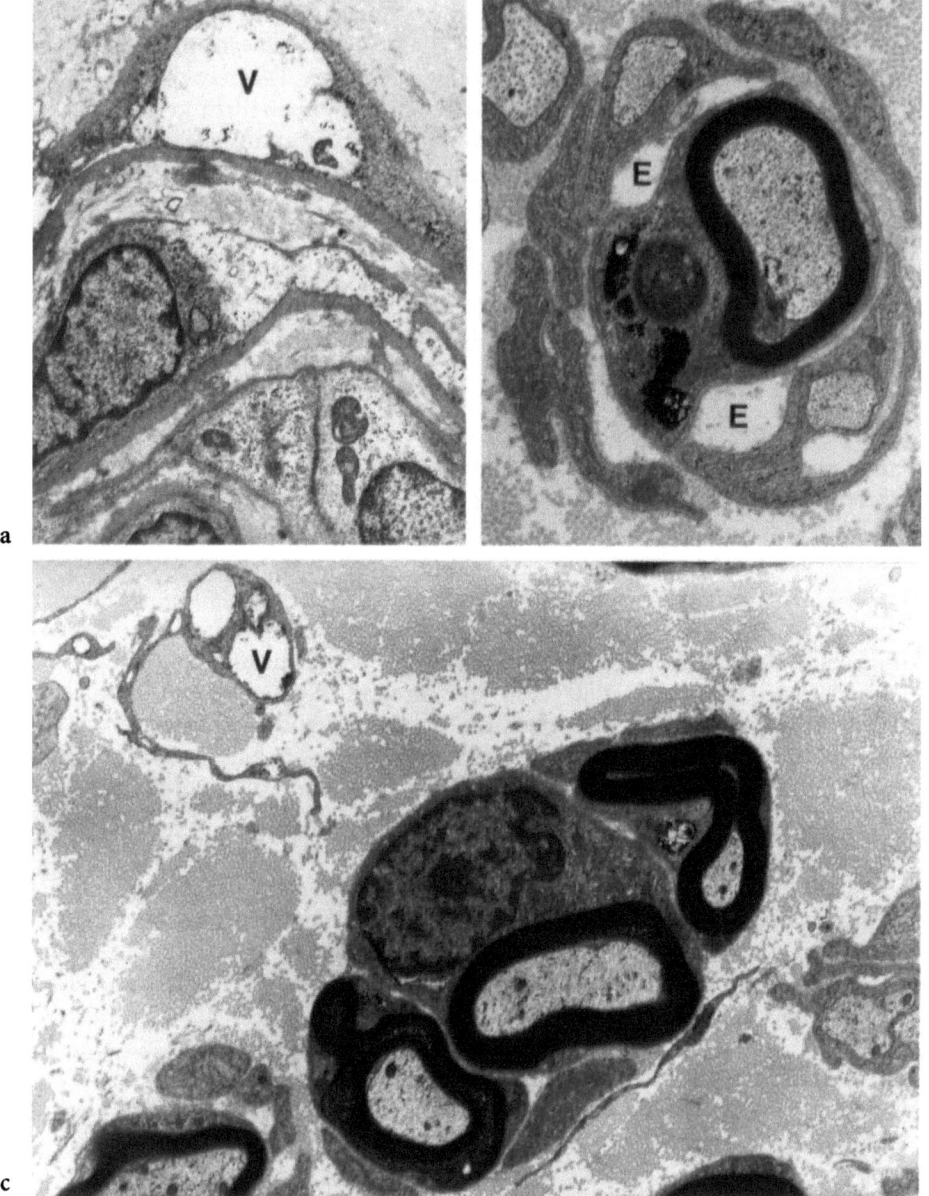

Abb. 72. Mutmaßliche Dextrin-Ablagerungen in perineuralen (a) und endoneuralen, fibroblastenähnlichen Zellen (c) bei einem Fall mit Polymyositis (Patient von P. HALLER, Minden), wobei die typischen Vakuolen in der Muskelbiopsie noch wesentlich ausgeprägter sind als in dieser Nervenbiopsie. Die Vakuolen sind durch V gekennzeichnet. In **b** sind bemerkenswerte, elektronenoptisch leere extrazelluläre Areale zwischen den Schwann-Zellfortsätzen einer Regenerationsgruppe festzustellen (E), wie sie üblicherweise in Regenerationsgruppen nicht nachweisbar sind. In der Regenerationsgruppe (c) sind derartige Kollagen-freie Hohlräume nicht nachweisbar. **a** × 11000; **b** × 14000; **c** × 8300

Dithiobiuret. H.B. JONES et al. (1989) haben die Wirkung von 2,4-Dithiobiuret auf die neuromuskuläre Endplatte experimentell untersucht und auch die Veränderungen an den terminalen Nervenfasern analysiert. Dabei kam es zu Schwellungen im Zytoplasma der Schwann-Zellen, Vergrößerungen und Schwellungen der Mitochondrien sowie zu Vermehrungen des glatten endoplasmatischen Retikulums in den Nervenendigungen, Ablösungen der Nervenendigungen von der neuromuskulären Endplatte mit Einschüben von Zytoplasmafortsätzen der Schwann-Zellen zwischen Axonendigungen und muskulärem Teil der Endplatte sowie zu Änderungen des Kalziumgehaltes. Die Substanz führt ähnlich wie das Schlangengift α-Bungarotoxin zu einer Blockade der neuromuskulären Endplatte auf der Seite der Nervenendigung. Wahrscheinlich kommt es zu einer Störung der Kalziumabgabe aus dem glatten endoplasmatischen Retikulum. Dadurch ist dessen Hypertrophie bedingt. Nach SAHENK (1990) handelt es sich um eine zentralperiphere distale Axonopathie.

Docitaxel. Über eine motorische Neuropathie aufgrund von Docitaxel und Paclitaxel berichten FREILICH et al. (1996).

Doxorubicin. Nach CAVANAGH et al. (1987) ist Adriamycin (Doxorubicin), das als Krebschemotherapeutikum eingesetzt wird, beim Menschen kardiotoxisch, wenn die kumulative Dosis über 500 mg/M ansteigt. Die Substanz hat klinisch keinen erkennbaren Effekt auf die sensorischen Neurone des Menschen, doch führt eine einzelne Dosis von 10 mg/kg Körpergewicht bei der Ratte nach einem Zeitraum von etwa 10 Tagen zu einer Kern- und Nukleolusschädigung in sensorischen Ganglienzellen, was sich auch in der Gewebekultur nachweisen läßt (HUFFMAN et al. 1991) und schließlich zur Nekrose von Nervenzellen führt. Während sich Leberzellen in der Kultur von Schäden wieder erholen, gehen Herzzellen offensichtlich zugrunde. Dies mag auf der hohen Proteinsynthese beruhen, die in den Myokardzellen besonders ausgeprägt ist. Ähnliches gilt für die Neurone in den Spinalganglien, da sie sich in einem postmitotischen Zustand befinden und aktiv an der Proteinsynthese beteiligt sind. Die Größe der Nucleolen ist ein Hinweis darauf sowie auf den hohen Anteil der ribosomalen Synthese. Die Veränderungen unterscheiden sich nur zum Teil von denen nach Cisplatin-Gabe.

ENGLAND et al. (1988a) berichten über experimentelle Veränderungen an den Schwann-Zellen nach intraneuraler Mikroinjektion dieser Substanz in den N. ischiadicus von Ratten. Doxorubicin wird nach der Injektion in den N. tibialis von Ratten retrograd in die Vorderhornzellen transportiert (ENGLAND et al. 1988b). Diese Motoneurone zeigen eine progressive subakute Degeneration im Laufe von 35–39 Tagen. Demgegenüber sind die Ganglienzellen der Spinalganglien weniger stark betroffen.

Ergot-Alkaloide. Der Ergotismus ist auf das Produkt eines Pilzes, des Claviceps purpurea, zurückzuführen, der auf dem Roggen und anderen Getreiden wächst. Die allgemeinen frühen Symptome bestehen in Kribbelparästhesien, Taubheit in Händen und Füßen, stechenden Sensationen und dem abwechselnden Gefühl von Eiseskälte und Hitze (DEVITT et al. 1970).

SAITO et al. (1988) berichten über Versuche zu einer Blockade der neurogenen Extravasation in der Dura mater von Ratten durch Ergot-Alkaloide. Die

Plasmaextravasation wurde induziert durch Depolarisation perivaskulärer Axone mittels *Capsicain*-Injektion oder einseitiger elektrischer Stimulation des N. trigeminus. Dadurch wird die Gefäßpermeabilität gesteigert; diese Plasmaextravasation ließ sich jedoch durch Ergotamine nicht blockieren. Die Autoren vermuten daher, daß der *Gefäßkopfschmerz* auf eine neurogene Entzündung in der Dura mater durch periphere Blockade der kleinen C- oder A-Delta-Fasern zurückzuführen ist.

Gammaglobuline. Über Komplikationen intravenöser γ-Globulingaben bei neuromuskulären und anderen Erkrankungen berichten BERTORINI et al. (1996).

Ganglioside. Nicht näher definierte Gangliosidgemische zur intramuskulären Injektion wurden längere Zeit zur Therapie verschiedener peripherer Neuropathien propagiert, insbesondere in Italien („Chronassial", Fa. Fidia), während dieses Medikament von der amerikanischen Zulassungsbehörde nicht freigegeben war. Nach zahlreichen vorwiegend italienischen Berichten über positive Effekte haben BRADLEY et al. (1988) den Effekt von Plazebo und 40 mg sowie 100 mg i.m. Tagesdosen von Chronassial bei 30 Patienten mit Charcot-Marie-Tooth-Krankheit, 16 mit idiopathischer Polyneuropathie und 30 mit spinozerebellärer Degeneration monatlich durch quantitative Messung der motorischen und sensorischen Funktionen sowie der Koordination und durch elektrophysiologische Parameter bestimmt. Eine Analyse dieser Untersuchungsergebnisse und einer längerfristigen (bis zu 2jährigen) offenen Studie mit 100 mg täglichen Dosen von Chronassial bei 67 Patienten zeigten keinen therapeutischen Effekt.

Nach mehreren Fällen mit einem akuten Guillain-Barré-Syndrom in Zusammenhang mit der Applikation von Gangliosiden (ILLA et al. 1995) und sogar Todesfällen ist die Verabfolgung dieses Medikaments inzwischen untersagt. GOVONI et al. (1997) fanden nach einer statistischen Analyse von Fällen im Gesundheitsdistrikt von Ferrara/Italien, daß bei Personen, die exogene Gangliosid erhalten haben, ein erhöhtes, wenn auch nicht statistisch signifikant gesteigertes Risiko zur Entwicklung eines Guillain-Barré-Syndroms bestand. YUKI (1998) beschreibt auch ein Amyotrophe-Lateralsklerose-ähnliches Krankheitsbild mit Anti-Gangliosid-Antikörpern ca. 2 Monate nach der intramuskulären Applikation von 1200 mg Gangliosiden.

Germanium. In Japan werden zahlreiche Germaniumpräparate als Lebenselixier benutzt. Einige Personen nehmen eine große Menge von Germaniumpräparaten über eine lange Zeit ein, da sie an seine Wirkung glauben. HIGUCHI et al. (1989, 1991) berichten über einen 5 Jahre alten Jungen, der aufgrund multiplen Organversagens starb, nachdem er langzeitig Germaniumpräparate eingenommen hatte. Die Autoren haben vor allem mitochondriale Veränderungen sowohl bei diesem Patienten als auch im Experiment nachweisen können. Die häufigsten klinischen Symptome der Germaniumintoxikation bestehen in einem Nierenversagen, Anämie und Muskelschwäche. Eine axonale Neuropathie ist aber auch bei einem Patienten beschrieben worden, allerdings bei einem, der eine chronische Nierenfunktionsstörung aufwies (urämische Neuropathie?). MATSUMURO et al. (1993) berichten über weitere Nervenveränderungen bei der Germanium-Dioxid-induzierten Neuropathie der Ratte.

Gluten. KAPLAN et al. (1988) weisen auf eine chronische Gluten-Enteropathie als Ursache einer distalen Axonopathie hin. Sie betonen, daß es sich um eine behandlungsfähige Krankheit handelt.

Glycerol. VALLAT et al. (1988) haben die Wirkung von Glycerol nach der Injektion in den N. ischiadicus von Ratten untersucht. Dabei kommt es zu einer totalen Destruktion sowohl der markhaltigen als auch der marklosen Nervenfasern. Nahezu alle Tiere neigten zur Automutilation. Histologisch sind früh nach der Injektion Zeichen einer Nervendegeneration nachzuweisen mit intensiver Proliferation der Perineuralzellen. Diese unterteilten schließlich das Endoneurium in zahlreiche Mikrokompartimente, wie man es in Neuromen sieht. Die Untersuchungsergebnisse unterscheiden sich von denen, die wir nach lokaler Äthylalkoholimmersion peripherer Nerven von Ratten beobachtet haben (Abb. 64, 65). Die Injektion selbst führt bereits zu einem mechanischen Trauma, das neuromatöse Veränderungen zur Folge haben kann.

Normalerweise sind mehr ungesättigte als gesättigte Fettsäuren im Endoneurium und Perineurium vorhanden (FRESSINAUD et al. 1987). Nach der Waller-Degeneration durch Injektion von reinem Glycerin in das Endoneurium findet sich ein erheblicher Anstieg der Linolsäure parallel zur endoneuralen Unterteilung der regenerierten Nervenfasern durch Perineuralzellen.

Guanethidin. R.E. SCHMIDT et al. (1990) berichten über die Folgen einer permanenten Sympathektomie durch tägliche wiederholte Injektionen hoher Dosen von Guanethidin (50 mg/kg) in neugeborene oder adulte Ratten. Dabei soll es zu einem immunbedingten Pathomechanismus einer Schädigung kommen. Feinstrukturell fand sich in der akuten Phase der Guanethidin-induzierten neuronalen Degeneration im Ganglion cervicale superior eine ausgeprägte Lymphozyteninfiltration des Ganglionparenchyms und der perivaskulären Räume. Innerhalb der Satellitenzellschicht fanden sich Lymphozyten mit dünnen Fortsätzen in Kontakt mit abnormen oder degenerierenden großen Sympathikusneuronen. Die Lymphozyteninfiltration und die frühen Anzeichen der neuronalen Degeneration entwickelten sich innerhalb von 3 Tagen nach Beginn der Injektionen und erreichten ein Maximum am 7. Tag. Immunhistochemisch ließ sich nachweisen, daß die mononukleären Infiltrate hauptsächlich aus CD8-positiven OX19-negativen Lymphozyten bestanden, die „natural killer cells" (NK) oder NK-ähnliche Effektorzellen darstellen, außerdem aus einzelnen Monozyten und Makrophagen. Das Guanethidin zeigte geringe Wirkungen auf die prävertebralen sympathischen Ganglien (Ganglion mesentericum superior und coeliacum) im Vergleich zu den paravertebralen (Ganglion cervicale superior). Allerdings bestand eine erhebliche Abhängigkeit vom untersuchten Rattenstamm, da Lewis- und Sprague-Dawley-Ratten einen stärkeren Grad der neuronalen Schädigung aufwiesen als Fischer-344-Ratten. Demnach handelt es sich bei der Guanethidin-induzierten neuronalen Destruktion um einen einzigartigen Typ der Medikamenten-induzierten, zellausgelösten Autoimmunattacke auf Neurone des Sympathikus, die Einblicke in Autoimmunerkrankungen und möglicherweise Erkrankungen, die durch eine selektive Degeneration der Neurone gekennzeichnet sind, gewähren können.

Heroin. Bei einer Reihe von Patienten ist im Abstand von Stunden bis zu einem Tag im Anschluß an eine i. v. Injektion von Heroin nach langwährendem Abusus oder nach Wiederaufnahme von Injektionen eine *Mononeuritis multiplex* mit Ausfällen entweder im Bereich des Armplexus oder des Lumbosakralplexus beschrieben worden (CHALLENOR et al. 1973). In einigen Fällen trat auch eine *Polyradikuloneuritis* vom Guillain-Barré-Typ auf, deren neuroallergische Genese in diesem Zusammenhang diskutiert wird, aber noch nicht erwiesen ist (SMITH u. WILSON 1975).

Interferon. Gelegentlich traten neurologische Nebenwirkungen im Sinne einer axonalen Neuropathie bei Patienten auf, die mit Interferon z. B. wegen einer Hepatitis vom Typ C behandelt wurden (QUATTRINI et al. 1997). Diese Symptome sind in der Regel reversibel. BERNSEN et al. (1988) berichten über einen Patienten, bei dem eine bilaterale neuralgische Amyotrophie mit radikulären Irritationen unter der Behandlung mit rekombinantem menschlichem Interferon-α2 auftraten. Der Patient hatte eine Haarzell-Leukämie, wobei die vorbestehende Polyneuropathie durch die Behandlung offensichtlich nur verstärkt worden ist. Mehrere Wochen nach dem Absetzen der Interferontherapie traten Mees-Beau-Linien an den Fingernägeln des Patienten auf.

Interleukin-2. LOH et al. (1992) berichten über 2 Patienten, die immunmodulatorisch aufgrund einer karzinomatösen Erkrankung mit Interleukin-2 (IL-2) behandelt worden waren und eine Plexus-brachialis-Neuropathie entwickelten. IL-2 kann bei bis zu 20 % der Patienten in fortgeschrittenen Stadien des Nierenzellkrebses und des Melanoms eine komplette oder partielle Lähmung hervorrufen. Die systemischen toxischen Wirkungen von IL-2 sind dosisabhängig und in der Regel reversibel. Dazu gehört ein Syndrom mit kapillärer Durchlässigkeit („capillary leak syndrome"), Hypotension und Flüssigkeitsretention, renaler und hepatischer Funktionsstörung, Herzrhythmusstörungen, Ischämie, Anämie und konstitutionellen Symptomen. Neurologische Nebenwirkungen schließen das Zentralnervensystem ein und bestehen in vorübergehenden fokalen Defekten, einer reversiblen Enzephalopathie, einem Hirnödem und selten einer akuten fatalen Leukoenzephalopathie.

Die pathophysiologischen Nebenwirkungen des IL-2 können bedingt sein entweder durch den bekannten Effekt auf die vaskuläre Permeabilität oder durch seine Wirkung als Immunverstärker. Im Fall der IL-2-assoziierten Leukoenzephalopathie läßt die perivaskuläre Demyelinisation und Infiltration mit aktivierten T-Lymphozyten vermuten, daß IL-2 eine immunologische Reaktion gegen Myelin auslöst. Auswirkungen auf die Gefäßpermeabilität werden auch als Grund für vorübergehende neuropsychiatrische Störungen angegeben. Endothelschäden in Arealen mit subklinischer Gefäßerkrankung sind vermutlich Ursache für transiente stereotype fokale neurologische Ausfälle. Die Behandlung von Gliomen mit IL-2 ist verlassen worden, da eine Verschlechterung eintritt. Vermutlich ist die IL-2-assoziierte Plexus-brachialis-Neuropathie das Ergebnis einer fokalen immunausgelösten Demyelinisation oder eines Ödems. Elektrophysiologisch fand sich eine aktive Denervierung, die zumindest einen Verlust eines Teiles der Axone vermuten läßt. Die rasche Entwicklung der Symptome und die Vollständigkeit der Erholung weist jedoch auf eine ausgeprägte demyelinisierende Komponente hin.

Eine andere Art der immunvermittelten Plexus-brachialis-Neuropathie (neuralgische Amyotrophie oder Brachialisneuritis, vgl. Kap. L.II.f) wird bei Patienten mit vorausgehenden Viruserkrankungen oder nach Vakzinationen beobachtet. Klinisch ist das Syndrom durch frühes Auftreten eines Schulterschmerzes, gefolgt von Schwäche und Verteilung der Symptome auf den oberen Plexus brachialis oder einzelne Nerven des Plexus gekennzeichnet, wobei es zur vollständigen Erholung innerhalb von Wochen bis Monaten kommt. Auch *Interferon* kann zu einer ähnlichen Plexus-brachialis-Neuropathie führen.

Lithium. VANHOOREN et al. (1990) haben eine Polyneuropathie nach Lithiumapplikation beschrieben.

Nervenwachstumsfaktor (NGF). Das Auswachsen von Neuriten in 15 Tage alten Spinalganglienkulturen von Rattenembryonen wird maximal bei einer Konzentration des NGF von 10–20 ng/ml gefördert, bei einer Konzentration von 50–200 ng/ml jedoch zunehmend gehemmt (CONTI et al. 1997). Die letztgenannten Dosen liegen im Bereich der bisher therapeutisch verwendeten. Demgegenüber haben exzessive Mengen von BNDF und Neurotrophin-3 keinen derartigen hemmenden Effekt.

Muzolimin (Derul 240). Einige Fälle mit polyneuropathischer Symptomatik (wie Parästhesie, Hyper- bzw. Anästhesie, Parese, Spastik und Ataxie) wurden bei dialysepflichtigen Patienten mit chronischer bzw. terminaler Niereninsuffizienz berichtet, die das Diuretikum Muzolimin über 2 bis 12 Monate in einer Dosierung von 1- bis 4mal 240 mg täglich erhielten. Da auch infolge einer terminalen Niereninsuffizienz gelegentlich Polyneuropathien auftreten und auch andere Arzneistoffe solche auslösen können, wird nicht immer an einen Zusammenhang mit Muzolimin gedacht, der angesichts der vorgenannten Beobachtungen erwogen werden muß (Dt. Ärztebl. 84B: 1034, 1987).

Oxidierte Zellulose. NAGAMATSU u. LOW (1995) haben beobachtet, daß der N. ischiadicus der Ratte im Kontakt mit oxidierter Zellulose (OZ), eine absorbierbare hämostatische Substanz, eine fokale Nervenfaserdegeneration aufweist. Die Autoren haben deshalb eine experimentelle Untersuchung durchgeführt. Demnach führt fokal applizierte OZ zu einer akuten dosisabhängigen Nervenfaserschädigung in angrenzenden Nervenfaszikeln des N. ischiadicus von Ratten. In Zupfpräparaten ließ sich eine überwiegend axonale Degeneration markhaltiger Nervenfasern nachweisen. Der subperineurale Blutfluß im N. ischiadicus wurde durch eine Mikroelektroden-Hydrogenpolarographie seriell gemessen; doch erreichte die Reduktion 90 min nach Applikation von OZ keine höheren Werte als bei den Kontrollen. Eine dünne Polyäthylenmembran zwischen der OZ und dem N. ischiadicus verhütete die Nervenschädigung fast vollständig. Daraus läßt sich ableiten, daß der Hauptmechanismus der Nervenschädigung aufgrund der OZ weder auf eine Kompression noch auf eine Ischämie zurückzuführen ist, sondern auf einem diffusiblen chemischen

Mechanismus beruht. Demnach ist eine direkte Applikation von OZ an peripheren Nerven zu vermeiden.

Phenytoin. Über die Neurotoxizität von Phenytoin berichten KOPPEL et al. (1995) und SCHNABEL et al. (1987).

Proteinase. Nach WESTLAND u. POLLARD (1987) führt lokal injizierte Proteinase K zu einem progressiven Leitungsblock, der nach etwa 8 h komplett ist und eine Verlangsamung der motorischen Leitungsgeschwindigkeit entlang der Injektionsstelle aufweist (10 µl Proteinase K). Die Veränderungen ähneln denen bei der Injektion von EAN-Serum (s. dort). Histologisch findet sich in frühen Stadien ein Ödem in den Markscheiden und eine Schwellung des Zytoplasmas der Schwann-Zellen, gefolgt von einer vesikulären Degeneration der Markscheiden und einer Abräumung durch Makrophagen. Am 6. Tag war die Demyelinisation im perivaskulären Bereich am stärksten ausgeprägt. Die Ähnlichkeit der Veränderungen mit denen bei der EAN stützen die Hypothese, daß die Markscheidendestruktion bei den demyelinisierenden Erkrankungen Proteinasen miteinbeziehst, die von Makrophagen abgegeben werden.

Psychosin. TANAKA u. WEBSTER (1993) haben die zytotoxische Wirkung von Psychosin (Galactosylsphingosin), das sich bei der *Globoidzell-Leukodystrophie* des Menschen und der *Twitcher-Maus* im zentralen und peripheren Nervensystem anhäuft, auf Schwann-Zellen in der Gewebekultur untersucht. Demnach führt exogen zugeführtes Psychosin zu zytotoxischen Schäden an kultivierten Schwann-Zellen. Die Wirkung ist bis zu einer bestimmten Konzentration reversibel, und der Umsatz erfolgt rasch; es kommt zur Bildung membranöser Einschlüsse und Anomalien an den Mitochondrien sowie am granulären endoplasmatischen Retikulum.

Suramin. Suramin hat sich in klinischen Studien der Phase I/II als wirksam gegen hormonrefraktäre metastatische Prostatakarzinome erwiesen. Die dosisabhängige Neurotoxizität ist dabei der limitierende Faktor (CHAUDHRY et al. 1996; SOLIVEN et al. 1997). In einer Phase-I-Studie mit 22 Patienten entwickelten 12 Patienten nach intravenöser Applikation einer Dosis, die in einem pharmakokinetischen Modell bei 3 Gruppen von Patienten 30 min nach der Infusion eine Konzentration von 300, 350 und 400 µg ml^{-1} erreichten, eine milde axonale, distal betonte sensomotorische Neuropathie, drei andere jedoch eine subakute progressive, funktionell beeinträchtigende demyelinisierende Neuropathie (CHAUDHRY et al. 1996). Die *Suralnervenbiopsie* bei 2 der letztgenannten Patienten ergab eine lymphozytäre Entzündung. Diese 3 Patienten besserten sich nach Absetzen des Medikamentes und Plasmapherese. Über die Wirkung von NGF auf die Suramin-induzierte Neurotoxizität in vitro berichten RUSSE et al. (1994).

Thalidomid. Fälle mit *bevorzugt sensorischer Polyneuropathie* sind bei dieser lange Zeit weitläufig als harmloses Schlafmittel verwendeten Substanz beobachtet worden, allerdings nur bei relativ wenigen Patienten, so daß eine besondere Disposition angenommen werden muß. Außerdem waren gelegentlich Anzeichen einer Schädigung des Tractus corticospinalis nachweisbar. Nervenbiopsien

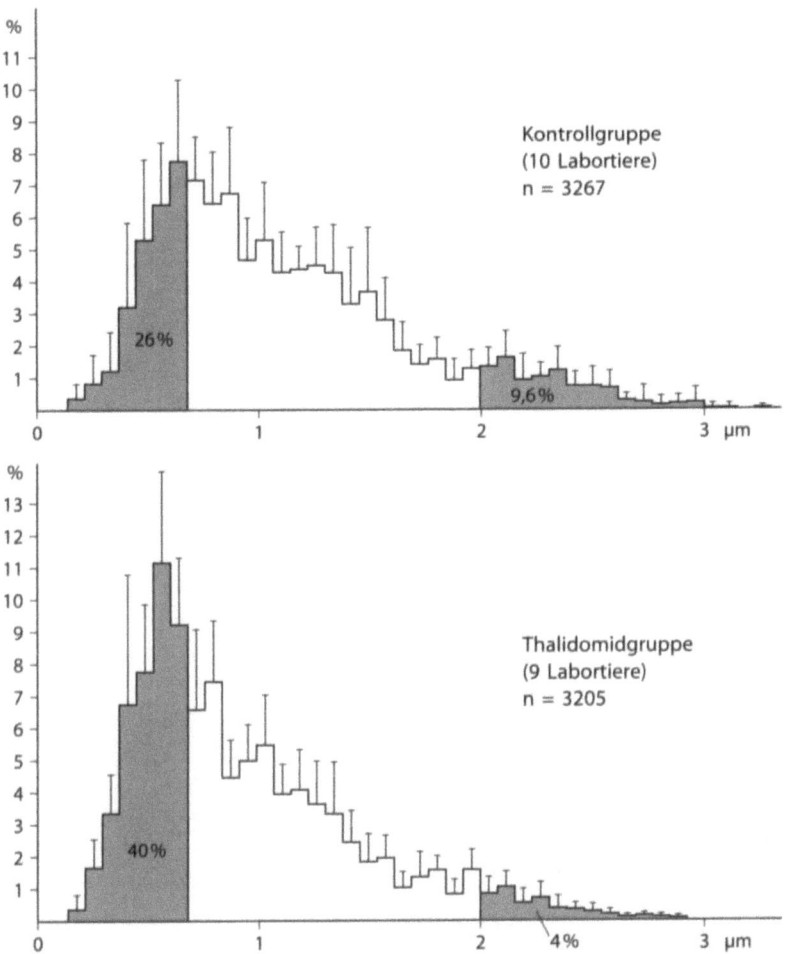

Abb. 73. Diagramme zur morphometrischen Auswertung der experimentellen Thalidomid-Neuropathie. Die Zahl der großen markhaltigen Nervenfasern ist nach 6monatiger Thalidomid-Applikation von 9,6 auf 4% reduziert und die Zahl der kleinen markhaltigen Nervenfasern von 26 auf 40% vermehrt. (Nach SCHRÖDER u. MATTHIESEN 1985)

in der Restitutionsphase haben einen Ausfall der großen markhaltigen Nervenfasern und eine Vermehrung der Zahl kleiner markhaltiger Fasern als Zeichen einer Regeneration ergeben (KRÜCKE et al. 1971). Im Experiment kommt es bei langfristiger Gabe zu einer Reduktion der Axonkaliber- und Markscheidendickenzunahme während der postnatalen Entwicklung (Abb. 73; SCHRÖDER u. MATTHIESEN 1985). DE IONGH (1990) berichtet über quantitative ultrastrukturelle Veränderungen an den motorischen und sensorischen lumbosakralen Nervenwurzeln bei Thalidomid-behandelten Kaninchenfeten.

Thalidomid verursacht jedoch bei Einnahme während der Schwangerschaft *Fehlbildungen*, insbesondere *Phokomelien* und *Amelien* der oberen Extremitäten, und wird seither als Schlafmittel nicht mehr verwendet. Es wirkt antiinflammatorisch und wird seit einiger Zeit als *Immunsuppressivum* (GOIHMAN-

YAHR et al. 1972, 1974) bei der Behandlung des Erythema nodosum leprosum, einer Komplikation der lepromatösen Lepra, bei HIV-Infizierten mit Mundulzera (GÜNZLER 1992; SCHULER u. EHNINGER 1995), beim Behçet-Syndrom und bei der rheumatoiden Arthritis eingesetzt (SCHULER u. EHNINGER 1995). Es wirkt hemmend auf die Zellproliferation während der Waller-Degeneration (SCHRÖDER et al. 1995). Auch habe es einen hemmenden Effekt auf das HIV 1-Virus in chronisch infizierten Zellinien (MAKONKAWKEYOON et al. 1993). ASHBY u. TINWELL (1995) diskutieren das Problem, ob die mit Thalidomid bedingter Phokomelie geborenen Personen ihren Kindern, die ihrerseits wieder Fehlbildungen aufweisen, diesen Defekt Thalidomid-bedingt vererbt haben.

Tryptophan. Seit dem Frühjahr 1989 erkrankten Patienten nach der Einnahme des *Sedativums* L-Tryptophan an einem bis dahin unbekannten Beschwerdebild, das als *Eosinophilie-Myalgie-Syndrom (EMS)* bezeichnet wird. Bis August 1990 wurden über 1530 Fälle in den USA registriert, darunter 27 Todesfälle; in der Bundesrepublik waren es bis März 1990 84 Fälle; im eigenen Untersuchungsgut sind es unter ca. 1000 Muskelbiopsien 3 Fälle, wovon eine Patientin über 5 Monate täglich 1000 mg L-Tryptophan erhielt. Charakteristisch sind eine *diffuse Fasziitis* in der Regel, wenn auch nicht immer, mit Beteiligung *eosinophiler Granulozyten*, eine *interstitielle Myositis, Bluteosinophilie, Polyneuropathie* und zusätzliche *Kardiomyopathie* (Lit. s. BARTZ-BAZZANELLA et al. 1992).

Histopathologisch ist relativ charakteristisch eine *nichtnekrotisierende Vaskulitis*, die überwiegend als *Venolitis* auftritt, teilweise okklusiv ist und in der Regel größere Arterien oder Arteriolen ausspart. Im Nerven findet man eine *Epi- und Perineuritis* peripherer Nervenfaszikel mit axonaler Degeneration (SMITH u. DYCK 1990; HEIMAN-PATTERSON et al. 1990). Die entzündlichen Infiltrate bestehen überwiegend aus mononukleären Zellen (Makrophagen und Lymphozyten) sowie vereinzelten Eosinophilen und Mastzellen. Obwohl sich elektrophysiologisch häufig Befunde, wie bei einer gemischten sensomotorischen Polyneuropathie von teils demyelinisierendem, teils axonalem Typ ergeben, konnte histopathologisch anfänglich keine Demyelinisierung dokumentiert werden (SEIDMAN et al. 1991). DONOFRIO et al. (1992) berichten später jedoch über 3 Patienten, die eine schwere demyelinisierende sensomotorische Polyneuropathie aufwiesen. Trotz Plasmapherese, Kortikosteroiden und bei einem Patienten auch Cyclophosphamid starben 2 Patienten, und der überlebende Patient zeigte nur geringe Erholungszeichen. Pathologisch fanden sich fleckförmige perivaskuläre Infiltrate und eine Fibrose des Bindegewebes in Muskel und Nerv. Die Autopsie des Zentralnervensystems bei 2 Patienten ergab keine speziellen Veränderungen, die charakteristisch für das EMS seien. Zusätzlich zum Befall anderer Organe kann das EMS sich als potentiell tödlich verlaufende Polyneuropathie manifestieren, die anfänglich überwiegend demyelinisierende Aspekte aufweist. – Die lichtmikroskopischen Abbildungen sind allerdings wenig beweiskräftig für eine demyelinisierende Erkrankungsform, auch eine elektronenmikroskopische Aufnahme nicht, in der ein Makrophage zwischen aufgespaltenen Markscheiden zu liegen scheint.

Pathogenese: Die Veränderungen ähneln denen bei der sog. eosinophilen Fasziitis (*Shulman-Syndrom*), deren Pathogenese ungeklärt ist. Epidemiologische

Daten haben ergeben, daß eine starke Assoziation zwischen dem L-Tryptophanprodukt *eines* Herstellers, der rund 80% des in den USA verkauften L-Tryptophans produziert, und der Entwicklung des Eosinophilie-Myalgie-Syndroms besteht (LEHNERT 1990; SLUTSKER et al. 1990; BARTZ-BAZZANELLA et al. 1992). Mittels Hochdruckflüssigkeitschromatographie ließ sich ein L-Tryptophandimer in der mit gentechnischen Methoden produzierten Substanz nachweisen, die das potentielle Agens darstellen könnte. Es besteht eine signifikante Korrelation zwischen der verminderten Menge an Kohlenstaub, der während der Herstellung benutzt wird, und der Verwendung eines neuen Bazillus, nämlich des Amyloliquefaciens-Stammes (TANHEHCO et al. 1992). Andererseits entwickelt sich nur bei einem kleinen Prozentsatz der Patienten, die dieses L-Tryptophanprodukt einnehmen, das typische Krankheitsbild (SWYGERT et al. 1990). Die errechnete *Inzidenz beträgt 1,4/1000*, was auf individuelle disponierende Kofaktoren schließen läßt oder eine sehr ungleichmäßige Verteilung der potentiellen Noxe voraussetzt. Auch ein veränderter intestinaler Tryptophanmetabolismus wird als Ursache diskutiert. FREESE et al. (1990) berichten über Kynurenin-Metaboliten des Tryptophans und seine Implikationen für neurologische Erkrankungen. Das epidemieähnliche Auftreten des Eosinophilie-Myalgie-Syndroms und zahlreiche klinische Symptome sowie die histopathologischen Veränderungen erinnern an das toxische Ölsyndrom (s. oben). Seit der Änderung des Herstellungsverfahrens usw. ist L-Tryptophan 1996 wieder vom Bundesinstitut für Arzneimittel und Medizinprodukte zur Therapie von Depressionen und Schlafstörungen zugelassen.

Tumor-Nekrose-Faktor (TNF). Eine intraneurale Injektion von TNF führt zu Gefäßveränderungen und zur Demyelinisation (REDFORD et al. 1995).

Vacor. Vacor (N3-Pyridylmethyl-N-p-Nitrophenylurea) ist strukturell verwandt mit dem Nicotinamid und wird als Rodentizid (Rattengift) verwendet. Bei Menschen entwickelt sich sehr rasch eine Neuropathie; die ersten Symptome treten innerhalb von Stunden auf (WATSON u. GRIFFIN 1987). Später entwickelt sich auch eine akute Nekrose der β-Zellen im Pankreas mit begleitendem Diabetes. Bei der Ratte wird der rasche axonale Transport gestört und es kommt zu einer distalen Axonopathie, die innerhalb von 24 h zu einer fast vollständigen Degeneration der Axonendigungen an den neuromuskulären Endplatten führt, ohne daß im N. ischiadicus Veränderungen nachweisbar wären.

Vidarabinphosphat. Vidarabinphosphat wird wegen seiner antiviralen Wirkung bei chronischer Hepatitis B, Herpes simplex, Varizellenpneumonie bzw. -enzephalitis und andererseits wegen seiner zytostatischen Wirkung bei Morbus Hodgkin und chronischer lymphatischer Leukämie verwendet. Über Polyneuropathien als Nebenwirkung berichten verschiedene Autoren (Lit. s. LORENZONI et al. 1987). Klinisch bestehen hauptsächlich distale, beinbetonte Sensibilitätsstörungen mit schmerzhaften Dysästhesien, aber auch Paresen, die bei Behandlung mit Gesamtdosen von 800 mg/kg Körpergewicht bzw. 330 mg/kg auftraten. Nach Gesamtdosen unter 300 mg/kg entwickelten sich keine Polyneuropathien. Demnach sei die Polyneuropathie sowie deren Schweregrad von der Höhe der Gesamtdosen des verabreichten Vidarabinphosphats abhängig.

Zalcitabin. Über eine *Zalcitabin*-abhängige toxische Neuropathie aufgrund niedriger Dosen berichten BLUM et al. (1996). Bei dieser Substanz handelt es sich um 2'3'-ddC, einem reversen Transkriptaseinhibitor, der jetzt zugelassen ist zur Behandlung der HIV-1-Infektion und zunehmend bei Patienten verwendet wird, die gegenüber Zidovudin (ZTV früher AZT; s. unten) resistent sind. Eine Nervenbiopsie wurde bei diesen Patienten nicht untersucht. Von 53 Patienten, die ddC erhielten, entwickelten 18 eine toxische Neuropathie während eines Beobachtungszeitraums von 73 Wochen. Demgegenüber fand sich unter 23 vergleichbaren Patienten, die während eines ähnlichen Beobachtungszeitraumes nur mit ZTV behandelt worden waren (ohne ddC), nur in einem Fall eine sensorische Neuropathie.

Vitamin-B_6-Antagonisten

1. 3-Acetylpyridin. BEISWANGER et al. (1993) haben das Analog des Nikotinamid, 3-Acetylpyridin (3-AP), an adulten Ratten untersucht. Es kam zu einer Degeneration primär der *kleinen dunklen Spinalganglien-Neurone*. Diese Degeneration begann nach 24 h und führte zu einem Verlust der Nissl-Substanz, einer zytoplasmatischen Degradation bis zur eindeutigen Nekrose und Neuronophagie. Häufig zeigten die geschädigten Neurone eine perinukleäre Aggregation zytoplasmatischer Organellen mit Auflösung der Nissl-Substanz, Aufhellung des peripheren Zytoplasmas und Bildung großer peripherer Vakuolen. Gelegentlich fand sich ein zweites Muster der 3-AP-Schädigung, wobei das nukleäre Chromatin der Neurone kondensiert war und sich kleine Vakuolen im Zytoplasma bildeten, ohne periphere Aufhellung oder perinukleäre Aggregationen zytoplasmatischer Organellen. Eine Axotomie führte zu typischen retrograden Reaktionen sowohl an den großen blassen wie an den kleinen dunklen Neuronen. Die Kombination einer Axotomie mit einer 3-AP-Schädigung 4 Tage später führte zu morphologischen Veränderungen, die charakteristisch sowohl für die Axotomie als auch für die 3-AP-Intoxikation sind; doch führte die Kombination nicht zu einer erhöhten Inzidenz neuronaler Ausfälle. Die nahezu selektive Vulnerabilität der kleinen Spinalganglienzellen gegenüber der 3-AP-Neurotoxizität lassen dieses Modell geeignet erscheinen für die Untersuchung von Neuropathien mit Ausfall der kleinen Fasern.

2. Isoniazid (INH). Das Isonikotinsäurehydrazid (INH) = *Isoniazid* ist auch heute noch als *Tuberkulostatikum* das Mittel der Wahl. Durch eine Interferenz des INH mit dem Vitamin-B_6-Metabolismus kommt es zu Komplikationen vonseiten des zentralen und peripheren Nervensystems mit *distal akzentuierter, sensomotorischer Neuropathie* (Lit. s. SCHRÖDER 1999). Bei hochdosierter Intoxikation im Experiment resultiert eine Störung der Blut-Nerven-Schranke mit starkem endoneuralen Ödem, evtl. sogar mit Erythrodiapedesen (Abb. 75; SCHRÖDER 1970a–c). Trotz fortgesetzter Isoniazidapplikation tritt eine intensive Regeneration ein (SCHRÖDER 1968), an deren Beispiel erstmalig feinstrukturell kurzfristige und langfristige Regenerationsphänomene im peripheren Nerven im Anschluß an eine Intoxikation untersucht werden konnten (Abb. 14c–g, 74–82). Durch zusätzliche Gabe von 50–100 mg *Pyridoxin* täglich kann

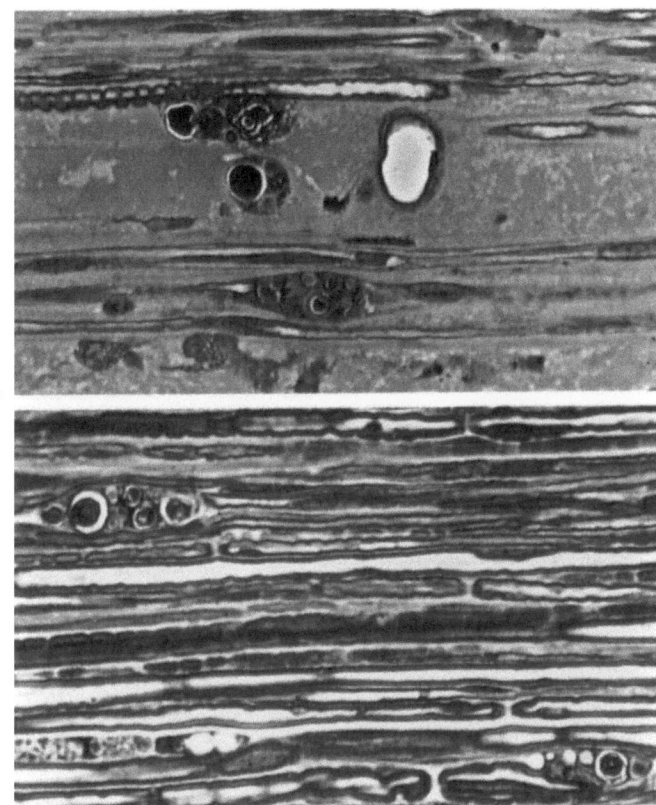

Abb. 74a, b. Experimentelle Isoniazid-Neuropathie bei der Ratte. **a** Vier Wochen nach Beginn der INH-Applikation (7 × 650 mg/kg). Die spärlich erhaltenen oder regenerierten Nervenfasern sind im perivaskulären Bereich durch umfangreiche endoneurale Plasmainfiltrate oder Ödemseen auseinandergedrängt. Mehrere Zellen enthalten reichlich Markscheidenabbauprodukte. **b** Zwei Monate nach einer ähnlichen INH-Intoxikation. Einzelne Myelinfiguren zeigen die vorausgegangene Schädigung an; im übrigen sind reichlich regenerierte Nervenfasern vorhanden. Das endoneurale Ödem hat sich vollständig wieder zurückgebildet. **a, b** × 450. (Nach SCHRÖDER 1970a)

die Erkrankungsrate beim Menschen erheblich gesenkt werden; doch sind andererseits Überdosierungseffekte mit *neurotoxischen Wirkungen durch Überdosierung des Pyridoxin* selbst zu vermeiden (s. oben) (HOFFER 1993).

YAMAMOTO et al. (1996) haben archivierte HE-Schnitte der Suralnervenbiopsien von 5 Patienten mit Isoniazidneuropathie nachuntersucht. Durch eine Allel-spezifische Polymerasekettenreaktion (PCR) an 30 Jahre alten Paraffinschnitten konnten sie einen langsamen Azetylator-Genotyp für die N-Acetyltransferase bei allen Patienten mit einer Isoniazidneuropathie nachweisen.

Zidovudin. Zidovudin wird weitläufig zur Behandlung von AIDS eingesetzt (BALDEWEG et al. 1995). In organotypischen Kokulturen von Spinalganglien, Rückenmark und Muskultur ließen sich sowohl Veränderungen an den Mitochondrien als auch an den Kernen nachweisen (Abb. 83; SCHRÖDER et al. 1995).

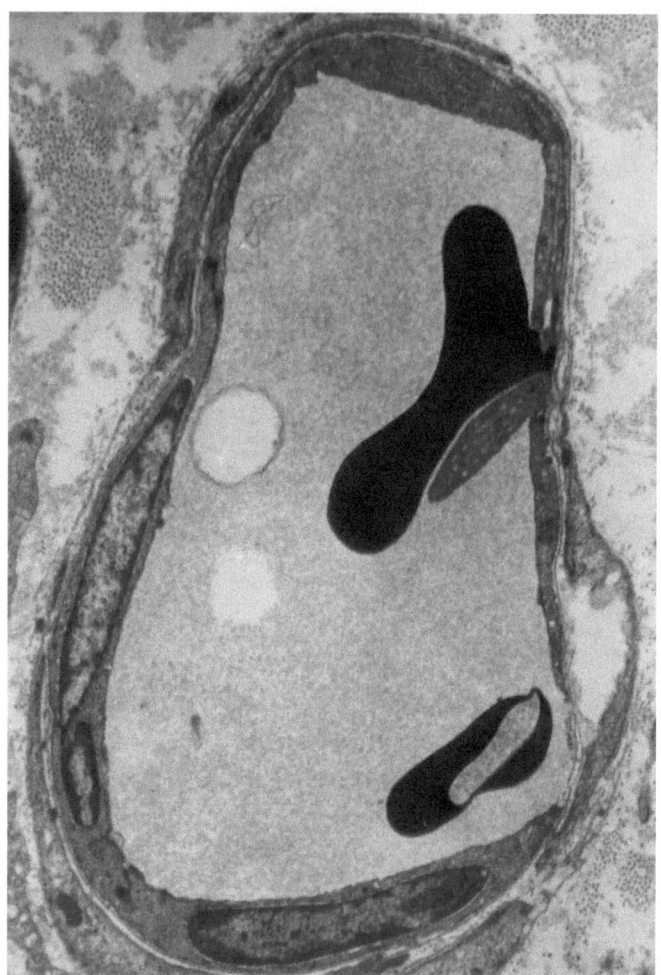

Abb. 75. Isoniazid-Neuropathie 9 Tage nach Beginn der INH-Applikation (6 × 650 mg/kg). Stark geschädigtes endoneurales Gefäß, das eine Erythrodiapedese erkennen läßt. (Im benachbarten Endoneurium liegen einzelne Erythrozyten, die in der Abbildung nicht zur Darstellung kommen.) Der Endothelzusammenhang ist an zwei Stellen aufgerissen und die Verbindung mit dem Perithel teilweise gelöst. Der amorphe plasmaähnliche Inhalt des Gefäßes zeigt an, daß die Perfusionsfixation hier nicht effektiv gewesen ist. × 10 500. (Nach SCHRÖDER 1970)

Dies ist als Hinweis darauf zu werten, daß nicht nur, wie bekannt (Lit. s. BERTRAM u. SCHRÖDER 1993), die Polymerase β in den Mitochondrien, sondern auch die Polymerase α in den Kernen im Sinne einer unerwünschten Nebenwirkung gehemmt wird. Niedrige Dosen seien nicht neurotoxisch (LEFAUCHEUR et al. 1997). Eine periphere Neuropathie ist bisher beim Menschen nur ausnahmsweise beobachtet worden (s. oben: Zalcitabin), während eine Myopathie seit langem als Nebenwirkung bekannt ist (Lit. s. DALAKAS et al. 1994) und von der AIDS-bedingten Myopathie durch das Vorkommen tuboluretikulärer Einschlüsse im endoplasmatischen Retikulum der Endothelzellen von Kapillaren

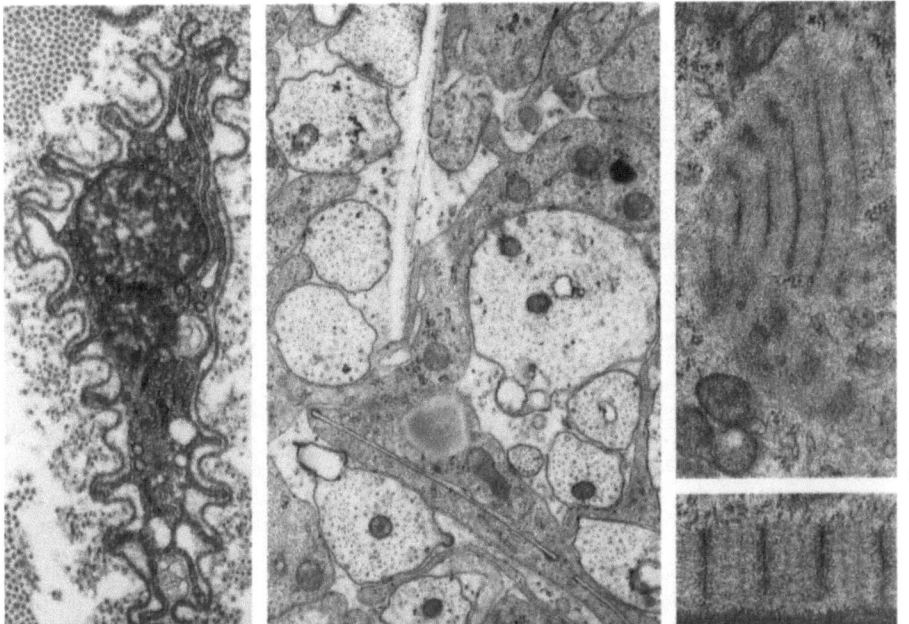

a, b
c
d

Abb. 76 a–f. Verschiedenartige Schwann-Zelleinschlüsse bei der Isoniazid-Neuropathie. **a** Neun Tage nach Beginn der INH-Applikation. Eine allseitig von einer kranzförmigen Basalmembran umgebene Zelle enthält aufgetriebene lysosomale Körperchen. Die fingerförmigen Fortsätze dieser Zelle ragen z. T. in die Falten der Basalmembran, ohne jedoch mit der Basalmembran unmittelbar verbunden zu sein. × 18 000. **b** Büngner-Band 4 Wochen nach Beginn der INH-Applikation. Zwischen regenerierten Axonen und proliferierten Schwann-Zellfortsätzen liegt ein nadelförmiges Gebilde im Extrazellulärraum, das elektronen-optisch leer erscheint und nicht in besonderer Weise gegenüber der Umgebung abgegrenzt ist. Außerdem finden sich zwei weitere, ähnlich nadelförmige Gebilde im Zytoplasma einer Schwann-Zelle, die hier von einer elektronendichten, an den Enden etwas verbreiterten Zone umgeben sind. Sie lassen umschriebene Verbreiterungen erkennen und erscheinen nicht ganz so hell wie das andere extrazellulär gelegene Gebilde. × 29 400. **c, d** Leptomer-Fibrillen in Schwann-Zellen. × 28 000.
e, f s. S. 214

abgegrenzt werden kann (LANE et al. 1993). Mit Hilfe der ^{31}P-Magnetresonanzspektroskopie konnten WEISSMAN et al. (1992) nachweisen, daß Zidovudin nach einer Belastung auch zu einer Verzögerung der Erholung des Phosphokreatins im Skelettmuskel führt; wie es auf die peripheren Nerven wirkt, ist nicht bekannt.

Zytostatika. BOKEMEYER et al. (1993) berichten zusammenfassend über Neuropathien bei der Behandlung verschiedener Krebsarten.

1. Colchicin. GOLD u. AUSTIN (1991) haben eine aberrierende Neurofilament-Phosphorylierung in neuronalen Perikaryen nach der Applikation von Colchicin am N. ischiadicus von Ratten beobachtet. Phosphorylierte Neurofilament-Epitope (pNF) kommen normalerweise reichlich in den Axonen, aber nur in sehr geringen Mengen in den Perikaryen der Neurone vor. Bei einer Reihe von

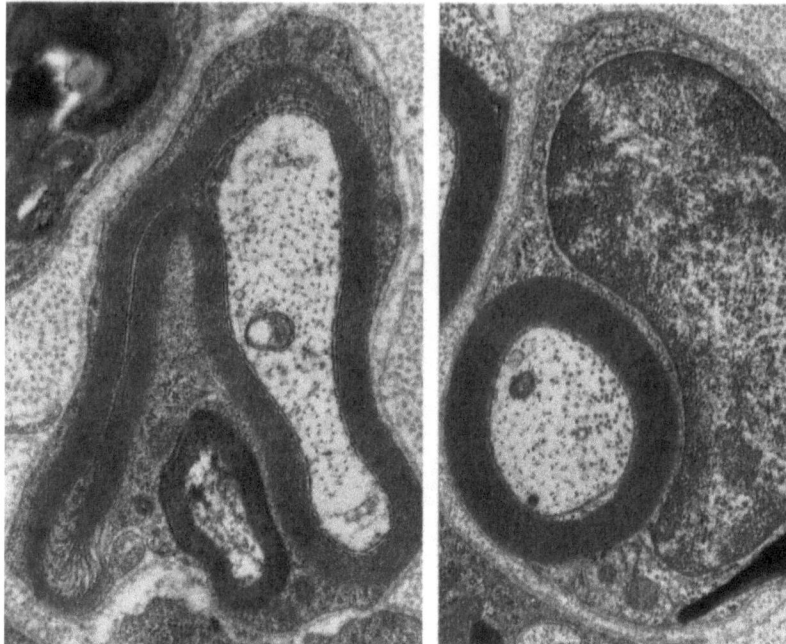

Abb. 76 (Fortsetzung). e μ-Granulum (Elzholz-Körper) in einer regenerierten Nervenfaser. × 55000. f π-Granulum (von Reich) in einer regenerierten markhaltigen Nervenfaser, jeweils bei der Isoniazid-Neuropathie. × 19000. (Nach SCHRÖDER 1975)

Erkrankungen des Menschen und bei Tieren tritt eine abnorme Expression von pNF-Epitopen auf, so bei Motoneuronerkrankungen, bei der progressiven supranukleären Lähmung, der Creutzfeldt-Jakob-Krankheit, bei einer Erkrankung des Kupferstoffwechsels, der Sway-back-Erkrankung von Lämmern, und bei der Alzheimer-Krankheit, wo sie in den Alzheimer-Fibrillen der Nervenzellen nachweisbar sind. Die Bedeutung dieser aberrierenden Neurofilament-Phosphorylierung für die Pathogenese dieser Erkrankung ist ungeklärt. Eine abnorme Expression von pNF-Epitopen in neuronalen Perikaryen kann auch ausgelöst werden durch eine Durchtrennung peripherer Nerven.

Die Autoren haben untersucht, ob die sensorischen Neurone in den Spinalganglien der L4- und L5-Region pNF-Epitope aufweisen, wenn der rasche Transport fokal durch Colchicin blockiert wird (5 mM über 45 min). Demnach tritt eine starke Immunreaktivität in 30–45% der DRG-Neurone sowohl in den Colchicin-behandelten als auch in den gequetschten Nerven auf. Daraus schließen die Autoren, daß eine strukturelle Unterbrechung der Verbindung zwischen Nerv und Zielorgan nicht notwendig ist, um eine abnorme NF-Phosphorylierung in den Perikaryen von Neuronen zu induzieren. Es ist zu vermuten, daß der Verlust eines retrograd transportierten „trophischen" Signals diese Antwort auslöst.

KUNCL et al. (1987) berichten über 12 Fälle mit einer Colchicinmyopathie. Die Colchicin-Myopathie tritt in der Regel bei Patienten mit Gicht auf, die übliche Dosen der Substanz einnehmen, aber erhöhte Plasmawerte aufgrund

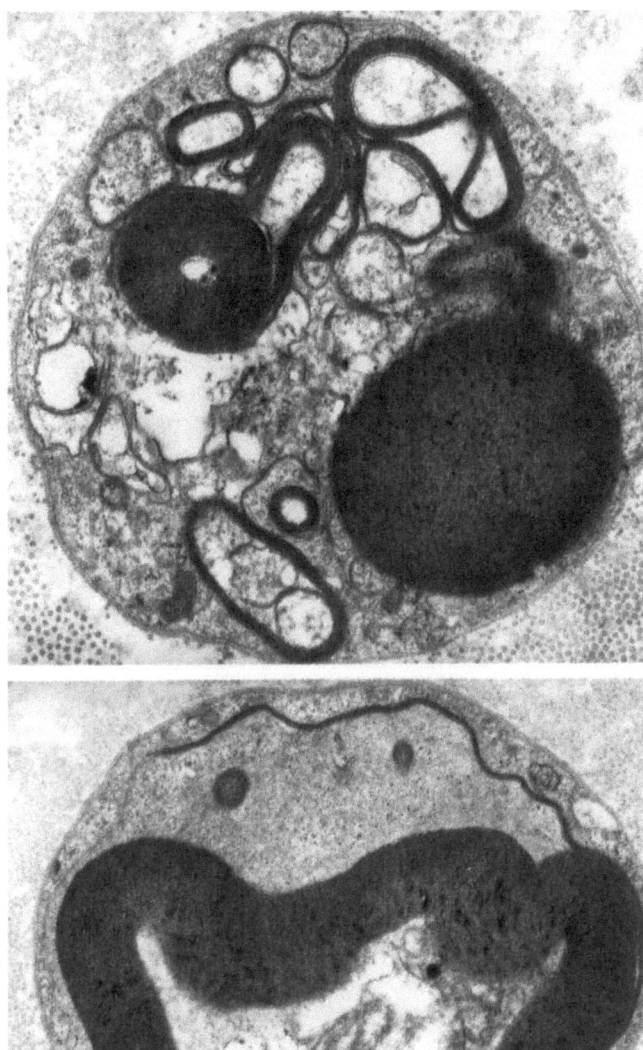

Abb. 77a, b. Isoniazid-Neuropathie. – N. tibialis 4 Tage nach Beginn der INH-Applikation (2 × 400 mg/kg). **a** Die Markscheide zeigt innerhalb der Schwann-Zelle nach der Kontinuitätsunterbrechung des Axons vielfältige Formen der Auflösung und Aufsplitterungen in kleine Ovoide. Die einzelnen Markscheidenlamellen sind oft noch bis zu den letzten Stadien der Auflösung regulär geschichtet. × 18500. **b** Gleiches Präparat wie in **a**. Einzelne Markscheidenlamellen spalten sich von der sonst noch weitgehend erhaltenen Markscheide ab und ziehen frei durch das Zytoplasma der Schwann-Zelle. × 13000. (Nach SCHRÖDER 1970)

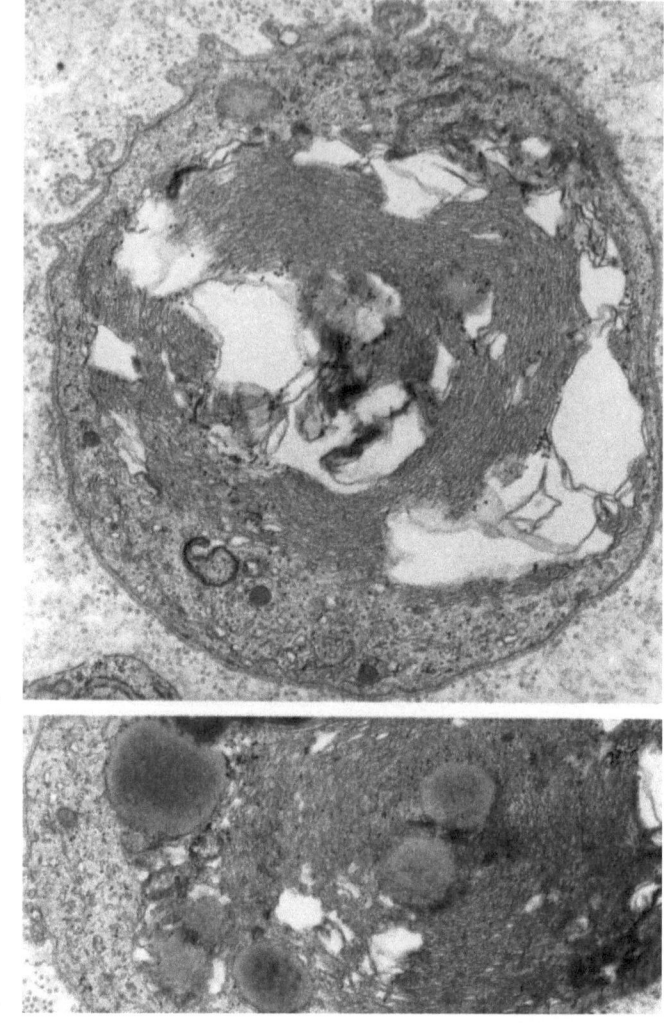

Abb. 78 a, b. Isoniazid-Neuropathie. – N. ischiadicus, sonst wie in Abb. 77. **a** Umfangreiche Membransysteme füllen den Querschnitt einer Schwann-Zelle fast vollständig aus. Dazwischen liegen einzelne Vakuolen mit elektronenoptisch klarem Inhalt und mehrere Glykogengranula. × 17400. **b** Zwischen den mehr oder weniger konzentrisch angeordneten Membransystemen liegen mehrere Lipidtropfen. Am *Bildrand oben* ist eine zerfallende Markscheide angeschnitten.
× 14500

einer gestörten Nierenausscheidungsfunktion aufweisen. Die begleitende axonale Polyneuropathie ist geringfügig und bildet sind langsam zurück, wenn die Colchicinbehandlung abgesetzt wird. In der Regel wird die Colchicinmyoneuropathie nicht korrekt diagnostiziert, sondern als Polymyositis oder urämische Neuropathie gedeutet.

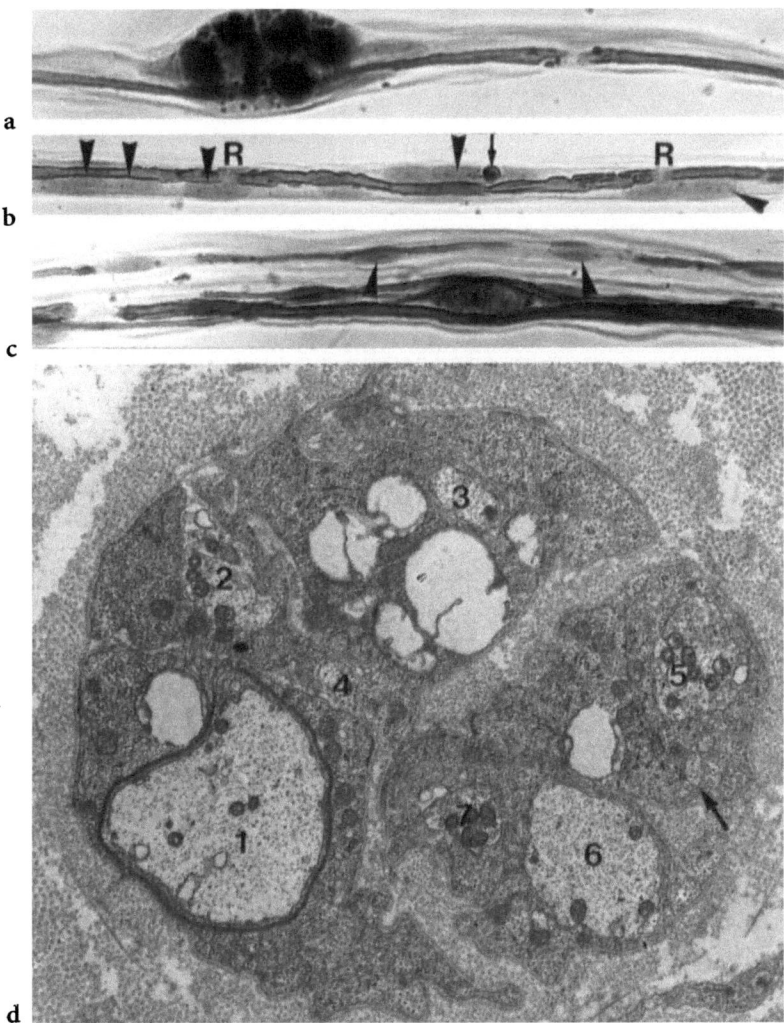

Abb. 79 a–d. Regenerierende Nervenfasern bei der Isoniazid-Neuropathie. a–c Zupfpräparate von regenerierenden Nervenfasern 6 Wochen nach Beginn der Isoniazid-Applikation. **a** Umfangreiche Markscheidenabbauprodukte liegen neben einer dünn myelinisierten Nervenfaser. **b** Zahlreiche Schwann-Zellkerne (*Pfeilköpfe*) und ein μ-Granulum (*Pfeil*) in einem Büngner-Band, das durch eine kleine markhaltige Nervenfaser mit kurzen Internodien reinnerviert worden ist (*R* Ranvier-Schnürringe). **c** Ein Bündel mit verwundenen dünnen regenerierten Nervenfasern neben einer Faser mit inkomplett remyelinisierten Internodien, deren Kerne durch *Pfeilköpfe* gekennzeichnet sind. **a–c** × 620. **d** Bündel von 7 regenerierenden Nervenfasern (mit den Ziffern 1–7) in einem Büngner-Band, 3 Monate nach kontinuierlicher Isoniazid-Applikation. Das größte Axon (1) ist durch nur 2 kompaktierte Markscheidenlamellen remyelinisiert. Zwei andere (5 + 7) enthalten zahlreiche vesikuläre Strukturen und mehrere Mitochondrien. Der *Pfeil* weist auf 2 weitere Fortsätze, bei denen es sich möglicherweise um degenerierende Axonsprossen handelt. Die Schwann-Zellfortsätze enthalten vermehrt intermediäre Filamente und Mikrotubuli sowie Fetttropfen, die offenbar während der Einbettung partiell extrahiert worden sind. Die Kollagenfilamente zwischen den reinnervierten Schwann-Zellen sind dünner als im umgebenden Endoneurium. × 16500

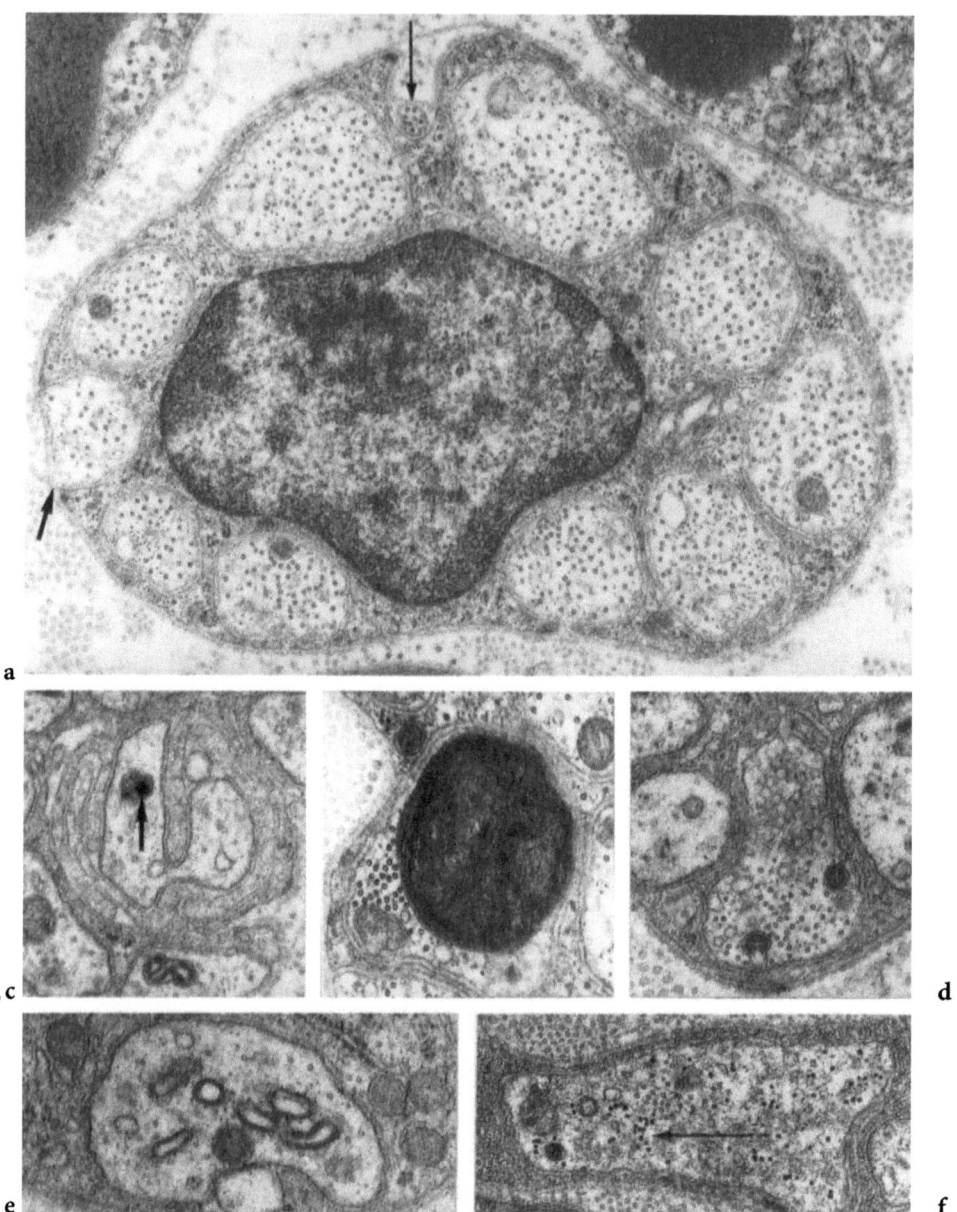

Abb. 80. a Uncharakteristische „Axonveränderungen" (nach INH-Gabe) wie sie vereinzelt auch in normalen Nerven von Kontrolltieren vorkommen: Elf verschiedene Axone mit normalem Gehalt an Tubuli und Filamenten sind hier in Höhe des Schwann-Zellkernes getroffen. Der *Pfeil oben* deutet auf ein anomal dünnes Axon, der *Pfeil links* auf eines ohne Mesaxon. × 20500. **b** Irregulär konturiertes Axon; der *Pfeil* bezeichnet die mitochondrialen Granula, die wir bisher nur bei der INH-Neuropathie gefunden haben. × 20500. **c** Geschichtetes Körperchen in einem Axon mit zahlreichen Mikrotubuli. × 31000. **d** Neurovesikelaggregation in einem normalen Axon. × 24600. **e** Auffällig dickwandige Vesikel. × 20500. **f** Intraaxonale Glykogengranula (*Pfeil*). × 32400

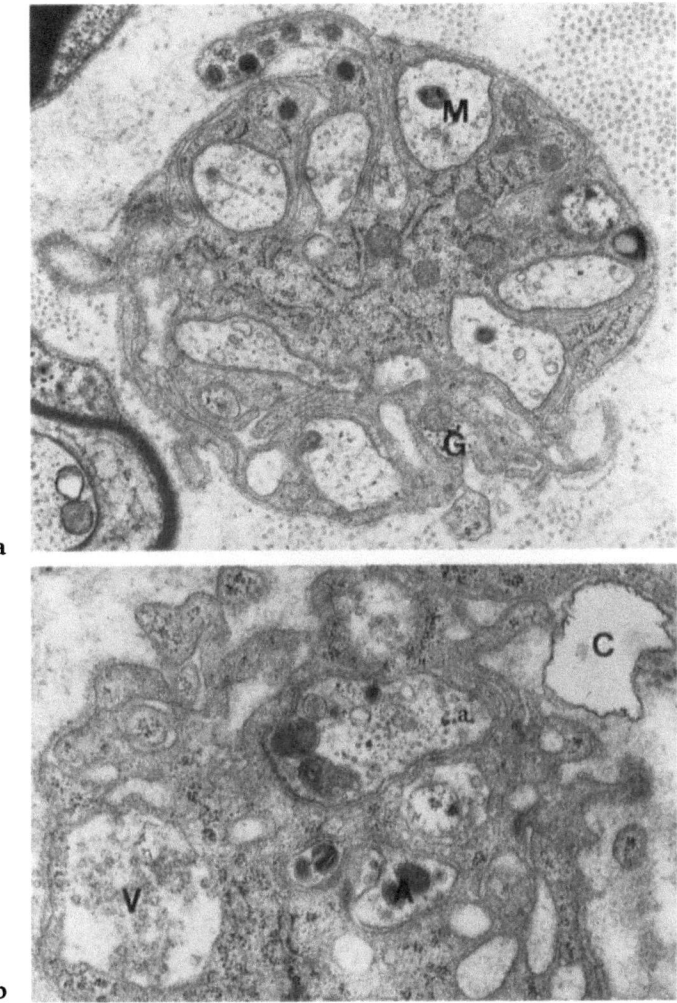

Abb. 81a, b. Isoniazid-Neuropathie 4 Tage nach Beginn der INH-Applikation. **a** Eine prolapsartige Axonverformung (*Pfeil*) wird teilweise von einem Schwann-Zellfortsatz bedeckt. Andere Axone sind noch weitgehend normal; eines enthält einzelne Glykogengranula (*G*), ein anderes mit nur sehr wenig normalen Tubuli und Filamenten mitochondriale Granula (*M*), die aus mehreren Körnern zusammengesetzt sind. Die Schwann-Zellfortsätze in **b** sind sehr irregulär konfiguriert, verlängert oder verzweigt. Daneben ist die Schwann-Zelloberfläche z. T. beträchtlich eingebuchtet. × 29 400. **b** Noch stärkere Unregelmäßigkeiten der Schwann-Zellkontur sind in dieser Abbildung sichtbar. Eine intrazelluläre autophagische Vakuole (*V*), ein extrazellulär gelegener zystischer Fortsatz (*C*) und ein stark deformiertes Axon (*A*) mit vier Mitochondrien sind markiert. Die Basalmembran ist an manchen Stellen defekt oder schwer von dem endoneuralen Plasmaexsudat abzugrenzen. × 19 800

HIMMELMANN und SCHRÖDER (1992) haben bei einem 24jährigen Patienten, der wegen eines familiären Mittelmeerfiebers mit Colchicin behandelt wurde und bei dem als Komplikation eine renale Amyloidose aufgetreten war, ausgeprägte Veränderungen in den Muskelfasern nachgewiesen, außerdem aber auch eine gering ausgeprägte Neuropathie vom axonalen Typ (Abb. 84).

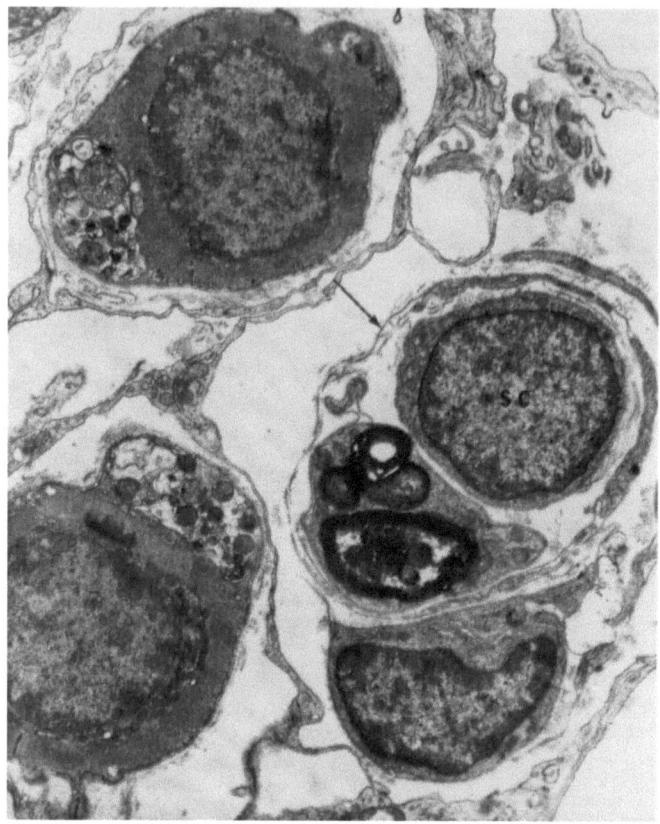

Abb. 82. Isoniazid-Neuropathie 7 Tage nach Beginn der INH-Applikation. Die sensorischen Endigungen an den beiden intrafusalen Kernkettenfasern und die Nervenfaser lassen verschiedene Anzeichen der Schädigung erkennen. Die Nervenfaser ist fast vollständig von intraaxonalen, stark osmiophilen Organellen ausgefüllt. Daneben liegt eine abgerundete Schwann-Zelle (*SC*), die in dieser Schnittebene keine Reste einer Nervenfaser enthält. Die perineurale Umhüllung dieser Schwann-Zellen ist unvollständig und nur an der Basalmembran als solche zu erkennen (*Pfeil*). Die inneren Kapselzellen sind unauffällig. × 8000

2. Taxol. Dieses *pflanzliche Alkaloid*, eine *antimitotische Substanz*, welche die Mikrotubuli stabilisiert und deren Synthese fördert, wird als *Zytostatikum* speziell beim Ovarialkarzinom verwendet und aus Eiben (Taxus = Eibe) gewonnen. Es verursacht eine dosisabhängige *sensorische Neuropathie*. Das Taxol bindet sich an Tubulin und bewirkt eine Anhäufung von Mikrotubuli. Wenn es intraneural in den Nerv injiziert wird, bilden sich tubuläre Aggregate sowohl in den Axonen als auch in den Schwann-Zellen (RÖYTTA u. RAINE 1986). Eine Anhäufung von Mikrotubuli ist sogar zwischen den Markscheidenlamellen und in den Schmidt-Lanterman-Inzisuren sowie den paranodalen Markschlingen nachweisbar (VUORINEN et al. 1988; VUORINEN u. RÖYTTÄ 1990). Auch multinukleäre Schwann-Zellen kommen vor, die mit einer großen Zahl zytoplasmatischer Mikrotubuli gefüllt sind. Die Myelinisation der regenerierenden Axonsprosse ist nach lokaler Taxolinjektion verzögert, ebenso ist die Zahl der Schwann-Zellen

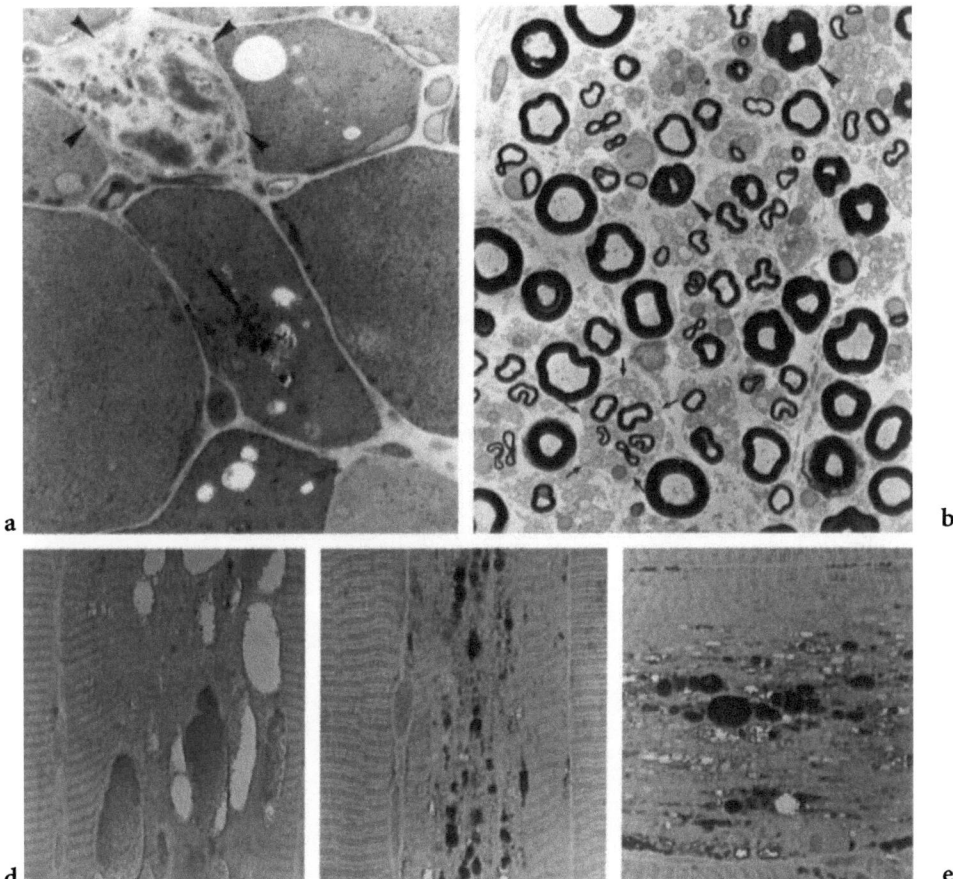

Abb. 84. Colchicin-Neuromyopathie mit ausgeprägten Veränderungen im Muskel (a, c–e), aber relativ uncharakteristischen atrophischen Nervenfasern (*Pfeilköpfe*) und Regenerationsgruppen (*kleine Pfeile*) in der Suralnervenbiopsie (b) bei einem 24jährigen Mann mit familiärem Mittelmeerfieber, Amyloidose und massiver subakuter Myopathie in Zusammenhang mit einem viralen Infekt. a × 1200; b × 1300; c × 750; d × 975; e × 875. (Nach HIMMELMANN u. SCHRÖDER 1992)

durch Hemmung der Mitose und der Zellmigration reduziert. Innerhalb von 2 Wochen nach der Quetschung des Nerven und einer lokalen Injektion von Taxol entstehen *Riesenaxonknospen*, von denen eine zweite Welle *regenerierender Axone* ausgeht, die aus dünnen, in verschiedenen Richtungen gewundenen axonalen Zweigen bestehen und keine Schwann-Zellumhüllung aufweisen. Auch CAVALETTI et al. (1995) berichten über die Wirkungen einer intraperitonealen Applikation von Taxol auf das Nervensystem der Ratte. Bei 16 von 60 behandelten Patientinnen entwickelte sich die Neuropathie 1–3 Tage nach Dosen, die über 200 mg/m² lagen (LIPTON et al. 1989).

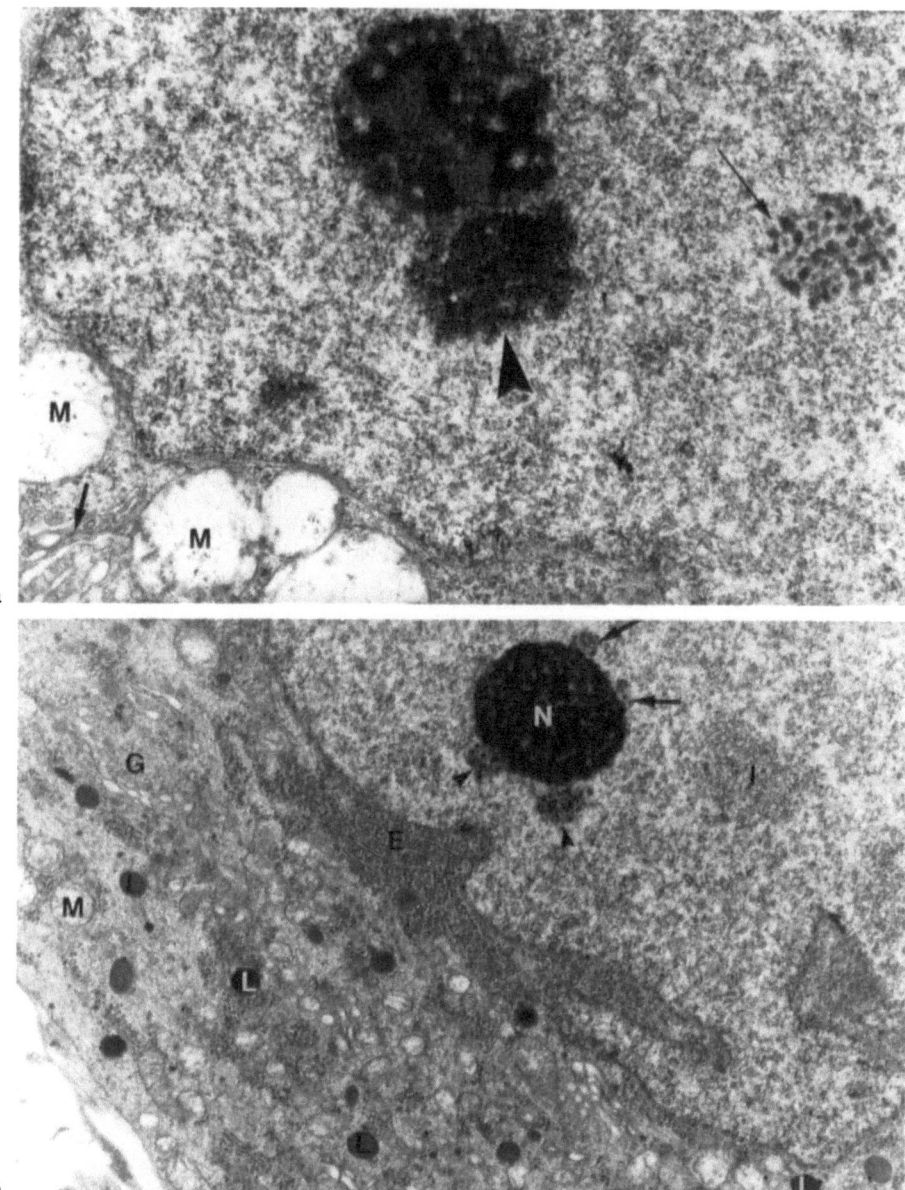

Abb. 83a, b. Zidovudin-Intoxiation in organotypischen Gewebekulturen von Spinalganglien zusammen mit Rückenmarkszellen und Muskelfasern. **a** Fünf Tage nach 1000.0 µm per Zidovudin (= AZT)-Applikation ist der Nukleolus in einer Ganglienzelle im Rückenmark segregiert und weist eine ausgeprägte Kappenformation auf (*großer Pfeilkopf*). Die Perichromatingranula sind vermehrt (*langer Pfeil*), die Mitochondrien geschwollen (*M*) und der Golgi-Komplex leicht dilatiert (*kleiner Pfeil*). × 32000. **b** Spinalganglienzelle 8 Tage nach 1 µm AZT. Dem auffälligen Nukleolus (*N*) sind Perichromatin-Granula assoziiert (*Pfeilköpfe*). Die *Pfeile* weisen auf Nukleolus-assoziiertes Chromatin. *I* Haufen von Interchromatin-Granula, *L* Lysosomen, *G* Golgi-Komplex, *M* geschwollene Mitochondrien, *E* fragmentiertes Ergastoplasma.
(Nach Schröder 1996)

3. *Vinblastin, Vincristin.* SAHENK et al. (1987) weisen daraufhin, daß in der Pathogenese der Vincristin-Neuropathie der Angriffspunkt am mikrotubulären System von Bedeutung ist. Nach Vincristingabe bei Ratten kommt es zu einer Verkürzung der Länge der Mikrotubuli. Auf Querschnitten ist die Zahl der Mikrotubuli pro mm^2 Axonfläche reduziert. Dabei kommt es auch zu Fehlorientierungen von Mikrotubuli und Neurofilamenten in Verbindung mit Anhäufungen freiliegender Vesikel und zu Fragmentationen des glatten endoplasmatischen Retikulums. Diese Strukturveränderungen würden auch den bereits bekannten Anomalien im axoplasmatischen Transport zugrunde liegen und die periphere Neuropathie nach Vincristin-Behandlung besser verstehen lassen.

Wirkung eines Corticotropin (4-9)-Analogs auf die Vinca-Alkaloid-induzierte Neuropathie: VAN KOOTEN et al. (1992) haben eine randomisierte doppelblinde Plazebo-kontrollierte Pilotstudie zu der Wirkung von Ork 2766 (einem Corticotropin-(4-9)-Analog) auf die Neurotoxizität bei 28 Patienten durchgeführt, die ein Lymphom hatten und mit einer Kombination von Vinca-Alkaloiden (Vincristin und Vinblastin) behandelt wurden. Die Patienten erhielten eine Dosis von 12 mg Vincristin im Fall von Non-Hodgkin-Lymphomen und eine Dosis von 16 mg Vincristin im Fall eines Hodgkin-Lymphoms. Die Gesamtdosis der Patienten mit Hodgkin-Krankheit betrug im Mittel 84 mg Vinblastin. Eine subkutane Injektion von 2 mg Ork 2766 oder Plazebo wurde den Patienten mit Non-Hodgkin-Lymphomen am Tag 1 und 8 der jeweiligen Chemotherapiebehandlung verabreicht. Die erste Injektion wurde stets vor der Gabe von Vincristin verabfolgt. Die Bestimmung der neurologischen Symptome und Zeichen sowie die Messung der sensorischen Schwellenwerte (Vibrationssinn und Temperaturempfindung) erfolgte am Tag 1 der ersten, vierten und sechsten (oder achten) Chemotherapieverabfolgung und 6 Wochen nach Abschluß der Chemotherapie. 13 Patienten (durchschnittliches Alter: 44,7 Jahre) erhielten Ork 2766 und 15 Patienten (durchschnittliches Alter: 54,7 Jahre) erhielten Plazebo. Empfindungslosigkeit und autonome Beschwerden traten signifikant häufiger in der Plazebogruppe auf. Die motorischen Ausfälle und sensorischen Störungen waren stärker ausgeprägt und traten ebenfalls signifikant häufiger in der Plazebogruppe auf. Unterschiede im Reflexverhalten oder in den sensorischen Schwellenwerten fanden sich nicht. Demnach sei der Verlauf dieser Pilotstudie aussichtsreich im Hinblick auf eine günstige Wirkung von Ork 2766 auf die Vincristin-Neurotoxizität; doch müssen die Untersuchungsergebnisse mit Vorsicht interpretiert werden, da ein signifikanter Altersunterschied zwischen den untersuchten Patientengruppen bestand.

Gangliosidwirkung auf Spinalganglienzellen nach Vincristinintoxikation: HOUI et al. (1993) haben die Wirkungen von Rinderhirngangliosiden auf die Neurotoxizität von Vincristin in dissoziierten Kulturen von Spinalganglienzellen von 10 Tage alten Hühnerembryonen untersucht. Die Wirkungen der Substanzen wurden quantifiziert durch die Zahl der Neuriten aufweisenden Zellen und die gesamte Länge der Neuriten individueller Neuriten. Die Gabe von Vincristin hinderte das Auswachsen der Neuriten, während Ganglioside (10 – 1000 mg/mL) sie in einer konzentrationsabhängigen Weise schützte. Elektronenmikroskopisch fand sich eine Vincristin-induzierte Fragmentierung und longitudinale Desorientierung der Mikrotubuli in den Neuriten. Durch die Ganglioside wurden die Zellen vor derartigen schädigenden Wirkungen geschützt. Demnach würde die Neurotoxizität von Vincristin in vitro durch die Gabe von Gangliosiden vermindert. Die Medikation von Gangliosiden ist jedoch inzwischen verboten (s. dort).

III. Schmerzen

Medikamente gegen Schmerzen führen die Liste der *am meisten verordneten Pharmaka* an. Sie stellen nicht nur ein großes ärztliches und diagnostisches Problem dar, sondern auch ein soziologisches und ökonomisches.

a) Schmerzen und Hyperalgesie

Schmerzen, die spontan auftreten, sind zu unterscheiden von einer Hyperalgesie, die durch einen Stimulus induziert wird.

1. „Neuropathische" Schmerzen

„Neuropathische" Schmerzen werden durch eine Erkrankung der peripheren Nerven verursacht, sind also organischer Natur. OCHOA (1993) diskutiert kritisch den hohen Anteil „nichtorganischer" *Pseudoneuropathien*, die fehldiagnostiziert würden. Es gäbe eine große Anzahl von Patienten, die nach ausgiebigen multidisziplinären Untersuchungen keine Anzeichen für irgendeine Nervenfunktionsstörung aufwiesen, ausgeprägte Hinweise auf eine zerebralmentale Ursache ihrer neuromuskulären Symptome böten und oft abnorme psychologische Profile zeigten. Er schlägt vor, statt über „neuropathische", über schmerzhafte Syndrome zu sprechen, den gesamten Komplex der Symptommanifestationen bei diesen Patienten wie folgt zu bezeichnen: *Chronische Schmerzen* in Verbindung mit verschiedenen (und variablen) Kombinationen von negativen und positiven *sensorischen, motorischen und vasomotorischen* Phänomenen, wesentlich seltener auch sudomotorischen.

Er zitiert: „*Placebo*-Reaktionen sind häufig ein signifikantes Element bei der Behandlung von Patienten mit schweren muskuloskeletalen Problemen"; „die Placebo-Elektrotherapie sei der Placebo-Chirurgie vorzuziehen". Man müsse das Placebo-Konzept neu überdenken und die Forschung auf diesem Gebiet mit Priorität betreiben. Placebo-Kontroll-Studien müßten in der Klinik zur Pflicht werden, im Interesse der Patienten. „Der Placebo-Effekt ist des Pharmakologen Feind, aber des Doktors Freund". Insbesondere wird auch der Symptomenkomplex der *Fibromyalgie* oder des *myofaszialen Schmerzsyndroms* im Rahmen von Muskelschmerzen diskutiert. Diese deskriptiven Diagnosen könnten objektiv nicht legitimiert werden, da sie keinen tragfähigen Hintergrund hätten. Diese „*illusorischen Entitäten*" würden perpetuiert werden und den Patienten zur Chronizität und Unbehandelbarkeit verdammen, da ihre empirischen Therapien zu einer vorübergehenden symptomatischen Besserung, wenn überhaupt, führten. Schlimmstenfalls führten diese Diagnosen zu potentiell schädlichen Prozeduren, die nicht reversibel seien (z. B. *Sympathektomie*). Diese unausrottbaren Diagnosen würden auch die Erwägung anderer, potentiell behandelbarer Alternativen verzögern.

Auf Fortschritte bei der Behandlung neuropathischer Schmerzen geht auch GALER (1995) ein, auf ärztliche Begutachtungsfragen zur erwerbsbezogenen Leistungsfähigkeit von Patienten mit chronisch-unspezifischen Schmerzen RASPE (1997).

2. Hyperalgesie

KOLTZENBURG et al. (1994) berichten über eine mechanische Hyperalgesie bei akutem chemogenen und chronischem neuropathischen Schmerz, der auf eine Nozizeptor-modulierte zentrale Sensibilisierung zurückzuführen sei. Das wichtigste Ergebnis besteht darin, daß der Schweregrad der durch eine Bürste hervorgerufenen Schmerzen mit der Intensität des Hintergrundschmerzes korreliert ist bei Patienten, die an einer chronischen schmerzhaften Neuropathie leiden, und bei normalen Personen mit akutem experimentellen, chemisch ausgelöstem Schmerz. Dieser Schmerz wurde durch die herdförmige Applikation von Senföl über 5 min ausgelöst, was zu einem starken Schmerz und Hyperalgesie gegenüber leichter mechanischer Berührung führte. (Bezüglich weiterer Details s. zitierte Arbeit.)

Schon CLINE et al. (1989) beschreiben Wirkungen sensibilisierter C-Nozizeptoren bei chronischer Hyperalgesie und Hauterwärmung.

Hyperalgesie durch Capsaizin: CULP et al. (1989) haben eine quantitative thermische und mechanische *Algometrie* bei 4 Personen nach fokaler Applikation von Capsaizin auf die Haut der Handfläche und des Vorderarmes durchgeführt. Capsaizin ist eine Substanz, die zu einer selektiven Degeneration chemosensitiver Neurone führt (JANCSO et al. 1977). Die behandelten Hautflächen wurden im Hinblick auf die Hitzequelle und die mechanische Schmerzwelle bei verschiedenen Temperaturen untersucht. Die Untersuchungen ergaben folgendes: 1. zusätzlich zur Hitzehyperalgesie induzierte Capsaizin regelmäßig eine ausgeprägte mechanische Hyperalgesie; 2. thermische und mechanische Hyperalgesien sind linear abhängig vom Logarithmus der Capsaizindosis; 3. die mechanische Hyperalgesie wird erhöht durch zunehmende Hauttemperatur; 4. die mechanische Hyperalgesie wird beseitigt durch Kühlung der Haut auf etwa 10 °C und der Schwelle für Hitzeschmerzen, eine Temperatur, die nicht die Berührungs- oder scharfe Schmerzempfindung beeinträchtigt. Diese sensorischen Wirkungen von Capsaizin werden ausgelöst durch β-Fasern, da ein dissoziierter Block der A-Fasern durch die Kompressionsischämie nicht die spontanen Schmerzen oder die mechanische Hyperalgesie beseitigt. Außerdem bleibt die Auslöschung der mechanischen Hyperalgesie durch Kühlung während des A-Faser-Blocks erhalten. Kühlung wirkt demnach direkt, indem die Hyperexzitabilität des C-Nozizeptors abnimmt. Eine Hyperalgesie wird dadurch vorübergehend für wenigstens 30 min während einer postischämischen Periode vermindert, wesentlich länger als die Dauer der Parästhesie oder offenkundiger Hyperämie. Sensorische Veränderungen identisch mit denen, die experimentell durch Capsaizin induziert worden sind, sind bei Patienten mit einer besonderen Variante des neuropathischen Schmerzes (ABC-Syndrom) beobachtet und als polymodale Hyperalgesie und Kreuzmodalität-Schwellenmodulation bezeichnet worden. Aufgrund dieser Beobachtungen ist zu postulieren, daß die sensorischen Anomalien, die durch Capsaizin ausgelöst werden, und diejenigen, die bei dieser besonderen

Variante von Patienten beobachtet worden sind, in Beziehung stehen zu einer primären Hyperalgesie. Ihnen liegt ein gemeinsamer Mechanismus zugrunde, in dem der erregbare Membranrezeptor der polymodalen C-Nozizeptoren sich verhält, als ob er die Temperatur „fehlinterpretiert".

Hyperalgesie nach experimenteller fokaler Nervenverletzung: SOMMER et al. (1995) haben bei der Ratte eine chronische Konstriktion vorübergehend mit einer Degeneration vom Waller-Typ verbunden und eine Makrophagenaktivierung bewirkt. Bei der Entstehung der Hyperalgesie sei es wichtig, daß einige Nervenfasern überleben, da die vollständige Zerstörung des Endoneuriums zu einer Anästhesie führt. Während der Nervenfaserregeneration bildet sich die Hyperalgesie zurück. Diese Tests wurden an Ratten unter den Bedingungen eines Hitzestimulus durchgeführt. Bei der thermal ausgelösten Hyperalgesie können Makrophagen und TNF-α eine Rolle spielen (SOMMER u. SCHÄFERS 1998). SOMMER u. MYERS (1995) haben die Neurotransmitter im Hinterhorn des Rückenmarks am Modell der schmerzhaften Neuropathie im Vergleich zu einer Nervenquetschung untersucht.

Erregung und Sensibilisierung dünner artikulärer Afferenzen vom Kniegelenk der Katze durch Prostaglandin E 2: SCHAIBLE u. R.F. SCHMIDT (1988a) haben an Katzen in α-Chloralose-Anästhesie elektrophysiologisch extrazelluläre Ableitungen von feinen afferenten Einheiten durchgeführt, die zu den medialen Gelenknerven des Kniegelenks gehören. Der exzitatorische und sensibilisierende Effekt auf die artikulären Afferenzen wurden nach intraarterieller Gabe von Prostaglandin E 2 (PGE 2) untersucht. Aus den Untersuchungsergebnissen schließen die Autoren, daß PGE 2 bei einem großen Teil der feinen artikulären Afferenzen im normalen Gelenk Erregungen auslöst, die ähnlich denen sind, die durch eine experimentelle Entzündung induziert werden. Demnach könnte PGE 2 ein Entzündungsmediator sein, der eine größere Rolle bei der Auslösung afferenter Erregungen im Verlauf einer Arthritis spielen kann.

Auch *Bradykinin* führte zu einer Veränderung der Mechanosensitivität bei 20 von 28 Afferenzen, wobei eine Bewegungsempfindlichkeit induziert wird in anfänglich nicht reaktiven Einheiten. Die Schwelle für Bewegungen bei Afferenzen mit hoher Schwelle wird erniedrigt, ebenso die für vorbestehende Antworten auf unschädliche oder schädliche Gelenkbewegungen.

Änderungen der Mechanosensitivität artikulärer Afferenzen während der Entwicklung einer experimentellen Arthritis: SCHAIBLE u. R.L. SCHMIDT (1988b) haben bei der kuten experimentellen Arthritis, die durch Kaolin und „carrageenan" (Substanz aus einem irländischen Moos) induziert worden war, beobachtet, daß eine erhöhte Mechanosensitivität in verschiedenen Typen von Gelenkafferenzen auftritt, einschließlich der nichtnozizeptiven wie der nozizeptiven und anfänglich nicht reaktiven Nervenfasern. Die frühesten Veränderungen fanden sich bei den Afferenzen mit niedriger Schwelle. Die Reagibilität von Einheiten mit hoher Schwelle und von nichtreaktiven Einheiten auf eine milde Stimulation entwickelt sich hauptsächlich zu der Zeit, in der im Verhalten der Tiere Anzeichen für eine Hyperalgesie und Schmerzen beobachtet werden. Die Autoren vermuten, daß Schmerzempfindungen in entzündlich verändertem Gewebe entstehen durch sensibilisierte Afferenzen mit hoher Schwelle oder sonst fehlender Antwort, wobei möglicherweise eine Beteiligung von Einheiten mit primär niedriger Schwelle hinzukommt.

Abgabe der immunreaktiven Substanz P im Rückenmark während der Entwicklung der akuten Arthritis im Kniegelenk der Katze: SCHAIBLE et al. (1990) haben bei anästhesierten Rückenmarkskatzen die Abgabe der immunreaktiven Substanz P im Rückenmark während der Entwicklung einer akuten Entzündung in einem Kniegelenk mit Antikörpermikroproben untersucht. Die Mikroproben enthielten Antikörper, die gegen den C- oder N-Terminus der Substanz P gerichtet waren. Beim normalen Knie führt eine unschädliche mechanische Reizung (Beugung, Druck) nicht zu einer spinalen Abgabe der immunreaktiven Substanz P. Nach einer Injektion von Kaolin und Carrageenan in das Knie fand sich bei 7 von 10 Katzen ein Hinweis auf eine Abgabe der Substanz P im Anschluß an eine Stimulation des Gelenkes. Eine derartige Abgabe trat erst nach mehreren Stunden auf und war vor allem im oberflächennahen Hinterhorn nachweisbar, in den Hintersträngen und an der dorsalen Oberfläche des Rückenmarks. In einigen Experimenten war die Abgabe der Substanz P im tiefen Hinterhorn und im oberen Vorderhorn zu beobachten. Die Abgabe der immunreaktiven Substanz P erforderte Perioden einer mechanischen Stimulation wie Beugung oder Druck oder ein entzündlich verändertes Gelenk. Die Autoren schließen daraus, daß die Fasern, welche diese Substanz abgeben, eine Sensibilisierung durch Entzündungsmediatoren erfordern, bevor sie durch Gelenkreize erregt werden.

Auf eine *entzündlich* bedingte Schmerzüberempfindlichkeit, ausgelöst durch myelinisierte sensorische Neurone, gehen auch NEUMANN et al. (1996) ein.

Von Interesse ist in diesem Zusammenhang, daß sensorische Neurone NGF benötigen, um eine Nozizeption zu bewirken, wobei *transgene Mäuse, die NGF überexprimieren,* eine ausgeprägte *Hyperalgesie* gegenüber noxischen mechanischen Stimuli aufweisen (Lit. s. SNIDER 1994).

b) Sympathikusblockade und Sympathikus-abhängige Schmerzen

DELLEMIJN et al. (1994) haben eine vergleichende Studie über die Auswirkungen einer Sympathikusblockade des Ganglion stellatum (SGB) oder einer intravenösen Phentolamininfusion (PhI) an 14 Patienten mit vermutlich Sympathikus-abhängigem Schmerz an der oberen Extremität untersucht. Wenn die SGB eine Schmerzerleichterung hervorrufe, eine PhI aber nicht, sei eine sensorische Blockade durch Ausbreitung in somatische Nerven anzunehmen. Somit sei PhI ein weniger sensitiver, aber spezifischerer Test als die SGB. Diese beiden Prozeduren bieten aber komplementäre Informationen, und beide seien erforderlich, um die Diagnose eines Sympathikus-abhängigen Schmerzes zu stellen.

Viszerale Afferenzen: SCHOTT (1994) berichtet in einem Übersichtsartikel über die verschiedenen Auffassungen zu dem Thema des „*Sympathikus-abhängigen*" *Schmerzes*. Die viszeralen Afferenzen sind im allgemeinen klinisch stumm, sofern nicht eine Verletzung erfolgt. Diese Eigenschaft ähnelt denen der kürzlich beschriebenen „stummen Afferenzen", und einige Afferenzen innerhalb der beiden Systeme haben vermutlich Beziehungen zueinander oder sind sogar gleich. Die üblicherweise anerkannte Beteiligung des sympathischen Nervensystems an den verschiedenen Schmerzzuständen erscheint inkorrekt. Die meisten Anzeichen sprechen dafür, daß es diese viszeralen Afferenzen sind, die verwirrenderweise auch innerhalb des autonomen Nervensystems verlaufen und dem „Sympathikus-abhängigen" Schmerz zugrunde liegen.

c) Triple-Kälte-Syndrom

OCHOA u. YARNITSKY (1994) berichten über ein Syndrom mit Kältehyperalgesie in Verbindung mit Kältehypaesthesie bei 28 Patienten mit einer peripheren Polyneuropathie oder Mononeuropathie verschiedener Ursachen. Ein Mechanismus der sensorischen Enthemmung, bei dem eine verminderte kältespezifische A-Delta-Afferenz zu einer Kalt-Schmerz-Eingabe führt, die durch C-Nozizeptoren übertragen wird, wird vermutet, um die Hyperalgesie zu erklären. Bei den meisten Patienten ist die symptomatische Haut abnorm kalt. Dies ist wahrscheinlich eine Konsequenz des Vasospasmus aufgrund einer Überempfindlichkeit durch Denervation sympathischer Nervenfasern entsprechend dem Ausfall von Nervenfasern mit kleinem Durchmesser. Aufgrund dessen wird das „Triple-Kälte-Syndrom" als ein neuer Begriff beschrieben, um diese spezifische pathophysiologische Situation zu beschreiben. Phänomenologisch sei es ein Spiegelbild der Erythroalgie, die von Sir Thomas LEWIS (1936; zit. nach OCHOA u. YARNITSKY 1994) beschrieben worden ist, bei der ein abnormer primärer Nozizeptoreinfluß anzunehmen ist und bei der eine Hitzehyperalgesie und eine heiße symptomatische Haut vorliegt, bedingt durch eine C-Nozizeptorsensibilisierung und Vasodilatation auf eine antidrome Entladung. Dieses Triple-Kälte-Syndrom sei abzugrenzen von dem deskriptiven diagnostischen Begriff der „Reflex-sympathetischen Dystrophie-Causalgie" (s. Kap. J.III.f.1.(a), Sudeck-Atrophie).

Anhang: Akupunktur

Nach F. MANN (1997) sei die Lehre von den Akupunkturpunkten und Meridianen falsch und hätte nichts mit den Ursprüngen des Heilverfahrens zu tun. Die Bahnen, auf denen sich die Empfindungen nach der Stimulation mit der Nadel über den ganzen Körper ausbreiteten, verliefen ganz anders als die Meridiane. Den größten Nutzen sieht MANN in der Behandlung leichter Beschwerden (Kopfschmerzen, Herzklopfen u. a.). Offenbar wirken dabei körperliche und psychische Einflüsse zusammen (bzgl. Plazeboeffekte s. oben).

G. Neuropathien aufgrund systemischer Stoffwechselstörungen

I. Diabetische Neuropathien

a) Diabetische Neuropathien beim Menschen

Die diabetischen Neuropathien sind neben der alkoholischen Polyneuropathie die weitaus häufigste Gruppe peripherer Neuropathien.

Klinik: Zu unterscheiden sind

1. *eine symmetrische Polyneuropathie*,
2. *eine bevorzugt sensorische oder autonome Form* und
3. *fokale sowie multifokale Neuropathien*.

Zu den letzteren gehören Hirnnervenausfälle, insbesondere im Bereich des III. und VII. Hirnnerven sowie eine *thorakoabdominale Neuropathie* (KIKTA et al. 1982), ein *fokaler Befall der Gliedergürtelnerven* und das *Syndrom einer proximalen motorischen Neuropathie (diabetische Amyotrophie)* (DYCK et al. 1987; THOMAS et al. 1992; DYCK u. GIANNINI 1996). Zu Epidemiologie, Prognose und sozialmedizinischer Bedeutung nehmen ZIEGLER u. GRIES (1996) Stellung. DYCK et al. (1985) haben die klinischen und neuropathologischen Kriterien für die Diagnose und *Gradeinteilung* der diabetischen Polyneuropathie bei 36 diabetischen Patienten im Vergleich zu 47 gesunden Personen analysiert. Dabei wurden die Symptome dem Schweregrad nach bemessen und die neurologischen Ausfälle, die Schwellenempfindlichkeit der Hautsensibilität und die Parameter der Nervenleitung verglichen. Die 5. Perzentile eines neuen „Index der Pathologie", der den Ausfall an markhaltigen Nervenfasern und die Anomalien an den übrigen, noch erhaltenen Fasern kombiniert, bildete einen sensitiven und verläßlichen minimalen *neuropathologischen Gradmesser* für die Diagnose einer Polyneuropathie, wobei 32 Patienten betroffen waren, während 4 keine Neuropathie aufwiesen. Für die klinische Feststellung einer diabetischen Polyneuropathie war der Vibrationssinn empfindlicher als der Berührungsdruck oder die Abkühlung. Anomalien der Nervenleitung waren sowohl sensitiv als auch verläßlich im Hinblick auf die Feststellung einer Neuropathie. Am häufigsten war die Nervenleitungsgeschwindigkeit verändert, aber nur wenig mehr als die F-Wellen-Latenz und -Amplitude.

Häufig entwickelt sich aufgrund der diabetischen Neuropathie und Angiopathie ein Ulkus an den Füßen („Diabetischer Fuß") in Kombination mit einer diabetischen Arthopathie („Charcot-Fuß") (SERRA et al. 1997). Dabei spielt eine

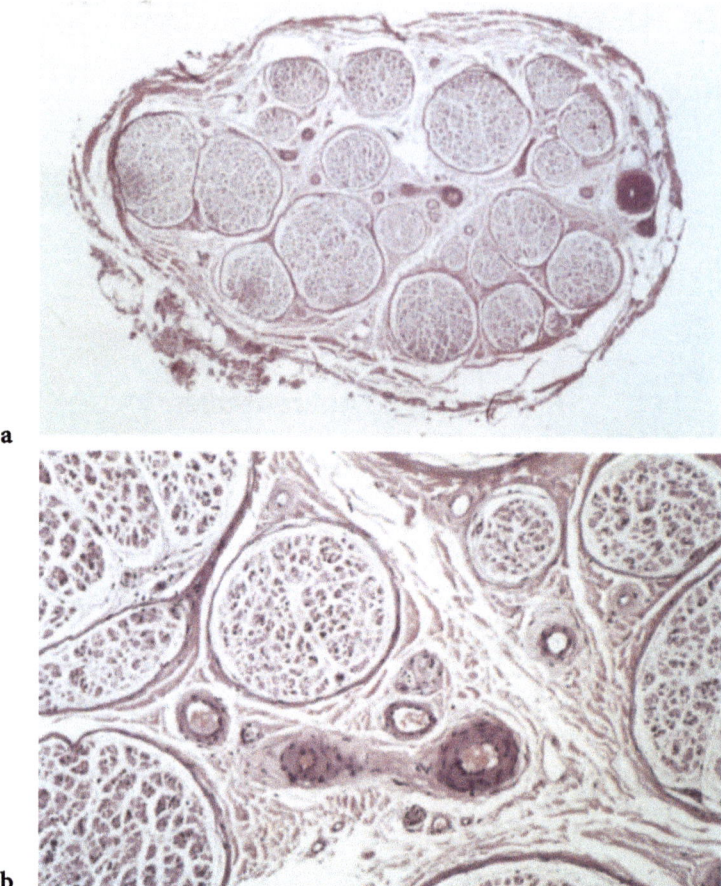

Abb. 85a–d. Ausgeprägte diabetische Neuropathie bei einem 69jährigen Mann mit ca. 70%igem Ausfall der großen und kleinen markhaltigen Nervenfasern, starkem endoneuralen Ödem und Verbreiterung der Basallaminae der endoneuralen Kapillaren. **c, d** s. S. 231

Störung der Endothelfunktion und die Endothel-NO(Stickstoffoxid)-Synthetase eine Rolle (VEVES et al. 1998). In Deutschland werden jährlich etwa 21500 Amputationen infolge eines Diabetes mellitus durchgeführt. Dabei ist zwischen einem neuropathischen und einem neuroischämischen Ulkus zu unterscheiden. Das *neuropathische Ulkus* ist schmerzlos, der arterielle Puls ist normal; das Ulkus ist auf die Fußsohle beschränkt, während das *neuroischämische Ulkus* schmerzhaft ist, mit einer Abschwächung oder einem Fehlen des arteriellen Pulses einhergeht und an den Zehen und am Fußrand lokalisiert ist. Bei letzterem kommt es zu einem Verlust des Tastsinnes und des Vibrationsgefühls, bevor die Schmerz- und Temperaturempfindung ausfällt (BEISCHER 1998).

Histopathologie: Bei der *symmetrischen Polyneuropathie* besteht ein *Ausfall sowohl der markhaltigen als auch der marklosen Axone*, der distal betont ist, aber bevorzugt die dorsalen Nervenwurzeln betrifft. Dazu gehört ein *Ausfall von Ganglienzellen* in den Spinalganglien (ZOCHODNE 1996) und den Vorderhör-

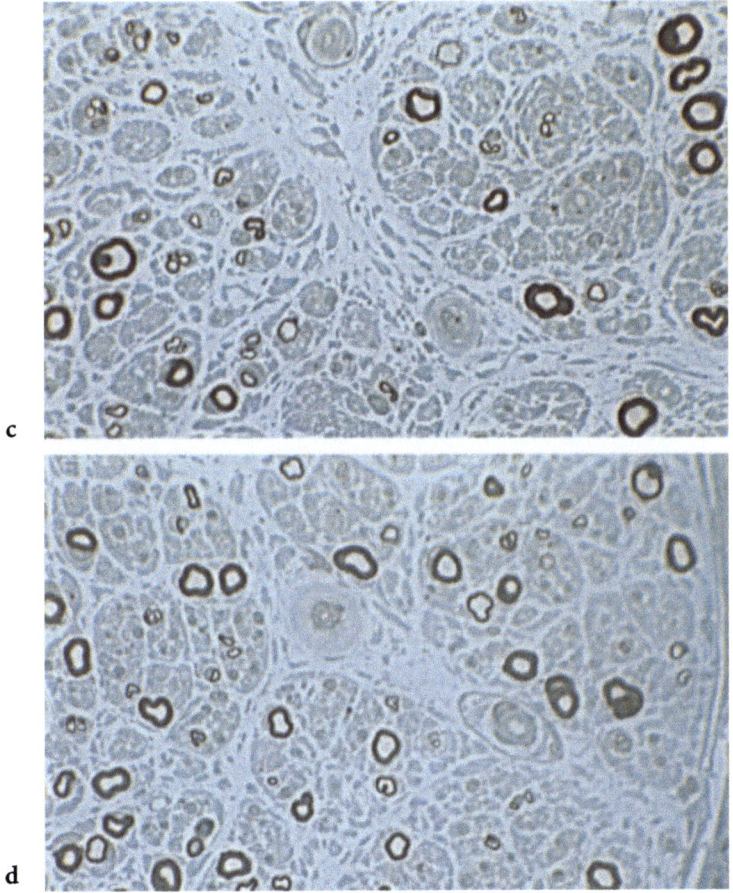

c

d

Abb. 85 c, d. Legende s. S. 230

nern des Rückenmarks. Als Substrat des dabei akut auftretenden Schmerzes wird ein aktiver Nervenfaseruntergang angesehen, der besonders gut in Zupfpräparaten nachweisbar ist; bei chronischen Schmerzen dominiert die regenerative Aktivität. Entsprechend dem Ausfall sensorischer Ganglienzellen kommt es zu *Degenerationen von Fasern in den Hintersträngen.* Demnach liegt eine zentral-periphere distale Axonopathie vor. Bei der sog. *diabetischen pseudosyringomyelischen Neuropathie* findet sich ein bevorzugter Ausfall der kleinen markhaltigen und marklosen Axone (NAVARRO et al. 1989). Vermutlich gibt es ein Spektrum zwischen Fällen mit bevorzugtem Ausfall kleiner Fasern und solchen mit bevorzugtem Ausfall großer markhaltiger Fasern (Abb. 85). *Segmentale Demyelinisationen* kommen vor, sind aber vermutlich sekundärer Art und treten proximal von distal degenerierenden Axonen auf. Angedeutete Zwiebelschalenformationen kommen gelegentlich vor als Hinweis auf eine rekurrierende Demyelinisation und Remyelinisation, doch ist die Korrelation zwischen dem Schweregrad der axonalen Ausfälle und der Demyelinisation nicht strikt, so daß eine unabhängige Wirkung der diabetischen Stoffwechsellage auf die Funktion der Axone und Schwann-Zellen anzunehmen ist (BEHSE et al.

1977). Bei unbehandeltem Diabetes sollen segmentale Demyelinisations- und Remyelinisationsvorgänge stärker ausgeprägt sein. Paranodal ist bei der diabetischen sensorischen Polyneuropathie nach P.K. THOMAS et al. (1996) keine besondere Form einer „axoglial dysjunction" als ein unterscheidendes Merkmal der diabetischen Polyneuropathie an Fasern festzustellen, die eine aktive Demyelinisation oder eine Degeneration vom Waller-Typ aufweisen. Auch fanden sich keine Erweiterungen des Paranodiums.

Eine *Vermehrung von π-Granula* in den Schwann-Zellen ist beschrieben worden, aber nicht quantitativ erwiesen. Eine Verdickung der Basalmembranen an den Schwann-Zellen kommt gelegentlich vor, ist aber an den Blutgefäßen wesentlich stärker ausgeprägt.

Das *autonome System* zeigt degenerative Veränderungen an den autonomen Ganglien und vermehrte Einlagerungen von PAS-positiven Substanzen in Ganglienzellen des sympathischen Systems. JOHNSON u. BEGGS (1993) haben die autonome Innervation der Vasa nervorum analysiert. Die Zahl der Nervenfasern in den Arteriolen der unteren Extremitäten ist reduziert, auch sind Anomalien der Innervation der Blasenwand und der Corpora cavernosa festzustellen. Eine Magen-Neuropathie bei Diabetikern würde meistens verkannt, obwohl sie bei 30 – 40 % der Patienten vorkäme.

Die eingangs erwähnten *fokalen und multifokalen Nervenläsionen* beruhen auf einem unterschiedlichen Verlust von Nervenfasern in den verschiedenen Nervenfaszikeln bei multifokaler Neuropathie. Veränderungen, die bei einer multiplen Mononeuropathie im Sinne einer ischämischen Veränderung interpretiert worden waren, haben sich als Renaut-Körper erwiesen (THOMAS et al. 1992). Doch sind fokale Läsionen wahrscheinlich demyelinisierender Art in einem mit Hilfe von Serienschnitten untersuchten isolierten III. Hirnnerven beschrieben worden (RAFF et al. 1968).

N. oculomotorius beim Diabetes mellitus: SMITH u. DYCK (1992) berichten über weitere klinische und histopathologische Veränderungen im N. oculomotorius beim Diabetes mellitus. Sie haben die morphometrischen Werte von 15 Kontrollfällen und 8 Diabetespatienten in einer proximalen und distalen Ebene untersucht. Im Durchschnitt hatten die Kontrollnerven eine Faszikelquerschnittfläche von 2,7 mm², 22311 markhaltige Nervenfasern und eine bimodale Kaliberverteilung mit Häufigkeitsgipfeln bei etwa 5 – 6 und 10 – 11 µm sowie einer Streubreite von 2 – 20 µm. Im proximalen Nerven kommen Gliafaserbündel bei etwa der Hälfte der Patienten und Kontrollpersonen vor, wobei sich die Häufigkeitsgipfel der markhaltigen Nervenfasern von denen ohne gliale Areale unterscheidet. Die Nerven der diabetischen Patienten unterschieden sich von denen der Kontrollpersonen durch eine veränderte Fasergrößenverteilung, die auf eine Atrophie der Fasern schließen läßt, und eine Mikrofaszikulierung am Rand der Faszikel in etwa der Hälfte der Patienten. Die Autoren vermuten, daß die Gliafaserbündel eine Normvariante darstellen. Die Mikrofaszikulierung ist jedoch wesentlich häufiger bei den diabetischen Patienten zu finden und stellt vermutlich eine subklinische Verletzung unbekannter Ursache dar. Die Änderung der Größenverteilung mag auf den Diabetes zurückzuführen sein, ist aber nicht notwendigerweise ein Vorläufer der diabetischen Ophthalmoplegie.

Das *endoneurale Bindegewebe* ist oft vermehrt. Die Basallamina der Perineuralzellen ist reversibel verdickt (BEGGS et al. 1989; BRADLEY et al. 1994), und es sind Kalzifikationen im Perineurium nachweisbar, die häufiger sind als bei anderen Neuropathien (KING et al. 1989).

Seit langem sind *Verdickungen und Hyalinisierungen der Wand kleiner Blutgefäße im Nerven* bekannt, die teilweise auf eine Verbreiterung und Reduplikation der Basallamina zurückzuführen sind (Abb. 85c, d; 240a; BRADLEY et al. 1994). Eine starke Vermehrung und Verbreiterung der Basalmembranen endoneuraler Blutgefäße ist bei chronischen Neuropathien häufig, aber statistisch signifikant häufiger bei Diabetikern anzutreffen. Eine Vermehrung verschlossener endoneuraler Kapillaren beim Vergleich mit altersentsprechenden Kontrollen soll mit dem Schweregrad der Neuropathie korrelieren (DYCK et al. 1985), doch ist dieser Befund bisher in anderen Serien nicht bestätigt worden (THOMAS et al. 1992). Über Veränderungen der endoneuralen kleinen Gefäße in Verbindung mit der diabetischen Neuropathie berichten auch YASUDA u. DYCK (1987). Diese Autoren haben 290 kleinere endoneurale Blutgefäße im N. suralis von 34 diabetischen Patienten und 185 von 23 gesunden Kontrollfällen untersucht. Danach ist die Zahl der endoneuralen Kerne, das endotheliale Areal und die Dicke der Basallaminae signifikant höher bei den Diabetikern mit Neuropathie als bei den Kontrollfällen. Die Veränderungen stehen in einem statistischen Zusammenhang mit der Ausprägung der Anomalien an den markhaltigen Nervenfasern. Die Werte für das Lumen waren bei den Diabetikern größer als bei den Kontrollfällen, so daß man auf eine kapilläre Dilatation zumindest einiger Gefäße schließen kann. Perizytische Abbauprodukte ließen sich um 8,5% der Gefäße von Diabetikern und bei keinem der Kontrollfälle nachweisen.

Ultrastrukturelle Morphometrie endoneuraler Gefäße: GIANNINI u. DYCK (1994) haben 443 quergeschnittene Mikrogefäße von 54 Suralnerven mit (43) und ohne (11) Polyneuropathien untersucht und mit 366 Mikrogefäßen in 50 Suralnerven von Kontrollpersonen im gleichen Alter verglichen. Während die Zahl der Mikrogefäße pro mm², ihr Lumenareal und ihre Größe nicht signifikant von den Kontrollwerten abweichen, bestehen bei den diabetischen Patienten ausgeprägte Veränderungen der Gefäßwände. Die Gefäßwände mit reduplizierten Basalmembranen und Perizytendegeneration waren bei den Diabetesfällen signifikant vermehrt. Seltene degenerierende Mikrogefäße und Endothelzellseparationen ließen sich nur bei diabetischen Patienten mit Polyneuropathie nachweisen. Die Gefäßwandveränderungen sind nicht auf Altersveränderungen zurückzuführen, sondern auf den Diabetes mellitus. Ähnliche Veränderungen gibt es bei der diabetischen Retinopathie; sie sind ausgeprägt genug, um funktionelle Veränderungen der Blutnervenschranke und des endoneuralen Mikromilieus zu verursachen. Wie diese Veränderungen jedoch zu der Entwicklung einer Polyneuropathie führen, bleibt ungeklärt.

DAVIS u. MARKESBERY (1992) haben in Skelettmuskelbiopsien Hämosiderinablagerungen als Folge des Diabetes mellitus beobachtet. Sie würden sonst nur bei der Hämochromatose, Hämosiderose und Waldenström-Makroglobulinämie vorkommen. Wir haben perivaskuläre Hämosiderinablagerungen in Muskel und Nerv jedoch auch nach Vaskulitiden und als mutmaßliche Folge fokaler Traumen beobachtet (VÖLKER u. SCHRÖDER 1992).

Durch *Insulinüberdosierung* kann es zur Hypoglykämie und dadurch bedingtem Ausfall von Vorderhornzellen mit konsekutivem Verlust von Motoneuronen einschließlich ihrer peripheren Axone kommen. MULDER et al. (1956) haben das Syndrom einer distalen Muskelatrophie mit Parästhesien bei 20 Patienten mit *Hyperinsulinismus* beschrieben. Es sei zu vermuten, daß eine „Hyperinsulin-Neuropathie" Ursache einiger Neuropathien bei diabetischen Patienten sein könne (s. unten: Hypoglykämie!).

Innervation der Vasa nervorum beim Diabetes mellitus: BEGGS et al. (1992) haben im N. suralis elektronenmikroskopisch und immunzytochemisch mit Antikörpern ein neuronales und neuroendokrines Protein, PGP 9,5, dargestellt, um die perivaskulären Axone der transperineuralen und epineuralen Blutgefäße zu charakterisieren. Beim Diabetes findet sich häufiger eine abnorme Innervation der Vasa nervorum als bei Nichtdiabetikern mit und ohne Neuropathie. Die abnorme Innervation besteht in einer Reduktion der Zahl der Gefäße, die perivaskuläre Axone aufweisen, und in einer Vermehrung der Gefäße mit denervierten Schwann-Zelleinheiten, insbesondere um Gefäße, die im Perineurium lokalisiert sind. Die erhaltenen Axone der Diabetikernerven zeigen weniger Varikositäten. Denervierte Arteriolen von Diabetikern zeigen strukturelle Veränderungen, die auf eine vorausgegangene Schädigung hinweisen. Die Strukturveränderungen der Arteriolen und der Ausfall der neuronalen Durchblutungskontrolle bewirken oder verstärken vermutlich eine endoneurale Ischämie oder Hypoxie. Der fleckförmige fokale endoneurale Faserverlust, der in proximalen Nerven vorkommt und mit einem distalen Ausfall markhaltiger Nervenfasern bei einigen diabetischen Patienten verbunden ist, ließe sich möglicherweise z. T. auf die perivaskuläre Denervation der Vasa nervorum zurückführen. Auch die *Hautnerven* sind bei der diabetischen Neuropathie betroffen (KENNEDY et al. 1996).

Die *okulären Manifestationen* des Diabetes mellitus, insbesondere die diabetische Retinopathie, bestehen in retinalen kapillären Mikroaneurysmen, einer erhöhten vaskulären Permeabilität, Gefäßverschlüssen und einer Proliferation von neuen Blutgefäßen sowie begleitenden Bindegewebsreaktionen auf der Oberfläche der Retina und am Discus opticus mit Kontraktionen dieser fibrovaskulären Proliferate sowie Veränderungen im Glaskörper (DAVIS 1990).

Pathogenese: Die klinische Heterogenität der diabetischen Neuropathie läßt auf eine *multifaktorielle Genese* schließen (THOMAS et al. 1997). Einige fokale Veränderungen wie die des III. Hirnnerven könnten *ischämischer Natur* sein. Eine ischämische Ursache sämtlicher Formen der diabetischen Neuropathie ist unwahrscheinlich. Eine abnorme Empfindlichkeit gegenüber *äußeren Druckwirkungen* erklärt zumindest einige fokale Ausfälle. Die symmetrischen Polyneuropathien haben wahrscheinlich eine *metabolische Grundlage*. Eine Verminderung der Natrium- und Kalium-ATPase-Aktivität sekundär zur reduzierten Konzentration von Myo-Inositol, wozu auch erhöhte neurale Sorbitolwerte beitragen mögen, wird gegenwärtig als Ursache dieser symmetrischen Polyneuropathieformen beim Diabetes mellitus diskutiert. Diese Veränderungen können mit dem axonalen Transport interferieren. Auf eine nichtenzymatische Glykolisierung der Proteine im peripheren Nerven beim Diabetes des Menschen weisen RYLE u. DONAGHY (1995) hin.

Im übrigen kann, wie bereits erwähnt, eine *Hypoglykämie* zu einem Ausfall motorischer Vorderhornzellen als Ursache einer peripheren Neuropathie führen. Die Neuropathie bei diabetischen BB/Wor-Ratten, die mit Insulinimplantaten behandelt wurden, war zumindest in relativ frühen Stadien auf hypoglykämische im Wechsel mit euglykämischen Zuständen, nicht aber auf hyperglykämische im Wechsel mit euglykämischen Zuständen zurückzuführen (MOHSENI u. HILDEBRAND 1988).

Hämorrheologische Parameter: THERIAULT et al. (1997) fanden bei Patienten mit schwerer diabetischer Polyneuropathie und lumbosakraler Plexopathie eine reduzierte Blutströmung im Suralnerven. In frühen Stadien einer diabetischen Neuropathie ist jedoch im Unterschied zu Fällen mit Vaskulitis noch keine Reduktion nachweisbar. In einer Inauguraldissertation hat PREUSS (1988) 67 Patienten teils mit, teils ohne diabetische Polyneuropathie hämorrheologisch untersucht. Als hämorrheologische Parameter wurden die Erythrozytenaggregation, die Erythrozytenverformbarkeit, die Fließschubspannung, die Plasmaviskosität und der Hämatokrit bestimmt. Beim Vergleich der hämorrheologischen Parameter zwischen den Patienten mit und ohne diabetische Polyneuropathie konnten keine signifikanten Unterschiede festgestellt werden. Der Autor schließt daraus, daß die diabetische Mikroangiopathie und die diabetische Polyneuropathie zwei voneinander unabhängige Folgeerkrankungen des Diabetes mellitus seien. Demgegenüber berichtet L.O. SIMPSON (1988) über eine veränderte Blut-Rheologie. Nach seiner Auffassung beruht die Pathogenese der diabetischen Neuropathie auf Nervenläsionen, die auf das spezielle Nervengefäßsystem und fokale Ischämien aufgrund einer rheologisch induzierten Stase zurückzuführen sind. Diese Annahme wird auch auf andere Bedingungen mit abnormer Blut-Rheologie übertragen, so auf den Hyperthyreoidismus, die Urämie, die Dysglobulinämie, Polyarteriitis nodosa und lepromatöse Lepra. Die Behandlung sollte daher eine Substanz einschließen, welche die Fließeigenschaften des Blutes verbessern kann.

Hypoxie: DYCK (1989) betont die Rolle der Blutversorgung und das endoneurale Mikromilieu im Nerven, die Klasse und räumliche Verteilung der Nervenfaserdegenerationen in Abhängigkeit von der Zahl, der Lokalisation und der Größe der verschlossenen Gefäße und diskutiert mutmaßliche Mechanismen der Nervenhypoxie und die Rolle der Hypoxie bei der diabetischen Polyneuropathie.

RAM et al. (1991) haben das Ausmaß der Neuropathie bei 48 Patienten mit diabetischer Neuropathie zu den peripheren Gefäßerkrankungen in Beziehung gesetzt. Der Schweregrad der Gefäßerkrankung wurde ermittelt durch die Anamnese, die klinische Untersuchung und Labordaten. Die Neuropathie wurde quantifiziert aufgrund klinischer Untersuchungsergebnisse und aufgrund der Nervenleitungsgeschwindigkeiten in den Nn. peroneus, tibialis posterior und suralis. Danach besteht eine signifikante Korrelation zwischen den Gefäßparametern und den neurologischen Veränderungen mit einem Korrelationskoeffizienten von 0,6 – 0,7. Nichtdiabetische Kontrollpatienten zeigten keine Anzeichen für eine Neuropathie, unabhängig von dem Schweregrad der Ischämie. Die Untersuchungsergebnisse würden die hypoxische Hypothese der Pathogenese der diabetischen Neuropathie unterstützen.

Ischämie und Vaskulitis: SAID et al. (1994) haben einen Zweig des N. cutaneus intermedius am Oberschenkel und einen Ast des N. femoralis bioptisch untersucht. Eine ischämische Nervenläsion bestand vermutlich bei 3 Patienten. Die Nervenischämie war verbunden mit einer Vaskulitis und einer entzündlichen Infiltration bei 2 dieser Patienten. Bei den anderen Patienten zeigte der Hautnerv am Oberschenkel eine variable Häufigkeit axonaler und demyelinisierender Veränderungen ähnlich wie bei der distalen symmetrischen sensorischen Polyneuropathie (DSSP) mit milder entzündlicher Infiltration. Die Dichte der markhaltigen und marklosen Nervenfasern war in unterschiedlich starkem Maße vermindert. Demnach sind axonale und demyelinisierende Veränderungen ähnlich denen bei der diabetischen DSSP in geringerer Form auch bei der proximalen diabetischen Neuropathie vorhanden; demgegenüber sind eine Nervenischämie, entzündliche Infiltration und Vaskulitis bei den schwersten Formen der proximalen diabetischen Neuropathie nachweisbar.

Regeneration und Nervenwachstumsfaktor: BRADLEY et al. (1995) fanden beim Diabetes mellitus des Menschen im N. suralis weniger Regenerationsgruppen markhaltiger Nervenfasern, als zu erwarten wäre. Die Autoren halten diesen Aspekt für eine wichtige Komponente der diabetischen Neuropathie. Die Zahl der regenerierten Fasern nimmt in Relation zur Reduktion der Dichte der gesamten markhaltigen Nervenfasern ab. Die relative Zahl der regenerierenden Nervenfasern war signifikant höher bei Patienten mit einem insulinabhängigen Diabetes gegenüber Patienten mit nichtinsulinabhängigem Diabetes. Auch bestand eine leichte negative Korrelation zwischen dem relativen Anteil regenerierender Fasern und dem Alter; doch war dies nicht statistisch signifikant. Die Produktion des Nervenwachstumsfaktors (NGF) und des NGF-Rezeptors durch die denervierten Schwann-Zellen ist vermutlich für die axonale Regeneration von Bedeutung. Der p75-NGF-Rezeptor in Büngner-Bändern erschien jedoch beim Vergleich mit anderen peripheren Neuropathie normal.

SCARPINI et al. (1996) haben bei 16 Patienten mit Typ 1- oder Typ 2-Diabetes mellitus immunhistochemisch die Expression des NGF-Rezeptors mit niedriger Affinität (p75^{NGFR}) in peripheren Nerven untersucht. Die Immunreaktion erstreckte sich über die gesamte Länge isolierter Nerven, sofern diese axonale Degenerationen aufwiesen. Die erhöhte Expression von p75^{NGFR} im diabetischen Nerven paßt zu einem axonopathischen Defekt und läßt vermuten, daß NGF und andere Neurotrophine bei der Pathogenese der diabetischen Neuropathie des Menschen beteiligt sind. Nach YAMAMOTO et al. (1998) wird dieser p75^{NGFR} bei verschiedenen Neuropathien im Nerven während einer axonalen Degeneration und einer frischen axonalen Regeneration exprimiert; gleichzeitig wird die Expression in den neuronalen Perikaryen der Spinalganglien und Sympathikusganglien reduziert.

Differentialdiagnose: Bei der Kombination einer diabetischen Neuropathie mit einer HMSN vom Typ I kann es zu atypischen Zwiebelschalenformationen kommen mit reichlich Kollagenfibrillen um ein Zentrum mit Schwann-Zellen mit oder ohne Axone und hochgradig abgeflachten Schwann-Zellfortsätzen oder Fibroblasten in der Peripherie. Dabei besteht ein erheblicher Ausfall an marklosen Axonen, die wahrscheinlich zur Stabilisierung der überzähligen Schwann-

Zellen in den Zwiebelschalenformationen dienen; ohne diese Axone atrophieren die Schwann-Zellen oder sie gehen zugrunde (P. K. THOMAS et al. 1997).

Therapeutische Aspekte: KRENDEL et al. (1995) und STEWART et al. (1996) haben Patienten mit Diabetes mellitus und progressiver peripherer Neuropathie mit antientzündlichen und/oder antiimmun wirksamen Medikamenten behandelt. Neuropathien, die auf eine antientzündliche und Antiimmuntherapie bei Patienten mit Diabetes mellitus reagierten, waren 1. Fälle mit einer multifokalen axonalen Neuropathie, die durch eine entzündliche Vaskulopathie bedingt war, vorwiegend bei Patienten mit nichtinsulinpflichtigem Diabetes mellitus, nicht unterscheidbar von einer diabetischen proximalen Neuropathie oder einer Mononeuropathia multiplex, und 2. demyelinisierende Neuropathien, die von einer chronischen entzündlichen demyelinisierenden Polyneuropathie (CIDP) nicht zu unterscheiden waren, vorwiegend bei Patienten mit insulinabhängigem Diabetes mellitus. Demnach kann eine CIDP unter dem Mantel einer progressiven diabetischen distalen symmetrischen Polyneuropathie auftreten. Doch ist es wichtig, eine CIDP beim Diabetes zu identifizieren, da die CIDP im Unterschied zur diabetischen Polyneuropathie behandelbar ist.

Eine Pankreastransplantation führt bei Patienten mit diabetischer Neuropathie zu längeren Überlebenszeiten als bei nichttransplantierten Patienten (NAVARRO et al. 1996). Dabei wurden insgesamt 545 insulinabhängige Diabetespatienten untersucht. Bei diesen wurden der kardiorespiratorische Reflex und die Nervenleitung bestimmt, um das Vorhandensein und den Schweregrad der autonomen und somatischen Neuropathie zu erfassen. Die Untersuchung wurde über einen Zeitraum von 12–138 Monaten durchgeführt. Die Sterberaten waren bei Patienten mit abnormen Tests höher als bei Patienten mit normalen Tests. Patienten mit einer mäßiggradigen Neuropathie, aber nicht die mit einer schweren Neuropathie, welche ein funktionierendes Pankreastransplantat erhalten hatten, zeigten längere Überlebensraten als Patienten, bei denen die Pankreastransplantation innerhalb der ersten 3 Monate mißlungen war.

Rückbildung der perineuralen Basalmembranen nach isogener Pankreastransplantion: BEGGS et al. (1989) berichten über ultrastrukturell-morphometrische Ergebnisse bei identischen Zwillingen, die diskordant für den Diabetes mellitus waren. Bei dem diabetischen Zwilling waren die Basallaminae der Perineuralzellen signifikant dicker in den Hautnerven als bei dem nichtdiabetischen Zwilling. Nach der Pankreastransplantation und einer 2jährigen Periode mit Euglykämie war die Perineuralzellbasallamina sowohl in den Hautnerven als auch in den Suralnerven signifikant dünner. Am Ende des 2. Jahres nach Pankreastransplantation unterschied sich die Basallaminadicke in den Hautnerven nicht mehr wesentlich von derjenigen beim nichtdiabetischen Zwilling. Die Korrektur der diabetischen Stoffwechselstörung hat offensichtlich eine Rolle bei der Rückbildung der Basallaminae der Perineuralzellen gespielt. Diese Beobachtungen lassen vermuten, daß die Basallaminaverdickungen an den Perineuralzellen nicht irreversibel sind.

Diagnostische Standards: KAHN (1992) berichtet über eine Konferenz zur Vereinheitlichung und Standardisierung der Definition der diabetischen Neuropathie. Die Konferenz fand im Januar 1992 statt und diente der Standardisierung der diagnostischen Maßnahmen und der Versuche, epidemiologische und klinische Studien durchzuführen und Querschnittsuntersuchungen und Verläufe sowie therapeutische Versuche zu vereinheitlichen. Eine *Suralisnervenbiopsie* ist als routinemäßige diagnostische Maßnahme bei diabetischen Patienten nicht nötig, es sei denn, die klinische Manifestation ist ungewöhnlich für eine diabetische Neuropathie und es ist eine andere, möglicherweise behandelbare Neuropathie zu erwägen (s. oben: Vaskulitis bei diabetischer Neuropathie). Die Suralisnervenbiopsie ist aber eine hilfreiche Maßnahme bei epidemiologischen und therapeutischen (medikamentösen) Untersuchungen. In diesen Fällen würden Einblicke in die Verteilung der Medikamente und den Mechanismus der Medikamentwirkung, der Pathogenese und des spontanen Verlaufes der Krankheit gewährt. Die Indikation zur Nervenbiopsie als Teil einer Bestimmung einer Medikamentenwirkung bei klinischen Untersuchungsserien wird kontrovers diskutiert. Der Wert der daraus gewonnenen Information ist gegenüber anderen, weniger invasiven Methoden abzuwägen. Ob eine vollständige Nervenbiopsie oder eine Faszikelbiopsie durchgeführt wird, bleibt ebenfalls zu diskutieren. Empfohlen wird eine Gesamtnervenbiopsie, da es eine einfachere chirurgische Maßnahme ist und dadurch weniger leicht strukturelle Artefakte induziert werden. Man erhält mehr Gewebe für biochemische und molekularbiologische Untersuchungen, und die Möglichkeit, das gesamte Spektrum der Diabetesbedingten Veränderungen zu erkennen, wird erweitert.

Eine wiederholte *N. suralis-Biopsie* ist in manchen Forschungsprotokollen verwendet worden. Es gibt verschiedene Ansichten darüber, ob eine erneute Biopsie auf der gleichen oder auf der anderen Seite durchgeführt werden sollte. Auch wenn Ungewißheit darüber besteht, ob eine Variabilität einiger morphometrischer Parameter existiert, ist zu empfehlen, daß die 2. Biopsie auf der Gegenseite durchgeführt wird. Hautnervenbiopsien eignen sich zwar für eine Serienuntersuchung. Der Nachteil besteht jedoch darin, daß quantitative Bestimmungen wegen der Kleinheit des zu untersuchenden Nervengewebsanteils nicht durchgeführt werden können.

Ein zusammenfassender *Konsensusreport* nach einer Konferenz über standardisierte Erhebungen bei der diabetischen Neuropathie ist in Neurology 42: 1823–1839 (1992) abgedruckt (ASBURY u. PORTE 1992). DYCK (1995) hat einen Konsensusreport der „Peripheral Nerve Society" über kontrollierte klinische Studien bei der diabetischen Polyneuropathie vorgelegt.

b) Experimentelle Untersuchungsergebnisse zur Pathogenese der diabetischen Neuropathien

1. *Experimentelle diabetische Neuropathie nach Streptozotocin (STZ)-Intoxikation*

Streptozotocin führt zu einer Nekrose der Pankreasinseln und dadurch zum Diabetes mellitus (Lit. s. WEIS et al. 1995).

YAGIHASHI (1995, 1997) geht in Übersichtsarbeiten zur Pathologie und Pathogenese der diabetischen Neuropathie auf Tiermodelle und speziell auf die Atrophie der markhaltigen Nervenfasern bei Streptozotocin-induziertem Diabetes ein. Während die Atrophie im akuten Stadium nur den distalen Nerven betrifft, ist im chronischen Stadium auch eine Atrophie des proximalen Axons nachweisbar (Abb. 86; WEIS, DIMPFEL u. SCHRÖDER 1995). Morphometrische Ergebnisse

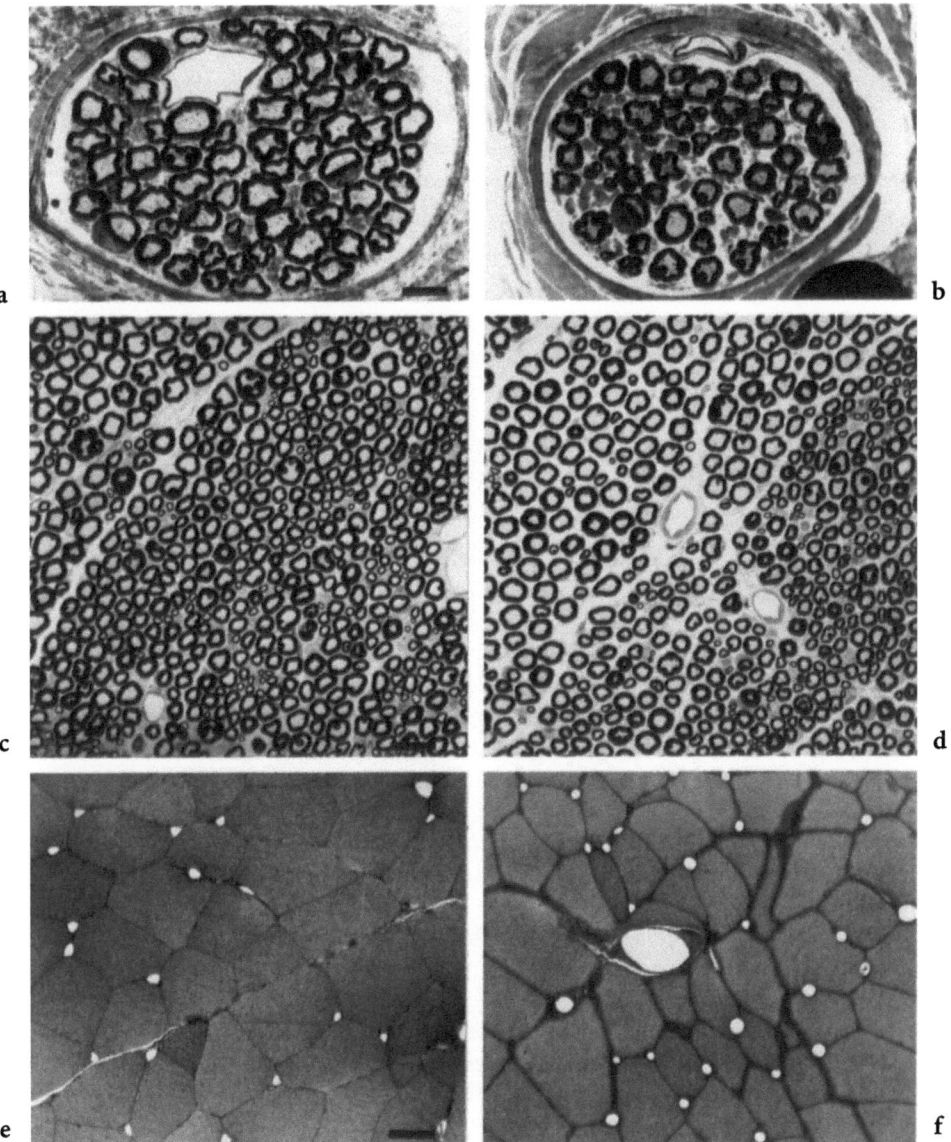

Abb. 86. Experimentelle diabetische Neuropathie b, d nach Streptozotocin-Intoxikation. Es besteht lediglich ein endoneurales Ödem (d) und eine diabetische Amyotrophie (f) beim Vergleich mit normalen Kontrollen (a, c, e). Maßstab = 25 µm. (Nach WEIS et al. 1993)

haben auch WRIGHT u. NUKADA (1994) vorgelegt. Die distale axonale Atrophie würde verursacht durch eine Verringerung der Neurofilamente (YAGIHASHI 1995). Dadurch sei der diabetische Nerv gegenüber Einwirkungen vonseiten der Umgebung oder gegenüber einer Ischämie empfindlicher. Auf Veränderungen der Axongröße und des langsamen axonalen Transportes beim experimentellen Diabetes haben auch schon MEDORI et al. (1988) hingewiesen.

Über Auswirkungen einer bereits in der Neugeborenenperiode durch Streptozotocin induzierten diabetischen Neuropathie mit Beeinträchtigung des relativen Axon- und Markscheidenwachstums berichten THOMAS et al. (1989).

FRAHER et al. (1990) haben die normale Entwicklung des N. tibialis der Ratte morphometrisch untersucht und P. K. THOMAS et al. (1990) dazu die Auswirkungen des Streptozotocin-induzierten Diabetes melliuts.

Hypoglykämische Neuropathie beim experimentellen Diabetes: POTTER et al. (1988) haben morphologisch und elektrophysiologisch über 4 Wochen 5 Gruppen von Sprague-Dawley-Ratten untersucht und gefunden, daß eine milde Hypoglykämie einen schädigenden Einfluß auf die periphere Nervenstruktur und -funktion beim experimentellen Diabetes ausübt. Sie betonen deshalb, daß sogar eine asymptomatische Hypoglykämie bei der Behandlung des Diabetes vermieden werden sollte. Zupfpräparate zeigten eine erhebliche Vermehrung der Zahl axonal degenerierender und regenerierender Nervenfasern im N. tibialis. Über die räumliche Verteilung der Faserdegeneration bei der akuten hypoglykämischen Neuropathie der Ratte berichten YASAKI u. DYCK (1991).

Resistenz gegenüber einem ischämischen Leitungsblock bei Hyperglykämie: SHIRABE et al. (1988) haben Ratten nach Streptozotocin-induzierter Hyperglykämie, Hyperglykämie durch Glukoseinjektion und Glyzerin-induzierter Hyperosmolarität vergleichend elektrophysiologisch auf eine Resistenz gegenüber einem ischämischen Leitungsblock untersucht. Die Ischämie wurde durch eine feste Ligatur am Ansatz des Schwanzes ausgelöst. Die Zeit bis zum Verschwinden des Nervenaktionspotentials diente als Parameter. Sowohl bei Streptozotocin-induzierter Hyperglykämie (bis zu 120 min) als auch nach Glukose (bis zu 95 min) fand sich eine ausgeprägte Verlängerung der Zeit bis zum Verschwinden der Nervenaktionspotentiale, die normalerweise weniger als 45 min beträgt. Demgegenüber zeigten die hyperosmolaren Ratten keine Verlängerung dieser Zeit. Die Amplitude des Nervenaktionspotentials blieb in gleicher Höhe während wenigstens 2 h nach der Ligatur des N. ischiadicus, während das Nervenaktionspotential innerhalb von 45 min nach der Ligatur der Aorta abdominalis verschwand. Diese Untersuchungen zeigen, daß eine Resistenz gegenüber einem ischämischen Leitungsblock durch eine Hyperglykämie hervorgerufen werden kann, ohne daß eine diabetische Neuropathie vorhanden ist; sie ist der empfindlichste Indikator für eine Hyperglykämie.

Nach ROBINSON u. TOMLINSON (1987) kommt es zu einem raschen anterograden axonalen *Transport von Cholin-haltigen Lipiden* beim Streptozotocin-induzierten Diabetes der Ratte. Dabei kann der rasche Transport beeinflußt werden durch eine Hypothermie des Nerven aufgrund der veränderten diabetischen Stoffwechsellage oder durch eine Verringerung des Muskelanteiles der über dem N. ischiadicus liegt.

ANAND et al. (1988) berichten über den *Wassergehalt*, das vasoaktive *intestinale Polypeptid* (VIP) und die *Substanz P* in intakten und gequetschten Ischiasnerven normaler und Streptozotocin-diabetischer Ratten. Die Streptozotocin-diabetischen Ratten zeigten eine Hyperhydratation der peripheren Nerven. Der Gehalt an Sorbitol und Fruktose war erhöht, der an Myo-Inositol vermindert. Während der Waller-Degeneration stieg der Wassergehalt im normalen und im diabetischen Tier an, wenn auch relativ geringer als im letztgenannten. Die VIP-Konzentration war in den diabetischen Nerven signifikant erhöht, während die für die Substanz P normal war. Beide waren erheblich reduziert während der Waller-Degeneration im Anschluß an eine Nervenquetschung und Ligatur. Die Autoren vermuten, daß die Wasseranreicherung im Endoneurium mit einer gestörten Extraktion von seiten des Perineuriums in Zusammenhang steht, was durch den erhöhten VIP-Gehalt verstärkt werden könnte. Diese Veränderungen seien aber wahrscheinlich nicht für den Nervenfaseruntergang verantwortlich.

Prostazyklin und Noradrenalin bei chronischem experimentellen Diabetes von Ratten: WARD et al. (1989) haben die Noradrenalinwerte im Ganglion cervicale superior und im N. ischiadicus untersucht und eine erhebliche Reduktion bei chronischem Streptozotocininduzierten Diabetes von Ratten gefunden. Die Biosynthese von 6-Keto-Prostaglandin F1α (6 KPGF 1α, der stabile Metabolit des Prostazyklins) war signifikant reduziert, wenn auch nicht beim akuten experimentellen Diabetes. Die Autoren vermuten, daß die reduzierte endogene Biosynthese des Prostazyklins auf eine Verringerung der Substratverfügbarkeit zurückzuführen ist, möglicherweise aufgrund des reduzierten Noradrenalins. Die Neuropathie betraf sämtliche Faserpopulationen (motorische, sensorische und sympathische) und zeigte eine Progredienz in Abhängigkeit von der Dauer des Diabetes.

Nach NUKADA et al. (1993) war die Viskosität des Gesamtblutes bei 9 von 15 diabetischen Ratten erhöht. Obwohl diese Ratten einen erhöhten Hämatokritwert aufwiesen, blieb der Anstieg der Gesamtblutviskosität nach einer Korrektur auf einen Standard-Hämatokritwert erhalten.

WRIGHT u. NUKADA (1994) haben an 9 ausgewachsenen Sprague-Dawley-Ratten im Anschluß an eine Streptozotocin (STZ)-Applikation eine Hyperglykämie induziert und verschiedene Parameter nach 1–24 Wochen untersucht. Die Durchblutung des Nerven (NBF) war nach einer Woche vermindert und der Gefäßwiderstand (NVR) erhöht; die Glukose-Sorbitol- und Fruktose-Werte waren im N. ischiadicus nach einer Woche erhöht. Diese Veränderungen hielten während der Dauer des Experimentes an. Die Nervenerregungsleitungsgeschwindigkeiten waren im N. ischiadicus und in den kaudalen Nerven signifikant vermindert, obwohl ein Trend bereits nach 4 Wochen erkennbar war. Die Myo-Inositol-Werte im N. ischiadicus waren zwischen 2 und 16 Wochen vermindert, ein signifikanter Unterschied war jedoch nach 24 Wochen nicht vorhanden. Die Na^+ und K^+-ATPase-Konzentrationen unterschieden sich im N. ischiadicus nicht. Die Autoren schließen aus ihren Experimenten, daß ischämische und hypoxische Faktoren eine Rolle bei der Verursachung der experimentellen diabetischen Neuropathie spielen. Die ischämisch-hypoxische Hypothese würde allerdings nicht die Bedeutung der zahlreichen metabolischen Veränderungen mindern, welche ebenfalls früh nach Beginn der Hyperglykämie einsetzen.

Milde Ischämie im experimentell-diabetischen Nerven: NUKADA (1992) hat eine unterschwellige Anzahl von Polystyren-Mikroemboli intraarteriell in kleine Gefäße des N. ischiadicus und seine Zweige von Ratten injiziert, die über 20 Wochen einen Streptozotocin-induzierten Diabetes aufwiesen. Die diabetischen Nn. ischiadicus et tibialis zeigten ausgeprägte pathologische Veränderungen markhaltiger Nervenfasern, während die nichtdiabetischen Nerven unauffällig waren oder nur geringe strukturelle Anomalien aufwiesen. Morphometrisch ließ sich eine größere Häufigkeit abnormer markhaltiger Nervenfasern in den diabetischen Nerven nachweisen, insbesondere in den zentralen Faszikelregionen. Diese Ergebnisse zeigen, daß der diabetische Nerv eine erhöhte morphologische Anfälligkeit gegenüber einer Ischämie des Nerven aufweist. Vermutlich ist es die endoneurale Hypoxie, die durch hämorrheologische und faszikuläre Anomalien entsteht, die als Ursache der verringerten Schwelle gegenüber ischämischen Schäden im diabetischen Nerven entscheidend ist. Die erhöhte Vulnerabilität gegenüber einer Ischämie führt vermutlich zu einer erhöhten Empfindlichkeit gegenüber Hyperglykämie-induzierten systemischen Gewebsveränderungen.

Blutstrom in Spinalwurzeln und -ganglien: Die neuropathologischen Veränderungen in den Nerven, Spinalwurzeln und Spinalganglien haben SASAKI et al. (1997) mit der Blutdurchströmung korreliert.

Experimentelle Therapieergebnisse

Behandlung Streptozotocin-diabetischer Ratten: BHOYRUL et al. (1988) haben *Effekte des Aldose-Reduktase-Inhibitors Ponalrestat mit oder ohne Insulintherapie* auf den experimentellen Diabetes bei Ratten untersucht. Ponalrestat führte zu einer Normalisierung der Sorbitolwerte und korrigierte partiell die Fruktose- und Myo-Inositol-Konzentration, ohne die Glukosewerte im Nerven zu verändern. Die Autoren schließen aus ihren Untersuchungen, daß eine signifikante Wirkung der Aldose-Reduktase-Inhibition auf strukturelle Veränderungen im peripheren Nerven beim experimentellen Diabetes nicht nachweisbar ist. WILLARS et al. (1989) berichten über die Substanz-P-Werte in peripheren Nerven sowie in der Haut, dem Vorhofmyokard und dem Gastrointestinaltrakt von Ratten nach langzeitiger Aldose-Reduktase-Inhibition. MIZISIN et al. (1993) fanden verminderte endoneurale Flüssigkeitselektrolyte im normalen N. ischiadicus von Ratten nach Aldose-Reduktase-Inhibition.

TOMLINSON et al. (1989) haben den Effekt einer diätetischen Ergänzung durch *essentielle Fettsäuren* (abendliche Primelöl-Applikation bei 5%igem Gewichtsanteil in der Diät) auf akute neurophysiologische und neurochemische Defekte bei der Streptozotocin-diabetischen Ratte untersucht. Ohne dieses Primelöl zeigten die Ratten hochsignifikante Erhöhungen des Sorbitol- und Fruktosegehaltes mit Verringerung des Myo-Inositols im Nerven. Bei diesen Tieren gab es auch eine 40%ige Reduktion der Anhäufung axonal transportierter Substanz P-ähnlicher Immunoreaktivität proximal einer 12 h dauernden Ligatur des N. ischiadicus mit reduzierter Nervenleitungsgeschwindigkeit (13% bzw. 20% bei zwei unterschiedlichen Experimenten). Die Behandlung anderer diabetischer Ratten mit abendlicher Primelölgabe veränderte vollständig die Entwicklung des Defektes in der motorischen Leitungsgeschwindigkeit, ohne daß die Sorbitol-, Fruktose- oder Myo-Inositol-Werte oder das Defizit im axonalen Transport der Substanz P betroffen waren. In einem zweiten Experiment resultierte die abendliche Behandlung mit Primelöl bei den diabetischen Ratten in einer signifikanten Verringerung der Störung der Erregungsleitungsgeschwindigkeit, führte aber nicht zu einer vollständigen Prävention.

Die Autoren weisen darauf hin, daß die akute Verlangsamung der Nervenleitungsgeschwindigkeit, die ein reproduzierbares Phänomen bei der diabetischen

Ratte darstellt, verhindert werden kann durch Inhibitoren der Aldosereduktase oder durch Behandlung mit Hydro-Inositol. In jedem Fall führt die Behandlung dazu, daß die Werte des freien Myo-Inositols im Nerven innerhalb der normalen Schwankungsbreite gehalten wird. Eine Prävention der Verringerung der Nervenleitungsgeschwindigkeit bei diabetischen Ratten kann auch durch eine intensive Insulinbehandlung erreicht werden, wodurch auch die Myo-Inositol-Werte im Nerven normalisiert werden. Der Defekt scheint daher in Beziehung zu stehen mit der Verfügbarkeit adäquater Werte freien Myo-Inositols im Nerven, wobei möglicherweise eine gestörte Synthese oder Umsatzrate für Inositol-enthaltende Membranlipide bestehen.

Der langsame anterograde axonale Transport der 6-Phospho-Fruktokinase-Aktivität ist bei diabetischen Ratten gestört; diese Störung wird durch intensive Insulinbehandlung verhindert, nicht aber durch die Behandlung mit zwei strukturell verschiedenen Aldose-Reduktase-Inhibitoren. Auch der rasche anterograde axonale Transport der Substanz P ist bei Ratten mit Streptozotocin-induziertem Diabetes mellitus nach entweder 3 Wochen oder 9 Monaten Dauer gestört. In beiden Fällen verringert die Aldose-Reduktase-Inhibition die Störung, ohne sie jedoch vollständig zu verhindern; wenn gleichzeitig Insulin und Aldose-Reduktase-Inhibitor appliziert wurden, trat keine Störung auf.

ARRUDA et al. (1992) haben *Aminoguanidin* im Hinblick auf eine präventive Wirkung gegenüber dem *Streptozotocin-Diabetes* und somit auf eine mögliche Wirkung bei der Prävention oder Behandlung der humanen diabetischen Polyneuropathie untersucht. Eine Faserdegeneration ließ sich nicht nachweisen, wohl aber ein kleiner morphometrischer Unterschied am Suralnerven, der wahrscheinlich entwicklungsbedingt war.

Über einen positiven Effekt von *Gosha-Jinki-Kan* (GJK; pflanzliche Medizin) bei STZ-induzierten diabetischen Neuropathien berichten NISHIZAWA et al. (1995): GJK verhinderte die Verschlechterung der Nervenerregungsleitungsgeschwindigkeit bei STZ-diabetischen Nerven signifikant, wobei diese Veränderungen nicht abhängig waren von dem Blutglukosewert oder den Polyolwerten im Nerven.

SAKITAMA et al. (1989) haben die Wirkung einer *Vitamin-B*-Mixtur auf die Neuropathie untersucht, die bei Streptozotocin (STZ)-induzierten diabetischen Ratten auftrat. Danach führt die tägliche Gabe von B_1-, B_6- und B_{12}-Gemischen über einen Zeitraum von 8 Wochen zu einer Besserung.

Durch die Streptozotocin-Behandlung kann es auch einmal zu einem *Insulinom* kommen, das mit einer Neuropathie verbunden ist (SUGIMOTO u. YAGIHASHI 1996).

Insulin führt zu einem Ausgleich der Mangeldurchblutung und der Erregungsleitungsstörung im peripheren Nerven beim experimentellen Diabetes (BIESSELS et al. 1996).

STRACKE et al. (1995) haben bei Streptozotocin-diabetischen Ratten eine Verbesserung der peripheren Nervenleitungsgeschwindigkeit nach gleichzeitiger Behandlung des Diabetes mit einem *Aldose-Reduktase-Inhibitor* zusammen mit Insulin festgestellt. Wegen der hohen Absterberate der diabetischen Ratten war jedoch eine statistische Absicherung dieser Beobachtung nicht möglich.

SPÜLER et al. (1987) berichten über eine signifikante Verminderung der Verlangsamung der Nervenleitungsgeschwindigkeit nach täglichen Injektionen von (nicht mehr zugelassenen) *Gangliosiden* beim Vergleich mit einer Kontrollgruppe von diabetischen Ratten, die während der Entwicklung der Neuropathie ein Plazebopräparat erhalten hatte. CALCUTT et al. (1992) geben an, daß die systemische oder akute lokale Gabe von Gangliosiden eine Resistenz gegenüber einem hypoxischen Erregungsleitungsblock im normalen Nerven zur Folge habe und den Widerstand gegenüber einem hypoxischen Erregungsleitungsblock bei der diabetischen Ratte erhöhe.

2. Spontan-diabetische Tiermodelle

WBN/Kob-Ratte: Nach OZAKI et al. (1996) besteht bei diesen Ratten eine deutliche Reduktion der Zahl der Nervenfasern in einem Alter von 23 Monaten. Im Vordergrund steht eine Myelinopathie. Um auszuschließen, daß es sich um eine druckbedingte Neuropathie handeln könnte, haben die Autoren den N. phrenicus untersucht. Die *morphologischen Veränderungen* der Nervenfasern bestanden in Vakuolisierungen und Auftreibungen der Markscheiden, Demyelinisationen und frühen Stadien der Remyelinisation. Die Veränderungen waren altersabhängig und schließlich nicht mehr von denen zu unterscheiden, die normalerweise im Alter auftreten (vgl. NARAMA u. KINO 1989).

Genetisch determinierter Diabetes mellitus bei Mäusen: CALCUTT et al. (1988) haben den anterograden axonalen Transport der zytoplasmatischen Enzyme Cholinazetyltransferase und 6-Phosphofruktokinase bei den genetisch diabetischen Mäusen C57 BL/Ks (db/db) und ihren nichtdiabetischen (+/?) wurfgleichen Geschwistern untersucht. Die diabetischen Mäuse zeigten eine erhebliche Verringerung der Anhäufung sowohl der Cholinazetyltransferase- als auch der 6-Phosphofruktokinase-Aktivität beim Vergleich mit den Kontrollen nach einer Konstriktion des linken N. ischiadicus (38% und 51% der nichtdiabetischen Werte). Im Bereich der nichteingeschnürten Nerven unterschieden sich die Enzymaktivitäten pro Längeneinheit nicht von denen bei nichtdiabetischen Mäusen. Die Nerven der diabetischen Mäuse zeigten keine Anhäufung meßbarer Mengen von Sorbitol oder Fruktose und keine Myoinositol-Entleerung.

Spontane diabetische Neuropathie bei Katzen: Bei zwei älteren diabetischen Katzen fanden MIZISIN et al. (1998) ungewöhnlich stark ausgeprägte Schwellungen der Markscheiden durch eine Aufsplitterung der Lamellen, Zwiebelschalenformationen und andere Zeichen der De- und Remyelinisation.

3. Experimentelle Galaktoseintoxikation

MIZISIN et al. (1988) berichten über dosisabhängige Vermehrungen der endoneuralen Flüssigkeit mit Natriumchlorid nach Galaktoseintoxikation, nachdem die Autoren bereits vorher (1986) über Ergebnisse ihrer Galaktoseintoxikationsexperimente berichtet hatten (vgl. auch FORCIER et al. 1991). Demnach reichert sich Natrium in osmotisch signifikanter Konzentration an, wobei es zu einem Ödem und zu einem erhöhten endoneuralen Flüssigkeitsdruck im Rahmen der Galaktoseneuropathie kommt. Die endoneurale Natriumvermehrung sei an die Vermehrung des Zuckers im Endoneurium gebunden. Die Untersuchungen wurden an Ratten über einen Zeitraum von 200 Tagen mit Hilfe einer

Röntgenmikroanalyse für Elektrolyte, Mikrogravimetrie ganzer Nervensegmente für den Wassergehalt und Messungen des endoneuralen Flüssigkeitsdruckes sowie Morphometrie von Nervenquerschnitten durchgeführt. Schwann-Zellveränderungen treten schon eine Woche nach der Galaktoseintoxikation auf (MIZISIN et al. 1997). Dabei bestehen morphologisch durchaus Parallelen zwischen den Schwann-Zellveränderungen nach der experimentellen Galaktoseintoxikation und der diabetischen Neuropathie des Menschen (KALICHMAN et al. 1998).

II. Urämische Polyneuropathie

Bei ausgeprägter Niereninsuffizienz kann es zu einer *symmetrischen distalen sensomotorischen Polyneuropathie* kommen, die vermutlich auf gestaute Metabolite zurückzuführen ist. Elektronenmikroskopisch fielen zumindest bei einem eigenen Fall ungewöhnlich komplexe feinvesikuläre Schwellungen und Zerfallsformen der paranodalen Markscheidenlamellen auf (Abb. 87). Autoptisch ist eine distal akzentuierte axonale Degeneration mit Chromatolyse in den Vorderhornzellen zu finden. Zusätzlich zu dem Ausfall von Axonen kann es zu einer *sekundären segmentalen Demyelinisation* kommen, die bei der urämischen Neuropathie erstmalig als solche durch statistische Analysen an gezupften Einzelfasern beschrieben und definiert werden konnte (DYCK et al. 1971; THOMAS et al. 1971). Bei milder verlaufenden Fällen dominiert ein Ausfall nur der großen markhaltigen Nervenfasern, während die kleinen und die marklosen Axone relativ ausgespart sind (Abb. 88b).

Akute asymmetrische Neuropathie bei rapider Ultrafiltrationsdialyse: MEYRIER et al. (1972) beschreiben 3 Patienten mit chronischer Niereninsuffizienz, bei denen im Verlauf einer Hämodialyse eine akute asymmetrische, sensorische und

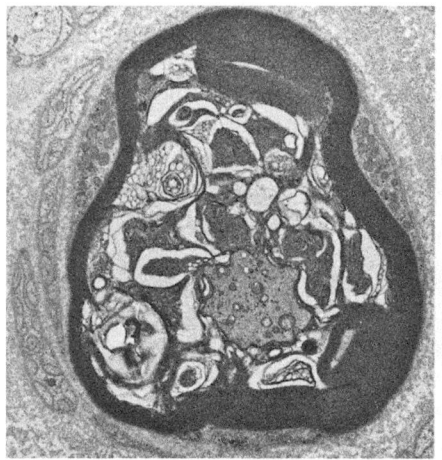
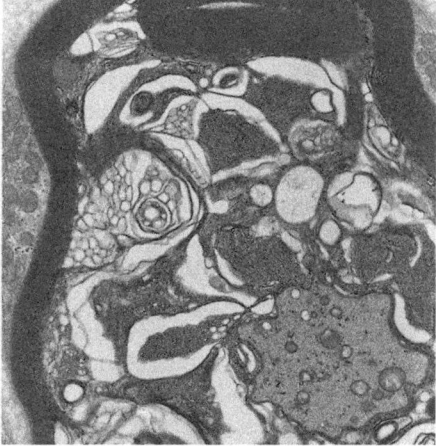

a
b

Abb. 87 a, b. Urämische Neuropathie bei einem 51jährigen Mann (Patient von M. KERSCHENSTEINER, Siegen). Feinvesikulärer und grobvesikulärer Markscheidenzerfall in einer remyelinisierten Nervenfaser, wobei zwischen den verschiedenen Komponenten reichlich elektronenoptisch leere Hohlräume entstanden sind. a × 7600; b × 14000

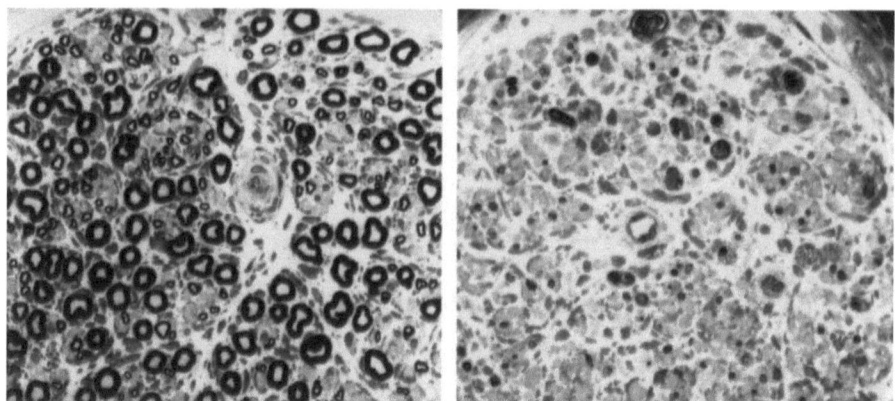

Abb. 88. Urämische Neuropathie bei einem 22jährigen Mann mit akuter progressiver Glomerulonephritis zu Beginn der Erkrankung (a) und 68 Tage später nach hochgradig ausgeprägter subakuter Neuropathie mit fast vollständigem Ausfall sämtlicher markhaltiger Nervenfasern im kontralateralen N. suralis (b) (Patient von H. SIEBERTH, Aachen). a × 400; b × 420

motorische Neuropathie auftrat, nachdem eine Ultrafiltration zur Behandlung des Ödems durchgeführt worden war. Die Neuropathien zeigten das Muster einer akuten Mononeuritis multiplex und weniger das Bild einer urämischen Polyneuropathie; demnach seien vermutlich nicht die toxischen urämischen Metaboliten für die Erkrankung verantwortlich, sondern ein ischämischer Prozeß aufgrund einer Vasokonstriktion während der Ultrafiltration. Die Biopsie beim 3. Patienten (linker N. peroneus brevis) zeigte eine Reduktion der Zahl markhaltiger Nervenfasern und eine mäßige Vermehrung der Zahl der Schwann-Zellkerne. Elektronenmikroskopisch erschienen zahlreiche marklose Axone intakt, einige Axone waren unverhältnismäßig dünn myelinisiert. Markscheidenabbauprodukte waren wiederholt nachweisbar. Die Kapillarendothelien erschienen stark geschwollen. Auch ROPPER (1993) hat eine rasch auftretende Neuropathie bei Niereninsuffizienz beobachtet. Wir haben eine akute, extrem ausgeprägte Neuropathie vom neuronalen Typ bei rapid progressiver Glomerulonephritis im Anschluß an eine Streptokokken-A-Infektion untersuchen können, bei der schließlich alle markhaltigen Nervenfasern zum Zeitpunkt der 2. Suralnervenbiopsie ausgefallen waren (Abb. 88; SOMMER u. SCHRÖDER 1992).

III. Neuropathien bei Lebererkrankungen

Bei Patienten mit akuter oder chronischer Lebererkrankung kommt es in der Regel nicht zur peripheren Neuropathie, nur beim Alkoholismus, der seinerseits eine Neuropathie verursachen kann, oder wenn ein *Guillain-Barré-Syndrom* auf eine akute virale Hepatitis folgt. Auch kann es bei *primärer biliärer Zirrhose* zu einer Neuropathie kommen. Bei letzterer kann sich eine *sensorische Neuropathie* entwickeln; die Nervenbiopsie zeigt dann xanthomatöse Ablagerungen im Perineurium (THOMAS u. WALKER 1965). Doch gibt es auch Patienten mit primärer biliärer Zirrhose und Neuropathie ohne xanthomatöse Infiltrate, wobei dann eine immunologische Ursache der Neuropathie zu diskutieren ist (CHARRON et al. 1980). In Zusammenhang mit einer Hepatitis kann es zu einer Panarteriitis nodosa kommen, die ihrerseits wieder zu einer Neuropathie vom Multiplextyp führen kann.

IV. Neuropathien bei Hypo- und Hyperthyreose

Die häufigste Form einer peripheren Neuropathie beim *Hypothyreoidismus* (GRABOW u. CHOU 1968; DYCK u. LAMBERT 1970) ist eine fokale *Kompressionsneuropathie*, in der Regel im *Karpaltunnel*. Selten entwickelt sich eine *symmetrische sensomotorische Polyneuropathie*, die sich bei der Behandlung des Hypothyreoidismus zurückbildet. Der Fall von GRABOW u. CHOU (1968) beruhte auf einem Mangel an thyreotropem Hormon. Nervenbiopsien ergaben Anzeichen einer segmentalen Demyelinisation, vermehrte Glykogenablagerungen sowohl im Zytoplasma von Schwann-Zellen als auch in den Axonen (POLLARD et al. 1982). Nach eigenen Untersuchungen sind die Basalmembranen um die Kapillaren, vor allem im Muskel, ungewöhnlich stark verbreitert (HAFERKAMP et al. 1976; SCHRÖDER 1982), wobei mukoide Substanzen, die in früheren Mitteilungen beschrieben worden sind, vermutlich im Sinne eines ausgeprägten endoneuralen Ödems zu deuten sind.

Thyreotoxische Neuropathie (Basedow-Paraplegie): FEIBEL u. CAMPA (1976) berichten über einen Patienten, der eine Polyneuropathie entwickelte mit bevorzugtem Befall der Beinmuskeln (Basedow-Paraplegie) während des Auftretens einer schweren Thyreotoxikose. Die Polyneuropathie war durch wiederholte elektrophysiologische Untersuchungen des Nerven und der Muskeln sowie durch eine Muskelbiopsie, nicht aber durch eine Nervenbiopsie gesichert worden. Der Befall der proximalen Beinmuskeln wird auch als neuropathisch oder als ein nerval bedingter Prozeß angesehen, weniger als Folge der begleitenden thyreotoxischen Myopathie.

V. Neuropathien bei Erkrankungen der Hypophyse

a) Akromegalie

Am häufigsten tritt ein *Karpaltunnelsyndrom* auf. Eine *generalisierte Neuropathie* kann sich ebenfalls entwickeln, die unabhängig von einem Diabetes ist. Die Nervenquerschnittsfläche ist verbreitert, das subperineurale und endoneurale Bindegewebe vermehrt und die Dichte der markhaltigen und marklosen Axone reduziert (STEWART 1966). In Zupfpräparaten ist eine Kombination einer axonalen Degeneration mit einer segmentalen Demyelinisation zu finden (THOMAS et al. 1992).

b) Adenohypophyseninsuffizienz

Die damit verbundenen endokrinen Störungen sind so vielfältig, daß es schwierig ist, eine periphere Neuropathie auf die eine oder andere Funktions-

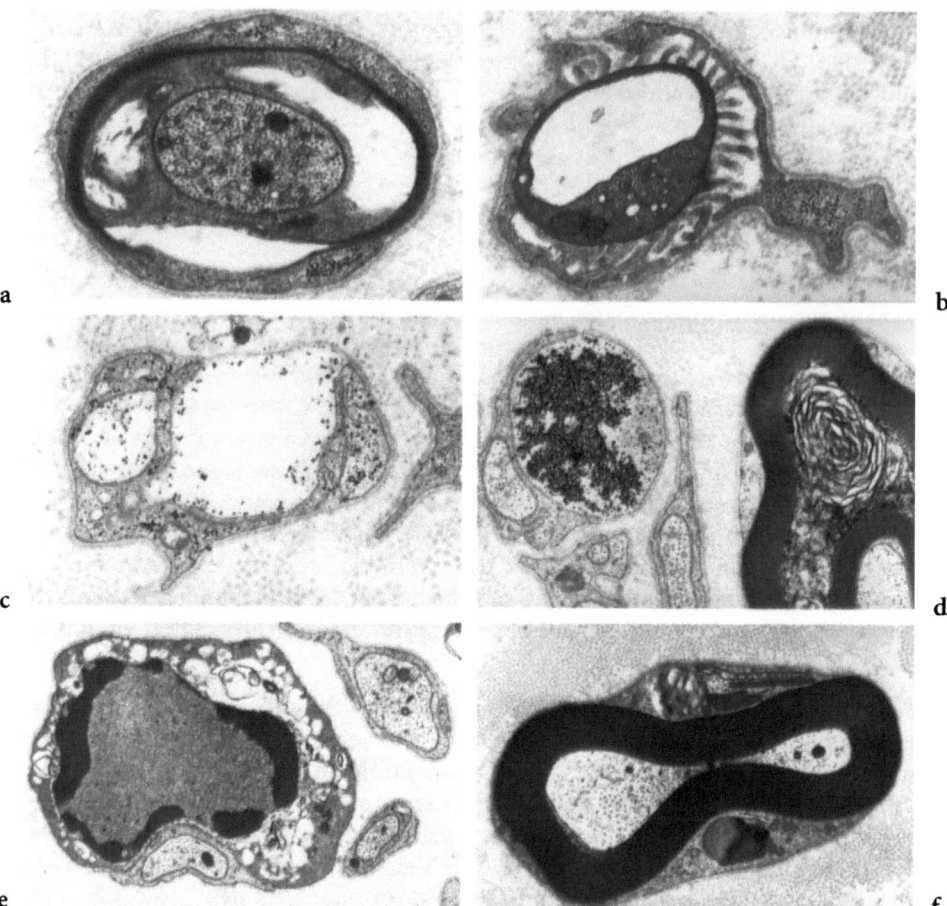

Abb. 89a–f. Neuropathie bei Adenohypopyseninsuffizienz einer 35jährigen Frau (Patientin von K. POECK, Aachen). Vakuolen sind im Bereich einer Schmidt-Lanterman-Inzisur, in einem Axon im Bereich eines nodalen Abschnittes (b) sowie im Zytoplasma einer Schwann-Zelle und eines Axons (c) sowie in einer degenerierenden Zelle, die einer marklosen Nervenfaser assoziiert ist (e), nachweisbar. Der Kern der letzteren weist eine ausgeprägte Kondensation des Chromatins unter der Kernwand auf, verbunden mit einer homogenen granulären Struktur des übrigen Karyoplasmas. Ob es sich dabei um eine degenerierende Schwann-Zelle oder einen Makrophagen handelt, der innerhalb der gemeinsamen Basalmembran der marklosen Nervenfaser liegt, ist nicht zweifelsfrei zu entscheiden. In f erscheint das Axon geschrumpft; im Zytoplasma der Schwann-Zelle liegen π-Granula und lysosomale Strukturen unspezifischer Art. In d ist ein Axon durch erhebliche Einlagerung von Glykogengranula aufgetrieben. In der Schmidt-Lanterman-Inzisur einer benachbarten markhaltigen Nervenfaser ist eine membranöse zytoplasmatische Figur zur Darstellung gelangt. a × 28 000; b × 23 000; c × 21 000; d × 17 400; e × 12 700; f × 11 000

störung zurückzuführen. Bei einem eigenen Fall fanden sich ungewöhnliche Vakuolen in Schmidt-Lanterman-Inzisuren (Abb. 89a), Axonen (Abb. 89b, c) und im Perikaryon einer einem marklosen Axon assoziierten Zelle (Abb. 89e) sowie zahlreiche eher unspezifische Veränderungen.

VI. Neuropathien bei intensivmedizinischer Behandlung („Critical illness"-Polyneuropathie)

Das Vorkommen einer Sepsis und eines multiplen Organversagens bei bestimmten Patienten auf Intensivbehandlungsstationen ist als ein charakteristisches Syndrom während der letzten Dekade erkannt worden. Die dabei auftretende Neuropathie ist eine Komplikation, die BOLTON et al. (1984) ursprünglich critical-ill-Polyneuropathie genannt haben, in der Arbeit von ZOCHODNE et al. (1987) aber als Critical-illness-Polyneuropathie bezeichnet wird.

Eine *gemischte motorisch-sensorische Polyneuropathie* kann sich bei Patienten auf der Intensivstation mit Sepsis und Multiorganversagen entwickeln. Diese manifestiert sich in der Regel erst, wenn versucht wird, den Patienten vom Respirator unabhängig zu machen. Nervenbiopsien ergaben eine *axonale Degeneration*. Die Ursache ist nicht geklärt, aber vermutlich vielfältig (BOLTON et al. 1993).

ZOCHODNE et al. (1987) haben 19 Patienten mit einer Polyneuropathie als Komplikation intensiv behandlungsbedürftiger Erkrankungen untersucht. Die Patienten waren ins Krankenhaus auf eine Intensivstation überwiesen worden, mußten durch Intubation aufgrund einer Herz- oder Lungenkrankheit künstlich beatmet werden und hatten eine Sepsis mit Multiorganversagen entwickelt. Etwa einen Monat nach Intubation erforderte die Unmöglichkeit, die Patienten vom Ventilator abzuhängen sowie eine Extremitätenschwäche, daß die Patienten neurologisch versorgt werden mußten. Bei 9 Patienten wurde eine Autopsie durchgeführt. Es fand sich eine ausgedehnte primäre axonale Degeneration motorischer und sensorischer Fasern mit ausgedehnter Denervationsatrophie von Rumpf- und Atemmuskeln. Überlebende erholten sich von der Polyneuropathie 3–6 Monate nach der Entlassung. Metabolische, medikamentöse, ernährungsbedingte oder toxische Faktoren, welche die Neuropathie verursacht haben könnten, ließen sich nicht feststellen. Die Autoren vermuten deshalb, daß der grundlegende Defekt, der bisher ungeklärt ist, der gleiche ist, der auch die Funktionsstörung an allen anderen Organsystemen bei diesem Syndrom verursacht.

Muskelatrophie und Endplatten: WOKKE et al. (1988) haben die lichtmikroskopischen und elektronenmikroskopischen Veränderungen an den Endplatten und den Muskelfasern bei 2 kritisch kranken Patienten mit generalisierter Muskelatrophie und -schwäche untersucht. Dabei fanden sie axonale Degenerationen in intramuskulären Nerven, während der N. suralis bei einem Patienten nur geringe Anomalien aufwies. Es bestand eine ausgeprägte Atrophie der Typ 1- und besonders der Typ 2-Muskelfasern. An den motorischen Endplatten waren Zeichen der Regeneration nachweisbar. Die Autoren sind der Auffassung, daß eine pharmakologische Denervation (nach Behandlung mit Vecuroniumbromid) die

Fibrillationen und histologischen Veränderungen, wenigstens teilweise, erklären könnte. Auch ist eine Hemmung der neuromuskulären Überleitung durch Antibiotika zu berücksichtigen, zudem eine Inaktivitätsatrophie und eine geringe axonale Neuropathie. Auch könne die Bildung proteolytischer Faktoren im Muskel zu der progressiven Verringerung der Muskelfaserdurchmessergröße bei den kritisch kranken Patienten führen. Im übrigen wird in dem genannten Artikel auf die Untersuchungen von BOLTON et al. (1984–1987) verwiesen.

CHAD u. LACOMIS (1994) berichten über intensivmedizinisch behandelte Patienten mit neu auftretender Schwäche. In diesem Übersichtsartikel werden das klinisch-pathologische Spektrum der Veränderungen einschließlich der Auflösung von Myosinfilamenten unter Kortikoidtherapie, speziell bei atembehinderten Patienten, diskutiert.

VII. Neuropathien bei Neuromyotonie (Pseudomyotonie; Isaacs-Syndrom)

ODA et al. (1989) berichten über einen Fall von Isaacs-Syndrom mit Trousseau-Phänomen. Myokymie, Pseudomyotonie (Schwierigkeiten der Erschlaffung nach einer kraftvollen Kontraktion) und Ischämie-induzierter Karpalspasmus (Trousseau-Phänomen) ließen sich beseitigen durch eine Nervenblockade distal einer Einschnürung oder durch intravenöse Infusion von Kalzium. Die Inhalation von Sauerstoff unterdrückte die Pseudomyotonie und das Trousseau-Phänomen, die Myokymie persistierte jedoch. Phenytoin löschte alle Formen abnormer Entladungen aus. Morphologische Veränderungen im bioptisch untersuchten M. peroneus brevis bestanden in *intraterminalen und ultraterminalen Nervensprossungsphänomenen*. Daraus folgern die Autoren, daß die Trigger-Zone für abnorme Erregungen bei ihrem Fall im distalen Segment der intramuskulären Axone einschließlich der Nervenendigungen lokalisiert ist. Eine Hypoxie-sensitive Übererregbarkeit der Axonmembran könnte verantwortlich sein für die Auslösung der Pseudomyotonie und des Trousseau-Zeichens, während die Pathomechanismen, welche der Myokymie zugrunde liegen, unklar bleiben. Ob die von VALENSTEIN et al. (1978) beschriebenen Symptome bei chronisch rekurrierender Polyneuropathie: Myokymie, Muskelhypertrophie und verzögerte Kontraktion (Perkussions-„Myotonie") und ein ähnlicher, von WELCH et al. (1972) beschriebener Fall mit peripherer Neuropathie, Myokymie, anhaltender muskulärer Kontraktion und kontinuierlicher Aktivität motorischer Einheiten dazu passen, bleibt zu diskutieren.

SHILLITO et al. (1995) sowie HART et al. (1997) haben bei der Neuromyotonie Autoantikörper gegen K^+-Kanäle in peripheren Nerven beschrieben und ODABASI et al. (1996) eine Assoziation des Isaacs-Syndroms mit einer chronischen entzündlichen demyelinisierenden Polyneuropathie (CIDP).

H. Hereditäre motorisch-sensorische Neuropathien (HMSN)

Eine Neuropathie als ein wichtiges Symptom kann bei einer großen Zahl bekannter Erbkrankheiten auftreten. Man kann diese unterteilen in hereditäre Neuropathien mit oder ohne bekannte spezifische genetische (HARDING 1995) oder metabolische Störung (P. K. THOMAS et al. 1996), nach der Topographie der betroffenen Systeme und Gewebe (Tabelle 3), nach der Art und Größe der betroffenen Nervenfasern (Tabelle 4), der Art der Schädigung (Tabelle 2, s. S. 67) oder nach dem Erbmodus (Tabelle 5; vgl. McKUSICK 1992); eine befriedigende, alle möglichen Einteilungskriterien berücksichtigende Klassifikation gibt es nicht. Wichtig ist die Unterscheidung der verschiedenen hereditären Formen bereits in der Kindheit (TYSON et al. 1997). Genetische Kopplungsstudien haben inzwischen zur Bestimmung von mindestens 17 verschiedenen Genorten (Loci) geführt, wenn auch die größte Zahl noch zu entdecken bleibt (SCHERER u. CHANCE 1995; SCHERER 1997; DE JONGHE et al. 1997, 1998). Der Vererbungmodus, die Genorte, das jeweilige (abnorme) Genprodukt und die Ziffer, unter der das jeweilige Krankheitsbild von McKUSICK et al. aufgeführt ist (s. jeweils aktualisierte Version unter: Online Mendelian Inheritance in Man, OMIM;

Tabelle 3. Topographische Ausfallsmuster peripherer neuronaler Systeme. (Nach SCHRÖDER 1995)

A. Motorisch
  I. Peripher: Spinale Muskelatrophien
  II. Zentral: Spastische Spinalparalyse
  III. Peripher und zentral: Amyotrophische Lateralsklerose

B. Motorisch-sensorisch-autonom
  I. Axonal: distal akzentuiert („dying back") mit Regenerationsmöglichkeit; häufigster Typ der peripheren Neuropathien
  II. Neuronal: Axon einschließlich Perikaryon degeneriert; schließlich ohne Regenerationsmöglichkeit; Musterbeispiel: alkoholische Neuropathie
  III. Demyelinisierend; Musterbeispiele: HMSN Typ I und III, MLD, Guillain-Barré-Syndrom

C. Sensorisch-autonom
  I. Peripherer und zentraler Fortsatz distal betroffen: häufigster Typ, kongenital, hereditär oder erworben; Musterbeispiel: HSAN Typ I und II
  II. Peripherer Fortsatz proximal betroffen: erworben, z. B. toxisch durch IDPN
  III. Zentraler Fortsatz distal betroffen: z. B. toxisch durch Clioquinol („SMON")

Tabelle 4. Krankheiten mit bevorzugtem Ausfall bestimmter Nervenfaser-Größenklassen

A. Bevorzugter Ausfall großer markhaltiger Nervenfasern
   1. Friedreich-Ataxie
   2. Chronische idiopathische ataktische Neuropathie
   3. Syndrom der akuten sensorischen Neuropathie
   4. HMSN II (ohne oder mit Befall des zentralen motorischen Neurons)
   5. Abetalipoproteinämie
   6. Ataxia teleangiectatica
   7. Xeroderma pigmentosum
   8. Zerebrotendinöse Xanthomatose
   9. Madelung-Krankheit
   10. Chédiak-Higashi-Krankheit
   11. Myotonische Dystrophie
   12. Urämische Polyneuropathie
   13. Kongenitale Aplasie (SCHRÖDER 1987, 1996; MANCARDI et al. 1992)

B. Bevorzugter Ausfall kleiner markhaltiger Nervenfasern
   1. HSAN I (dominanter Typ; THEVENARD 1942; DENNY-BROWN 1951)
   2. Familiäre Amyloid-Neuropathie (ANDRADE 1952; KOCEN et al. 1973): markhaltige und marklose Fasern!
   3. Morbus Tangier (GIBBELS et al. 1985)
   4. Morbus Fabry (KOCEN u. THOMAS 1970)
   5. Selektive Reduktion kleiner markhaltiger Fasern (LOW et al. 1983; DYCK et al. 1983; DONAGHY et al. 1987)
   6. Sonderform der diabetischen Neuropathie (BROWN et al. 1976; SAID et al. 1994)

C. Ausfall großer und kleiner markhaltiger Nervenfasern
   1. Subtotale Aplasie sämtlicher markhaltiger Nervenfasern bei erhaltenen marklosen (SCHRÖDER et al. 1993)
   2. HSAN II (rezessiv: progressiver Ausfall?)

D. Bevorzugte Hypoplasie oder Aplasie markloser Nervenfasern
   1. HSAN III (Riley-Day-Syndrom)
   2. HSAN IV
   3. Shy-Drager-Syndrom

http://www.ncbi.nlm.nih.gov/omim), sind, soweit bekannt, für eine Reihe hereditärer Neuropathien in der Tabelle 5 aufgelistet. Eine oft noch aktuellere Gendatenbank ist die auch von der Deutschen Forschungsgemeinschaft unterstützte europäische „Human Gene Mutation Database Cardiff" (http://www.uwcm.ac.uk/uwcm/mg/hgmd0.html), in der die publizierten Mutationen zu den Erbkrankheiten des Menschen jeweils im Abstand von einigen Monaten erfaßt und dokumentiert werden.

Auch bei den Amyloidneuropathien haben molekulargenetische Analysen zu großen Fortschritten geführt, die zum Verständnis der Pathogenese beitragen und für genetische Beratungen, Prognose und Therapie von wesentlicher Bedeutung sind.

Ein Teil dieser Neuropathien ist bereits zum Zeitpunkt der Geburt manifest und auf Entwicklungsstörungen des peripheren Nervensystems zurückzuführen oder damit verbunden. Diese Entwicklungsstörungen können entweder die Markscheiden oder die peripheren Neurone im motorischen und/oder sensorischen System betreffen.

Tabelle 5. Hereditäre periphere Neuropathien sowie ihre Genorte und Genprodukte. (Aus Neuromusc Disord 7: IV–VI, 1998, wo diese Liste regelmäßig aktualisiert wird und wo auch die nicht im Literaturverzeichnis des vorliegenden Bandes enthaltenen Schlüsselzitate aufgeführt sind; vgl. OMIM = „Online Mendelian Inheritance in Man", http://www.ncbi.nlm.nih.gov/omim)

Krankheit	Erbgang	Genlocus	Symbol des Genproduktes	Ziffern nach McKusick	Schlüsselzitate
Hereditäre motorische und sensorische Neuropathien (HMSN)					
• Hereditäre Neuropathie mit Neigung zu Drucklähmungen	AD AD	17p11.2 ?	**PMP22** *(peripheres Myelinprotein 22)*	162500 162500	Chance et al. (1993) Nicholson et al. (1994) Mariman et al. (1994)
• Charcot-Marie-Tooth-Neuropathie					
Typ I (demyelinisierend) (Ia)	AD	17p11.2	**PMP22** *(peripheres Myelinprotein 22)*	118220	Vance et al. (1989) Matsunami et al. (1992) Patel et al. (1992) Timmerman et al. (1990, 1992) Valentijn et al. (1992) Roa et al. (1982)
(Ib)	AD	1q21-23	CMT1B **PMP$_0$** *(peripheres Myelinprotein P$_0$)*	118200	Bird et al. (1982) Guiloff et al. (1982) Hayasaka et al. (1993a) Kulkens et al. (1993)
Typ II (axonal)	AD	1p35-p36	CMT2A	118210	Hentati et al. (1992) Ben Othmane et al. (1993a)
Axonale motorisch-sensorische Neuropathie mit Taubheit und mentaler Retardierung	AR	Xq24-q26	CMT2X		Priest et al. (1995)
Typ III	siehe *Dejerine-Sottas*				

Tabelle 5 *(Fortsetzung)*

Krankheit	Erbgang	Genlocus	Symbol des Genproduktes	Ziffern nach McKusick	Schlüsselzitate
Typ IV	AR	8q	CMT4A	214400	BEN OTHMANE et al. (1993b)
	AR	11q23	CMT4B	601382	BOLINO et al. (1996)
	AR	5q23-33	CMT4C		LEGUERN et al. (1996)
X-chromosomal-gebunden	XD	Xq13	CMTX *(Connexin)*	302800	GAL et al. (1985) BERGOFFEN et al. (1993)
• Dejerine-Sottas hypertrophische Neuropathie	AD	17q11.21	**PMP22**	145900	ROA et al. (1993b)
	AD	1q21-q23	PMP0	145900	HAYASAKA et al. (1993b)
Hereditäre sensorische Neuropathie Typ I	AD	9q22.1-q22.3	HSNI	162400	NICHOLSON et al. (1996)
Hereditäre motorische und sensorische Neuropathie LOM (mit Taubheit)	AR	8q24	HMSNL	601455	KALAYDJIEVA et al. (1996)
Periphere Neuropathie und Agenesie des Corpus callosum	AR	15q	ACCPN	218000	CASAUBON et al. (1996)
Distale hereditäre motorische Neuropathie Typ II	AD	12q24	HMN2	158590	TIMMERMAN et al. (1996)
Familiäre Dysautonomie (Riley-Day-Syndrom)	AR	9q31-q33	HSAN3	223900	BLUMENFELD et al. (1993)
Familiäre Amyloid-Neuropathie	AD	18q11.2-q12.1	**PALB** *(Transthyretin)*	176300	COSTA et al. (1978) TAWARA et al. (1983)
Amyloidose Typ IV Iowa	AD	11q23-qter	**APOA1** *(Apolipoprotein A1)*	107680	NICHOLS et al. (1989)

Tabelle 5 *(Fortsetzung)*

Krankheit	Erbgang	Genlocus	Symbol des Genproduktes	Ziffern nach McKusick	Schlüsselzitate
Amyloidose Typ V (Finnisch)	AD	9q33	**GSN** *(Gelsolin)*	105120	MAURY et al. (1990)
Adrenoleukodystrophie	XR	Xq28	**ALD**	300100	AUBOURG et al. (1987) MOSSER et al. (1993)
Weitere neurogene Syndrome					
Spinale Muskelatrophie vom Typ Werdnig-Hoffmann	AR	5q11-q13	SMA = SMN *(„survival motor neuron-protein")*	253300	GILLIAM et al. (1990) MELKI et al. (1990a, 1994) LEFEBVRE et al. (1995) BUSSAGLIA et al. (1995) RODRIGUES et al. (1995) ROY et al. (1995) HAHNEN et al. (1997)
Spinale Muskelatrophie vom Typ Kugelberg-Welander	AR	5q11-q13	SMA = SMN	253400	BRZUSTOWICZ et al. (1990) MELKI et al. (1990b) LEFEBVRE et al. (1995)
Spinale Muskelatrophie, distal, überwiegend der oberen Gliedmaßen	AD	7q	SMAD1	600794	CHRISTODOULOU et al. (1995)
Familiäre amyotrophische Lateralsklerose	AD	21q22	ALS1 (= SOD1) *(Cu/Zn Superoxide Dismutase)*	105400	SIDDIQUE et al. (1991) ROSEN et al. (1993)
	AR	2q33-q35	ALS2	205100	HENTATI et al. (1994a)
Kennedy-Krankheit	XR	Xq21-22	**SBMA** *(Androgen-Rezeptor)*	313200	FISCHBECK et al. (1986) LA SPADA et al. (1991)

Tabelle 5 *(Fortsetzung)*

Krankheit	Erbgang	Genlocus	Symbol des Genproduktes	Ziffern nach McKusick	Schlüsselzitate
Hereditäre Ataxien					
• Friedreich-Ataxie	AR	9cen-q21	FA *(Frataxin)*	229300	Chamberlain et al. (1988) Campuzano et al. (1996)
• Friedreich-Ataxie mit selektivem Vitamin-E-Mangel	AR	8q	AVED (= αTTP) *(α-Tocopherol-Transferprotein)*	277460	Ben Hamida et al. (1993) Ouahchi et al. (1995) Gotoda et al. (1995)
• Spinozerebelläre Ataxie mit infantilem Beginn	AR	10q23-q24.1	IOSCA	271245	Nikali et al. (1995)
• Spinozerebelläre Ataxie	AD	6q23	SCA1 *(Ataxin-1)*	164400	Jackson et al. (1977) Zoghbi et al. (1991) Orr et al. (1993) Khati et al. (1993) Banfi et al. (1994)
	AD	12q24.1	SCA2	183090	Auburger et al. (1990) Gispert et al. (1993) Imbert et al. (1996) Pulst et al. (1996) Sanpei et al. (1996)
	AD	16q24-qter	SCA4	164400	Gardner et al. (1994)
	AD	11	SCA5	164440	Ranum et al. (1994)
	AD	19p13	SCA6 (= CACNL1A4) *(Kalziumkanal)*	183086	Zhuchenko et al. (1997) Jodice et al. (1997)
• Spinale zerebelläre Atrophie mit pigmentärer Makula-Dystrophie	AD	3q12-p21.1	SCA7	164500	Benomar et al. (1995) Gouw et al. (1995) David et al. (1997)
• Machado-Joseph Krankheit	AD	14q24.3-q32	MJD (SCA3)	109150	Takiyama et al. (1993) Stevanin et al. (1994) Kawaguchi et al. (1994)

Diese Formen der Erkrankungen des peripheren Nervensystems sind in der Regel wenig progredient. Sie sind hier den sich erst später im Verlauf des Lebens manifestierenden hereditären Neuropathien der Systematik wegen voranzustellen, lassen sich aber von den chronisch progredienten Formen in der Regel schwer abgrenzen, da eine gewisse Progredienz im Laufe von Jahren offenbar doch regelmäßig festzustellen ist.

Die hereditären motorisch-sensorischen Neuropathien (HMSN) sind eine klinisch heterogene Gruppe peripherer Neuropathien, die in der Regel durch eine langsam progressive Schwäche, eine Atrophie der distalen Extremitätenmuskeln und Sensibilitätsstörungen gekennzeichnet sind (DYCK et al. 1975). Die Prävalenz aller Typen beträgt etwa 1:10 000 (EMERY 1991). Darunter ist die HMSN Ia oder Charcot-Marie-Tooth-Krankheit vom Typ 1A die häufigste. Sie ist, wie genetische, insbesondere molekulargenetische Untersuchungen ergeben haben, heterogen und gehört zu den gut definierten Proteinstoffwechselstörungen, die im Folgenden, nach molekulargenetischen Gesichtspunkten gegliedert, an erster Stelle dargestellt werden (Kap. H.II.a, S. 259).

I. Entwicklungsstörungen des peripheren Nervensystems

Zu unterscheiden sind 1. Fälle mit Störungen der Entwicklung des motorischen, des motorischen und sensorischen, des sensorischen und autonomen neuronalen Systems sowie 2. Fälle mit Störungen der Entwicklung der Myelinisation, die in der Peripherie regelhaft sowohl das motorische als auch das sensorische und autonome System (nicht aber auch das zentrale Nervensystem) betreffen. An dieser Stelle werden diese Entwicklungsstörungen nur kurz aufgezählt. Einzelheiten folgen weiter unten, da im Anschluß an die Entwicklungsstörung klinisch vielfach noch eine gewisse Progredienz des jeweiligen Leidens festzustellen ist.

a) Neuronale Entwicklungsstörungen

Hierunter sind 1. Fälle mit einer Aplasie sämtlicher markhaltiger Nervenfasern zu erwähnen (Abb. 90, 91; SCHRÖDER et al. 1993), 2. Fälle mit einem Fehlen nur der großen markhaltigen Nervenfasern, die wohl nicht immer von speziellen Manifestationsformen einer Friedreich-Ataxie abzugrenzen sind (Abb. 92, 93, 108–109; MANCARDI et al. 1992; SABATELLI et al. 1998); 3. Fälle mit Fehlen der kleinen markhaltigen Nervenfasern im sensorischen System (s. dort) und 4. Fälle mit fehlenden oder mangelhaft entwickelten marklosen Nervenfasern (z. B. HSAN III und IV, Abb. 178).

b) Myelinisationsstörungen

Hierher gehören 1. die nur sehr selten in der Literatur beschriebenen Fälle einer Amyelinisation (Abb. 94, 95) und 2. Fälle mit einer Hypomyelinisation einzelner, vieler oder aller markhaltigen Nervenfasern im Sinne einer Anlagestörung, d.h. nicht als Folge einer De- und Remyelinisation (Abb. 96, 97c; s. unten).

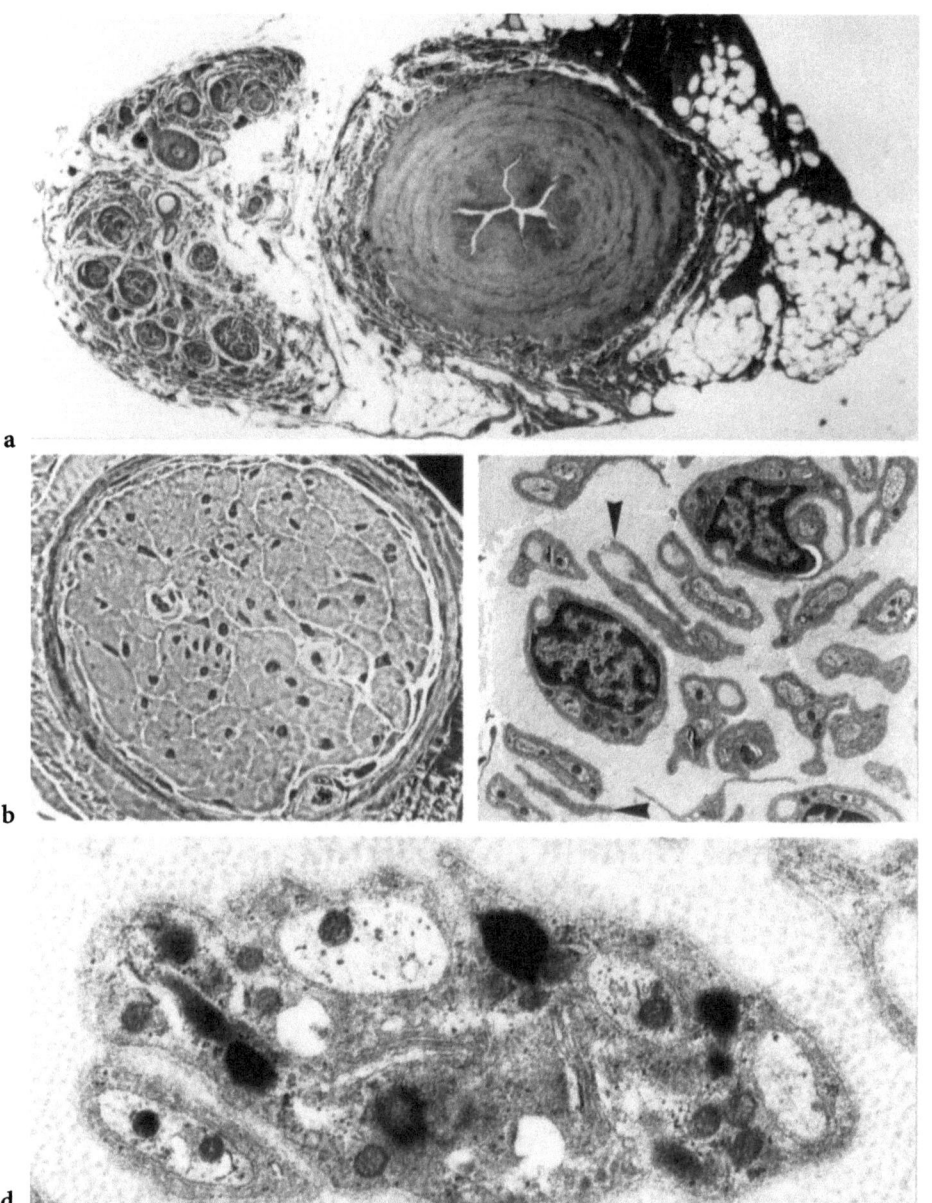

Abb. 90 a–d. Aplasie markhaltiger Nervenfasern bei einem 14jährigen Mädchen. (Nach SCHRÖDER et al. 1993). **a** Dreizehn ungewöhnlich kleine Nervenfaszikel liegen neben einer normal großen Arterie und sind von einem regulären Epineurium und Perineurium umgeben. × 33. **b** Die meisten Faszikel enthalten keine markhaltigen Nervenfasern. Das endoneurale Bindegewebe ist nicht vermehrt. × 500. **c** Bei elektronenmikroskopischer Vergrößerung sind zahlreiche marklose Fasern von Schwann-Zellen und ihren Fortsätzen umgeben. Vereinzelt werden Kollagentaschen von Schwann-Zell-Fortsätzen gebildet. Nur selten kommen Schwann-Zellen ohne Axone vor (*Pfeilköpfe*). × 6700. **d** Eine Schwann-Zelle mit 3 marklosen Axonen enthält mehrere elektronendichte Zytosomen, vermutlich Lysosomen, und einige Mitochondrien. × 31000

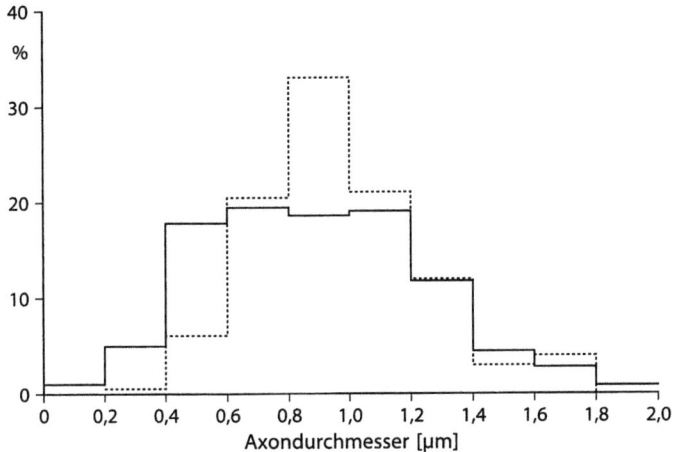

Abb. 91. Histogramm der marklosen Axone von dem in Abb. 90 wiedergegebenen Fall nach Messungen auf elektronenmikroskopischen Aufnahmen (*punktierte Linie*: Fall mit Aplasie der markhaltigen Nervenfasern; geschlossene Linie: Autopsiefall von einem 10jährigen normalen Jungen). (Nach SCHRÖDER et al. 1993)

II. Proteinstoffwechselstörungen

Zu den Proteinstoffwechselstörungen, die zu peripheren Neuropathien führen, gehören nicht nur die häufigen, das periphere Markscheidenprotein mit dem Molekulargewicht 22 kD (PMP22) betreffenden, sondern auch solche, die das Myelinprotein Zero (MPZ; P_o) und andere, noch nicht näher definierte Proteine betreffen, sowie die Amyloid bildenden Proteinstoffwechselstörungen. Außerdem gehören hierher Neuropathien, die als Begleitsymptom bei einer größeren Zahl hereditärer Stoffwechselkrankheiten auftreten können, bei denen ebenfalls die Eiweißstoffwechselstörung im Vordergrund steht (z. B. bei der myotonischen Dystrophie und der Merosin-Mangelmyopathie). Dabei haben einige Tiermodelle und „knock-outs" z.T. wesentlich zum Verständnis der jeweiligen Krankheitsbilder beigetragen; sie werden deshalb jeweils in einem Anhang mitaufgeführt.

a) PMP-22-Genmutationen (HMSN Ia, III und HNPP)

Zu den Mutationen des PMP-22-Gens gehören Duplikationen (HMSN Ia), Deletionen (HNPP) und Punktmutationen (HMSN Ia, HNPP, HMSN III bzw. DSS und kongenitale Hypo- und Hypermyelinisationsneuropathien) (s. unten). Durch den molekulargenetischen Nachweis der Mutationen ist das Gebäude der klinischen Einteilung der HMSN I–III-Formen ins Wanken geraten, da Mutationen in einem einzelnen Gen zu unterschiedlichen klinisch-pathologisch definierten Krankheitsbildern (vgl. Abb. 98), auch im Hinblick auf das Manifestationsalter und den Schweregrad, führen können.

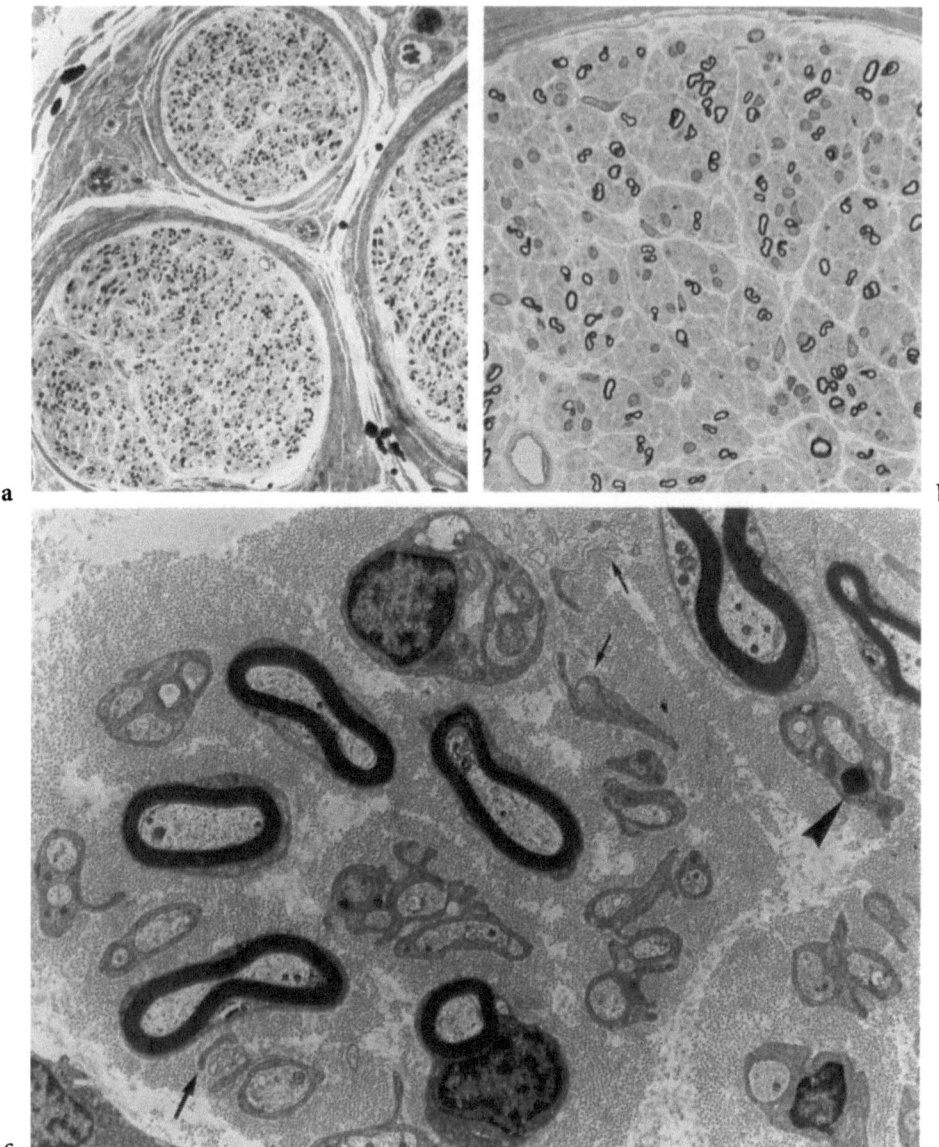

Abb. 92 a-c. N. suralis eines 10jährigen Jungen mit sensorisch-motorischer, kaum progredienter Neuropathie (motorische NLG: 19,6 m/s) (Patient von B. KARCH, Düsseldorf). Aplasie der großen markhaltigen Nervenfasern. Markscheidenabbauprodukte oder Degenerationsvorgänge an den markhaltigen Nervenfasern sind nicht nachweisbar. Doch finden sich verschiedene Degenerationszeichen an den marklosen Axonen (*Pfeile* in c). Auch ist die Zahl der marklosen Axone reduziert, und die vorhandenen Büngner-Bänder sind dem marklosen Typ zuzuordnen. Der *Pfeilkopf* weist auf ein abnormes Mitochondrion hin. a × 160; b × 640; c × 7100.
(Nach SCHRÖDER 1984)

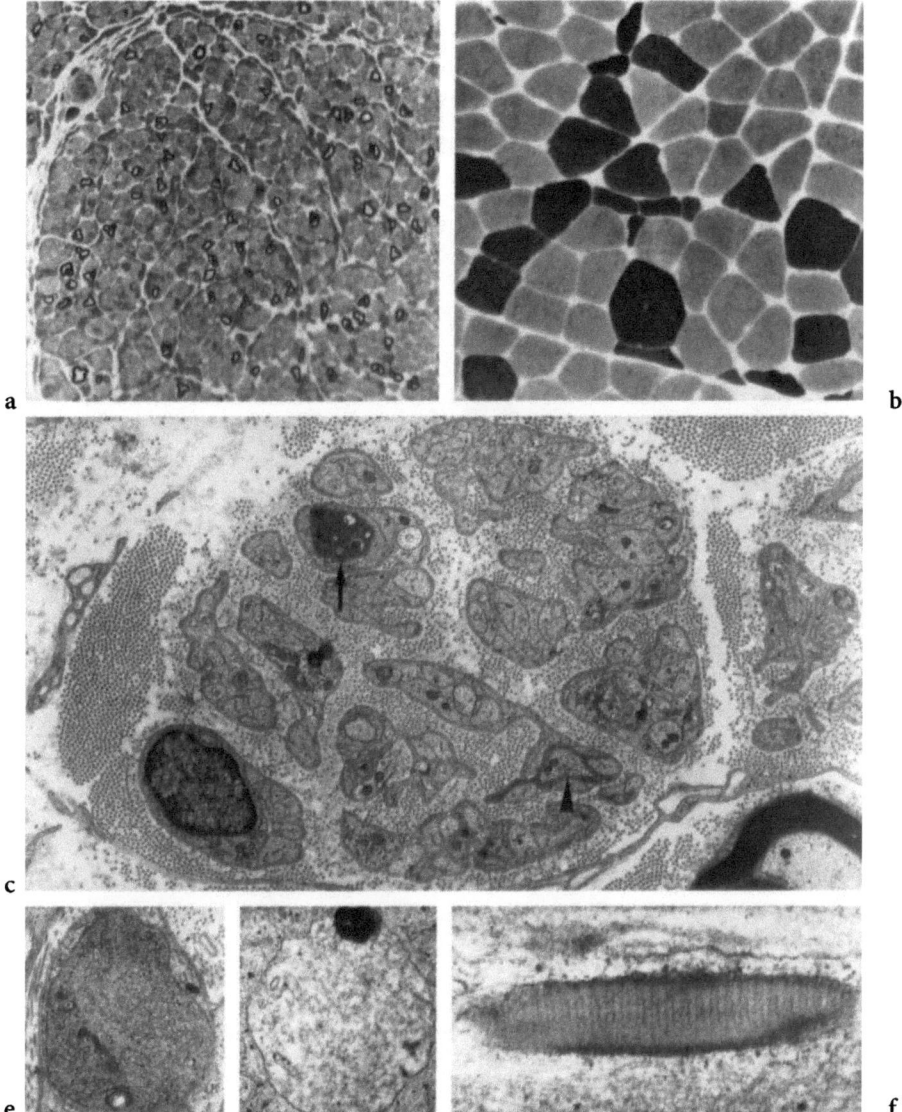

Abb. 93a-f. Aplasie großer markhaltiger Nervenfasern bei einem 15jährigen Jungen mit Friedreich-Ataxie (Patient von G. HEIMANN, Aachen). **a** Es sind nur kleine markhaltige und marklose Nervenfasern im N. suralis vorhanden. × 475. **b** Im Muskel sind nur wenige atrophische Muskelfasern nachweisbar, die überwiegend dem Typ 2 angehören. Myofibrilläre ATPase nach Präinkubation bei pH 9,4. × 176. **c** Elektronenmikroskopische Aufnahme einer Gruppe markloser Nervenfasern und Schwann-Zellfortsätze, die teilweise ihre marklosen Axone verloren haben. Ein Axon ist vergrößert und verdichtet und enthält vermehrte Filamente (*Pfeil*). Zwei weitere Axone werden von einem verdichteten, pyknotischen Schwann-Zellfortsatz umgeben (*Pfeilkopf*). × 8600. **d** Dystrophisches Axon mit vermehrten axoplasmatischen Komponenten. × 10600. **e** Vakuole innerhalb einer Schwann-Zelle mit einem elektronendichten Körperchen. × 24000. **f** Ungewöhnlicher Streifenkörper in einer Schwann-Zelle, bei dem es sich um ein abnormes Mitochondrion handelt. × 59000

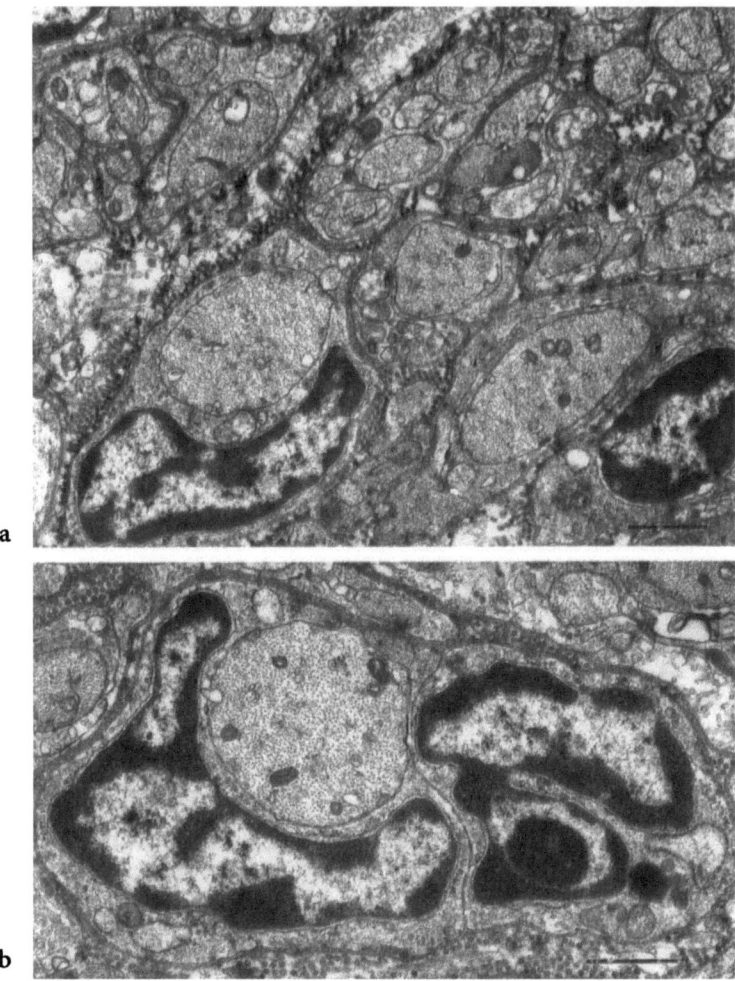

Abb. 94a, b. Totales Fehlen der Markscheiden (Amyelinisation) im peripheren und zentralen Nervensystem bei einem 8 Tage alten, sonst reifen Neugeborenen mit Hydrocephalus internus (Autopsie, Fall 5 bei SCHRÖDER u. BOHL 1978). Die Prämyelinfasern (zahlenmäßiges Verhältnis von Axon : Markscheide 1:1) sind maximal 3 µm dick und enthalten eine erhöhte Anzahl von Neurofilamenten (s. Abb. 95). Auch die Schwann-Zellen enthalten vermehrt Filamente.
a 12300; b × 16700. (Nach SCHRÖDER u. BOHL 1978)

1. HMSN Ia bei PMP22-Genduplikation

Nomenklatur: Unter den hereditären motorisch-sensorischen Neuropathien (HMSN) vom Typ I werden nach DYCK et al. (1993) der *hypertrophische Typ (HMSN I)* und das *Roussy-Levy-Syndrom*, das zusätzlich durch eine Ataxie und Tremor gekennzeichnet ist, zusammengefaßt. Die „*Hypertrophie*" ist auf eine zwiebelschalenförmige Anordnung der proliferierten überzähligen Schwann-Zellen aufgrund wiederholter *De- und Remyelinisationen* zurückzuführen.

Typ I und II der HMSN sind definitionsgemäß autosomal-dominant erblich und auch als peroneale oder *neurale Muskelatrophie* oder *Charcot-Marie-Tooth*

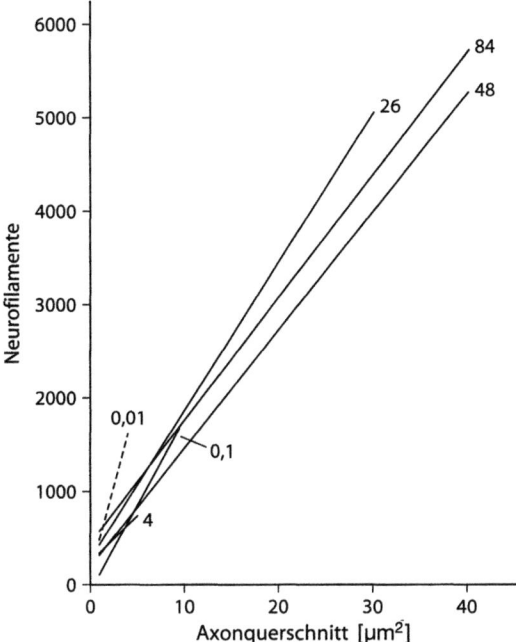

Abb. 95. Gleicher Fall wie in Abb. 94. Die Zahl der Neurofilamente pro Axon (Ordinate) wurde in Relation zur Axonquerschnittsfläche in µm² (Abszisse) von 4 Kontrollfällen im Alter zwischen 4 Monaten vor dem regulären Geburtstermin bis zu 84 Monaten danach (*durchgezogene Linien*) zum Vergleich mit dem 8 Tage alten Neugeborenen mit vollständigem Fehlen der Markscheiden (*gestrichelte Linie*) eingetragen. Die *gestrichelte Linie* verläuft wesentlich steiler und zeigt somit die erhöhte Neurofilamentdichte in den Axonen mit totalem Fehlen der Markscheiden an. (Nach SCHRÖDER 1987)

(CMT)-Krankheit bekannt. Typ I und II wurden nach elektrophysiologischen und morphologischen Kriterien unterschieden: Beim Typ I (von Genetikern zumeist als CMT1 bezeichnet) ist die NLG stark verlangsamt (< 38 m/s), und histopathologisch dominiert eine segmentale Demyelinisation und Remyelinisation mit Zwiebelschalenbildung. Beim Typ II, dem neuronalen Typ, ist nur eine geringe Verlangsamung der NLG (> 38 m/s) nachweisbar, und es dominiert ein Ausfall an Nervenfasern. Ein mit der Duffy-Blutgruppe auf dem Chromosom 1 gekoppelter Typ I wurde weiter als Typ Ia abgegrenzt, während andere Fälle keine Kopplung aufweisen (Typ Ib) (BIRD et al. 1982; GUILOFF et al. 1982; DYCK et al. 1983).

Genetik: Molekulargenetisch sind beim Typ Ia *Punktmutationen* oder eine *Duplikation* der 1,5-Megabasen-DNA-Region für das periphere Myelinprotein mit dem Molekulargewicht 22 kD („PMP22") am Genort 17p11.2-p12 festgestellt worden (RAEYMAEKERS et al. 1989, 1991, 1992; TIMMERMAN et al. 1990, 1992a; MIDDLETON-PRICE et al. 1990; PATEL et al. 1990; MCALPINE et al. 1990; VANCE et al. 1991; MATSUNAMI et al. 1992). In 71% der Fälle ist der HMSN I-Typ mit einer 1,5 Mb HMSN Ia-Tandem-Duplikation in der chromosomalen Region 17p11.2 verbunden (RAEYMAEKERS et al. 1991; LUPSKI et al. 1991; WISE et al. 1993;

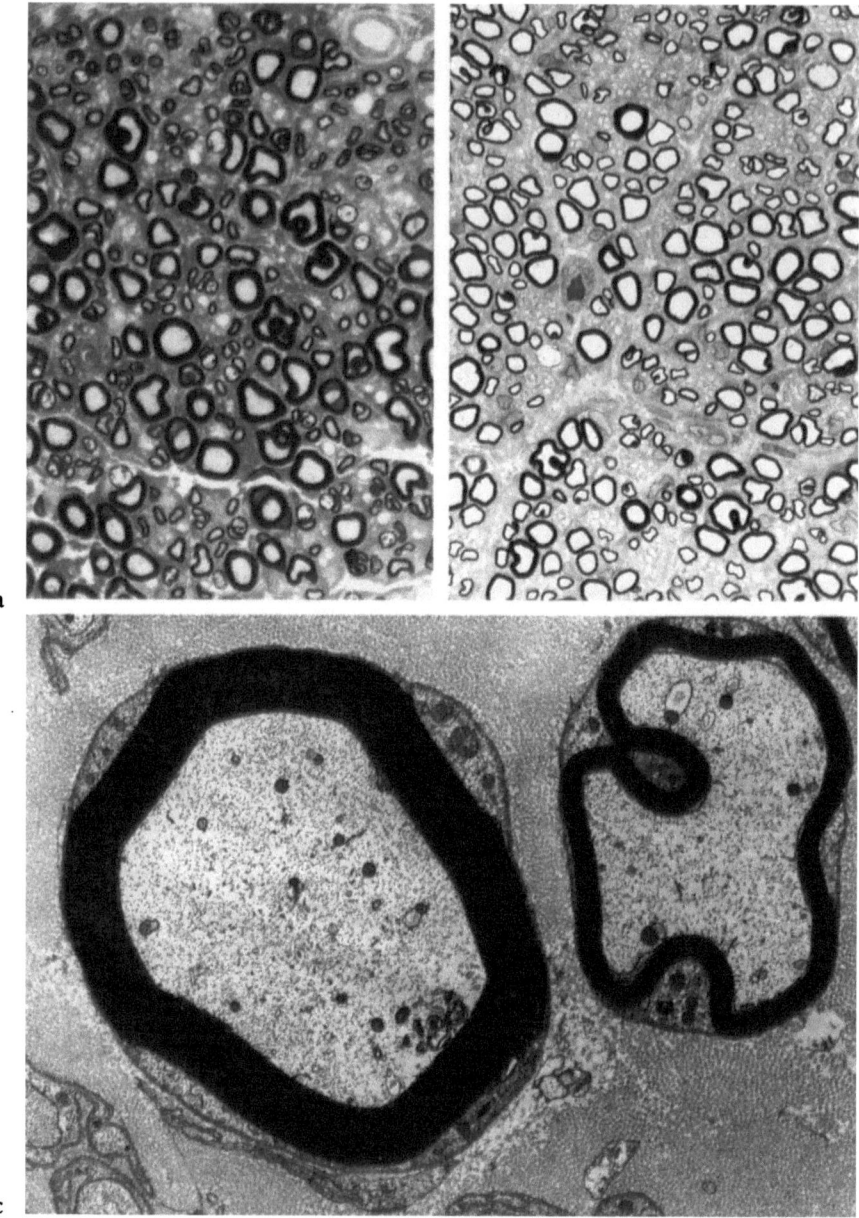

Abb. 96. Primäre Hypomyelinisation (**b**) ohne Anzeichen einer De- und Remyelinisation bei einem 39 Monate alten Kind im Vergleich zu einem 32 Monate alten, autoptisch untersuchten Kontrollfall (**a**). Die meisten Markscheiden in **b** sind in Relation zum Alter wie auch zum Axonkaliber zu dünn. **a** × 928; **b** × 912. **c** Im Bild *links* eine der wenigen annähernd normal dick myelinisierten Nervenfasern, rechts ein hypomyelinisiertes Axon ohne jedes Zeichen einer vorausgegangenen De- bzw. Remyelinisation (Klinisch: Verdacht auf Morbus Leigh). × 25560.
(Nach Schröder 1982)

NELIS et al. 1996). Das PMP22 ist ein Transmembranprotein, das im kompakten Anteil der Markscheiden eingebaut ist (WELCHER et al. 1991; VALENTIJN et al. 1992). De-novo-Duplikationen sind häufig Ursache von HMSN Ia-Neuropathien (HOOGENDIJK et al. 1992); diese sind in der Regel paternalen Ursprungs und entstehen durch ungleiches Crossing-over während der Spermatogenese (PALAU et al. 1993; HERTZ et al. 1994). Duplikationen maternalen Ursprungs sind selten (MANCARDI et al. 1994; BLAIR et al. 1996). Von wenigen Fällen abgesehen, ist die Duplikation bei familiären Fällen und bei De-novo-Duplikationen gleich groß, d.h. 1,5 Mb, was darauf schließen läßt, daß eine besondere Eigenschaft dieser Genomregion zu diesem konstanten DNA-Rearrangement prädisponiert. Die seltenen kleineren Duplikationen enthalten immer noch das PMP22-Gen (VALENTIJN et al. 1993; HERTZ et al. 1994). Ein Patient mit einer mosaischen HMSN Ia-Duplikation in verschiedenen somatischen Geweben läßt auch an die Möglichkeit einer Reversion der HMSN Ia-Duplikation denken (LIEHR et al. 1996).

Das Vorkommen von 3 intakten Kopien eines normalen PMP22-Gens unterstützt die Hypothese eines Gen-Dosis-Effektes als Entstehungsmechanismus der Neuropathie (LUPSKI et al. 1992). Dafür spricht auch, daß die meisten Patienten mit der hereditären Neuropathie mit Neigung zu Drucklähmungen (HNPP) an genau derselben Stelle eine 1,5 Mb-Deletion des PMP22-Gens aufweisen (CHANCE et al. 1993). Drei von 4 Patienten mit einer homozygoten HMSN Ia-Duplikation hatten einen wesentlich stärker ausgeprägten Phänotyp (LUPSKI et al. 1991; KAKU et al. 1993). Zur Penetranz nimmt auch NICHOLSON (1991) aufgrund von NLG-Untersuchungen Stellung. Die Zunahme der Kopien an PMP22-Genen findet seine Entsprechung in einer höheren Expression der mRNA- und Proteinwerte (YOSHIKAWA et al. 1994; HANEMANN et al. 1994; VALLAT et al. 1996; s. unten). Transgene Mäuse und Ratten mit multiplen Kopien der humanen und Spezies-spezifischen PMP22-Gene unterstützen diese Auffassung (HUXLEY et al. 1996; SEREDA et al. 1996). Bei einem Mausmodell der HMSN Ia-Duplikation mit peripherer Neuropathie war das PMP22-Gen in 8 Kopien integriert und führte zu einer Überexpression von PMP22 (HUXLEY et al. 1996).

NIEUWENHUIJSEN et al. (1992) haben für die CMT1A-Duplikationsregion auf Chromosom 17p11.2 einen zusammenhängenden Satz von 43 sich überlappenden Hefe-("yeast")-artifiziellen-chromosomalen (YAC)-Klonen entwickelt. Das „contig" umfaßt ungefähr 2,0 Megabasen und läßt sich erfassen durch ein Minimum von 5 sich überlappenden YACs. Die YAC-Klone wurden mit Hilfe der Polymerasekettenreaktion (PCR-Technik) isoliert aus zwei menschlichen Genom-YAC-Bibliotheken und YAC-Bibliotheken, die von hybridisierten Nager-Mensch-Zellinien abstammen. Die Lokalisation auf dem Chromosom 17p11.2 ließ sich bestätigen durch eine Fluoreszenz-in-situ-Hybridisierung (FISH). Eine Überlappung zwischen YAC-Klonen wurde detektiert durch Inter-Alu-PCR-Amplifikation der YACs und durch Kreuzhybridisierung der YACs mit YAC-insertierter Endigung, die durch Vectorette-PCR gewonnen worden waren. Dieses YAC-Contig diente zur Analyse und zum Mapping aller Gene, die innerhalb der CMT1A-Duplikation enthalten sind.

Nach RAEYMAEKERS et al. (1992) umfaßt die duplizierte Region bei der HMSN Ia eine Entfernung von mindestens 10 cM auf der Genkarte, während die physische Karte ein Restriktionsfragment von 1150 Kb umfaßt. Die Diskrepanz

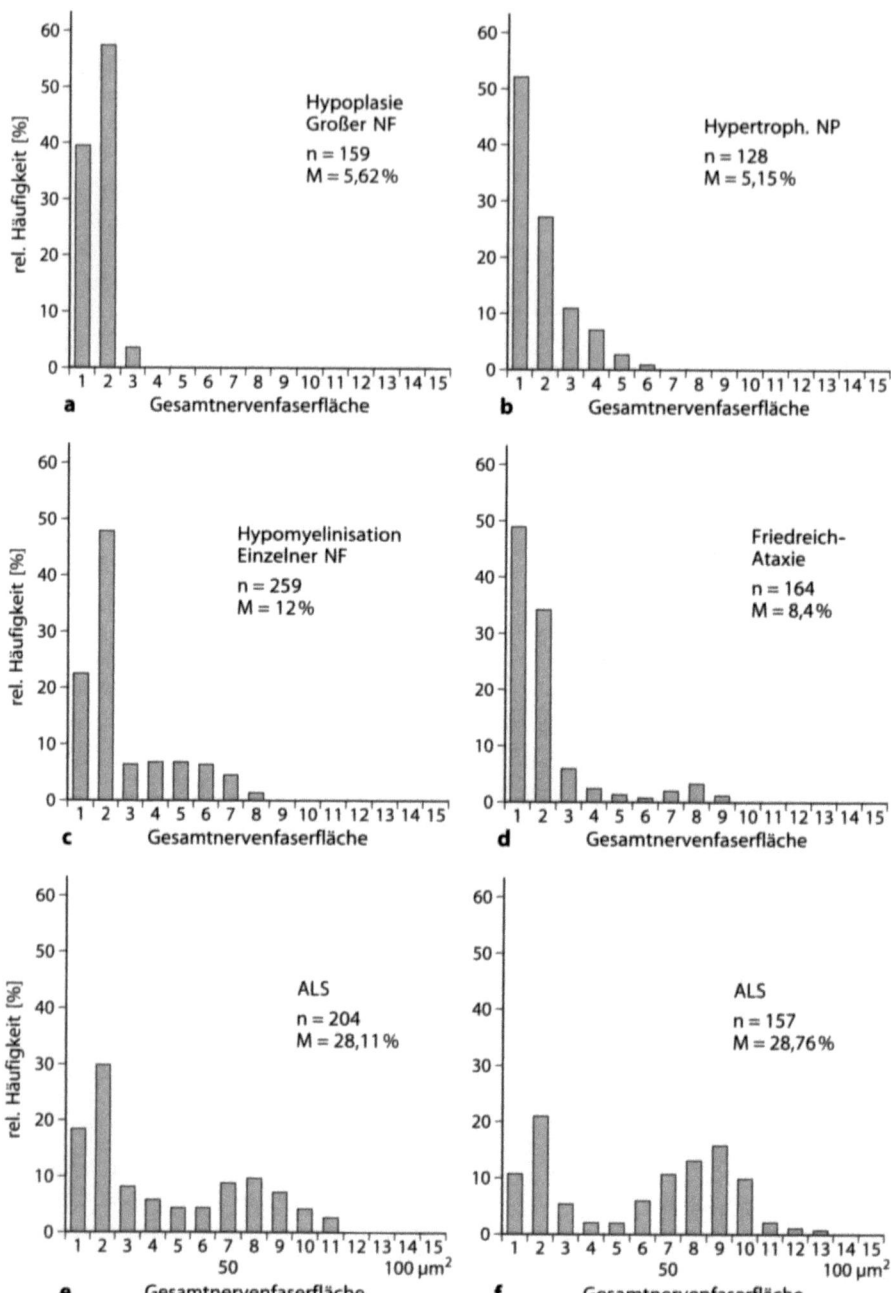

Abb. 97. Charakteristische Histogramme der Gesamtnervenfaserfläche bei verschiedenen Neuropathien (**a–d**) im Vergleich zu ALS-Fällen mit annähernd normalem Kaliberspektrum (**e, f**) (n Zahl der optisch-elektronisch bestimmten Nervenfasern; M Areal der Markscheiden pro endoneurales Areal in Prozent)

zwischen der genetischen und der physischen Kartenentfernung läßt vermuten, daß die 17p11.2-Region extrem disponiert ist für Rekombinationen. Die hohe Rekombinationsrate trägt vermutlich bei zu der genetischen Instabilität dieser chromosomalen Region. Eine 5'-Splice-site-Mutation im PMP22-Gen ist von NELIS et al. (1994) beschrieben worden.

Die *Diagnose* der Duplikation läßt sich durch eine Southern-blot-Analyse mit anschließender Densitometrie, mit einer Pulsfeldelektrophorese, mit repetiven Sequenzen der Nukleotide GT und durch eine PCR-Amplifikation der entsprechenden Genabschnitte diagnostizieren. Am aussagekräftigsten erscheint die Pulsfeldelektrophorese, die aber aufwendig ist. Ebenfalls recht aussagekräftig, aber einfacher durchzuführen ist das Southern-blot-Verfahren. Die Duplikation läßt sich außerdem direkt durch Fluoreszenz-in-situ-Hybridisierung (FISH) im Interphasenkern lymphoblastoider Zellen der Patienten mit Hilfe spezieller Proben direkt nachweisen (UNCINI et al. 1994; LIEHR et al. 1995, 1997; RAUTENSTRAUSS et al. 1997). Autoradiographische Methoden sind zur Feststellung der 17p11.2-Duplikation nicht mehr nötig. Neuerdings ist auch der Nachweis an Paraffin-eingebetteten Nervenbiopsien durch PCR-Anreicherung des PMP-22-Genabschnittes und densitometrischen Nachweis der Duplikation gelungen (SCHRÖDER 1997; THIEX u. SCHRÖDER 1998). Dabei ist die Extraktion der DNA aus Paraffin-eingebettetem Gewebe wegen des relativ kleinen untersuchten Genabschnittes wie bei der auf diese Weise ebenfalls gelungenen Trisomie 18-Bestimmung (EGGERMANN et al. 1993) und bei der routinemäßig von Pathologen praktizierten Differenzierung von Lymphomen (STEIN 1995) kein wesentliches Problem, während die quantitative Bestimmung der Zahl von Trinukleotidrepeats bei den sog. dynamischen Mutationen wie z. B. dem Kennedy-Syndrom (s. dort) wegen evtl. auftretender fixations- oder extraktionsbedingter Fragmentationen der evtl. extrem verlängerten Genabschnitte zu unzuverlässigen Werten führt. YOUNG et al. (1998) betonen, daß die quantitative Bestimmung der Anzahl von Kopien eines 240 Basenpaare umfassenden DNA-Fragmentes vom Exon 4 des PMP-22-Gens ein besonders schnelles und zuverlässiges diagnostisches Verfahren darstelle. Auch eine *pränatale Diagnose* ist mit molekulargenetischen Techniken möglich (NAVON et al. 1995).

CHANCE et al. (1992) haben bei 2 Fällen mit typischer CMT 1-Neuropathie keine Anomalien auf dem Chromosom 17p11.2 oder 1q feststellen können; daraus schließen sie, daß ein weiterer, *dritter autosomaler Locus für die CMT1* bestehen muß.

Ähnliche Erkrankungen können jedoch auch *autosomal-rezessiv* oder *x-chromosomal-dominant* erblich sein (s. unten), manchmal verbunden mit Taubheit (WRIGHT u. DYCK 1995) oder mit Friedreich-Ataxie.

Bei der *tomakulösen Neuropathie* liegt demgegenüber eine *Deletion* des PMP22-Genortes vor, so daß diese beiden eindeutig verschiedenen Krankheiten (die HMSN Ia und die tomakulöse Neuropathie) als „reziproke Produkte ungleichen Crossovers" angesehen werden (CHANCE et al. 1993). Andererseits ist beim Typ Ib der HMSN die chromosomale Region 1q21–23 und das zugehörige periphere Nervenprotein P_0 (PMP 0) betroffen (KULKENS et al. 1993). P_0 ist ein 28 kD Glykoprotein, das der Kompaktierung der multilamellären Markscheide dient und mehr als die Hälfte des peripheren Markscheidenproteingehaltes ausmacht. Eine Drei-Basen-Deletion im Exon 2 des P_0-Gens war bei allen betroffenen Mit-

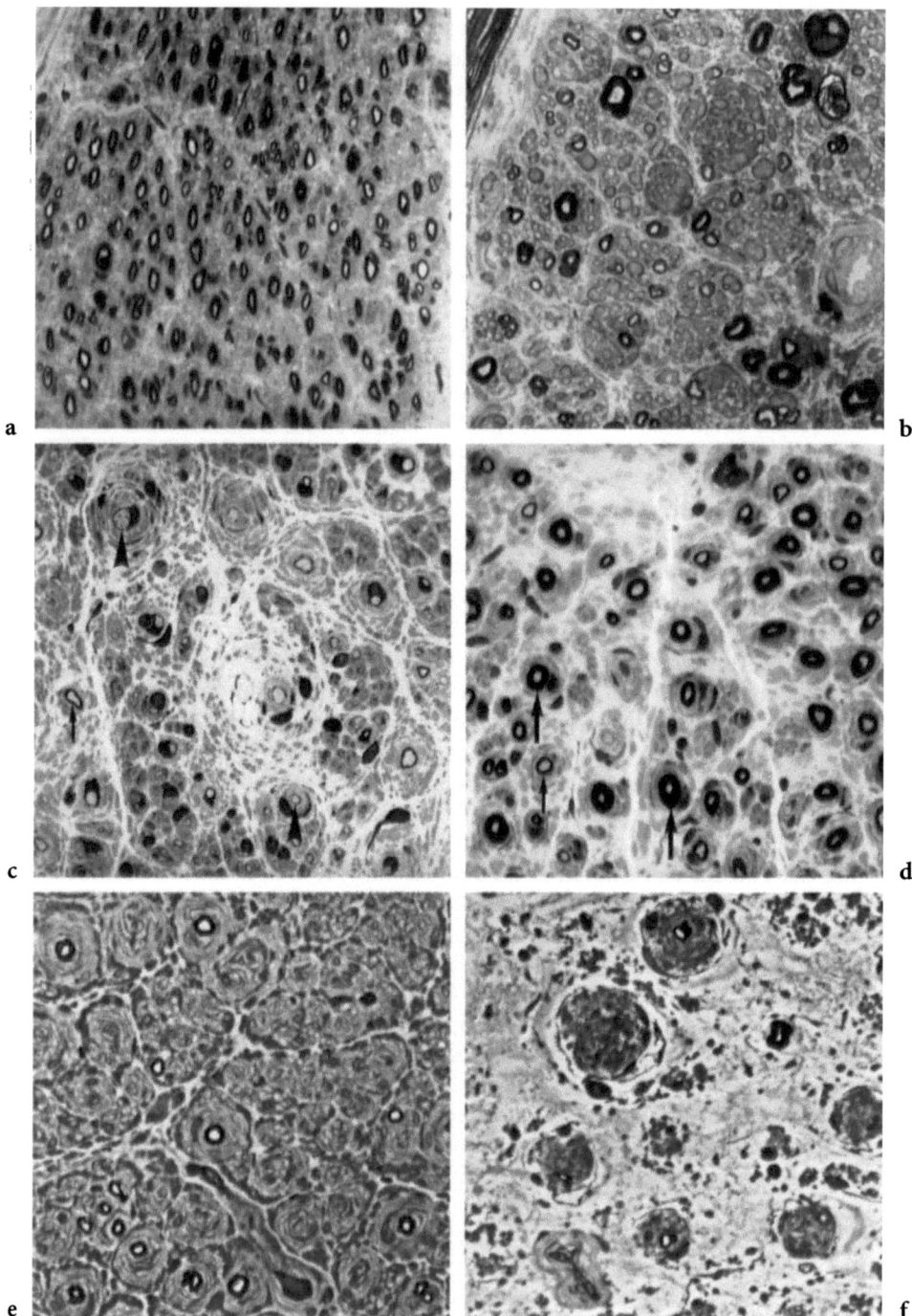

Abb. 98 a–f. Legende s. S. 269

gliedern einer CMT1B-Familie nachweisbar. Diese Mutation beruhte auf einer Deletion des Serins. Weitere Bestimmungen der Deletion im CMT1A-Locus auf dem Chromosom 17p11.2 bei der tomakulösen Neuropathie (= hereditäre Neuropathie mit Neigung zu Drucklähmungen) stammen von HALLAM et al. (1992) und VERHALLE et al. (1994).

Punktmutationen am Genort 17p11.2 sind bemerkenswerterweise auch bei *Heterozygoten* der als rezessiv erblich geltenden HMSN III (Dejerine Sottas; s. unten) zu finden (ROA et al. 1993; IONASESCU et al. 1995). Allerdings ist die Dejerine-Sottas-Krankheit auch bei einer Familie mit einem Gendefekt auf dem Chromosom 8 verbunden (IONASESCU et al. 1996). Miss-sense-Mutationen im PMP22-Gen sind auch verantwortlich für zwei weitere Formen einer demyelinisierenden Neuropathie bei Mäusen, nämlich bei der Trembler (Tr)- und der allelischen Trembler j (Tr j)-Maus (s. unten). Die autosomal-dominant erbliche neuronale Form der HMSN (HMSN II) ist demgegenüber dem Chromosom 1p35-p36 und die X-chromosomale Form (HMSN X; CMT X) dem Genort des Connexin32 (Xq13) zuzuordnen (s. unten).

Physikalische Kartierungsstudien ergaben, daß die 1,5 Mb-HMSN Ia-Region von Tandem-Repeat(REP)-Sequenzen flankiert wird („CMT1A-REP") (PENTAO et al. 1992). Drei Kopien der CMT1A-REP-Sequenz sind am CMT1A-Duplikationschromosom lokalisiert, während am HNPP-Chromosom nur eine Kopie vorhanden ist (CHANCE et al. 1994). Aufgrund dessen läßt sich eine klonierte CMT1A-REP-Sequenz bei der DNA-Diagnose der HMNS Ia und der HNPP ver-

Abb. 98 a-f. Hypertrophische Neuropathien in unterschiedlichen Stadien der Entwicklung und Ausprägung mit Zwiebelschalenformationen (= konzentrisch angeordnete Schwann-Zellfortsätze) um demyelinisierte (*Pfeilköpfe*), unverhältnismäßig dünn remyelinisierte (*kleine Pfeile*) und hypermyelinisierte (*größere Pfeile*) Nervenfasern. Das endoneurale Kollagen (*K*) ist unterschiedlich stark vermehrt (= Pseudohypertrophie), das endoneurale Ödem (*E*) in c, d und f stark ausgeprägt. **a, d-f** × 500; **b** × 378; **c** × 690. **a** 7jähriger Junge mit dominant erblicher neuraler Muskelatrophie (Typ Charcot-Marie-Tooth). Im Nerven finden sich einzelne hypomyelinisierte Nervenfasern, spärliche Zwiebelschalenformationen in frühen Stadien und eine geringe Vermehrung des endoneuralen Bindegewebes. **b** 51jähriger Mann mit Refsum-Krankheit. Die Zahl der großen und kleinen markhaltigen Nervenfasern ist erheblich reduziert, die Zahl der Schwann-Zellkerne deutlich erhöht. Fokale Proliferationen von Schwann-Zellen fallen stärker auf als typische Zwiebelschalenformationen. Das endoneurale Bindegewebe ist deutlich vermehrt. **c** 16jähriges Mädchen mit einem frühen Stadium einer sporadischen hypertrophischen Neuropathie (wahrscheinlich Typ Dejerine-Sottas, jedoch autosomal-rezessiver Erbgang nicht gesichert). Die sensible NLG betrug 2 m/s. Ausgeprägte Zwiebelschalenformationen um demyelinisierte Nervenfasern (*Pfeilköpfe*). Das endoneurale Bindegewebe ist vermehrt bei ausgeprägtem Ödem und einzelnen vakuolisierten Makrophagen (*V*). **d** 10jähriges Mädchen mit fortgeschrittener, wahrscheinlich dominant erblicher hypertrophischer Neuropathie. Zwiebelschalenformationen um demyelinisierte, dünn remyelinisierte (hypomyelinisierte) und unverhältnismäßig dick myelinisierte (hypermyelinisierte) Nervenfasern kommen vor. Das endoneurale Bindegewebe ist vermehrt und ödematös verbreitert. **e** 22jähriger Mann mit chronisch rezidivierendem Guillain-Barré-Syndrom und zentraler Beteiligung (Fisher-Syndrom). Ausgeprägte, vielschichtige Zwiebelschalenformationen mit deutlicher endoneuraler Bindegewebsvermehrung sowie erheblicher Reduktion der Zahl großer und kleiner markhaltiger Nervenfasern. **f** Gleicher Nerv wie in **e**, aber anderer Faszikel mit stärkerem endoneuralen Ödem

wenden (LORENZETTI et al. 1995; TIMMERMAN et al. 1996). In einem CMT1A-REP-Element besteht eine Region mit häufigem ungleichen „crossing over" (REITER et al. 1996; LOPES et al. 1996; TIMMERMAN et al. 1997). Die Sequenz mit dem „hot spot" der Rekombination war in 98% identisch zwischen dem proximalen und distalen CMT1A-REP-Element. Die Sequenzanalyse der CMT1A-REPs ergab ein *Mariner*-Transposon-ähnliches Element (MITE) nahe dem Hotspot der ungleichen Rekombination.

NELIS et al. (1996) haben die *Häufigkeit* von Mutationen bei der CMT1 und HNPP im Rahmen einer europäischen kollaborativen Studie bestimmt. Bei 70% von 819 nichtverwandten CMT1-Patienten war eine 17p11.2-Duplikation und bei 84% von 156 nichtverwandten HNPP-Patienten eine 17p.11.2-Deletion vorhanden. Bei den nichtduplizierten CMT1-Patienten ließen sich verschiedene Mutationen im Myelingen PMP22, MPZ (WARNER et al. 1996) und Cx32 identifizieren (s. unten).

Weitläufige Expression des peripheren Markscheidenproteins mit dem Molekulargewicht von 22 kD (PMP22): Die biologischen Funktionen des PMP-22 sind weitgehend unbekannt. Durch In-situ-Hybridisierungstechniken haben BAECHNER et al. (1995) hohe Werte von PMP22-mRNA in ausreifenden peripheren Nerven von 2 Wochen alten Mäusen festgestellt, was zu der PNS-spezifischen Störung bei den hereditären peripheren Neuropathien vom Typ der CMT1A, DSS und HNPP paßt. Hohe Werte von PMP22-Transkripten waren jedoch ebenso in den Zotten des Darms erwachsener Mäuse nachweisbar. Während der frühen Embryogenese (9,5 Tage nach der Konzeption = dies post conceptionem = dpc) ist eine PMP22-mRNA-Expression begrenzt auf die epitheliale ektodermale Schicht. Während der frühen Organogenese (11,5 dpc) sind besonders hohe Werte der Expression in der Kapsel, welche die Leber umhüllt, und während der Entwicklung des Darmes nachweisbar, während niedrige Werte in den vorknorpeligen Kondensationen, welche die Wirbelkörper bilden, und in der ventrikelnahen Schicht des Myelencephalons zu finden sind. Während des mittleren Abschnittes der Schwangerschaft (14,5 – 16,5 dps) steigt die Anzahl der PMP22-positiven Gewebe an, und eine hohe Expression ist in verschiedenen mesodermalen Geweben nachweisbar, insbesondere im Bindegewebe der Faszien, in den Knochen einschließlich der Wirbelkörper, im Lungenmesenchym und im Muskel. Außerdem ist eine hohe Expression auch in Geweben, die vom Ektoderm abstammen, vorhanden, insbesondere in den Epithelien der Linse und der Haut.

Mosaizismus: Eine unterschiedliche Verteilung der Duplikation in Blutleukozyten und nach der Bestimmung der Duplikation mit Hilfe der FISH (Fluoreszenz-in-situ-Hybridisierungs)-Technik in einer Nervenbiopsie bei der HMSN Ia im Sinne eines Mosaizismus beschreiben GREHL et al. (1997).

Klinik: Die HMSN I ist die häufigste Form der Charcot-Marie-Tooth-Krankheit (ca. 1 auf 2500 Personen) (IONASESCU 1995; NELIS et al. 1996; DE JONGHE et al. 1997). Sie beginnt zumeist in der 1. oder 2. Lebensdekade mit *Fußdeformitäten* wie Hohlfuß (Pes cavus) und Hammerzehe mit *Gehbehinderung.* Neurologisch läßt sich eine distale Schwäche und Atrophie an den Unterschenkeln („*Storchenbeine*") feststellen mit Verlust der Sehnenreflexe, aber nur geringen distalen („*strumpfförmigen*") *Sensibilitätsstörungen.* Später sind auch die Hände bzw.

oberen Extremitäten betroffen. Einige Fälle zeigen Ataxie und Armhaltetremor („*Roussy-Levy-Syndrom*") und evtl. eine Skoliose. Das Durchschnittsalter bei der Ersterkrankung beträgt in großen Serien 12,2 ± 7,3 Jahre. Die Lebenserwartung ist annähernd normal. Eine herabgesetzte Nervenleitgeschwindigkeit (definitionsgemäß < 38 m/s) motorischer, aber auch sensibler Nerven findet sich bei allen Patienten (HARDING u. THOMAS 1980; KAKU et al. 1993; UNCINI et al. 1995), häufig sogar im subklinischen Stadium (BIROUK et al. 1997). ROY et al. (1989) haben die motorische NLG bei 10 Patienten im Alter von 10–62 Jahren über einen Zeitraum von 11–19 Jahren verfolgt. Die mittlere Nervenleitungsgeschwindigkeit und distale motorische Latenz wiesen keine signifikanten Veränderungen auf. Die mittleren medianen zusammengesetzten motorischen Aktionspotentiale (CMAP) zeigten jedoch hinsichtlich der Amplitudenwerte eine Reduktion um 66 % bei 8 Patienten. Diese Verringerung korrelierte mit der klinischen Verschlechterung entsprechend einem progressiven Ausfall an Axonen. Weitere Langzeitstudien speziell bei der Duplikationsform der HMSN I haben AMATO et al. (1996) und KILLIAN et al. (1996) vorgelegt. Die Nerven unter der Haut sind tastbar und evtl. sichtbar verdickt.

Systemische B- und T-Lymphozytenreaktionen: SOLDERS et al. (1992) haben bei der HMSN I eine allgemeine Aktivierung von B- und T-Zellen gefunden, während die Immunität, die gegen peripheres Nervengewebe gerichtet war, nur gering erhöht war. Es sei unklar, ob die Aktivierung des Immunsystems auf einem primären Gendefekt beruhen könne oder sekundär auf die Nervenschädigung erfolge. Das gleichzeitige Vorkommen einer HMSN Ia und einer IgM-Paraproteinämie könne zu diagnostischen Verwirrungen führen (GREGORY et al. 1993). In diesem Zusammenhang ist möglicherweise von Interesse, daß wir in einzelnen Fällen mit eindeutiger Heredität spärliche perivaskuläre Infiltrate mononukleärer Zellelemente im Epineurium haben feststellen können (THIEX u. SCHRÖDER 1998).

HMSN mit Wadenhypertrophie bei 17p11.2-Duplikation: UNCINI et al. (1994) berichten ähnlich wie vorher schon SAKASHITA et al. (1992) über 6 Patienten im Alter von 25–79 Jahren, die in 3 Generationen eine Wadenhypertrophie, hängende Füße und Schwierigkeiten, auf der Ferse zu gehen, einen Hohlfuß, fehlende oder verminderte Sehnenreflexe an den unteren Extremitäten und eine milde distale Sensibilitätsstörung aufwiesen. Die motorischen Leitungsgeschwindigkeiten betrugen 20–40 m/s. Die Biopsie des N. suralis ergab einen Ausfall an großen markhaltigen Nervenfasern, zahlreiche Zwiebelschalenformationen und segmentale Demyelinisation und Remyelinisation. Durch die Computertomographie ließ sich eine ausgeprägte Muskelhypertrophie des M. gastrocnemius nachweisen. Durch „southern blot" und Fluoreszenz-in-situ-Hybridisierung war eine Duplikation des gesamten 17p11.2-Segmentes zu dokumentieren, wie sie typisch ist für die klassische HMSN Ia. Die Pathogenese der Muskelhypertrophie blieb unklar. Die chronische Muskelschwäche im Bein und die langanhaltende partielle Denervation könnte zu der Wadenvergrößerung geführt haben, indem eine kompensatorische, Arbeits- und Streckungs-induzierte Faserhypertrophie aufgetreten sein könnte. Alternativ käme ein genetischer Faktor in Frage.

Histopathologie: Es findet sich ein zunehmender Ausfall von Nervenfasern und eine ausgeprägte segmentale Demyelinisation und Remyelinisation mit „Zwiebelschalenformationen" aufgrund einer Vermehrung der Schwann-Zellen und des endoneuralen Kollagens (Abb. 98 e; 99; 100), was zu einer tastbaren „Hypertrophie" des Nerven führen kann (Lit. s.: FABRIZI et al. 1998; SANDER et al. 1998). Im Unterschied zur HMSN III sind regelmäßig auch dick myelinisierte Nervenfasern (Hypermyelinisation), oft mit atrophischen Axonen, nachweisbar (Abb. 98 b, d, e; 99 a, d). *Autoptisch* ließ sich ein gewisser Ausfall von Vorderhornzellen und Spinalganglienzellen nachweisen bei Chromatolyse der erhaltenen Zellen, verbunden mit einer Degeneration von Nervenfasern in den Hintersträngen, insbesondere im Fasciculus gracilis.

GABREËLS-FESTEN et al. (1992 a) haben frühe morphologische Veränderungen bei 17 HMSN I-Fällen mit infantilem Beginn untersucht. Nicht nur die klinischen und elektrophysiologischen Daten, sondern auch die g-Relationen (Axondurchmesser gegen Faserdurchmesser), die üblicherweise als Unterscheidungsmerkmal zwischen der HMSN vom Typ I und vom Typ III angesehen werden, zeigten eine Überlappung. Auch die sonstigen morphologischen und morphometrischen Untersuchungsergebnisse ergaben ähnliche Veränderungen, insbesondere einen Ausfall von kleinen und großen markhaltigen Axonen bereits in einem frühen Stadium sowie einen demyelinisierenden Prozeß, der am aktivsten in der frühen Kindheit war und später von einem Verlust von Axonen gefolgt war. Das Histogramm der markhaltigen Nervenfasern zeigte eine Abflachung mit leichter Verschiebung des ersten Gipfels zu den größeren Durchmessern und Ausfall sowohl kleiner als auch großer Fasern bereits bei jungen Kindern. Bei Punktmutationen des PMP22-Gens sind die Veränderungen stärker ausgeprägt als bei Duplikationen (GABREËLS-FESTEN et al. 1995). Die Abgrenzung einer HMSN Ia von einer CIDP (s. dort) ist nicht immer einfach; aber der fokale Charakter der Veränderungen bei der CIDP erlaubt in der Regel eine Unterscheidung (GABREËLS-FESTEN et al. 1993).

A. VITAL et al. (1992) haben bei 3 Kindern mit dominant erblicher motorischer und sensorischer Neuropathie vom Typ I Veränderungen im Sinne einer segmentalen Demyelinisation mit Remyelinisation und Zwiebelschalenformationen und bei 2 Fällen feinstrukturelle Kennzeichen einer aktiven Demyelinisierung feststellen können. Das Vorkommen einer aktiven Demyelinisierung läßt an Autoimmunattacken, aufgepfropft auf eine chronisch verlaufende, genetisch determinierte Erkrankung, denken; diese aktive Demyelinisierung war durch Makrophagen mit dünnen Fortsätzen zu dokumentieren, welche die markhaltigen Nervenfasern bei intaktem Axon infiltrierten; allerdings läßt sich nicht ausschließen, daß es sich dabei um eine reaktive Makrophagenbeteiligung handelt.

Die *Vermehrung des endoneuralen Bindegewebes* bei den „hypertrophischen" Neuropathien ist mit einer Vermehrung der Schwann-Zellen und der endoneuralen Fibroblasten korreliert (vgl. Abb. 98 e, f; 99; 206; 209; WEBSTER et al. 1967). Ein Zusammenhang mit einer Disposition zur Keloidbildung ist nach einer Literaturrecherche in Medline (1998) nicht bekannt; eine Untersuchung peripherer Neuropathien bei Patienten mit Neigung zur Keloidbildung wäre jedenfalls unter dem Aspekt einer besonders ausgeprägten Neigung zur Pseudohypertrophie peripherer Nerven von Interesse.

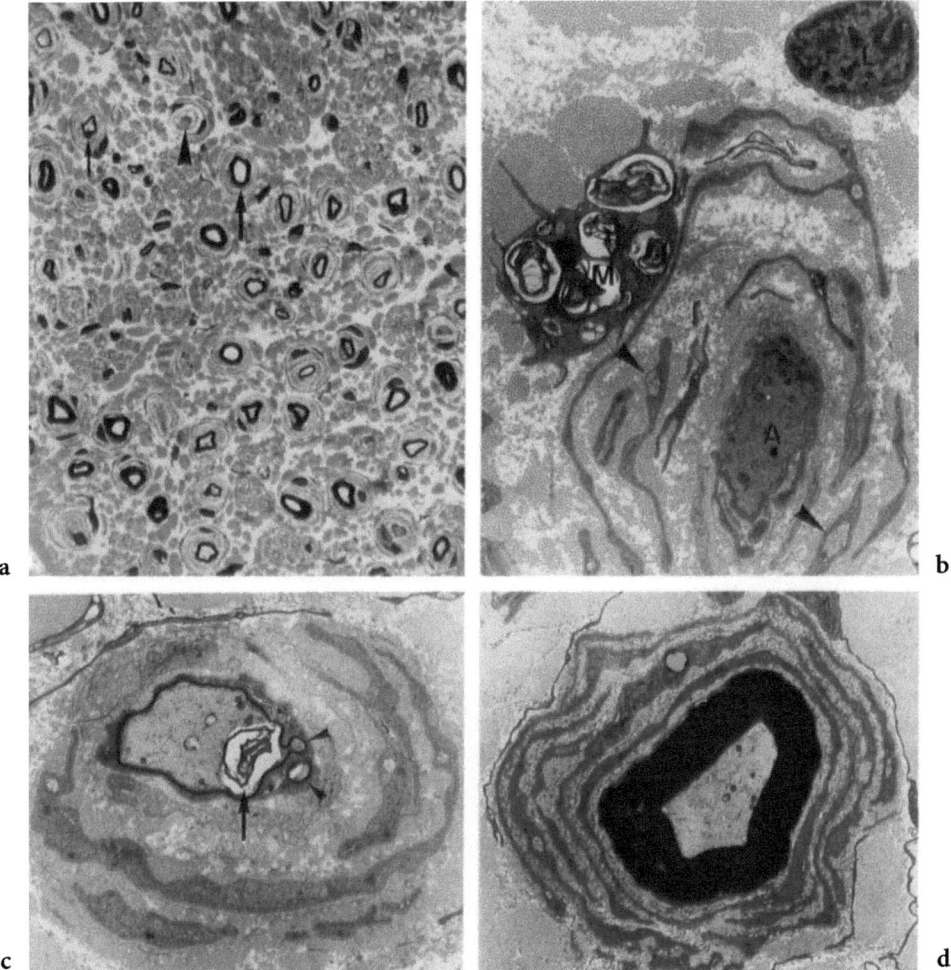

Abb. 99 a–d. Hypertrophische Neuropathie vom Typ der HMSN Ia bei einer 10jährigen Patientin. **a** Ausgeprägte Zwiebelschalenformationen um dick (*dicker Pfeil*), dünn (*dünner Pfeil*) remyelinisierte oder demyelinisierte (*Pfeilkopf*) Nervenfasern. Das endoneurale Bindegewebe ist vermehrt. × 648. **b** Zwiebelschalenformationen um ein demyelinisiertes Axon (*A*). In den schalenförmig um dieses Axon angeordneten Schwann-Zellfortsätzen sind wiederholt marklose Axone nachweisbar (*Pfeilköpfe*). Dazwischen liegen fingerförmige Zellfortsätze vermutlich von Makrophagen, die nicht von einer Basallamina umgeben werden. Daneben liegt ein größerer Makrophage mit Markscheidenabbauprodukten (*M*) und ein Lymphozyt (*L*). Zwischen den Schwann-Zellfortsätzen sind reichlich Kollagenfilamente eingelagert. × 5800. **c** Dünn remyelinisierte Nervenfaser mit Markschlingen (*Pfeilköpfe*) und einem adaxonalen membranösen zytoplasmatischen Körperchen (*Pfeil*), umgeben von Schwann-Zell- und Fibroblastenfortsätzen. × 5900. **d** Dick myelinisierte Nervenfaser mit 3–5 schalenartig angeordneten Schwann-Zellfortsätzen, die bemerkenswert dicht liegen und von basallaminaähnlichem Material sowie Kollagenfibrillen voneinander getrennt werden. × 4800

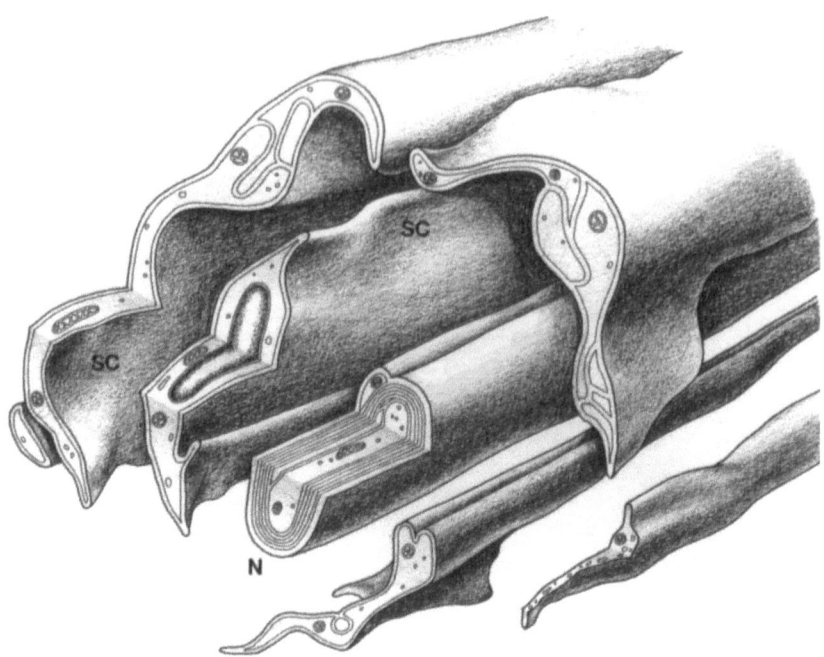

Abb. 100. Dreidimensionale Rekonstruktion der konzentrisch um eine markhaltige Nervenfaser (N) angeordneten, multipel interdigitierenden Schwann-Zellen (SC) („Zwiebelschalenformation") bei einer hypertrophischen Neuropathie. (Nach SCHRÖDER 1966 u. WEBSTER et al. 1967: unveröffentlichte Zeichnung)

Immunhistochemische Reaktionen: Expression von PMP22, PMP22-mRNA und NGF-Rezeptor: VALLAT et al. (1996) haben immunelektronenmikroskopisch die PMP-22-Expression bei hereditären demyelinisierenden Neuropathien miteinander verglichen und eine unterschiedliche Dichte von Immunogoldpartikeln entsprechend einer Deletion oder Duplikation des PMP22-Gens festgestellt. In den Zwiebelschalenformationen und Schwann-Zellen ist das *PMP22-Protein* vermehrt (NISHIMURA et al. 1996; LIEHR et al. 1997).

YOSHIKAWA et al. (1994) haben eine erhöhte Expression von mRNA für das periphere Myelinprotein 22 (PMP22) in biopsierten peripheren Nerven von Patienten mit CMT1A-Krankheit gefunden. Nach HANEMANN et al. (1994) ist die PMP22-mRNA-Expression allerdings nicht einheitlich. Es kommen Fälle mit erhöhten als auch mit normalen PMP22-mRNA-Werten vor. Die höchsten Werte wurden bei dem am wenigsten betroffenen Patienten festgestellt. Demgegenüber waren die PMP22-Werte bei allen Patienten mit CMT1A reduziert. Der NGF-Rezeptor mit niedriger Affinität ist in Nervenbiopsien von Fällen mit CMT1A in verschiedenen Stadien der Erkrankung nachweisbar (HANEMANN et al. 1996). Nichtreinnervierte Schwann-Zellen können durch Apoptose zugrunde gehen (ERDEM et al. 1998), wie mit der Tunel-Methode nachgewiesen werden konnte; daß es sich tatsächlich um Schwann-Zellen und nicht um die von uns beobachteten nekrotischen endoneuralen Fibroblasten (GREHL u. SCHRÖDER 1991) handelte, ließ sich durch eine Markierung mit Antikörpern gegen NKH-1 und dem Nervenwachstumsfaktor-Rezeptor mit niedriger Affinität ($p75^{NTR}$) nachweisen.

Kationbindung am Ranvier-Schnürring: Nach YOSHIKAWA et al. (1996) bleibt die Kationbindung, nachgewiesen mit Hilfe der Eisenionen- und Ferrocyanidreaktion, am Schnürring bei der HMSN Ia wie auch bei der tomakulösen Neuropathie weitgehend erhalten, was für die elektrische Erregbarkeit wichtig sein dürfte.

2. HMSN Ia bei PMP22-Punktmutationen

Im Unterschied zu den Neuropathien aufgrund einer Duplikation des PMP22-Gens sind die durch Punktmutationen in diesem Gen bedingten Neuropathien, wie bereits ausgeführt, nach morphometrischen Analysen bemerkenswerterweise etwas stärker ausgeprägt (GABREËLS-FESTEN et al. 1995), klinisch aber nicht unterscheidbar. Inzwischen sind bereits mehrere verschiedene dominante Punktmutationen in nicht duplizierten HMSN Ia-Familien nachgewiesen worden (VALENTIJN et al. 1992a; ROA et al. 1993a; NELIS et al. 1994b; NAVON et al. 1996; MARROSU et al. 1997). Diese Mutationen führten zu einer milden bis mäßig schweren Neuropathie. Bei einem HMSN Ia-Patienten fand sich eine komplizierte heterozygote Form: auf dem einen Chromosom 17 eine Thr(118)Met-Mutation, auf dem homologen anderen eine 1,5 Mb-Deletion; Familienmitglieder, die nur die PMP22-Mutation aufwiesen, waren nicht erkrankt, was darauf schließen läßt, daß diese Mutation rezessiver Art ist (ROA et al. 1993b). Neuere Untersuchungen sprechen jedoch dafür, daß diese Mutation einen unwirksamen Polymorphismus darstellt (NELIS et al. 1997); denn nicht alle PMP22-Mutationen führen zu dem HMSN Ia-Phänotyp. Neun definierte PMP22-Mutationen in 11 nichtverwandten Patienten führten zu einer sehr schweren Form der Neuropathie, die dem Dejerine-Sottas-Syndrom (DSS) ähnelt (ROA et al. 1993c; IONASESCU et al. 1995a, 1996a, c, 1997; VALENTIJN et al. 1995; TYSON et al. 1997; Lit.: DE JONGHE et al. 1997; s. unten). Drei PMP-22-Mutationen waren mit einem HNPP-Phänotyp verbunden (NICHOLSON et al. 1994; YOUNG et al. 1997). Eine derartige Mutation verursachte ein vorzeitiges Stop-Kodon, was wahrscheinlich zu einem verkürzten, nichtfunktionierenden PMP22-Protein führt (NICHOLSON et al. 1994). Eine „5'splice site"-Mutation ist in einer anderen Familie entdeckt worden (BORT et al. 1997). Die dritte Mutation verursachte eine „frame shift", die zu einem verzögerten Endsignal führte (BORT et al. 1997). Diese verschiedenen Mutationen haben eines gemeinsam: Sie führen zu einem stark veränderten und wahrscheinlich nichtfunktionierenden PMP22-Protein. Diese Beobachtungen brachten weitere Hinweise auf eine verminderte Expression von PMP22 bei der HNPP, entweder durch die Deletion eines Gens oder durch Inaktivierung einer Kopie aufgrund einer Punktmutation. Andere Mutationen sind mit einem HMSN Ia- oder einem DSS-Phänotyp aufgrund einer Überfunktion verbunden.

3. Tomakulöse Neuropathie (HNPP) (PMP22-Deletionen oder -Punktmutationen)

Die ursprünglich als *familiäre Neuropathie mit Neigung zu Drucklähmungen* (Hereditary neuropathy with liability to pressure palsies, HNPP) bezeichnete Neuropathie ist *dominant erblich* und *histopathologisch* durch segmentale oder paranodale *De- und Remyelinisationsvorgänge*, insbesondere aber durch *Ver-*

doppelungen und Verdreifachungen der Markscheidendicke in umschriebenen Markscheidensegmenten, die sog. tomakulöse („wurstförmige") Nervenfaserverdickungen verursachen, gekennzeichnet (Abb. 101, 102; BEHSE et al. 1972; MADRID u. BRADLEY 1975; MEIER u. MOLL 1982; VERHAGEN et al. 1993). Die Krankheit ist im eigenen Untersuchungsgut häufiger, als nach der Zahl der Veröffentlichungen zu erwarten wäre (114 Fälle unter 5000 Nervenbiopsien).

Genetik: Die HNPP ist genetisch heterogen, da mindestens 2 Genorte festgestellt werden konnten. Die meisten HNPP-Familien, in einer großen europäischen Studie waren es 86% (NELIS et al. 1996), sind auf Mutationen im Chromosom 17p11.2 zurückzuführen (CHANCE et al. 1993). Aber bei einigen konnte diese Region als Ort des defekten Gens ausgeschlossen werden (MARIMAN et al. 1994). Vereinzelt ist eine Mutation im Myelinprotein Zero (MPZ) nachweisbar (TACHI et al. 1997). Die übliche 1,5 Mb-Deletion umfaßt eine genomische Region mit derselben Größe wie die Tandem-Duplikation bei der HMSN Ia (s. dort). Die Bruchstellen bei der HMSN Ia und der HNPP befinden sich an der gleichen Stelle in den „CMT1A-REPs", welche die Chromosom 17p11.2-Duplikation/Deletion flankieren (REITER et al. 1996; LOPES et al. 1996). Darauf beruht die Auffassung, wonach die HMSN Ia und die HNPP „reziproke Produkte" desselben Mutationsmechanismus darstellen (CHANCE et al. 1994). Dafür spricht auch das Vorkommen von De-novo-Deletionen bei sporadischen HNPP-Patienten. Diese De-novo-Deletionen resultieren aus einem ungleichen Crossing-over-Ereignis während der männlichen Spermatogenese (CHANCE et al. 1993; VERHALLE et al. 1994; TIMMERMAN et al. 1996). In einem Einzelfall ließ sich der ungleiche Austausch zwischen Schwester-Chromatiden nachweisen (LeGUERN et al. 1996): Gelegentlich sind Deletionen kleinerer Größe festzustellen, aber die 1,5 Mb- und die kleineren Deletionen umfassen stets das *PMP22*-Gen. Die entscheidende Bedeutung eines Gens geht auch aus den nachgewiesenen Punktmutationen in diesem Gen bei einigen HNPP-Familien hervor (NICHOLSON et al. 1994; YOUNG et al. 1997). Diese seltenen Mutationen führen zu einem verkürzten, vermutlich nichtfunktionierenden Protein. Die halbierte *PMP22*-Dosis bei den deletierten Fällen oder die Mutationen mit gestörter Proteinfunktion führen zu einer geringeren Expression von *PMP22*-mRNA und folgerichtig zu einer Verminderung der Proteinkonzentration im Nerven (VALLAT et al. 1996; SCHENONE et al. 1997). Dabei sei die beobachtete Reduktion der Axondimensionen vermutlich ebenfalls auf die verminderte Expression der PMP22-mRNA zurückzuführen. Eine Frame-shift-Mutation im PMP22-Gen haben YOUNG et al. (1997) beschrieben. Über die Prävalenz der 1,5-Mb 17p-Deletionen bei der tomakulösen Neuropathie berichten MARIMAN et al. (1994). Homozygote *PMP22*-Knockoutmäuse weisen eine verzögerte Myelinisation auf und entwickeln tomakulöse Nervenfasern bereits in einem frühen Alter, heterozygote Knockoutmäuse sind weniger stark betroffen und entwickeln Tomacula ähnlich wie bei der HNPP-Deletion des Menschen (ADLKOFER et al. 1995; s. unten).

Klinik: In typischen Fällen entwickelt sich eine zumeist schmerzlose Mononeuropathie, die im Anschluß an geringfügige Traumen oder Kompressionen auftritt. Die Schwäche und sensorischen Symptome verschwinden innerhalb von Tagen bis Wochen nach dem Trauma. Bei genauerer klinischer Untersuchung finden sich Zeichen einer eher generalisierten Neuropathie. Einige Patienten weisen

Stigmata einer hereditären Neuropathie auf wie Hohlfuß und Hammerzehen. Im allgemeinen führt die Krankheit nicht zu wesentlichen Behinderungen. Bei einigen Patienten tritt jedoch eine langsam progressive Polyneuropathie auf, die sich von der klassischen HMSN I kaum unterscheidet (MANCARDI et al. 1995). Elektrophysiologisch ist eine lokalisierte Verringerung der NLG in Regionen nachweisbar, in denen es zu Nervenschädigungen gekommen ist, doch sind zusätzlich an den unteren Extremitäten Veränderungen nachweisbar, die ohne kompressionsbedingte Lähmungen auftreten (TYSON et al. 1996; GOUIDER et al. 1995). Dabei besteht eine beträchtliche phänotypische Heterogenität (PAREYSON et al. 1996).

Lichtmikroskopie und Elektronenmikroskopie: Die Tomacula (= Plural von Tomaculum, latein. = das Würstchen; cave „Tomaculi"!) sind zwar typisch für diese Form der Neuropathie (Abb. 101–104); doch in fortgeschrittenen Fällen können sie fehlen; andererseits kommen vereinzelte Tomacula auch bei der HMSN Ia mit Duplikation des PMP-22-Gens vor (THIEX u. SCHRÖDER 1998) sowie bei der HMSN Ib, die dem Chromosom 1 zuzuordnen ist (F. P. THOMAS et al. 1994). Vereinzelt sind auffällige Markschlingen auch bei paraproteinämischen Neuropathien beschrieben worden (REBAI et al. 1989). Auffällig häufig bleiben die inneren Markschlingen an remyelinisierten Nervenfasern nichtkompaktiert (Abb. 103 d; TROCKEL et al. 1983; JACOBS u. GREGORY 1991; YOSHIKAWA u. DYCK 1991). Die Neuropathie ist bei HNPP-Patienten wesentlich weniger stark ausgeprägt als bei HMSN Ia-Patienten, wenn man die Nerven gleichalter Patienten morphometrisch (optisch-elektronisch) im Hinblick auf die prozentuale Markscheidenfläche pro endoneurales Areal und die Faserzahlen miteinander vergleicht (THIEX u. SCHRÖDER 1998). Allerdings sind nicht nur die markhaltigen Nervenfasern betroffen, sondern auch marklose (Abb. 105).

YOSHIKAWA u. DYCK (1991) haben 5 Suralnerven von HNPP-Patienten mit denen von 5 Kontrollen verglichen. Die Anzahl der Nervenfasern mit einer segmentalen Demyelinisation oder Remyelinisation oder beidem ist in Zupfpräparaten erhöht. 57 ± 10 % der Fasern bei HNPP wiesen fokale Myelinverdickungen auf im Vergleich zu 0 % bei den Kontrollen. Elektronenmikroskopisch ließen sich Regionen mit nichtkompaktierten Markscheidenlamellen nachweisen, die in der Regel die innersten Lamellen betrafen und sich über eine variable Strecke von 9 ± 4 μm an 11 ± 4 % der Fasern nachweisen ließen. Derartige Veränderungen kamen in keinem der Kontrollnerven vor. Die unkompaktierten Myelinlamellen lassen auf eine Anomalie der Markscheidenstruktur oder der Interaktion zwischen Schwann-Zellen und Axonen schließen, die zu der erhöhten Anfälligkeit gegenüber Druck und schließlich zur Bildung der Tomacula oder zur Demyelinisation führt. Auch JACOBS u. GREGORY (1991) beschreiben bei einem einzelnen Fall mit „Neigung zu Drucklähmungen", aber ohne familiäre Belastung, häufig vorkommende unkompaktierte Markscheidenlamellen mit asymmetrischer Verdickung der Markscheiden aufgrund einwärts gerichteter Markschlingen. Diese zeigten Verbindungen zu den angrenzenden Schmidt-Lanterman-Inzisuren.

Elektronenmikroskopisch läßt sich außerdem nachweisen, daß die Markscheiden in den Tomacula mit dem internodalen Myelin in Zusammenhang stehen, verdoppelt sind entweder in der gesamten Dicke oder nur in Teilen der

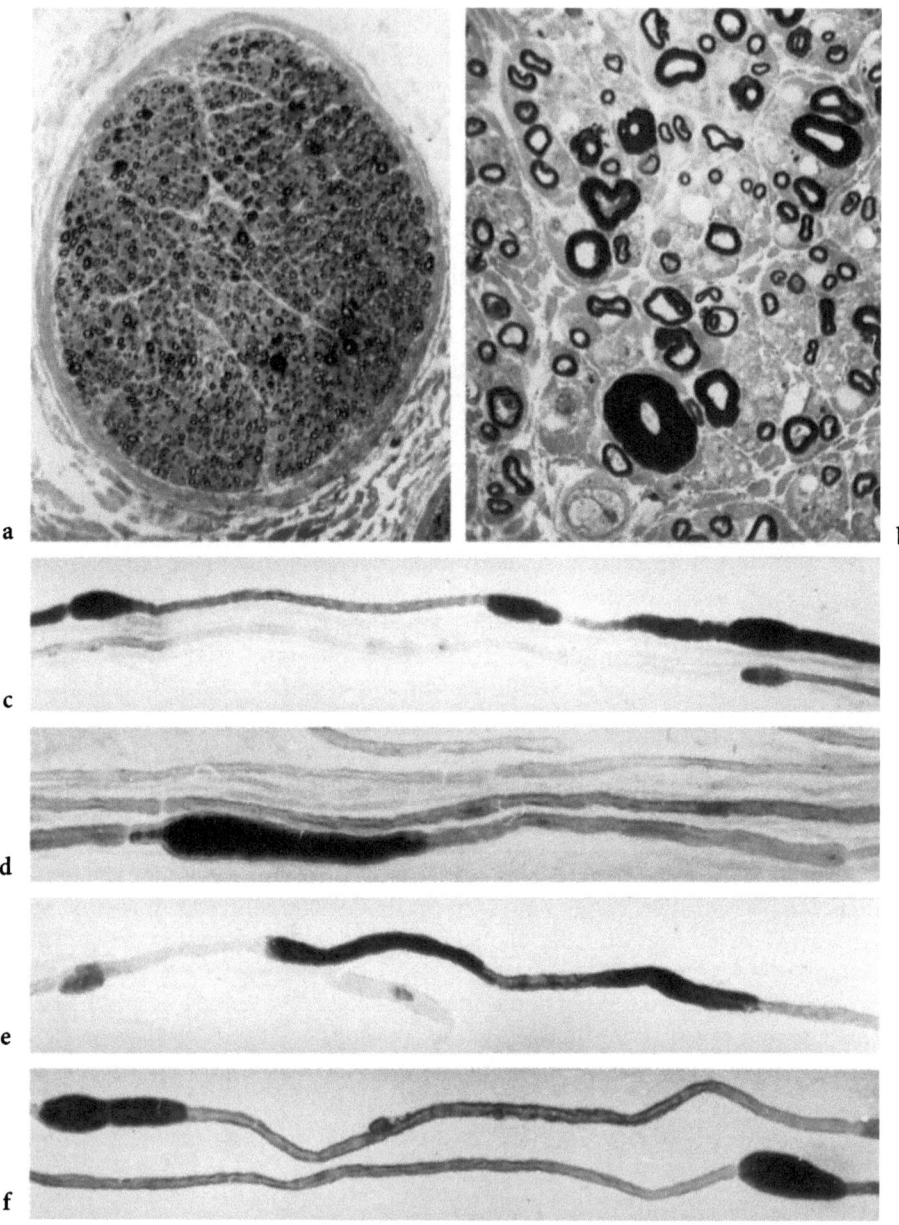

Abb. 101a–f. Tomakulöse Markscheidenveränderungen bei hereditärer Neuropathie mit Neigung zu Drucklähmungen bei einem 37jährigen Patienten (Fall von W. TACKMANN, Kiel). Die wurstförmigen Auftreibungen der Markscheiden („Tomacula") sind schon im Übersichtsbild (a) zu erkennen. b Bei stärkerer Vergrößerung fällt die erhebliche Einengung der Axonquerschnittsfläche auf. In Zupfpräparaten isolierter Nervenfasern ist die überwiegend paranodale Lokalisation der Auftreibungen ersichtlich. Die Internodien sind z.T. auf 250–300 µm verkürzt (s. c–f). a × 96; b × 600; c–f × 140. (Nach SCHRÖDER 1987)

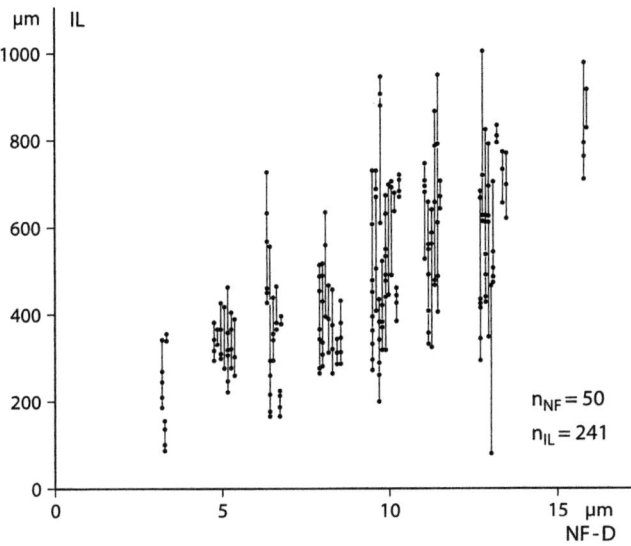

Abb. 102. Internodallängen isolierter („gezupfter") Nervenfasern bei einer tomakulösen Neuropathie (Fall von TROCKEL et al. 1983). Einige Nervenfasern zeigen aufeinanderfolgend kurze und lange Internodien als Zeichen einer vorausgegangenen De- und Remyelinisation oder auch einer paranodalen Demyelinisation, wobei nur 1 Internodium stark verkürzt ist („interkaliertes Segment", Schaltstück). n_{NF} Zahl der ausgewerteten Nervenfasern, n_{IL} Zahl der gemessenen Internodallängen

Schichten und in Längsrichtung nach Art einer *Intussuszeption* in sich selbst eingestülpt sind (MADRID u. BRADLEY 1975; MEIER u. MOLL 1982). ODA et al. (1990) beschreiben Tomacula auch in motorischen Nerven bei typischer druckabhängiger Neuropathie.

Atypische Manifestation der tomakulösen Neuropathie: MALANDRINI et al. (1992) berichten über 2 Familienangehörige aus einer blutsverwandten Ehe, bei denen eine tomakulöse Neuropathie, die durch die Nervenbiopsie diagnostiziert werden konnte, als chronische sensomotorische Neuropathie in Erscheinung trat. Bei beiden Patienten waren außerdem eine multinoduläre Struma der Schilddrüse vorhanden und bei einem Fall myopathieähnliche Aspekte. Die Autoren schließen daraus, daß die tomakulöse Neuropathie nicht nur bei der hereditären Neuropathie mit Neigung zu Drucklähmungen in Erwägung gezogen werden muß, sondern bei jedem Fall mit einer chronischen sensomotorischen Neuropathie. Bei der elektronenmikroskopischen Untersuchung fanden sich Schwann-Zellen mit hypermyelinisierten Axonen, die 2 äußere Mesaxone aufwiesen. Die meisten Verdickungen waren auf multiple Markschlingen zurückzuführen. Weniger häufig beruhte die Verdickung auf einer konzentrischen Apposition einer abnormen Zahl von Lamellen. Bei bestimmten Fällen zeigte die verdickte Markscheide Laminierungen und manchmal Areale mit Fragmentierungen und Degenerationen bis zur Bildung von Vakuolen. Die Schmidt-Lanterman-Inzisuren waren manchmal dilatiert.

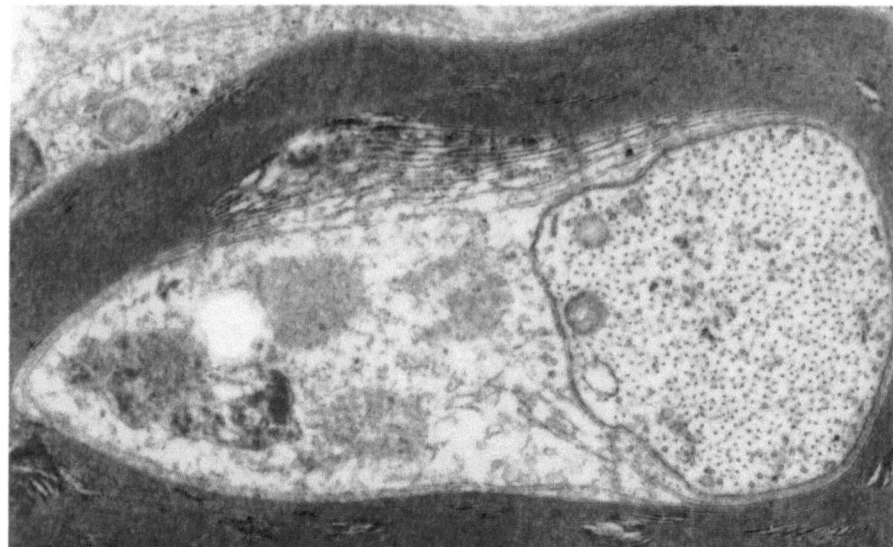

Abb. 103 a-b. Gleicher Fall wie in Abb. 102. **a** Stark aufgetriebene adaxonale Markschlinge am inneren Mesaxon mit mehreren angrenzenden nichtkompaktierten Myelinlamellen im Bereich einer Schmidt-Lanterman-Inzisur. Amorphe Substanzen, die nicht von einer Membran umgeben werden, und einige wenige vesikuläre Komponenten sind im Zytoplasma der adaxonalen Markschlinge enthalten. **b** Die innersten Myelinlamellen dieser vermutlich regenerierten kleinen Nervenfasern sind nichtkompaktiert. An mehreren Stellen sind die extrazellulären Räume zwischen den aneinandergrenzenden nichtkompaktierten Markscheidenlamellen obliteriert (*Pfeilköpfe*). Die Mikrotubuli sind im Axoplasma ungleichmäßig verteilt. **a** u. **b** × 34 000.
(Mod. aus TROCKEL et al. 1983)

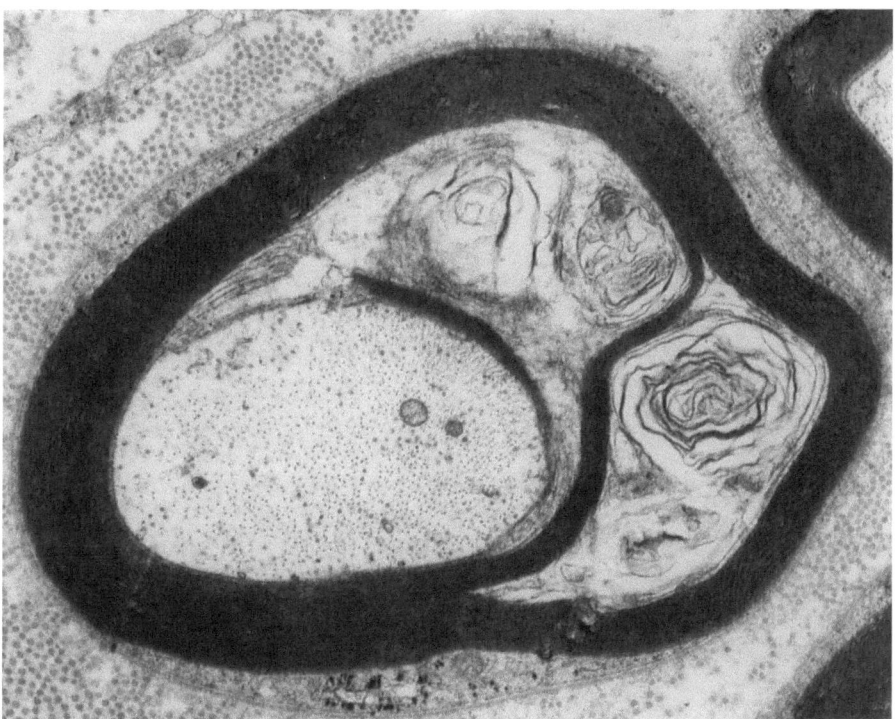

Abb. 104. Gleicher Fall wie in Abb. 102 und 103. Mehrere kompakte Markscheidenlamellen sind an der Übergangszone zur nichtkompaktierten Zone unterbrochen. In den Schmidt-Lanterman-Inzisuren sind mehrere membranöse, konzentrisch geschichtete myelinähnliche Figuren mit lockerer Anordnung der einzelnen Lamellen enthalten. × 21 000

Anhang: Tiermodelle mit PMP22-Mutationen

Die *Trembler (Tr)* und die allelische *Trembler j (Tr j)*-Maus werden als Tiermodelle für die CMT angesehen (VALENTIJN et al. 1992; SUTER et al. 1992a, b; LUPSKI u. GARCIA 1992). Tr zeigt ähnliche elektrophysiologische und neuropathologische Veränderungen wie die CMT1-Patienten und ist auf einen Defekt im Chromosom 11 der Maus zurückzuführen, einer Region, die syntän mit dem menschlichen Chromosom 17p ist. Tr und Tr j konnten auf unterschiedliche Punktmutationen in Regionen zurückgeführt werden, welche die mutmaßliche Transmembrandomäne des Myelin-spezifischen Proteins PMP22 kodieren (SPREYER et al. 1991). Das menschliche periphere Nerven-spezifische PMP22-Gen ist innerhalb der CMT1A-Duplikation lokalisiert. Das PMP22 wurde dadurch als ein Kandidat für den Gendefekt bei der CMT1A identifiziert. Bei diesen Mäusen besteht eine periphere Neuropathie mit Veränderungen im Sinne einer Hypermyelinisation als auch einer Demyelinisation (ADLKOFER et al. 1995). Die Neuropathie ist umso stärker ausgeprägt je mehr PMP22-Replikationen vorhanden sind (s. oben).

Die Hypomyelinisation verändert die K^+-Kanal-Expression bei den Mausmutanten *Trembler* (s. oben) und *Shiverer* (WANG et al. 1995). Letztere wird durch

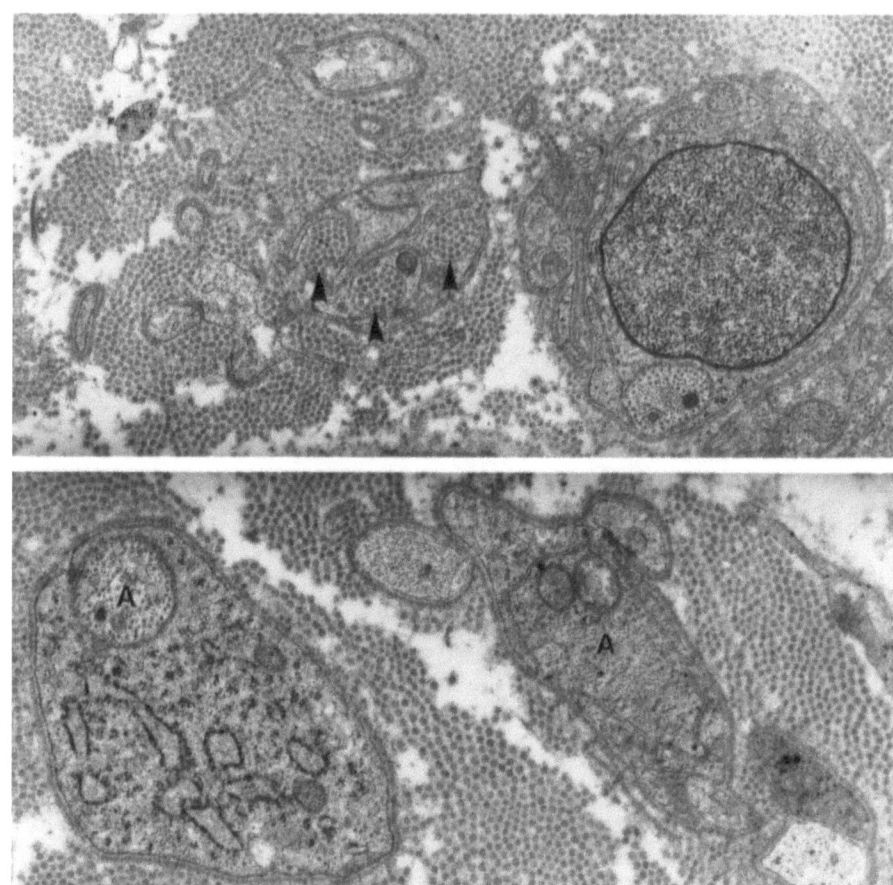

Abb. 105a, b. Gleicher Fall wie in den Abb. 102–104. a Die marklosen Axone sind stellenweise durch Kollagenfibrillen ersetzt (sog. Kollagentaschen; *Pfeilköpfe*). Außerdem finden sich mehrere leere Schwann-Zellfortsätze, die keinen Kontakt zu Axonen aufweisen als Zeichen für eine vorausgegangene Degeneration markloser Axone. × 17 000. b In dieser Gruppe von Remak-Fasern sind nur zwei marklose Axone (A) übriggeblieben. Die Zahl der Schwann-Zellfortsätze auf der *rechten Seite* ist erheblich vermehrt. Auf der *linken Seite* sind granuläre Substanzen im endoplasmatischen Retikulum und zahlreiche Polyribosomen vorhanden als Zeichen einer aktiven Eiweißsynthese in der zugehörigen Schwann-Zelle. × 21 000

eine Deletion von 5 Exonen im basischen Myelinprotein (MBP)-Gen verursacht [wofür es bisher keine analoge Krankheit beim Menschen gibt (HUXLEY 1998)]. Homozygote *Shiverer*-Mäuse zeigen eine ausgeprägte Hypomyelinisation im ZNS und eine leichte Hypomyelinisation im PNS. Das Myelin ist in variabler Weise kompaktiert, und die Myelinlamellen umhüllen das Axon nicht vollständig, sondern enden als Lamellenendauftreibung in oder um die Axonzirkumferenz. Kontakte mit Axonen, wie sie normalerweise im Paranodium vorkommen, sind in vermehrter Zahl vorhanden und treten an abnormen Stellen auf. Die K^+-Kanäle sind bei dieser Mutante hochreguliert. Demgegenüber zeigen Trembler-Mäuse normale Markscheiden im ZNS, aber eine ausgeprägte Hypomyelinisation im PNS. Die Differenzierung der Schwann-Zellen ist beeinträchtigt (MAGYAR et al. 1996).

Eine Neuropathie mit Aspekten einer tomakulösen Neuropathie wurde von HILL et al. (1996) auch bei *Rindern* festgestellt, ohne daß bei den Rindern jedoch bisher eine Klärung des zugrundeliegenden Gendefektes bekannt geworden ist.

b) HMSN Ib (CMT1B); Mutationen des Myelinproteins Zero (MPZ; P_0)

Die HMSN Ib-Form der dominant erblichen demyelinisierenden Neuropathien ist seltener als die HMSN Ia. Die Originalfamilie mit Charcot-Marie-Tooth-Krankheit hatte diesen Genotyp; den klinischen und pathologischen Phänotyp dieser CMT1B-Familie haben BIRD et al. (1997) bei 13 Familienmitgliedern über einen Zeitraum von 20 Jahren nachuntersucht. Diese Form der Neuropathie wird verursacht durch Mutationen im MPZ-Gen auf Chromosom 1q22-q23. Dieses Gen kodiert für das am reichlichsten vorhandene Protein im peripheren Myelin (LEMKE 1988). Seine mutmaßliche Struktur weist auf eine Rolle als Adhäsionsmolekül zwischen den Markscheidenlamellen hin, welches die dichte Kompaktierung der Markscheiden bewirkt. Diese Hypothese wird von der Beobachtung unterstützt, daß unkompaktierte Markscheidenlamellen in einigen Biopsien von HMSN Ib-Patienten nachgewiesen worden sind (CABREËLS-FESTEN et al. 1996). (Allerdings kommen unkompaktierte Markscheidenlamellen auch bei der HNPP – s. oben – und bei der HMSNX – s. unten – und ganz allgemein an remyelinisierten bzw. remyelinisierenden Nervenfasern vor.) Inzwischen sind bereits 37 verschiedene Mutationen im MPZ bei 49 nichtverwandten Patienten mit HMSN I, DSS oder kongenitaler Hypomyelinisation nachgewiesen worden (HAYASAKA et al. 1993 a, b; WARNER et al. 1996; NELIS et al. 1996). Der Krankheitsbeginn und der Schweregrad der Krankheit ist mit der Lokalisation und der Art der Mutation korreliert. In der Regel besteht ein mäßig schwerer HMSN I-Phänotyp, der stärker ausgeprägt ist als bei den HMSN Ia-Duplikationspatienten. Ausgeprägtere DSS- und kongenitale Hypomyelinisations-Phänotypen kommen jedoch vor (s. HMSN III). Verschiedene Mutationen des Myelinproteins Zero (MPZ = P_0) auf dem Chromosom 1p bewirken unterschiedliche Phänotypen (WARNER et al. 1996). Diese umfassen die hereditäre Neuropathie mit Neigung zu Drucklähmungen (HNPP), die Charcot-Marie-Tooth-Krankheit (CMT), das Dejerine-Sottas-Syndrom (DSS) und die kongenitale Hypomyelinisation (CH). Demnach handelt es sich bei den Krankheiten nicht um klare pathophysiologische Entitäten, sondern um ein Spektrum verwandter Myelinopathien aufgrund einer defekten Myelinisierung. Doch nehmen die Autoren an, daß der klinische Schweregrad in Verbindung mit den Mutationen des MPZ auf die Art der Mutation und der nachfolgende Effekt auf die Proteinfunktion bezogen ist.

So haben HAYASAKA et al. (1993 a, b) 2 Sippen mit CMT1B-Punktmutationen gefunden, die vollständig mit der Krankheit korreliert sind (Z = 5,5; Theta = 0). Die Mutationen, eine Glutamatsubstitution für Lysin 96 oder Aspartat 90, sind lokalisiert in der extrazellulären Domäne, die eine wichtige Rolle bei der Myelinmembranadhäsion spielt. Individuen mit CMT1B sind heterozygot für das normale und mutante Allel.

Die Kristallstruktur der extrazellulären Domäne des P_0, dem Hauptstrukturprotein des peripheren Nervenmyelins, ist von SHAPIRO et al. (1996) dargestellt, und eine Vorstellung, wie die Myelinlamellen durch verschachtelte P_0-Tetramere zusammengehalten werden, vermittelt ein dreidimensionales molekulares Modell (SHAPIRO u. HENDRICKSON 1996). Es besteht eine parallele Evolution und gemeinsame Expression der Proteolipidproteine und des P_0 im Myelin von Vertebraten (YOSHIDA u. COLMAN 1996).

Nervenbiopsie: Im wesentlichen sind zwei unterschiedliche Formen von Nervenfaserveränderungen bei Patienten mit verschiedenen P_0-Mutationen zu unterscheiden (GABREËLS-FESTEN et al. 1996). Allen 7 untersuchten, nichtverwandten Patienten mit einer demyelinisierenden motorisch-sensorischen Neuropathie und Mutationen in Exon 2 und 3 des P_0-Gens war gemeinsam ein demyelinisierender Prozeß mit Zwiebelschalenformationen. Aber bei 4 Patienten fand sich *elektronenmikroskopisch* nichtkompaktiertes Myelin an 23–68% der markhaltigen Nervenfasern, was die weitläufig akzeptierte Funktion der P_0 als einem homophilen Adhäsionsmolekül bestätigt. Drei Patienten zeigten zwar normal kompaktiertes Myelin, aber es bestanden abundante fokale Markschlingen. Diese beiden unterschiedlichen pathologischen Phänotypen zeigen, daß einige Mutationen auf die P_0-Proteinbildung oder -funktion anders einwirken als andere, was wahrscheinlich bestimmt wird durch die Lokalisation und die Art der Mutation im P_0-Gen. Auf eine tomakulöse Form der Neuropathie beim „Chromosom 1-CMT-Syndrom" wurde bereits hingewiesen (F. P. THOMAS et al. 1994).

Bemerkenswert sind unterschiedliche Kodon-69-Mutationen bei P_0-Neuropathien (MEIJERINK et al. 1996). Zwei Patienten wiesen verschiedene Substitutionen am selben Kodon auf (Arg69His und Arg69Cys). Die Patienten waren heterozygot für diese Mutationen, die offensichtlich de novo entstanden waren. *Histopathologisch* zeigte die Nervenbiopsie veränderte Markscheiden und eine fehlende Kompaktierung an inneren und äußeren Markscheidenlamellen. Dilatationen der größeren dichten Linie stehen dabei im Vordergrund. Stellenweise war es zu einer Fusion der intraperiodischen Linie gekommen.

Autopsie: BIRD et al. (1998) konnten eine 92 Jahre alte Frau aus der Original-Familie mit CMT1B-Neuropathie (s. oben) autoptisch untersuchen. Die Frau war an einer Pneumonie nach einem hämorrhagischen Hirninfarkt verstorben. Verschiedene untersuchte Nerven zeigten hypertrophische Veränderungen und eine endoneurale Fibrose. Doch die Axone darin waren relativ gut erhalten. Andererseits waren Degenerationszeichen im Fasciculus gracilis nachweisbar und eine Chromatolyse sowie ein Verlust an Ganglienzellen im Vorderhorn des Rückenmarks. Zwiebelschalenformationen waren am stärksten in lumbalen Vorderwurzeln ausgeprägt. Die Spinalganglien erschienen fibrotisch. Dieser Fall wie auch andere beweisen, daß die Krankheit mit einer normalen Lebenserwartung verbunden ist.

Anhang: Mausmodell der P_0-Mangel-Neuropathie

Homozygote und heterozygote Knock-out-Mäuse entwickeln eine Neuropathie, die derjenigen von DSS- bzw. HMSN Ib-Patienten entspräche (GIESE et al. 1992; MARTINI et al. 1995; ZIELASEK et al. 1996).

c) Andere, molekulargenetisch definierte oder noch nicht aufgeklärte dominante demyelinisierende HMSN-Formen

1. HMSN Ic (non-a non-b)

Die autosomal-dominante HMSN I (CMT 1) ist eine heterogene Krankheitsgruppe, die wenigstens 3 Genorten zuzuordnen ist: den beiden bereits beschriebenen (HMSN Ia und Ib entsprechend Chromosom 17p11.2 und 1q22-q23) und mindestens einem weiteren Genort, der noch nicht erfaßt ist (CMT1C oder HMSN Ic = „non-a non-b") (DYCK et al. 1993; TIMMERMAN et al. 1996 b).

2. EGR2-Gen-assoziierte Neuropathien

Mutationen des „Early growth response 2 (*EGR2*)"-Gens (= *Krox 20*), das Teil einer Multigenfamilie ist, die Cys_2His_2-Typ-Zinkfingerproteine enkodieren, und bei der Regulation der Zellproliferation eine Rolle spielen dürfte, können zu dem Phänotyp der HMSN I oder der unten beschriebenen kongenitalen Hypomyelinisationsneuropathie führen (WARNER et al. 1998). Eine T- zu A-Transversion in einer mutmaßlich inhibitorischen Domäne reichte zwar nicht bei den heterozygoten Eltern und Verwandten zu einer Manifestation der Krankheit, wohl aber bei den homozygoten Angehörigen, so daß bei diesen ein rezessiver Erbgang anzunehmen ist. Zwei andere Missense-Mutationen waren jedoch dominant.

In diesem Zusammenhang ist zu erwähnen, daß genetisch manipulierte Mäuse, denen der *Transkriptionsfaktor Egr3* fehlt, eine sensorische Ataxie aufweisen und daß diese keine Muskelspindeln entwickeln (s. unten; TOURTELOTTE u. MILBRANDT 1998).

d) HMSN II (CMT2); autosomal-dominant erbliche neuroaxonale HMSN

Die *neuronale Form* der autosomal-dominant erblichen HMSN, bei der distal bevorzugt die Axone degenerieren („neuroaxonale Form"), wird als *HMSN II* (oder nach Charcot, Marie und Tooth als CMT2) bezeichnet.

Klinik: Die klinischen Symptome ähneln denen bei den dominant erblichen Fällen mit HMSN I; doch treten sie in der Regel *später* in Erscheinung und zeigen eine weniger starke Beteiligung der oberen Extremitäten, eine geringere Ataxie, geringere Sehnenreflexabschwächungen und geringere Sensibilitätsausfälle. Im Einzelfall reichen diese Unterschiede jedoch nicht zur Diagnose aus (HARDING u. THOMAS 1980). Die Skelettdeformitäten sind ebenfalls weniger auffällig, was vermutlich auf dem späteren Beginn der Erkrankung beruht. Die Nervenleitgeschwindigkeit liegt entweder im Normbereich oder ist nur mäßiggradig reduziert. Bei einigen HMSN II-Familien bestehen zusätzliche Symptome (s. unten). Eine HMSN II mit Stimmbandparalyse wird als CMT2C klassifiziert (s. unten). Klinisch und elektrophysiologisch ist die HMSN II auch von einer „chronischen idiopathischen axonalen Neuropathie" zu unterscheiden (TEUNISSEN et al. 1997).

Genetik: Diese Neuropathieform ist klinisch und elektrophysiologisch unzureichend definiert und offensichtlich heterogen. Nur einzelne Fälle sind dem Chromosom 1p35-p36 zuzuordnen (*CMT2A*) (BEN OTHMANE et al. 1993). Ein zweiter Genort (*CMT2B*) ist auf dem Chromosom 3q13-22 lokalisiert (KWON et al. 1995; DE JONGHE et al. 1997); diese Patienten haben in Kombination mit einer ausgeprägten distalen Muskelschwäche erhebliche sensorische Störungen mit Ulzerationen, die evtl. zur Unterschenkelamputation führen. Deshalb ist die Diagnose in Zweifel gezogen und die Diagnose einer hereditären sensorischen Neuropathie (*HSAN*) erwogen worden (VANCE et al. 1996; YEE et al. 1996). Doch beruht zumindest eine Form der HSAN I auf Veränderungen im Chromosom 9q22.1-q22.3 (NICHOLSON et al. 1996; s. unten), was darauf hinweist, daß sich die CMT2B mit ausgeprägten sensorischen Störungen von der klassischen HSAN I unterschiedet. Ein 3. Genort für CMT2 (*CMT2D*) konnte in einem einzigen großen Stammbaum dem Chromosom 7p14 zugeordnet werden (IONASESCU et al. 1996 b). Der Phänotyp bei der letzteren ist jedoch ungewöhnlich, da die Atrophien in den Händen beginnen, wo sie auch am stärksten ausgeprägt bleiben. Weitere autosomal-dominante CMT2-Familien mit Stimmbandparalyse wie *CMT2C* (Genort fraglich) sind nicht an den CMT2A-Genort gebunden, was die Heterogenität der CMT2-Formen bestätigt (YOSHIDA et al. 1996). Andere beruhen auf einer Mutation im Connexin32-Gen (*Cx32*) bei Xq13 (*HMSN X*) (BONE et al. 1995; IONASESCU et al. 1995; DE JONGHE et al. 1997; s. unten), die meisten Fälle lassen sich jedoch noch keinem bestimmten Chromosom oder Genort zuordnen (TIMMERMAN et al. 1992b, 1996). In Stammbäumen, die anfänglich als CMT2 klassifiziert worden waren, weil die Probanden eine höhere NLG als 38 m/s aufwiesen, dem Grenzwert für die CMT1, wiesen einige Patienten, insbesondere Männer, eine erheblich reduzierte NLG im Bereich der CMT1-Patienten auf. Mutationsanalysen des Cx32-Gens ergaben, daß diese Familien in der Regel der dominanten X-chromosomalen CMT1 zuzuordnen sind, bei denen die weiblichen Konduktorinnen einen milderen Phänotyp zeigen und als CMT2-Fälle diagnostiziert worden waren, während die männlichen Patienten einen ausgeprägteren Phänotyp aufwiesen mit NLGs, die eine CMT1-Diagnose rechtfertigen würden (TIMMERMAN et al. 1996a). Deshalb sollten weibliche „CMT2"-Patienten auf Cx32-Mutationen getestet werden, wenn keine Familienanamnese einer solchen Krankheit vorliegt oder wenn sie zu Familien gehören, in der keine Übertragung von Vätern auf Söhne vorkommt und wenn die Diagnose ausschließlich auf elektrophysiologischen Daten betroffener Frauen basiert (DE JONGHE et al. 1997). *Autosomal-rezessiv* erbliche Fälle sind in der Regel stärker betroffen. Das gilt insbesondere für die Fälle, die bereits in der Kindheit erkranken (OUVRIER et al. 1987b; SCHRÖDER et al. 1993a; TYSON et al. 1997; s. unten). Ein Gen für die X-chromosomale rezessive CMT2 mit Taubheit und mentaler Retardierung ist Xq24-q26 zugeordnet (PRIEST et al. 1995; s. unten).

Histopathologie: Nervenbiopsien ergaben einen *Ausfall an Nervenfasern* mit nur geringen Zeichen der Demyelinisation. Neben den ausgefallenen Nervenfasern sind oft reichlich Bündel *regenerierter Nervenfasern* nachweisbar (Abb. 111 a,b). Die Zahl der marklosen Nervenfasern ist bei einigen Fällen ebenfalls reduziert. Das endoneurale Bindegewebe ist normal oder leicht vermehrt. Zwiebelschalenformationen („hypertrophische Veränderungen") sind jedoch nicht zu finden. JULIEN et al. (1988) beschreiben die axonalen Veränderungen bei zwei HMSN II-Fällen. Eine *Variante mit vereinzelten axonalen Schwellungen*, in denen die Neurofilamente angehäuft waren (vgl. Abb. 106, 107 d), haben VOGEL et al. (1985)

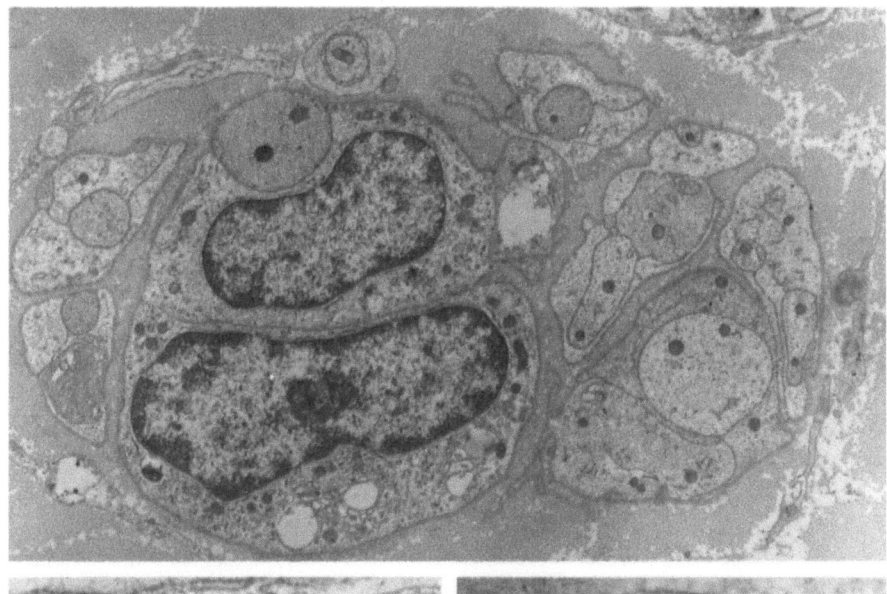

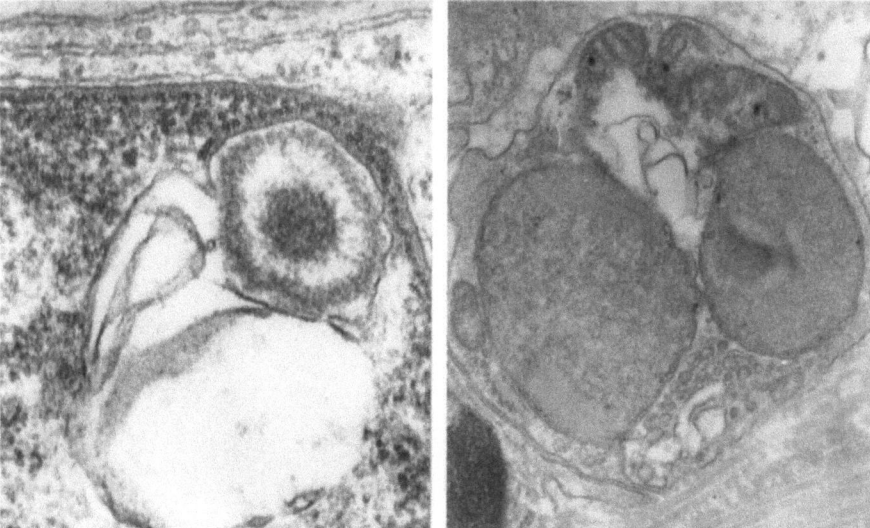

Abb. 106 a–c. Schwere Form einer kongenitalen Neuropathie bei einem 15jährigen Mädchen (Patientin von W. MORTIER, Wuppertal). **a** Axon-Schwann-Zellkomplexe mit z. T. sehr großen, vermutlich regenerierten (oder demyelinisierten) Axonen bei Aplasie der großen markhaltigen Nervenfasern und klinischem Verdacht auf Friedreich-Ataxie mit Roussy-Levy-Syndrom. × 11100. **b** Ungewöhnliche Schwann-Zellkerneinschlüsse mit Vakuolen und konzentrischen Ringen, die von einer Membran umgeben werden. × 73000. **c** Ungewöhnliche, abnorm große Zytosomen, vermutlich Mitochondrien, mit fokal parallel geschichteten Membranen und granulären, homogenen oder feinvesikulären Einlagerungen in der Matrix, neben weitgehend unauffälligen Mitochondrien, von denen zwei allerdings artifizielle Vakuolenbildungen aufweisen, in einem endoneuralen Fibroblasten. × 36000

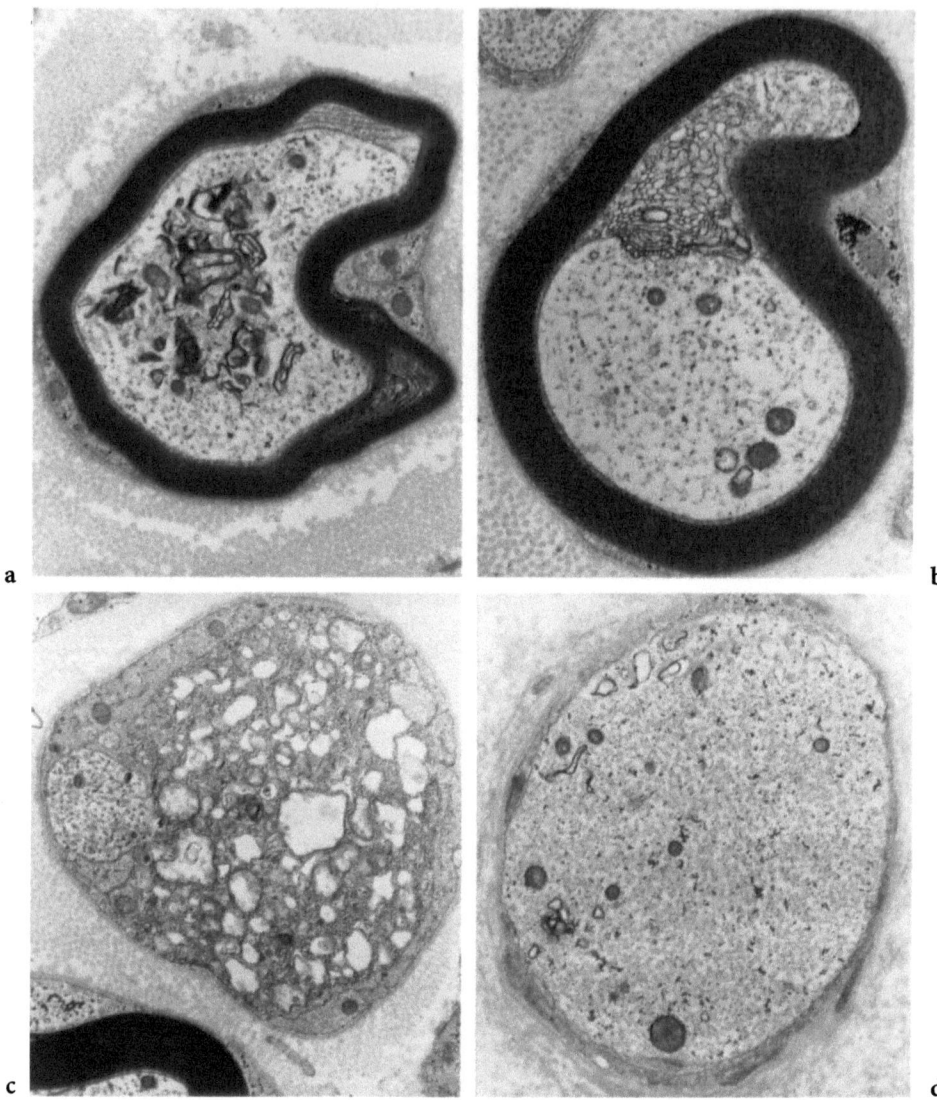

Abb. 107 a–d. Chronische Neuropathie vom axonalen Typ, vermutlich HMSN II, bei einem 55jährigen Mann (Patient von U. BENEICKE, Duisburg). **a** Multiple membranöse, feinvesikulär aufgetriebene axoplasmatische Phospholipidausfällungen im Zentrum eines Axons, wie sie auch als Artefakt bei langfristiger Konservierung in Phosphat-gepuffertem Glutaraldehyd auftreten können (vgl. SCHRÖDER 1988). × 19 000. **b** Multivesikulärer Zerfall adaxonaler Markscheidenlamellen bei sonst unauffälliger Axon- und Markscheidenstruktur. × 22 000. **c** Ungewöhnlicher Axon-Schwann-Zellkomplex mit multivesikulärem Inhalt in einer vermutlich degenerierenden Schwann-Zelle. × 17 000. **d** Hochgradig aufgetriebenes Axon, das nur partiell von Schwann-Zellfortsätzen umgeben wird und außer Glykogengranula mehrere Vesikel, Mitochondrien und Neurofilamente, Mikrotubuli und feingranuläre Substanzen enthält. × 16 000

beobachtet (vgl. GOEBEL et al. 1986). Die dominante Erblichkeit und das Fehlen von „kinky hair" unterscheiden diese Krankheit von der Riesenaxonneuropathie. Auch eine toxische Exposition gegenüber industriellen Chemikalien ließ sich ausschließen. Die Autoren nehmen an, daß es sich um einen neuen Typ der HMSN handelt oder um eine HMSN Typ II mit vorher nicht beobachteter Neurofilamentakkumulation. Die Neurofilamentanhäufung zeigte an, daß die Axone den primären Angriffspunkt der Erkrankung darstellen würden und daß eine Anomalie des langsamen axonalen Transportes vorliegen könnte. Einige Patienten zeigten (wie bei der Riesenaxonneuropathie) zusätzlich Symptome einer Kardiomyopathie. Im übrigen sind die Veränderungen recht unspezifisch, von seltenen Besonderheiten abgesehen (Abb. 107).

Autoptisch finden sich eine Chromatolyse und ein *Ausfall von Vorderhornzellen* mit zahlreichen Corpora amylacea in den Vorderhörnern des Rückenmarks sowie Zellausfälle in den *Spinalganglienzellen* mit distal akzentuiertem Ausfall von Axonen in den Spinalwurzeln und peripheren Nerven. Die Degeneration der motorischen Vorderhornzellen haben ONO et al. (1993) mit Hilfe der Golgi-Technik untersucht. Ausfälle im Zentralnervensystem sind sonst nicht vorhanden, von Axonen in den Hintersträngen des Rückenmarks abgesehen, die sekundär auf den Verlust von Spinalganglienzellen zurückzuführen sind. Die Ausfälle sind am *stärksten in der Lumbosakralregion und in den Fasciculi graciles* ausgeprägt.

Sonderformen der HMSN II

1. Hereditäre neuralgische Amyotrophie (HNA)

Die *hereditäre Plexus-brachialis-Neuropathie* oder *hereditäre neuralgische Amyotrophie (HNA)* ist dominant erblich. Die Krankheit kann schon im Kindesalter auftreten, meistens aber erst später in der 2. oder 3. Lebensdekade. Eine Schwäche der Muskeln, die von Ästen des Plexus brachialis innerviert werden, folgt in der Regel erst, nachdem Schmerzen in dem betroffenen Arm aufgetreten sind. Die Schwäche kann für Wochen und Monate anhalten, während sich auch eine Atrophie entwickeln kann. Doch bilden sich die Symptome in der Regel zurück, sofern nicht wiederholte Episoden zu einer dauerhaften Schädigung führen. Die sensorischen Ausfälle sind zumeist geringer. Einige Patienten in diesen Sippen entwickeln eine Lähmung im Plexus lumbosacralis oder Lähmungen der Hirnnerven, so auch eine typische Fazialislähmung (Bell-Lähmung). Geringe Dysmorphiezeichen wie engstehende Augen lassen vermuten, daß diese Krankheit nicht nur das Nervensystem betrifft. Elektrophysiologisch sind Veränderungen im Sinne einer axonalen Schädigung innerhalb des Plexus brachialis nachweisbar, aber die NLG an den unteren Extremitäten bleibt normal (WINDEBANK 1993). Differentialdiagnostisch ist an die *hypertrophische Plexus-brachialis-Neuritis* zu denken (s. dort). Auch das *Collet-Sicard-Syndrom* könne eine neuralgische Amyotrophie imitieren (LARSON et al. 1997).

Genetik: Beziehungen zur HNPP konnten ausgeschlossen werden (GOUIDER et al. 1994). Ein Genort für die HNA ist dem Chromosom 17q (PELLEGRINO et al. 1996) bzw. 17q24-q25 zuzuordnen (WEHNERT et al. 1997; STÖGBAUER et al. 1997).

Histopathologie: Die bisher histopathologisch untersuchten Fälle mit Schulteramyotrophie sind genetisch noch nicht in gleicher Weise identifiziert wie die hier erwähnten (vgl. hypertrophische Plexus-brachialis-Neuritis und idiopathische lumbosakrale Neuropathie).

2. Distale hereditäre motorische Neuropathie (HMN) (= distale spinale Muskelatrophie)

Hereditäre *motorische* Neuropathien sind grundsätzlich nicht von spinalen Muskelatrophien zu unterscheiden, sofern eine Beteiligung des sensorischen Systems auszuschließen ist (HARDING u. THOMAS 1980). Die spinalen Muskelatrophien sind klinisch und genetisch heterogen; in einer Klassifikation sind 7 Unterformen aufgeführt, die nach dem Erbgang, dem Alter beim Beginn und nach der Progredienz zu differenzieren sind (EMERY 1991). Zwei Haupttypen lassen sich unterscheiden: solche vom proximalen Typ, die den spinalen Muskelatrophien (im engeren Sinne) zugeordnet werden, und solche vom distalen Typ, die klinisch wegen der distalen Muskelatrophien nicht mit den Neuropathien vom Charcot-Marie-Tooth-Typ 1 (CMT1 = HMSN I) (mit Beteiligung des motorischen *und* sensorischen Systems) verwechselt werden dürfen. Diese distalen motorischen Neuropathien machen etwa 10% der Fälle mit peronealer Muskelatrophie aus (PEARN u. HUDGSON 1979).

Genetik: Die distalen HMN-Fälle unterscheiden sich genetisch von den HMSN- und proximalen HMN-Fällen. Die Genloci für eine Form der autosomal-dominanten distalen HMN, die an der oberen Extremität beginnt und sich erst später distal an den Beinen manifestiert, konnte dem Chromosom 7p zugeordnet werden (CHRISTODOULOU et al. 1995). TIMMERMAN et al. (1992b) beschreiben 6 Generationen einer Familie mit einer autosomal-dominanten Form einer distalen hereditären motorischen Neuropathie (distale HMN II). Die Genloci sind versuchsweise dem Chromosom 1q, 17p und 19q für die CMT1 und dem Chromosom 5q für die rezessive spinale Muskelatrophie zugeordnet worden; doch ließen sich alle 4 Regionen für die distale HMN II ausschließen. Die Autoren konnten den Genort inzwischen dem Chromosom 12q24 zuordnen (TIMMERMAN et al. 1996).

3. HMSN IIc mit Zwerchfell- und Stimmbandparese

DYCK et al. (1993) beschreiben eine Familie mit autosomal-dominant vererbter Krankheit, die charakterisiert war durch eine unterschiedlich stark ausgeprägte Schwäche in den Extremitäten, den Stimmbändern, den Interkostalmuskeln in Verbindung mit einem asymptomatischen Sensibilitätsverlust, die bei stärker betroffenen Personen in der frühen oder späteren Kindheit einsetzt. Die Lebenserwartung bei schwerbetroffenen Personen ist verkürzt aufgrund der Ateminsuffizienz. Da die Nervenleitungsgeschwindigkeiten normal sind und es sich um eine vererbte axonale Neuropathie handelt, klassifizieren DYCK et al. (1993) die Krankheit als eine Varinte der HMSN vom Typ IIc.

4. Skapuloperoneale Neuropathie

HYSER et al. (1988) berichten über 3 Patienten mit einer peripheren Neuropathie als Ursache eines scapuloperonealen Syndroms (THOMAS et al. 1972, 1975). Sie unterstützen die Auffassung, daß die scapuloperoneale Neuropathie eine selbständige nosologische Einheit darstellt. Bei den Patienten handelt es sich um 3 Männer, die eine langsam progressive Krankheit mit einem Verlauf über 5–17 Jahre zeigten. Im Vordergrund standen eine Schwäche und Atrophie des Scapulastabilisierers, des Schultergürtels und der distalen unteren Extremitäten in Verbindung mit einem distal betonten Ausfall sämtlicher motorischer Modalitäten. Die elektrodiagnostischen Untersuchungen und die Suralisbiopsie ergaben eine primär axonale Neuropathie mit sekundären Demyelinisations- und Remyelinisationszeichen.

5. HMSN und hereditäre spastische Paraplegie

CLAUS et al. (1990) haben bei 59 Patienten die zentralmotorische Leitung zu den kleinen Handmuskeln mit Hilfe der transkraniellen Magnetstimulation untersucht. Die Untersuchung umfaßte 20 Patienten mit HMSN Typ I, 15 mit Typ II; sowie 4 mit HMSN I und 10 mit HMSN II, bei denen Pyramidenbahnsymptome festzustellen waren, und 10 mit reiner hereditärer spastischer Paraplegie (HSP). Die zentrale motorische Erregungsleitung war in der Regel normal bei HMSN I, II und HSP. Bei HMSN I mit Pyramidenbahnsymptomen war die zentrale motorische Erregungsleitungszeit jedoch beidseits stark verlängert. Dieses Ergebnis kann einen Mitbefall der zentralen motorischen Bahnen bei diesen Patienten anzeigen. Bei HMSN II mit begleitenden Pyramidenbahnzeichen hatten 6 von 10 Patienten eine abnorme zentrale motorische Erregungsleitung. Obwohl die Leitungszeiten leicht verlängert waren, läßt dieser Befund auf unterschiedliche pathophysiologische Veränderungen schließen.

Suralisbiopsiebefunde: GEMIGNANI et al. (1992) betonen, daß die peroneale Muskelatrophie (PMA) in Kombination mit einer hereditären spastischen Paraparese (HSP) nosologisch uneinheitlich ist. Diese Autoren haben Nervenbiopsien von 4 Patienten untersucht, die folgende Veränderungen aufwiesen: einen ausgeprägten Verlust markhaltiger Nervenfasern, insbesondere der großen Fasern, mit entweder wenig ausgeprägten (1. Fall) oder stark ausgeprägten (2. Fall) Zwiebelschalenformationen; einen selektiven Ausfall der großen Fasern mit einer mäßigen Schwann-Zellhyperplasie (3. Fall); und eine normale Population markhaltiger Nervenfasern mit minimalen Veränderungen (4. Fall). Daraus und aus einer Analyse vorher mitgeteilter Fälle schließen die Autoren, daß die PMA in Kombination mit einer HSP im Hinblick auf die Nervenbiopsie entweder im Sinne eines neuronalen oder eines spinalen Typs zu interpretieren ist. Demnach könne die PMA mit HSP nicht einem besonderen Untertyp der HMSN zugeordnet werden. Auch müsse die HSP nicht notwendigerweise mit einer peripheren Neuropathie verbunden sein; deshalb sei die Klassifikation der HSP unter den HMSN-Erkrankungen unpassend. Die von HARDING (1983) vorgeschlagene Klassifikation der PMA mit HSP unter den „komplizierten" Formen der HSP würde dieses Problem der Klassifikation lösen; im übrigen müsse die

Nosologie dieser Krankheitszustände weiter aufgeklärt werden, möglichst auf der Basis des molekularen genetischen Mechanismus.

Iтон et al. (1990) berichten über einen *Autopsiefall* mit peronealer Muskelatrophie (PMA) bzw. Charcot-Marie-Tooth-Krankheit (CMT) vom neuronalen Typ und mit Befall des zentralen Nervensystems (CMT „neuronal plus"). Der Patient entwickelte eine langsam progressive distale Muskelatrophie an den Beinen im Alter von 15 Jahren. Im Alter von 52 Jahren war die peroneale Muskelatrophie (PMA) verbunden mit einem Pes cavum, mit Tremor und Spastizität an den Extremitäten. Die motorischen und sensorischen Leitungsgeschwindigkeiten wurden zunehmend langsamer und waren nicht mehr nachweisbar am Ende des Lebens. Die *Autopsie* ergab eine axonale Atrophie mit Verlust der markhaltigen Nervenfasern sowohl im Bereich der proximalen als auch der distalen Nervenabschnitte, allerdings distal stärker ausgeprägt. Die pathologischen Veränderungen am zentralen Nervensystem waren hauptsächlich auf das Rückenmark und die Spinalganglien und die Spinalnervenwurzeln begrenzt und ähnelten denen bei früher berichteten Fällen. Morphometrisch erschien die Gesamtfaszikel-Querschnittsfläche wesentlich kleiner als bei Kontrollen, aber die Gesamtzahl der markhaltigen Nervenfasern war im proximalen N. ischiadicus mit 75000 bei Patienten höher als bei Kontrollen (48200) und nahm in Richtung Peripherie progressiv ab, wobei auch im (distalen) N. suralis die Gesamtzahl der markhaltigen Nervenfasern größer war als bei der Kontrolle (6820/5469). Demnach war die Dichte der markhaltigen Nervenfasern 2,5- bis 2mal höher als bei der Kontrolle. Die markhaltigen Nervenfasern waren also leicht vermehrt und nicht atrophisch. Die marklosen Axone waren hinsichtlich ihrer Dichte leicht vermehrt, aber ebenfalls nicht atrophisch. Dieser Fall ist einzigartig hinsichtlich seiner klinisch-pathologischen Situation und gehört in keine der Untertypen der PMA einschließlich der beschriebenen Variante „neuronal plus".

6. HMSN mit behandelbaren extrapyramidalen Symptomen

Jaradeh u. Dyck (1992) berichten über 7 Patienten mit Symptomen einer sensomotorischen peripheren Neuropathie, die Jahre später von extrapyramidalen Manifestationen begleitet wurde. Offenbar handelt es sich um ein anderes genetisches Krankheitsbild als das, was als Machado-Joseph-Krankheit beschrieben worden ist. 5 Patienten hatten Familienmitglieder mit ähnlichem Multisystembefall. Die extrapyramidalen motorischen Symptome bestanden in einem Parkinsonismus. Schmerzen waren bei 5 Patienten auffällig. Eine Behandlung mit Levodopa/Karpidopa besserte die meisten Symptome signifikant, ebenso die neurologischen Funktionsstörungen, die mit dem extrapyramidalen motorischen Syndrom in Zusammenhang standen.

e) Rezessiv erbliche neuroaxonale motorisch-sensorische Neuropathien

1. HMSN vom neuronalen Typ mit Beginn in der frühen Kindheit

Die Krankheit tritt kongenital auf oder beginnt in der frühen Kindheit und verursacht eine Behinderung mit Rollstuhlabhängigkeit schon während der

Pubertät oder später im Erwachsenenalter. Diese Erkrankung wird wahrscheinlich übertragen durch ein autosomal-rezessives Gen. GABREËLS-FESTEN et al. (1991) betonen, daß es sich aufgrund der von ihnen erhobenen Daten an 18 Fällen und aufgrund der Berichte in der Literatur um eine in klinischer, genetischer und morphologischer Hinsicht abgrenzbare Form der autosomal-dominanten HMSN vom Typ II handelt. Das Krankheitsbild entspricht dem von OUVRIER et al. (1987) beschriebenen (vgl. TYSON et al. 1997; s. oben).

Morphologisch findet sich im biopsierten N. suralis ein ausgeprägter Verlust großkalibriger Nervenfasern und eine Verschiebung des Faserspektrums zu kleineren Durchmessern. Regenerationszeichen fehlen fast vollständig im Gegensatz zu den ausgeprägten Gruppenbildungen bei der autosomal-dominanten HMSN vom Typ II.

Es ist zu vermuten, daß es sich um eine Reifungsstörung im peripheren motorischen und sensorischen Neuron handelt mit begleitendem oder sekundär fortschreitendem Prozeß einer chronischen neuronalen Degeneration (vgl. Abb. 92, 93, 108).

2. Kongenitale Neuropathie mit Fehlen (Aplasie) der großen markhaltigen Nervenfasern

Bei einem Patienten mit sensomotorischer Neuropathie, Taubheit und mentaler Retardierung haben MANCARDI et al. (1992) ein Fehlen der großen markhaltigen Nervenfasern festgestellt. SABATELLI et al. (1998) betonen die Eigenständigkeit dieses wahrscheinlich rezessiv erblichen Krankheitsbildes und beschreiben die klinischen und morphologischen Veränderungen bei 11- und 13jährigen Brüdern. Einen ähnlichen Fall mit vollständigem Fehlen der großen markhaltigen Nervenfasern in der Suralisbiopsie konnten wir autoptisch untersuchen (Publikation in Vorbereitung). Korrespondierend zu der Aplasie der großen markhaltigen Nervenfasern konnte bei diesem Fall autoptisch auch ein Fehlen der großen Ganglienzellen in den Spinalganglien nachgewiesen werden (Abb. 108), außerdem ein Fehlen der großen Vorderhornzellen im Rückenmark und ein subtotaler Ausfall von Ganglienzellen im Nucleus dentatus des Kleinhirns sowie eine deutliche Spongiosierung im Nucleus ruber und Pallidum bei peripheren Nervensymptomen von seiten des Großvaters mütterlicherseits, insgesamt aber ungeklärtem Erbgang (vermutlich autosomal-rezessiv). In der eigenen Serie von Nervenbiopsien sind 5 weitere Fälle mit Aplasie der großen markhaltigen Nervenfasern erfaßt (Abb. 92, 93; vgl. SCHRÖDER 1987), die manchmal der Friedreich-Ataxie zugeordnet werden können, weil bei dieser Krankheit auch die großen markhaltigen Nervenfasern bevorzugt betroffen sind, allerdings wohl nicht primär fehlen, sondern progressiv ausfallen (s. unten).

3. Neuropathie mit Fehlen kleiner Nervenfasern

Eine solche Neuropathie ist bisher nur unter den Neuropathien mit Ausfällen im sensorischen und autonomen System beschrieben worden (s. dort); ein selektiver Ausfall β- und γ-motorischer Nervenfasern ist bisher nicht bekannt, obwohl ein solcher Ausfall zu erwarten wäre, nachdem bereits Krankheiten mit

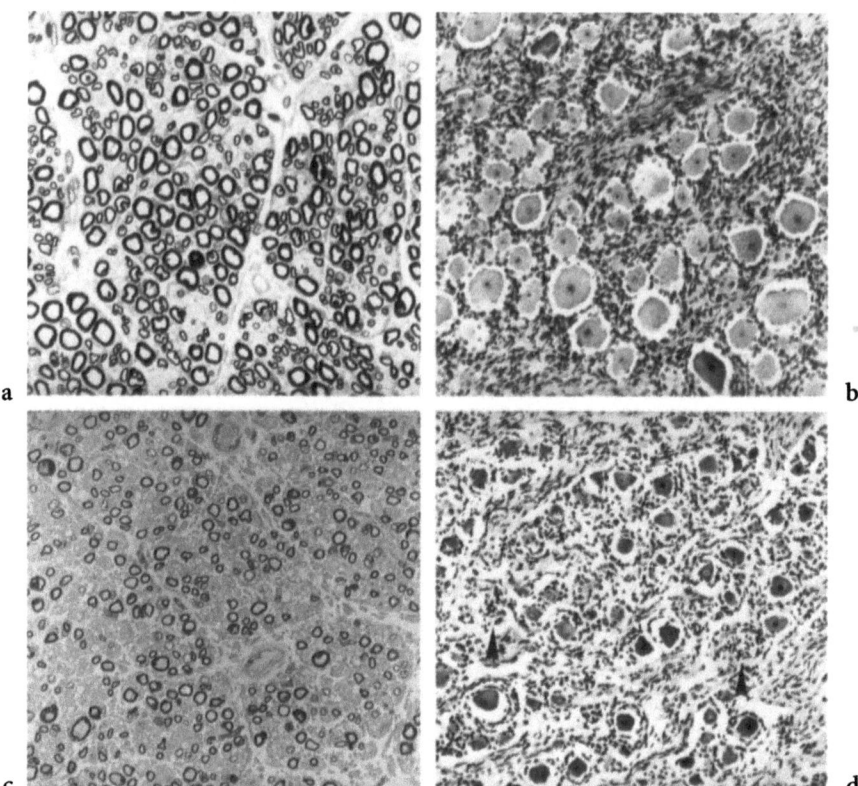

Abb. 108 a–f. HMSN mit Taubheit, mentaler Retardierung und Fehlen großer markhaltiger Nervenfasern bei einem 2 ½ jährigen Mädchen. **a, b** N. suralis (a) und Spinalganglion (b) eines altersentsprechenden Kontrollfalles (26 Monate alt). **a, b** × 417. **c** N. suralis. Beim Vergleich mit **a** fällt das fast vollständige Fehlen der großen markhaltigen Nervenfasern auf. Die Zahl der kleinen markhaltigen Nervenfasern erscheint nicht wesentlich reduziert. Doch sind viele marklose Axone vorhanden, die z. T. artifiziell geschwollen sind aufgrund fortgeschrittener Autolyse des autoptisch gewonnenen Nerven. × 239. **d** Im Spinalganglion fehlen große Ganglienzellen. Stellenweise sind an der Stelle vermutlich degenerierter Ganglienzellen einzelne Nageotte-Knötchen vorhanden (*Pfeilköpfe*). × 239. **e, f** s. S. 295

einem separaten Befall nahezu aller anderen peripheren neuronalen Systeme bekannt sind. Eine Mitteilung über einen primären Ausfall γ-motorischer Nervenfasern bei der Vincristin-/Vinblastin-Neuropathie haben wir nach eigenen unveröffentlichten Untersuchungen (Inauguraldissertation A. BRENZEL, Mainz 1995; WANG u. SCHRÖDER 1998) nicht bestätigen können (s. dort).

4. Neuropathie mit Katarakt und mentaler Retardierung

Diese Kombination von Symptomen kommt nach SCHRÖDER et al. (1999 a) (Abb. 109, 110) unabhängig von dem Marinesco-Sjögren-Syndrom vor, bei dem ebenfalls eine Katarakt und mentale Retardierung, zusätzlich aber noch Kleinwuchs und eine besondere Kernanomalie in den Muskelfasern vorkommt (s. dort).

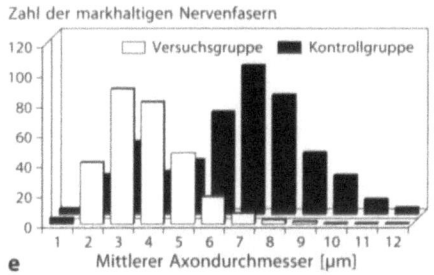
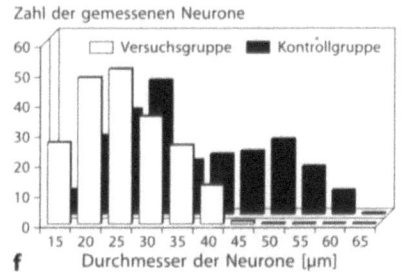

Abb. 108 *(Fortsetzung).* e Das Histogramm der markhaltigen Nervenfasern des Kontrollfalles und des Patienten ergeben eine Linksverschiebung aufgrund des fast vollständigen Fehlens der großen markhaltigen Nervenfasern bei der Patientin. f Im Histogramm der Spinalganglienzellen fehlen die großen Ganglienzellen ebenso fast vollständig, so daß auch hier eine Linksverschiebung im Histogramm besteht

5. HMSN mit sensorineuraler Taubheit

Eine Taubheit ist in Kombination mit einer HMSN (CORNELL et al. 1984), Optikusatrophie und distaler sensorisch-motorischer Neuropathie (ROSENBERG u. CHUTORIAN 1967) oder Optikusatrophie und distaler Amyotrophie (IWASHITA et al. 1970) sowie zusammen mit einer X-chromosomalen Neuropathie und mentaler Retardierung (COWCHOCK et al. 1985; FISCHBECK et al. 1986) beschrieben worden (bzgl. weiterer Krankheiten mit Hörstörungen s.: Kongenitale Neuropathie mit Aplasie großer Nervenfasern, HMSNL, HMSNX, Hereditäre sensorische Neuropathie mit Taubheit, Cockayne-Syndrom, Peroxisomale Stoffwechselstörungen, insbesondere Refsum-Syndrom, Friedreich-Ataxie, auditorische Neuropathie u.a.).

6. HMSNL (HMSN-Lom; „Neuropathie bei Zigeunern")

Eine neue Form einer hereditären Neuropathie bei Zigeunern aus dem bulgarischen Ort Lom ist dem Chromosom 8q24-qter zugeordnet (KALAYDJIEVA et al. 1996, 1998; MERLINI et al. 1998). Deshalb wird diese Form der Neuropathie auch als HMSN-Lom oder einfach HMSNL bezeichnet. Die Neuropathie ist mit einem Hörverlust in der 3. Dekade verbunden. In einem eigenen Fall, der aus Bulgarien stammt, nicht aber von Zigeunern abstammt (BAETHMANN et al. 1998), ergab die Suralnervenbiopsie eine sehr ausgeprägte, ungewöhnliche Form einer Neuropathie mit starker Reduktion der Zahl markhaltiger Nervenfasern bei vollständigem Fehlen der großen markhaltigen Nervenfasern (wie auch bei den o.g. Fällen, Kap. H.II.e.2), angedeuteten Zwiebelschalenformationen, die von einzelnen Schwann-Zellfortsätzen oder auch nur Basallaminae umgeben waren, wenig Regenerationsgruppen und mit ausgeprägtem endoneuralen Ödem sowie einer deutlichen Vergrößerung der Nervenquerschnittsfläche (Pseudohypertrophie) (Abb. 111 c, d; 112; 113). Die Axone weisen z.T. ungewöhnliche dystrophische Veränderungen auf mit tassenförmig eingedellten vesikulären Strukturen (Abb. 112 a), wie sie bei der neuroaxonalen Dystrophie nicht zu finden sind (s. dort). Ähnliche Veränderungen kommen jedoch beim experimentellen Vitamin-E-

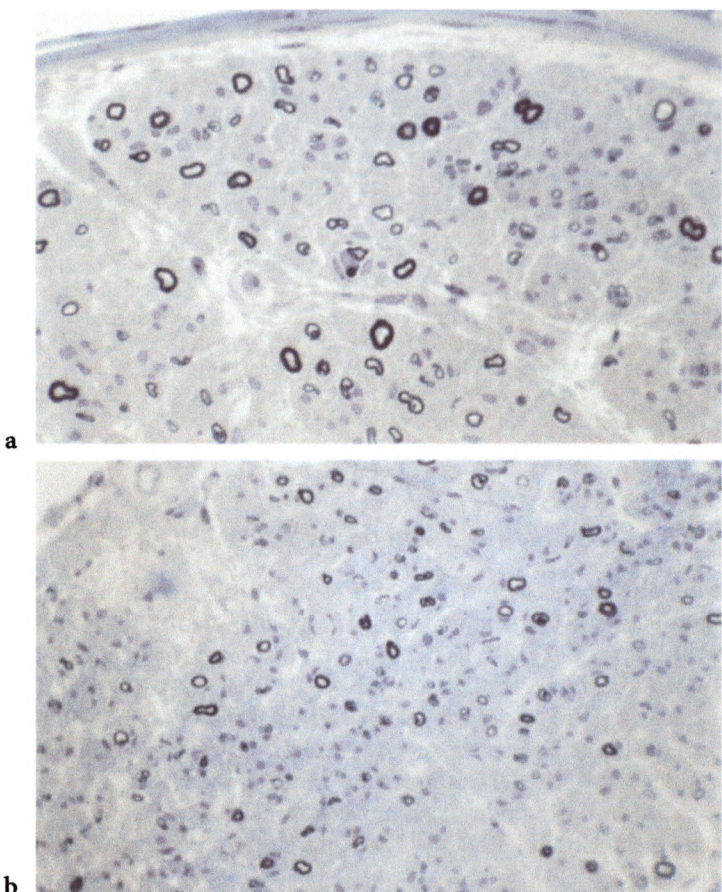

Abb. 109 a–d. Ungewöhnliche motorisch-sensorische Neuropathie bei einer 20jährigen Patientin mit mentaler Retardierung und kongenitaler Katarakt (Fall von Schröder et al. 1999 a). a, b Die Zahl der markhaltigen Nervenfasern ist hochgradig reduziert. Demyelinisierende Veränderungen und Zwiebelschalenformationen dominieren. Toluidinblau. c, d s. S. 297

Mangel vor (s. dort). Anhäufungen von Neurofilamenten und adaxonale Einlagerungen lysosomaler Strukturen sind ebenfalls aufgefallen.

Im übrigen ist dem Chromosom 8 auch eine Form der HMSN III zugeordnet (Ionasescu et al. 1996 a; s. oben).

7. Kongenitale axonale Neuropathie bei Deletionen in der Genregion der spinalen Muskelatrophie

Eine bemerkenswerte Kombination einer schweren kongenitalen Neuropathie mit einer ausgedehnten Deletion in der Region des Gens für die spinale Muskelatrophie haben Korinthenberg et al. (1997) festgestellt. Ob hierher ein Fall mit Werdnig-Hoffmann-Krankheit und ausgeprägter Beteiligung des sensorischen Systems (allerdings erst nach langer Beatmung) (Kuroiwa et al. 1997) gehört, bleibt zu diskutieren.

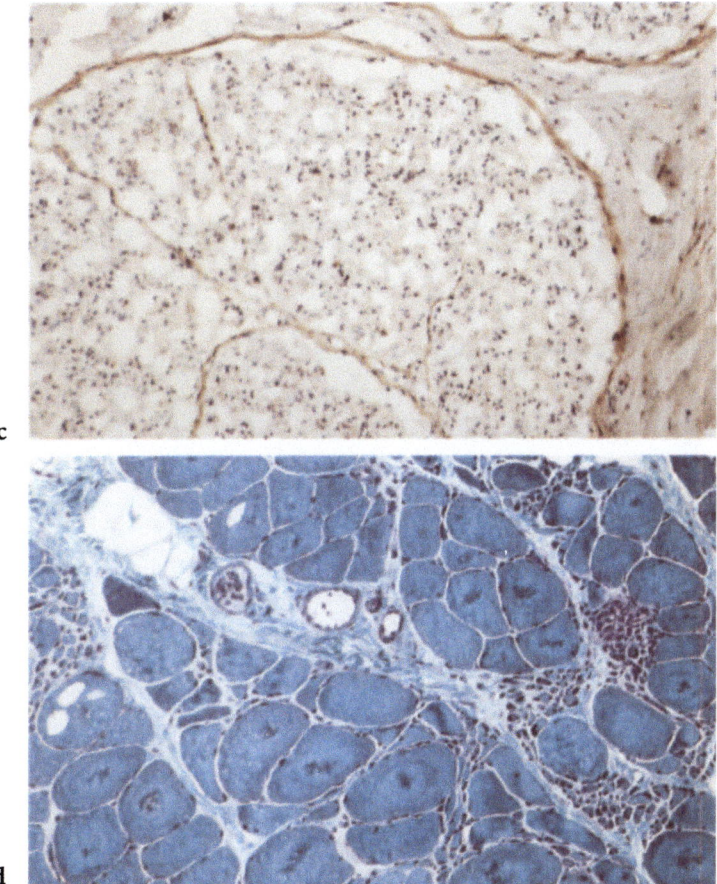

Abb. 109. c Im Endoneurium sind EMA („epithelial membrane antigen")-positive Zellfortsätze vermutlich von abnorm verzweigten Perineuralzellen nachweisbar. **d** Im Muskel besteht eine erhebliche neurogene Atrophie mit vielen Targetfasern und myophagischer Reaktion

8. HMSN mit Kleinhirnatrophie und Demenz

Über eine japanische Familie mit der o. g., autosomal-rezessiv erblichen, langsam im Jugendalter auftretenden Krankheit berichten SEKIJIMA et al. (1998). Die Krankheit wurde zuerst einer Friedreich-Ataxie zugeordnet; doch ließ sich diese sowie eine dentatorubropallidolysische Atrophie und eine Machado-Joseph-Krankheit (s. dort) durch entsprechende molekulargenetische Analysen ausschließen. Außerdem sind eine Hypoalbuminämie und eine Hyperlipidämie zusätzliche Symptome.

f) Rezessiv erbliche demyelinisierende Formen der HMSN

Die Nosologie des HMSN mit autosomal-rezessivem Erbgang ist noch wesentlich weniger geklärt als die der dominant erblichen HMSN-Fälle.

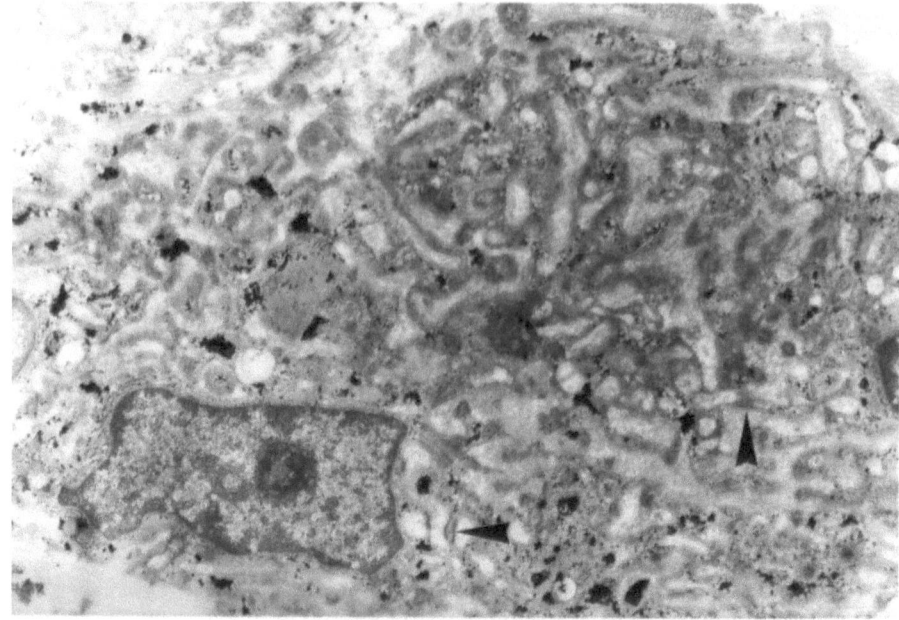

Abb. 110 a, b. Gleicher Fall wie in Abb. 109. Elektronenmikroskopische Aufnahmen von atypischen endoneuralen Perineuralzellen mit ungewöhnlich stark verzweigten Zellfortsätzen und multiplen, durch Retikulinfasern (unreife Kollagenfibrillen) ausgefüllten Einstülpungen und einem weitgehend unauffälligen Kern in **a**, aber einem durch Zytoplasmainvaginationen und zahlreiche Vesikel eingedellten Kern in **b**. An mehreren Stellen sind Hemidesmosomen nachweisbar (*Pfeilköpfe*). Im Zytoplasma liegen stellenweise vermehrte Glykogengranula. An wenigen Stellen sind auch intermediäre Filamente angehäuft. **a** × 10 000; **b** × 13 000

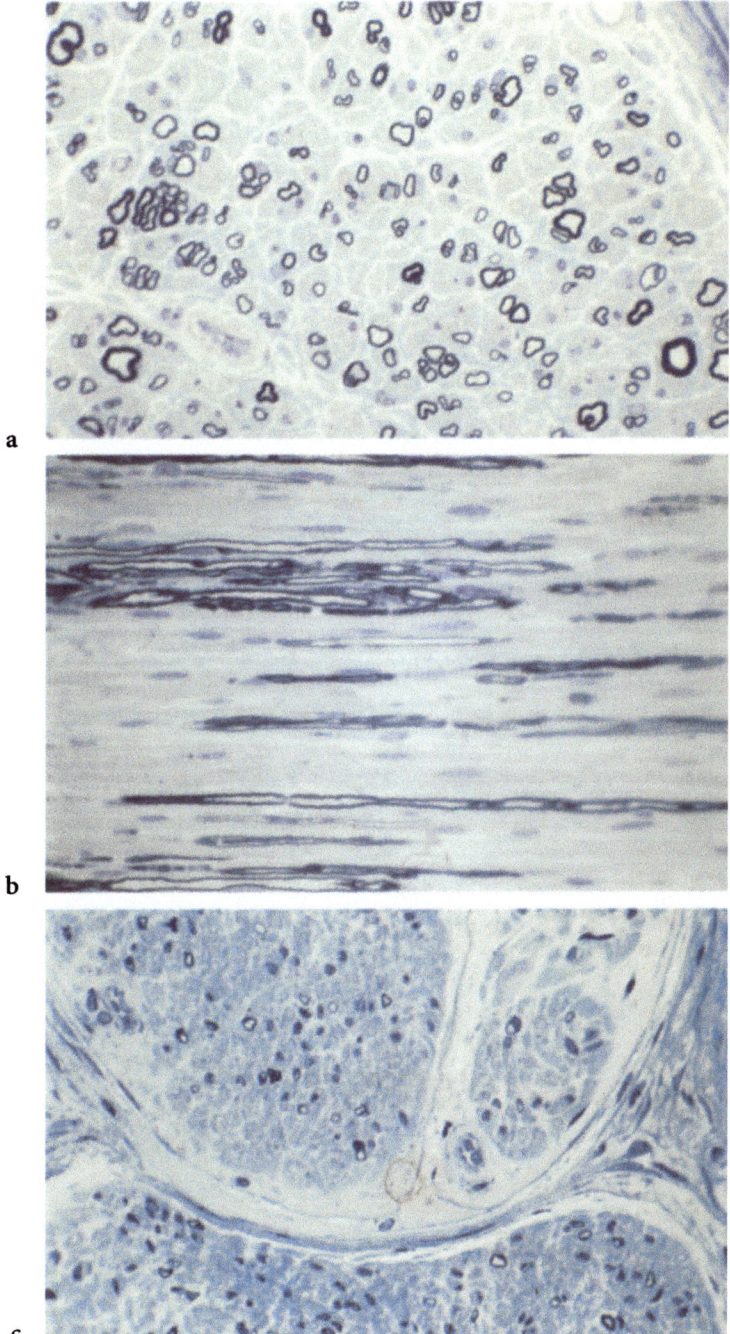

Abb. 111. a, b HMSN II. Bemerkenswert ist neben einem Ausfall eines Teiles der großen und kleinen markhaltigen Nervenfasern das häufige Vorkommen von Regenerationsgruppen. c, d HMSN-Lom bei einem 13 Jahre alten bulgarischen Mädchen (Fall von BAETHMANN et al. 1998). Die Zahl vor allem der großen markhaltigen Nervenfasern ist stark reduziert. d–f s. S. 300

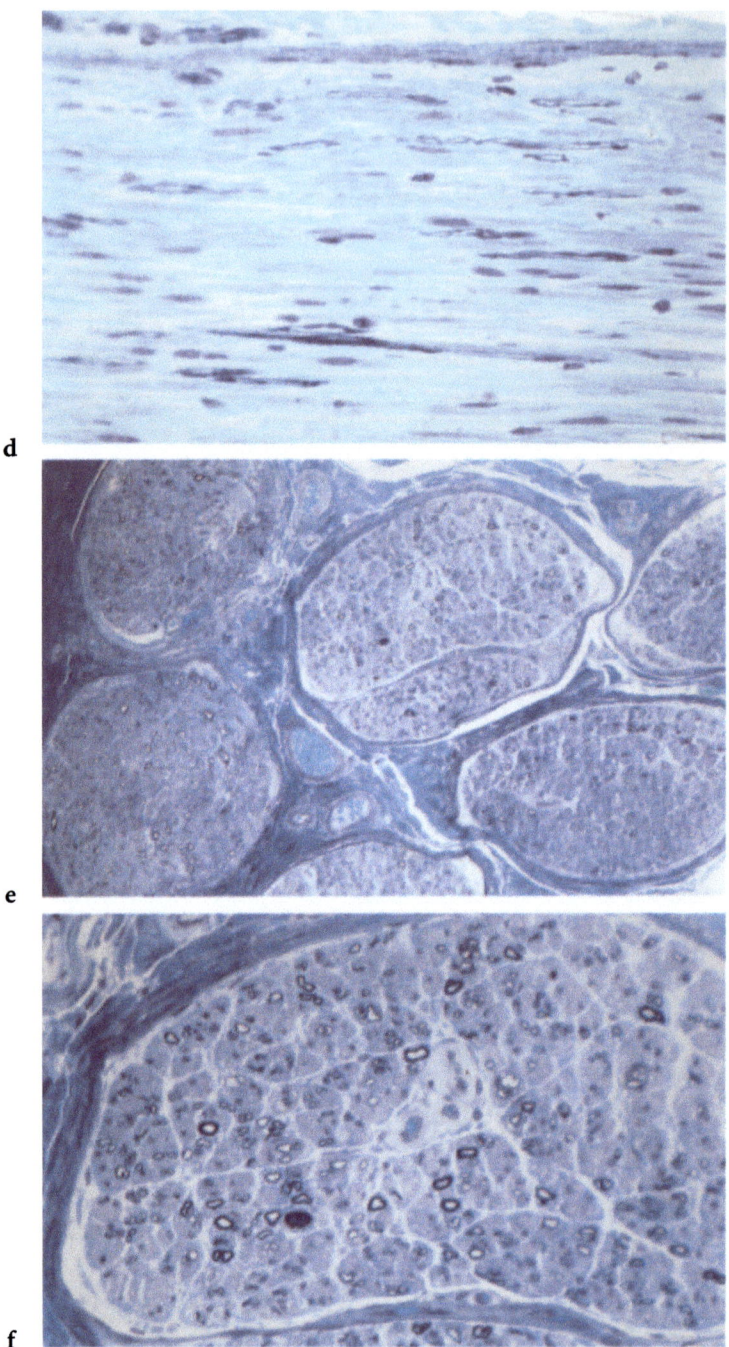

Abb. 111. e, f Dominant erbliche HMSNX bei einem 29jährigen Mann mit einer neuen Punktmutation im Kodon 39 des Connexin32-Gens. Es besteht eine ausgeprägte Neuropathie vom gemischt axonalen/neuronalen und demyelinisierenden Typ

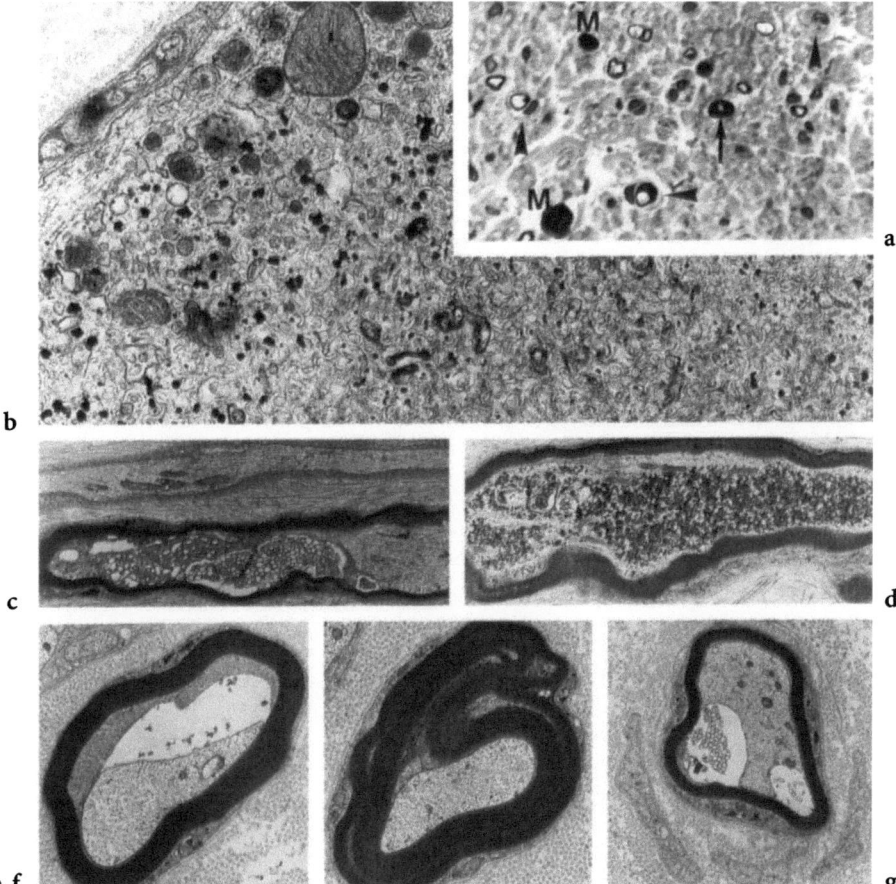

Abb. 112a–g. Gleicher Fall wie in Abb. 111b, c. **a** Querschnitt des N. suralis mit vollständigem Fehlen großer markhaltiger Nervenfasern. Die Zahl der kleinen markhaltigen Nervenfasern ist erheblich reduziert. Eine beginnende Zwiebelschalenformation ist nur vereinzelt nachweisbar (*Pfeilköpfe*). Ein atrophisches Axon ist hypermyelinisiert (*Pfeil*). Ein Markscheidenabbauprodukt ist durch M gekennzeichnet. Die marklosen Nervenfasern erscheinen relativ gut erhalten. × 800. **b** Ein ungewöhnliches Axon ist hochgradig aufgetrieben und mit zahlreichen kurvilinearen Strukturen zusätzlich zu Mitochondrien, dichten Körpern, glykogenähnlichen Granula und kleinen Vesikeln ausgefüllt. Bei vielen der doppelt konturierten kurvilinearen Strukturen handelt es sich offenbar um eingedellte Vesikel. Das Axon ist von einer dünnen Zellschicht bedeckt, die von einer Basalmembran umhüllt wird (Schwann-Zellfortsatz). × 39 000. **c** Feinvesikulärer Zerfall einer dünnen Markscheide an einer kleinen markhaltigen Nervenfaser angrenzend an ein gut erhaltenes markloses Axon. × 7000. **d** Das Axon dieser markhaltigen Nervenfaser ist fast vollständig von Glykogengranula ausgefüllt. × 7000. **e** Das adaxonale Schwann-Zellzytoplasma ist mit filamentösem Material ausgefüllt. Eine angrenzende Vakuole enthält einige glykogenähnliche Granula. Das Axon erscheint etwas komprimiert. × 12 000. **f** Die Markschlinge an diesem Axon ist durch mehrere Schmidt-Lanterman-Inzisuren unterteilt. × 12 600. **g** Die innerste Markscheidenlamelle dieser Markscheide weist an 2 Stellen eine feinvesikuläre Auflösung auf. Diese offensichtlich zu dünn remyelinisierte Nervenfaser wird von mehreren Schwann-Zellfortsätzen und Resten einer Basallamina konzentrisch umgeben (frühes Stadium einer Zwiebelschalenformation). × 8700

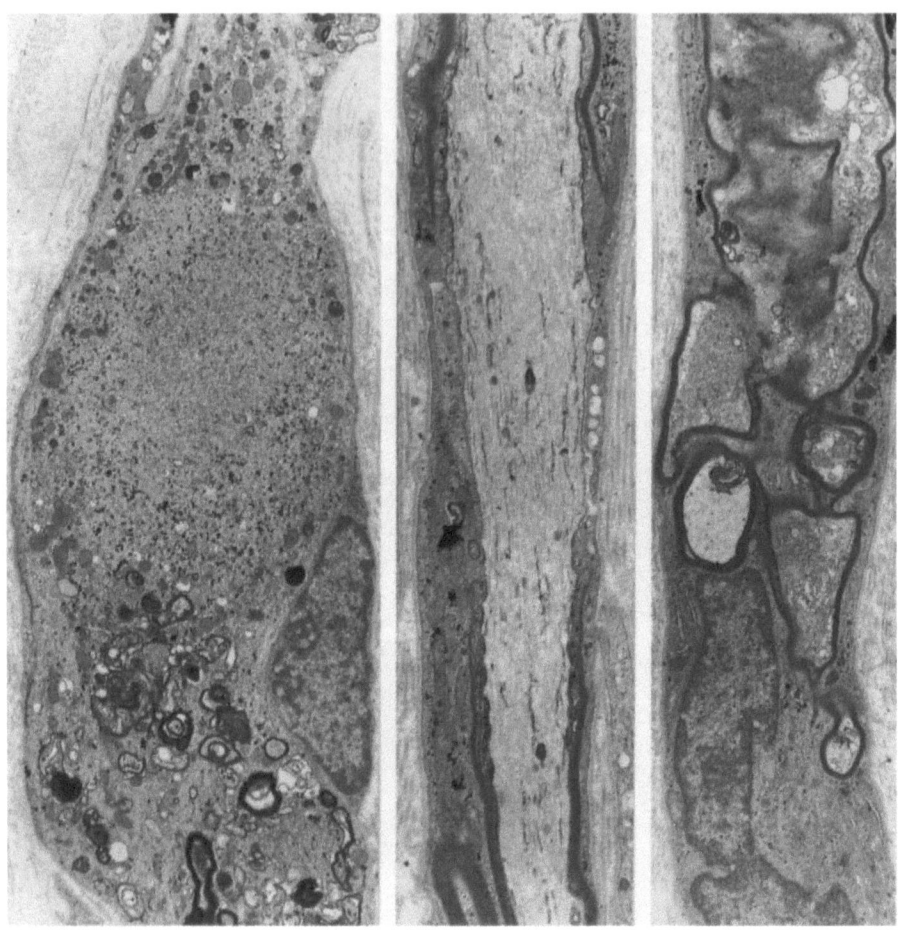

a, b

c

Abb. 113 a - c. Gleicher Fall wie in Abb. 112. **a** Dieses aufgetriebene, dystrophische Axon enthält pleomorphe Organellen, wobei membranöse zytoplasmatische Körperchen stellenweise dominieren. Es wird von dünnen Schwann-Zellfortsätzen und einem leicht geschrumpften Schwann-Zellkern umgeben. × 7400. **b** Der nodale Abschnitt dieses Ranvier-Schnürrings einer dünnen markhaltigen Nervenfaser erscheint gestreckt; demgegenüber weist das Axon einen normalen Gehalt an Organellen auf. × 16000. **c** Tangentialer Schnitt durch eine dünne remyelinisierte Nervenfaser mit irregulären Markschlingen und multiplen vesikulären zytoplasmatischen Komponenten unterschiedlicher Größe. × 9500

Es gibt eine erhebliche phänotypische Variabilität unter den berichteten Fällen, und Gene sind bisher nicht identifiziert worden (abgesehen von den HMSN III-Fällen, die sich überraschenderweise auf autosomal dominant erbliche Mutationen des PMP22-Gens oder des MPZ-Gens haben zurückführen lassen; s. oben und unten).

Einige Patienten haben eine variable Kombination mit zusätzlichen klinischen Manifestationen wie Optikusatrophie, sensorineuraler Taubheit, Pyramidenbahnzeichen, Agenesie des Corpus callosum und charakteristischen Gesichtsanomalien (ANDERMANN et al. 1979). Diese heterogene Gruppe von Erkrankungen wird als „HMSN mit zusätzlichen Symptomen" oder „komplexe

Formen der HMSN" (HARDING u. THOMAS 1980a; HARDING 1995) bezeichnet, ist nosologisch schlecht abgegrenzt und sollte von den HMSN-Formen mit ausschließlicher PNS-Symptomatik abgegrenzt werden (SABATELLI et al. 1998).

1. HMSN III; hypertrophische Neuropathie vom Typ Dejerine-Sottas

Die seltene, *autosomal-rezessiv* erbliche hypertrophische, demyelinisierende, schwere Form einer hereditären motorischen und sensorischen Neuropathie wird auch als *Dejerine-Sottas-Syndrom (DSS) (cave: „Déjérine" oder Dejérine)* bezeichnet (DEJERINE u. SOTTAS 1893). Dieses Syndrom hat beträchtliche Kontroversen hervorgerufen, da übereinstimmende Kriterien für die Diagnose fehlen. Die Krankheit ist offensichtlich heterogen (DE JONGHE et al. 1997). Auch eine autosomal-dominante Form der Vererbung ist in einer Familie bei Vater und Tochter beschrieben worden (LYNCH et al. 1997). Fälle mit De-novo-Mutationen im PMP22- und MPZ-Gen müssen davon abgegrenzt werden (s. unten). Fälle mit *kongenitaler Hypomyelinisationsneuropathie* (s. unten) sind wahrscheinlich nur Varianten dieser Erkrankungsform.

Klinik: Im Vordergrund steht eine *sensomotorische Neuropathie*, die oft mit einer Ataxie und Skelettdeformitäten sowie stark verdickten peripheren Nerven verbunden ist. Die Krankheit verläuft rascher als die HMSN I, die Nervenleitungsgeschwindigkeit ist stark, auf weniger als 6 m/s, reduziert, und der Proteingehalt im Liquor ist erhöht (DYCK et al. 1993).

Genetik: In zwei nicht verwandten Familien mit Konsanguinität und DSS waren die beiden betroffenen Familienmitglieder homozygot für eine MPZ-Mutation: eine 3 bp-Deletion im Kodon 64, die den Verlust einer Aminosäure verursachte, und eine bp-Deletion im Kodon 102, die zu einer „frame shift" und einer prämaturen Verkürzung des Proteins führte. Beide Eltern hatten eine subklinische CMT1B (IKEGAMI et al. 1996); aber einer der Eltern hatte im N. medianus eine NLG von 47 m/s (WARNER et al. 1996). Der Proband einer dieser Familien ist vorher als HMSN III-Phänotyp beschrieben worden, da eine homozygote Expression eines dominanten HMSN Typ II-Gens vorlag (SGHIRLAZONI et al. 1992). Im übrigen sind inzwischen 20 nichtverwandte DSS-Patienten mit 9 verschiedenen Mutationen im PMP22-Gen (eine Mutation trat dabei 3mal auf) und 9 verschiedene Mutationen im MPZ-Gen beschrieben worden (Lit. s. DE JONGHE et al. 1997). 17 Patienten hatten keine positive Familienanamnese, und 13 davon hatten nachgewiesenermaßen eine Neumutation. Auch HAYASAKA et al. (1993a) konnten eine Mutation im Myelin-P_0-Gen als Ursache des Dejerine-Sottas-Syndroms feststellen, wobei diese Autoren in einer anderen Arbeit Mutationen dieses Myelin-P_0-Gens auch bei einem CMT1B-Phänotyp nachweisen konnten (HAYASAKA et al. 1993b). P_0 ist ein wesentliches Strukturprotein des peripheren Myelins; es ist ein homophiles Adhäsionsmolekül, dessen Gen auf dem Chromosom 1q22-q23 lokalisiert ist, d. h. in der Region, in der auch der Genort für die CMT 1B liegt (s. oben).

Die erste *Punktmutation im PMP22-Gen* als Ursache eines Dejerine-Sottas-Syndroms ist von ROA et al. (1993c) festgestellt worden (vgl. IONASESCU et al. 1997). Bei einer weiteren Familie ist ein Gen auf dem Chromosom 8 als Ursache des Syndroms bestimmt worden (IONASESCU et al. 1996a).

Histopathologie: Nervenbiopsien ergeben abnorm dünne oder fehlende Markscheiden, wobei Fasern sämtlicher Durchmesser betroffen sind (Abb. 98c, 114). Die *Demyelinisation* führt regelmäßig zu einer Schrumpfung der Axondurchmesser. Um die zu dünn oder noch nicht remyelinisierten Axone sind Schwann-Zellen *zwiebelschalenförmig* in einzelnen oder mehreren Schichten angeordnet. Dazwischen liegen Kollagenfibrillen, die den Hauptanteil der Hypertrophie des Nerven bewirken. Da nicht das Parenchym des Nerven selbst, sondern das Bindegewebe vermehrt ist, handelt es sich nicht um eine echte Hypertrophie, sondern um eine *Pseudohypertrophie*.

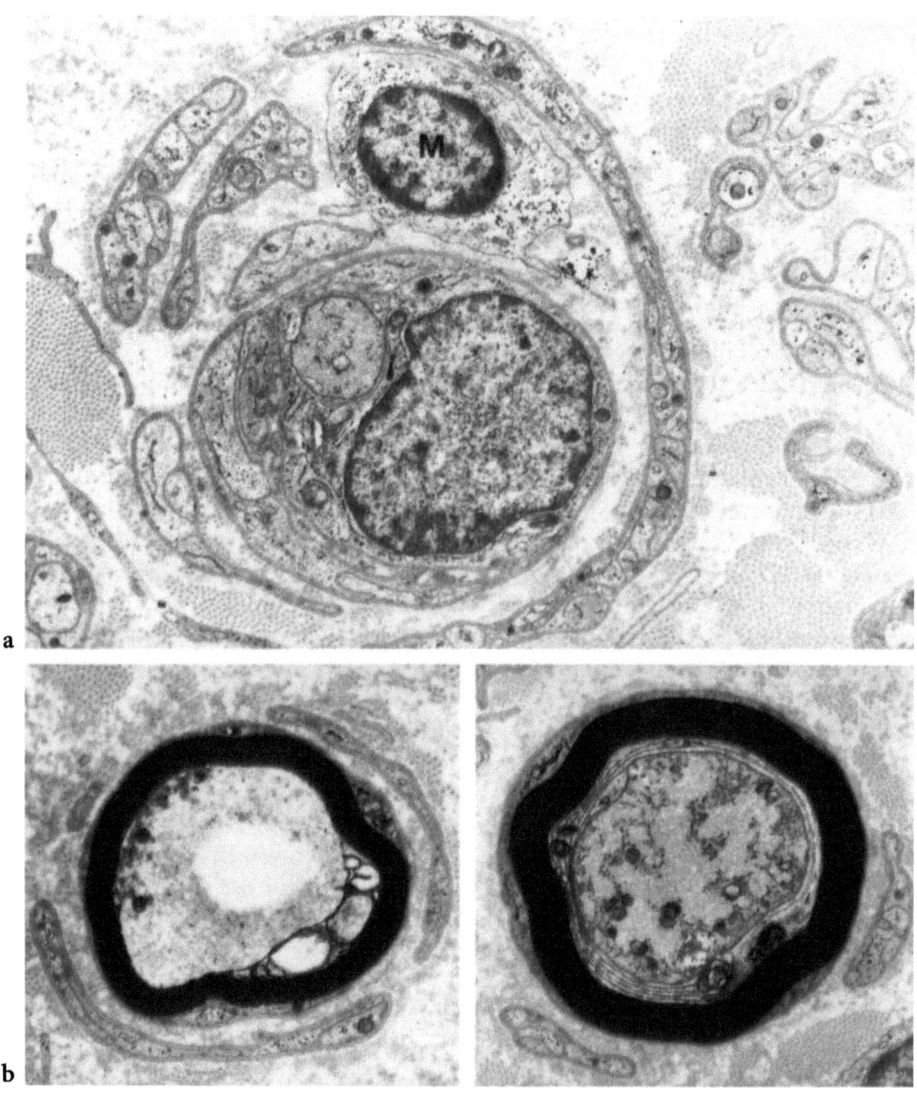

Abb. 114a-c. Legende s. S. 305

Vergleich zwischen HMSN I und III: Es ist nicht geklärt, inwieweit sich die HMSN III vom *autosomal-rezessiven* (OUVRIER et al. 1987a) und dem dominant *heterozygoten Typ I* (ROA et al. 1993c) unterscheidet. Nach THOMAS et al. (1992) kommen bei der letztgenannten Form remyelinisierte Fasern mit dünnen Markscheiden zusammen mit anderen vor, die dicke Markscheiden aufweisen; bei der HMSN III wären demgegenüber keine dicken Markscheiden vorhanden (Fall-Nr. N 23679, 6jährige Tochter blutsverwandter Eltern) (HAVERKAMP u. BEHRING 1995).

OUVRIER et al. (1987b) haben die klinischen und histopathologischen Veränderungen von Suralisnervenbiopsien bei 10 Fällen mit dominant erblicher hypertrophischer Charcot-Marie-Tooth-Krankheit (HMSN Typ I) mit Auftreten in der Kindheit 6 Fällen mit Dejerine-Sottas-Krankheit (HMSN Typ III) gegenübergestellt. Beim Typ I bestand eine signifikant größere Häufigkeit einer Ataxie und Areflexie sowie eine geringere, klinisch erkennbare Nervenvergrößerung als bei der HMSN III. Bei der letzteren fanden sich zusätzlich 1. eine signifikant niedrigere Dichte der markhaltigen Nervenfasern mit einem Durchmesser von 8 µm oder mehr, 2. eine größere Häufigkeit von Zwiebelschalenformationen, 3. mehr Lamellen pro Zwiebelschalenformation und 4. eine höhere Relation (g-Relation) zwischen dem mittleren Axonkaliber zum Gesamtnervenfaserdurchmesser. Die funktionellen Ausfälle bei der HMSN III waren nicht wesentlich ausgeprägter als bei der HMSN vom Typ I. Mit Hilfe dieser Parameter war es möglich, eine Klassifikation sporadischer Fälle mit hereditärer motorischer und sensorischer Neuropathie durchzuführen. Die Liquorproteinwerte waren unzuverlässig hinsichtlich einer Unterscheidung der beiden Neuropathietypen.

Expression von P_0-Protein im N. suralis bei HMSN III: TACHI et al. (1994) haben die Expression von P_0-Protein und P_0-mRNA im N. suralis jeweils eines Patienten mit HMSN Typ III untersucht. Bei dem Patienten bestand eine Punktmutation im P_0-Gen, die zu einer Substitution von Glycin für Arginin in der Transmembrandomäne des P_0-Proteins geführt hatte. Elektronenmikroskopisch fanden sich sehr dünn myelinisierte Nervenfasern, die von multilamellären Zwiebelschalenformationen umgeben waren, welche aus stark proliferierten Schwann-Zellen bestanden. Die immunzytochemische und Immunoblot-Analyse ergab, daß das P_0-Protein im Myelin des Suralnerven normal exprimiert war.

Abb. 114a-c. Hypertrophische Neuropathie, vermutlich vom Typ HMSN III bei einem drei Jahre, 8 Monate alten Mädchen (Fall von W. MORTIER, Wuppertal). **a** Ein demyelinisiertes Axon wird von multiplen Schwann-Zellfortsätzen umgeben, zwischen denen ein Makrophage (*M*) liegt. × 11000. **b** Ungewöhnliche Degenerationsform eines Axons einer offensichtlich de- und remyelinisierten Nervenfaser mit konzentrisch angeordneten Schwann-Zellfortsätzen in der Peripherie. Das Axoplasma erscheint im Zentrum teils homogenisiert, teils aufgelöst, wobei randständig dichte Körper nachweisbar sind. Die Markscheide weist adaxonal mehrere Vakuolen als Zeichen einer beginnenden Degeneration auf. × 12000. **c** De- und remyelinisiertes Axon mit irregulär verteilten Neurofilamenten sowie multiplen Komponenten des axoplasmatischen Retikulums und mehreren Mitochondrien, umgeben von einer kompakten Markscheide, deren innere 2-5 Lamellen nichtkompaktiert sind und fokal myelinähnliche Körperchen aufweist. × 9000

Durch In-situ-Hybridisierung ließ sich nachweisen, daß die mRNA dieses P_0-Proteins in normaler Menge im Zytoplasma der Schwann-Zellen enthalten war. Auch war kein verkürztes Myelin-P_0-Protein im peripheren Nerven vorhanden.

2. Kongenitale Hypomyelinisationsneuropathie

Einige Fälle mit einer *Hypomyelinisationsneuropathie* treten *kongenital* auf. GUZZETTA et al. (1982) haben gezeigt, daß diese häufiger Axone ohne Markscheiden aufweisen als Fälle, die später in der Kindheit auftreten. Sie zeigen auch eine höhere Anzahl von „Zwiebelschalenformationen", die aus mehreren Schichten von Basalmembranen bestehen (Abb. 115, 116), deren Schwann-Zellfortsätze offensichtlich zugrundegegangen sind (GUZZETTA et al. 1985; BORNEMANN et al. 1996).

SEITZ et al. (1986) fanden eine Hypomyelinisationsneuropathie bei einem weiblichen Neugeborenen mit *Arthrogryposis multiplex congenita* (AMC). Auch die Hirnnerven und die Nervenwurzeln zeigten eine Hypomyelinisations-Radikulo-Neuropathie mit gut erhaltenen Axonen und einem normalen Gehalt an Schwann-Zellen. Die Skelettmuskeln an Armen und Beinen waren in einigen Faszikeln der Extensoren durch lipomatöses Gewebe ersetzt. Die Myelinisation in der weißen Substanz des Zentralnervensystems war altersgerecht fortgeschritten. Demnach stellt dieser Fall eine ausgedehnte Reifungsstörung der peripheren Markscheiden dar, die als Ursache der AMC in Frage kommt. Als weitere *Autopsieergebnisse* ergaben sich eine leicht hypoplastische und unreife Lunge mit akuter nekrotisierender Bronchopneumonie, ausgeprägte konsekutive hypoxische Hirnschäden und schwere periventrikuläre Hämorrhagien. In *Semidünnschnitten* war die überwiegende Zahl der Nervenfasern marklos; nur einige hatten eine dünne Markscheide. Die Zahl der Schwann-Zellkerne war nicht erhöht und es fehlten Anzeichen für eine aktive Nervenfaserdegeneration. *Elektronenmikroskopisch* war ein breites Spektrum kleiner, intermediärer und großer Axone nachweisbar. Büngner-Bänder waren nicht vorhanden. Nur sehr wenige Axone wiesen eine dünne Markscheide auf mit einer regulären Periodizität dichter und intermediärer Linien. Zwiebelschalenformationen und besondere Speichersubstanzen in den Schwann-Zellen ließen sich nicht feststellen. Morphometrisch ergab sich eine Dichte der Schwann-Zellkerne von 539 pro „0,1 mm^2" (vermutlich 1 mm^2). Die Axondichte betrug 7342 pro „0,1 mm^2". Die überwiegende Zahl der Fasern (72,9%) war klein mit einem Durchmesser von 0,2 bis 2 µm. Die größeren Axone waren bis zu 8 µm groß, wiesen eine unimodale Verteilung auf mit einer maximalen Häufigkeit zwischen 3 und 4 µm und einem Mittelwert von 3,6 µm. Unter diesen waren nur 3,9% myelinisiert; markhaltige Nervenfasern mit einem Durchmesser unter 2 µm waren nicht vorhanden. Die Markscheiden waren unterschiedlich dick ohne offensichtliche Korrelation zu den Axondurchmessern; sie bestanden aus 3 bis 22 Lamellen mit einem Mittelwert von 12.

GABREËLS-FESTEN et al. (1992b) haben 4 Patienten mit einer wahrscheinlich autosomal-rezessiven Form der HMSN vom Typ III mit der autosomal-dominanten HMSN vom Typ I verglichen. 4 rezessive und 2 sporadische Fälle zeigten eine segmentale Demyelinisation. Doch waren die klassischen Zwiebelschalenformationen mit konzentrischen Schwann-Zellfortsätzen, wie sie für die

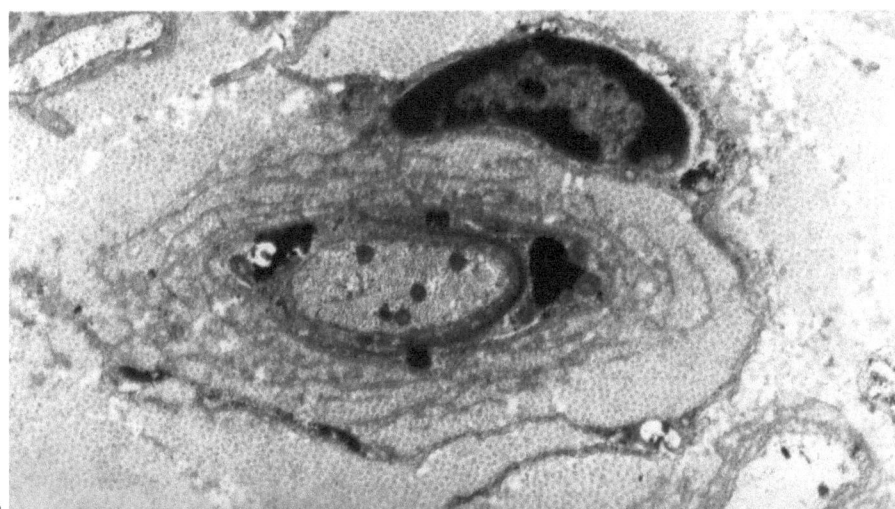

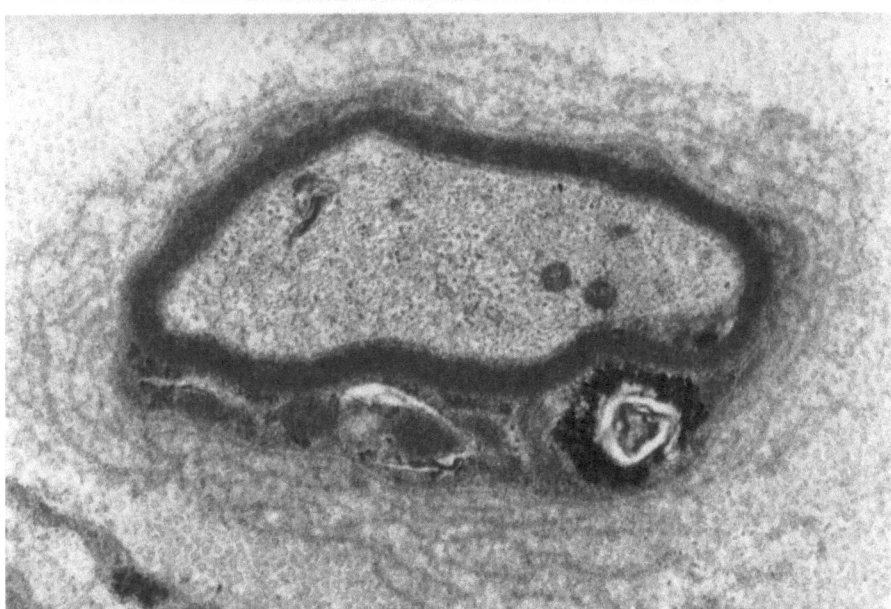

Abb. 115a, b. Basalmembran-Typ der Zwiebelschalenformation („Lyon-Typ" einer Hypomyelinisationsneuropathie; Fall von W. Mortier, Wuppertal). In **a** liegen bis zu 5 Schichten von Basallaminae um eine zentrale, zu dünn remyelinisierte, paranodal getroffene kleine markhaltige Nervenfaser mit fokal angehäuften Glykogengranula im Zytoplasma der zugehörigen Schwann-Zelle. In der Peripherie liegt ein Fibroblast mit sehr dünnen Fortsätzen, welche die zentrale Nervenfaser mit den Basallaminae nahezu vollständig umgeben. Die Basallaminae erscheinen in **a** und **b** irregulär verflochten. Die dazwischen liegenden Zellfortsätze sind vermutlich degeneriert. **a** × 18 000; **b** × 31 000

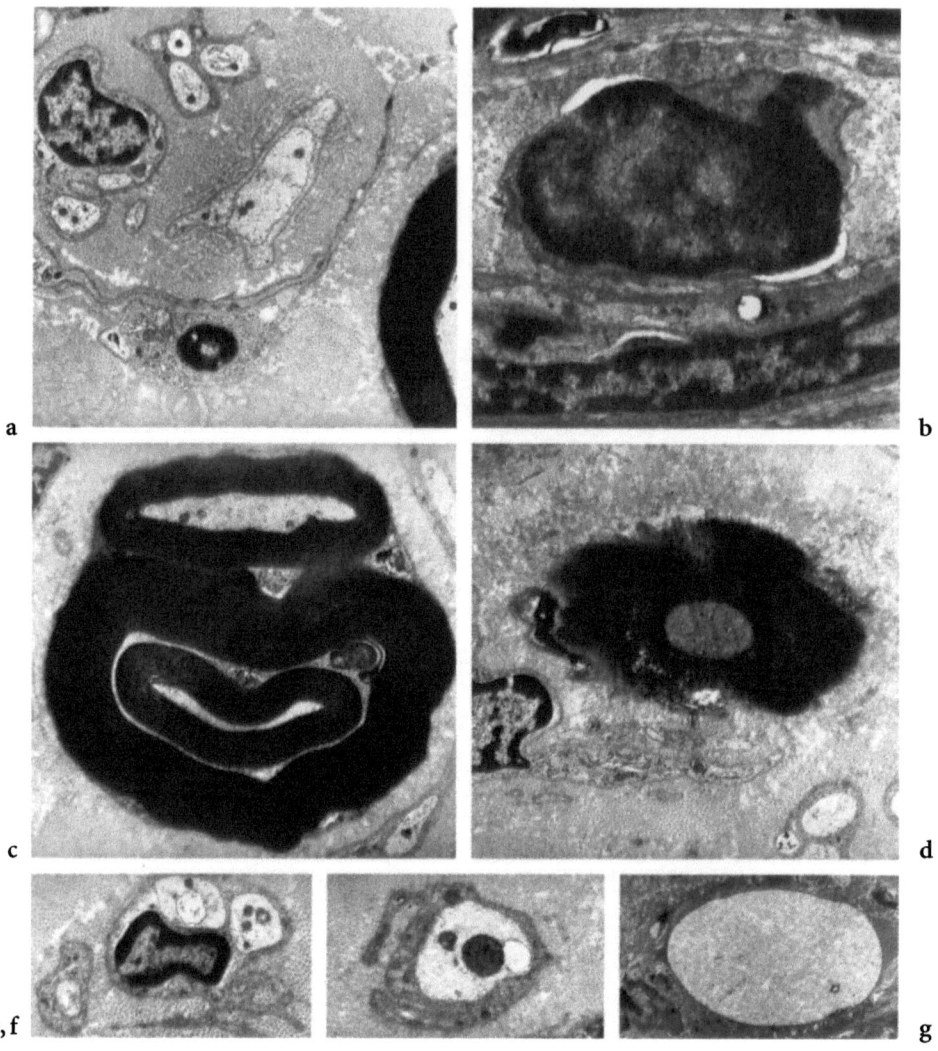

Abb. 116a–g. Gleicher Fall wie in Abb. 115. **a** Ein offensichtlich demyelinisiertes großes Axon ist von mehreren leeren Basallaminae umgeben, während die benachbarten marklosen Axone dieses Phänomen nicht aufweisen. Diese Nervenfasern werden von einer schalenartig angeordneten Schwann-Zelle halbkreisförmig umgeben, der ein Makrophage mit fingerförmigen Fortsätzen an der Oberfläche angelagert ist. × 8400. **b** Im Perineurium ist eine abgerundete Zelle offensichtlich geschädigt; deren Zytoplasma erscheint geschrumpft, die äußere Kernmembran fokal abgehoben. × 18 000. **c** Ungewöhnlich umfangreiche und reduplizierte Markschlingen innerhalb der Schwann-Zelle einer deutlich komprimierten markhaltigen Nervenfaser. × 9200. **d** Paranodaler Nervenfaserabschnitt mit mehreren leeren Schwann-Zellfortsätzen unterhalb und Basalmembran-ähnlichen Substanzen oberhalb dieser Nervenfaser. × 9000. **e** Abnormer Schwann-Zellkern mit marginal kondensiertem Kernchromatin und einem marklosen Axon, das eine Vakuole aufweist, und einem unauffälligen Axon mit 4 Mitochondrien sowie Fortsätzen, die Kollagenfibrillen unvollständig umschließen. × 11 500. **f** Markloses Axon, das von mehreren Schwann-Zellfortsätzen umgeben wird und ein ungewöhnlich großes Mitochondrion mit einer Vakuole enthält. × 11 500. **g** Auffällig geschwollener Zellfortsatz mit flockigem Inhalt. × 4400

autosomal-dominante Form typisch sind, selten; viele Axone, auch solche von geringerer Größe, waren von Basallaminae in zwiebelschalenartiger Weise wie bei der Hypomyelinisationsneuropathie vom „Typ Lyon" (GUZETTA et al. 1982) umgeben. Sowohl Schwann-Zellen vom myelinisierenden als auch vom unmyelinisierten Typ waren in diese Zwiebelschalenformationen einbezogen. Demnach sollten Patienten mit HMSN vom Typ I, die viele Basallamina-Zwiebelschalenformationen haben, auf einen autosomal-rezessiven Erbgang hin untersucht werden.

Hierher gehören vermutlich auch Anlagestörungen mit vollständigem Fehlen der Markscheiden im peripheren oder im peripheren und zentralen Nervensystem (s. unten). Eine autosomal-rezessive Familie mit sensorineuraler Taubheit konnte nervenbioptisch nicht weiter untersucht werden; aber elektromyographisch fanden sich an den kleinen Fußmuskeln keine reagierenden motorischen Einheiten, und distal war keine Nervenleitung nachweisbar (CORNELL et al. 1984); die NLG im N. peroneus und medianus war sehr langsam und nur bei hoher Reizstärke zu bestimmen.

3. Kongenitale Amyelinisation

Die nosologische Beziehung der HMSN III zu Fällen mit raschem letalen Verlauf und einer kongenitalen Hypomyelinisationsneuropathie oder einem vollständigen Fehlen der Markscheiden (Amyelinisation) im peripheren Nervensystem (CHARNAS et al. 1988) oder mit einem Fehlen der Markscheiden sowohl im peripheren als auch im zentralen Nervensystem (Abb. 94, 95; SCHRÖDER u. BOHL 1978) ist bisher nicht geklärt.

CHARNAS et al. (1988) beschreiben bei ihrem Fall ein vollständiges Fehlen peripherer Markscheiden und die klinische Entwicklung einer letalen Arthrogryposis multiplex congenita wie bei dem eigenen Fall. Es handelte sich um ein in der 37. Schwangerschaftswoche geborenes, 1690 g schweres Mädchen. Die Schwann-Zellen zeigten eine gute Entwicklung, Proliferation, Migration und Umhüllung der Axone mit Basalmembranbildung und anschließendem Proliferationsstop, zeigten aber keine Verlängerung der Myelinspiralen und auch kein Längenwachstum. Die internodulären Abstände blieben kurz, so daß eine ausgeprägte Vermehrung der Schwann-Zellen aufgetreten war. Jedoch ließen sich keine überzähligen Schwann-Zellen (Zwiebelschalenformationen) nachweisen. Periphere Markscheidenproteine (P_0, P_1, MAG) ließen sich mit immunzytochemischen Methoden nicht feststellen. Die Schwann-Zellen hatten morphologische Kennzeichen der marklosen Nerven angenommen. Der Defekt schien auf einem Stadium der Schwann-Zelldifferenzierung stehengeblieben zu sein, das die Mesaxonverlängerung und das longitudinale Wachstum betrifft. Das Zentralnervensystem war bei diesem Fall normal myelinisiert.

4. Amyelinisation im zentralen und Hypomyelinisation im peripheren Nervensystem

JOHNSON et al. (1989) berichten über einen Autopsiefall, bei dem eine kongenitale Hypomyelinisations-Polyneuropathie (CHN) im Alter von $2^1/_2$ Wochen zu einer Ateminsuffizienz aufgrund einer Funktionsstörung des N. phrenicus geführt hatte. Makroskopisch fand sich eine ausgeprägte Hypoplasie des Corpus callosum und der vorderen Kommissur, des Kleinhirns, des Crus cerebri sowie der ventralen Brücke und der Pyramiden. Histologisch und immunhistochemisch war ein vollständiges Fehlen der Markscheidenfärbungen und der Immunreaktivität auf basisches Myelinprotein in den Großhirnhemisphären, im Kleinhirn, Hirnstamm, in den Hirnnerven und im Rückenmark nachweisbar, obwohl die Zahl der Oligodendrozyten nur gering reduziert war. In diesen Regionen bestand eine ausgeprägte fibrilläre Astrozytose. Die Zahl der Nervenzellen war im Zerebellum und im Rückenmark geringfügig reduziert. Die Autoren schließen aus ihren Untersuchungen, daß die Myelinisation im zentralen Nervensystem fehlen kann oder erheblich verzögert ist bei Neuropathien mit Hypomyelinisation im peripheren Nervensystem. Offenbar bestehen Ähnlichkeiten mit dem von ANDERMANN et al. (1979) beschriebenen Fall (s. oben).

5. Kongenitale Hypo- und Hypermyelinisationsneuropathie

Eine vermutlich *autosomal-rezessiv* erbliche motorische und sensorische Neuropathie mit „globulären" Markscheidenverdickungen (Abb. 117, 118; DAYAN et al. 1968) bzw. exzessiver Markschlingenbildung (OHNISHI et al. 1989) ist offenbar identisch mit der von VALLAT et al. (1987) beschriebenen *kongenitalen Hypo- und Hypermyelinisationsneuropathie* (vgl. auch VITAL et al. 1987). Auch eine *dominant* erbliche Form ist beschrieben worden (UMEHARA et al. 1993). Dabei kommen neben segmental demyelinisierten Axonen auch Nervenfasern mit unverhältnismäßig dünnen Markscheiden und Nervenfasern mit ausgedehnten Markschlingen vor, die das Niveau der Nervenfaserkontur überragen (Abb. 117). Zwiebelschalenformationen sind dabei ebenfalls nachweisbar. Im Unterschied zur tomakulösen Neuropathie sind die Markscheiden jedoch nicht rings um das Axon herum verdickt, sondern nur einseitig vorgewölbt; doch gibt es offensichtlich Zwischenformen. So beschreiben GABREËLS-FESTEN et al. (1990) 6 Patienten in einer Sippe mit kongenitaler motorischer und sensorischer Neuropathie, die in klinischer, genetischer und elektrophysiologischer Hinsicht der Dejerine-Sottas-Krankheit bzw. der HMSN Typ III ähnelt. Die N. suralis-Biopsie von 5 Patienten ergab eine segmentale Demyelinisation und Remyelinisation mit hypertrophischen Veränderungen, wobei die Zwiebelschalenformationen nicht überall vorkamen wie bei der klassischen HMSN III. Ein auffälliger Unterschied gegenüber der HMSN III war das häufige Vorkommen fokaler Markscheidenverdickungen (Tomacula), die an nahezu allen gezupften Nervenfasern nachweisbar waren. Diese Fälle unterstützen die wiederholte Beobachtung einer Heterogenität der kongenitalen motorischen und sensorischen Neuropathien, wie molekularbiologische Befunde mit definierten P_0-Mutationen bestätigen (WARNER et al. 1996).

SABATELLI et al. (1994) berichten über eine Sippe mit 3 Patienten, die schon früh an einer hereditären motorischen und sensorischen Neuropathie mit wahrscheinlich autosomal-rezessivem Erbgang erkrankten. Morphologisch ergab die Nervenbiopsie eine abnorme Markscheidenproliferation. Zwei erwachsene Patienten, die über einen längeren Zeitraum beobachtet werden konnten, verloren ihre Gehfähigkeit im Alter von 28 und 22 Jahren. Die Hirnnerven waren bei ihnen stark mitbetroffen. Demnach sei die Hypermyelinisationsneuropathie mit frühem Beginn eine progressive Erkrankung, die eine schlechte Langzeit-

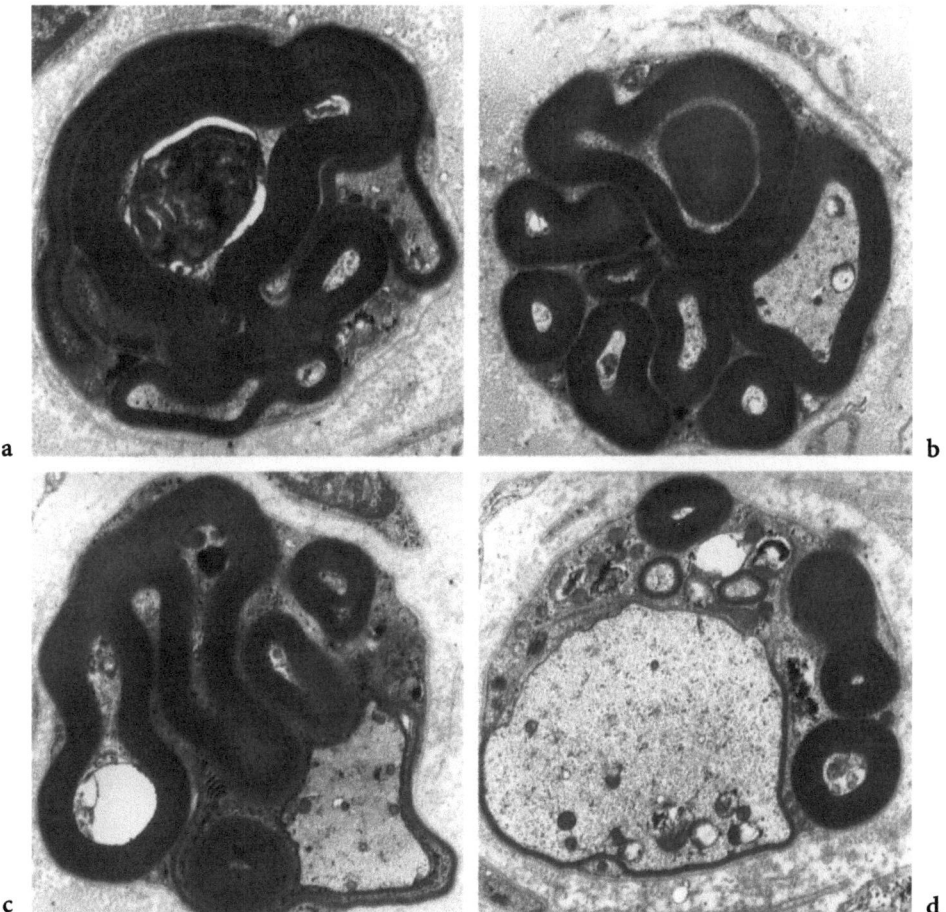

Abb. 117a–d. Kongenitale Hypo-/Hypermyelinisationneuropathie bei einem 11jährigen Jungen ohne P_0-Mutation (Patient von F. U. NIETHARD, Aachen). Internodal und vor allem paranodal sind im Überschuß gebildete Markschlingen vorhanden, obwohl die Markscheide um das Axon selbst oft nur sehr dünn ist (a, c, d). a, c × 12.600; b × 9700; d × 13 600

prognose aufweise. Das Vorkommen der Erkrankung bei 2 Angehörigen verschiedenen Geschlechts in einer Sippe, aber nicht bei den Eltern, ist mit einem autosomal rezessiven Erbgang vereinbar. Familiäre Fälle einer Hypermyelinisationsneuropathie seien bis dahin noch nicht beschrieben worden; doch haben die beiden von OHNISHI et al. (1989) beschriebenen Patienten blutsverwandte Eltern.

Eine autosomal-rezessive hereditäre motorische und sensorische Neuropathie mit fokal gefalteten Markscheiden und frühem Auftreten wird auch von QUATTRONE et al. (1996) bei 10 Patienten einer großen Familie beschrieben. 6 Patienten lebten noch zum Zeitpunkt der Untersuchung. Bei allen Fällen waren die frühen motorischen Meilensteine erreicht worden. Das mittlere Alter zu Beginn der Symptome lag bei 34 Monaten; diese umfaßten eine progressive distale und proximale Muskelschwäche an den Beinen. Ein Pes equinovarus ent-

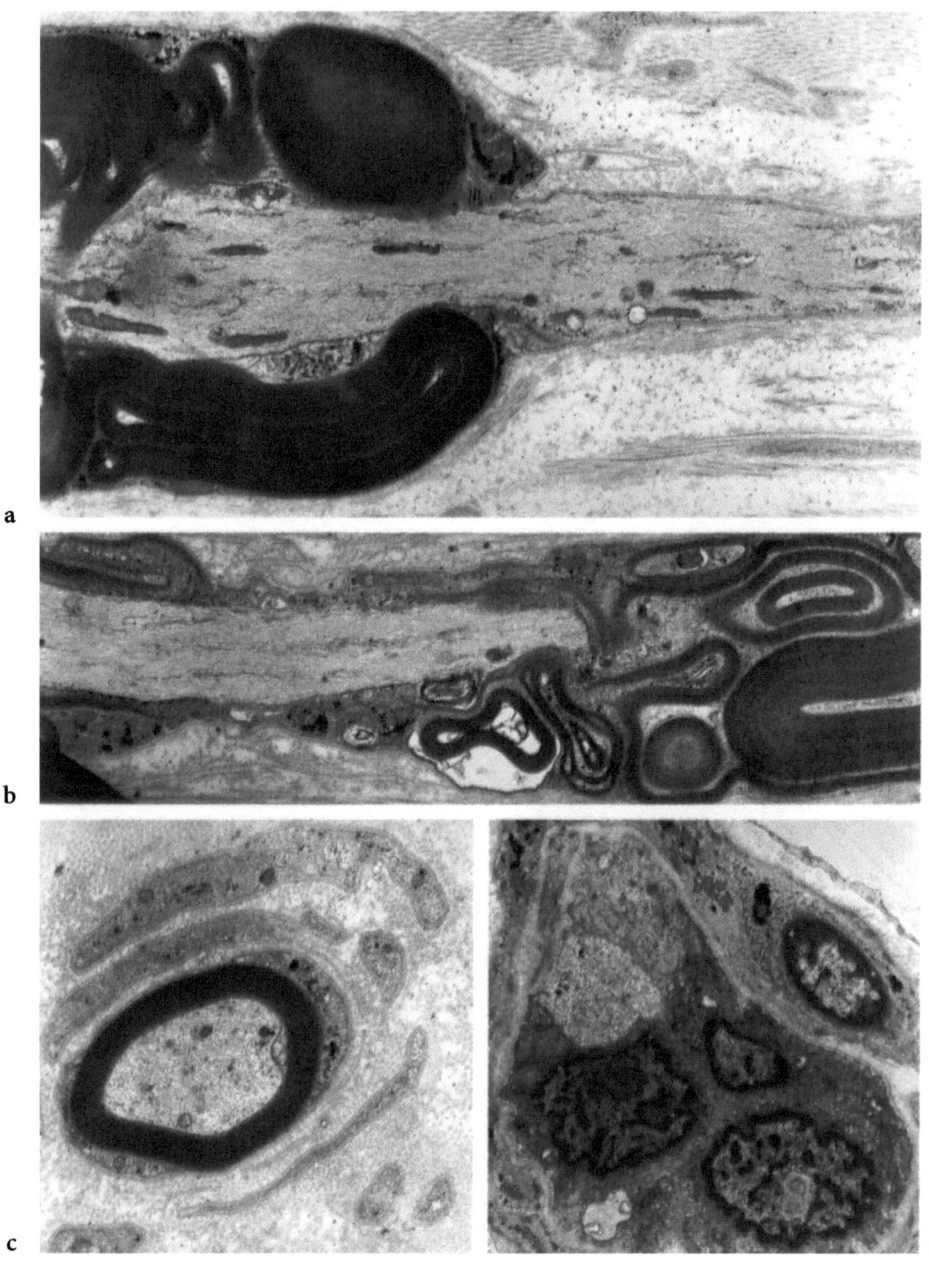

Abb. 118 a–d. Gleicher Fall wie in Abb. 117. Paranodal sind ausgeprägte Markschlingen (**a, b**) neben demyelinisierten Abschnitten (**a**) nachweisbar. Zwiebelschalenformationen (**c**) und vermehrte Schwann-Zellen mit Kernanomalien (**d**) kommen ebenfalls vor. **a** × 16 600; **b** × 12 200; **c** × 9800; **d** × 17 600

wickelte sich bei allen Patienten während der Kindheit. Eine leichte Fazialisschwäche war bei 4 Patienten vorhanden und bei einem von diesen bestand eine bilaterale faziale Synkinesie. Die intellektuellen Funktionen waren bei allen Fällen normal. Es gab keine Anzeichen für eine Verdickung der Nerven. Alle 3 erwachsenen Patienten (mittleres Alter: 27 Jahre) waren schwer betroffen und an den Rollstuhl gebunden. Der Tod trat in der 4.–5. Lebensdekade ein und die Krankheit dauerte etwa zwischen 27 und 39 Jahren. Motorische Nervenleitungsgeschwindigkeiten betrugen 15–17 m/s an den oberen Extremitäten bei den jüngsten Patienten und waren nicht mehr nachweisbar bei erwachsenen Patienten. Die sensiblen Aktionspotentiale fehlten nahezu vollständig. Bei allen Patienten zeigten die evozierten auditorischen Potentiale abnorm verzögerte Zwischengipfel-I-III-Latenzen. Die genetische Untersuchung ergab Hinweise auf einen autosomal-rezessiven Erbgang. *Molekulargenetisch* fanden sich weder auf dem Chromosom 17p11.2-12 noch auf den 6 Exonen für P_0 (1q21-q25) oder auf dem Chromosom 8q13-21.1 Hinweise auf Duplikationen oder Punktmutationen. Die *Suralnerven* zeigten eine starke Reduktion der Dichte markhaltiger Nervenfasern bei den 3 jüngsten Patienten, aber der Faserverlust war wesentlich stärker ausgeprägt bei den Erwachsenen. Bei den jüngeren zeigten nahezu alle Nervenfasern ausgeprägte Anomalien der Markscheiden; die meisten Fasern wiesen Markschlingen auf, während andere Fasern zu dünn myelinisiert waren. Gelegentlich kamen Zwiebelschalenformationen vor, in Zupfpräparaten ließen sich segmentale Demyelinisationen und fokal auch irreguläre Markschlingen an nahezu allen Fasern feststellen. Einige Zwiebelschalenformationen waren auch bei den erwachsenen Patienten vorhanden. Elektronenmikroskopisch war die überschießende Markscheidenbildung charakterisiert durch irreguläre Markschlingen, die das Axon asymmetrisch umgaben. In keinem Fall ähnelten die Veränderungen den wurstförmigen Markscheidenverdickungen der tomakulösen Neuropathie.

g) HMSNX; Connexin32-Gen*(Cx32)*-Mutationen

Bei der X-chromosomal dominanten HMSN ähneln die klinischen Aspekte denen der HMSN I oder II, doch sind ganz überwiegend Männer betroffen (GAL et al. 1985; ROZEAR et al. 1987). Konduktorinnen weisen nur geringe oder subklinische Erkrankungsformen auf.

Klinik: Eine Übertragung durch Männer ließ sich typischerweise bei den 19 Söhnen der betroffenen Väter ausschließen, während die Erkrankung bei den Töchtern manifest geworden war (GAL et al. 1985; HAHN et al. 1990). Die typischen klinischen Zeichen bestehen in einem Beginn in der frühen Kindheit, Pes cavus, Atrophie und Schwäche der Peronealmuskeln und inneren Handmuskeln sowie in sensorischen Anomalien. Männer waren stark betroffen, während weibliche Patienten eine milde oder subklinische Erkrankung aufwiesen. Elektrophysiologisch ließ sich ein erheblicher Ausfall distaler motorischer und sensorischer Nervenfasern feststellen. Evozierte zusammengesetzte Muskelaktionspotentiale im Extensor digitorum brevis fehlten oder waren stark reduziert bei 42% der Fälle; die peroneale motorische Nervenleitungsgeschwindigkeit war leicht reduziert auf 36,5 ± 7,4 m/s. Die sensorischen Nervenaktionspotentiale im Suralis fehlten oder waren reduziert bei 75% der betroffenen Personen.

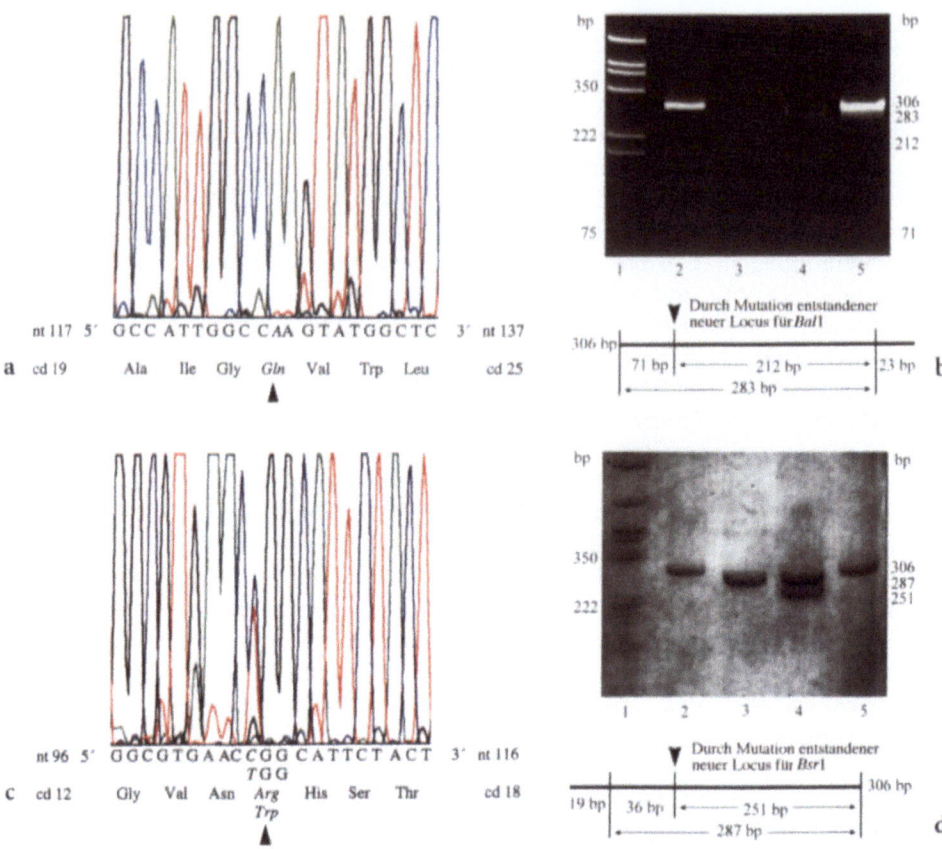

Abb. 119 a–d. Mutationsanalyse bei den beiden HMSN X-Patienten der Abb. 121. **a, b** 15jähriger Junge mit HSMN X. **a** Die Sequenzierung ergab eine G → A-Transition an der Position 127 in Exon 2 des Cx32-Gens (*Pfeilkopf*). **b** Die Mutation wird bestätigt durch den Restriktionsenzymverdau mit *Ba* VI. *Spur 1:* pGEM-DNA-Standard, *Spur 2:* unverdaute Patienten-DNA; *Spur 3:* Patienten-DNA nach der Enzymeinwirkung; das 283-bp-Fragment ist aufgeschnitten in 212- und 71-bp-Fragmente; *Spur 4:* der Enzymeinwirkung ausgesetzte normale Kontroll-DNA; *Spur 5:* unverdaute Kontroll-DNA. **c, d** 44jährige Patientin mit HMSN X. **c** Die DNA-Sequenzierung ergibt eine C → T-Transition an Position 105 (*Pfeilkopf*). **d** Die Restriktionsenzymanalyse mit *Bsr*I bestätigt das Vorhandensein einer Mutation. *Spur 1:* pGEM-DNA-Standard; *Spur 2:* unverdaute normale Kontroll-DNA; *Spur 3:* verdaute Kontroll-DNA; *Spur 4:* Patientenpräparat nach *Bsr*I-Verdau ergibt ein zusätzliches 251-bp-Fragment; *Spur 5:* unverdautes Patientenpräparat. Die 23- und 71-bp-Fragmente (1. Fall) und die 19- und 36-bp-Fragmente (2. Fall) sind in der Abbildung nicht wiedergegeben (*nt* Nukleotid; *cd* Kodon; *bp* Basenpaare). (Nach SENDEREK et al. 1998)

Genetik: Zu unterscheiden sind eine dominant erbliche Form, die dem proximalen langen Arm des X-Chromosoms zugeordnet ist (GAL et al. 1985; MOSTACCIUOLO et al. 1991), von einer rezessiven Form, die mit mentaler Retardierung und Taubheit verbunden und Xq26 zugeordnet ist (IONASESCU et al. 1990; WRIGHT u. DYCK 1995). Die dominate X-chromosomale Form der Charcot-Marie-Tooth-Krankheit (CMTX) ist assoziiert mit Mutationen im Gen (Abb. 119 a, c), das Connexin32 kodiert, ein Mitglied der Familie von Proteinen, die im Bereich der „gap junctions" (Zonulae adhaerentes) (SANDRI et al. 1982) interzelluläre Kanäle bilden (KUMAR u. GILULA 1986; IONASESCU et al. 1992a; 1995b; BERGOFFEN et al. 1993; BONE et al. 1995; RESSOT et al. 1996; NELIS et al. 1997b; DE JONGHE et al. 1997; LATOUR et al. 1997; ROUGER et al. 1997; SILANDER et al. 1997). Bei 4 eigenen Fällen, bei denen es gelungen ist, die DNA aus dem fixierten und Paraffin-eingebetteten Nerven zu isolieren, die kodierende Region des Connexin-32-Gens (Xq13.1) per PCR zu amplifizieren und durch automatisierte Sequenzierung zu analysieren, fanden sich Punktmutationen an den Nukleotiden (nt) 105 in Kodon 15 (C > T; Arginin > Tryptophan) (Abb. 119c; 120b; 121c), nt 127 in Kodon 22 (G > A; Arginin > Glutamin) (Abb. 119a; 120c, d; 121c) und nt 178 in Kodon 39 (C > T; Alanin > Valin), wobei letztere eine neuentdeckte Mutation des Connexin32-Gens darstellt (SENDEREK et al. 1998). Bei dem 4. Fall besteht eine Thymin-Insertion in Kodon 206, die zu einer „frame shift" und einem prämaturen Stop der Translation führt. Missense-Mutationen (R15W) haben WICKLEIN et al. (1997) bei einer Familie mit HMSNX festgestellt, in der nur weibliche Mitglieder erkrankt waren.

BRUZZONE et al. (1994) haben funktionelle Eigenschaften von 3 mutierten Connexin32-Genen mit denen vom Wildtypen verglichen, indem sie ihre Fähigkeiten zur Bildung interzellulärer Kanäle am System der gepaarten Oozyten getestet haben. Während das Wildtypen-Connexin32 die Entwicklung großer Leitungsfähigkeit zwischen gepaarten Oozyten bewirkte, ließen sich keine funktionierenden Kanäle zwischen Paaren feststellen, welche die CMTX-Mutanten exprimierten. Vielmehr wirkten die CMTX-Mutanten selektiv als dominante Inhibitoren der interzellulären Kommunikation durch Interferenz mit der kanalbildenden Fähigkeit von Connexin26, aber nicht mit der von Connexin40. Diese Ergebnisse zeigen einen Funktionsausfall in dem Produkt eines Kandidatengens für diese als „überwiegend demyelinisierende" angesehene Form einer Neuropathie vom CMT-Typ an. Eine verminderte Permeabilität zwischen benachbarten Schwann-Zellfortsätzen werden auch von OH et al. (1997) als Ursache der HMSNX angenommen; die Übertragung von Signalen normaler glioneuraler Interaktionen sei gestört, was zur Demyelinisation und axonaler Degeneration führe.

Eine Verbindung zu 15 Xq11-Xq21-Mikrosatelliten ist in einer weiteren großen Familie festgestellt worden (LE GUERN et al. 1994).

Mutationen in der *nichtkodierenden Region des Connexin32-Gens* bei der X-chromosomal gebundenen dominanten Charcot-Marie-Tooth-Neuropathie haben IONASESCU et al. (1995b) bei 2 Familien festgestellt. Klinisch manifestierte sich die Erkrankung um das 14. Lebensjahr mit mäßig ausgeprägter Schwäche der Fußextensoren und der palmaren und dorsalen Interossei, einer Areflexie, distaler Hyperästhesie und langsamer Progression. Motorische Nervenleitungsgeschwindigkeiten waren auf 20–30 m/s reduziert, und das EMG war normal. Eine genetische Kopplungsanalyse ergab positive Lod-Scores mit Markern der Xq13.1-Region in der 2. Familie, war aber unergiebig bei der 1. Familie. Es ließen sich keine Punktmutationen in der kodierenden Region des Connexin32-Gens nachweisen. Stattdessen fand sich bei der Familie 1 eine T-nach-G-Transposition in der Position 528 ATG Startkodon, während die Familie 2 eine C-nach-T-Transposition an der Position 458 aufwies. Die erste Mutation ist lokalisiert in der Nerven-spezifischen Connexin32-Promotorregion gerade oberhalb der Transkriptions-Start-Lokalisation, die zweite ist lokalisiert in der 5-unübersetzten Region. Wir haben ebenfalls eine C458T Mutation in der nichtkodierenden

Promoterregion gefunden, die derjenigen aus der Arbeitsgruppe von IONASESCU et al. (1996) unmittelbar benachbart, aber nach eigenen sorgfältigen Zählungen nicht mit ihr identisch ist (SCHRÖDER, SENDEREK et al. 1998); denn deren Zählungen (NEUHAUS et al. 1998) liegt ein minimaler Zählfehler zugrunde, so daß deren Mutation um ein Nucleotid zu niedrig angegeben ist.

Wegen der bereits erwähnten Überlappung der klinischen und elektrophysiologischen Befunde zwischen CMT2- und CMTX-Patienten haben TIMMERMAN et al. (1996a) 6 von 11 CMT2-Familien auf Mutationen im Cx32-Gen analysiert. Tatsächlich fand sich in einer Familie eine Cx32-Mutation, während eine andere Familie bei der Analyse auf STR („short tane repeat")-Polymorphismus lediglich verdächtig war auf eine Verknüpfung mit Xq13. Demnach können Cx32-Mutationen auch sonst typischen CMT2-Familien zugrunde liegen.

Nach einer Zusammenstellung der „Human Gene Mutation Database Cardiff" im Juni 1998 waren 65 Nukleotidsubstitutionen (Missense/Nonsense), 2 regulatorische Nukleotidsubstitutionen, 5 kleine Deletionen sowie 1 kleine „Indels", also insgesamt 73 Mutationen des Connexin32-Gens publiziert worden (Lit. im Internet: „http://www.uwcm.ac.uk/search/mg/allgenes"), nach einer Zusammenstellung von Eva NELIS (1998) während des Annual Meetings des CMT Consortiums 1998 in Antwerpen waren es bereits 163 in 250 ausgewerteten Untersuchungen. Drei neue Mutationen konnten durch eigene molekulargenetische Untersuchungen festgestellt werden (s. oben).

Nervenbiopsien ergaben einen Verlust sowohl an markhaltigen als auch an marklosen Axonen, Bündel regenerierter Nervenfasern und eine sekundäre Form der Demyelinisation im Sinne einer primären Axonopathie (HAHN et al. 1990; SANDER et al. 1998). Die von uns untersuchten Nerven (Abb. 120–123) zeichneten sich durch eine Kombination von überwiegender Degeneration und Regeneration mit weniger ausgeprägten Demyelinisations- und Remyelinisationszeichen aus, wobei auch die regenerierten Axone bemerkenswert dünn myelinisiert geblieben waren und Zwiebelschalenformationen nur in angedeuteter Form vorlagen (Abb. 111e, f; 120; 121d; 123d; SENDEREK et al. 1998). Der Fall mit der Mutation in der nichtkodierenden Promotorregion war jedoch durch eine Neuropathie vom neuronalen Typ gekennzeichnet (SCHRÖDER et al. 1998).

Mausmutante mit Connexin32-Mangel: Cx32-Mangel-Mäuse weisen eine spät auftretende progressive periphere Neuropathie mit abnormen Markscheiden und Zwiebelschalenformationen mit vergrößerten periaxonalen Umhüllungen auf, während die Leitungseigenschaften der Nerven nur gering verändert sind (ANZINI et al. 1997). Die Beobachtungen würden die Auffassung unterstützen, wonach Cx32 ein kanalbildendes Protein darstellt, das die Kommunikation zwischen dem abaxonalen und dem adaxonalen Abschnitt des Schwann-Zellzytoplasmas erleichtert.

X-chromosomal rezessiv erbliche Charcot-Marie-Tooth-Neuropathie: Auf eine rezessiv erbliche HMSNX mit Taubheit und mentaler Retardierung, die Xq26 zugeordnet ist, wurde oben bereits hingewiesen (IONASESCU et al. 1990; WRIGHT u. DYCK 1995). IONASESCU et al. (1992b) haben 3 Familien mit X-chromosomal rezessiv erblicher Charcot-Marie-Tooth (CMT)-Neuropathie beschrieben. In der ersten Familie trat die Erkrankung infantil auf und war verbunden mit einer Schwäche der Beine, Areflexie, Pes cavus und mentaler Retardierung (bei 2 von

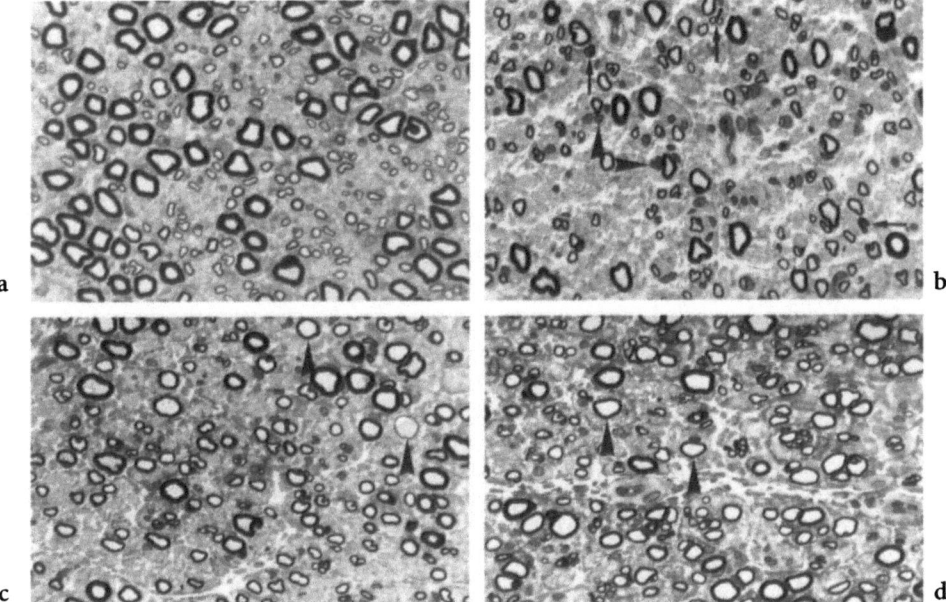

Abb. 120 a–d. Querschnitte von N. suralis-Biopsien. a Reguläre Verteilung großer und kleiner markhaltiger und markloser Nervenfasern bei einem 12jährigen Jungen (Kontrollfall). b 15 Jahre alter Patient mit HMSN X. Die Zahl der großen markhaltigen Nervenfasern ist erheblich reduziert. Eng nebeneinanderliegende Fasern zeigen eine vorausgegangene De- und Regeneration an. Gelegentlich sind überzählige Schwann-Zellen vorhanden, die durch *Pfeilköpfe* markiert sind und eine beginnende Zwiebelschalenformation anzeigen. Einige kleine Fasern sind offensichtlich atrophisch, ihre Markscheiden kollabiert (*Pfeile*). c, d 44jährige Frau mit HMSN X. Zwei verschiedene Faszikel zeigen eine erhebliche Reduktion der großen markhaltigen Nervenfasern und eine variable Zahl von Gruppen regenerierter Nervenfasern. Einige dünn myelinisierte, isoliert liegende Fasern zeigen eine vorausgegangene De- und Remyelinisation an (*Pfeilköpfe*). Diese und die regenerierten Fasern weisen auffällig dünne Markscheiden auf in Relation zum Axonkaliber; doch kommen atrophische Axone mit kollabierten oder relativ dicken Markscheiden ebenfalls vor. Markscheidenabbauprodukte sind nur sehr selten zu finden. a–d Toluidinblau × 530. (Nach Senderek et al. 1998)

5 Patienten). Die phänotypische Manifestation bei den Familien 2 und 3 waren gekennzeichnet durch ein spätes Auftreten, distale Schwäche und normale Intelligenz. Eine hereditäre spastische Paraparese war auch bei den CMT-Patienten der Familie 2 vorhanden. 30 X-gebundene DNA-Marker wurden für die Bindungsstudien herangezogen. Die genetischen Untersuchungen ließen Heterogenität vermuten. Harding u. Thomas (1980) hatten in ihrer Serie von 228 Patienten keine X-chromosomal rezessiv erblichen Fälle feststellen können.

h) Amyloidneuropathien

Definition: Amyloid ist ein „stärkeähnliches" hyalines Material mit Glykoproteincharakter, das systemisch oder lokal im Extrazellulärraum abgelagert wird. Es gibt zahlreiche verschiedene Amyloidarten, die pathogenetisch und in ihrer chemischen Zusammensetzung verschieden sind. Gemeinsam sind ihnen die sog. β-Fibrillen (mit der kompakten β-Faltblattstruktur anstelle der normalen, lockeren, spiraligen α-Struktur) sowie ein wechselnder Gehalt an einem Glykoprotein mit der Bezeichnung *Amyloid-P-Komponente* (= AP), die auch im Serum vorkommt (SAP) und dem C-reaktiven Protein der akuten Entzündungsphase entspricht.

Eine Beteiligung des peripheren Nervensystems (Abb. 124–127) tritt sowohl bei der sogen. *primären Amyloidose*, d.h. der Amyloidose als Folge eines Myeloms (Plasmozytoms) und der Waldenström-Makroglobulinämie (benigne Gammopathie), als auch bei *hereditären Amyloidosen* auf (Lit. s. REILLY u. STAUNTON 1996). Bei letzteren ist die Neuropathie das wichtigste Symptom. Bei der primären Amyloidose wird Immunoamyloid vom *Leichtkettentyp* abgelagert (AL-Typ der Amyloidose) (SOMMER u. SCHRÖDER 1989); bei den familiären Formen (AF-Typ) ist es entweder *Transthyretin* (= TTR, ein verändertes Präalbumin) [beginnend an den oberen Extremitäten (*Andrade*-Typ, beschrieben auch als Portugal-, Mittelmeer-, Schweden-, Irland-, Japan- etc. Form) oder beginnend an den unteren Extremitäten (*Rukavina*-Typ; beschrieben auch als schweizerische/ Indiana- und deutsche/Maryland-Form), bei beiden Typen aber später zu einer generalisierten Polyneuropathie führend] oder mutiertes *Apolipoprotein AI* (= *Van-Allen-Typ*, beschrieben in Iowa, USA) (ANDRADE 1952; VAN ALLEN et al. 1969; MENDELL et al. 1990; THOMAS et al. 1992). Diese unterschiedlichen Amyloidoseformen lassen sich durch entsprechende, z.T. bereits kommerziell erhältliche Antikörper *immunhistochemisch unterscheiden* und spezifisch diagnostizieren (Abb. 125; 126). Die Vorläufersubstanzen des Amyloids unterliegen einer physikochemischen Veränderung, die innerhalb von Zellen oder außerhalb, induziert durch Makrophagen (Zellen des retikuloendothelialen Systems), abläuft und zur Ausfällung β-geschichteter Strukturen führt (Abb. 126). Die β-geschichtete Molekularstruktur bewirkt eine charakteristische Färbung des Amyloids durch Kongorot (Abb. 128b) und dabei eine grünliche Fluoreszenz (sog. *Dichroismus*) im polarisierten Licht (Abb. 128c).

Feinstrukturell bestehen die Amyloidablagerungen bei allen Amyloidosen in gleicher Weise aus 7,5–8,0 nm dünnen unverzweigten steifen Fibrillen, die entweder irregulär angeordnet sind oder zu parallelen oder fächerförmigen oder manchmal sternförmigen Ablagerungen der Bündel von Filamenten führen (Abb. 124–128). Die Ablagerungen enthalten regelmäßig kleine Mengen einer sekundären Komponente, der *P-Komponente* (AP).

Abb. 121a–c. Dreidimensionale Diagramme zu den Fällen der Abb. 120. **a** 12jähriger Kontrollfall. **b** 15jähriger Junge mit HMSN X. **c** 44jährige Frau mit HMSN X. Die Zahl der Nervenfasern ist auf der *Ordinate* (y-Achse) angegeben, die Dicke der Markscheide auf der *Abszisse* (x-Achse) und die Dicke der Axone, jeweils in Mikrometern, auf der Z-Achse. Demnach ist die Zahl der großen markhaltigen Nervenfasern in **b** und **c** deutlich reduziert, die Zahl der kleinen markhaltigen Nervenfasern relativ vermehrt. Die Bestimmung der Nervenfaserdichte ergab eine etwa 15%ige Reduktion der markhaltigen Nervenfasern bei **b** und eine 45%ige Reduktion bei **c**. **d** Dokumentation einer optisch-elektronischen, digitalen Auswertung der Zahl und Größe der markhaltigen Nervenfasern bei dem Fall **b** mit Hilfe von Pseudofarben. Die markhaltigen Nervenfasern sind nahezu vollständig erfaßt, wobei auch die Unregelmäßigkeiten der Markscheiden durch verschiedene, zufällig ausgewählte Pseudofarben erfaßt und gekennzeichnet sind

Amyloidneuropathien

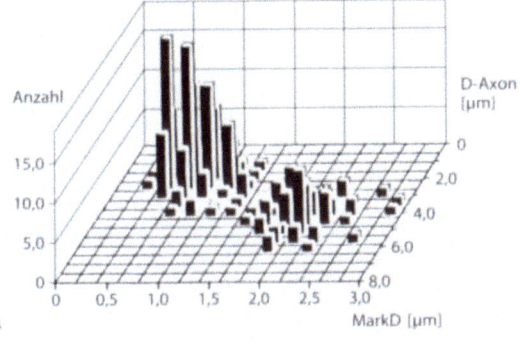

a

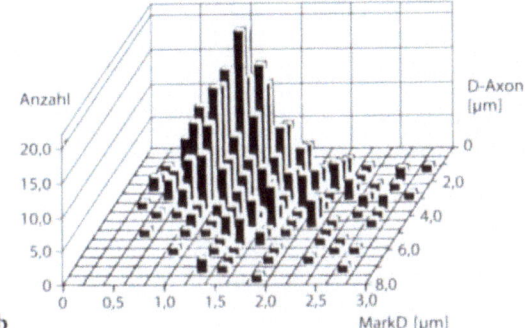

b

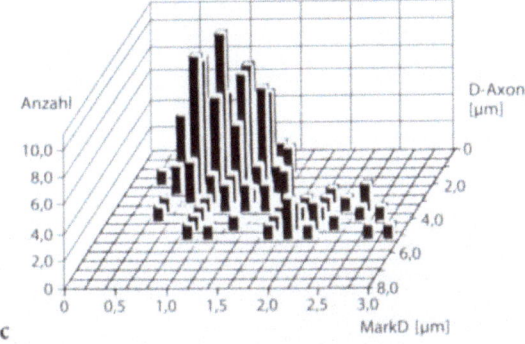

c

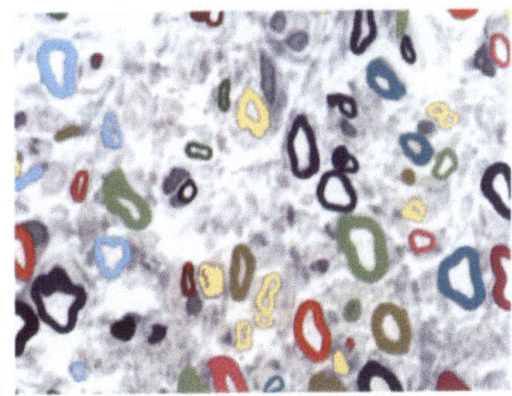

d

Abb. 121. Legende s. S. 318

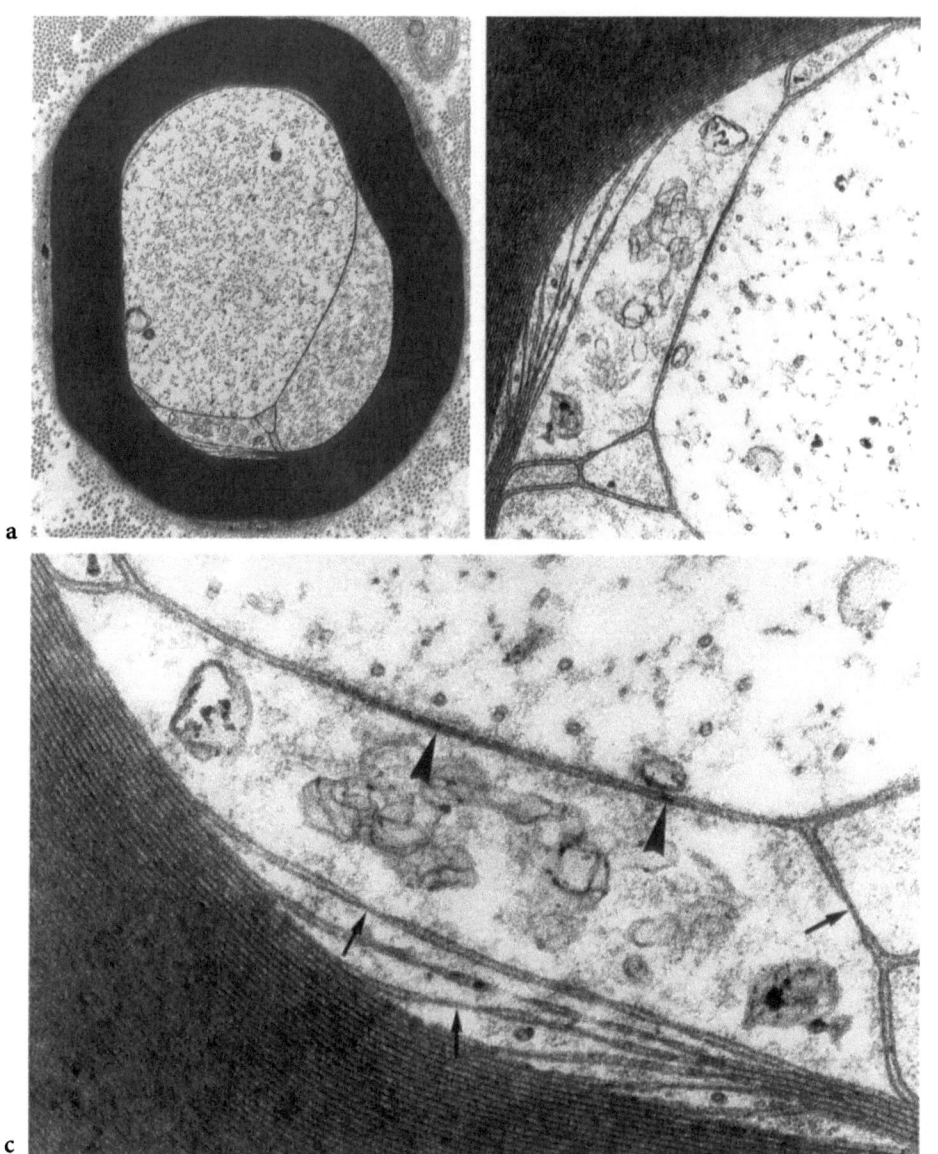

Abb. 122 a–c. Gleicher Fall wie in Abb. 119. Die adaxonalen Markschlingen sind z.T. erheblich erweitert. Ungewöhnlich sind die Kontakte zwischen den aneinander grenzenden Membranen, die stellenweise als transversale Bänder wie im normalen Paranodium ausgebildet sind (*Pfeilköpfe*). Die *Pfeile* weisen auf Fusionen benachbarter Fortsätze von Schwann-Zellen untereinander hin. **a** × 12 600; **b** × 49 000; **c** × 95 000

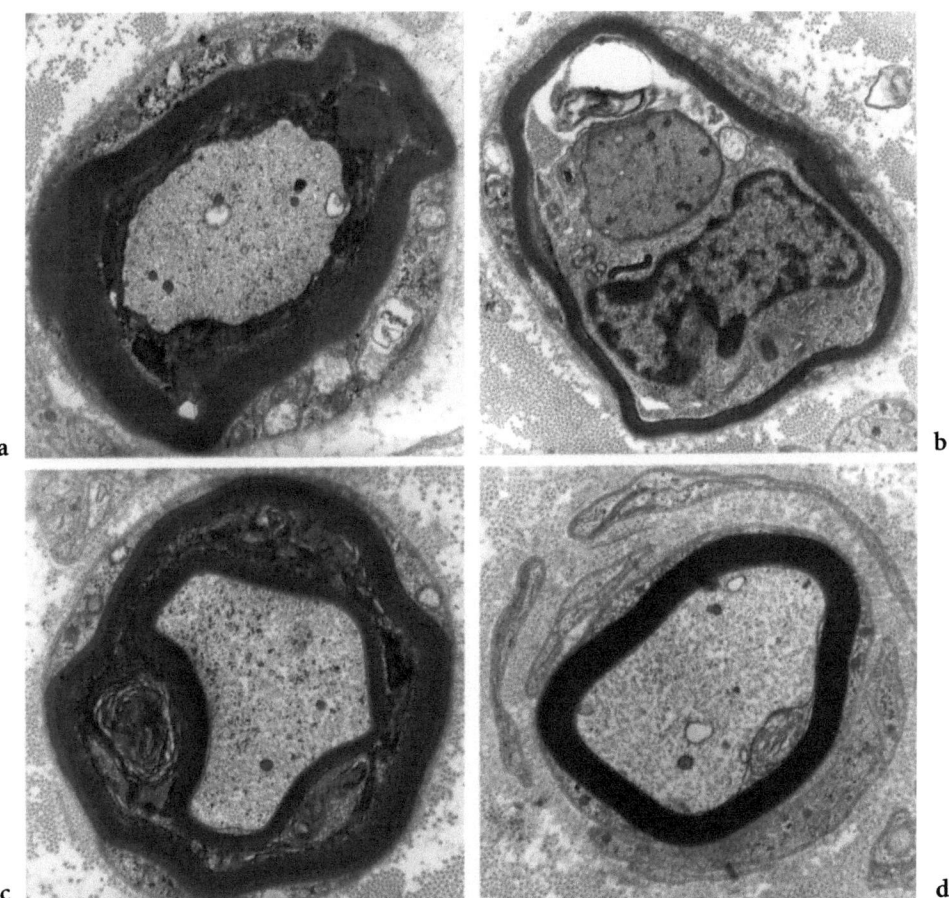

Abb. 123a–d. Gleicher Fall wie in Abb. 122. **a** Mikrovesikuläre Auflösung und Verdichtungen innerer Markscheidenlamellen angrenzend an eine Schmidt-Lanterman-Inzisur mit membranösen zytoplasmatischen Körperchen und einer Markschlinge in einer markhaltigen Nervenfaser, deren äußere Markscheidenlamellen weitgehend regulär strukturiert erscheinen. × 9900. **b** Makrophage innerhalb einer dünn remyelinisierten Nervenfaser mit mikrovesikulärem Zerfall innerer Myelinlamellen an mehreren Stellen. Der Makrophage liegt zwischen Axon und weitgehend regulär kompaktiertem Anteil der neugebildeten Markscheide. × 9300. **c** Anomalien in der Schmidt-Lanterman-Inzisur einer markhaltigen Nervenfaser mit membranösen zytoplasmatischen Körperchen und mikrovesikulärem Zerfall von Markscheidenlamellen und etwas lockerer angeordneten, heller strukturierten, äußeren Markscheidenlamellen. × 13000. **d** Frühes Stadium einer Zwiebelschalenformation mit mehreren konzentrisch angeordneten, unterschiedlich dichten Schwann-Zellfortsätzen, die konzentrisch um eine zentral liegende markhaltige Nervenfaser angeordnet sind. × 11000

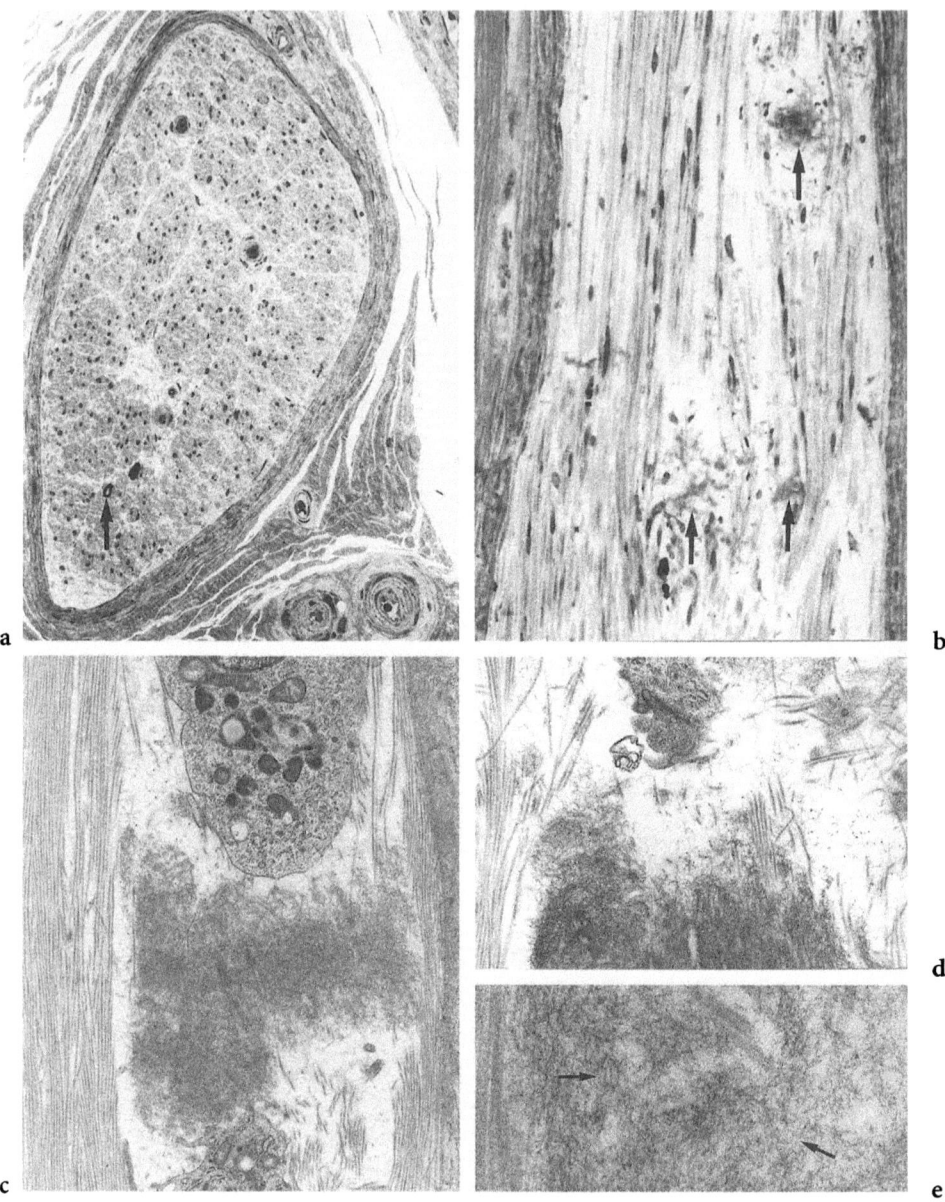

Abb. 124a-e Amyloidneuropathie bei einem 64jährigen Mann (Patient von M. KERSCHENSTEINER, Siegen). Die Amyloidose konnte aufgrund der Geringfügigkeit der Ablagerungen aus der Rektumbiopsie nicht diagnostiziert und immunologisch nicht näher charakterisiert werden. a Die Zahl der markhaltigen (und marklosen) Nervenfasern ist hochgradig reduziert. Im Bildausschnitt ist nur noch eine große Faser (*Pfeil*) übriggeblieben. × 155. b Perikollagenes Amyloid in einem Nervenfaszikel ist durch *Pfeile* gekennzeichnet. × 170. c-e Elektronenmikroskopischer Nachweis von endoneuralem Amyloid, c zwischen endoneuralen Kollagenfaserbündeln und 2 Fibroblasten (im Bild *oben* und *unten*). × 5800. d Verflechtung von endoneuralen Kollagenfibrillen und Amyloid. × 6900. e Die einzelnen Amyloidfibrillen sind erst bei höherer Auflösung zu erkennen (*Pfeile*). × 32900. (Nach SCHRÖDER 1988)

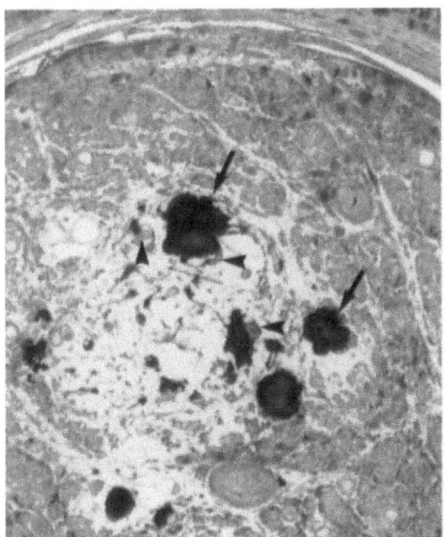 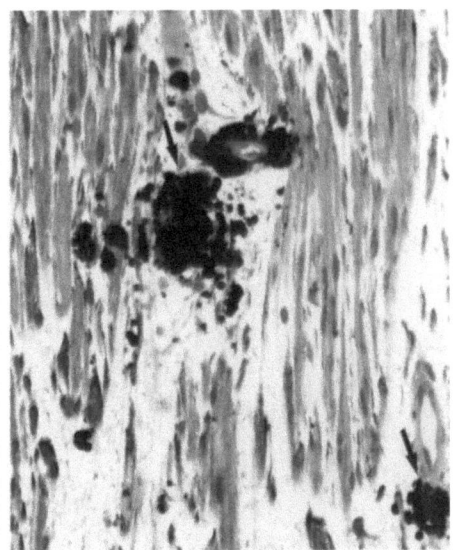

Abb. 125. a Amyloidneuropathie vom λ-Leichtkettentyp bei einem 65jährigen Fall mit vorwiegend sensorischer Neuropathie, Diarrhoen, Hypotension, vagovasalen Synkopen und nächtlichen Apnoen sowie nachgewiesenem Plasmozytom (Fall 7 von SOMMER u. SCHRÖDER 1989). Die Amyloidablagerungen reagieren stark und ausschließlich mit Antikörper gegen λ-Leichtketten (AL-Amyloid) (*Pfeile*). Endoneurale Makrophagen in engem Kontakt mit den Amyloidplaques sind durch *Pfeilköpfe* gekennzeichnet. × 430. **b** Chronische progressive sensorimotorische Neuropathie bei einem 67jährigen Fall mit κ-Leichtketten-Gammopathie (Fall 10 bei SOMMER u. SCHRÖDER 1989). Das Amyloid hat mit Anti-κ-Antikörpern reagiert (*Pfeile*).
× 800

Diese besteht aus 9 nm dicken pentagonalen Scheibchen, wenn man Extrakte der Amyloidablagerungen untersucht. Diese sind identisch mit dem zirkulierenden α-*Glykoprotein (Serumamyloidprotein, SAP)*, das unspezifisch an die Amyloidablagerungen adsorbiert wird zusammen mit anderen Substanzen wie Polysacchariden, Komplementkomponenten, Lipoprotein und Fibrinogen. YOUNG et al. (1989) konnten nachweisen, daß die ultrastrukturelle Lokalisation sulfatierter Proteoglykane identisch ist bei der Amyloidose der Alzheimer-Krankheit und bei der AA-, AL-, der senilen kardialen und der mit einem medullären Karzinom assoziierten Amyloidose.

1. Familiäre Amyloidosen

Klinik: Sieben Typen der hereditären Amyloidneuropathie sind heute bekannt. Alle werden dominant vererbt.

Typ I wurde ursprünglich von ANDRADE (1952) beschrieben und kommt häufig in Portugal vor. Die klinischen Symptome gleichen denen bei der sporadischen primären Amyloidose. Ähnliche Fälle sind in Schweden, Irland, Japan, im Mittelmeerraum und an anderen Orten beschrieben worden. Diese Form der Amyloidose beruht auf einer Mutation des Transthyretins (TTR) (YAMADA et al. 1987; NAKAZATO et al. 1987a, b); in zunehmender Folge werden weitere Punktmutationen und TTR-Varianten nachgewiesen (s. unten).

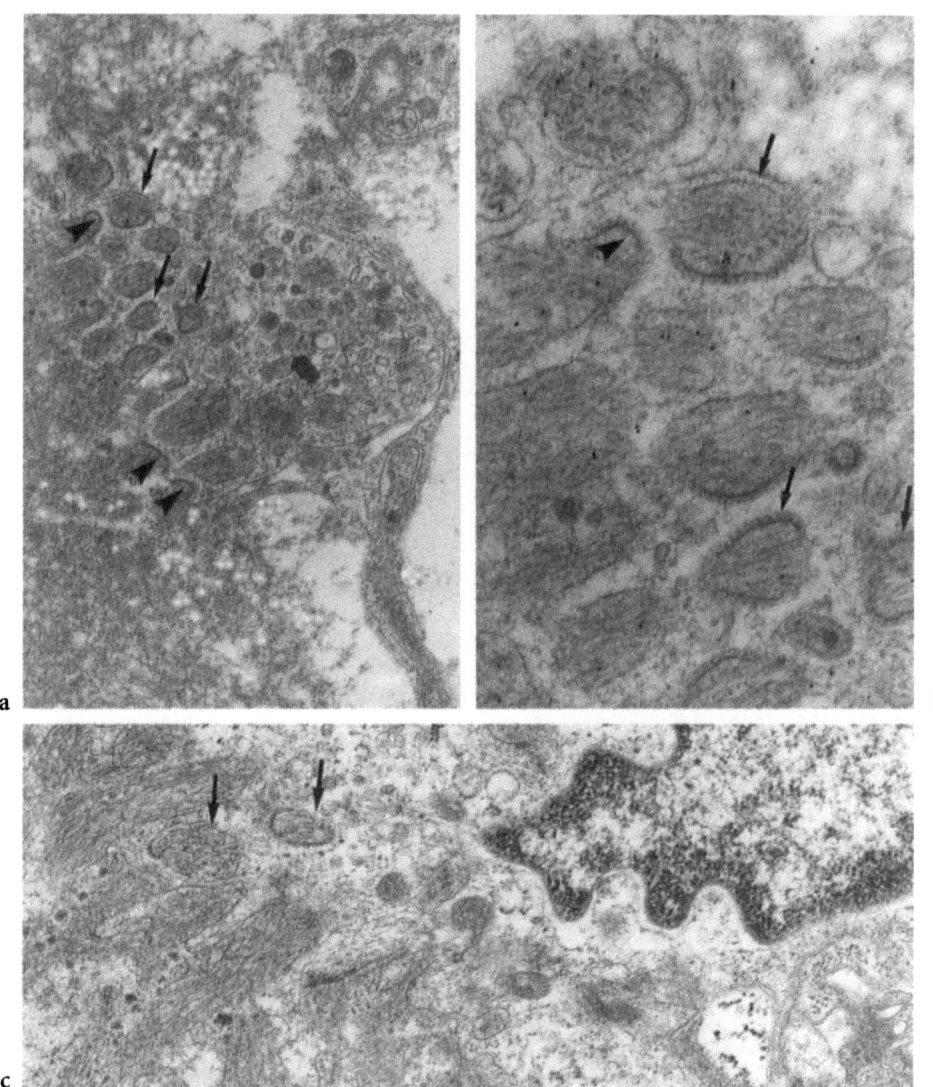

Abb. 126. a, b Makrophagen in Kontakt mit Amyloid zeigen Verdichtungen auf der zytoplasmatischen Seite wie bei beschichteten Vesikeln („coated vesicles") (*Pfeile*) oder sogar Hemidesmosom-ähnliche Strukturen (*Pfeilköpfe*); sie enthalten Bündel mit Immunogold-markierten Amyloidfibrillen. **a** × 23 000; **b** × 75 000. **c** Perineuralzellen, die dicht gefüllt sind mit beschichteten oder unbeschichteten membrangebundenen Vesikeln, welche Immunogold-markiertes Amyloid enthalten. × 32 000. (Nach SOMMER und SCHRÖDER 1989)

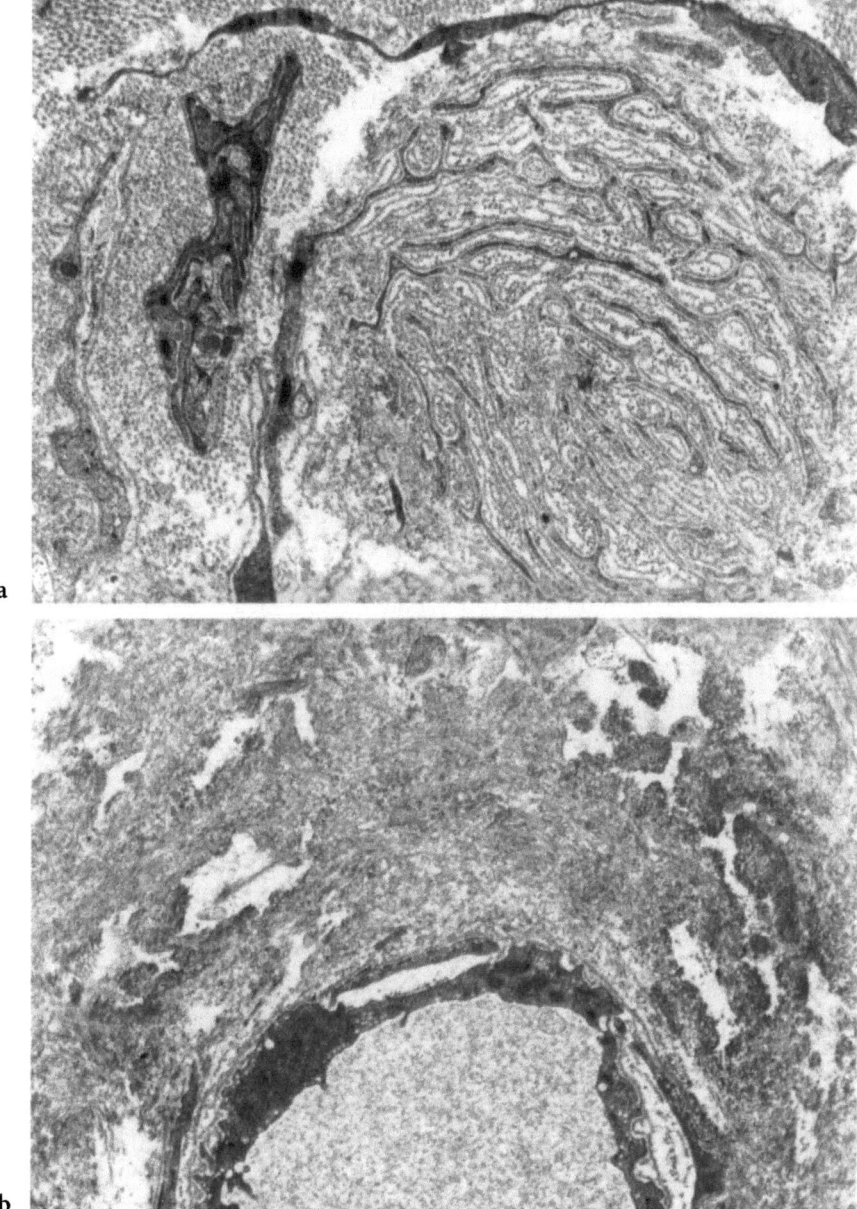

Abb. 127 a, b. Amyloidneuropathie bei familiärer Amyloidose vom portugiesischen Typ (32jähriger Patient von F. JERUSALEM, Bonn). **a** Sämtliche marklose Axone sind im abgebildeten Bereich ausgefallen, übriggeblieben sind die Fortsätze leerer Schwann-Zellen, die vielfach „Taschen" mit Kollagenfibrillen aufweisen. × 15120. **b** Perikapilläre endoneurale Amyloidablagerungen mit filzartig verflochtenen Filamenten, die mit einem Durchmesser von 3,5–8 nm erheblich dünner sind als die Kollagenfibrillen. × 11300. (Nach SCHRÖDER 1987)

ANDRADE (1952) beschreibt die Symptome bei einer Patientin (portugiesischer Typ), die er bereits Ende 1939 gesehen hatte und die eine charakteristische „Fußkrankheit" aufwies, die in der dortigen Region von Povoa Varzim endemisch ist, wie folgt: 1. Parese an den Extremitäten, insbesondere an den unteren; 2. frühe Beeinträchtigung der Temperatur- und Schmerzempfindlichkeit, ebenfalls auftretend und am stärksten ausgeprägt an den unteren Extremitäten; 3. gastrointestinale Symptome; und 4. sexuelle und Sphinktererkrankungen. Die Erkrankung ist progressiv und hat eine extrem hohe Sterblichkeitsrate. Die Fehldiagnosen lauteten Syringomyelie, Myelitis, Tabes, Kolitis, Appendizitis, Avitaminose oder Lepra, da sowohl neurologische als auch gastrointestinale Symptome vorliegen könnten. Der Typ Andrade manifestiert sich in der Regel im Alter zwischen 20 und 60 Jahren (EIKMEIER 1987). Die Paresen folgen den Sensibilitätsstörungen, sie sind dissoziiert. Schmerzlose Ulzerationen stellen ein frühes Symptom dar. Häufig kommen Pupillenstörungen vor. Letztere kämen auch in 25 % bei HMSN vom Typ I, nicht aber bei der HSAN vom Typ I vor.

Obwohl sich die Amyloidfibrillenproteine bei den verschiedenen Typen unterscheiden, sind alle Typen mit einer progressiven Polyneuropathie verbunden (NAKAZATO et al. 1987a, b, 1989). Der japanische Typ ist ähnlich wie der portugiesische Typ charakterisiert durch eine anfänglich auftretende autonome Dysfunktion in Verbindung mit Sensibilitätsstörungen an den unteren Extremitäten. Zu den autonomen Funktionsstörungen gehören Dysurie, alternierende Diarrhoe und Obstipation, sexuelle Impotenz und orthostatische Hypotension. Bei fortschreitender Erkrankung werden auch der Stamm sowie die oberen Extremitäten von den Gefühlsstörungen betroffen. Motorische Störungen entwickeln sich schließlich ebenfalls. Durch das Fortschreiten der systemischen Amyloidablagerung entwickelt sich schließlich eine Arrhythmie mit Herz- und Nierenversagen. Die Patienten sterben 10–15 Jahre nach Beginn der Erkrankung. Nach LI et al. (1996), die eine Familie mit 69 Angehörigen untersucht haben, betrug die Erkrankungsdauer 8–10 Jahre. Die Patienten starben an Infektionen und Kachexie.

Transthyretin wird in der Leber und im Plexus chorioideus synthetisiert. Nach NAKAZATO et al. (1987c) enthält der Liquor sowohl das normale Transthyretin als auch das abnorme, wobei aber die Liquorkonzentration des gesamten Transthyretins bei den Patienten mit einem Wert von 1,74 ± 0,42 mg/dl im Normbereich liegt; das abnorme Transthyretin war mit 0,72 ± 0,15 mg/dl nur bei den Patienten, nicht aber bei den 20 untersuchten Kontrollen zu finden. Allerdings ist die Amyloidablagerung im Zentralnervensystem auf die Gefäßwände des Plexus chorioideus und das subependymale Gewebe begrenzt. Im Hirngewebe selbst findet sich kein Amyloid aufgrund der Schutzwirkung der Blut-Hirn- und Liquor-Hirn-Schranke. Bei 37 Patienten (FAP Typ I, Met 30) konnten ANDO et al. (1997) am *Auge* in 75,5 % abnorme Bindehautgefäße nachweisen, bei 43,2 % Pupillenanomalien, eine Keratokonjunktivitis in 40,5 %, ein Glaukom in 5,4 % und Glaskörpertrübungen bei 5,4 %.

Typ II (Indiana- oder Rukavina-Form) manifestiert sich durch ein Karpaltunnelsyndrom, dem später eine generalisierte Neuropathie folgt. Dieser Typ wird verursacht durch eine Variante des TTR mit einer Serin < Isoleucin-Substitution in Position 84.

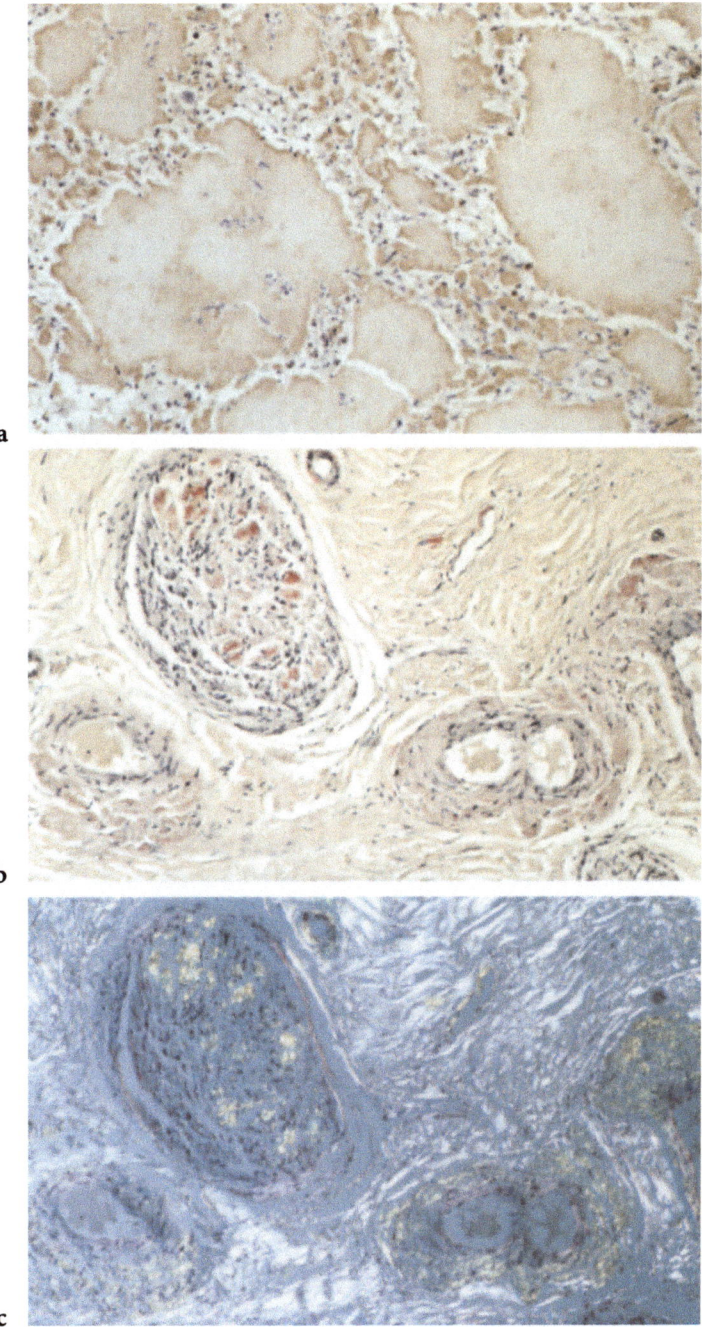

Abb. 128 a–c. Amyloidom des Ganglion Gasseri, das klinisch vor allem an ein Neurinom denken ließ, bei einer 55jährigen Frau (Patientin von J.M. GILSBACH, Aachen). **a** Umfangreiche homogene Amyloidablagerungen, die sich mit Antikörpern gegen κ-Leichtketten nur randständig anfärben. **b** Die Kongorotfärbung ergibt eine größere Zahl endoneuraler Amyloidablagerungen in einem angrenzenden Nervenfaszikel. **c** Im polarisierten Licht zeigen die kongophilen Ablagerungen in **b** einen grünlichen Dichroismus, während die epineuralen Kollagenfibrillen ein weißliches polarisiertes Licht durchlassen

Der *Typ III* (Van-Allen- oder Iowa-Form) ist gekennzeichnet durch eine symmetrische Polyneuropathie, Duodenalgeschwüre und Tod durch Niereninsuffizienz. Der Krankheit liegt eine Variante des Apolipoprotein AI zugrunde. VAN ALLEN et al. (1969) betonen, daß sich die Symptome bei den vorgeschlagenen Klassifikationen der hereditären Amyloidose überschneiden würden. Deren Abbildung 5 von Fall 23 zeigt ein Spinalganglion mit ausgeprägten Amyloidablagerungen zwischen den Ganglienzellen und Nervenfasern.

Davon unterscheidet sich der *Typ IV* (finnische oder Meretoja-Form) durch eine kraniale Neuropathie, eine netzförmige Korneadystrophie und nur geringe Beteiligung der Glieder. Das Amyloid stammt vom Plasma-*Gelsolin* ab. Es kommt zu einer langsam progressiven Beteiligung des Trigeminus-, Fazialis-, Glossopharyngikus-, Akzessorius- und Hypoglossusnerven im Alter von 55–65 Jahren (MERETOJA u. TEPPO 1971; BOYSEN et al. 1979). Alle hatten eine asymptomatische Dystrophie der Kornea. Klinische und elektrophysiologische Untersuchungen ergaben eine leichte neurogene Mitbeteiligung im Bereich der Extremitäten. Die Erregungsleitungsgeschwindigkeit der sensorischen Nerven war normal, aber die Amplitude der sensorischen Aktionspotentiale war erheblich reduziert, was auf eine axonale Schädigung hinwies. Dies wurde durch eine Suralnervenbiopsie bestätigt. Die Amyloidose war in Haut- und Suralnervenbiopsien nachweisbar. Das autonome Nervensystem und das Herz sind mitbetroffen (KIURU et al. 1994, 1998).

Die *klinischen Aspekte* der 3 anderen Formen, insbesondere vom Typ V (jüdisch), Typ VI (appalachisch) und Typ VII (deutsch) sind weniger detailliert beschrieben worden. Bei allen stammt das Amyloid vom TTR ab.

In einer japanischen Sippe, bei der im Transthyretin (TTR) eine einzelne Aminosäure an der Position 114, nämlich Tyrosin durch Zystein, ersetzt war (UENO et al. 1992), traten die klinischen Symptome in der 3. Dekade auf mit den Hauptsymptomen Polyneuropathie, Glaskörpertrübungen und Herzbeschwerden. Amyloidablagerungen waren in fast allen Organen außer dem Zentralnervensystem nachweisbar. Die Dauer vom Beginn der Erkrankung bis zum Tod betrug 10 Jahre. Herzversagen durch ausgeprägte Amyloidablagerungen war die häufigste Todesursache.

Histopathologie: Amyloidablagerungen kommen bei allen diesen Krankheiten vor. Bei dem *Typ I und II* der hereditären Amyloidneuropathie (wie bei einigen Fällen mit Myelom) kann die Erkrankung mit einem Karpaltunnelsyndrom (s. unten) beginnen, was auf *Amyloidablagerungen im Retinaculum carpi* in der Flexorenloge zurückzuführen ist. Ausgedehnte Amyloidablagerungen kommen vor in den *peripheren Nerven,* in den *Plexus* der Gliedergürtel und bevorzugt in den *sensorischen und autonomen Ganglien* (SOBUE et al. 1990). Im *Gastrointestinaltrakt* sind nur geringe Mengen an Amyloid in der submukösen Gefäßschicht nachweisbar, der Hauptteil ist in und um Nerven nachweisbar, wenn auch nur wenig im Auerbach-Plexus (YOSHIMATSU et al. 1998). Eine diffuse Infiltration der peripheren Nerven besteht bei einigen Patienten mit Myelom oder Waldenström-Makroglobulinämie, wobei die Neuropathie allerdings in den meisten Fällen mit dieser Erkrankung nicht auf die Amyloidose, sondern auf humorale Wirkungen von seiten der Immunglobuline zurückzuführen ist, die bei diesen Krankheiten zirkulieren.

Im peripheren Nerven ist das Amyloid im *Epineurium* und *Endoneurium* und in den *Blutgefäßwänden* nachweisbar. Elektronenmikroskopisch sind die Amyloidfibrillen im Endoneurium oft in engem Zusammenhang mit der Basallamina der Schwann-Zellen zu finden. Anfangs fallen bevorzugt die kleinen markhaltigen und marklosen Axone aus. Später resultiert ein diffuser Nervenfaserausfall. In Zupfpräparaten dominiert die *axonale Degeneration*; doch ist gelegentlich eine *segmentale Demyelinisation* und *Remyelinisation* nachweisbar. In den sensorischen und autonomen Ganglien liegen die Amyloidablagerungen im Bindegewebe oder in den Blutgefäßwänden. In den sensorischen Ganglien können die Kapselzellen von Amyloid umgeben werden, insbesondere die der kleineren Ganglienzellen.

Eine vergleichende Untersuchung der Amyloidablagerungen im N. vagus und Ganglion coeliacum durch IKEDA et al. (1987) bei 3 Autopsiefällen mit dem Typ I der familiären Amyloidpolyneuropathie und 2 Fällen mit nichthereditärer generalisierter Amyloidose (AL-Amyloidose) ergab, daß die Magen- und Rektumwand bei allen Fällen in gleicher Weise durch Amyloidablagerungen verändert war. Deutliche Unterschiede zeigten sich aber im N. vagus und Ganglion coeliacum: Bei der familiären Amyloidpolyneuropathie fanden sich ausgedehnte endoneurale Amyloidablagerungen mit ausgeprägtem Verlust markhaltiger Nervenfasern, während bei der nichthereditären generalisierten Amyloidose kein Ausfall markhaltiger Nervenfasern nachweisbar war und nur eine milde Amyloidablagerung im Endoneurium bestand. Ähnliches galt für das Ganglion coeliacum. Entsprechend sind die Darmsymptome klinisch beim Typ I der familiären Amyloidpolyneuropathie stärker ausgeprägt als bei der nicht-hereditären generalisierten Amyloidose.

Relation zwischen Amyloidfibrillen und Makrophagen: Nach A. VITAL u. C. VITAL (1984) sind bei der Amyloidneuropathie vom IgG-Leichtkettentyp beim multiplen Myelom elektronenmikroskopisch makrophagische Histiozyten nachzuweisen, die einige Bündel mit parallel ausgerichteten Fibrillen in ihrem Zytoplasma enthalten (vgl. Abb. 126). Die im Endoneurium gefundenen Plasmazellen zeigten keine solche Beziehung. Die Befunde würden denen ähneln, die in Stammzellkulturen von IgG-λ-Leichtkettenmyelomen gefunden worden sind; dabei war zu vermuten, daß Immunglobulinleichtketten von Plasmazellen sezerniert werden und dann von Makrophagen absorbiert und wieder in Bündeln von parallel ausgerichteten Fibrillen sezerniert werden. Demgegenüber nehmen A. und C. VITAL wie auch SOMMER u. SCHRÖDER (1989) an, daß einige Makrophagen frustran versuchen, die Amyloidablagerungen zu phagozytieren.

Bauchfettaspiration zur Diagnose der Amyloidpolyneuropathie: Bei 14 Patienten mit dem Typ I der familiären Amyloidpolyneuropathie (FAP) haben MARUYAMA et al. (1987) eine Bauchfettaspirationsbiopsie durchgeführt. Alle Patienten, von denen die Hälfte in einem frühen Stadium der Erkrankung und noch ohne schwere neurologische Ausfälle waren, zeigten positive Amyloidablagerungen in Kongorot-Präparaten. Licht- und elektronenmikroskopisch ließ sich Amyloid um Fettzellen und kleine Gefäßwände sowie zwischen den Kollagenfaserbündeln nachweisen. Alle Patienten zeigten eine Variante des Transthyretins im Serum nach Radioimmunassay. Eine Bauchfettaspiration kann leicht mit einer gewöhnlichen Punktionsnadel durchgeführt werden und ist sehr empfindlich im Hinblick auf den Nachweis von Amyloidablagerungen. Somit ist die Diagnose der Typ I FAP schon in einem frühen Stadium der Erkrankung möglich, ebenso wie bei der primären und sekundären generalisierten Amyloidose.

Biochemische Diagnose: Ein Verfahren, um Überträger einer Präalbuminvariante festzustellen, die mit dem Typ I der familiären Amyloidneuropathie verbunden ist, haben SUZUKI et al. (1987) mitgeteilt. Danach wird das Präalbumin aus dem Plasma in zwei Schritten chromatographisch isoliert und anschließend weiter in 2 Fraktionen durch Hochleistungsflüssigkeitschromatographie aufgeteilt. Die normalen und abnormen Präalbumine werden durch sekundäre Ionenmassenspektrometrie identifiziert. Die Methode sei relativ einfach, zuverlässig und anwendbar zur definitiven Diagnose einer familiären Amyloidneuropathie bei erkrankten Patienten und auch als präklinischer Test für die Abkömmlinge von Patienten mit familiärer Amyloidneuropathie. ANDO et al. (1996) empfehlen nach der Konzentration in der Zentrifuge eine Elektrostreu-Ionisations-Massenspektrometrie als einfache und rasche Screeningmethode zum Nachweis von Transthyretin-Amyloid.

Pathogenese: Wie es zu einem Nervenfaserausfall kommt, ist nicht in allen Einzelheiten geklärt. Möglicherweise spielt die *Ischämie* durch perivaskuläre Ablagerungen von Amyloid eine gewissen Rolle; doch ist die *mechanische Wirkung* der oft umfangreichen Ablagerungen möglicherweise von größerer Bedeutung. Die enge Anlagerung der Amyloidfibrillen an die Basallamina der Schwann-Zellen läßt eine *direkte metabolische Einwirkung* auf die Schwann-Zellen vermuten. Doch ist nicht auszuschließen, daß die nur in wenigen Fällen durch eine Autopsie erwiesene Ablagerung von Amyloid in den spinalen und autonomen Ganglien (KRÜCKE 1974; VAN ALLEN et al. 1969; SOBUE et al. 1990) den Hauptschädigungsfaktor für die Neurone und Axone darstellt, zumal die Vorderhornzellen intakt bleiben und das motorische System weniger stark betroffen ist als das sensorische.

Ätiologie und Genetik: Die familiären Formen der Amyloidneuropathie sind *Proteinopathien*, die, wie schon erwähnt, durch genetisch verändertes Transthyretin (TTR; Präalbumin), Apolipoprotein oder Gelsolin bedingt sind. Die dem abnormen Transthyretin, Apolipoprotein und Gelsolin zugrundeliegenden Aminosäuresubstitutionen und die den abnormen Proteinen wiederum zugrundeliegenden *Punktmutationen* der DNA werden in ständig zunehmender Zahl (z.B. mindestens 19 Transthyretinopathien) aufgeklärt (STAUNTON 1991). TOYOOKA et al. (1995) fanden eine Transthyretin Gly42-Mutation und GOEBEL et al. (1997) eine Histidin58-Mutation im Transthyretin-Protein als Ursache einer familiären Amyloidneuropathie.

In einer weiteren Familie mit 6 Personen, die eine Amyloidpolyneuropathie aufwiesen, ergab die Aminosäuresequenzierung eine Variante des *TTR-Gly42* im Serum eines Patienten. Es bestand ein einzelner Basenaustausch, der eine neue Restriktionsstelle für die Endonuklease Cfr12I im Exon 2 verursachte. Die polymorphe Analyse der Länge des durch den Cfr13I-Restriktionsenzymverdau bedingten Fragmentes bestätigte die Basenveränderung und erlaubte das mutierte TTR-Gly42-Gen bei den Patienten zu identifizieren.

YOSHINAGA et al. (1992) berichten über *Homozygosität* für das Transthyretin-Met30-Gen bei 3 japanischen Angehörigen einer Familie, ebenfalls mit dem Typ I der familiären Amyloidpolyneuropathie. Aufgrund eines Karpaltunnelsyndroms diagnostizierten MURAKAMI et al. (1994) eine Amyloidose bei 2 weiteren Patienten einer japanischen Familie. Die Biopsie während der Operation des *Karpaltunnelsyndromes* ergab Amyloidablagerungen, die sich mit dem antihumanen Transthyretin (TTR)-Antiserum anfärbten. Die Einzelstrang-konformationspolymorphismus (SSCP)-Analyse und die Sequenzanalyse der Polymerase-Kettenreaktion-amplifizierten Exone der TTR-Gene des Probanden ergab eine Punktmutation mit einer Substitution von *Histidin anstelle von Tyrosin an der Position 114*. Die Mutation ließ sich bestätigen durch eine PCR-Primer-induzierte Restriktionsanalyse. Die Autoren schließen aus ihren Untersuchungen auf die klinische Heterogenität der TTR-bedingten Amyloidose und vermuten eine Bedeutung der Substitution für die Amyloidablagerungen beim Karpaltunnelsyndrom.

Therapieansätze: Die Therapie der Wahl besteht in einer *Lebertransplantation*. IKEDA et al. (1997) haben eine Suralisbiopsie vor und 3 Jahre nach einer Lebertransplantation untersuchen können und im 2., kontralateralen Suralnervenbiopsiepräparat eine Vermehrung von Nervenfasern von 1326/mm^2 auf 4740/mm^2 feststellen können, wobei allerdings berücksichtigt werden muß, daß es sich um einen anderen Nerven und wahrscheinlich überwiegend um kleine, regenerierte markhaltige Nervenfasern gehandelt haben dürfte.

Am Rande sei vermerkt, daß Mononeuropathien in Zusammenhang mit Lebertransplantationen als Folge intraoperativer Kompression, postoperativen Traumas oder Gefäßpunktionen auftreten können (CAMPELLONE et al. 1998).

ADACHI et al. (1988) haben 4 proteolytische Enzyme im Hinblick auf ihre Wirkungen auf das Amyloid in Gewebeschnitten ausgewertet. Ein Abbau der Amyloidfibrillen war deutlich nach der Einwirkung von α-Chymotrypsin, mäßiggradig nach Promelin und Kollagenase sowie geringfügig nach Lysozym. Diese Proteasen werden mit Ausnahme der Kollagenase beim Menschen als orale Mukolytika verwendet. Die Möglichkeit eines therapeutischen Einsatzes zur Behandlung oder Prävention der Entwicklung einer FAP wird diskutiert.

2. Erworbene Amyloidosen

(a) Primäre Amyloidose

Eine Neuropathie aufgrund einer *primären Amyloidose* (= *Paramyloidose*) bei einem Myelom oder Morbus Waldenström tritt in der Regel langsam progressiv auf mit distaler symmetrischer *sensomotorischer Polyneuropathie*, die an den unteren Extremitäten beginnt. Häufig besteht ein *Spontanschmerz*. Die sensorischen Ausfälle treten vor den motorischen Symptomen auf und betreffen in der Regel stärker die Schmerz- und Temperaturempfindung als die Modalitäten der großen Fasern. Oft besteht gleichzeitig eine *autonome Neuropathie*. Distale motorische Symptome treten später hinzu. Die peripheren Nerven können verdickt sein. Am Anfang kann ein *Karpaltunnelsyndrom* stehen. Hirnnervenbeteiligung ist ebenfalls beschrieben worden (TRAYNOR et al. 1991). Ein *Amyloidom* aufgrund von λ-Leichtketten im Ganglion Gasseri und im peripheren Nerven- und Nervenwurzelabschnitt des N. trigeminus (vgl. Abb. 128) führte im eigenen Krankengut zur Trigeminusneuralgie und zu -dysästhesien bei klinisch-neuroradiologischem Verdacht auf ein Trigeminusneurinom; später kann es zur Anästhesie im Gesicht sowie zur Schwäche der Kaumuskulatur kommen (LOVE et al. 1997). Nach LAENG et al. (1998) sind alle Amyloidome peripherer Nerven im Ganglion Gasseri lokalisiert, hyperdens und Kontrastmittel-anreichernd im MRI-Bild und gehören stets dem AL-λ-Untertyp an. Sonst sind bei Amyloidosen oft nur sehr geringe Amyloidablagerungen in der Gefäßwand einzelner epineuraler Arteriolen nachweisbar, nach denen man sorgfältig suchen muß, manchmal aber auch stärkere Ausfällungen, gelegentlich in einer Venenwand (Abb. 238f).

Die *Prognose* der primären systemischen Amyloidose ist schlechter als allgemein angenommen (RAYKUMAR et al. 1998): Bis die Diagnose gestellt wurde, vergingen vom Beginn der Symptome im Mittel 29 Monate; die Neuropathie war chronisch, unaufhaltsam progredient und führte zur Behinderung; 22 (85%) der untersuchten Patienten starben nach einer mittleren Überlebenszeit von 25 Monaten, 4 Patienten waren nach einer mittleren Überlebenszeit von 4,5 Jahren noch am Leben.

Die unterschiedlichen Amyloidtypen lassen sich, wie eingangs erwähnt, immunhistochemisch unterscheiden (LINKE 1982; SOMMER u. SCHRÖDER 1989). SCHENONE et al. (1989) haben bei einem 73jährigen Mann mit peripherer Neuropathie ein Myelom vom Leichtkettentyp identifiziert; sie halten diesen Fall für den ersten mit Amyloidablagerungen im peripheren Nerven bei einem multiplen Myelom mit Leichtketten, die sich in einem monoklonalen Band in der γ-Region durch Isoelektrofokussierung im Serum, Urin und Liqur cerebrospinalis nachweisen ließ. Das monoklonale Band wurde durch Immunofixation freien λ-Ketten zugeordnet.

(b) Weitere Formen der Amyloidose

Eine Neuropathie fehlt bei der sog. *sekundären Amyloidose* mit Ablagerung von *AA-Amyloid*, das als Folge chronisch-entzündlicher Erkrankungen gebildet wird. Gleiches gilt für die Gruppe der sog. *lokalisierten Amyloidosen* (senile, endokrine Hämodialyse- u.a. Amyloidosen). Über ein Karpaltunnelsyndrom mit Ablagerung von β2-Mikroglobulin bei einer *Dialyse*-bedingten Amyloidose berichten allerdings CHUNG et al. (1997), wobei das Amyloid im Lig. carpi transversum und im N. medianus abgelagert war.

j) Neuropathien als Nebenlokalisation bei hereditären Proteinstoffwechselstörungen

1. Myotonische Dystrophie

CROS et al. (1988) berichten über Suralnervenbiopsien von 13 unselektierten Fällen mit myotonischer Dystrophie und 6 normalen Kontrollen. Die Dichte der markhaltigen Nervenfasern war bei 11 von 13 Patienten mit myotonischer Dystrophie reduziert, wobei insbesondere die großen markhaltigen Nervenfasern betroffen waren. Die Zahl der marklosen Nervenfasern und deren Durchmesser waren unauffällig. In Zupfpräparaten ließen sich in der Regel fokale Areale mit Remyelinisationszeichen und abnormer Stauchung der Markscheiden feststellen. Die Internodal-Längenmessung ergab sowohl Anzeichen für eine axonale Regeneration als auch für eine fokale Demyelinisation und Remyelinisation. Diese Veränderungen sind mit einer chronischen Axonopathie mäßiger Ausprägung vereinbar, möglicherweise aufgrund einer axonalen Atrophie. Die Markscheiden sind vor allem im Paranodium recht irregulär gestaltet (Abb. 129–132).

Auch VON GIESEN et al. (1994) berichten über eine ausgeprägte Manifestation einer Polyneuropathie vom gemischt axonalen/demyelinisierenden Typ bei myotonischer Dystrophie. Doch nicht alle Patienten mit myotonischer Dystrophie weisen eine periphere Neuropathie auf (vgl. Abb. 133a, c; DIELER u. SCHRÖDER 1990). BRUNNER et al. (1991) weisen auf eine genetische Kopplung zwischen myotonischer Dystrophie und einer HMSN auf dem Chromosom 19, nicht aber Chromosom 17 hin.

β-adrenergisches System bei der myotonischen Dystrophie: SOMER et al. (1992) haben die Katecholamine im Plasma sowie die Lymphozyten und die Dichte der β-adrenergischen Rezeptoren im Muskel bei 19 Patienten mit myotonischer Dystrophie und bei 15 Kontrollpersonen untersucht. Die Ergebnisse sprechen gegen die Hypothese, daß eine adrenerge Funktionsstörung bei der myotonischen Dystrophie vorliegt, auch wenn die Membranen ubiquitär betroffen sein dürften.

2. Okulopharyngeale Muskeldystrophie

Bei der okulopharyngealen Muskeldystrophie sind bioptisch und autoptisch ebenfalls Veränderungen an peripheren Nerven festgestellt worden (HARDIMAN et al. 1993). Sowohl die markhaltigen als auch die marklosen Nervenfasern sind an Zahl reduziert. Außerdem kommen einzelne zu dünn myelinisierte Nervenfasern vor.

3. Dominant erbliche distale Myopathien

BORG et al. (1987) berichten über 11 Patienten mit *Welander-, autosomaldominanter, distaler Myopathie*, bei denen sie detailliert die sensorischen Schwellenwerte für Vibrations- und Temperaturempfindungen an den Händen und Füßen bestimmt haben. Die Untersuchungen ergaben eine periphere sensorische Neuropathie mit Befall sowohl der marklosen als auch der markhaltigen Nervenfasern. Eine morphologische Untersuchung wurde jedoch nicht durch-

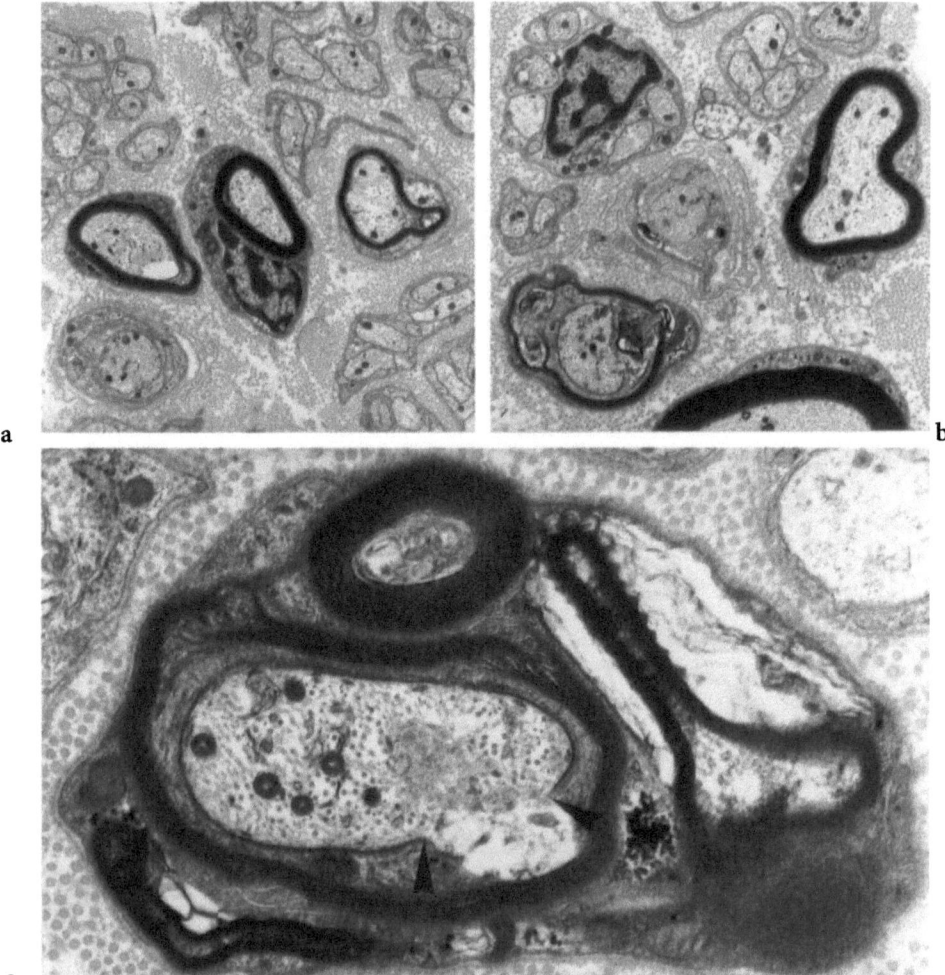

Abb. 129 a – c. Neuropathie bei einem zwei Monate alten Neugeborenen mit kongenitaler myotonischer Dystrophie (Patient von M. KERSCHENSTEINER, Siegen). a Konzentrisch geschichtete Schwann-Zellfortsätze und Basallaminae um eine Prämyelinfaser im Bild *links unten* (*Pfeilköpfe*) und adaxonale Vakuole in der darüberliegenden markhaltigen Nervenfaser. × 7800. b Demyelinisierte Nervenfaser mit umgebenden Schwann-Zellfortsätzen und leeren Basallaminae im Zentrum der Abbildung und mehrere myelinähnliche Körper im adaxonalen Zytoplasma und einer Schmidt-Lanterman-Inzisur im paranodalen Abschnitt einer unverhältnismäßig dünn myelinisierten Nervenfaser im Bild *links unten*. × 9700. c Komplexe Markscheide im paranodalen Bereich mit Markschlingen und fokalen Auflösungen der Markscheidenlamellen. Das Axon enthält eine fokale Anhäufung von amorphen und mikrovesikulären Strukturen. Eine herdförmige Auflösung des Axolemms und der benachbarten Markscheidenanteile ist durch *Pfeilköpfe* gekennzeichnet. × 38000

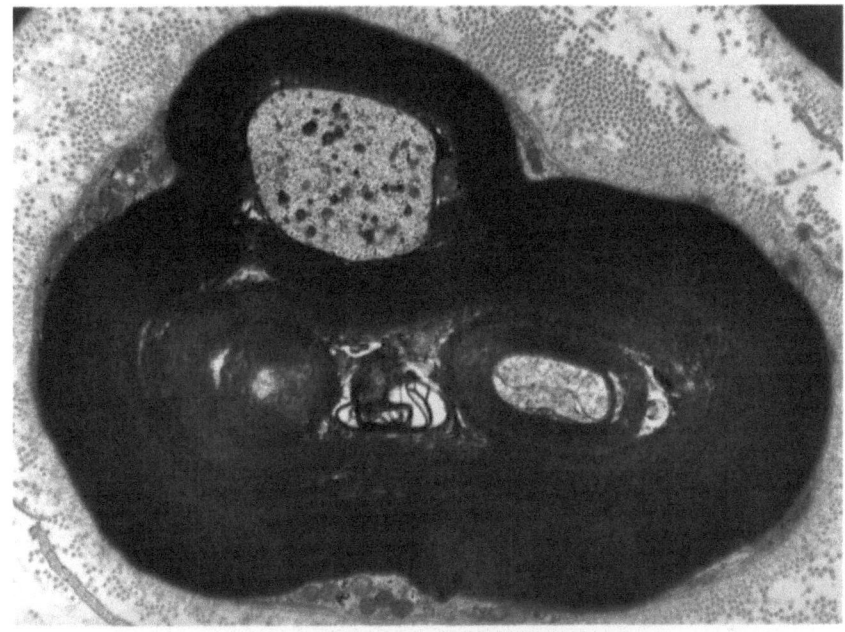

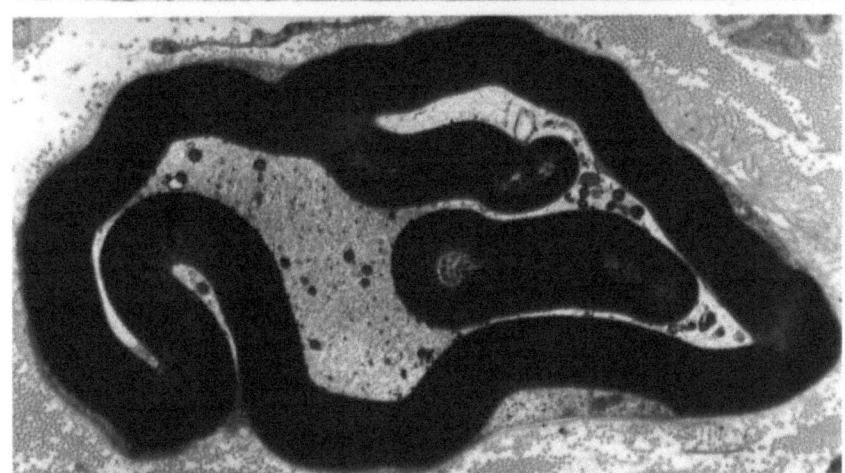

Abb. 130 a, b. Ungewöhnlich extensive einwärts und auswärts gerichtete Markschlingen in paranodalen Bereichen bei einer 48jährigen Frau bei myotonischer Dystrophie (Patientin von U. BENEICKE, Duisburg). a × 14500; b × 9800

geführt. Doch war bereits nach den elektromyographischen und enzymhistochemischen Untersuchungen am Muskel eine neurogene Funktionsstörung bei der Welander-Krankheit nachzuweisen. Neuere Ergebnisse einer *Nerven- und Muskelbiopsie* unterstützen diesen Befund (BORG et al. 1989, 1998; LINDBERG et al. 1991). Eine genetische Beziehung zur hereditären Einschlußkörpermyopathie (hIBM) und zur autosomal rezessiven hereditären distalen Myopathie mit „rimmed vacuoles" (DMRV), die beide dem Chromosom 9p1-q1 zugeordnet werden, oder zur finnischen tibialen Muskelatrophie, die dem Chromosom 2q zugeordnet wird, besteht nicht (Åhlberg et al. 1998), obwohl alle im Muskel gleichartige feinstrukturelle Veränderungen aufweisen.

Bei einem eigenen Fall mit *dominant erblicher distaler Myopathie vom Typ* LAING (VOIT et al. 1998/99: zum Druck eingereicht) fällt eine große Zahl zu dünn myelinisierter Nervenfasern auf (Abb. 133b, d), wenn man den Nerven mit einem Kontrollfall vergleicht (Abb. 133a, c). Der Kontrollnerv stammt von einem 42jährigen Patienten mit *myotonischer Dystrophie*, aber ohne klinische und morphologische Anzeichen einer Neuropathie. Bei diesem erscheinen die Nervenfasern allerdings besonders dick myelinisiert.

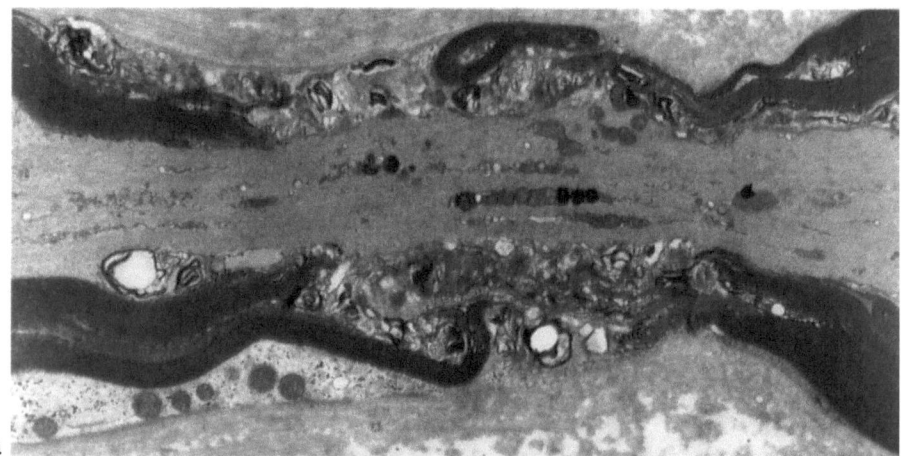

a

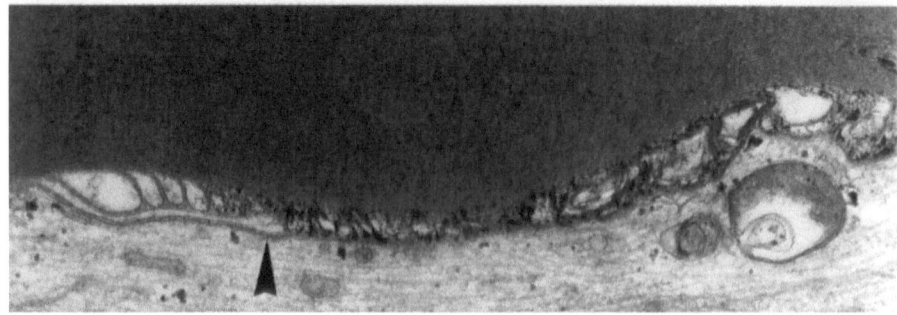

b

Abb. 131a,b. Teils demyelinisierende, teils axonale Neuropathie bei einem 61jährigen Mann mit motonischer Dystrophie (Patient von U. BENEICKE, Duisburg). **a** Im Bereich des Ranvier-Schnürrings sind multiple membranöse zytoplasmatische Körperchen im Axon und im Zytoplasma der Schwann-Zelle eingelagert, wobei die Unterscheidung zwischen vesikulären Zerfallsvorgängen an den Markscheiden und abnormen Einlagerungen stellenweise schwierig ist. Im Zentrum des Axons sind Mitochondrien und dichte lamellierte Körper hintereinander aufgereiht. **b** Irregulär angeordnete Markscheidenlamellen in Kontakt oder ohne Kontakt zum darunterliegenden Axon in einigem Abstand vom Schnürring. Eine terminale Markscheidenlamelle hat sich unter mehrere andere geschoben (*Pfeilkopf*)

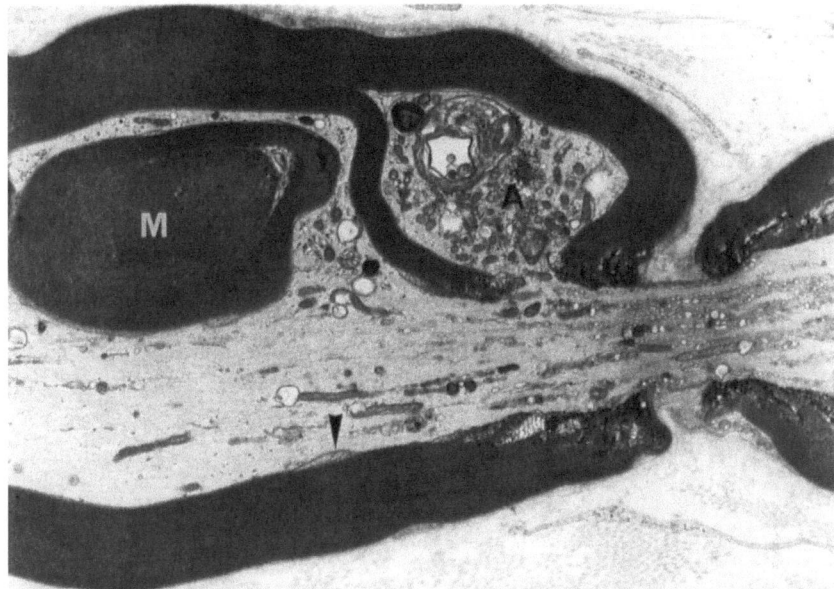

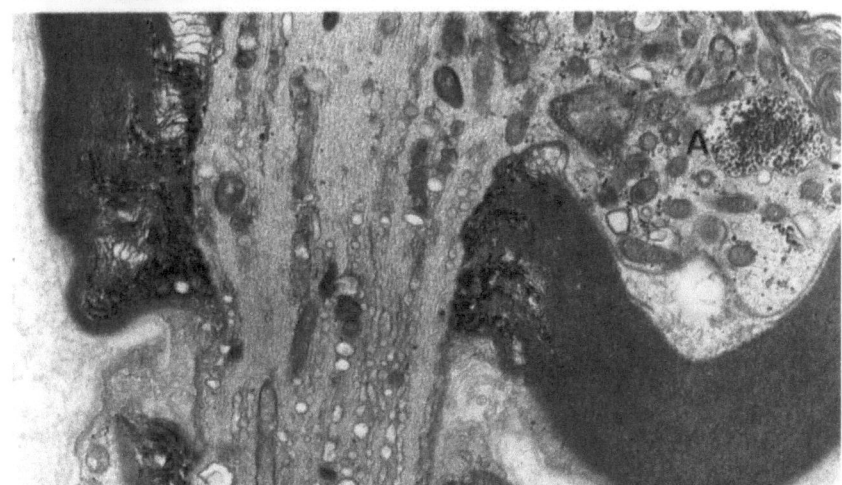

Abb. 132a, b. Periphere Neuropathie bei einer 40jährigen Patientin mit myotonischer Dystrophie (Patientin von U. BENEICKE, Duisburg). **a** Ungewöhnliche Ausstülpungen von Axoplasmaanteilen in einem paranodalen Markscheidenabschnitt (*A*) mit Anhäufung zahlreicher Mitochondrien, myelinähnlicher Figuren, Glykogengranula und vesikulärer Komponenten neben einer einwärts gerichteten Markschlinge (*M*) und in einigem Abstand vom Schnürring endigenden Markscheidenlamellen (*Pfeilkopf*). Im nodalen Axoplasma sind zahlreiche feine Vesikel angehäuft, außerdem Mitochondrien und elektronendichte Körperchen. Dieser Bereich ist in **b** bei stärkerer Vergrößerung abgebildet. Ein Axon-Schwann-Zellnetzwerk ist hier nicht vorhanden. Im adaxonalen Zytoplasma der aneinandergrenzenden Schwann-Zellen sind nur an einer Stelle einzelne Mitochondrien zu erkennen. Viele Myelinlamellen enden nicht am Axon, sondern sind im Sinne der Dornen auf dem doppelten Armreif („double bracelets épineux") von Nageotte in einigem Abstand vom Axolemm in die Markscheide verlagert.
a × 9000; b × 21000. (Nach SCHRÖDER 1996)

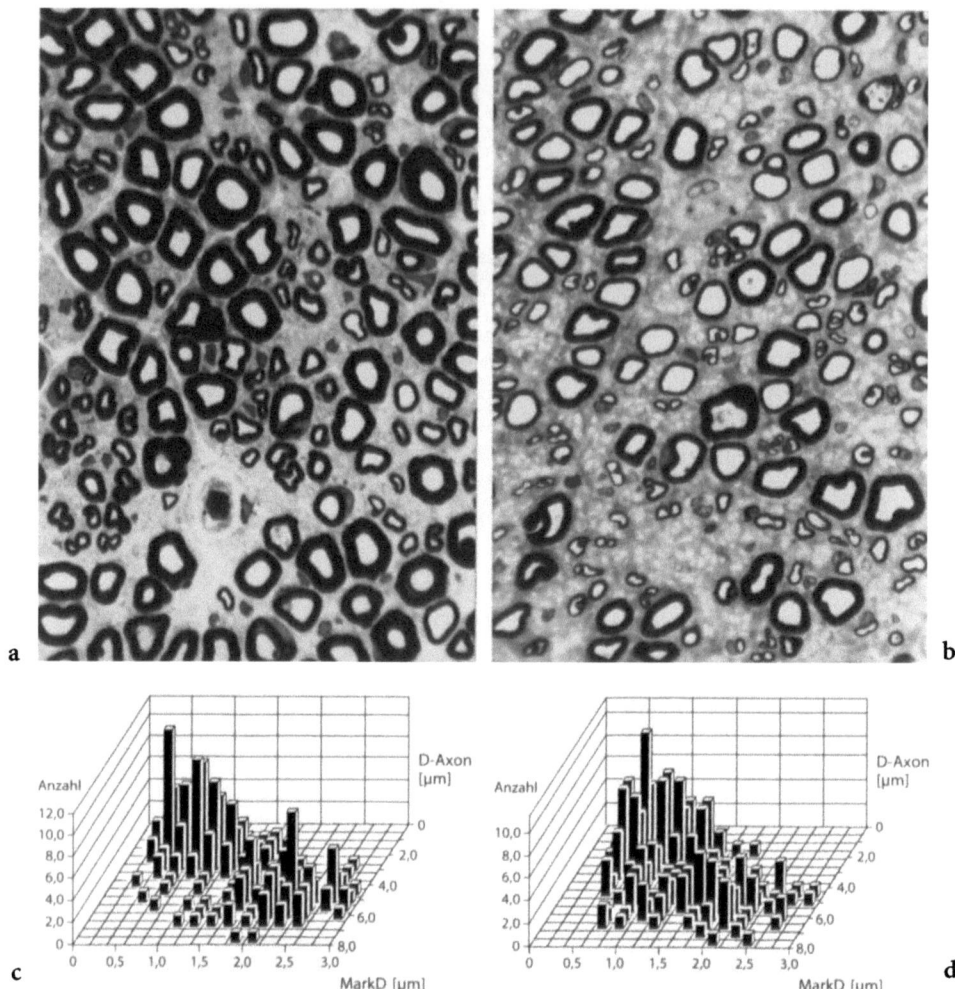

Abb. 133. 45jähriger Patient mit dominant-erblicher distaler Myopathie vom Typ Laing (VOIT et al. 1998/99) (b, d) im Vergleich zu einem Kontrollfall mit myotonischer Dystrophie (a, c). a, b Im N. suralis des Falles mit distaler Myopathie (b) fallen zahlreiche unverhältnismäßig dünn myelinisierte große Axone auf, während der Fall mit myotonischer Dystrophie (a) normal große, bemerkenswert dick myelinisierte Nervenfasern aufweist. a, b Toluidinblau × 864. c, d Ein Vergleich der zugehörigen 3D-Diagramme der markhaltigen Nervenfasern ergibt eine Zunahme der zu dünn myelinisierten großen Axone in d in Verbindung mit einer Reduktion der Zahl großer, dick myelinisierter Nervenfasern (Auswertung mit dem KS300-System von Zeiss/Kontron)

4. Merosin-Mangel-Myopathie

Bei der kongenitalen Muskeldystrophie vom Merosin-Mangel-Typ (= Laminin α2-Mangel-Muskeldystrophie; MATSUMARA et al. 1997), der klassischen Form einer kongenitalen Muskeldystrophie, die autosomal-rezessiv erblich ist und mit Anomalien der weißen Substanz einhergeht, besteht eine Dysmyelinisation auch der peripheren motorischen Nerven sowohl bei der menschlichen Form der

Krankheit als auch beim Mausmodell. Im peripheren Nerven wird Merosin im Endoneurium in unmittelbarer Umgebung der Schwann-Zellen und der Markscheiden exprimiert, während die mutmaßlichen Rezeptoren Dystroglycan und α-6-β-4-Integrin in der äußeren Membran der Schwann-Zellen bzw. der Markscheiden exprimiert werden.

5. Marinesco-Sjögren-Syndrom

SERRATRICE et al. (1973) hatten bei einer 18jährigen Frau mit dem rezessiv erblichen Marinesco-Sjögren-Syndrom in der Skelettmuskulatur Zeichen einer neurogenen Atrophie gefunden. Im peripheren Nerven sind elektronenmikroskopisch Veränderungen illustriert, die heute als Artefakte angesehen würden. Auch lichtmikroskopische Befunde am Nerven wurden mit veralteten Methoden erhoben. Doch bestand eine Reduktion der Nervenleitungsgeschwindigkeit. Später haben M. ALEXIANU et al. (1983) das Vorliegen einer sensomotorischen Neuropathie bestätigt. SUPERNEAU et al. (1987) berichten jedoch über eine Nervenbiopsie bei einem 21 Jahre alten jungen Mann, die angeblich normale Verhältnisse im N. suralis zeigte, obwohl an einer Stelle subperineural ein auffälliges Gefäß zu liegen scheint. Die Muskelbiopsie ergab „myopathische Veränderungen".

Ein Patient befand sich bereits in einem Endstadium einer neuromuskulären Krankheit. Besonders weisen die Autoren auf 2 junge Kinder hin, die bereits Anzeichen einer Myopathie aufwiesen. Es bestanden vermehrte membranöse Einschlüsse zwischen den Myofibrillen, doch waren keine Besonderheiten hinsichtlich dieser Einschlüsse zu den Kernen nachzuweisen, wie sie von SCHRÖDER (1982b) bei einem Fall von „Nukleodegenerativer Myopathie mit Katarakt und mentaler Retardierung" beschrieben, aber erst später von SEWRY et al. (1988) als zum Marinesco-Sjögren-Syndrom gehörig identifiziert worden sind. ZIMMER et al. (1992) haben im Muskel ebenfalls membranöse Ablagerungen beobachtet, wenn auch nicht in der Kombination mit nukleodegenerativen Veränderungen wie Ablösungen der Lamina fibrosa u.a. Im Nerven konnten wir analoge Kernveränderungen nicht feststellen, obwohl die erwähnten Kernveränderungen in den Muskelfasern in ungewöhnlich ausgeprägter Form vorhanden sind und recht pleomorphe Anzeichen einer Neuropathie vorliegen (Abb. 134; unveröffentlichte Beobachtungen).

6. Rett-Syndrom

Im Jahr 1966 hat RETT eine progressive Erkrankung beschrieben, die nur bei weiblichen Personen vorkommt und klinisch charakterisiert ist durch infantiles Auftreten mit autistischem Betragen, Gangataxie, Verlust des sinnvollen Gebrauchs der Hände in Verbindung mit stereotypen Handbewegungen wie z. B. „Händewaschen", epileptischen Anfällen, intermittierender Hyperventilation und Demenz. Trotz der Retardierung von Wachstum und mentaler Entwicklung erreichen viele das Adoleszentenalter. Inzwischen sind etwa 1500 Mädchen auf der Welt beschrieben worden, darunter 600 Fälle aus den USA.

Genetik: Das Leiden tritt nur bei Mädchen auf. Es handelt sich um eine X-chromosomal gebundene dominant erbliche Erkrankung. Die Prävalenz beträgt

340 Hereditäre motorisch-sensorische Neuropathien (HMSN)

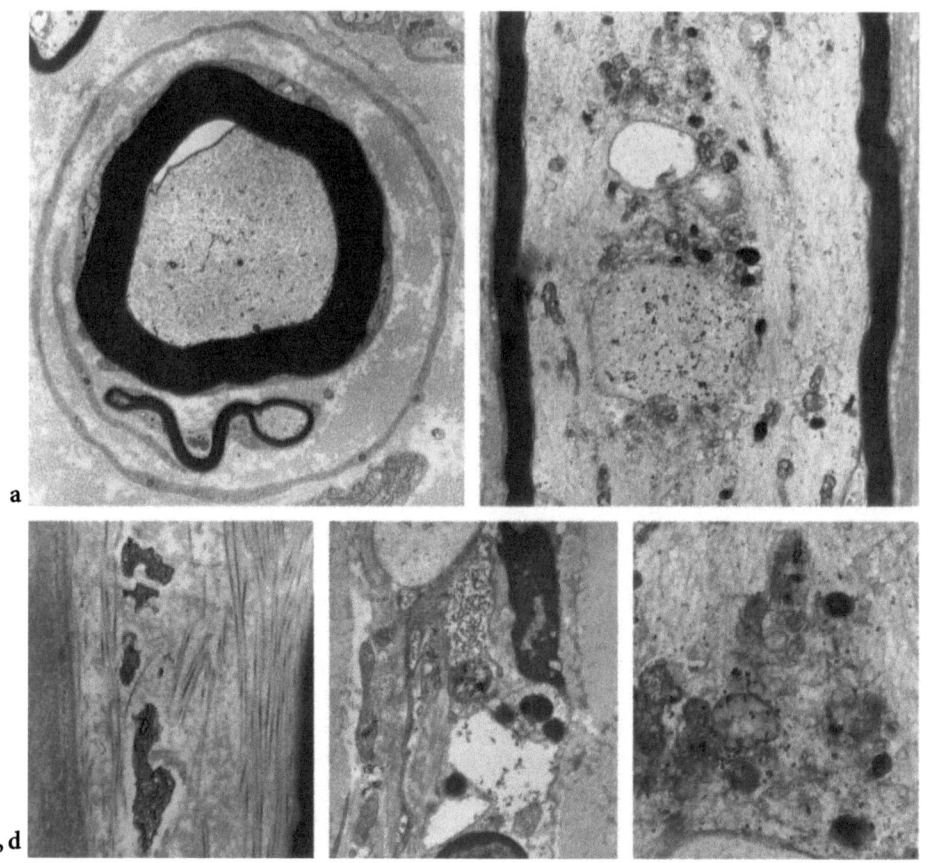

Abb. 134a-e. Demyelinisierende Neuropathie beim Marinesco-Sjögren-Syndrom (9jährige Patientin von MEYER-WAHL, Schwäbisch-Hall). a Eine große und eine kleine atrophische Nervenfaser werden von einem kompletten Ring von Schwann-Zellfortsätzen und einer unvollständigen, schalenartig angeordneten inneren Schicht von Schwann-Zellfortsätzen umgeben, zwischen denen die Kollagenfibrillen nur wenig dünner sind als im umgebenden Endoneurium als Zeichen eines lange zurückliegenden Degenerations- und Regenerationsvorganges. × 7600. b Ungewöhnliches, unverhältnismäßig dünn myelinisiertes Axon mit einer fokalen Anhäufung von Mitochondrien, elektronendichten Körperchen, Vesikeln und einer elektronenoptisch leeren Vakuole sowie einer Vakuole mit amorphem Material und Glykogengranula. Die Orientierung der Neurofilamente ist stellenweise deutlich gestört. × 9400. c Extrazellulär liegende, feinvesikulär aufgetriebene Membrankomplexe im Sinne von Phospholipidausfällungen. × 9400. d Zellgruppe mit fokaler kleinzystischer Degeneration, Kernpyknose, Anhäufung von dichten Körpern und Kalksalzeinlagerungen in ein Mitochondrion sowie herdförmigen Anhäufungen von Glykogengranula in fibroblastenähnlichen Zellen. × 12000. e Anhäufung von vesikulären Strukturen, Mitochondrien und dichten Körpern innerhalb eines Axons. × 27000

1:10000 bei weiblichen Personen im Alter von 0-14 Jahren. Der Gen-Ort für das Rett-Syndrom ist unbekannt, aber ein mutantes Gen, das als eine X-chromosomal gebundene Kodominante wirkt, oder Störungen im Bereich eines spätrepetierenden X-Chromosoms sind vermutet, aber nicht gefunden worden, ebenso Veränderungen im Sinne einer dynamischen Mutation wie z.B. beim fragilen X-Syndrom.

Ätiologie und Pathogenese: Reduzierte Transmitterwerte sind postmortal gefunden worden und lassen eine Störung der zentralen Synthese biogener Amine vermuten.

Autopsie: Neuropathologisch fand sich bei 8 Fällen mit Rett-Syndrom ein vermindertes Hirngewicht, ein reduzierter Melaningehalt in den Neuronen der Substantia nigra (Zona compacta) und reichlich Lipofuszin ohne sichere Anhaltspunkte für eine Speicherkrankheit.

Hirnbiopsien: In einigen Biopsien ließen sich keine besonderen Befunde nachweisen, während andere eine kortikale Atrophie mit einer fibrillären Astrogliose und einer verminderten Myelinisation ergaben bei abnormen Mitochondrien und dilatierten Dendriten, vermehrtem Lipofuszin und membrangebundenen lamellären Einschlüssen im Sinne von Phospholipidablagerungen im Zytoplasma der Neurone und Oligodendrogliazellen. In Haut- und Konjunktivalbiopsien von 2 Mädchen fanden sich multilamelläre zytoplasmatische Körperchen in verschiedenen Zellen.

Periphere Nerven: Einige zeigen eine Neuropathie vom axonalen Typ (JELLINGER u. SEITELBERGER 1986) oder eine Vermehrung von Neurofilamenten in den Axonen (ZOGHBI et al. 1985). JELLINGER et al. (1990) berichten über 4 Mädchen im Alter von 9–19 Jahren, bei denen klinische und neurophysiologische Untersuchungen im Stadium II und III des Rett-Syndroms durchgeführt wurden. Die Nervenbiopsie bei 3 Mädchen ergab eine milde distale Axonopathie ohne Demyelinisationszeichen. Die Neurofilamente sollen bei 2 Fällen etwas vermehrt gewesen sein. Eine Motoneurondegeneration im Rückenmark ließ sich nicht feststellen, doch bestand eine distale Muskelatrophie (an den Waden und am M. extensor digitorum brevis), die auf eine milde distale Axonopathie zurückgeführt werden. DIELER et al. (1989) haben amorphe Substanzen an den Kontaktstellen der Endothelzellen in einer Nervenbiopsie gefunden, die wir bisher bei keiner anderen Neuropathie gesehen haben und deshalb als Zeichen einer besonderen Art der Schrankenstörung interpretiert haben.

Im Liquor cerebrospinalis kommen beim Rett-Syndrom erhöhte β-Immunreaktionen vor (MYER et al. 1992). Die Untersuchungen wurden durchgeführt, weil bestimmte Symptome beim Rett-Syndrom eine exzessive endogene Opiataktivität vermuten lassen. Zu diesem Zweck wurden 158 betroffene weibliche Patienten untersucht und mit 13 weiblichen Kontrollpatienten verglichen. Die Kontrollwerte betrugen $35,3 \pm 2,8$ pg/ML, während beim Rett-Syndrom die Werte auf $95,3 \pm 3,6$ pg/ML erhöht waren (Streubreite: 31–293 pg/ML). Die mittlere β-Endorphinimmunreaktivität war allerdings ebenfalls bei Kindern mit Leukämien erhöht ($119,2 \pm 16,9$ pg/ML), verglichen mit der Kontrollgruppe. Die Autoren schließen daraus, daß einige Symptome des Rett-Syndroms mit exzessiven endogenen Opiatwerten im ZNS verbunden sind.

7. Chédiak-Higashi-Krankheit

Diese autosomal-rezessive Krankheit des Kindesalters ist gekennzeichnet durch eine fehlende Pigmentierung der Haare, Panzytopenie, mentale Retardierung und eine erhöhte Anfälligkeit für Infekte und lymphoretikuläre maligne

Erkrankungen. Die Krankheit kann von einer Neuropathie begleitet sein, die durch riesige Lysosomen in den Schwann-Zellen charakterisiert ist. Dabei besteht ein bevorzugter Ausfall der großen markhaltigen Axone (MISRA et al. 1991). Die Skelettmuskulatur zeigt eine entsprechend neurogene Muskelatrophie und lysosomale Anomalien (UCHINO et al. 1993).

8. Ehlers-Danlos-Krankheit

Auf die Assoziation dieser Krankheit mit einer tomakulösen Neuropathie gehen SCHADY u. OCHOA ein (1984).

9. Marfan-Syndrom

Bei einem einzelnen Fall haben wir eine Suralisbiopsie untersuchen können und wie bei vielen anderen Grundleiden oder Stoffwechselstörungen einzelne unverhältnismäßig dünn myelinisierte Nervenfasern im Sinne einer entwicklungsbedingten Myelinisationsstörung gefunden. Allerdings sind elektronenmikroskopisch Anzeichen einer geringgradigen progredienten Neuropathie vom demyelinisierenden Typ nachweisbar, wenn auch die meisten Veränderungen an den Schwann-Zellen und Markscheiden nicht irreversibel zu sein scheinen (Abb. 135).

10. Hyperglyzinämie

Nervenbiopsien bei Aminosäurestoffwechselstörungen sind offensichtlich selten indiziert. Bei einem Fall mit *Hyperglyzinämie*, bei dem im Computertomogramm hypodense Marklagerveränderungen aufgefallen sind, haben wir zahlreiche kleine und große Vakuolen im Perineurium, intra- und extrazellulär, ganz vereinzelt auch einmal in der Wand einer endoneuralen Arteriole gefunden, die nicht auf einbettungsbedingt extrahierte Lipide zurückzuführen, sondern membranbegrenzt sind (Abb. 136). Während nichtmembranbegrenzte Vakuolen häufig im Perineurium bei Neuropathien in Zusammenhang mit Nervenfaserabbauvorgängen aufgrund des erhöhten Lipidanfalls nachzuweisen sind, ließen sich bei diesem Fall keine Nervenfaserdegenerationen feststellen. Allerdings waren einige Axone auffällig dünn myelinisiert, was vermutlich als unpezifische Entwicklungsstörung zu interpretieren ist. Zupfpräparate zur Bestätigung dieser Hypothese waren jedoch nicht verfügbar.

k) Tiermodelle

1. Neurotrophine während der Entwicklung des Nervensystems und die zugehörigen „Knockout"-Syndrome bei Mäusen

Auf Neurotrophine wurde bereits bei der Darstellung der neurotrophen Faktoren eingegangen (s. dort). Von speziellem Interesse ist in diesem Zusammenhang, daß *trkB (-/-)-Tiere* einen signifikanten Ausfall von Motoneuronen aufweisen, speziell im Bereich des Fazialismotoneuronpools; den *trkC (-/-)-Mutanten* fehlen auch die Axonkollateralen, die zu Motoneuronpools projizieren (Lit. s. SNIDER 1994).

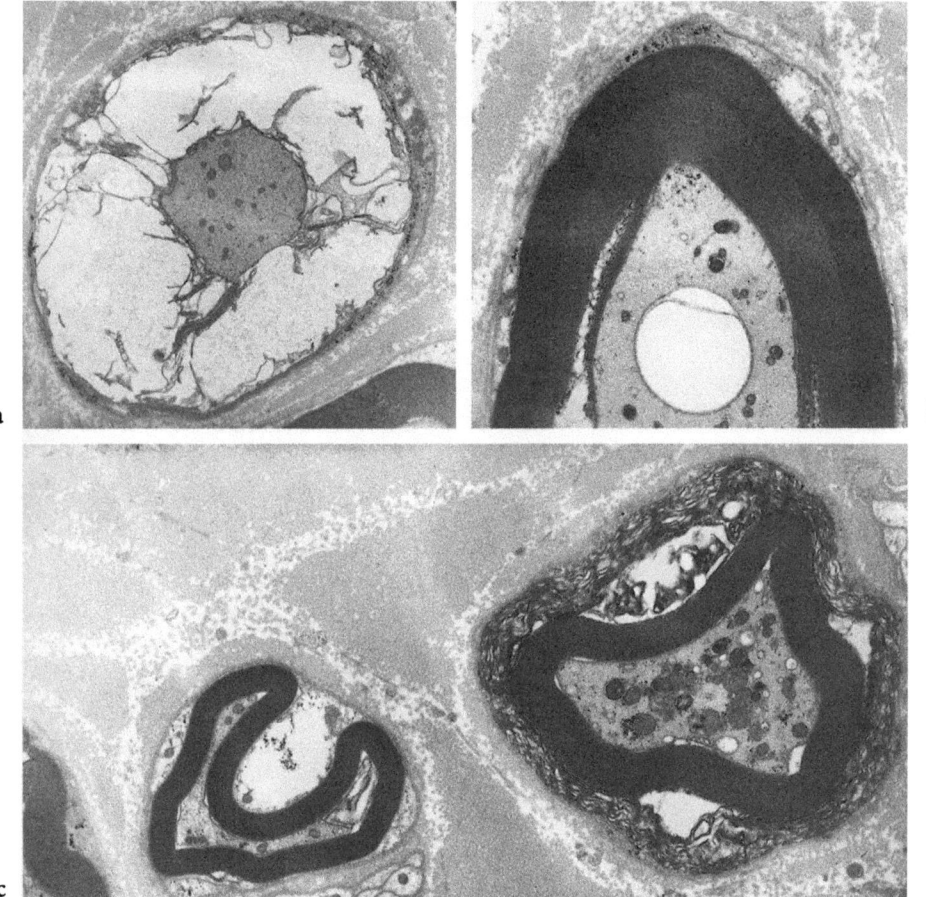

Abb. 135a–c. Chronische Neuropathie bei Marfan-Syndrom (40jährige Patientin von U. BENEICKE, Duisburg). **a** Das Paranodium ist multivesikulär aufgetrieben und das zugehörige Axon erscheint geschrumpft. × 5800. **b** Markhaltige Nervenfasern mit zentraler Vakuole im Axon, einzelnen membranösen zytoplasmatischen Körperchen und Markscheide, die im inneren Anteil heller erscheint als in der äußeren Zone. × 9700. **c** Anhäufung z.T. abnormer Organellen im Zentrum eines Axons, dessen Markscheide nur in der Peripherie wellenförmig degeneriert und von vielen Spalträumen durchsetzt erscheint. Im Schwann-Zellzytoplasma der links dieser Nervenfaser liegenden geschrumpften markhaltigen Nervenfaser besteht eine auffällige Vakuolisierung. × 9700

Von speziellem Interesse ist weiterhin eine *NT-3 (–/–)-Mutante*, der Neurone fehlen, die normalerweise Carboanhydrase und Parvalbumin als Marker für propriozeptive Spinalganglienneurone enthalten. Nach ERNFORS et al. (1994) zeigen die mutierten Mäuse mit dem Defekt des Neurotrophin-3-(NT3)-Gens ausgeprägte Bewegungsstörungen an den Extremitäten. Die meisten starben kurz nach der Geburt. Große Teile peripherer sensorischer und sympathischer Neurone waren ausgefallen, während motorische Neurone nicht betroffen waren. Die *spinalen propriozeptiven Afferenzen und ihre peripheren sensorischen Organe (Muskelspindeln und Sehnenorgane) fehlten* bei den homozygoten

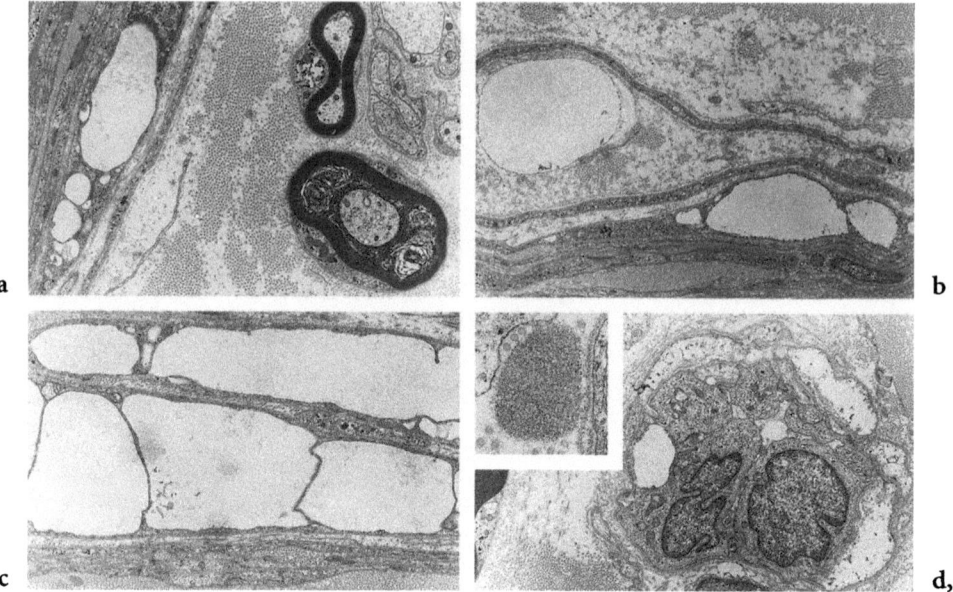

Abb. 136a–e. N. suralis-Biopsie bei einem 3 Jahre, 7 Monate alten Mädchen mit Hyperglycinämie (Fall von G. KURLEMANN, Münster). a Unterschiedlich große Vakuolen mit elektronenoptisch weitgehend leerem Inhalt, von geringen flockigen Ausfällungen abgesehen, liegen neben dem Kern und an anderen Stellen im Zytoplasma von Perineuralzellen. Ein markloses Axon ist aufgetrieben. Im Zytoplasma einer Schwann-Zelle finden sich vermehrt Glykogengranula. Die Schmidt-Lanterman-Inzisur in der Nervenfaser rechts unten enthält mehrere membranöse zytoplasmatische Körper. × 6500. b Die Vakuolen liegen hier einerseits intrazytoplasmatisch, eine weitere ist jedoch nur von einer Membran umgeben und liegt extrazellulär. × 5800. c Die Vakuolen sind teilweise nur durch sehr dünne Zytoplasmabrücken getrennt. × 7500. d Mehrere Perithelzellen einer kleinen endoneuralen Arteriole erscheinen vakuolisiert. Eine weitere Vakuole liegt extrazellulär neben Endothelzellen. × 5500. e Extrazellulär zwischen Kollagenfibrillen liegt ein amorph-granulärer Korpuskel, wahrscheinlich von Elaunin ohne Oxytalanfibrillen. × 28000

mutierten Mäusen vollständig. Diese korrelierten mit einem Verlust von Parvalbumin- und Carboanhydrase-positiven Neuronen in den Spinalganglien. Keine wesentlichen Anomalien waren nachweisbar an den Afferenzen der Haut, welche die Substanz P und das Kalzitonin-Gen-Related-Protein (CGRP) enthielten, ebensowenig an den tiefen Nervenfasern in den Gelenkkapseln und Sehnen. Die Zahl der Muskelspindeln in den heterozygoten mutierten Mäusen betrug die Hälfte derjenigen in den Kontrollmäusen, was anzeigt, daß NT-3 in begrenzten Konzentrationen im Embryo vorhanden ist. Zur Herstellung der NT-3-mutierten Mäuse wurden embryonale Stammzellen mit einem zielgerichteten Vektor transfiziert, der dazu diente, eine Protein-kodierende Region des NT-3-Gens durch ein Neomyzin-resistentes Gen zu ersetzen.

In diesem Zusammenhang ist zu erwähnen, daß Mäuse, denen der *Transkriptionsfaktor Egr3* fehlt, ebenfalls keine Muskelspindeln entwickeln; sie zeigen eine sensorische Gangataxie, erhöhte perinatale Sterblichkeit, Skoliose, Ruhetremor und Ptose (TOURTELOTTE u. MILBRANDT 1998). Die Egr-Familie der Zink-

Finger-Transkriptionsfaktoren, zu denen Egr1 (NGFI-A), Egr2 (Krox-20), Egr3 und Egr4 (NGFI-C) gehören, seien an der Regulation kritischer genetischer Programme beim Zellwachstum und der Differenzierung beteiligt (vgl. Kap. H.II.c.2).

2. Neurofilament-defiziente japanische Wachtel

YAMAMAKI et al. (1991) und ZHAO et al. (1993, 1994, 1995) berichten über eine primäre Axonerkrankung, welche das zentrale und periphere Nervensystem betrifft und in einer neuen Mutante der *japanischen Wachtel* entdeckt worden ist, die als „Quiver" bezeichnet wird. Diese Mutante zeigt signifikant kleinere Axonquerschnitte im Halsmark, im N. opticus und N. ischiadicus, wenn man sie lichtmikroskopisch mit Kontrollen vergleicht. Elektronenmikroskopisch und immunhistochemisch lassen sich keine Neurofilamente in den Axonen oder neuronalen Zellkörpern nachweisen. Die Axone enthalten hauptsächlich Mikrotubuli, die zahlenmäßig vermehrt sind in Relation zur Axongröße. Demnach vermuten die Autoren, daß es sich um eine axonale Hypotrophie (Wachstumsstillstand oder Retardierung) aufgrund einer veränderten Neurofilamentexpression handelt.

Nach EYER u. PETERSON (1994) wird bei dieser Mutante das Carboxyl-Ende des hochmolekularen Neurofilamentproteins (NFH) ersetzt durch β-Galaktosidase. Das Fusionsprotein verbleibt in den Perikaryen, wobei es zu größeren filamentösen Aggregaten präzipitiert. Die Axone enthalten jedoch keine Neurofilamente und entwickeln nur dünne Kaliber. Aggregate im Perikaryon mit ähnlichen strukturellen Aspekten sind mit neurodegenerativen Erkrankungen verbunden; die Mäuse zeigten jedoch wenig Krankheitssymptome, und ihre Neurone degenerieren nur selten.

3. Transgene Mäuse mit vorzeitigem Stillstand der Markscheidenbildung

READHEAD et al. (1994) berichten über transgene Mäuse mit einer erhöhten Proteolipid-Protein-Gen-Dosis, bei denen es zu einem vorzeitigen Stillstand der zentralen, nicht aber der peripheren Markscheidenbildung kommt (Modell der Pelizäus-Merzbacher-Krankheit).

4. Progressive Axonopathie als erbliche Neuropathie bei Boxerhunden

GRIFFITHS et al. (1989) beschreiben die Verteilung der wichtigsten axonalen Zytoskelettproteine in lumbalen Vorderwurzeln und im Rückenmark von Boxerhunden mit progressiver erblicher Axonopathie. Die 3 Neurofilamentproteine wurden immunzytochemisch dargestellt, ebenso β-Tubulin, Aktin und Fodrin. Die meisten geschwollenen Axone in den Nervenwurzeln enthielten vermehrt fehlorientierte Neurofilamente. Ungefähr 5% der peripheren Filamente im Axoplasma waren zirkumferentiell angeordnet; in diesen Zonen fehlte das Tubulin. Viele Sphäroide enthielten vermehrtes Aktin, oft mit einer inneren Zone intensiverer Färbung. Die Perikaryen vieler motorischer Neurone im Rückenmark und Hirnstamm enthielten phosphorylierte Neurofilamente. Die Autoren schließen daraus, daß Defekte im langsamen axonalen Transport bei der Pathogenese der Erkrankung eine Rolle spielen.

5. Periphere Neuropathie bei Birmakatzen

MOREAO et al. (1990) berichten über eine periphere und zentrale distale Axonopathie, vermutlich hereditären Ursprungs, bei Birmakatzen.

6. Quakingmaus

Im peripheren Nervensystem besteht bei diesen Mäusen eine Hypomyelinisation mit atypischen Schmidt-Lanterman-Inzisuren, Unregelmäßigkeiten der nodalen und internodalen Endigung der Myelinlamellen bzw. Schwann-Zellfortsätze und mit nichtmyelinisierten Segmenten ohne Schwann-Zellfortsätze, die nur von einer Basallamina bedeckt sind (SUZUKI u. ZAGOREN 1977).

III. Porphyrien

Die peripheren Nerven können betroffen sein bei den *hepatischen Porphyrien*, sowohl bei der *akuten intermittierenden Form* als auch bei der *Porphyria variegata* oder der wesentlich selteneren *hereditären Koproporphyrie* und dem *Deltaaminolävulinsäure-(ALA)-Dehydratase*-Mangel (MERCELIS et al. 1990), wobei alle etwa gleiche Symptome aufweisen (THOMAS et al. 1992).

Klinik: Porphyrische Attacken können bevorzugt mit *motorischen Ausfällen* verbunden sein, die proximal oder distal lokalisiert oder generalisiert auftreten, manchmal in den oberen Extremitäten, manchmal fokal oder asymmetrisch. Eine *sensorische Symptomatik* ist eher am Stamm als an den Extremitäten nachweisbar; sie kann mit *autonomen Symptomen* und Bauchschmerzen, Erbrechen, Tachykardie und Hypertension verbunden sein. Verhaltensstörungen sind ebenfalls häufig. Die Attacken werden häufig durch bestimmte Medikamente, insbesondere Barbiturate, ausgelöst. Eine Verwechslung mit einem Guillain-Barré-Syndrom muß vermieden werden (McENEANEY et al. 1993). Die Erholung setzt langsam ein und ist oft inkomplett.

Histopathologie: Es dominiert eine distale Axonopathie vom *Dying-back*-Typ. Ausfälle von motorischen Vorderhornzellen können vorkommen, ebenso eine Chromatolyse in Zellen des Ganglion coeliacum.

Pathogenese: Die hepatischen Porphyrien sind mit Ausnahme des ALA-Dehydratasemangels, der *autosomal-rezessiv* vererbt wird, sämtlich *autosomal-dominant* erblich. Sie sind auf Störungen der Hämsynthese zurückzuführen. Die akute intermittierende Porphyrie beruht auf einem Mangel an Uroporphyrin-I-Synthetase und die hereditäre Koprophorphyrie auf einem Defekt der Koproporphyrinogenoxidase. Bei der Porphyria variegata besteht ein Mangel an Protoporphyrinogenoxidase. Wie es durch die Anhäufung der Hämvorläufer oder anderer sekundärer Folgeerscheinungen der Stoffwechselstörung zu neuronalen Funktionsstörungen kommt, ist nicht geklärt.

IV. Lipidstoffwechselstörungen

a) Lysosomal, autosomal-rezessiv erblich

1. Metachromatische Leukodystrophie (MLD)

Die *metachromatische Leukodystrophie (Sulfatidlipidose)* kann als Musterbeispiel einer lysosomalen Stoffwechselkrankheit gelten. Im Vordergrund steht eine *Demyelinisation* sowohl im zentralen als auch im peripheren Nervensystem, die auf einen Mangel an Arylsulfatase A zurückzuführen ist.

Klinik: Alle Formen der metachromatischen Leukodystrophie sind vor allem durch Ausfälle von seiten des *zentralen Nervensystems* charakterisiert, bei einigen Fällen ist aber klinisch und elektrophysiologisch eine *periphere Neuropathie* nachweisbar, die gelegentlich im Vordergrund steht.

FRESSINAUD et al. (1992) berichten über einen 38 Jahre alten Mann mit einer adulten metachromatischen Leukodystrophie, bei dem eine *isolierte Neuropathie* aufgetreten war und bei dem die Arylsulfatase A- und Zerebrosidsulfat-Sulfatase-Aktivitäten in Leukozyten und Kulturen von Fibroblasten des Patienten erniedrigt waren. Auch der Sulfatid-Belastungstest ergab abnorme Sulfatid-Akkumulationen. Die Autoren betonen, daß dies der erste Fall mit adulter metachromatischer Leukodystrophie sei, der durch eine periphere Neuropathie in Erscheinung trat. Sonst sind adulte Formen charakterisiert durch eine Demenz oder psychiatrische Störungen. Eine Polyneuropathie in Zusammenhang mit einer mentalen Störung ist allerdings bereits beschrieben worden (BAUMANN et al. 1991).

Histopathologie: Die pathologischen Veränderungen in den peripheren Nerven sind bei allen Formen der metachromatischen Leukodystrophie ähnlich; doch kommen erhebliche quantitative Unterschiede vor, die wahrscheinlich auf die unterschiedliche Akuität und Chronizität der Erkrankungen zurückzuführen sind (Abb. 137). Das gilt sowohl für die übliche Form als auch für die Variante mit multiplem Sulfatasemangel wie für die AB-Variante.

Bei der häufigsten Form, der spätinfantilen Variante, zeigen die peripheren Nerven eine *Verminderung der Zahl markhaltiger Nervenfasern* und Anzeichen für eine *segmentale Demyelinisation* und *Remyelinisation* (Abb. 137a–c). Der Ausfall von Fasern ist weniger auffällig bei den Fällen mit juvenilem (Abb. 137d) und adultem Beginn. Es kommt zu fortschreitender Demyelinisation und Remyelinisation mit spärlichen Zwiebelschalenformationen. Charakteristisch ist die *Anhäufung von 0,5–1 µm im Durchmesser großen Granula* in der perinukleären Region der Schwann-Zellen; diese färben sich mit saurem Kresylviolett oder Toluidinblau metachromatisch braunrötlich (Abb. 137). Die Granula können im Zytoplasma der Schwann-Zellen sowohl markhaltiger als auch markloser Axone sowie in Makrophagen vorkommen. Morphometrische Untersuchungsergebnisse an Suralnervenbiopsien haben BARDOSI et al. (1987) vorgelegt.

Elektronenmikroskopisch findet sich eine Lamellierung der membrangebundenen Einschlüsse mit einer Periodizität von 5,6–5,8 nm (Abb. 138e; 139c, d). Diese sind saure-Phosphatase-positiv und daher als Lysosomen zu identifizie-

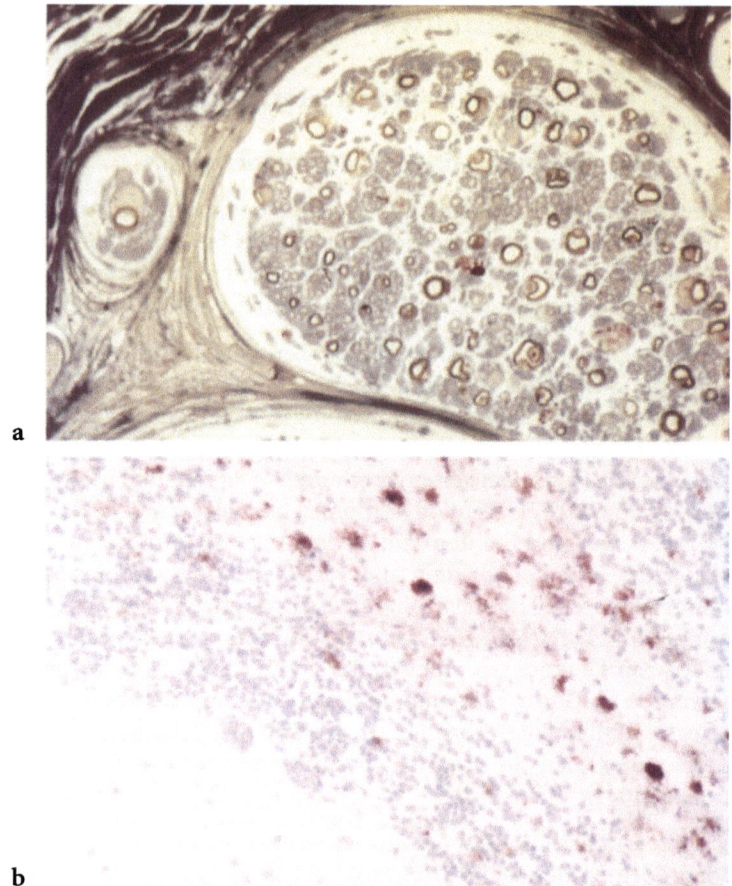

Abb. 137a–d. Metachromatische Leukodystrophie. a–c Infantiler Typ, d juveniler Typ. a, c, d Toluidinblau. b Kleinhirn, Hirsch-Peiffer-Färbung mit saurem Kresylviolett. Die metachromatischen Substanzen sind braunrötlich gefärbt und beim infantilen Typ wesentlich zahlreicher als beim juvenilen Typ. Sie kommen sowohl im Zytoplasma der Schwann-Zellen und Oligodendrogliazellen markhaltiger Nervenfasern als auch in Makrophagen vor, wobei letztere überwiegend perivaskulär anzutreffen sind. c, d s. S. 349

ren. Derartige Substanzen können auch in prismatischen Stapeln, in „*Tuffstein-Körpern*", die vulkanischem Gestein ähneln, und in „*Zebrakörpern*" vorkommen (Abb. 138e, 139). Myelinähnliche Figuren mit konzentrischem lamellärem Material und einer größeren Periodizität von 8 nm finden sich ebenfalls in Schwann-Zellen markhaltiger Axone (WEBSTER 1962); diese stammen aber vermutlich von Markscheidenabbauprodukten ab.

Pathogenese: Das Ausmaß der Demyelinisation korreliert nicht mit der Ablagerung metachromatischer Substanzen in den Schwann-Zellen. Diese Einschlüsse kommen auch in Schwann-Zellen markloser Axone und in fetalen Nerven vor, bevor eine Myelinisation einsetzt, so daß sie nicht auf Markscheidenabbauprodukte zurückgeführt werden können. Eine mögliche Ursache der

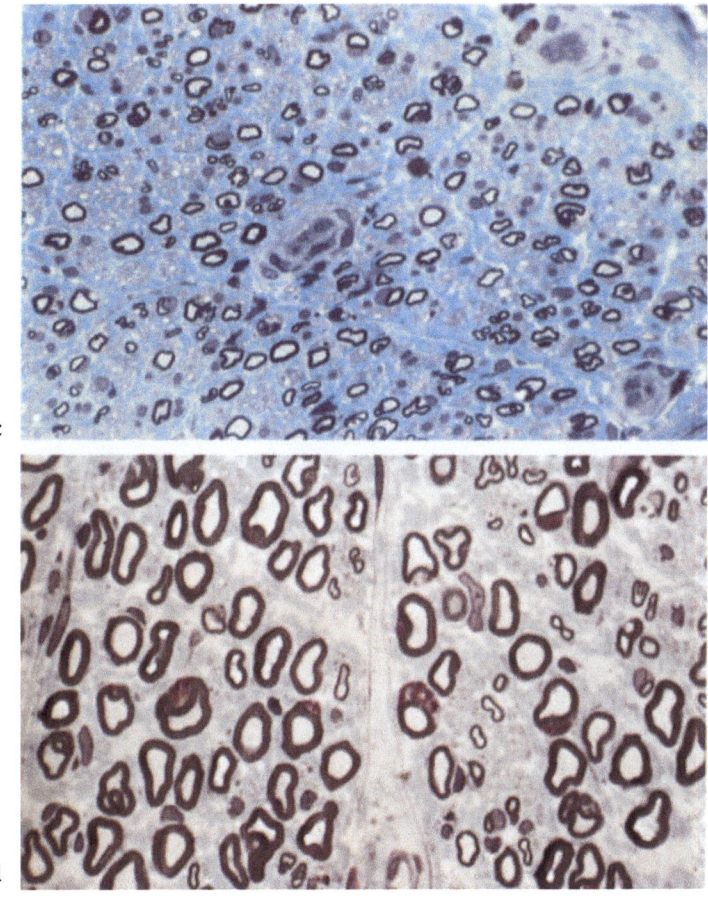

Abb. 137 c, d. Legende s. S. 348

Demyelinisation besteht in abnormen Markscheidenbestandteilen oder in zytotoxischen wirksamen, abnormen Substanzen wie den Sulfogalaktosylsphingosinen (DULANEY u. MOSER 1978).

Knochenmarkstransplantation: Therapieversuche wurden bei einem Mädchen mit spät auftretender infantiler metachromatischer Leukodystrophie durchgeführt; sie wurde über einen längeren Zeitraum neurologisch und neurophysiologisch untersucht, nachdem 8 Jahre vorher, im Alter von $4^{3}/_{4}$ Jahren, eine Knochenmarkstransplantation durchgeführt worden war (vgl. SLAVIN et al. 1992; SHAPIRO et al. 1992). Ihre ältere Schwester starb an MLD im Alter von 8 Jahren, während bei der Patientin signifikante kongnitive und motorische Fähigkeiten erhalten geblieben waren. Serienmäßige neurophysiologische Untersuchungen ergaben anfangs eine zunehmende Verschlechterung nach der Knochenmarkstransplantation, aber später sind die meisten Untersuchungsergebnisse stabil geblieben oder haben sich sogar gebessert.

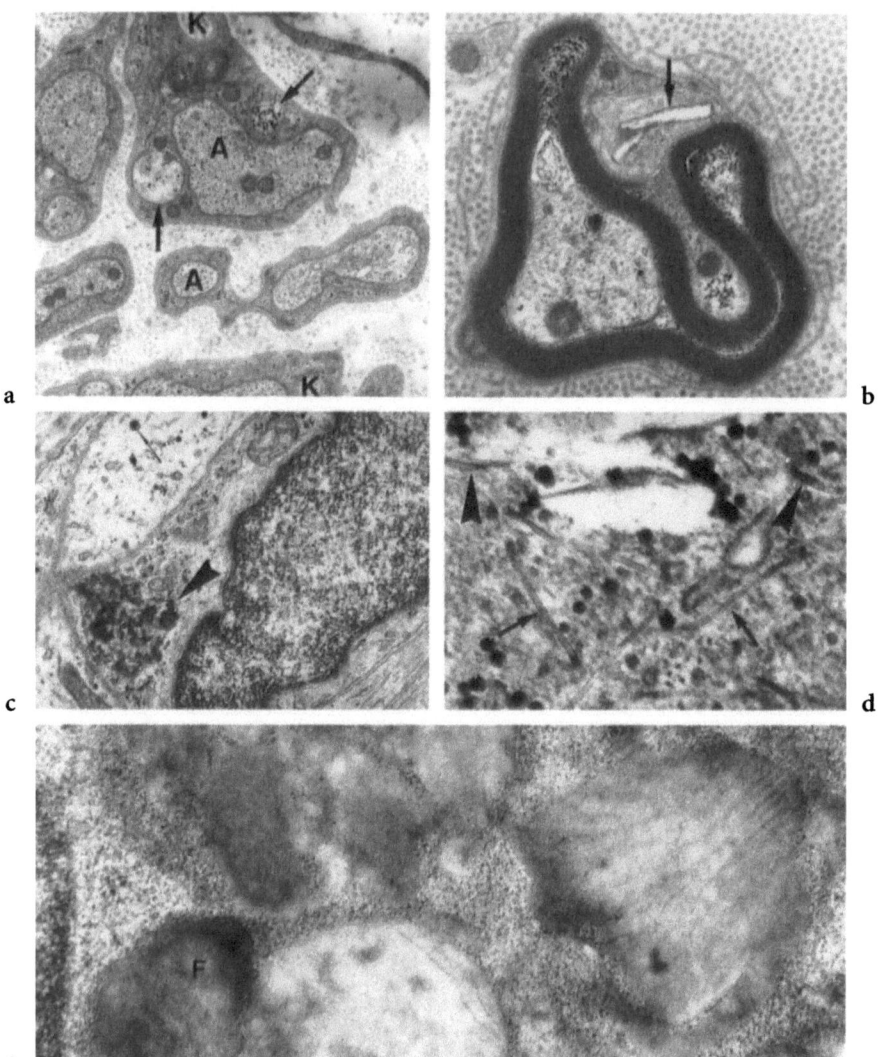

Abb. 138a-e. Pathognostische Schwann-Zelleinschlüsse. a Die Mukopolysaccharidvakuolen (*Pfeile*), z.T. mit Glykogengranula, bei einem 8jährigen Mädchen mit Sanfilippo-Krankheit, Typ A, sind von den marklosen Axonen (*A*) und Kollagentaschen (*K*) zweifelsfrei zu unterscheiden. × 12500. b Prismatische Schwann-Zelleinschlüsse (*Pfeil*) bei Krabbe-Leukodystrophie. × 21000. c Kurvilineares Zytosom (*Pfeilkopf*) bei Zeroidlipofuszinose in der Schwann-Zelle einer vegetativen Nervenfaser des Plexus submucosus (Meissner) einer Rektumbiopsie. Ein Katecholamingranulum ist durch einen *dünnen Pfeil* gekennzeichnet. × 23400. d Adrenomyeloneuropathie bei einer 41jährigen Frau, deren Sohn ebenfalls erkrankt ist. Die trilaminären, d.h. 3fach (*Pfeile*) oder mehrfach (*Pfeilköpfe*) geschichteten Strukturen (Lamellen) liegen in einzelnen Schwann-Zellen in großer Zahl, unterschiedlich orientiert, nebeneinander. × 92400. e Fingerabdruck-(*F*) und irregulär lamellierte Körper in einer Schwann-Zelle bei adulter metachromatischer Leukodystrophie einer 32jährigen Patientin. × 81500.
(Nach SCHRÖDER 1987)

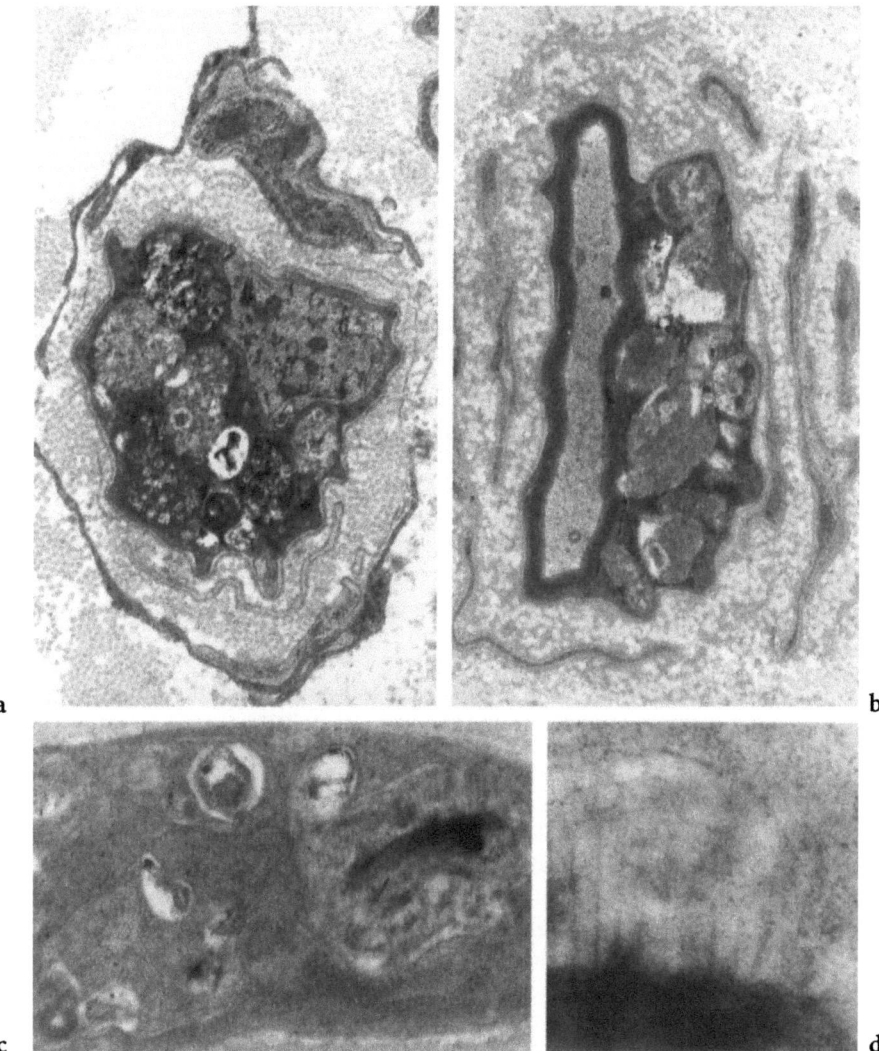

Abb. 139 a–d. Verschiedenartige Schwann-Zelleinlagerungen bei einem 2jährigen Jungen mit infantiler metachromatischer Leukodystrophie (Fall von F. HAVERKAMP, Bonn). **a** Neben einem demyelinisierten Axon liegen pleomorphe Schwann-Zelleinschlüsse unterschiedlicher Art. Diese demyelinisierte Nervenfaser wird einerseits von leeren Basallaminae und andererseits von schmalen Fibroblastenfortsätzen, nicht aber von Schwann-Zellfortsätzen umgeben. **b** Um dieses, vermutlich artifiziell geschrumpfte Axon liegt eine unverhältnismäßig dünne Markscheide mit multiplen Schwann-Zelleinschlüssen, die von mehreren abgeflachten Schwann-Zellfortsätzen umgeben wird, die wiederum von einer Basalmembran bedeckt werden. **a, b** × 18100. **c** Stärkere Vergrößerung von Schwann-Zelleinschlüssen mit typischer Lamellenstruktur. Die „Prismen" sind jedoch offensichtlich tubulärer Art, was in dem von einer Membran umgebenen Zytosom *unten links* zu erkennen ist. Membranöse zytoplasmatische Einschlüsse sind ebenfalls nachweisbar. × 26000. **d** Stärkere Vergrößerung der parallelen Schichtung mit einem Abstand von etwa 8 nm. × 90000

2. Varianten der metachromatischen Leukodystrophie

(a) Multipler Sulfatasemangel

Soong et al. (1988) berichten über einen multiplen Sulfatasemangel bei einem 8jährigen Mädchen mit einem ähnlichen Phänotyp wie bei Mukopolysaccharidosen: Kleinwuchs, Mikrozephalie und geringfügige faziale Dysmorphismen mit Dysphagie, retinaler Degeneration, Entwicklungsstillstand und Ataxie. Insgesamt handelt es sich offensichtlich um die Summe zweier Erkrankungen: Die späte infantile metachromatische Leukodystrophie und eine Mukopolysaccharidose. Der multiple Sulfatasemangel ist als erbliche Krankheit charakterisiert durch das Fehlen mehrerer Sulfatasen und eine Anhäufung von Sulfatiden, Glycosaminoglycanen, Sphingolipiden und Steroidsulfaten in Geweben und Körperflüssigkeiten. Betroffen seien mindestens 7 unterscheidbare lysosomale Sulfatasen einschließlich der mikrosomalen Steroidsulfatase.

Kultivierte Hautfibroblasten dieser Patienten zeigen einen Mangel an Arylsulfatase A, B und C, Idurunat-2-Sulfat-Sulfatase, Heparan-N-Sulfatase, N-Azetylgalaktosamin-6-Sulfat-Sulfatase und N-Azetylglukosamin-6-Sulfat-Sulfatase.

Inzwischen sind bereits 20 Fälle mit diesem Phänotyp beschrieben worden.

(b) AB-Variante der metachromatischen Leukodystrophie mit postuliertem Aktivator-Proteindefekt

Hahn et al. (1981) berichten über die histopathologischen Veränderungen in einer N. suralis-Biopsie von einem Fall mit dieser besonderen Variante der MLD. Die klinischen und histologischen Zeichen sind typisch für eine Sulfatidlipidose, doch sind die In-vitro-Aktivitäten der Arylsulfatasen A und B sowie der Zerebrosidsulfatase normal. Intakte Hautfibroblasten zeigen, wenn sie in einem Medium mit markiertem Sulfatid inkubiert werden, eine beeinträchtigte Sulfatidhydrolyse. Ein Mangel des erforderlichen Aktivatorproteins wird postuliert.

Anhang: 1. Dominant erbliche Variante der MLD

Über eine *adulte MLD mit dominantem Erbgang und normaler Arylsulfatase* berichten Wright et al. (1988).

Anhang: 2. Sudanophile Leukodystrophie

Ob der von Okeda et al. (1989) beschriebene Pigmenttyp (Peiffer) der sudanophilen Leukodystrophie mit peripheren Nervenfaserveränderungen verbunden ist, sollte aufgrund der beiden untersuchten Autopsiefälle entschieden werden.

3. Globoidzell-Leukodystrophie
(Krabbe-Krankheit; Galaktosylzeramidlipidose)

Diese ebenfalls *autosomal-rezessive* Erkrankung wird beherrscht von *zentralnervösen Symptomen*; eine begleitende *periphere Neuropathie* ist jedoch die

Regel; die meisten Fälle beginnen in der frühen Kindheit, spätinfantile, juvenile und sogar Fälle mit Beginn im Erwachsenenalter (MATSUMOTO et al. 1996) kommen gelegentlich vor.

Genetik: Bei einem Patienten mit Krabbe-Krankheit im Erwachsenenalter sind multiple Mutationen im GALC-Gen festgestellt worden (LUZI et al. 1996).

Histopathologie: Man findet eine Verminderung der Zahl normal dicker markhaltiger Nervenfasern. Vielfach dominiert eine segmentale *Demyelinisation* und *Remyelinisation*. Die Schwann-Zellen sowohl der markhaltigen als auch der marklosen Nervenfasern enthalten in verschiedenen Richtungen orientierte, gerade oder gekrümmte prismatische oder tubuläre *Einschlüsse im Zytoplasma* (Abb. 138 b), wie sie auch in Makrophagen beobachtet werden. Diese Einschlüsse ähneln denen in den Globoidzellen des Zentralnervensystems. Bei spät auftretender Krabbe-Krankheit (MATSUMOTO et al. 1996) kommen kurvilineare lamelläre zytoplasmatische Einschlüsse in Schwann-Zellen und Fibroblasten vor; im Vordergrund steht eine Hypomyelinisation statt einer segmentalen Demyelinisation wie bei der infantilen Krabbe-Krankheit.

Pathogenese: Die Erkrankung beruht auf einem Mangel an Galaktozerebrosid-β-Galaktosidase, die Galaktozerebrosid in Zeramid und Galaktose aufspaltet. Die Schädigung der Oligodendrozyten und Schwann-Zellen beruht vermutlich direkt auf der Anhäufung der Galaktozerebroside oder ihres Vorläufers, des Psychosins (s. Kap. F.II. Psychosin).

4. Nieman-Pick-Krankheit (Sphingomyelin-Lipidose)

Die Niemann-Pick-Krankheit stellt eine klinisch und biochemisch heterogene Gruppe von Sphingomyelin-Lipidosen mit autosomal-rezessivem Erbgang dar. Diese werden unterteilt in 2 biochemisch unterscheidbare Entitäten: Typ I (früher A und B) mit einem primären Sphingomyelinase-Mangel und Typ II (früher C und D) mit sekundären Veränderungen der Sphingomyelinase-Aktivität.

(a) Niemann-Pick-Krankheit Typ I (Typ A)

Diese Krankheit ist durch eine *Hepatosplenomegalie* mit progressiver Verschlimmerung und *Tod vor dem 2. Lebensjahr* charakterisiert, wobei Ablagerungen im peripheren Nerven zwar vorkommen, die Symptome vonseiten des zentralen Nervensystems aber stark überwiegen.

Die *periphere Neuropathie beim Typ A* der Niemann-Pick-Krankheit (LANDRIEU u. SAID 1984) ist durch eine segmentale Demyelinisation und zahlreiche osmiophile lamelläre Körper in den Schwann-Zellen gekennzeichnet. *Elektronenmikroskopisch* lassen sich 2 verschiedene Einschlüsse nachweisen: 1. lysosomale Einschlüsse, wie sie üblicherweise bei der Niemann-Pick-Krankheit in den Ganglienzellen beobachtet werden; und 2. Einschlüsse in den Markscheiden, die noch mit den ursprünglichen Markscheidenlamellen in Verbindung stehen als Zeichen einer schweren Myelinopathie. Im Axoplasma sind ebenfalls myelinähnliche Figuren nachweisbar.

(b) Niemann-Pick-Krankheit Typ II (Typ C; NPC)

Unter den Sphingomyelin-Speicherkrankheiten bildet die Niemann-Pick-Krankheit vom Typ C eine heterogene Gruppe (J.J. MARTIN 1984; VANIER u. SUZUKI 1998). Diese Krankheit wurde auch als juvenile dystonische Lipidose oder neuroviszerale Speicherkrankheit mit vertikaler supranukleärer Ophthalmoplegie beschrieben. Es gibt ein breites Spektrum klinischer Phänotypen und auch die biochemischen Veränderungen sind sehr variabel. Ein Enzymdefekt ist nicht bekannt. Es handelt sich um eine lysosomale Multisubstratlipidose mit mäßigen Vermehrungen von freiem Cholesterin, Sphingomyelin und Bis(monoacyl)glyzerophosphat. Es kommt zu einer lysosomalen Sequestrierung endozytosierten LDL-gebundenen Cholesterins, zu einer prämaturen und abnormen Anreicherung von Cholesterin in Trans-Golgi-Zisternen und Anomalien des intrazellulären Cholesterintransportes.

Genetik: Die Krankheit ist heterogen. Das wichtigste NPC1-Gen ist auf dem Chromosom 18q11 lokalisiert. Die cDNA läßt auf ein Protein mit 1278 Aminosäuren schließen mit 13–16 möglichen Transmembranabschnitten und einer mutmaßlichen Cholesterol-bindenden Domäne (VANIER u. SUZUKI 1998).

Haut- und Nervenbiopsien: CEUTERICK u. MARTIN (1994) betonen die Vorteile einer Hautbiopsie gegenüber der von HAHN et al. (1994) durchgeführten Nervenbiopsie. Die osmiophilen pleomorphen lamellären Einschlüsse sind in Hautfibroblasten und perivaskulären Histiozyten nachweisbar. Marklose Axone in Nervenfaszikeln der Haut, dermale präsynaptische Endigungen zwischen glatten Muskelzellen, subepitheliale Axonendigungen und terminale Axone um Schweißdrüsen und Blutgefäße sind dystrophisch und zeigen zahlreiche unspezifische Residualkörperchen mit wenigen lamellären Einschlüssen. Weniger zahlreiche lamelläre Einschlüsse sind in den Epithelzellen, den ekkrinen Schweißdrüsen, den Schwann-Zellen von markhaltigen und marklosen Axonen und in Melanozyten enthalten. Derartige Veränderungen waren in den untersuchten 473 Hautbiopsien mit etwa 200 altersentsprechenden Kontrollen nicht zu finden. CEUTERICK u. MARTIN (1994) betonen im Unterschied zu HAHN et al. (1994), daß die kurvilinearen Einschlüsse in den Gefäßendothelien nicht denen entsprechen, die man bei der Zeroidlipofuszinose findet. Die Markscheiden sind unverhältnismäßig dünn, und die Konturen der markhaltigen Nervenfasern werden häufig durch globuläre Einschlüsse eingedellt. Die Internodien sind verkürzt, und es bestehen Hinweise auf eine fortschreitende paranodale und segmentale Demyelinisation. Elektronenmikroskopisch lassen sich verschiedene Zytoplasmaeinschlüsse unterscheiden: konzentrische osmiophile Membranprofile und elektronendurchlässige Substanzen, multilobulierte flockige und elektronendichte Substanzen in Schwann-Zellen markhaltiger und markloser Axone, endoneuralen Fibroblasten, Makrophagen, Perizyten und Endothelzellen. Neuroaxonale Sphäroide und abnorme Akkumulationen von Neurofilamenten, vesikulären Profilen, dichten Körperchen und abnorme Mitochondrien wie bei der neuroaxonalen Dystrophie beschreiben HAHN et al. (1994) ebenfalls.

Autopsie: Nach eigenen Untersuchungen bei einem Autopsiefall sind die für diese Krankheit typischen „see-blauen" Histiozyten (Abb. 140) ubiquitär im

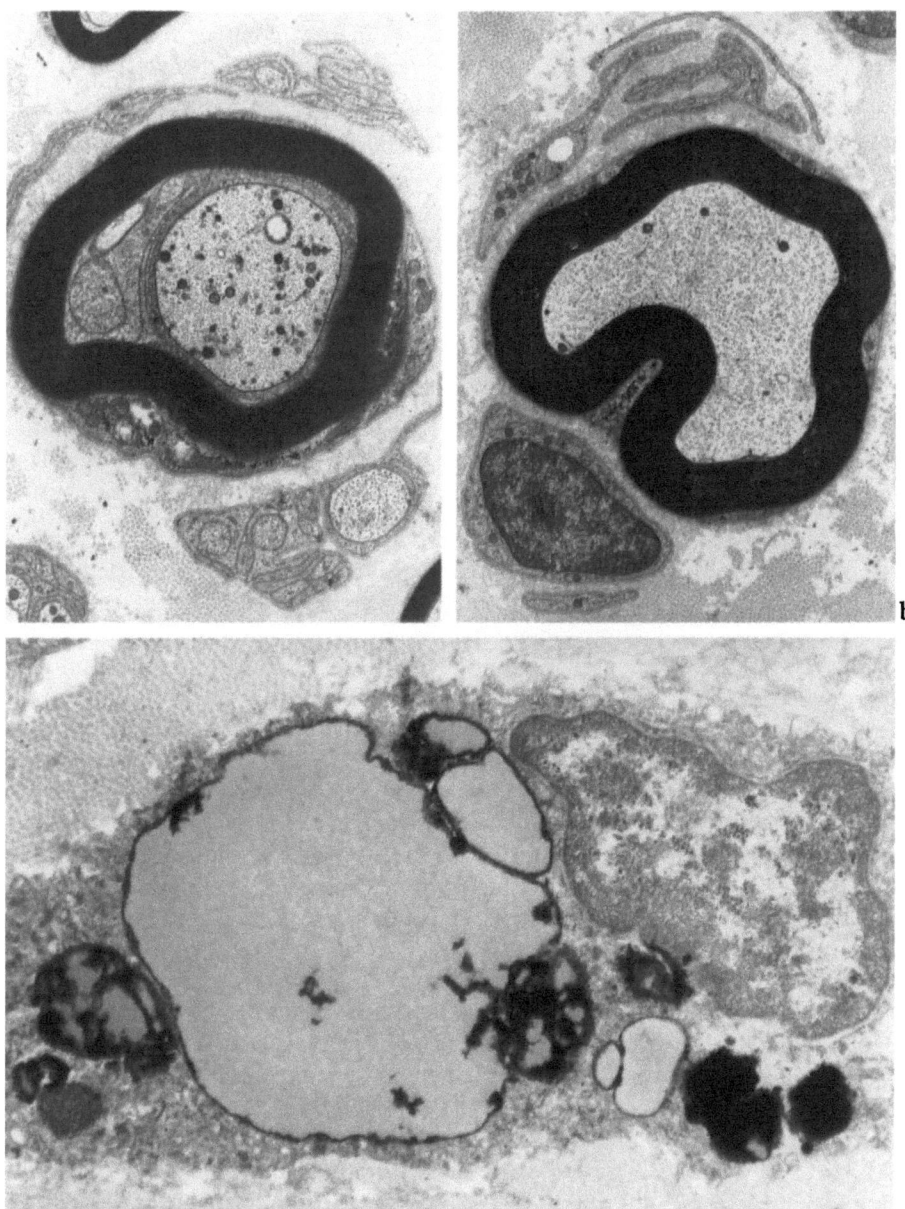

Abb. 140. Niemann-Pick-Krankheit Typ II (42jährige Patientin von B. SELLHAUS, Gangelt). **a, b** Nervenbiopsie, 4 Jahre vor dem Tod. Angedeutete Zwiebelschalenformationen jeweils mit einer markhaltigen Nervenfaser im Zentrum und einzelnen marklosen Axonen in der Peripherie. **a** × 11500; **b** × 9000. **c** Autopsie; perivaskulärer Makrophagen im Muskel mit Lipofuszin und umfangreichem Lipidanteil. × 16600

zentralen und peripheren Nervensystem sowie in Muskelbiopsien zu finden, wenn auch oft nur ganz vereinzelt (unveröffentlichte Beobachtungen).

Tiermodelle: Bei der Niemann-Pick-Krankheit vom Typ C der Katze ließen sich eine GABAerge neuroaxonale Dystrophie und andere zytopathologische Besonderheiten nachweisen (MARCH et al. 1997). Auch gibt es den Typ C bei der Maus (HIGASHI et al. 1995).

Gen-technisch lassen sich Sphingomyelinase-defiziente Mäuse herstellen, deren licht- und elektronenmikroskopische Veränderungen im zentralen und peripheren Nervensystem KUEMMEL et al. (1997) mitgeteilt haben.

5. Cockayne-Syndrom

Diese *rezessiv erbliche* Krankheit ist durch eine Wachstumsverlangsamung, Progerie, kutane Photosensitivität, Mikrozephalie, mentale Retardierung, Pigmentatrophie der Retina, Taubheit und Ataxie gekennzeichnet. Die *zerebralen Veränderungen* entsprechen denen einer Leukodystrophie.

Historisches: COCKAYNE hatte 1936 zwei Familienangehörige beschrieben mit kachektischem Zwergwuchs, einem ungewöhnlichen Gesicht, einer erythematösen Dermatitis mit Photosensitivität, Pfeffer- und Salz-Chorioideoretinitis, partieller Taubheit und nichtdeszendierten Testes. Die Nachuntersuchung 10 Jahre später ergab, daß beide erblindet waren mit Optikusatrophie und Katarakten; sie waren mental schwer retardiert und hatten zahlreiche Gelenkkontrakturen. Andere Aspekte bestanden in einem schmächtigen Stamm mit unverhältnismäßig langen Beinen, Händen und Füßen. Er nahm an, daß die Erkrankung wahrscheinlich rezessiv erblich sei. Seit seiner Originalbeschreibung sind mehr als 20 Fälle mit diesem Syndrom mitgeteilt worden. Einige weitere Aspekte umfassen intrakraniale Kalzifikationen, eine Osteoporose, Nystagmus, Tremor, verminderte Tränensekretion und Schweißbildung sowie zusätzliche renale Veränderungen.

Über einen *Befall der peripheren Nerven* berichten erstmalig MOOSA u. DUBOWITZ (1970). Es bestand eine erhebliche Verminderung der Leitungsgeschwindigkeiten und Anzeichen einer segmentalen Demyelinisation in der *Suralisbiopsie*. Manchmal dominiert eine Hypomyelinisation großer markhaltiger Nervenfasern und evtl. eine segmentale Demyelinisation. Granuläre lysosomale Einschlüsse kommen in Schwann-Zellen vor. Auch OHNISHI et al. (1987) fanden eine primäre segmentale Demyelinisation. Außerdem beschreiben sie Zytoplasmaanteile mit Anhäufungen fibrillärer und amorpher Komponenten, obwohl die zugehörige Markscheide unauffällig erscheinen konnte. Zwiebelschalenformationen und demyelinisierte Axone kamen ebenfalls vor. Anhaltspunkte für eine axonale Atrophie bestanden nicht. Ebensowenig ließen sich Häufungen demyelinisierter und remyelinisierter Internodien auf gezupften Axonen nachweisen als Zeichen einer sekundären segmentalen Demyelinisation. Das Vorhandensein oder Fehlen einer Hypomyelinisation milden Ausmaßes und einer Fehlentwicklung von Axonen, die zu dünn myelinisiert sind, ließ sich nicht beweisen, doch zeigen die morphometrischen Ergebnisse eine primäre segmentale Demyelinisation an. Bei einem eigenen Fall fielen zusätzlich im Paranodium bemerkenswert zahlreiche Ablösungen terminaler Mark-

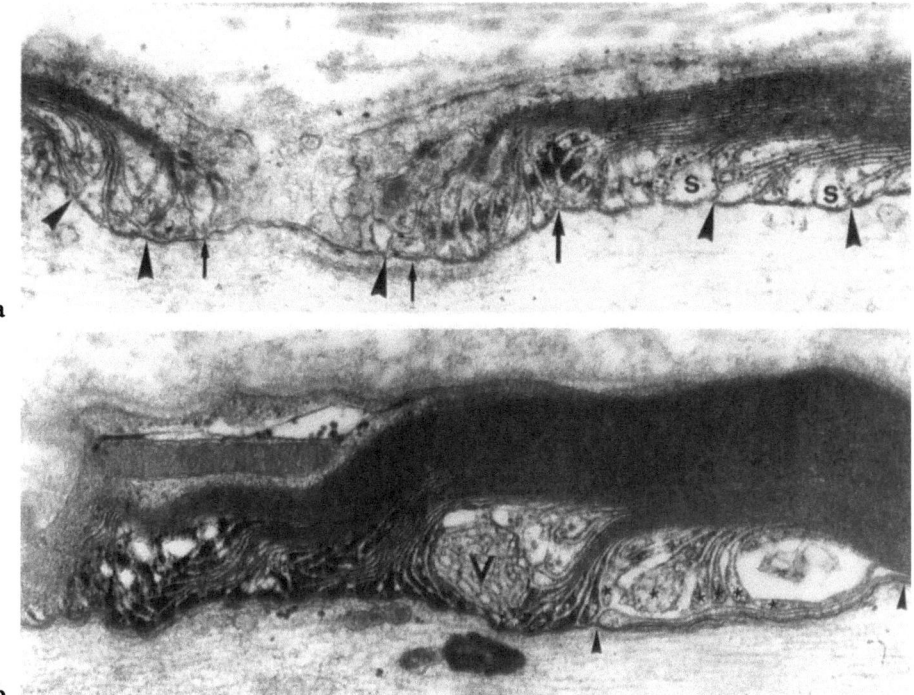

Abb. 141. Verschiedenartige Veränderungen der paranodalen Markschlingen **a** bei einem Fall mit Cockayne-Syndrom (5jähriges Mädchen) im Vergleich zu **b**, einem 5 Monate alten Neugeborenen mit Glomerulonephritis, und **c** einem normalen Suralnerven von einem 17jährigen Jungen, der an einer nekrotisierenden Myopathie unbekannter Ursache verstorben ist.
a Mehrere terminale Markschlingen sind vom Axolemm getrennt (*Pfeilköpfe*), wobei an einer Stelle desmosomenähnliche Strukturen vorhanden sind (*großer Pfeil*). Einige Schlingen sind artifiziell geschwollen (*s*). Die *kleine Pfeile* kennzeichnen terminale Markschlingen in der Nachbarschaft des Schnürrings, wo keine transversalen Bänder vorhanden sind. **b** Die innerste Markscheidenlamelle trennt 6 andere terminale Markschlingen vom Axon, die durch Sternchen zwischen den Pfeilköpfen gekennzeichnet sind. Eine andere Gruppe von Lamellen ist abgehoben vom Axon neben einem Areal mit feinvesikulärer fokaler Markscheidendegeneration (*V*). Andere terminale Markschlingen sind in die Markscheide in regulärer Weise abgehoben. Im abaxonalen Zytoplasma der Schwann-Zelle liegt ein spaltförmiger Hohlraum mit einzelnen Glykogengranula oberhalb eines einzelnen Mitochondrions. Ein kleines membranöses zytoplasmatisches Körperchen liegt im Axoplasma. **c** s. S. 358

scheidenlamellen vom Axon auf (Abb. 141a), obwohl es sich dabei nicht um eine dickere Markscheide handelte, wo eine derartige „axoglial dysjunction" schon normalerweise vorkommt (Abb. 141c).

6. Andere Lipidstoffwechselstörungen

Periphere Neuropathien sind gelegentlich bei einer Reihe von seltenen Lipidstoffwechselstörungen beschrieben worden. Dazu gehört die *zerebrotendinöse Xanthomatose* (Cholestanolosis) (DONAGHY et al. 1990; MIMURA et al. 1993) und die *Farber-Krankheit*. Charakteristische histologische und ultrastrukturelle

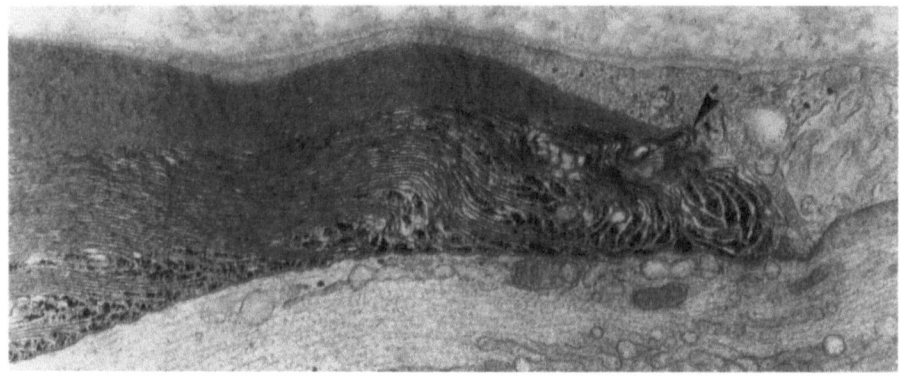

c

Abb. 141 *(Fortsetzung)*. **c** Eine doppelte Reihe terminaler Markschlingen ist an mehreren Stellen von dem darunterliegenden Axolemm getrennt, wobei eine symmetische Ablösung in die umgebende Markscheide besteht (ultrastrukturelles Korrelat der Dornen in den „double bracelets épineux" von Nageotte). Eine artifizielle Verwerfung der Markscheidenlamellen, die vermutlich auf eine geringfügige mechanische Verzerrung zurückzuführen ist, wird durch einen *Pfeilkopf* angezeigt. a-c × 40 000. (Nach SCHRÖDER 1996)

Anomalien sind auch bei verschiedenen anderen Lipidstoffwechselkrankheiten zu beobachten, die in der Regel aber nicht mit einer klinisch manifesten peripheren Neuropathie und Nervenfaserausfällen einhergehen. Dazu gehören die *GM1-* und die *GM2-Gangliosidose*, die *Zeroidlipofuszinose* (Abb. 138c), die *Gaucher-* und die *Wolman-Krankheit*.

(a) Zerebrotendinöse Xanthomatose

Die ZTX ist eine seltene, autosomal-rezessiv erbliche Krankheit des Cholesterinstoffwechsels, die charakterisiert ist durch mentale Retardierung, progressive neurologische Funktionsstörungen, Katarakt und Xanthome in Sehnen und anderen Geweben. Bei allen vier von KURITZKY et al. (1979) elektrophysiologisch untersuchten Patienten fand sich eine Beeinträchtigung der Funktion der peripheren Nerven. Die Veränderungen bestanden in einer Verlangsamung der motorischen und sensorischen Erregungsleitung. Diese waren am stärksten ausgeprägt bei älteren Patienten, bei denen die Krankheit schon fortgeschritten war und die auch klinische Anzeichen für eine milde periphere Neuropathie aufwiesen. Biochemisch sind erhöhte Plasma- und Gewebswerte von Cholestanol (5 α-Dihydro-Derivate des Cholesterins) und eine defekte Gallensäuresynthese aufgrund eines Enzymmangels in der Gallensäuresynthese zu beobachten. Die *histopathologischen* Veränderungen bestehen aus xanthogranulomatösen Anhäufungen von Makrophagen, Riesenzellen vom Fremdkörpertyp sowie intra- und extrazellulärem kristallinen Material. Charakteristisch sind Cholesterin-ähnliche Spalträume. In Großhirn, Kleinhirn und Rückenmark ist eine Demyelinisation in der weißen Substanz nachweisbar. Eine periphere Neuropathie ist wiederholt beschrieben worden (KURITZKY et al. 1979; OHNISHI et al. 1979; POP et al. 1984; KATZ et al. 1985; ARGOV et al. 1986; SOFFER et al. 1995).

Nach POP et al. (1984) ist das periphere Nervensystem nur geringgradig involviert im Unterschied zum zentralen Nervensystem. Die Veränderungen sind eher neuroaxonal als demyelinisierend. Bei 2 Fällen fanden sich zahlreiche Renaut-Körper. Betroffen waren vorwiegend die großen Fasern mit einem Durchmesser zwischen 8 und 13 µm. Anhaltspunkte für eine Kompression bestanden nicht. Fetthaltige Fibroblasten oder Riesenzellen ließen sich jedenfalls in den Nervenbiopsien nicht nachweisen.

VOICULESCU et al. (1987) fanden komplexe inhomogene Lipide in der Sehne, schaumzellige Makrophagen und Lipidtropfen in Schwann-Zellen in Verbindung mit einer stark ausgeprägten Neuropathie bei einer 29jährigen Patientin mit zerebrotendinöser Xanthomatose.

(b) Lipomatosen

Familiäre multiple symmetrische Lipomatose (Madelung): Über eine Neuropathie bei der multiplen symmetrischen Lipomatose (Madelung-Krankheit) berichten POLLACK et al. (1988). CHALK et al. (1990) beschreiben eine periphere Neuropathie in Kombination mit einer multiplen symmetrischen Lipomatose bei 4 von 7 Familienangehörigen. Das Fehlen dieser Krankheit in 3 anderen Generationen dieser Familie läßt auf einen autosomal-rezessiven Erbgang schließen. Die Suralisnervenbiopsie bei einem Patienten zeigte einen Ausfall überwiegend der großen markhaltigen Nervenfasern. Die Relation zwischen Markscheidendicke und Axondurchmesser war normal, was gegen eine primäre axonale Atrophie spricht.

Lipomatose vom Typ Krabbe-Bartels: Bei einem einzelnen Fall haben wir in der Suralnervenbiopsie Ausfälle von marklosen und markhaltigen Nervenfasern (Abb. 142 a, b), aber auch bemerkenswerte Einlagerungen in den Mitochondrien markhaltiger Nervenfasern gefunden (Abb. 142 c), wie wir sie sonst nur bei mitochondrialen Myopathien finden konnten (s. unten).

(c) Membranöse Lipodystrophie (Nasu-Hakola-Krankheit)

Über klinische, histopathologische und biochemische Untersuchungen bei 3 Fällen mit der o.g. Krankheit berichten KITAJIMA et al. (1989). Klinisch sind diese Fälle charakterisiert durch eine progressive spastische Paraplegie und schwere Demenz nach der Adoleszenz. Röntgenaufnahmen der Knochen zeigen charakteristische Zeichen einer polyzystischen Osteodysplasie. Gleichzeitig besteht eine periphere Neuropathie aufgrund einer axonalen Degeneration.

Die membranösen Strukturen im Fettgewebe sind *histochemisch* zusammengesetzt aus einer Verbindung von Glykolipiden oder Glykoproteinen. *Histopathologisch* sind in Rektumbiopsien Infiltrate mit zahlreichen Histiozyten in der Mukosa nachweisbar. Ultrastrukturell zeigen die Granula in diesen Histiozyten viele membrangebundene Vakuolen unterschiedlicher Größe. Biochemisch zeigten die Lipide in dem betroffenen Fettgewebe keine wesentlichen Anomalien. Die lysosomalen Enzymaktivitäten bleiben normal. Im Urin lassen sich keine Oligosaccharide oder Lipide nachweisen. Auch besteht keine Vakuolisierung der Lymphozyten und keine Hepatosplenomegalie. Vermutlich sind die Lysosomen sekundär betroffen, wobei die Entwicklung membranöser Strukturen mit einer Störung des Glykolipid- oder Glykoproteinstoffwechsels in

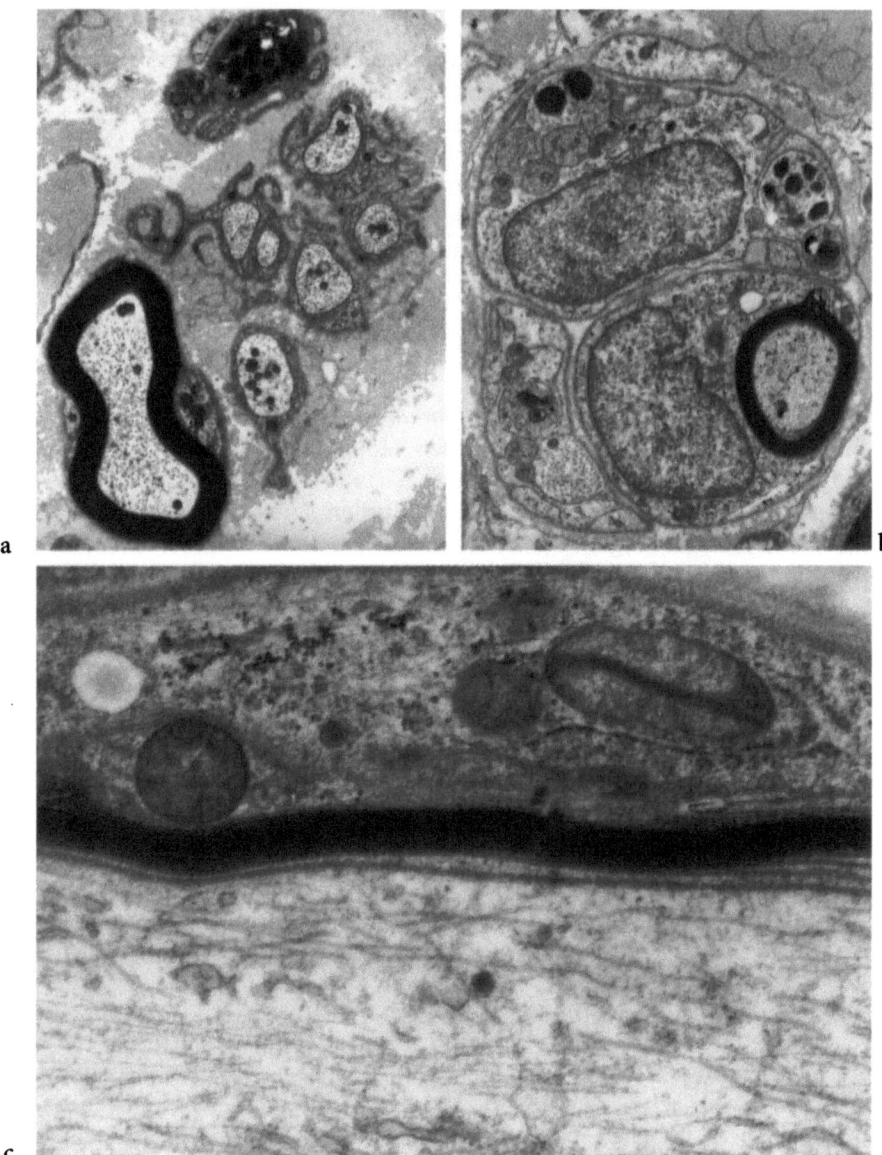

Abb. 142 a – c. Geringgradige Neuropathie bei multipler Lipomatose (Krabbe-Bartels-Syndrom; 59jährige Patientin von U. BENEICKE, Duisburg). a Neben einer Gruppe von teils erhaltenen, teils ausgefallenen marklosen Axonen liegt ein abnormes Axon mit zahlreichen dichten Körperchen und einzelnen Vakuolen. × 9800. b Gruppe regenerierter markloser Axone und einer markhaltigen Nervenfaser. Zwei Axone enthalten ungewöhnlich homogene osmiophile Körper in beträchtlicher Zahl. Einzelne Axone grenzen unmittelbar aneinander. × 11 400. c Abnormes Mitochondrion mit zentral parallel ausgerichteten Cristae mitochondriales im abaxonalen Zytoplasma der Schwann-Zelle einer markhaltigen Nervenfaser. Die Mikrotubuli und Neurofilamente im Axon sind z. T. irregulär orientiert. × 45 000

Zusammenhang stehen dürfte. *Feinstrukturell* sind die membranozystischen Veränderungen zusammengesetzt aus zahlreichen kleinen tubulären Strukturen, die senkrecht zur luminalen Oberfläche der Fettzellen ausgerichtet sind. Die Histiozyten in der Rektummukosa enthalten Granula, die stark PAS-positiv sind. Membranöse Strukturen im Fettgewebe des Epineuriums ließen sich ebenfalls in beiden untersuchten Fällen nachweisen. Im Endoneurium kommen derartige Veränderungen offensichtlich nicht vor.

IANNACCONE et al. (1992) beschreiben einen weiteren Fall mit membranöser Lipodystrophie und peripherer Neuropathie. Es handelte sich um eine 40jährige Frau mit Demenz, multiplen lytischen Knochenläsionen und typischen membranösen Ablagerungen im Fettgewebe sowie neurophysiologischen und pathologischen Hinweisen auf eine periphere Neuropathie. Die Nervenfaserdichte lag im Normbereich, doch fanden sich vermehrt kleine markhaltige Nervenfasern in Regenerationsgruppen zusammenliegend sowie Anzeichen für eine akute axonale Degeneration, jedoch keine Hinweise auf eine Demyelinisation.

(d) Neuroaxonale Dystrophie bei infantilem α-N-Azetylgalaktosaminidase-Mangel

WOLFE et al. (1995) berichten über morphologische Veränderungen in Biopsien von zentral- und peripher-nervösem Gewebe bei den ersten Fällen eines lysosomalen *α-N-Azetylgalaktosaminidase-Mangels*. Sphäroide waren in weiten Teilen der terminalen und präterminalen Axone nachweisbar. Neokortikale und periphere autonome Axone enthielten tubulovesikuläre und lamelliforme membranöse Muster, auffällige nadelförmige Spalten und eine elektronendichte axoplasmatische Matrix, wie sie typischerweise als ultrastrukturelle Veränderungen in axonalen Sphäroiden bei vielen erblichen und erworbenen Axonopathien zu finden sind. Zentrale und periphere membranöse distale axonale Sphäroide waren die einzigen neuropathologischen Veränderungen, die zu identifizieren waren. Die morphologischen Veränderungen und die Verteilung der Läsionen ähnelten in auffälliger Weise denen bei der hereditären infantilen Form der neuroaxonalen Dystrophie mit normaler α-N-Azetylgalaktosaminidase-Aktivität (Seitelberger-Krankheit; s. Kap. J.I.a).

(e) Neuraminidase-A- und B-Mangel (Sandhoff-Krankheit) und andere Gangliosidosen

Gangliosidosen aufgrund eines Hexosaminidase-Mangels führen zu einer adulten Motoneuronerkrankung oder bei einem N-Azetyl-β-Hexosidase-Mangel zu einer juvenilen Motoneuronerkrankung (s. unter motorische Neuropathie bei Hexosaminidase-A- und B-Mangel). Beim Hexosaminidase-A-Mangel bestehen neben der neurogenen Schwäche eine progressive zerebelläre Ataxie und Augenmuskelstörungen (HUND et al. 1997). Über eine adulte motorische Neuropathie beim kombinierten *Hexosaminidase-A- und B-Mangel vom juvenilen Typ (Sandhoff-Krankheit)* berichten RUBIN et al. (1988). Dabei ließ sich eine ausgeprägte Speicherung von Gangliosiden im Zytoplasma der meisten Neurone des Plexus Auerbachi im Appendix eines Patienten nachweisen. Auffällig sind dabei die pleomorphen Speicherprodukte in den Gefäßendothelien von Nerv (Abb. 143) und Muskel; auch die Lymphozyten im Gefäßlumen können zur Diagnose beitragen.

(f) Zeroidlipofuszinosen

Die Zeroidlipofuszinosen sind eine Gruppe neuroviszeraler Lipidosen mit kurvilinearen oder granulären lysosomalen Einschlüssen, auf deren Differenzierung, Biochemie und Genetik hier nicht näher eingegangen werden kann (Einzelheiten s. GOEBEL 1997). Wegen des ubiquitären Vorkommens der kurvilinearen und anderen, granulären Zytosomen (SCHRÖDER et al. 1971) läßt sich diese Krankheitsgruppe auch aus einer Nervenbiopsie diagnostizieren (Abb. 138c, 144; SCHRÖDER 1987). Allerdings sind die Nervenfaserveränderungen in der Regel gering. Nur vereinzelt ist einmal eine angedeutete Zwiebelschalenformation als Zeichen einer vorausgegangenen De- und Remyelinisation nachweisbar (Abb. 144a). Membranbegrenzte Vakuolen können im Perineurium recht ausgeprägt sein (Abb. 144b). Kurvilineare Zytosomen sind in unterschiedlicher Zahl im Zytoplasma der Schwann-Zellen markhaltiger und markloser Axone, aber auch in anderen Zellen nachweisbar. An einer Stelle haben wir eine Kombination eines kurvilinearen Zytosoms mit einem π-Granulum beobachten können (Abb. 144c); doch kommen als unspezifische Strukturen vereinzelt auch komplexe membranöse Ablagerungen mit ungewöhnlichen, geringelten Membranen vor (Abb. 144d). Die marklosen Axone zeigen dabei einen progressiven Ausfall und eine Vermehrung kleiner regenerierter Fasern, was sich in Konjunktivalbiopsien morphometrisch verifizieren läßt (SCHUELKE u. CERVOS-NAVARRO 1998). Bei der Kufs-Form sind die Zytosomen in endoneuralen Endothelzellen weniger charakteristisch: Es handelt sich um komplexe osmiophile granuläre Zytosomen ohne kurvilineare Strukturen oder Fingerabdruckprofile (GELOT et al. 1998). Eher uncharakteristische lysosomale, homogene oder granuläre Zytosomen haben wir allerdings auch einmal bei einem $2^1/_2$jährigen Jungen beobachtet (Abb. 145).

Mausmutante mit Motoneurondegeneration (Mnd): Bei homozygoten Mnd-Mäusen kommt es zu Veränderungen, die denen bei der neuronalen Zeroidlipofuszinose gleichen (BRONSON et al. 1993). Die sudanophilen autofluoreszierenden intraneuronalen Einschlüsse sind immunreaktiv für Antikörper gegenüber der Untereinheit c der mitochondrialen ATP-Synthase. Anders als ursprünglich angenommen, seien diese Mäuse kein gutes Modell für die ALS, wohl aber für die neuronale Zeroidlipofuszinose.

b) Lysosomale, X-chromosomal rezessiv erbliche Lipidstoffwechselstörungen

Die einzige bekannte lysosomale X-chromosomal rezessiv erbliche Speicherkrankheit ist die Fabry-Krankheit.

1. Fabry-Krankheit
(Glykosphingolipid-Lipidose; Angiokeratoma corporis diffusum)

Diese X-chromosomal rezessiv erbliche Krankheit ist als Angiokeratoma corporis diffusum universale von FABRY (1898) und unabhängig von ihm gleich-

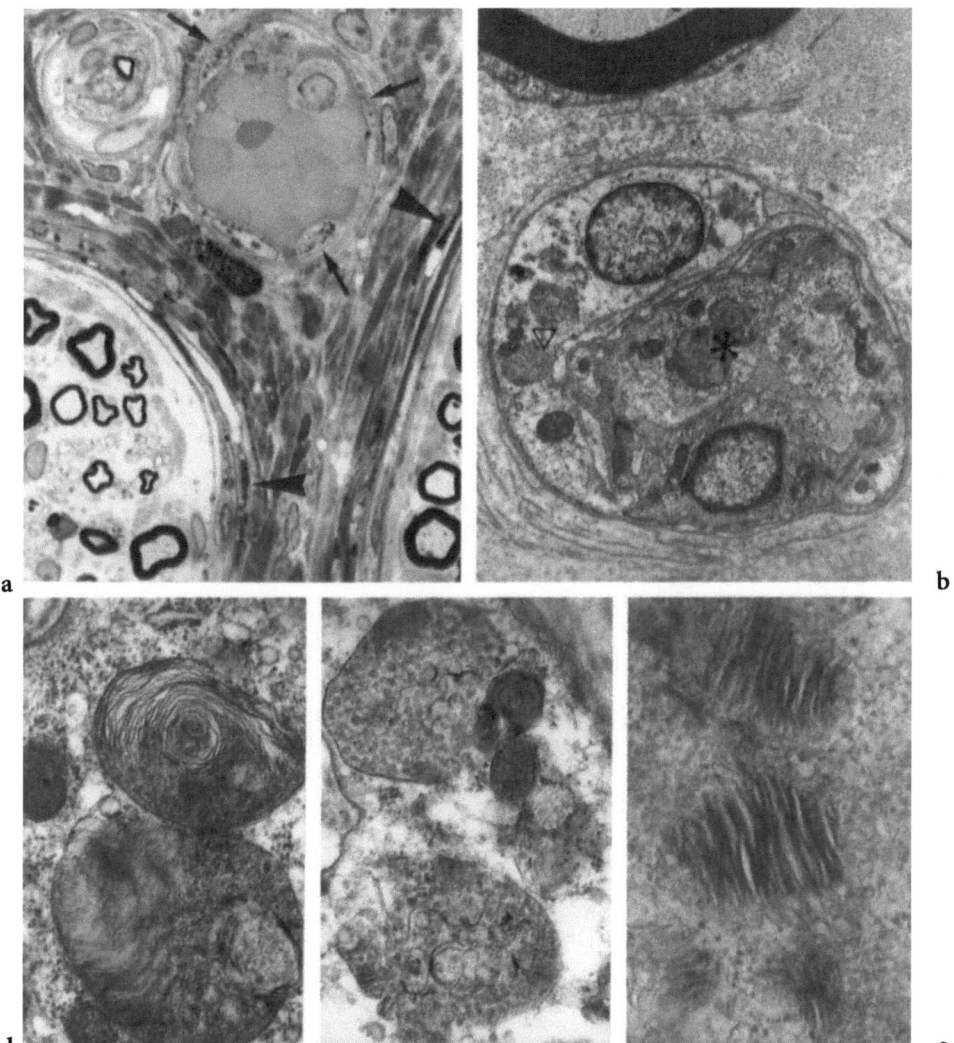

Abb. 143 a–e. Sandhoff-Krankheit bei einem 16 Monate alten Knaben mit Kardiomyopathie (Patient von G. von Bernuth, Aachen). a N. suralis mit zahlreichen osmiophilen Endothelzelleinschlüssen in epi- und endoneuralen Blutgefäßen (*Pfeile*) sowie Perineuralzellen (*Pfeilköpfe*). × 1175. b Endoneurale Kapillare mit pleomorphen Endothelzelleinschlüssen, die durch ein *Sternchen* gekennzeichnet und in c stärker vergrößert sind. Die im angrenzenden Perizyten gelegenen lamellierten und multivesikulären Strukturen (*Dreieck*) sind in d bei höherer Auflösung abgebildet. Die parallel geschichteten membranösen Körperchen in e stammen aus einer anderen Endothelzelle. b × 9300; c, d × 37 600; e × 45 100. (Nach Schröder 1987)

zeitig von Anderson (beide zit. nach Brady 1993) als eine Hautaffektion beschrieben worden. Diese gehört in den Kreis der generalisierten Lipidspeicherkrankheiten und ist auf einen Defekt der Zeramid-Trihexosidase zurückzuführen, der zur Anreicherung einer glykolipidhaltigen Substanz, des Zeramid-Trihexosids (Galaktosyl-Glykosyl-Zeramid) in verschiedenen Geweben und Organsystemen führt. Bevorzugter Sitz solcher Ablagerungen sind angiomatös

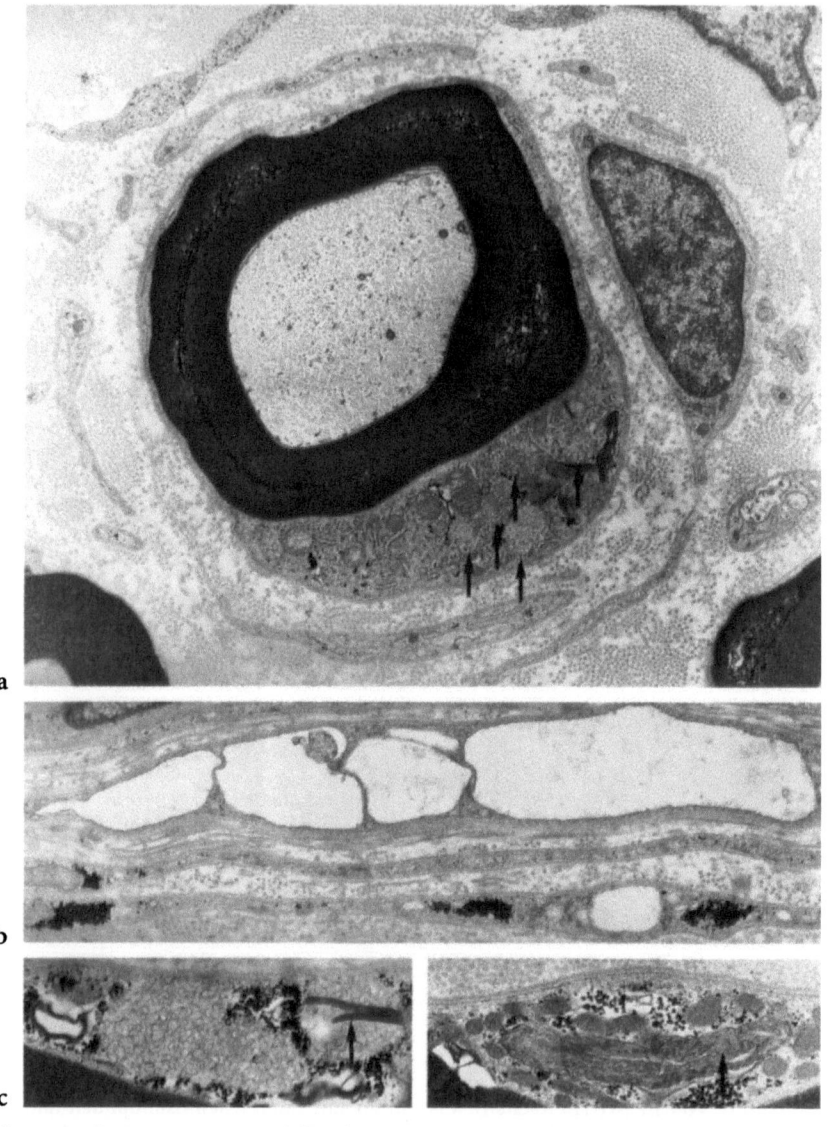

Abb. 144a–d. Ausgeprägte Zeroidlipofuszinose bei einem 4jährigen Mädchen mit ungewöhnlich zahlreichen kurvilinearen Zytosomen im Zytoplasma von Schwann-Zellen (Fall von H. VON Voss, München). **a** Regulär remyelinisierte mittelgroße Nervenfaser mit einer Schmidt-Lanterman-Inzisur und zahlreichen kurvilinearen Zytosomen im Zytoplasma (*Pfeile*). Diese Nervenfaser wird von multiplen abgeflachten Schwann-Zellfortsätzen schalenartig umgeben (frühes Stadium einer Zwiebelschalenformation). × 11000. **b** Multiple Vakuolen in einer Perineuralzelle; die Vakuolen werden durch dünne Zytoplasmabrücken begrenzt und sind elektronenoptisch weitgehend leer. × 17800. **c** Nebeneinander liegen hier zwei kurvilineare Zytosomen, von denen eines parallel geschichtete Membranen im Sinne eines π-Granulums enthält sowie zwei weitere membranöse Körperchen, Glykogengranula und die Randzone einer angeschnittenen Markscheide. × 21000. **d** Locker geschichtetes membranöses zytoplasmatisches Körperchen, in dem konzentrisch geringelte Komponenten abgrenzbar sind (*Pfeil*) im Zytoplasma einer markhaltigen Nervenfaser. × 21600

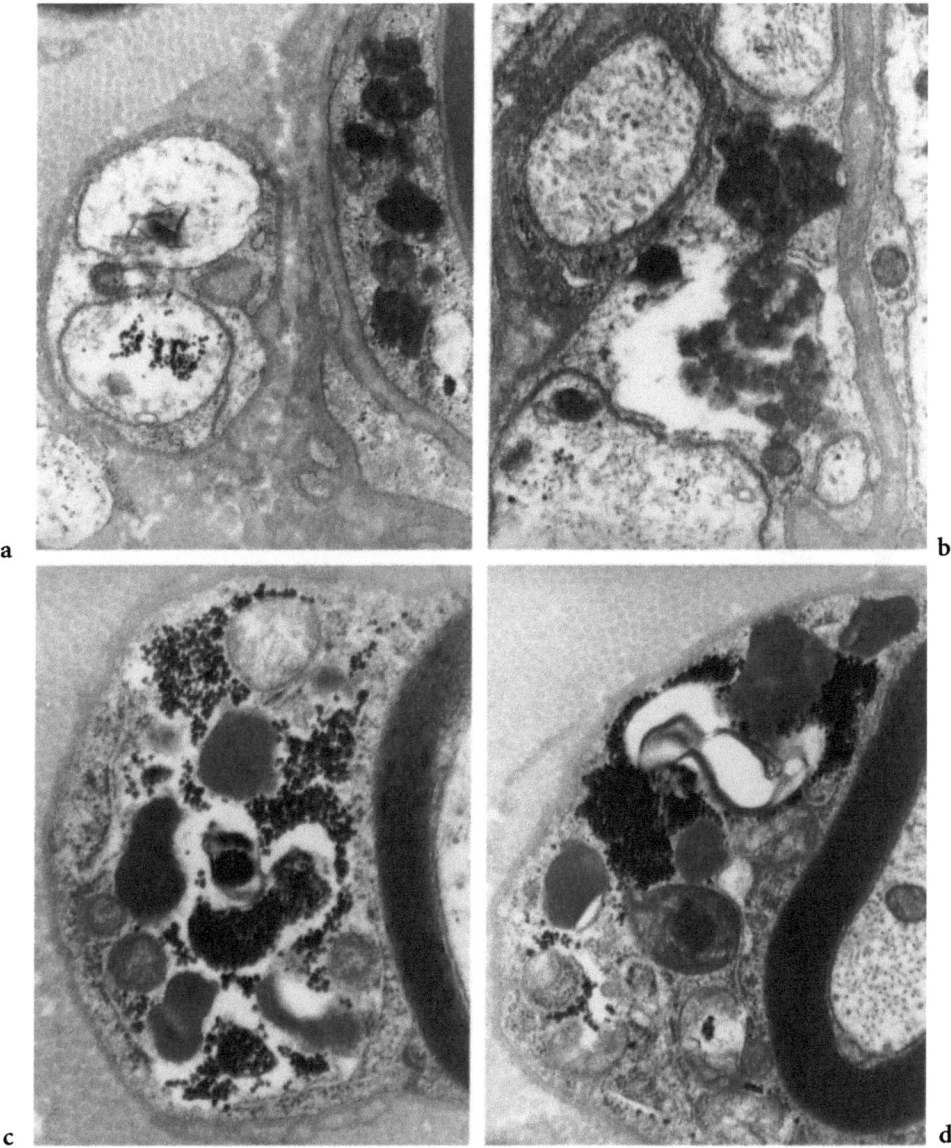

Abb. 145a–d. Zeroidlipofuszinose bei einem 2½jährigen Jungen (Patient von W. MORTIER, Wuppertal). **a** Zahlreiche kurvilineare Zytosomen in einer Endothelzelle. Die benachbarten marklosen Axone sind deutlich verändert, das obere Axon enthält nadelförmige membranöse Einschlüsse, das untere glykogenähnliche Granula. × 28600. **b** Feingranuläre oder amorphe Schwann-Zelleinschlüsse in einer Remak-Faser mit Vakuolisierungstendenz. × 32500. **c** Mehrere irregulär konturierte lysosomale Schwann-Zelleinschlüsse ohne charakteristische Strukturierung zwischen Glykogengranula und Mitochondrien im Zytoplasma der Schwann-Zelle einer markhaltigen Nervenfaser. × 40300. **d** Weitere uncharakteristische Schwann-Zelleinschlüsse zusammen mit einem membranösen vakuolisierten Körperchen und einem Peroxisom-ähnlichen Zytosom mit zentraler Verdichtung. × 33200

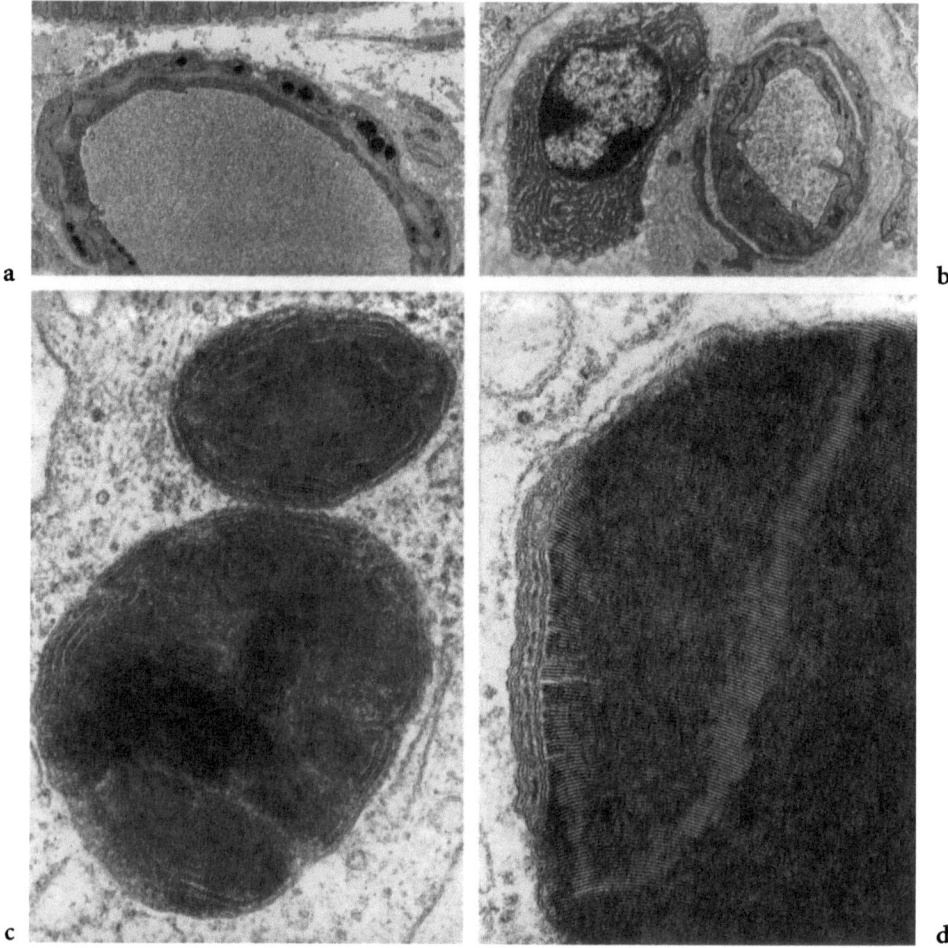

Abb. 146a–d. Charakteristische membranöse Endothelzell- und Peritheleinschlüsse bei Fabry-Krankheit in der Muskelbiopsie (ähnlich wie im Nerven) einer 20jährigen Frau (Patientin von A. FERBERT, Kassel). **a, c, d** Teils parallel geschichtete, teils konzentrische Zelleinschlüsse mit einer Lamellenperiodizität von ca. 5 nm. a × 3000; c × 100 000; d × 128 000. **b** Neben der Kapillare liegt eine differenzierte Plasmazelle. × 12 000

veränderte Hautkapillaren des unteren Stammes und besonders der Umbilikalgegend, die Nierenepithelien, die Kornea, Neurone, die glatten Muskelzellen der Gefäße (Abb. 146) und das Myokard. Daneben finden sie sich als lipidhaltige Makrophagen im Knochenmark, in der Milz und in den Lymphknoten sowie in Neuronen des ZNS und des autonomen Darmplexus. BISCHOFF et al. (1968) haben die Speicherung des Lipoids bereits in den Kapillarendothelien- und Perizyten sowie den Bindegewebszellen der Perineuralscheide abgebildet und beschrieben. Das lamellierte intrazytoplasmatische Material weist eine Periodizität von 5,6–6 nm auf (Abb. 146 c, d). Degenerierte marklose Axone sind ebenfalls nachweisbar. Dieser letztgenannte Befund wird als das morphologische Substrat des Schweißsekretionsdefektes und des Schmerzsyndroms angesehen.

Hemizygote Männer entwickeln bei dieser Krankheit *teleangiektatische Veränderungen* am unteren Stamm, am Gesäß sowie dilatierte konjunktivale Blutgefäße, Bluthochdruck, Fieberattacken, eine Korneadystrophie und zerebrale, kardiale sowie vorübergehende oder bleibende neurologische Ausfälle und renale Veränderungen. Zum Krankheitsbild gehört eine *sensorische und autonome Neuropathie*, die von schweren paroxysmalen Schmerzanfällen in den Extremitäten begleitet wird (Fabry-Krisen). Diese treten in der Kindheit oder während der Adoleszenz auf. In der Regel sterben die Patienten an Nierenversagen, Herzversagen oder Schlaganfall.

Heterozygote Frauen können eine leichtere Manifestationsform der Krankheit aufweisen, entwickeln in der Regel aber *keine* neuropathischen Symptome; sie haben nur gelegentlich geringfügige klinische Zeichen der Erkrankung wie die typische Korneadystrophie und charakteristische Hautläsionen. Nur selten zeigen sie ausgeprägte neurologische Symptome wie Demenz, zerebrovaskuläre Ausfälle, episodische Schwindelzustände, Ataxie und Zeichen einer Schädigung der langen Bahnen.

Bei einer heterozygoten weiblichen Patientin war das Trihexosylzeramid in den Spinalganglien und sympathischen Ganglien um das 34- bzw. 48fache der Menge normaler Kontrollen erhöht (HOZUMI et al. 1989).

Histopathologie: In Nervenbiopsien lassen sich ein Verlust kleiner markhaltiger und markloser Axone sowie lamellierte Einschlüsse in den Perineuralzellen, aber auch in den Endothelzellen nachweisen. Diese Substanzen bestehen aus Glykosphingolipiden, die *elektronenmikroskopisch* alternierende helle und dunkle Linien mit einer Periodizität von etwa 5 nm aufweisen (THOMAS et al. 1997). Diese Einschlüsse kommen entweder als flache Stapel oder konzentrisch lamellierte Körper vor. Autoptisch ist eine Speicherung dieser Substanzen in den Ganglienzellen der Spinalganglien und sympathischen Ganglien nachweisbar, hier allerdings in geringer Zahl (OHNISHI u. DYCK 1974; HOZUMI et al. 1989). Biochemisch handelt es sich um ein Globo-1-Trihexosylzeramid und Digalaktosylzeramid. Bei einer (heterozygoten) Konduktorin mit schwerer orthostatischer Hypotension ergab die Biopsie des N. suralis eine Reduktion der Zahl markhaltiger Nervenfasern von 9999 ± 3446/mm² bei Kontrollen auf 6952/mm² bei der untersuchten Patientin (MUTOH et al. 1988). Die Zahl der marklosen Nervenfasern war von 41405 ± 7251 auf 20611/mm² reduziert. Außerdem fand sich ein nach rechts verbreitertes Verteilungsspektrum der Größenklasse markloser Axone. Im Zytoplasma der Perineural-, Endothel- und Perithelzellen der endoneuralen Kapillaren (wie auch im Zytoplasma der Schwann-Zellen) fanden sich reichlich lamellierte Körperchen.

c) Proteolipidanomalien (autosomal-rezessiv erblich)

1. Analphalipoproteinämie (Tangier-Krankheit)

Die Tangier-Krankheit wird benannt nach einer Insel in der Chesapeake-Bucht. Das wichtigste klinische Symptom besteht, abgesehen von einem Befall der peripheren Nerven, in einer *Ablagerung von Cholesterinestern* in verschiedenen Geweben, insbesondere in den *Tonsillen*, die dadurch vergrößert und gelb gefärbt sind, in der *Milz*, im *Knochenmark*, in *Lymphknoten* der intesti-

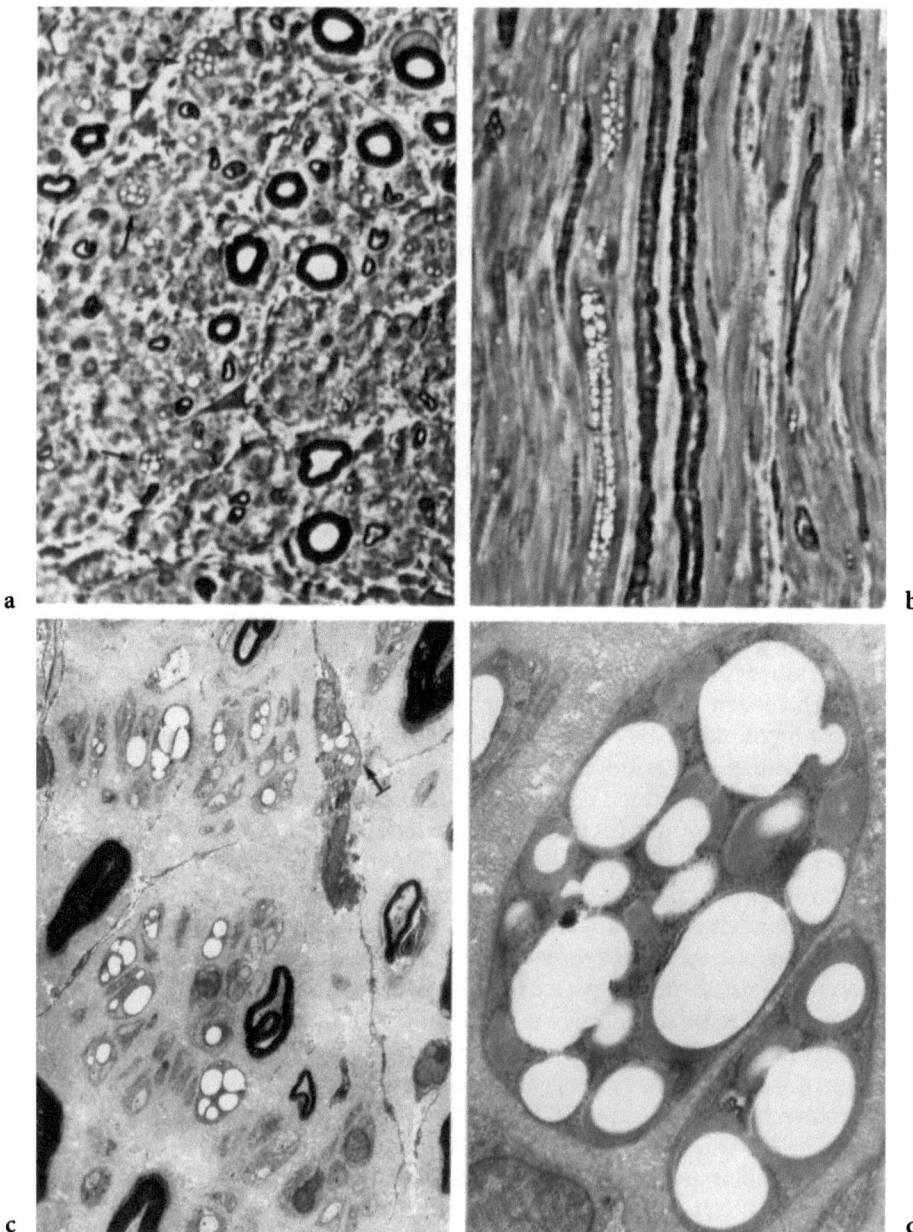

Abb. 147a–d. Analphalipoproteinämie (Tangier-Krankheit) bei einem 32jährigen Patienten (Fall von G. Kilb, Frankfurt am Main; Gibbels et al. 1985). **a, b** Die Zahl der markhaltigen Nervenfasern ist deutlich reduziert. An mehreren Stellen sind multiple intrazelluläre Vakuolen zu sehen (*Pfeile*). × 765. **c, d** Elektronenmikroskopische Aufnahmen mit zahlreichen Lipidtropfen, die partiell herausgelöst sind (Vakuolen), in Schwann-Zellen und einer fibroblastenähnlichen Zelle, die in **c** durch einen *Pfeil* gekennzeichnet ist und in **d** bei starker Vergrößerung abgebildet ist. **c** × 2160; **d** × 8640

nalen Submukosa und in der Haut. Nach SCHMALBRUCH et al. (1987) sind insgesamt 35 Fälle beschrieben worden. Die Patienten haben ein erhöhtes Risiko für Gefäßerkrankungen. Eine neurogene Erkrankung wurde bei 21 Patienten festgestellt. Die *Neuropathie kann 3 verschiedene Formen* annehmen.

Die 1. Form ist durch ein *pseudosyringomyelisches Syndrom* mit Beginn im Erwachsenenalter gekennzeichnet. Die betroffenen Individuen entwickeln eine Schwäche der Gesichtsmuskulatur und der kleinen Handmuskeln, eine allgemeine Sehnenareflexie und einen Sensibilitätsverlust, der den Stamm und die proximalen Anteile der Gliedmaßen betrifft, wobei am Anfang vor allem die Schmerz- und Temperaturempfindung betroffen ist. Die 2. Form besteht in einer *rekurrierenden multifokalen Neuropathie* und die 3. Form in einer *distalen sensomotorischen Neuropathie*.

Die Serumkonzentration der High-density-Lipoproteine ist stark reduziert, und die geringen Mengen, die noch übriggeblieben sind, sind abnorm strukturiert. Die Plasmacholesterinwerte sind in der Regel reduziert, die Triglyzeridwerte jedoch normal oder erhöht.

Genetik: Die Tangier-Krankheit ist autosomal-rezessiv erblich und wird dem Chromosom 9q31 zugeordnet (RUST et al. 1998). Bis heute ist ungewiß, ob sich die 3 klinischen Formen genetisch unterscheiden, auch wenn dies wahrscheinlich ist.

Histopathologie: In Nervenbiopsien fand sich beim pseudosyringomyelischen Typ ein erheblicher *Ausfall an marklosen Axonen*, aber auch von markhaltigen Fasern, insbesondere der kleinkalibrigen (Abb. 147a; GIBBELS et al. 1985). Zupfpräparate haben eine deutliche *segmentale Demyelinisation* ergeben. Der Hauptbefund besteht in einer Anhäufung zahlreicher Lipidtropfen und pleomorpher Einschlüsse im Zytoplasma der Schwann-Zellen und interstitiellen Zellen (Abb. 147a-d, 148). Diese bestehen großenteils aus Neutralfetten und Cholesterinestern. Die Lipidtropfen werden nicht von einer limitierenden Membran begrenzt (Abb. 147d).

Die mononeuropathische Form ist charakterisiert durch eine Demyelinisation und Remyelinisation, während bei der Syringomyelie-ähnlichen Form eine axonale Degeneration kleiner markhaltiger markloser Nervenfasern prädominiert. Die von SCHMALBRUCH et al. (1987) untersuchte Patientin starb im Alter von 61 Jahren an Herzinsuffizienz.

Eine *Autopsie* ergab in den Neuronen der Spinalganglien wie auch im Rückenmark umfangreiche Lipideinschlüsse, die sich von denen in den Schwann-Zellen und den Satellitenzellen unterschieden. Die Gliazellen speicherten keine Substanzen. Die neuronalen Einschlüsse waren von einer Membran umgeben und bestanden aus elektronendichten und elektronendurchlässigen Komponenten. Zelluntergänge in den Spinalganglien ließen sich ebenfalls nachweisen, wobei nach dem Durchmesserhistogramm die kleinen Nervenzellen bevorzugt ausgefallen waren. Bei den Einschlüssen handelt es sich wahrscheinlich um sekundäre Lysosomen und Residualkörper, die Riesenlipofuszingranula ähnelten. Sie ließen sich nicht färben und zeigten eine schwache Autofluoreszenz bei Vergleich mit dem Alterspigment in Kontrollganglien. Demnach handele es sich bei dem Syringomyelie-ähnlichen Syndrom der Tangier-Krankheit um eine lysosomale Speicherkrankheit, die bevorzugt die kleinen Spinalganglien befällt.

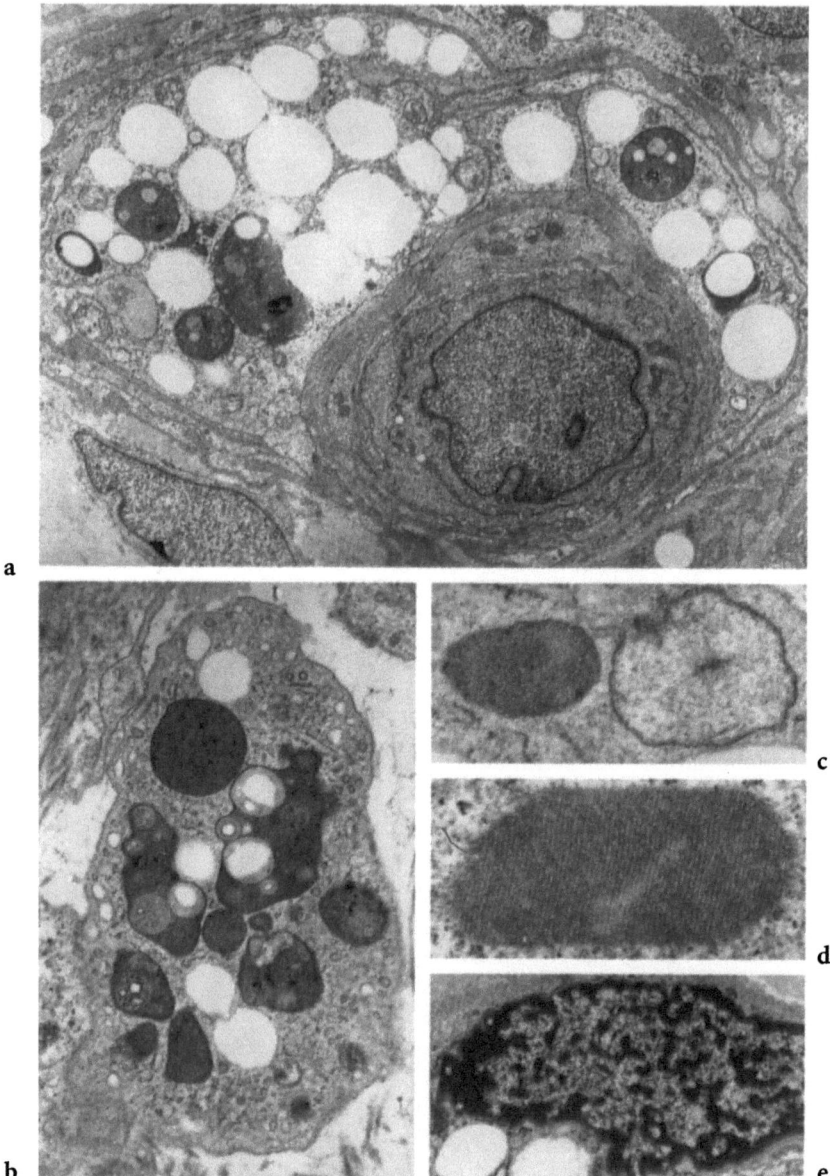

Abb. 148a–e. Hautbiopsie von derselben Patientin wie in Abb. 147. **a** Perikapillärer Histiozyt mit zahlreichen Vakuolen und verschiedenen Phagolysosomen. × 9810. **b** Histiozyt im Corium mit pleomorphen Phagolysosomen und einigen Vakuolen. × 10700. **c** Angrenzend an einen lysosomalen Körper findet sich ein abnorm dilatiertes Mitochondrion, das von einer Doppelmembran umgeben und dadurch gekennzeichnet wird. Es enthält nur noch rudimentäre Cristae mitochondriales. × 25800. **d** Ungewöhnlicher, periodisch strukturierter filamentöser Körper mit einer Ausdehnung von 2,4 × 1,1 μm in einem Histiozyten. Die Struktur entspricht intrazellulärem Fibrin. Die Filamente messen etwa 6–8 nm im Durchmesser, die Querstreifung wiederholt sich jeweils nach etwa 35 nm. × 27700. **e** Beginnende Karyorrhexis mit aggregiertem Heterochromatin und zwei Vakuolen im Zytoplasma eines Histiozyten. × 13200

Pathogenese: Die Ursache für die Anhäufung der Substanzen in den Schwann-Zellen ist *nicht geklärt*; möglicherweise beruht sie auf einer Degeneration von Nervenfasern und der Unfähigkeit dieser Zellen, das Abbauprodukt zu eliminieren. Nervenbiopsien mit multifokaler Neuropathie zeigen eine ausgeprägte *Demyelinisation* und *Remyelinisation* gehäuft entlang bestimmter Nervenfasern bei Begrenzung der Lipidtropfen auf Schwann-Zellen mit marklosen Axonen. Ein anderer Patient von POLLOCK et al. (1983) mit langsam progressiver Syringomyelie-ähnlicher Neuropathie zeigte demgegenüber eine fortgeschrittene periphere Nervendegeneration und eine eher globale Verteilung der Lipidvakuolen im Nerven. Vermutlich liegen der Tangier-Krankheit verschiedene metabolische Störungen zugrunde.

2. Abetalipoproteinämie
(Bassen-Kornzweig-Syndrom; Neuroakanthozytose)

Die neurologischen Symptome dieser *autosomal-rezessiv* erblichen Krankheit bestehen in einer *spinozerebellären Degeneration* mit symmetrischer distaler *peripherer Neuropathie* und *Pigmentdegeneration der Retina*. Die Symptome treten innerhalb der ersten 2 Dekaden auf und sind verbunden mit einer *intestinalen Malabsorption* und abnormen Erythrozyten (*Akanthozytose*).

HARDIE et al. (1991) berichten über weitere klinische, hämatologische und pathologische Details bei 19 Fällen mit dieser Erkrankung, bei der eine multisystemische neurologische Erkrankung mit einer Akanthozytose im peripheren Blut und normalen Plasmalipoproteinen bestand. Eine geringfügige Akanthozytose kann leicht übersehen werden; dabei kann eine SEM-Untersuchung hilfreich sein. Einige neurologisch asymptomatische Familienangehörige mit signifikanter Akanthozytosis wurden während der Familienuntersuchung identifiziert, darunter auch einige, die klinisch betroffen waren. Das mittlere Erkrankungsalter lag bei 32 Jahren (8 – 62 Jahre). Der klinische Verlauf war in der Regel progressiv, aber es gab ausgeprägte Variationen der Phänotypen. Kognitive Störungen, psychiatrische Symptome und organische Persönlichkeitsstörungen traten bei mehr als der Hälfte der Fälle auf, mehr als 1/3 hatten Anfälle. Orofaziolinguale unwillkürliche Bewegungen und pseudobulbäre Störungen verursachten in der Regel eine Dysphagie und Dysarthrie, die manchmal ausgeprägt war, aber Lippen- oder Zungenbisse waren nur selten zu sehen. Eine Chorea kam in nahezu allen symptomatischen Fällen vor, aber keine Dystonie, Ticks, unwillkürliche Laute und akinetisch-rigide Aspekte traten ebenfalls auf. Zwei Fälle hatten keine Bewegungsstörung. CT-Aufnahmen ergaben oft eine Hirnatrophie. Eine Caudatumatrophie war weniger häufig, und unspezifische fokale und symmetrische Signalanomalien im Bereich des Nucleus caudatus und Nucleus lentiformis waren im MRI-Bild bei 3 von 4 Fällen zu sehen. Eine Verminderung oder ein Fehlen der Sehnenreflexe war bei 13 Fällen nachweisbar und neurophysiologische Anomalien zeigten oft eine axonale Neuropathie an. Die Serumkreatinkinaseaktivität war erhöht bei 11 Fällen, aber ohne Anzeichen einer klinisch manifesten Myopathie.

Genetik: In genetischer Hinsicht ist die Neuroakanthozytose wahrscheinlich heterogen, jedoch die verfügbaren Stammbaumdaten in Verbindung mit dem

McLeod-Phänotyp lassen vermuten, daß ein Genort am kurzen Arm des X-Chromosoms lokalisiert ist.

Histopathologie: Suralisnervenbiopsien bei 3 Fällen ergaben Anzeichen einer *chronischen axonalen Neuropathie* mit prominenter regenerativer Aktivität, wobei bevorzugt die großen Nervenfasern betroffen waren (HARDIE et al. 1991). Eine Demyelinisation ist ebenfalls beschrieben worden, ebenso ein inkonstanter Ausfall von Vorderhornzellen; doch bestehen heute gute Anhaltspunkte dafür, daß die neurologischen Veränderungen sekundär auf einen *ausgeprägten Vitamin-E-Mangel* zurückzuführen sind, der wiederum auf der *intestinalen Resorptionsstörung* beruht (THOMAS et al. 1992).

Postmortale neuropathologische Untersuchungen bei einem Fall (HARDIE et al. 1991) ergaben einen ausgeprägten Neuronenverlust und eine Gliose im Corpus striatum, pallidum und in der Substantia nigra, speziell in der Pars reticulata. Die Hirnrinde war ausgespart und das Rückenmark zeigte keine Anhaltspunkte für einen Verlust an Vorderhornzellen.

d) Peroxisomale Stoffwechselstörungen

Die Peroxisomen wirken mit bei der Synthese der Plasmalogene und der Gallensäuren sowie beim Abbau der sehr langkettigen Fettsäuren, der Pipekolinsäure und der Phytansäure. Das klinische Spektrum der peroxisomalen Erkrankungen befindet sich in einer Phase rascher Expansion. Sie werden aufgrund der Peroxisomenstruktur und -funktion in 3 Kategorien eingeteilt (MacKCollin et al. 1990).

Zur *1. Kategorie* gehört der Defekt eines einzelnen Enzyms, dem die häufigste Form, nämlich die X-chromosomal gebundene *Adrenoleukodystrophie* zuzuordnen ist. Diese Erkrankungen sind gekennzeichnet durch eine normale Peroxisomenstruktur, aber Anomalien in einer einzigen peroxisomalen Funktion. Dennoch können ausgeprägte neurologische Symptome resultieren, wenn das Enzym die β-Oxidationswege der Fettsäuren betrifft (VAN MALDERGEM et al. 1992) (s. auch Oxalosen, S. 389!).

Die *2. Kategorie* umfaßt nur ein einziges Beispiel, nämlich die *rhizomelische Chondrodysplasia punctata*. Diese Erkrankung ist auf wenigstens 2 peroxisomale Funktionsstörungen zurückzuführen, während andere Funktionen normal sind und die Struktur der Peroxisomen ebenfalls unauffällig ist.

Die *3. Kategorie* umfaßt peroxisomale Dysgenesien, die historisch eingeteilt werden in 3 Untergruppen: Das *Zellweger-Syndrom (ZS)*, die *neonatale Adrenoleukodystrophie (NALD)* und die *infantile Refsum-Krankheit (IR)*. Die früher beschriebenen Fälle mit *pipekolischer Azidämie* werden jetzt der NALD-Kategorie zugeordnet.

Neuere In-vitro-Untersuchungen der Gewebskomplementierung zeigen, daß die panperoxisomalen Erkrankungen ein klinisches Spektrum von Erkrankungen umfassen, wobei die phänotypischen Unterschiede nicht mit den genotypischen Merkmalen übereinstimmen. Die panperoxisomalen Erkrankungen sind klinisch bösartig, wobei ausgeprägte mentale Retardierungen und Krampfanfälle, Antriebsstörungen, Hypotonie, Blindheit, Taubheit und Leberfunktionsstörungen dazugehören. Die betroffenen Patienten sterben in der

Regel in der Neugeborenenperiode, obwohl die so klassifizierten die Pubertät erreichen können. Biochemisch sind diese Erkrankungen charakterisiert durch eine Reihe anaboler und kataboler peroxisomaler Funktionsstörungen. Strukturell ist ein Fehlen oder eine verminderte Zahl von Peroxisomen in der Leber und in Fibroblasten nachgewiesen worden.

Die *Adrenoleukodystrophie (ALD)* ist eine X-chromosomal gebundene Krankheit, die durch Demyelinisation, Nebenniereninsuffizienz und Anhäufung gesättigter, sehr langer Fettsäureketten mit mehr als 22 C-Atomen charakterisiert ist. Klinisch beginnt die Krankheit in der Regel in der Kindheit mit rascher Progression der Demyelinisation im zentralen Nervensystem. Patienten mit der *Adrenomyeloneuropathie (AMN)*-Variante der Adrenoleukodystrophie neigen dazu, Symptome bereits in der frühen Kindheit aufzuweisen mit einem eher chronischen Verlauf, der durch eine Myelopathie und eine periphere Neuropathie beherrscht wird (RIZZO et al. 1987). Einige Heterozygote können neurologische Symptome aufweisen, die denen bei der Adrenomyeloneuropathie ähneln. Sowohl die ALD als auch die AMN sind während der Kindheit innerhalb derselben Sippe beobachtet worden, was die Vermutung nahelegt, daß außer den genetischen Einflüssen andere Faktoren die klinische Expression der ALD beeinflussen.

Der Enzymdefekt bei der X-chromosomal gebundenen ALD ist unbekannt; doch gibt es Anzeichen für eine beeinträchtigte Oxidation der sehr langen Fettsäuren bei dieser Krankheit. Untersuchungen an Fibroblasten in der Kultur an Tieren zeigen, daß die Oxidation der langen Fettsäuren innerhalb der Peroxisomen stattfindet, die ein System zur β-Oxidation enthalten. Die Annahme eines Defektes der peroxisomalen Oxidation bei der X-chromosomal gebundenen ALD wird unterstützt durch die Beobachtung, daß Patienten mit dem Zellweger-Syndrom, bei denen die Peroxisomen fehlen, und bei Patienten mit der genetisch unterschiedlichen Form der neonatalen ALD und mit einer verminderten Zahl strukturell abnormer Peroxisomen (GOLDFISCHER et al. 1985) gesättigte und einfach ungesättigte, sehr langkettige Fettsäuren anhäufen. Patienten mit der infantilen Form der Refsum-Krankheit, die mit dem Zellweger-Syndrom verwandt ist (s. unten), haben ebenfalls erhöhte, sehr langkettige Fettsäurewerte.

In einer „Presidential address" des J. Neuropathol. Exp. Neurol. berichtet POWERS (1995) über die Pathologie peroxisomaler Erkrankungen. Zur Biogenese der Peroxisomen nimmt LAZAROW (1995) Stellung. Eine weitere Übersicht über die peroxisomalen Krankheiten haben WANDERS et al. (1995) vorgelegt. In der gleichen Artikelserie faßt MOSER (1995) klinische und therapeutische Aspekte der Adrenoleukodystrophie und Adrenomyeloneuropathie zusammen. Im folgenden werden nur die mit einer peripheren Neuropathie verbundenen Erkrankungen beschrieben: die Adrenoleukodystrophie, die Adrenomyeloneuropathie sowie die infantile und die adulte Refsum-Krankheit.

1. Adrenoleukodystrophie und Adrenomyeloneuropathie

Zu unterscheiden sind zwei Hauptformen:
1. die klassische *Adrenoleukodystrophie (ALD)*, die in der Kindheit auftritt und
2. die im Erwachsenenalter mit milderem Verlauf auftretende *Adrenomyeloneuropathie (AMN)* (GRIFFIN et al. (1977).

Darüber hinaus lassen sich verschiedene Untertypen differenzieren, wozu kindliche, adoleszente, adulte, zerebrale, präsymptomatische und asymptomatische Formen gehören, außerdem die sich nur als Addison-Krankheit manifestierende Form. Doch gibt es verschiedene Untertypen in ein- und derselben Sippe (LAKE 1992; WILLEMS et al. 1990; MacCollin et al. 1990; VAN MALDERGEM et al. 1992; SCHRÖDER et al. 1996), sogar bei homozygoten Zwillingen (WILICHOWSKI et al. 1998), so daß mit modifizierenden Genen zu rechnen ist; doch ergab die Untersuchung zumindest des mitochondrialen Genoms bei diesen Zwillingen eine identische Nukleotidsequenz in den Mitochondrien, so daß weiter nach nukleären Mutationen zu suchen ist.

Klinik: Bei der Adrenoleukodystrophie handelt es sich um eine *X-chromosomal* vererbte Krankheit [Ausnahme: die neonatale ADL, die durch einen autosomalen Erbgang gekennzeichnet ist (BENKE et al. 1981)], bei der sowohl das *Nervensystem* als auch die *Nebennierenrinde* betroffen sind. In typischen Fällen kommt es nicht zu klinischen Anzeichen einer peripheren Neuropathie, obwohl charakteristische Einschlüsse in den Schwann-Zellen nachweisbar sind. Bei anderen Fällen dominieren *Rückenmarks- und periphere Nervensymptome* gegenüber zerebralen Ausfallserscheinungen. Diese Krankheit wird daher als *Adrenomyeloneuropathie* von der eigentlichen *Adrenoleukodystrophie* abgegrenzt.

Die Patienten von GRIFFIN et al. (1977) hatten alle eine Nebennierenrindeninsuffizienz, die in der Kindheit auftrat und bei denen eine progressive spastische Paraparese im dritten Lebensjahrzehnt hinzukam. Ein Hypogonadismus unterschiedlicher Ausprägung war bei allen 4 Patienten nachweisbar, die entsprechend untersucht werden konnten. Neurologisch fand sich eine periphere Neuropathie, eine Impotenz und Sphinkterstörung. Später manifestierten sich Kleinhirnfunktionsstörungen bei einem Fall, eine Demenz und eine Hemiparese bei einem anderen. FARRELL et al. (1993) schreiben über zerebrale Symptome bei einem 43jährigen deuteroanomalen Trichromaten, der einen nicht betroffenen Bruder mit ähnlichem Farbsehfehler hatte, wobei keiner von beiden klinisch Anzeichen für eine Nebennierenrindeninsuffizienz aufwies.

Histopathologie: Die *peripheren Nerven* zeigen bei allen Fällen einen *Ausfall* sowohl an markhaltigen als auch an marklosen Axonen mit Anzeichen einer *Demyelinisation* und *Remyelinisation* und Andeutungen von hypertrophischen Veränderungen (Abb. 150). Bei einem Fall mit autosomal vererbter Adrenoleukodystrophie zeigte die Dicke und Gesamtzahl der markhaltigen Nervenfasern keine wesentlichen Veränderungen beim Vergleich mit Kontrollen (Abb. 149a). Jedoch erschien die Dicke der Markscheiden dünner beim Vergleich mit den Kontrollen (MITO et al. 1989). Auch Büngner-Bänder ließen sich nachweisen, ebenso Myelinovoide in Zupfpräparaten. Daraus schließen die Autoren, daß sowohl axonale und neuronale Degenerationsvorgänge als auch Markscheidenveränderungen bei der neonatalen Adrenoleukodystrophie vorkommen. Wir konnten die Suralnervenbiopsie von Mutter und Sohn einer betroffenen Familie untersuchen (SCHRÖDER et al. 1995). Die Neuropathie bei der Mutter war geringer ausgeprägt als die beim Sohn. Die Diagnose ließ sich nur bei der Mutter aufgrund der spezifischen Schwann-Zelleinschlüsse stellen (s. unten).

Elektronenmikroskopisch lassen sich neben demyelinisierten Axonen (Abb. 150a), angedeuteten Zwiebelschalenformationen (Abb. 150b) und Regenera-

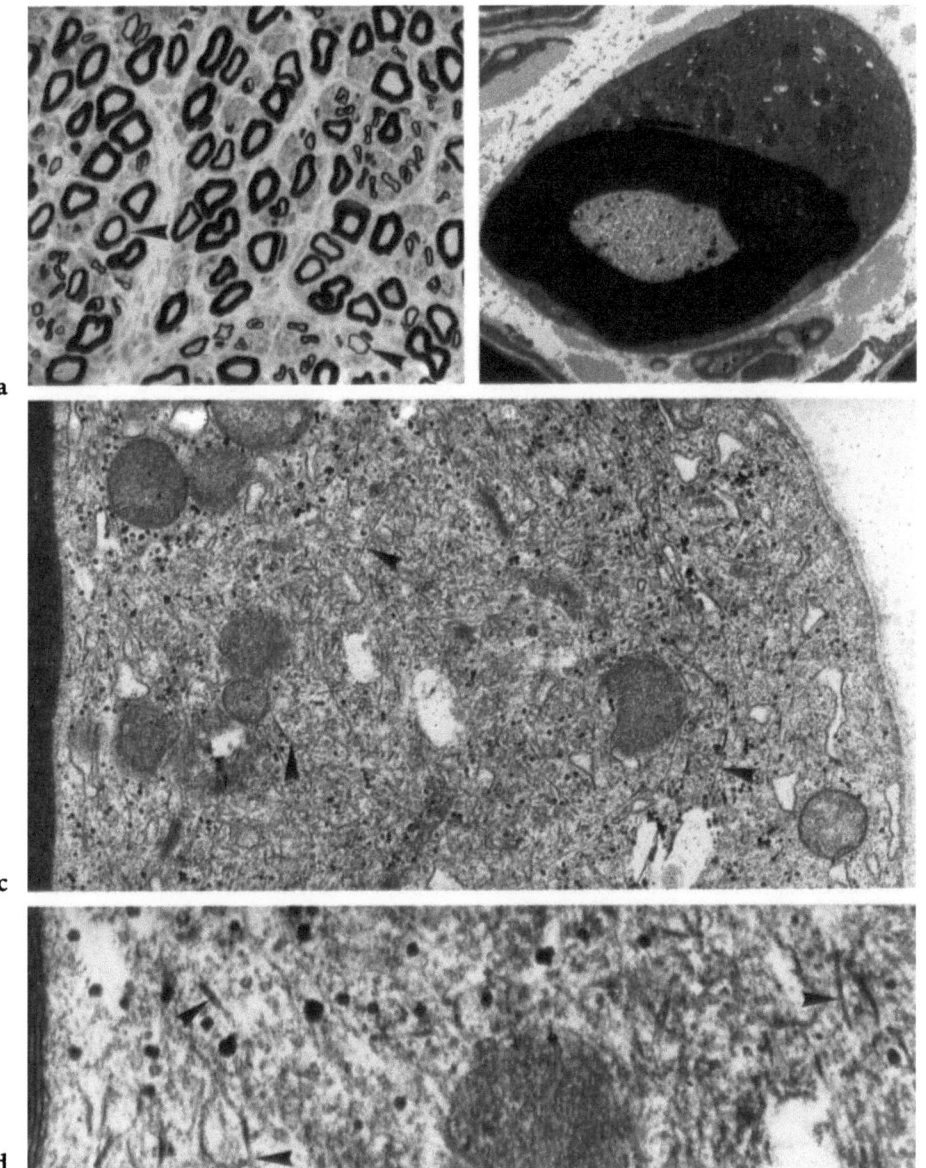

Abb. 149 a–d. Adrenoleukodystrophie bei einer 44jährigen Frau (Patientin von K. POECK, Aachen). **a** Einige Nervenfasern sind hypomyelinisiert und z. T. von schalenartig angeordneten Schwann-Zellfortsätzen umgeben (*Pfeilköpfe*). Toluidinblau, × 340. **b** Normal dick myelinisierte Nervenfaser mit auffällig breitem Zytoplasma, das in **c** und **d** bei stärkerer Vergrößerung gezeigt ist. Im Zytoplasma liegen massenhaft zwei-, drei- oder mehrschichtige Strukturen (*Pfeilköpfe*), bei denen es sich um die pathognomonischen Speicherungsprodukte der Adrenoleukodystrophie handelt. **b–d** Elektronenmikroskopische Aufnahmen. **b** × 5600, **c** × 31000, **d** × 76000

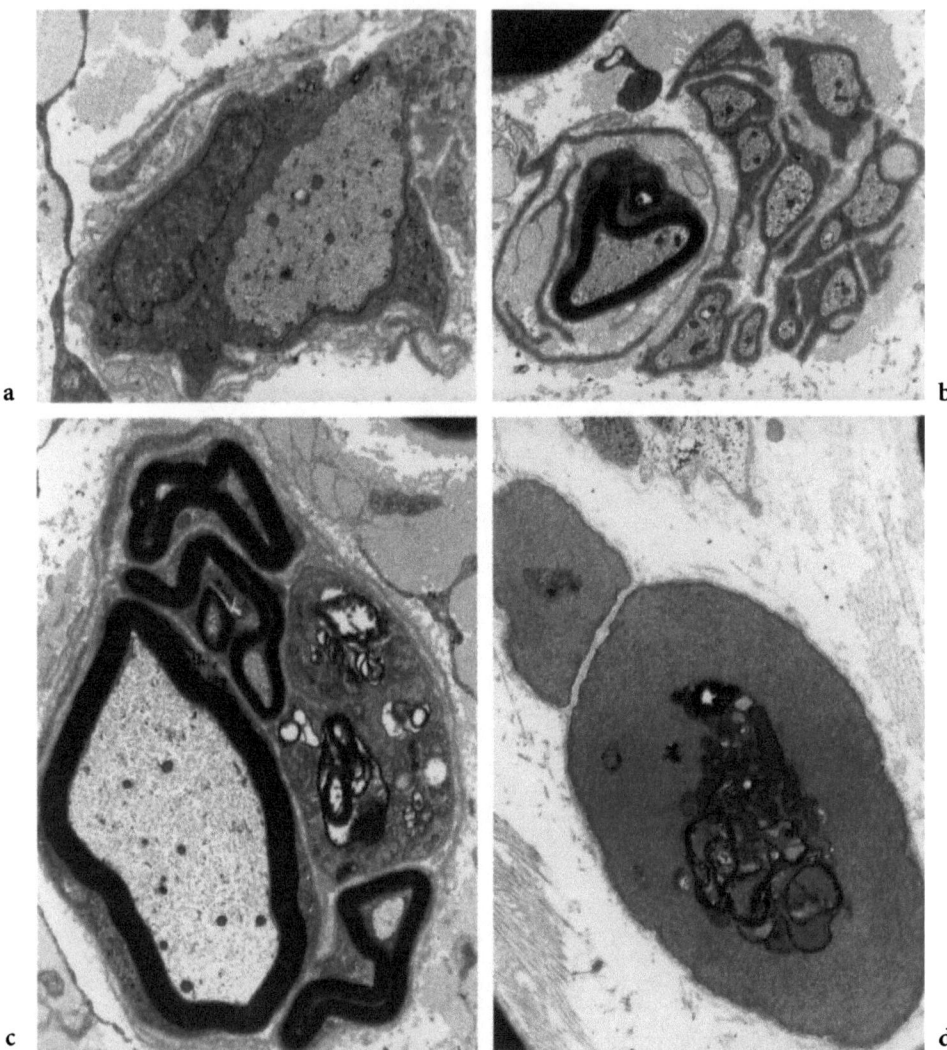

Abb. 150a–d. Gleicher Fall wie in Abb. 149. a Demyelinisiertes Axon im Stadium der beginnenden Remyelinisation mit mehreren Schwann-Zellfortsätzen und Basallaminae in unmittelbarer Umgebung. × 9300. b Vollständig von dünnen Schwann-Zellfortsätzen und Basallaminae eingekreiste markhaltige Nervenfaser neben einer Gruppe von marklosen Axonen. × 8000. c Gruppe regenerierter Nervenfasern mit angrenzenden Schwann-Zellfortsätzen und Markscheidenabbauprodukten innerhalb einer Zelle. Nur eine Nervenfaser ist groß geworden. Die anderen drei markhaltigen Fasern sind offensichtlich in Regression begriffen und atrophisch, vermutlich weil sie kein adäquates Zielorgan erreicht haben. × 9300. d Ungewöhnliche endoneurale Zellen mit feinfilamentösem Inhalt und zentraler Akkumulation von Mitochondrien und membranösen zytoplasmatischen Körperchen. × 9500

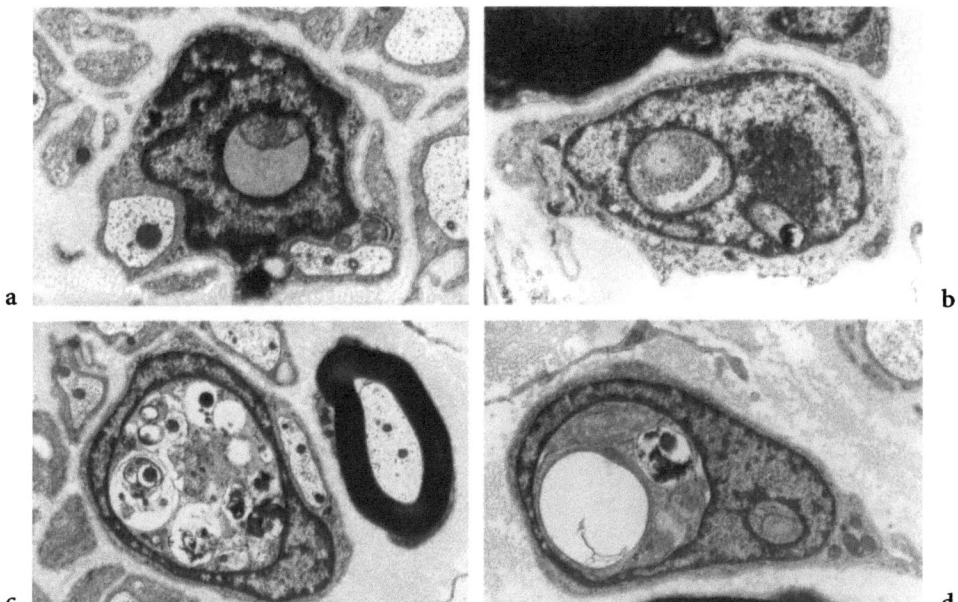

Abb. 151 a – d. Gleicher Fall wie in Abb. 149 u. 150. Ungewöhnliche Schwann-Zellkerneinschlüsse mit teils granulärem, teils amorphem, teils vakuolärem oder membranösem Inhalt in Kombination mit marklosen Axonen (**a, c**) oder nach deren Ausfall (**b, d**). a × 13300; b × 11100; c × 8700; d × 9200

tionsgruppen als Zeichen einer vorausgegangenen De- und Regeneration großer markhaltiger Nervenfasern (Abb. 150c) nach längerer Suche in einzelnen Schwann-Zellen mit unauffälliger Markscheide charakteristische lamelläre Einschlüsse nachweisen (Abb. 149b–d), deren Lamellen aus 2 oder mehr parallelen elektronendichten, 2–5 nm dicken Schichten bestehen, die ihrerseits wieder von einem hellen 2–7 nm breiten Spalt getrennt werden (HAAS et al. 1982; MITO et al. 1989; VITAL u. VALLAT 1987; SCHRÖDER et al. 1995). Auch in einzelnen Makrophagen sind spärliche charakteristische lamelläre Einschlüsse nachweisbar (Abb. 153a). Außerdem kommen im Zytoplasma von Schwann-Zellen vereinzelt abnorme Mitochondrien vor (Abb. 152b–d; 153 b–d), die größer sind als bei den meisten anderen Fällen mit mitochondrialen oder anderen Erkrankungen, die wir haben untersuchen können, von dem in Abb. 170 abgebildeten abgesehen. So ist wie bei der Refsum-Krankheit zu diskutieren, ob die Mitochondrien nicht auch wie bei der Phytansäure mehr als die Peroxisomen in den Abbau der langkettigen Fettsäuren eingeschaltet sind (s. unten: WANDERS et al. 1988, 1990). Peroxisomen-ähnliche Zytosomen haben wir vereinzelt neben Kalkosphäriten gesehen (Abb. 152a). Die Bedeutung offenbar prall mit Mikrofilamenten und membranösen Strukturen gefüllter endoneuraler Zellen (Abb. 150d), die wir bisher bei keiner anderen Neuropathie und auch nicht in der Literatur gefunden haben, ist nicht geklärt. Außerdem sind bemerkenswert pleomorphe Kernveränderungen zu finden (Abb. 151; 154b). Die Bedeutung annähernd parakristallin angeordneter Mikrotubuli in einer Vakuole des endoplasmatischen Retikulums ist ebenfalls unklar (Abb. 154a).

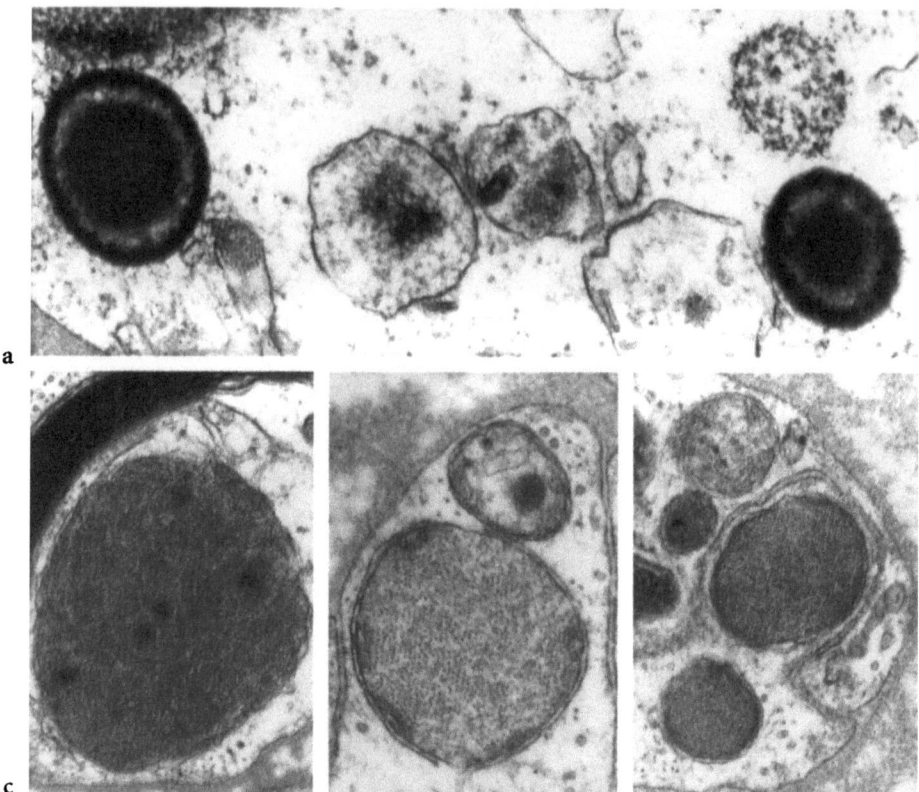

Abb. 152a–d. 24jähriger Sohn in der den Abb. 149–151 repräsentierten 48jährigen Patienten. a Kalkosphäriten und membranbegrenzte peroxisomenähnliche geschwollene Zelleinschlüsse im wäßrigen Zytoplasma neben einem Kern. × 54 400. b–d Abnorme Mitochondrien im Zytoplasma von Schwann-Zellen, wobei das Mitochondrion in b außergewöhnlich groß ist und mehrere vergrößerte Matrixgranula, irregulär verteilte Cristae mitochondriales und eine verdichtete granuläre oder amorphe Matrix aufweist. Demgegenüber sind die granulären oder amorphen Einschlüsse in den Mitochondrien von c und d uncharakteristisch und bei vielen verschiedenartigen Neuropathien nachweisbar. b × 46 000; c × 71 000; d × 59 000

Die in Abb. 155 wiedergegebenen Veränderungen unterscheiden sich von denen bei der AMN, obwohl die hier gekrümmten lamellären Schwann-Zelleinschlüsse entfernt daran erinnern (Neuropathie unklarer Genese).

Pathogenese: Die wichtigste Veränderung besteht in einer biochemisch nachweisbaren Anhäufung sehr langkettiger Fettsäuren, speziell des Hexakosanats, einer 26 Kohlenhydrate langen unverzweigten Fettsäure. Diese läßt sich im Gehirn und in der Nebenniere sowie in kultivierten Hautfibroblasten und im Serum nachweisen. Die zugrundeliegende Stoffwechselstörung beruht auf einer mangelhaften β-Oxidation sehr langkettiger Fettsäuren durch die Peroxisomen.

MARTINEZ (1990) berichtet über eine ausgeprägte Defizienz der docosahexaenoischen Säure bei peroxisomalen Erkrankungen und einem entsprechenden Enzymdefekt, welcher die Denaturierung langer, mehrfach ungesättigter

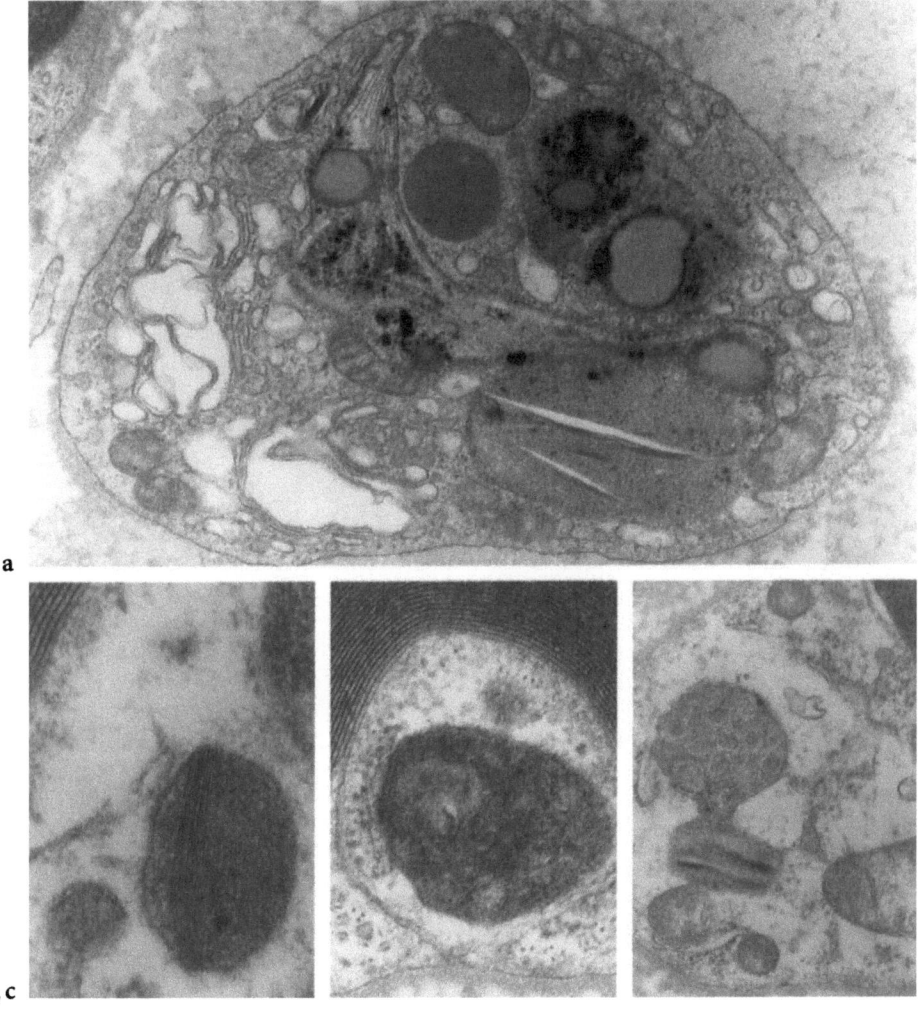

Abb. 153 a–d. Gleicher Fall wie in Abb. 152. **a** Endoneuraler Makrophage mit vermehrten und vergrößerten sowie geschwollenen Golgikomplexen und nadelförmigen oder spaltförmigen Einschlüssen sowie uncharakteristischen Lipofuszinkörpern und Lysosomen. × 34 400. **b** Abnormes Mitochondrion mit parazentral gelegenen, parallel ausgerichteten Cristae mitochondriales und sonst amorpher Matrixstruktur. × 95 000. **c** Lysosomenähnliches Körperchen mit nur angedeuteten doppelt konturierten Membranstrukturen. × 70 000. **d** Komplexes Zytosom mit teils parallel geschichteten, teils konzentrisch angeordneten Membranen innerhalb zweier offensichtlich zusammengehöriger Strukturen im Zytoplasma einer Schwann-Zelle einer markhaltigen Nervenfaser. × 38 500

Fettsäuren betrifft. Klinisch bestand eine Ataxie und periphere Neuropathie. Es handelte sich um eine benigne Variante einer peroxisomalen Dysgenesie.

MacCollin et al. (1990) beschreiben einen 5jährigen Patienten mit einer panperoxisomalen Dysfunktion im Plasma, in Fibroblasten und in der Leber sowie mit einer Hypotonie, Areflexie und Ataxie. Die Wahrnehmung, das Sehen und Hören und die hepatischen Funktionen waren normal. Eine Reihe peroxi-

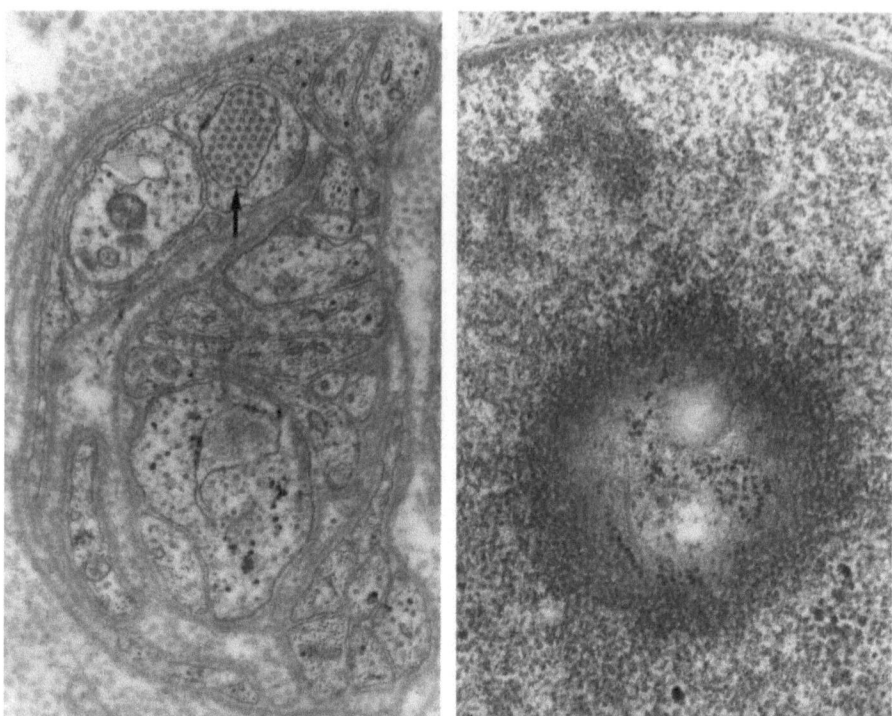

Abb. 154a, b. Ungewöhnliche Zytoplasma- und Kerneinschlüsse bei einem 59jährigen Mann mit Adrenomyeloneuropathie laut klinischen Angaben (Fall von H. PRZUNTEK, Kassel). a In einem Schwann-Zellfortsatz neben einem ähnlich gestalteten Axon (welches eine etwas elektronendichtere Oberflächenmembran aufweist) liegt ein membrangebundenes Aggregat (Melanom-ähnlicher Einschluß; *Pfeil*) von parakristallin angeordneten Mikrotubuli, die denen im umgebenden Zytoplasma ähneln. × 36000. b Zentrale Kernaufhellung mit einem Mikrotubulus und mehreren Granula; dieser Bereich wird von weiteren, weniger elektronendichten Chromatingranula umgeben. × 47000

somaler Marker einschließlich der sehr langkettigen Fettsäuren, Phytansäure, der Pipecolinsäure und der Katalasekompartimentalisation waren abnorm. Dies sei ein einzigartiges benignes Syndrom einer gestörten Peroxisomenbiogenese.

Therapieversuche: Es ist anzunehmen, daß die Anhäufung der gesättigten, sehr langkettigen Fettsäuren, insbesondere von Hexacosanoid (C 26:0), in der Pathogenese der X-chromosomal gebundenen ALD involviert ist, und auch beiträgt zu pathologischen Befunden der neotalen ALD, beim Zellweger-Syndrom und bei der infantilen Refsum-Krankheit. Versuche, die C 26:0-Werte bei ALD-Patienten diätetisch, durch Plasmapherese oder durch die Gabe von L-Carnitin oder das Peroxisomen-proliferationsanregende Mittel Clofibrat zu senken, sind relativ erfolglos geblieben. Demgegenüber konnten RIZZO et al. (1987) zeigen, daß in Hautfibroblasten von ALD-Patienten in vitro durch Inkubation in Anwesenheit einer einfach ungesättigten Fettsäure, speziell Ölsäure (C 18:1), der C 26:0-Gehalt reduziert wird. Auf der Basis dieser In-vitro-Untersuchungen haben die Autoren eine klinische Untersuchung der diätetischen Behandlung von Pa-

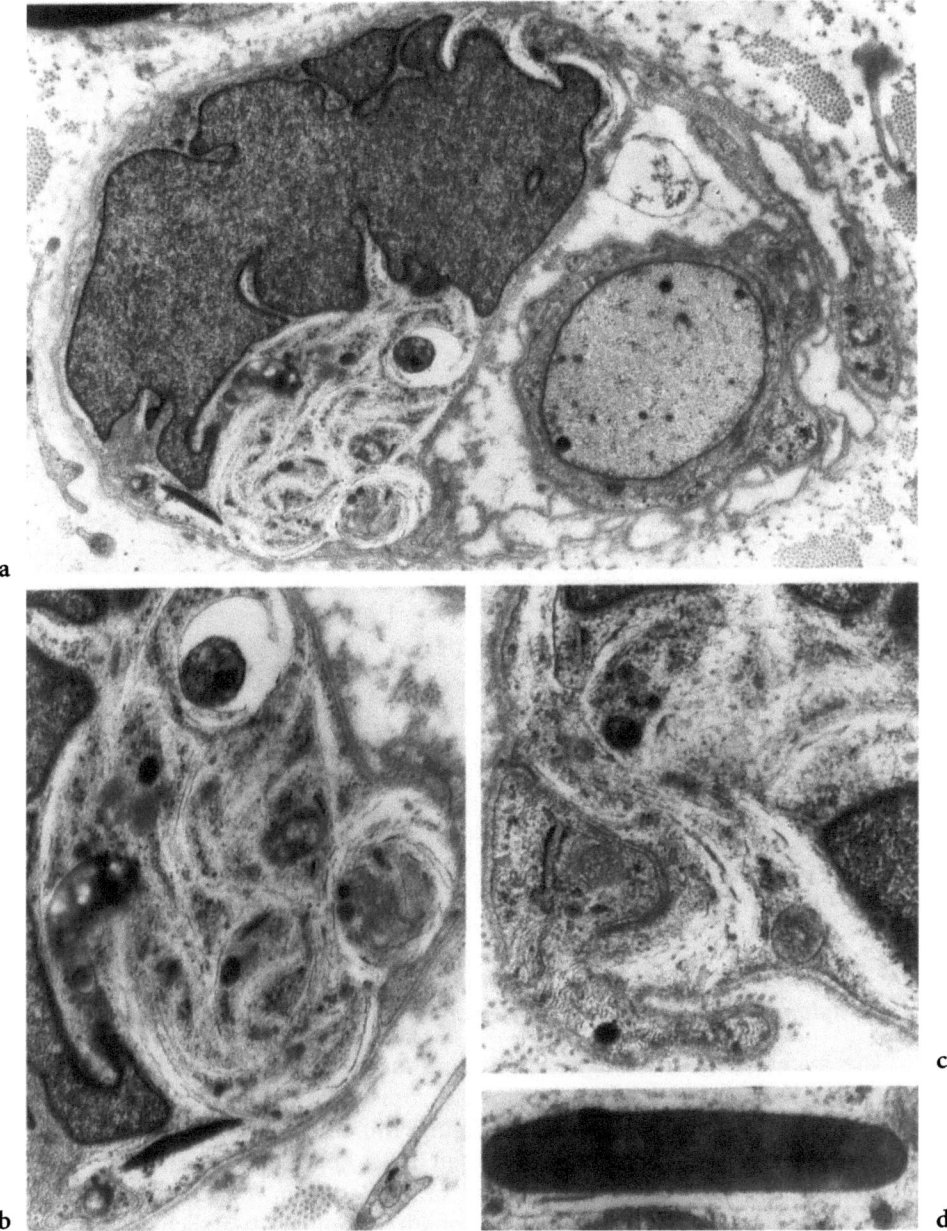

Abb. 155 a–d. Unidentifizierte, überwiegend demyelinisierte Neuropathie bei einer 38jährigen Frau mit uncharakteristischen Schwächeanfällen. Die Schwann-Zelleinschlüsse sind z. T. lamellär, teils amorph, teils vakuolär oder elektronendicht und amorph; sie unterscheiden sich von den in a, b und d abgebildeten π-Granula. a × 11300; b × 22500; c × 38000; d × 70000

tienten mit C 18:1 inauguriert, bei gleichzeitiger Veränderung der C 26:0 Menge in der Diät. Dies ist die Basis für den optimistischen Film „Lorenzos Öl". Ähnliche Hinweise haben MOSER et al. (1987) bei ihren Untersuchungen gefunden, so daß eine umfangreichere klinische Untersuchung angezeigt erschien. MOSER (1993) berichtet über die Ergebnisse einer Therapie der Adrenoleukodystrophie mit „Lorenzos Öl" und betont, daß es sich um vorzeitig verbreitete Hoffnungen handele.

Anhang: Twitchermaus

Die Twitchermaus gilt als ein Modell der Globoidzell-Leukodystrophie, die neuropathologisch durch eine nicht entzündliche Demyelinisation, eine metabolische Störung der myelinbildenden Zellen im zentralen und peripheren Nervensystem sowie durch eine massive Infiltration von Makrophagen in die Areale der Demyelinisation gekennzeichnet ist. HIGASHI et al. (1992) haben die Zellen, die das Immun-Antwort-assoziierte Antigen (Ia) exprimieren, mit monoklonalen Antikörpern gegen Membran-assoziiertes Komplement 1 (MAC-1) untersucht. Viele MAC-1-immunreaktive Zellen (MAC1-positive Zellen) ließen sich sowohl im ZNS als auch im PNS nachweisen. Ungefähr 10 % der MAC-1-positiven Zellen waren Ia-positiv. Die Ia- und MAC-1-positiven Zellen waren schmal und spindelförmig und morphologisch ähnlich den Ia-positiven Zellen in den peripheren Nerven, während die Zellen, die nur MAC-1 aufwiesen, eher eine plumpe Gestalt aufwiesen. Immunelektronenmikroskopisch zeigten sowohl die schmächtigen Ia-positiven und plumpen Ia-negativen und MAC-1-positiven Zellen die tubulären Einschlüsse der Globoidzellen-Leukodystrophie. Daraus folgern die Autoren, daß die Ia-positiven Zellen eine Untergruppe der Makrophagen im ZNS darstellen. Ob die Ia-exprimierenden Zellen exogene Zellen darstellen, die das ZNS als Reaktion auf einen pathologischen Prozeß infiltrieren, sei nicht geklärt.

2. Refsum-Krankheit
(Phytansäurespeicherkrankheit; Heredopathia atactica polyneuritiformis)

Die wichtigsten neurologischen Symptome bei dieser *autosomal-rezessiv* erblichen Krankheit bestehen in einer chronischen distalen symmetrischen *sensomotorischen Neuropathie* in Verbindung mit einer *Ataxie* und *Pigmentdegeneration der Retina*. Die Symptome treten in der Regel in der 2.–3. Dekade auf. Die peripheren Nerven können tastbar vergrößert sein. Eine sensorineurale Taubheit, Ichthyose und eine Kardiomyopathie können zusätzlich vorhanden sein. Die Erkrankung verläuft langsam progressiv oder rekurrierend und remittierend. Im Serum und im Gewebe häuft sich eine langkettige Fettsäure an: die 3,7,11,15-Tetramethylhexadekaonsäure (Phytansäure). Sie entstammt dem Phytol der Nahrung und häuft sich an, da ein Block bei der α-Oxidation zu α-Hydroxyphytansäure besteht.

Autoptisch läßt sich eine *Hypertrophie der Nerven* nachweisen, die in den proximalen Abschnitten maximal ausgeprägt ist, am deutlichsten in den Nervenplexus der Gliedergürtel. Die Verdickung der Nerven kann *diffus* oder *knotenförmig* sein und die spinalen Nervenwurzeln sowie die sensorischen Ganglien einschließen.

Histopathologie: Das *Endoneurium* ist verbreitert und kann mukoide Substanzen enthalten. Die Zahl der *markhaltigen Nervenfasern* ist reduziert, und hypertrophische Veränderungen (sog. Zwiebelschalenformationen), manchmal extremen Ausmaßes, kommen vor. Doch sind diese Veränderungen nicht immer sehr ausgeprägt. Im N. suralis überwiegt manchmal der Verlust an markhaltigen Nervenfasern in Verbindung mit Bündeln regenerierter Nervenfasern (Abb. 98 b). Die anfangs als pathognomonisch beschriebenen parakristallinen Einschlüsse in den Mitochondrien der Schwann-Zellen haben sich als unspezifische Veränderungen erwiesen, die bei zahlreichen verschiedenen Neuropathien auftreten (Abb. 167; THOMAS et al. 1992; VITAL u. VALLAT 1987; SCHRÖDER u. SOMMER 1991; SCHRÖDER 1993). Im Vordergrund stehen manchmal die axonalen Veränderungen (Abb. 98 b; GELOT et al. 1995), so daß sich Verzögerungen bei der korrekten Diagnosestellung ergeben können.

Pathogenese: Während der Nachweis einer peroxisomalen Stoffwechselstörung bei der Erwachsenenform der Refsum-Krankheit bisher nicht gelang, sondern, wie eingangs erwähnt, nur vermutet wird, ist die genetisch differente, autosomal-rezessive, infantile Form, bei der sowohl die Phytansäure als auch die Pipekolinsäure und die sehr langkettigen Fettsäuren im Gewebe angehäuft sind, auf einen *peroxisomalen Defekt* zurückzuführen. Diese peroxisomale Erkrankung ist daher als *infantile* Refsum-Krankheit abgegrenzt worden (s. unten). Eine periphere Neuropathie tritt dabei aber nicht regelmäßig auf.

Nach WANDERS et al. (1988, 1990) lassen die bisherigen Untersuchungsergebnisse vermuten, daß die Phytansäure in Mitochondrien oxidiert wird und nicht in Peroxisomen, zumindest in der Rattenleber, so daß erst noch eruiert werden muß, ob die klassische Form der Refsum-Krankheit tatsächlich eine peroxisomale Krankheit ist oder nicht.

Therapie: Die Erwachsenenform der Refsum-Krankheit ist eine der wenigen hereditären Stoffwechselleiden, die sich effektiv behandeln läßt, und zwar durch eine gemüsearme Diät, wodurch eine Reduktion des Phytols, des Vorläufers der Phytansäure, in der Nahrung erzielt wird.

(a) Infantile Refsum-Krankheit

TORVIK et al. (1988) betonen, daß die infantile Refsum-Krankheit eine peroxisomale Mangelkrankheit ist, die eng verwandt ist mit der neonatalen Adrenoleukodystrophie (NALD) und dem Zellweger-Syndrom (ZS). Nach neueren Beobachtungen seien die NALD und das ZS verschiedene genetische Erkrankungen, aber die Abgrenzung gegenüber dem infantilen Refsum-Syndrom sei ungewiß. Die Autoren berichten über den ersten autoptisch untersuchten Patienten, der klinisch und biochemisch als infantiles Refsum-Syndrom klassifizierte worden war.

Die wichtigsten makroskopischen und mikroskopischen Befunde bestanden in einer mikronodulären Leberzirrhose, kleinen hypoplastischen Nebennieren mit degenerativen Veränderungen und großen Gruppen von Lipidmakrophagen in Leber, Lymphknoten und bestimmten Arealen der weißen Substanz. Das Gehirn zeigte keine Fehlbildungen, von einer ausgeprägten Hypoplasie der Kleinhirnkörnerschicht und einer Ektopie von Purkinje-Zellen in der Molekularschicht abgesehen. Eine geringe diffuse Reduktion der Axone und Markscheiden im Corpus callosum und in der periventrikulären weißen Substanz, im Tractus corticospinalis und im N. opticus war ebenfalls nachweisbar. In diesen Arealen fiel eine große Zahl perivaskulärer Makrophagen auf, doch lag keine aktive Demyelinisation vor. Die Retina und Kochlea zeigten ausgeprägte degenerative Veränderungen. Die peripheren Nerven, der Skelettmuskel und die Nieren waren normal. Elektronenmikroskopisch ließen sich charakteristische zytoplasmatische Einschlüsse mit bilamellären Profilen in Makrophagen, in der Leber, Lymphknoten und im Gehirn, aber nicht in den Nebennieren nachweisen. Ähnliche Einschlüsse fanden sich in Leberzellen und Astrozyten.

Die Befunde unterscheiden sich vom *Zellweger-Syndrom*, das durch kortikale renale Zysten, Skelettveränderungen, Leberveränderungen, eine zerebrale Mikropolygyrie, neuronale Heterotopien und eine Demyelinisation der weißen Substanz gekennzeichnet ist.

Die *Diagnose der infantilen Refsum-Krankheit* basierte ursprünglich auf der Beobachtung erhöhter Serum-Phytan-Säure-Werte bei Kindern mit beeinträchtigtem Sehen und Hören ab dem Kleinkindesalter und langsam progressiver psychomotorischer Entwicklungsstörung. Bald wurde jedoch klar, daß diese Fälle multiple Defekte der peroxisomalen Funktionen aufwiesen, wobei die Oxidation der sehr langkettigen Fettsäuren und der Gallensäuremetabolismus betroffen waren. Das Fehlen von Peroxisomen in der Leber wurde von OGIER et al. (1985) und durch POLL-THE et al. (1986) nachgewiesen. Auf diese Weise ist die infantile Refsum-Krankheit eng verwandt mit dem zerebro-hepato-renalen Syndrom von Zellweger sowie der neonatalen Adrenoleukodystrophie. Trotz der biochemischen und klinischen Ähnlichkeiten lassen neuere Beobachtungen vermuten, daß es sich um genetisch unterschiedliche Krankheiten handelt. Alle veröffentlichten Fälle mit infantiler Refsum-Krankheit hatten eine langsamere Progression und eine längere Überlebenszeit als Fälle mit ZS oder NALD, aber es blieb ungewiß, ob sie eine eigenständige klinische Krankheitseinheit darstellen.

V. Mukopolysaccharidosen

Bei den Mukopolysaccharidosen werden *Glucosaminoglycane (Mukopolysaccharide)* aufgrund einer rezessiv erblichen Stoffwechselstörung in den Lysosomen verschiedener Gewebe gespeichert. Im Vordergrund kann eine *Kompressionsneuropathie* stehen, so beim *Hurler-* und beim *Scheie-Syndrom*, gelegentlich aber auch eine *Friedreich-Ataxiesymptomatik*, so bei einem α-L-Iduronidasemangel mit Kardiomyopathie (JELLINGER et al. 1990). Schwann-Zelleinschlüsse können ohne klinisch manifeste Neuropathie vorkommen; sie werden bei der *Hurler-* und bei der *Hunter-Krankheit*, insbesondere aber beim *Sanfilippo-Syndrom* beobachtet (Abb. 138 a, 156, 158), ebenso bei der *I-Zellkrankheit*. Ausgeprägter sind die Mukopolysaccharide enthaltenden Vakuolen jedoch in Histiozyten und endoneuralen Fibroblasten (Abb. 157 c, d); sie kommen aber auch in Perineuralzellen vor (Abb. 157 a, b), müssen dann aber von größeren Vakuolen abgegrenzt werden, die auch bei anderen Krankheiten vorkommen, z.B. bei der Hyperglyzinämie (Abb. 136). Der in einem Axon wiedergegebene membranbegrenzte Einschluß (Abb. 158 a) ähnelt prinzipiell den Vakuolen, ist

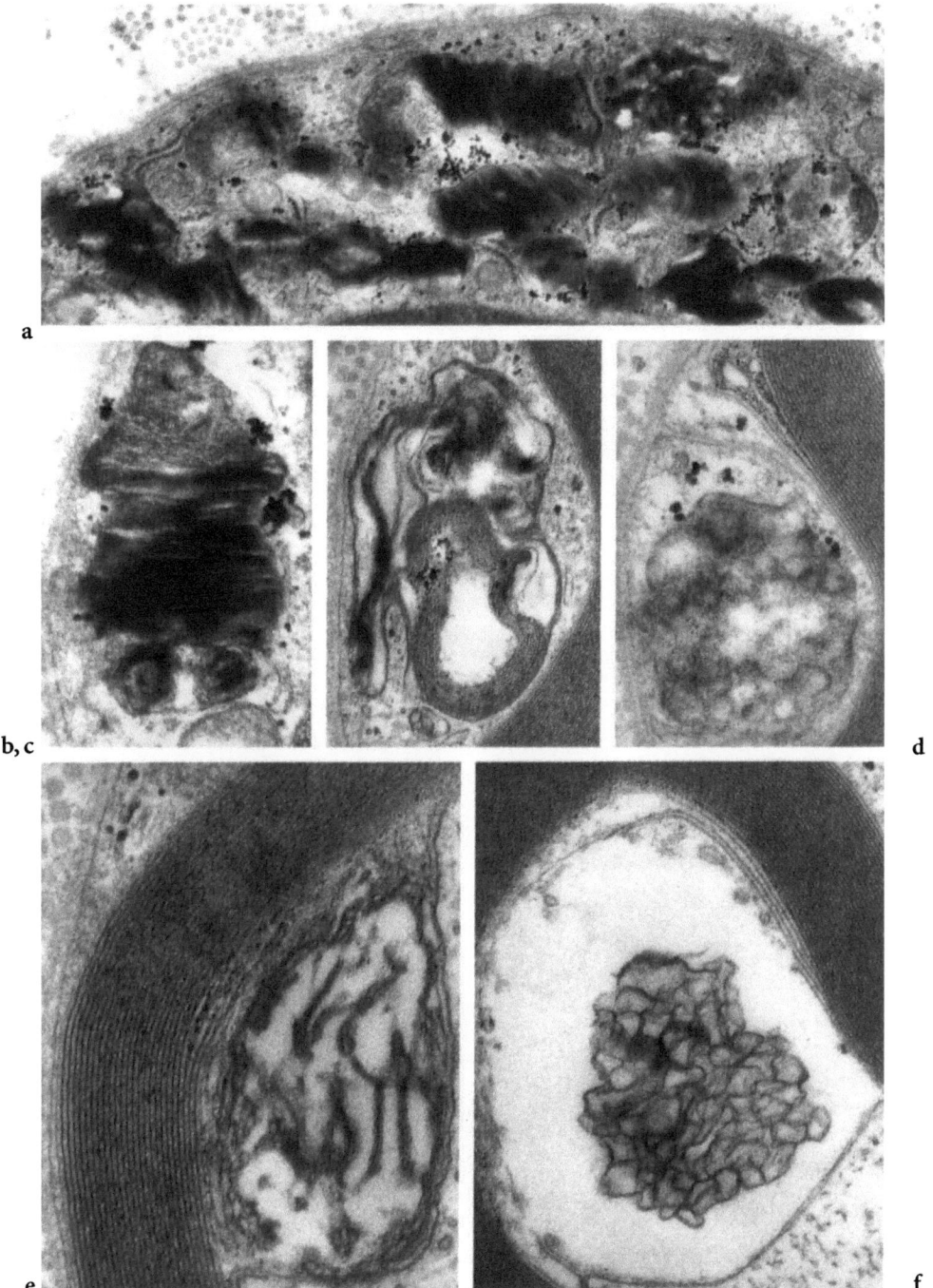

Abb. 156 a – f. Gleicher Fall wie in Abb. 138. (Sanfilippo-Krankheit, Typ A). Die pleomorphen Körperchen mit amorphem oder membranös-geschichtetem Inhalt entsprechen dem Gangliosidspeichermaterial bei dieser Krankheit. Sie müssen von den π-Granula (Reich) unterschieden werden, obwohl Übergänge (b) vorzukommen scheinen. Die abaxonalen (c, d) und adaxonalen (d, e) Schwann-Zelleinlagerungen sind demgegenüber weniger charakteristisch. a × 17000; b × 40000; c × 25000; d × 35000; e × 48000, f × 33000. (Nach SCHRÖDER 1987)

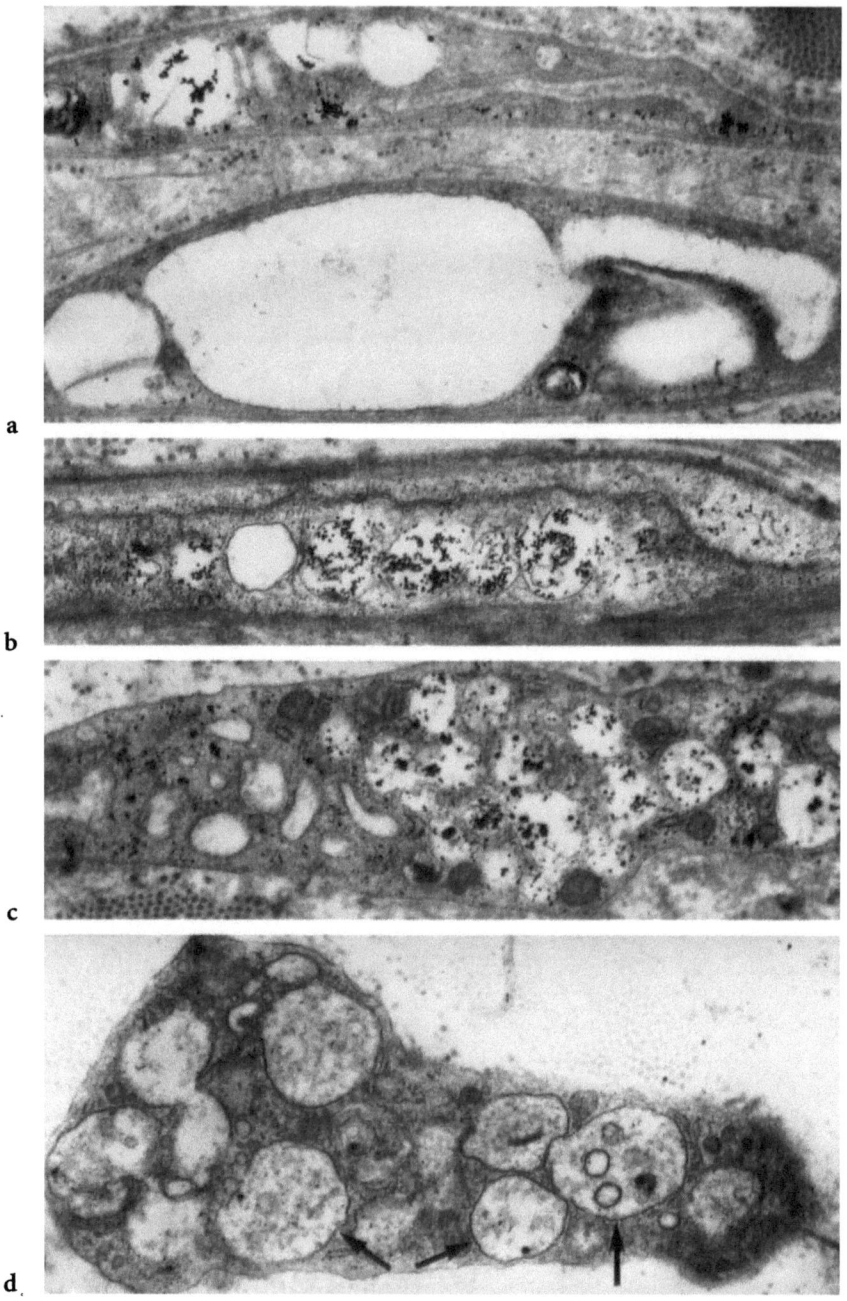

Abb. 157a–d. Gleicher Fall wie in Abb. 156. Vakuolen (**a, b**) und glykogenhaltige Vesikel sind unspezifische Einschlüsse in Perineural- (**a, b**) und Subperineuralzellen (**c**). Pathognostisch sind die Vakuolen mit mukopolysaccharidartigen amorphen oder feinflockigen Substanzen und einzelnen osmiophilen Granula, umgeben von einer elektronendichten Einheitsmembran, in einem endoneuralen perivaskulären Fibroblasten (*Pfeile* in **d**). **a** × 14000; **b** × 15000; **c** × 13000; **d** × 14500. (Nach SCHRÖDER 1987)

aber weitgehend mit granulären Substanzen, darunter offenbar auch typische Glykogengranula, gefüllt. Der granuläre osmiophile, scharf begrenzte Einschluß in einer Schwann-Zelle (Abb. 158a, b) ist allerdings ungewöhnlich. Wir haben einen solchen Einschluß noch bei keiner anderen Neuropathie gesehen und auch nicht in der Literatur abgebildet gefunden.

Mukolipidose IV: Über einen Autopsiefall mit dieser Krankheit und über die Differentialdiagnose der verschiedenartigen intrazellulären teils lipofuszinartigen, teils multilamellären, membranösen Ablagerungen vor allem im Zentralnervensystem berichten FOLKERTH et al. (1995).

VI. Glykogenstoffwechselstörungen

Diese sind in der Regel nur mit *geringen* Ablagerungen von Glykogen in den Ganglienzellen und Schwann-Zellen verbunden, die keine spezifische Diagnose erlauben. Nur bei der Glykogenose vom *Typ IV (Anderson-Krankheit)* sind mehr oder weniger zahlreiche charakteristische *Polyglukosankörper* in Axonen, Schwann-Zellen, Perineuralzellen und glatten Muskelzellen u.a. der Vasa nervorum eingelagert (s. unten).

VII. Polyglukosankörper- und Lafora-Krankheit

Polyglukosankörper sind in beträchtlicher Zahl endoneural in Axonen und Schwann-Zellen sowie in Perineuralzellen beim Branching-Enzym-Mangel (Glykogenose Typ IV; Anderson-Krankheit, s. oben) nachweisbar (Lit. s. SCHRÖDER et al. 1993). Vereinzelt kommen sie auch bei verschiedenartigen anderen Erkrankungen und Neuropathien vor (s. Kap. D.I.a). Die Polyglukosankörper sind etwa 2–6 mm groß und bestehen einerseits aus filamentösen Strukturen, die durch das abnorm langkettige Glykogen gebildet werden, und andererseits, sofern sie nicht in Lysosomen sequestriert und von Membranen umgeben werden wie bei der Lafora-Krankheit, aus einer granulären Komponente (Abb. 159; 160). Lichtmikroskopisch sind sie nur nach sorgfältiger Suche zu finden. Schwellungen von Schmidt-Lanterman-Inzisuren und Axonen kommen gelegentlich vor (Abb. 161a, b).

BUSARD et al. (1987; 1990) berichten über 7 Patienten mit den klinischen Zeichen und Symptomen der *Lafora-Krankheit*, 9 Verwandte und 17 Patienten mit chronischen oder progressiven degenerativen neurologischen Erkrankungen und chronischer Epilepsie, die als Kontrolle dienten. Bei allen Fällen haben sie Hautbiopsien aus der Achselhöhle untersucht. Bei allen Patienten mit Lafora-Krankheit fanden sich Polyglukosankörper in den Zellen der Ausführungsgänge. Diese Biopsie ist der Leberbiopsie vorzuziehen, wenn auch Überträger nicht erkannt werden können; denn die Biopsie bei Verwandten und Kontrollen ließen keine Anomalien erkennen.

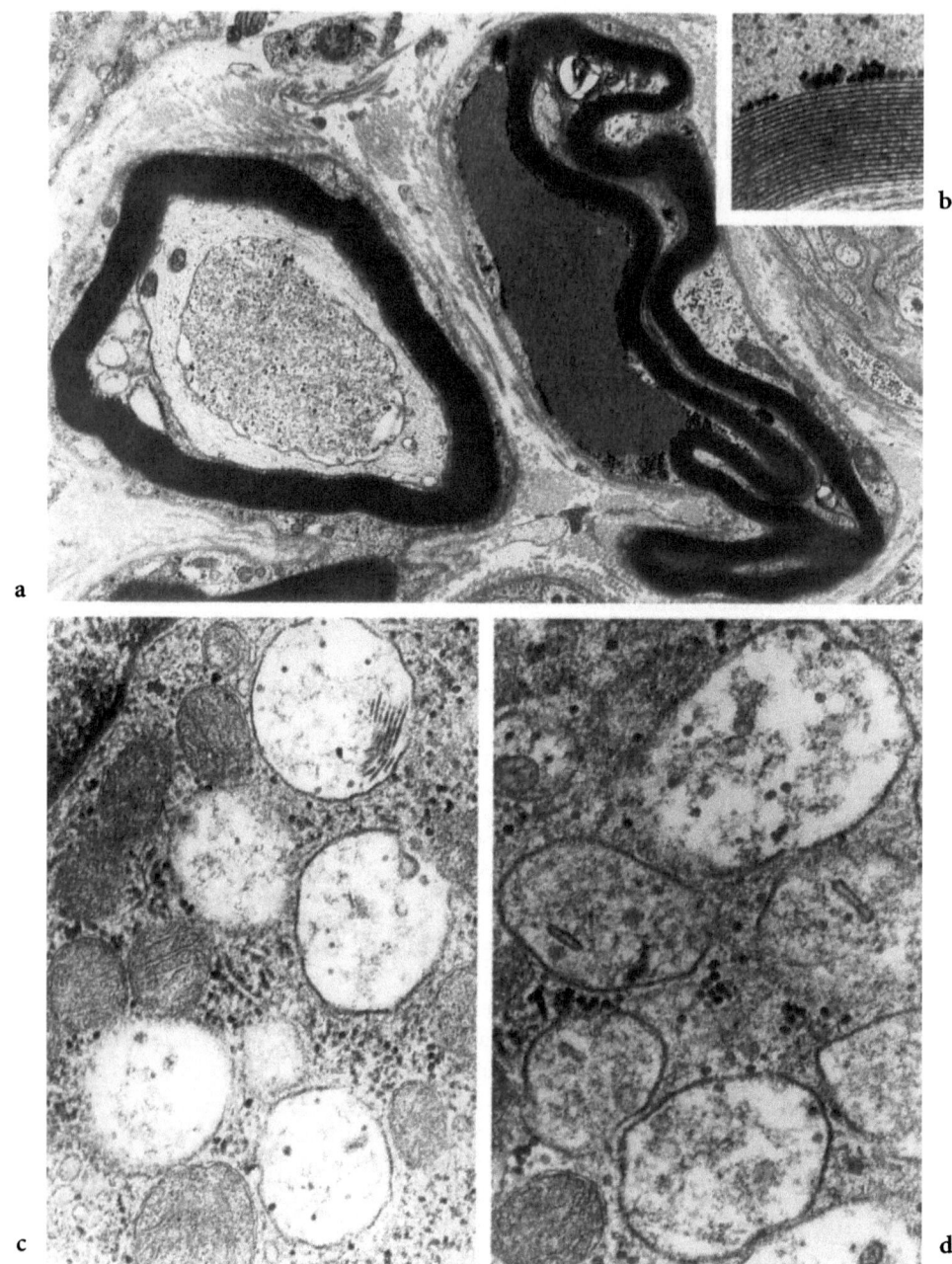

Abb. 158 a–d. Legende s. S. 389

VIII. α- und β-Mannosidasemangel

Eine Beteiligung der peripheren Nerven beim α-Mannosidase-Mangel ist bisher m. W. nicht beschrieben worden (vgl. SUNG et al. 1977). Wir haben bei einem Fall ausgeprägte und ungewöhnliche Veränderungen gefunden (Abb. 158), wobei die Vakuolen in endoneuralen Fibroblasten denen bei Mukopolysaccharidosen ähneln (vgl. Abb. 157 d).

Die humane β-Mannosidose ist eine erbliche lysosomale Speicherkrankheit, die bisher nur in 7 Familien beschrieben worden ist. Die Erkrankung wurde ursprünglich bei Ziegen und später bei Kälbern entdeckt. Die klinischen Manifestationen bestehen in verschiedenen neurologischen Störungen, Hörverlust und dysmorphen Aspekten. Bei allen Patienten war der Mangel an lysosomaler β-Mannosidaseaktivität verbunden mit erhöhten Disaccharidwerten im Urin.

LEVADE et al. (1994) beschreiben einen 14jährigen afrikanischen Jungen mit ausgeprägter Thenar- und Hypothenaramyotrophie, elektrophysiologisch nachweisbar demyelinisierender peripherer Neuropathie und zytoplasmatischen Vakuolisierungen von Hautfibroblasten und lymphoiden Zellen.

IX. Oxalosen

Unter den primären, autosomal-rezessiv erblichen Hyperoxalurien werden 3 Erkrankungen des Glyoxalatmetabolismus unterschieden. Alle 3 Formen führen zu einem ähnlichen Phänotyp. Nur bei der primären Hyperoxalurie vom Typ I ist der Stoffwechseldefekt bekannt: Es besteht ein Mangel an dem peroxisomalen Enzym Alanin-Glyoxylat-Aminotransferase (GALLOWAY et al. 1998). Es resultiert eine erhöhte Synthese und Urinausscheidung von Oxalat (der oxidierten Form von Glyoxylat), Glykolsäure (in der reduzierten Form) oder von L-Glyzerinsäure. Die häufigere Form ist die glykolische Azidurie, bei der es zu einer massiven Ablagerung von Oxalaten in den Geweben einschließlich der peripheren

---

Abb. 158 a–d. α-Mannosidase-Mangel bei einem 4jährigen Jungen (Patient von F. HAVERKAMP, Bonn). **a** Ungewöhnlich großes intraaxoplasmatisches Zytosom mit einer Doppelmembran an der Oberfläche und teils fein granulären, teils glykogenähnlichen Granula vermutlich als Einstülpung eines adaxonalen Schwann-Zellfortsatzes neben mehreren Vakuolen in dem abgebildeten adaxonalen Schwann-Zellanteil innerhalb der markhaltigen Nervenfaser im Bild *links*. Das Axon im Bild *rechts* ist atrophisch und wird von einer Markscheide mit ausgeprägter Markschlinge umgeben; im zugehörigen Zytoplasma der Schwann-Zelle ist ein ungewöhnlicher homogener Einschluß enthalten, der nicht von einer Kernwand umgeben wird, sondern dem Glykogengranula unmittelbar angelagert sind. Einzelne Glykogengranula sind darin ebenfalls enthalten. × 15 000. **b** Die Feinstruktur des homogenen Zytoplasmaeinschlusses in **a** ist hier zusammen mit der Markscheide und den dazwischenliegenden Glykogengranula bei stärkerer Vergrößerung abgebildet. × 40 000. **c** Mehrere membranbegrenzte Vakuolen enthalten teils osmiophile Granula, teils tubuläre oder membranöse, doppelt konturierte Membrankomponenten, erscheinen sonst aber elektronenoptisch leer. Sie sind gut von den Mitochondrien zu unterscheiden, die von einer Doppelmembran umgeben werden, hier in einem endoneuralen Fibroblasten. × 58 000. **d** Stärkere Vergrößerung weiterer membranbegrenzter Vakuolen; diese enthalten stellenweise kleine, offenbar kollabierte Vesikel neben amorphen und granulären Komponenten. × 73 000

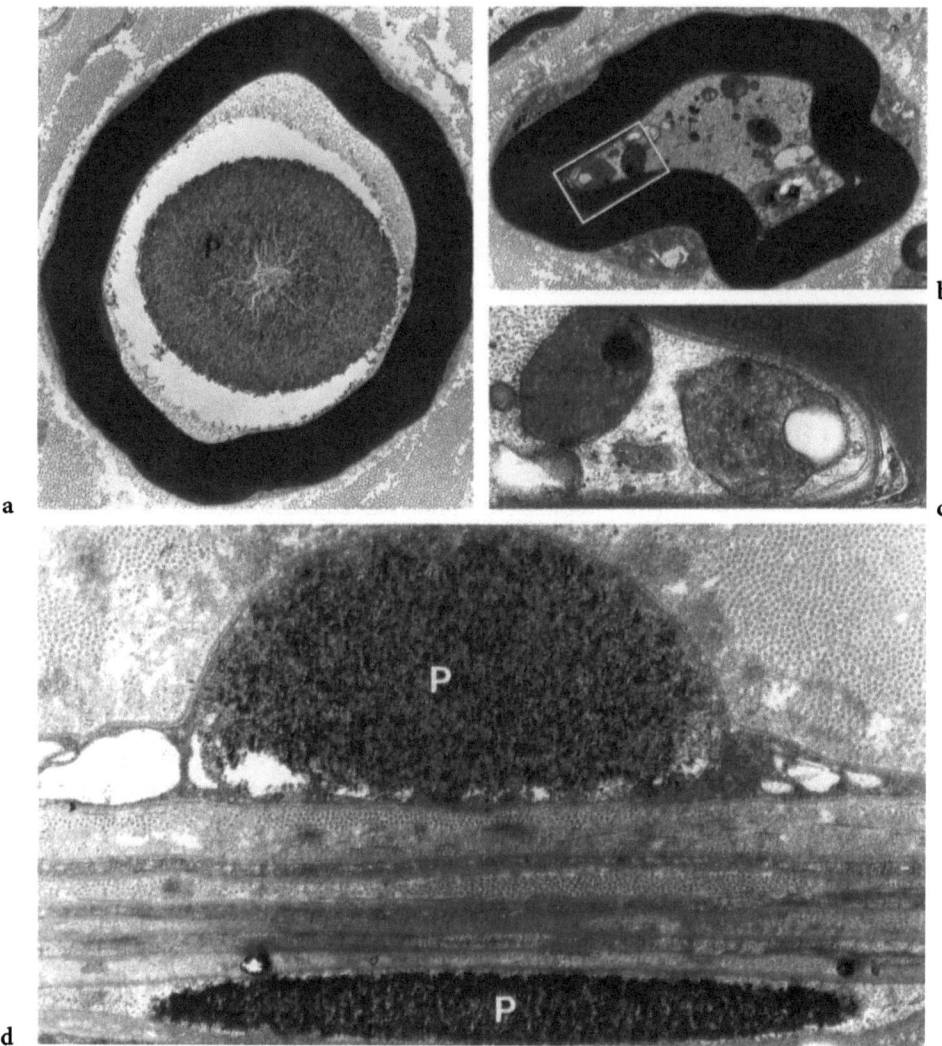

Abb. 159 a – d. Branching-Enzym-Mangel bei einem 19jährigen Patienten (Fall von SCHRÖDER et al. 1993). **a** Polyglukosankörper in einem Axon einer markhaltigen Nervenfaser. × 6100. **b, c** Pleomorphe lysosomale Strukturen, die in c bei stärkerer Vergrößerung abgebildet sind. **b** × 6300; **c** × 33 200. **d** Polyglukosankörper in Perineuralzellen, die dadurch z. T. stark aufgetrieben sind. × 13 700

Nerven kommt. Die *Neuropathie* kann vorwiegend *motorisch, häufiger aber sensorisch* sein. Eine Kombination segmentaler Demyelinisationen und axonaler Ausfälle ist beschrieben worden. Die Oxalatkristalle sind in der Wand *epineuraler Arterien*, in *sensorischen Ganglien* und sympathischen Ganglien sowie in *peripheren Nervenstämmen* nachweisbar. Kristalle sind auch innerhalb von Axonen festgestellt worden (MOORHEAD et al. 1975; HALL et al. 1976). Eine kombinierte Leber- und Nierentransplantation führt zu einer Besserung der Neuropathie (GALLOWAY et al. 1998).

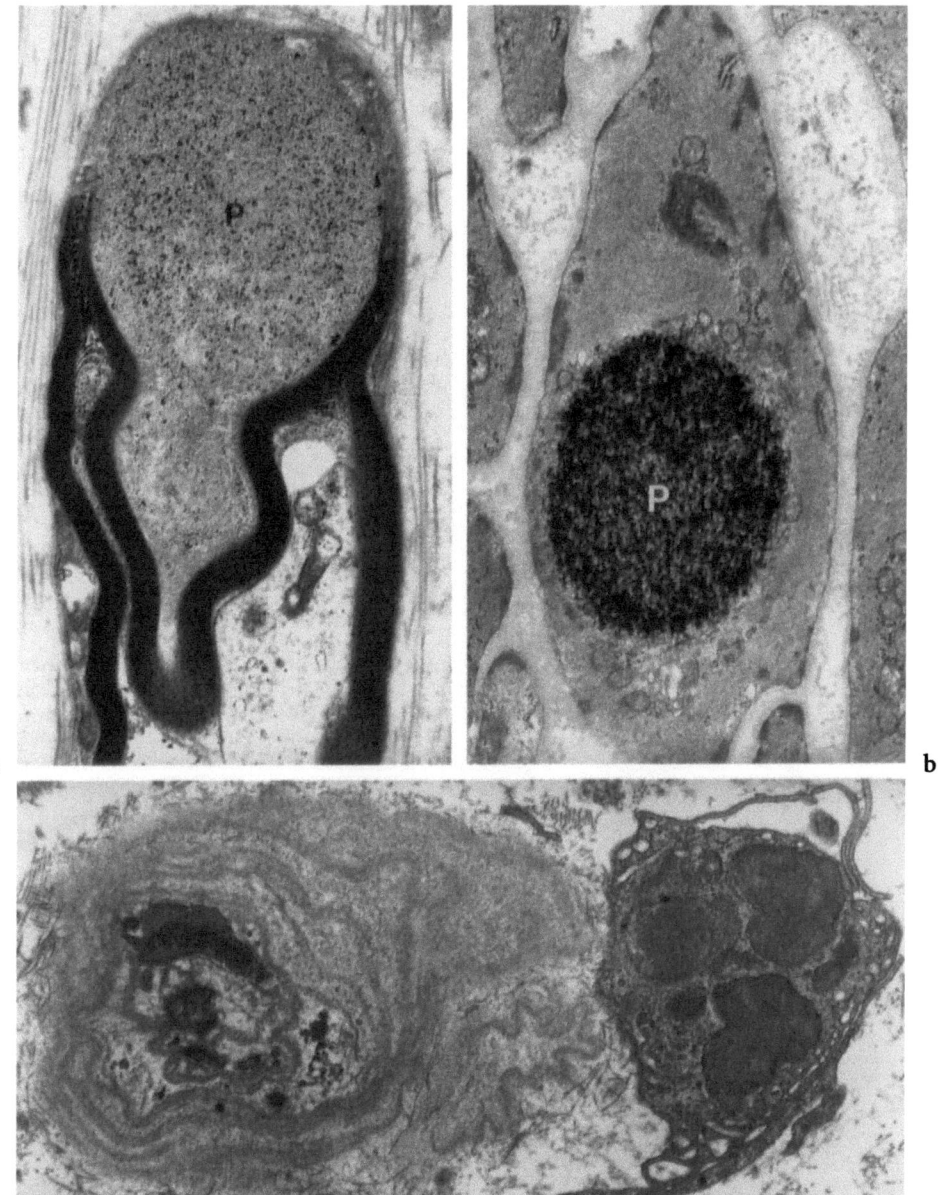

Abb. 160 a – c. Gleicher Fall wie in Abb. 159. **a** Polyglukosankörper in einer Schwann-Zelle einer markhaltigen Nervenfaser. × 14400. **b** Polyglukosankörper (P) in einer glatten Muskelzelle einer epineuralen Arterie. Die Polyglukosankörper in **a**, **b** sind nicht membrangebunden. × 17700. **c** Degenerierte endomysiale Kapillare mit alternierenden Schichten von Zellfortsätzen und Basallaminae angrenzend an einen Fibroblasten, der 3 membrangebundene Polyglukosankörper enthält. × 11400

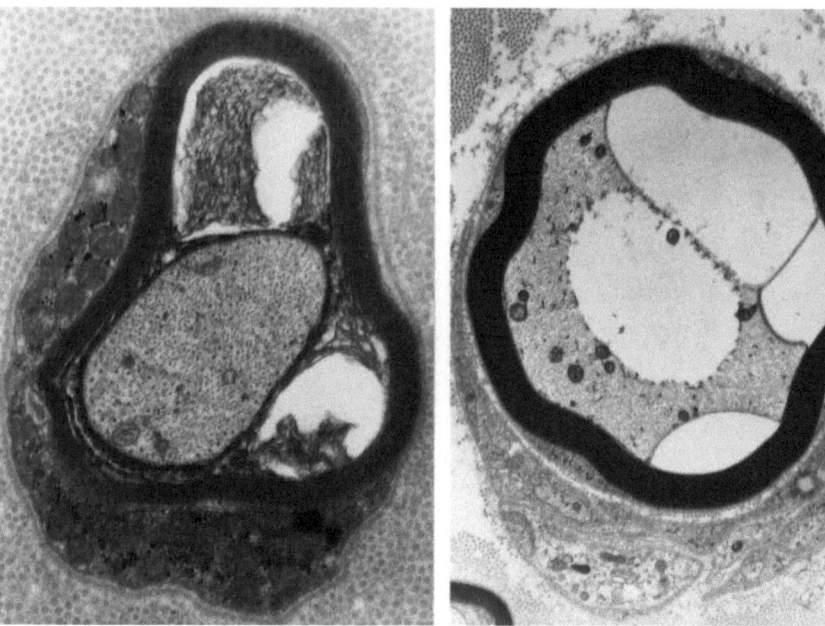

a   b

Abb. 161a, b. Gleicher Fall wie in den Abb. 159 u. 160. **a** Vesikulärer Markscheidenzerfall in paranodalen Markscheidenabschnitten. × 26400. **b** Intraaxonale, nicht membrangebundene Vakuole in einer markhaltigen Nervenfaser, in der außerdem adaxonale Vakuolen vorkommen. Die Faser ist von mehreren Schwann-Zellfortsätzen und einzelnen marklosen Axonen umgeben. × 8600

X. Erkrankungen mit defekter DNA-Reparatur

Die Symptome bei der *Ataxia telangiectatica (Louis-Bar-Syndrom)* sind am ausgeprägtesten im zentralen Nervensystem. Bei dieser Erkrankung, wie auch beim *Xeroderma pigmentosum*, dominiert ein Ausfall der großen sensorischen Fasern in den peripheren Nerven zusammen mit einem entsprechenden Verlust der größeren Zellen in den Spinalganglien (THRUSH et al. 1974).

a) Ataxia teleangiektasia

MALANDRINI et al. (1990) berichten über die histologischen und elektronenmikroskopischen Veränderungen in den Nervenbiopsien von 2 Fällen mit Ataxia teleangiektasia. Sie beobachteten einen Ausfall von Nervenfasern, eine Speicherung von Substanzen in Schwann-Zellen und Kernveränderungen im Sinne von Zytoplasmainvaginationen. Die Autoren halten diese Kernveränderungen für charakteristisch, da diese mit einer primären metabolischen Erkrankung der DNA-Reparatur korreliert sei. Zwei Mädchen im Alter von 17 und 13 Jahren mit Ataxia teleangiektasia hatten ähnliche Befunde wie bei der Friedreich-Ataxie (DUNN 1973). Die sensorische Neuropathie entwickelte sich jedoch bei der Ataxia teleangiectatica später und langsamer.

b) Xeroderma pigmentosum

KANDA et al. (1990) haben die Veränderungen des peripheren Nervensystems bei 2 *Autopsiefällen* mit Gruppe A-Xeroderma pigmentosum (Desantis-Cacchione-Syndrom) untersucht. Die motorischen Nerven einschließlich des okulomotorischen Systems waren stark betroffen, doch war der Befall des sensorischen Systems stärker ausgeprägt. Geringe hypertrophische Veränderungen fanden sich in den distalen Abschnitten der peripheren Nervenstämme, doch gab es keine erkennbaren Unterschiede in der Dichte der markhaltigen Nervenfasern zwischen den proximalen und distalen Abschnitten. Die morphometrischen Untersuchungsergebnisse lassen auf einen Pathomechanismus im Sinne einer Neuronopathie schließen. Die marklosen Axone waren ebenfalls stark betroffen. Der Krankheitsprozeß ist langsam progressiv, was auch durch die ausgeprägten und ausgedehnten sklerosierenden Veränderungen im zentralen Nervensystem bei den beiden Fällen bestätigt wird. Wir haben einen Fall bioptisch untersuchen können, bei dem eine ausgeprägte sensorische Neuropathie mit bevorzugtem Ausfall der großen markhaltigen Nervenfasern vorlag (Abb. 173 c, d; unveröffentlichte Beobachtungen).

XI. Neuropathien bei mitochondrialen Erkrankungen

Mitochondriale Erkrankungen bilden eine heterogene Gruppe von Krankheiten, die durch strukturelle, numerische oder funktionelle Anomalien der Mitochondrien gekennzeichnet sind (Abb. 162–171). Innerhalb von 5 Jahren sind 7 verschiedenartige mitochondriale Erkrankungen definiert worden, die auf *Punktmutationen* oder auf *Deletionen der mitochondrialen DNA* zurückzuführen sind (ZEVIANI u. ANTOZZI 1992); inzwischen gibt es eine vierteljährlich in der Zeitschrift „Neuromuscular Disorders" ergänzte Liste mit (Dezember 1997) 47 Syndromen oder Symptomkombinationen aufgrund von 98 identifizierten Punktmutationen, großen und kleinen Deletionen, Duplikationen, Tandemduplikationen, Kombinationen von Deletionen mit Duplikationen und multiplen Deletionen der mitochondrialen DNA (mtDNA), letztere vor allem bei primär nukleären Genmutationen zumeist unbekannter Art mit Mendelschem Erbgang, während die anderen Mutationen der mtDNA zumeist maternal vererbt werden oder sporadisch auftreten. Die Mitochondriopathien sind oft mit einer Neuropathie vom überwiegend axonalen Typ mit mehr oder weniger starken Ausfällen von Nervenfasern, aber vereinzelt auch mit unverhältnismäßig dünn myelinisierten Axonen verbunden (Abb. 162 a, 163 b; SCHRÖDER u. SOMMER 1991; SCHRÖDER 1993). Dazu gehören die in der Tabelle 6 zusammengefaßten mitochondrialen Erkrankungen. Eine ausschließlich peripher manifestierte mitochondriale Myopathie mit Neuropathie aufgrund einer ausgedehnten Deletion der mtDNA haben MOLNAR et al. (1996) beschrieben, während ausgedehnte oder multiple Deletionen sonst meist zu Enzephalomyopathien führen. Abnorme, parakristalline und andere Einlagerungen in den Mitochondrien von Schwann-Zellen markloser Nervenfasern sind in der Regel unspezifisch und zeigen nicht unbedingt eine mitochondriale Grundkrankheit an. Das in Abb. 170 wiedergegebene abnorme Mitochondrion ist jedoch das größte, das bisher in einer Schwann-Zelle gefunden worden ist. Es ist sehr wahrscheinlich, daß auch dieses

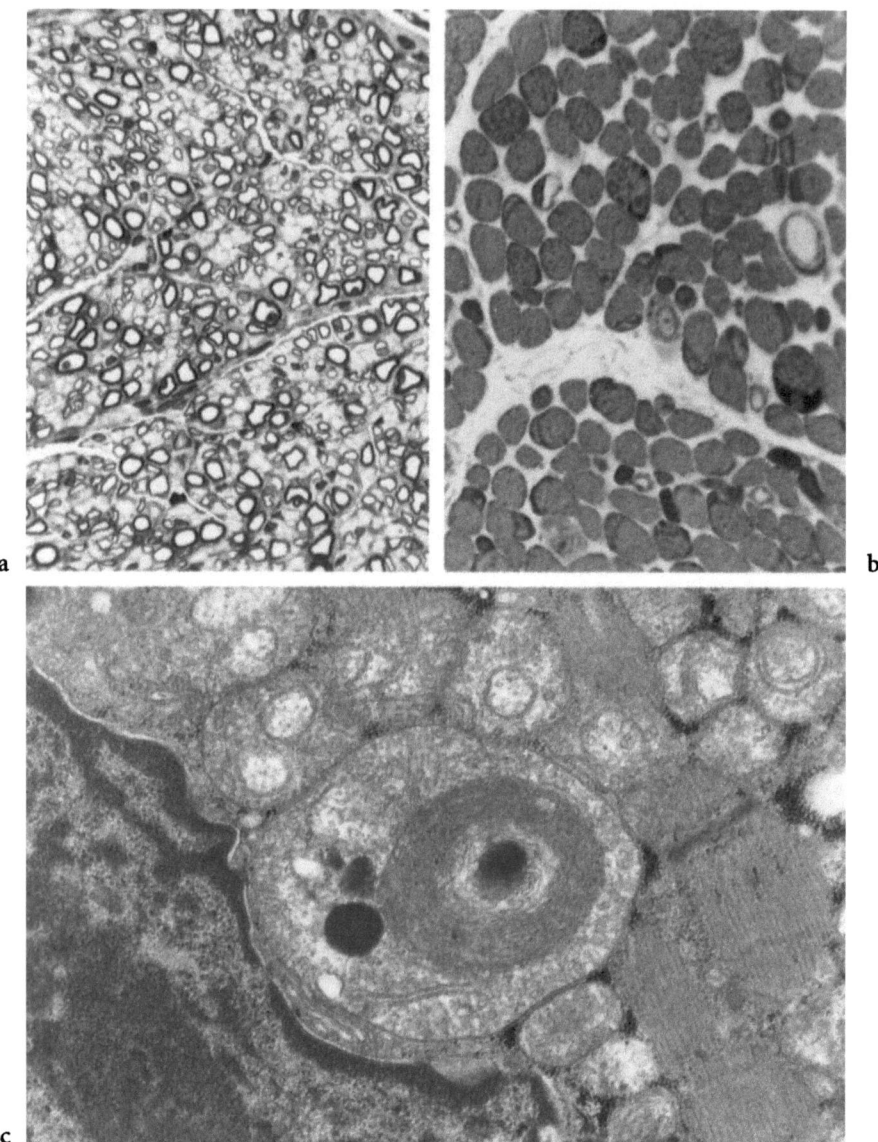

Abb. 162 a – c. Unverhältnismäßig dünn myelinisierte Nervenfasern bei einem 9 Monate alten Mädchen mit mitochondrialer Myopathie und multiplen, fokal gehäuften Punktmutationen bei nt 3259, 3261, 3266 und 3268 (Fall von ZANSSEN et al. 1998/9). a Neben normal dick myelinisierten Nervenfasern kommen zahlreiche für das Axonkaliber zu dünn myelinisierte Nervenfasern vor (Myelinisationsstörung). × 6900. b Zahlreiche Muskelfasern mit intermyofibrillärer oder subsarkolemmaler Anhäufung osmiophiler Substanzen (Mitochondrien). × 1000. c Elektronenmikroskopische Aufnahme der abnormen Mitochondrien zwischen einem Kern und Myofibrillen. Die Mitochondrien sind z.T. erheblich vergrößert (megakoniale Formen) und enthalten konzentrische oder irregulär angeordnete Cristae mitochondriales und amorphe globoide Einschlüsse. × 3900

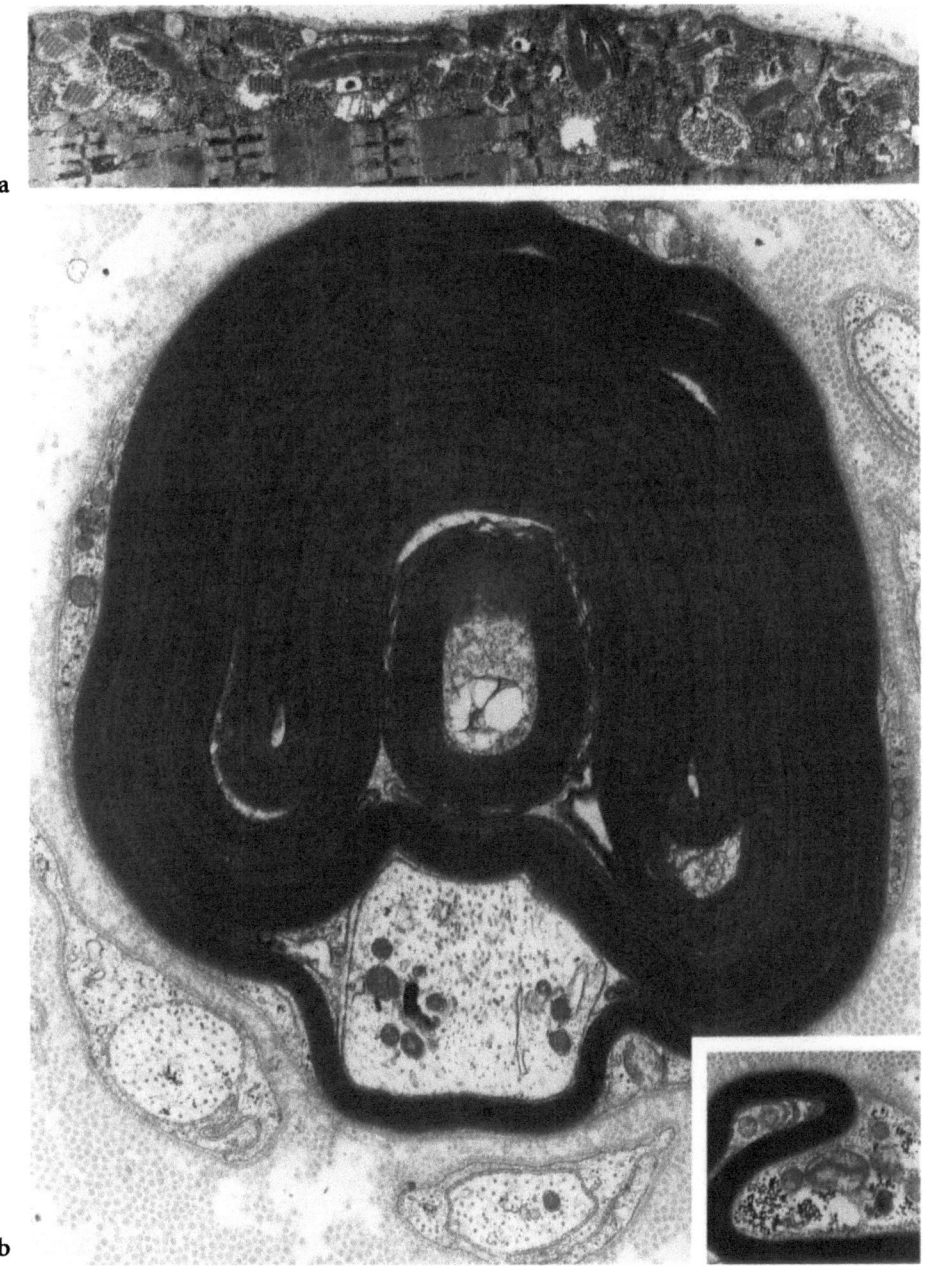

Abb. 163. Mitochondriale Myopathie bei einem 57jährigen Mann (a) mit chronisch-progredienter Neuropathie, die durch Nervenfaserausfälle und stellenweise auch durch ungewöhnlich extensive Markschlingen (b), aber nur ganz vereinzelte abnorme Mitochondrien im Zytoplasma der Schwann-Zellen (c) gekennzeichnet ist. a × 10 400; b × 24 000; c × 16 000

Tabelle 6. Mitochondriale Erkrankungen mit Befall des Nervensystems

I. Deletionen mitochondrialer DNA (mtDNA)
   a) Einzelne Deletionen (in der Regel sporadisch)
      1. Chronische progressive externe Ophthalmoplegie („CPEO")
      2. Kearns-Sayre-Syndrom („KSS")
   b) Multiple Deletionen (autosomal-dominant oder rezessiv erblich)
      1. CPEO
      2. KSS
      3. CPEO mit Muskelschwäche

II. Punktmutaionen der mtDNA (sporadisch oder maternal vererbt)
   a) Punktmutationen von mtDNA-RNA-Genen
      1. Mitochondriale Enzephalomyopathie mit Laktatazidose und Schlaganfall-ähnlichen Episoden („MELAS")
      2. Myoklonusepilepsie mit „ragged-red" Fasern im Muskel („MERRF")
      3. KSS
      4. CPEO
      5. Maternal „inherited" (vererbte) Myopathie und Kardiomyopathie („MIMyCa")
      6. Leighsche Nekrotisierende Enzephalopathie (Morbus Leigh)
   b) Punktmutationen Protein-kodierender mtDNA
      1. Lebersche hereditäre Optikusneuroretinopathie („LHON")
      2. Neuropathie, Ataxie und Retinitis pigmentosa (NARP)

auf die bei diesem Fall vorliegende MELAS-Mutation zurückzuführen ist; doch sind mtDNA-Mutationen m.W. bisher in Schwann-Zellen selbst noch nicht nachgewiesen worden, obwohl auch diese zu den postmitotischen Zellen gehören, in denen eine Anhäufung abnormer mtDNA zu erwarten ist und zu einer Zellschädigung führen könnte. Auf eine „mitochondriale Zytopathie mit hereditärer sensorischer Neuropathie" wird weiter unten eingegangen.

Klinik: Zwischen den in Tabelle 6 aufgeführten, klinisch oder genetisch durch Anomalien der mitochondrialen DNA abgrenzbaren Krankheitsbildern gibt es Übergänge, das heißt, Patienten mit MELAS können KSS- oder MERRF-Symptome oder andere Zeichen einer mitochondrialen Myopathie aufweisen (PFEIFFER et al. 1988; GOTO et al. 1992; HIRANO et al. 1994). *Leitsymptom bei vielen mitochondrialen Erkrankungen sind die äußeren Augenmuskellähmungen mit entsprechenden Blickparesen.* Eine periphere Neuropathie kann bei KSS besonders ausgeprägt sein. Doch auch bei MELAS und MERRF kommen neben vorwiegend zentralnervösen Symptomen Neuropathien vor (SCHRÖDER 1993; MOLNAR et al. 1995, 1996; ZANSSEN et al. 1998). Bei NARP gehört die Neuropathie zur Definition, bei LHON bildete die Neuropathie eine Untergruppe in der gängigen Klassifikation der HMSN von DYCK et al. (1993) (Typ VI). Eine atypische Form einer LHON kann trotz molekulargenetischer Bestätigung der Diagnose einmal vorkommen (WEINER et al. 1993).

Pathogenese: Die bevorzugte Expression der mtDNA-Mutationen im Nervensystem und in der Muskulatur (Skelett- und Herzmuskulatur) beruht vermutlich darauf, daß diese Gewebe weitgehend von der mitochondrialen Energieversorgung abhängen und ihr Parenchym aus postmitotischen, terminal differenzierten Zellen besteht, die keiner physiologischen Mauserung unterliegen und

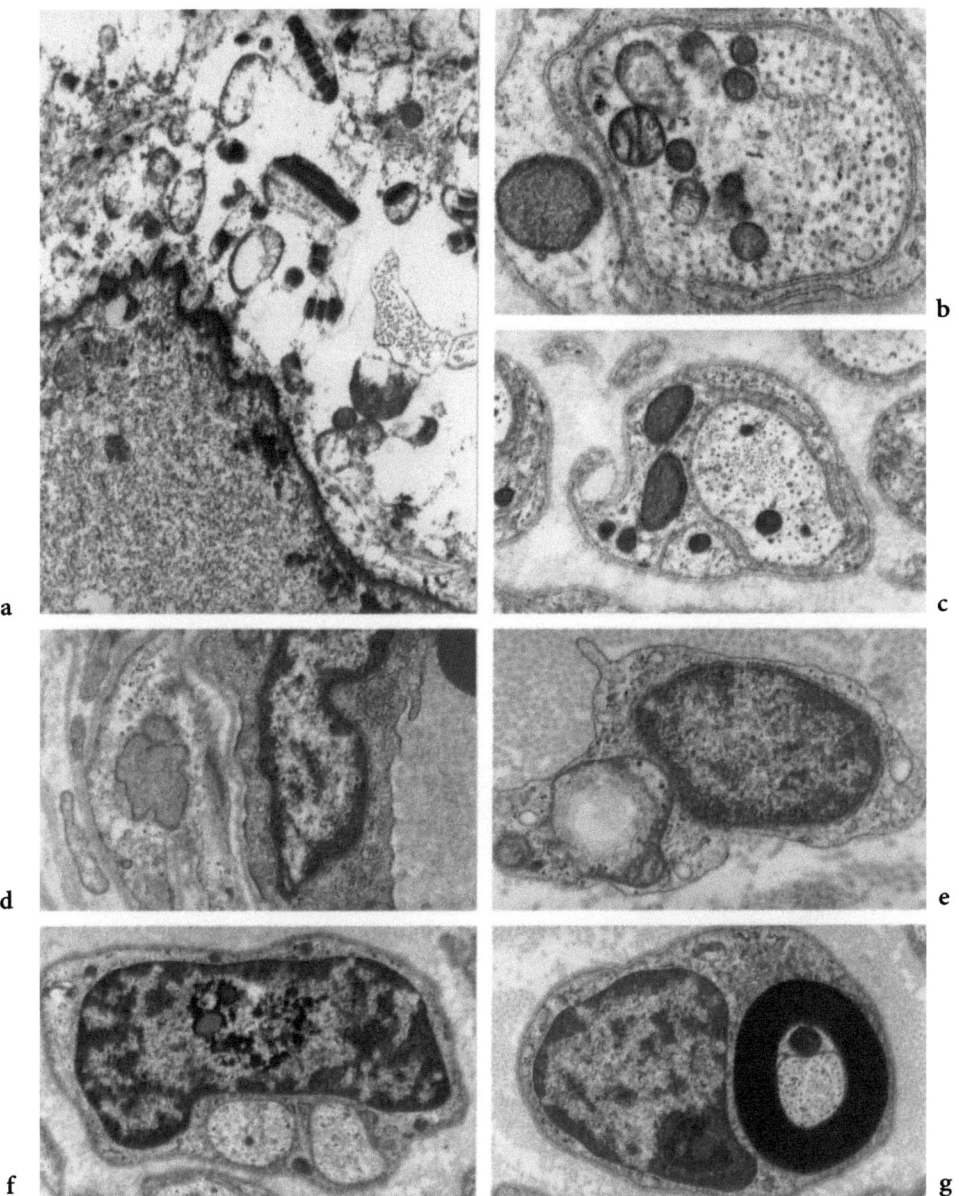

Abb. 164. Mitochondriale Myopathie bei einem 56jährigen Mann mit abnormen Mitochondrien im Muskel (**a**), in Schwann-Zellen markloser Nervenfasern (**b, c**), in einem Perizyten (**d**) und in einem endoneuralen Fibroblasten (**e**). Ein abnormer Schwann-Zellkern mit lipidähnlichen, unterschiedlich osmiophilen Einschlüssen ist in **f** abgebildet, ein abnorm angeordneter Nukleolus in **g**. **a** × 9400; **b** × 32 000; **c** × 19 400; **d** 16 400; **e** × 18 000; **f** × 11 300; **g** × 13 000

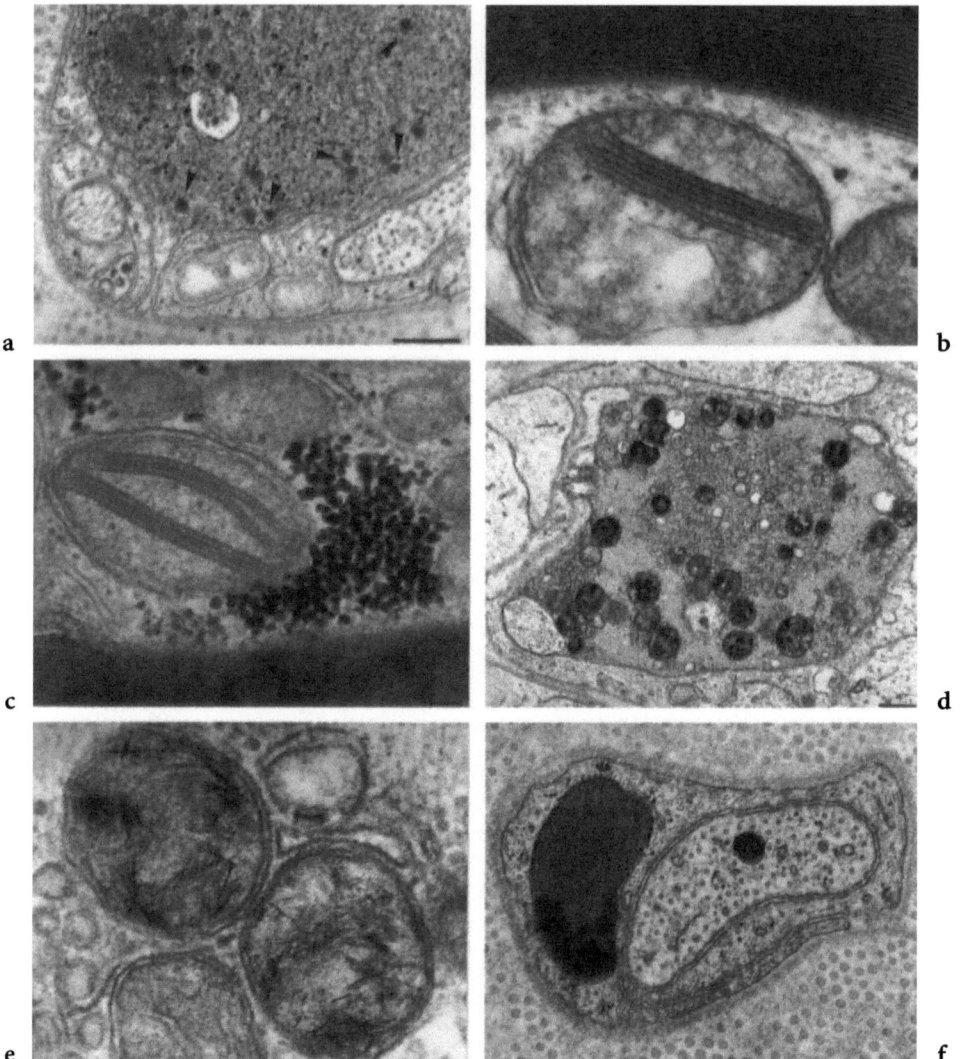

Abb. 165a-f. Neuropathie bei Leber-Optikusatrophie (HMSN VI, Typ Vizioli; Abb. 165-167 mod. nach SOMMER u. SCHRÖDER 1989). a Ein Axon mit zahlreichen neurosekretorischen Granula (*Pfeilköpfe*) ist hochgradig aufgetrieben. × 26400. b, c Auffällige, dicht nebeneinander gelagerte Cristae mitochondriales enthalten ein parakristallin angeordnetes Material im Zytoplasma von Schwann-Zellen markhaltiger Nervenfasern. b 15jähriger Patient von K. POECK, Aachen, mit dominant erblicher HMSN VI. × 83000; c 19jähriger sporadischer Fall. × 71400. d Nadelförmige Kalksalzeinlagerungen in Mitochondrien in einem hochgradig aufgetriebenen dystrophischen Axon. × 14300. e Stärkere Vergrößerung der Mitochondrien in d. × 10500. f Vergrößertes Mitochondrion im Zytoplasma der Schwann-Zelle einer marklosen Nervenfaser; das Mitochondrion enthält teils granuläre, teils amorphe globoide osmiophile Einschlüsse. × 35000

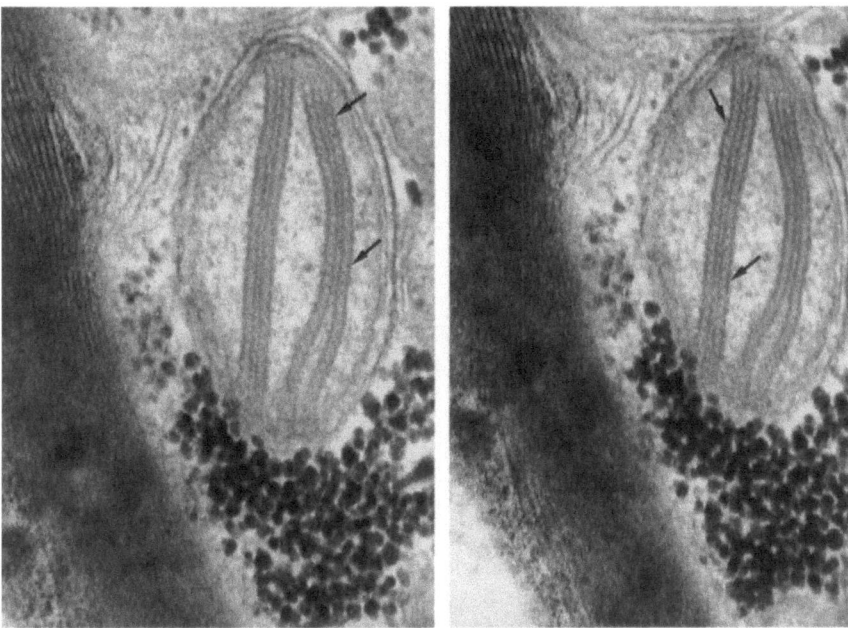

Abb. 166a, b. Gleicher Fall wie in Abb. 165c. Die parakristallinen Einlagerungen zwischen den Cristae mitochondriales sind bei unterschiedlicher Goniometereinstellung aufgenommen (a, b mit einer Winkeldifferenz von 36°). Die *Pfeile* kennzeichnen die regelmäßig angeordneten Einlagerungen, die nur in einem bestimmten Goniometerwinkel sichtbar werden. a, b × 99 400

somit keine Möglichkeit zur Eliminierung der mutierten mtDNA haben (ZEVIANI u. ANTOZZI 1992; SCHRÖDER 1993).

Gefäßveränderungen bei Mitochondriopathie: MOLNAR et al. (1995) berichten über eine erhebliche Vermehrung der Zahl an Mitochondrien in den epi- und endoneuralen Kapillaren und Arteriolen, wobei die Endothelzellen weitgehend unauffällig erscheinen, während die Perizyten und die glatten Muskelzellen z. T. stark proliferierte Mitochondrien enthalten (vgl. Abb. 169a). Die Mitochondrien sind vergrößert und enthalten gelegentlich proliferierte Cristae, aber keine parakristallinen Einschlüsse. Doch reichen diese Veränderungen (analog denen von SAKUTA u. NONAKA 1989 im Muskel beschriebenen) nicht aus, um die Pathogenese der Neuropathie bei mitochondrialen Erkrankungen zu erklären (s. oben).

a) Leigh-Krankheit

JACOBS et al. (1990) berichten über Suralnervenbiopsien von 3 Kindern aus 2 Familien mit Morbus Leigh, bei denen elektrophysiologisch eine periphere Neuropathie festgestellt worden war. Autoptisch konnte die Krankheit bei zwei Fällen bestätigt werden; bei dem dritten bestanden charakteristische CT-Veränderungen. Die Dichte der markhaltigen Nervenfasern lag innerhalb normaler Grenzen ohne Anzeichen für eine Degeneration oder Regeneration. Die Markscheiden waren jedoch auffällig dünn, was sich quantitativ bestätigen ließ. In gezupften Fasern gab es keine Demyelinisationszeichen bei zwei Fällen, aber

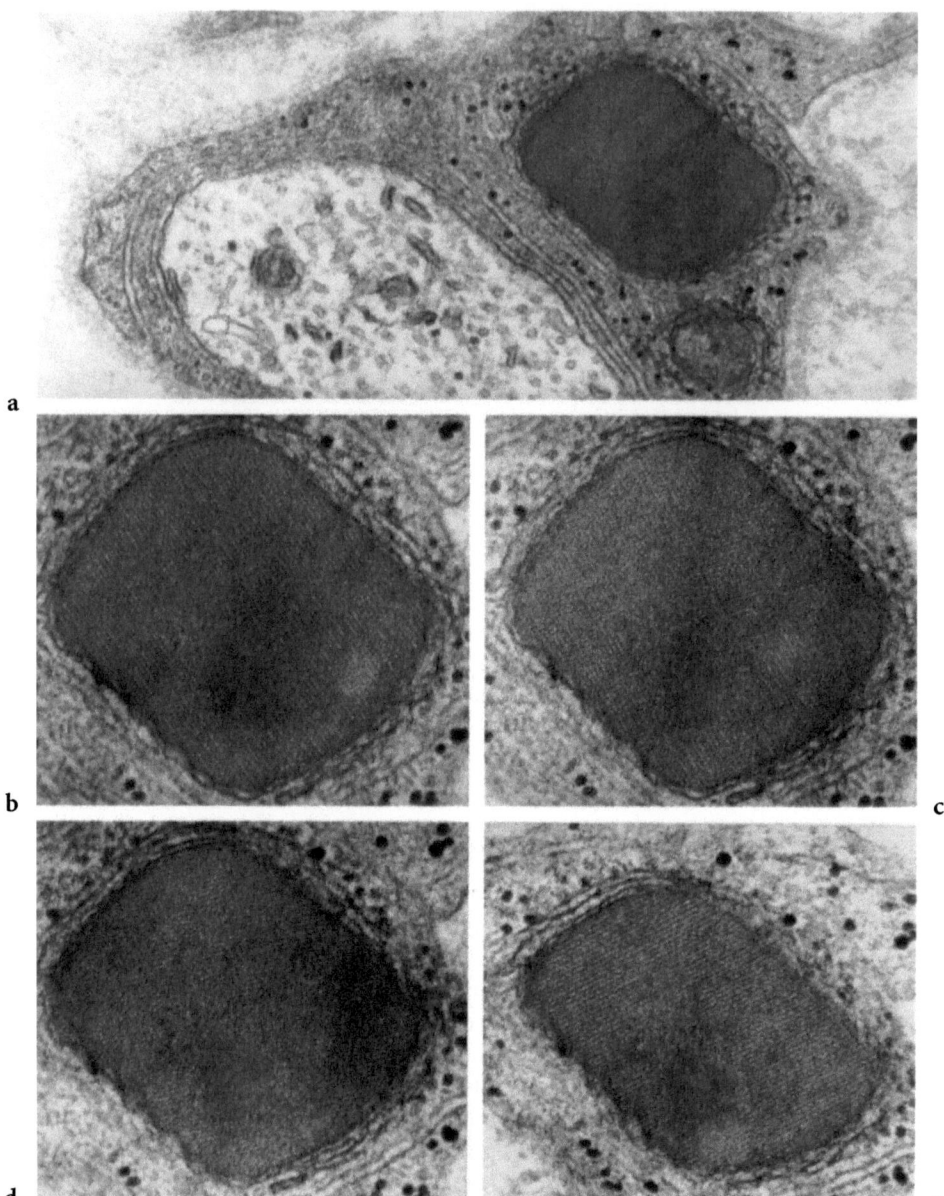

Abb. 167. Die parakristallin angeordneten Granula in den Mitochondrien im Zytoplasma von Schwann-Zellen markloser Axone zeigen je nach Goniometer-Winkel-Einstellung im Elektronenmikroskop ein in verschiedenen Richtungen orientiertes Streifenmuster (a-e).
a × 66400; b-e × 95200

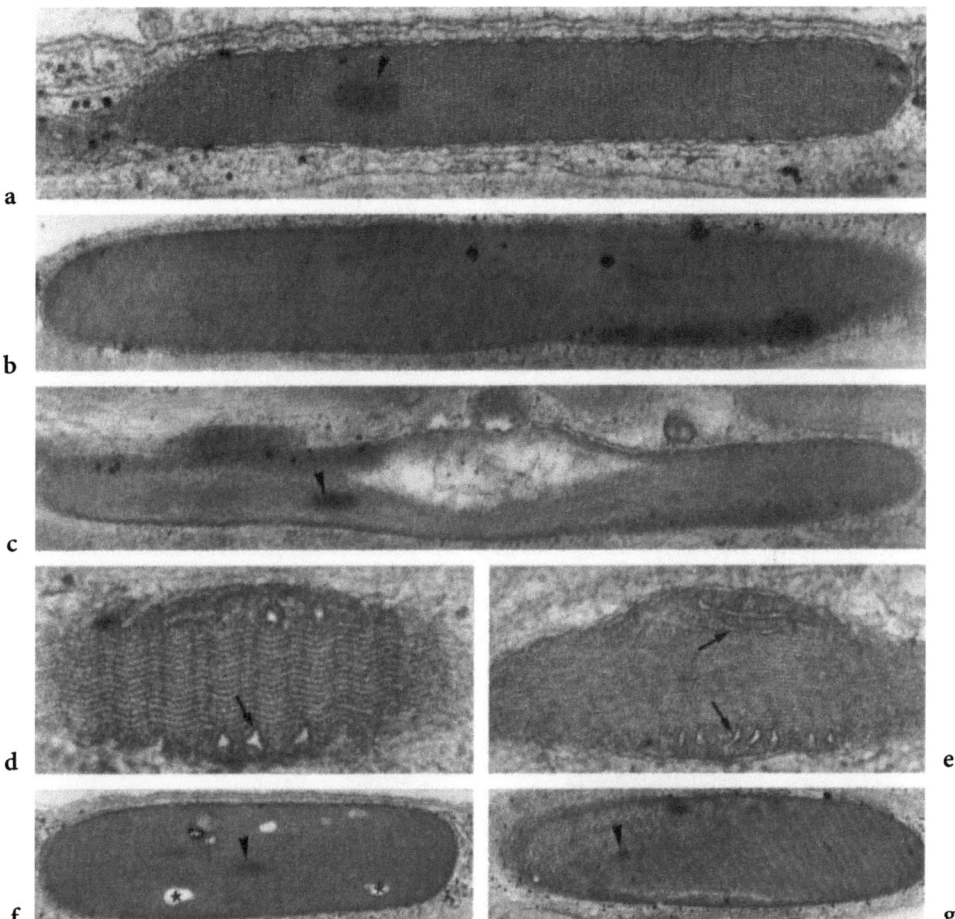

Abb. 168. Verschiedenartige mitochondriale Konfigurationen in längsorientierten Schwann-Zellen markloser Nervenfasern mit zickzackförmigen (a, d), streifenförmigen (b), filamentösen (c) und amorphen Einschlüssen (f, g). Die *Pfeile* in d und e weisen auf Cristae mitochondriales hin, die *Pfeilköpfe* in a, c, f und g auf amorphe Einschlüsse. a 64 600; b × 38 000; c × 41 600; d × 115 000; e × 70 000; f × 33 000; g × 26 700. (Nach SCHRÖDER u. SOMMER 1991)

einige in einem Fall. Die Beobachtungen bestätigen frühere Untersuchungsergebnisse von SCHRÖDER (1982a) sowie GOEBEL et al. (1986) und lassen darauf schließen, daß eine Hypomyelinisation der peripheren Nerven vorliegt, die eventuell zur Demyelinisation führen kann (Abb. 96).

b) Mitochondriale Zytopathie mit hereditärer sensorischer Neuropathie, progressiver externer Ophthalmoplegie, Ataxie und fatalem myoklonischen Status epilepticus

VAN DOMBURG et al. (1996) berichten über 6 erwachsene Patienten aus 3 verschiedenen Familien, die ein bemerkenswert einheitliches heredoataktisches Syndrom aufwiesen, das sich in 3 Stadien entwickelte und mit dem Tode endete.

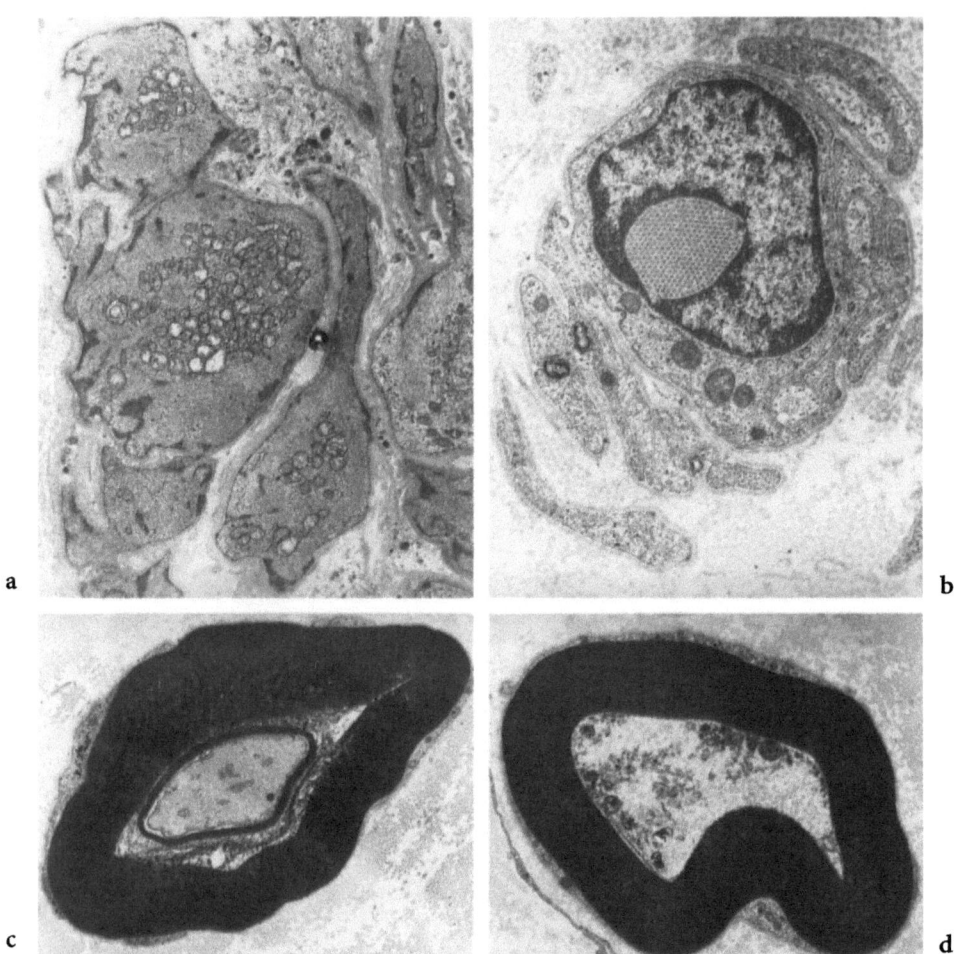

Abb. 169 a–d. Mitochondriale Myopathie mit Neuropathie bei MELAS-Mutation A/G in Position 3243 und Heteroplasmie über 80% (nach K. GERBITZ u. M. JAKSCH 1996, persönliche Mitteilung) und Diabetes Typ II (41jähriger Patient von B. BOHNERT, Trier). **a** In den glatten Muskelzellen epineuraler Arterien sind die Mitochondrien z. T. erheblich angehäuft, ohne jedoch besondere parakristalline Einschlüsse aufzuweisen. × 8800. **b** Ungewöhnlicher Kerneinschluß mit parakristallin angeordneten Mikrotubuli in einer Zytoplasmainvagination einer Schwann-Zelle mit regenerierten marklosen Axonen (Büngner-Band). × 18800. **c** Unverhältnismäßig dicke Markscheide um ein Axon mit kondensierten Neurofilamenten und aufgetriebener Schmidt-Lanterman-Inzisur. × 8500. **d** Degenerierendes Axon innerhalb einer intakten Markscheide mit fokaler Akkumulation flockiger Substanzen und zerfallenden Organellen. × 7100

Das 1. Stadium war durch eine schwere sensorische Neuropathie charakterisiert. Das 2. Stadium zeichnete sich weiterhin durch eine progressive externe Ophthalmoplegie (PEO) aus, die wahrscheinlich auf eine okuläre Myopathie zurückzuführen war, sowie durch eine progressive Ataxie. Während einer kurzen späten Periode kam es zu einer Epilepsie und insbesondere zu einem myoklonischen Status epilepticus, an dem 4 Patienten unerwartet starben. Die *Biopsie des N. suralis* ergab einen ausgeprägten Verlust an markhaltigen Nervenfasern in

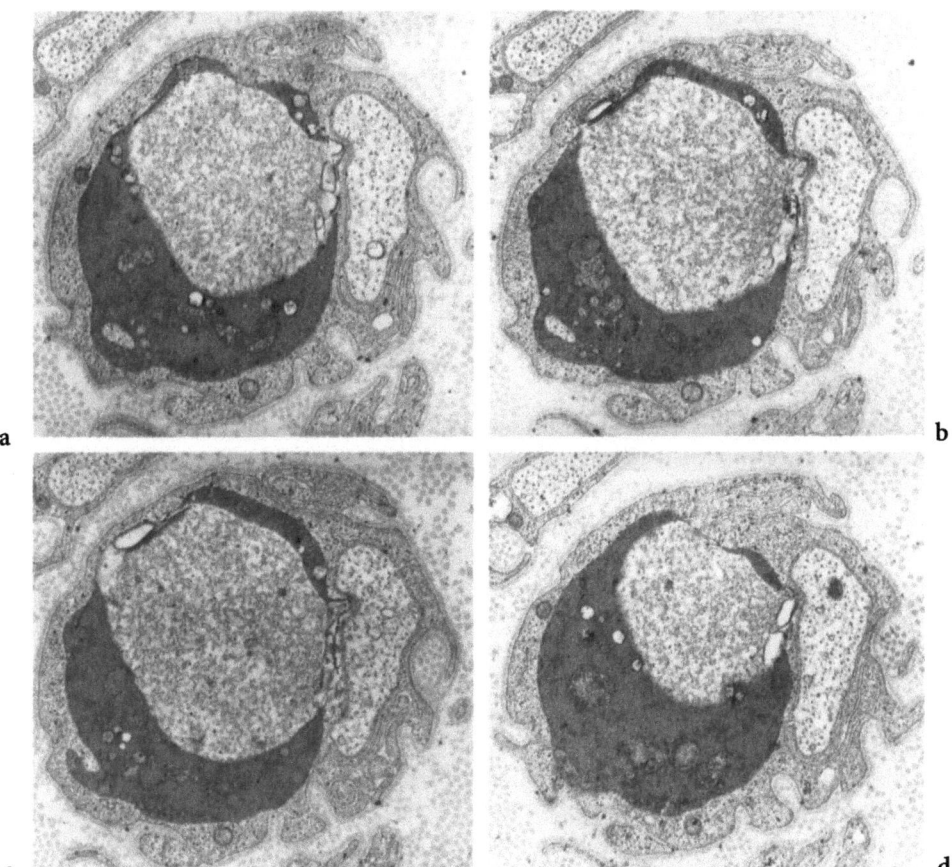

Abb. 170 a–d. Gleicher Fall wie in Abb. 169. Elektronenmikroskopische Serienschnitte durch einen extrem vergrößerten mitochondrialen Schwann-Zelleinschluß einer marklosen Nervenfaser in vier verschiedenen Schnittebenen. Das benachbarte Axon wird fokal eingedellt. Der Einschluß ist von einer Doppelmembran umgeben und besteht aus einem elektronendichten Teil mit degenerierenden Cristae und einem aufgelockerten Anteil mit flockigem Material.
a × 13 600; **b, c** × 20 800; **d** × 19 800

einem frühen Stadium der Erkrankung. In der Skelettmuskelbiopsie (und in einem Präparat aus einem Augenmuskel) fanden sich Ragged-red-Fasern. Die *Autopsie* bei 2 Patienten ergab eine Multisystemerkrankung des Nervensystems, insbesondere mit einer Degeneration der Hinterstränge des Rückenmarks und der spinozerebellären Bahnen. Die Stammbaumdaten waren vereinbar mit einem autosomal rezessiven Erbgang. Weitere Untersuchungsbefunde, insbesondere die Erhöhung der Laktatwerte im Liquor cerebrospinalis, führten zu der Annahme, daß der mitochondrialen Zytopathie eine wesentliche Bedeutung bei der Multisystemdegeneration dieses Patienten zukommt. Von diesem Krankheitsbild ist offenbar eine neuartige mitochondriale Krankheit mit *sensorischer ataktischer Neuropathie* abzugrenzen (FADIC et al. 1997).

c) Lebersche hereditäre Optikusneuropathie (LHON)

Die Lebersche hereditäre Optikusneuropathie (LHON) ist eine maternal vererbte Krankheit, die in der Regel als schmerzloser Sehverlust bei jungen Männern auftritt und mit verschiedenen Punktmutationen der mitochondrialen DNA verbunden ist (WALLACE et al. 1988; CHALMERS u. HARDING 1996). Die von WALLACE et al. (1988) gefundene Mutation konvertierte ein hochkonservatives Arginin in ein Histidin am Kodon 340 im NADH-Dehydrogenase-Unterheit-4-Gen und eliminierte eine SfaNI-Stelle, was einen einfachen diagnostischen Test zuläßt (vgl. SINGH et al. 1989). Damit wurde erstmalig gezeigt, daß eine Nukleotidveränderung in einem Gen, das für die Energieproduktion über die mitochondriale DNA verantwortlich ist, zu einer neurologischen Krankheit führen kann.

Am häufigsten ist die Nukleotidposition 11778 betroffen. Diese 11778-Mutation wird ausschließlich bei Patienten mit LHON oder ihren mütterlichen Verwandten angetroffen. Die LHON tritt in Verbindung mit anderen neurologischen Erkrankungen auf wie Migräne, Epilepsie und multipler Sklerose. LUNDBERG et al. (1987) beschreiben eine Familie mit Optikusatrophie und peripheren neurologischen Symptomen, ebenso MIZUSAWA et al. (1988). Die Kombination einer HMSN mit einer Optikusatrophie wird als Typ VI (VIZIOLI 1897) der HMSN in der Einteilung von DYCK et al. (1993) geführt (SOMMER u. SCHRÖDER 1989). HARDING et al. (1992) haben 8 Frauen mit einer 11778-Mutation untersucht, die eine sukzessive bilaterale Optikusneuropathie und entweder klinisch MS- oder weiße Substanzläsionen im MRI aufwiesen, welche mit einer demyelinisierenden Erkrankung vereinbar sind. FLANIGAN u. JOHNS (1993) beschrieben 4 weitere Patienten. SHOFFNER et al. (1995) weisen auf die Kombination mit einer *Dystonie* bei einer mitochondrialen Punktmutation hin (vgl. S. 407).

Genetik: Unter 107 Patienten aus 79 Familien mit LHON fanden RIORDAN-EVA et al. (1995) Mutationen der mitochondrialen DNA an der Position 11778 (60 Familien), an der Position 3460 (7 Familien) oder an der Position 14484 (12 Familien). Nur die Hälfte der 11778-Index-Patienten hatte eine Anamnese mit ähnlich betroffenen Verwandten; dieser Anteil war höher bei den mit den 3460- (71%) und 14484-Mutationen (100%). Das Verhältnis der betroffenen männlichen zu weiblichen Patienten betrug 2,5 zu 1 (11778), 2 zu 1 (3460) und 5,7 zu 1 (14484).

HIRANO et al. (1994) haben die mitochondrialen DNA-Mutationen bei einer *Epidemie* einer Optikusneuropathie auf Kuba bestimmt. Eine epidemische Optikusneuropathie in Verbindung mit einer peripheren Neuropathie wurde auch in Tansania beobachtet (PLANT et al. 1997).

Klinik: Detaillierte klinische Daten waren verfügbar bei 79 Patienten von 55 Familien (NEWMAN 1993; RIORDAN-EVA et al. 1995). Der Sehverlust entwickelte sich im Alter von 11–30 Jahren bei 69% der Patienten mit einer Variationsbreite von 6–62 Jahren, wobei keine signifikanten Unterschiede zwischen den Mutationsgruppen oder männlichen und weiblichen Patienten festzustellen war. Er war bilateral bei allen außer 2 Patienten, wobei die Erkrankung gleichzeitig in 22% und nacheinander in 78% auftrat bei einer mittleren Verzögerung zwischen den beiden Augen von 8 Wochen und einer Progression in jedem Auge über eine

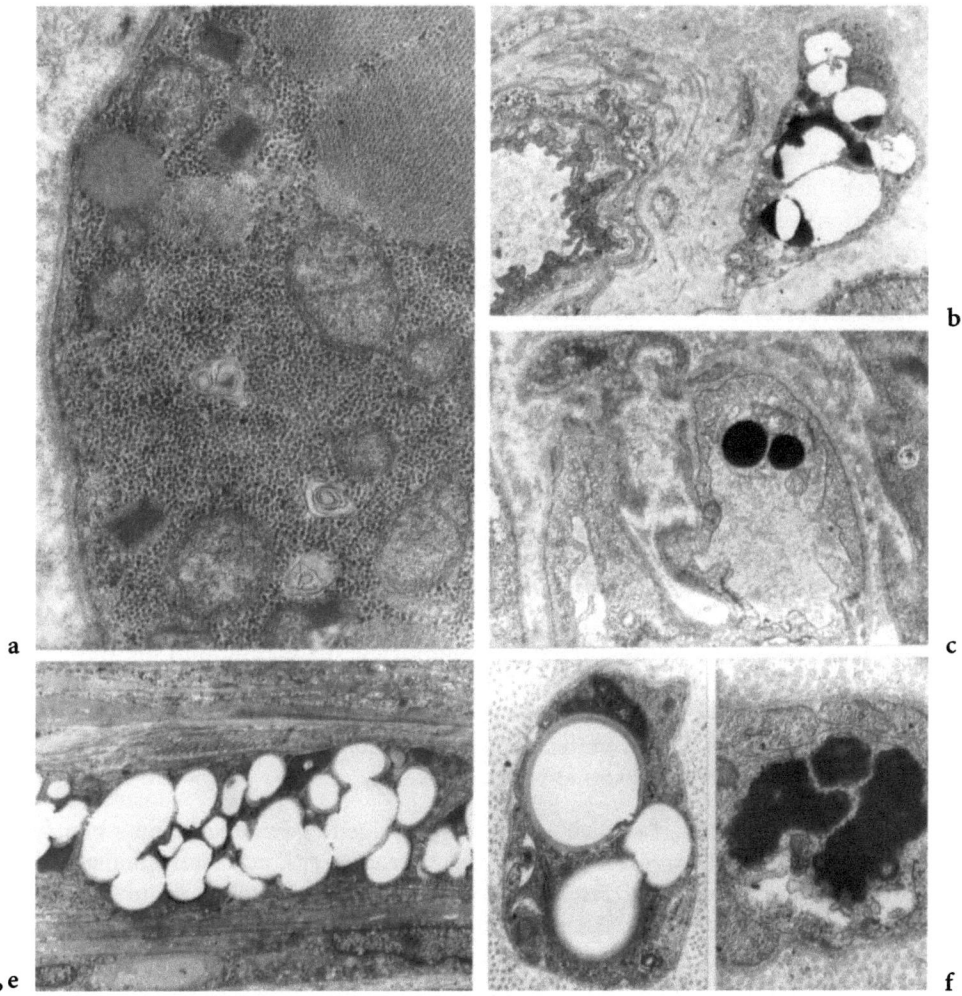

Abb. 171a–f. Polyneuropathie bei myo-, neuro- und gastrointestinaler Enzephalopathie (MNGIE) (24jähriger Patient von W. D. Heiss, Köln). Im Muskel (a) sind parakristalline Einschlüsse in den Mitochondrien nachweisbar. Im Nerven liegen perivaskulär multiple Vakuolen, wie sie für eine vorausgegangene Dextrinapplikation typisch sind (b). Ungewöhnliche osmiophile globoide Einschlüsse sind im Endothel endomysialer Kapillaren vorhanden (c). Auffällige Lipidvakuolen sind im Perineurium (d) und in Schwann-Zellen (e) enthalten, stark osmiophile Substanzen mit irregulärer Kontur ebenfalls in Schwann-Zellen (f). a × 34800; b × 7900; c × 12200; d × 6600; e × 16200; f × 32600

Periode von 4–6 Wochen. 19 Patienten hatten Schmerzen im betroffenen Auge oder bei Augenbewegungen und 4 beobachteten ein Uht-Hollt-Phänomen. Eine retinale Mikroangiopathie trat selten nach 6 Monaten, vom Beginn der Erkrankung an gerechnet, auf, ließ sich aber bei 36% der Patienten 3 Monate nach dem Sehverlust nicht mehr nachweisen. Die Mikroangiopathie war selten bei der 14484er Gruppe. Die Prognose war wesentlich besser bei den 14484er Patienten mit einer Erholung bis zu einer finalen Sehschärfe von wenigstens 6/24 bei 71% der Patienten. Ein gutes visuelles Endergebnis war eng korreliert mit dem Alter zu Beginn der Erkrankung; alle Patienten mit einem Beginn vor dem Alter von 20 Jahren hatten eine finale Sehschärfe, die mehr als 6/24 betrug gegenüber nur 2 von 6 mit späterem Beginn. Eine Besserung des Sehens trat noch nach einem Zeitraum von 4 Jahren nach dem Beginn der Erkrankung auf. Hoher Alkohol- und Tabakkonsum, Schädel- oder Augenverletzungen, junges oder hohes Alter bei der Untersuchung, zusätzlich bestehende neurologische Erkrankungen und Geburten bei postpartalen Hämorrhagien waren alles Faktoren, die zu diagnostischen Schwierigkeiten in dieser Serie beitrugen, in der Regel bei Fehlen einer Familienanamnese. Diese Probleme ließen sich durch die mitochondriale DNA-Analyse klären.

Muskel- und Nervenbiopsien: LUNDBERG et al. (1987) berichten über eine Familie mit Optikusatrophie und peripheren neurologischen Systemen, ebenso SOMMER u. SCHRÖDER (1989) (Abb. 165, 166). Betroffen sind markhaltige und marklose Axone. Anzeichen für eine wesentliche, primäre demyelinisierende Komponente ließen sich nicht nachweisen. Bei den Fällen von MIZUSAWA et al. (1988) handelt es sich um zwei Brüder im Alter von 46 und 48 Jahren, die eine Optikusatrophie mit Blepharoptose seit der Kindheit aufwiesen und später einen Muskelschwund mit Schwäche im Bereich der Extremitäten sowie Sensibilitätsstörungen mit handschuh- und strumpfförmiger Verteilung entwickelten. Die Muskelbiopsie ergab eine mitochondriale Myopathie und die Nervenbiopsie Zwiebelschalenformationen. Biochemisch ließen sich in beiden Fällen partielle Defekte im Komplex I und IV der mitochondrialen Respirationskette nachweisen. Da die Eltern Vettern 1. Grades waren, wird diese mitochondriale Erkrankung offenbar autosomal-rezessiv vererbt.

Autopsie: BRUYN et al. (1992) haben einen 59jährigen Patienten mit einer hereditären spastischen Dystonie und Leberscher hereditärer Optikusatrophie neuropathologisch untersucht. Demnach bestand eine ausgeprägte Reduktion der markhaltigen Nervenfasern in den Hintersträngen, im Tractus corticopontinalis sowie im Striatum und ein nahezu kompletter Ausfall der Neurone im Putamen und im lateralen Anteil des Caudatum sowie ein milder Zellausfall in der Substantia nigra. Die Putamina waren in eine spongiöse fibrilläre Narbe umgewandelt, während die Fasern im Globus pallidus nahezu sämtlich degeneriert waren. Außerdem bestand eine milde Faserdegeneration in der weißen Substanz. Der N. opticus zeigte auch eine ausgeprägte, vorwiegend zentrale Nervenfaserschädigung mit Demyelinisation.

d) Ekbom-Syndrom

Nach CALABRESI et al. (1994) ist das Ekbom-Syndrom charakterisiert durch Lidlipome, Ataxie, Neuropathie und Myoklonusepilepsie mit Ragged-red-Fasern (MERRF). Die Autoren haben eine Punktmutation beim nt 8344 identifiziert, die sonst mit dem MERRF-Syndrom assoziiert ist.

e) Polyneuropathie bei myo-, neuro- und gastrointestinaler Enzephalopathie (MNGIE) aufgrund eines partiellen Mangels an Cytochrom-c-Oxidase

Eine Polyneuropathie mit Muskelatrophie, chronischer Ophthalmoplegie und Malabsorption mit chronischer Malnutrition haben BARDOSI et al. (1987) bei einem 42jährigen Mann mit 10jähriger Vorgeschichte beschrieben. Es bestand eine Laktatazidose nach mäßiger Glukosebelastung und eine vermehrte Ausscheidung von Hydroxibutyl- und Fumarsäure. Postmortal fand sich ein gastrointestinales Skleroderm mit okulärer Myopathie, Ragged-red-Fasern, peripherer Neuropathie sowie vaskulären Anomalien in den Meningen und in den peripheren Blutgefäßen. Die biochemische Untersuchung von Leber- und Muskelgewebe ergab einen partiellen Defekt der Cytochrom-c-Oxidase (Komplex IV der Atmungskette). Demnach handelt es sich um eine mitochondriale Multisystemerkrankung, die eine separate Krankheitseinheit darstellt zwischen den Myoenzephalopathien und okulogastrointestinalen Muskeldystrophien.

SIMON et al. (1990) berichten über ein ähnliches Syndrom mit Polyneuropathie, Ophthalmoplegie, Leukoenzephalopathie und intestinaler Pseudoobstruktion, das von ihnen als POLIP-Syndrom bezeichnet wird.

UNCINI et al. (1994) beschreiben multiple Deletionen der mitochondrialen DNA bei einer mitochondrialen Multisystemerkrankung, die ebenfalls verbunden ist mit einer Ophthalmoplegie, demyelinisierender Neuropathie, Leukoenzephalopathie, Myopathie und gastrointestinalen Funktionsstörungen. Wir haben bei einem derartigen Fall auffällige perivaskuläre Vakuolen beobachtet, die sich von den Abbau-bedingten Lipidvakuolen in Schwann-Zellen und Makrophagen unterscheiden und auf die parenterale Applikation von hochmolekularen Substanzen wie Dextrinen u. a. verdächtig sind (Abb. 171b). Die Ursache der übrigen osmiophilen Einschlüsse bei diesem Syndrom (Abb. 171c, f), sind unklar, während die Lipidvakuolen zweifellos auf den Abbau von Markscheiden zurückzuführen sind (Abb. 171d, e). Die mitochondrialen Anomalien im Muskel (Abb. 171a) sind lichtmikroskopisch-enzymhistochemisch u. U. leicht zu übersehen, wenn man nicht intensiv danach sucht.

f) Neuropathie beim Kearns-Sayre-Syndrom

Ausgeprägte Neuropathien vom neuronalen Typ haben wir wiederholt auch beim Kearns-Sayre-Syndrom feststellen können (SCHRÖDER u. SOMMER 1991; SCHRÖDER 1993; ZANSSEN et al. 1998).

g) Dystonie bei Mitochondriopathie

BENECKE et al. (1992) berichten über einen Defekt des Elektronentransferkomplexes I bei der idiopathischen Dystonie. Die Aktivitäten des mitochondrialen Elektronentransferkomplexes wurden in Thrombozyten von 31 Patienten mit idiopathischer Dystonie untersucht. 28 Personen dienten zur Kontrolle. Die Autoren berichten über eine signifikante Abnahme der Komplex I-Aktivität in der Mehrzahl der Patienten, während die Aktivitäten anderer Elektronentransferkomplexe normal waren. Der Schweregrad des Komplex I-Defektes war stärker

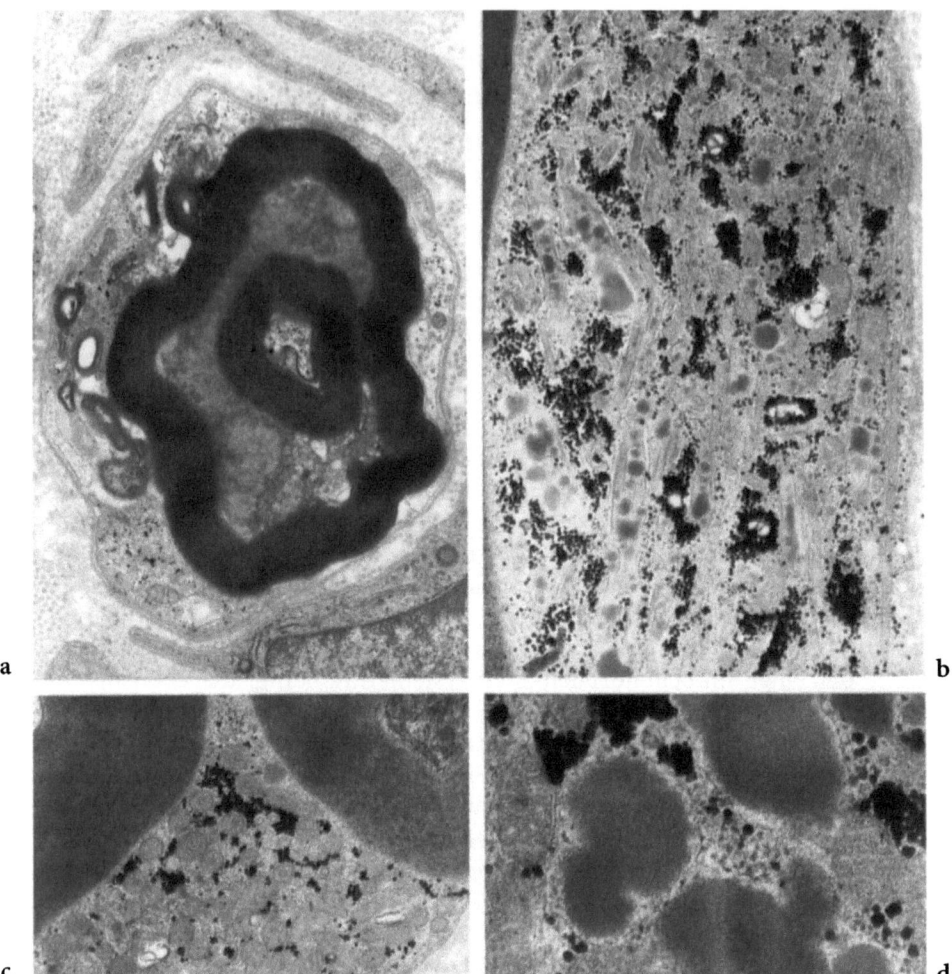

Abb. 172a–d. Mittelgradig ausgeprägte chronische Neuropathie vom vorwiegend neuronalen Typ mit deutlicher demyelinisierender Komponente bei einer 21jährigen Frau mit einzigartigen lipidartigen und tubulären Schwann-Zelleinschlüssen (Patientin von J.-P. MALIN, Bochum). **a** Akut degenerierende Nervenfaser mit verklumptem Axoplasma und beginnendem Markscheidenzerfall, wobei einzelne Ovoide bereits ins Zytoplasma der stellenweise geschwollenen Schwann-Zelle abgegeben sind. × 17 000. **b** Im Zytoplasma der Schwann-Zelle einer markhaltigen Nervenfaser liegen massenhaft Glykogengranula, zwischen denen tubuläre Strukturen und amorphe osmiophile, lipidartige Substanzen eingeschlossen sind. × 24 000. **c** Anhäufung von Mitochondrien und geringelten Strukturen neben Glykogengranula zwischen einer Markscheide und einer Markschlinge. × 24 000. **d** Lipidartige Einschlüsse, die teilweise von einer Membran umgeben werden, im Zytoplasma einer Schwann-Zelle. × 62 000. (Nach SCHRÖDER et al. 1999b)

ausgeprägt bei Patienten mit der segmentalen oder generalisierten Form als bei denen mit einer fokalen Dystonie. Die Komplex I-Aktivität war bei den Patienten oder den Kontrollpersonen nicht altersabhängig. Obwohl der Elektronen-Transport im Komplex I bei Patienten mit idiopathischer Dystonie gestört war, erschien doch der Komplex I-Proteingehalt normal. Ob allerdings die Anomalien der Aktivität von Komplex I eine Rolle bei der Pathogenese der idiopathischen Dystonie spielen, muß noch bestimmt werden. Über einen Autopsiefall mit hereditärer spastischer Dystonie und hereditärer Optikusatrophie nach Leber (LHON) berichten BRUYN et al. (1992) (s. oben).

XII. Familiäres Syndrom mit infantiler Optikusatrophie, Bewegungsstörung und spastischer Papaplegie

COSTEFF et al. (1989) berichten über 19 Fälle mit einem familiären Syndrom, das aus den o.g. Symptomen bestand. Anfangs überwog eine Chorea. Ungefähr die Hälfte der Patienten entwickelte eine spastische Paraparese während der 2. Lebensdekade. Eine Ataxie und kognitive Defizite waren häufig, in der Regel aber mild. 17 der Patienten waren weiblich. 16 hatten ähnlich betroffene Verwandte, aber keiner hatte betroffene Eltern. Alle gehörten einer irakisch-jüdischen Kommune in Israel an, was auf eine Prävalenzrate in dieser ethnischen Gruppe von mindestens 1:10 000 schließen läßt.

XIII. Neuropathie mit amorphen, tubulären und geringelten Schwann-Zelleinschlüssen

Eine bisher unklassifizierbare Neuropathie mit überaus charaktistischen Schwann-Zelleinschlüssen haben wir bei einer 21jährigen Patientin mit Verdacht auf hereditärer Neuropathie (HMSN oder HSN) und klinisch rein sensibler Symptomatik sowie elektrophysiologischen Hinweisen auf eine Neuropathie vom gemischten, teils demyelinisierenden (Abb. 172a), teils axonalen Typ gefunden (Abb. 172, 173a). Diese Veränderungen sind keiner bekannten klinisch-pathologischen Entität zuzuordnen und repräsentieren offensichtlich pathognostische Veränderungen einer neuartigen Krankheit. Die Schwann-Zelleinschlüsse sind 1. durch amorphe, mittelgradig osmiophile lipidähnliche Strukturen variabler Größe (Abb. 172b, d), 2. durch damit kombinierte tubuläre oder membranöse Komponenten (Abb. 172b) und 3. eher unspezifischen geringelten Strukturen gekennzeichnet, die eng mit Elzholz-Körpern (μ-Granula) oder Myelinovoiden oder Mitochondrien zusammenliegen (Abb. 172c).

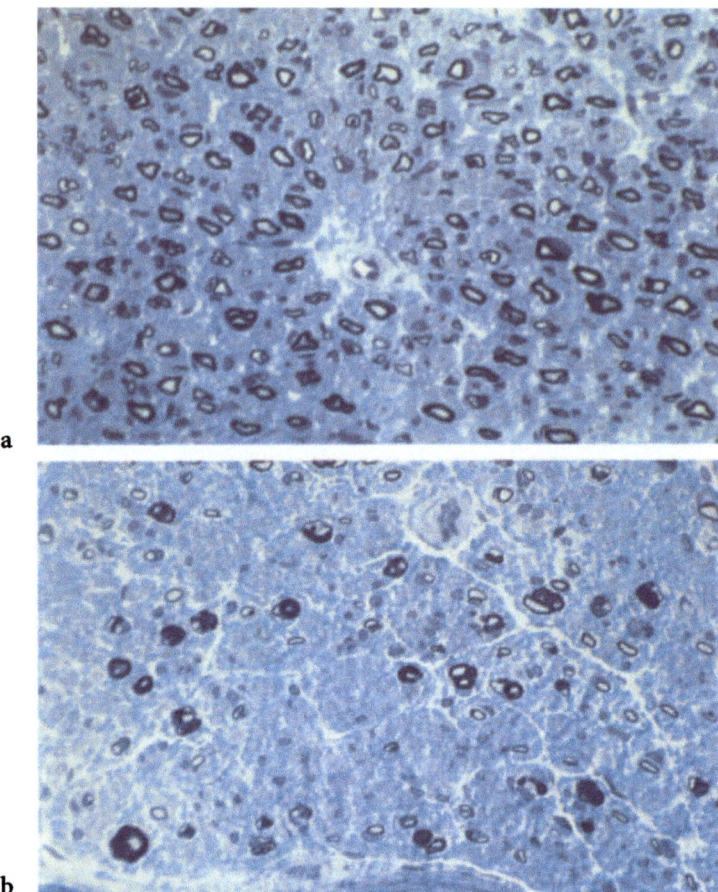

Abb. 173a–f. Ungewöhnliche Neuropathien. **a** Gleicher Fall wie in Abb. 172 bei einer 21jährigen Frau (Patientin von J.-P. MALIN, Bochum). Die Zahl der großen markhaltigen Nervenfasern ist deutlich reduziert. Stattdessen finden sich viele, z.T. regenerierte und atrophische kleine Nervenfasern mit nur vereinzelten unverhältnismäßig dünn myelinisierten Axonen und angedeuteten Zwiebelschalenformationen. Toluidinblau. **b** Hypo-/Hypermyelinisationsneuropathie bei einem 11 Jahre alten Jungen (gleicher Fall wie in Abb. 114; Patient von F.U. NIETHARD, Aachen). Viele Nervenfasern sind ausgefallen. An den noch erhaltenen markhaltigen Nervenfasern sind vielfach ausgeprägte Markschlingen zu erkennen. Toluidinblau.
c–f s. S. 411 und 412

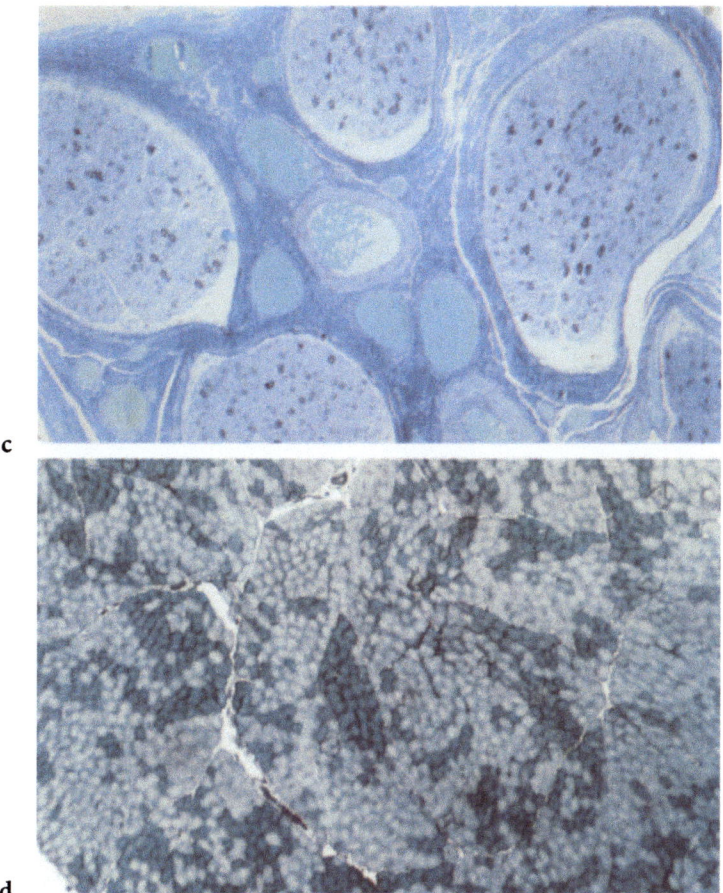

Abb. 173. c Ausgeprägte Neuropathie bei Xeroderma pigmentosum. Toluidinblau. **d** Gleicher Fall wie in c. Muskelfasertypengruppierung ohne wesentliche Muskelfaseratrophien als Hinweis darauf, daß die Neuropathie im sensorischen System stark akzentuiert ist. NADH.
e, f s. S. 412

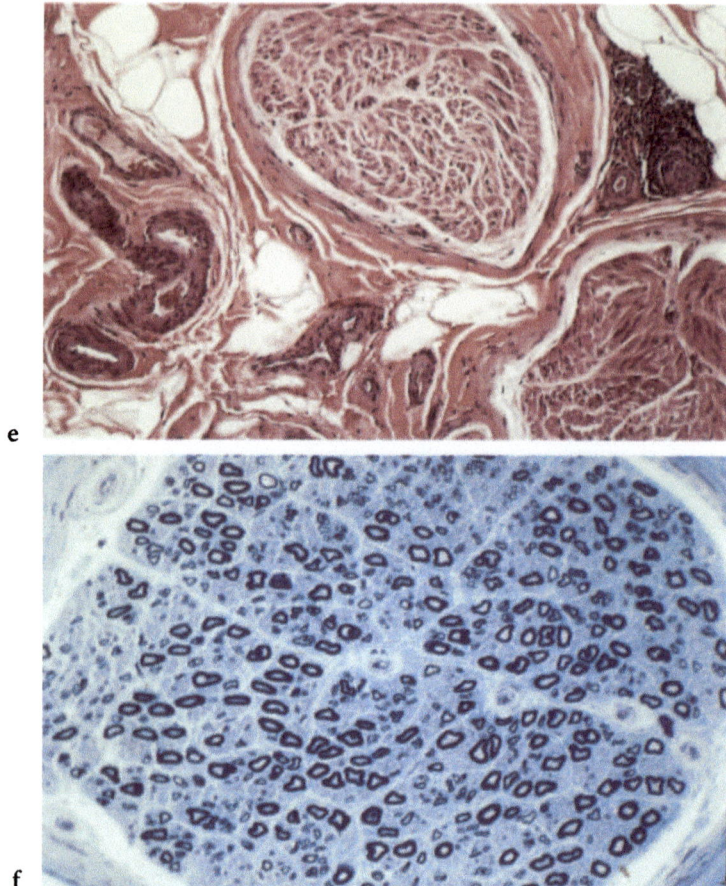

Abb. 173. e, f Autosomal-dominante HSAN I mit Burning-feet-Syndrom. Die kleinen markhaltigen Nervenfasern sind bevorzugt betroffen. Außerdem ist (in **e**) ein perivaskuläres Zellinfiltrat im Epineurium vorhanden (Fall von STÖGBAUER et al. 1999)

I. Hereditäre Neuropathien mit überwiegend sensorischen und autonomen Funktionsstörungen

Diese werden nach dem bevorzugten Befall des sensorischen und autonomen Systems in Verbindung mit dem Erbmodus klassifiziert.

I. Entwicklungsstörungen peripherer sensorischer und autonomer Neuronensysteme

Hierher gehören periphere Neuropathien mit Aplasie nur der großen markhaltigen sensorischen Nervenfasern (s. dort) und nur der kleinen sensorischen markhaltigen Nervenfasern (s. unten) oder vorwiegend der marklosen autonomen Nervenfasern (s. unten: HSAN III u. IV; Riley-Day-Syndrom u.a.). Aufschluß über die Pathogenese derartiger Entwicklungsstörungen sind u.a. aus molekulargenetischen Experimenten und „knock outs" zu erwarten. So sind z.B. die Neurotrophin-3-Knock-out-Mäuse durch ein Fehlen der großen sensorischen Nervenfasern und der davon abhängigen Muskelspindeln charakterisiert (ERNFORS et al. 1994) (s. dort).

II. Hereditäre sensorische und autonome Neuropathien (HSAN)

Seltene hereditäre Neuropathien, bei denen *ausschließlich das sensorische und/oder autonome System, nicht aber oder kaum das motorische Neuronensystem betroffen* ist, werden dieser ebenfalls heterogenen Krankheitsgruppe zugerechnet (DYCK et al. 1993). Sie sind zu unterscheiden von *akuten Formen der sensorischen Neuropathie* (WINDEBANK et al. 1990), die nicht hereditär, sondern wahrscheinlich immunologisch oder angiopathisch bedingt sind. Ähnliches gilt für die *akute Pandysautonomie*, die wahrscheinlich eine Sonderform des Guillain-Barré-Syndroms darstellt.

Mindestens 5 Typen einer hereditären, sensorischen und autonomen Neuropathie werden in der Regel aufgrund klinischer, genetischer, neurophysiologischer und histopathologischer Kennzeichen sowie der Art und dem Schweregrad der autonomen Funktionsstörung unterschieden (DYCK et al. 1993).

Typ I ist eine seltene Erkrankung, die mit progressiven trophischen Störungen an den Füßen einhergeht; diese resultieren in schweren und behindernden Knochendestruktionen und -deformitäten. In frühen Berichten wird auf das Vorkommen bei Familienangehörigen hingewiesen, die perforierende Ulzerationen an den Füßen während der 2. späten Lebensdekade entwickelten oder auf Familien mit Ulzerationen an den Füßen in aufeinanderfolgenden Generationen oder andere Familien mit sensorischen Störungen an den Füßen und fehlenden Reflexen an den unteren Extremitäten. DENNY-BROWN (1951) beschrieb diese Krankheit als hereditäre sensorische radikuläre Neuropathie. Er nahm an, daß die wichtigsten Veränderungen in einer primären Degeneration der Spinalganglienzellen bestehen mit den stärksten Veränderungen im Bereich der Lumbosakralregion.

Typ II manifestiert sich mit penetrierenden Ulzerationen an den Füßen, jedoch kommen trophische Störungen auch an den Fingern und Händen vor. In zahlreichen klinischen Berichten wurden die progressiven, rekurrierenden Fingernagelgeschwüre und neuropathischen Ulzerationen an Fingern und Füßen in Verbindung mit Areflexie und distalen Sensibilitätsausfällen an allen Extremitäten beschrieben. Diese Erkrankung ist autosomal-rezessiv erblich.

Typ III ist charakterisiert durch eine Unempfindlichkeit gegenüber Schmerz und autonome Funktionsstörungen, die als autosomal-rezessiv erblich eingestuft werden.

Typ IV ist durch eine Unempfindlichkeit gegenüber Schmerz in Verbindung mit Anhidrose und mentaler Retardierung gekennzeichnet.

Typ V ist charakterisiert durch eine Unempfindlichkeit gegenüber Schmerz, doch bestehen zusätzliche Störungen von Schmerz- und Temperaturempfindungen im Bereich der Extremitäten ähnlich denen vom Typ II.

a) Autosomal-dominante hereditäre sensorische und autonome Neuropathie (HSAN I; Thevenard-Syndrom)

Diese Krankheit wurde ursprünglich als *hereditäre sensorische radikuläre Neuropathie* beschrieben (DENNY-BROWN 1951). Die Patienten haben ausgeprägte sensorische, aber nur geringe motorische Symptome.

Genetik: Die Krankheit ist dominant erblich. Das Gen für die HSAN vom Typ I ist dem Chromosom 9q22.1-q22.3 zugeordnet, aber noch nicht identifiziert worden (NICHOLSON et al. 1996).

Klinik: Die Symptome beginnen in der 2., 3. oder 4. Lebensdekade mit *Sensibilitätsverlust*, insbesondere gegenüber Schmerzen und Temperaturen, wobei anfänglich die distalen unteren Gliedmaßenanteile und erst später die oberen betroffen werden. *Spontanschmerz* kann als lästiges Symptom auftreten, und neuropathische Ulzerationen und Atrophien können folgen. Eine geringe distale Muskelschwäche und -atrophie ist oft nachweisbar. Außerdem besteht eine distale Anhidrose in den Gliedmaßen, aber die autonomen Funktionen sind sonst erhalten.

Histopathologie: Nervenbiopsien haben einen *Verlust an Axonen* ohne wesentliche Anzeichen einer segmentalen Demyelinisation ergeben (A. VITAL et al. 1998). Marklose und kleine markhaltige Nervenfasern sind stärker betroffen als große Fasern (Abb. 174) bei distaler Akzentuierung in den Gliedmaßen. Die *Spinalganglienzellen* fallen progressiv aus, wobei auch die Nervenfasern, die in das Rückenmark eindringen, insbesondere im Lissauer-Trakt, vermindert sind. In Muskelbiopsien sind nur wenige und kleine Gruppen atrophischer Muskelfasern nachweisbar.

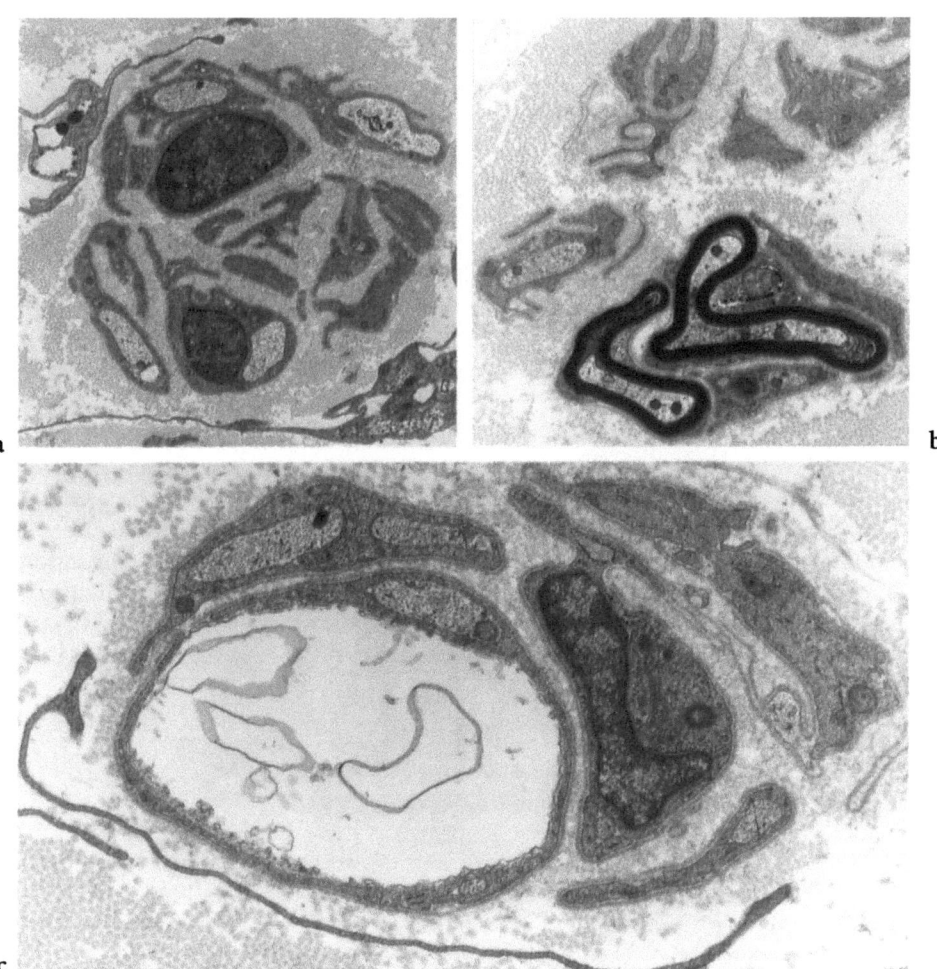

Abb. 174. Ausfall zahlreicher markloser Axone (a) bei nur noch wenigen erhaltenen, aber atrophischen kleinen markhaltigen Nervenfasern (b) und nachweisbarer akuter Degeneration einzelner markloser Axone (c) bei HSAN vom Typ I bei einer 43jährigen Frau mit trophischen Ulzera (Patientin von K.-F. DRUSCHKY, Karlruhe). a × 6800; b × 10 200; c × 17 000

Varianten

Sensorische ataktische Neuropathie mit autosomal-dominantem Erbgang. VAN DIJK et al. (1995) berichten über eine holländische Familie mit sensorischer Ataxie in zwei Generationen, spätem Auftreten der Symptome (über 40 Jahre) und langsamer Progression. Die klinischen, elektrophysiologischen und Suralisbiopsiebefunde ergaben eine sensorische Polyneuropathie aufgrund einer axonalen Degeneration markhaltiger Nervenfasern bei 4 und 5 untersuchten Patienten. Andere neurologische Anomalien bestanden in geringen Augenbewegungsstörungen, wahrscheinlich aufgrund einer geringgradigen zentralen Komponente.

Dominant erbliche kongenitale Indifferenz gegenüber Schmerzen. LANDRIEU et al. (1990) berichten über 2 Patienten aus einer Familie mit dominant erblicher Indifferenz gegenüber Schmerzen. Die Empfindlichkeit gegenüber anderen sensorischen Modalitäten war normal wie auch die übrige neurologische Untersuchung. Elektrophysiologische Untersuchungen und morphometrische Auswertungen markhaltiger und markloser Fasern in der Nervenbiopsie waren normal. Die Untersuchung ist die erste morphometrische Analyse eines peripheren Nerven bei der dominant erblichen Indifferenz gegenüber Schmerzen.

Autosomal-dominantes „burning feet syndrome". Eine subklinische, dominant erbliche Neuropathie, die durch ein Brennen in den Füßen („burning feet syndrome") gekennzeichnet ist, wurde von DYCK, LOW u. STEVENS (1983) sowie DYCK u. BASTRON (1983) abgegrenzt. Stärkere Symptome von seiten anderer Modalitäten entwickeln sich erst bei älteren Patienten. Die Suralisbiopsie bei einem eigenen derartigen Fall aus einer größeren Familie mit 10 betroffenen Patienten unter 70 Familienmitgliedern war histopathologisch durch eine milde Neuropathie mit spärlichen Ausfällen von überwiegend kleinen markhaltigen Nervenfasern, aber elektronenmikroskopisch durch einen etwa 50%igen Ausfall der marklosen Nervenfasern gekennzeichnet (Abb. 173 e, f; STÖGBAUER et al. 1999).

b) Autosomal-rezessiv hereditäre sensorische und autonome Neuropathie (HSAN II)

Diese Krankheit tritt *kongenital* auf und ist *autosomal-rezessiv* erblich. Es besteht ein *Sensibilitätsverlust* für alle Modalitäten. Die Krankheit ist langsam progressiv und führt zu distalen Mutilationen. Autonome Funktionsstörungen bestehen in einer Anhidrose, aber in gustatorischem Gesichtsschwitzen.

Im Unterschied zur HSAN I beginnt die HSAN II bereits zum Zeitpunkt der Geburt oder kurz danach; die Sensibilität ist mehr diffus über den ganzen Körper gestört. Die Berührungs- und Drucksensibilität ist stärker betroffen als die Schmerz- und Temperaturempfindung. Anomalien der Lipide wurden u. a. in einer Leberbiopsie nicht festgestellt (OHTA et al. 1973).

Histopathologie: Die Suralisnervenbiopsie ergibt eine ausgeprägte *Faszikelatrophie* mit hochgradigem Ausfall an markhaltigen Nervenfasern aller Größen bei relativer Erhaltung der marklosen Axone (OHTA et al. 1973; NUKADA et al. 1982). Große vakuolisierte Fibroblasten können im Endoneurium auffallen; doch kommen sie nicht nur bei dieser Krankheit vor.

Variable klinische Manifestationen weichen von diesem einheitlichen morphologischen Bild ab (NUKADA et al. 1982). Wenn klinisch Zweifel bestehen, ist der Wert einer Nervenbiopsie zur Unterscheidung der HSAN vom Typ I oder II zu betonen. Langfristige Beobachtungen und ein Vergleich wiederholter Nervenbiopsien ergeben, daß es sich bei der HSAN II um eine progressive Erkrankung handelt.

CLASSEN (1990) hat über klinische Besonderheiten zu zwei von uns untersuchten Suralisbiopsien (Abb. 175; Sohn der Schwester, Abb. 176, 177) berichtet, bei dem auch der 5 Jahre alte Bruder erkrankt ist, während die übrigen Familienmitglieder keine Symptome aufwiesen. Ungewöhnlich war eine Störung des Tränenflusses, der gastrointestinalen Motilität und beim nichtbioptisch untersuchten Bruder auch eine Schluckstörung sowie in beiden Fällen eine Anisokorie, die bei anderen Patienten bisher nicht beobachtet worden ist. Auch fehlte die sonst in der Regel nachgewiesene Schmerzempfindungsstörung bei beiden Patienten. Wir haben diese familiäre, offensichtlich rezessiv erbliche Neuropathie schließlich als Variante der HSAN II mit ungewöhnlicher Dysautonomie klassifiziert.

Eine Verwechslung mit einer Friedreich-Ataxie kann offenbar wegen der unterschiedlichen Manifestationsformen der Friedreich-Ataxie manchmal schwierig sein; wegen des bevorzugten Ausfalls der großen markhaltigen Nervenfasern bei der Friedreich-Ataxie dürfte aber im Regelfall eine Unterscheidung möglich sein (s. unten).

Pathogenese: Eine Transplantation der Nervenfaszikel von Patienten mit HSAN II in den N. ischiadicus von Mäusen ergab eine normale Myelinisation der regenerierenden Axone durch die Schwann-Zellen des Patienten. Demnach ist das Fehlen markhaltiger Axone bei den Patienten mit dieser Erkrankung wahrscheinlich auf einen *Defekt in der Entwicklung von Axonen* oder auf eine *axonale Degeneration in utero* zurückzuführen, nicht aber auf eine Störung der Funktion der Schwann-Zellen (DYCK et al. 1993).

Variante: Autosomal-rezessiv hereditäre sensorische Neuropathie mit spastischer Paraplegie

THOMAS et al. (1994) berichten über 5 Patienten mit einer progressiven sensorischen Neuropathie in Verbindung mit einer spastischen Paraplegie und einer mutilierenden Akropathie an den unteren Extremitäten. Der Beginn der Krankheit lag in der Kindheit. Zwei Familienangehörige waren jeweils Abkömmlinge normaler blutsverwandter Eltern, was eine autosomal-rezessive Erblichkeit anzeigt. Der 5. Fall war sporadisch; ihre Eltern waren normal und nicht blutsverwandt. Die Nervenbiopsie bei 3 Patienten zeigte eine Axonopathie mit einem Ausfall von markhaltigen Nervenfasern aller Durchmesser und auch der marklosen Axone. In Kombination mit früheren Mitteilungen bestätigen die beschriebenen Patienten das Vorkommen einer autosomal-rezessiven Form der hereditären sensorischen Neuropathie mit spastischer Paraplegie. Diese sei von der vorher beschriebenen, dominant erblichen Form abzugrenzen.

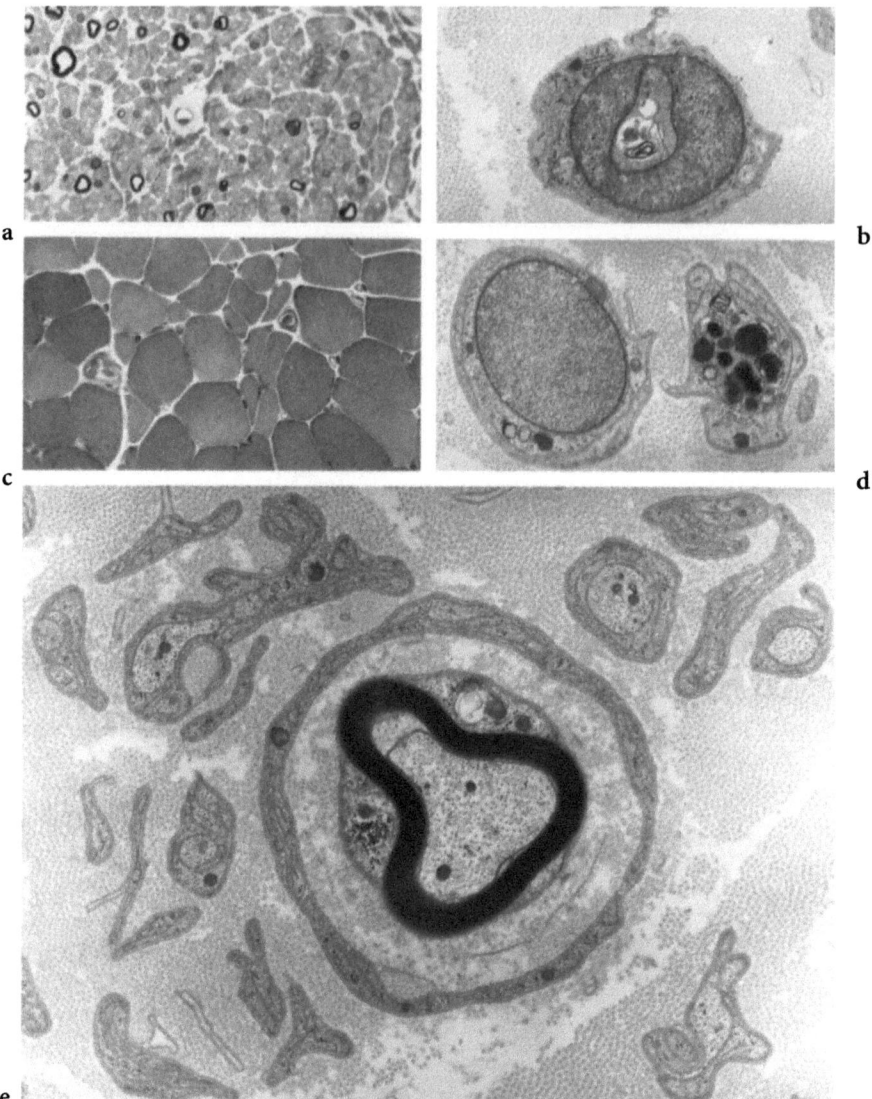

Abb. 175 a–e. Fortgeschrittene hereditäre, autosomal-rezessive sensorisch-autonome Neuropathie entsprechend der klinischen Verdachtsdiagnose: HSAN II mit subtotalem Ausfall markhaltiger Nervenfasern bei einem 9jährigen Jungen, dessen Bruder und Tante mütterlicherseits (s. Abb. 176, 177) ebenfalls erkrankt sind (Patienten von M. KERSCHENSTEINER, Siegen). **a** Die Zahl der großen und kleinen Nervenfasern ist hochgradig reduziert (wobei der überwiegende Ausfall der großen Nervenfasern eher für eine Friedreich-Ataxie spräche). × 616. **b, d, e** Die marklosen Axone sind ebenfalls hochgradig reduziert. In **b** ist ein zytoplasmatischer Kerneinschluß mit degenerativen Zytoplasmaveränderungen vorhanden, in **d** sind lysosomale Strukturen in einem Zellfortsatz akkumuliert, in **e** wird eine zentral liegende markhaltige Nervenfaser vollständig von einem Ring leerer Schwann-Zellfortsätze umhüllt. **b, d** × 10 600; **e** × 9000. **c** Ausgewählter Muskelabschnitt mit relativ vielen atrophischen Muskelfasern bei sonst weitgehend unauffälligem Muskel als Hinweis auf eine geringe Mitbeteiligung des motorischen Systems. × 300

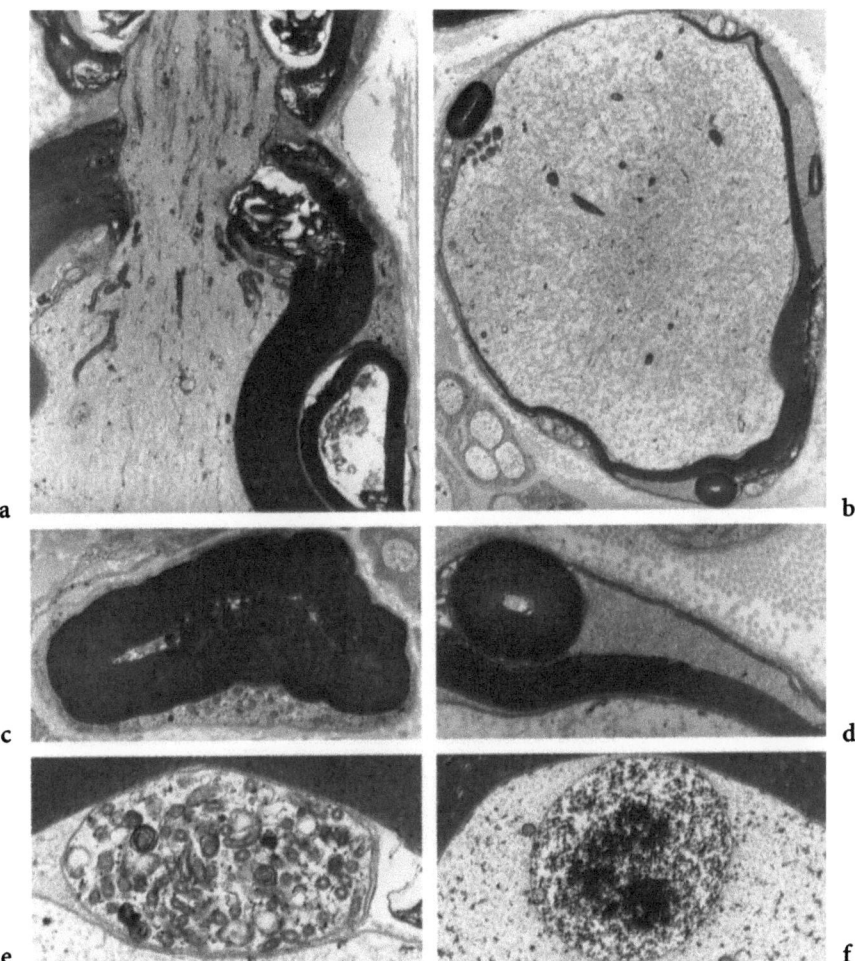

Abb. 176a–f. Hereditäre sensorisch-autonome Neuropathie bei einer 47jährigen Frau (Tante mütterlicherseits zu dem Fall in Abb. 175). a Im Paranodium sind stellenweise mehrere Einlagerungen myelinähnlicher Figuren und eine vesikuläre Auflockerung nachweisbar. Im benachbarten Axon-Schwann-Zellnetzwerk sind amorphe und membranöse Ablagerungen zu erkennen. Ein vakuolär verändertes My-Granulum liegt *rechts unten*. × 6500. b Paranodale Retraktion von Markscheidenlamellen mit amorphen Einlagerungen im abaxonalen Zytoplasma, aber auch innerhalb der Markscheide sowie mehreren Markschlingen um ein hochgradig aufgetriebenes Axon. × 6200. c Akut degenerierende Nervenfaser mit bereits fast vollständig aufgelöstem Axon, aber noch weitgehend erhaltener, aber kollabierter Markscheide. × 8000. d Stärkere (seitenverkehrte) Vergrößerung des unteren Abschnittes der paranodalen Zone mit granulären Einlagerungen von b. Im Axon sind keine Mikrotubuli oder reguläre Neurofilamente mehr zu erkennen. × 24000. e Fokale Anhäufung von Mitochondrien, membranösen zytoplasmatischen Körperchen, Vesikeln und Glykogengranula im adaxonalen Bereich vermutlich eines axonalen Fortsatzes im paranodalen Axon-Schwann-Zellnetzwerk. × 16000. f Glykogenosom innerhalb eines Axons einer markhaltigen Nervenfaser. Auch im benachbarten Axoplasma sind Glykogen-ähnliche Granula verstreut. × 13000

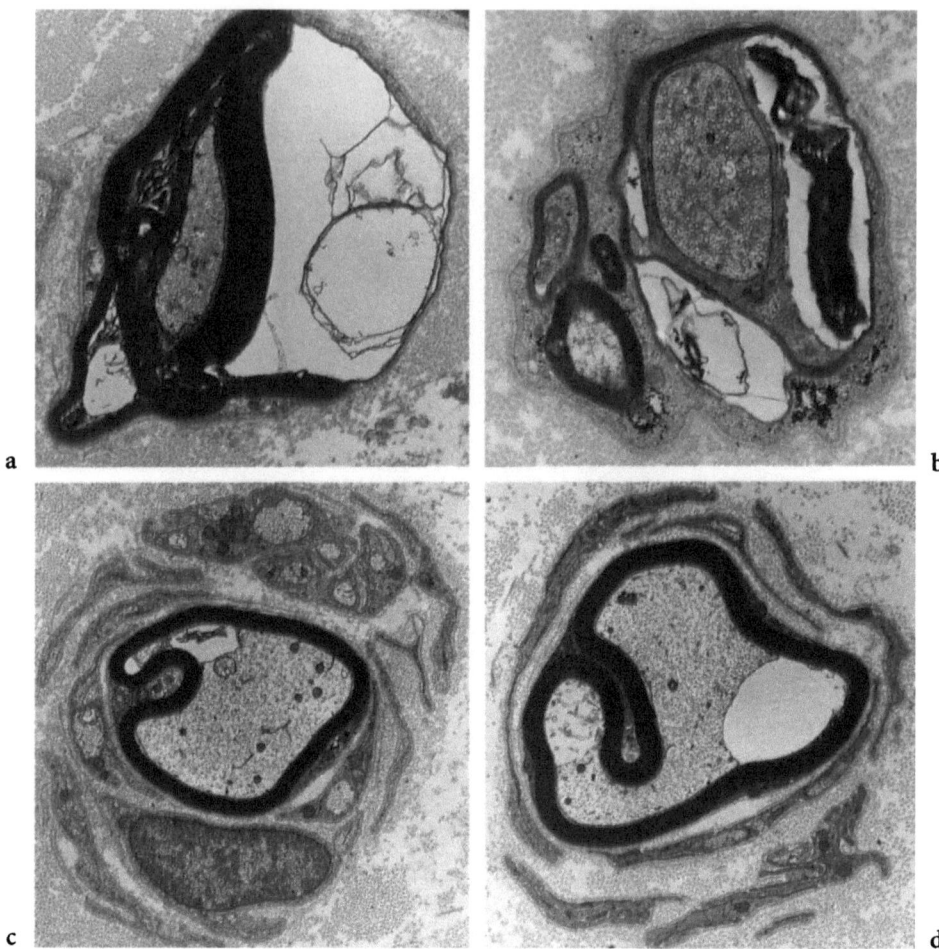

Abb. 177 a – d. Gleicher Fall wie in Abb. 176. Vesikuläre Auftreibungen der Markscheide in a und in einem paranodalen Abschnitt in **b** sowie adaxonal in **c** und **d**. Paranodale Markschlingen in **b** liegen innerhalb des Zytoplasmas der Schwann-Zelle. Die markhalhaltige Nervenfaser in **c** wird von multiplen Schwann-Zellfortsätzen mit regenerierten marklosen Axonen umgeben, während die abgeflachten Schwann-Zellfortsätze in **d** kaum identifizierbare, ebenfalls abgeflachte Axone enthalten. Beide Gruppen in **c** und **d** sind deshalb eher auf eine De- und Regeneration als auf eine De- und Remyelinisation zurückzuführen. **a** × 11500; **b** × 22000 **c** × 9500; **d** × 9700

c) X-chromosomal-rezessive sensorische und autonome Neuropathie

Diese Form ist bisher nur bei 5 Mitgliedern einer Familie mit neuropathischen Deformierungen und Ulzerationen an den Füßen während der 1. und 2. Lebensdekade beschrieben worden (JESTICO et al. 1985). Die Patienten zeigten eine langsam progressive Form einer sensorischen und autonomen Neuropathie mit minimalen Sehnenreflexveränderungen, Begrenzung der Hautgefühlsstörung auf die Füße und ohne autonome Funktionsstörungen. Die einzige neurophysiologische Anomalie bestand in reduzierten oder fehlenden sensorischen

Aktionspotentialen am N. suralis. Suralnervenbiopsien von 2 betroffenen Familienmitgliedern zeigten Veränderungen im Sinne einer chronischen Neuropathie mit Ausfall markhaltiger Nervenfasern, wobei die Fasern mit kleinem Durchmesser bevorzugt betroffen waren. Marklose Axone waren in normaler Zahl vorhanden. Diese Erkrankung unterscheidet sich von anderen Formen der hereditären, sensorischen und autonomen Neuropathie durch den X-chromosomal rezessiven Erbgang.

d) Hereditäre sensorische und autonome Neuropathie Typ III (HSAN III; Riley-Day-Syndrom; familiäre Dysautonomie)

Diese Krankheit wird ebenfalls *rezessiv* vererbt und tritt *kongenital* auf, am häufigsten unter Ashkenasi-Juden. Eine Verwechslung mit einer HSAN II ist zu vermeiden (CINAR et al. 1998).

Klinik: Bereits während der Kindheit bestehen Schwierigkeiten beim Füttern. Es kommt zu wiederholtem *Erbrechen* und zu Lungeninfektionen bei einer Reihe *autonomer Funktionsstörungen* wie verminderter Tränenbildung, gestörter Temperaturregulation, episodischer Hypertension, orthostatischer Hypotension sowie Hautfleckung und exzessivem Schwitzen bei emotionaler Erregung. Die Sehnenreflexe sind erloschen, und ein Verlust der Schmerzempfindlichkeit besteht von Geburt an. Die fungiformen Papillen der Zunge entwickeln sich nicht. Eine Kyphoskoliose kann vorhanden sein. Die sensorischen Modalitäten der großen Nervenfasern sind erst bei älteren Patienten betroffen.

Pathomorphologie: Es besteht eine *Aplasie der kleinen sensorischen und autonomen Neurone*, wobei das sympathische System stärker betroffen ist als das parasympathische; doch fallen auch postnatal noch Neurone aus. Biopsien der sensorischen Nerven haben einen Ausfall der kleinen markhaltigen und marklosen Axone mit einem geringeren Verlust an großen markhaltigen Nervenfasern ergeben (Abb. 178). Die Zahl der Neurone ist in den sensorischen Ganglienzellen und im Lissauer-Trakt reduziert (PEARSON u. PYTEL 1978a, b). Die *sympathischen Ganglien* enthalten weniger Neurone, während die präganglionären Neurone im Rückenmark kaum betroffen sind. Die *parasympathischen Ganglien* sind in unterschiedlichem Ausmaß betroffen (PEARSON u. PYTEL 1978a, b). Die kleinen Vorderhornzellen im Rückenmark können ebenfalls reduziert sein.

e) Hereditäre sensorische und autonome Neuropathie Typ IV (Kongenitale sensorische Neuropathie mit Anhidrose; HSAN IV)

Ebenfalls *autosomal-rezessiv* erblich ist diese seltene Erkrankung, die sich bereits wenige Monate nach der Geburt durch einen Verlust des Antriebs, verminderte motorische Entwicklung und unerkärliche Fieberanfälle zu erkennen gibt. Die Kinder reagieren nicht normal auf schmerzhafte Reize. *Hautulzerationen, Knochenfrakturen* und *Selbstverstümmelungen* können auftreten. Verminderte Sehnenreflexe und ein ausgedehnter Verlust der Schmerz- und Temperaturempfindung sowie in geringerem Ausmaß auch der Berührungsempfindlichkeit sind nachweisbar. Die Schweißbildung fehlt oder ist stark reduziert. Schweiß-

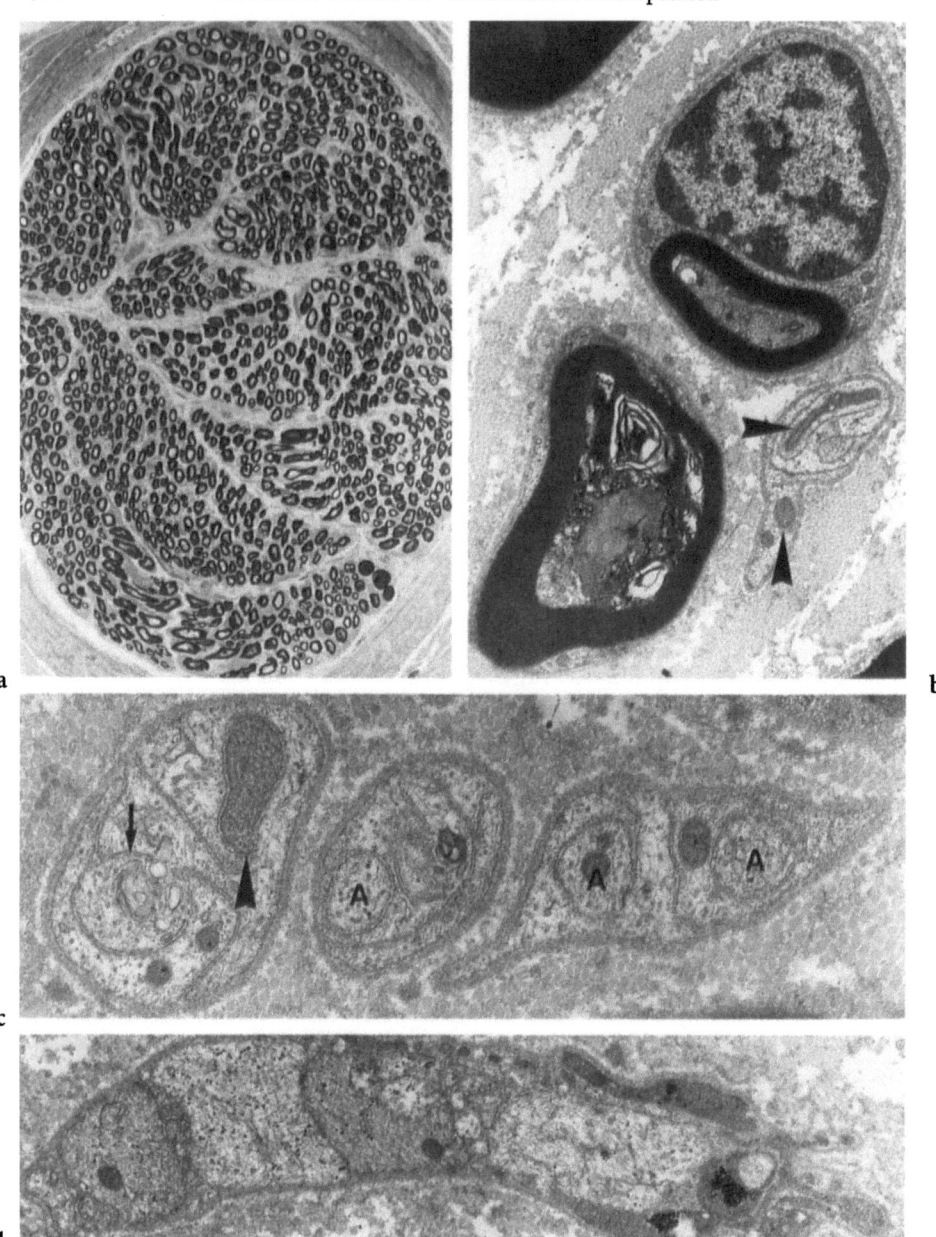

Abb. 178a–d. HSAN III (Riley-Day-Syndrom) bei einem 7jährigen Jungen (Patient von F. HAVERKAMP, Bonn). **a** Der N. suralis enthält fast ausschließlich markhaltige Nervenfasern, aber kaum marklose. × 200. **b** Die wenigen erhaltenen marklosen Axone sind entweder abgeplattet oder atrophisch (*Pfeilköpfe*). In den markhaltigen Nervenfasern können membranöse Einlagerungen u. a. in den Schmidt-Lanterman-Inzisuren vorkommen. × 11500. **c** Nur selten sind unauffällige marklose Axone vorhanden (*A*), geschrumpfte (*Pfeilkopf*) und degenerierende (*Pfeil*) sind häufiger nachweisbar. × 32000. **d** Büngner-Bänder mit multiplen Schwann-Zellfortsätzen und nur noch einzelnen fraglichen marklosen Axonen kommen ebenfalls vor.
× 15000

drüsen sind zwar vorhanden, reagieren aber nicht auf direkte oder reflektorische intradermale chemische oder elektrische Reizung. Von einem abnormen Kältedrucktest abgesehen, sind die vasomotorischen Funktionen normal. Die kleinen *Ganglienzellen* in den Spinalganglien und die dünnen Fasern in den Hinterwurzeln sowie im Lissauer-Trakt fehlen. Die spinale Bahn des N. trigeminus ist schmächtig. In den *peripheren* sensorischen Nerven fehlen die marklosen Nervenfasern fast vollständig [GOEBEL et al. 1980]. Auch die kleinen markhaltigen Nervenfasern sind reduziert; bemerkenswerterweise können in Regenerationsgruppen neben markhaltigen auch marklose Nervenfasern enthalten sein (A. VITAL et al. 1998). Als Ursache bei diesen seltenen familiären Fällen wird ebenso wie bei den sporadischen ein kongenitaler Defekt der peripheren Innervation postuliert (SWANSON 1963).

CT- und MRI-Ergebnisse: IWANAGA et al. (1996) haben Ergebnisse einer seriellen CT- und MRI-Untersuchung bei einem 9 Monate alten japanischen Mädchen mit der seltenen kongenitalen Neuropathie mit Anhidrose (CSNA) vorgelegt. Sie entwickelte anhaltendes hohes Fieber, eine Anorexie und einen Gewichtsverlust mit den Laborbefunden einer Hämokonzentration und erhöhten GOT-, LDH- und CK-Werten. Am 16. Tag nach der Krankenhausaufnahme kam es zu einer Erhöhung des basischen Myelinproteins im Liquor cerebrospinalis, was auf eine Zerstörung von Markscheiden hinwies. Die erste MRI-Untersuchung am 16. Krankenhaustag ergab keine Anomalien, während die Patientin hohes Fieber, generalisierte tonisch-klonische Anfälle und Bewußtseinsstörungen aufwies. Das Fieber hielt an und es traten zum zweitenmal generalisierte tonisch-klonische Anfälle auf, bis sie komatös wurde. Eine zweite MRI-Untersuchung am 20. Tag ergab bilaterale symmetrische parazentrale Dichteminderungen der weißen Substanz mit okzipitaler Hypointensität in den T2-gewichteten Bildern. Die MRI-Befunde wurden als Komplikation des hohen Fiebers mit Wasserverlust aus den Großhirnhemisphären und der tiefen weißen Substanz gedeutet.

Anhang: Erworbene idiopathische generalisierte Anhidrose

MURAKAMI et al. (1993) berichten über einen Patienten mit erworbener idiopathischer generalisierter Anhidrose, bei der sie die Aktivität des Sympathikus in der Haut mikroneurographisch untersucht haben. Der Patient zeigte keine Anzeichen einer spontanen oder durch Pilokarpin oder Nikotin ausgelösten Schweißreaktion. Histopathologisch fanden sich degenerierte ekkrine Drüsen in Verbindung mit einer entzündlichen Zellinfiltration. Die elektrische Nervenreizung ergab ein zweigipfliges Muster der sympathischen Nervenaktivität in der Haut, welche die sudomotorischen und vasostriktorischen Komponenten repräsentieren. Die sudomotorische sympathische Nervenaktivität war gut erhalten oder sogar erhöht. Die Autoren schließen daraus, daß die Anhidrose auf eine generalisierte Schweißdrüsenfunktionsstörung zurückzuführen ist und nicht auf eine verminderte Aktivität des Sympathikus.

f) Kongenitale sensorische Neuropathie mit selektivem Verlust der kleinen markhaltigen Nervenfasern

Fälle mit ausgedehntem oder generalisiertem Fehlen von Antworten auf schmerzhafte Reize, die sonst keine klinischen Anzeichen für eine Neuropathie aufweisen, werden auch als Patienten mit kongenitaler *Indifferenz gegenüber Schmerzen* oder *Asymbolie für Schmerzen* bezeichnet. JAMAL et al. (1987) haben die Temperaturschwellen bei 25 Patienten mit Symptomen und Zeichen einer peripheren Neuropathie der kleinen Fasern untersucht, bei denen eine konventionelle elektrophysiologische Untersuchung normale Werte ergeben hatte. Auch die Vibrationsschwellenmessungen ergaben normale Werte. Signifikante Anomalien fanden sich jedoch bei der Bestimmung der Temperaturschwellen. Einige dieser Fälle sind den sensorischen Neuropathien zuzurechnen. Bei einem der Fälle haben DYCK et al. (1993) eine starke Verminderung der Zahl von A-δ-Fasern und eine geringe Reduktion der C-Fasern im N. suralis festgestellt. Außerdem waren sudomotorische Funktionsstörungen zu beobachten. Ähnliche Fälle sind von anderen beschrieben worden. Das Erhaltenbleiben der großkalibrigen sensorischen Fasern bedeutet, daß die sensorischen Nervenaktionspotentiale, sofern man sie mit den üblichen Techniken bestimmt, normal sind.

g) Kongenitales Fehlen großer markhaltiger Nervenfasern

Dieses ist offenbar immer mit einem Befall nicht nur des sensorischen, sondern auch des motorischen Systems und in geringerem Ausmaß auch zentraler Systeme verbunden und wird daher unter den komplexen, autosomal-rezessiv erblichen, gemischt motorisch-sensorischen Neuropathien dargestellt (s. Kap. H.II.e.2).

h) Kongenitale sensorische Neuropathie mit komplettem oder subtotalem Fehlen markhaltiger Nervenfasern im N. suralis

Über derartige teils bioptisch (Abb. 90), teils autoptische untersuchte Fälle mit oder ohne Arthrogyposis berichten VOGEL et al. (1990), FOLKERTH et al. (1993) und SCHRÖDER et al. (1995), wobei die Spinalganglien und Muskelspindeln in einzelnen Fällen nachgewiesenermaßen mitbetroffen sind.

Arthrogryposis multiplex congenita bei Hypoplasie der Hinterwurzeln und des Hinterstrangs: VOGEL et al. (1990) berichten über ein männliches Kind mit Arthrogryposis multiplex congenita (AMC), das über 19 Wochen überlebte nach der Geburt in der 36. SSW. Autoptisch fanden sich eine ausgeprägte Hypoplasie der Hinterwurzeln und des Hinterstranges, eine fehlende Kreuzung der Pyramidenbahnen und abnorme Vorderhörner. *Muskelspindeln* ließen sich *nicht feststellen*. Derartige Veränderungen am Rückenmark seien bisher in Verbindung mit einer AMC nicht beobachtet worden. Eine Heredität oder sonstige Ursachen für eine neuromuskuläre Krankheit lagen nicht vor.

Fehlen markhaltiger Nervenfasern im sensorischen System: FOLKERTH et al. (1993) berichten über einen ähnlichen Fall eines 9 Wochen alten Kindes mit Arthrogryposis multiplex congenita (AMC), kongenitaler sensorischer Neuropathie und Degeneration der Hinterstränge. Die Familienanamnese ergab keine weiteren neuromuskulären Krankheiten. Zum Zeitpunkt der Geburt war das Kind klein im Sinne einer intrauterinen Wachstumsverlangsamung. Es war hypoton und hyporeflektoisch und war nicht in der Lage, eine normale Atmung aufrecht zu erhalten. Es blieb vom Ventilator abhängig. Elektrodiagnostisch bestand eine ausgeprägte periphere Neuropathie. Die N. suralis-Biopsie ergab ein *vollständiges Fehlen der markhaltigen Axone*. Im M. quadriceps waren nur wenige und unspezifische Anomalien nachweisbar. Autoptisch fand sich eine Lungenhypoplasie. Die wichtigsten Veränderungen am Nervensystem bestanden in einer schweren bilateralen Degeneration der Hinterstränge, einer milden Hinterstranggliose, einer Atrophie der Hinterwurzeln und einer axonalen Degeneration der peripheren Nerven. Die sensorischen und autonomen (vagalen) Nerven waren bevorzugt betroffen, die motorischen Nerven relativ ausgespart. Dieser Fall läßt auf eine Unterbrechung der kinästhetischen Bahnen zu einem frühen Zeitpunkt der Schwangerschaft schließen, was zu einer Versteifung der Gelenke führt. Ob die marklosen Axone ähnlich gut wie bei dem von uns untersuchten Fall erhalten waren (Abb. 90, 91), ist nicht angegeben.

j) Kongenitale sensorische Neuropathie mit Ichthyose und Vorderkammerspaltsyndrom

QUINLIVAN et al. (1993) berichten über 2 Patienten mit einer kongenitalen Neuropathie und atypischen Symptomen wie Ichthyose und geringgradig ausgeprägtem Vorderkammerspaltsyndrom. Beide hatten stark reduzierte oder fehlende Empfindungen für leichte Berührung, Fibration, Position und Temperatur. Die Schmerzempfindlichkeit war gering reduziert. Es gab Hinweise auf eine Beteiligung des motorischen Systems, aber nur in geringem Maße verglichen mit der sensorischen Beteiligung. Das Nervenaktionspotential war niedrig oder fehlte. Die Suralnervenbiopsien ergaben eine *nahezu vollständiges Fehlen markhaltiger Axone*. Es waren zahlreiche Schwann-Zellaxoneinheiten nachweisbar, die in einem kollagenfaserreichen Endoneurium lagen. Ein Axon erschien normal. Fragmente von Basallamina-Anteilen waren neben den Schwann-Zellkomplexen zu sehen. Zugrunde liegt offenbar ein bisher nicht beschriebenes Syndrom, das die großen sensorischen Neurone und die Vorderkammer des Auges betrifft, die sich beide nicht adäquat entwickeln. Dem liegt offenbar eine Störung der Migration, Differenzierung oder Proliferation der Neuralleistenzellen zugrunde. Die Befunde unterscheiden sich von denen der HSAN II und III, ähneln aber, abgesehen von der Ichthyose und dem Vorderkammerspaltsyndrom, denen der von uns beschriebenen Neuropathie mit Aplasie der markhaltigen Nervenfasern (Abb. 90, 91).

k) Hereditäre sensorische Neuropathie mit Taubheit

HOROUPIAN (1989) berichtet über eine 39jährige Frau mit hereditärer sensorischer Neuropathie vom Typ I und Taubheit (Hicks-Krankheit). Die Kochlea zeigte einen Zellverlust im Corti-Organ sowie im Ganglion spirale und eine Atrophie des N. acusticus. Morphometrische Untersuchungen am N. ventralis cochleae ergaben geringfügige Veränderungen im Sinne einer transsynaptischen Atrophie. Außerdem bestand ein Ausfall von Neuronen und Dendriten sowie eine Gliose im auditorischen und sensorischen Kortex, der nicht durch eine funktionelle Deprivation ausgelöst sein konnte, auch nicht durch eine Kette transsynaptischer Atrophiereaktionen, da die korrespondierenden vorgeschalteten unteren Kerne keine wesentliche Atrophie aufwiesen. Die Beobachtung eines Zellverlustes und einer Gliose im Thalamus in Kernen, die nicht diesen Projektionswegen angehören, sowie im N. ruber, in der unteren Olive sowie im Claustrum legt die Vermutung nahe, daß die HSN I mit Taubheit nosologisch Beziehung zur familiären Multisystematrophie aufweist.

Taubheit war auch eines der Symptome bei Fällen mit hereditärer motorischer und sensorischer Neuropathie, mentaler Retardierung und Fehlen großer markhaltiger Nervenfasern, über die MANCARDI et al. (1992) und SABATELLI et al. (1998) berichtet haben, ähnlich wie bei einem eigenen Fall (Abb. 108).

Eine Kombination von Taubheit und früh einsetzender Demenz wird auch von WRIGHT u. DYCK (1995) beschrieben. Einschießende Schmerzen im gesamten Körper und Taubheit (PRIEST et al. 1995) wurde in einer weiteren Familie mitgeteilt. Dieser Typ ist dominant erblich. (Siehe auch Kap. K.I.e.1 „Auditorische Neuropathie", „HMSNL", Kap. H.II.e.6 und „HMSN mit sensorineuraler Taubheit", Kap. H.II.e.5).

Anhang: 1. Syndrom der akuten sensorischen Neuropathie

STERMAN et al. (1980) haben 3 erwachsene Patienten beobachtet, bei denen 4–12 Tage nach einer anfänglichen Antibiotikatherapie wegen einer fiebrigen Erkrankung plötzlich ein taubes Gefühl und Schmerzen im Gesicht und am gesamten Körper auftraten. Jeder Patient hatte Penizillin oder ein semisynthetisches Derivat erhalten, 2 Patienten auch andere Antibiotika. Die Zeichen traten rasch auf und schlossen eine ausgeprägte sensorische Ataxie, Areflexie und Sensibilitätsverlust ein, im wesentlichen Modalitäten der großen Fasern (propriozeptive Sensibilität). Eine verlangsamte oder fehlende NLG ließ sich ebenfalls feststellen, nicht aber eine Schwäche oder elektrophysiologische Anomalien am Muskel oder Veränderungen der motorischen Nervenleitung. Die Nachuntersuchung 5 Jahre später ergab keinen Hinweis auf eine neoplastische oder immunologische Erkrankung. Alle hatten eine ausgeprägte oder unveränderte residuale Sensibilitätsstörung.

Wegen des raschen Auftretens und des ausgedehnten und reinen sensorischen Erscheinungsbildes und wegen der schlechten Rückbildung ist die Läsion wahrscheinlich auf die Spinalganglien und das Ganglion Gasseri begrenzt (sensorische Neuronopathie). Dieses Bild ähnelt dem bei der experimentellen Doxorubicin- und Pyridoxin-Neuropathie. Die Autoren nehmen an, daß die Antibiotika oder die Erkrankung, deretwegen sie gegeben worden waren, pathogentisch von Bedeutung sind. Sie nehmen an, daß es sich um eine abgrenzbare, leicht identifizierbare klinische Einheit handelt.

Auch WINDEBANK et al. (1990) beschreiben klinische, elektrophysiologische und pathologische Veränderungen bei einem Syndrom mit akuter sensorischer Neuropathie. CHALK et al. (1993) weisen dabei speziell auf das Fehlen von Typ 1-antineuronalen nukleären Antikörpern („anti-Hu") und auf das Fehlen einer

Krebsanamense hin. RESKE-NIELSEN et al. (1996) beschreiben die zugehörige rasch progrediente sensorische Neuropathie in Zusammenhang mit einer Gangliopathie der Spinalganglien.

Anhang: 2. Migrierende sensorische Neuropathie

Eine benigne, ursprünglich von WARTENBERG beschriebene, wahrscheinlich ischämisch bedingte, migrierende Form der sensorischen Neuropathie ist von der akuten sensorischen Neuropathie abzugrenzen (Lit. s. ZIFKO u. HAHN 1997). Doch kämen derartige Symptome auch in Verbindung mit der hereditäre neuralgischen Amyotrophie vor.

Anhang: 3. Chronische idiopathische ataktische Neuropathie (CIAN)

DALAKAS (1986) hat 15 Patienten mit einer sensorischen Neuropathie beschrieben, welche die große Fasern betraf und einen langsamen Verlauf aufwies und bei der eine Ataxie als das wichtigste Symptom in Erscheinung trat. Eine familiäre Belastung war nicht zu eruieren (s. oben: Sensorische ataktische Neuropathie) und bei keinem der Patienten trat ein Malignom auf (s. unten: Paraneoplastische Neuropathien). Aus diesem Grund hat DALAKAS diese Erkrankung „chronische idiopathische ataktische Neuropathie" genannt. DALAKAS (1986) hat seine Fälle über einen Zeitraum von 4–41 Jahren (17,4 Jahre im Durchschnitt) verfolgen können. Vier der Patienten hatte eine assoziierte monoklonale Gammopathie, die ebenfalls als Ursache einer chronischen ataktischen Neuropathie in Frage kommt. Allerdings sind abnorme Serumimmunoglobuline bei 9 Patienten und positive antinukleäre Antikörper (Anti-DNA und Rheumatoidfaktoren) bei 3 anderen nachgewiesen worden, die einen immunpathologischen Mechanismus vermuten lassen. Zirkulierende Antikörper gegen Neurone der Spinalganglien oder gegen periphere Nerven ließen sich immunzytochemisch nicht nachweisen. Bei 2 Patienten waren jedoch IgM-Antikörper gegen Myelinassoziiertes Glykoprotein (MAG) oder Ganglioside gerichtet. 8 andere Patienten zeigten erhöhte γ-Globulinwerte im Liquor cerebrospinalis.

Ähnliche Fälle ohne Karzinom hatten KAUFMAN et al. (1981) (zit. nach DALAKAS 1986) beschrieben (7 Patienten). Ein weiterer Patient mit autoptischer Untersuchung ist (mit unzureichenden histopathologischen Fotographien) als kasuistische Mitteilung aufgrund einer Autopsie beschrieben worden. Als Besonderheit beobachteten die letztgenannten Autoren feine Axonsprossungsphänomene im Bereich der Spinalganglien, ähnlich wie sie bei der Friedreich-Ataxie und von DENNY-BROWN (1951) bei seinen Fällen mit dominant erblicher sensorischer Neuropathie beschrieben worden sind.

SIMON et al. (1989) berichten über eine neuropathologische Autopsiestudie bei einem Fall mit chronischer sporadischer, langsam progressiver, rein sensorischer, ataktischer Neuropathie. Die Erkrankung war begrenzt auf die Spinalganglien und ihre zentralen und peripheren Fortsätze. Die großen markhaltigen Fasern waren bevorzugt betroffen. Ein Befall der Spinalganglien ist auch berichtet worden bei den o.g. toxischen Ganglioneuropathien und bei der sensorischen Neuropathie aufgrund von Karzinomen. Der langsame Verlauf und die stetige Entwicklung unterscheiden den beschriebenen Fall jedoch von den

Tabelle 7. Klassifikation der ataktischen Neuropathien

Akute Neuropathien
Ataktisches oder pseudotabisches Guillain-Barré-Syndrom
Assoziiert mit Penizillingabe

Subakute Neuropathien
Pyridoxinintoxikation
Permanente residuale sensorische Ataxie nach Erholung der Muskelschwäche bei Patienten
 mit akutem Guillain-Barré-Syndrom
Cis-Platin-Intoxikation
Karzinomatöse sensorische Neuropathie mit Befall der großen Fasern
Chronische biliäre Zirrhose
Ataktische trophische Neuropathie

Hereditäre Neuropathien
Hereditäre Hintersäulenataxie von BIEMOND

Chronische Neuropathien
CIAN (Serie von DALAKAS 1986) assoziiert mit Paraproteinämien

---

anderen Erkrankungen. Entzündliche Veränderungen ließen sich nicht nachweisen. Von einem mikroskopisch kleinen Adenokarzinom der Prostata ließen sich keine Metastasen nachweisen.

Die bekannten Ursachen für ataktische Neuropathien sind in Tabelle 7 zusammengefaßt.

Anhang: 4. Tiermodelle

Sprawling Mouse. BROOK u. DUCHEN (1990) berichten über die Mausmutante „sprawling", bei der ein Mangel an sensorischen Ganglienzellen verbunden ist mit dem Ausbleiben der Entwicklung von Muskelspindeln und Sehnenorganen, wobei insbesondere die hinteren Extremitäten betroffen sind. Das Fehlen der sensorischen Innervation hat keine Auswirkung auf die Entwicklung der Muskelmasse, die Faserdurchmesser oder die histochemischen Faserprofile. Die Eliminierung der polyneuralen Innervation schreitet normal fort und ist im Alter von 3 Wochen komplettiert. Die Kraft der Kontraktionen und die Zahl der motorischen Einheiten ist in beiden untersuchten Muskeln normal (Mm. soleus und extensor digitorum longus, EDL). Auch die Endplattenareale sind hinsichtlich ihrer Größenverteilung im Soleus normal. Im EDL dominierten jedoch die kleinen Endplatten. Dies ist mit einer abnorm niedrigen Frequenz der Miniatur-Endplatten-Potentiale und dem mittleren quantalen Gehalt bei der Transmission verbunden. Außerdem besteht eine Reduktion der Komplexität der postsynaptischen Falten. Schwellungen, die mit Neurofilamenten angefüllt sind, bestehen an den präterminalen motorischen Nervenfasern, was auf eine Anomalie des axonalen Transportes hinweist. Anzeichen für eine Denervation der Muskelfasern sind nicht vorhanden.

III. Weitere hereditäre (und nichthereditäre) Neuropathien des peripheren autonomen Nervensystems

Die klinischen Aspekte, insbesondere die Pathophysiologie und die Behandlung autonomer Neuropathien, sind von APPENZELLER (1990) sowie von McDOUGAL u. McLEOD (1996) und WILSON-PAUWELLS et al. (1997) ausführlich dargestellt worden. Vegetative Störungen sind ein weites, kompliziertes Feld, das hier nur am Rande berührt werden kann. Wenn man bedenkt, daß im Magen-Darm-Trakt etwa ebenso viele Ganglienzellen wie im Rückenmark vorhanden sind, und wenn man an die Interaktionen zwischen willkürlichem und autonomen Nervensystem z.B. im urogenitalen System denkt und weiß, wie lange z.B. ein Kind braucht, bis es gelernt hat „einzuhalten", hat man etwa eine Vorstellung davon, wie differenziert eine pathomorphologische Untersuchung sein müßte, um solche Wechselwirkungen auch nur annähernd systematisch zu erfassen. Dennoch lassen sich viele Störungen durch die Untersuchung einer einzigen Region identifizieren und diagnostizieren.

SCHIFFTER (1990) berichtet im Detail über „funktionelle" Anomalien, die auf Polyneuropathien und dadurch bedingte vegetative Störungen zurückzuführen sind. Sie betreffen Herz-Kreislauf-System, Magen-Darm-Trakt, Urogenitaltrakt, Pupillen und Haut. Nach McLEOD (1992) ist das autonome System bei den meisten peripheren Neuropathien mitbetroffen, doch nur bei einer geringen Zahl von Krankheiten (Diabetes, Myelose, GBS, Porphyrie, familiäre Dysautonomie) sei die autonome Funktionsstörung klinisch von Bedeutung. Die pathologischen Veränderungen in den peripheren autonomen Nerven ähneln denen in den peripheren somatischen Nerven. Autonome Funktionsstörungen treten am häufigsten auf, wenn eine akute Demyelinisation vorliegt oder eine Schädigung der kleinen markhaltigen und der marklosen Nervenfasern besteht. Geprüft werden sollten sowohl sympathische als auch parasympathische Funktionen. Doch gibt es eine Reihe von Erkrankungen, bei denen primär das autonome Nervensystem betroffen ist. An dieser Stelle werden bevorzugt die sicher oder möglicherweise hereditären Formen dargestellt. Die *akute Pandysautonomie* tritt sporadisch auf und weist Beziehungen zum Guillain-Barré-Syndrom auf; sie wird deshalb im Rahmen der immunologisch bedingten Erkrankungen behandelt, ebenso die sog. *primäre autonome Dysfunktion*.

a) Hirschsprung-, Waardenburg- und Horst-Syndrom

Wichtigstes klinisches Leitsymptom dieser Krankheitsgruppe ist die Obstipation. Diese ist jedoch nur ein Symptom, das auch bei verschiedenen anderen Krankheiten vorkommen kann. Im Vordergrund steht in diesem Zusammenhang das vegetative Nervensystem des Kolons, das bei den o.g. Syndromen bevorzugt betroffen ist. Bei den dadurch bedingten Obstipationen ist es sinnvoll nicht von einer Hirschsprung-Krankheit, sondern von einem Hirschsprung-Syndrom zu sprechen, da nicht nur die eigentliche Hirschsprung-Krankheit, sondern auch noch andere Krankheiten zu dem gleichen klinischen Bild der vegetativ bedingten Obstipation führen können, so z.B. die *neuronale Kolondysplasie* und die weiter unten genannten Syndrome.

Die Hirschsprung-Krankheit kommt bei 1 von 6000 Personen vor und ist charakterisiert durch das kongenitale Fehlen der parasympathischen Innervation des unteren Darmtraktes (VAN HEYNINGEN 1994). Obwohl diese Krankheit heute in der Regel zu behandeln ist, kommt es bei den schwersten Formen zu einer unbehandelbaren Obstipation, Bauchauftreibung und Darminsuffizienz mit Todesfolge.

Genetik: Eine Kombination der Hirschsprung-Krankheit mit Krebs ist nicht berichtet worden, obwohl eine genetische Nachbarschaft zu den sog. RET-Proto-Onkogen-Mutationen besteht, d.h. Mutationen auf dem Gen für den Rezeptor der Tyrosinkinase, welches für 3 verschiedene Syndrome verantwortlich ist:

1. das familiäre medulläre Schilddrüsenkarzinom (FMTC);
2. die multiple endokrine Neoplasie vom Typ 2A (MEN 2A), bei der ein medulläres Schilddrüsenkarzinom häufig verbunden ist mit einem Phäochromozytom und einer Parathyreoidea-Hyperplasie (ohne malignes Wachstum); und
3. der schweren Form, der MEN 2B, welche alle Aspekte des MEN 2A aufweist, aber durch sehr frühes Auftreten des Tumors gekennzeichnet ist sowie durch Ganglioneurome (neurale Zellhyperplasie) im Bereich der Lippen, der Zunge und des Kolons, manchmal verbunden mit Anomalien des Skeletts und der Augen.

Die Art der Mutation ist jedoch bei den Schilddrüsenkrebs-assoziierten Syndromen und der Hirschsprung-Krankheit unterschiedlich. Der Modus der dominanten Mendel-Vererbung ist, oberflächlich betrachtet, bei allen 4 Syndromen gleich; aber die Hirschsprung-Mutationen umfassen Deletionen und eindeutige Veränderungen, die mit einem Verlust der Funktion verbunden sind, so vorzeitige Stop-Kodone wie auch einige Aminosäureveränderungen, von denen man annimmt, daß sie zu einem Verlust der Funktion führen. Der Phänotyp läßt sich vermutlich durch Hanlo-Insuffizienz erklären, d.h. daß eine Sensitivität gegenüber einem 50 %igen Verlust des RET-Gen-Produktes in den betroffenen Zellen besteht. Demgegenüber sind die mit Krebs verbundenen Syndrome mit hochspezifischen Aminosäuresubstitutionen verbunden, welche heterogen sind sowohl im normalen Gewebe als auch im Tumorgewebe, was darauf schließen läßt, daß ein einzelner dominanter Treffer am RET-Locus ausreicht, um Tumoren zu bilden. Betroffen ist jeweils die Chromosom 10q11.2-Region. Bei den MEN 2-assoziierten Tumoren kommt es nicht zu einem Verlust der Chromosom 10-Allele, was einzigartig ist beim Vergleich mit anderen erblichen Prädispositionen zur Krebsentwicklung, so z.B. beim Retinoblastom und dem familiären Polyposis-coli-Krebs, die einen homozygoten Verlust des relevanten Gens zur Tumorgenese erfordern. In der Arbeit von VAN HEYNINGEN (1994) werden die entsprechenden Arbeiten von HOFSTRA et al. (1994) und EDERY et al. (1994) mit den dort beschriebenen Deletionen und Punktmutationen zitiert.

SOX10-Mutationen kommen bei Patienten mit Waardenburg-Hirschsprung-Krankheit (s. unten) vor (PINGAULT et al. 1998).

Histopathologie: Die Ganglienzellen des Plexus submucosus (Meissner) und des Plexus myentericus (Auerbach) sind in umschriebenen Segmenten des Kolons nicht (*Aganglionose*) oder nur mangelhaft angelegt (*Hypoganglionose*) (Abb. 179).

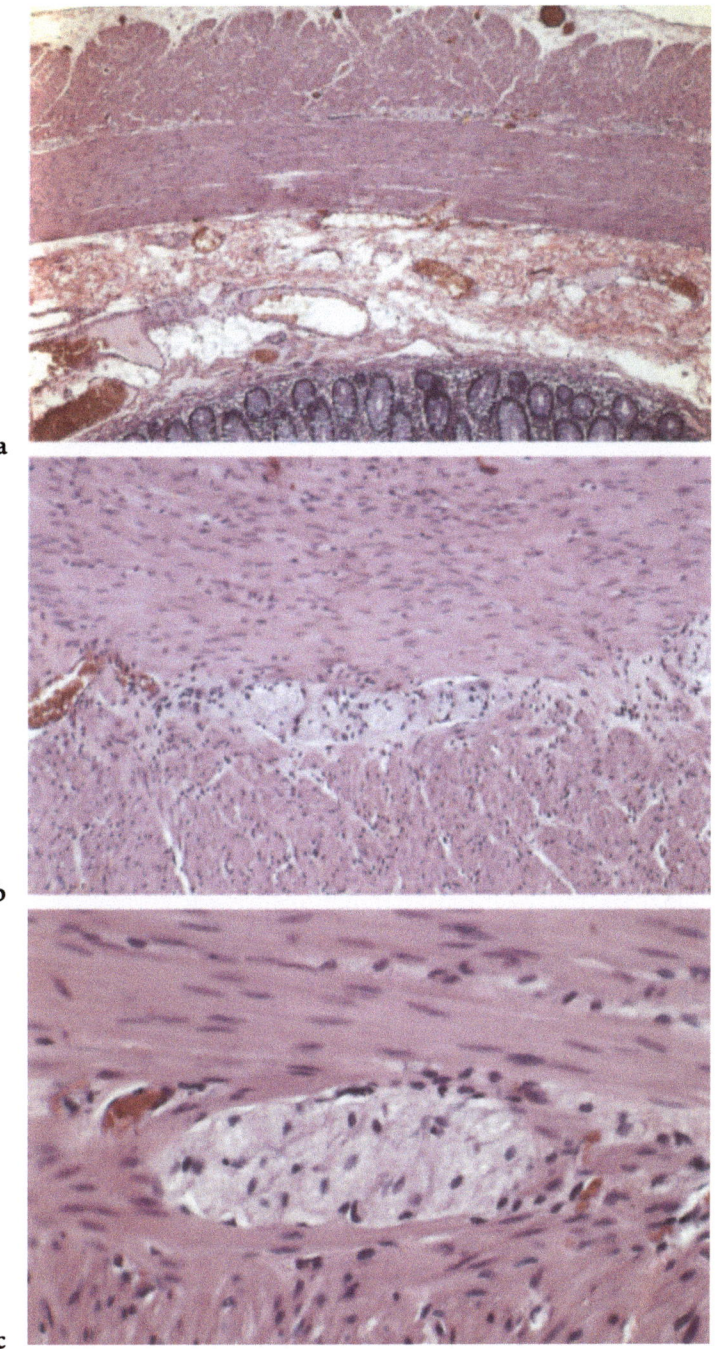

Abb. 179 a–c. Hypoganglionose mit Hirschsprung-Syndrom bei einem 11jährigen Jungen (Fall von R. LINDENFELSER, Bardenberg). Operationspräparat: Wand des Colon descendens. Anstelle der Ganglienzellen sind segmental lediglich marklose Nervenfasern, Kapselzellen und Schwann-Zellen im Plexus myentericus enthalten (*Aganglionose*). Nur ganz vereinzelt sind noch Neurone erhalten (*Hypoganglionose*)

Während die Zahl der Ganglienzellen vermindert ist, sind die parasympathischen Nervenfaszikel offensichtlich kompensatorisch vermehrt.

Somatostatinhaltige Nerven im aganglionären Kolon: HIROSE et al. (1989) haben die Verteilung der Somatostatin-ähnlichen Immunreaktivität der Nerven bei Patienten mit Hirschsprung-Krankheit und kongenitaler Aganglionose von Ratten untersucht. Während im normalen Kolon beim Menschen Nervenzellen mit Somatostatin-ähnlicher Immunoreaktivität (SOM-IR) in größerer Zahl im Plexus submucosus als im Plexus myentericus nachweisbar sind, ließen sie sich nur selten in oligoganglionären Segmenten beider Plexus feststellen. Demgegenüber sind SOM-IR-Nervenfasern im aganglionären Darm weit verbreitet. Die zirkuläre Muskelschicht im distalen aganglionären Segment war dicht innerviert mit SOM-IR-Nervenfasern, die wahrscheinlich von extrinsischen hypertrophischen Nervenbündeln abstammen. Eine verminderte Zahl intramuskulärer Nervenfasern war im proximalen aganglionären Segment festzustellen. Demgegenüber waren bei den aganglionären Ratten keine SOM-positiven neuronalen Elemente nachweisbar. Die Autoren schließen aus ihren Untersuchungen, daß SOM-IR-Nerven im distalen Kolon des Menschen sowohl die intrinsische als auch die extrinsische Innervation betreffen, während SOM-Nerven im Kolon und Rektum der Ratte nur intrinsischen Ursprungs sind.

GFA- und S-100-Protein: KAWANA et al. (1988) haben 15 Patienten mit Hirschsprung-Krankheit immunhistochemisch auf das Vorkommen von GFAP- (saures Gliafilamentprotein) und S-100-Protein untersucht. Im normoganglionären Segment fanden sie eine GFA-Protein-Immunoreaktivität vorwiegend in Verbindung mit dem Plexus myentericus und weniger im Plexus submucosus. Demgegenüber waren die extrinsischen hypertrophischen Nervenfaszikel selektiv über den gesamten Verlauf des aganglionären Segmentes bei allen untersuchten Kindern mit GFA-Protein-Antiserum immunreaktiv. Die großen Faszikel waren zahlreich im distalen aganglionären Segment, in der Regel in der intermuskulären Zone und im submukösen Bindegewebe. In der zirkulären Muskelschicht des proximalen aganglionären Segmentes fanden sich sowohl kleine als auch mittelgroße Nervenfaszikel mit GFAP-positiver Immunreaktion. Nur eine Subpopulation der Stützzellen innerhalb der hypertrophischen Nervenfaszikel zeigten eine Immunreaktion für GFA-Protein, während alle Stützelemente dieser Faszikel eine S-100-Proteinfärbung aufwiesen. Die Nervenfasern innerhalb der zirkulären Muskelschicht des normoganglionären Segmentes färbten sich auf S-100-, nicht jedoch mit GFAP-Antikörpern. Demnach gibt es zwei Typen von Stützzellen, die immunhistochemisch im intestinalen Nervensystem mit Hilfe von Antiseren gegen GFA-Protein und S-100-Protein unterschieden werden können. Der histochemische Nachweis von GFA-Proteinen unterstützt die Diagnose eines aganglionären Kolons bei der Hirschsprung-Krankheit, da die GFA-Protein-Immunoreaktivität auf die extrinsischen hypertrophischen Nervenfaszikel begrenzt ist, die charakteristisch für aganglionäre Darmsegmente sind.

Neuropeptid-Y-Immunreaktivität in normoganglionären und aganglionären Segmenten des menschlichen Kolons: KAWANA et al. (1990) beschreiben die Lokalisation und Verteilung von Neuropeptid Y (NPY)-ähnlicher Immunreaktivität bei 19 Patienten mit Hirschsprung-Krankheit, darunter 4 Fälle mit einer Aganglionose über ein langes Segment. Im *normoganglionären Segment* sind immunreaktive Zellkörper und nichtvariköse Fortsätze sowohl im myenterischen als auch im submukösen Plexus zu sehen. Eine spärliche Verteilung variköser Fasern fand sich in der Lamina propria mucosae, der Muscularis mucosae und in der longitudinalen Muskelschicht. NPY-Fasern waren häufiger in der zirkulären Muskelschicht zu beobachten, obwohl mit schwacher Immunfärbbarkeit. Darüberhinaus zeigten die Blutgefäße im submukösen Bindegewebe eine Umhüllung mit einem typischen Plexus von varikösen, NYP-positiven Fasern. Immunreaktive endokrine Zellen waren auch im Kolonepithel nachweisbar. In den *aganglionären Segmenten* wiesen zahlreiche Nervenfaszikel nur eine geringe oder mäßige Zahl von NPY-Fasern mit Varikositäten auf; diese waren über die gesamte Schicht der Kolonwand verteilt. Einige variköse NPY-positive Fasern waren auch in den relativ großen hypertrophischen Nervenfaszikeln enthalten, die in der intermuskulären Zone und im submukösen Bindegewebe lokalisiert waren. NPY-immunreaktive Faszikel waren dichter verteilt in den distalen aganglionären Segmenten als in den proximalen. Andererseits unterschied sich die Verteilung NPY-positiver Fasern in langen aganglionären Segmenten deutlich von der in kurzen Segmenten; in den langen Segmenten ließen sich keine immunreaktiven Nervenfasern nachweisen, während sie in der zirkulären Muskelschicht des proximalen aganglionären Segmentes nahe dem oligoganglionären Segment aber noch nachweisbar waren; nur wenige Fasern waren innerhalb der hypertrophischen Nervenbündel im intramuskulären Bereich erhalten. Die Untersuchungsergebnisse lassen einen zweifachen Ursprung intrinsischer und extrinsischer Elemente vermuten, die eine NPY-ähnliche Immunreaktivität im menschlichen Kolon aufweisen.

NPY wirkt über postganglionäre cholinergische Neurone und verursacht eine dosisabhängige Erschlaffung des Längsmuskels im Kolon des Meerschweinchens. Die Ganglien mit NPY-Immunreaktivität sind vermutlich noradrenerger Art. Im übrigen ist bekannt, daß NPY eine Kontraktion mesenterischer Venen, renaler und Skelettmuskelarterien sowie von Herzkranzarterien auslöst.

Differentialdiagnose: Es sind eine Reihe von abgrenzbaren Syndromen mit langsegmentaler Hirschsprung-Krankheit verbunden, woraus die Vermutung abgeleitet worden ist, daß alle einen gemeinsamen Ursprung in einer mangelhaften Differenzierung der Progenitorzellen in der Neuralleiste haben (JACOBS u. WILSON 1992). Diese Syndrome umfassen so unterschiedliche Krankheiten wie das Waardenburg-Syndrom (Irisheterochromasie, Kanthusdystopie, Poliosis und Innenohrschwerhörigkeit) und das Horst-Syndrom (Hirschsprung-Krankheit, Kolobome und zerebrale Dysgenesie). JACOBS u. WILSON (1992) berichten über klinische und Laboruntersuchungen bei einem Patienten mit Waardenburg-Syndrom Typ II, bestehend aus Irisheterochromasie, Taubheit, Hirschsprung-Krankheit und einer ungewöhnlichen *demyelinisierenden peripheren Neuropathie*, die bisher bei diesen Krankheiten noch nicht beschrieben worden ist. Diese Neuropathie ist charakterisiert durch eine überschießende Markschlingenbildung. Die Autoren nehmen an, daß zwar beide Krankheiten die Folge einer Embryopathie der Neuralleiste sein könnten, daß es sich wahrscheinlich aber um eine zufällige Assoziation handelt.

b) Infantile hypertrophische Pylorusstenose

Diese ist eine in den ersten Lebenswochen auftretende Erkrankung, die klinisch durch Erbrechen im Schwall nach Nahrungsaufnahme gekennzeichnet und zumindest bei einigen Patienten mit einer positiven Familienanamnese verbunden ist. Der Erbgang ist nicht geklärt. Die Symptome bessern sich nach Pylorotomie oder auch spontan; doch bleiben gastrointestinale Störungen gelegentlich bis ins Erwachsenenalter bestehen. Die Operationsrisiken diskutieren ERIKSEN u. ANDERS (1991).

DIELER u. SCHRÖDER (1989) sowie DIELER et al. (1990) haben aufgrund einer feinstrukturellen Analyse von 34 Präparaten, die im Anschluß an eine Pylorotomie verfügbar waren, einen neurogenen Typ von einem myogenen Typ der infantilen hypertrophischen Pylorusstenose unterschieden. Diese Unterscheidung stützt sich auf die große Zahl an Veränderungen im Plexus myentericus (Auerbach) einerseits (*neurogener oder neuropathischer Typ*; Abb. 180, 181) und an der noch größeren Zahl an feinstrukturellen Veränderungen an den glatten Muskelzellen andererseits (*myogener Typ*). Vorausgehende Untersuchungen von CHALLA et al. (1977) und JONA (1978) hatten zu der Vermutung geführt, daß diese Erkrankung wegen der im wesentlichen normalen Morphologie „funktioneller" Art sei und nur eine Hypertrophie der zirkulären glatten Muskelzellschichten nachweisbar sei.

Eine enzym- und immunhistochemische Analyse verschiedener Neurotransmitter (Azetylcholin, Serotonin, Enkephalin, Neuropeptid Y, Substanz P, vasointestinales Polypeptid = VIP, Kalzitonin-Gen-reguliertes Peptid = CGRP u. a.) an Epon-eingebetteten Semidünnschnitten (Abb. 180; SCHRÖDER et al. 1992) führte zu bemerkenswerten Befunden (Tabelle 8). Doch ist dabei zu berücksichtigen, daß eine Überaktivität der glatten Ringmuskelzellen durch 1. eine erhöhte Empfindlichkeit der glatten Muskelzellen gegenüber einem Reiz, 2. eine vermehrte Produktion eines Kontraktions-stimulierenden Transmitters und 3. eine reduzierte Inhibition vorgelegen haben könnte, und daß eine Anhäufung von Transmittern nicht unbedingt bedeutet, daß deren Aktivität gesteigert ist; es könnte sich um einen einfachen Stau aufgrund mangelnder Verwertung handeln. Umgekehrt bedeutet die mangelnde Nachweisbarkeit eines Transmitters nicht dessen fehlende Aktivität; der Transmitter könnte verstärkt abgegeben worden und aufgebraucht sein, ein Problem der Interpretation, das von der immunhistochemischen Darstellung von Hypophysenhormonen bekannt ist. Das gilt auch für die Anomalien Peptid-haltiger Nervenfasern, die WATTCHOW et al. (1987) beschrieben haben.

c) Adie-Syndrom

Das Adie-Syndrom ist durch eine einseitige Pupillotonie gekennzeichnet, die auf einer peripheren, parasympathischen Denervierung der Pupille infolge einer Läsion des Ganglion ciliare beruhen soll. Auch läßt sich pharmakologisch eine Denervierungsüberempfindlichkeit der Pupille nachweisen. Regelmäßig wird eine Störung des H-Reflexes gefunden. Nach Auffassung der meisten Autoren liegt auch eine Funktionsstörung proximaler Anteile der IA-Spindelafferenzen vor, und zwar im Bereich rückenmarksnaher Faserabschnitte der

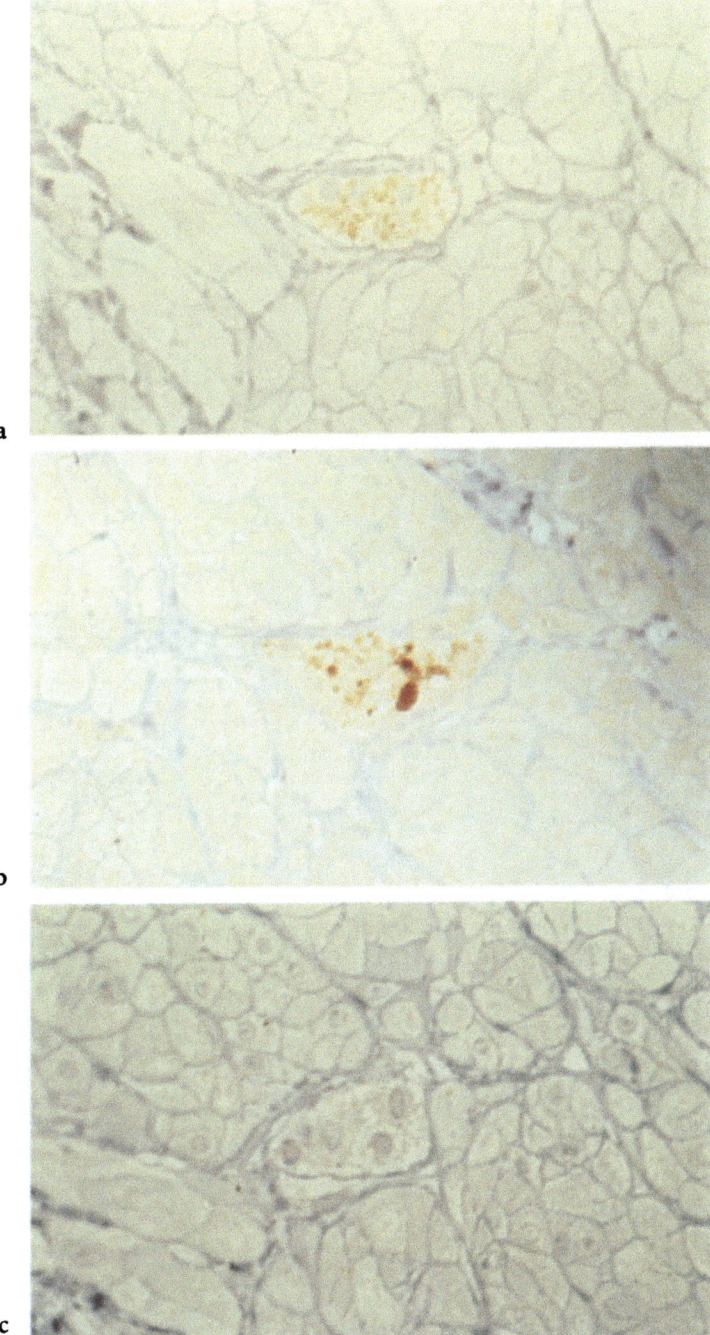

Abb. 180. Immunhistochemische Reaktionen ergeben eine intensive Immunreaktivität für Synaptophysin (a) und VIP (b), eine fehlende (c) oder fokal nachweisbare Immunreaktivität für Substanz P (d), eine ungleichmäßige Immunreaktivität für Enkephalin (e) und eine fehlende Immunreaktivität für das Kalzitonin-Gen-regulierte Peptid (CGRP) (f). (Nach SCHRÖDER, DIELER, SKOPNIK u. STEINAU 1992). d–f s. S. 436

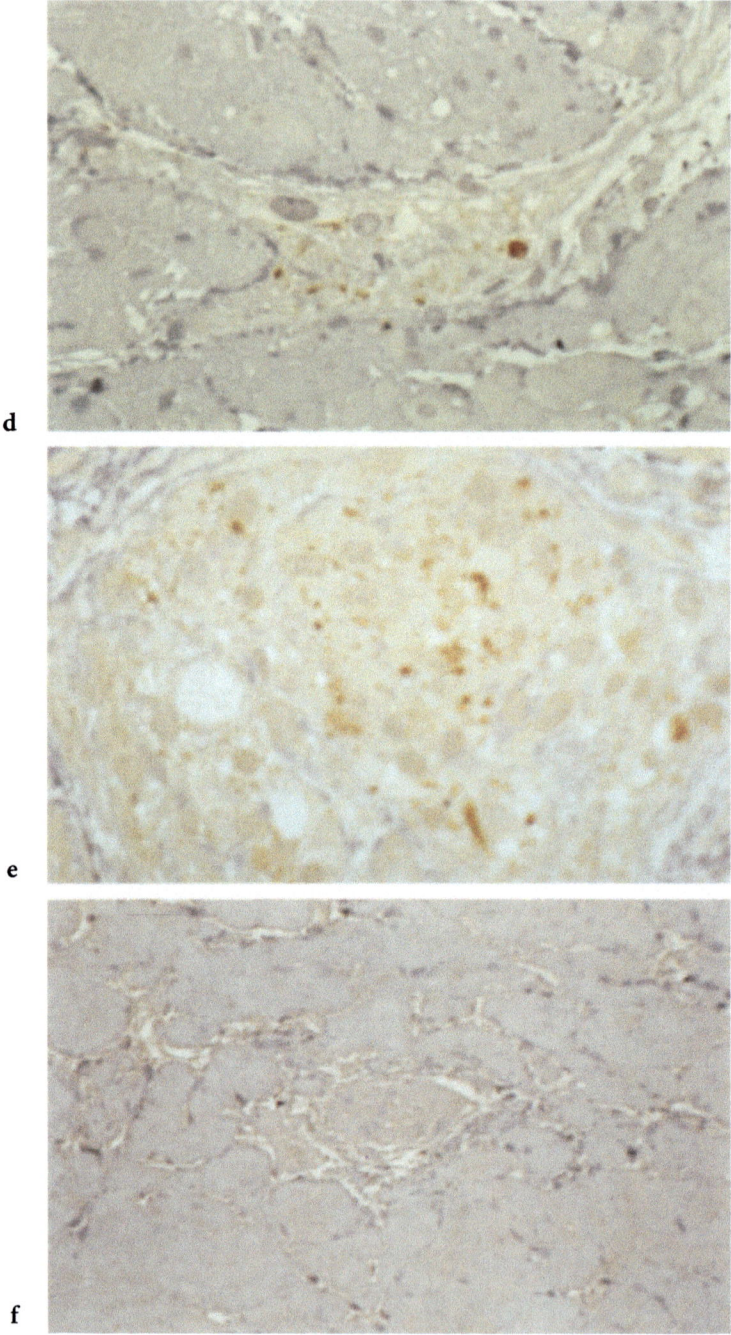

Abb. 180 d–f. Legende s. S. 435

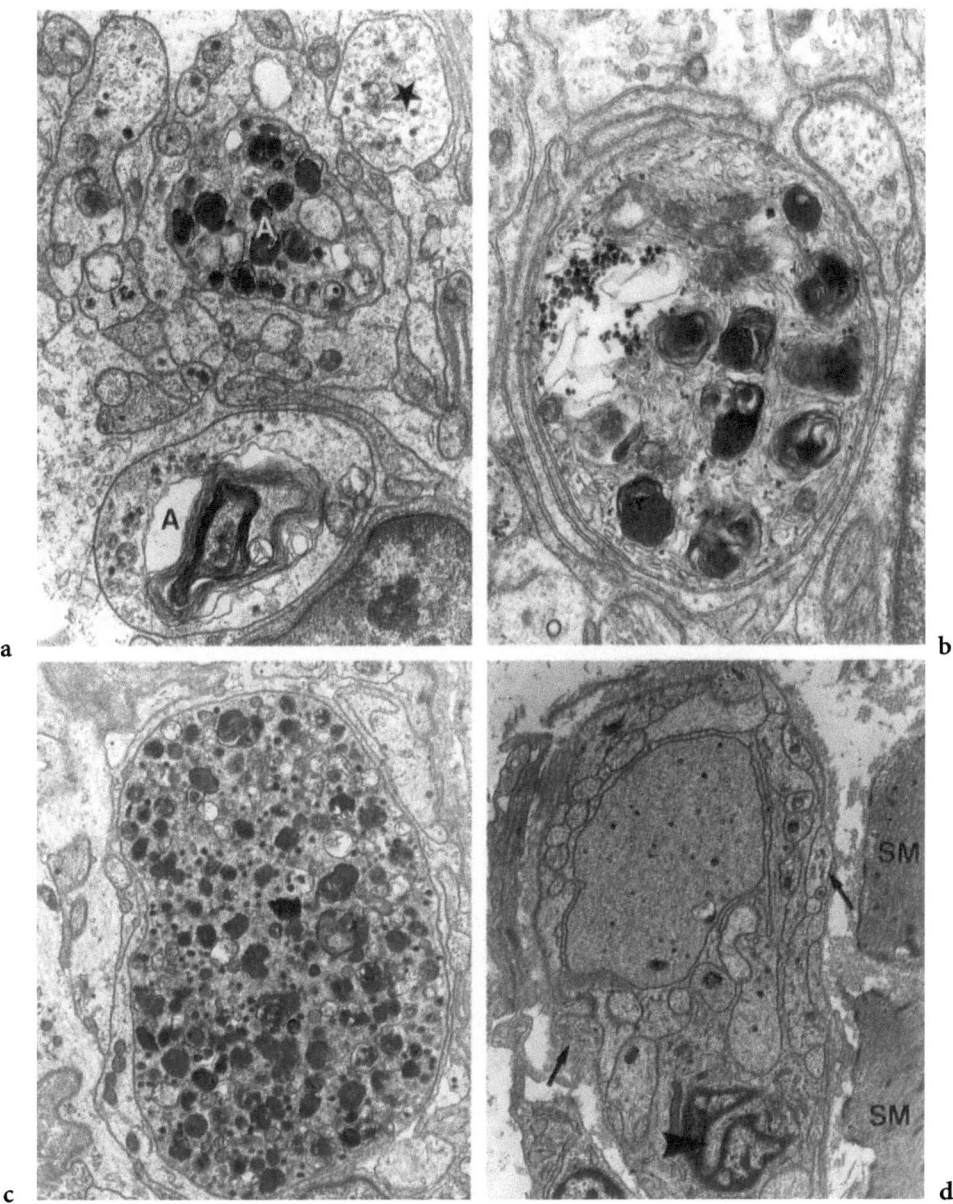

Abb. 181a–d. Neuropathische Form der infantilen hypertrophischen Pylorus-Stenose. (Nach DIELER u. SCHRÖDER 1989). Im Plexus myentericus sind synaptische Vesikel und Neurosekretgranula (*Stern*) dystrophische Axone (a–c) mit membranösen zytoplasmatischen Körperchen (A), Glykogengranula (b) und amorphe lysosomale Strukturen (c) enthalten. Auch aufgetriebene Axone mit vermehrten filamentösen Komponenten oder Neurosekretgranula (*Pfeile* in d) kommen vor. Der *Pfeilkopf* in d bezeichnet einen zytoplasmatischen Kerneinschluß. Angrenzende glatte Muskelzellen des Pylorus sind durch SM gekennzeichnet. a × 13 000; b × 31 000; c × 9700; d × 8100

Tabelle 8. Immunoreaktive Nervenfasern im Plexus myentericus bei der infantilen hypertrophischen Pylorusstenose (IHPS) und Kontrollfällen. (Nach Schröder et al. 1992)

Antikörper (Verdünnung)	Patienten-Nr.							Nr. der Kontrolle[a]			
	3	14	15	24	25	26		1	2	3	4
Synaptophysin (1:20)	+++	++	+++	+++	+++	+++		++	++	++	++
Enzephalin (1:1000)	++	(+)	+	++	+	–		+	++	+	+
Substanz P (1:600)	+	+	–	++	+	–		+	+	+	++
Bombesin/Gastrin releasing peptide (1:600)	(+)	–	–	–	+	(+)		++	+	+	(+)
Kalzitonin-Gen verwandtes Peptid (1:300)	++	–	–	–	+	+		+	+	+	+
Serotonin (1:10)	–	–	(+)	–	(+)	–		(+)	–	–	–
Neuropeptid Y (1:100)	+	–	–	(+)	(+)	–		–	–	–	–
Neurotensin (1:100)	–	–	–	–	–	–		–	–	–	–

–: keine Fasern sichtbar; +: wenige Fasern sichtbar; ++: eine geringe Anzahl von Fasern sichtbar; +++: zahlreiche Fasern sichtbar.
[a] Nach Dieler et al. (1990).

Hinterwurzeln oder auf dem Niveau spinaler Synapsen. Pathologisch-anatomisch konnten z. T. ausgeprägte degenerative Veränderungen an einzelnen Spinalganglien und Hinterwurzeln nachgewiesen werden (ULRICH 1980). HALLERMANN (1990) hat 30 Personen mit Adie-Syndrom mit Hilfe des Minor-Schweißtestes auf Störungen der Schweißsekretion untersucht. Davon hatten 17 Patienten Störungen an Gesicht, Rumpf und Extremitäten. Nach ihrem Verteilungsmuster lassen sich die Defekte der Schweißsekretion auf umschriebene Läsionen des Grenzstranges beziehen. Das Adie-Syndrom könne als eine vorwiegend das autonome Nervensystem betreffende Neuropathie vom Multiplextyp aufgefaßt werden.

Beim Adie-Syndrom ist jedoch weiter unklar, ob es sich um eine harmlose Anomalie oder um eine fortschreitende Erkrankung handelt und wo die Läsion der Pupillen- bzw. Reflexstörung zu suchen ist. Neben vasomotorischen Kopfschmerzen wurden auch gustatorische Regulationsstörungen mit dem Adie-Syndrom in Zusammenhang gebracht. Die Symptome des Adie-Syndroms nehmen zumindest bei einem Teil der Patienten im Laufe des Lebens zu. Die Pupillenstörungen können auf das gesunde Auge übergreifen. Auch die Reflexstörungen schreiten im Verlauf der Erkrankung fort.

d) Idiopathische orthostatische Hypotension und Shy-Drager-Syndrom

Nach COHEN et al. (1987) wird die idiopathische orthostatische Hypotension auch als „progressive autonome Funktionsstörung" (PAF) und das Shy-Drager-Syndrom als „multipe Systematrophie mit autonomem Funktionsverlust" (MSA) bezeichnet; beide sind charakterisiert durch eine ausgeprägte orthostatische Hypotension (OH). Die Krankheit wird als MSA bezeichnet, wenn klinische Zeichen einer striatonigralen oder olivopontozerebellären Mitbeteiligung vorliegen, und als PAF, wenn das zentrale Nervensystem nicht mitbetroffen ist. Bei der MSA ist ein erheblicher Ausfall an präganglionären sympathischen Neuronen nachweisbar, nicht aber bei der PAF. Doch bestehen Anzeichen dafür, daß bei der PAF eine postganglionäre adrenergische Funktionsstörung vorliegt, so daß die Annahme gerechtfertigt erscheint, daß PAF eine postganglionäre und MSA eine präganglionäre Krankheit darstellt. Eine Mitbeteiligung der peripheren somatischen Nerven bei der MSA ist gelegentlich mitgeteilt worden.

Bei der Untersuchung von 26 Patienten mit PAF und 36 Patienten mit MSA (Durchschnittsalter 67 gegenüber 66 Jahren; Dauer der Erkrankung 39 gegenüber 36 Monaten) fand sich eine *periphere somatische Neuropathie* bei 2 Patienten mit PAF und bei 7 Patienten mit MSA. Die postganglionären sudomotorischen und vasomotorischen Funktionen wurden bestimmt mit Hilfe des sudomotorischen Axonreflexes und des Plasma-Neuroepinephrin-Gehaltes. Das Ausmaß und der Schweregrad der autonomen Funktionsstörung wurden durch den thermoregulatorischen Schweißtest, durch die Herzschlagfrequenzantwort auf tiefe Atmung und den Valsalva-Versuch sowie durch Blutdruckmessungen getestet. Eine ausgeprägte und ausgedehnte Anhidrose fand sich sowohl bei Patienten mit PAF und MSA. Doch war die postganglionäre sudomotorische Funktion bei einigen Patienten mit Anhidrose beim thermoregulatorischen Schweißtest erhalten, was für eine präganglionäre Läsion spricht. Veränderungen im Vagusbereich waren bei 87% und 81% der PAF- bzw. MSA-Patienten nachweisbar. Die Neuroepinephrinwerte im Plasma bei Rückenlage waren signifikant reduziert bei PAF-, aber nicht bei MSA-Patienten. Im Stand waren diese Werte sowohl bei den PAF- als auch bei MSA-Patienten reduziert. Daraus schließen die Autoren folgendes: 1. Die PAF ist charaktisiert durch eine Kombination postganglionärer sudomotorischer und adrenerger Funktionsstörungen. 2. Die MSA ist in gleicher Häufigkeit verbunden mit einer postganglionären sudomotorischen Funktionsstörung, aber postganglionäre adrenerge Denervationszeichen sind selten. 3. Präganglionäre Neurone sind bei beiden Erkrankungen involviert, aber mehr bei der MSA als bei der PAF. 4. Eine somatische Neuropathie kann vorkommen. – Eine *Suralnervenbiopsie* wurde nur bei einem Patienten durchgeführt. Sie ergab eine mäßige Reduktion der Zahl markhaltiger Nervenfasern. 9 % der gezupften Fasern zeigten eine segmentale Remyelinisation und 2 % eine axonale Degeneration. Ein Patient hatte bilaterale Adie-Pupillen und elektrophysiologische sowie klinische Anzeichen für eine milde Neuropathie.

Shy-Drager-Syndrom und ALS: SOBUE et al. (1987) haben den Tractus corticospinalis morphometrisch in Höhe des 7. Thorakalsegmentes des Rückenmarkes bei 3 Patienten mit Shy-Drager-Syndrom (SDS), 6 Patienten mit amyotrophischer Lateralsklerose und 5 Patienten mit nichtneurologischen Symptomen untersucht. Beim SDS waren die kleinen markhaltigen Nervenfasern nahezu vollständig ausgefallen, während die großen markhaltigen Fasern bemerkenswert gut erhalten waren. Bei der ALS waren demgegenüber zahlenmäßig überwiegend die großen markhaltigen Nervenfasern reduziert.

Sympathikuseffekte bei Patienten mit primärer autonomer Dysfunktion: DOTSON et al. (1990) haben 2 Patienten mit primärer autonomer Dysfunktion ohne klinische Anzeichen einer peripheren Neuropathie untersucht. Der eine hatte ausschließlich eine primäre autonome Funktionsstörung (PAF), der andere eine autonome Funktionsstörung in Verbindung mit multiplen Systematrophien (MSA). Direkte intraneuronale Ableitungen zeigten eine ausgeprägte Reduktion der sympathischen efferenten Nervenimpulse bei dem PAF-Patienten. Der Patient mit MSA hatte spontane Entladungen sympathischer Nervenimpulse, welche die funktionelle Integrität der postganglionären sympathischen efferenten Neurone anzeigte. Die neurosekretorische Aktivität in diesen Neuronen korrelierte mit den elektrophysiologischen Befunden. Der PAF-Patient hatte stark reduzierte Norepinephrin(NE)-Werte, die beim Stehen nicht anstiegen. Die NE-Werte bei dem MSA-Patienten waren normal. Morphometrische Auswertungen des biopsierten Suralnerven bei dem MSA-Patienten zeigten, daß die marklosen Nervenfasern normal waren, während der Nerv bei dem PAF-Patienten deutliche Zeichen einer vorausgegangenen Degeneration aufwies. Die Autoren vermuten, daß der primäre ganglionäre sympathische Defekt bei der MSA vitale postganglionäre sympathische Efferenzen von der zentralen Kontrolle ablöst. Dezentralisierte postganglionäre Elemente könnten sich spontan entladen, wobei sie periphere Effektoren aktivieren und auf diese Weise potentiell brauchbare Zeichen und Symptome für die Differentialdiagnose gewähren.

e) Dysautonomie bei der Katze

POLLIN u. GRIFFITHS (1987) berichten über die Feinstruktur der Neurone des 12. Hirnnerven bei der Katzendysautonomie. Im Zytoplasma fanden sie erweiterte Zisternen des Ergastoplasmas, die kondensiertes elektronendichtes Material enthielten. Die Ätiologie dieser Erkrankung ist unklar. Histologisch findet man regelmäßig chromatolytische Neurone im autonomen Nervensystem, ebenso, wenn auch weniger häufig, in nichtautonomen Regionen, wie im 12. Hirnnerven. Die Autoren schließen aus ihren feinstrukturellen Untersuchungen, daß der primäre Effekt des wirksamen Agens am Proteinsyntheseweg der spezifischen Neurone angreift.

f) Nichthereditäre Störungen oder Besonderheiten der autonomen Innervation

1. Adrenerge Funktionsstörungen

(a) **Reflex-sympathetische Dystrophie (RSD; Kausalgie; Sudeck-Atrophie)**

Die RSD ist nach SCHWARTZMANN u. MCLELLAN (1987) ein Syndrom mit Schmerzen, Hyperästhesie, vasomotorischen Störungen und dystrophischen Veränderungen, die angeblich durch Sympathikusdenervation gebessert würden. Das Syndrom wurde von MITCHELL et al. (1864) und MITCHELL (1872) (l.c.) als „Kausalgie" wegen der brennenden Schmerzen bezeichnet. Das Syndrom ist im Laufe der Zeit mit verschiedenen Bezeichnungen versehen worden: Kausalgie, Mimo-Kausalgie, Sudeck-Atrophie des Knochens, Algoneurodystrophie, Schulter-Hals-Syndrom, Refexdystrophie oder reflektorische neurovaskuläre Dystrophie, trophoneurotische Atrophie.

Als periphere Ursachen kommen in Frage: Weichteilverletzungen, Arthritiden, Infektionen, Fasziitis, Tendonitis, Bursitis, venöse oder arterielle Thrombose, Frakturen, Verrenkungen, Dislokationen, operative Maßnahmen, maligne Erkrankungen, Aortenverletzung, Myelographie, spinale Anästhesie, paravertebrale Alkoholinjektion, postherpetische Zustände, brachiale Plexusneuropathie, Skalenus-Antikus-Syndrom, Radikulopathie, Immobilisation durch Gips oder Knochennägel, Vaskulitis, Herzinfarkt, Weber-Christian-Krankheit, Polymyalgia rheumatica, Lungenfibrose; unter den zentralen Ursachen werden genannt: Hirntumor, schwere Kopfverletzung, Hirninfarkt, Subarachnoidalblutung, Halsmarkverletzung, subakute funikuläre Spinalerkrankung, Syringomyelie, Poliomyelitis, amyotrophische Lateralsklerose. An weiteren Formen und Ursachen werden noch genannt: idiopathische Form, lange Bettruhe, familiäre Ursachen. Entsprechend vielfältig sind die vorgeschlagenen Therapieformen.

Pathogenese: Pathophysiologisch werden verschiedene Reflexmechanismen diskutiert: sich aufschaukelnde Erregungskreise im Rückenmark, die durch intensive Schmerzen ausgelöst werden; ephaptische Übertragung zwischen sympathischen Efferenzen und sensorischen Afferenzen; und ektopische Schrittmacher in verletzten Nerven.

JANKOVIC u. VAN DER LINDEN (1988) berichten über 28 Patienten mit einem mittleren Alter von 37 Jahren, bei denen eine Dystonie oder ein Tremor nach einer Verletzung eines Körperabschnittes aufgetreten war. Unter 23 Patienten war in 18 Fällen mit einer Latenz von weniger als 1 Jahr nach der Verletzung eine fokale Dystonie des betroffenen Körperabschnittes aufgetreten, bei denen 9 eine assoziierte *Reflex-sympathische Dystrophie* (RSD; *Sudeck-Atrophie*) entwickelten. Einer von 5 Patienten mit einem peripher induzierten Tremor hatte ein RSD. Abnorme elektromyographische Veränderungen oder Nervenleitungsgeschwindigkeiten waren in der betroffenen Extremität bei 4 Patienten zu beobachten, aber andere elektrophysiologische Techniken ergaben Hinweise auf eine gestörte zentrale Funktion. Bei 15 Patienten (65 %) sind mögliche prädisponierende Faktoren vorhanden, die zur Pathogenese der Trauma-induzierten abnormen unwillkürlichen Bewegungen beigetragen haben könnten. (Auf die Differentialdiagnose der RSD und eine Kritik der RSD-Diagnosen und -Therapieversuche wird im Kap. F.III.a.1. und b. eingegangen. Eine harsche Kritik der Theorien und Therapien unter der Rubrik „RSD" stammt von J.L. OCHOA anläßlich einer Buchbesprechung in Brain 1998).

(b) Adrenerge Nerven im normalen und hypertrophischen Herzen

Über experimentelle, bioptische und autoptische Untersuchungsergebnisse feinstruktureller und histochemischer Art berichtet BORCHARD (1978). Im normalen Myokard ist der normale Transmitter Noradrenalin mit einem Anteil von 95 % beteiligt, während Adrenalin nur einen Anteil von 5 % hat. Histochemisch ist es ausschließlich in den Nerven und nicht in den sog. „spezifischen Granula" der Muskelzellen lokalisiert. Histochemisch weist die spezifische Fluoreszenz der adrenergen Nerven auf eine negative Korrelation zwischen dem mittleren Gehalt an adrenergen Nerven und dem biochemisch bestimmten Noradrenalingehalt hin. Submikroskopisch haben sich keine typischen Synapsen an den Muskelfasern nachweisen lassen. Bei Fällen mit Muskelhypertrophie und zunehmendem mittleren Durchmesser der Myofibrillen findet sich eine graduelle, statistische hochsignifikante Erweiterung des Grundplexus von 40 µm auf 67 µm. Bei Fällen mit ausgeprägter Hypertrophie besteht eine Transmitterreduktion um etwa 70 %, wobei 15 % auf eine Vermehrung des Nervengewebes zurückzuführen sind. Da die Transmitterreduktion hinter der Erwartung zurückbleibt, ist zu vermuten, daß in der frühen Phase der Hypertrophie neue adrenerge Nervenfasern gebildet werden. Doch kommen auch degenerative Veränderungen an den adrenergen Herznerven vor. Bei einer Reduktion unter den kritischen Wert von 0,6 µg/g besteht klinisch ein Herzversagen. Als Folge einer Entleerung der Katecholamine setzen die Mechanismen ein, die zur Kompensation der verminderten Kontraktibilität dienen.

Ausführliche Angaben über die zentralnervöse Kontrolle des Herzens finden sich bei STOBER et al. (1986).

2. Autonome Regulation des Blutdrucks

KUROIWA et al. (1987) berichten über Blutdruckmessungen und Bestimmungen des R-R-Intervalls bei Haltungsänderungen mit Hilfe eines Kipptisches. Sie untersuchten 64 Kontrollpatienten und 52 Patienten mit verschiedenen Erkrankungen. Normalerweise sinkt der Blutdruck um nicht mehr als 15 mmHg.

Bei Patienten mit Parkinsonismus, spinozerebellärer Degeneration, Shy-Drager-Syndrom und Diabetes mellitus war der mittlere Variationskoeffizient von 100 R-R-Intervallen im EKG signifikant reduziert. Eine verminderte Herzschlagfrequenzvariation war häufig kombiniert mit Schlafstörungen und orthostatischer Hypotension.

3. Autonome Regulation der Hirndurchblutung

Diese wird in Zusammenhang mit der peptidergen Innervation des Hirnkreislaufs dargestellt (s. Kap. B.II.b.7.(d)).

Reaktion der Hirngefäße bei Erkrankungen der A. carotis: Bei 8 von 16 Patienten mit schwerer Erkrankung der A. carotis, aber ohne Anzeichen für eine funktionelle oder strukturelle Hirnschädigung fand sich ein abnormer regionaler Hirnkreislauf nach physiologischer Stimulation des sensomotorischen Kortex (POWERS et al. 1988). Dabei kam es zu einer unilateralen Reduktion bei 6 und zu einem abnormen diffusen Anstieg bei 2 Patienten. Daraus läßt sich schließen, daß bei Patienten mit zerebrovaskulären Erkrankungen der lokale Hirnkreislauf nicht normal auf physiologische Reize reagiert und keinen verläßlichen Indikator für eine lokale neuronale Aktivität darstellt. –

Diese Untersuchungen sollten mit den dopplersonographischen Messungen von SANDER et al. (1996) verglichen werden, die jeweils innerhalb von etwa 20 ms einen Anstieg der Durchblutung nach transkranieller Magnet-Reizung des optischen Kortex gefunden hatte.

4. Miktionsstörungen

Störungen der Miktion sind bei vielen Neuropathien mit Beteiligung des vegetativen Systems zu erwarten, wenn auch keineswegs immer explizit erwähnt. ELBADAWI et al. (1993) haben die Funktionsstörungen beim Wasserlassen im geriatrischen Krankengut untersucht. Es handelt sich um ein häufiges Phänomen mit weitreichenden medizinischen, psychologischen und sozialökonomischen Implikationen. Eine *Biopsie des Detrusors* wird als eine potentiell wichtige Untersuchungsmethode für die Diagnose und klinische Behandlung diskutiert. Eine Überaktivität des Detrusors sei trotz fehlender Obstruktion des Auslassens ein häufiger Befund. ELBADAWI et al. (1993) haben die Ultrastruktur der Muskelzellen, des Interstitiums sowie der Nerven des Detrusors in Biopsien von 35 älteren Patienten mit verschiedenen urodynamisch definierten Formen der Miktionsstörung korreliert. Sie haben dabei ein Dysjunktionsmuster festgestellt, das 1. charakterisiert ist durch mäßig erweiterte interzelluläre Räume, 2. eine spärliche intermediäre Muskelzellverbindung, 3. reichlich ausgeprägte Protrusionen der Verbindungen und 4. ultranahe Zellvorsprünge sowie 5. ein Fehlen von Profilen, die für vergrößerte, hypertrophische Zellen charakteristisch seien. Diese Veränderungen wurden überlagert von 6. einer ausgedehnten Degeneration von Muskelzellen und 7. Axonen in 8 Präparaten, die von einer Untergruppe der Patienten mit gestörter Detrusor-Kontraktionsfähigkeit stammten. Die übrigen 7 Präparate ohne Zeichen der Degeneration gehörten zu Patienten mit normaler Kontraktibilität. Die Vorwölbungen als strukturelle Besonderheit werden als Protrusionen beschrieben, die zu Verbindungen zwischen benachbarten Muskelzellen führen, wobei kaum erkennbare Kontakte zwischen den benachbarten Spitzen bestehen. Diese Kontakte werden als mögliche Manifestation eine Entdifferenzierung der Muskelzellen in Zusammenhang mit dem normalen Alterungsvorgang angesehen, aber auch als möglicher Auslöser einer Überaktivität des Detrusors, in dem es zu einer elektrischen Koppelung der Muskelzellen durch derartige abnorme Verbindungen anstelle der reduzierten normalen interzellulären Kontakte käme. Auf dieser Grundlage wird ein zweigeteilter myogener Mechanismus angenommen, der einerseits für die unwillkürlichen Kontraktionen verantwortlich sei, andererseits aber auch die neural vermittelten einheitlichen Miktionskontraktionen im überaktiven Detrusor auslösen könne. Die Degeneration von Zellen wird als strukturelle Grundlage der verminderten Detrusorkontraktivität angesehen.

5. Fäkale Inkontinenz

Elektrodiagnostische Daten zur Evaluierung der fäkalen Inkontinenz haben SNOOKS et al. (1985) sowie CHEONG et al. (1995) vorgelegt. Folge einer Beckenbodeninsuffizienz ist ein perinealer Prolaps. Dabei kommt es zur Pudendus-Nervenkompression. Eigene Untersuchungen an Beckenbodennerven haben außerordentlich pleomorphe Veränderungen ergeben, deren Bedeutung wegen fehlender normaler Kontrollen schwer zu bestimmen ist. An der Beckenbodenmuskulatur sind entsprechend vielfältige De- und Reinnervationszeichen nachweisbar, vereinzelt auch einmal massive mitochondriale Anomalien, ohne daß jedoch Zeichen einer generalisierten mitochondrialen Myopathie nachweisbar gewesen wären (SCHRÖDER u. ATHANASIADIS, unveröffentlichte Beobachtungen).

6. Impotenz; Bulbokavernosusreflex und SSEP vom N. pudendus

TACKMANN et al. (1988) berichten über 252 Patienten mit Potenzstörungen im Vergleich zu 39 Kontrollpersonen, bei denen sie den Bulbokavernosusreflex (BCR) und somatosensorisch evozierte Potentiale vom N. dorsalis penis und den Endästen des N. pudendus abgeleitet hatten. Bei 5 von 7 Patienten mit multipler Sklerose ließ sich ein pathologischer BCR ableiten. Bei 26 von 46 Patienten mit einer Polyneuropathie fand sich ebenfalls ein pathologischer BCR und bei 16 von 23 Patienten mit einem Trauma oder Rückenmarksdysplasien. Unter 176 Patienten mit Potenzstörungen, aber ohne neurologische Symptome oder Zeichen fanden sich 78 mit einem pathologischen BCR. Die minimalen oder maximalen Seitenunterschiede waren erhöht bei 9 bzw. 54 Patienten.

Bei 12 von 246 Patienten, bei denen die SSEPs untersucht worden waren, fanden sich keine Antworten. Eine verzögerte Latenz ließ sich bei 51 Fällen nachweisen. 5 davon hatten eine multiple Sklerose, 19 eine Polyneuropathie, 2 eine Beckenfraktur und 25 erektile Funktionsstörungen, ohne daß sich klinisch Hinweise auf die Ursache feststellen ließen. Die Zuordnung zu anderen Fällen in der Literatur wird diskutiert.

IV. Spinale Heredoataxien

Hier sind die rezessiv erbliche Friedreich-Ataxie mit ihren recht unterschiedlichen Phänotypen von den dominant erblichen und anderen Krankheiten des spinozerebellären Systems bzw. des Kleinhirns und weiterer Systeme zu unterscheiden. In beiden Krankheitsgruppen haben neue molekulargenetische Untersuchungsergebnisse entscheidend zum Verständnis der unterschiedlichen klinischen Phänotypen beigetragen. Eine exakte Korrelation der molekulargenetischen Befunde mit neuropathologischen Untersuchungsergebnissen steht noch weitgehend aus.

a) Friedreich-Ataxie

Im Jahr 1863 beschrieb N. FRIEDREICH eine „degenerative Atrophie der Hinterstränge des Rückenmarks", die bei verschiedenen Mitgliedern derselben Familie auftrat und zu progressiver Ataxie, Sensibilitätsverlust und Muskelschwäche, oft in Verbindung mit Skoliose, Fußdeformitäten und Herzerkrankung, führte. A. HARDING (1981) und andere trugen zur Klärung des sehr variablen Krankheitsbildes bei, indem sie klare diagnostische Kriterien aufstellten: 1. autosomal-rezessiver Erbgang, 2. Beginn vor dem 25. Lebensjahr, 3. progrediente Glied- und Gangataxie, 4. fehlende Sehnenreflexe in den Beinen, 5. elektrophysiologische Hinweise auf eine axonale sensorische Neuropathie, gefolgt innerhalb von 5 Jahren von 6. Dysarthrie, 7. Areflexie in allen vier Extremitäten, 8. distalem Verlust des Positions- und Vibrationssinnes, 9. Babinsky-Zeichen und 10. Pyramidenbahn-bedingter Schwäche in den Beinen bei allerdings erheblicher Variabilität des Krankheitsbeginns und -verlaufes. Die Patienten können bereits im Alter von 10–20 Jahren Rollstuhl-gebunden oder noch bis in die späten 30er Jahre gehfähig sein. Kardiale Komplikationen können minimal sein oder fehlen oder zum frühzeitigen Tod führen. Skelettanomalien, Optikusatrophie, Diabetes mellitus, sensorineurale Taubheit treten jeweils in etwa 50%, 25% und 10% der Fälle auf. Erst durch den molekulargenetischen Nachweis einer dynamischen Mutation mit unterschiedlich zahlreichen GAA-Repeats auf Chromosom 9q ist diese große Variationsbreite des Krankheitsbildes verständlich geworden (Lit. s. MONTERMINI et al. 1997).

Eine Revision des klinischen Phänotyps unter molekulargenetischen Gesichtspunkten haben daraufhin auch SCHÖLS et al. (1997) vorgenommen. Früher Beginn der Erkrankung, Areflexie, Babinsky-Zeichen und verminderte Vibrationsempfindlichkeit könnten demnach nicht mehr als essentielle diagnostische Kriterien angesehen werden. Im Vergleich zu der Nicht-Friedreich-Ataxie-Gruppe von Erkrankungen (s. unten) sei die hypertrophe Kardiomyopathie das einzige spezifische Symptom der Friedreich-Ataxie.

DUNN (1973) hat die Erregungsleitung im Nerven von 9 Patienten mit Friedreich-Ataxie im Alter zwischen $2^{1}/_{2}$ und $21^{1}/_{2}$ Jahren untersucht. Während bei den jüngeren Kindern nur eine progressive Ataxie, verminderte Sehnenreflexe und minimale periphere Sensibilitätsausfälle nachweisbar waren, bestanden bei den älteren Patienten ausgeprägte klinische Symptome mit Skelettdeformitäten, Kardiomyopathie und positivem Babinski-Zeichen. Bei allen Fällen war eine normale oder leicht verminderte Erregungleitungsgeschwindigkeit in den motorischen Nervenfasern des N. medianus und N. popliteus lateralis nachweisbar, während eine hochgradige Reduktion oder ein Fehlen des sensorischen Aktionspotentials im N. medianus vorlag. Weniger stark betroffen war das sensorische Aktionspotential im N. ulnaris und im lateralen Kniegelenksnerven.

Häufigkeit und Genetik: Die Friedreich-Ataxie kommt mit einer Häufigkeit von 1–2:100000 Neugeborene vor. Die Erkrankung liegt ein autosomal-rezessiver Erbgang zugrunde, d.h. daß beide Eltern eines Betroffenen in der Regel obligate Träger des veränderten Gens sind. Das Wiederholungsrisiko für Geschwister eines Erkrankten beträgt 25 %. 1988 konnte das Gen für die Friedreich-Ataxie auf Chromosom 9 lokalisiert werden. Im März 1996 wurden das Gen X25 und Mutationen, welche die Friedreich-Ataxie verursachen, publiziert (CAMPUZANO et al. 1996; LAMONT et al. 1997). Die molekulargenetische Untersuchung hat bei der Mehrheit der Patienten mit Friedreich-Ataxie eine dynamischen Mutation mit Trinukleotid-Wiederholungen eines im Intron 1 des X25-Gens gelegenen GAA-Motivs ergeben. Bei normalen Personen werden in der Regel 7–22 GAA-Wiederholungen, bei Betroffenen 200–900 gefunden. Diese Expansion hat zwar keinen Einfluß auf die Aminosäuresequenz, sie verhindert oder reduziert jedoch die Synthese des entsprechenden Proteins, das *Frataxin* genannt wird, das mit mitochondrialen Membranen assoziiert ist.

Frataxin weist keine ausgeprägten Ähnlichkeiten zu bisher bekannten Proteinen auf, und so bleibt seine Funktion unklar. Bei einem Teil der Patienten wurden, wie schon erwähnt, Punktmutationen festgestellt. Mit der Entdeckung des Gens und der krankheitsverursachenden Mutationen ist die Möglichkeit der differentialdiagnostischen Abklärung bei Verdacht auf eine Friedreich-Ataxie gegeben. Darüberhinaus kann in Familien, in denen die Friedreich-Ataxie vorkommt, festgestellt werden, ob die Mitglieder der Familie Träger der Mutation sind (*Heterozygotentest*). Somit kann die Wahrscheinlichkeit für die Geburt eines Kindes mit Friedreich-Ataxie präzisiert werden. Es ist auch eine *pränatale Diagnostik* nach Chorionzottenbiopsie bzw. Amniozentese möglich. Eine genetische Beratung sollte vor der Laboruntersuchung durchgeführt werden.

LAMONT et al. (1997) haben 56 Patienten mit der klinischen Diagnose Friedreich-Ataxie im Hinblick auf die GAA-Trinukleotid-Expansion im Gen X25 auf Chromosom 9 untersucht. Alle 56 waren homozygot für die Expansion mit Ausnahme von 2 Patienten, die Allele von unterschiedlicher Größe aufwiesen. Die Expansionsgröße lag zwischen 2 und 5 Kb mit normalen Allelen um 1,5 Kb. Die Bestimmung der Größe einer einzelnen Kopie der Expansion bei 8 Elternpaaren ergab eine deutliche Instabilität bei der Übertragung der Expansion, wobei sowohl eine Vermehrung als auch eine Verkleinerung der Allelgröße festzustellen war. Bei den Patienten bestand eine inverse Korrelation zwischen dem Mittelwert der beiden Expansionsgrößen und dem Alter beim ersten Auftreten der Symptome. Die GAA-Wiederholungsexpansion lag im Homozygotenstatus vor bei atypischen Fällen von Friedreich-Ataxie mit späterem Beginn der Erkrankung, erhaltenen Reflexen an den unteren Extremitäten und Herzsymptomen. In 3 Familien trat die spinozerebelläre Ataxie beim Vater im Erwachsenenalter auf, und bei 2 Familien bestand möglicherweise eine partielle Expression bei heterozygoten Konduktoren. Die Anamnese eines ataktischen Syndroms bei einem der beiden Eltern schließt die Diagnose einer Friedreich-

Ataxie bei den Nachkommen nicht aus, so daß die Expansion bestimmt werden sollte. Die 3. Familie mit einem betroffenen Vater paßt zu der früher beschriebenen „pseudodominanten" Vererbung.

Auch MONTERMINI et al. (1997) korrelieren Genotyp und Phänotyp bei den von ihnen untersuchten 100 Patienten mit typischer Friedreich-Ataxie (FRDA) und bei 3 Gruppen von Patienten mit atypischer klinischer Präsentation, darunter 44 mit sog. akadischer (d.h. milde verlaufender und nur selten mit Herzbeteiligung einhergehender) FRDA, 8 mit spät auftretender FRDA (LOFA) und 6 FRDA-Fälle mit erhaltenen Reflexen (FARR). Alle Patienten außer dreien mit typischer FRDA wiesen zwei Kopien der FRDA-assoziierten GAA-Triplet-Wiederholungsexpansion auf. Insgesamt erscheint das phänotypische Spektrum der FRDA breiter, als es gegenwärtig durch die diagnostischen Kriterien festgelegt ist. Dabei bestehen verschiedene Ursachen für die Variabilität der FRDA. Patienten mit größeren GAA-Expansionen tendieren zu einem früheren Beginn der Erkrankung und zeigen zusätzliche Manifestationen der Erkrankung. Eine methodisch bedingte Instabilität der expandierten GAA-Repeats könnte teilweise verantwortlich sein für den eingeschränkten Grad der Korrelation zwischen der Expansionsgröße, die aus den Lymphozyten zu bestimmen war, und den klinischen Parametern. Einige klinische Varianten sind mit spezifischen FRDA-Haplotypen verbunden, so die akadische FRDA und FARR, die nicht mit der Expansionsgröße korrelieren. Ein Polymorphismus in der Frataxin-kodierenden Sequenz war nicht assoziiert mit diesen klinischen Varianten. CRUZ-MARTINEZ et al. (1997) berichten über weitere Varianten. Die GAA-Repeat-Länge in Lymphozyten und in Suralnervenbiopsien ergab eine kürzere Länge im N. suralis, was auf einen somatischen Mosaizismus schließen lasse (MACHHAS et al. 1998).

Histopathologie: Die Friedreich-Ataxie gehört zu den *spinalen Heredoataxien*. Sie ist durch einen stark bevorzugten Ausfall der *großen markhaltigen Nervenfasern* im N. suralis gekennzeichnet (Abb. 182; CARUSO et al. 1987; SANTORO et al. 1990; JITPIMOLMARD et al. 1993), der auf einen entsprechenden Ausfall großer Spinalganglienzellen zurückzuführen und mit einer Hinterstrangdegeneration verbunden ist. Das motorische System ist in geringerem Ausmaß mitbetroffen. Die elektronenmikroskopischen Veränderungen an den Axonen und Schwann-Zellen sind sehr vielfältig und wahrscheinlich abhängig von den genetischen Varianten der Krankheit. Doch sind diese im Einzelfall noch nicht zugeordnet (Abb. 182–186).

Über 6 *Autopsie*-Fälle berichten LAMARCHE et al. (1984). Ausfälle im Nucleus dentatus des Kleinhirns kommen ebenfalls vor (LAMARCHE et al. 1984). Der Tractus corticospinalis ist in geringem Ausmaß mitbetroffen, ebenso das periphere motorische System, so daß in Muskelbiopsien nur eine geringe neurogene Muskelatrophie festzustellen ist. In einem weiteren Autopsiefall war neben einem Ausfall von Ganglienzellen in den Spinalganglien mit einer distal akzentuierten Axonopathie ein Verlust auch von sekundären sensorischen Neuronen nachweisbar, einschließlich dem Nucleus dorsalis im Rückenmark und den sensiblen Trigeminus-Kerngebieten (Nucleus spinalis et principalis; Nucleus tractus mesencephali des N. trigeminus) (JITPIMOLMARD et al. 1993). Die fokal nachweisbaren parakristallinen Ablagerungen in den Axonen, wie sie auch von C. VITAL u. VALLAT (1987) bei einer HMSN und von uns bei einem Fall mit

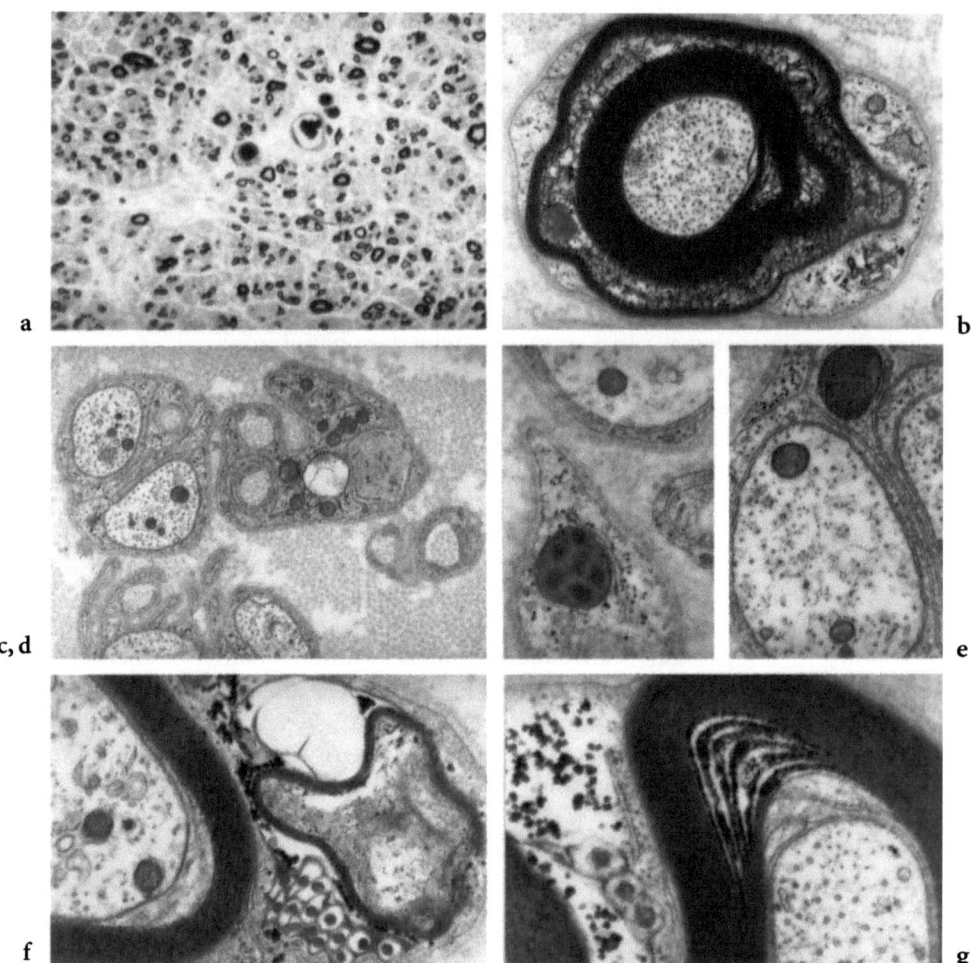

Abb. 182 a–g. Friedreich-Ataxie bei einem 60jährigen Mann (Patient von K. POECK, Aachen).
a Die Zahl der großen markhaltigen Nervenfasern ist im Unterschied zu den kleinen im N. suralis hochgradig reduziert. Regenerationsgruppen sind nur vereinzelt nachweisbar. × 310.
b Erhaltene kleine markhaltige Nervenfaser in Höhe mehrerer Schmidt-Lanterman-Inzisuren mit spärlichen membranösen, vakuolig veränderten Einschlüssen im abaxonalen Zytoplasma der Schwann-Zelle. × 19 000. **c** Ausgefallene marklose Axone sind durch Kollagenfibrillen ersetzt (sog. Kollagentaschen). × 13 500. **d** Ungewöhnliches Mitochondrion mit mehreren osmiophilen homogenen Matrixeinschlüssen in einer leeren Schwann-Zelle innerhalb einer Gruppe markloser Axone. × 31 000. **e** Vergrößertes Mitochondrion mit granulären Matrixeinschlüssen im Zytoplasma einer Schwann-Zelle innerhalb einer Gruppe markloser Axone. × 26 900.
f μ-Granulum mit größerer Vakuole und angrenzenden geringelten Vakuolen mit elektronendichtem Zentrum. × 36 400. **g** Stärkere Vergrößerung der geringelten Einschlüsse mit osmiophilem Zentrum im Zytoplasma der Schwann-Zelle zwischen der Markscheide und einer Markschlinge neben mehreren Glykogengranula. × 43 400

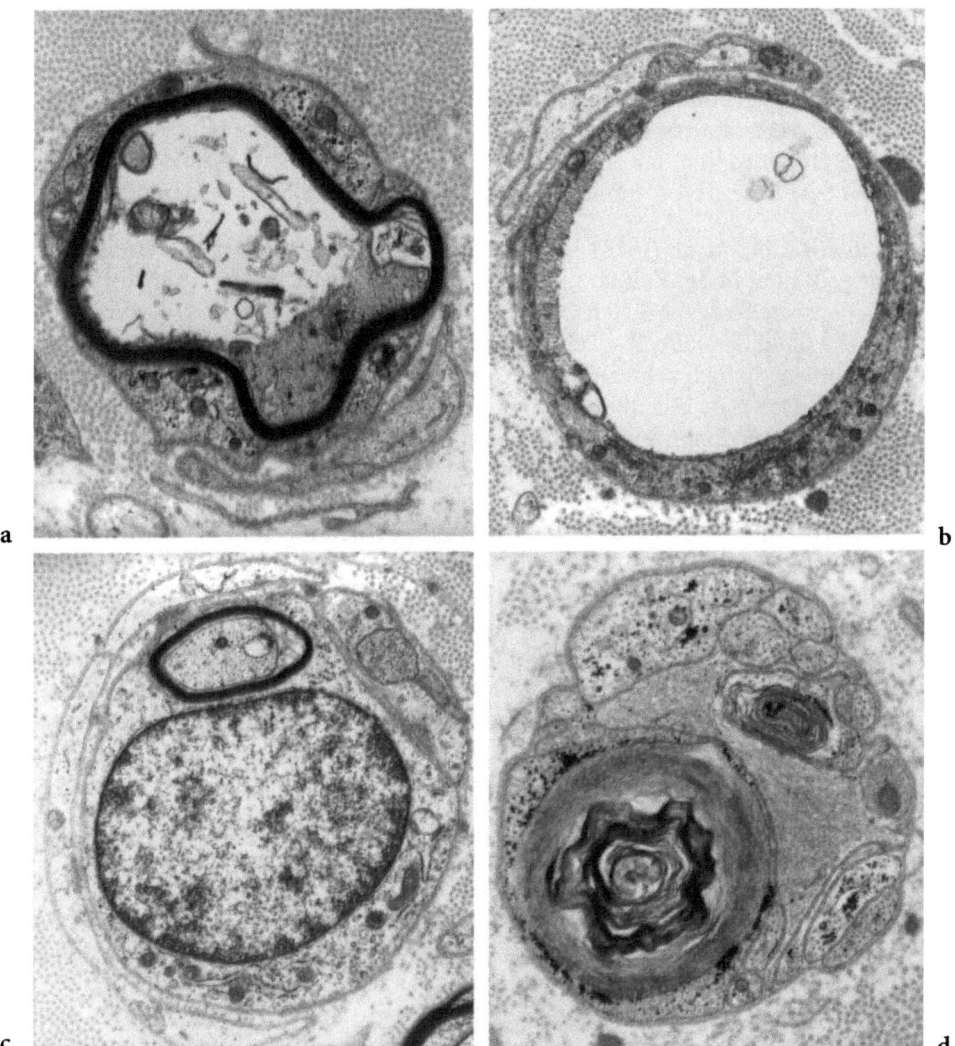

Abb. 183a–d. Degenerierende regenerierte markhaltige Nervenfasern bei Friedreich-Ataxie (5½jährige Patientin von G. HEIMANN, Aachen). **a** Das in einem Büngner-Band liegende unverhältnismäßig dünn myelinisierte, regenerierte Axon befindet sich in einem akuten Stadium der Degeneration. × 11700. **b** Vakuole in einem offensichtlich regenerierten großen Axon als Zeichen einer erneuten Degeneration. × 10800. **c** Regenerationsgruppe mit einem markhaltigen und einem marklosen Axon. × 11900. **d** Markscheidenabbauprodukte in einem Büngner-Band. × 14800

Diabetes mellitus und Rippenbogenmetastasen eines unbekannten Primärtumors (SCHRÖDER 1987; vgl. Abb. 192 a, b) und bei der hereditären Riesenaxonneuropathie abgebildet worden sind, werden als unspezifisch und als mögliche Folge einer Veränderung der Neurofilamente gedeutet. Die morphometrisch festgestellte Hypomyelination der peripheren Nervenfasern läßt auf eine Reifungsstörung bzw. eine „Hypotrophie" (SAID et al. 1986) der Markscheiden schließen.

Prognose: LEONE et al. (1988) haben die Überlebenszeiten bei 58 Patienten in Nordwestitalien in der Zeit von 1945 bis 1984 untersucht. 10-, 20- und 30-Jahresüberlebensraten ergaben sich bei 96%, 80% und 61%, was auf eine bessere Prognose schließen läßt, als bisher mitgeteilt worden ist. Die Überlebensrate der Patienten war jedoch schlechter, als es in einer allgemeinen Population zu erwarten ist. Dabei ist die Überlebensrate bei den Männeren ungünstiger als bei den Frauen. Der Beginn der Erkrankung liefert keinen signifikanten prognostischen Hinweis. Nach MONTERMINI et al. (1997) dauert die Krankheit bei typischen Fällen im Durchschnitt 16,4 Jahre, beim akadischen Typ 21,6 Jahre, bei der spät (im Alter von 37,2 Jahren) auftretenden Form 16,7 und bei der Form mit erhaltenen Reflexen 5,5 Jahre.

Über eine *Variante mit Vitamin-E-Mangel und normaler Fettabsorption* in Zusammenhang mit der Friedreich-Krankheit berichten STUMPF et al. (1987). Ein Vitamin-E-Mangel kann Folge einer chronischen Fettmalabsorption sein und zu einem Syndrom mit spinozerebellären Symptomen führen mit Neuropathie, Muskelfasereinschlüssen, retinaler Degeneration, Ophthalmoplegie und evtl. extrapyramidalen Zeichen.

b) Autosomal-dominante zerebelläre Ataxien

Die autosomal-dominanten zerebellären Ataxien (ADCAs) sind eine heterogene Gruppe von dominant erblichen Krankheiten, die durch eine progressive Ataxie charakterisiert sind, die auf eine Degeneration des Kleinhirns sowie seiner afferenten und efferenten Verbindungen zurückzuführen sind (ABELE et al. 1997). Wenn auch die zerebellären Symptome bei der ADCA dominieren, gibt es klinische und neuropathologische Hinweise auf eine Mitbeteiligung des Hirnstamms, der Stammganglien, der Pyramidenbahn, der somatosensorischen spinalen Bahnen, des N. opticus und des peripheren Nervensystems. ABELE et al. (1997) betonen aufgrund elektrophysiologischer Untersuchungen, daß alle drei bekannten Formen der spinozerebellären Ataxie (SCA Typ 1–3) verminderte sensorische Aktionspotential aufweisen, was auf eine sensorische Neuropathie vom axonalen Typ bei allen 3 Mutationen schließen lassen würde. Die zusammengesetzten motorischen Aktionspotentiale und motorischen Nervenleitungsgeschwindigkeiten waren demgegenüber normal.

Die ADCAs werden unterteilt in verschiedene klinische Typen, von denen die häufigste, die ADCA-I, charakterisiert ist durch eine supranukleäre Ophthalmoplegie, Optikusatrophie, Basalgangliensymptome, Demenz und Muskelatrophie. Demgegenüber besteht bei der ADCA-II zusätzlich eine Retinadegeneration, während die ADCA-III durch ein rein zerebelläres Syndrom gekennzeichnet ist. Über eine dominante zerebelläre Ataxie Typ I speziell auf Martinique berichten DÜRR et al. (1995).

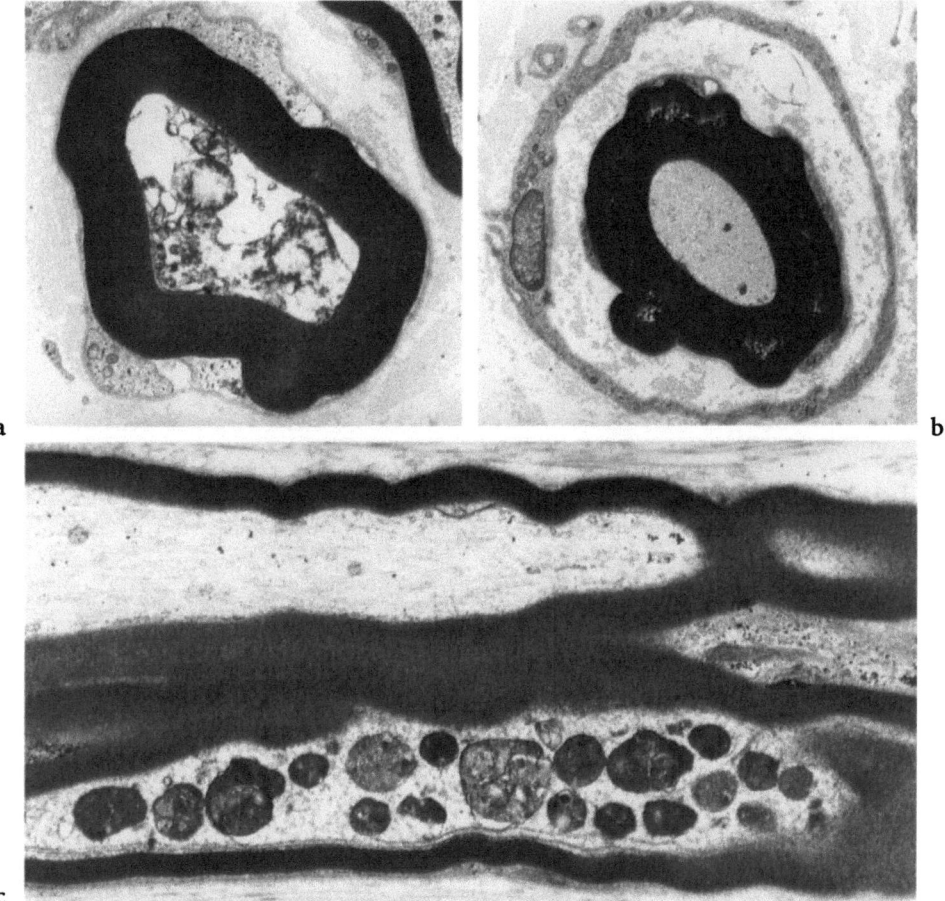

Abb. 184a-c. Friedreich-Ataxie bei einer 20jährigen Frau (Patientin von K. POECK, Aachen).
a Akut degenerierendes großes markhaltiges Axon mit noch gut erhaltener Markscheide.
× 8800. b Konzentrisch von Schwann-Zellfortsätzen umgebene große markhaltige Nervenfaser mit sog. Kollagentaschen links oben als Anzeichen einer mutmaßlichen vorausgegangenen De- und Regeneration assoziierter markloser Axone. × 6100. c Multiple adaxonale pleomorphe lysosomale Schwann-Zelleinschlüsse im Längsschnitt. × 13 000

Genetik: Genetisch ist die ADCA-I heterogen; die krankmachenden Gene sind auf den Chromosomen 6p (spinozerebelläre Ataxie Typ 1, SCA1), 12q (SCA2), 14q (SCA3), 16q (SCA4) und 19p (SCA6) lokalisiert. Vier Gene, nämlich bei der SCA1-3 und 6 sind isoliert worden; bei den Mutationen handelt es sich ähnlich wie bei der Friedreich-Ataxie um sog. dynamische Mutationen, in diesen Fällen um instabile Trinukleotid (CAG)-Repeat-Expansionen innerhalb der kodierenden Regionen der entsprechenden Gene (Lit. s. ABELE et al. 1997). Bei Familien mit einem nahezu reinen zerebellären Syndrom, was für eine ADCA-III typisch ist, sind Loci auf dem Chromosom 11cen (SCA5) und 19p (SCA6) gefunden worden, während der Locus für die ADCA-II (SCA7) dem Chromosom 3p zugeordnet ist.

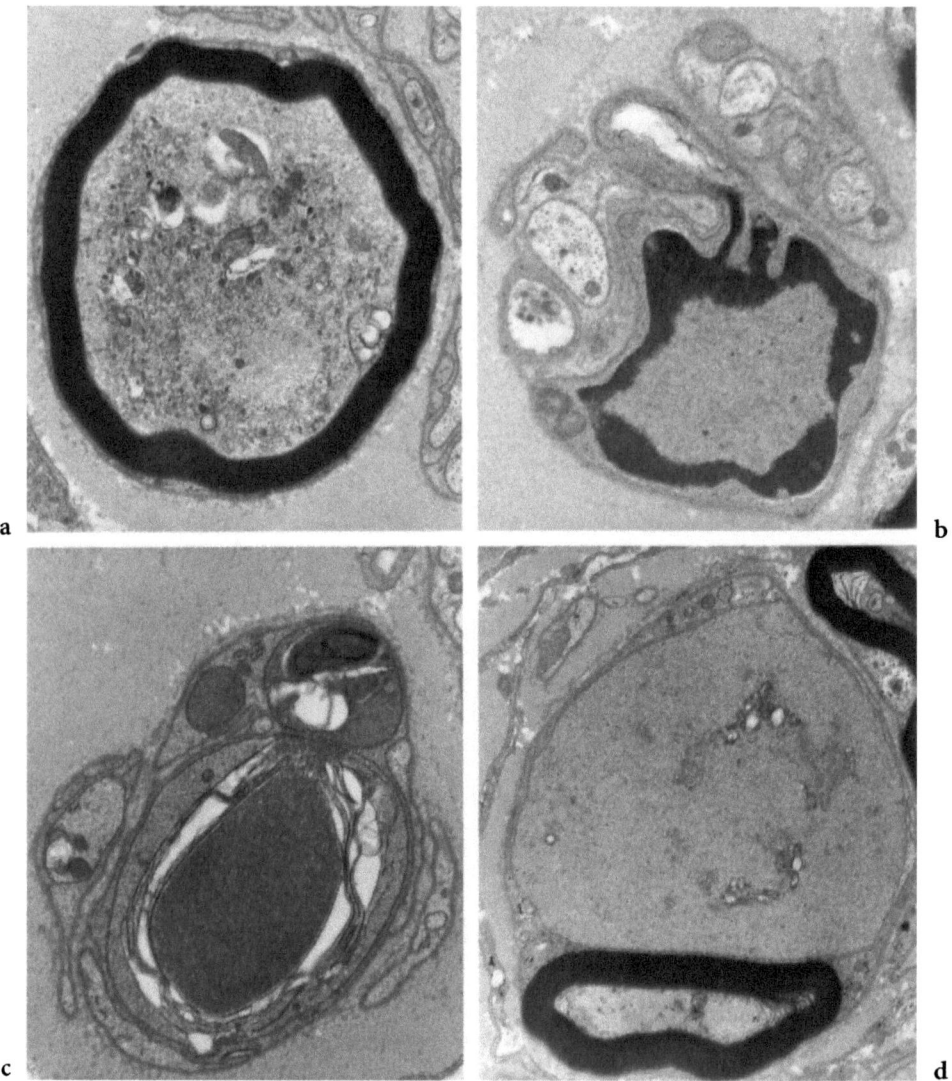

Abb. 185 a–d. Ungewöhnliche Aspekte bei einem klinisch als Friedreich-Ataxie klassifizierten Fall (7jähriger Patient von W. MORTIER, Wuppertal). Dystrophische Axonveränderungen in a, abnormer homogener Schwann-Zellkerneinschluß in b, abnorme dystrophische Axone in c und ungewöhnlich umfangreiches Axon in einer Regenerationsgruppe (d). a × 10600; b × 15100; c × 11400; d × 8600

Zum Phänotyp der spinozerebellären Ataxie vom Typ 2 nehmen FILLA et al. (1995) Stellung. Später haben diese Autoren (PERRETTI et al. 1996) auch 41 Patienten von 24 Familien mit autosomal-dominanter zerebellärer Ataxie vom Typ 1 (ADCA I) elektrophysiologisch untersucht und dabei auch *Suralnervenbiopsien* von 5 Patienten analysiert. Ein Nerv erschien normal. Bei 4 Patienten bestand ein geringer (1 Patient) bis mäßiger (3 Patienten) Ausfall großer markhaltiger Nervenfasern. Selten war eine Waller-Degeneration markhaltiger

Nervenfasern nachweisbar. Demyelinisierte Fasern oder Zwiebelschalenformationen waren nicht vorhanden. Eine Hirnstammschädigung der Hörbahn fand sich in 79% der Patienten. Anomalien visuell evozierter Potentiale (VEPs) möglicherweise zentralen Ursprungs waren bei 52% der Patienten nachweisbar. Die transkranielle Magnetstimulation (MEP) und die somatosensorisch evozierten Potentiale (SSEP) ergaben Anomalien, wobei die Häufigkeit und der Schweregrad der Schädigung um so stärker ausgeprägt war, je länger die Bahn war. Eine periphere, distal akzentuierte Neuropathie trat in 56% der Fälle auf. Der progressive degenerative Prozeß betraf anfänglich die längsten Bahnen des zentralmotorischen und des zentralen und peripheren somatosensorischen Systems bei der autosomal-dominanten zerebellären Ataxie vom Typ I (ADCA I). MEP-Anomalien waren häufiger beim SCA1-Typ und die sensomotorische Neuropathie war stärker ausgeprägt beim SCA2-Typ.

KOSKINEN et al. (1994) berichten über das Vorkommen einer sensorischen Neuropathie bei infantil auftretender spinozerebellärer Ataxie (IOSCA).

Bemerkenswert ist der Nachweis einer Anhäufung von Ataxin-3 in ubiquinierten intranukleären Einschlüssen speziell von Neuronen betroffener Regionen; derartige intranukleäre Einschlüsse werden als gemeinsamer Aspekt bei allen CAG/Polyglutamin-Krankheiten diskutiert; diese könnten ausgelöst oder katalysiert werden durch ein Glutamin-haltiges Fragment des erkrankten Proteins (PAULSON et al. 1997).

c) Infantile olivopontozerebelläre Atrophie mit spinaler Muskelatrophie

CHOU et al. (1990) berichten über 3 Familienangehörige (2 Jungen und 1 Mädchen) mit familiärer (autosomal-rezessiver) infantiler olivopontozerebellärer Atrophie (OPCA), bei der gleichzeitig eine Erkrankung der peripheren Motoneurone bestand.

Klinik: Die Symptome bestanden in einer Hypotonie, Areflexie, einem Stillstand der Entwicklung, einer respiratorischen Insuffizienz bei allen Fällen, einer Kardiomyopathie und dislozierten Hüften zum Zeitpunkt der Geburt bei 2 der 3 Familienangehörigen. Alle 3 Kinder starben, bevor sie 6 Jahre alt waren.

Autopsie: Die Gehirnsektion ergab bei 2 Kindern eine Multisystemdegeneration, die durch eine Hypoplasie phylogenetisch neuer Anteile des Hirnstamms (Basis der Pons und Nuclei olivares inferiores) gekennzeichnet war in Verbindung mit einer Hypoplasie des Neozerebellums und sowohl der zerebellären als auch der zerebralen Pedunculi.

Da die OPCA eine heterogene Gruppe von Erkrankungen darstellt, ist die genauere klinische, genetische und MRI-Untersuchung in frühen Stadien der Entwicklung entscheidend bei der Klärung der Nosologie der OPCA und ihrer Varianten.

d) Erkrankung des peripheren Motoneurons mit spinozerebellärer Degeneration bei Polymyositis

PAGE et al. (1977) berichten über einen Fall mit Polymyositis und dem o. g. Syndrom. Der Patient reagierte anfangs auf Steroidtherapie, wurde dann aber

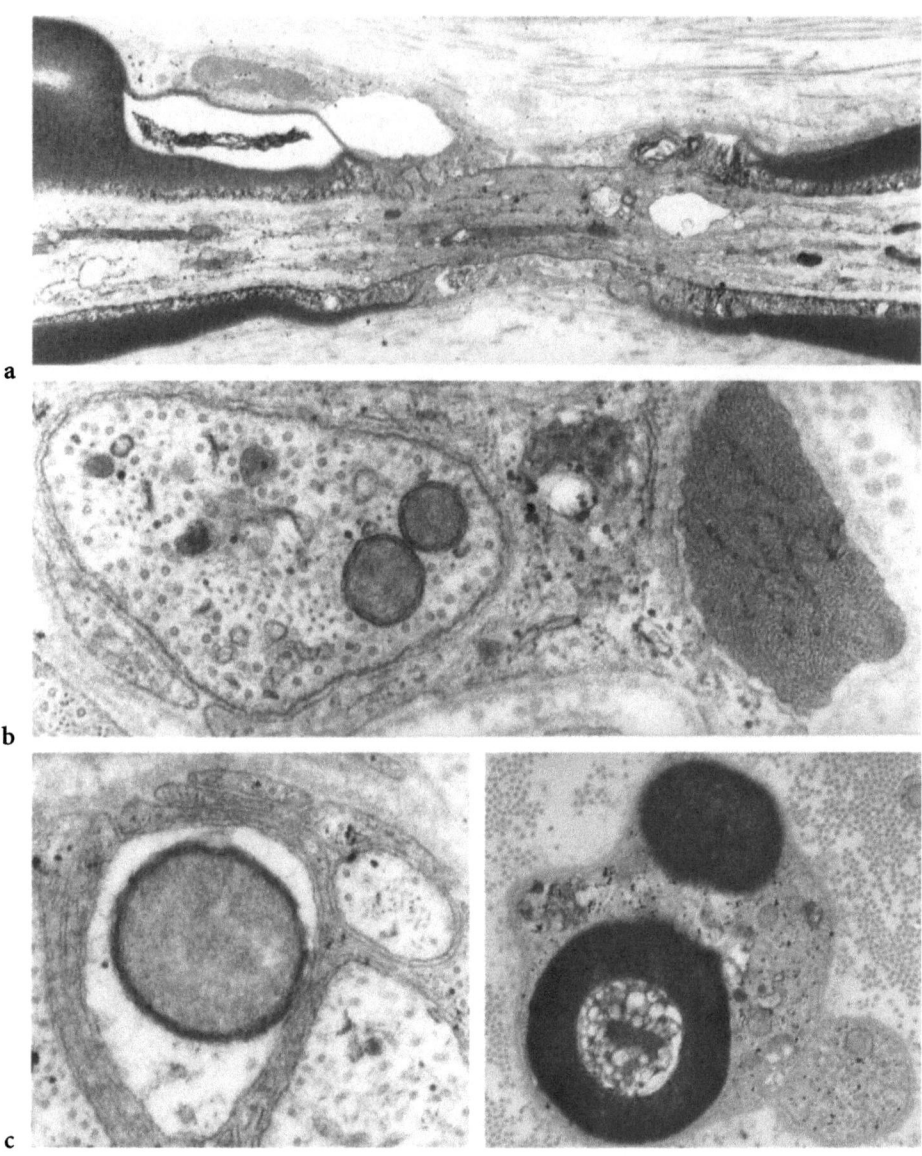

Abb. 186 a–d. Weitere degenerative Nervenfaserveränderungen bei Friedreich-Ataxie. Gleicher Fall wie in Abb. 185. Vakuoläre Veränderungen im Axon und im paranodalen Zytoplasma der Schwann-Zelle sowie in der Markscheide (a), ungewöhnlicher, extrazellulär liegender, offenbar von einer Membran begrenzter Zellrest mit kondensierten tubulofilamentösen Strukturen angrenzend an marklose Axone (b), von einer abnorm verdichteten komplexen Membranstruktur umgebenes Zytosom mit homogener Matrix in einem marklosen Axon (c) und akut degenerierende kleine Nervenfaser mit noch teilweise erhaltener Markscheide und Markschlinge (d). a × 13 000; b × 64 000; c × 50 000; d × 15 100

refraktär und starb an unaufhaltsam fortschreitender Muskelschwäche. – Es handelt sich um einen sporadischen Fall. Doch sind schon andere Fälle mit einem Ausfall von Vorderhornzellen in Verbindung mit einem Verlust von Zellen in der Clarke-Säule sowie einem Ausfall von Fasern im Tractus spinocerebellaris beschrieben worden.

Anhang: Mausmutante mit „gracilis-axonaler Dystrophie (GAD)"

K. ODA et al. (1992), MIURA et al. (1993) und TAKAGI et al. (1996) berichten über die o. g. Mausmutante, die ein Modell für die spinozerebelläre Ataxie darstellen würde. Die Krankheit wird übertragen durch ein einzelnes autosomalrezessives Gen, GAD, das auf dem Chromosom 5 lokalisiert ist. Die Krankheit ist charakterisiert durch eine progresive sensorische Ataxie, die 30 Tage nach der Geburt in Erscheinung tritt (Stadium der sensorischen Ataxie) und im Alter von 80 Tagen zu einer Parese der unteren Extremitäten führt (Stadium der motorischen Parese). Diese Mutante wird als GAD bezeichnet, da anfänglich als pathologischer Befund eine Degeneration des Tractus gracilis beobachtet worden ist. Später wurde zusätzlich gefunden, daß auch andere primäre sensorische Neurone zusammen mit einigen Neuronen der 2. Ordnung im Hinterhorn und Neurone in allen Höhen des Nucleus dorsalis (Clark-Säule) miterkrankt sind. In späteren Stadien ist auch eine axonale Degeneration und Sphäroidbildung in den dorsalen Tractus spinocerebellares sowie in den Trigeminusbahnen nachweisbar.

Elektronenmikroskopisch findet sich eine Akkumulation von Neurofilamenten, tubulovesikulären Strukturen und Mitochondrien in den dystrophen Axonen des zentralen Nervensystems. Die *peripheren Nerven* zeigen einen distal akzentuierten Typ der axonalen Degeneration der sensorischen Nervenendigungen in den *Muskelspindeln*. Die Veränderungen in den Muskelspindeln sind zuerst am 20. Tag nach der Geburt festzustellen. Die sensorischen Nervenendigungen erscheinen in der Regel geschwollen und die Zahl der Organellen nimmt ab, das Zytoplasma wird elektronendurchlässig. In späten Stadien sind elektronenmikroskopisch an der Stelle degenerierter Nervenendigungen leere, von Basalmembranen umhüllte Räume in den Muskelspindeln nachweisbar.

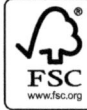

MIX
Papier aus verantwortungsvollen Quellen
Paper from responsible sources
FSC® C105338

If you have any concerns about our products,
you can contact us on
ProductSafety@springernature.com

In case Publisher is established outside the EU,
the EU authorized representative is:
**Springer Nature Customer Service Center GmbH
Europaplatz 3, 69115 Heidelberg, Germany**

Printed by Libri Plureos GmbH
in Hamburg, Germany

Spezielle pathologische Anatomie

Ein Lehr- und Nachschlagewerk

Begründet von Wilhelm Doerr und Erwin Uehlinger

Band 13/VIII

Herausgegeben von
Professor Dr. Gerhard Seifert, Hamburg

Springer-Verlag Berlin Heidelberg GmbH

Pathologie des Nervensystems VIII

Pathologie peripherer Nerven

Von

J. M. Schröder

*Mit 282 zum Teil farbigen Abbildungen
in 1050 Einzeldarstellungen*

Springer

Professor Dr. G. Seifert
Institut für Pathologie der Universität
Martinistraße 52 UKE, 20246 Hamburg

ISBN 978-3-642-63588-5

Die Deutsche Bibliothek – CIP-Einheitsaufnahme
Spezielle pathologische Anatomie : ein Lehr- und Nachschlagewerk / begr. von Wilhelm Doerr und Erwin Uehlinger. Hrsg. von Wilhelm Doerr ; Gerhard Seifert. – Berlin ; Heidelberg ; New York ; Barcelona ; Budapest ; Hong Kong ; London ; Mailand ; Paris ; Singapur ; Tokio : Springer
   Teilw. mit der Angabe: Begr. von Erwin Uehlinger und Wilhelm Doerr. –
   Bd. 13. Pathologie des Nervensystems
   8. Pathologie peripherer Nerven. – 1999
Pathologie des Nervensystems. – Berlin ; Heidelberg ; New York ; London ; Paris ; Tokyo ; Hong Kong ; Barcelona ; Budapest : Springer
   (Spezielle pathologische Anatomie ; Bd. 13)
   8. Pathologie peripherer Nerven / Hrsg.: J. M. Schröder. – 1999
   ISBN 978-3-642-63588-5   ISBN 978-3-642-58426-8 (eBook)
   DOI 10.1007/978-3-642-58426-8

Dieses Werk ist urheberrechtlich geschützt. Die dadurch begründeten Rechte, insbesondere die der Übersetzung, des Nachdrucks, des Vortrags, der Entnahme von Abbildungen und Tabellen, der Funksendung, der Mikroverfilmung oder der Vervielfältigung auf anderen Wegen und der Speicherung in Datenverarbeitungsanlagen, bleiben, auch bei nur auszugsweiser Verwertung, vorbehalten. Eine Vervielfältigung dieses Werkes oder von Teilen dieses Werkes ist auch im Einzelfall nur in den Grenzen der gesetzlichen Bestimmungen des Urheberrechtsgesetzes der Bundesrepublik Deutschland vom 9. September 1965 in der jeweils geltenden Fassung zulässig. Sie ist grundsätzlich vergütungspflichtig. Zuwiderhandlungen unterliegen den Strafbestimmungen des Urheberrechtsgesetzes.

© Springer-Verlag Berlin Heidelberg 1999
Ursprünglich erschienen bei Springer-Verlag Berlin Heidelberg New York 1999

Die Wiedergabe von Gebrauchsnamen, Handelsnamen, Warenbezeichnungen usw. in diesem Werk berechtigt auch ohne besondere Kennzeichnung nicht zu der Annahme, daß solche Namen im Sinne der Warenzeichen- und Markenschutz-Gesetzgebung als frei zu betrachten wären und daher von jedermann benutzt werden dürften.

Produkthaftung: Für Angaben über Dosierungsanweisungen und Applikationsformen kann vom Verlag keine Gewähr übernommen werden. Derartige Angaben müssen vom jeweiligen Anwender im Einzelfall anhand anderer Literaturstellen auf ihre Richtigkeit überprüft werden.

Reproduktion der Abbildungen: Schneider Repro GmbH, 69115 Heidelberg
Satz: Fotosatz-Service Köhler GmbH, 97084 Würzburg

SPIN: 10708480   24/3135 – 5 4 3 2 1 0 – Gedruckt auf säurefreiem Papier

Autor

SCHRÖDER, J. M., Professor Dr. med.
Direktor des Institutes für Neuropathologie
Universitätsklinikum
Rheinisch-Westfälische Technische Hochschule RWTH
Pauwelsstraße 30
52074 Aachen

Geleitwort des Herausgebers

Die gewaltigen und zugleich stürmischen Fortschritte der Neurowissenschaften in den vergangenen Jahrzehnten haben wesentlich dazu beigetragen, daß auch die wissenschaftliche Entwicklung der Neuropathologie einen neuen Stellenwert in der Medizin erhalten hat. Dies spiegelt sich im Volumen und in der Anzahl der Bände wider, die die Pathologie des Nervensystems im Gesamtwerk der „Speziellen pathologischen Anatomie" einnimmt. War noch bei der ersten Konzeption des Gesamtwerkes Anfang der 50er Jahre vorgesehen, die Pathologie des Nervensystems in einem einzelnen Band als Band 13 zu publizieren, so stellte sich im weiteren Verlauf heraus, daß dieses ursprüngliche Konzept nicht mehr aufrechterhalten werden konnte, sondern der neuen wissenschaftlichen Entwicklung angepaßt werden mußte. So entstanden in der Zeit von 1980 bis 1994 insgesamt 7 umfassende Teilbände, deren Zahl sich dadurch auf 10 Teilbände erhöhte, weil allein die enzyklopädische Abhandlung über „Traumatologie von Hirn und Rückenmark" – auch als „Forensische Pathologie" bezeichnet – im Teilband VI 3 weitere Teilbände erforderte. Bei einem Gesamtvolumen der Speziellen pathologischen Anatomie von insgesamt 39 Bänden (einschließlich der Teilbände) ist somit die Neuropathologie mit 25% des Gesamtumfanges repräsentiert. Die komplexe Entstehungsgeschichte der Pathologie des Nervensystems in den letzten 14 Jahren ist in den jeweiligen Vorworten der Herausgeber und den Vorbemerkungen der Autoren ausführlich dokumentiert und soll daher an dieser Stelle nicht nochmals rekapituliert werden.

Entscheidenden Anteil an der Gewinnung renommierter Autoren und der redaktionellen Gestaltung der Bände über die Pathologie des Nervensystems hat Professor WILHELM DOERR, der das Gesamtwerk 1949 begründet und bis zu seinem Tod im Jahr 1996 maßgeblich mitgestaltet hat. Seine großen Verdienste um die spezielle pathologische Anatomie sind 1998 in der 2. Auflage des Bandes 17 „Pathologie des Thymus" ausführlich gewürdigt worden. In der Konzeption von WILHELM DOERR war auch geplant, die Pathologie des Nervensystems durch den Teilband VIII „Pathologie peripherer Nerven" abzuschließen.

Die Entstehungsgeschichte dieses Bandes geht bis in das Jahr 1987 zurück. 1994 hatte WILHELM DOERR erneut die Vorbereitung für die Drucklegung des Bandes aufgenommen. Es war mir daher ein ganz spezielles Anliegen, das Vermächtnis von WILHELM DOERR zu erfüllen. Herr Professor Dr. med. J. MICHAEL SCHRÖDER, Direktor des Institutes für Neuropathologie des Universitätsklinikums der Rheinisch-Westfälischen Technischen Hochschule Aachen, der bereits als Autor des 1982 erschienenen Bandes 15 über die „Pathologie der Muskulatur" mit einer exakten und hervorragend dokumentierten Abhandlung zum Gelingen des Gesamtwerkes beigetragen hat, hat sich zu meiner großen Freude bereit erklärt, die Pathologie des Nervensystems durch eine aktuelle, mit modernen Methoden durchgeführte Monographie über die „Pathologie peripherer Nerven" zu komplettieren. Auf der Basis einer umfangreichen Materialsammlung und einer vergleichenden Auswertung des enorm vermehrten Schrifttums ist es Herrn Professor SCHRÖDER gelungen, eine übersichtliche und hervorragend bildlich dokumentierte Darstellung der vielfältigen krankhaften Veränderungen der peripheren Nerven vorzulegen. Dabei sind neben den häufigeren Krankheitsformen auch mit einer speziellen Liebe zum Detail seltene Krankheitsbilder abgehandelt, wie es sich für ein „Nachschlagewerk" geziemt.

Die Besonderheit dieses Bandes liegt darin, daß neben den nunmehr schon klassischen Methoden der Immunhistochemie und Elektronenmikroskopie molekularbiologische Techniken bei der Klassifikation der Krankheitsbilder zum Einsatz gelangt sind. In einer Synopsis von klinischen Daten, morphologischen Methoden und molekularbiologischen Techniken sind in Verbindung mit einer exakten Auswertung der umfangreichen Literatur mittels der modernen Datenverarbeitung alle relevanten krankhaften Veränderungen der peripheren Nerven analysiert worden. Dabei sind auch tierexperimentelle Modelle zur besseren Erklärung der Pathogenese herangezogen worden.

In einer Einleitung werden die morphologischen Untersuchungstechniken sowie die wichtigen anatomischen und physiologischen Daten erläutert. Bei den Erkrankungen der peripheren Nerven werden zunächst die allgemeinen Schädigungs- und Reaktionsmuster bei Nervenläsionen dargestellt und die Krankheitsgruppen der nutritiven und toxischen Neuropathien abgehandelt. Unter den Neuropathien aufgrund systemischer Stoffwechselstörungen kommt der diabetischen Neuropathie eine besondere Bedeutung zu. In dem umfangreichen Hauptkapitel über die zahlreichen hereditären Neuropathien wird ein fast lückenloser, gut gegliederter Überblick über das weite Spektrum dieser Neuropathien mit einer vorzüglichen Bilddokumentation gebracht. Speziell in diesem Kapitel kommt den neuen molekularbiologischen Techniken zur Erfassung genetischer Aberrationen eine zunehmende Bedeutung zu. Bei den entzündlichen Neuropathien müssen infektiöse Formen von immunologisch bedingten Krankheitsformen unterschieden werden. Weitere Kapitel behandeln die paraneoplastischen Neuropathien, die Neuropathien bei peripheren Gefäßerkrankungen und die Miterkrankung der peripheren Nerven bei prädominierenden Erkrankungen des Zentralnervensystems. Den Abschluß des Bandes bildet das Kapitel über die Tumoren des peripheren Nervensystems unter Einbeziehung experimenteller Befunde. Mit der detaillierten Gliederung der Befunde, der informativen Bilddokumentation und der vergleichenden Analyse des umfangreichen Schrifttums ist der vorliegende Band eine Fundgrube für alle auf dem Gebiet der Neuropathologie tätigen Wissenschaftler und Ärzte und eine vorzügliche Repräsentation des hohen Niveaus der deutschen Neuropathologie.

Mit meinem herzlichen Dank an den Autor für die ausgezeichnete Gestaltung des Bandes verbinde ich zugleich auch Worte des Dankes und der Anerkennung bei der Vorbereitung und Durchführung der Drucklegung speziell an Frau STEPHANIE BENKO, Frau HILDEGARD HEINZMANN und Frau INGE OPPELT der Abteilung Buchherstellung des Springer-Verlages. Insbesondere danke ich auch

Herrn Professor Dr. phil. DIETRICH GÖTZE und Frau Dr. AGNES HEINZ für die stets verständnisvolle Unterstützung bei der weiteren redaktionellen Bearbeitung des Gesamtwerkes. Nicht zuletzt gilt mein Dank meiner Sekretärin Frau MONIKA SCHACHT für ihre ständige umsichtige Mitwirkung bei der redaktionellen Arbeit am Gesamtwerk. Mögen die Leser – insbesondere die Pathologen, Neuropathologen, Neurologen und alle, an den Neurowissenschaften interessierten Ärzte – in diesem Band alle notwendigen Informationen für ihre tägliche klinische Arbeit finden und damit ihre Anerkennung für die vom Autor geleistete mühevolle Arbeit zum Ausdruck bringen.

Hamburg, Juni 1999   GERHARD SEIFERT

Inhaltsverzeichnis

A. Vorwort 1

B. Einleitung 4
   I.   Einführung in die morphologischen Untersuchungstechniken . . 5
        a) Auswahl eines Nerven zur Biopsie 5
        b) Zur Technik der Nervenbiopsie 7
        c) Untersuchungstechniken und Versand 9
        d) Indikationen zur Nervenbiopsie 11
        e) Komplikationen von Nervenbiopsien 12
        f) Haut- und Konjunktivalbiopsien 12
   II.   Anatomische und physiologische Vorbemerkungen 13
        a) Entwicklung und Altersveränderungen peripherer Nerven . . 13
        b) Normale Struktur peripherer Nerven 26
            1. Das Bindegewebe peripherer Nerven;
               Blut- und Lymphgefäße 26
            2. Nervenfasern 29
               (a) Axone 30
               (b) Schwann-Zellen und Markscheiden 31
            3. Nervi vasorum und nervorum 34
            4. Heterotope Neurone in menschlichen Spinalwurzeln . . . 35
            5. Axonale Verzweigungen in Muskelnerven 35
            6. Nervenendigungen 35
            7. Besonderheiten in einzelnen Nerven 36
               (a) N. suralis 36
               (b) N. medianus und ulnaris 36
               (c) Peptiderge Substanzen in sensorischen
                  und autonomen Nerven 36
               (d) Peptiderge Innervation des Hirnkreislaufs 38
               (e) Noradrenerge und peptiderge Innervation
                  des Lymphgewebes 41
            8. Spinalganglien 42
            9. Paraganglien und Paraneurone 42
        c) Funktionelle Aspekte 42
            1. Elektrophysiologie 42
            2. Magnetstimulation 48

		d) Chemische Aspekte	49
		1. Wassergehalt des N. suralis	49
		2. Regulation der Neurofilamentdynamik	49
		3. Neurotrophe Faktoren, Zytokine und deren Rezeptoren	49
		4. Weitere Substanzen	59

C. **Epidemiologie und Klassifikation der Erkrankungen periperer Nerven** ... 63
    I. Epidemiologie ... 63
   II. Klassifikation ... 65

D. **Allgemeine Schädigungen und Reaktionen peripherer Nerven** ... 66
    I. Allgemeine Reaktionen ... 66
       a) Axonale und neuronale Reaktionen ... 68
       b) Reaktionen der Schwann-Zellen und Markscheiden ... 73
       c) Reaktionen des Makrophagensystems in peripheren Nerven ... 87
       d) HLA-DR-Antigen (= MHC Klasse II-Molekül-) Expression im N. suralis ... 91
       e) Endoneurale Fibroblasten ... 92
       f) Mastzellen ... 93
       g) Störungen der Blut-Nerven-Schranke (BNS) ... 93
       h) Reaktionen des Perineuriums; perineurales Fenster ... 97
   II. Spezielle Nervenläsionen ... 98
       a) Kompression und Perkussion ... 98
           1. Renaut-Körper ... 98
           2. Karpaltunnelsyndrom ... 102
           3. Weitere klinische Kompressionssyndrome ... 103
           4. Spezielle experimentelle Modelle ... 106
       b) Kontinuitätsunterbrechung peripherer Nerven ... 108
           1. Waller-Degeneration ... 108
           2. Nervenfaserregeneration ... 113
              (a) Neurombildung ... 113
              (b) Regenerierende und regenerierte Nervenfasern ... 116
              (c) Nerventransplantation und andere operative Maßnahmen ... 133
              (d) Reinnervation von Muskelspindeln ... 144
              (e) Reinnervation von Pacini-Körperchen ... 145
              (f) Reinnervation von Schweißdrüsen ... 145
              (g) Langfristige Reinnervationsergebnisse ... 145
              Anhang: Elektrotherapie des denervierten Muskels ... 145
           3. Retrograde Reaktion ... 145
       c) Spinalwurzelausriß ... 147
       d) Nervenüberstreckung ... 148
       e) Frost- und Hitzeschäden ... 148
       f) Strahlen- und Stromschädigung ... 149
       g) Auswirkungen der Puffermolarität ... 153
       h) pH-Werteffekte ... 153

E. **Nutritive Neuropathien** 154
   I.   Vitaminmangelneuropathien 154
         a) Vitamin-B_1-Mangel 154
         b) Vitamin-B_2-Komplex-Mangel 155
         c) Vitamin-B_6-Mangel und -Überdosierung 155
         d) Vitamin-B_{12}-Mangel 157
         e) Biotin (Vitamin H-), Biotinidase-Mangel 157
         f) Vitamin-C-Mangel 160
         g) Vitamin-E-Mangel 161
   II. Alkoholische Neuropathie 163

F. **Toxische Neuropathien** 173
   I.   Neuropathien durch Gewerbe- und Umweltgifte 174
         a) Metalle 174
         b) Nichtmetallische Verbindungen 179
             1. Aliphatische Kohlenwasserstoffe: Acrylamid,
                Hexakarbone, Schwefelkohlenstoff und Kohlenmonoxid .. 179
             2. Weitere nichtmetallische organische Substanzen 182
             3. Organische Phosphorverbindungen 188
             4. Chlorierte Kohlenwasserstoffe 189
             5. Toxisches Ölsyndrom (TOS) 192
             6. Insektengifte und andere tierische Gifte 193
   II. Medikamentös-toxische Polyneuropathien 194
   III. Schmerzen 224
         a) Schmerzen und Hyperalgesie 224
             1. „Neuropathische" Schmerzen 224
             2. Hyperalgesie 225
         b) Sympathikusblockade und Sympathikus-abhängige
            Schmerzen 227
         c) Triple-Kälte-Syndrom 228
         Anhang: Akupunktur 228

G. **Neuropathien aufgrund systemischer Stoffwechselstörungen** 229
   I.   Diabetische Neuropathien 229
         a) Diabetische Neuropathien beim Menschen 229
         b) Experimentelle Untersuchungsergebnisse zur Pathogenese
            der diabetischen Neuropathien 238
             1. Experimentelle diabetische Neuropathie
                nach Streptozotocin (STZ)-Intoxikation 238
             2. Spontan-diabetische Tiermodelle 244
             3. Experimentelle Galaktoseintoxikation 244
   II. Urämische Polyneuropathie 245
   III. Neuropathien bei Lebererkrankungen 246
   IV. Neuropathien bei Hypo- und Hyperthyreose 247
   V. Neuropathien bei Erkrankungen der Hypophyse 247
         a) Akromegalie 247
         b) Adenohypophyseninsuffizienz 247

VI. Neuropathien bei intensivmedizinischer Behandlung
("Critical illness"-Polyneuropathie) 249
VII. Neuropathien bei Neuromyotonie
(Pseudomyotonie; Isaacs-Syndrom) 250

H. Hereditäre motorisch-sensorische Neuropathien (HMSN) 251
 I. Entwicklungsstörungen des peripheren Nervensystems 257
    a) Neuronale Entwicklungsstörungen 257
    b) Myelinisationsstörungen 257
 II. Proteinstoffwechselstörungen 259
    a) PMP-22-Genmutationen (HMSN Ia, III und HNPP) 259
       1. HMSN Ia bei PMP22-Genduplikation 262
       2. HMSN Ia bei PMP22-Punktmutationen 275
       3. Tomakulöse Neuropathie (HNPP)
          (PMP22-Deletionen oder -Punktmutationen) 275
       Anhang: Tiermodelle mit PMP22-Mutationen 281
    b) HMSN Ib (CMT1B);
       Mutationen des Myelinproteins Zero (MPZ; P_0) 283
       Anhang: Mausmodell der P_0-Mangel-Neuropathie 284
    c) Andere molekulargenetisch definierte oder
       noch nicht aufgeklärte dominante demyelinisierende
       HMSN-Formen 285
       1. HMSN Ic (non-a non-b) 285
       2. EGR2-Gen-assoziierte Neuropathien 285
    d) HMSN II (CMT2);
       autosomal-dominant erbliche neuroaxonale HMSN 285
       1. Hereditäre neuralgische Amyotrophie (HNA) 289
       2. Distale hereditäre motorische Neuropathie (HMN)
          (= distale spinale Muskelatrophie) 290
       3. HMSN IIc mit Zwerchfell- und Stimmbandparese 290
       4. Skapuloperoneale Neuropathie 291
       5. HMSN und hereditäre spastische Paraplegie 291
       6. HMSN mit behandelbaren extrapyramidalen
          Symptomen 292
    e) Rezessiv erbliche neuroaxonale motorisch-sensorische
       Neuropathien 292
       1. HMSN vom neuronalen Typ
          mit Beginn in der frühen Kindheit 292
       2. Kongenitale Neuropathie mit Fehlen (Aplasie)
          der großen markhaltigen Nervenfasern 293
       3. Neuropathie mit Fehlen kleiner Nervenfasern 293
       4. Neuropathie mit Katarakt und mentaler Retardierung . . 294
       5. HMSN mit sensorineuraler Taubheit 295
       6. HMSNL (HMSN-Lom; "Neuropathie bei Zigeunern") . . . 295
       7. Kongenitale axonale Neuropathie bei Deletionen
          in der Genregion der spinalen Muskelatrophie 296
       8. HMSN mit Kleinhirnatrophie und Demenz 297

f) Rezessiv erbliche demyelinisierende Formen der HMSN ... 297
   1. HMSN III; hypertrophische Neuropathie
      vom Typ Dejerine-Sottas 303
   2. Kongenitale Hypomyelinisationsneuropathie 306
   3. Kongenitale Amyelinisation 309
   4. Amyelinisation im zentralen und Hypomyelinisation
      im peripheren Nervensystem 309
   5. Kongenitale Hypo- und Hypermyelinisationsneuropathie 310
g) HMSNX; Connexin32-Gen (Cx32)-Mutationen 313
h) Amyloidneuropathien 317
   1. Familiäre Amyloidosen 323
   2. Erworbene Amyloidosen 331
      (a) Primäre Amyloidose 331
      (b) Weitere Formen der Amyloidose 332
j) Neuropathien als Nebenlokalisation
   bei hereditären Proteinstoffwechselstörungen 333
   1. Myotonische Dystrophie 333
   2. Okulopharyngeale Muskeldystrophie 333
   3. Dominant erbliche distale Myopathien 333
   4. Merosin-Mangel-Myopathie 338
   5. Marinesco-Sjögren-Syndrom 339
   6. Rett-Syndrom 339
   7. Chédiak-Higashi-Krankheit 341
   8. Ehlers-Danlos-Krankheit 342
   9. Marfan-Syndrom 342
  10. Hyperglyzinämie 342
k) Tiermodelle 342

III. Porphyrien 346
IV. Lipidstoffwechselstörungen 347
   a) Lysosomal, autosomal-rezessiv erblich 347
      1. Metachromatische Leukodystrophie (MLD) 347
      2. Varianten der metachromatischen Leukodystrophie 352
         (a) Multipler Sulfatasemangel 352
         (b) AB-Variante der metachromatischen Leukodystrophie
             mit postuliertem Aktivator-Proteindefekt 352
         Anhang: 1. Dominant erbliche Variante der MLD 352
         Anhang: 2. Sudanophile Leukodystrophie 352
      3. Globoidzell-Leukodystrophie
         (Krabbe-Krankheit; Galaktosylzeramidlipidose) 352
      4. Niemann-Pick-Krankheit (Sphingomyelin-Lipidose) ... 353
         (a) Niemann-Pick-Krankheit Typ I (Typ A) 353
         (b) Niemann-Pick-Krankheit Typ II (Typ C; NPC) 354
      5. Cockayne-Syndrom 356
      6. Andere Lipidstoffwechselstörungen 357
         (a) Zerebrotendinöse Xanthomatose 358
         (b) Lipomatosen 359
         (c) Membranöse Lipodystrophie
             (Nasu-Hakola-Krankheit) 359

		(d) Neuroaxonale Dystrophie bei infantilem α-N-Azetylgalaktosaminidase-Mangel	361

        (d) Neuroaxonale Dystrophie
            bei infantilem α-N-Azetylgalaktosaminidase-Mangel   361
        (e) Neuramidase-A- und B-Mangel (Sandhoff-Krankheit)
            und andere Gangliosidosen 361
        (f) Zeroidlipofuszinosen 362
   b) Lysosomale, X-chromosomal rezessiv erbliche Lipidstoffwechselstörungen 362
      1. Fabry-Krankheit (Glykosphingolipid-Lipidose; Angiokeratoma corporis diffusum) 362
   c) Proteolipidanomalien (autosomal-rezessiv erblich) 367
      1. Analphalipoproteinämie (Tangier-Krankheit) 367
      2. Abetalipoproteinämie (Bassen-Kornzweig-Syndrom; Neuroakanthozytose) ... 371
   d) Peroxisomale Stoffwechselstörungen 372
      1. Adrenoleukodystrophie und Adrenomyeloneuropathie .. 373
        Anhang: Twitchermaus 382
      2. Refsum-Krankheit (Phytansäurespeicherkrankheit; Heredopathia atactica polyneuritiformis) 382
        (a) Infantile Refsum-Krankheit 383

V.   Mukopolysaccharidosen 384
VI.   Glykogenstoffwechselstörungen 387
VII.   Polyglukosankörper- und Lafora-Krankheit 387
VIII. α- und β-Mannosidasemangel 389
IX.   Oxalosen 389
X.   Erkrankungen mit defekter DNA-Reparatur 392
   a) Ataxia teleangiektasia 392
   b) Xeroderma pigmentosum 393
XI.   Neuropathien bei mitochondrialen Erkrankungen 393
   a) Leigh-Krankheit 399
   b) Mitochondriale Zytopathie mit hereditärer sensorischer Neuropathie, progressiver externer Ophthalmoplegie, Ataxie und fatalem myoklonischen Status epilepticus 401
   c) Lebersche hereditäre Optikusneuropathie (LHON) 404
   d) Ekbom-Syndrom 406
   e) Polyneuropathie bei myo-, neuro- und gastrointestinaler Enzephalopathie (MNGIE) aufgrund eines partiellen Mangels an Cytochrom-c-Oxidase 407
   f) Neuropathie beim Kearns-Sayre-Syndrom 407
   g) Dystonie bei Mitochondriopathie 407
XII.   Familiäres Syndrom mit infantiler Optikusatrophie, Bewegungsstörung und spastischer Paraplegie 409
XIII.   Neuropathie mit amorphen, tubulären und geringelten Schwann-Zelleinschlüssen 409

I.   Hereditäre Neuropathien mit überwiegend sensorischen und autonomen Funktionsstörungen 413
   I.   Entwicklungsstörungen peripherer sensorischer und autonomer Neuronensysteme 413

II. Hereditäre sensorische und autonome Neuropathien (HSAN) . . 413
    a) Autosomal-dominante hereditäre sensorische und
       autonome Neuropathie (HSAN I; Thevenard-Syndrom) . . . 414
    b) Autosomal-rezessiv hereditäre sensorische
       und autonome Neuropathie (HSAN II) 416
    c) X-chromosomal-rezessive sensorische-
       und autonome Neuropathie 420
    d) Hereditäre sensorische und autonome Neuropathie Typ III
       (HSAN III; Riley-Day-Syndrom; familiäre Dysautonomie) . . 421
    e) Hereditäre sensorische und autonome Neuropathie Typ IV
       (Kongenitale sensorische Neuropathie mit Anhidrose;
       HSAN IV) 421
       Anhang: Erworbene idiopathische generalisierte Anhidrose   423
    f) Kongenitale sensorische Neuropathie mit selektivem
       Verlust der kleinen markhaltigen Nervenfasern 424
    g) Kongenitales Fehlen großer markhaltiger Nervenfasern . . . 424
    h) Kongenitale sensorische Neuropathie mit komplettem oder
       subtotalem Fehlen markhaltiger Nervenfasern im N. suralis   424
    j) Kongenitale sensorische Neuropathie mit Ichthyose
       und Vorderkammerspaltsyndrom 425
    k) Hereditäre sensorische Neuropathie mit Taubheit 425
    Anhang: 1. Syndrom der akuten sensorischen Neuropathie . . 426
    Anhang: 2. Migrierende sensorische Neuropathie 427
    Anhang: 3. Chronische idiopathische ataktische Neuropathie . . 427
    Anhang: 4. Tiermodelle 428
III. Weitere hereditäre (und nichthereditäre) Neuropathien
    des peripheren autonomen Nervensystems 429
    a) Hirschsprung-, Waardenberg- und Horst-Syndrom 429
    b) Infantile hypertrophische Pylorusstenose 434
    c) Adie-Syndrom 434
    d) Idiopathische orthostatische Hypotension
       und Shy-Drager-Syndrom 439
    e) Dysautonomie bei der Katze 441
    f) Nichthereditäre Störungen oder Besonderheiten
       der autonomen Innervation 441
       1. Adrenerge Funktionsstörungen 441
          (a) Reflex-sympathetische Dystrophie
              (RSD; Kausalgie; Sudeck-Atrophie) 441
          (b) Adrenerge Nerven im normalen
              und hypertrophischen Herzen 442
       2. Autonome Regulation des Blutdrucks 442
       3. Autonome Regulation der Hirndurchblutung 443
       4. Miktionsstörungen 443
       5. Fäkale Inkontinenz 444
       6. Impotenz; Bulbokavernosusreflex und SSEP
          vom N. pudendus 444
IV. Spinale Heredoataxien 445
    a) Friedreich-Ataxie 445

b) Autosomal-dominante zerebelläre Ataxien 450
c) Infantile olivopontozerebelläre Atrophie
   mit spinaler Muskelatrophie 453
d) Erkrankungen des peripheren Motoneurons
   mit spinozerebellärer Degeneration bei Polymyositis 453
Anhang: Mausmutante mit „gracilis-axonaler Dystrophie (GAD)" 455

J. **Rezessiv-erbliche neuronale periphere
und zentrale Systemkrankheiten** 456
   I. Neuroaxonale Dystrophie 456
      a) Infantile neuroaxonale Dystrophie 456
      b) Hallervorden-Spatz-Krankheit 458
         Anhang: Erbliche neuroaxonale Dystrophie
         bei C6-defizienten Kaninchen 460
   II. Riesenaxonneuropathie 462

K. **Hereditäre und sporadische Neuropathien
mit besonderer Lokalisation** 465
   I. Hirnnerven 465
      a) Erkrankungen des I.–IV. Hirnnerven 465
      b) Erkrankungen des V. Hirnnerven: Trigeminusneuropathie,
         Trigeminusneuralgie und Clusterkopfschmerz 466
      c) VI. Hirnnerv (N. abducens) 467
      d) VII. Hirnnerv (N. facialis) 467
      e) VIII. Hirnnerv (Nn. cochlearis und vestibularis) 467
         1. N. cochlearis 467
         2. N. vestibularis 469
         Anhang: Kaliber markhaltiger Nervenfasern
         bei der japanischen Tanzmaus 470
      f) IX. und X. Hirnnerv (N. glossopharyngicus und N. vagus) . 470
      g) XI. und XII. Hirnnerv (N. accessorius und N. hypoglossus) 471
   II. Kompressionsneuropathien einzelner Nerven 471
   III. Syndrom des deszendierenden Perineums 471
   IV. Idiopathische progressive Mononeuropathie junger Personen . . 471

L. **Entzündliche Neuropathien
(Neuritis, Polyneuritis, Vaskulitis)** 473
   I. Infektiöse Neuropathien 473
      a) Herpes zoster 473
         1. Experimentelle Herpes-simplex-Virus Typ II-Infektion . . 474
         2. Experimentelle α-Herpes-Virus-Saimiri-Infektion
            bei Kaninchen 475
      b) Retrovirus-Infektionen durch HIV-1- und HTLV-I 475
         1. AIDS-Neuropathie 475
         2. Opportunistische Superinfektionen 478
         3. Syphilitische Polyradikulopathie 479
         4. Periphere Nervenveränderungen
            bei HTLV-I-assoziierter Myelopathie (HAM/TSP) 479

	c)	Lepröse Neuropathie	479
	d)	Chagas-Krankheit	482
	e)	Lyme-Borrelliose (Garin-Bujadoux-Bannwarth-Syndrom)	482
	f)	Epstein-Barr-Virus-assoziierte akute autonome Neuropathie	483
	g)	Botulismus	483
	h)	Demyelinisierende periphere Neuropathie bei der Creutzfeldt-Jakob-Krankheit	486
	j)	Papova-Viren	486
	k)	Subakute sklerosierende Panenzephalitis (SSPE)	486
	l)	Sepsis	488
	m)	Sonderformen	488
		1. Postdiphtherische Neuropathie	488
		2. Tetanus-Toxin-Transport	489
		3. Postpoliomyelitisches neuromuskuläres Syndrom	489
		4. Protozoen-Polyradikuloneuritis bei Hunden	490
II.	Immunologisch bedingte Neuropathien		490
	a)	Guillain-Barré-Syndrom (GBS)	490
	b)	Miller-Fisher-Syndrom	507
	c)	Axonale Variante des GBS	507
	d)	Fazialislähmung (Bell-Lähmung)	510
	e)	Chronisch-rekurrierende und chronisch-progressive entzündliche (inflammatorische) demyelinisierende Polyneuropathie (CIDP)	512
	Anhang: 1. EAN		518
	Anhang: 2. Therapieergebnisse beim GBS und bei der CIDP		525
	Anhang: 3. Therapieergebnisse bei der EAN		526
	f)	Hypertrophische Plexus-brachialis-Neuritis	527
	g)	Lokalisierte hypertrophische Neuropathie an Zeigefinger und Daumen	528
	h)	Idiopathische lumbosakrale Neuropathie	529
	j)	Multifokale Neuropathien	529
	k)	Autonome Ganglionitis (Akute Pandysautonomie)	532
	l)	Periphere Neuropathie bei multipler Sklerose	532
	m)	Asthma bronchiale	535
	n)	Periphere Neuropathie bei Morbus Crohn	536
	o)	Demyelinisierende Polyneuropathien bei Myasthenia gravis	536
	p)	Periphere Neuropathien bei der Einschlußkörpermyositis	537
	q)	Periphere Neuropathie bei Polymyositis und Dermatomyositis	540
III.	Vaskulitiden mit Neuropathien		540
IV.	Perineuritis		542
V.	Eosinophile Fasziitis		549
VI.	Neurosarkoidose (Morbus Boeck)		550

M. Paraneoplastische Syndrome 554
I. Neuropathien bei Karzinomen 555
   a) Karzinomatöse (paraneoplastische) Neuropathien
      ohne myasthenisches Syndrom 555
   b) Paraneoplastische Neuropathien in Kombination
      mit dem Lambert-Eaton-Myasthenie-Syndrom (LEMS) ... 561
II. Neuropathien bei lymphoretikulären Erkrankungen 562
   a) Lymphome 562
   b) Lymphatische Leukämien 567
   c) Myelome (Plasmozytome); POEMS 567
   d) Thymom 569
   e) Polycythaemia vera rubra 570
III. Neuropathien bei Dysproteinämien und Paraproteinämien ... 570
   a) Benigne monoklonale Paraproteinämien (MGUS) 572
      Anhang: 1. Mausmodell einer entzündlichen
      demyelinisierenden Neuropathie
      bei monoklonaler Gammopathie (MG) 587
      Anhang: 2. Experimenteller Leitungsblock 587
   b) Waldenström-Makroglobulinämie 588
   c) Kryoglobulinämien 588
IV. Myeloische Leukämien 591
Anhang: Sichelzellanämie 591

N. Neuropathien aufgrund peripherer Gefäßerkrankungen und Hypoxidosen 592
I. Allgemeine Histopathologie der Gefäßveränderungen
   im peripheren Nerven 592
II. Hypoxidotische Neuropathien (Ischämie, Hypoxidose) 602
   a) Ischämische Nervenschäden beim Menschen 602
   b) Experimentelle Ischämie 607
   c) Chronische Erkrankungen des Repirationstraktes (Hypoxie) 609
   Anhang: Hyperventilation 610
III. Neuropathien bei Vaskulitiden 610
   a) Nichtsystemische vaskulitische Neuropathie 611
   b) Neuropathien bei Gefäßbindegewebskrankheiten
      (Kollagenosen) 616
      1. Panarteriitis nodosa 617
      2. Churg-Strauss-Syndrom 617
      3. Rheumatoide Arthritis 618
      4. Systemischer Lupus erythematodes (SLE) 619
      5. Progressive systemische Sklerose 619
      6. Sjögren-Syndrom 619
      7. Wegener-Granulomatose 620
      8. Riesenzellarteriitis 621
      9. Sharp-Syndrom 621
      10. Vaskulitis bei Raynaud-Syndrom 626
      Anhang: Vaskulitis bei Psoriasis 626

IV.	Phlebektasie im N. suralis	626
V.	Lymphgefäße	626

O. **Miterkrankung der peripheren Nerven bei prädominierenden Erkrankungen des Zentralnervensystems** ... 628

    1. Erkrankungen der spinalen und bulbären Motoneurone 628
        a) Spinale Muskelatrophien (SMA) 628
        b) Motorische Neuronopathie bei Hexosaminidase-A- und -B-Mangel 630
        c) X-chromosomale, rezessiv erbliche bulbospinale Neuronopathie (Kennedy-Alter-Sung-Syndrom) 630
        d) Dominante distale spinale Muskelatrophie 631
        Anhang: Arthrogryposis multiplex congenita 631
   II. Erkrankungen der zentralen und peripheren Motoneurone: Amyotrophische Lateralsklerose (ALS) 632
        a) Sporadische Form 632
        b) Familiäre Motoneuronkrankheit 641
        c) ALS bei Patienten mit fragilem X-Syndrom 645
        Anhang: Benigne Faszikulationen 645
        d) Primäre Lateralsklerose 645
        e) Experimentelle Modelle 645
            1. Toxische Modelle für Erkrankungen des zentralen Motoneurons 645
            2. Experimentelle autoimmune Motoneuronerkrankung ... 646
            3. Weitere Tiermodelle für Motoneuronerkrankungen (spinale Muskelatrophien und ALS) 646
            4. Kokultivationsexperimente 648
   III. Spinozerebelläre Erkrankungen (Ataxien) 648
   IV. Dystonien und andere Störungen der Tonusregulation 648
        a) Idiopathischer Torticollis 648
        b) Schreibkrampf 652
        c) Verschiedene weitere Syndrome mit Tonusstörungen ... 652
   V. Syndrom des plötzlichen Kindstodes (SIDS) 656
   VI. Joseph- oder Machado-Joseph-Krankheit 656
   VII. Neuronale intranukleäre hyaline Einschlußkörperkrankheit ... 658
   VIII. Granuläre nukleäre Einschlußkörperkrankheit 658
   IX. Besondere Phakomatosen 658
   X. Alzheimer-Krankheit 660
   XI. Werner-Syndrom in Verbindung mit spastischer Paraparese und peripherer Neuropathie 660
   XII Zerebrovaskuläre hemiplegische transneurale Degenerationen 661
   XIII. CADASIL 661
   XIV. Pelizaeus-Merzbacher-Krankheit 664
   XV. Hereditäre Polyneuropathie mit Oligophrenie, vorzeitiger Menopause und Akromikrie 664
   XVI. Polyneuropathie, Myopathie, Kardiomyopathie und Veränderungen der weißen Substanz 666

P. **Tumoren des peripheren Nervensystems** 667
   I. Tumoren der Nervenscheiden 667
      a) Benigne Nervenscheidentumoren 669
         1. Neurinome (Schwannome) 669
            (a) Zelluläre Schwannome 672
            (b) Plexiforme Schwannome 676
            (c) Melanotische Schwannome 676
         2. Neurofibrome 677
            (a) Umschriebene (solitäre) Neurofibrome 683
            (b) Plexiforme Neurofibrome 683
            (c) Symmetrisches Neurofibrom mit Überwiegen
                der Schwann-Zellen und fokalen Mikroneurinomen   683
         3. Neurofibromatosen 684
            (a) Neurofibromatose 1 (NF1) 685
            (b) Neurofibromatose 2 (NF2) 687
      b) Maligne periphere Nervenscheidentumoren (MPNST) 689
         1. Epitheloide MPNST 694
         2. MPNST mit ausgeprägter mesenchymaler und/oder
            epithelialer Differenzierung 694
         3. Melanotische MPNST 695
         Anhang: Experimentelle Nervenscheidentumoren 695
      c) Seltene Nervenscheidentumoren 696
         1. Neurothekeome (Nervenscheidenmyxome) 696
         2. Perineuriome („lokalisierte hypertrophische
            Neuropathie") und Perineuriose 696
         3. Psammomatöse melanotische Neurinome 699
         4. Fibrolipomatöse Hamartome 699
         5. Neuromuskuläre Hamartome („Triton-Tumoren") 699
            (a) Benigner Triton-Tumor (neuromuskuläres
                Hamartom; neuromuskuläres Choristom) 699
            (b) MPNST mit rhabdomyoblastischer Differenzierung
                (maligner Triton-Tumor) 700
         6. Myxomatöse Zysten (Nervenscheidenganglien) 700
         7. Granularzelltumoren und alveoläres Weichteilsarkom . . 700
         8. Hämangiome 703
         9. Fibrome 703
         Anhang: Neurome 703
   II. Tumoren peripherer Ganglienzellen 703
      a) Ganglioneurome 705
      b) Neuroblastome 708
      c) Paragangliome 713
   III. Askin-Tumoren 716
   IV. Mukosaneurome
      bei multipler endokriner Neoplasie (MEN) vom Typ II b 716

Literatur 718

Sachverzeichnis 813

J. Rezessiv-erbliche neuronale periphere und zentrale Systemkrankheiten

I. Neuroaxonale Dystrophie

Im Unterschied zur Erwachsenenform, der Hallervorden-Spatz-Krankheit, wird die infantile neuroaxonale Dystrophie (INAD) auch als Seitelberger-Krankheit bezeichnet und stellt eine neurodegenerative Erkrankung mit autosomalrezessivem Erbgang dar. Inwieweit der oben beschriebene *Azetylgalaktosidasemangel* [Kap. H.IV.a.6.(d)] mit recht typischen neuroaxonalen Veränderungen auch für die hier beschriebenen Fälle verantwortlich sein könnte, bleibt zu diskutieren.

a) Infantile neuroaxonale Dystrophie

Bei ihrer Übersicht über 77 Fälle aus der Literatur und einer eigenen Zusammenstellung von 8 Fällen haben AICARDI u. CASTELEIN (1979) ein charakteristisches klinisches Bild der INAD bei 50 Kindern herausgestellt. Diese Patienten zeigen einen typischen Beginn der Erkrankung: Am Anfang steht eine Verlangsamung und später ein Verlust der erworbenen motorischen und intellektuellen Fähigkeiten. Schon früh ist das visuelle System betroffen, symmetrische Pyramidenbahnenzeichen und eine ausgeprägte Hypotonie treten auf, oft mit Hinweisen auf eine Erkrankung des peripheren motorischen Neurons. Krampfanfälle und extrapyramidale motorische Zeichen fehlen in der Regel, aber kommen gelegentlich vor. Eine progressive Verschlechterung mit Demenz führt schließlich zur Enthirnungsstarre mit dem Tod im Alter unter etwa 10 Jahren. Der Liquor cerebrospinalis ist in der Regel normal. Elektroneuromyographisch finden sich häufig Zeichen einer Erkrankung der motorischen Vorderhornzellen, während die Nervenleitungsgeschwindigkeiten normal sind. Eine hohe Amplitude und rasche Aktivität im EEG sind oft vorhanden. Wenn auch das Elektroretinogramm normal bleibt, zeigen die visuellen evozierten Potentiale oft eine niedrige Amplitude oder sie fehlen.

Neuropathologisch finden sich charakteristischerweise neuroaxonale Sphäroide in ausgedehnter Verteilung im Zentralnervensystem, aber auch in peripheren Nervenendigungen der Konjunktiva, der Haut und des Muskels. Allerdings sind neuroaxonale Sphäroide nicht spezifisch für die INAD, da diese Veränderungen auch bei anderen Krankheiten vorkommen, so bei der Hallervorden-Spatz-Krankheit, der kongentialen biliären Atresie, der Mukoviszidose, der infantilen GM2-Gangliosidose, der Niemann-Pick-Krankheit Typ C, der Glykogenose Typ V, der Menkes-Krankheit, der Wilson-Krankheit und der infantilen spongiformen Leukodystrophie sowie als Folge eines chronischen Vitamin-E-Mangels. AICARDI u. CASTELEIN (1979) betonen, daß die typischen klinischen Kriterien der INAD ebenso wichtig für die Diagnose sind wie die pathologischen Veränderungen, da keines von beiden allein schlüssig sei.

GOEBEL et al. (1980) berichten über Rektumbiospiebefunde bei einem 21 Monate alten Jungen mit blutsverwandten Eltern und 2 Geschwistern, die an einer progressiven neurologischen Erkrankung verstorben waren. Klinisch bestand ein Verlust der Gehfähigkeit und der intellektuellen Entwicklung. Während eine lysosomale Erkrankung nicht festgestellt werden konnte, waren die klinischen Befunde vereinbar mit einer infantilen neuroaxonalen Dystrophie, die elektronenmikroskopisch durch den Nachweis der typischen vergrößerten Axonendigungen in der Rektumbiopsie bestätigt werden konnte.

Bei einer juvenil-adulten Form der neuroaxonalen Form der Dystrophie haben SCHWENDEMANN et al. (persönliche Mitteilung) ebenfalls in einer Rektumbiopsie aufgetriebene dystrophische Axonsphäroide im intramuralen Plexus mit einem Durchmesser bis zu 15 µm gemessen. Diese enthielten multilamelläre, vesikuläre und multivesikuläre sowie granuläre Körper in der Peripherie und ein Konglomerat tubulovesikulärer Profile im Zentrum. Einige dystrophische Axone in Corium der Haut enthielten aufgetriebene Axone mit multilamellären, vesikulären und granulären Strukturen. Daraus wurde die Diagnose gestellt.

RAMAEKERS et al. (1987) berichten über 8 Kinder mit infantiler neuroaxonaler Dystrophie. Die Diagnose wurde gesichert in 4 Fällen durch eine Hirnbiopsie, in einem Fall durch eine Konjunktivalbiopsie und bei 2 Fällen durch die Familienanamnese, während bei einem weiteren Fall eine mutmaßliche Diagnose aufgrund der Kombination der klinischen und neurophysiologischen Untersuchungsergebnisse ohne histopathologische Sicherung gestellt wurde. Das pleomorphe klinische Bild und die variablen neurophysiologischen Untersuchungsergebnisse machen eine sichere Diagnose schwierig, wenn keine histopathologische Bestätigung vorliegt. Die Konjunktivalbiopsie ist nicht in jedem Fall hilfreich und neuroaxonale Sphäroide lassen sich nicht immer in die Hirnbiopsie mit konventioneller Technik feststellen. Sie ließen sich jedoch zuverlässig nachweisen durch eine unspezifische Esterasefärbung und durch die elektronenmikroskopische Untersuchung.

KIMURA et al. (1987) fanden in Hautbiopsien bei 2 Fällen in den terminalen Axonen um intradermale Drüsen dystrophische Axone mit tubulomembranösen und tubulovesikulären Strukturen, die stellenweise begleitet waren von synaptischen Vesikeln, während sich innerhalb der intradermalen Nervenbündel nur wenige dystrophische Axone nachweisen ließen. Die Autoren betonen daher, daß die terminalen und präsynaptischen Axone untersucht werden müßten, um eine INAD zu diagnostizieren.

Suralnervenbiopsie: Wir haben bei einem 3jährigen türkischen Jungen typische Veränderungen gefunden, die sich von denen in den üblichen Sphäroiden („Axonkugeln") nach einer Nervendurchschneidung unterscheiden. Demnach dominieren tubulovesikuläre Strukturen einerseits (Abb. 187, 188) und andererseits ungewöhnliche, mehr oder weniger konzentrisch angeordnete, wellig verlaufende Membranen, die in verschiedene Richtungen orientiert sind

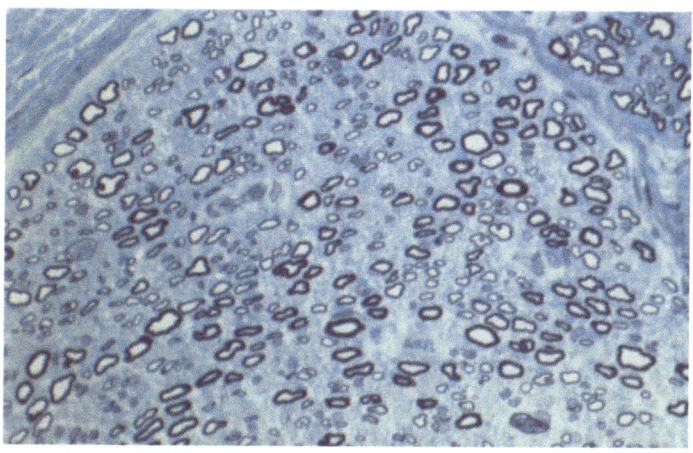

Abb. 187. Neuroaxonale Dystrophie bei einem 3jährigen Mädchen (Patientin von F. HAVERKAMP, Bonn). Nur wenige markhaltige Axone sind erkennbar dystrophisch. Toluidinblau

(Abb. 188, 189). Die Membrankonvolute können von massenhaft Glykogengranula umgeben sein, die den Querschnitt anderer Axone vollständig ausfüllen (Abb. 189 f). Glykogengranula liegen z. T. auch zwischen den eigentümlichen Membrankonvoluten (Abb. 188 b). Inmitten der homogenen tubulovesikulären Strukturen liegen manchmal charakteristische, parallel ausgerichtete durchlaufende membranöse Komponenten mit langgestreckten Spalten. Ein erheblicher Teil der marklosen Axone ist ebenfalls betroffen oder ausgefallen (Abb. 189 e). Andererseits sind nur relativ wenige Axone von den typischen Veränderungen betroffen (Abb. 187), so daß man gezielt danach suchen muß.

b) Hallervorden-Spatz-Krankheit

Nervenbiopsiebefunde zu der adulten Form der Hallervorden-Spatz-Krankheit liegen offenbar nicht vor, wenn man von einem eigenen Fall absieht (Abb. 190). Bei diesem Fall sind besondere homogen-osmiophile, vermutlich lysosomale Einschlüsse in endoneuralen Fibroblasten oder Makrophagen zu finden, die z. T. randständig stärker osmiophile, annähernd geradlinige Einlagerungen aufweisen (Abb. 190 a, c).

Hier sei angemerkt, daß GORDON (1993) die Herkunft der von HALLERVORDEN untersuchten Fälle kritisch betrachtet wissen möchte und vorschlägt, daß die Hallervorden-Spatz-Krankheit anders benannt werden sollte.

Spinale neuroaxonale Dystrophie und Angioneuromatose: MARTIN et al. (1987) berichten über einen 57 Jahre alten Mann mit stechenden Schmerzen in den Beinen seit etwa 8 Jahren. Bei der Autopsie fand sich eine neuroaxonale Dystrophie im Bereich der Vorder- und Hinterhörner, in den Hintersäulen sowie im Tractus corticospinalis, angegeben in der Reihenfolge der Häufigkeit; außerdem eine Angioneuromatose der grauen Substanz im lumbosakralen Rückenmark und ein Ausfall von Neuronen in den Spinalganglien sowie eine bilaterale Degeneration des Fasciculus gracilis. Eine Phakomatose oder vorausgegangene Traumen

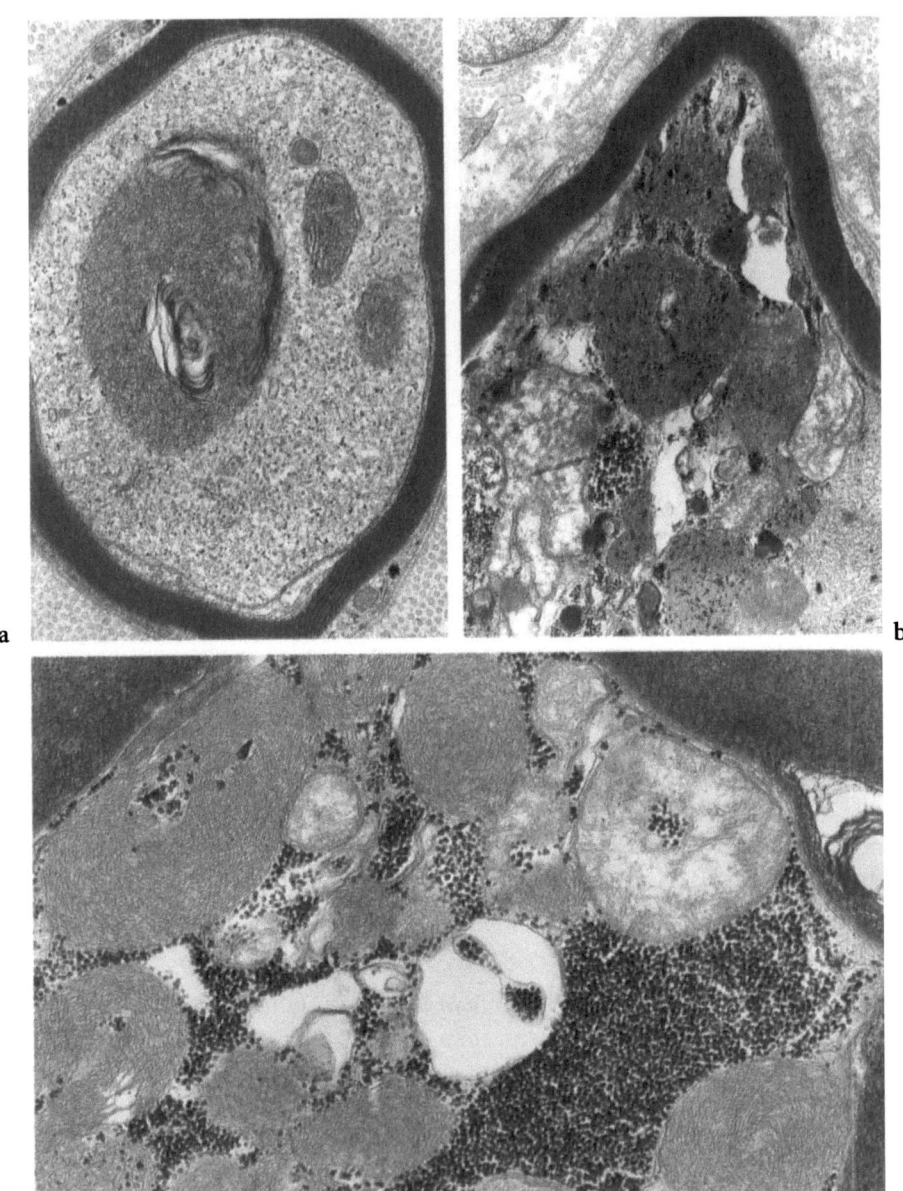

Abb. 188 a – c. Gleicher Fall wie in Abb. 187. **a** Großes Axon mit relativ dünner Markscheide und mehreren tubulovesikulären Korpuskeln unterschiedlicher Größe, in denen z. T. parallel oder konzentrisch geschichtete Membranen vorkommen. × 26400. **b** Ungewöhnlich pleomorphe, z. T. vakuolisierte membranöse oder granuläre Einschlüsse mit abnormen Mitochondrien und reichlich Glykogengranula in einem vergrößerten Axon mit unverhältnismäßig dünner Markscheide. × 21200. **c** Multiple netzförmig verzweigte membranöse Korpuskel mit und zwischen reichlich Glykogengranula innerhalb eines Axons einer großen markhaltigen Nervenfaser. Auch ein Mitochondrion enthält im Zentrum mehrere Glykogengranula. × 40800

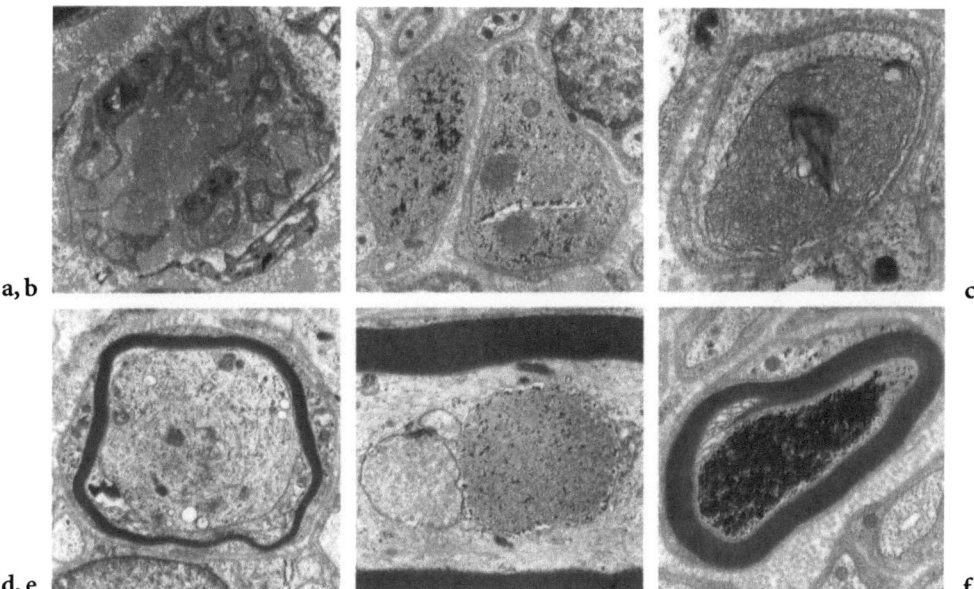

Abb. 189 a–f. Gleicher Fall wie in Abb. 188. Weitere axonale Anomalien mit Ausfall eines erheblichen Teils markloser Axone (a), erheblichen Auftreibungen und Glykogeneinlagerungen sowie tubulovesikulären Einschlüssen (b, c), aufgetriebenen Axonen markhaltiger Nervenfasern (d), membrangebundenen glykogenhaltigen oder amorphen Axoneinschlüssen (e) und massenhaften Glykogenvermehrungen (f). a × 5300; b × 8300; c × 24800; d × 9500; e × 9500; f × 17100

ließen sich ausschließen. Das Ausmaß der Sphäroide im Rückenmark entsprach dem bei Fällen mit Seitelberger-Krankheit.

Anhang: Erbliche neuroaxonale Dystrophie bei C6-defizienten Kaninchen

GIANNINI et al. (1992) berichten über eine progressive neurologische Erkrankung, die durch eine subakute motorische Neuropathie bei Abkömmlingen von C6-defizienten Kaninchen auftritt. Offenbar liegt ein autosomalrezessive Erbmodus vor. *Histopathologisch* ließ sich eine ausgeprägte Degeneration von Axonen im N. ischiadicus nachweisen, wobei vorwiegend motorische Fasern betroffen waren; außerdem waren gelegentlich periphere Axonvergrößerungen, die in Zusammenhang mit einer Axondegeneration standen, nachzuweisen, darüber hinaus fanden sich ein abnormes Material in normal großen markhaltigen Nervenfasern des zentralen und peripheren Nervensystems sowie häufige dystrophische Axone und axonale Sphäroide in der grauen Substanz des Zentralnervensystems. Elektronenmikroskopisch waren die dystrophischen Axone mit tubulovesikulärem Material gefüllt, außerdem mit Stapeln paralleler Membranen und dichten Körpern, ähnlich wie sie bei der neuroaxonalen Dystrophie des Menschen beschrieben werden. Demnach handelt es sich offensichtlich um ein Tiermodell der primären menschlichen neuroaxonalen Dystrophie.

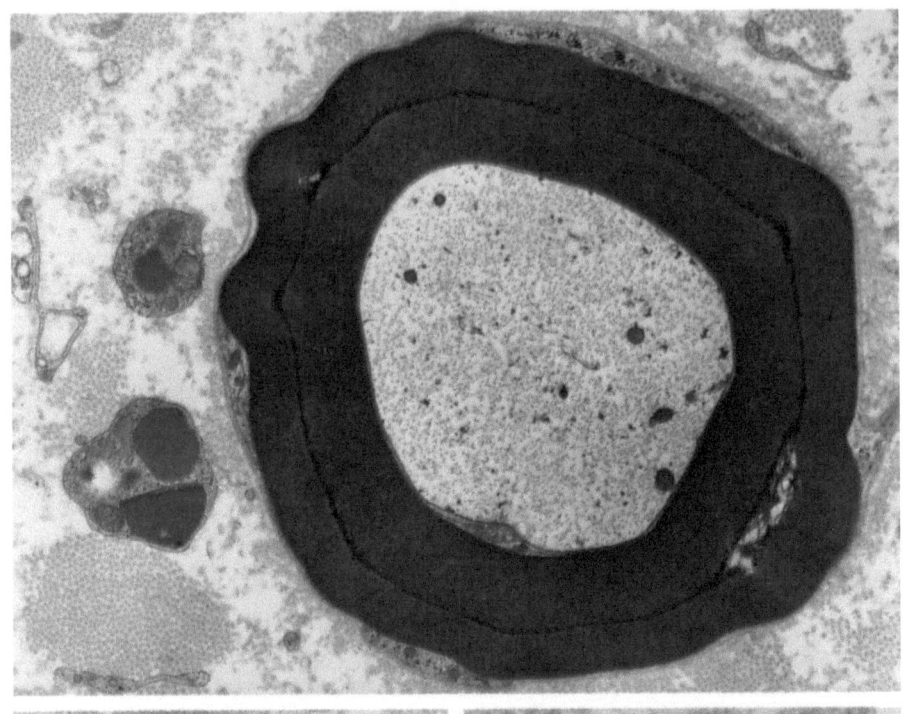
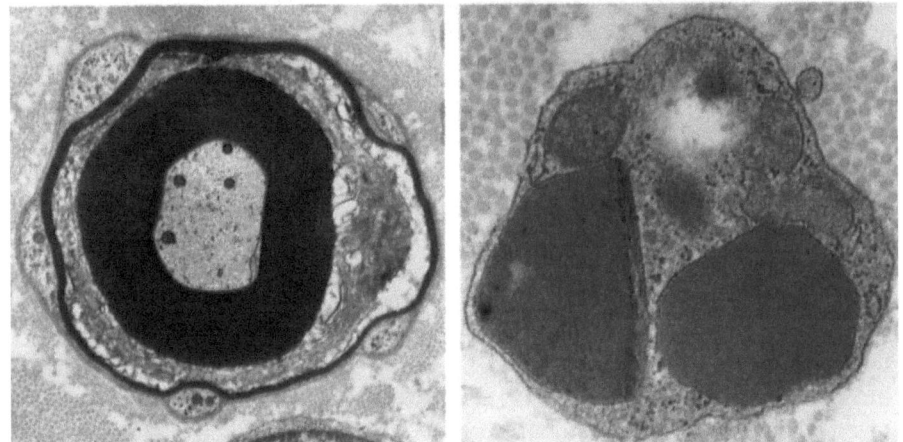

Abb. 190 a–c. Ungewöhnliche homogene lysosomenähnliche Fibroblasteneinschlüsse in b und c bei einem Fall mit klinisch diagnostiziertem Hallervorden-Spatz-Syndrom (21jähriger Patient von K. POECK, Aachen). Die Schmidt-Lanterman-Inzisur in b ist abnorm geschwollen.
a × 12 600; b × 10 200; c × 37 000

II. Riesenaxonneuropathie

Diese seltene Krankheit – in der eigenen Sammlung von 5000 Nervenbiopsien finden sich nur 2 eindeutige Fälle – ist durch *Neurofilamentanhäufungen in Axonen* und Vermehrungen von *intermediären Filamenten* auch in anderen Zellen gekennzeichnet. Die Filamentanhäufungen führen zu histopathologisch gut erkennbaren Axonauftreibungen (Abb. 191). Die Filamente unterscheiden sich von normalen Neurofilamenten. Inzwischen sind in der Literatur 37 Fälle mitgeteilt worden; die Prognose ist ungünstig (MORTIER et al. 1997).

Genetik: Die Krankheit ist autosomal-rezessiv erblich. Das Gen ist auf dem Chromosom 16q24 lokalisiert (FLANIGAN et al. 1998).

Klinik: Die Riesenaxonneuropathie ist erstmalig 1972 als eine chronische, langsam progressive Neuropathie mit Zeichen einer zentralen Beteiligung beschrieben worden mit Optikusatrophie, abnormen Augenbewegungen, Nystagmus, Pyramidenzeichen und verfilzten, gewundenen Haaren (BERG et al. 1972).

Histopathologie und Elektronenmikroskopie: In der Suralis-Nervenbiopsie fanden sich enorm vergrößerte Axone, die mit Massen dicht verwobener Neurofilamente angefüllt waren (ASBURY et al. 1972; Abb. 191). Spätere Untersuchungen ergaben, daß die Riesenaxonneuropathie auch charakterisiert ist duch die Anhäufung intermediärer Filamente in Schwann-Zellen, Fibroblasten, Melanozyten, Endothelzellen und Langerhans-Zellen (KOCH et al. 1977; TAKEBE et al. 1981, TANDAN et al. 1987; TARATUTO et al. 1990; SABATELLI et al. 1992). Alle Patienten, von zweien abgesehen, hatten bemerkenswert krauses Haar (BOLTSHAUSER et al. 1977; JEDRZEJOWSKA u. DRAC 1977). Licht- und rasterelektronenmikroskopisch (SEM) lassen sich an den Haaren ungewöhnliche längliche Rillen nachweisen (Abb. 191e), wie sie auch von FOIS et al. (1985) und TREIBER-HELD et al. (1994) gefunden worden sind. Die Diagnose ist so bereits lichtmikroskopisch aufgrund der charakteristischen Rille in den Haaren zu stellen.

Autoptisch ließ sich nachweisen, daß die typischen axonalen Auftreibungen nicht auf das periphere Nervensystem begrenzt sind, sondern auch im Rückenmark, im Hirnstamm, in den Stammganglien und in der Hirnrinde vorkommen; außerdem sind reichlich Rosenthal-Fasern nachweisbar und eine distale Axonopathie vor allem im Bereich des Tractus corticospinalis, der mittleren Kleinhirnschenkel, der Hinterstränge und der olivozerebellären Systeme (PEIFFER et al. 1977; JONES et al. 1979; DUBEAU et al. 1985; zitiert nach P.K. THOMAS 1997). KRETZSCHMAR et al. (1987) haben den ursprünglich von BERG et al. (1972) bioptisch untersuchten Fall 12 Jahre nach der Diagnose autoptisch untersucht. Danach fanden sich u. a. Anhäufungen von Rosenthal-Fasern, die herdförmig subependymale tumorähnliche Protrusionen in den Ventrikeln bildeten.

Pathogenese: Die Riesenaxonneuropathie sei auf einen angeborenen Defekt des Metabolismus Enzym-gebundener, Sulfhydryl-Gruppen enthaltender Proteine zurückzuführen (TANDAN et al. 1987). Eine *abnorme Neurofilamentphosphorylierung* ist zu vermuten, da sich die vergrößerten Axone stark durch einen monoklonalen Antikörper gegen phosphorylierte Neurofilamentdeterminanten anfärben bei Fehlen einer Reaktion mit einem monoklonalen Antikörper gegen verschiedene Phosphorepitope (TARATUTO et al. 1990).

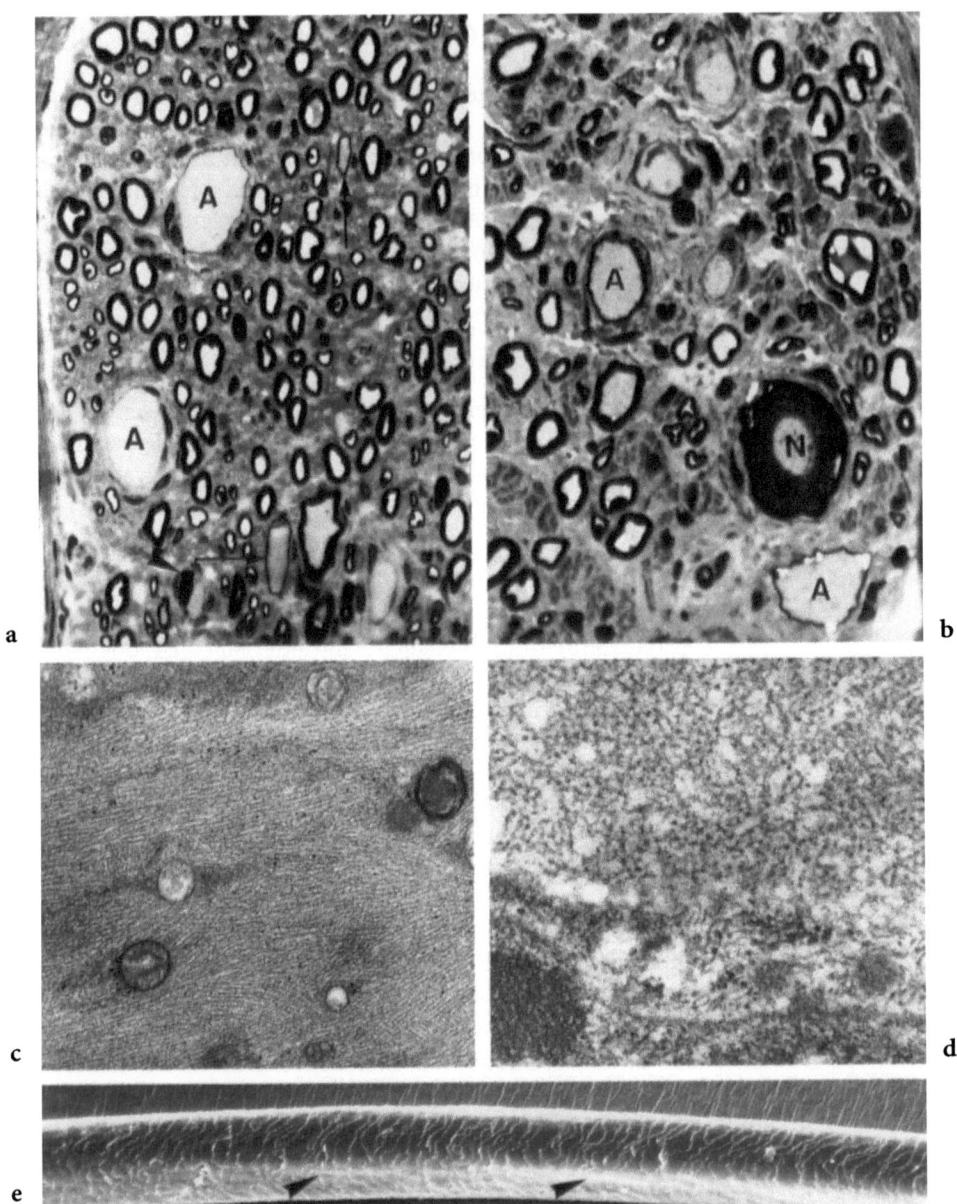

Abb. 191a–e. Riesenaxonneuropathie bei einem 11 Monate alten Mädchen (Patientin von W. Mortier, Wuppertal). Die Axone sind hochgradig aufgetrieben (*A* in **a, b**). Deren Markscheiden sind z.T. extrem dünn, doch kommt auch eine Nervenfaser mit unverhältnismäßig dicker Markscheide vor (*N* in **b**). **a** × 674; **b** × 1022. **c** Die Neurofilamente sind in den Riesenaxonen an Zahl erheblich vermehrt. × 38200. **d** Mikrotubuli sind zwischen den vermehrten Neurofilamenten in diesem Bildausschnitt nicht enthalten. × 81200. **e** Rasterelektronenmikroskopische Aufnahme eines einzelnen Haares mit einer durch *Pfeilköpfe* markierten pathognostischen Rille

KING et al. (1993) haben die durch 2,5-Hexandione (2,5-HD) hervorgerufene Neuropathie mit der bei Mensch und Hund auftretenden erblichen Riesenaxonneuropathie (GAN) verglichen. Die Neurofilamentanhäufungen treten paranodal und internodal sowohl bei der GAN als auch bei der 2,5-HD-induzierten Neuropathie auf. Eine morphometrische Analyse der Neurofilamente ergab, daß die Neurofilamente bei der GAN von Mensch und Hund ähnlich sind, sich aber von der bei der 2,5-HD-Neuropathie unterscheiden. Bei der GAN von Mensch und Hund liegen die Neurofilamente dichter und weisen einen größeren Durchmesser auf als bei der 2,5-HD-Neuropathie. Die Veränderungen der Neurofilamente bei der GAN sind vermutlich auf eine Abflachung der Seitenarme der Neurofilamente gegenüber der Filamentachse zurückzuführen. Bei der GAN des Menschen kommen auch fokale Anhäufungen von parakristallinen intraaxonalen Einschlüssen vor. Der Neurofilamentdurchmesser beträgt bei der GAN des Menschen und des Hundes 12,5 nm ± 1,2, der Durchmesser bei normalen Ratten und Menschen aber nur 10,1 ± 1,2; bei der 2,5-HD-Neuropathie im N. phrenicus 9,7 ± 1,2 nm und in den Spinalganglien 10,4 ± 1,5 nm. Der Abstand zwischen den Neurofilamenten beträgt bei den GAN-Neurofilamenten 18,6 ± 2,4–3,1 nm, bei der normalen Ratte und im normalen menschlichen Nerven aber 36,7 ± 4,4 bzw. 36,4 ± 2,9 nm. Bei der 2,5-HD-Neuropathie im N. phrenicus liegt er um 31,7 ± 5,2 nm und in den Spinalganglien bei 30,4 ± 4,7 nm. Die intermediären Filamente in den Schwann-Zellen unterscheiden sich bei der GAN nicht von denen in normalen Schwann-Zellen.

Im Rahmen eines *Therapieversuches* haben TANDAN et al. (1989) bei der Riesenaxonneuropathie Substanzen mit Sulfhydryldonatoren untersucht.

Variante: Riesenaxonneuropathie und Kardiomyopathie

Vereinzelt tritt eine Kombination einer Neuromyopathie mit einer restriktiven Kardiomyopathie in Zusammenhang mit einer systemischen Akkumulation intermediärer Filamente wie bei der Riesenaxonneuropathie auf (BERTINI et al. 1991).

K. Hereditäre und sporadische Neuropathien mit besonderer Lokalisation

Bestimmte Erkrankungen, die nicht den entzündlich oder arteriosklerotisch oder kompressionsbedingten Mononeuropathien (s. dort) zuzurechnen sind, lassen sich einzelnen Nervenversorgungsgebieten oder den Nerven selbst zuordnen. Sie werden hier in topographischer Ordnung in der Reihenfolge der Hirnnerven und nach anderen Territorien aufgeführt. Da in einigen Fällen eine Disposition zur Erkrankung nicht ausgeschlossen ist, werden diese Krankheiten an dieser Stelle in Zusammenhang mit den hereditären Neuropathien dargestellt.

I. Hirnnerven

a) Erkrankungen des I.–IV. Hirnnerven

Beim Auge sowie dem Fasciculus und Tractus opticus handelt es sich um Ausstülpungen des Zentralnervensystems, so daß sie keine Komponenten des peripheren Nervensystem darstellen; hier sei deshalb auf spezielle Lehrbücher verwiesen, in denen auch die zugehörige Literatur zitiert ist (YANOFF u. FINE 1996; G. O. H. NAUMANN 1997). In diesem Zusammenhang werden nur wenige neuroophthalmologische Krankheitsbilder erwähnt, die in Zusammenhang mit den Erkrankungen des eigentlichen peripheren Nervensystem von Interesse sind.

Der N. opticus ist speziell bei der *Leberschen hereditären Optikusneuropathie (LHON)* und einzelnen anderen mitochondrialen Erkrankungen betroffen, die unter den mitochondrialen Enzephalomyopathien und mitochondrialen Myopathien (s. dort) behandelt werden. Eine Optikusatrophie kommt aber auch noch unter verschiedenen anderen Bedingungen vor, so z. B. bei der infantilen Refsum-Krankheit, beim Biotinidasemangel und beim Diabetes mellitus sowie beim experimentellen Alkoholismus (s. dort). Bemerkenswert ist eine *epidemische Optikusatrophie*, die in Tansania beobachtet worden und mit einer peripheren Neuropathie verbunden war (PLANT et al. 1997). Auch auf Kuba hat es eine Epidemie einer Optikusatrophie gegeben (HIRANO et al. 1994). Weiter ist ein Syndrom mit Taubheit, Optikusatrophie und distaler sensomotorischer Neuropathie beschrieben worden (ROSENBERG u. CHUTORIAN 1967), außerdem eine Optikusatrophie in Verbindung mit einer distalen Amyotrophie (IWASHITA et al. 1970), einer sensorineuralen Taubheit, Agenesie des Corpus callosum und charakteristischen Gesichtsanomalien (ANDERMANN et al. 1979), in sogar 10% der Fälle mit Friedreich-Ataxie (LAMONT et al. 1997) und autosomal-dominant erblichen zerebellären Atrophien (ADACs) (ABELE et al. 1997) sowie bei der Riesenaxonneuropathie (s. jeweils dort).

Der *Bulbus und Nervus olfactorius* sind besonders nach frontobasalen Hirntraumen geschädigt und ausgefallen, so daß Riechstörungen resultieren. Eine Anosmie wird bemerkenswert selten in der Literatur über periphere Neuropathien erwähnt, so z. B. als Symptom einer Riesenzellarteriitis (BERLIT 1992). Im übrigen sind Erkrankungen dieses Hirnnerven der Hals-Nasen-Ohren-Heilkunde zuzuordnen und nicht Gegenstand einer Darstellung peripherer Neuropathien, zumal es sich, entwicklungsgeschichtlich betrachtet, um eine Ausstülpung des zentralen Nervensystems und nicht um einen peripheren Nerven handelt.

Auch der *III., IV., und VI. Hirnnerv (Nn. oculomotorius, trochlearis und abducens)* sind bei mitochondrialen Erkrankungen betroffen; sie sind involviert bei der Ophthalmoplegia externa, die als klinisches Leitsymptom für nahezu alle mitochondrialen Myopathien dient (s. dort) und vermutlich mehr auf eine Mitbeteiligung der zugehörigen Hirnnervenkerne oder der Muskelfasern als auf eine Beteiligung des peripheren Abschnittes des Nerven selbst zurückzuführen ist. Die mitochondrialen Myopathien gehen allerdings nahezu regelmäßig mit peripheren Neuropathien einher (Lit. s. SCHRÖDER 1993), doch sind die Hirnnerven selbst bei diesen Krankheiten meines Wissens bisher nicht histopathologisch (autoptisch) untersucht worden.

b) Erkrankungen des V. Hirnnerven: Trigeminusneuropathie, Trigeminusneuralgie und Clusterkopfschmerz

Der N. trigeminus ist an der Innervation der Hirnhäute und der Hirngefäße (s. dort) beteiligt; deshalb kommt ihm eine besondere Bedeutung bei verschiedenen Arten des Kopfschmerzes zu, insbesondere bei Migräne und Clusterkopfschmerzen.

Trigeminovaskuläre Aktivierung bei Clusterkopfschmerz: GOADSBY u. EDVINSSON (1993) haben bei Menschen in vivo die Neuropeptidveränderungen und die Effekte von Therapien bei akuten Schmerzattacken untersucht und festgestellt, daß das trigeminovaskuläre System und das kraniale parasympathische Nervensystem bei einem akuten Anfall von Clusterkopfschmerz aktiviert wird. Sowohl Sauerstoff als auch Sumtriptan führen zu einem Verschwinden der Attacken und beendeten die Aktivität des trigeminovaskulären Systems. Während der Attacken wurde Blut aus der äußeren Jugularvene entnommen. Die CGRP- und VIP-Werte waren erhöht, während sich keine Veränderungen beim Neuropeptid Y oder der Substanz P feststellen ließen. In diesem Zusammenhang sind die Untersuchungen von HOSKIN et al. (1996) von Interesse, welche die zentrale Aktivierung der trigeminovaskulären Bahn bei der Katze durch Dihydroergotamin gehemmt und dabei c-Fos und elektrophysiologische Parameter bestimmt haben. Über autonome Störungen beim Clusterkopfschmerz berichtet DRUMMOND (1988).

Eine isolierte *Trigeminusneuropathie* haben HOLTZMANN et al. (1987) bei einem 54jährigen Mann beobachtet, der aufwachte mit Gefühlsverlust und Parästhesien in der rechten Gesichtshälfte, dem Skalp, dem Ohr und der Zunge. Im CT- und MR-Bild fand sich eine fokale Hämorrhagie in der dorsolateralen rechten pontinen Tegmentumzone. In der Regel sind mit einer *Brückenblutung* Symptome auch von seiten anderer Hirnnerven und langer Bahnen verbunden.

Der N. trigeminus kann auch durch eine *Amyloidose* des Ganglion Gasseri betroffen sein, die in einem selbst beobachteten Fall so stark ausgeprägt war, daß klinisch ein Neurinom oder ein anderes Neoplasma vorgetäuscht wurde (Abb. 128). Ähnliches gilt für einen Befall des Ganglion Gasseri durch Lymphome u. a.

Im Experiment kommt es bei einer *bakteriellen Meningitis* zu einer Reizung des Trigeminus und zu einer Vermehrung der regionalen Durchblutung (WEBER et al. 1996).

c) VI. Hirnnerv (N. abducens)

Die Funktion des N. abducens dominiert bei Lähmung des N. oculomotorius im Rahmen eines Clivuskantensyndroms aufgrund gesteigerten Hirndrucks und führt auf diese Weise zur seitlichen Blickabweichung.

GALETTA u. SMITH (1989) haben 27 Fälle mit *chronisch isolierter Abduzensparese* zusammengestellt, die sie bei neuroophthalmologischen Konsultationen beobachtet haben. Als „isoliert" wurde das Fehlen jeglicher anderer neurologischer oder ophthalmologischer Befunde für wenigstens 6 Monate bezeichnet. Die Fälle wurden weiter in die Kategorie einer echten und einer Pseudoabduzensparese unterteilt. Fälle mit pontinem Gliom, Chordom, Chondrosarkom und Meningeom gehören ebenfalls dazu. (Vgl. auch S. 466 und mitochondriale Myopathien.)

d) VII. Hirnnerv (N. facialis)

Lähmungen des Gesichtsnerven (Bell-Lähmung) sind besonders gravierend, da sie zu groben und vielfach dauerhaften Entstellungen des Gesichtes führen. Die akute Fazialislähmung gehört wahrscheinlich zu den entzündlichen Erkrankungen und wird deshalb dort behandelt. Auf die Ergebnisse transfazialer Transplantationen des N. facialis wird bei der Darstellung der Nerventransplantationen eingegangen. Experimentelle Untersuchungen an diesem Nerven und seinem Kerngebiet gibt es in großer Zahl. Bezüglich der Einzelheiten sei auf den Tagungsband von STENNERT (1994) verwiesen.

e) VIII. Hirnnerv (Nn. cochlearis und vestibularis)

1. N. cochlearis

Von Interesse sind in diesem Zusammenhang die morphometrischen Untersuchungen von FRIEDE (1984) am N. cochlearis, die eine Korrelation mit den Tonfrequenzen und den Nervenfaserdimensionen erlauben.

Auditorische Neuropathie: STARR et al. (1996) berichten über 10 Patienten, die im Kindes- oder jugendlichen Erwachsenenalter Hörstörungen aufwiesen und die sich aufgrund der klinischen und physiologischen Untersuchungsbefunde als eine Erkrankung des auditorischen Teils des VIII. Hirnnerven erwiesen. Anzeichen für eine normale Funktion der äußeren Haarzellen in der Kochlea ergaben sich aus den erhaltenen otoakustischen Emissionen und kochlearen mikrophonischen Untersuchungsergebnissen. Die auditorischen Hirnstammpotentiale zeigten eine abnorme Funktion der Hörbahnen, beginnend mit dem VIII. Hirnnerven: Die Potentiale fehlten bei neun Patienten und waren bei einem Patienten schwer beeinträchtigt. Die auditorischen Hirnstammreflexe (Mittelohrmuskeln; gekreuzte Unterdrückung der otoakustischen Emissionen) fehlten bei allen. Audiometrische Tests ergaben eine milde bis moderate Erhöhung der Tonschwelle bei neun Patienten. Das Ausmaß des Hörverlustes, wenn es auf einer Schädigung der Kochlearezeptoren beruht hätte, dürfte nicht zu einem Verlust der auditorischen Hirnstammpotentiale geführt haben. Die Formen des reinen Tonverlustes variierten und betrafen überwiegend niedrige Frequenzen bei 5 Patienten, waren flach über verschiedene Frequenzen bei 3 Patienten verteilt und betrafen hohe Frequenzen bei 2 Patienten. Die Spracherkennung war bei 8 Patienten getestet worden und bei 6 Patienten außerhalb des Bereiches, der zu erwarten wäre, wenn ein reiner Tonverlust kochlearen Ursprungs vorhanden gewesen wäre. Die Patienten waren sonst neurologisch unauffällig zum Zeitpunkt, als sich die Hörstörung manifestierte. Später entwickelten 8 der Patienten Anzeichen einer *peripheren Neuropathie*. Die Neuropathie war *hereditär* bei 3 Patienten und *sporadisch* bei 5 Patienten. Die Autoren nehmen an, daß dieser Typ einer Hörstörung auf einer *Störung der Hörnervenfunktion* zurückzuführen ist und als Ursache eine *Neuropathie des Hörnerven* zugrundeliegt, die entweder isoliert oder als Teil einer generalisierten Neuropathie auftritt. Eine Nervenbiopsie ist bei diesen Patienten nicht vorgenommen worden. Die meisten Patienten klagten über Schwierigkeiten, Gesprochenes zu verstehen, insbesondere bei erhöhtem Geräuschpegel (bzgl. weiterer Hörstörungen in Verbindung mit peripheren Neuropathien s. Kap. H.II.e.5: HMSN mit sensorineuraler Taubheit).

Idiopathischer Hörsturz: BOENNINGHAUS (1988) betont, daß es zu einem Hörsturz bei einer Reihe von Krankheiten kommen kann, die zu einer plötzlich auftretenden Innenohrschwerhörigkeit oder vollständigen Taubheit eines Ohres führen. Als Ursache kommen akustische Traumen, Schädelverletzungen oder toxische Medikamente, Mumps, Akustikustumoren, auf das Innenohr übergreifende Infekte und Schwerhörigkeit im Rahmen von hereditären Syndromen mit Erkrankung der Augen, Nieren oder des Stoffwechsels in Frage (u.a. *Alport-, Refsum-, Cogan- oder Usher-Syndrom*).

Gegenüber dem „symptomatischen" Hörverlust grenzt er den „idiopathischen Hörsturz" ab, der eine Hörstörung unbekannter Genese bezeichnet. Es sei naheliegend, eine vaskuläre, allenfalls eine virale Genese anzunehmen. Vieles spreche dafür, daß eine Durchblutungsstörung der Kochlea zugrundeliege (A. labyrinthi als Endarterie, welche insbesondere die Schneckenachse versorgt und Verbindungen zu Mittelohrgefäßen aufweist). Ein Teil der Innenohrgefäße wird sympathisch und parasympathisch innerviert und unterliegt nervalen peripheren Regulationsmechanismen.

Der idiopathische Hörsturz tritt *ohne* Schwindel auf, d.h. ohne vestibuläre Symptome. Bei gleichzeitigem Schwindelanfall liegt ein *Morbus Meniére* (s. unten) vor, ein Krankheitsbild, das vom Hörsturz zu trennen ist und bei dem im Beginn ähnliche, dann allerdings den vestibulären Labyrinthanteil einschließende pathophysiologische Mechanismen ablaufen dürften. Bei einen Teil der Hörsturzpatienten liegt ein auch beim Morbus Meniére auftretender endolymphatischer Hydrops des Ductus cochlearis vor.

Hereditäre sensorineurale Taubheit: KELSELL et al. (1997) betonen, daß eine *schwere Taubheit oder Hörstörung* die häufigste erbliche sensorische Erkrankung darstellt, die eines von 1000 Kindern betrifft. Die Taubheit ist meistens auf periphere Hördefekte zurückzuführen, die als Folge entweder einer Leitungsstörung im äußeren oder im mittleren Ohr oder auf sensorineurale Anomalien in der Kochlea zurückzuführen sind. Obwohl eine Zahl mutierter Gene identifiziert worden sind, die für symptomatische Taubheit (multiple phänotypische Krankheiten) sowie beim *Waardenburg-Syndrom* und beim *Usher 1B-Syndrom* verantwortlich sind, ist wenig bekannt über die genetische Grundlage nichtsymptomatischer Taubheit (im Sinne einer einzelphänotypischen Krankheit). Untersucht wurde ein Stammbaum mit autosomal-dominanter Taubheit, die auf eine Mutation im Gen für das *Gap-junction-Protein Connexin26 (Cx26)* zurückzuführen ist, die mit einer ausgeprägten Taubheit in dieser Familie verbunden ist. Cx26-Mutationen aufgrund eines Promotor-Stopkodons sind auch bei 3 autosomal-rezessiven, nichtsyndromatischen sensorineuralen Taubheitsstammbäumen festgestellt worden, die genetisch mit dem Chromosom 13q11-12 (DFNB 1) gekoppelt sind, wo das Cx26-Gen lokalisiert ist. Die immunhistochemische Färbung des Cx26 in Kochleazellen des Menschen ergab hohe Werte der Expression. Nach Auffassung der Autoren handelt es sich um die erste nichtsyndromatische sensorineurale autosomale Taubheit, bei der das zugehörige Gen identifiziert worden ist und bei dem Cx26 als eine wichtige Komponente in der menschlichen Kochlea identifiziert worden ist.

2. N. vestibularis

Vestibuläre Neuritis (Meniére-Krankheit): FETTER u. DICHGANS (1996) berichten über eine akute unilaterale Vestibulopathie oder Vestibularisneuritis, welche als die zweithäufigste Ursache des Schwindels angesehen wird. Aufgrund ihrer Untersuchungen kommen die Autoren zu dem Schluß, daß die Vestibularisneuritis eine partielle und nicht eine komplette unilaterale vestibuläre Läsion darstellt und daß diese partielle Läsion den oberen Abschnitt des Vestibularnerven betrifft, welcher die Afferenzen der horizontalen und vorderen Bogengänge betrifft. In den meisten Fällen ist die Ätiologie nicht geklärt, doch wird angenommen, daß die Vestibularisneuritis in der Regel auf eine virale Infektion zurückzuführen ist. Das Hauptsymptom besteht in einem akut auftretendem schweren prolongierten, rotatorischen Schwindel, der mit Übelkeit, Standunsicherheit und spontanem Nystagmus verbunden ist.

Veränderungen im VIII. Hirnnerven bei Meniére-Krankheit: YLIKOSKI et al. (1981) haben die VIII. Hirnnerven von 40 Patienten mit Meniére-Krankheit lichtmikroskopisch untersucht. Alle Nerven erschienen normal, von 2 Veränderungen abgesehen:

1. Jedes Präparat enthielt einige Nervenfasern mit deformierten Myelinhüllen, die als „hyperplastisches Myelin" an der Oberfläche der Nerven beschrieben werden. – Dabei handelt es sich vermutlich um eine artifizielle Läsion, die auf die Exzision der Präparate zurückzuführen ist.
2. Sechs Fälle (15 %) enthalten blasse, rundliche Areale, etwa 10–90 µm im Durchmesser, die auf proliferierte Fortsätze fibröser Astrozyten zurück-

zuführen waren. – Diese „Veränderungen" gleichen denen, die z.B. in den Vorderwurzeln von Fällen mit Werdnig-Hoffmann-Krankheit beschrieben wurden und auf Protrusionen zentraler Astrozytenfortsätze aus dem Rückenmark in die Vorderwurzeln zurückzuführen sind.

Eine klinische Nachuntersuchung bei 3 von 4 Patienten ergab keine Verbesserung der Symptomatik durch die Neurektomie. Diese 3 von 4 untersuchten Patienten gehörten zu der Gruppe von 6 Fällen mit Gliose im Nerven. Diese Beobachtung scheine die klinische Diagnose der Meniére-Krankheit auszuschließen und könne als ein andersartiger zugrundliegender pathologischer Prozeß interpretiert werden (YLIKOSKI et al. 1981).

Anhang: Kaliber markhaltiger Nervenfasern bei der japanischen Tanzmaus

Nach APPELL (1980) ist das mittlere Kaliber der Nervenfasern im N. ischiadicus der „japanischen walzertanzenden Maus (JWM)" um 10% höher als bei der normalen Maus. Allerdings sind die Muskeln der japanischen Tanzmaus mit einer ungewöhnlich hohen Zahl an Muskelspindeln ausgestattet. Dieser Autor zitiert Arbeiten von SAMMECK (1976, 1978), wonach es zu einer Myelinisation markloser Axone aufgrund eines Trainingsprogramms käme mit Hypermyelinisation markhaltiger Nervenfasern und besonderen Degenerationserscheinungen nach Absetzen des Trainings.

Pathogenese: Die Überaktivität der japanischen Tanzmaus beruht auf einem angeborenen Defekt im Innenohr. Ihre Muskeln sind an die hohe physische Aktivität angepaßt. Diese Mutante wird daher als ein motorisches Modell angesehen, „das geboren ist zu rennen".

f) IX. und X. Hirnnerv (N. glossopharyngicus und N. vagus)

Diese sind häufig bei Polyneuritiden und Polyneuropathien mitbetroffen, ohne daß dazu besondere morphologische Untersuchungsbefunde vorlägen. Häufig wird ihre Beteiligung postdiphtherisch, beim Botulismus, der akuten intermittierenden Porphyrie, bei Kollagenosen u.a. festgestellt (NEUNDÖRFER 1987). *Schluckstörungen* gehören klinisch zu den typischen Symptomen, ebenso *Rekurrensparesen*, die zu Heiserkeit führen. (Vgl. auch Kap. O.V., SIDS!)

Neuropathie des N. recurrens laryngicus bei Pferden: HARRISON et al. (1992) berichten über eine Neuropathie bei Dressurpferden, die bereits bei neugeborenen Fohlen im Alter von 2 Wochen und 6 Monaten durch Denervationszeichen im M. abductor und adductor laryngicus festgestellt werden kann. Bei Dressurpferden ist durch endoskopische Inspektion des Larynx bei 8% eine Laryngicus-Hemiplegie und bei 53% für eine Laryngicus-Hemiparese festzustellen. Meistens wird die Krankheit der Laryngicus-Hemiplegie erst im Alter von 2–3 Jahren und später entdeckt; doch tritt sie schon bei jüngeren Tieren auf. Nach neueren Vermutungen ist die Krankheit genetischen Ursprungs, wofür auch der neonatale Beginn der Neuropathie sprechen würde.

g) XI. und XII. Hirnnerv (N. accessorius und N. hypoglossus)

Selten kommt es bei Polyneuritiden und Polyneuropathien zu Akzessorius- und Hypoglossuslähmungen (NEUNDÖRFER 1987).

Bei kindlicher Hemiplegie fanden MARCUS et al. (1989), daß 15 von 17 Kindern mit einer Hemiplegie eine Schwäche im Bereich des *M. trapecius* aufwiesen, aber einen normal funktionierenden *M. sternocleidomastoideus* hatten. Nur wenige andere Hirnnervenabhängige Ausfälle ließen sich nachweisen. Der Unterschied zwischen den beiden Muskelanteilen, die beide vom spinalen N. accessorius versorgt werden, ist möglicherweise phylogenetisch bedingt, wobei es sich bei ersterem um einen abhängigen Muskel, bei letzterem (M. sternocleidomastoideus) aber um einen axialen Muskel handeln würde.

II. Kompressionsneuropathien einzelner Nerven

Diese sind z. T. anlagebedingt (z. B. enger Karpaltunnel), z. T. hereditär (z. B. bei Amyloidose als Ursache eines Karpaltunnelsyndroms), werden aber unter dem Kapitel Kompression und Konstriktion dargestellt. Bezüglich der zugehörigen klinischen Ausfalls- und Reizerscheinungen sei auf die monographische Darstellung von MUMENTHALER et al. 1998) verwiesen.

III. Syndrom des deszendierenden Perineums

PARKS et al. (1966) haben bei Patienten mit einem Rektumprolaps ein Syndrom des „deszendierenden Perineums" herausgestellt. In einer morphologischen Untersuchung berichten HENRY et al. (1982) über 20 Patienten, bei denen sie bioptisch die Muskelfasern im äußeren analen Sphinktermuskel untersuchen konnten. Dabei fanden sie eine Hypertrophie mit Durchschnittswerten von 30,9 ± 9,7 µm gegenüber 22 ± 8,0 bei den Typ 1-Fasern und Werte von 41,2 ± 12,4 gegenüber 28 ± 9,2 µm bei den Typ 2-Fasern. Die Autoren schließen aus dieser Hypertrophie, daß die Veränderungen auf einer Schädigung der Nervenversorgung beruht (s. Kap. I.III.f.5 Fäkale Inkontinenz).

MILLER et al. (1989) haben neuropathische Veränderungen bei inkontinenten Patienten mit perinealem Deszensus feststellen können. Doch gibt es auch Hinweise auf eine Regeneration.

IV. Idiopathische progressive Mononeuropathie junger Personen

ENGSTRÖM et al. (1993) berichten über 6 junge Patienten mit hartnäckig progressiver schmerzloser Schwäche eines einzelnen größeren Nerven an der unteren Extremität. Eine Ursache für die Neuropathie ließ sich nicht feststellen, auch nicht nach chirurgischer Exploration. Zum Zeitpunkt der Diagnose wiesen alle Patienten eine Schwäche und 3 Patienten einen Sensibilitätsverlust auf.

Bei allen Fällen ergab die elektromyographische Untersuchung eine chronische axonale Mononeuropathie ohne Erregungsleitungsblock oder eine fokale Leitungsverlangsamung. Bei der chirurgischen Exploration erschien der Nerv bei 2 Patienten atrophisch, bei einem Patienten induriert und bei 2 weiteren Patienten unauffällig. *Biopsiepräparate* ergaben in 2 Fällen abnorme Nerven mit entweder Waller-Degeneration oder endoneuraler Fibrose. – Die in deren Abb. 2 wiedergegebenen Veränderungen sind jedoch durch mangelhafte Osmierung und Kompression des Präparates artifiziell bedingt, so daß die angenommene Fibrose nicht zweifelsfrei dokumentiert erscheint.

L. Entzündliche Neuropathien (Neuritis, Polyneuritis, Vaskulitis)

In dieser klinisch besonders wichtigen, weil häufigen und therapierbaren Gruppe von Neuropathien sind

- die *infektiösen Neuropathien*, die bei Herpes zoster, AIDS, der hier seltenen Lepra, der Chagas-Krankheit, Lyme-Borreliose u. a. auftreten, zu unterscheiden von den
- wesentlich häufigeren *entzündlichen Erkrankungen*, bei denen *keine Erreger* nachweisbar sind und die daher vielfach als Autoaggressionskrankheiten des peripheren Nervensystems gedeutet werden. Zu den letztgenannten gehören eine *Polyneuritis, die akute idiopathische entzündliche Polyradikuloneuritis (Guillain-Barré-Syndrom), und eine chronische rekurrierende* oder *chronisch-progressive inflammatorische (entzündliche) demyelinisierende Polyneuropathie (CIDP)* sowie die Neuropathien, die bei der *Sarkoidose*, der *Perineuritis* und bei *entzündlichen Erkrankungen der Gefäße der peripheren Nerven* (s. unten: ca. 20 primäre und 24 sekundäre Vaskulitisformen!) auftreten können.

Klinisch ist bei der Gruppe der entzündlichen Neuropathien wie auch bei den angiopathischen Formen manchmal nur ein einzelner Nerv (*Mononeuropathie*) betroffen oder es sind mehrere, asymmetrisch verteilte Nerven („*Mononeuropathia multiplex*" oder *Multiplex-Typ der Neuropathie*") erkrankt; diese Formen sind grundsätzlich von den häufigeren symmetrischen Formen einer Neuropathie, einer *Polyneuropathie*, zu unterscheiden.

I. Infektiöse Neuropathien

a) Herpes zoster

Die primäre Infektion mit einem Varicella-Zoster-Virus verursacht *Windpocken*, in der Regel bei Kindern, während der Zoster (= Herpes zoster = Gürtelrose) als Folge der Reaktivierung des Virus anzusehen ist, das in den sensorischen Ganglienzellen latent erhalten geblieben ist.

Klinik: Der Herpes zoster ist eine Krankheit, die durch einen Kranz von Vesikeln im Dermatom eines sensorischen Nerven gekennzeichnet ist, dem in der Regel 4–5 Tage des Krankseins und von Schmerzen vorausgehen. Die Vesikel bleiben etwa 7 Tage erhalten, trocknen dann aus und hinterlassen Narben sowie postherpetische Schmerzen, die bei Patienten im Alter über 40 Jahren für Monate anhalten können.

Das Dermatom eines jeden sensorischen Nerven kann betroffen sein, meistens ist es jedoch der *V. Hirnnerv* und der *3.–10. Thorakalnerv*, selten der Plexus brachialis (FABIAN et al. 1997). Gelegentlich werden die sensorischen Symptome von *motorischen Zeichen* begleitet (HAANPÄÄ et al. 1997); selten tritt eine *akute Myelitis* auf.

Histopathologie: Entzündung, Nekrose und Hämorrhagie in den Spinalganglien sind beim Zoster schon früh beschrieben worden. Das Virus wird bei den Windpocken nach der primären Infektion des Nasopharynx entlang den sensorischen Nerven retrograd zu den spinalen oder kranialen Ganglien transportiert (ähnlich dem Herpes-simplex-Virus). Durch eine Immunsuppression bei Erkrankungen wie Lymphomen oder durch zytotoxische Medikamente kann der Zoster ausgelöst werden. Nach der Reaktivierung in den Ganglien breitet sich das Virus *zentrifugal* in den sensorischen Nerven in Richtung auf die Haut aus und kann dann sowohl in den *Ganglien* als auch in den *Nerven* elektronenmikroskopisch oder immunfluoreszenzmikroskopisch nachgewiesen werden (ESIRI u. TOMLINSON 1972). Durch Southern-blot-Hybridisierung ist die Varicella-Zoster-Virus-DNS in infizierten Sakralganglien und in normalen Trigeminus-Ganglien bei menschlichen Autopsiefällen nachgewiesen worden (GILDEN et al. 1987). Im latenten Zustand ist das Varicella-Zoster-Virus auch in nichtneuronalen Zellen der menschlichen Spinalganglien identifiziert worden, während das latente Herpes-simplex-Virus vor allem in Neuronen lokalisiert ist (CROEN et al. 1988). Eine *zentripetale Ausbreitung* kann auch die Hinterwurzeln und die Hinterhörner des Rückenmarks erfassen, wodurch eine Myelitis entsteht. Die vielfältigen Komplikationen der Varicella-Zoster-Virus-Infektion sind von KENNEDY (1987) zusammengefaßt worden.

Über Hypothesen zur Pathogenese der mit Herpes zoster assoziierten Schmerzen berichtet BENNETT (1994) während der akuten Infektion mit Entwicklung von Bläschen und der postherpetischen Neuralgie. Er weist darauf hin, daß die meisten dieser Vorstellungen spekulativ sind. Die Beziehung zwischen Schmerzen, Allodynie und Temperaturempfindungen bei der postherpetischen Neuralgie haben ROWBOTHAM u. FIELDS (1996) genauer analysiert.

1. *Experimentelle Herpes-simplex-Virus Typ II-Infektion*

T.R. MARTIN u. SUZUKI (1987) haben bei latenter HSV-II-Infektion eine Immunsuppression durchgeführt und eine Reaktivierung der Infektion beobachtet. Entsprechende Antigene ließen sich in zahlreichen Ganglien des Urogenitaltraktes feststellen. Über intraaxonale Viren bei einer demyelinisierenden Form der experimentellen Herpes-simplex-Typ II-Infektion berichtet J.R. MARTIN (1984).

SOFFER u. MARTIN (1989) haben später ein Mausmodell mit genitalem Herpes simplex vom Typ 2 (HSV-II)-Infektion untersucht. Dazu wurden die Wurzelnerven im unteren Rückenmarksbereich 5 Tage bis 6 Monate nach der Inokulation mit Immunperoxidase-Methoden an Paraffinschnitten untersucht. Das virale Antigen ließ sich in den sensorischen Ganglien, ihren proximalen Nervenwurzeln und in distalen Nerven 5-6 Tage nach der Infektion nachweisen. In Semidünnschnitten zeigten die meisten Mäuse fokale Veränderungen an den sensorischen Nervenwurzeln im unteren thorakalen, lumbalen oder sakralen Niveau. Nach 7 und 10 Tagen bestanden die Läsionen hauptsächlich aus Nervenfaserdegenerationen, insbesondere der großen markhaltigen Fasern. Nach 2 Wochen fielen relativ große Bündel mit kleinen unmyelinisierten Fasern und einer unreifen Axon-Schwann-Zellbeziehung auf. Nach 3-6 Wochen fanden sich wesentlich mehr kleine marklose Fasern als im normalen Nerven. Nach 6 Monaten zeigten die betroffenen Nervenwurzeln eine relative Reduktion der großen markhaltigen Fasern, vermehrte kleine markhaltige Fasern und Schwann-Zellkerne. Die Zahl der marklosen Nervenfasern war gegenüber dem 3-6 Wochenstadium reduziert. Demnach scheint eine axonale Degeneration und Regeneration die Hauptveränderung in den sensorischen Wurzeln zu sein.

2. Experimentelle α-Herpes-Virus-Saimiri-Infektion bei Kaninchen

ILLANES et al. (1990a, b) haben die o.g. Herpes-Neuropathie elektronenmikroskopisch und morphometrisch im Hinblick auf Nervenfaserausfälle über einen Zeitraum von 2 Jahren untersucht. Dabei konnten sie eine erhebliche Reduktion der Zahl und Dichte markhaltiger und markloser Nervenfasern schon 17 und 45 Tage nach der Infektion feststellen. Nach 45 Tagen war eine axonale Regeneration feststellbar. 2 Jahre nach der Inokulation war die Zahl der marklosen Fasern erheblich reduziert.

b) Retrovirus-Infektionen durch HIV-1- und HTLV-I

Zu unterscheiden sind

1. die HIV 1 (= HTLV-III)-Infektionen, die anfänglich zum ARC („AIDS related complex") und später zum Vollbild „AIDS" (s. unten) führen; und
2. Infektionen mit dem „*h*umanen *T*-Zell-*l*ymphotropischen *V*irus I (HTLV-I), die zum Bild der „tropischen spastischen Paralyse" (TSP) bzw. zur „*H*TLV-I-*a*ssoziierten *M*yelopathie" (HAM) führen.

Gelegentlich kommt allerdings eine Doppelinfektion vor (McArthur et al. 1990).

Nach Hartung et al. (1988) entwickelt sich bei fast allen Patienten mit humanen Immundefizienz-Virus-Infektionen irgendwann eine Erkrankung des Nervensystems. Die Inzidenz neuromuskulärer Erkrankungen wird je nach Ausfallkriterium mit 10-50% angegeben. Mehr als die Hälfte der HIV-Infizierten zeigt eine Beteiligung des peripheren Nervensystems und der Muskulatur, wenn man elektrophysiologische Verfahren zur Diagnostik subklinischer Erkrankungen hinzuzieht. Diese Befunde werden durch Ergebnisse autoptischer Untersuchungen bestätigt.

1. AIDS-Neuropathie

Von entzündlichen Neuropathien bzw. infektiösen Neuropathien des peripheren Nervensystems ist eine beträchtliche Zahl HIV (= „*h*uman *i*mmune deficiency virus")-infizierter Personen betroffen. Das Spektrum der Erkrankungen, die durch das menschliche T-Zell-lymphotrope Virus Typ III (HTLV-III) hervorgerufen wird, reicht von asymptomatischen Infektionen bis zum erworbenen („acquired") Immundefizienz-Syndrom (AIDS)-„related complex" (ARC) und AIDS. *Klinische Anzeichen* einer Neuropathie bestehen etwa bei der *Hälfte der Patienten, pathologische Veränderungen* sind jedoch in etwa *90 % der Fälle* mit AIDS (= „acquired immune deficiency syndrome") nachweisbar (DE LA MONTE et al. 1988; MAH et al. 1988; BAILEY et al. 1988; CHAUNU et al. 1989). Nach C.D. HALL et al. (1991) hatten auch 7 der 34 Patienten mit dem AIDS-related-Komplex (ARC) eine Neuropathie; 9 mit ARC waren asymptomatisch, wiesen jedoch bei elektrophysiologischer Untersuchung eine Neuropathie auf. Es bestand eine signifikante Korrelation zwischen dem Vorkommen einer Neuropathie und den Anzeichen für eine Funktionsstörung des Zentralnervensystems.

Klinik und Histopathologie: Klinisch sind verschiedene Formen einer Neuropathie beschrieben worden. Eine relativ benigne Form und eine der frühesten, die im Verlauf der HIV-Infektion auftritt, in der Regel während der Patient sonst noch asymptomatisch ist (also bei ARC), besteht in einer akuten oder subakuten rekurrierenden *demyelinisierenden Neuropathie* (LIPKIN et al. 1985; CORNBLATH et al. 1987; CORNBLATH u. MCARTHUR 1988; MAH et al. 1988; MILLER et al. 1988; PRZEDBORSKI et al. 1988). Dabei handelt es sich um eine segmentale Demyelinisation, die mit einer variablen axonalen Schädigung sowie perivaskulären mononukleären Zellinfiltraten im Endo- und Epineurium verbunden ist (BRADLEY u. VERMA 1996). Die Grundlage dieser Erkrankung ist vermutlich ein *Autoimmunprozeß* im Sinne eines Guillain-Barré-Syndroms. In der Prä-AIDS-Phase der Infektion können auch eine *Mononeuritis multiplex* und *Hirnnervenerkrankungen* auftreten. Bei einigen dieser Fälle ist eine *Vaskulitis* beschrieben worden, die auf eine Immunkomplexerkrankung zurückgeführt wird (GHERARDI et al. 1989; YOUNGER et al. 1996). Nach Manifestation von AIDS findet sich als häufigste Form einer klinischen Neuropathie ein *distaler Sensibilitätsverlust* mit Schmerzen. Histopathologisch dominiert dabei eine *Dying-back-Form der axonalen Degeneration*, aber einige segmentale Demyelinisationen und entzündliche Veränderungen können ebenfalls vorhanden sein. In einzelnen Fällen ist ein *HIV-Nachweis im Nerven* (A. VITAL et al. 1992; ESIRI et al. 1993) oder in sensorischen und sympathischen Ganglien (ESIRI et al. 1993) gelungen. Eine *sensorische Ganglionitis* mit Ataxie und Radikuloneuritis aufgrund einer CMV (= „cytomegaly virus")-Infektion (SAID et al. 1991) kann dabei zu einem *Cauda-equina-Syndrom* führen. Schließlich ist eine *autonome Neuropathie* abzugrenzen, die in den AIDS-Endstadien auftritt (CRADDOCK et al. 1987). Pathologische Veränderungen in autonomen Nerven sind auch in der Darmwand asymptomatischer HIV-infizierter Patienten zu finden, ebenso bei solchen mit AIDS (GRIFFIN et al. 1988). Gelegentlich ist als Komplikation eine Neuropathie als Folge einer infiltrativen Lymphozytose nachweisbar (MOULIGNIER et al. 1997).

RANCE et al. (1988) konnten bei 4 homosexuellen Männern mit AIDS autoptisch eine selektive Degeneration des Tractus gracilis nachweisen. Klinisch zeigten diese Patienten eine progressive Parästhesie und Dysästhesie im Bereich der unteren Extremitäten mit reduzierten oder fehlenden Reflexen und im Laufe der Erkrankung einsetzender Demenz. Betroffen waren sowohl die Axone als auch die Markscheiden des Fasciculus gracilis mit der stärksten Ausprägung im oberen Thorakal- oder Zervikalmark. Im Lumbalbereich fand sich nur ein geringer Ausfall der Fasern, während in den lumbalen Dorsalwurzeln keine Ausfälle nachweisbar waren. Die lumbalen Spinalganglien, die bei nur einem Patienten verfügbar waren, zeigten eine geringe sensorische „Ganglionitis". Alle untersuchten Fälle zeigten Mikrogliaknötchen im Gehirn. Unter 23 anderen Patienten mit AIDS, die autoptisch zusammen mit den 4 genannten Fällen untersucht werden konnten, zeigte keiner eine sensorische Neuropathie und keiner Degenerationen im Fasciculus gracilis. Die Kombination einer distalen sensorischen Neuropathie zusammen mit einer Degeneration des Fasciculus gracilis weist auf einen Dying-back-Prozeß in den Neuronen der Spinalganglien hin.

Beim Vergleich mit normalen Kontrollen zeigen viele *Ganglien* in der Mehrzahl der HIV-1-infizierten Patienten mehr T-Lymphozyten und Makrophagen und eine erhöhte MHC Klasse II-Expression. Einige weisen Anzeichen einer neuronalen Degeneration auf. Bei 7 Fällen mit HIV-1 ließ sich das gp41-Hüllprotein und/oder p24-Kernprotein-Antigen in intraganglionären Makrophagen nachweisen. Sensorische Ganglien enthalten mehr gp41-HIV-1-Antigen als sympathische Ganglien. Der Nachweis von HIV-1-Antigen in Ganglien gelingt häufiger bei Fällen mit HIV-1-Infektion, die bereits fortgeschritten sind und klinisch AIDS zum Zeitpunkt des Todes (71 %) aufweisen, als bei denjenigen, die noch nicht so fortgeschritten sind.

Die Expression eines Monozyten-Makrophagen-Markers und der größeren Histokompatibilitätskomplex (MHC) Klasse II-Antigene sind in endoneuralen verzweigten Zellen hochreguliert, während die Expression von CR3, einem Komplementrezeptor, der bei dem Prozeß der Phagozytose eine Rolle spielt, herabreguliert ist. In 6 Nervenbiopsien und in 2 von 5 Spinalganglien fanden die Autoren eine HIV-abhängige mRNA und ein entsprechendes Protein in disseminierten Zellen des Endoneuriums, bei denen es sich vermutlich um Makrophagen handelt. Eine Speicherung des Virus in den Makrophagen kann sowohl als Reservoir für das Virus dienen als auch eine potentielle Ursache der Nervenschädigung darstellen, wahrscheinlich durch die Abgabe eines Zytotoxins oder durch eine Interaktion mit trophischen Faktoren.

Tuburetikuläre Einschlüsse (TRE) waren in Endothelzellen bei 10 der 15 untersuchten Fälle mit AIDS vorhanden (A. VITAL et al. 1992). Eine direkte immunpathologische Untersuchung mit Anti-Immunglobulin-Seren war bei allen Fällen negativ. Viren (HIV) waren durch in-situ-Hybridisierung bei 2 der 15 AIDS-Patienten festzustellen. Die TRE sind nicht spezifisch für irgendeine Neuropathie und tragen vermutlich auch nicht zur Pathogenese des peripheren Nervensyndroms bei AIDS (FULLER u. JACOBS 1989).

SIMPSON u. OLNEY (1992) klassifizieren die peripheren Neuropathien, die in Zusammenhang mit einer HIV-Infektion auftreten, wie folgt:

distale symmetrische Polyneuropathien:
- idiopathisch,
- verbunden mit neurotoxischen Substanzen,
- verbunden mit Vitamin-B12-Mangel,

entzündliche demyelinisierende Polyneuropathie,
Mononeuropathia multiplex,
progressive Polyradikulopathie:
- akut lumbosakral,
autonome Neuropathie,
Motoneuronerkrankung,
sensorische Neuronopathie.

Die Autoren betonen, daß eine durch Zidovudin (s. dort) ausgelöste Neuropathie bekannt sei, zitieren aber keine zugehörige Literatur.

2. Opportunistische Superinfektionen

Zytomegalievirusinfektion von Nerv und Muskel bei AIDS und Zidovudin-Behandlung: Zytomegalievirus (CMV)-infizierte Kapillaren oder Venenendothelzellen in neuromuskulären Präparaten waren bei 31 von 115 autoptisch untersuchten AIDS-Patienten nachweisbar (CORNFORD et al. 1991). Eine neuromuskuläre CMV-Infektion war histologisch bei 19 % der AIDS-Patienten nachweisbar, wenn die AIDS-Krankheit bereits 3 Monate oder weniger bestanden hatte, während nach 2 Jahren bereits ein Anstieg auf 46 % zu beobachten war. Eine Gefäßschädigung durch eine CMV-Infektion der Endothelien kann zu einer regionalen Ischämie und/oder entzündlichen Schädigung der Nerven führen, die einen Verlust an markhaltigen Nervenfasern aufgrund einer axonalen Degeneration zur Folge hat. Diese wiederum resultiert in einer Denervationsatrophie der Muskelfasern, die bei der Mehrzahl der Patienten zu finden war. Der Ausfall an markhaltigen Nervenfasern korrelierte mit dem Nachweis der CMV-Infektion, der klinischen Angabe einer *Zidovudin*-Gabe und einer Chemotherapie zur Behandlung des Kaposi-Sarkoms. Während die CMV-Infektion und die Zidovudin-Behandlung beide positiv korreliert waren mit dem Verlust an markhaltigen Nervenfasern, ließ sich ein Zusammenhang mit der Chemotherapie wegen des Kaposi-Sarkoms nicht feststellen.

Bei einem 34jährigen homosexuellen Mann mit AIDS ließ sich eine subpiale und subependymale Zytomegalievirusinfektion nachweisen (BEHAR et al. 1987). Histologisch zeigten die Vorderwurzeln eine proximale CMV-Infektion mit massivem Faserverlust. Bei diesem immunsupprimierten Patienten verursachte das Zytomegalievirus eine schwere motorische Polyradikulopathie mit selektiver Zerstörung der Motoneurone in den ventralen spinalen Wurzeln und in den motorischen Hirnnerven. ROBERT et al. (1989) haben eine HIV-ähnliche Immunreaktivität in den Vorderhornzellen des Rückenmarks festgestellt. Über weitere Rückenmarks- und Nervenveränderungen berichten GRAFE u. WILEY (1989), über die Prognose der Zytomegalie bei AIDS COHEN et al. (1993).

3. Syphilitische Polyradikulopathie

LANSKA et al. (1988) berichten über eine syphilitische lumbosakrale Polyradikulopathie bei einem HIV-positiven 22jährigen bisexuellen Mann, bei dem eine Syphilis im Stadium II durch intramuskuläre Injektionen von Penicillin behandelt worden war. Er zeigte eine rasch progressive Schmerzsymptomatik mit Schwäche und Muskelschwund an den Beinen.

4. Periphere Nervenveränderungen bei HTLV-I-assoziierter Myelopathie (HAM/TSP)

G.C. und L.N. ROMÁN (1988) definieren die ursprünglich von STRACHAN (1897) berichtete „Form einer multiplen Neuritis, die in Westindien vorkommt" als „tropische spastische Paraparese (TSP)". Sie ist gekennzeichnet durch eine chronische und langsam progressive Myelopathie mit spastischer Paraparese und minimalen sensorischen Ausfällen, die endemisch in tropischen Breitengraden, insbesondere in der Karibik, in Südindien und Südafrika, in den Seychellen, Kolumbien und Japan (MATSUMURO et al. 1990) vorkommt. BHIGJEE et al. (1993) haben bei 43% der Patienten, die eine mit humanem T-Zell-lymphotropen Virustyp I (HTLV-I)-assoziierte Myelopathie (HAM/TSP) aufwiesen, Störungen der peripheren Nervenfunktionen beobachtet. Nach NISHIMOTO et al. (1990) sind die Interleukin-6-Werte im Serum und im Liquor cerebrospinalis erhöht. Die Erkrankung beginnt mit Brennen an den Füßen, Gliedersteifheit, spastischer Blase und – bei Männern – Impotenz. Die Patienten zeigen eine Schwäche der unteren Extremitäten, Spastizität und Hyperreflexie und einen Stechschritt. Dabei ließen sich Zeichen von Babinski-Shaddock und von Hoffmann nachweisen. Die Krankheit ist langsam progressiv, doch Todesfälle seien nicht berichtet worden.

Histopathologie: Bei 6 Patienten wurde der N. suralis bioptisch untersucht. Darin fanden sich unterschiedliche Grade der Demyelinisation, Remyelinisation, axonalen Atrophie und Degeneration sowie eine perineurale Fibrose. Globuläre, gekammerte oder wurstförmige Nervenfaserveränderungen ließen sich bei 2 Fällen nachweisen. Entzündliche Infiltrate kamen nicht vor, ebensowenig Ablagerungen von IgG, IgM und IgA oder Komplement, Virusantigen oder provirale DFA. Die Autoren nehmen an, daß die Erkrankung des peripheren Nervensystems Teil der HTLV-I-assoziierten Krankheit und nicht zufällig aufgetreten ist.

Die *Pathogenese* der peripheren Nervenerkrankung ist unklar. Hinweise auf eine direkte Virusinfektion fanden sich nicht. Doch könnte es sich um eine Virus-ausgelöste Abgabe löslicher Faktoren handeln, z.B. von Zytokinen, oder sekundäre Folgen einer weiter proximal lokalisierten Erkrankung, z.B. der Nervenwurzeln.

c) Lepröse Neuropathie

Die Lepra ist auch heute noch ein größeres gesundheitliches Problem in Indien. Eine Infektion mit dem Mykobakterium leprae manifestiert sich vor allem an der *Haut*, an den *Schleimhäuten* und an den *peripheren Nerven*. Die sehr lange Inkubationszeit beträgt 4–15 Jahre oder mehr, wobei die Symptome bei der tuberkuloiden Lepra früher beginnen als bei der lepromatösen Form. Anfangs stehen *Hautveränderungen* im Vordergrund, seltener die *periphere Neuropathie*. Die Klassifikation der Lepra beruht auf Unterschieden in der immunologischen Reaktion. Diese umfaßt ein Spektrum zwischen geringer zellulärer Immunität (*lepromatöser Lepra; LL*), bei der die Bakterien in den infizierten Zellen proliferieren und nur wenige entzündliche Reaktionen auftreten, bis zu starken zellulären Immunreaktionen (*tuberkuloide Lepra; TL*), bei denen eine starke entzündliche Reaktion stattfindet und nur wenige Erreger nachweisbar sind. Zwischen diesen beiden Extremen gibt es Grenzfälle, die wiederum unterschieden werden in eine *lepromatöse Übergangsform*, eine *intermediäre (IL)* und eine *tuberkuloide Übergangsform*. Auch gibt es eine unbestimmte Gruppe von frühen Fällen, die noch nicht die charakteristischen Veränderungen der polaren Typen aufweisen. Sie können sich in beide Richtungen entwickeln. Übergänge von der einen in die andere Form kommen vor. Der *Leprominhauttest* ist bei der tuberkuloiden Lepra positiv, bei der lepromatösen aber negativ.

Histopathologie

Lepromatöse Lepra (LL): Die Nerven erscheinen bei der *lepromatösen Lepra* anfänglich relativ gut erhalten, doch besteht eine intensive entzündliche Reaktion, welche überwiegend das *Epineurium* und das *Perineurium* betrifft (TZOURIE u. SAID 1990). Dadurch und evtl. durch eine endoneurale Proliferation der Perineuralzellen (VALLAT et al. 1991) kommt es zur Verdickung des Nerven. Die einzelnen Nervenfaszikel sind in recht unterschiedlicher Weise betroffen. Eine *lymphozytäre Vaskulitis* ist sowohl epineural als auch perineural und endoneural nachweisbar, dabei sind Gefäßverschlüsse selten. Die *Bazillen* sind in großer Zahl vorhanden; sie liegen in epineuralen und endoneuralen Fibroblasten, Perineuralzellen, Zellen der Makrophagen-/Histiozytenreihe, in Schwann-Zellen und in Endothelzellen (GIBBELS et al. 1988). Sie ließen sich in Schwann-Zellen nicht nachweisen, sofern nicht auch andere Zellen in ihrer Nachbarschaft betroffen waren. Die Fibroblasten proliferieren erheblich. Die Infektion der Zellen breitet sich offensichtlich vom Perineurium auf das Endoneurium aus, wobei die bindegewebigen Septen und Blutgefäße als Eintrittspforte dienen. Die verschiedenen Nervenfaszikel waren signifikant unterschiedlich betroffen, was zu der Hypothese einer initial fokalen Ausbreitung der Bakterien paßt. Die Zahl und Dichte der endoneuralen Gefäße ist nur in den späteren Stadien der LL vermehrt. Eine Vergrößerung des endoneuralen Areals beruht auf verschiedenen Faktoren und ist in allen Fällen, außer denen mit ausgedehnter endoneuraler Kollagenisierung, nachweisbar. Bakterien in Phagosomen von Schwann-Zellen in Verbindung mit marklosen Axonen und Makrophagen waren nur in den frühen LL- und TL-Fällen nachweisbar. Nur selten sind Bazillen in Axonen beobachtet worden. Sie sind dann von einer Doppelmembran eingehüllt, was auf eine Umhüllung durch das Zytoplasma von Schwann-Zellen schließen läßt. Die Bazillen werden in Schwann-Zellen und Makrophagen von hellen Räumen umgeben, die in Makrophagen große Vakuolen bilden können und das charakteristische lichtmikroskopische Bild der *schaumigen Leprazellen* verursachen. In der Nachbarschaft der entzündlichen Reaktionen kommt es zu *Demyelinisationen* und *Ausfällen von Axonen*, die von Fall zu Fall variieren.

Die Markscheiden erscheinen aufgelockert durch eine Verbreiterung und unregelmäßige Auftrennung der intraperiodischen Linien (JACOBS et al. 1987). Dabei können einzelne oder sämtliche Lamellen einer Markscheide betroffen sein. Diese Veränderungen treten nur auf, wenn auch andere ausgeprägte pathologische Veränderungen vorliegen einschließlich eines Ödems. Die Veränderungen legen die Annahme nahe, daß es sich bei den Markscheidenveränderungen um ein Ödem handelt, das vom Auftreten eines endoneuralen Ödems abhängig ist. Eine segmentale De- und Remyelinisation mehrerer aufeinanderfolgender Internodien in Zupfpräparaten wies auf eine kontinuierliche Ausbreitung der Bakterien entlang der Schwann-Zellen hin (GIBBELS et al. 1988). Die Demyelinisation ist möglicherweise auf eine Infektion und Degeneration der Schwann-Zellen zurückzuführen. Sie kann aber auch auf einer Abgabe von Proteasen und Wasserstoffsuperoxid durch aktivierte Makrophagen beruhen. Der selektive Verlust der Schmerz- und Temperaturempfindung und die Anhidrose lassen vermuten, daß die kleinen markhaltigen und marklosen Nervenfasern bevorzugt betroffen sind, was jedoch morphometrisch nur schwer nachweisbar ist, da die Läsionen fleckförmig auftreten (GIBBELS et al. 1988).

Endoneural sind in frühen Stadien ein Ödem, später eine dichte Fibrose nachweisbar. Letzteres ist vermutlich auf eine Aktivierung der Fibroblasten durch Interleukin I und den Tumornekrosefaktor bedingt, die wiederum durch aktivierte Makrophagen abgegeben werden (SAID 1990). Das Perineurium wird ebenfalls von vakuolisierten Makrophagen infiltriert, wobei es zur Zerstörung von Perineuralzellen kommt, so daß die normale perifaszikuläre Grenzschicht zerstört wird.

Tuberkuloide Lepra: Bei der *tuberkuloiden Lepra* ist der Verlauf benigner und weniger rasch progredient. Die Hautnerven können lokal unregelmäßig verdickt sein. Im Vordergrund steht ein entzündliches *Granulom*, das aus epitheloiden Zellen (Makrophagen), mehrkernigen Riesenzellen und Lymphozyten besteht, wobei die letzteren in der Regel an der Peripherie der Granulome liegen. Bazillen sind nur selten nachweisbar, auch wenn Antigene des M. leprae festzustellen sind. Solche Granulome finden sich überwiegend in *kutanen und subkutanen* Nerven nahe den Hautveränderungen; sie sind mit einer starken Auflösung der neuralen Architektur verbunden. Einige Faszikel sind vollständig zerstört mit nur wenigen erhaltenen Nervenfasern; andere benachbarte Faszikel können relativ normal erscheinen. Eine zentrale Nekrose kann in den Granulomen vorkommen und führt zur Bildung *verkäsender Abszesse*. Schließlich resultiert eine ausgedehnte *Endoneuralfibrose*.

Behandelte Lepra-Patienten: JACOBS et al. (1993) und SHETTY et al. (1994) haben Mycobacterium-leprae-spezifische und kreuzreagierende Antigene in peripheren Nerven bei Multimedikament-behandelten Patienten mit Lepra untersucht, um den Mechanismus der Nervenschädigung und den Effekt der Therapie zu bestimmen. Danach ist das Risiko einer immunologischen Reaktion und einer Antigen-verbundenen klinisch stummen Nervenschädigung auch noch nachweisbar, nachdem die Mehrzahl der M. leprae abgetötet waren. Die Hauptnervenschädigung beruht auf dem bakteriellen Antigen.

In einem *Meerschweinchen-Modell* der leprösen Neuritis haben BLAQUIÈRE et al. (1994) sowohl die morphologische als auch die funktionelle Nervenschädigung analysiert.

d) Chagas-Krankheit

Diese Krankheit beruht auf einer Infektion durch *Trypanosoma cruzi* und ist in Brasilien endemisch. In der Kindheit tritt in der Regel ein akutes septikämisches Stadium auf. Das chronische Stadium ist meist das Ergebnis einer Zerstörung der Ganglienzellen im peripheren autonomen System, die während des akuten Stadiums erfolgt. Vermutlich ist diese Zerstörung auf eine Freisetzung von Neurotoxinen aus den Parasiten zurückzuführen. Die klinischen Auswirkungen sind auf Störungen der parasympathischen Innervation von Herz- sowie Magen-Darm- und Urogenital-Trakt zurückzuführen. Folgen sind ein *Megaösophagus* und ein *Megakolon*, während andere Anteile des Gastrointestinaltraktes weniger oft betroffen sind. Die Veränderungen wurden von SMITH (1967) im Hinblick auf den Plexus myentericus beschrieben.

e) Lyme-Borreliose (Garin-Bujadoux-Bannwarth-Syndrom)

Die Spirochäte *Borrelia burgdorferi* verursacht eine infektionsbedingte *Multisystemerkrankung*. Der Erreger wird übertragen durch Zeckenbiß. Das Hauptreservoir des Erregers bildet das Damwild.

Typischerweise tritt die Krankheit ähnlich wie die Neurolues (DURAY 1987) in 3 Stadien auf: 1) Am Anfang steht das *Erythema migrans*. 2) Es folgen eine *Karditis, Arthritis und Meningopolyneuritis*. 3) Die chronischen Veränderungen bestehen in einer *Akrodermatitis chronica atrophicans* (Herzheimer) (HOPF 1975) und in *arthritischen und neurologischen Manifestationen*. Die *peripheren Nerven* erkranken im 2. Stadium in verschiedener Weise und umfassen Hirnnervenbeteiligungen, insbesondere des N. facialis (Bell-Lähmung), eine Plexopathie, eine schmerzhafte multifokale Neuropathie und selten eine akute generalisierte Neuropathie, die einem Guillain-Barré-Syndrom ähnelt (KRISTOFERITSCH et al. 1988; KRISHNAMURTHY et al. 1993). Im 3. Stadium können eine milde distale sensomotorische Neuropathie und ein Karpaltunnelsyndrom als häufige Manifestationsform auftreten [bei 25% von 74 Patienten (HALPERIN et al. 1990)]. Nicht alle Patienten erinnern sich an einen Zeckenbiß und (oder) an ein Erythema chronicum migrans vor Auftreten der neurologischen Symptome.

Histopathologie: In Nervenbiopsien sind perivaskuläre Infiltrate von Lymphozyten und Plasmazellen um einige endoneurale, perineurale und epineurale Blutgefäße nachweisbar (MEIER u. GREHL 1988; MEIER et al. 1989). Eine *Endarteriitis obliterans* ist gelegentlich vorhanden, nicht aber eine eindeutig nekrotisierende Vaskulitis. Eine *axonale Degeneration* ist häufig. Spirochäten sind in peripheren Nerven nicht nachgewiesen worden, sie sind aber wahrscheinlich in geringer Zahl vorhanden, da sie in anderen Geweben, wenn auch selten, identifiziert worden sind. *Autoptisch* sind durch Lymphozyten und Plasmazellen infiltrierte autonome Ganglien beobachtet worden.

Pathogenese: Die Ursache der Neuropathie ist nicht klar. Offensichtlich spielt die Gefäßerkrankung als Ursache des multifokalen Musters der Erkrankung eine Rolle. Die Befunde werden einerseits im Sinne einer angiopathisch-ischämischen Nervenschädigung und andererseits im Sinne einer lokalen Immunreaktion auf die Erreger gedeutet. Borrelien ließen sich, wie erwähnt, nicht nachweisen. Kreuzreagierendes Serum-IgM mit Antigenen der Borrelia burgdorferi und axonalen Antigenen sind vorhanden, doch ist die Bedeutung unklar (SIGAL u. TATUM 1988). Bei allen Patienten von MEIER und GREHL (1988) kam es zu einer prompten Rückbildung oder Verminderung der neurologischen Ausfälle nach 14tägiger parenteraler Behandlung mit hochdosiertem Penicillin-G. Doch wie bei der Syphilis bilden sich die neurologischen Komplikationen nicht einheitlich zurück nach offensichtlich angemessener Behandlung der Spirochäten (HALPERIN et al. 1987).

f) Epstein-Barr-Virus-assoziierte akute autonome Neuropathie

BENNETT et al. (1996) berichten über einen 44 Jahre alten Mann, der Sehstörungen, Fotosensitivität, Orthostase, Verstopfung und Akrodysasthesien nach einem fieberhaften Infekt entwickelte. Die neurologische Untersuchung und sonstige Untersuchungen waren vereinbar mit einer dysautonomen Neuropathie der kleinen Nervenfasern. Der Liquor cerebrospinalis enthielt sowohl Epstein-Barr-Virus-(EBV)-DNA als auch Antikörper gegen EBV. Dies sei der erste Bericht einer akuten autonomen Neuropathie mit dokumentierter EBV-Infektion im Liquor.

g) Botulismus

LOUIS et al. (1988) berichten über 2 Schwestern, die in Montreal Symptome eines Botulismus aufwiesen und zur Entdeckung von 36 anderen, vorher nicht erkannten Fällen mit Typ B-Botulismus führten. Die ersten Symptome bestanden in *kranialen Neuropathien, peripherer Schwäche* und schließlich *Ateminsuffizienz*. Sämtliche Personen hatten in ein und demselben Restaurant im Zentrum von Vancouver (Kanada) gegessen. Als Erregerquelle wurde in Sojabohnenöl zerschnittener Knoblauch identifiziert. Zu den Fehldiagnosen gehörten Myasthenia gravis (6 Patienten), psychiatrische Erkrankungen (4), Schlaganfall (3) u. a. Bei 60% der Patienten hat es sich um Chinesen gehandelt. Elektromyographisch unterstützte eine hochfrequente repetitive Stimulation die Diagnose bis zu 2 Monate nach dem Beginn des Botulismus.

Klinik: Beim Menschen reichen 0,1–1 µg des Botulinus-Toxin aus, um zum Tode zu führen. Obwohl es 8 Typen von Botulinum-Toxin gibt – A, B, C_1, C_2, D, E, F und G – werden die meisten menschlichen Fälle auf die Typen A, B oder E zurückgeführt. PICKETT (1988) berichtet über einen 18 Jahre alten Mann, der sich Hühnertopfkuchen gekocht und teilweise gegessen hatte. Etwa 12–36 h nach der Aufnahme des Toxins entwickelte sich bei dem Patienten unscharfes Sehen, eine Dysarthrie, Dyspnoe und generalisierte Schwäche. Unter den autonomen Symptomen sind trockene Augen, trockener Mund und Ileus häufige Symptome. Die Identifizierung des Toxins erfolgt aus dem Patientenserum. Die Schwäche erreicht ihr Maximum nach 4–5 Tagen, aber die Erholungsphase kann Monate dauern.

Seit 1979 ist die häufigste Form des Botulismus der *infantile Botulismus*, während der nahrungsabhängige Botulismus an die zweite Stelle der Häufigkeit zurückgefallen ist. Der infantile Botulismus soll auf die Aufnahme der Sporen zurückzuführen sein, die sich zu Bakterien entwickeln und das Botulinum-Toxin bilden. Die dritthäufigste Form des Botulismus ist auf unbekannte Quellen zurückzuführen. Manche dieser Patienten haben Störungen im Gastrointestinaltrakt; sie sind Erwachsene mit dem infantilen Typ des Botulismus. Der auf Wunden zurückzuführende Botulismus, bei dem die Bakterien in den Wunden gedeihen und das Botulinum-Toxin bilden, ist die am wenigsten häufige Form des Botulismus. Bei allen Formen des Botulismus entwickeln sich gleiche klinische Symptome.

Pathogenese und Therapie: Das Botulinum-Toxin verursacht eine erhebliche Reduktion der Zahl von Quanten, die an den autonomen und motorischen Nervenendigungen abgegeben werden. Als Folge resultiert unscharfes Sehen, Unfähigkeit, die Augen zu bewegen, und Schwäche der durch Hirnnerven innervierten Muskeln, eine Atemstörung, die bis zur Atemlähmung führt und generalisierte Schwäche. Die elektrodiagnostischen Befunde beim schweren Botulismus sind relativ unspezifisch mit niedriger Amplitude und kurzer Dauer der motorischen Aktionspotentiale sowie kleinen M-Wellen-Amplituden. Eine geringfügige Zunahme der M-Wellen-Amplitude durch rasche repetitive Nervenreizung kann helfen, die Erkrankung im Bereich der neuromuskulären Endplatte zu lokalisieren. Die Identifikation des Toxins im Patientenserum gehört zur Diagnose. Die Behandlung des Botulismus ist symptomatisch.

Experimentelle Botulinum-Toxin-Wirkungen an den neuromuskulären Endplatten: HASSAN et al. (1995) haben die histologischen, histochemischen und elektronenmikroskopischen Veränderungen an den Nervenendigungen und der neuromuskulären Endplatte bis zu 30 Wochen nach einer Botulinum-Toxin-Injektion zusammengefaßt. Wird eine subletale Dosis dieses Toxins in den Skelettmuskel von Ratten injiziert, kommt es zu einer Paralyse durch Hemmung der Neurotransmitterabgabe vonseiten der motorischen Nervenendigungen. Die Toxin-induzierte Paralyse erfolgt in 3 Schritten: Bindung an spezifische Akzeptoren an der präsynaptischen Membran, Internalisation in die Nervenendigung und Blockade der Neurotransmitterabgabe (DOLLY et al. 1984). Das Toxin wirkt durch Proteolyse und dadurch, daß ein synaptisches Membranprotein freigesetzt wird, das bei der Vesikelexozytose involviert ist (BLASI et al. 1993). Die Toxin-induzierte Paralyse ist jedoch nur vorübergehend. Innerhalb von 48 h nach der Injektion wachsen Axonsprosse von den Nervenendigungen und am Ranvier-Schnürring aus (DUCHEN u. STRICH 1968; PAMPHLETT 1989; HOLDS et al. 1990), und es bilden sich neue neuromuskuläre Verbindungen (DUCHEN 1971a, b; HASSAN et al. 1994). Da diese Verbindungen nicht durch das Toxin blockiert werden, erholt sich die Neurotransmission, und der Muskel wird wieder aktiv. Daher erfordert die Behandlung einer Dystonie mit Botulinum-Toxin wiederholte Injektionen des Toxins in Intervallen zwischen 8 und 18 Wochen (ALDERSON et al. 1991), um die Toxin-induzierte Paralyse aufrechtzuerhalten.

HASSAN et al. (1995) haben außer einer Muskelfaseratrophie und entsprechenden myofibrillären Strukturveränderungen eine Reihe von Veränderungen am Muskel beobachtet, die sich entwickelten und in verschiedenen Stadien wieder verschwanden. Während der ersten 4 Wochen nach der Toxininjektion bilden sich Vakuolen unterschiedlicher Größe im Sarkoplasma nahe den Muskelfaserkernen sowohl in Höhe der Endplatte als auch in weiterer Entfernung davon; 4–10 Wochen nach der Injektion tritt eine progressive Degeneration der synaptischen Falten auf und einige Nervenendigungen trennen sich von den vereinfachten postsynaptischen Membranen. Zu verschiedenen Zeitpunkten nach der Erholung von der Toxin-induzierten Paralyse (was aus der Zunahme der Muskelfasergröße und der Wiederkehr der Funktion ersichtlich ist) bleiben eine Reihe von Anomalien nachweisbar. Diese bestehen in multiplen Mustern von sarkotubulären Profilen, fokalen Bereichen, in denen die myofibrilläre Organisation und die Mitochondrien fehlen, abnormen Aggregaten von Mitochondrien mit kristallinen Einschlüssen und Verbreiterung der postsynaptischen Verdichtungen entlang der gesamten Tiefe der synaptischen Falten. Außerdem sind Targetoid-Faser-ähnliche Areale histochemisch im Anschluß an die Erholung von der Toxin-induzierten Paralyse zu finden. Die frühe ausgedehnte Vakuolisierung des Sarkoplasmas und die Degeneration der synaptischen Falten weisen auf einen myotoxischen Effekt des Botulinum-Toxins hin. Die späten Veränderungen sind wenigstens teilweise auf den Prozeß der Erholung im Anschluß an die Reinnervation zurückzuführen.

Therapeutische Botulinum-Neurotoxin-Injektionen: Lokale Injektionen von Botulinum-Neurotoxin werden benutzt, um fokale und segmentale Dystonien zu behandeln. Niedrige Dosen von Neurotoxin werden injiziert zur Behandlung des Blepharospasmus und des Torticollis spasmodicus, wobei allerdings bei letzterem wesentlich höhere Dosen verwendet werden. OLNEY et al. (1988) haben daher die Fernwirkungen auf die Armmuskulatur nach einer einzelnen großen Dosis von Botulinus-Neurotoxin nach lokalen Injektionen in die Nackenmuskulatur analysiert. Keiner der Patienten entwickelte eine Schwäche außerhalb der Nackenmuskulatur oder eine Verringerung der Bizepsreaktion auf repetitive 3-Hz-Nervenreizung. Die beobachteten Effekte sind vereinbar mit einer Stimulation des terminalen Nervenfaseraussprossens durch das Neurotoxin, aber ohne signifikante präsynaptische Hemmung der Azetylcholinabgabe und ohne „axonale Reaktion" am Perikaryon (PAMPHLETT 1988).

In einem Bericht der amerikanischen Akademie für Neurologie (1990) wird durch ein Subkomitee über die Therapieergebnisse und Wirksamkeit von Botulinusinjektionen bei der Behandlung neurologischer Krankheiten berichtet.

GREENE et al. (1990) haben eine Doppelblind- und Plazebo-kontrollierte Studie zur Behandlung des *Torticollis spasmodicus* mit Botulinum-Toxin-Injektionen durchgeführt. Die Botulinum-Toxin (Botox)-Injektion führte zu einer statistisch signifikanten Besserung des Torticollis, der Behinderung, den Schmerzen und des Grades der Kopfdrehung. Ernsthafte Nebenwirkungen gab es nicht. Während der Doppelblindphase besserten sich 61% der mit Botox injizierten Patienten; 74% der Patienten besserten sich später in einer offenen Phase mit höheren Botox-Dosen. Die Richtung der Kopfdrehung, die Ausprägung des Torticollis und das Vorhandensein oder Fehlen von zuckenden Bewegungen beeinflußte die Wirksamkeit kaum. Nichtreagierende Patienten bedürfen einer operativen Behandlung (RICHTER u. BRAUN 1993).

Komplikationen nach Botulinum-Toxin-Injektion: GLANZMANN et al. (1990) berichten über Nebenwirkungen nach Botulinum-Toxin-Injektion zur Behandlung des Torticollis spasmodicus bei einem einzelnen Patienten. Diese bestehen aus einer brachialen Plexopathie mit lokalen Schmerzen, Schwäche und Schluckbeschwerden. Entfernte neuromuskuläre Auswirkungen können durch

Einzelfaser-EMG nachgewiesen werden, auch wenn diese klinisch und mit Routine-EMG-Methoden (einschließlich repetitiver Stimulation) nicht auffallen. Die Autoren nehmen an, daß diese Nebenwirkung immunbedingt ist und daß dieser Patient der erste berichtete Fall einer Plexusneuropathie aufgrund einer therapeutischen Injektion von Botulinum-Toxin sei.

COMELLA et al. (1992) fanden, daß von 18 Patienten mit zervikaler Dystonie, die Botox-Injektionen erhalten hatten, vor der Behandlung 11 Patienten klinische Symptome einer Dysphagie aufwiesen und 22% radiologische Zeichen peristaltischer Anomalien aufwiesen, danach entwickelten in 33% weitere Patienten dysphagische Symptome und weitere 50% peristaltische Anomalien.

Nach TSUI et al. (1993) zeigten 12 von 20 behandelten Patienten mit *Schreibkrampf* eine Verbesserung der Schreibkontrolle, aber nur 4 wiesen eine signifikante Besserung des Schreibens auf. BTX-A-Injektionen bewirken eine Verringerung der Symptome in ausgewählten Fällen mit Schreibkrampf, speziell wenn eine wesentliche Handgelenksabweichung besteht.

Nach einer anfänglichen BTX-A-Behandlung des *Torticollis spasmodicus* ist später oft noch eine neurochirurgische Behandlung durch eine Exzision der Rami dorsales der Zervikalnerven erforderlich. Bemerkenswerterweise zeigen viele der dabei exzidierten und feinstrukturell untersuchten Nervenfaszikel ausgeprägte Veränderungen, wahrscheinlich im Sinne einer Druckschädigung mit unverhältnismäßig dünn myelinisierten großen Axonen, Verdickungen des Perineuriums und Renaut-Körpern (SCHRÖDER et al. 1993b).

h) Demyelinisierende periphere Neuropathie bei der Creutzfeldt-Jakob-Krankheit

NEUFELD et al. (1992) beschreiben 2 Patienten jüdisch-lybischer Abstammung, die ein klinisches Syndrom aufwiesen, das der Creutzfeldt-Jakob-Krankheit entsprach mit einer Mutation im Kodon 200 des Prion-Proteins. Die Patienten entwickelten Symptome und Zeichen einer peripheren Nervenerkrankung, die elektrodiagnostisch und histopathologisch als demyelinisierende Neuropathie klassifiziert wurde. Wir haben bei einem Fall mit klinisch diagnostizierter Creutzfeldt-Jakob-Krankheit eine Nervenbiopsie untersuchen können, die jedoch durch einen gleichzeitig bestehenden Diabetes mellitus kompliziert war, so daß sich die verschiedenartigen Veränderungen (Abb. 192) nicht eindeutig zuordnen lassen.

j) Papova-Viren

BHARUCHA et al. (1994) berichten über eine T-Antigen-ausgelöste Demyelinisation durch Papova-Viren; das SVT-Antigen mit c-Jun reguliert die Myelin-P_0-Gen-Expression herab.

k) Subakute sklerosierende Panenzephalitis (SSPE)

Bei einem einzelnen Fall mit der klinischen Diagnose einer SSPE haben wir den N. suralis untersuchen können. Die typischen Kerneinschlußkörper ließen sich in den Schwann-Zellen und anderen endoneuralen Zellelementen jedoch nicht nachweisen.

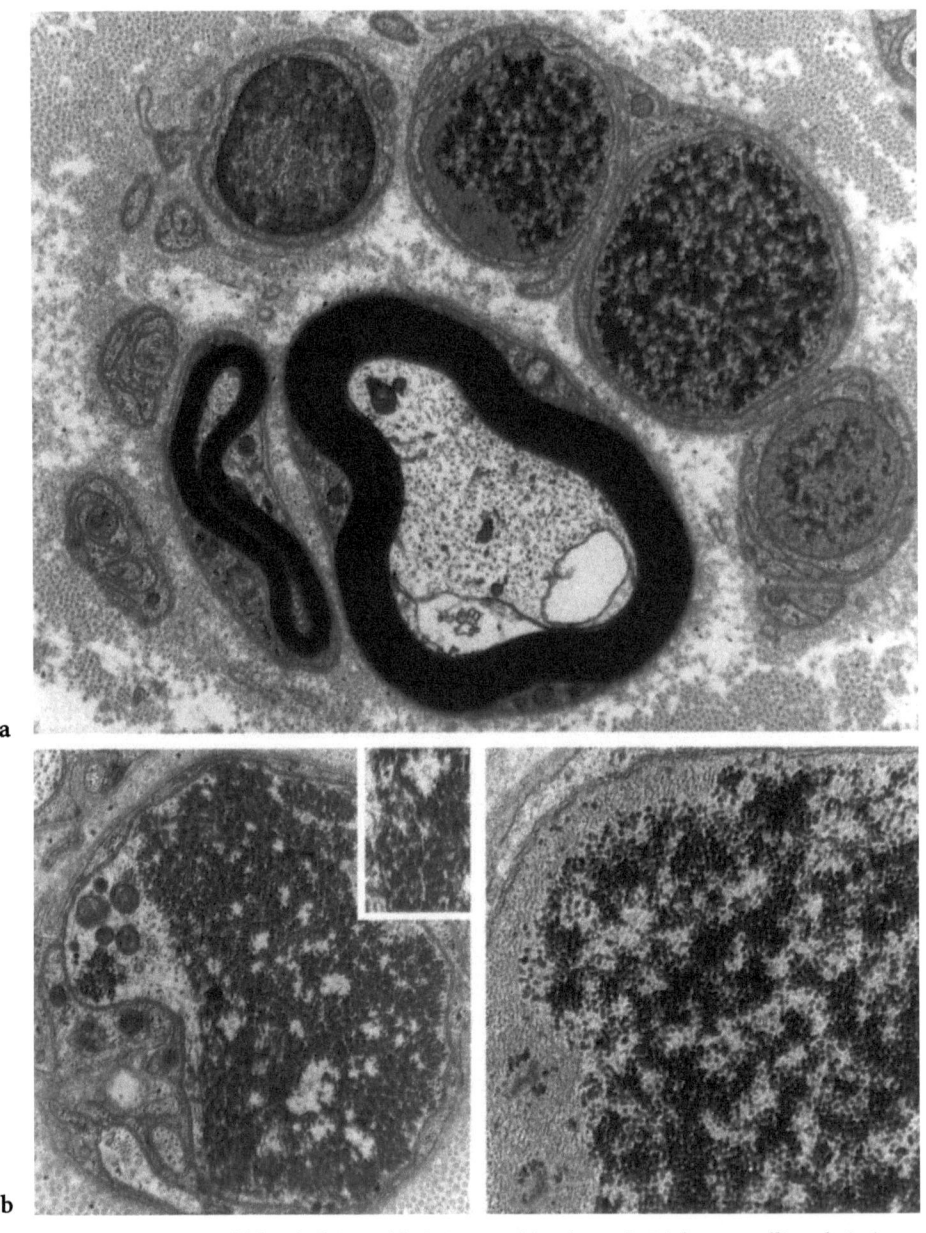

Abb. 192a–c. Creutzfeldt-Jakob-Krankheit in Kombination mit Diabetes mellitus bei einem 61jährigen Mann (Patient von K. BENEICKE, Duisburg). Massenhafte Glykogengranula in aufgetriebenen regenerierten Axonen in **a** und **c**. Diese müssen von den parakristallin angeordneten Filamenten in dem Axon in **b** unterschieden werden. **a** × 15 200; **b** 23 800; Inset × 48 200; **c** × 53 600

l) Sepsis

PAMHLETT u. WALSH (1989) berichten über eine 64jährige Frau mit Septikämie, bei der eine generalisierte periphere Neuropathie auftrat, während sie postoperativ beatmet wurde. Bei der Autopsie ließ sich eine infektiöse Endokarditis mit multifokalen entzündlichen Läsionen im zentralen und peripheren Nervensystem nachweisen, die auf septische Embolien zurückzuführen waren. Demnach könnte eine infektiöse Endokarditis als Ursache einer generalisierten Polyradikuloneuropathie und für einen Teil der Fälle mit „critical illness"-Polyneuropathie (s. dort) angesehen werden.

m) Sonderformen

1. Postdiphtherische Neuropathie

Die diphtherische Neuropathie wird durch das *Exotoxin des Corynebacterium diphtheriae* verursacht, so daß es sich nicht um eine (entzündliche) Polyneuritis im Sinne einer durch Zellinfiltrate charakterisierten Neuropathie handelt. Sie entwickelt sich *nur bei manifester Rachen- oder Wunddiphtherie*. Wegen der in unseren Breiten üblichen Impfung im Kindesalter kommt sie hier nur noch selten vor; doch treten immer wieder *lokale Epidemien* auf.

Klinik: Die Symptome beginnen in der Regel zwischen 3 und 14 Tagen nach der Infektion. Zuerst kommt es zu einem *Hirnnervensyndrom*, das seinen Höhepunkt um den 45. Tag hat, und von einem *Tetraplegiesyndrom* mit einem Höhepunkt um den 90. Tag gefolgt wird. Bei leichteren Fällen entwickeln sich lediglich Hirnnervenausfälle; *Lähmungen der Atemmuskulatur* erreichen ihren Kulminationspunkt zwischen dem 30. und 60. Tag. Die Rückbildung der Symptome findet in der Reihenfolge des Eintretens statt und ist nach etwa 4 Monaten abgeschlossen.

Histopathologie: Die diphtherische Neuropathie ist von besonderer Bedeutung, da eine der wichtigsten und häufigsten allgemeinpathologischen Reaktionen des peripheren Nerven, nämlich die *segmentale Demyelinisation*, die erstmalig in einem menschlichen peripheren Nerven bei der diphtherischen Neuropathie beschrieben worden ist (MEYER 1881), nachdem GOMBAULT (1880a, b) kurz vorher erstmalig das lichtmikroskopische Bild der segmentalen Demyelinisation bei der experimentellen Bleineuropathie des Meerschweinchens beschrieben hatte. Die primäre *segmentale Demyelinisation* ist auf eine Störung der Schwann-Zellfunktion oder des Myelins selbst zurückzuführen. Die experimentelle diphtherische Neuropathie wurde später mehrfach als Modell der segmentalen Demyelinisation untersucht (WEBSTER et al. 1960, 1961). Dabei löst sich die helikale Zytoplasmaschicht mit dem Myelin vom Axolemm ab, und das Myelin retrahiert sich, so daß eine Erweiterung des nodalen Spaltraumes entsteht. Die Markscheiden lösen sich zuerst am Schnürring auf (*paranodale Demyelinisation*) oder das gesamte Internodium ist betroffen; schließlich bleibt das entmarkte Axon übrig, das von kleinen Myelinovoiden umgeben wird, die in Schwann-Zellfortsätzen oder extrazellulär innerhalb der Basallamina liegen. Der Nerv wird dann von Makrophagen infiltriert, welche die Markscheidenabbauprodukte zumindest teilweise aufnehmen. Gleichzeitig proliferieren die Schwann-Zellen, die vermutlich den Hauptteil des Myelins abbauen.

PULLEN (1992) beschreibt einen Verlust präsynaptischer Axonendigungen von α-Motoneuronen im Anschluß an den retrograden axonalen Transport von Diphtherie-Toxin. Die interkostalen Motoneurone zeigen nach der Intoxikation durch intraneurale Injektion von Diphtherie-Toxin eine progressive Dilatation und Fragmentation der Nisslschollen, verbunden mit zwei verschiedenen Formen präsynaptischer Endigungsreaktionen: 1. eine terminale Ablösung ohne vorausgehende Degeneration und 2. eine Degeneration vom Waller-Typ. Die Ablösung wurde auf eine Toxin-bedingte Unfähigkeit der Motoneurone zurückgeführt, die postsynaptische „Lagestruktur" aufrechtzuerhalten. Die Degeneration wurde auf eine toxische Schädigung der präsynaptischen Neurone zurückgeführt, wobei entweder benachbarte Motoneurone oder lokale Interneurone betroffen sind. Morphometrisch ließ sich 8 Tage nach der Intoxikation nachweisen, daß 33% der Endigungen ausgefallen waren. Außerdem ließ sich ein 15%iger Verlust der residualen präsynaptischen Membranen sowie ein 43%iger Verlust der präsynaptischen Gesamtafferenzen nachweisen.

In den Motoneuronen kommt es nach distaler Applikation von Diphtherie-Toxin zu einer Vermehrung von Neurofilamenten (PULLEN et al. 1994). Dabei würden phosphorylierte Neurofilamente gebildet, die normalerweise im Perikaryon der Motoneurone nicht vorhanden sind, sondern nur in peripheren Axonen auftreten.

2. Tetanus-Toxin-Transport

FISHMAN u. CARRIGAN (1988) haben im Experiment markierte Fazialis- und Abduzenskerne aufgrund transneuronaler Ausbreitung des Tetanus-Toxin-C-Fragmentes 24 h nach der Injektion beobachtet. Offensichtlich wird es an den motorischen Endplatten in die Motoneurone aufgenommen und auf diese Weise in das Zentralnervensystem transportiert, wobei es aus der systemischen Kreislaufzirkulation herausdiffundiert.

3. Postpoliomyelitisches neuromuskuläres Syndrom

Bei diesem Syndrom sind die peripheren motorischen Neurone und Nervenfasern betroffen. Nach DALAKAS (1988) weisen die Muskeln, die seit der ursprünglichen Erkrankung eine Schwäche gezeigt hatten, eine Mischung aus myopathischen Veränderungen mit neuen und alten Denervationszeichen, gruppierten Atrophien und Kernhaufen auf. Voll wiederhergestellte oder ursprünglich ausgesparte Muskeln zeigen Zeichen der Reinnervation und frischen Denervation. Perivaskuläre oder interstitielle Zellinfiltrate (vorwiegend Lymphozyten oder Phagozytose) fanden sich bei 40% der Patienten.

T-Zellveränderungen bei spätem Postpoliomyelitissyndrom: Der immunologische Status von Patienten mit vorausgegangener Poliomyelitis wurde von GINSBERG et al. (1989) mit Hilfe einer zweifarbigen Durchflußzytometrie bestimmt. 10 Lymphozytenuntergruppen wurden untersucht einschließlich der $CD4^+$-T-Zellen, $CD8^+$-T-Zellen, B-Zellen und der NK-Zellen. 18 Patienten zeigten klinische Symptome, die mit einem Postpoliomyelitissyndrom vereinbar waren.

Diese Gruppe wurde verglichen mit 18 asymptomatischen Postpoliomyelitisüberlebenden und 22 altersentsprechenden gesunden Kontrollen. Demnach bestehen Veränderungen im Bereich der $CD4^+$-Untergruppen, so daß sich die Frage ergibt, ob immunologische Faktoren zur späten Progression der Erkrankung beitragen. Über weitere postpoliomyelitische neuromuskuläre Symptome berichten SANDER u. BARTFELD (1996) sowie WINDEBANK et al. (1996).

4. Protozoen-Polyradikuloneuritis bei Hunden

Über eine Protozoeninfektion von 8 Labrador-Retrievern, bei denen ultrastrukturell sporozoenähnliche Parasiten in den entzündlich veränderten Spinalnerven nachweisbar waren, berichten CUMMINGS et al. (1988). Sie konnten elektronenmikroskopisch Tachyzoiten-ähnliche Organismen feststellen, die zu degenerativen Veränderungen in den Schwann-Zellen und Axonen der Spinalwurzeln und -nerven geführt hatten.

II. Immunologisch bedingte Neuropathien

Eine zusammenfassende aktuelle Darstellung unter klinischen und pathogenetischen Gesichtspunkten findet sich u. a. bei HUGHES (1990), HARTUNG et al. (1996) und LATOV et al. 1998).

a) Guillain-Barré-Syndrom (GBS)

Es handelt sich um eine akute oder subakute monophasische Krankheit, bei der klinisch *vorwiegend das motorische System* betroffen erscheint (Lit. s. HUGHES 1990; HONAVAR et al. 1991). Die jährliche Inzidenz beträgt etwa 1–2 Fälle auf 100 000 Einwohner.

Klinik: Die Verteilung der Schwäche kann proximal, distal oder generalisiert sein. Eine *Atemlähmung* kann eine künstliche Beatmung erforderlich machen. Ein fulminanter Verlauf mit Unerregbarkeit der peripheren Nerven kann zum Tode führen (Landry-Paralyse) (KANDA et al. 1989; BERCIANO et al. 1997). Häufig ist eine *Fazialisschwäche* und eine Mitbeteiligung anderer *bulbärer Nerven* (Miller-Fisher-Syndrom; s. unten). Sensorische Symptome sind weniger auffällig. Schmerzen können allerdings vorkommen (MOULIN et al. 1997), gelegentlich auch eine „Pseudospastizität" (PRESTON u. KELLY 1991). *Autonome Störungen* können sich zusätzlich entwickeln, dazu gehören eine atonische Blasenschwäche, Herzrhythmusstörungen, eine arterielle Hypertension oder eine orthostatische Hypotonie, ebenso eine distale Anhidrose. Gelegentlich ist ein Geschmacksverlust als Initialsymptom festzustellen (COMBARROS et al. 1996). Die MRI-Auswertung lumbosakraler Nervenwurzeln beim akuten Guillain-Barré-Syndrom ergab eine verstärkte Anfärbbarkeit (GORSON et al. 1996). Diese Untersuchung mag von Nutzen sein, wenn elektrophysiologische Anomalien nicht eindeutig sind. Die Kontraststeigerung korreliert mit Schmerzen, dem GBS-Behinderungsgrad und der Dauer der Erholung. *TNF-α* ist beim GBS im Serum erhöht (SHARIEF et al. 1993). Veränderungen des *Zytokinmusters im Liquor cerebrospinalis* können evtl. zur Diagnose beitragen (SIVIERI et al. 1997).

Im Serum und im Liquor cerebrospinalis können Anti-GM1-Antikörper vorkommen, sowohl bei Patienten mit GBS als auch bei der CIDP (SIMONE et al. 1993; YUKI 1998). Die Beziehungen zwischen Schweregrad des GBS und *Alter* diskutieren SHETH et al. (1996).

Temperaturempfindlichkeit bei demyelinisierender Neuropathie: CHAUDHRY et al. (1993) haben ein 8jähriges Mädchen mit einer demyelinisierenden peripheren Neuropathie untersucht, die in Zusammenhang mit einer fiebrigen Erkrankung auffallend schwach wurde. Nach Normalisierung der Körpertemperatur im Verlauf von 24 h bildete sich die Schwäche zurück. Im Anschluß daran haben die Autoren die Wirkung der Temperatur auf das zusammengesetzte („compound") motorische Aktionspotential (CMAP) an 2 motorischen Nerven der Patientin und bei 2 Kontrollpersonen untersucht. Die Temperatur wurde oral gemessen und durch Baden in heißem Wasser oder durch passive Abkühlung beeinflußt. Durch einen Anstieg der Körpertemperatur auf 39,5 °C wurden die CMAP-Amplituden in den Nerven der Patientin um 80 % reduziert im Vergleich zu nur 48 % in den Kontrollnerven. Diese Veränderungen bildeten sich zurück bei einer Abkühlung auf 36,9°. Demnach reagieren demyelinisierte periphere Nerven empfindlicher mit einer Temperatur-induzierten Impulsblockade als gesunde Nerven.

Verlauf: Über 5 Patienten mit einem akuten Rückfall eines Guillain-Barré-Syndroms nach langem asymptomatischen Intervall berichten WIJDICKS u. ROPPER (1990). Die Rückfälle traten 4, 10, 15, 17 und 36 Jahre später auf. Zwei Patienten hatten mehrere aufeinanderfolgende Rückfälle. Ein Patient hatte eine symptomatische Sarkoidose. Pharyngeale, okulomotorische und diaphragmatische Schwächen erforderten häufig eine künstliche Beatmung. Vollständige Wiederherstellung oder geringfügige Restsymptome, Rückkehr der Reflexe und ein normales Liquorprotein zu Beginn der rekurrierenden Episoden und normale oder nahezu normale Nervenleitungsgeschwindigkeiten zu verschiedenen Zeitpunkten unterscheiden diese Patienten von denen mit eher typischer chronischer rekurrierender entzündlicher Polyneuropathie.

Eine Übersicht über chronische entzündliche demyelinisierende Neuropathien in der *Kindheit* haben NEVO et al. (1996) im Hinblick auf den klinischen Verlauf und langzeitige Nachuntersuchungen vorgelegt. Demnach besteht eine Untergruppe mit einer günstigen Prognose, die zu einer maximalen Funktionsstörung nach weniger als 3 Monaten führt; diese Kinder haben einen monophasischen Verlauf mit kompletter Rückbildung der Symptome und Zeichen trotz Absetzen aller Medikamente innerhalb eines Jahres nach dem Beginn. Eine zweite Untergruppe schreitet fort über 3 Monate und länger; diese Kinder benötigen erhebliche Dosen an Prednison über längere Zeiträume bei erheblich längerfristiger Morbidität und persistierender Schwäche. Im Liquor fällt ein erhöhter Proteingehalt bei gering vermehrter Zellzahl auf („dissociation cytoalbuminique"). Die Nervenleitungsgeschwindigkeit ist reduziert.

Histopathologie: Die Erkrankung ist durch eine entzündliche Invasion des *Endoneuriums* durch mononukleäre Zellen, durch eine *Demyelinisation* und eine Schwann-Zellproliferation gekennzeichnet (Abb. 193). Die Axone sind in variablem Ausmaß mitbetroffen (s. unten: axonale Variante des GBS, Abb. 202). *Elektronenmikroskopisch* ist aufgrund der Invasion der peripheren Nerven

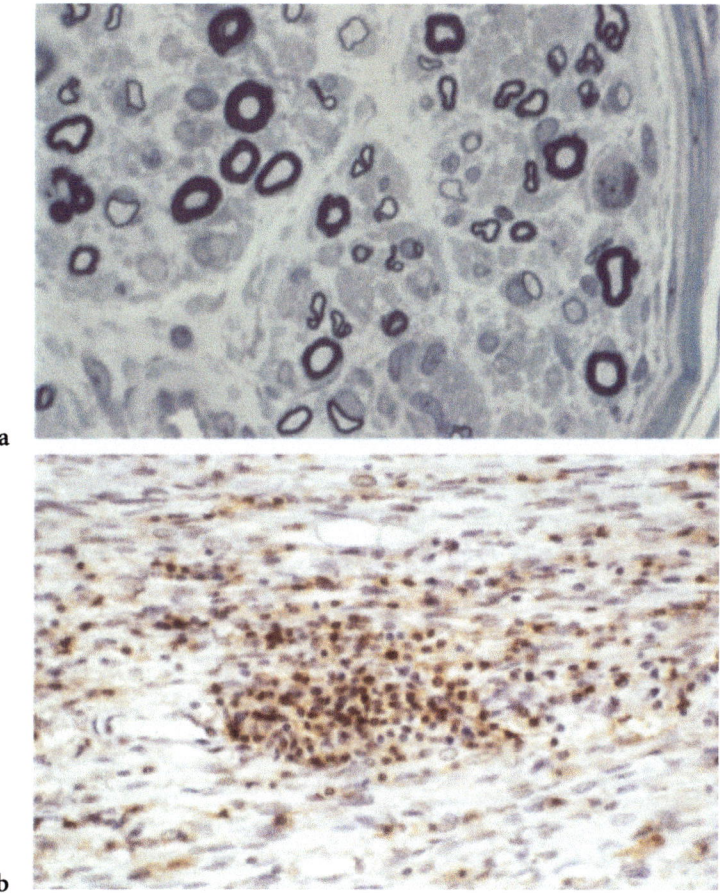

a

b

Abb. 193 a–d. Guillain-Barré-Syndrom bei verschiedenen Fällen. Entzündliche Zellinfiltrate im Endoneurium mit fokal akzentuierter Demyelinisation markhaltiger Nervenfasern. In Semidünnschnitten sind in der Regel nur wenige mononukleäre Zellinfiltrate nachweisbar (**a**), während diese in den dickeren Kryostat- und Paraffinschnitten wesentlich zahlreicher sind (**b–d**). **b–d** Sektionsfälle, die an einer Landry-Paralyse verstorben sind. **c, d** s. S. 493

durch mononukleäre Zellen eine fokale Auflösung der Markscheiden, gelegentlich mit Aufspaltung der einzelnen Lamellen durch Makrophagen, zu beobachten (ähnlich wie bei der EAN; Abb. 194–197). Betroffen sind insbesondere *motorische Nerven* (HALL et al. 1992). Aber auch autonome (ZOCHODNE 1994), einschließlich markloser Nervenfasern, sind miterkrankt.

Die entzündlichen Zellinfiltrate bestehen bei den mehr akuten Fällen von Polyradikuloneuritis überwiegend aus Leu 3a- und Leu 4-positiven T-Lymphozyten (SEITZ et al. 1988). Bei den eher chronischen Polyradikuloneuritiden treten neben wenigen Leu 3a-positiven und Leu 4-positiven T-Lymphozyten auch B-Zellen auf. Leu M3-positive Makrophagen ließen sich bei allen Fällen mit florider Markscheidendestruktion nachweisen. Da eine Immunreaktivität für Antigene des HLA-D-Locus (Leu-HLA-DR und Leu 10) an den infiltrierenden mononukleären Zellen vorhanden ist (vgl. Abb. 216), läßt sich folgern, daß diese

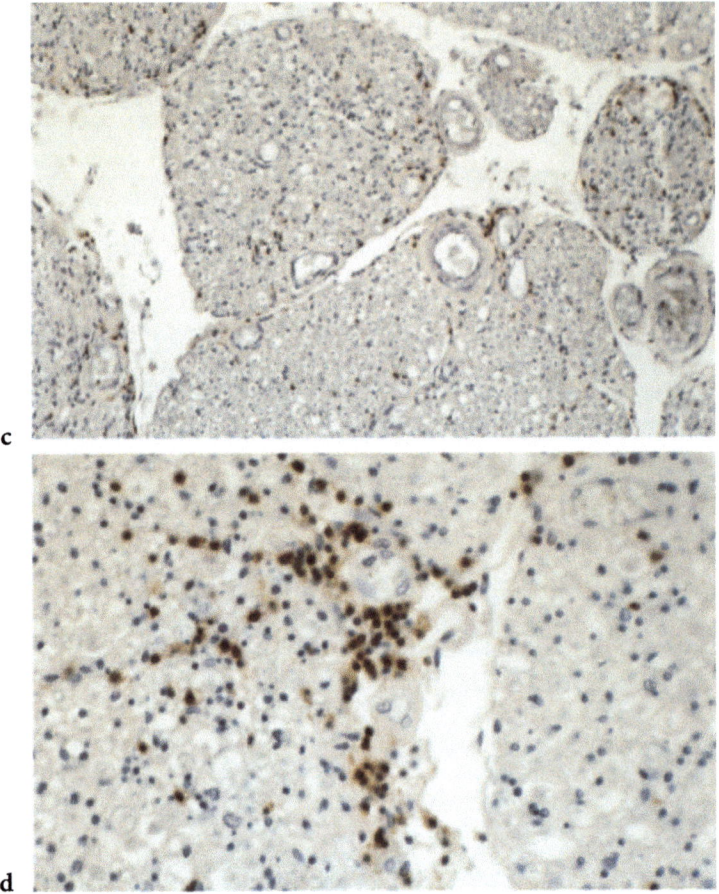

Abb. 193 c, d. Legende s. S. 492

aktive und immunkompetente Zellen darstellen. Ultrastrukturell waren die pinozytotischen Vesikel in den Endothelzellen der endoneuralen Blutgefäße vermehrt. Außerdem fiel eine ausgeprägte Faltung der luminalen und abluminalen Oberfläche der vaskulären Endothelzellen und eine Vermehrung der interzellulären dichten Verbindungen auf. Dieser Befund erklärt die erhöhte Durchlässigkeit der Blut-Nerven-Schranke für Serumproteine bei der Radikuloneuritis, wie sie allgemein bei Zell-ausgelöster Immunität nachweisbar ist. Eine „nichtvaskulitische Neuritis" diskutieren in diesem Zusammenhang KRENDEL u. COSTIGAN (1994).

Eine immunhistochemisch nachweisbare T-Zellinfiltration war nur in 2 von 10 Suralisbiopsien der Patienten mit GBS vorhanden (R. HUGHES et al. 1992; vgl. Abb. 206 b – d, 207 – 209). Die Zahl der endoneuralen, durch den monoklonalen Antikörper MAC 387 identifizierten Makrophagen war aber erhöht, verglichen mit der Zahl bei 10 Fällen mit axonaler Neuropathie. Eine Makrophagen-assoziierte Demyelinisation war bei 7 und eine axonale Degeneration bei 8 Fällen festzustellen.

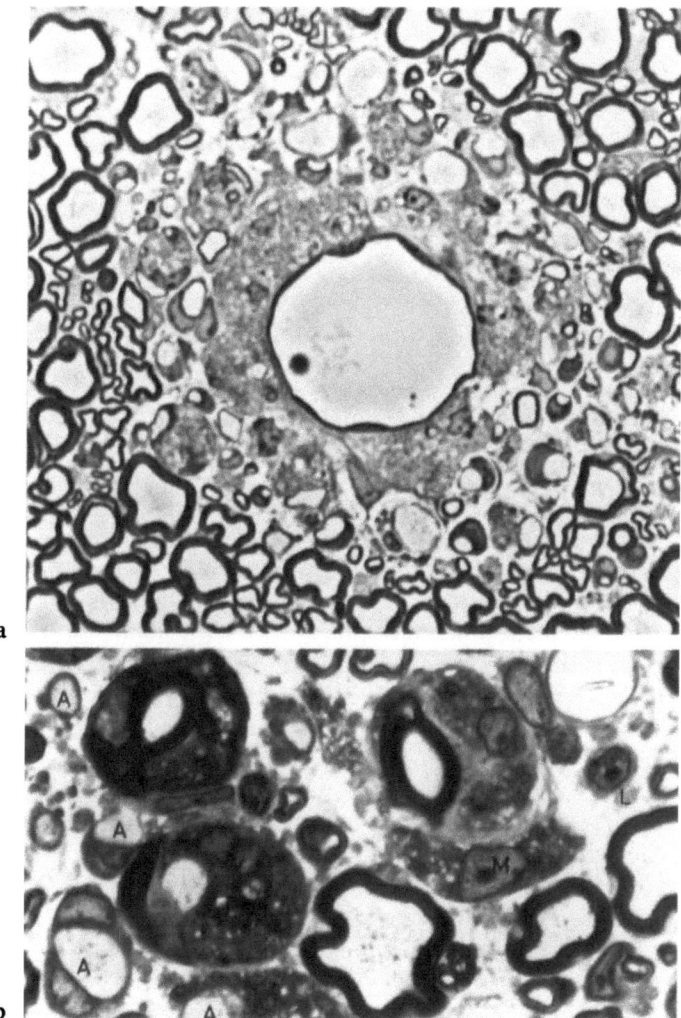

Abb. 194a, b. Experimentell-allergische Neuritis. **a** Perivaskuläre Infiltrations- und Demyelinisationszone 21 Tage nach der letzten Injektion der Emulsion. Zahlreiche Nervenfasern sind in der näheren Umgebung des zentralen Gefäßes bereits vollständig entmarkt. Viele Makrophagen liegen in unmittelbarer Gefäßnähe. × 880. **b** Floride Demyelinisationsvorgänge an drei verschiedenen Nervenfasern sind neben einem Gefäß im Bild *rechts oben* und einzelnen bereits entmarkten Axonen (A) im Bild *links* zu erkennen. In Gefäßnähe liegt ein Lymphozyt (L) mit wenig Zytoplasma und ein Makrophage (M), der reichlich Abbauprodukte enthält. × 1480. (Nach SCHRÖDER u. KRÜCKE 1970)

VALLAT et al. (1994) beschreiben eine Erweiterung der Markscheidenlamellen (vgl. Abb. 198) bei einem typischen Fall mit Guillain-Barré-Syndrom. Kernveränderungen und wirbelförmige Veränderungen in Schwann-Zellen treten ebenfalls auf (BERCIANO et al. 1996). Auffällig sind auch granuläre Einlagerungen in den Schmidt-Lanterman-Inzisuren (Abb. 204), die wir aber auch bei anderen Neuropathien gefunden haben, so z. B. bei Vaskulitiden (Abb. 249) oder Autoimmunerkrankungen ungeklärter Art (Abb. 21b) und auch einmal bei einem eigenen Fall mit nachgewiesener P_0-Mutation (HMSN Ib) (SENDEREK et al. in Vorbereitung).

Motorische Nervenbiopsie: HALL et al. (1992) haben den Endast des N. musculocutaneus bei einem Mann mit ausgeprägtem GBS untersucht, bei dem nur noch sehr kleine, distal evozierte Aktionspotentiale vorhanden waren. Die Biopsie ergab ein ausgeprägtes subperineurales Ödem, eine Makrophageninfiltration und viele Axone, die vollständig demyelinisiert waren, einige auch in Verbindung mit intratubulären Makrophagen. Die Biopsie hat zu einer eindeutigen Bestimmung des pathologischen Prozesses als primäre Demyelinisation, nicht als axonale Degeneration geführt und war informativer als frühere Mitteilungen über Suralnervenbiopsien bei Patienten mit GBS.

Autopsieergebnisse: KANDA et al. (1989) berichten über einen Autopsiefall, bei dem demyelinisierende Veränderungen im gesamten peripheren Nervensystem bestanden, am stärksten ausgeprägt in den spinalen Nervenwurzeln (vgl. Abb. 193c, d). Die zentral-periphere Übergangszone und die meisten proximalen Anteile der Wurzeln waren nicht betroffen. Frühe demyelinisierende Veränderungen kamen in einigen Wurzelabschnitten auch ohne wesentliche Infiltrate mit Entzündungszellen vor. Die kleinen markhaltigen Nervenfasern waren bevorzugt betroffen. Ein besonders starker Markscheidenabbau war im N. vagus zu sehen. In einem übersichtlichen Diagramm ist der Schweregrad des Befalls der verschiedenen untersuchten Nerven und Nervenwurzeln wiedergegeben. Diese Autopsieergebnisse bestätigen und ergänzen frühere Sektionsbefunde von KRÜCKE (1942) und anderen.

DAWSON et al. (1988) beschreiben autoptische Untersuchungsergebnisse bei einem Patienten mit ausgeprägtem Sensibilitätsverlust, Ataxie und totaler Areflexie sowie Erhöhung der Liquorproteine und Pleozytose. Es fand sich eine ausgedehnte lymphozytäre Infiltration der peripheren Nerven und Hinterwurzeln, während die Vorderwurzeln ausgespart waren. Zupfpräparate ergaben eine demyelinisierende Form der Erkrankung.

ROPPER u. ADELMAN (1992) haben einen Patienten mit typischem akuten Guillain-Barré-Syndrom untersuchen können, der 72 h nach den ersten Symptomen verstarb. Autoptisch fanden sich in den Hirnnerven und den peripheren Nerven, den sensorischen Ganglien und autonomen Nerven nur minimale entzündliche lymphozytäre Infiltrate und Makrophagen. Da der Fall bereits 8 h nach dem Tod untersucht werden konnte, handelt es sich um die früheste postmortale Untersuchung und repräsentiert ein extremes Beispiel für einen nichtentzündlichen Mechanismus, der bei manchen Fällen mit GBS vorliegen soll.

AL-HAKIM et al. (1993) berichten über einen Patienten, den sie autoptisch untersuchen konnten und bei dem 6 Episoden eines akuten Guillian-Barré-Syndroms (demnach wohl doch definitionsgemäß CIDP; s. unten) vorausgegangen waren. Es sei der 5. postmortal untersuchte Fall.

Bei einem eigenen autoptisch untersuchten (unveröffentlichten) Fall mit klinisch als GBS klassifizierter Neuropathie fanden sich in den Spinalganglien und in deren Umgebung entzündliche Infiltrate, nicht aber im N. suralis, wo jedoch ausgeprägte Anzeichen einer wiederholten De- und Remyelinisation mit Zwiebelschalenformationen im Sinne einer CIDP (s. unten) und Zeichen der axonalen Degeneration vorlagen.

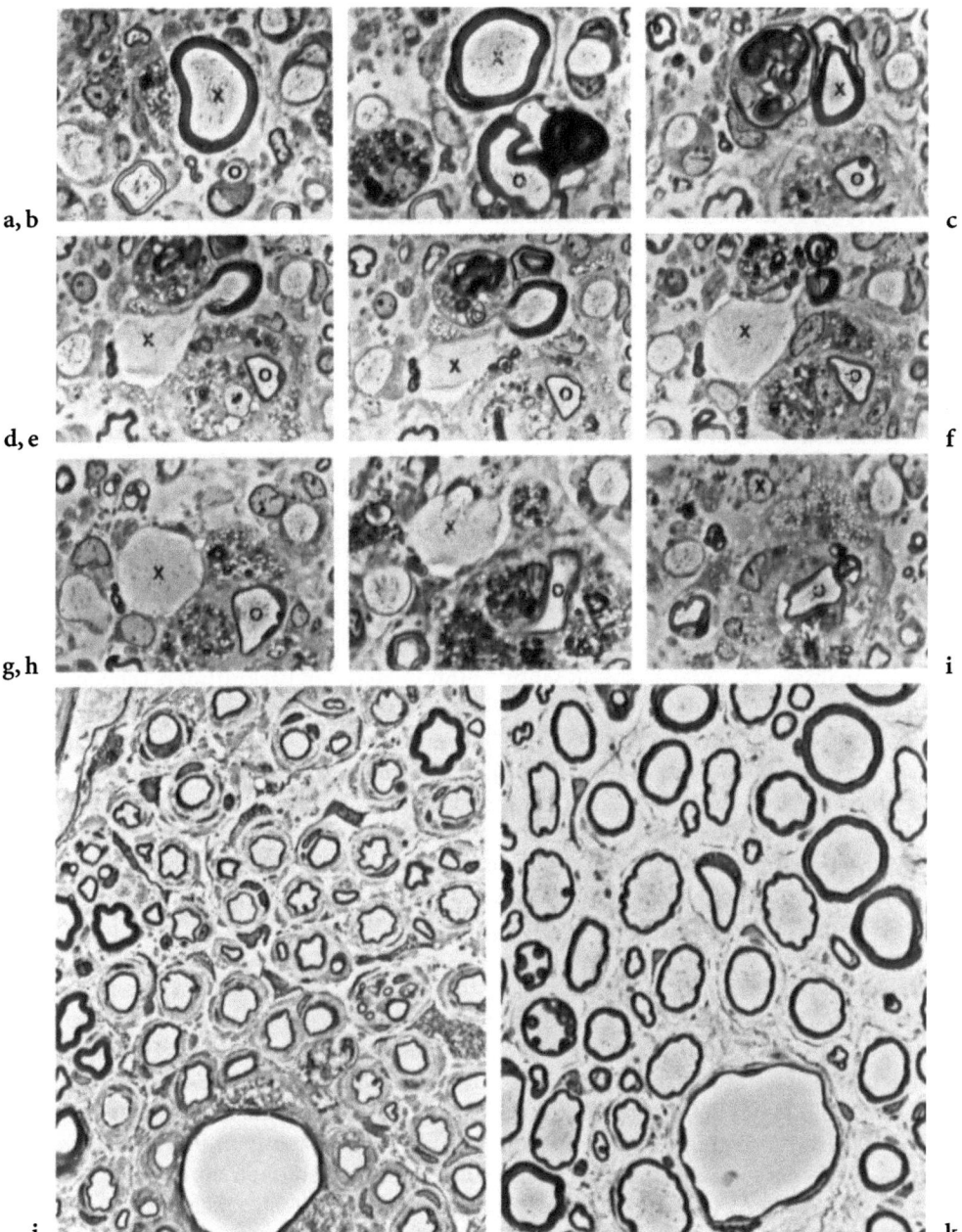

Abb. 195 a–k. Folgen von Axon- und Markscheidenveränderungen bei der experimentell-allergischen Neuritis (EAN). a–i Querschnittserie einer Gruppe segmental demyelinisierter Nervenfasern in einem perivaskulären Demyelinisationsherd. Ein Axon (x) zeigt eine Prolaps-ähnliche Deformation und ausgeprägte Markscheidenveränderungen, welche in einer anderen Nervenfaser (o) noch stärker ausgeprägt sind; andere demyelinisierte Axone zeigen Veränderungen der Kontur und des Durchmessers und erhebliche Schwann-Zellveränderungen. × 800.

Fortsetzung s. S. 497

Ätiologie und Pathogenese: Die Ursache des GBS ist nicht gesichert, doch sind etwa $^2/_3$ der Patienten ca. 2–3 Wochen vorher an einer Infektion erkrankt, bei der das *Zytomegalievirus*, das *Epstein-Barr-Virus, Mykoplasmen* oder am häufigsten Erreger eine Rolle spielen, die zu einfachen Erkrankungen des Respirations- und Gastrointestinaltraktes führen (*Campylobacter jejuni*) (GRIFFIN u. HO, 1993, NOBILE-DRAZIO et al. 1992; VRIESENDORP et al. 1993; ENDERS et al. 1993; REES et al. 1995; YUKI et al. 1997; YUKI 1998). Die Krankheit tritt nicht nur *postinfektiös*, z. B. nach einer Streptokokkeninfektion (Abb. 199–201; SOMMER u. SCHRÖDER 1992; vgl. auch BRONZE et al. 1993), sondern auch *postvakzinal* (SANDER et al. 1994) auf, nach Operationen oder Behandlungen mit Hyperthermie, gelegentlich auch beim Morbus Hodgkin. Ob ein GBS als Folge einer Schluckimpfung mit Poliovirusvakzine auftreten kann, ist umstritten, statistisch aber nicht gesichert (SCHMITT 1998); offensichtlich handelt es sich nur um eine zeitliche Koinzidenz. Eine Verbindung mit besonderen HLA-Antigenen ist bisher nicht gesichert.

Üblicherweise wird angenommen, daß es sich um eine *T-Zell-ausgelöste Immunreaktion* handelt, da eine ähnliche Erkrankung, die *experimentell allergische Neuritis* (s. unten), im Experiment durch Injektion von spezifischen, gegen das P_2-Protein der peripheren Nerven gerichtete T-Zellen ausgelöst werden kann. *Humorale Faktoren* und *Makrophagen* spielen jedoch vermutlich zusätzlich eine Rolle (HARTUNG et al. 1995), so daß die Abgrenzung gegenüber Neuropathien aufgrund lymphoretikulärer Erkrankungen (s. unten) und Dysproteinämien (s. unten) wie ohnehin schon gegenüber Vaskulitiden schwierig sein kann. OOMES et al. (1995) und REES et al. (1995) konnten zeigen, daß Anti-GM1-IgG-Antikörper beim GBS Oberflächenepitope an *Campylobacter*-Bakterien erkennen und daß dieses Erkennen stammspezifisch ist. Diese Untersuchungen weisen darauf hin, daß ein molekulares Mimikry bei der Pathogenese des GBS eine Rolle spielt. YUKI et al. (1995) haben Gangliosid-ähnliche Epitope in Lipopolysacchariden von *Campylobacter jejuni* (PEN 19) in 3 Isolaten von Patienten mit GBS festgestellt (vgl. REES et al. 1995).

Die pathologischen Aspekte sind typisch für eine Überempfindlichkeitsreaktion vom verzögerten Typ. Die Induktion der meisten Immunreaktionen schließt die Präsentation des Antigens an T-Zellen durch Zellen ein, welche Klasse 2-Moleküle (Ia, DR) aufweisen. Helfer-T-Zellen können fremdes Antigen nur in Verbindung mit Klasse II-Molekülen desselben Haplotyps erkennen, den auch sie selbst aufweisen. Es bestehen Hinweise darauf, daß die quantitativen Unterschiede bei der Expression der Klasse II-Moleküle eine wesentliche Rolle bei der Immunregulation und immunologisch ausgelösten Erkrankungen spielen. Die Untersuchungen von POLLARD et al. (1987) bestätigen die Beobachtungen von PRINEAS (1972), wonach die Makrophagen die vorherrschenden Zellen im entzündlichen Infiltrat beim GBS darstellen.

Abb. 195 *(Fortsetzung).* **j** Perivaskuläre Demyelinisationszone im N. ischiadicus eines Kaninchens mit zahlreichen schalenförmig angeordneten Zellen und Zellfortsätzen um unverhältnismäßig dünn remyelinisierte Nervenfasern 7 und 11 Monate nach zwei Injektionen der Antigenemulsion. **k** Perivaskulärer De- und Remyelinisationsherd in einer Hinterwurzel 2 Jahre nach der EAN. Die Markscheiden bleiben unverhältnismäßig dünn, die Axondurchmesser erscheinen reduziert, und überzählige Schwann-Zellen und andere Zellfortsätze um die remyelinisierten Nervenfasern sind extrem dünn oder sind verschwunden. **j, k** × 650. (Nach SCHRÖDER 1975)

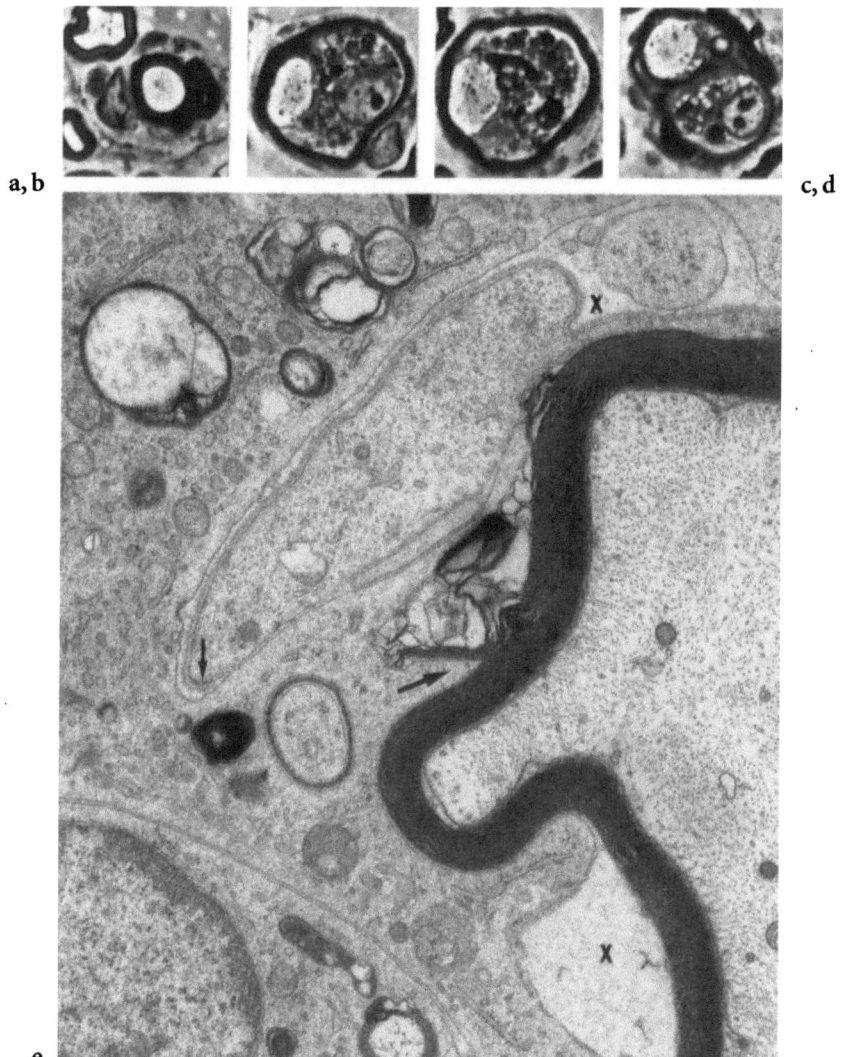

Abb. 196 a–e. Vier verschiedene Schnittebenen durch dieselbe Nervenfaser zeigen verschiedene Bilder des Markscheidenabbaus: In a erscheint die Nervenfaser noch intakt; ein Makrophage liegt *links* daneben im paranodalen Bereich. In b liegt eine mit Markscheidenabbauprodukten gefüllter Makrophage zwischen Axon und Markscheide. In dieser Ebene sowie in der nächsten (c) ist die Kontur der Markscheide äußerlich noch erhalten, wenn auch aufgetrieben. In d liegt ein anderer Makrophage im Inneren der geschädigten Markscheide. × 1200. In e durchbricht eine Infiltratzelle die Basalmembran einer Nervenfaser (*kleiner Pfeil*), wobei diese Markscheide in einem umschriebenen Bereich in unmittelbarem Kontakt mit der eingedrungenen Zelle verschiedene Formen des vakuolären Zerfalls sowie eine Abspaltung von penetrierten Markscheidenlamellen (*großer Pfeil*) aufweist. An einer anderen Stelle findet sich zwischen Markscheide und Infiltratzelle eine feinflockige Substanz (x), die derjenigen außerhalb der Basalmembran im Endoneurium entspricht (x). Der Kern im Bild *unten links* gehört zu einer anderen Infiltratzelle, die der anderen benachbart ist. Einzelne Markscheidenabbauprodukte liegen im Zytoplasma der beiden Infiltratzellen (Makrophagen). × 17500. (Nach SCHRÖDER u. KRÜCKE 1970)

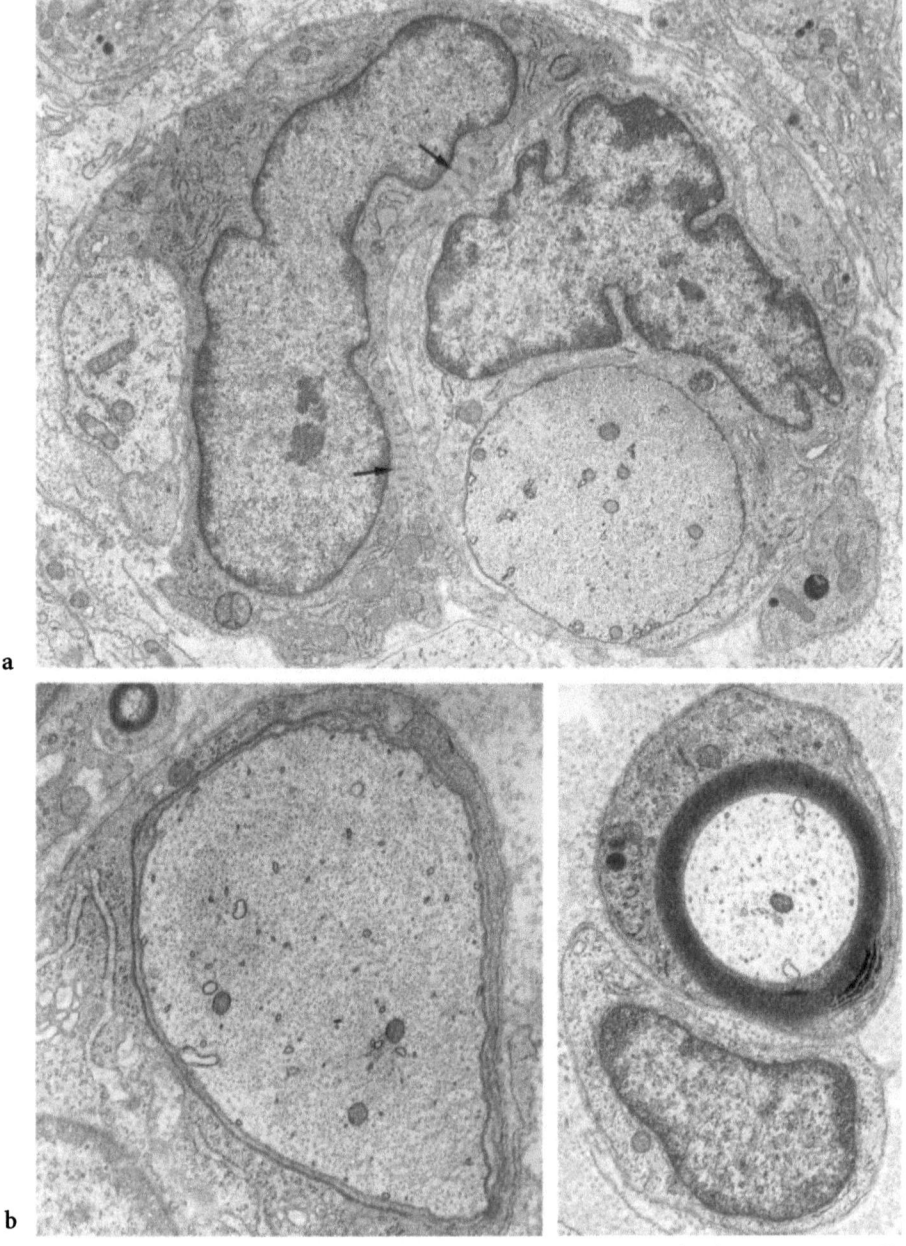

Abb. 197. a Demyelinisiertes Axon mit 2 Schwann-Zellen, die in Höhe ihrer Kerne getroffen sind. Eine der beiden Schwann-Zellen umgreift das Axon vollständig; die andere ist abgedrängt; ihr Kern ist etwas eingedellt. Die *Pfeilköpfe* weisen auf Leptomerfibrillen hin, 7 bzw. 11 Wochen nach einer zweimaligen Antigeninjektion. × 18200. **b** Ein relativ großes demyelinisiertes Axon wird von einem Schwann-Zellfortsatz in 3 Spiralen umhüllt, von denen einer bereits partiell zu einer größeren dichten Lamelle fusioniert ist. × 19000. **c** Eine „überzählige" Schwann-Zelle liegt schalenförmig neben einer remyelinisierten Nervenfaser. × 17200. (Nach SCHRÖDER 1968)

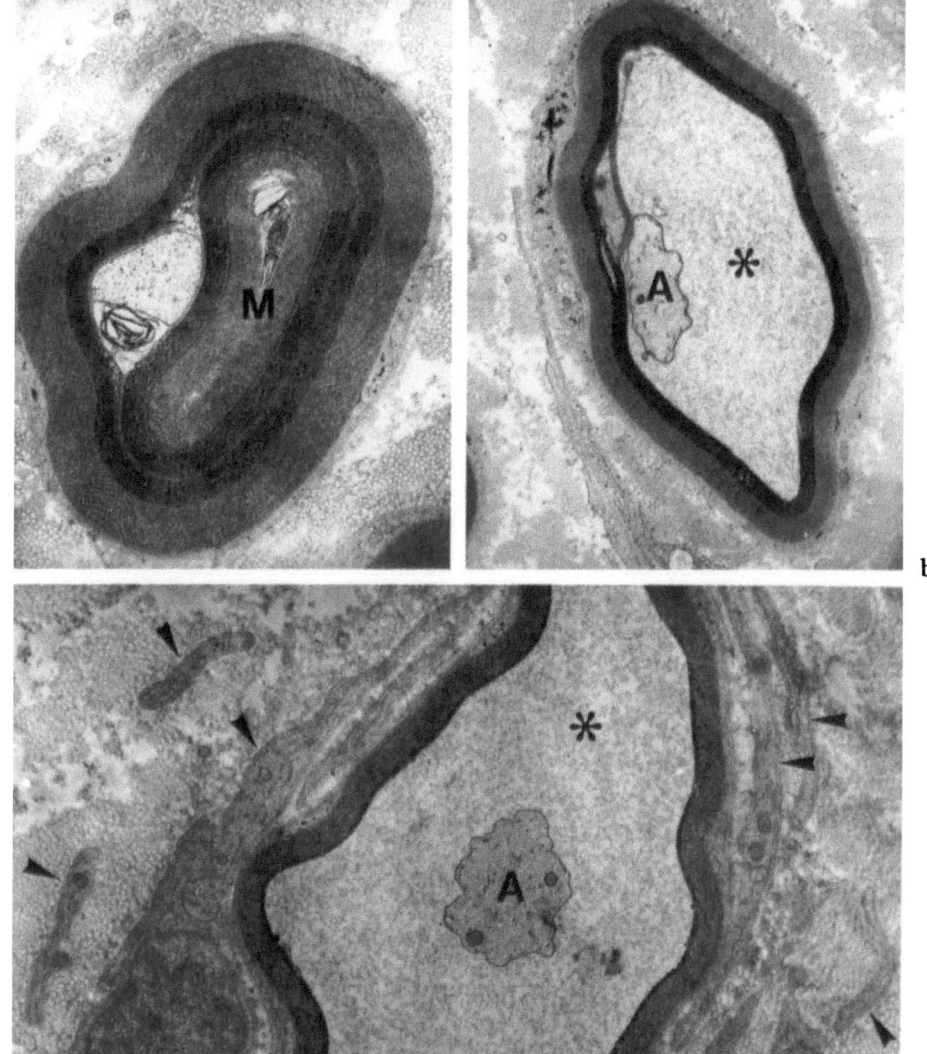

Abb. 198a–c. Rekurrierende Radikulopolyneuropathie nach dreimaligem Rezidiv im Abstand von 6 und 2 Jahren bei einer 32jährigen Frau (Fall von H.C. Hopf, Mainz). a–c Gestörte Periodizität der Markscheidenlamellen mit außen „lockerem" („loose") Myelin, in dem die intraperiodischen Linien doppelt so weit sind (ca. 26 nm) wie im normalen (kompakten = dunklen), inneren Markscheidenanteil (ca. 13 nm Abstand zwischen den größeren dichten Linien nach Messungen bei ca. 100 000facher Vergrößerung). Ungewöhnlich ist in b, c die enorme nichtartifizielle Erweiterung des adaxonalen extrazellulären Raumes zwischen Axon (A) und Markscheide und das feinflockige, gleichmäßig verteilte serumähnliche Material darin (Stern). In a ist außerdem eine einwärts gestülpte, vermutlich paranodale Markschlinge (M) zu erkennen, in c liegen mehrere konzentrische Schichten von Schwann-Zellfortsätzen als Zeichen einer rezidivierenden Demyelinisation und Remyelinisation (sog. Zwiebelschalenformation: *Pfeilköpfe*). – Elektroneurographisch war kein sensibles und motorisches Potential mehr ableitbar. a × 10800; b × 8200; c × 11900. (Nach Schröder 1984)

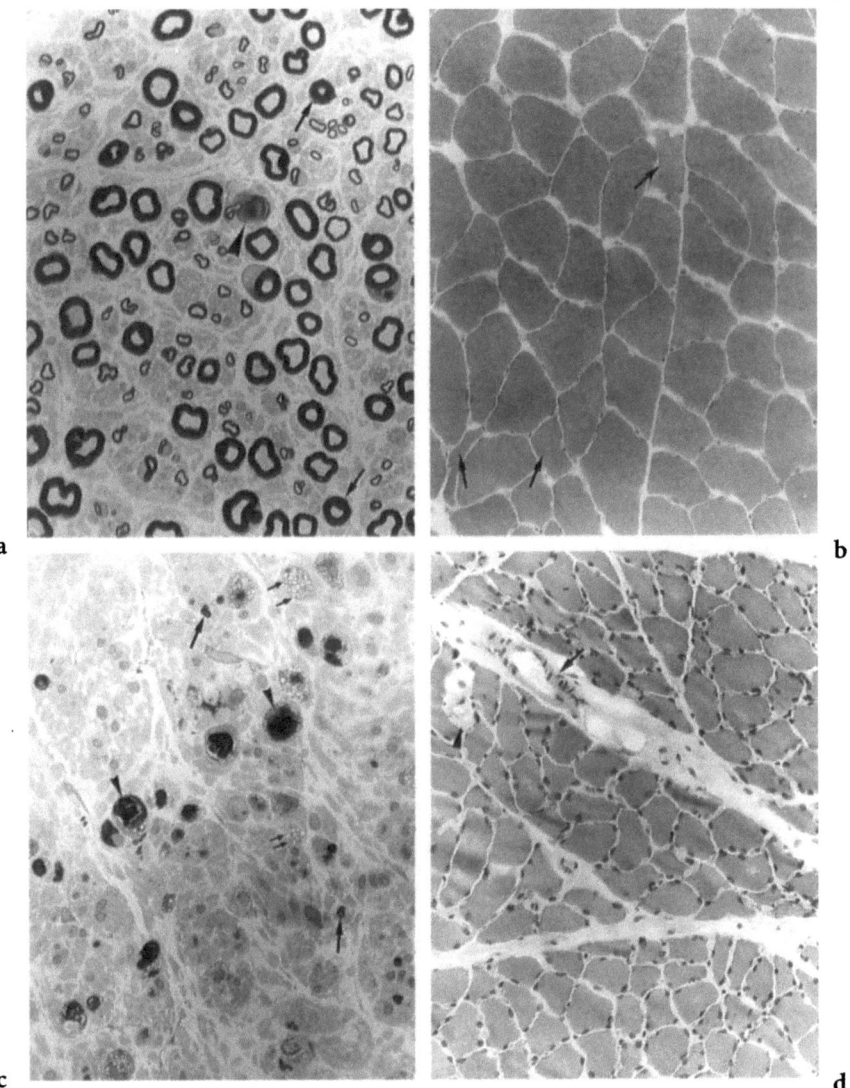

Abb. 199 a–d. Immunbedingte Neuropathie und Myopathie bei einem 22jährigen Mann mit kompletter schlaffer Tetraparese und Immunkomplex-bedingter rapid progressiver Glomerulonephritis nach einer Infektion mit Streptokokken der Gruppe A (Fall von SOMMER u. SCHRÖDER 1991). **a** N. suralis zum Zeitpunkt der ersten Biopsie, 4 Wochen nach Beginn der Erkrankung. Die Zahl der markhaltigen Nervenfasern ist mäßig reduziert. Einzelne Axone sind leicht atrophisch (*Pfeile*), und Markscheidenabbauprodukte (*Pfeilkopf*) sind nur vereinzelt nachweisbar. × 590. **b** Kryostatschnitt vom Muskel (HE-Färbung). Nur wenige Muskelfasern sind atrophisch (*Pfeile*). × 380. **c** Kontralateraler N. suralis zum Zeitpunkt der zweiten Biopsie 14 Wochen nach Beginn der Erkrankung. Nur sehr wenige markhaltige Nervenfasern sind erhalten (*Pfeile*). Markscheidenabbauprodukte (*Pfeilköpfe*) und Lipid-beladene Makrophagen (*kleine Pfeile*) sind zahlreich vorhanden. × 570. **d** M. peroneus zum Zeitpunkt der zweiten Biopsie. Paraffinschnitt: HE. Die meisten Muskelfasern sind atrophisch. Die Wände der Kapillaren (*Pfeil*) und die Basallaminae (*Pfeilkopf*) sind verbreitert. × 370

Klasse II-Antigen wird normalerweise nicht auf neuralen Zellen exprimiert, ist aber beim GBS in reichlichem Maße, insbesondere auf den Schwann-Zellen, nachweisbar. Auch Kollagentaschen sind oft angefärbt. Eine unspezifische Bindung der Anti-Klasse-II-Antikörper oder der Peroxidase an Schwann-Zellen ist unwahrscheinlich, da eine Färbung im Kontrollnerven nicht feststellbar ist und ein Ersatz des primären Antikörpers durch unspezifische Eiweiße ein negatives Ergebnis zur Folge hat. Dabei verhindert Glutaraldehyd, das gebräuchlichste Fixationsmittel in der Histologie der peripheren Nerven, die Nachweisbarkeit der Klasse II-Moleküle auf den Zelloberflächen im Nervengewebe. Ein ähnlicher Effekt ist nachweisbar, wenn einprozentiges Paraformaldehyd benutzt wird; daher ist eine gute Immunreaktivität des Nervengewebes nur möglich, wenn die Bindung des primären Antikörpers vor der Fixation erfolgt. Das Vorhandensein des Klasse II-Antigens auf den Schwann-Zellen beim GBS führt zu der Annahme, daß diese Zellen neurales Antigen präsentieren und die Autoimmundestruktion des Myelins aktivieren. Andererseits kann auch die Schwann-Zelle selbst Ziel der Immundestruktion sein. Verzögerte Hypersensitivitätsantworten sind begrenzt auf diejenigen Zielzellen, die dasselbe Klasse II-Antigen präsentieren wie die Antigen-präsentierenden Zellen, welche die Immunantwort stimulieren. Es ist zu vermuten, daß die Induktion des Klasse II-Antigens auf den Schwann-Zellen eine Folge der γ-Interferon-Wirkung darstellt (POLLARD et al. 1987). Interferone werden in T-Lymphozyten induziert als Antwort auf eine Virusinfektion, und der Zusammenhang des GBS mit vorausgehenden Virusinfektionen ist vielfach erwiesen (ARNASON 1984).

ARMATI et al. (1990) haben die Expression der MHC Klasse I- und II-Moleküle in Kulturen von Schwann-Zellen der Ratte und des Menschen im Hinblick darauf untersucht, ob die Moleküle durch Schwann-Zellen in der Abwesenheit von T-Zellen synthetisiert werden können. Normale Ratten- und menschliche Schwann-Zellen zeigen in vitro niedrige Expressionen der MHC-Klasse I, diese werden aber stark erhöht durch Inkubation mit γ-Interferon. Unbehandelte Schwann-Zellen zeigen keine erkennbaren Klasse II-MHC-Moleküle, aber nach 48 h Inkubation mit Interferon-γ (100 U/ml) zeigen 20% der Ratten-Schwann-Zellen und 90% der menschlichen Schwann-Zellen Klasse II-Moleküle. Immunelektronenmikroskopisch ließen sich an der Oberfläche der Schwann-Zellen Klasse II-MHC in endozytotischen Vesikeln nachweisen. Diese Beobachtungen ergeben weitere Hinweise auf eine immunologische Bedeutung der Schwann-Zellen als Antigen-präsentierende Zellen oder als Zielzellen für zytotoxische T-Zellen.

RICHERT et al. (1988) haben die Peptidspezifität von menschlichen *T-Zell-klonen* gegen basische Proteine des Myelins analysiert und KHALILI-SHIRAZI et al. (1992) haben die proliferativen Reaktionen der mononukleären Zellen im Blut gegen Myelinproteine und deren synthetische Peptide bei Patienten mit GBS bestimmt und mit denen verglichen, die bei chronischer idiopathischer demyelinisierender Polyradikuloneuropathie (CIDP), normalen Kontrollen und Patienten mit anderen Neuropathien auftraten. 12 der 19 GBS-Patienten-Seren reagierten auf P_0 oder P_2, 6 auf P_0 und seine Peptide und 3 nur auf P_2 und seine Peptide, 3 sowohl auf P_0 als auch auf P_2. Reaktionen zumindest auf eines der Antigene waren auch bei 6 der 13 CIDP-Patienten zu finden, aber nur bei 4 von

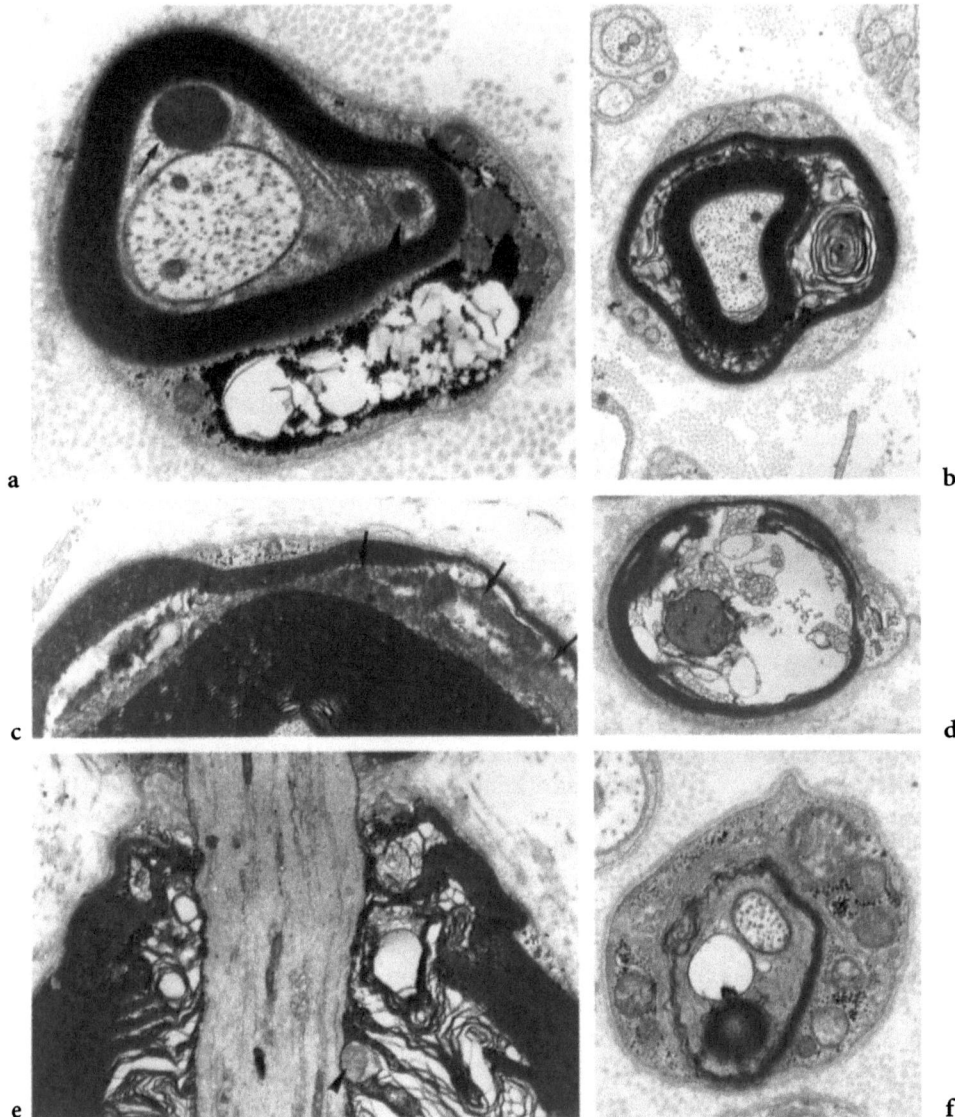

Abb. 200a–f. Elektronenmikroskopische Aufnahmen vom N. suralis zum Zeitpunkt der ersten Biopsie (gleicher Fall wie in Abb. 199. **a** Lysosomenähnliche Körper sind in paranodalen, adaxonalen Spiralen der innersten Schwann-Zellschichten der Markscheide (*Pfeil*) und zwischen einigen der inneren Myelinlamellen (*Pfeilkopf*) nachweisbar. × 26 000. **b** Membranöse zytoplasmatische Körper innerhalb einer Schmidt-Lanterman-Inzisur. × 10 000. **c** Eine amorphe Substanz (*Pfeile*) ist zwischen den inneren und äußeren Schichten der Markscheide vorhanden. × 10 000. **d** Paranodal ist es zu einer vesikulären Degeneration von Markscheidenlamellen gekommen. × 5000. **e** Paranodal beginnt der vesikuläre und vakuoläre Zerfall der Markscheide. Der *Pfeilkopf* weist auf eine Ablagerung amorphen Materials hin. × 24 000. **f** Querschnitt eines Paranodiums mit beginnendem vakuolären Markscheidenzerfall. × 9500

17 normalen Kontrollfällen und 2 von 6 mit anderen Neuropathien. Die Immunreaktionen beim GBS sind also heterogen.

Gm-Haplotypen: Nach FEENEY et al. (1989) ist die Häufigkeit der Gm-Haplotypen 1, 2, 17; 21 (oder z, a, x; g) bei Patienten mit Guillain-Barré-Syndrom signifikant erhöht. Diese Beobachtungen liefern weitere Anhaltspunkte für eine Verbindung zwischen Guillain-Barré-Syndrom (GBS), chronischer entzündlicher demyelinisierender Polyradikuloneuropathie (CIDP) und multipler Sklerose sowie der Anwesenheit der M3-Allele des α_1-Antitrypsin-Systems (PiM3), deren Gene auf dem Chromosom 14 lokalisiert sind.

Saure Glykolipide: ILYAS et al. (1992) haben Serumantikörper gegen saure Glykolipide bei 36 von 53 Patienten mit Guillain-Barré-Syndrom (GBS) und bei 8 von 16 Patienten mit chronischer inflammatorischer demyelinisierender Polyneuropathie (CIDP) gefunden. Allerdings beobachteten sie derartige Antikörper auch bei 4 von 13 Patienten mit anderen neurologischen Erkrankungen; bei 2 von 10 Patienten mit multipler Sklerose; bei 8 von 33 Patienten mit entzündlichen, infektiösen, allergischen oder Autoimmunerkrankungen und bei 3 von 32 gesunden Personen, wobei die Antikörpertiter bei diesen Kontrollen jedoch erheblich niedriger waren als bei den GBS-Patienten. Verschiedene Reaktionsmuster der GBS-Seren umfaßten Antikörper gegen LM1, HexLM1, GM1 oder GD1b oder beide, verschiedene andere Ganglioside, sulfatierte Glykolipide und noch unidentifizierte Glykolipide. Die Seren von 30% der GBS-Patienten hatten Antikörper gegen 2 oder mehr saure Glykolipidantigene. Die Werte der Antikörper korrelierten mit den klinischen Symptomen bei 9 von 11 GBS-Patienten. Die Autoren konzedieren, daß es sich um ein Epiphenomen handeln könnte, doch spielen die Antikörper möglicherweise doch bei der Pathogenese der Nervenveränderungen von einigen GBS- und CIDP-Patienten eine Rolle.

Antikörper gegen bestimmte Ganglioside werden seit längerem als Ursache verschiedener entzündlicher peripherer Neuropathien diskutiert (SADIQ et al. 1990; YUKI et al. 1993; CHIBA et al. 1993; VRIESENDORP et al. 1993; KINSELLA et al. 1994; KORNBERG et al. 1994; KUSUNOKI et al. 1996). Doch nur GD1b und GQ1b sowie indirekt auch GM1 sind im Nerven lokalisiert worden, und ihre Lokalisation in der paranodalen Region paßt zu der Vorstellung, daß gegen sie gerichtete Antikörper eine Demyelinisation hervorrufen können. Doch enthalten periphere Nerven darüberhinaus zahlreiche weiter Ganglioside, darunter einige, die in der Myelinfraktion vorkommen. So sind nach OGAWA-GOTO et al. (1990) die häufigsten Ganglioside in Nervenwurzeln des Menschen (in der Reihe ihrer Häufigkeit aufgezählt): LM1 (Sialosylneolaktotetraosylzeramid), GD3 und GM1. GM3, GD1a, GD1b, X1 (Sialosyl-nLc$_6$Cer) und X2 (Disialosyl-nLc$_4$Cer) sind in geringeren Mengen (1–10%) enthalten. Die Lokalisation dieser anderen Ganglioside in den Markscheiden und der Nachweis, ob diese als Ziel von Antikörpern bei Patienten mit einer Neuropathie wirksam sein können, stünde noch aus (SCHERER 1996) (vgl. Kap. M. III, S. 582).

Monoklonale Anti-GM1-Gangliosid-IgM-Antikörper, die aus peripheren Blutlymphozyten von Patienten mit *multifokaler motorischer Neuropathie* und *GBS* kloniert worden waren, reagieren sowohl mit *GM1* als auch in unterschiedlichem Ausmaß mit den strukturell verwandten *Glykolipiden Asialo-GM1 (GA1)* *und GD1b*; O'HANLON et al. (1998) beschreiben eine Bindung dieser Anti-GM1-

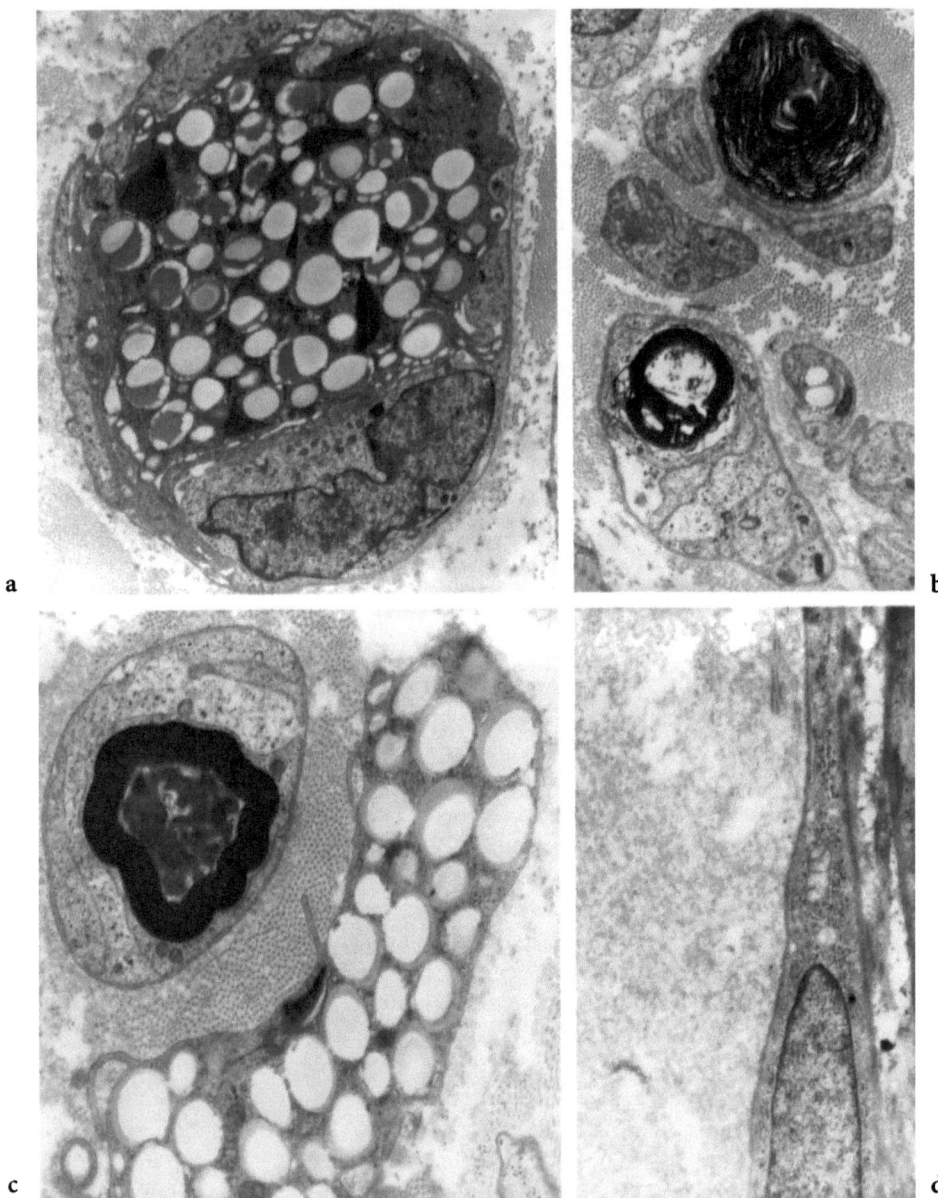

Abb. 201a–d. Gleicher Fall wie in Abb. 199 u. 200: N. suralis zum Zeitpunkt der zweiten Biopsie. **a** Ein Lipid-beladener Makrophage wird von Schwann-Zellfortsätzen und einer erhaltenen Basallamina umgeben. × 7000. **b** Markscheidenabbauprodukte sind in Büngner-Bändern enthalten. × 8000. **c** Ein degeneriertes Axon wird von einer relativ gut erhaltenen Markscheide umgeben und liegt innerhalb eines Büngner-Bandes angrenzend an einen Makrophagen, der mit (partiell artifiziell herausgelösten) Lipidtropfen überladen ist. × 11000. **d** Der subperineurale Raum ist von einem Plasmaexsudat ausgefüllt. × 12000

Antikörper an Motoneurone, die graue Substanz des Rückenmarks, dorsale und ventrale Spinalwurzeln, Spinalganglien, Ranvier-Schnürringe, neuromuskuläre Endplatten und Skelettmuskeln. Diese Verteilung immunreaktiver Epitope, die auch sensorische Strukturen einschließen, erstreckt sich über die Stellen hinaus, die üblicherweise bei Anti-GM1-Antikörper-assoziierten motorischen Nervenerkrankungen als pathologisch betroffen angesehen werden. Dadurch wird das pathogenetische Krankheitsmodell, wonach die Antigenverteilung entscheidend sein soll, unterminiert. Demnach müssen für eine Anti-GM1-Antikörper ausgelöste Immunattacke andere Faktoren eine Rolle spielen als die lokale Gangliosidtopographie, die Antikörperpenetration in bestimmte Regionen und deren pathophysiologische Vulnerabilität (O'HANLON et al. 1998).

Eine Assoziation von *IgG-Antikörpern* gegen GD1a beim GBS ist von YUKI et al. (1993) beschrieben worden, nachdem vorher schon eine Assoziation mit der axonalen Variante des GBS gefunden worden war (YUKI et al. 1992).

Auch NOBILE-ORAZIO et al. (1992) haben bei 3 von 14 Patienten mit GBS erhöhte Titer von *Anti-GM_1-Antikörpern* (1/1280 oder mehr) gefunden, außerdem bei 2 weiteren Patienten, die ein GBS 10–11 Tage nach Beginn einer parenteralen *Therapie mit Gangliosiden* entwickelten. Die Antikörper waren vom *IgG*-Typ bei 4 Patienten und vom IgM-Typ bei einem. Sie alle reagierten mit Asialo-GM_1 und 3 auch mit GD_{1b}. Obwohl alle klinischen Aspekte bei den Patienten mit hohen Anti-GM_1-Titern die Kriterien einer Diagnose für ein GBS erfüllten und bei 4 von ihnen die Proteine, aber nicht die Zellen im Liquor erhöht waren, ergaben die elektrodiagnostischen Untersuchungen bei 3 Patienten ausgeprägte Zeichen einer axonalen Degeneration, die bei einem Fall morphologisch durch eine Suralisbiopsie bestätigt werden konnte. Eine rezente vorausgehende Infektion ließ sich bei diesen Patienten nicht feststellen, aber bei 3, einschließlich den Patienten, die mit Gangliosiden behandelt worden waren, waren Anti-*Campylobacter-jejuni*-Antikörper erhöht. Bei 3 Patienten ließ sich nach einer akuten Phase der Erkrankung ein anhaltender Abfall der Anti-GM_1-Werte feststellen, was vermuten läßt, daß das häufige Vorkommen dieser Antikörper bei Patienten mit GBS und ihre häufige Verbindung mit einer ausgeprägten axonalen Schädigung von pathogenetischer Bedeutung sein mag.

Über *GM1p* als neues Mitglied von Antigenen für Serumantikörper beim Guillain-Barré-Syndrom berichten KUSUNOKI et al. (1996).

Anti-Tubulin-Antikörper als Ursache einer sensorisch-motorischen Neuropathie diskutieren STUBBS et al. (1998).

Wirkungen von Seruminjektionen: OOMES et al. (1991) haben das Serum von 20 Patienten mit Guillain-Barré-Syndrom, 10 gesunden Kontrollen und 10 Patienten mit einer rezenten Zytomegalievirus-, Epstein-Barr-Virus- oder *Campylobacter jejuni*-Vorinfektion durch Injektion in den N. ischiadicus von Ratten untersucht. Die Seren der GBS-Gruppe verursachten deutlich stärkere Wirkungen als die Seren von gesunden Kontrollpersonen. Ein signifikanter Unterschied der Nervenleitungsgeschwindigkeit bestand nach Injektion von GBS-Serum und Serum von Patienten mit nachgewiesenen Infektionen ohne GBS jedoch nicht. Histologisch ließ sich 5 Tage nach der Injektion kein signifikanter Unterschied hinsichtlich der Demyelinisation oder anderer histologischer Parameter zwischen Patienten und Kontrollen feststellen. Daraus schließen die Autoren, daß die Wirkungen auf den Nerven durch unspezifische Serumfaktoren ausgelöst worden sind, die zu einer Immunsystemaktivierung führten, speziell bei vorausgehenden Infektionen; spezifische Faktoren, wie Antimyelin-Antikörper, würden nach der Auffassung dieser Autoren keine krankheitsspezifische Bedeutung haben.

SAWANT-MANE et al. (1991) betonen allerdings, daß zu einer In-vitro-Demyelinisation durch Serumantikörper von GBS-Patienten der terminale Komplementkomplex erforderlich sei.

b) Miller-Fisher-Syndrom

Dieses wird als monophasische Krankheit mit subakutem Einsetzen definiert, das durch die Trias Ophthalmoplegie, Ataxie und reduzierte oder fehlende Sehnenreflexe bei minimaler, wenn überhaupt auftretender Gliederschwäche charakterisiert ist (FROSS u. DAUBE 1987). Die meisten Autoren sind der Auffassung, daß es sich um eine Variante der akuten entzündlichen Polyneuropathie vom Typ des Guillain-Barré-Syndroms handelt. Die elektrodiagnostischen Veränderungen bei den 10 von diesen Autoren untersuchten Patienten waren typisch für eine axonale Neuropathie oder für eine Neuropathie mit überwiegenden sensorischen Veränderungen in den Extremitäten und mit motorischen Ausfällen in den Hirnnerven. Das Muster der Anomalien unterschied sich von dem üblichen Bild der ausgeprägten Form des akuten Guillain-Barré-Syndroms. Bei einem Fall mit Miller-Fisher-Syndrom konnten NAGAOKA et al. (1996) im Computertomogramm eine Kontrasterhöhung im N. abducens und oculomotorius nach Gadolinium-Gabe feststellen. Nach Besserung der Symptome hatte sich die Intensität der Darstellung des rechten N. abducens vermindert. Die klinische Bedeutung von GQ1b-Antikörpern haben WILLIMAN et al. (1997) diskutiert.

c) Axonale Variante des GBS

In manchen Fällen steht die axonale Komponente beim GBS im Vordergrund (Abb. 202), wobei zu diskutieren ist, ob das Axon als Ziel des immunologischen Prozesses oder als „unschuldiger Teilnehmer" zu gelten hat (POWELL u. MYERS 1996). Dabei fallen relativ häufig Makrophagen zwischen Axon und Markscheide auf, wobei die Markscheide intakt, das Axon aber komprimiert erscheint (GRIFFIN et al. 1996).

YUKI et al. (1992) berichten über 2 Patienten mit reinem motorischen Guillain-Barré-Syndrom und explosivem Beginn, die eine mechanische Beatmung über mehr als 2 Monate erforderten. Die elektrophysiologischen Befunde sowie die schlechte klinische Erholung legen eine schwere axonale Degeneration nahe, welche die motorischen Nerven betraf. Der ELISA-Test sowie die Dünnschichtchromatographische Immunfärbung ergab, daß Seren beider Patienten einen hohen IgG-Antikörpertiter gegen GD1a-Ganglioside aufwiesen. Die Titer nahmen während des klinischen Verlaufes der Krankheit ab. GD1a sowie GM1 scheinen die pathogenen Zielantigene bei der motorischen Axonkrankheit darzustellen (KUWABARA et al. 1998). Erhöhte *IgG-Anti-GD1a-Antikörper*-Titer sind daher möglicherweise nützlich bei der prognostischen Beurteilung eines schweren

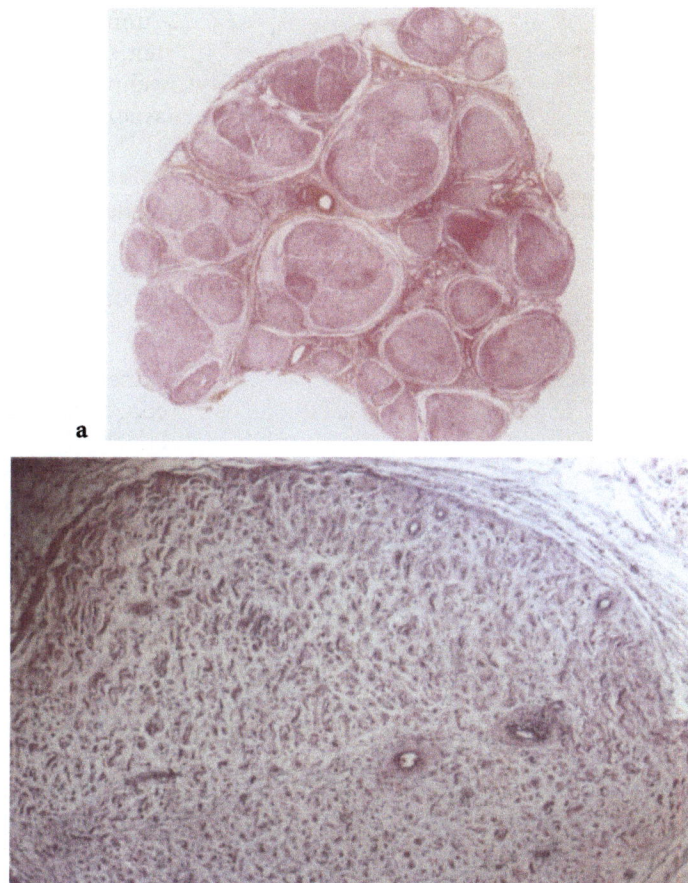

Abb. 202 a–d. Axonale Variante des GBS/der CIDP mit fast vollständigem Ausfall der Nervenfasern und nur wenigen Zwiebelschalenformationen, aber noch immer nachweisbaren entzündlichen Zellinfiltraten im Endo- und Epineurium des N. femoralis eines 63jährigen Mannes (Fall von A. SCHMIDT, Bad Berka). c, d s. S. 509

GBS. CROS u. TRIGGS (1994) betonen, daß es keine neurophysiologischen Zeichen gebe, die charakteristisch seien für ein „axonales" Guillain-Barré-Syndrom.

DYCK (1993) antwortet auf die Frage, ob es eine axonale Variante des GBS gebe, wie folgt: Die Antwort hinge davon ab, wie man das GBS definieren würde. Wenn man es in einem weiten Sinn definieren und den Begriff akute inflammatorische Polyradikuloneuropathie (AIP) oder Polyneuropathie verwenden würde, dann gäbe es verschiedene Varianten: eine demyelinisierende Variante (AIDP), eine motorische axonale Variante, die Pandysautonomie, das Miller-Fisher-Syndrom und möglicherweise andere. Solange die Frage nach den Varianten nicht geklärt sei, wäre es schwierig, die minimalen oder diagnostischen Kriterien für die AIP oder Varianten der AIP festzulegen. Die Kriterien der NINCDES mögen zwar für bestimmte Forschungsvorhaben geeignet sein, seien aber unangemessen restriktiv im Hinblick auf verschiedene Aspekte auch der demyelinisierenden Variante: 1. können normale oder verminderte Muskel-

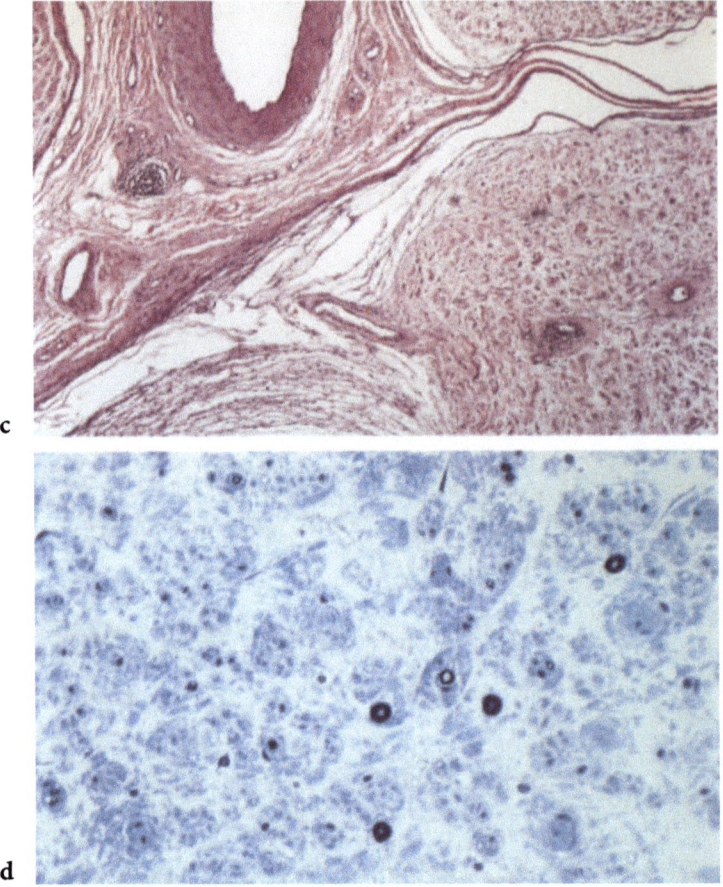

Abb. 202 c, d. Legende s. S. 508

streckreflexe an den oberen und unteren Extremitäten auch in einem frühen Stadium der Erkrankung vorhanden sein; demnach sei das Bestehen auf einer Areflexie als Kriterium zu restriktiv; und 2. treten Schmerzen bei etwa der Hälfte der Patienten auf, so daß manchmal Analgetica erforderlich sind und diese nicht als Ausschlußkriterium verwendet werden können.

Demnach ist P.J. DYCK (1993) der Auffassung, daß das GBS und die AIDP einer Familie engverwandter Erkrankungen zugeordnet werden müssen, die dann nach der Klasse von Axonen (motorisch, sensorisch, autonom oder gemischt), durch den pathologischen Prozeß (inflammatorisch-demyelinisierend, direkte Antikörperattacke, oder andere), durch eine vorausgehende Infektion, durch assoziierte Antikörper, durch einen zugrundeliegenden Krankheitsprozeß oder durch Reaktionen auf eine Behandlung unterschieden werden können. Bevor eine weitere Klassifikation und Formulierung der diagnostischen Kriterien vorgelegt würde, sei es nötig, eine große Serie von Patienten auf breiter Basis ausgesucht prospektiv zu untersuchen, um vorausgehende Infektionen, die Klasse der betroffenen Axone, die Art des pathologischen Prozesses, die elektrophysiologischen Aspekte, die serologischen Anomalien und Reaktionen auf die Behandlung zu bestimmen.

Akute motorische axonale Neuropathien, die epidemieartig in China aufgetreten und histopathologisch sowie elektronenmikroskopisch durch die paranodale Einwanderung von Makrophagen zwischen Axon und Markscheide gekennzeichnet sind, weisen ebenfalls Aspekte eines Guillain-Barré-Syndroms auf; denn auch bei diesen ist ein Zusammenhang mit einer vorausgegangenen Campylobacter-jejuni-Infektion beobachtet worden (McKHANN et al. 1993; GRIFFIN et al. 1996; GIOVANNONI u. HARTUNG 1996).

Ein akutes axonales GBS mit IgG-Antikörpern gegen motorische Axone entwickelte sich im Anschluß an eine *parenterale Gabe von Gangliosiden* (ILLA et al. 1995). Die motorischen Endplatten einer frisch eingefrorenen normalen menschlichen Muskelbiopsie ließen sich immunfärben mit biotinyliertem IgG aus dem GBS-Patientenserum. Da eine Endplatte mit IgG anfärbbar war, nicht aber mit α-Bungarotoxin im Unterschied zu den übrigen Endplatten, ist zu vermuten, daß sich das IgG an die präsynaptische Region der Endplatte gebunden hat. (Über experimentelle Untersuchungen zur Wirkung von GM1-Antikörpern auf Axone s. unten: EAN).

d) Fazialislähmung (Bell-Lähmung)

In einer zusammenfassenden Darstellung über Nervenfasererkrankungen im N. facialis faßt PODVINEC (1984) die früheren anatomischen und morphologischen Untersuchungsergebnisse am N. facialis zusammen. Demnach habe CAWTHORNE (1946) eine Schwellung des Nerven bei 12 von 14 Patienten mit Fazialislähmung beschrieben. Diese Schwellung war nachweisbar, nachdem die Nervenscheide im mastoidalen Segment aufgespalten worden war; die Schwellung war begleitet von punktförmigen Hämorrhagien proximal vom Foramen stylomastoideum. Bei Fällen, die in früheren Stadien der Erkrankung operiert worden waren, beobachtete er eine Verminderung des Ödems innerhalb von Minuten nach Aufspaltung der Nervenscheide.

Die Tatsache, daß der Fallopius-Kanal im Labyrinthsegment enger wird, hat zur Vermutung geführt, daß der primäre pathologische Prozeß bei der idiopathischen Fazialisparese in diesem Bereich beginnt. Mögliche Ursachen wie Kreislaufstörungen, Viruserkrankungen, Sensibilisierungen gegenüber Seren usw. werden ausführlich diskutiert.

Autopsiestudien sind seit 1869 nur insgesamt an 9 Fällen durchgeführt worden, nachdem eine Fazialislähmung stattgefunden hatte und die Patienten aufgrund interkurrierender Erkrankungen verstorben waren. Mikroembolisationen und Blutungen werden ebenfalls diskutiert. Perivaskuläre Infiltrate mit phagozytärer Aktivität seien gelegentlich beobachtet worden (REDD et al. 1967); die neuesten Untersuchungen stammten von PROCTOR et al. (1976) (jeweils zit. nach PODVINEC 1984). Er hat den Schläfenknochen bei einem 44jährigen Mann in Serie untersucht, nachdem dieser eine periphere Fazialisparese 11 Tage vor dem Tode aufgewiesen hatte. Bei dem Patienten trat zu Beginn der Anästhesie ein Herzstillstand auf, als eine Dekompression des N. facialis durchgeführt werden sollte. Er starb im Koma 3 Tage später. Er hatte an einer Hypertonie gelitten und bei der Autopsie zeigte sich eine Atherosklerose mit alten und frischen

Infarkten in der rechten Großhirnhemisphäre. Im N. facialis fanden sich lymphozytäre Infiltrate und Makrophagen. Eine Proliferation der Schwann-Zellen und Fibroblasten war ebenfalls nachweisbar. Die entzündlichen Veränderungen und ein Ödem waren nicht nur im Hauptstamm des Nerven zu finden, sondern auch in der Chorda tympani. Trotz einer Dilatation der Gefäße ließ sich keine Thrombose oder Embolie im Nerven feststellen. Die Autoren diskutierten deshalb in diesem Fall die Möglichkeit einer Virusätiologie der Fazialislähmung.

Die Untersuchungen von PODVINEC wurden in Zusammenarbeit mit ULRICH veröffentlicht (1978, 1980, 1982). Danach ließ sich bei einem Fall eine ausgeprägte entzündliche Infiltration im Ganglion geniculatum als Folge eines Herpes zoster feststellen. Im N. facialis selbst fand sich eine erhebliche Destruktion von Nervenfasern, und es bestanden perivaskuläre Zellinfiltrate in der tympanalen Verlaufstrecke des Nerven. Auch beim 2. Fall bestanden dichte perivaskuläre Infiltrate in der tympanalen Verlaufstrecke. Die markhaltigen Nervenfasern waren z. T. in Gruppen angeordnet als Zeichen einer vorausgegangenen Degeneration und Regeneration. Bei dem Fall 3 haben die Autoren einen „offensichtlich normalen Nerven im Querschnitt" beschrieben. Bei diesem Fall war die Bell-Lähmung 3 Jahre vorher eingetreten. Die markhaltigen Nervenfasern waren jedoch zu mehr als der Hälfte ungewöhnlich dünn myelinisiert. Morphometrisch ließ sich die Verschmächtigung der Markscheiden verifizieren; etwa 20–30% der Fasern waren offensichtlich ausgefallen bei unimodaler Konfiguration des Faserspektrums. Bei dem 4. Fall bestand gleichzeitig, neben der peripheren Fazialisparese, eine multiple Sklerose. Auf dem Querschnitt fanden sich offensichtlich normale Nervenfasern; in der mastoidalen Verlaufstrecke waren im Längsschnitt spärliche lymphozytäre Infiltrate nachweisbar. Ein Teil der dickeren Fasern war offensichtlich ausgefallen, was sich im Faserhistogramm feststellen ließ.

Pathogenese: Neben der autoimmunologischen Hypothese wird eine Herpes-Virus- oder – beim Hunt-Syndrom – eine Varicella-Zoster-Virus-Infektion diskutiert (Lit. s. MURAKAMI et al. 1996).

Kontralateraler früher Blinkreflex bei Patienten mit Fazialisnervenlähmung: NACIMIENTO et al. (1992) haben 50 Patienten mit Bell-Lähmung und 30 Patienten mit ätiologisch unterschiedlichen symptomatischen peripheren Fazialislähmungen im Hinblick auf den elektrisch evozierten Blinkreflex 1–23 Tage nach Beginn der Parese untersucht. Die Ergebnisse wurden verglichen mit einer normalen Kontrollgruppe von 30 gesunden Personen. Bei einer signifikanten Zahl von Patienten (64% bei Bell-Lähmung und 53% bei symptomatischer Fazialisnervenlähmung) ergab sich eine kontralaterale frühe Blinkreflexantwort (R 1) nach Stimulation der normalen Seite im Vergleich zu 13% bei der Kontrollgruppe. Die Autoren vermuten, daß dieses Ergebnis erklärt werden kann durch eine synaptische Reorganisation des Fazialiskernes, die zur funktionellen Aufdeckung eines gekreuzten trigeminofazialen Reflexweges während der Regeneration führt.

Therapie der Bell-Lähmung: KINISHI et al. (1991) haben das Stennert-Schema für die Behandlung der Bell-Lähmung modifiziert. Diese Therapie besteht aus einer anfänglichen hohen Dosis von Steroiden in Kombination mit niedrigmolekularem Dextran und Pentoxiphyllin als Infusionstherapie. Diese Steroid-Dextran-Therapie wurde modifiziert und bei 172 Fällen mit Bell-Lähmung angewandt und mit 59 verglichen, die lediglich eine orale Steroidbehandlung in Kombination mit Vasodilatatoren, Adenosintriphosphat und Vitaminen erhalten hatten. Alle Patienten mit inkompletter Lähmung erholten sich vollständig, unabhängig von der Art der Behandlung (vgl. SCHLIACK 1968). Bei Fällen mit kompletter Lähmung erholten sich 87 Patienten, wenn sie mit der Steroid-Dextran-Therapie behandelt worden waren. Demgegenüber erholten sich 68 Patienten, die Oralsteroide erhalten hatten, vollständig.

e) Chronisch-rekurrierende und chronisch-progressive entzündliche (inflammatorische) demyelinisierende Polyneuropathie (CIDP)

Klinik: Diese Krankheitsform ähnelt klinisch der akuten entzündlichen Polyradikuloneuritis, zeichnet sich aber durch einen chronisch-rekurrierenden oder chronisch-progressiven Verlauf aus (CORNBLATH 1991; BRIANI et al. 1996). Die chronisch-rekurrierenden Fälle weisen eine Assoziation zu dem HLA-CW7-Haplotyp auf (HUGHES 1990).

Die CIDP macht etwa 21% aller anfänglich undiagnostizierten Neuropathien aus (DYCK et al. 1981). Das wichtigste Unterscheidungsmerkmal der CIDP gegenüber vielen hereditären und erworbenen Neuropathien ist das gleichzeitige Vorkommen einer proximalen als auch einer distalen Schwäche. Am häufigsten ist eine Liquorproteinerhöhung. Andere Laboruntersuchungen sind weniger zuverlässig. Auf Unterschiede zwischen Patienten mit und ohne Gammopathie gehen SIMMONS et al. (1993) ein; dabei ist gelegentlich eine verzögerte Entwicklung von Anti-MAG-Antikörpern nachweisbar (VALLDEORIOLA et al. 1993). OKA et al. (1994) haben die Expression des endothelialen Leukozyten-Adhäsionsmolekül-1 (ELAM 1) bei der chronischen inflammatorischen demyelinisierenden Polyneuropathie bestimmt. Über das Vorkommen einer *axonalen CIDP* äußert sich FEASBY (1996) kritisch. Eine Besserung nach einer Steroidbehandlung läßt offen, ob es sich um eine CIDP oder eine primär axonale Erkrankung handelt (UNCINI et al. 1996). Die späte Einbeziehung des motorischen Systems bei einer „*chronischen sensorischen demyelinisierenden Polyneuropathie*" betonen BERGER et al. (1995). Eine *schwere Hirnnervenbeteiligung* bei einer langdauernden demyelinisierenden Polyneuropathie haben MCCANN et al. (1996) beobachtet. Eine CIDP kann mit einer *Alopecia universalis* kombiniert sein (BERGER u. GALLO 1998). Eine intravenöse Antigenapplikation zur Therapie von demyelinisierenden Autoimmunerkrankungen haben RACKE et al. (1996) unternommen.

Einzelmuskelfaserelektromyogramm: GANTAYAT et al. (1992) haben die Muskelfaserdichte in verschiedenen Muskeln durch Einzelfaser-EMG bei 11 Patienten mit akuter und chronischer entzündlicher demyelinisierender Polyneuropathie untersucht. Die Faserdichte war bei 58% der Muskeln erhöht. Es bestand keine Korrelation mit dem klinischen Syndrom, mit einem Erregungsleitungsblock oder verringerter motorischer Leitungsgeschwindigkeit oder mit der Verteilung der Schwäche. Veränderungen wurden sogar bei Patienten festgestellt, die innerhalb von 3 Wochen nach dem Auftreten der Symptome untersucht

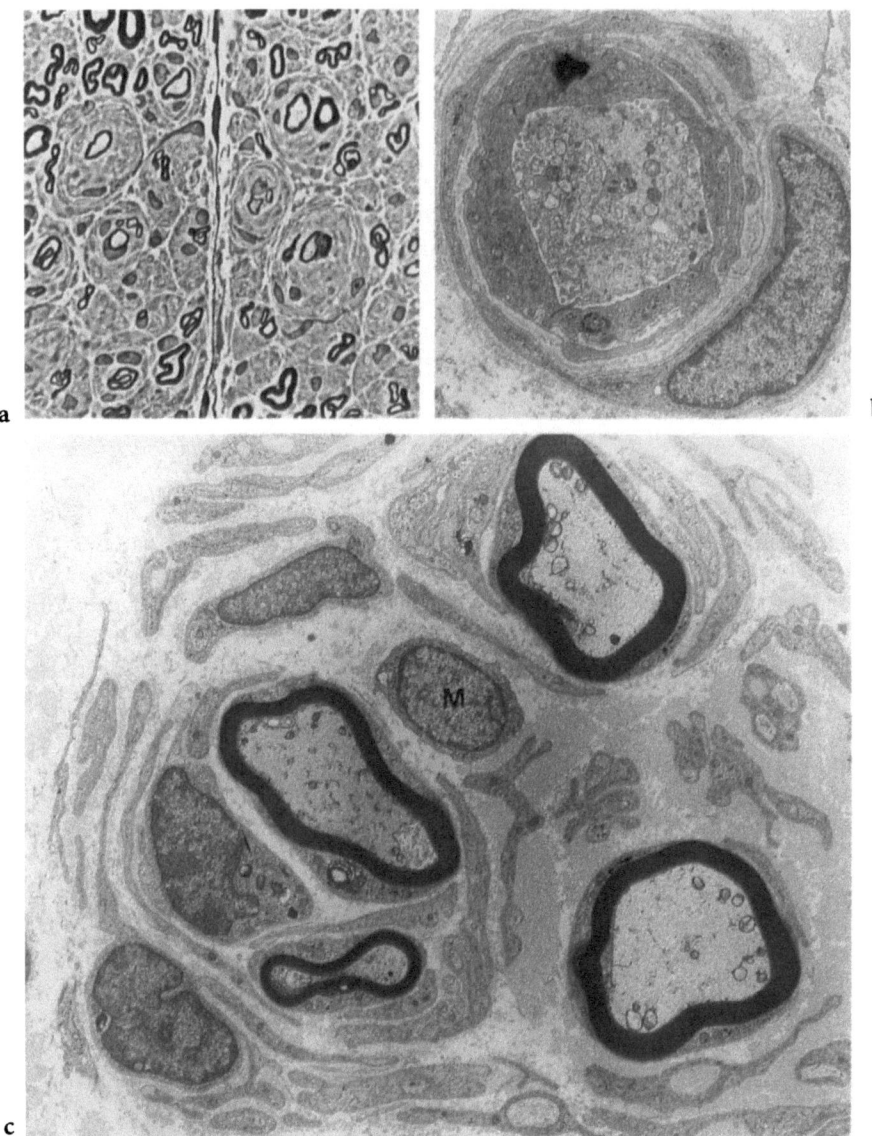

Abb. 203a–c. Chronische inflammatorische demyelinisierende Polyneuropathie (CIDP) bei einer 51jährigen Frau (Patientin von Th. BRANDT, München). **a** Um mehrere relativ dünn myelinisierte Nervenfasern sind schalenförmig angeordnete Schwann-Zellen jeweils mit oder ohne in der Ebene getroffene Kerne im Sinne von Zwiebelschalenformationen nachweisbar. Stellenweise ist es auch zu Regenerationsgruppen mit zwei und mehr markhaltigen Nervenfasern gekommen. × 880. **b** Ein endoneurales Gefäß erscheint durch multiple Zellfortsätze von Thrombozyten ausgefüllt und dadurch okkludiert. × 8600. **c** Komplexe Gruppe von teils de- und remyelinisierten, aber auch einer degenerierten und regenerierten markhaltigen Nervenfaser; diese Nervenfasern werden von zahlreichen abgeflachten und interdigitierenden Schwann-Zellfortsätzen überzähliger Schwann-Zellen umgeben. Dazwischen liegt eine mononukleäre Zelle, vermutlich ein Lymphozyt (M). × 7700

wurden, was auf eine Reinnervation (gemeint ist vermutlich eine Remyelinisation; Anmerkung des Autors, J.M.S.) schon früh nach Beginn der Erkrankung schließen ließe.

Histopathologisch können fokale entzündliche Infiltrate vorkommen, diese werden aber meistens vermißt. Im Vordergrund steht eine ausgedehnte *segmentale Demyelinisation und Remyelinisation* mit sog. *hypertrophischen Veränderungen*, d.h. Zwiebelschalenformationen, die als unspezifische Folge einer chronischen demyelinisierenden Neuropathie auftreten, wobei die proliferierten Schwann-Zellen aber großenteils erhalten bleiben (Abb. 203–205; 206b, c; 207–209). Regelmäßig sind auch *Nervenfaserausfälle* nachweisbar, so daß die Abgrenzung gegenüber einer hereditären Form der demyelinisierenden Neuropathie (HMSN I oder III; s. oben) schwierig sein kann (Abb. 206). Bei der CIDP sind die demyelinisierenden Veränderungen jedoch fokal ausgeprägt im Unterschied zu den hereditären Fällen, bei denen die de- und remyelinisierenden Veränderungen eher gleichmäßig verteilt sind.

Bei 56 Patienten haben BAROHN et al. (1989) eine Nervenbiopsie durchgeführt. 27 (48,2%) zeigten eine überwiegende Demyelinisation und Remyelinisation, 12 zeigten charakteristische axonale, 7 gemischte Veränderungen und 10 Patienten (17,9%) hatten einen Normalbefund. Nur bei 6 (10,7%) von 56 Biopsien fanden sich kleine Gruppen mononukleärer entzündlicher Zellen entweder im Epineurium, im Perineurium oder im Endoneurium, in der Regel in perivaskulärer Anordnung. Eine *Korrelation zwischen den Nervenbiopsiebefunden und den elektrophysiologischen Untersuchungsergebnissen* ergab, daß das Ausmaß der MNLG-Verlangsamung keine Schlüsse auf die Veränderungen in der Suralisnervenbiopsie zuließen. Bei Patienten mit einer Verlangsamung von mehr als 70% des Normalwertes fanden sich 18 Biopsien mit überwiegend demyelinisierenden/remyelinisierenden Veränderungen, 8 mit überwiegend axonalen Anomalien und 4 mit gemischten Veränderungen; 6 Biopsien waren normal. Ein ähnliches Ergebnis fand sich bei 17 Patienten, die nur eine geringe Verminderung der MNLG aufwiesen.

KRENDEL et al. (1989) haben N. suralis-Biopsien von 14 Patienten mit einer chronischen entzündlichen demyelinisierenden Polyradikuloneuropathie (CIDP) untersucht und mit den Veränderungen bei anderen Neuropathien verglichen. Bei der CIDP ließen sich endoneurale perikapilläre zelluläre Infiltrate in 29% (4 Patienten) nachweisen, Zwiebelschalenformationen bei 36% (5 Patienten) und eine überwiegende Demyelinisierung bei 50% (7 Patienten). Keine dieser Anomalien war spezifisch, aber Zellinfiltrate und Zwiebelschalenformationen sind diagnostisch brauchbar, wenn sie kombiniert werden mit klinischen Informationen. Um eine Makrophageninfiltration in den Markscheiden nachzuweisen, wurden die Kerne von 20 Zupfpräparationen gegengefärbt. 9 Patienten mit CIDP hatten signifikant höhere mittlere Zellwerte pro cm gezupfter Nervenfasern als 10 Patienten mit anderen Neuropathien. Trotz der Überlappung ist eine signifikante Infiltration der Markscheiden durch diese Methode nachweisbar, so daß daraus bei entsprechenden klinischen Hinweisen eine CIDP diagnostiziert werden kann. SABATELLI et al. (1996) weisen zusätzlich auf ein Ödem in den Markscheiden bei der CIDP hin. Eine *autoptische Untersuchung* eines Patienten konnten MATSUDA et al. (1996) durchführen.

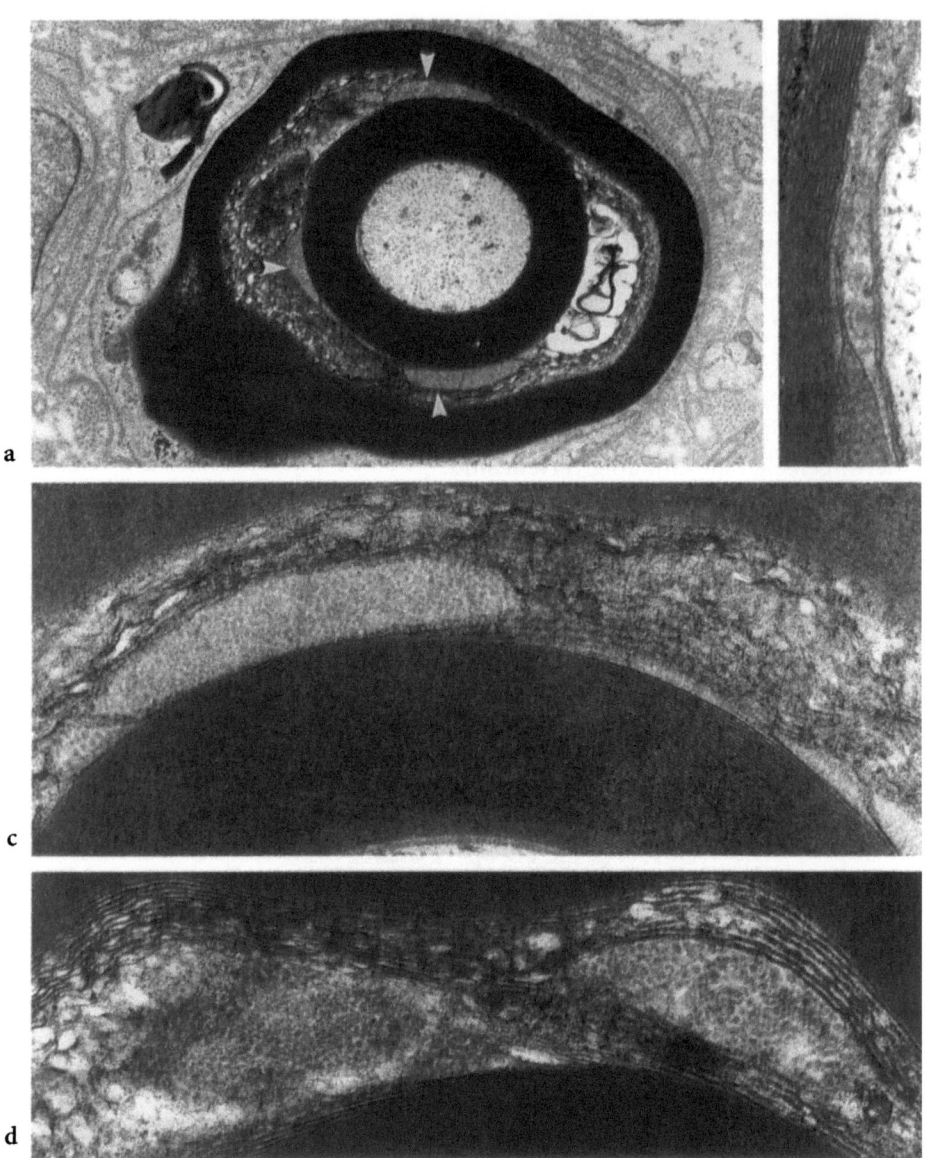

Abb. 204. Erweiterung der intraperiodischen Linien von Schmidt-Lanterman-Inzisuren und Einschlüsse grober granulärer Strukturen (Partikelgröße ca. 5–25 nm) bei einem Fall mit chronischer entzündlicher demyelinisierender Polyneuropathie (**a, c, d**) und Vaskultis (**b**). **a** Granuläre Ablagerungen innerhalb einer Schmidt-Lanterman-Inzisur (*Pfeilköpfe*) zusätzlich zu membranösen Strukturen an verschiedenen Stellen. × 10 400. **b** Die granulären Strukturen sind zwischen Schwann-Zellfortsätzen an der Stelle der intraperiodischen Linie oder dem Mesaxon eingelagert. × 60 000. **c** Stärkere Vergrößerung zu a; granuläres Material mit Partikeln unterschiedlicher Größe sind zwischen den größeren dichten Linien eingelagert. × 44 000. **d** Die granulären Ablagerungen sind von angrenzenden lockeren Myelinlamellen eingeschlossen. × 40 000. (Nach SCHRÖDER u. HIMMELMANN 1992)

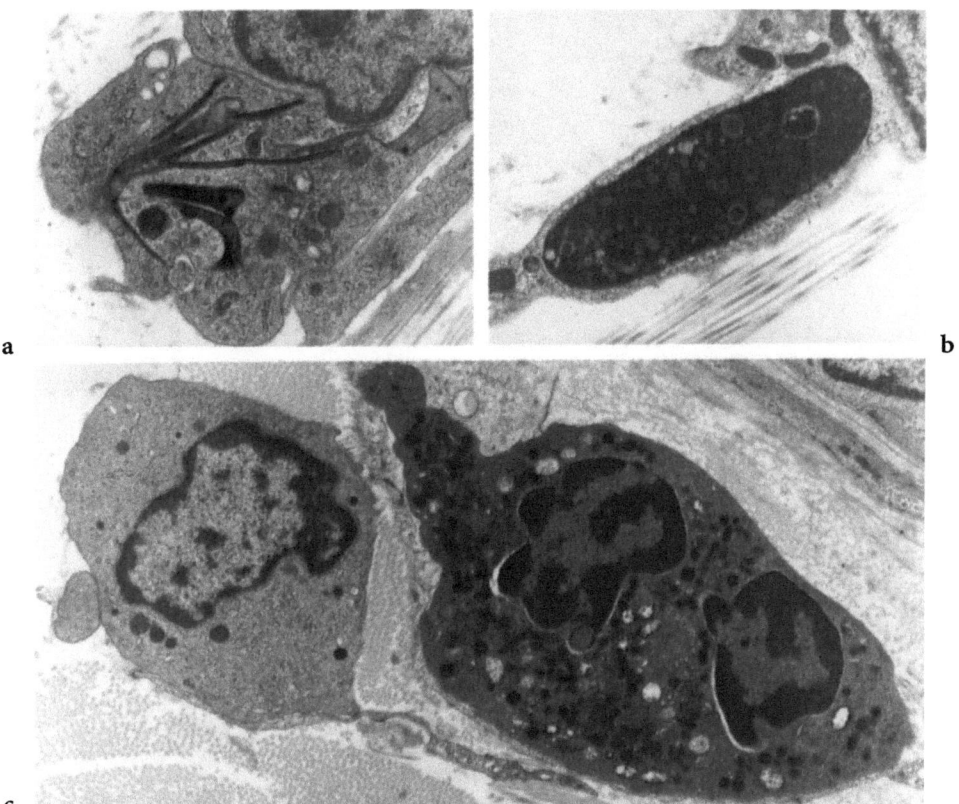

Abb. 205 a–c. Chronische entzündliche demyelinisierende Polyneuropathie bei einer 70jährigen Frau. **a** In einer mononukleären Zelle liegen π-Granula unterschiedlicher Gestalt. × 14000. **b** Ein ungewöhnlicher kondensierter Zytoplasmaeinschluß in einem endoneuralen Fibroblasten, dessen Kern *oben rechts* erkennbar ist. Der Zytoplasmaeinschluß ähnelt den sog. reduzierenden Körpern bei der Reduktionskörpermyopathie. × 11300. **c** Mononukleäre Zelle, vermutlich Makrophage, unmittelbar angrenzend an einen endoneuralen Fibroblastenfortsatz neben einem granulierten Leukozyten und einem epineuralen Blutgefäß. × 10000

Marklose Nervenfasern: INGALL et al. (1990) haben 14 Patienten mit invasiven und nichtinvasiven Tests im Hinblick auf autonome Funktionen untersucht. Anomalien fanden sich bei 3 Patienten und eine abnorme Thermoregulation im Schweißtest bei 5 Patienten. Morphologisch fanden sich bei 10 Patienten geringe pathologische Veränderungen an den marklosen Nervenfasern. Die morphometrische Analyse von 7 Fällen ergab eine Beteiligung der primär marklosen Axone bei allen Fällen in Abhängigkeit von Schweregrad der Demyelinisation mit einer eindeutigen Reduktion der Zahl markloser Axone allerdings nur bei 5 Fällen (GIBBELS u. KENTENICH 1990).

Prognose: BAROHN et al. (1989) haben 60 Patienten mit chronischer inflammatorischer demyelinisierender Polyradikuloneuropathie (CIDP) über einen Zeitraum von 10 Jahren untersucht (35 Männer und 25 Frauen). Die Diagnose stützte sich auf vorher bestimmte Kriterien. Im Liquor war das Protein bei allen außer 3 Patienten erhöht. Die mittlere Zahl der weißen Blutkörperchen im Liquor

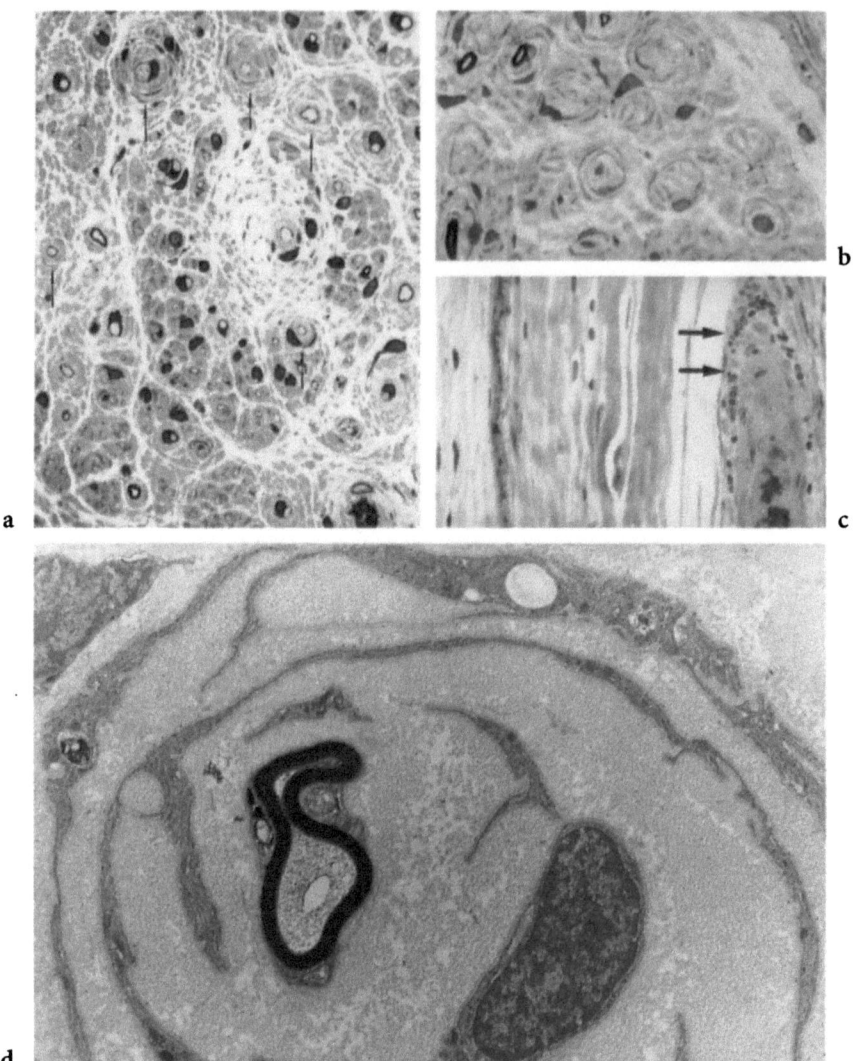

Abb. 206 a–d. Vergleich zwischen HMSN III und CIDP. **a** Hypomyelinisation bei einem 17jährigen Mädchen mit hypertrophischer Neuropathie vom Typ Dejerine-Sottas und extrem, auf 2,5 m/s reduzierter NLG (Fall von W. KUHL, Wiesbaden; vgl. Abb. 175a bei SCHRÖDER 1982). Zwiebelschalenformationen um demyelinisierte oder zu dünn remyelinisierte Axone sind reichlich nachweisbar (*Pfeile*), das endoneurale Bindegewebe ist vermehrt. × 688. **b–d** Hypertrophische Neuropathie bei chronisch rezidivierender Polyradikuloneuritis (33jährige Patientin mit 21jähriger Anamnese von W. TACKMANN, Bonn). **b** Ausgeprägte Zwiebelschalenformationen mit oder ohne zentrale markhaltige Nervenfasern mit starker Vermehrung des endoneuralen Bindegewebes. × 896. **c** Perivaskuläre mononukleäre Zellinfiltrate im Epineurium (*Pfeile*); das Endoneurium und Perineurium sind im Bild *links* getroffen. × 260. **d** Zwiebelschalenformation mit multiplen interdigitierenden, konzentrisch angeordneten abgeflachten Schwann-Zellfortsätzen, die schichtweise von gemeinsamen Basalmembranen umgeben werden, dazwischen liegen Kollagenfibrillen und im Zentrum eine dünne markhaltige Nervenfaser. × 9000.
(Nach SCHRÖDER 1987)

cerebrospinalis betrug 1,2 ± 1,7 × 10^6/l mit einer Schwankungsbreite von 0 bis 7 × 10^6/l (2 Patienten hatten mehr als 5 Zellen, welche die obere Grenze des Normalwertes darstellten). Die Patienten wurden in gleicher Weise behandelt, wobei 56 von 59 behandelten Patienten anfangs auf eine immunsuppressive Therapie reagierten. Der Zeitraum für eine initiale Besserung betrug 1,9 ± 3,6 Monate, während die Zeit bis zu einem klinischen Plateau 6,6 ± 5,4 Monate dauerte. Der Verlauf war monophasisch bei 32 Patienten und remittierend bei 26. Trotz der anfänglichen Besserung sind nur 24 der 60 Patienten partiell oder komplett remittiert und brauchten keine Medikamente. Zwei Patienten verstarben. Die Autoren haben keine spezifischen klinischen oder Laborwerte zum Zeitpunkt der Diagnose feststellen können, welche die Prognose bestimmten. Die Untersuchungsergebnisse lassen vermuten, daß die CIDP heterogener ist als bis dahin bekannt.

Eine spontane CIDP gibt es auch bei *Hunden und Katzen* (BRAUND et al. 1996).

Anhang: 1. EAN

Die EAN gilt seit den ersten lichtmikroskopischen (WAKSMAN u. ADAMS 1955) und elektronenmikroskopischen Untersuchungen (Abb. 194–197; SCHRÖDER 1968; SCHRÖDER u. KRÜCKE 1970; LAMPERT 1969) als ein Modell des GBS und der CIDP. Die EAN kann durch eine Sensibilisierung mit heterologem Nervengewebe zusammen mit Freund-Adjuvans oder durch sensibilisierte P$_2$-reaktive T-Lymphozyten [adoptive transfer (AT)-EAN] ausgelöst werden (LININGTON et al. 1984; R. GOLD et al. 1996). Unter den verschiedenen Zellkomponenten, die bei der EAN den Nerven infiltrieren spielen aktivierte T-Zellen eine wesentliche Rolle. Sie heften sich an aktivierte Endothelzellen, transmigrieren durch das Endothel, indem sie die Blut-Nerven-Schranke durchbrechen. Gleichzeitig können B-Zellen und Makrophagen aus dem Blut in den peripheren Nerven eindringen und die örtliche Entzündung verstärken. Die Adhäsion der aktivierten Lymphozyten an den Endothelzellen beruht auf verschiedenen Adhäsionsmolekülen der Immunglobulin-Familie wie dem interzellulären Adhäsionsmolekül-1 [ICAM-1(CD54)] und dem vaskulären Adhäsionsmolekül-1 [VCAM-1 (CD106)] auf den Endothelzellen und ihrem korrespondierenden Liganden auf den T-Zellen. VCAM-1 wird auf Zytokin-aktivierten Endothelzellen, aber nicht auf normalen Endothelzellen exprimiert; es verstärkt die Adhäsion der aktivierten T-Zellen über das α4/β1-Integrin [„very late antigen-4" = VLA-4 (CD49d/CD29)] and das α4/β7-Integrin (ENDERS et al. 1998). Diese Gegenrezeptoren für VCAM-1 können auch andere Adhäsionsmoleküle auf den Endothelzellen wie Fibronectin und das Mucosa-Addresin-Zelladhäsionsmolekül-1 (MAdCAM-1) binden. VCAM-1 und VLA-4 sind an der Transmigration der T-Zellen durch die Endothelzellschicht beteiligt.

In eigenen Untersuchungen fiel die stark bevorzugte Degeneration von Axonen gegenüber einer demyelinisierenden Komponente auf (GOLD et al. 1996); die Zahl der Makrophagen pro endoneurales Areal war 8 Wochen nach der Injektion der P$_2$-sensibilisierten Lymphozyten in den Spinalnerven deutlich höher als im peripheren N. ischiadicus, vermutlich weil der Abtransport der Abbauprodukte in den Spinalnerven wegen der besonderen anatomischen Gegebenheiten in den Spinalnerven (weniger endoneurale Blutgefäße, fehlende epineurale Blutgefäße, dünnes Perineurium etc.) verzögert erfolgt.

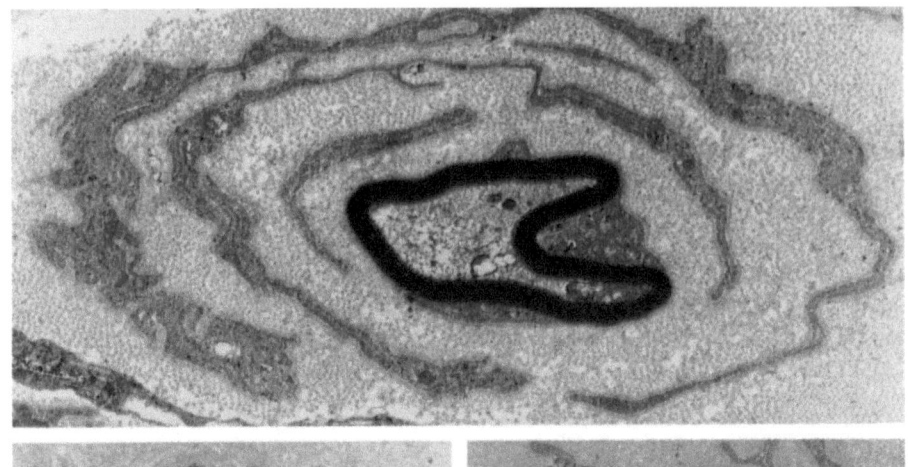
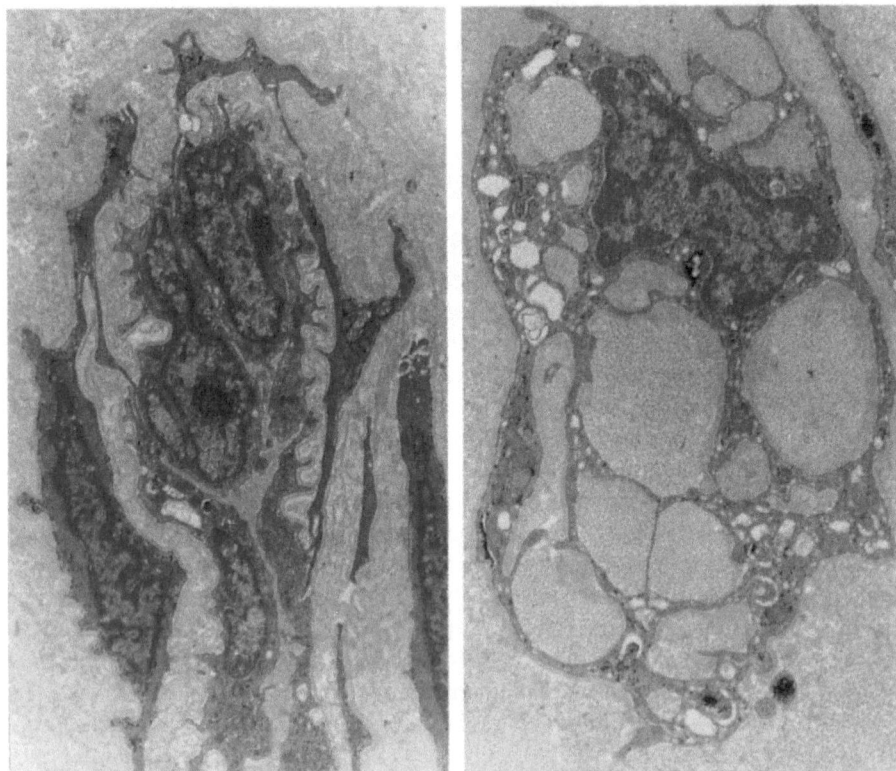

Abb. 207a–c. Gleicher Fall wie in Abb. 206b–d. **a** Typische Zwiebelschalenformation mit konzentrisch angeordneten Schwann-Zellfortsätzen. × 12200. **b** Endoneurales Blutgefäß mit fingerförmigen Protrusionen der Endothelzellen wie der glatten Muskelzellen als Zeichen einer (intravitalen) Schrumpfung. × 7400. **c** Subperineuralzelle, die zahlreiche Kollagenfaserbündel und stellenweise auch Oxytalanfasern umschließt und an der Oberfläche wie auch innerhalb der Zytoplasmaeinschlüsse von einer Basalmembran, wenn auch inkomplett, umgeben wird als Zeichen dafür, daß es sich vermutlich um ein Derivat einer Perineuralzelle handelt. × 12200

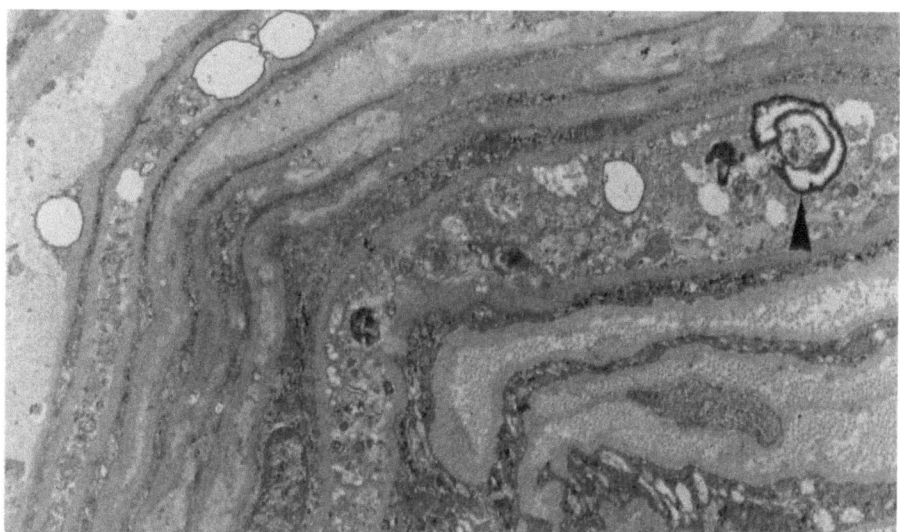

Abb. 208. Gleicher Fall wie in Abb. 207. Deutlich verändertes Perineurium mit Zellabbauprodukten, in denen Vakuolen und angedeutet konzentrisch angeordnete Kalksalzkonkremente (*Pfeilkopf*) liegen. Die Basallaminae sind z.T. erheblich verbreitert. × 13300

Im Folgenden werden einzelne weitere Aspekte zitiert, die für das Verständnis pathologischer Veränderungen auch bei menschlichen Neuropathien von spezieller Bedeutung sind und die somit Modellcharakter haben.

„*EAN" als Modell für das Guillain-Barré-Syndrom*: BROSNAN et al. (1988) haben die EAN bei der Lewis-Ratte auf die Empfänglichkeit gegenüber der Erkrankung und nachfolgende Rezidive untersucht. Die älteren Tiere zeigten eine schwere akute Krankheit, die monophasisch verlief, während jüngere Tiere weniger ausgeprägte, aber häufig rekurrierende Erkrankungen aufwiesen. Sehr junge Tiere zeigten häufig Rückfälle – mehr als einmal – und manchmal in stärkerem Ausmaß als beim 1. Anfall. Ältere Tiere waren in der Erholungsphase der EAN (44 Tage nach der Injektion mit BDR-CFA) vollständig resistent gegenüber einem 2. Stimulus mit dem Antigen. Die jungen erwachsenen Ratten entwickelten ebenfalls eine Resistenz, aber nicht so ausgeprägt wie die älteren Tiere. Bei den jungen Ratten waren die Verhältnisse dadurch komplizierter, daß spontane Exazerbationen auftraten. Die Autoren heben die Unterschiede im Erkrankungsmuster der EAN gegenüber der akuten entzündlichen Polyneuropathie (Guillain-Barré-Syndrom) hervor; die Ähnlichkeiten sind offenkundiger gegenüber der chronischen rekurrierenden entzündlichen Polyradikulopathie des Menschen.

Nach STEVENS et al. (1989) besteht die initiale Veränderung in einer paranodalen Demyelinisation ohne zelluläre Infiltrate. Endoneurale Phagozyten stammen ab von hämatogenen ED1$^+$, ED2$^-$ Monozyten und möglicherweise von ortsständigen ED1$^-$, ED2$^+$ Monozyten, nicht aber von Schwann-Zellen und Fibroblasten. Die Autoren beschreiben eine Population von spindelförmigen monozytischen Ia-tragenden ED1$^-$, ED2$^+$ Zellen im normalen Nerven, die sich im Verlauf der EAN in Makrophagen umwandeln. Auch ROSEN et al. (1990) haben den Vorgang der Demyelinisation beschrieben.

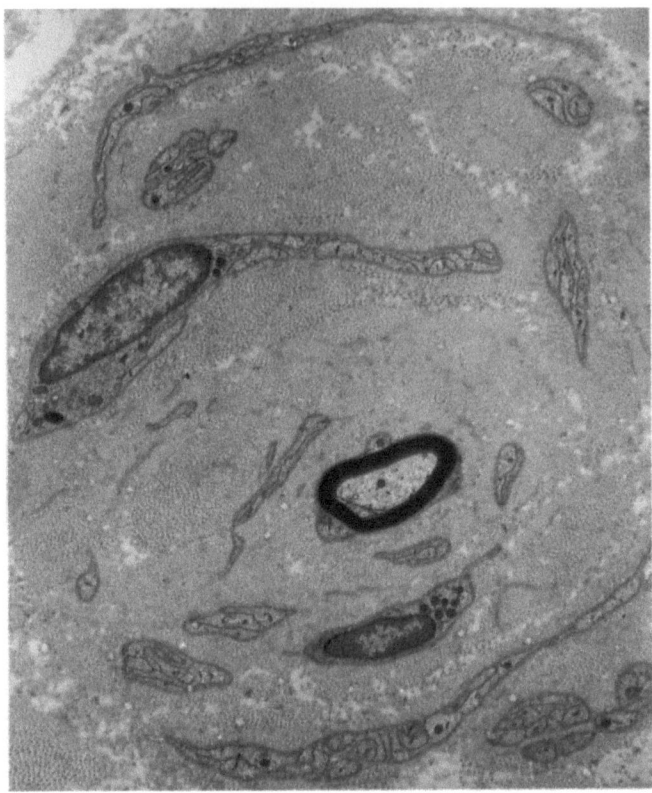

Abb. 209. N. auricularis major einer 50jährigen Patientin mit hypertrophischer Neuropathie bei CIDP mit 21jähriger Anamnese. (Nach WEBSTER et al. 1967). Um eine dünne markhaltige Nervenfaser liegen mehrere konzentrisch angeordnete Schichten von interdigitierenden Schwann-Zellfortsätzen, zwischen denen reichlich Kollagenfasern abgelagert sind. × 13 500

Bei der EAN des Kaninchens dringen die T-Lymphozyten und mononukleären Phagozyten gleichzeitig in die Spinalganglien ein (SIMMONS et al. 1988). Dabei ist insbesondere die Randschicht des Spinalganglions ein Prädilektionsort für die EAN-Läsionen.

Ia-Antigen-Expression: Nach SCHMIDT et al. (1990) waren Ia-positive Zellen vor allem auffällig, bevor deutliche klinische Zeichen und eine Demyelinisation (am Tag 12) nachweisbar waren. In späteren Stadien, wenn viele Axone demyelinisiert werden, war deren Zahl stark reduziert. Nur wenige Ia-positive Zellen, die lange Fortsätze aufwiesen und die über eine gewisse Entfernung in direktem Kontakt mit mehreren Markscheiden standen, erschienen zu späteren Untersuchungszeiten verteilt über die sonst normal erscheinenden Nervenwurzeln. Die meisten Ia-positiven Zellen konnten als ED1-positive Monozyten/ Makrophagen identifiziert werden; doch zeigten die meisten phagozytierenden Makrophagen in fortgeschrittenen Stadien des Markscheidenabbaus keine Ia-Expression mehr. Ia-positive Strukturen waren regelmäßig negativ für S-100-Antikörper sowohl in frühen, als auch späten Stadien der EAN, was darauf schließen läßt, daß Schwann-Zellen kein identifizierbares Ia-Antigen exprimieren. Diese Beobachtungen stehen im Gegensatz zu Berichten über die Expression der MHC Klasse II-Antigene durch Schwann-Zellen bei menschlichen Neuropathien. Sie unterstützen nicht die Beobachtung, daß eine aberrierende Ia-Expression durch Schwann-Zellen eine wesentliche pathogenetische Rolle bei der EAN spielt.

Zelluläre Expression von Gamma-Interferon bei der EAN: Nach SCHMIDT et al. (1992) war Gamma-Interferon (G-IFN) in Nervenwurzeln während des Verlaufes der experimentellen Autoimmunneuritis in zahlreichen Zellen nachweisbar, bevor klinische Zeichen auftraten und eine Demyelinisation einsetzte (am Tag 11–13 nach der Immunisierung). Gleichzeitig waren erhöhte G-IFN-Werte im Serum der Tiere vorhanden. Doch waren systemisch erhöhte G-IFN-Serumwerte nicht spezifisch für eine neuritogene T-Zellantwort. In nachfolgenden Stadien, wenn viele Axone demyelinisiert waren (am Tag 16 und später) waren die G-IFN-positiven Zellen verschwunden und die G-IFN-Serumwerte hatten sich normalisiert. Die G-Interferon-positiven Zellen konnten als W3-13-positive T-Zellen und als Granulozyten identifiziert werden. Zudem zeigte eine erhebliche Anzahl ID1-positiver Makrophagen eine G-IFN-Immunreaktivität. Die überwiegende Zahl der Makrophagen und alle Schwann-Zellen waren G-IFN-negativ. Ähnliche Ergebnisse fanden sich bei der AT-EAN am 4. und 6. Tag nach dem Zelltransfer. Nach der Nervendurchschneidung waren keine IFN-positiven Zellen im distalen Nervenstumpf zu finden. Die Lokalisation von G-IFN in Nervenwurzeln weist auf die wichtige Rolle dieses Lymphokins bei der akuten immunbedingten Demyelinisation hin. G-IFN beeinflußte wahrscheinlich lokal die Makrophagenfunktion wie die Migration, das MHC Klasse II-Antigen (Ia) sowie die Bildung zytotoxischer Moleküle im Nerven und trägt dadurch zur Markscheidenschädigung bei.

B-Zellen: Die B-Zellen bei der EAN sind gegen multiple Myelinproteine gerichtet, einschließlich GM1 (ZHU et al. 1994).

Chronische rekurrierende EAN durch wiederholten Transfer von P_2-Protein-reaktiven T-Zell-Linien [= adoptive transfer (AT)-EAN]: LASSMANN et al. (1991) haben nach jedem intravenösen Transfer P_2-reaktiver T-Zellen einen Ausbruch der Erkrankung mit Gewichtsverlust und schlaffer Parese der hinteren Extremitäten von Lewis-Ratten beobachtet, die jeweils von einer Erholungsphase gefolgt war. Nach multiplen Transfers blieb die Erholung von der Erkrankung inkomplett, so daß zunehmend neurologische Ausfälle während der Remissionen zu beobachten waren. Histopathologisch waren die Läsionen während der Exazerbationen charakterisiert durch eine massive Entzündung im peripheren Nervensystem, verbunden mit einem ausgeprägten endoneuralen Ödem, einer Nervenfaserzerstörung und Waller-Degeneration. Eine selektive primäre Demyelinisation und Remyelinisation war nur bei einer Minderzahl betroffener Fasern zu finden. Zwiebelschalenformationen waren auch in chronischen Herden nicht nachweisbar. Im zentralen Nervensystem zeigte die partielle Degeneration in den Hintersträngen das Ausmaß der Waller-Degeneration in den peripheren Nerven und Spinalwurzeln an. Während der aktiven Erkrankung waren einige T-Zellen und eine Hochregulation der Ia-Antigen-Expression im Rückenmark festzustellen. Die Applikation eines Anti-Galaktozerebrosid-Antikörpers verstärkt die Demyelinisation bei der AT-EAN (HAHN et al. 1993 b). Eine aberrierende Remyelinisation haben KING et al. (1995) bei dieser Form der EAN beschrieben.

Axonveränderungen und Endothelschrankenstörungen bei der AT-EAN durch autoreaktive T-Zell-Linien: POWELL et al. (1991) haben eine experimentell allergische Neuritis untersucht, die bei Lewis-Ratten durch Inokulation mit autoreaktiven T-Zell-Linien hervorgerufen worden war, die ihrerseits gegen den 57-81-Rest des P_2-Myelinproteins sensibilisiert worden waren. Kontrollratten erhielten Zellen, die mit komplettem Freund-Adjuvans allein immunisiert worden waren. Die Messung des endoneuralen Flüssigkeitsdruckes ergab einen maximalen Anstieg 7 Tage nach der Injektion mit einem Abfall auf nahezu normale Werte 11 Tage nach der Injektion. Zeichen der Waller-Degeneration waren 7 Tage danach zu finden und vermehrten sich innerhalb von 9 Tagen nach der Inokulation. Die axonalen Schädigungen waren am stärksten ausgeprägt zum Zeitpunkt der maximalen Ausprägung des entzündlichen Prozesses, wenn das Ödem und der erhöhte endoneurale Flüssigkeitsdruck ihre höchsten Werte erreicht hatten. Anzeichen der Demyelinisation waren nach 7 Tagen nachweisbar und blieben auch noch bis zum 11. Tag bestehen. Das Ödem war verbunden mit Veränderungen an den Endothelzellen der Venolen, die ihre normale schildförmige Form verloren und eine rhomboide Konfiguration annahmen, die an sogenannte hochendotheliale Venolen erinnerte. Die Endothelbarriere war erkennbar unterbrochen, kenntlich an einem Verlust der dichten Verbindungen und an einer Trennung aneinandergrenzender Zellen. Spezifische Zell-Zell-Interaktionen zwischen den Endothelzellen und den infiltrierenden Leukozyten waren nachweisbar, wenn diese in das endoneurale Kompartiment imigrierten. Die Oberflächenmembran verdichtete sich an den Stellen des Kontaktes.

Eine axonale Degeneration in Verbindung mit einem Erregungsleitungsblock durch Cholera-Toxin-B-ausgelöste Immunreaktivität gegenüber GM1-Gangliosiden haben WIRGUIN et al. (1995) in Rattennerven festgestellt.

Bedeutung und Inhibition der Makrophagen bei der AT-EAN: HEININGER et al. (1988) haben während der Effektor-Phase der AT-EAN die Makrophagen und die Makrophagen-abhängigen entzündlichen Mediatoren nach Gabe verschiedener Inhibitoren des Makrophagenmetabolismus analysiert, so nach Gabe von Silikon, Dexamethason und verschiedenen Zyklooxikinase- und Lipoxidkinaseblockern. Silikon und Dexamethason unterdrückten die klinischen, elektrophysiologischen und morphologischen Manifestationen der Erkrankung fast vollständig. Aus den Silikon- und Dexamethason-Gaben während der AT-EAN läßt sich ableiten, daß den Makrophagen eine entscheidende Rolle bei der Entstehung der entzündlichen Läsionen zukommt. Inhibitoren der Umwandlung von Arachidonsäure hatten keinen hinderlichen Einfluß auf die Entstehung der Erkrankung. Dies steht im Gegensatz zu Beobachtungen bei der aktiv induzierten experimentellen Autoimmunneuritis, bei der die Biosynthese von Eikosanoiden eine entscheidende Rolle in der Pathogenese der Erkrankung zu spielen scheint.

Freund-Adjuvans und Schweine-Influenza-Vakzine als Ursache einer demyelinisierenden Neuropathie: Die Kombination von komplettem Freund-Adjuvans

(FCA), Gangliosiden, Lezithin und Cholesterin führt zu einer experimentellen Neuropathie mit endoneuralem Ödem und Demyelinisation (POWELL et al. 1987). Eine weniger ausgeprägte demyelinisierende Neuropathie läßt sich durch Freund-Adjuvans alleine auslösen; durch Schweine-Influenza-Vakzine (SFV) ließen sich jedoch keine wesentlichen Veränderungen hervorrufen. Die Kombination von FCA mit Gangliosiden, Lezithin, Cholesterin und SFV führte zu einer Neuropathie; doch waren die Veränderungen weniger ausgeprägt als ohne SFV. Die Seren wurden getestet auf Antikörper gegen basisches Myelinprotein (MBP) und Galaktozerebrosid (GC). Danach fanden sich weder nach SFV allein, noch nach SFV in Kombination mit Freund-Adjuvans, Gangliosiden, Cholesterin und Lezithin signifikante Antikörpererhöhungen gegen MBP und GC. Doch zeigten die Kaninchen, die mit FCA, Gangliosiden, Lezithin und Cholesterin inokuliert worden waren, erhöhte Antikörpertiter gegen sowohl MBP als auch GC, von einem Kaninchen abgesehen, das FCA allein erhalten hatte und erhebliche Antikörpertiter gegen MBP aufwies. Demnach kann komplettes Freund-Adjuvans alleine eine Demyelinisation im peripheren Nerven von Kaninchen hervorrufen, während SFV die Immunantwort modelliert, indem es entweder als Adjuvans wirkt oder die experimentelle Entmarkungskrankheit unterdrückt.

EAN und Galaktozerebrosid-induzierte Neuritis: MIZISIN et al. (1987) berichten über Vergleiche zwischen einer experimentell-allergischen Neuritis und einer Galaktozerebrosid-induzierten Neuritis bei Kaninchen, die entweder in einer Emulsion von Lipidhaptenen (Gangliosiden, Lezithin und Cholesterin) und komplettem Freund-Adjuvans (FCA) oder Freund-Adjuvans allein inokuliert worden waren. Bei Kaninchen, die mit komplettem Freund-Adjuvans allein inokuliert worden waren, war die Demyelinisation begrenzt auf die Ganglien und die proximalen Wurzeln. Bei Kaninchen, die mit peripherem Rindermyelin in FCA inokuliert worden waren, entwickelte sich eine perivenöse Demyelinisation in Verbindung mit Infiltraten von Lymphozyten und Makrophagen nach 30 Tagen, während die Tiere, die mit Galaktozerebrosid in Freund-Adjuvans inokuliert worden waren, keine Läsionen bis etwa 60–90 Tage entwickelten. Galaktozerebrosid-Kaninchen zeigten eine Demyelinisation und ein schweres Nervenödem, aber ohne zelluläre Infiltrate. Antikörper gegen basisches Myelinprotein und gegen Galaktozerebrosid ließen sich durch das ELISA-Verfahren in den Seren zu jeder Zeit nach der Inokulation bei den Tieren mit EAN, Galaktozerebrosid- und Lipid-Hapten-Inokulation nachweisen. Bemerkenswerte Antikörper gegen P_0 und P_2 ließen sich nur bei der EAN feststellen.

Passive Übertragung einer chronisch-entzündlichen Polyneuropathie durch Immunoglobulin G: Nach HEININGER et al. (1984) resultiert die wiederholte intramuskuläre Injektion von gereinigtem Patienten-IgG bei Ratten in einer signifikanten und partiell reversiblen Reduktion der motorischen Nervenleitungsgeschwindigkeit. Der Effekt ließ sich mit der Immunglobulinfraktion von 5 der durch Plasmaaustausch behandelten 6 Patienten nachweisen (im Mittel 34% gegenüber 4% bei den Kontrolltieren). Morphologisch fanden sich nur geringe ultrastrukturelle Veränderungen an den Markscheiden. Immunzytochemisch ließ sich feststellen, daß humanes IgG die Blut-Nerven-Schranke passieren kann.

Daraus folgern die Autoren, daß eine zirkulierende IgG-Fraktion der Patienten mit chronischer (rekurrierender) entzündlicher Polyneuropathie einen Faktor enthält, der an der Störung der Nervenfunktion beteiligt ist, nachdem er die Blut-Nerven-Barriere überwunden hat. Möglicherweise führt die Entfernung dieses besonderen Plasmafaktors beim Plasmaaustausch zu der raschen Erholung der Nervenleitungsgeschwindigkeit.

Anhang: 2. Therapieergebnisse beim GBS und bei der CIDP

Plasmaaustausch: RAPHAEL und eine große Zahl weiterer Autoren (1992) berichten über eine einjährige Verlaufsuntersuchung im Anschluß an einen Plasmaaustausch im Vergleich zu Kontrollen auf der Grundlage einer randomisierten Multi-Center-Studie an 220 Patienten mit GBS. Die behandelten Patienten erhielten 4mal einen Plasmaaustausch mit entweder Albumin oder frischem gefrorenen Plasma als Ersatzflüssigkeit. Die Untersucher fanden eine Besserung durch den Plasmaaustausch aufgrund des Nachweises der vollständig wiederhergestellten Muskelkraft nach einem Jahr bei 71% der Patienten gegenüber 52% in der Kontrollgruppe (P = 0,007). Die Gabe von frischem gefrorenen Plasma ergab keine zusätzliche Besserung beim Vergleich mit Albumin (77% vor der Wiederherstellung gegenüber 65% bei der Albumingruppe). Der Plasmaaustausch hatte keinen Einfluß auf die Häufigkeit einer schweren motorischen Funktionsstörung (11% in beiden Gruppen).

FAED et al. (1989) berichten über 9 Patienten mit CIDP, die eine rasche klinische Besserung nach der Behandlung mit hochdosiertem intravenösen humanen Immunglobulin (HIG) aufwiesen. Die Beeinträchtigung, die für Monate oder Jahre bestanden hatte, bildete sich oft innerhalb von Tagen zurück. Wesentliche und störende Reaktionen gegenüber der HIG-Infusion traten nicht auf.

ZOCHODNE u. HO (1994) berichten über eine hemmende Wirkung von Sumatriptan auf die „neurogene Entzündung" im peripheren Nervenstamm.

Therapiekomplikationen: MÖBIUS et al. (1987) berichten über einen 43jährigen Patienten mit langjährig bestehender allergischer Rhinitis und Asthma bronchiale, bei dem eine *Desensibilisierung* durchgeführt wurde. Der Patient erkrankte akut unter dem Bild einer schweren aufsteigenden Polyneuropathie und nekrotisierenden Myopathie und verstarb nach 9 Wochen an einer generalisierten Aspergillose. Die bioptischen Befunde an Nerv und Muskel zusammen mit den klinischen Kennzeichen einer Tracheobronchitis mit flüchtigen Lungeninfiltraten, Hypereosinophilie und erhöhtem IgE werden als Zeichen eines evozierten Churg-Strauss-Syndroms aufgefaßt.

Über eine Arthritis mit zirkulierenden Immunkomplexen nach Verabreichung intravenösen Immunoglobulins als Therapie bei einem Patienten mit CIDP hat LISAK (1996) berichtet. Es handelt sich um eine seltene Komplikation durch moderne Präparationen von Immunglobulin-γ (i.v. IG).

Anhang: 3. Therapieergebnisse bei der EAN

Eine *Immunsuppression* führt zu einer Modifikation der EAN (HAHN et al. 1993a). Nach HARTUNG et al. (1990) führt die Gabe von rekombinantem Interferon-γ zu einer Verstärkung sowohl der Myelin-induzierten als auch der T-Zell-Linien-ausgelösten experimentellen Autoimmunneuritis. Umgekehrt unterdrückt die Gabe eines monoklonalen Antikörpers gegen Interferon-γ die Erkrankung. Das Interferon-γ führt offensichtlich zu einer Hochregulation der Expression der „major histocompatibility complex" (MHC)-Klasse II-Antigene in den peripheren Nervenläsionen, induziert eine Vermehrung der T-Zellinvasion sowie der Makrophagen und steigert die Makrophagenaktivität zusammen mit einer erhöhten Abgabe toxischer Sauerstoffabkömmlinge. Intravenöse *Glukokortikoidbehandlung* führte zu einer Verringerung der Apoptoserate entzündlicher T-Zellen bei der EAN von Lewis-Ratten. *Zyklosporin A* führte in späteren Episoden zu einer geringeren Ausprägung der Entzündung bei der chronischen rekurrierenden EAN der Lewis-Ratte (MCCOMB et al. 1992). Phosphatidylserin unterdrückte die Entwicklung einer EAN in der Lewis-Ratte (MAEDA et al. 1994). Neuritogene T-Lymphozyten, deren *NGF-Gen* manipuliert worden war, führten zu einer Linderung der EAN (KRAMER et al. 1995). Die Matrix-Metalloproteinasen MMP-9 und MMP-7 sind während der akuten Phase des GBS und der EAN hochreguliert (KIESEIER et al. 1998). Durch *Matrix-Metalloproteinase- und TNF-α-Inhibition* könne die EAN abgeschwächt werden (REDFORD et al. 1997).

Unterdrückung der EAN durch die Sauerstoff-Radikal-Hemmsubstanzen Superoxiddismutase und Katalase: Eine frühe Behandlung der Ratten mit Katalase oder Superoxiddismutase schützt die Tiere vor dem Ausbruch der EAN (HARTUNG et al. 1988). Wurde die Behandlung verzögert, bis sich die EAN klinisch manifestierte (am 13. Tag), war die Schwere der Erkrankung immer noch erheblich reduziert, was klinisch, elektrophysiologisch und morphologisch festzustellen war. In Zellkulturen zeigten Makrophagen von unbehandelten Kontrollen erhöhte oxidative metabolische Reaktionen, was auf eine Makrophagenaktivierung auch in vivo schließen läßt. Die Zugabe von Katalase oder Superoxiddismutase verhinderte oder verminderte die Chemolumineszenz und die Bildung reaktiver Sauerstoffzwischenprodukte durch Makrophagen ex vivo. Die Untersuchungen der Autoren unterstreichen die Bedeutung von Makrophagen bei der EAN und weisen daraufhin, daß bei diesem Modell Makrophagenabhängige reaktive Sauerstoffzwischenprodukte zur Schädigung der Markscheiden beitragen.

Reaktive Sauerstoffradikale werden gebildet, wenn Monozyten/Makrophagen eine rasche Erhöhung des extramitochondrialen Sauerstoffverbrauchs mit gleichzeitiger Bildung eines Superoxid-Anions (O_2-) (Wasserstoffperoxid) oder OH^+-Radikale im Verlauf der Ereignisse aufweisen, die als „oxidative burst" bezeichnet werden. Reaktive Sauerstoffzwischenprodukte (ROIs) verursachen eine Gewebsschädigung im Verlauf immunentzündlicher Reaktionen.

Wirkung von Gangliosiden auf die EAN: PONZIN et al. (1991) haben untersucht, ob Ganglioside einen neuritogenen Effekt in vivo ausüben. Dazu wurde eine experimentell-allergische Neuritis klinisch, neuropathologisch und immunologisch in Lewis-Ratten untersucht, die mit Rindernerven, P_2 Myelinprotein, P_2 Myelinprotein mit zwei verschiedenen Dosen von Gangliosiden, P_2 mit Gangliozerebrosid, und Gangliosiden allein, jeweils emulgiert im Adjuvans, sensibilisiert worden waren. Alle außer der GA (Gangliosid)-behandelten Gruppe entwickelten Zeichen der EAN zwischen dem 11. und 14. Tag nach der Injektion. Ratten, die mit P_2 allein immunisiert worden waren, waren am stärksten betroffen. Ratten, die P_2 und GA und die, welche P_2 und Galaktozerebrosid (GC) erhalten hatten, zeigten eine signifikant geringere klinische Erkrankung. Histologisch waren vergleichbare Grade der Entzündung im peripheren Nervensystem und eine Demyelinisation der Spinalwurzelnerven nach Immunisation mit peripheren Nerven von Rindern und bei P_2-immunisierten Ratten nachweisbar. Diese und die übrigen Untersuchungsergebnisse lassen einen verstärkenden Effekt von Gangliosiden auf den Ausbruch der EAN vermissen. Per Extrapolation sei anzunehmen, daß diese Schlußfolgerung auch für das Guillain-Barré-Syndrom gelte.

Antikörper gegen ICAM-1: ARCHELOS et al. (1993) haben eine EAN bei Lewis-Ratten mit spinalen Nervenwurzeln von Rindern und neuritogenen P_2-spezifischen T-Zellen hervorgerufen. Die Injektion eines gereinigten monoklonalen Antikörpers (1A-29) gegen das interzelluläre Adhäsionsmolekül-1 (ICAM-1) verhinderte oder unterdrückte vorübergehend die Myelin-induzierte EAN in Abhängigkeit vom Zeitpunkt der Antikörpergabe. Die Verabfolgung von 1A-29 unterdrückte in mäßigem Ausmaß die adoptive transfer-EAN (AT-EAN), aber nicht eine schwere AT-EAN. Histologisch fand sich eine erhebliche Reduktion der entzündlichen Infiltrate und der perivaskulären Demyelinisierung von Ratten, die 1A-29 erhalten hatten. Weitere In-vitro-Untersuchungen ergaben, daß die Antikörper gegen ICAM-1 auf die Induktion und die Effektorphase der Immunantwort einwirken, indem sie sowohl die frühen Interaktionen zwischen immunkompetenten Zellen nach der Exposition gegenüber dem fremden Antigen als auch die transendotheliale Migration von sensibilisierten T-Zellen in den peripheren Nerven hemmen.

Neurotrophisches ACTH4-9-Analog bei der Behandlung peripherer demyelinisierender Syndrome (experimentell allergische Neuritis): DUCKERS et al. (1994) berichten erstmalig über eine Besserung der funktionellen und anatomischen Defizite bei einem Tiermodell des GBS-Syndroms durch eine interventive Behandlung mit einem synthetischen neurotrophischen Peptid. Sie betonen, daß das GBS die häufigste Ursache einer akuten generalisierten Paralyse darstellt mit einer Häufigkeit von etwa 1,5 Patienten auf 100 000.

f) Hypertrophische Plexus-brachialis-Neuritis

Die Neuropathie des Plexus brachialis ist ein heterogenes klinisches Krankheitsbild, das auch als neuralgische Schulteramyotrophie (s. dort), Plexus-brachialis-Neuritis, „kryptogene" Plexus-brachialis-Neuropathie, lokalisierte Neuritis des Schultergürtels, akute brachiale Radikulitis und Parsonage-Turner-Syndrom bezeichnet wird (Lit. s. CUSIMANO et al. 1988). Sie ist gekennzeichnet durch akutes oder subakutes Einsetzen von Schmerzen, die begleitet werden von Schwäche und gelegentlich Atrophie der Schulter- oder Armmuskeln. Die Ursache der Erkrankung ist oft unbekannt, wenn auch eine Vielzahl vorausgehender Ereignisse mit der Plexus-brachialis-Neuropathie in Verbindung gebracht worden sind: Immunisierungen, Virusinfektionen, chirurgische Maßnahmen, Traumen, Geburtstrauma, Heroinmißbrauch und Gefäßbindegewebserkrankungen. Gelegentlich tritt sie epidemisch auf oder in einer familiären Form (s. dort). Einige Patienten erholen sich voll innerhalb von Wochen, die Mehrzahl erst nach 3 Jahren. Einige erholen sich jedoch gar nicht und 5 % zeigen einen remittierenden Verlauf.

Histopathologie: CUSIMANO et al. (1988) berichten über Nervenbiopsien von 2 Patienten mit Plexus-brachialis-Neuropathie. Die betroffenen Nerven zeigten eine fusiforme segmentale Verbreiterung, die auf einen Nervenscheidentumor verdächtig war. Histologisch fanden sich ein ausgeprägtes endoneurales Ödem, floride fokale chronische Entzündungszeichen und ausgeprägte Zwiebelschalenformationen, während das Perineurium ausgespart erschien. Elektronenmikroskopisch bestand bei einem Patienten eine Mikrovaskulitis. Häufig ließen sich tuboluretikuläre Einschlüsse in Endothelzellen, Histiozyten und Lymphozyten nachweisen. Außerdem fanden sich zylindrische konfrontierende Zisternen in Lymphozyten.

Auch BRADLEY et al. (1988) berichten über einen Patienten mit multifokalem Leitungsblock, chronisch-entzündlicher Polyneuropathie und hypertrophischen Veränderungen im Bereich des Plexus brachialis sowie einer milden gemischten axonalen Degeneration und Demyelinisation-Remyelinisation ohne entzündliche Veränderungen im N. suralis.

P.K. THOMAS et al. (1996) haben 9 ausgewählte Patienten mit *chronischer demyelinisierender Neuropathie an der oberen Extremität* untersuchen können. Bei 3 Patienten war vorwiegend das motorische System, bei 5 Patienten das motorische und sensorische und bei einem Patienten nahezu ausschließlich das sensorische System betroffen; bei 7 Patienten waren die Symptome unilateral und bei 2 Patienten bilateral ausgeprägt. Die reduzierte Nervenerregungsleitungsgeschwindigkeit und der Leitungsblock sowie die Reaktion auf die Behandlung war bei 7 Fällen ein Hinweis darauf, daß es sich um eine chronisch-entzündliche demyelinisierende Polyneuropathie (CIDP) mit fokalem Befall handelt. Das ließ sich durch eine *Nervenbiopsie* bei 2 Fällen bestätigen. Bei einem Patienten mit monomelischer, motorischer und sensorischer Symptomatik ergab die Nervenbiopsie multifokale Areale einer hypertrophischen demyelinisierenden Neuropathie distal im N. ulnaris ohne entzündliche Infiltrate. Dieser Patient reagierte nicht auf die Therapie. Der Heilungserfolg bei den anderen war zufriedenstellend, obwohl ein Patient mit monomelischer motorischer Neuropathie eine ausgeprägte Verschlechterung nach Gabe von Kortikosteroiden aufwies; durch anschließende intravenöse Gabe humanen Immunglobulins verbesserte sich der Zustand.

Bei einem Patienten mit bilateraler Plexus-brachialis-Neuritis war eine *Parvovirus B19-* und *Zytomegalievirusinfektion* vorausgegangen (MAAS et al. 1996).

g) Lokalisierte hypertrophische Neuropathie an Zeigefinger und Daumen

BÖKER et al. (1984) beschreiben eine 73jährigen Patientin, die seit 30 Jahren an einer langsam zunehmenden Schwäche im Bereich des rechten Zeigefingers und Daumens litt. Histopathologisch fand sich eine lokalisierte hypertrophische Neuropathie, die überwiegend den N. radialis betraf. Die Läsion bestand aus einer 6 × 1 cm großen Schwellung des N. radialis profundus, die nach einer vorausgehenden Neurolyse schließlich das 3fache der Norm betrug. *Histopathologisch* fanden sich typische „Zwiebelschalenformationen". Eine neoplastische Proliferation konnte nicht festgestellt werden, insbesondere kein Neurinom oder Neurofibrom. Eine immunhistochemische oder feinstrukturelle Identifikation der konzentrisch angeordneten Zellfortsätze ist nicht erfolgt. Interessant ist der Hinweis auf eine Arbeit von APPENZELLER u. KORNFELD (1974), die eine hypertrophische Neuropathie am N. medianus in Verbindung mit einer *Makrodaktylie* beobachtet hatten. Sie vermuten, daß die Schwann-Zellen und das Kollagen bereits in utero proliferiert seien.

h) Idiopathische lumbosakrale Neuropathie

HINCHEY et al. (1996) berichten über 5 Patienten mit einer idiopathischen lumbosakralen Plexitis oder lumbosakralen Plexusneuropathie. Nachdem andere Ursachen einer lumbosakralen Plexopathie ausgeschlossen waren, wie sie bei Diabetes, Infektionen, Traumen, Tumoren, Hämatomen, Vaskulitiden und Kollagengefäßkrankheiten vorkommen, betonen die Auoren, daß Schmerzen im Vordergrund standen und das am stärksten störende Symptom darstellten; die Schmerzen hielten auch noch an, nachdem die motorischen Störungen sich zurückgebildet hatten. In der Regel wird angenommen, daß die lumbosakrale Neuropathie an den unteren Extremitäten das Pendat der idiopathischen brachialen Plexopathie darstellt und u. a. auch bei der hereditären neuralgischen Amyotrophie (HNA) auftreten kann (s. dort).

j) Multifokale Neuropathien

Multifokale Neuropathien sind in der Regel auf eine Angiopathie, zumeist eine Vaskulitis, zurückzuführen. Wenn sie mit tastbar verdickten Nerven einhergehen (WEBSTER et al. 1967), beruhen sie wahrscheinlich auf einer CIDP (OH et al. 1997) und betreffen das motorische und sensorische System in variabler, aber prinzipiell – wie alle demyelinisierenden Neuropathien – in gleicher Weise.

Eine angeblich auf das motorische System begrenzte demyelinisierende Neuropathie beschreiben PARRY u. CLARKE (1988) bei 5 Patienten, die eine multifokale Schwäche, Muskelatrophie und manchmal ausgeprägte Krämpfe und Faszikulationen bei relativ gut erhaltenen Reflexen aufwiesen. Das klinische Bild führte anfänglich zur Diagnose einer Motoneuronerkrankung in allen Fällen; die Bestimmung der Nervenleitungsgeschwindigkeit ergab jedoch einen multifokalen Leitungsblock, der auf die motorischen Axone begrenzt war und überwiegend die proximalen Nervenabschnitte betraf. Routinemäßige Bestimmungen der Leitungsgeschwindigkeit sensorischer Nervenfasern, der aufsteigenden zusammengesetzten Aktionspotentiale und der somatosensorisch evozierten Potentiale waren sämtlich normal, sogar in Nervenabschnitten, in denen die motorische Nervenleitung blockiert war. Bei 2 Fällen entwickelte sich nach mehreren Jahren eine *sensorische Symptomatik*, blieb aber klinisch ohne Bedeutung. Die Unterscheidung von einer Motoneuronerkrankung ist wichtig, da eine chronische demyelinisierende Neuropathie auf eine Behandlung ansprechen kann. Eine dabei gelegentlich vorkommende Muskelhypertrophie sei mit einer kontinuierlichen motorischen Aktivität verbunden gewesen (O'LEARY et al. 1997; vgl. Kap. G.VII, Neuromyotonie bzw. Isaacs-Syndrom, das mit einer CIDP verbunden sein kann).

PESTRONK (1991) betont in einem Übersichtsreferat, daß hohe Titer von IgM-Anti-GM1-Antikörpern häufig im Serum von Patienten mit Erkrankungen des peripheren motorischen Neurons und bei peripheren Neuropathien beobachtet werden. „Enzyme linked Immuno Sorbent-Assays" (ELISA) sind brauchbar bei der Entdeckung und Quantifizierung der Anti-GM1-Antikörper. Eine Bestimmung der Anti-GM1-Aktivität im Serum ist deshalb indiziert bei der diagnostischen Auswertung von Syndromen peripherer motorischer Neurone. Sofern hohe Titer von Anti-GM1-Antikörpern vorkommen, ist eine sorgfältige elektrophysiologische Untersuchung zum Nachweis eines motorischen Erregungsleitungsblocks erforderlich, der bei der multifokalen motorischen Neuropathie beobachtet wird, einer behandelbaren Erkrankung. Während der Behandlung ist die Quantifizierung der Anti-GM1-Antikörper möglicherweise ebenfalls von Nutzen.

Auch UNCINI et al. (1993) und KUWABARA et al. (1998) haben *Anti-GM1-Antikörper* gefunden, die zu Erregungsleitungsstörungen führten.

GIBBELS et al. (1993) berichten über 2 weitere Fälle mit einer chronischen multifokalen Neuropathie und einem persistenten Erregungsleitungsblock (Lewis-Sumner-Syndrom). Sie haben dabei weitere 30 Fälle, die in der Literatur beschrieben worden sind, zusammengestellt. Die *N. suralis-Biopsie* bei dem einen Patienten, 8 Jahre nach Beginn der Symptome, ergab eine extreme interfaszikuläre Variation von De- und Remyelinisationszeichen, Zwiebelschalenformationen, Faserausfällen, Ödem und Proliferation von Basallaminae endoneuraler Kapillaren. Bei dem 2. Fall mit einer 5jährigen Krankengeschichte und Erregungsleitungsblocks in motorischen und sensorischen Fasern ergab sich eine normale N. suralis-Biopsie. Die meisten dieser Neuropathien reagieren zumindest in einem gewissen Ausmaß auf eine immunsuppressive Therapie; sie werden daher als immunbedingte Erkrankungen angesehen. – Die konzentrisch angeordneten Schwann-Zellfortsätze sind bei dem 1. Fall so zahlreich, daß man an ein Perineuriom erinnert wird.

Die Nervenbiopsie einer Region angrenzend an die Auftreibung bei einem anderen Patienten zeigte ein perivaskuläres Areal mit demyelinisierten Axonen, die von kleinen Zwiebelschalenformationen umgeben waren (KAJI et al. 1993). Die beobachteten pathologischen Veränderungen passen zu dem *Erregungsleitungsblock*, der für diese Neuropathie charakteristisch ist, obwohl der zugrunde liegende immunologische Mechanismus für die Selektivität und die Persistenz der Läsion unklar bleibt. HAFER-MACKO et al. (1996) beschreiben in diesem Zusammenhang eine akute motorische axonale Neuropathie aufgrund einer Antikörper-ausgelösten Schädigung des Axolemms.

KAFKA et al. (1994) berichten über eine Assoziation eines antineutrophilen zytoplasmatischen Autoantikörpers (vgl. ANCA/ACPA) mit einer Mononeuritis multiplex und Vaskulitis, was an eine Wegener-Granulomatose denken lassen sollte.

CORSE et al. (1996) haben *sensorische Nervenbiopsiepräparate* von 11 Patienten mit multifokaler motorischer Neuropathie untersucht und dabei in allen Fällen (entsprechend den unveröffentlichten eigenen Erfahrungen) pathologische Veränderungen gefunden, auch wenn diese z.T. sehr milde ausgeprägt waren. Eine Zunahme der Zahl unverhältnismäßig dünn myelinisierter großkalibriger Nervenfasern war der gemeinsame Aspekt in allen Präparaten. Elektronenmikroskopisch ließen sich dünn myelinisierte Nervenfasern nachweisen, die von angedeuteten Zwiebelschalenformationen umgeben waren. Eine aktive Demyelinisation ließ sich an 3 Nervenfasern feststellen, wenn auch nur in geringer Ausprägung. Die Nervenfaserdichte war normal. Ein subperineurales Ödem und entzündliche Veränderungen waren nicht vorhanden. Demnach ist die multifokale motorische Neuropathie nicht auf das motorische System begrenzt, auch wenn es klinisch und elektrophysiologisch den Anschein hat. Während manche Autoren der Auffassung sind, daß die multifokale motorische Neuropathie innerhalb des Spektrums der chronischen entzündlichen demyelinisierenden Polyneuropathie auftritt, nehmen CORSE et al. (1996) an, daß sich das Konzept der multifokalen motorischen Neuropathie als eigenständige Gruppe von der CIDP aufgrund des geringen Grades der sensorischen Nervenfaserschädigung, des Fehlens von Entzündungszeichen oder eines Ödems und der unterschiedlichen klinischen Symptome abgrenzen ließe. Andererseits weisen auch OH et al. (1995) nach histopathologischen Untersuchungen wieder auf eine „*inflammatorische demyelinisierende Polyradikuloneuropathie*" als zugrundeliegendem Krankheitsbild hin.

In diesem Zusammenhang ist von Interesse, daß nicht nur eine sensorische Beteiligung bei sog. motorischen Neuropathien nachweisbar ist, sondern auch eine späte motorische bei „*chronischer sensorischer demyelinisierender Polyneuropathie*" (BERGER et al. 1995); denn es ist schwer zu verstehen, daß demyelinisierende Erkrankungen das motorische oder sensorische System bevorzugt betreffen sollen, da die Unterschiede der Markscheidenantigenizität nur sehr gering sein können (bzgl. biochemischer Unterschiede zwischen den Markscheiden im motorischen und sensorischen System s. OGAWA-GOTO et al. 1990). Wahrscheinlich handelt es sich jeweils nur um die Extreme eines Spektrums, die sich klinisch einmal mehr im motorischen und ein anderes mal mehr im sensorischen System manifestieren.

MIDRONI u. DYCK (1996) haben 3 Patienten untersucht, die eine ausgeprägte Hypertrophie der Nervenwurzeln mit dadurch bedingter Myelopathie und bewegungsabhängigen Parästhesien, Pupillendysfunktion, Sehverlust aufgrund eines erhöhten intrakraniellen Druckes sowie eine fokale *Brachialisplexusneuropathie* aufwiesen. Jeder Patient erforderte eine langfristige immunmodulierende Therapie, bevor sich eine Besserung einstellte. Eine *Suralisbiopsie* ergab eine stark fokal ausgeprägte Neuropathie mit vielen denervierten Zwiebelschalenformationen in dem am stärksten betroffenen Faszikel.

TYSON et al. (1996) berichten andererseits über Deletionen im Chromosom 17p11.2 bei *multifokalen Neuropathien* (s. HMSN Ia).

Ischämie als Ursache einer chronischen multifokalen demyelinisierenden Neuropathie: NUKADA et al. (1989) beschreiben einen Patienten mit chronischer multifokaler demyelinisierender Neuropathie und anhaltendem Erregungsleitungsblock. Multifaszikuläre Herde im N. suralis waren charakterisiert durch einen kompletten Verlust der markhaltigen Nervenfasern, Demyelinisation, Remyelinisation, Zwiebelschalenformationen und Verringerung der Axondurchmesser. Aufgrund dieser morphometrischen Untersuchungsergebnisse nehmen die Autoren an, daß eine Nervenischämie bei der Pathogenese der chronischen multifokalen demyelinisierenden Neuropathie eine Rolle spielt.

k) Autonome Ganglionitis (Akute Pandysautonomie)

In seltenen Fällen ist eine floride mononukleäre Infiltration der vegetativen (autonomen) Ganglien als morphologisches Substrat einer akuten Pandysautonomie zu beobachten, wobei allerdings immer nur einzelne vegetative Ganglien untersucht worden sind, so z. B. einzelne Ganglien des Plexus solaris (Abb. 210c, 211). Über eine autonome Ganglionitis mit ausgeprägter Hypertension, Migräne und episodischer, aber tödlicher Hypotension berichten LEE et al. (1996). Die Autopsie ergab eine autonome Ganglionitis und Neuritis. Klinisch gehören hierher vermutlich Fälle einer „*idiopathischen autonomen Neuropathie*" (SUAREZ et al. 1994), sofern sie sporadisch auftreten. Auch die Reduktion der marklosen, postganglionären sympathischen Nervenfasern im N. suralis um etwa 40% bei 7 untersuchten Patienten mit „*reiner*" autonomer Funktionsstörung (KANDA et al. 1998) gehört möglicherweise hierher (vgl. aber auch Abb. 211c).

Pathogenese: Da die entzündlichen, mononukleären Infiltrate denen beim Guillain-Barré-Syndrom gleichen und da auch beim typischen Guillain-Barré-Syndrom derartige Infiltrate in den Spinalganglien vorkommen können (Abb. 210a, b), erscheint die Annahme gerechtfertigt, daß es sich um einen analogen Autoimmunprozeß handelt, bei dem primär oder bevorzugt die vegetativen Ganglien betroffen sind.

l) Periphere Neuropathie bei multipler Sklerose

Trotz der Seltenheit einer Beteiligung des peripheren Nervensystems bei autoptisch untersuchten Fällen mit multipler Sklerose erscheint das periphere Nervensystem häufiger involviert, als allgemein angenommen wird, sofern detaillierte elektrophysiologische Untersuchungen durchgeführt oder Zupfpräparate von peripheren Nerven hergestellt werden. Da eine beträchtiche Zahl gut dokumentierter Fälle mit florider peripherer Neuropathie bei MS-Patienten dokumentiert sind, ist anzunehmen, daß auch eine ätiologische Verknüpfung zwischen den beiden Erkrankungen besteht (POSER 1987).

Histopathologie: Die peripheren Nervenveränderungen bestehen typischerweise aus einer postinfektiösen entzündichen Polyneuropathie. Bei einigen MS-Patienten findet sich ein erhebliches Ausmaß an Zwiebelschalenformationen, die offensichtlich als Folge einer wiederholten Antigenexposition auftreten. Die Zwiebelschalenformationen im peripheren Nervensystem entwickeln sich vermutlich analog zu den ZNS-Plaques; beide entstehen möglicherweise aufgrund eines ähnlichen Pathomechanismus'. Über die T-Lymphozytenreaktron gegenüber MAG und basischem Myelin (MBP) bei der multiplen Sklerose berichten ZHANG et al. (1993).

RUBIN et al. (1987) erwähnen klinische, elektrophysiologische und Nervenbiopsiebefunde bei 2 Männern mit einer ausgeprägten zentralen und peripheren demyelinisierenden Erkrankung („Myelopathie"). Diese Patienten sind ent-

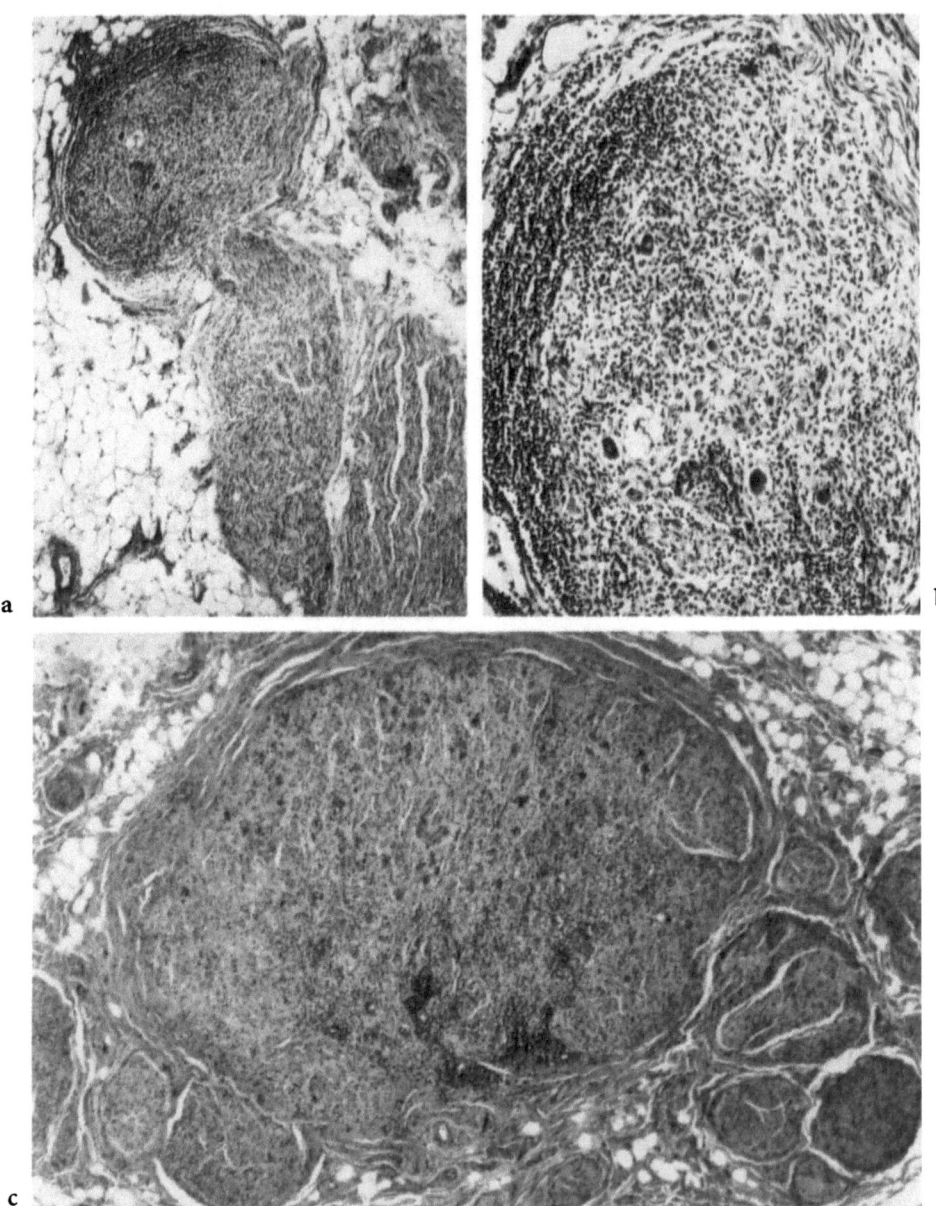

Abb. 210. a, b Guillain-Barré-Syndrom mit Beteiligung der Hirnnerven bei einer 50jährigen Frau (Autopsiefall von O. BUSSE, Minden). Spinalganglion mit ausgedehnten mononukleären Zellinfiltraten, die an einer Stelle auf die Hüllen des Ganglions und seine Umgebung übergreifen. **c** Akute Dysautonomie bei einem 57jährigen Patienten (Fall von O. BUSSE, Minden). Plexus solaris mit mononukleären Zellinfiltraten vor allem im Bereich der vegetativen Ganglienzellen, nicht aber in den angrenzenden Nervenfaszikeln. HE-Färbung. a × 62; b × 156; c × 58.
(Nach SCHRÖDER 1987)

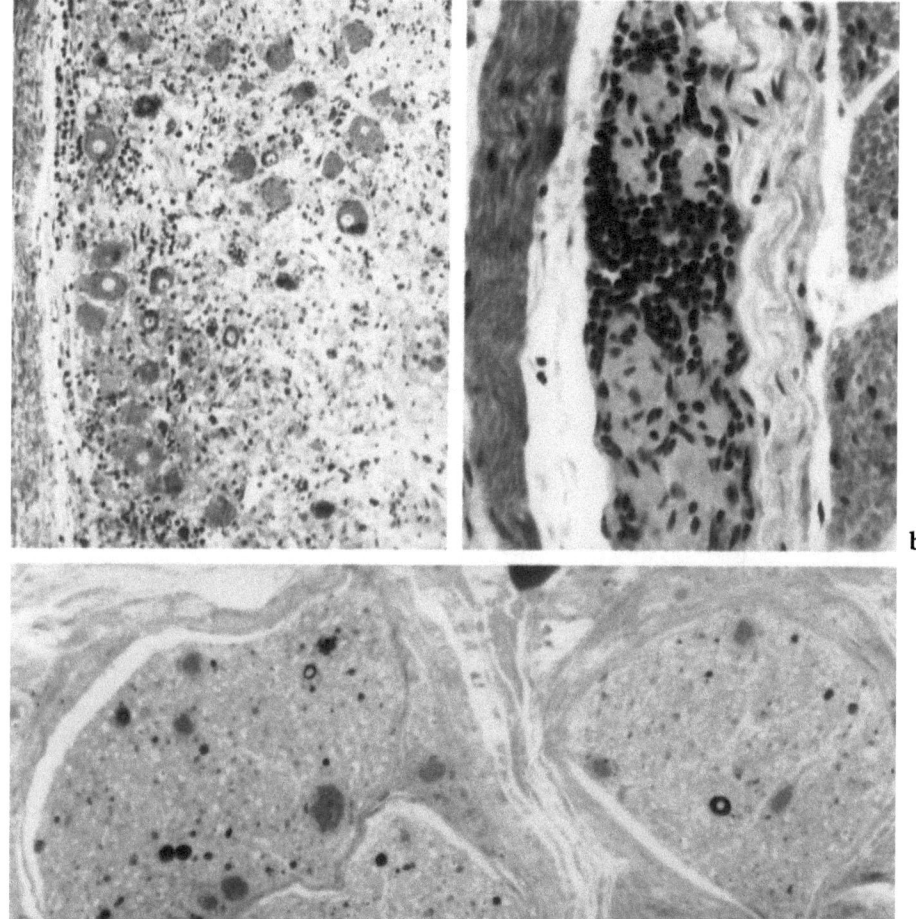

Abb. 211a-c. Gleicher Fall wie in Abb. 210c. a Mononukleäre Zellinfiltrate um Ganglienzellen des Plexus solaris und b um Ganglienzellen des Auerbach-Plexus. c Im N. suralis sind nahezu sämtliche markhaltigen Nervenfasern ausgefallen; das somatosensible System ist also mitbetroffen. Entzündliche Zellinfiltrate sind in den untersuchten peripheren Nervenfaszikeln nicht zu finden. Der entzündliche Prozeß ist auf die Ganglien begrenzt. a, b HE-Färbung. a × 180; b × 410; c × 248. (Nach SCHRÖDER 1987)

weder als seltene Beispiele einer multiplen Sklerose (MS) mit assoziierter schwerer chronischer, klinisch offenkundig peripherer demyelinisierender Neuropathie einzustufen, oder sie stellen Fälle irgendeiner anderen Form einer kombinierten zentral-peripheren Myelinopathie dar, oder es handelt sich um ein zufälliges Zusammentreffen einer MS mit einer idiopathischen entzündlichen demyelinisierenden Neuropathie.

Auf eine ähnliche Kombination von Erkrankungen bei 16 Patienten mit einer chronisch-entzündlichen demyelinisierenden Polyradikuloneuropathie (CIDP) gehen MENDELL et al. (1987) ein. Sechs der 16 Patienten hatten periventrikuläre, subkortikale und Hirnstammläsionen, wie sie nicht von denen bei der MS zu unterscheiden sind; 3 hatten definitive klinische und labormäßige Hinweise auf eine MS; 3 andere mit einem abnormen MRT hatten keine Anzeichen für eine ZNS-Beteiligung. Ob dieses kombinierte demyelinisierende Syndrom auf einem Spektrum zwischen MS und CIDP liegt oder eine separate pathogenetische Einheit darstellt, bedarf einer künftigen Klärung.

P. K. THOMAS et al. (1987) beschreiben weitere 6 Fälle, bei denen eine chronische demyelinisierende Neuropathie verbunden war mit einer rekurrierenden multifokalen Erkrankung des zentralen Nervensystems, deren klinische Symptome einer multiplen Sklerose ähnelten. Multifokale ZNS-Veränderungen wurden durch CT- und MR-Bildgebung nachgewiesen, und das Vorhandensein einer Demyelinisation im ZNS wurde aufgrund einer verzögerten zentralen Erregungsleitungsgeschwindigkeit angenommen.

FEASBY et al. (1990) haben in einer *MRT-Untersuchung* zentrale Läsionen bei der CIDP gefunden. Nur ein Patient von 19 untersuchten Fällen mit CIDP hatte klinische Zeichen, die den Verdacht auf eine zentrale Beteiligung ergaben; 7 der 19 MRI-Untersuchten zeigten 2 oder mehr Hirnläsionen. Bei einem Fall war die Ursache ein Infarkt und bei 5 Fällen im Alter über 55 Jahren waren die Herde nicht typisch für eine MS. Ein 38jähriger Patient hatte 2 kleine subkortikale Läsionen. Demnach sind typische MS-Herde bei der MRT-Untersuchung unüblich.

WAXMANN (1992) und DI TRAPANI et al. (1996) berichten über weitere Nervenbiopsiebefunde bei Fällen mit multipler Sklerose und peripherer demyelinisierender Neuropathie. Ein erheblicher Teil der markhaltigen Nervenfasern war ausgefallen. Außerdem ließen sich Zwiebelschalenformationen nachweisen. Bei einem Fall konnten ALMSADDI et al. (1998) eine Kombination der multiplen Sklerose mit einer demyelinisierenden Neuropathie vom Typ der HMSN Ia feststellen, die molekulargenetisch durch den Nachweis einer PMP-22-Duplikation bestätigt werden konnte, obwohl diesbezüglich familienanamnestisch keine Hinweise vorlagen.

m) Asthma bronchiale

BERGMANN (1988) erwähnt, daß einfache physikalische (Kaltluft, Nebel, Staub) und chemische Reize (Histamin, SO_2) in den Atemwegen gelegene afferente Rezeptoren stimulieren und damit bronchiale Konstriktionen auslösen könnten. Daneben würden u. a. Leukotriene aus Mastzellen weitere afferente, sog. J-Rezeptoren reizen, deren Signale über C-Fasern zur bronchialen Muskulatur verliefen und so konstriktorisch wirkten. Aus den C-Fasern würde ein

Neuropeptid, die Substanz P, freigesetzt, die eine deutliche Erhöhung des Bronchialmuskeltonus bewirke. Substanz P und weitere Neuropeptide führten auch zu einer Freisetzung chemotaktischer Mediatoren aus Mastzellen mit der Folge des Einstroms von Neutrophilen und Makrophagen. So könne das unspezifische Bild der Entzündung beim Asthma bronchiale auch durch nervale Reize unterhalten werden.

n) Periphere Neuropathien bei Morbus Crohn

NEMNI et al. (1987) berichten über eine periphere Neuropathie bei 2 Patienten mit dieser chronischen Krankheit, bei denen im Unterschied zu vorhergehenden Mitteilungen kein Vitamin-B_{12}-Mangel festzustellen war. Der erste Patient hatte die chronische Krankheit bereits seit 12 Jahren mit bevorzugter sensorischer distaler Neuropathie und einem rekurrierenden Verlauf, der von der jeweiligen Verschlechterung oder Besserung der Enteritis abhängig war. Der zweite Patient hatte die chronische Krankheit erst seit einigen Jahren, bevor Symptome einer rekurrierenden sensorischen Symptomatik an den Füßen auftraten. Bei beiden Patienten standen axonale Degenerationen im Vordergrund der histopathologischen Veränderungen.

o) Demyelinisierende Polyneuropathien bei Myasthenia gravis

YAMAMOTO et al. (1991) fanden unter 19 Patienten mit seronegativer Myasthenia gravis 5 Patienten mit verschiedenen Formen einer demyelinisierenden Polyneuropathie. Bei 85–90% der Patienten mit Myasthenia gravis werden im Serum Anti-Azetylcholin-Rezeptor(AChR)-Antikörper gefunden, die durch einen Radioimmunoassay (RIA) nachweisbar sind. Ihre pathogenetische Bedeutung, wonach sie zu einer Antigenmodulation und zur Komplement-ausgelösten Lyse der AChRen führen, gilt als erwiesen. Doch korreliert der Titer dieses Antikörpers nicht immer mit dem Schweregrad der klinischen Manifestationen, und es gibt eine Gruppe von Patienten ohne nachweisbare Antikörper. Dennoch bestehen Hinweise darauf, daß ein pathogenetisch wirksamer humoraler Faktor bei vielen dieser „RIA-seronegativen" Patienten vorhanden ist. So ist auch eine neonatale MG beim Neugeborenen einer seronegativen myasthenischen Mutter beobachtet worden. Auch reagieren seronegative Patienten oft auf einen Plasmaaustausch oder auf immunsuppressive Medikamente. Außerdem konnte gezeigt werden, daß Mäuse, denen Immunglobuline von Patienten mit seronegativer MG injiziert wurden, Anzeichen eines neuromuskulären Überleitungsblocks aufweisen. YAMAMOTO et al. (1991) fanden an menschlichen Rhabdomyosarkomzellen in vitro eine Reduktion des Natrium-Ionen-Einstromes am AChR. Diese inhibitorische Aktivität ließ sich dem Serum-IgM zuordnen. Gesunde Kontrollen oder Patienten mit dem Lambert-Eaton-Myasthenie-Syndrom (LEMS) wiesen keine derartige Aktivität auf; doch gab es Patienten mit sehr hoch positiver MG, die eine ähnliche Plasmaaktivität aufwiesen, ebenso die o.g. 5 Patienten mit verschiedenen Formen einer demyelinisierenden Polyneuropathie. Im übrigen gibt es auch die Kombination einer Myasthenia gravis mit einer HMSN Ia (CMT 1A) (CHEN et al. 1997).

p) Periphere Neuropathien bei der Einschlußkörpermyositis

Nach eigenen Erfahrungen kommt es bei der Einschlußkörpermyositis regelmäßig zu einer mehr oder weniger ausgeprägten, progredienten peripheren Neuropathie vom axonalen/neuronalen Typ (Abb. 212, 213; SCHRÖDER u. MOLNAR 1997), wenn auch gelegentlich ungewöhnliche Markscheidenveränderungen vorkommen können (Abb. 213) und bei dem fortgeschrittenen Alter der meisten untersuchten Patienten zusätzliche Neuropathie-auslösende Faktoren ausge-

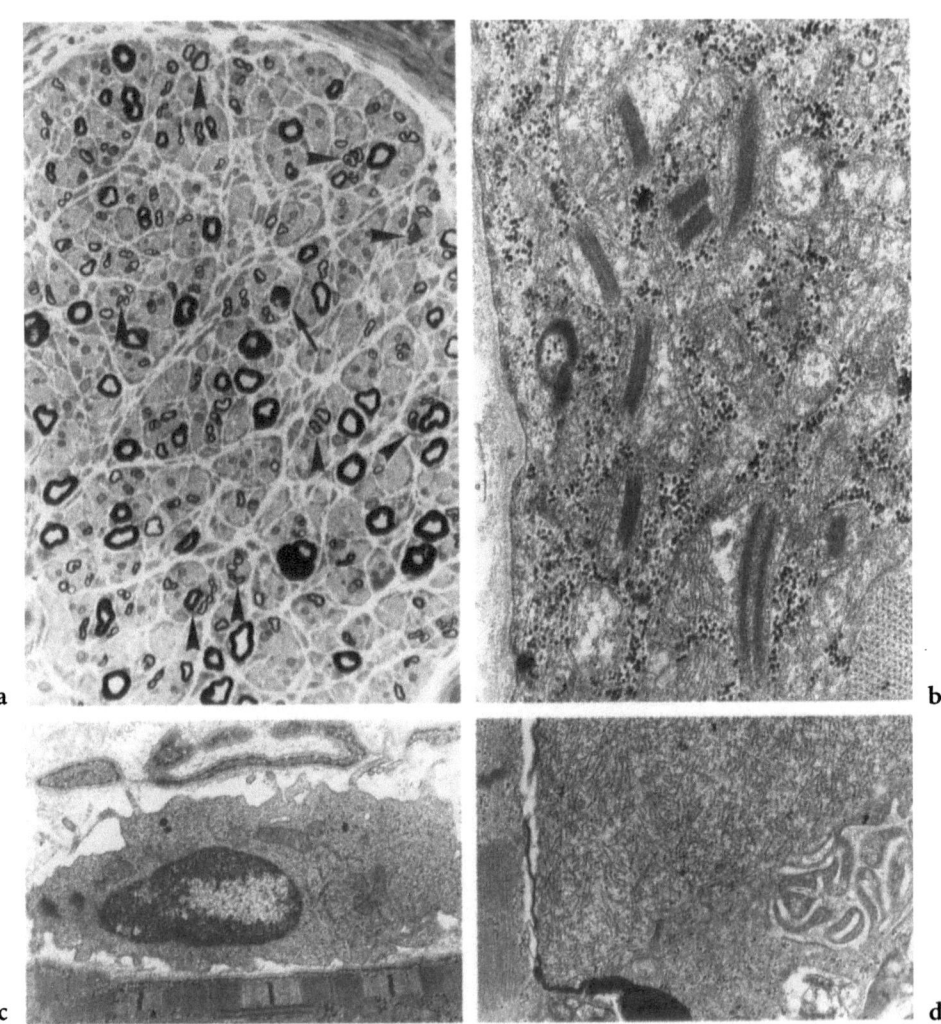

Abb. 212a–d. Ausgeprägte Neuropathie bei einer 78jährigen Frau mit Einschlußkörpermyositis (Patientin von J. N. PETROVICI, Köln-Merheim). **a** Im N. suralis besteht eine zahlenmäßige Reduktion großer markhaltiger Nervenfasern. Der *Pfeil* weist auf ein Markscheidenabbauprodukt; die *Pfeilköpfe* weisen auf Gruppen regenerierter Nervenfasern. **b** In dieser Muskelfaser sind reichlich Mitochondrien mit parakristallinen Einschlüssen enthalten. **c** Zwischen den Muskelfasern liegen mononukleäre Zellinfiltrate. **d** Hier sind die charakteristischen tubulofilamentösen Einschlüsse abgebildet. **a** × 780; **b** × 37 200; **c** × 31 200; **d** × 23 000. (Nach SCHRÖDER u. MOLNAR 1997)

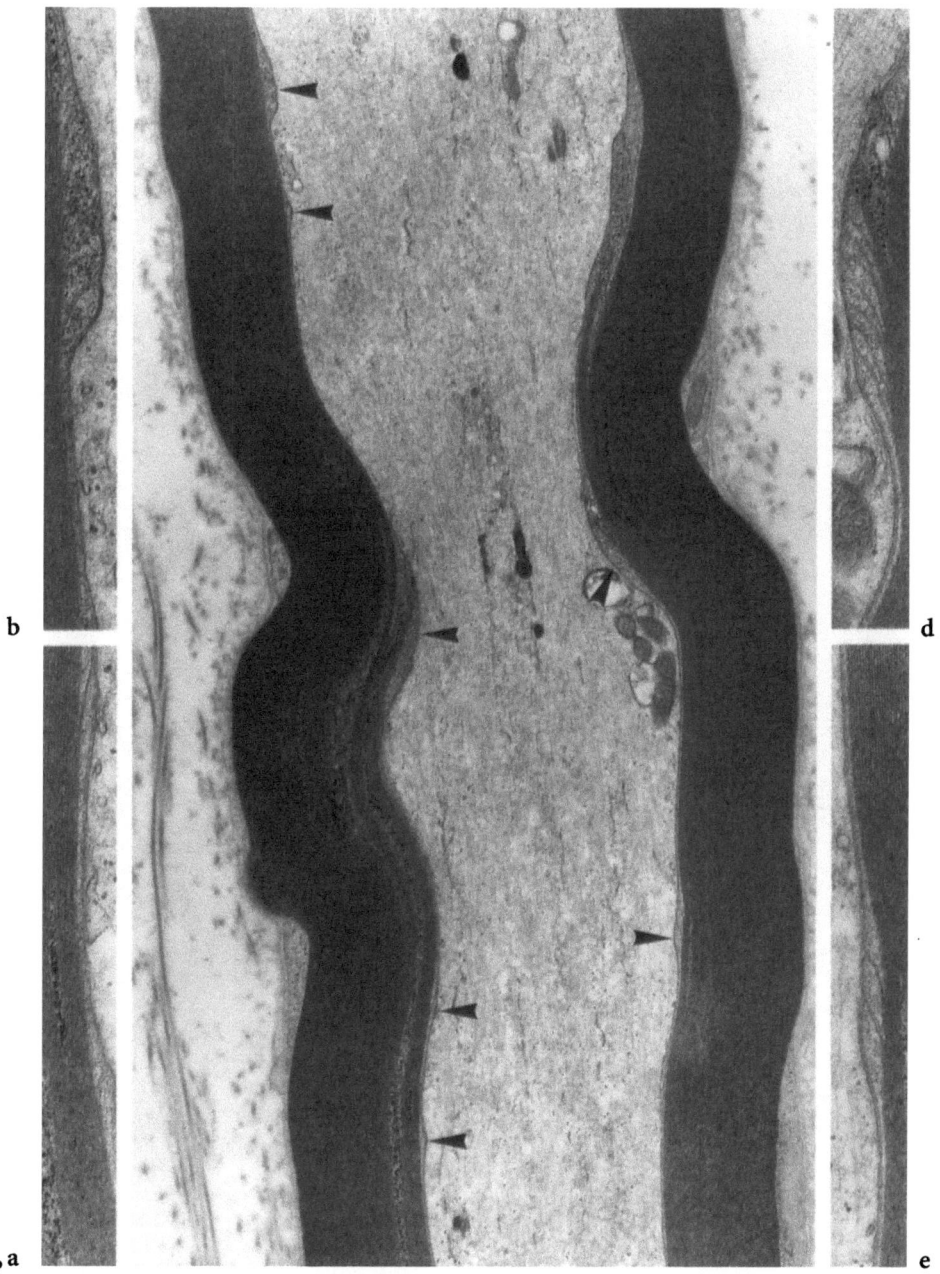

Abb. 213 a-e. Periphere Neuropathie bei einem 38jährigen Mann mit Einschlußkörpermyositis und Lymphom (Patient von K. F. DRUSCHKY, Karlsruhe). Die terminalen Markschlingen setzen diskontinuierlich an verschiedenen Stellen des Axons an (*Pfeilköpfe*); einige davon sind bei höherer Vergrößerung in b-e abgebildet. Im übrigen erscheint die Markscheide weitgehend normal strukturiert, wenn auch die Schmidt-Lanterman-Inzisuren etwas ungleichmäßig verteilt sind. a × 13 000; b × 48 500; c, d × 40 000; e × 42 000. (Mod. nach SCHRÖDER 1996)

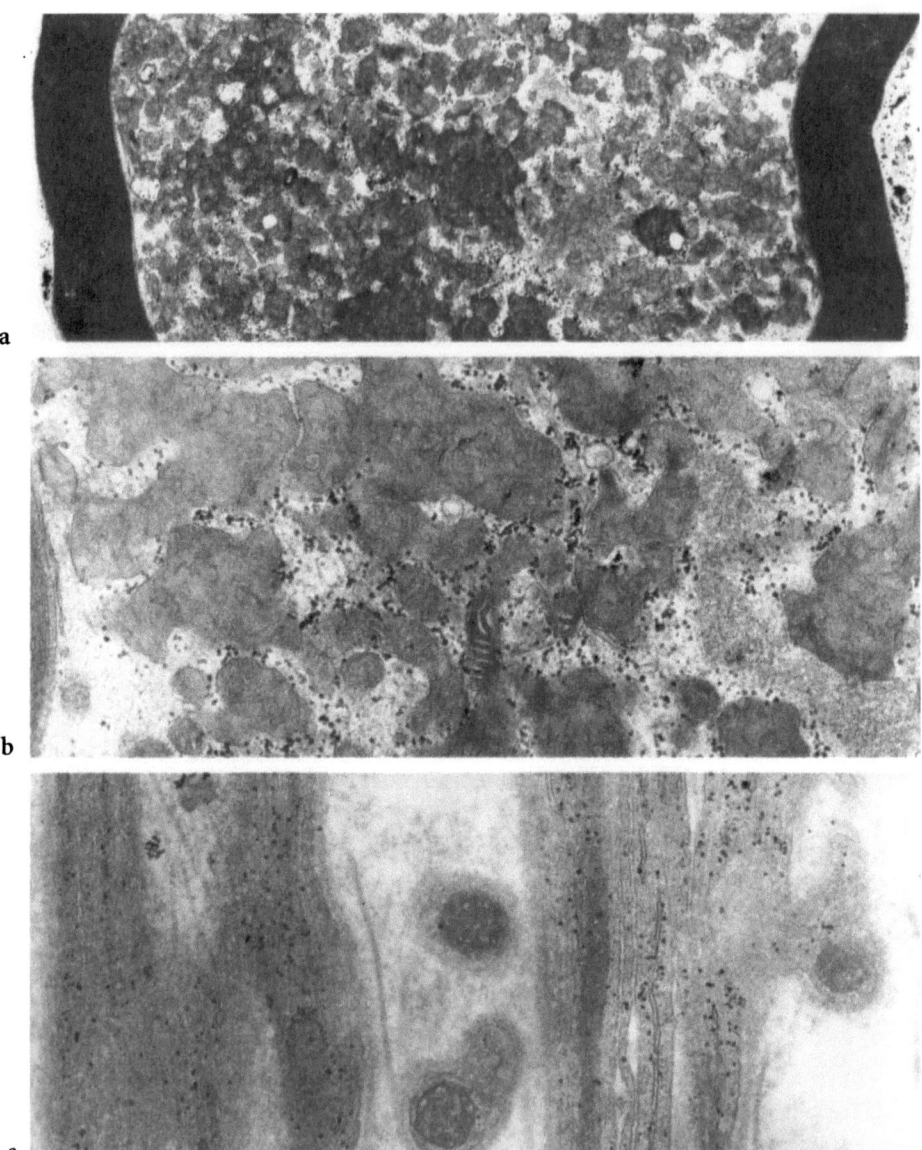

Abb. 214. Ungewöhnliche und zahlreiche abnorme kurvilineare Axoplasmaeinschlüsse (a, b) bei einem 55jährigen Mann mit Polymyositis (Patient von Dr. GAMP, Duisburg). In c weisen die Perineuralzellen knospenartige Protrusionen jeweils mit einem lysosomenähnlichen Einschluß auf. a × 12200; b 45500; c 40300

schlossen werden müssen. Der Pathomechanismus ist ungeklärt; doch spielen wahrscheinlich immunologische Faktoren eine Rolle (HERMANNS et al., in Vorbereitung).

q) Periphere Neuropathie bei Polymyositis und Dermatomyositis

Ausnahmsweise ist auch einmal eine Neuropathie bei einer typischen Polymyositis nachweisbar (Abb. 214). Doch gehört diese in der Regel nicht zum Krankheitsbild einer Polymyositis und Dermatomyositis. Vaskulitiden anderer Genese und unterschiedlichster Art können jedoch in beiden Systemen, Nerv und Muskel, zu Vaskulitiden, d. h. zu entzündlichen Veränderungen in und um die Gefäßwand, führen.

III. Vaskulitiden mit Neuropathien

Entzündliche Zellinfiltrate in der Gefäßwand oder perivaskulär erfüllen das histopathologische Kriterium einer Vaskulitis, sofern es sich nicht um akut während einer protrahierten Exzision (Biopsie) auftretende Leukodiapedesen handelt (sog. *„chirurgische Infiltrate"*).

Eine Vaskulitis kann vorkommen

1. in Zusammenhang mit dem als primäre, organspezifische entzündliche Erkrankung der peripheren Nerven angesehenen *Guillain-Barré-Syndrom* (Abb. 206c),
2. als *eigenständige Vaskulitis*, die nur auf das periphere Nervensystem begrenzt sei,
3. bei den oben erwähnten *infektiösen Neuropathien*,
4. bei den zahlreichen bekannten, vielfach nur klinisch unterscheidbaren, *etwa 20 primären und 24 sekundären Vaskulitiden* (Abb. 215), die eigenständig oder in Verbindung mit einer chronischen Krankheit aus dem Formenkreis der Kollagenosen (Gefäß-Bindegewebs-Krankheiten) auftreten (s. dort), und
5. bei *lymphatischen Leukämien und Lymphomen*, die fokal zu recht unterschiedlichen perivaskulären Zellinfiltraten und sogar zu einer nekrotisierenden Vaskulitis (Abb. 215c, d) führen können (s. unten).

Je nach Schnittebene, Verlaufsstadium und Schweregrad der Krankheit können verschiedene Bilder bei gleicher Grundkrankheit auftreten und andererseits gleiche histopathologische Bilder verschiedenen Grundkrankheiten zuzuordnen sein. Das macht eine spezifische histopathologische Diagnose im Einzelfall schwierig, zumal wenn nur unspezifische Veränderungen im Sinne einer chronischen Vaskulitis mit mehr oder weniger spärlichen entzündlichen mononukleären Zellinfiltraten vorliegen. Auf das häufige Vorkommen falsch-negativer Befunde bei Vaskulitiden sei hier ausdrücklich hingewiesen, mit denen bei Nervus-suralis-Biopsien wegen des fokalen Charakters der entzündlichen Gefäßveränderungen in etwa 43 % der Fälle zu rechnen ist (Tabelle 9; SCHRÖDER 1992, 1998).

Details zu den verschiedenen Formen der Vaskulitis werden bei den infektiösen Neuropathien, den immunologisch bedingten Neuropathien (s. oben und bei den Gefäßerkrankungen beschrieben (s. unten).

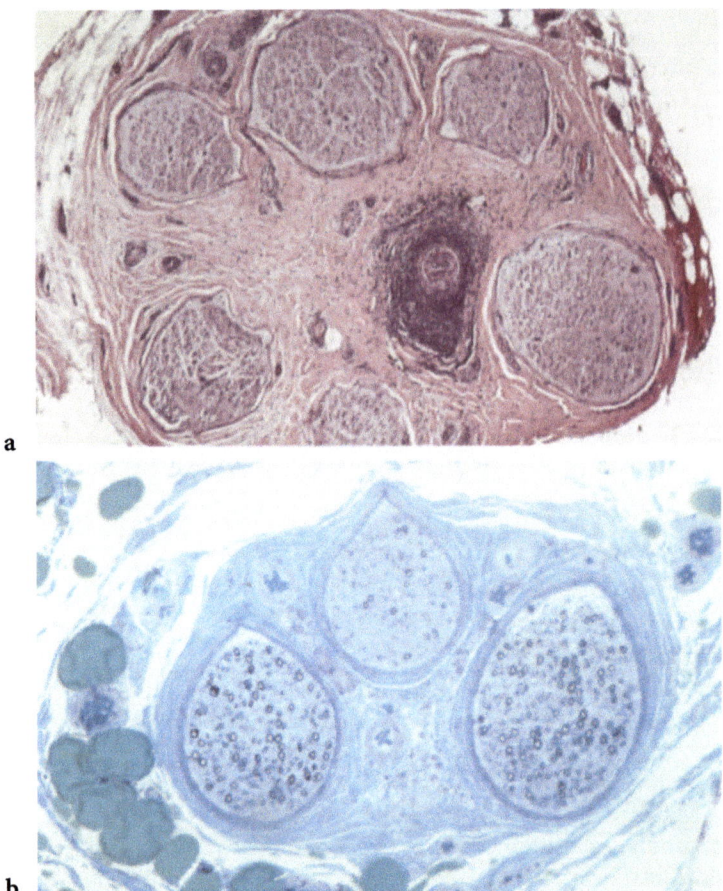

Abb. 215. a Ausgeprägte obliterierende Vaskulitis im Epineurium des N. suralis bei einer 69jährigen Patientin mit Lupus erythematodes (Fall von H. PRZUNTEK, Bochum). Die übrigen Blutgefäße im Epineurium sind z.T. auffallend zellreich. Das kollagene Bindegewebe ist im Epineurium deutlich vermehrt (epineurale Sklerose). **b** Stark unterschiedlicher Ausfall von markhaltigen Nervenfasern in den verschiedenen Faszikeln im Sinne eines Multiplextyps der Neuropathie bei einer 70jährigen Patientin mit Autoimmunthyreoiditis und Diabetes mellitus, aber nur spärlichen epineuralen mononukleären, insbesondere plasmazellulären Infiltraten und deutlicher Vermehrung von epineuralen Kapillaren (Fall von W.O. WEITBRECHT, Gummersbach). **c, d** s. S. 542

Tabelle 9. Diagnosen bei 1000 kombinierten Nerv-Muskel-Biopsien

	N	[%]
Vaskulitiden	129	100
– Muskel und Nerv	35	27
– Nur Muskel	56	43
– Nur Nerv	38	30
– Muskel insgesamt	91	71
– Nerv insgesamt	73	57
– Falsch negativ: Muskel	38	29
– Falsch negativ: Nerv	56	43

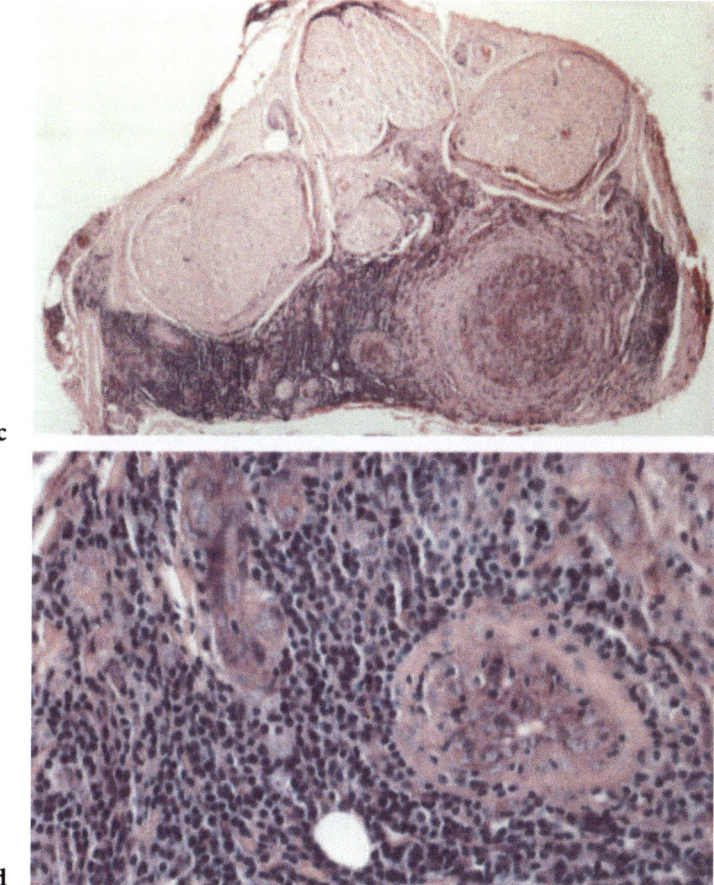

Abb. 215 *(Fortsetzung).* **c** Ungewöhnlich stark ausgeprägte epineurale Infiltration bei einem 58jährigen Mann mit chronischer lymphatischer Leukämie (Fall von U. BENEICKE, Duisburg). Dieses Lymphom hat offensichtlich zu einer nekrotisierenden Vaskulitis mit Obliteration eines größeren epineuralen Blutgefäßes geführt. **d** Stärkere Vergrößerung der Infiltratzellen in **c** mit obliterierender Endothelzellproliferation in einem kleinen epineuralen Blutgefäß. **c, d** Giemsafärbung. (Nach SCHRÖDER 1993b)

IV. Perineuritis

In seltenen Fällen wird eine Perineuritis beobachtet, die entweder *nur das sensorische System* betrifft (ASBURY u. JOHNSON 1978) oder, was nach eigenen Beobachtungen sehr selten einmal vorkommt, *sowohl das sensorische als auch das motorische System* befällt (Abb. 217a, b, d, e; SCHRÖDER 1993). Klinisch dominieren Schmerzen als hervorstechendes Symptom (SORENSON et al. 1997). Bei der Berührung betroffener Nerven läßt sich das Tinel-Zeichen auslösen.

Histopathologisch besteht eine chronische entzündliche *zelluläre Infiltration* des Perineuriums (Abb. 217a, b, d, e – 220) mit einem unterschiedlich stark ausgeprägten Verlust von Nervenfasern in den betroffenen Faszikeln (Abb. 217b). Vereinzelt sind Riesenzellen beobachtet worden. Allerdings dürfen entzündliche

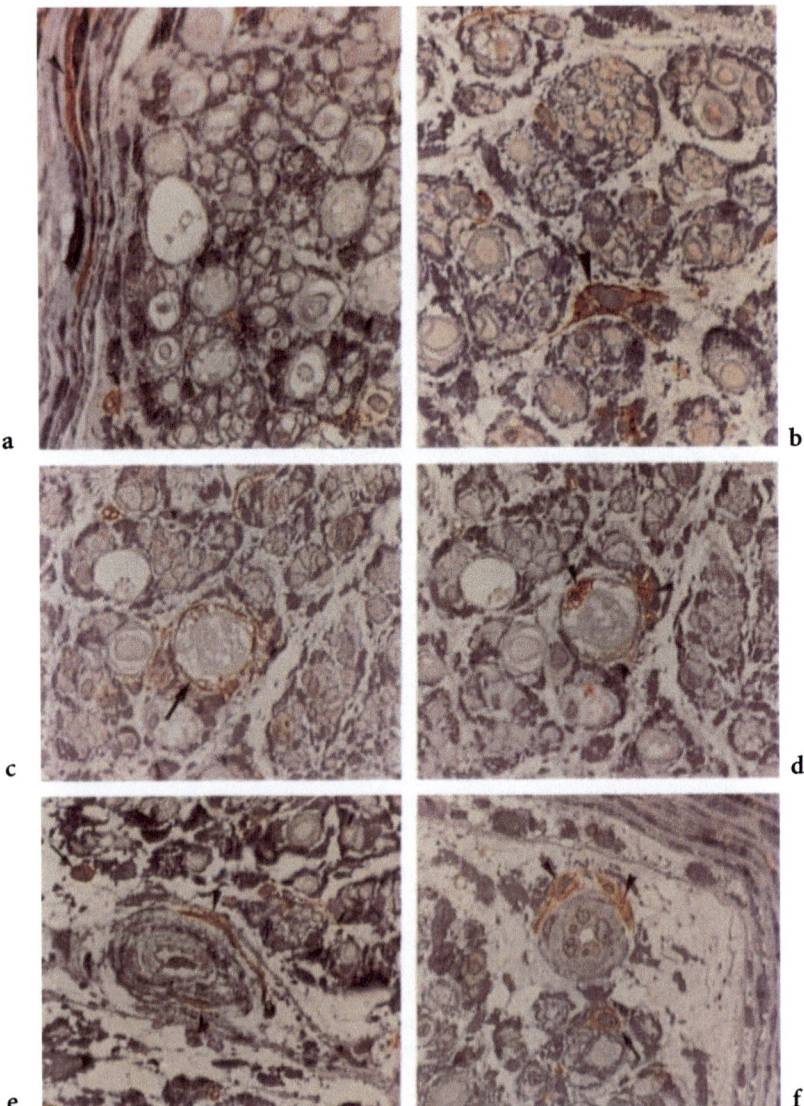

Abb. 216. HLA-DR- und CD68-immunreaktive Zellen bei Vaskulitis (a, f), Panarteriitis nodosa (b), IgG-κ-Gammopathie (c, d) und HMSN II (e). (Nach SOMMER u. SCHRÖDER 1995). a HLA-DR-immunreaktive Perineuralzellen (*Pfeilköpfe*). b HLA-DR-immunreaktiver Fibroblast (*großer Pfeilkopf*) und Fortsatz unmittelbar neben einer markhaltigen Nervenfaser. c HLA-DR-immunreaktive Fortsätze umgeben eine degenerierende Nervenfaser (*Pfeil*). d Ein Serienschnitt, der mit CD68-Antikörpern gefärbt ist, identifiziert einige der Fortsätze als zu Makrophagen gehörig (*Pfeilköpfe*). e HLA-DR-immunreaktive Fibroblastenfortsätze umgeben ein Blutgefäß (*Pfeilköpfe*). Eine separat liegende, deutlich gefärbte Zelle ist durch einen *Pfeil* gekennzeichnet. f HLA-DR-immunreaktive Fibroblasten angrenzend an ein Blutgefäß (*Pfeilköpfe*) und eine andere mononukleäre Zelle in der Nachbarschaft (*Pfeil*) sind bei diesem 61jährigen Patienten mit Vaskulitis gekennzeichnet. a–f × 600

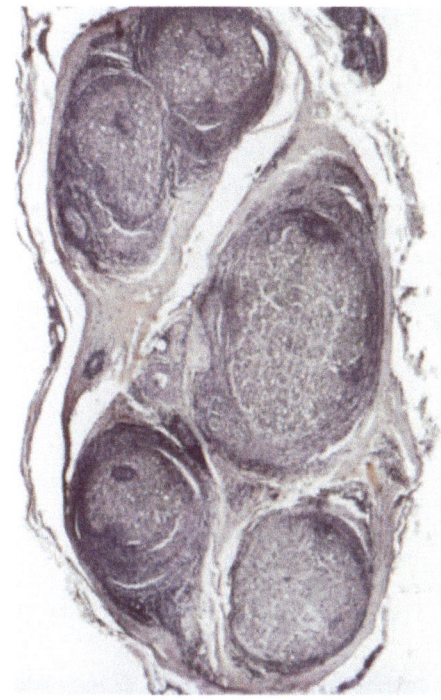
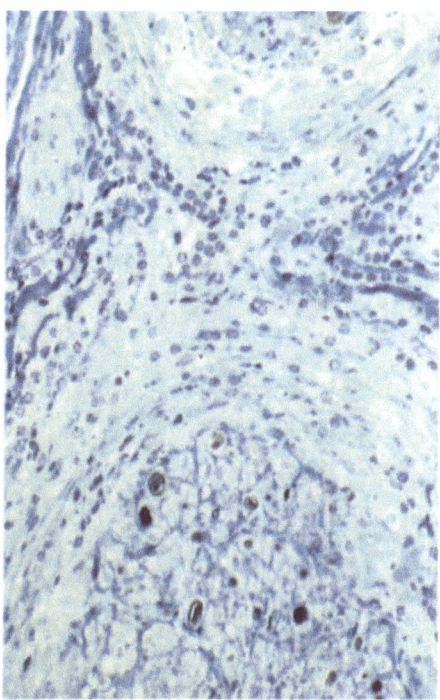
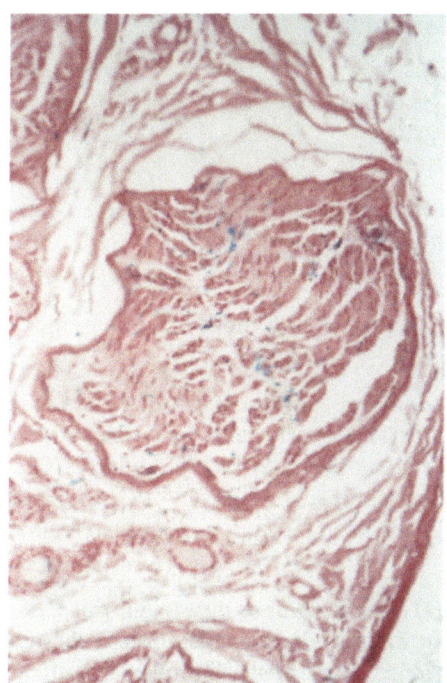

Abb. 217 a, b, d, e. Ausgeprägte Perineuritis bei einem 29jährigen Mann (Fall von M. KERSCHENSTEINER, Siegen). **a** Starke Infiltration und Verdickung des Perineuriums mehrerer Nervenfaszikel im N. suralis. Antikörperreaktion gegen Interleukin 6 (1:100). **b** Semidünnschnitt, Toluidinblau, mit Infiltration des Perineuriums und Ausfall zahlreicher markhaltiger Nervenfasern im Endoneurium. **c** Perivaskuläre Hämosiderinablagerungen im Endoneurium bei einer 42jährigen Frau mit Sharp-Syndrom (Fall von J. N. PETROVICI, Köln-Merheim). **d, e** s. S. 545

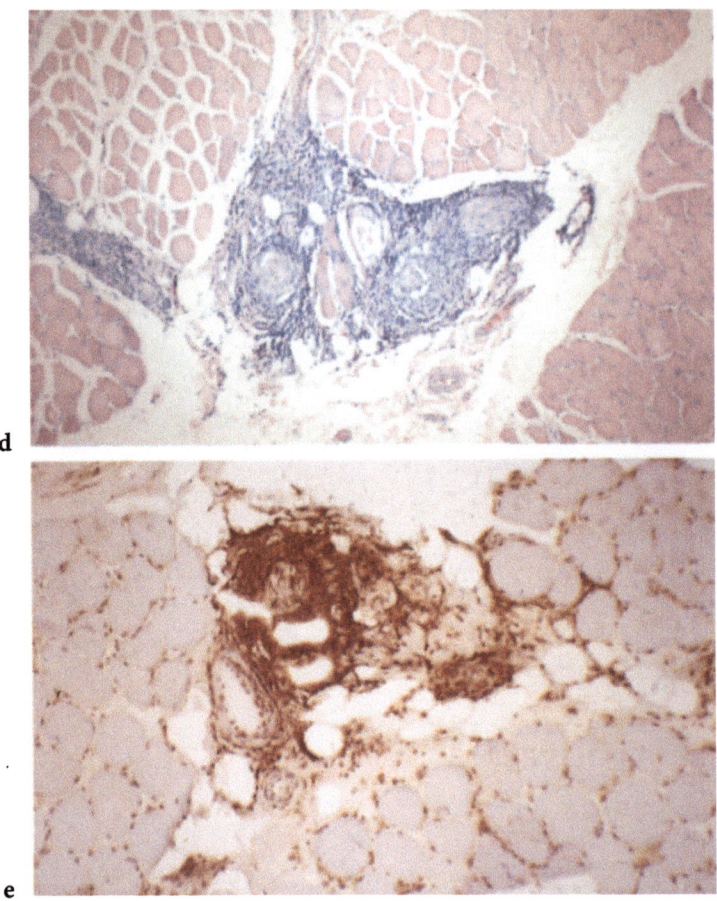

Abb. 217. **d** Intramuskuläre Nervenfaszikel mit starker Perineuritis, Giemsafärbung. **e** T-Zellreaktion. (Nach SCHRÖDER 1993b)

Infiltrate um ein das Perineurium penetrierendes Gefäß nicht mit einer eigenständigen Perineuritis verwechselt werden.

Pathogenese: Eine tuberkuloide Lepra oder eine Sarkoidose, bei denen bekanntermaßen eine perineuritische Zellinfiltration vorkommt, ließ sich bei den wenigen mitgeteilten Fällen mit sog. sensorischer Perineuritis nicht nachweisen. Die Veränderungen ähneln denen beim sog. spanischen toxischen Ölsyndrom (s. dort) und bei der entzündlichen Infiltration heterotop implantierter allogener Nerventransplantate (Abb. 42).

Differentialdiagnose: SIMMONS et al. (1992) berichten über einen Fall mit Perineuritis, bei dem ein geringgradiger, nicht insulinpflichtiger Diabetes mellitus bestand und bei dem das klinische Bild einer Mononeuritis multiplex auftrat und bei dem eine Perineuritis, aber keine okkludierende Gefäßerkrankung in der Suralnervenbiopsie festgestellt werden konnte. Die Behandlung mit Prednison und Plasmaaustausch führte zu einer gewissen Besserung. Die Autoren schließen daraus, daß eine fokale Perineuritis mehr als der Diabetes Ursache des

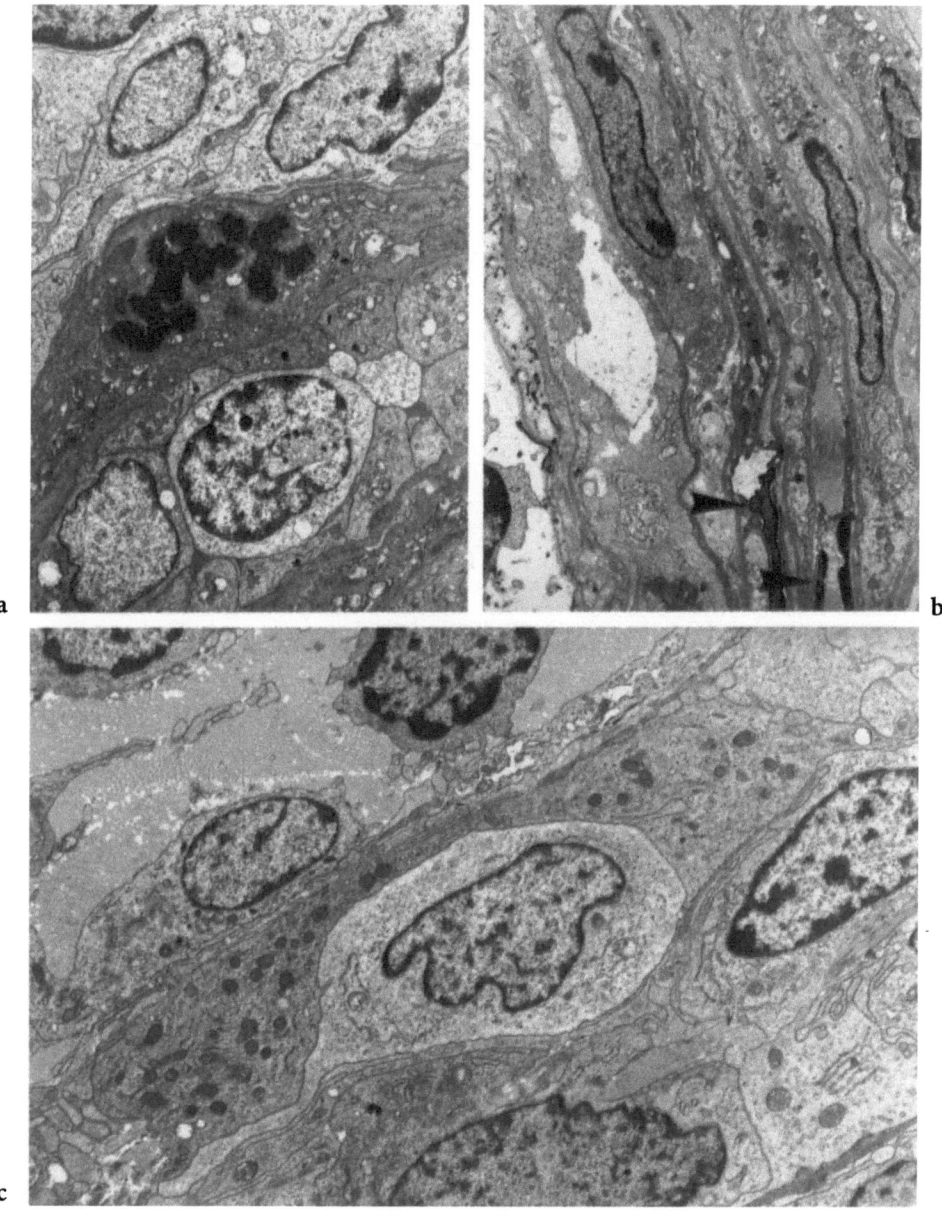

Abb. 218 a – c. Gleicher Fall wie in der Abb. 217 a, b, d, e. **a** Unter den Zellinfiltraten des Perineuriums befindet sich eine Zelle im Stadium der Mitose. × 6700. **b** Das Perineurium ist sehr unregelmäßig konfiguriert. Eine Infiltratzelle liegt im Bild *unten links*. Degenerierende Zellen sind pyknotisch und durch *Pfeilköpfe* markiert. Auch vakuolisierte Zellfortsätze kommen vor. × 4900. **c** Dichtes mononukleäres Zellinfiltrat an der Grenze zum Epineurium, das ebenfalls durch einzelne Zellen infiltriert ist. × 6700

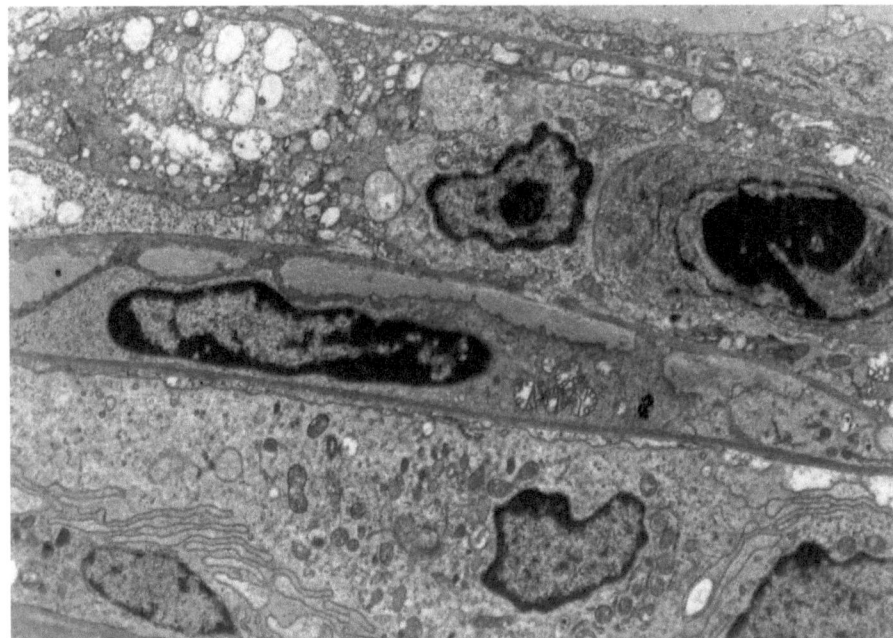

Abb. 219 a, b. Gleicher Fall wie in Abb. 218. **a** Zwischen den noch erhaltenen Basallaminae der Perineuralzellen liegen einerseits Infiltratzellen mit oder ohne regressive Veränderungen und im Bild *unten* eine Zelle mit multiplen interdigitierenden Fortsätzen, bei denen es sich vermutlich um einen Makrophagen handelt. **b** Fibrinausfällungen zwischen den Infiltratzellen im Epineurium. a, b × 7100

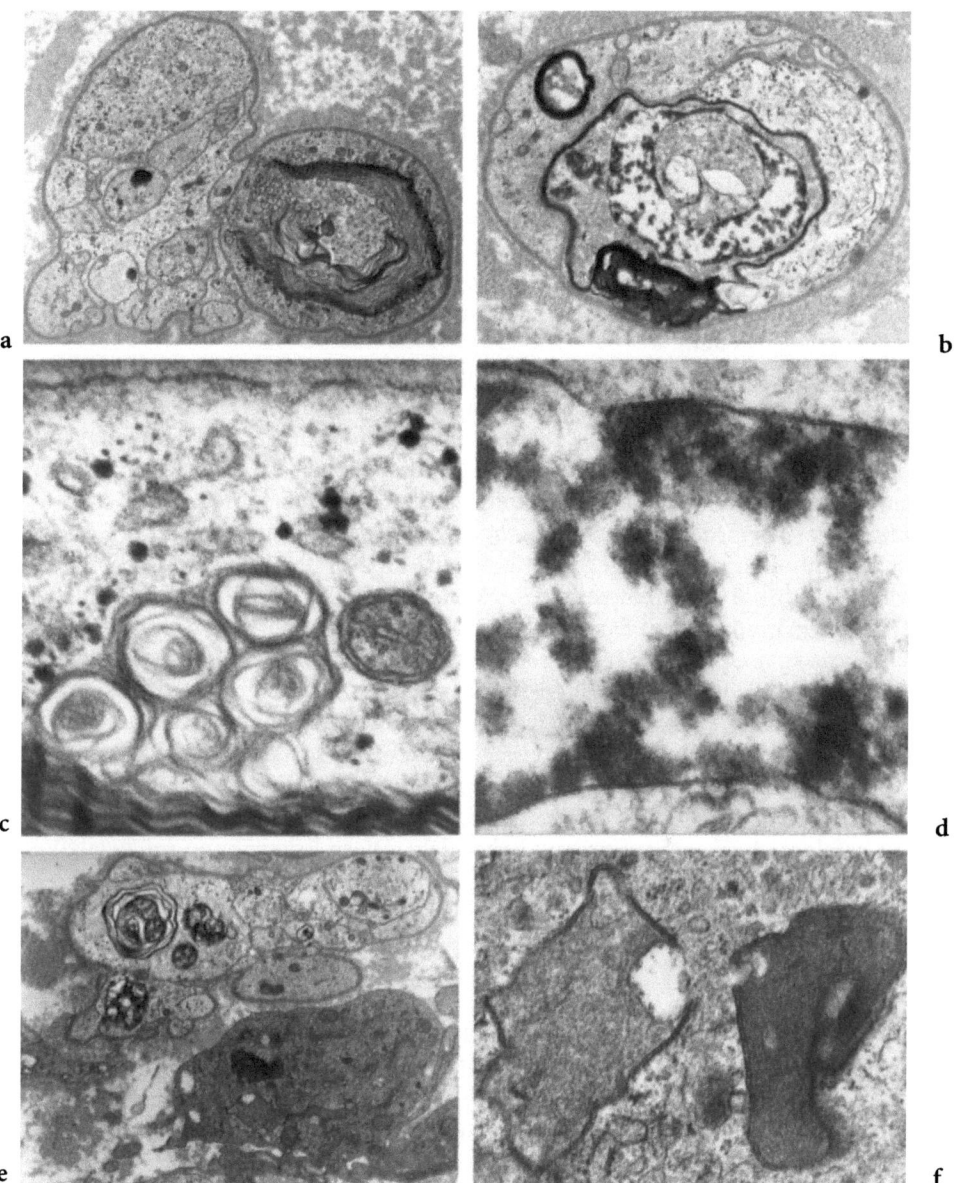

Abb. 220a–f. Gleicher Fall wie in Abb. 219 mit ungewöhnlichen Aspekten. **a** Büngner-Band mit fortgeschrittenem Markscheidenzerfall, wobei die geringelten Strukturen an der Stelle der aufgelösten Markscheidenlamellen in **c** bei stärkerer Vergrößerung abgebildet sind. × 7500. **b** Markscheidenzerfall mit osmiophilen flockigen Ausfällungen, die von einer Membran begrenzt sind und in **d** bei stärkerer Vergrößerung wiedergegeben sind, in einem Büngner-Band. **b** × 10600; **c** × 103000; **d** × 95000. **e** Büngner-Band mit fortgeschrittenem Markscheidenzerfall und einem angrenzenden Makrophagen, dessen ungewöhnliche Zytosomen in **f** bei stärkerer Vergrößerung wiedergegeben sind. **e** × 7700; **f** × 42000

klinischen Bildes gewesen ist, welches eine Mononeuritis multiplex imitiert hatte. In Übereinstimmung mit früheren Berichten ist zu vermuten, daß die Perineuritis eine behandelbare Neuropathie darstellt. Die Autoren weisen darauf hin, daß eine entzündliche Mitbeteiligung des Perineuriums relativ häufig gefunden wird und sowohl bei sensorischen als auch bei sensorisch-motorischen Neuropathien festgestellt wird. Am häufigsten tritt die Beteiligung des Perineuriums bei Prozessen auf, die eine ausgedehnte Mitbeteiligung der peripheren Nerven verursachen, so bei der Kryoglobulinämie mit Vaskulitis, der Sarkoidose, Lepra, Schistosomiasis und der Applikation gealterten Rapsöls. Das Vorkommen einer Perineuritis ohne sonstige signifikante pathologische Veränderungen ist selten.

LOGIGIAN et al. (1993) beschreiben eine „nichtvaskulitische, steroid-reaktive Mononeuritis multiplex". Dabei kam es zu einer entzündlichen Infiltration sowohl des Perineuriums als auch des Endoneuriums und der umgebenden kleinen epineuralen Blutgefäße. Schwierigkeiten bestünden bei der Abgrenzung von einer Neurolymphomatose und einer Sarkoidose. Zur Abgrenzung der Neurolymphomatose ist es erforderlich, histologische Zeichen der Malignität auszuschließen; auch bestünden in der Regel Anzeichen für eine systemische Erkrankung. In jedem Fall würde die Therapie mit Steroiden bei der Perineuritis ± Endoneuritis oft zu einer dramatischen Besserung und sogar kompletten Remission führen.

KRENDEL u. COSTIGAN (1994) schildern einen weiteren Fall, ebenso YOUNGER u. QUAN (1994). Bei deren Fällen handelt es sich offensichtlich um Fälle mit nichtvaskulitischer Mononeuritis multiplex, wobei der eine nahezu ausschließlich sensorisch gewesen ist mit einer Perineuritis in der Biopsie (YOUNGER u. QUAN), während der andere eine sensomotorische Neuropathie mit Peri- und Endoneuritis aufwies (KRENDEL u. KOSTIGAN). Beide Patienten ließen sich erfolgreich immunsuppressiv behandeln. Diese Erkrankung sei zweifellos häufiger als allgemein angenommen.

V. Eosinophile Fasziitis

Eine multifokale Neuropathie trat bei einem Patienten mit eosinophiler Fasziitis (*Shulman-Syndrom*) auf, die durch eosinophile Zellinfiltrate in der Faszienbiopsie am Unterarm verifiziert worden war (SATSANGI u. DONAGHY 1992). Die Suralnervenbiopsie ergab eine manschettenförmige lymphozytäre Infiltration epineuraler Arteriolen. Eine L-Tryptophan-Medikation ist bei diesem 28jährigen Mann nicht durchgeführt worden, so daß es sich nach der Auffassung der Autoren um den ersten Fall einer eosinophilen Fasziitis mit peripherer Neuropathie handeln würde.

Auf eine durch eosinophile Granulozyten induzierte Neurotoxizität weisen WEAVER et al. (1988) bei einem Patienten mit axonaler Neuropathie, zerebralen Infarkten und Demenz hin. Die Eosinophilen sollen einen unspezifischen toxischen Effekt auf das Gewebe haben, insbesondere auf das zentrale und periphere Nervensystem. Die zytotoxischen Proteine der Eosinophilen seien entscheidend für die Pathogenese dieser Erkrankung beim *hypereosinophilen Syndrom*. Der mögliche Zusammenhang mit einer L-Tryptophan-Medikation (s. dort) wird nicht diskutiert.

VI. Neurosarkoidose (Morbus Boeck)

Klinik: Das Nervensystem ist etwa in 5% der Fälle mit Sarkoidose betroffen; dabei weist das periphere Nervensystem in ²/₃ der Fälle eine Mitbeteiligung auf. In der Regel besteht ein Syndrom mit multiplen fluktuierenden Hirnnervenlähmungen, insbesondere im Bereich des N. facialis. Multiple Mononeuropathien allein oder mit CNS- oder Hirnnervenbeteiligung sind kennzeichnend. Eine selektive Beteiligung intramuskulärer Nerven ist ebenfalls möglich (GEMIGNANI et al. 1998). Jeder Nerv kann betroffen sein, wobei ein felderförmiger Ausfall der Sensibilität am Stamm auftreten kann. Eine symmetrische Polyneuropathie ist weniger häufig. Sie ist in der Regel subakut oder chronisch, wobei manchmal Remissionen und rekurrierende Verläufe vorkommen.

In den vorliegenden *pathologischen Mitteilungen* wird auf eine axonale Degeneration als der wichtigsten Veränderung der peripheren Nerven hingewiesen, doch ist in einem Bericht auch eine segmentale Demyelinisation als vorherr-

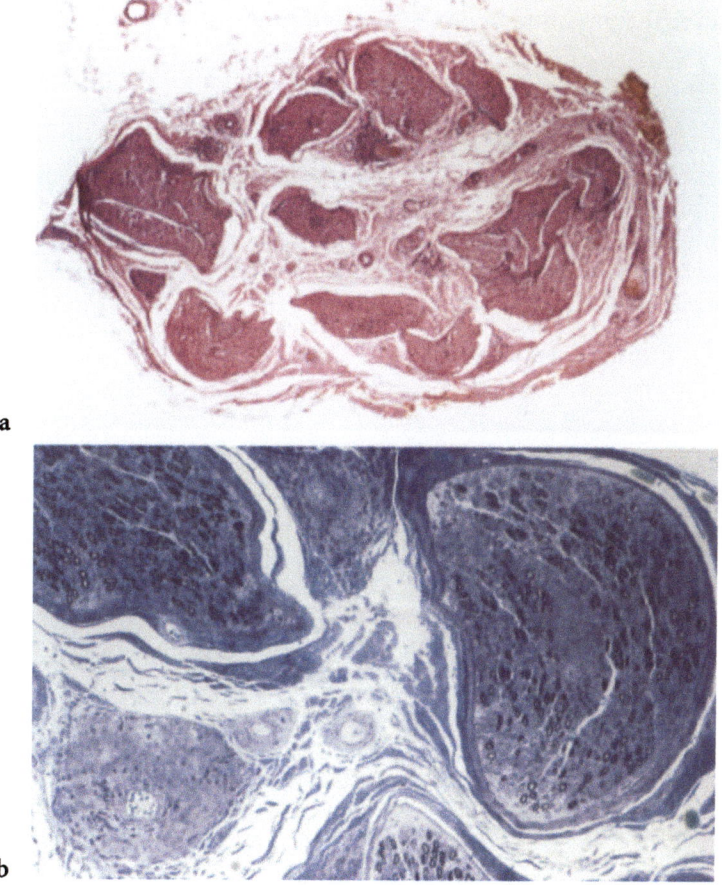

Abb. 221a,b. Ausgeprägte Neuropathie bei Neurosarkoidose (Morbus Boeck) bei einer 51jährigen Frau (Patient von K. F. DRUSCHKY, Karlsruhe)

schender Befund beschrieben worden. Bei einem Fall von GAINSBOROUGH et al. (1991) war eine Kombination von axonaler Degeneration und segmentaler Demyelinisation nachweisbar. Dem Granulom benachbarte Nervenfasern waren verlagert und zeigten eine axonale Degeneration. Elektronenmikroskopisch und in Zupfpräparaten fand sich eine axonale Atrophie mit Degeneration und sekundärer Demyelinisation. Histochemisch war das HLA-DR-Antigen auf epitheloiden Zellen in den Granulomen lokalisiert. Die begleitende unspezifische entzündliche Infiltration führte nicht zu einer signifikanten primären Demyelinisation.

NEMNI et al. (1981) haben eine 20jährige Patientin mit Sarkoidose beschrieben, die eine Uveitis, eine subakute symmetrische sensomotorische Neuropathie und nichtverkäsende Granulome in Biopsien des M. gastrocnemius und des N. suralis aufwies. Es handelte sich um eine akute axonale und demyelinisierende Neuropathie. Von 100 gezupften Nervenfasern wiesen 15% Myelinovoide und 24% Anzeichen für eine segmentale Demyelinisation auf. Die Dichte der Nervenfasern war reduziert. Elektronenmikroskopisch waren die marklosen Nervenfasern weitgehend ausgespart. Der genauere Mechanismus für die Nervenfaserschädigung ließ sich nicht identifizieren, doch ein lokaler Effekt der Granulome erschien möglich, da die Läsionen wie auch bei den eigenen Fällen (Abb. 221-223) zumeist im Endoneurium lokalisiert waren.

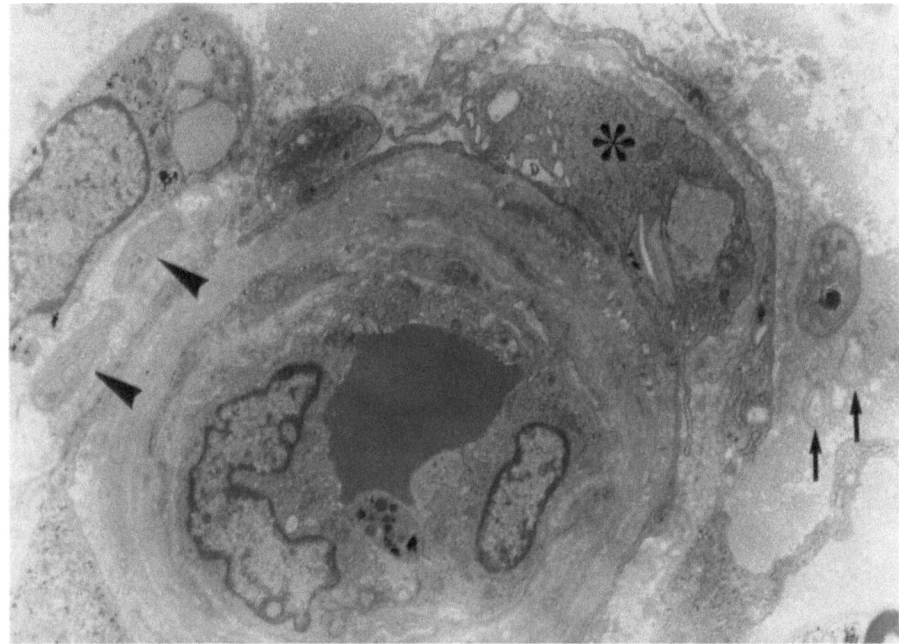

Abb. 222a-e. Gleicher Fall wie in Abb. 221. a Abnorme Zellen um ein reaktiv verändertes endoneurales Blutgefäß, um das die Basallaminae sowohl vermehrt als auch verbreitert sind. Die Zelle mit abnormen polygonalen Einschlüssen ist durch einen *Stern* gekennzeichnet. Einer dieser Einschlüsse weist einen Spalt auf. Die Zelle *oben links* umschließt 3 Kollagenfaserbündel und ist von einer Basallamina umgeben, abseits des Perineuriums, so daß sie als Schwann-Zelle zu identifizieren ist. Daneben liegen einzelne Stapel von Schwann-Zellen (*Pfeilköpfe*). Auch leere Basallaminae kommen in der Nachbarschaft vor (*Pfeile*). × 8300. *Fortsetzung s. S. 552*

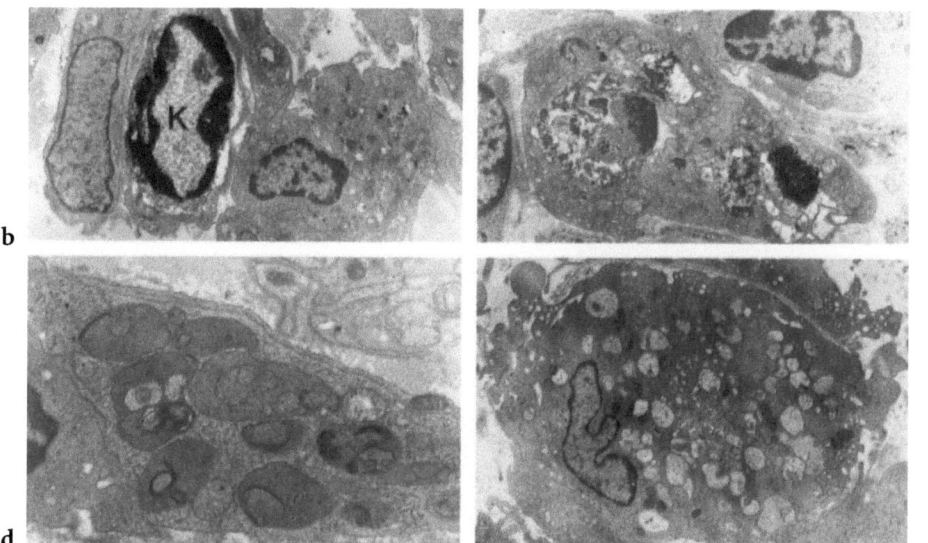

Abb. 222 *(Fortsetzung)*. **b** Eng zusammenliegende Epitheloidzellen mit regulären Zellorganellen, aber einem in apoptotischer Degeneration befindlichen Kern (*K*). × 4900. **c** Degenerierende Epitheloidzelle mit verschiedenartigen Abbauprodukten, die unterschiedlich osmiophil und von Vakuolen umgeben sind. × 5400. **d** Zytoplasmaeinschlüsse in einer Epitheloidzelle, die denen in **a** ähneln. Diese Einschlüsse sind von einer Membran umgeben und weisen verschiedenartige lamelläre und vakuoläre Komponenten auf. Die Matrix erscheint überwiegend homogen. × 12 800. **e** Epitheloidzelle mit zahlreichen unterschiedlich großen, sonst aber weitgehend gleichförmigen Vakuolen und einem Kern mit Zytoplasmainvaginationen und oberflächlichen unregelmäßigen Protrusionen sowie feinen Vakuolen bei offensichtlich kondensiertem Zytoplasma. × 4900

SCOTT (1993) berichtet über die Beteiligung der peripheren Nerven, des Rückenmarks und der intrakraniellen Abschnitte des Nervensystems bei der Neurosarkoidose. Periphere Nerven seien in 6–18 % betroffen. Histopathologisch lassen sich epineurale und perineurale Granulome feststellen. Außerdem bestand bei den meisten Fällen eine Periangiitis oder Panangiitis. Ein ausgeprägter Verlust markhaltiger Nervenfasern wurde von anderen beobachtet, wobei eine Axonopathie mit Aussparung der marklosen Nervenfasern bestand.

Verlauf: LUKE et al. (1987) haben 25 Patienten mit Neurosarkoidose für wenigstens 5 Jahre oder bis zum Tode hinsichtlich ihres Verlaufes untersucht; 17 Patienten hatten einen monophasischen Krankheitsverlauf, 8 zeigten einen rekurrierenden Verlauf mit Manifestationen ähnlich wie die Ersterkrankung, jedoch Monate später. Patienten mit zerebralen Manifestationen oder mit Hydrozephalus zeigten am häufigsten Rückfälle; 7 von 8 Patienten mit Rückfällen hatten Exazerbationen, während sie 10 mg Prednison oder weniger nahmen. Die häufigsten Symptome bestanden in einer kranialen Neuropathie, Myopathie, intrakraniellen Druckzeichen, aseptischer Meningitis sowie kranialen in Verbindung mit peripheren Neuropathien.

OKSANEN (1986) berichten über Besserungen oder eine Stabilisierung des klinischen Verlaufes bei 70 % der Patienten mit Neurosarkoidose und über eine Progression bei 30 %.

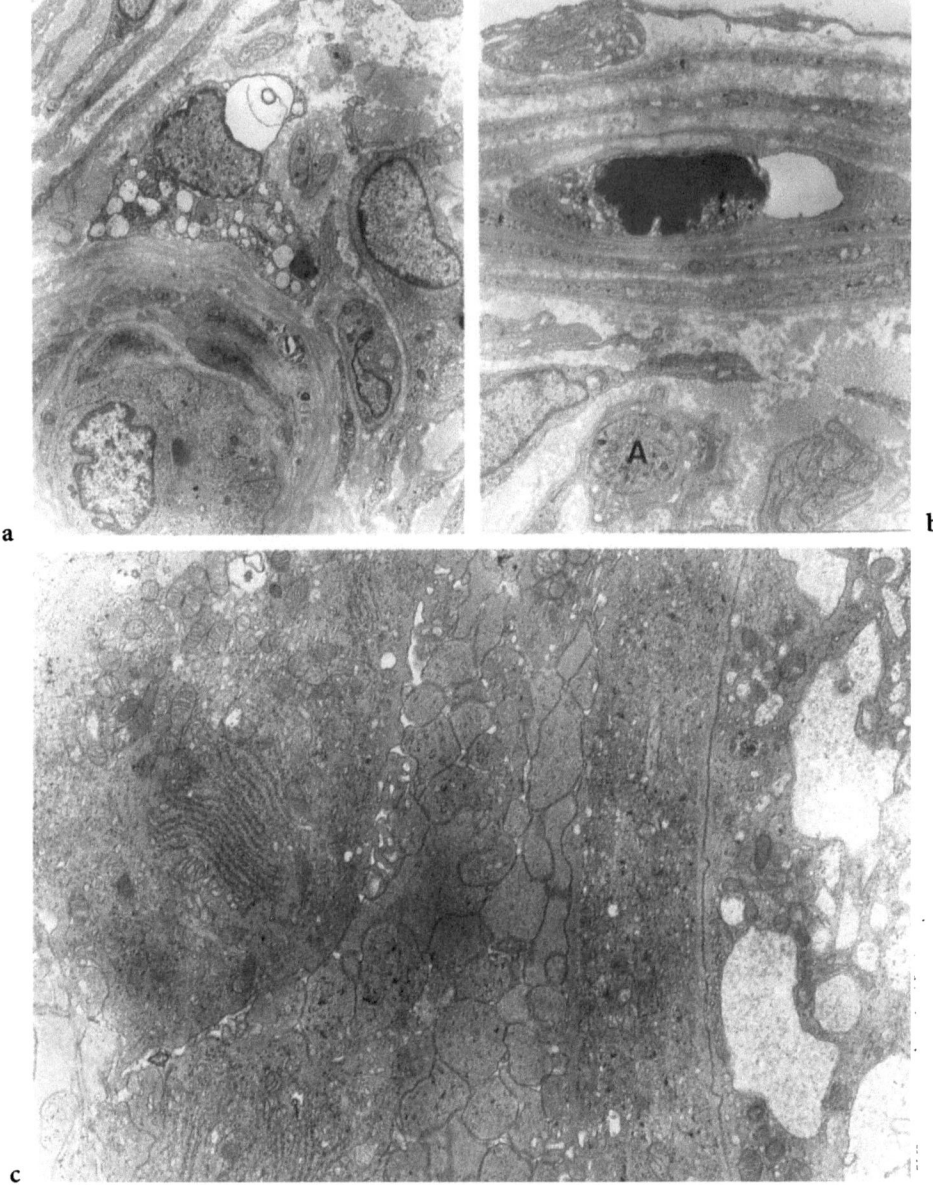

Abb. 223a–c. Gleicher Fall wie Abb. 222. **a** Perivaskuläre Basallaminavermehrungen mit angrenzendem Makrophagen, der von multiplen Vakuolen durchsetzt ist, eine davon als Folge einer Dilatation der äußeren Kernwand. Einzelne leere Schwann-Zellfortsätze und Perineuralzellen sind ebenfalls dargestellt. × 5400. **b** Degenerierende Zelle mit einem homogenen Einschluß und einer elektronenoptisch leeren Vakuole innerhalb des Perineuriums. Im Endoneurium ist ein dystrophisches, vergrößertes markloses Axon durch ein großes *A* gekennzeichnet. × 8300. **c** Multiple nebeneinanderliegende Zellfortsätze zwischen ungewöhnlichen Zellen, von denen eine durch ein ausgeprägtes Ergastoplasma gekennzeichnet ist, die andere durch massenhaft kleine Vakuolen und die Zelle *ganz rechts* durch umfangreiche Vakuolen mit feinflockigem Inhalt. × 9000

M. Paraneoplastische Syndrome

Paraneoplastische neurologische Syndrome sind Erkrankungen des zentralen oder peripheren Nervensystems, die im Rahmen von bekannten Tumorleiden auftreten oder zur Entdeckung eines Tumors führen, aber definitionsgemäß nicht durch eine direkte Tumoreinwirkung bedingt sind (HENSON u. URICH 1970; STÜBGEN 1995; WANG u. SCHRÖDER 1998).

Die Prototypen einer humoralimmun-ausgelösten paraneoplastischen Erkrankung sind die Syndrome an der neuromuskulären Endplatte, die *Myasthenia gravis* und das *Lambert-Eaton-Syndrom*. Bei beiden Syndromen kann man Target-spezifische Autoantikörper im Blut wie auch am Zielort nachweisen. Beide Syndrome sind mit spezifischen Tumoren verbunden (Thymome bzw. kleinzellige Lungenkarzinome), obwohl beide Zustände auch ohne gleichzeitig auftretene Tumoren vorkommen können (Lit. s. ANTEL u. MOUMDJIAN 1989).

Ein vergleichbarer Mechanismus soll bei der Pathogenese der *paraneoplastischen subakuten sensorischen Neuropathie (SSN)* und zerebellären Degenerationssyndromen vorkommen.

Neurologische Syndrome, speziell Neuropathien, treten auch in Verbindung mit *monoklonalen Gammopathien* als Folge benigner oder maligner B-Zellerkrankungen auf; bei diesen ist die Wirkung der Paraproteine genauer analysiert worden (s. unten). Eine passive Übertragung im Experiment ist bei Patienten mit Neuropathie und Anti-MAG-IgM-M-Proteinen nachgewiesen worden (HAYS et al. 1987). Die Übertragung ist jedoch nur in begrenztem Maße gelungen, sicher erst in Kombination mit dem terminalen Komplementkomplex (MONACO et al. 1995). Auch die Reaktionen auf eine Immunotherapie werden als inkonstant angesehen. Immunotherapie-reaktive Fälle mit motorischer Neuropathie bei Antikörpern gegen G_1-GD_{1b} sind bei Patienten nachgewiesen worden ohne bekannte maligne Erkrankungen. Doch gibt es auch Neuropathien bei B-Zellerkrankungen, bei denen bisher keine Anti-Nerven-Antikörper nachgewiesen werden konnten, was auf andere pathogenetische Mechanismen schließen läßt. Das *POEMS-Syndrom*, das bei der sklerosierenden Form des Myeloms auftritt, ist ein solches Beispiel (s. unten).

Als weitere Gruppe paraneoplastischer neurologischer Syndrome sind überlappende Kombinationserkrankungen zu nennen, darunter die limbische Enzephalitis, die Hirnstammenzephalitis, der Opsoklonus-Myoklonus, die subakute kortikale zerebelläre Degeneration und die subakute sensorische Neuronopathie. Diese Syndrome wurden zusammengefaßt unter dem Begriff

Enzephalomyeloradikulitis, da ihr gemeinsamer Mechanismus in einer Entzündung bestünde, welche die selektive neuronale Degeneration begleite.

I. Neuropathien bei Karzinomen

Eine mutmaßliche ursächliche Assoziation einer schweren peripheren Neuropathie mit einem Karzinom ist bemerkenswert selten (in ca. 1% der kleinzelligen Lungenkarzinome lt. Diskussionsbemerkung von NEWSOM-DAVIS). Wir haben in einer Serie von 100 Autopsiefällen, die an einem Karzinom verstorben waren, nur einmal eine massive Neuropathie untersuchen können, die klinisch als paraneoplastisch gedeutet worden war, da sonst keine andere Ursache für die Neuropathie zu finden oder bekannt war (Abb. 224); im übrigen gab es ein breites Spektrum von mehr oder weniger ausgeprägten Neuropathien bei Karzinomen, ganz ähnlich wie bei Lymphomen und Gammopathien, bei denen die Neuropathien allerdings oft stärker ausgeprägt waren, so daß zumindest morphometrisch kein Unterschied auszumachen war (WANG u. SCHRÖDER 1998). Eine Analyse von eigenen altersentsprechenden Autopsiefällen nach intensiver zytostatischer Therapie, insbesondere mit Vinblastin und Vincristin, hatte in keinem Fall eine ähnlich schwere Neuropathie ergeben (BRENZEL: Inauguraldissertation Mainz 1995), so daß der Effekt einer Zytostatikaapplikation bei der Identifizierung der erwähnten schweren paraneoplastischen Neuropathie aufgrund eines kleinzelligen Bronchialkarzinoms im eigenen Krankengut vernachlässigbar gering erscheint. Mittlere Schweregrade einer Neuropathie bestehen allerdings häufig, zumal es sich in der Regel um ältere Patienten handelt und viele Ursachen einer Neuropathie zusammenwirken können. Häufiger sind jedoch schwere Formen einer Neuropathie bei Dysproteinämien in Zusammenhang mit lymphoplasmazellulären Erkrankungen, die man wie die Neuropathien bei Paraproteinämien ebenfalls zu den paraneoplastischen Neuropathien rechnen kann (THOMAS et al. 1997; s. unten).

a) Karzinomatöse (paraneoplastische) Neuropathien ohne myasthenisches Syndrom

Neben einer direkten Invasion der Spinalwurzeln, der großen Nervenplexus oder isolierter peripherer Nerven durch Karzinome gibt es, wie bereits erwähnt, eine periphere Neuropathie, die nicht auf eine direkte Invasion durch maligne Zellen zurückzuführen ist. Diese tritt *am häufigsten bei kleinzelligen Bronchialkarzinomen* auf und kann unterteilt werden in eine *subakute sensorische Neuropathie* und seltenere Fälle einer *sensomotorischer Neuropathie*. Letztere kann weiter unterteilt werden in akute, subakute und chronische Formen; rekurrierende Formen sind ebenfalls beobachtet worden. Es handelt sich um *symmetrische Polyneuropathien*, die in der Regel distal akzentuiert sind. DONOFRIO et al. (1989) berichten über die elektrodiagnostischen Veränderungen bei karzinomatöser sensorischer Neuropathie.

Histopathologie: Bei der *sensorischen Neuropathie* findet sich ein *Ausfall von Nervenfasern in den sensorischen Nervenwurzeln* sowie in den peripheren Nerven.

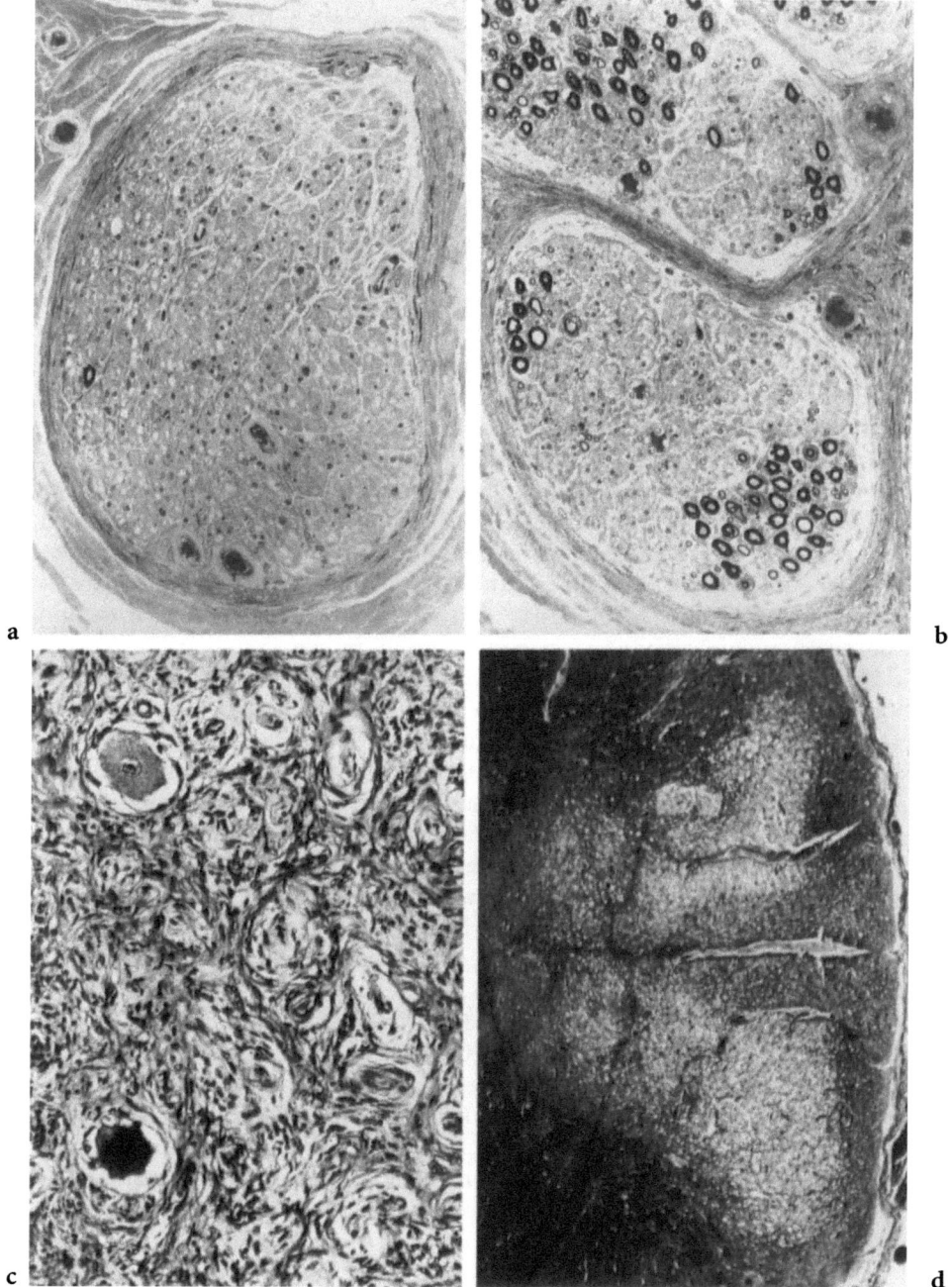

Abb. 224 a–d. Paraneoplastische Neuropathie bei Bronchialkarzinom mit Ausfall vor allem der sensiblen Nervenfasern im N. suralis (a), Ausfall zahlreicher Spinalganglienzellen (c) und Hinterstrangdegeneration am Rückenmark (d), aber besserer Erhaltung der vermutlich motorischen Nervenfasern im N. ischiadicus (b). a–c × 215; d × 30. (Nach WANG u. SCHRÖDER 1998)

Dieser Ausfall von Nervenfasern kann in den sensorischen Nerven nahezu komplett sein (Abb. 224a), während in den *gemischten Nerven* ein inkompletter Ausfall vorliegt, der auf das Erhaltenbleiben der motorischen Nervenfasern zurückzuführen ist (Abb. 224b). Die Veränderungen in den Vorderhornzellen des Rückenmarks und in den Vorderwurzeln sind gering. In den *Spinalganglien* kommt es zu einem ausgeprägten Verlust der Ganglienzellen und zu einer Proliferation von Kapselzellen mit Bildung von *Nageotte-Residualknötchen* an der Stelle degenerierter Neurone (Abb. 224c). Perivaskuläre, lymphozytäre Infiltrate kommen in den meisten betroffenen Ganglien vor; diese breiten sich aber nicht auf die Nervenwurzeln aus. Die *zervikalen* und *lumbalen sensorischen Ganglien sind stärker betroffen* als die der thorakalen Region. Einzelne Ganglien sind manchmal ausgespart. In den *Hintersträngen des Rückenmarks* ist eine sekundäre axonale Degeneration nachweisbar (Abb. 224d). Eine begleitende entzündliche Infiltration des *Zentralnervensystems* in Verbindung mit einer karzinomatösen *Ganglioradikuloneuritis* kann zu einer limbischen *Enzephalitis*, einer diffusen *Enzephalomyelitis* oder einer umschriebenen *Myelitis* führen. Der auslösende Tumor ist in der Regel ein *kleinzelliges Bronchialkarzinom*. Doch haben wir mehr oder weniger stark ausgeprägte Neuropathien auch bei anderen Karzinomen beobachtet (WANG u. SCHRÖDER 1998), so z. B. bei einem Prostatakarzinom, wobei hier jedoch feinstrukturelle Besonderheiten aufgefallen sind (Abb. 225).

Bei Patienten mit *karzinomatöser sensomotorischer Neuropathie* besteht die wichtigste Veränderung der peripheren Nerven ebenfalls in einem Verlust an Axonen, wobei gelegentlich eine segmentale Demyelinisation beschrieben worden ist. Entzündliche Infiltrate kommen gelegentlich vor. In den Spinalganglien sind Ganglienzellen ausgefallen, aber nicht in gleichem Maße wie bei der karzinomatösen sensorischen Neuropathie. Außerdem ist eine Degeneration in den Hintersträngen nachweisbar sowie eine Degeneration von Vorderhornzellen. GRISOLD et al. (1989) berichten über einen autoptisch untersuchten 65jährigen Mann mit subakut auftretender sensorischer Neuropathie. Dysästhesien und Ataxie führten innerhalb einer Woche zur Immobilisation mit stationärem weiteren Verlauf. Bioptisch fand sich ein kleinzelliges Bronchialkarzinom. Elektrophysiologisch bestanden eine Beeinträchtigung der motorischen NLG, pathologische SEP und fehlende sensible NLG. Im Serum des Patienten waren zirkulierende antineuronale Antikörper gegen Purkinje-Zellen und Neurone der Spinalganglien durch indirekten Immunfluoreszenztest intrazytoplasmatisch und im Kern nachzuweisen. Autoptisch fanden sich degenerative Veränderungen an den Spinalganglien und eine massive Hinterstrangdegeneration. Der direkte Immunfluoreszenztest im Autopsiematerial ergab lediglich eine Fluoreszenz der Zellmembranen.

KIDA et al. (1994) berichten über 2 weitere Fälle mit subakuter sensorischer Neuropathie, die in Verbindung mit einem kleinzelligen Lungenkarzinom aufgetreten war. In beiden Fällen war eine motorische Störung vorhanden, die auf einer motorischen Neuropathie und Neuronopathie beruhte, welche die subakute sensorische Neuronopathie begleitete. Immunhistochemisch ließ sich eine IgG-Ablagerung in den Ganglienzellen von Spinalganglien feststellen. Eine schwache α_1-Antichymotrypsin-Immunreaktivität war in Satellitenzellen nachweisbar. Bei einem Kontrollfall war diese Immunreaktivität deutlich geringer.

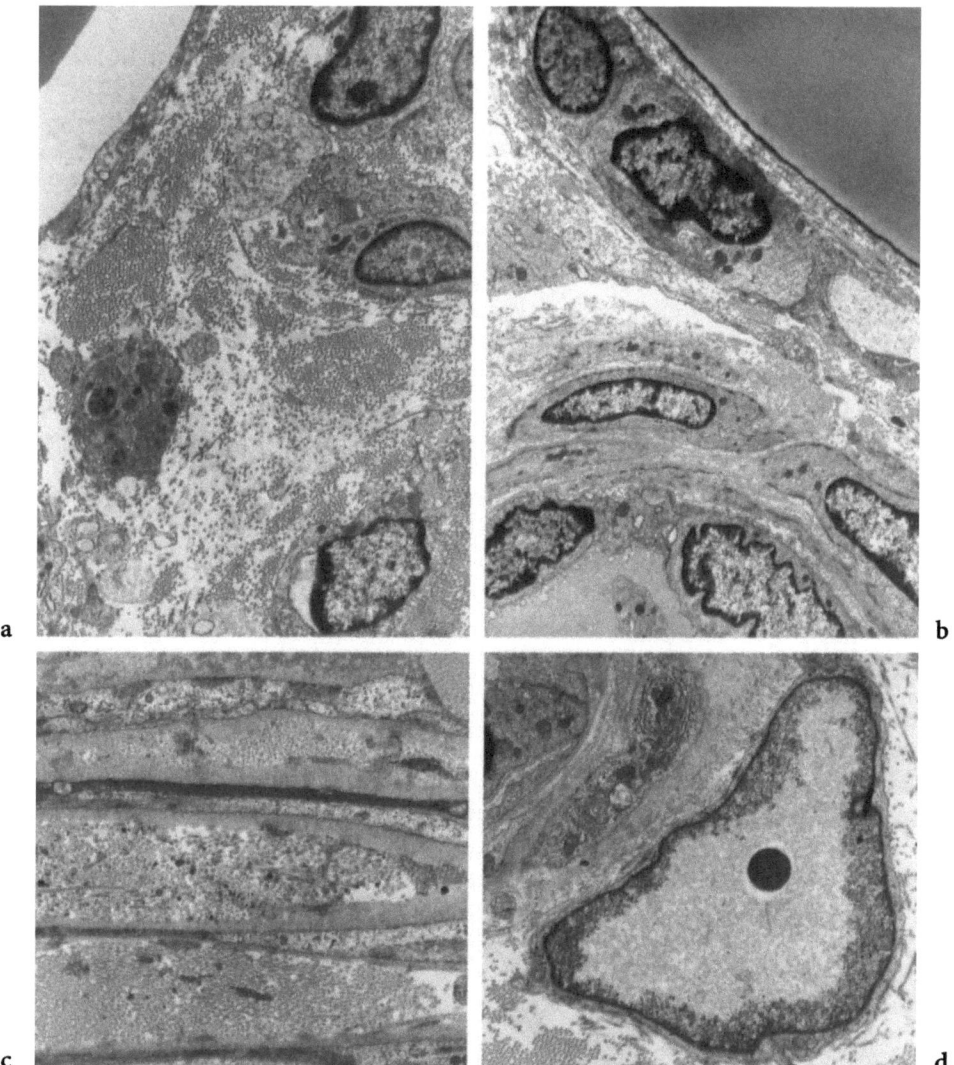

Abb. 225 a – d. Neuropathie bei Prostatakarzinom. **a, b** Zellinfiltrate im Epineurium neben einer Vene (**a**) und zwischen einer Fettzelle und einer epineuralen Arterie (**b**). **a** × 2700; **b** × 5900. **c** Im Perineurium liegen extrazellulär zwischen den Kollagenfibrillen und elastischen Fasern reichlich Matrixgranula. Eine Perineuralzelle ist pyknotisch. Die Basallaminae sind z. T. verbreitert. × 9700. **d** Homogener osmiophiler Kerneinschluß in einer perivaskulären Zelle im Epineurium. Der Kerneinschluß wird von aufgelockertem Karyoplasma umgeben; das erhaltene Kernchromatin ist randständig angeordnet. × 9400

Die Autoren nehmen an, daß humorale Antikörper und die Beteiligung von Proteaseinhibitoren bei der Pathogenese der subakuten sensorischen Neuronopathie eine Rolle spielen.

Pathogenese: Der Pathomechanismus der nicht durch eine direkte Invasion bedingten karzinomatösen Neuropathie ist unklar. Zirkulierende *antineurale Antikörper* sind bei Patienten mit kleinzelligem Bronchialkarzinom festgestellt worden (RODRIGUEZ et al. 1988; ANDERSON et al. 1988; ANTEL u. MOUMDJIAN 1989); sie würden mit Purkinje- oder Schwann-Zellen und Tumorzellen kreuzreagieren; diese Antikörper sind jedoch *nicht* eindeutig mit dem Auftreten paraneoplastischer Syndrome korreliert (GRISOLD et al. 1988; 1997; WESSEL et al. 1988; BRASHEAR et al. 1989). GRAUS et al. (1985) haben diesen *polyklonalen, komplementbindenden Antikörper „Anti-Hu"* genannt, der regelmäßig im Serum und im Liquor von Patienten mit kleinzelligen Bronchialkarzinomen und *subakuter sensorischer Neuropathie (SSN)* nachzuweisen sei. Dieser reagiert mit einem 35–38 kD-Protein aus dem Gehirn wie auch mit einem identischen Antigen im Tumor. Demnach könnte es sich um eine *immunologisch ausgelöste sensorische Ganglionitis* handeln. Das Vorkommen desselben Autoantikörpers bei Patienten mit SSN, Enzephalomyelitis und autonomer Neuropathie läßt vermuten, daß diese Erkrankungen unterschiedliche Manifestationen desselben neurologischen Krankheitsprozesses sind (ANDERSON et al. 1988). Von einer Ausnahme abgesehen, führte die Behandlung des Tumors, eine immunsuppressive Therapie oder eine Plasmapherese zu keiner Besserung des Verlaufes der neurologischen Erkrankung. Zirkulierende antineuronale Antikörper sind nicht nur in Verbindung mit Lungenkarzinomen, sondern auch mit Ovarialkarzinomen auch bei neurologisch unauffälligen Patientinnen (BRASHEAR et al. 1989), Mammakarzinomen und Morbus Hodgkin beobachtet worden (GRISOLD et al. 1988; WESSEL et al. 1988). GRISOLD et al. (1987) betonen, daß unter ihren 40 Patienten mit kleinzelligem Lungenkarzinom nur 1 Patient eine sensorische Neuropathie vom Denny-Brown-Typ aufwies, die unabhängig war von dem Titer an zirkulierenden antineuralen Antikörpern und vom onkologischen Verlauf. Die Autoren konnten keinen Zusammenhang feststellen zwischen dem Auftreten von zirkulierenden antineuralen Antikörpern und einer erhöhten Inzidenz paraneoplastischer neurologischer Syndrome. Ihre Untersuchungsergebnisse lassen vermuten, daß die antineuralen Antikörper wohl spezifisch für kleinzellige Lungenkarzinome sind, nicht aber notwendigerweise in Beziehung zu paraneoplastischen neurologischen Syndromen stehen.

Nach DALMAU et al. (1990) waren keine Anti-Hu-Antikörper im Serum von 50 Kontrollfällen nachweisbar; 7 der 44 Patienten mit kleinzelligem Lungenkarzinom, aber ohne paraneoplastisches Syndrom, zeigten nachweisbare Werte des Anti-Hu-Antikörpers im Western-Blot. Die Werte waren jedoch signifikant niedriger als der durchschnittliche Titer bei 25 Patienten mit kleinzelligem Lungenkarzinom und paraneoplastischer sensorischer Neuropathie oder Enzephalomyelitis.

FURNEAUX et al. (1990) haben bei 7 Patienten mit paraneoplastischer sensorischer Neuropathie-Enzephalomyelitis eine Liquor/Serum-Relation des Anti-Hu-Antikörpers zwischen 0,6 und 44 gefunden, wobei 6 der 7 Patienten ein Verhältnis über 1 aufwiesen. Die Plasmapherese reduzierte die Menge des Autoantikörpers im Serum ohne einen Einfluß auf den Liquor bei 5 der 6 Patienten. Diese Befunde würden zeigen, daß Autoantikörper bei paraneoplastischen Syndromen im ZNS gebildet würden. Dies stimme überein mit der Hypothese, daß dem Pathomechanismus eine Autoimmunität zugrundeliege.

SAKAI et al. (1993) haben einen Autoantikörper bestimmt, der sich mit einem 52-kD Antigen in rekombinanten Proteinen bei der paraneoplastischen Kleinhirndegeneration verbindet. YOUNGER et al. (1994) beschreiben eine Mikrovaskulitis im peripheren Nerven und im Muskel, die mit *Anti-Hu-Antikörpern* verbunden war. Auf eine „*Motoneuronerkrankung*" im Rahmen eines paraneoplastischen Prozesses bei kleinzelligem Lungenkarzinom mit Anti-Hu-Antikörpern gehen VERMA et al. (1996) ein.

WONDRUSCH et al. (1996) haben 2 Serien von Krebspatienten analysiert, die einerseits zwischen den Jahren 1980 und 1988 (Serie A) und 1990 – 1995 (Serie B) in 2 verschiedenen Krebsabteilungen in Wien behandelt worden waren. In beiden Serien sind Lungen- und Brustkarzinome die häufigsten Tumoren. Polyneuropathien vom distalen sensorisch-motorischen Typ oder vom subklinischen Typ waren in 26,4 % festzustellen und eher aufgrund von Zeichen als aufgrund von Symptomen diagnostiziert worden. Die Ursache dieser unspezifischen Neuropathien variiert und schließt Begleitkrankheiten ein, außerdem einen Gewichtsverlust und andere weniger gut definierte Faktoren. Die zweitgrößte Gruppe umfaßt Polyneuropathien, die eindeutig auf eine Chemotherapie zurückzuführen waren (4,4 %). Diese Zahl mag niedrig erscheinen, doch beruht sie auf der Tatsache, daß meistens nur symptomatische Patienten zu den Onkologen überwiesen worden waren. Von anderen Autoren (STÜPGEN 1995) und der Forschungsgruppe vom Sloan-Kettering-Institut würde die Auffassung propagiert, daß die subakute sensorische Neuropathie und möglicherweise eine zunehmende Zahl paraneoplastischer sensorischer Neuropathien bei Krebspatienten als Teil einer *globalen paraneoplastischen Reaktion* aufzufassen sind. Aufgrund der vorliegenden Daten seien diese Ansichten jedoch als spekulativ anzusehen. Doch zumindest 2 Patienten der Serie von WONDRUSCH et al. (1996) bestätigen, daß eine Kombination des antihumanen Antikörpers und einer subakuten sensorischen Neuropathie auf ein kleinzelliges Lungenkarzinom hinweisen könnten.

ICHIMURA et al. (1998) haben die *Hu-Antigen-Expression* bei 2 autoptisch untersuchten Patienten mit Anti-Hu-Antikörper-positiver paraneoplastischer sensorischer Neuronopathie untersuchen können. Demnach wich die Antigenexpression erheblich von derjenigen der pathologischen Veränderungen ab. Deshalb müßten andere Faktoren außer den Anti-Hu-Antikörpern auch an der Pathogenese dieser Neuronopathie beteiligt sein.

Paraneoplastische Motoneuronerkrankung: CHIO et al. (1988) berichten über 8 Fälle mit malignen Neoplasmen und gleichzeitiger Motoneuronerkrankung, die in einer unselektierten Population mit allen Fällen einer Motoneuronerkrankung während einer 15-Jahres-Periode in 2 italienischen Provinzen aufgetreten waren. Demnach fand sich keine statistisch signifikante Relation zwischen den beiden Erkrankungen. Es ergab sich nach Meinung der Autoren lediglich eine zufällige Kombination von Neoplasmen und Motoneuronerkrankungen.

Die *Richtlinien* zur Bestimmung paraneoplastischer antineuronaler spezifischer Antikörper sind von MOLL et al. (1995) nach einem Workshop beim 4. Treffen der Internationalen Gesellschaft für Neuro-Immunologie zum Thema paraneoplastische neurologische Erkrankungen zusammengefaßt. Danach könne eine einigermaßen zuverlässige Diagnose einer paraneoplastischen neurologischen Krankheit gestellt werden, wenn 1. *Anti-Yo-Antikörper* (Typ 1 Anti-Purkinje-Zellantikörper, PCA-1, APCA-1 oder Typ 1-Antikörper), 2. *Anti-Hu-Antikörper* (benannt nach dem Namen des ersten Patienten; Typ 1-antineuronale nukleäre Antikörper, ANNA-1, oder Typ IIa-Antikörper) oder 3. *Anti-Ri-Antikörper* (Typ 2-antineuronale nukleäre Antikörper, ANNA-2) im Serum nachgewiesen werden könnten, auch wenn kein Karzinom festgestellt werden könnte. Umgekehrt gäbe es Fälle, bei denen die Diagnose einer paraneoplastischen neurologischen Krankheit klar zu stellen sei, ohne daß Antikörper nachgewiesen werden könnten. Von dieser Arbeitsgruppe sind die paraneoplastischen Krankheiten bei Gammopathien und Lymphomen bzw. Plasmozytomen nicht berücksichtigt worden, obwohl insbesondere Neuropathien aufgrund dieser Krankheiten durchaus zu Recht von P. K. THOMAS et al. (1997) zu den paraneoplastischen Erkrankungen gerechnet werden (s. unten: MGUS, POEMS etc.).

b) Paraneoplastische Neuropathien in Kombination mit dem Lambert-Eaton-Myasthenie-Syndrom (LEMS)

Es ist verwunderlich, daß in der Literatur zwar relativ häufig über paraneoplastische Neuropathien und über Fälle von Lambert-Eaton-Syndrom berichtet wird, aber nur ausnahmsweise über die Kombination von beiden.

Von 6 klinisch und elektrophysiologisch dokumentierten Patienten mit Lambert-Eaton-Syndrom konnten HEATH et al. (1988) 2 ausführlicher untersuchen. Im Gegensatz zu vorausgehenden Berichten waren nicht nur cholinerge Dysautonomiezeichen festzustellen, sondern auch Anomalien der sympathischen und parasympathischen Funktionen. Bei einem männlichen Patienten bildeten sich die autonomen Funktionsstörungen und der elektrophysiologische Defekt unter der Chemotherapie bei einem kleinzelligen Lungenkarzinom wieder zurück, gleichzeitig mit einer Regression der Symptome des LEMS. Die autonomen Syndrome äußerten sich in trockenem Mund, Impotenz und leichter Verwirrung, gelegentlich auch in verminderter Schweißbildung und Schwierigkeiten bei der Blasenkontrolle oder beim Harnlassen. Eine orthostatische Hypotension und Obstipation wurde bei einem weiteren Fall beobachtet. Andere Untersuchungsergebnisse bezogen sich auf den Valsalva-Versuch, den Atropin- und Pilokarpintest, Tränenbildung und Parotisfunktionsprüfung. Nervenbiopsien wurden nicht untersucht.

DROPCHO et al. (1989) fanden bei einem Patienten mit kleinzelligem Lungenkarzinom und Lambert-Eaton-Syndrom zirkulierende neuronale antinukleäre Antikörper. Das Serum färbte die Kerne aller Neurone in Gehirnschnitten und identifizierte eine Gruppe von 33–39 kD-Proteinen in Immunoblots menschlicher neuronaler Kerne. Diese Autoantikörper seien nicht unterscheidbar von denen, die bei Patienten mit *paraneoplastischer subakuter sensorischer Neuronopathie* beschrieben worden sind. Bei einem weiteren Patienten mit Polyneuropathie und LEMS bei Plattenepithelkarzinom der Lunge waren Reaktionen von IgG mit Kernen und Zytoplasma, aber auch mit Neurofilamenten von Neuronen des Rattenkleinhirns nachweisbar (COMOLA et al. 1993). Dabei ließen sich im Serum des Patienten auch Antikörper gegen spannungsabhängige Kalziumkanäle nachweisen.

TANNIER et al. (1988) beschreiben einen Patienten mit LEMS, mangelhafter Sekretion von Adiuretin und Neuropathie vom demyelinisierenden Typ bei kleinzelligem Lungenkarzinom.

Die Zahl der Kombinationsfälle von Neuropathien mit myasthenischem Syndrom ist bei dem von uns festgestellten breiten Spektrum von Neuropathien bei Karzinomen (WANG u. SCHRÖDER 1998) wahrscheinlich schwer zu bestimmen.

II. Neuropathien bei lymphoretikulären Erkrankungen

Nach GHERARDI et al. (1986) lassen sich klinische Hinweise für eine periphere Neuropathie bei 0,1 – 8 % der Patienten mit malignen Lymphomen feststellen. Die Neuropathie tritt in der Regel bei Patienten mit bekanntem Lymphom auf; doch stellt sie gelegentlich die Erstmanifestation der zugrundeliegenden malignen Erkrankung dar. Die Miterkrankung der peripheren Nerven kann auf eine Vielzahl von Gründen zurückgeführt werden, unter denen eine direkte Tumorinfiltration des Nervenstammes relativ selten ist. Eine lymphomatöse Infiltration von Nervenwurzeln (Abb. 226) und proximaler Nerven kommt häufiger vor, ein Befall distaler Nervenabschnitte bei malignen Lymphomen ist jedoch nur ausnahmsweise zu beobachten (ZUBER et al. 1987).

a) Lymphome

Die Hirnnerven und die spinalen Nervenwurzeln können direkt durch Lymphomzellen infiltriert sein (Abb. 226c), sofern auch die Leptomeningen betroffen sind; gleiches gilt für die Nervenplexus und einzelne periphere Nervenstämme (Abb. 226a, b; KRENDEL et al. 1991). Die Spinalwurzeln können auch durch eine Kompression aufgrund meningealer Infiltrate (Abb. 226c) oder Wirbelzusammenbrüche geschädigt werden. Darüber hinaus gibt es jedoch wie beim Karzinom eine Reihe *nichtmetastatischer Neuropathien*, die in eine *subakute* Neuropathie, eine *akute* oder *chronische rekurrierende* demyelinisierende Neuropathie und eine subakute motorische Neuropathie eingeteilt werden können (vgl. Abb. 227).

Eine *subakute sensorische Neuropathie* ist nur selten mit einem Lymphom vergesellschaftet, doch ähneln die klinischen und pathologischen Symptome denen bei der karzinomatösen sensorischen Neuropathie. Bei Patienten mit einem Non-Hodgkin-Lymphom kann entweder eine akute demyelinisierende Neuropathie mit klinischen und pathologischen Symptomen wie bei einem Guillain-Barré-Syndrom vorkommen oder eine chronische rekurrierende demyelinisierende Neuropathie. Eine *subakute motorische Neuropathie* tritt selten, dann aber mit einem charakteristischen klinischen Verlauf in Erscheinung. Autoptisch läßt sich eine neuronale Degeneration der Vorderhornzellen feststellen bei nur geringer Degeneration von Nervenfasern in den Hintersträngen.

B-Zell-Lymphom vom IgM-κ-Typ: INCE et al. (1987) beschreiben einen 53jährigen Mann mit schmerzhafter demyelinisierender sensomotorischer peripherer Neuropathie, die histopathologisch durch eine lymphomatöse Infiltration der N. suralis-Biopsie gekennzeichnet war, ohne daß sich schon Zeichen für ein systemisch ausgebreitetes Lymphom fanden. Die Neuropathie sprach auf eine zytotoxische Therapie an. Sieben Jahre später erst entwickelte sich eine generalisierte Lymphadenopathie aufgrund eines B-Zell-Lymphoms vom lympho-

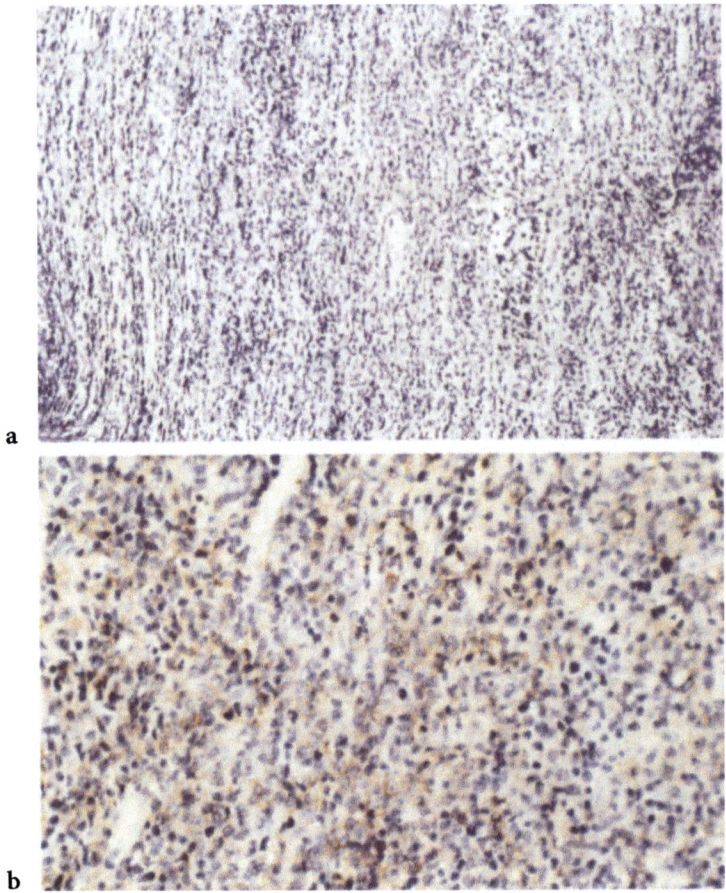

Abb. 226. a, b Seit 5 Jahren bekanntes, niedriggradig malignes Lymphom vom B-Zelltyp (Immunozytom) mit Infiltration des N. medianus (63jähriger Patient von J. M. GILSBACH, Aachen). c, d s. S. 564

plasmazytoiden Typ, wobei eine Subpopulation der Zellen ein monoklonales Muster vom IgM-κ-Typ aufwies. Auch das lymphomatöse Infiltrat der ursprünglichen Nervenbiopsie zeigte eine ähnliche monoklonale IgM-κ-Reaktivität. Der Pathomechanismus der Entmarkung im peripheren Nerven wurde daher auf einen ähnlichen Vorgang zurückgeführt, wie er auch bei Patienten mit monoklonalen IgM-κ-Gammopathien beobachtet wird (s. unten).

VAN BOLDEN et al. (1987) fanden ein malignes Lymphom (vom Typ des „Retikulumzellsarkoms") im rechten N. radialis eines 60jährigen Mannes, das 3 Jahre auftrat, nachdem ein primäres malignes Lymphom im Gehirn festgestellt worden war. Mehrere Nachuntersuchungen über eine Reihe von Jahren ergaben keinen Hinweis auf extraneurale Metastasen.

Allgemeines zur T-Zellneoplasie: KNOWLES (1989) berichtet über die immunphänotypischen Profile der klinisch-pathologischen Hauptkategorien der T-Zellneoplasie, über die immunphänotypischen Kriterien, die bei der Immun-

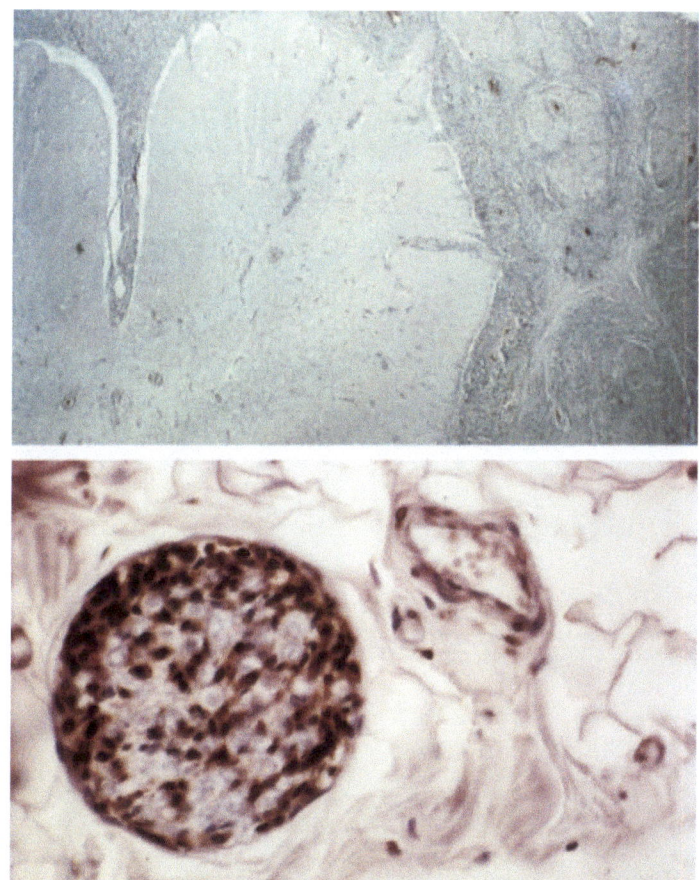

Abb. 226 *(Fortsetzung)*. **c** T-Zell-Lymphom mit Infiltration des Spinalkanals und eines peripheren Nervenfaszikels. **d** T-Zell-Reaktion

diagnose der T-Zellneoplasien eine Rolle spielen und über die Analysen hinsichtlich des Antigenrezeptors und des zugehörigen Rearrangements der Gene. Ungefähr 80% der lymphoblastischen Lymphome und 20% der akuten lymphoblastischen Leukämien exprimieren Phänotypen, die mit präthymischen und intrathymischen Stadien der T-Zelldifferenzierung vereinbar sind, einschließlich der intranukleären terminalen Deoxynukleotidtransferase. T-Zell-Lymphome vom Typ der Mycosis fungoides in der Haut exprimieren in der Regel die Pan-T-Zellantigene CD2, CD5 und CD3; ihnen fehlt oft das Pan-T-Zellantigen CD7; sie exprimieren in der Regel den reifen, peripheren, „helper subset"-Phänotyp $CD4^+$ und $CD8^-$.

Das humane T-Zell-lymphotrope Virus I (HTLV-I), das in Verbindung mit der japanischen, karibischen und sporadischen adulten T-Zell-Leukämie/Lymphom assoziiert ist, exprimiert in der Regel Pan-T-Zellantigene, den $CD4^+$, $CD8^-$-Phänotyp und verschiedene T-Zell-assoziierte Aktivierungsantigene, einschließlich des Interleukin-2-Rezeptors (CD25). Brauchbare Immunphänotypische Kriterien bei der Immundiagnose von T-Zellneoplasien sind, in der

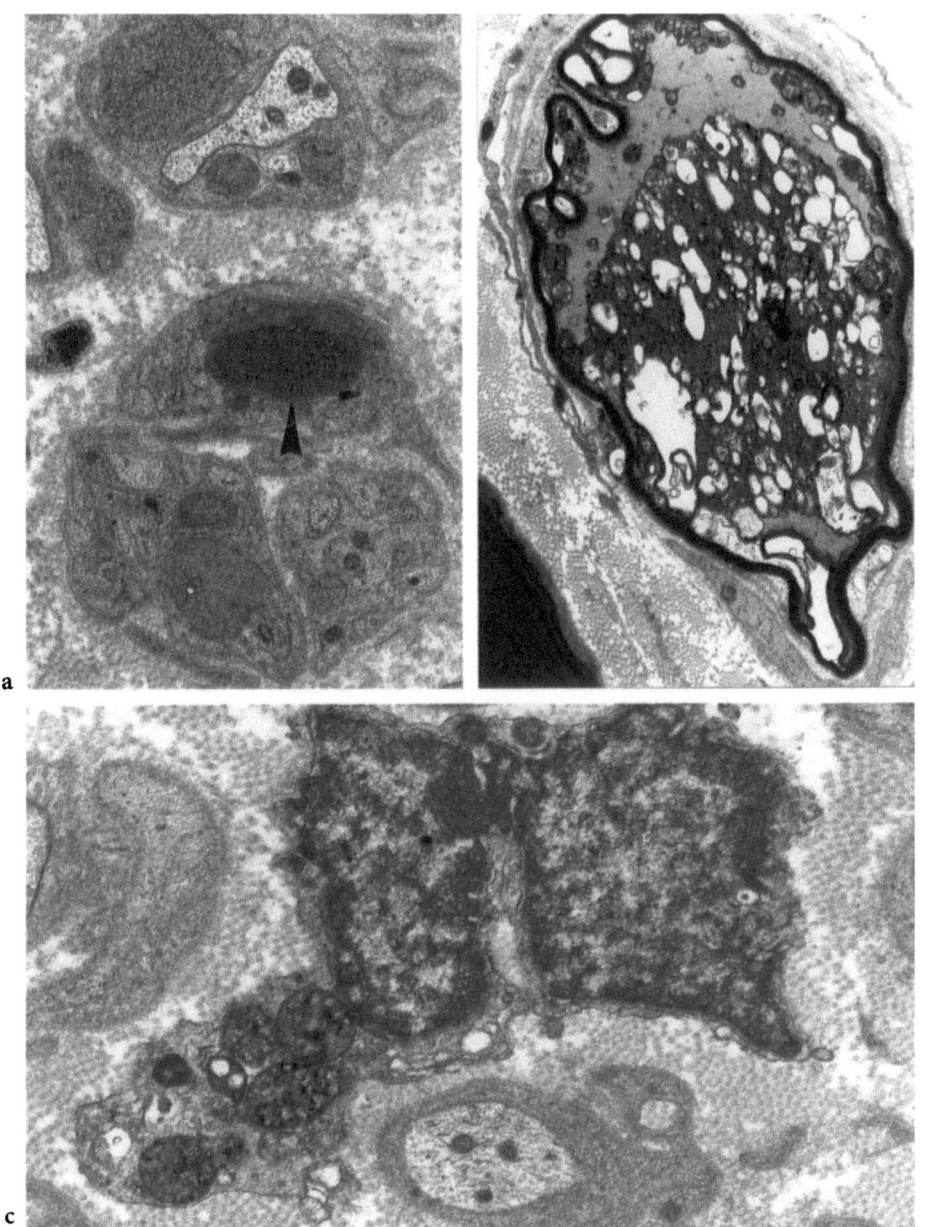

Abb. 227 a–c. Malignes Lymphom mit Einschlußkörpermyositis und peripherer Neuropathie (gleicher Fall wie in Abb. 213). **a** Tuboretikulärer Einschluß (*Pfeilkopf*) in einer Schwann-Zelle. × 14800. **b** Umfangreiches Autophagolysosom mit multiplen Vesikeln in einem dünn remyelinisierten Axon. × 9200. **c** Degenerierender endoneuraler Fibroblast mit Kalksalzeinlagerungen in den Mitochondrien. × 19100

Reihe zunehmender Bedeutung genannt: T-Zellprädominanz, T-Zelluntergruppen-Antigenrestriktion, anomale T-Zelluntergruppen-Antigenexpression und Deletion eines oder mehrerer Pan-T-Zellantigene. Die Antigenrezeptor-Gen-Rearrangement-Analyse läßt vermuten, daß die meisten Neoplasien, die ursprünglich als histiozytärer Herkunft angesehen worden sind, tatsächlich T-Zellneoplasien darstellen. Derartige Analysen haben zum Verständnis des breiten Spektrums kutaner T-Zell-lymphoproliferativer Erkrankungen beigetragen, deren Ursprung und entzündliche oder neoplastische Natur kontrovers sind. Die Feststellung und Untersuchung zusätzlicher humaner T-lymphotroper Retroviren und kontinuierliche molekulargenetische Analysen der TCR-Gene werden stetig zur Verbesserung der Diagnosen, Klassifikation und Erforschung der T-Zellneoplasien beitragen.

Bei einem eigenen autoptisch verifizierten Fall waren Augen, lumbosakraler Spinalkanal und Cauda equina massiv durch ein T-Zell-Lymphom infiltriert (Abb. 226 c). Im Muskel hatten spärliche perivaskuläre Rundzellinfiltrate anfänglich zur Fehldiagnose einer geringgradig ausgeprägten Vaskulitis geführt (REIM et al. 1990).

Intravaskuläre maligne Lymphomatose (sog. maligne Angioendotheliomatose oder angiotropes Lymphom, „intravaskuläre Histiozytose", „neoplastische Angioendotheliose" oder „angioimmunoblastische Lymphadenopathie"): Nach C. VITAL et al. (1989) waren bei einem Patienten, bei dem plötzliche Schmerzen im rechten oberflächlichen N. peronaeus auftraten, bioptisch Tumorzellen im Lumen der meisten kleinen Blutgefäße nachweisbar. Diese Veränderung, die erstmalig in der Haut als maligne Angioendotheliomatose beschrieben worden ist, kann verglichen werden mit dem Vorkommen multipler Embolien in den Vasa nervorum. Tumormarker haben ergeben, daß es sich um ein Lymphom handelt, im allgemeinen vom B-Zelltyp. Zu Diagnose und Behandlung nehmen auch LEVIN u. LUTZ (1996) Stellung.

DUBAS et al. (1990) berichten über eine 78 Jahre alte Frau mit Begrenzung der Veränderungen auf das lumbosakrale Rückenmark und die Nervenwurzeln. Sie starb einen Monat nach Beginn der Symptome. 37 Fälle sind mit neurologischen Erkrankungen in der Literatur mitgeteilt worden; in der Regel besteht das klinische Hauptsymptom in einer subakuten Demenz oder Enzephalopathie, die mit fokalen neurologischen Zeichen verbunden ist und innerhalb mehrerer Monate zum Tode führt. Histopathologisch finden sich multiple kleine Nekroseherde im gesamten Gehirn, die durch eine Verlegung der kleinen Venen durch nicht zusammenhängende neoplastische Zellen und sekundäre Veränderungen in der Gefäßwand bedingt sind. Alle Organe können betroffen sein, insbesondere die Haut und die Nebennieren, wobei auch tumoröse Bildungen auftreten können.

Periphere Neuropathie bei der Castleman-Krankheit: Die Castleman-Krankheit oder angiofollikuläre Lymphknotenhyperplasie ist eine lymphoproliferative Erkrankung, die histologisch durch lymphoide Hyperplasien und ausgeprägte Lymphkapillarproliferationen gekennzeichnet ist. Sie tritt auf bei Patienten mit AIDS und entsprechenden Risikopatienten. Zwei histologische Varianten der Castleman-Krankheit sind zu unterscheiden: die hyaline vaskuläre Form und die weniger häufige Plasmazellform. Die Plasmazellform ist häufig multifokal und begleitet von systemischen Manifestationen. Eine periphere Neuropathie ist bei 5 Einzelfällen berichtet worden als Komplikation der Plasmazellvariante der Castleman-Krankheit (Lit. s. DONAGHY et al. 1989). Die pathogenetischen Mechanismen der Entstehung dieser Neuropathie sind nicht geklärt, wenn auch vorläufige Hinweise dafür bestehen, daß das Serum bei einem Patienten Antikörper enthielt, die mit Antigenen aus dem peripheren Nerven reagierten.

b) Lymphatische Leukämien

In der Regel kommt es sowohl bei akuten wie bei chronischen lymphatischen Leukämien zu einer direkten Invasion der Spinalwurzeln oder der peripheren Nerven. Bei einem Fall haben wir eine nekrotisierende Vaskulitis im Epineurium mit extrem ausgeprägtem Nervenfaserausfall nachweisen können (Abb. 215 c, d; SCHRÖDER 1993 b). Einzelne Fälle ohne eine solche Erklärungsmöglichkeit und mit Symptomen ähnlich einem Guillain-Barré-Syndrom sind jedoch mitgeteilt worden.

B-Zell-Lymphom vom kleinlymphozytischen Typ und chronische lymphatische Leukämie: F. P. THOMAS et al. (1990) beschreiben 2 Fälle mit der o. g. lymphoproliferativen Erkrankung und einer peripheren Neuropathie, bei der neoplastische lymphozytische Nerveninfiltrate nachweisbar waren. Einer der Patienten wies eine chronische axonale Neuropathie auf. $CD23^+$ und $CD5^-$-Zellen wurden im Epineurium festgestellt. Der andere Patient mit chronischer lymphatischer Leukämie und 3jährigem Verlauf entwickelte eine gemischte axonale und demyelinisierende Neuropathie. Im Endoneurium waren $CD23^+$ und $CD5^+$-Zellen zu finden. Wenn auch die Ursache der Neuropathie bei diesen zwei Fällen ungeklärt blieb, kann die intraneurale oder systemische Antikörperproduktion zur Entwicklung der Erkrankung geführt haben.

Neurolymphomatose bei adulter T-Zell-Leukämie: KURODA et al. (1989) berichten über einen derartigen Fall, der *klinisch* durch eine sensomotorische Polyneuropathie mit anhaltenden starken Schmerzen charakterisiert war. Der Patient starb ohne Behandlung nach 4 Monaten. *Autoptisch* fand sich eine Infiltration der peripheren Nerven durch die Leukämie, ohne daß das Zentralnervensystem betroffen war. Dieser Fall ähnele der Marek-Krankheit der Hühner, ein Virus-induziertes T-Zell-Lymphom mit Neurolymphomatose. Die adulte T-Zell-Leukämie (ATL) ist in der Regel eine aggressive Leukämie, die durch das menschliche T-lymphotrope Virus vom Typ I (HTLV-I) verursacht würde. ZNS-Komplikationen bei ATL sind gut dokumentiert; über das periphere Nervensystem gibt es jedoch nur wenige Untersuchungen (vgl. Abb. 226 c, d).

c) Myelome (Plasmozytome); POEMS

Eine Miterkrankung der peripheren Nerven erfolgt wesentlich häufiger bei Myelomen als bei anderen (malignen) Tumoren und kann in verschiedenen Formen auftreten (KELLY et al. 1987; LATOV et al. 1988; SOMMER u. SCHRÖDER 1989; VITAL et al. 1989; JACOBS u. SCADDING 1990; MONACO et al. 1990; NEMNI et al. 1990; UMEHARA et al. 1990; MOORHOUSE et al. 1992; SAIDA et al. 1997). Einerseits ist eine *Kompression* der Hirnnerven und der Spinalwurzeln durch ein Plasmo-

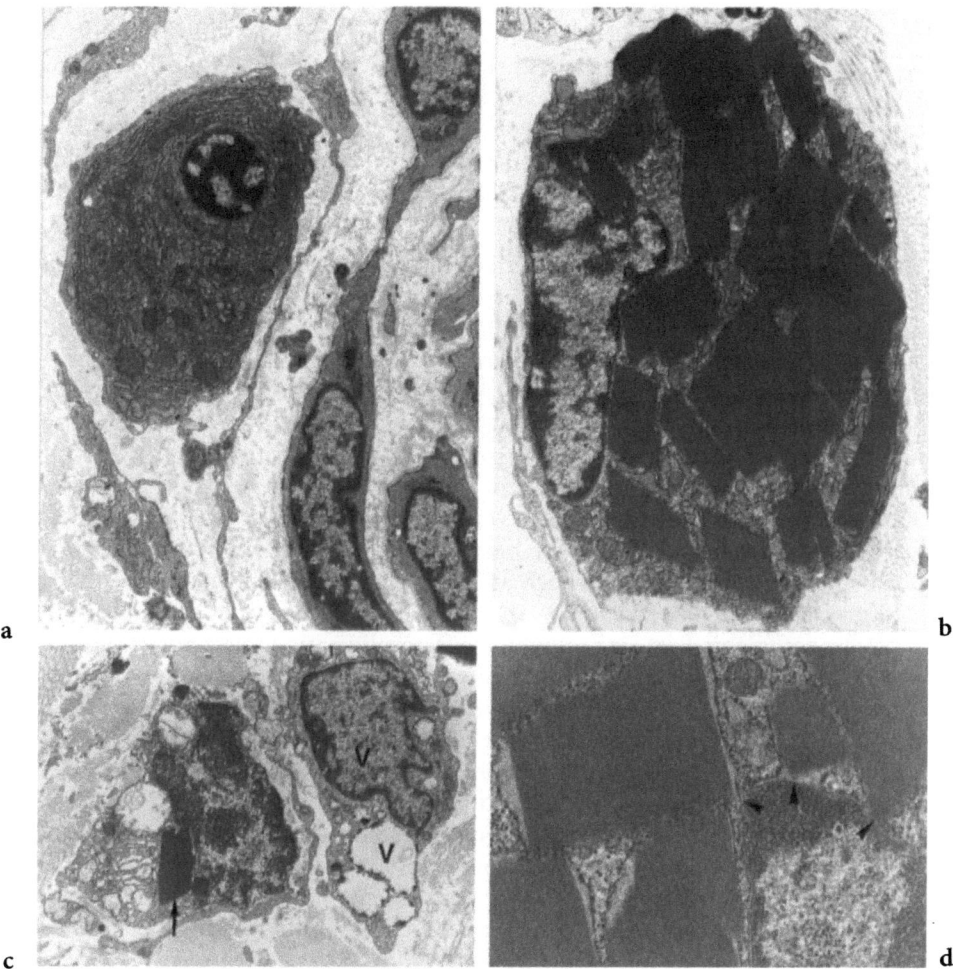

Abb. 228a–d. Parakristalline Einschlüsse in epineuralen Plasmazellen bei Vaskulitis und Dysproteinämie (66jährige Patientin von K.F. DRUSCHKY, Karlsruhe). a Perivaskulär gelegene Plasmazelle neben Fibroblasten und glatten Muskelzellen ohne parakristalline Einschlüsse. × 8000. b Stärkere Vergrößerung einer zu a benachbarten Plasmazelle. Im Ergastoplasma dieser Zelle liegen teils rhombische, teils rechteckige, teils polygonale parakristalline Einschlüsse in großer Zahl. × 9300. c Spärliche parakristalline Einschlüsse (*Pfeil*) in einer regressiv veränderten Plasmazelle neben einer weiteren Zelle mit (evtl. Dextrin-haltigen) Vakuolen (*V*). × 5900. d Stärkere Vergrößerung der parakristallinen Einschlüsse einer Plasmazelle. Die Einschlüsse liegen im granulären endoplasmatischen Retikulum, das hochgradig aufgetrieben ist und am Rand amorphe bzw. feingranuläre Substanzen enthält. Das Ergastoplasma steht an 3 Stellen mit der äußeren Kernwand in Verbindung (*Pfeilköpfe*). × 34000

zytom oder sekundär als Folge einer *Wirbelfraktur*, aber auch eine geringe *endoneurale Infiltration durch Plasmazellen* möglich. So haben wir ein klinisch bis dato nicht diagnostiziertes Plasmozytom aufgrund einer einzelnen typischen subperineuralen Plasmazelle identifizieren können (nicht publizierte Beobachtung). Auch eine epineurale Plasmazellinfiltration ist möglich; doch muß diese von chronisch-entzündlichen Veränderungen abgegrenzt werden (Abb. 228, 248). Andererseits kann es bei einem Myelom zu einer *Amyloidose* kommen, die zu einer generalisierten Neuropathie (Abb. 124–126) oder zur Kompression des N. medianus im Karpaltunnel führt. Eine sensomotorische Neuropathie mit bevorzugter distaler Degeneration von Axonen kann ebenfalls auftreten und ist dann als nichtmetastatische, paraneoplastische Fernwirkung aufzufassen. Eine chronische demyelinisierende Neuropathie, die vorwiegend das motorische Nervensystem betreffen soll, ist manchmal Folge eines osteosklerotischen Myeloms (KELLY et al. 1987).

POEMS-Syndrom: Die Kombination eines Plasmozytoms mit einer vorwiegend demyelinisierenden *P*olyneuropathie, *O*rganomegalie, *E*ndokrinopathie, mit vermehrtem monokonalem (*M*)-Protein und Haut-(= *S*kin-)veränderungen wird kurz als POEMS oder *Crow-Fukase-Syndrom* (Polyneuropathie, Anasarka, Pigmentierung, Endokrinopathie, Dysglobulinämie und Organomegalie) bezeichnet (NAKANISHI et al. 1984; UMEHARA et al. 1990). Die endokrine Funktionsstörung ist offenbar auf Antikörper zurückzuführen, die gegen die Hypophyse gerichtet sind. Der erste Fall mit klinischen Symptomen ähnlich diesem Syndrom und verbunden mit einem Myelom ist von CROW (1956) beschrieben worden. NAKANISHI et al. (1984) haben über 102 Fälle in Japan berichtet; doch sind viele ähnliche Fälle auch außerhalb Japans beobachtet worden (Lit. s. NAKANISHI et al. 1984).

Neuropathologisch ist eine segmentale Demyelinisation und Remyelinisation in den Spinalwurzeln und im N. ischiadicus nachweisbar, außerdem ein Verlust großer und kleiner markhaltiger Nervenfasern im N. suralis (UMEHARA et al. 1990). Auch nach Untersuchungen der SEPs handelt es sich um eine primäre segmentale Demyelinisation der peripheren Nerven, insbesondere der Spinalwurzeln. Von pathogenetischer Bedeutung sind vermutlich eine intravaskuläre Koagulation und andere Gefäßveränderungen (SAIDA et al. 1997).

Nach C. VITAL et al. (1994) hatten von 22 Patienten 9 histologische Anzeichen für eine Castleman-Krankheit in der Lymphknotenbiopsie; 19 hatten monoklonale λ-Leichtketten im Serum. Eine Immunglobulinbindung ließ sich in Paraffinschnitten nicht nachweisen. Feinstrukturell bestanden unkompaktierte Markscheidenlamellen bei 19 Patienten, wobei die Häufigkeit zwischen 1% und 16% der markhaltigen Nervenfasern variierte. Die unkompaktierten Markscheidenlamellen waren nicht immer von Schmidt-Lanterman-Inzisuren abgrenzbar. Die Veränderungen sind allerdings nicht spezifisch; sie sind u. a. auch bei akuten oder subakuten Polyradikuloneuritiden vorhanden, außerdem bei der tomakulösen Neuropathie und der HMSN Ib mit P_0-Mutationen. Auch würde eine Interleukin-6-Gen-Expression bei den Lymphadenopathien im Sinne der Castleman-Krankheit bei Fällen mit POEMS-Syndrom vorkommen. Ein erhöhter Wert von Monokinen ließ sich im Serum von 5 Patienten mit dem POEMS-Syndrom nachweisen, speziell von Interleukinen. Nach Auffassung der Autoren erlauben unkompaktierte Myelinlamellen bei den meisten Fällen mit POEMS-Syndrom einen Schluß auf die Pathogenese dieses Syndroms.

d) Thymom

GARCIA-MERINO et al. (1991) berichten über eine kontinuierliche Muskelfaseraktivität in Verbindung mit einer Neuropathie bei einem Thymom (vgl. Kap. G.VII. Neuromyotonie).

e) Polycythaemia vera rubra

Diese Erkrankung ist nur gelegentlich mit einer generalisierten sensomotorischen Neuropathie verbunden (YIANNIKAS et al. 1983).

III. Neuropathien bei Dysproteinämien und Paraproteinämien

Infolge von *Dysproteinämien* (Störungen der quantitativen Zusammensetzung der normalen Immunglobuline) und *Paraproteinämien* (abnorme Immunglobuline) bei proliferativen Erkrankungen der Plasmazellen oder B-Zellen sowie bei sog. „benignen monoklonalen Gammopathien", bei denen zumindest im Stadium der Untersuchung weder ein Myelom noch ein Lymphom nachweisbar ist, kann es zu *pathologischen Immunglobulinablagerungen* im peripheren Nerven kommen (Abb. 229, 230). Die kleinen Immunglobuline IgA (MG 160 000), IgG (MG 140 000) sowie die Leichtketten vom λ- und κ-Typ (MG 22 000) werden von der normalen Blut-Nerven-Schranke, vermutlich aufgrund eines aktiven Transports durch Pinozytosevesikel, wie er für die Peroxidase (MG 40 000) nachgewiesen worden ist, in geringen Mengen hindurchgelassen, während IgM (MG 900 000) und andere größere Eiweißmoleküle zumindest normalerweise nicht im Endoneurium anzutreffen sind. Unter pathologischen Bedingungen, wenn die *Blut-Nerven-Schranke* durchlässig wird, dringen u. a. Immunglobuline in das Endoneurium ein, ohne daß man daraus eine Immunopathie ableiten könnte. Als Regel gilt: Im *akuten Stadium* ist (vorübergehend) IgM nachweisbar, im *chronischen Stadium* IgG und IgA, so bei „allergischen" Krankheiten, einschließlich Thrombangiitis und „Immunvaskulitis", Urticaria und Purpura allergica Schoenlein-Henoch. Bei einer Entzündung wird prinzipiell die gesamte *Komplementkaskade* aktiviert; doch wird C1q sehr schnell, C3b und C3d mittelschnell und C9 nur sehr langsam abgebaut. Entsprechend ist C1q nur im floriden Stadium der Entzündung, das langlebige C9 aber wie IgG vor allem im chronischen Stadium nachweisbar. Die Leichtketten können durch Proteolyse zu kleineren Polypeptidketten abgebaut werden, die sich in einer β-Faltblattstruktur zusammenlegen und *Amyloid* (s. oben) bilden. Leichtketten können aber auch im Gewebe abgelagert werden, ohne daß sich die färberischen und ultrastrukturellen Eigenschaften des Amyloids entwickeln. *Elektronenmikroskopisch* sind die Leichtkettenablagerungen durch feine Granula charakterisiert, die zu größeren Haufen aggregieren können (Abb. 230b, c), oder sie bilden parallele Fibrillen mit einem Durchmesser von 11–14 nm (Abb. 124e, 126), so daß sie sich von den 7,5–8,0 nm dünnen unverzweigten Amyloidfilamenten (Abb. 127b) unterscheiden. PICKEN et al. (1989) berichten über die biochemische Charakterisierung der κ-Leichtketten-Untergruppen, die zur *Leichtketten-Ablagerungs-Krankheit* führen.

Die IgM-Antikörper sind nach STECK et al. (1987) gegen verschiedene periphere Nervenglykolipide gerichtet. Bei Patienten, bei denen das monoklonale IgM gegen Chondroitinsulfat C gerichtet sei, bestehe eine axonale Neuropathie, während bei Patienten, bei denen sich das monoklonale IgM mit dem Gangliosid GM1 und GD1b verbinde, ein Syndrom des peripheren motorischen Neurons

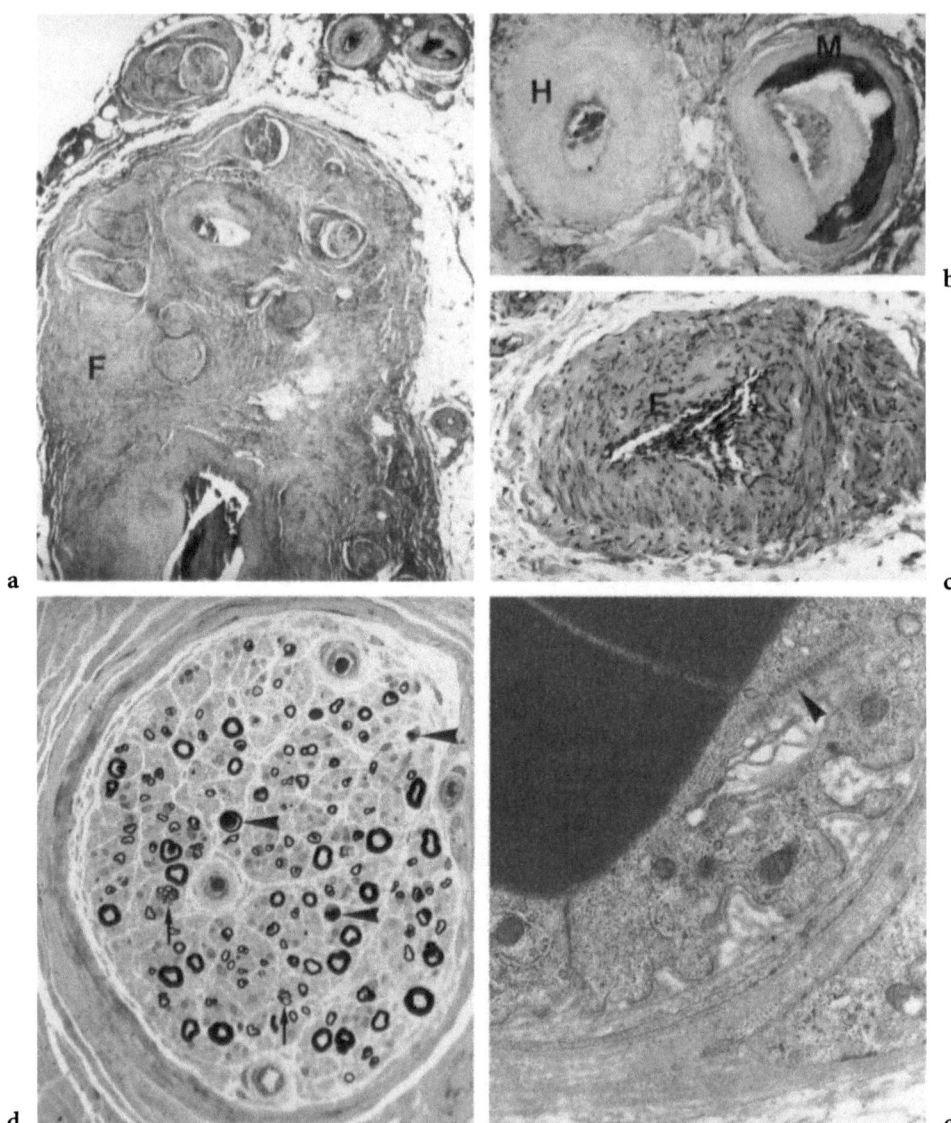

Abb. 229 a–e. Ungewöhnlich stark ausgeprägte Angiopathie. *F* Fibrosierung des Epineuriums in **a**; *H* Hyalinisierung einer Gefäßwand, *M* Mönckeberg-Mediaverkalkung in **b**; *E* Endothelzellproliferation und Gefäßobliteration in **c** bei einem Fall mit IgA-Gammopathie, klinisch angeblich ausschließlich „motorischer" Neuropathie (gleicher Fall wie bei NARDELLI et al. 1988), aber mit morphologisch bereits eindeutigen Zeichen einer relativ rasch progredienten Neuropathie auch im sensorischen Bereich. Die *Pfeilköpfe* in **d** weisen auf akut degenerierende Nervenfasern hin, die *Pfeile* auf typische Gruppen regenerierender Nervenfasern, die an der Stelle bereits degenerierter Nervenfasern liegen. In **e** ist eine Leptomerfibrille in einer Endothelzelle durch einen *Pfeilkopf* gekennzeichnet. **a–c**: HE; **a** × 35; **b** × 15; **c** × 19; **d** Semidünnschnitt: Toluidinblau, × 24; **e**: elektronenmikroskopische Aufnahme, × 15000. (Nach SCHRÖDER 1992a)

vorherrsche. Bei Patienten mit einem Plasmozytom oder einem osteosklerotischen Myelom kann gelegentlich eine Multisystemerkrankung auftreten, bei der zusätzlich zur Neuropathie eine Organomegalie, eine Endokrinopathie oder hämatologische Anomalien sowie Hautveränderungen auftreten (POEMS-Syndrom; s. oben). Dabei handelt es sich nahezu immer um monoklonale Proteine vom IgG- oder IgA-Typ mit λ-Leichtketten. Eine Autoantikörperaktivität dieser IgG- oder IgA-Proteine konnte bisher allerdings noch nicht ohne jeden Zweifel festgestellt werden (vgl. Abb. 229–231, 233; u. S. 582). SPATZ et al. (1987) haben Zellen von einem Patienten mit peripherer Neuropathie und IgM- monoklonaler Gammopathie fusioniert zu menschlichen Hybridomen, die monoklonale IgM-antimyelinassoziierte Glykoprotein-Antikörper sezernierten. Die Zellen waren positiv für den Zelloberflächen-Idiotyp HLA-DR und das Plasmazellantigen PCA-1, aber negativ für die B-Zelldeterminante B4 und für Leo 1, was erforderlich sei, um zwischen einer Subpopulation von B-Zellen zu differenzieren, die IgM mit Autoantikörperaktivität sezernieren.

Nach SUAREZ u. KELLY (1993) weisen ungefähr 10 % der Patienten mit Polyneuropathien, die an ein Immunglobulinlabor überwiesen werden, eine monoklonale Gammopathie auf. Zu unterscheiden seien dann eine *Amyloidose, osteosklerotische* oder *multiple Myelome*, die *Waldenström-Makroglobulinämie*, das *POEMS-Syndrom* oder ein *Lymphom*. Wenn diese Erkrankungen ausgeschlossen sind, muß der Patient als einer mit *monoklonaler Gammopathie unbekannter Signifikanz (MGUS)* und assoziierter Neuropathie klassifiziert werden (vgl. Abb. 229–235).

a) Benigne monoklonale Paraproteinämien (MGUS)

Bestimmte Paraproteinämien, die – wie schon erwähnt – als „*m*onoklonale *G*ammopathien *u*nbekannter *S*ignifikanz" (MGUS) (DONOFRIO u. KELLY 1989) bezeichnet werden, sind in den vergangenen Jahren in zunehmendem Maße (bei 27–70% der Patienten) als Ursache einer spät auftretenden Polyneuropathie erkannt worden. Sie sind zumeist mit einer *IgM-Paraproteinämie* verbunden (STECK et al. 1987; KELLY et al. 1988; SCHRÖDER et al. 1994, 1995), in der Regel aufgrund von κ-Leichtketten. Meistens sind Männer betroffen. Eine klinisch manifeste Polyneuropathie hatten dabei 5 der 6 von VRETHEM et al. (1993) untersuchten Patienten (= 83%) im Unterschied zu IgG (5 von 18 = 28%) und IgA (einer von 6 Patienten = 17%). 3 Patienten zeigten eine demyelinisierende Form der Neuropathie. Die übrigen Patienten mit Polyneuropathie hatten eine milde oder mäßig ausgeprägte distale Polyneuropathie.

CONNOLLY et al. (1993, 1997) haben IgM monoklonale Antikörper gegen die 301-314-Aminosäurenepitope des *β-Tubulins* festgestellt.

Gelegentlich sind 3 verschiedene Anti-Myelin-Antikörper bei einem einzelnen Patienten mit einer dysglobulinämischen demyelinisierenden Neuropathie nachweisbar (ELLIE et al. 1997).

KISSEL u. MENDEL (1995) wie schon SUAREZ u. KELLY (1993; s. oben) betonen, daß ungefähr 10 % der Patienten mit einer „idiopathischen" peripheren Neuropathie eine assoziierte monoklonale Gammopathie (auch monoklonales Protein oder *M-Protein* oder *Paraprotein* genannt) im Serum aufweisen. Dies entspricht der 6fachen Inzidenz des M-Proteins in der allgemeinen Bevölkerung. Bei 5 % mit idiopathischer peripherer Neuropathie ist das M-Protein verbunden mit

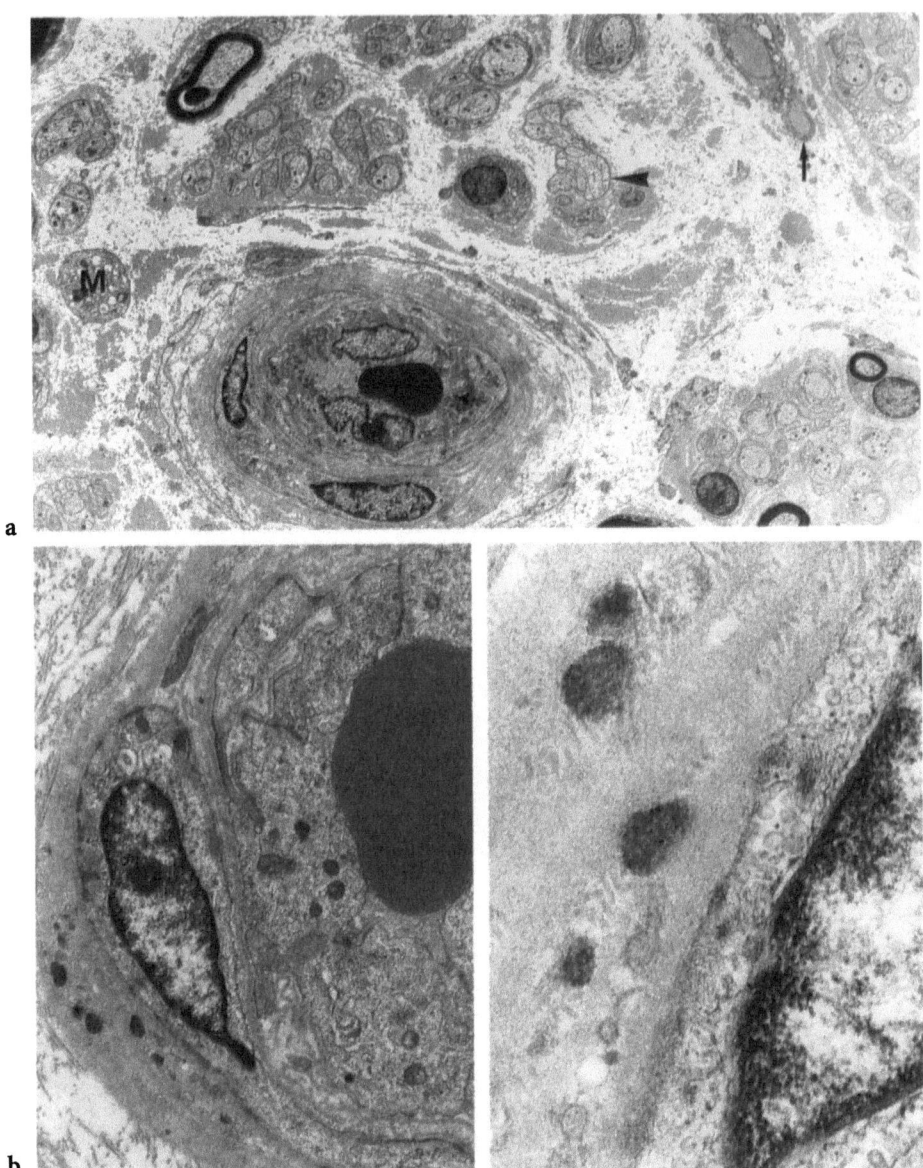

Abb. 230 a–c. Gleicher Fall wie in Abb. 229. **a** Endoneural besteht ein erhebliches Ödem. Neben einem Blutgefäß mit einem Erythozyten im Zentrum liegen mehrere Büngner-Bänder von markhaltigen (*Pfeilkopf*) und marklosen Nervenfasern, außerdem ein Makrophage (*M*) sowie eine Schwann-Zelle, die größere Kollagenfaserbündel umschließt (*Pfeil*). × 2800. **b** Endoneurales Blutgefäß mit perivaskulären elektronendichten granulären Ablagerungen, bei denen es sich vermutlich um Immunkomplexe handelt; diese sind in **c** bei stärkerer Vergrößerung abgebildet. **b** × 11300; **c** × 47000

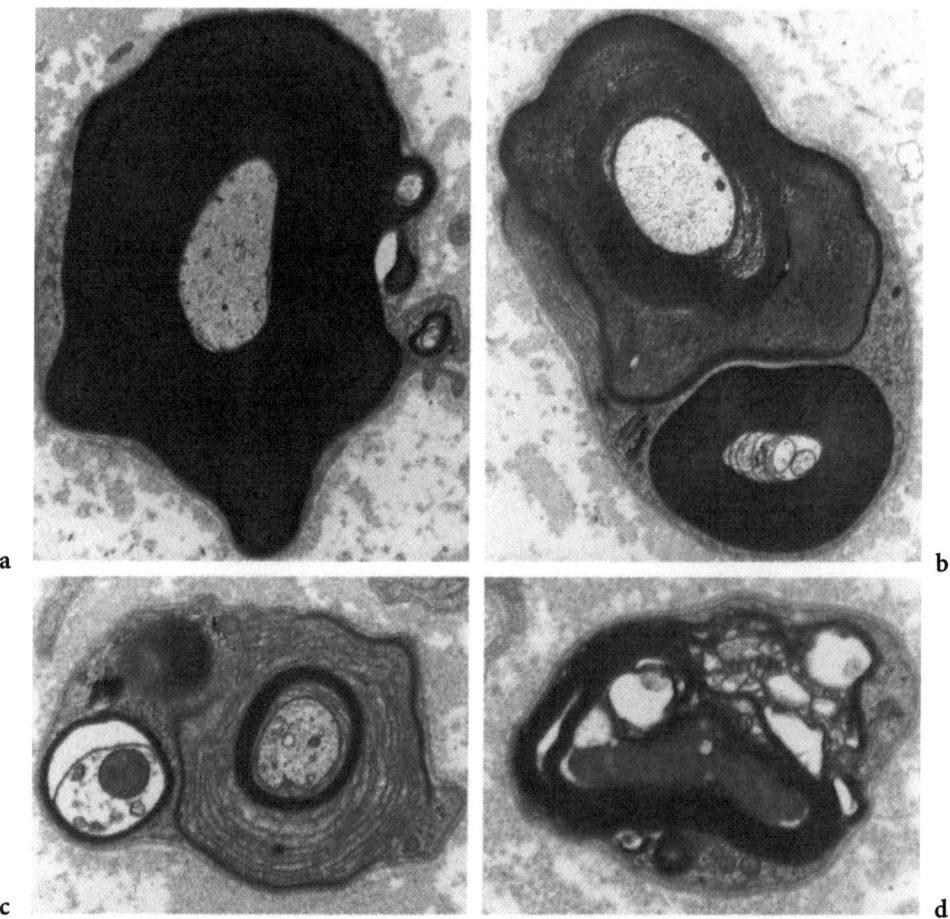

Abb. 231 a–d. Atrophische Nervenfaserveränderungen bei einem 49jährigen Patienten mit IgG-Gammopathie. **a** Dichte, feingranuläre Substanzen innerhalb einer kompakten Schmidt-Lanterman-Inzisur an der Stelle kleinerer Ausstülpungen der Markscheide. **b** Fein verteilte granuläre Substanzen im verbreiterten Zytoplasma einer Schmidt-Lanterman-Inzisur angrenzend an eine kompakte Markschlinge. **a, b** × 8600. **c** Nichtkompaktierte Markscheidenlamellen in einer Schmidt-Lanterman-Inzisur, die mit dem abaxonalen Schwann-Zellzytoplasma angrenzend an 2 Markschlingen kommuniziert, von denen eine tangential getroffen ist. × 14700. **d** Aufsplitterung und vesikuläre oder vakuoläre Degeneration einer Nervenfaser, die sich in einem frühen Stadium der Waller-Degeneration befindet. Das Axoplasma ist stark verdichtet. × 19000. (Aus Schröder u. Himmelmann 1992)

einer identifizierbaren *Plasmazelldyskrasie*. Ein *sklerotisches Myelom* ist besonders wichtig zu diagnostizieren, da die Behandlung zu einer Verbesserung der Neuropathie und zu einer Remission des Tumors führen kann. Patienten mit einer primären, systemischen *Amyloidose* weisen oft einen bevorzugten Befall der kleinen Fasern auf mit dissoziiertem Sensibilitätsverlust und autonomen Funktionsstörungen (s. dort). Eine Nervenwurzelinfiltration bei *lymphoproliferativen Erkrankungen* kann eine Polyradikuloneuritis vortäuschen (s. oben). Bei Fällen ohne identifizierbare Ursache für das M-Protein, die dann, wie erwähnt, als monoklonale Gammopathie mit unbekannter Signifikanz (MGUS) bezeichnet

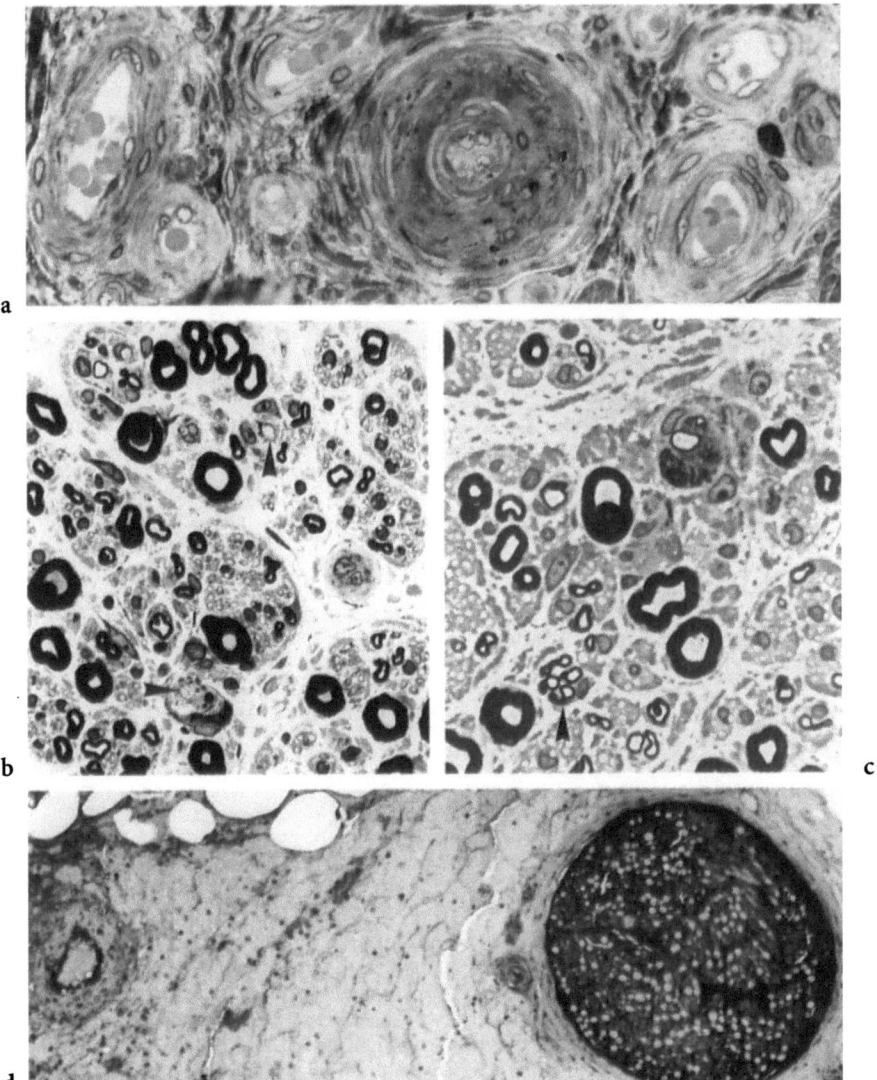

Abb. 232a–d. Chronische, überwiegend demyelinisierende Neuropathie bei monoklonaler Gammopathie vom κ-Leichtkettentyp bei einem 70jährigen Mann (Patient von D. KÖMPF, Lübeck). a Die Zahl der epineuralen Blutgefäße ist fokal erheblich vermehrt, ohne daß hier entzündliche Zellinfiltrate nachweisbar wären. × 750. b Die Zahl der großen markhaltigen Nervenfasern ist deutlich reduziert; mehrfach sind demyelinisierte Axone nachweisbar, um die stellenweise schalenartig überzählige Schwann-Zellen oder Makrophagen angeordnet sind (*Pfeilköpfe*). × 736. c Außer unverhältnismäßig dünn remyelinisierten, vorher demyelinisierten Nervenfasern finden sich auch vereinzelt Regenerationsgruppen mit kleinen markhaltigen Nervenfasern als Zeichen einer vorausgegangenen Degeneration (*Pfeilkopf*). × 1250. d Immunreaktion auf κ-Leichtketten (bei einer Verdünnung von 1:500). Das Endoneurium eines Nervenfaszikels ist intensiv angefärbt als Zeichen einer Anhäufung der κ-Leichtketten, während das umgebende Perineurium, die Fettzellen und mehrere Blutgefäße in dieser Hinsicht unauffällig erscheinen. × 152

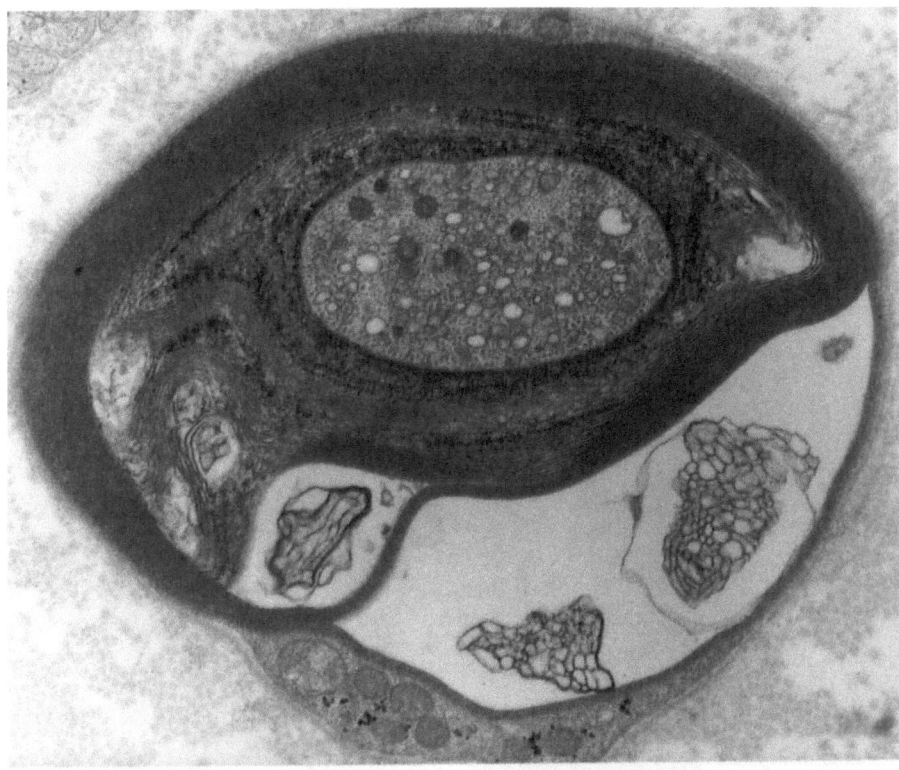

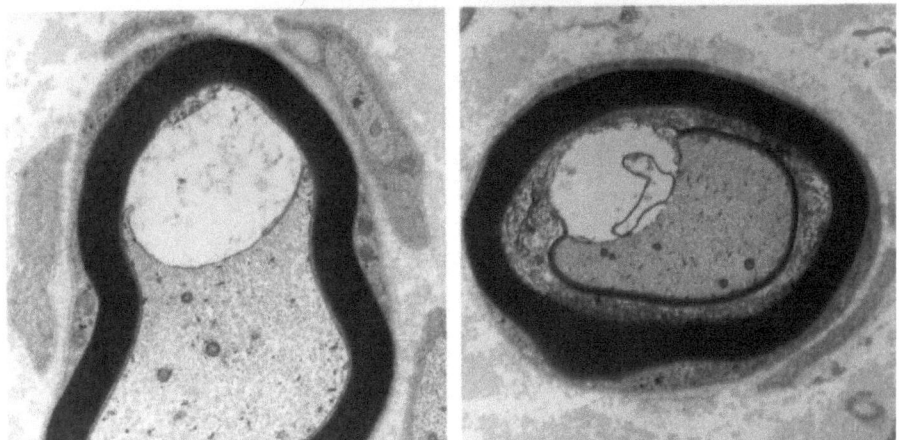

Abb. 233a–c. Demyelinisierende Neuropathie bei Gammopathie vom IgA-Typ bei einer 80jährigen Frau (Patientin von W. Wenning, Offenburg). **a** Paranodaler Markscheidenabschnitt mit vesikulärer und vakuolärer Auflösung von Markscheidenlamellen. × 32 700. **b** Adaxonale Vakuole in einer de- und regenerierten Nervenfaser innerhalb einer Regenerationsgruppe mit assoziierten leeren Schwann-Zellfortsätzen und marklosen Axonen. × 14 200. **c** Adaxonale vesikuläre Auflösung von Markscheidenlamellen in einer de- und remyelinisierten Nervenfaser mit einzelnen schalenartig angeordneten Schwann-Zellfortsätzen in der Peripherie. × 9500

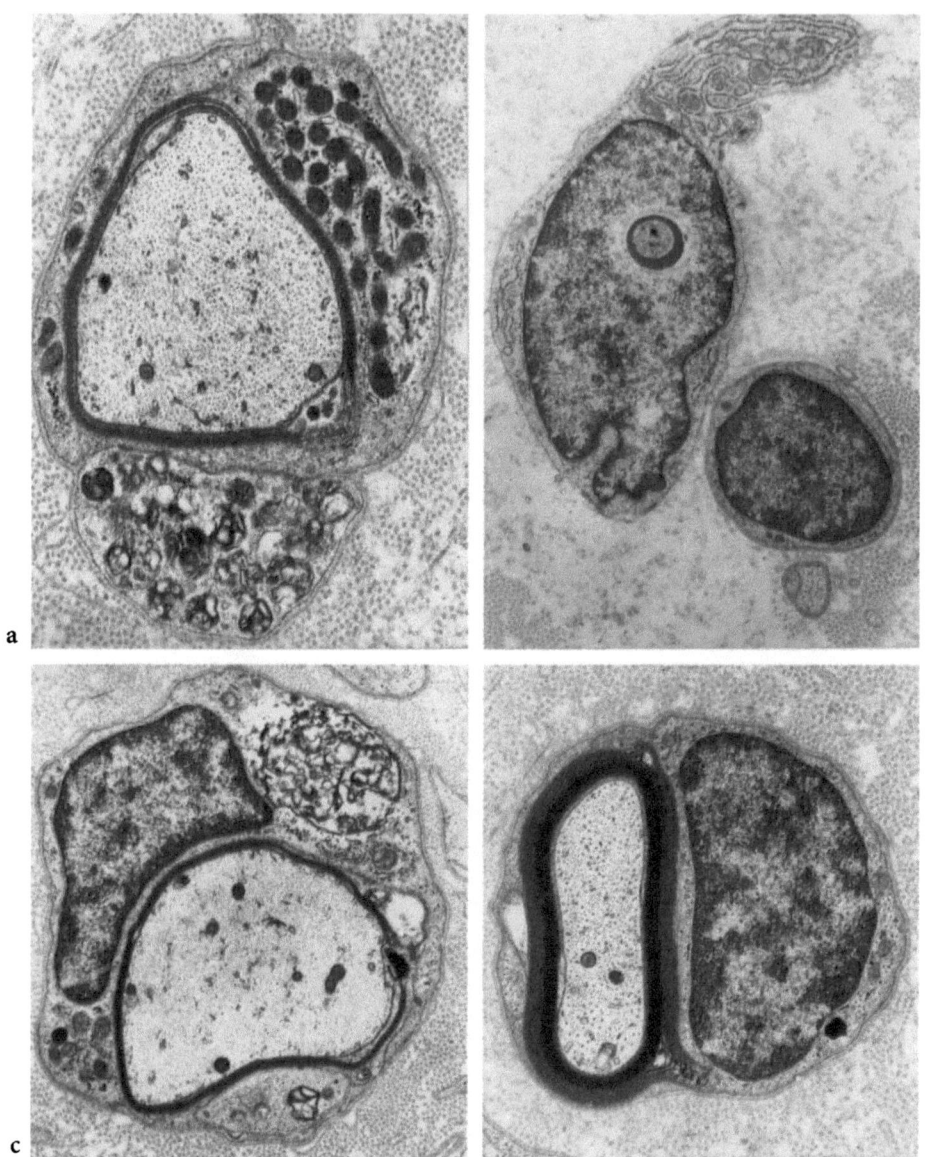

Abb. 234a–d. Demyelinisierende Neuropathie bei Gammopathie unbekannter Signifikanz (MGUS) bei einer 70jährigen Patientin. Dünn remyelinisierte Nervenfasern mit Markscheidenabbauprodukten in derselben (c) oder einer benachbarten (a) Schwann-Zelle. a × 21200; c × 13700. b Endoneuraler Fibroblast neben einer „leeren" Schwann-Zelle ohne Axone; der Fibroblast enthält einen ungewöhnlichen ringförmigen Kerneinschluß. × 11500. d Leicht aufgelockerte periphere Markscheidenlamellen um zentral regulär kompaktierte Markscheidenlamellen an einer kleinen Nervenfaser. × 16200

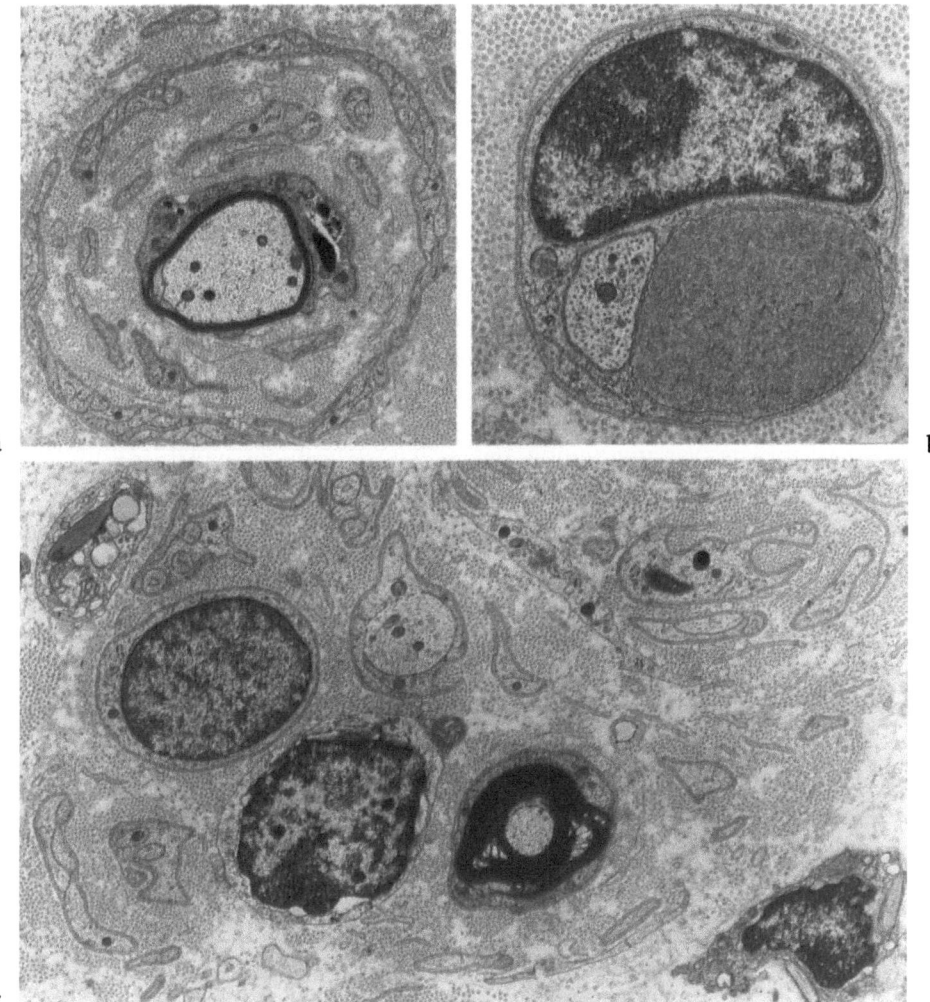

Abb. 235a–c. Gleicher Fall wie in Abb. 234. **a** Zwiebelschalenformation mit zahlreichen konzentrisch angeordneten Schwann-Zellfortsätzen, die an der Außenseite einen fast kompletten Ring um eine zentralliegende, unverhältnismäßig dünn remyelinisierte markhaltige Nervenfaser bilden. Dazwischen liegen reichlich Kollagenfibrillen, die etwas dünner als im umgebenden Endoneurium sind. × 9760. **b** Abnormes markloses Axon neben einem regulären Axon. Das abnorme Axon ist stark dilatiert und mit amorphen oder feingranulären Substanzen gefüllt. × 21000. **c** In der Nachbarschaft einer atrophischen markhaltigen Nervenfaser liegen reichlich leere Schwann-Zellfortsätze mit nur noch einzelnen marklosen Axonen sowie mehrere mononukleäre Zellelemente, von denen 2 π-Granula-ähnliche Strukturen enthalten. Die Zelle im Zentrum ähnelt einem Lymphozyten mit fokal abgehobener äußerer Zellwand. × 10300

werden, bleibt die pathophysiologische Grundlage für die Neuropathie zumeist unklar. Eine Bedeutung der M-Proteine mit Antikörperaktivität gegen *Myelin-assoziiertes Glykoprotein* (MAG) sei dann zu vermuten. Die Suche nach einem monoklonalen Protein ist deshalb ein wichtiger Teil der Untersuchung von Patienten mit chronischen Neuropathien unbekannter Ursache geworden. VALLAT et al. (1996) fanden in einer Serie von 66 Fällen eine statistisch signifikante Assoziation zwischen einer peripheren Neuropathie und einer monoklonalen IgM-κ-Gammopathie von unbekannter Signifikanz (MGUS). Bei 62 Fällen wurde eine histologische und immunpathologische Untersuchung der Nervenbiopsien vorgenommen. Die Klärung des Zusammenhanges ist wichtig im Hinblick auf eine Fortsetzung einer potentiell neurotoxischen Chemotherapie. Der Zusammenhang bei den anderen Fällen war entweder indirekt oder zweifelhaft.

Klinik: Es entwickelt sich eine chronische distale sensomotorische Neuropathie mit *Tremor* (PEDERSEN et al. 1997) und *Ataxie*. Die Nervenleitgeschwindigkeit ist stark reduziert. Nach BAIN et al. (1996) war der Aktionstremor an der oberen Extremität bei benigner IgM-paraproteinämischer Neuropathie auf die obere Extremität begrenzt und weitgehend symmetrisch. Die Frequenz der damit verbundenen rhythmischen Muskelaktivität reichte von 2,8–5,5 Hz im M. abductor pollicis brevis und von 3,7–5,5 Hz in den Unterarmbeugemuskeln. Es bestand eine ausgeprägte Verlangsamung der maximalen motorischen Leitungsgeschwindigkeiten in den peripheren Nerven. Die Unterarmstreckreflexe waren noch vorhanden, aber ihre Latenzen waren verlängert. Die Bewegungen waren verbunden mit einem triphasischen EMG-Muster in den Agonisten-Antagonisten-Muskeln, aber die Dauer der Entladungen war verlängert und der Beginn in den zweiten Agonisten war verzögert. Diese Ergebnisse unterstützen die Hypothese, daß gestörte, zeitversetzte periphere Entladungen einen zentralen Prozessor (vermutlich das Zerebellum) erreichen, der, obwohl er intakt ist, fehlgeleitet wird und so einen Tremor in bestimmten Körperabschnitten hervorruft.

Histopathologie und Immunhistochemie: Es kommt zu einem Ausfall *markhaltiger Nervenfasern* und Anzeichen für eine *chronische Demyelinisation und Remyelinisation* mit *Zwiebelschalenformationen*. Durch direkte Immunhistochemie läßt sich das Vorkommen von IgM auf zahlreichen Markscheiden nachweisen, ohne daß hier Komplementkomponenten zu finden wären (MEIER et al. 1983; MENDELL et al. 1985). Das IgM ist an die Peripherie der Nervenfaser gebunden und manchmal exakt an die Stellen, in denen die Myelinlamellen aufgespalten sind (MENDELL et al. 1985). In Abhängigkeit von der Akuität der Veränderungen besteht zusätzlich ein endoneurales Ödem.

Elektronenmikroskopisch fällt an einzelnen, vermutlich neugebildeten Markscheiden ein sog. *lockeres Myelin* mit Aufweitung der intraperiodischen Linie (an der Stelle des ehemaligen Extrazellulärraumes) auf, wobei es zu einer annähernd doppelt so breiten Lamellenperiodizität wie in den normalen Markscheiden (vgl. Abb. 198, 234 d) mit differenzierten oder granulären Einlagerungen (vgl. Abb. 21, 204, 249) kommt (SLUGA 1970; TRAPP u. QUARLES 1982; KING u. THOMAS 1984; JACOBS u. SCADDING 1990; LACH et al. 1993; JACOBS 1996; SCHRÖDER 1987, 1996). Dabei erweitert sich der Abstand zwischen den intraperiodischen Linien von ca. 13 nm auf Werte von 22–34 nm. Während in menschlichen Nerven nur eine zusätzliche (3.) Linie zwischen der normalerweise als feine Doppellinie vorhandenen intraperiodischen Linie auftritt, konnten unter experimentellen Bedingungen bis zu 3 zusätzliche Linien (insgesamt also 5 dünne Linien zwischen den größeren dichten Linien) nachgewiesen werden (KING u. THOMAS 1984). Die Zahl der marklosen Axone ist nicht reduziert. Entzündliche oder Plasmazellinfiltrate sind nicht nachweisbar (A. VITAL et al. 1989), während Histiozyten jedoch an der Zerstörung der Markscheiden beteiligt erscheinen (A. VITAL et al. 1991).

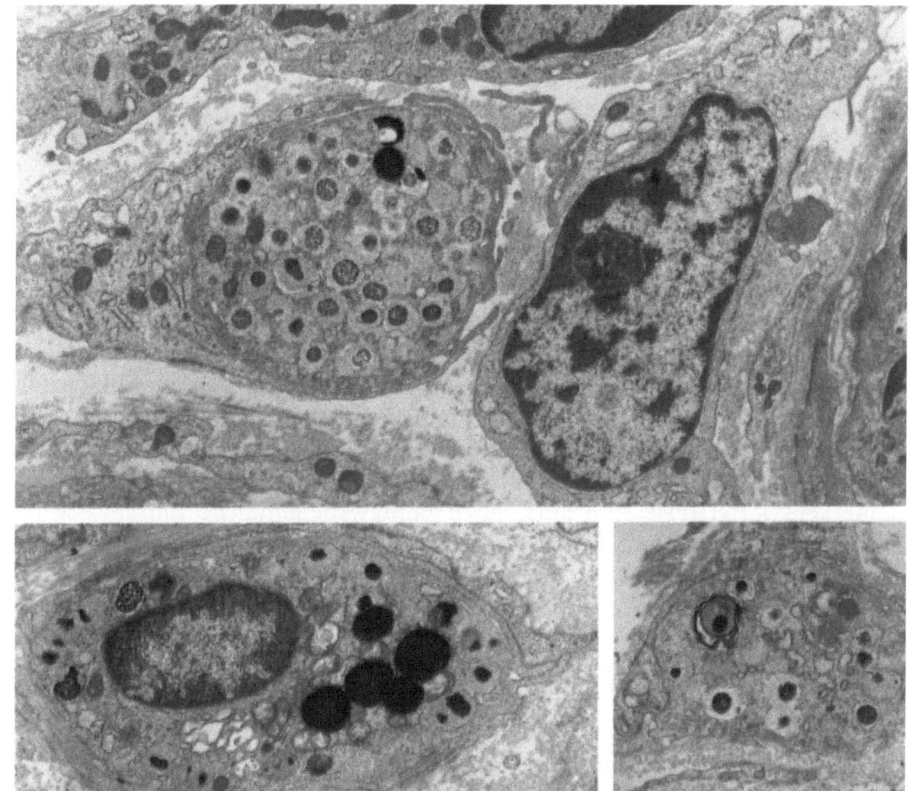

Abb. 236a-c. Vaskulitis bei einer 40jährigen Patientin von K. POECK, Aachen. a Inkomplett degranulierte Mastzelle neben perivaskulären entzündlichen Infiltratzellen, umgeben von einem epineuralen Fibroblasten. × 10 400. b Ungewöhnliche Mastzelle mit mehreren stark osmiophilen Zytosomen und 2 feingranulierten Korpuskeln auf der anderen Seite des Kernes. × 13 000. c Weitgehend degranulierte Mastzelle mit einem Granulum, das von mehreren Membranen umgeben wird. × 11 100

Mastzellen sind in der Regel bei allen immunologischen und vor allem den entzündlichen Erkrankungen des peripheren Nervensystems vermehrt (Abb. 236; s. oben).

Immunelektronenmikroskopie: LACH et al. (1993) beschreiben in einer N. suralis-Biopsie eines Patienten mit benigner monoklonaler IgM-Gammopathie und sensomotorischer demyelinisierender Neuropathie einen ausgeprägten Ausfall markhaltiger Nervenfasern, eine fokale axonale Degeneration sowie eine ausgedehnte Demyelinisation und Remyelinisation mit Zwiebelschalenformationen. Nahezu alle markhaltigen Nervenfasern zeigten die charakteristische Erweiterung der Markscheidenlamellen sowie eine ausgeprägte Verdickung und Faltenbildung der Markscheiden, wie sie in etwas ähnlicher Weise bei der tomakulösen Neuropathie beobachtet wird. Viele endoneurale Kapillaren wiesen ein fenestriertes Endothel auf, was auf einen Zusammenbruch der Blut-Nerven-Schranke hinweist (vgl. KANDA et al. 1998). Im Endoneurium fanden sich große

Mengen einer extrazellulären eiweißreichen Substanz (Ödem). Immunfluoreszenzmikroskopisch und immunelektronenmikroskopisch war eine selektive Ablagerung von IgM-κ-Gammaglobulin speziell in den Arealen der aufgeweiteten Markscheidenlamellen nachweisbar. Die Schwann-Zellen enthielten im Zytoplasma Markscheidenabbauprodukte, die ebenfalls mit IgM-κ-Antikörpern markiert waren. Das Serum des Patienten reagierte mit der gesamten Dicke des kompakten peripheren Myelins eines normalen menschlichen Nerven. Eine Immunreaktivität mit zentralen Markscheiden, Schwannomzellen, Gliazellen, Axonen und Neuronen war nicht nachweisbar. Der Nachweis der selektiven Anwesenheit von monoklonalem IgM in erweiterten Markscheidenlamellen sowie die Bindung an Markscheidenabbauprodukte in Schwann-Zellen und Makrophagen weist auf eine pathogenetische Bedeutung der monoklonalen Paraproteine bei der Zerstörung der Markscheiden hin. Die Demyelinisation wird gefördert durch die Entwicklung endothelialer Fenestrationen in endoneuralen Kapillaren, d.h. durch den Zusammenbruch der Blut-Nerven-Schranke. Bemerkenswerterweise sind auch noch honigwabenähnliche Einschlüsse im Zytoplasma der Schwann-Zellen als Zeichen eines Markscheidenabbaus nachweisbar. Membranöse Vesikel in periaxonaler Lokalisation gehören ebenfalls zum Bild des Markscheidenabbaus.

Immunotaktoid-ähnliche endoneurale Ablagerungen bei MGUS: MOORHOUSE et al. (1992) berichten über einen 85jährigen Mann mit progressiver Schwäche der unteren Extremitäten und Parästhesien, der eine IgG-κ-monoklonale Gammopathie unbekannter Signifikanz (MGUS) aufwies. Klinisch und elektrophysiologisch bestand eine ausgeprägte distale, bilateral symmetrische Polyneuropathie. Die Biopsie des N. suralis ergab einen erheblichen Ausfall der Fasern und Ablagerungen großer Mengen eines lichtmikroskopisch amorphen Materials im gesamten Endoneurium. Elektronenmikroskopisch waren die Ablagerungen aus mikrotubulären Strukturen aufgebaut, die diffus im Endoneurium abgelagert waren. Diese Ablagerungen waren auch in den Lumina der Vasa nervorum lokalisiert, von denen einige in Auflösung begriffen waren, so daß proteinöses Material in das Endoneurium eingedrungen war. Die Abschnitte, in denen die Ablagerungen am ausgeprägtesten waren, zeigten auch die stärksten Nervenfaserschädigungen. Die mikrotubulären Strukturen waren sowohl in desintegrierten Gefäßen als auch im angrenzenden Endoneurium vorhanden. Immunhistochemisch färbten sie sich mit Antikörpern gegen IgG. Identische Ablagerungen waren auch in der Haut zu finden, wo eine leukozytoklastische Vaskulitis nachweisbar war. In den Axonen markhaltiger und markloser Nervenfasern waren hochorganisierte tubuläre Strukturen vorhanden, die Immunotaktoiden ähnelten. Die Durchmesser dieser Strukturen betrugen etwa 40 nm, die der mikrotubulären Strukturen im Endoneurium jedoch zwischen 100 und 300 nm. Die mikrotubulären Strukturen waren gerade oder leicht gekrümmt und konnten 1–3 Schichten aufweisen. Derartige immunotaktoide Ablagerungen in einem Nerven zeigen einen besonderen Mechanismus an, durch den monoklonale Proteine eine Schädigung der Nervenfasern verursachen können. Auch VALLAT et al. (1993) haben Immunotaktoid-ähnliche Ablagerungen bei einem Patienten mit MGUS gefunden.

Pathogenese: Anti-MAG-Antikörper sind als solche bezeichnet worden, nachdem entdeckt worden war, daß IgM-Paraproteine bei einigen Patienten mit einer Neuropathie ein Kohlenhydrat erkennen, das auf dem Myelin-assoziierten Glykoprotein (MAG) vorhanden ist (BRAUN et al. 1982; LATOV et al. 1988; KAKU et al. 1994). MAG ist, wie bereits erwähnt, in den nichtkompaktierten Anteilen der Markscheiden (Schmidt-Lanterman-Inzisuren, paranodale und adaxonale Markscheidenlamellenabschnitte) lokalisiert. Später wurde jedoch dasselbe Epitop auf anderen Glykoproteinen und Glykolipiden des Myelins im peripheren Nerven festgestellt, einschließlich dem OMPG (Oligodendroglia-assoziiertes Glykoprotein), P_0, PMP-22, sulfatiertem Glucuronyl-Paraglobosid und sulfatiertem Glucuronyl-Lactosaminyl-Paraglobosid (LATOV 1990). Auch HNK-1 erkennt verschiedene andere mit dem Myelin in Beziehung stehende Moleküle, die von Schwann-Zellen exprimiert werden, einschließlich L1, N-CAM und Cytotactin/Tenascin (MARTINI et al. 1994). Deshalb ist nicht geklärt, welche dieser Moleküle, wenn überhaupt, in der Pathogenese einer Neuropathie bei Patienten involviert sind, die ein Anti-MAG-Paraprotein im Serum aufweisen (SCHERER 1996).

Darüber hinaus werden Antikörper gegen bestimmte Ganglioside, wie bereits auf S. 504 ausgeführt, als Ursache verschiedener entzündlicher peripherer Neuropathien diskutiert (SADIQ et al. 1990; YUKI et al. 1993; CHIBA et al. 1993; KINSELLA et al. 1994; KORNBERG et al. 1994; VRIESENDORP et al. 1993; KUSONUKI et al. 1996). Doch nur GD1b und GQ1b sowie indirekt auch GM1 sind im Nerven lokalisiert worden, und ihre Lokalisation in der paranodalen Region paßt zu der Vorstellung, daß gegen sie gerichtete Antikörper eine Demyelinisation hervorrufen können. Doch enthalten periphere Nerven darüber hinaus zahlreiche weitere Ganglioside, darunter einige, die in der Myelinfraktion vorkommen. So sind nach OGAWA-GOTO et al. (1992) die häufigsten Ganglioside in Nervenwurzeln des Menschen (in der Reihe ihrer Häufigkeit aufgezählt): LM1 (Sialosylneolactotetraosylceramid), GD3 und GM1. GM3, GD1a, GD1b, X1 (Sialosyl-nLc$_6$Cer) und X2 (Disialosyl-nLc$_4$Cer) sind in geringeren Mengen (1–10%) enthalten. Die Lokalisation dieser anderen Ganglioside in den Markscheiden und der Nachweis, ob diese als Ziel von Antikörpern bei Patienten mit einer Neuropathie wirksam sein können, steht noch aus.

Die von KUSUNOKI et al. (1987) untersuchten Patienten mit Neuropathie und IgM-Paraproteinämie zeigten unterschiedliche Immunreaktivitäten gegen saure periphere Nervenglykolipide: Bei einem Patienten ergab die Immunfärbung mit Hilfe der Dünnschichtchromatographie eine Bindung des IgM an sulfatiertes Glucuronosyllactosaminyl-Paraglobosid (SGLTG). Bei den anderen Patienten verband sich das IgM mit SGPG, SGLPG und einem neuen dritten Glykolipid. Demnach variiert die Immunreaktivität des IgM bei diesem Syndrom.

GABRIEL et al. (1996) haben Nervenbiopsien von 7 Patienten mit einer Polyneuropathie und *Anti-MAG-Antikörpern* quantitativ-immunhistochemisch untersucht und ein übereinstimmendes Muster einer reduzierten Expression von Myelinmarkern und eines Verlustes an markhaltigen Nervenfasern festgestellt. Insbesondere fanden sie einen selektiven Mangel an nachweisbarem MAG bei einer größeren Anzahl markhaltiger Nervenfasern, die aber P_0, myelinbasisches Protein (MBP) und Periaxin aufwiesen. Dabei bestand eine inverse Korrelation zwischen der Verteilung von MAG im peripheren Nervenmyelin und Serum-Anti-MAG-Antikörpern, jedoch keine Korrelation zwischen den Titern und dem

Ausfall markhaltiger Nervenfasern. Eine doppelte Immunfluoreszenzfärbung zeigte Anti-MAG-IgM-Ablagerungen in der Peripherie der markhaltigen Nervenfasern. Diese Untersuchungsergebnisse lassen vermuten, daß die Bindung von Anti-MAG-Antikörpern gegen MAG und/oder andere Myelinkomponenten zu einer Herabregulation von MAG führt und eine entscheidende Rolle bei dem molekularen Mechanismus spielt, der zur Demyelinisation und nur partiellen Regeneration bei diesem Krankheitsbild führt.

IgM-Ablagerungen am *Ranvier-Schnürring* sind mit einem multifokalen Leitungsblock in Verbindung gebracht worden (SANTORO et al. 1990; SANTORO et al. 1992). Fokale Markscheidenverdickungen, offenbar durch Markschlingen ähnlich den Tomacula bei der hereditären Neuropathie mit Neigung zu Drucklähmungen, sind gelegentlich, wie bereits erwähnt, bei paraproteinämischen Neuropathien festgestellt worden (VITAL et al. 1989), manchmal in größerer Zahl (REBAI et al. 1989).

Monoklonale Antikörper, die mit GM1- und GD1b-Gangliosiden reagieren und zu *motorischen Neuropathien bzw. Neuronopathien* führen, sind von mehreren Autoren beschrieben worden (NARDELLI et al. 1988; LATOV et al. 1988; SHY et al. 1990; SALAZAR-GRUESO et al. 1990; PESTRONK 1991; YOUNES-CHENOUFI et al. 1992; CORBO et al. 1992; KORNBERG et al. 1994). Eigene Untersuchungen am N. suralis ergaben bei dem Fall von NARDELLI et al. (1988) mit *klinisch „motorischer"* Neuropathie jedoch einen Ausfall von etwa 50% der (sensorischen) Nervenfasern, wobei einzelne Faszikel bevorzugt betroffen waren, also deutliche Hinweise auf eine Mitbeteiligung des sensorischen Systems (Abb. 229). Außerdem bestand eine massive Angiopathie mit Verkalkung der Media und starker Verdickung der Gefäßwand, allerdings ohne (floride) Zeichen einer Vaskulitis.

Nach F.P. THOMAS (1990) sind *erhöhte Titer monoklonaler IgM-Antikörper* gegen das Gangliosid GM1 oder sein Kohlenhydratepitop Gal(beta 1–3)GalNAc mit motorischen Systemerkrankungen, motorischen Neuropathien mit oder ohne Leitungsblock und mit sensomotorischen Neuropathien assoziiert, während *geringe Titer Teil des normalen Antikörperspektrums* sind und auch in Kontrollgruppen und bei Neugeborenen vorkommen (vgl. YUKI 1998). Die Zielantigene dieser Antikörper seien im peripheren Nerven und im ZNS hochkonzentriert und weit verbreitet. Mögliche Bindungsstellen sind die spinalen Motoneurone und die Ranvierschen Schnürringe. Eine Bindung des Antikörpers an die Oberfläche von Motoneuronen aus Rinderrückenmark haben diese Autoren immunhistochemisch in vitro beobachtet. Auch hochtitrige IgG-Antikörper können gegen GM1-Antigene gerichtet sein (KORNBERG et al. 1994).

Eine *demyelinisierende Form der Polyneuropathie* kann ebenfalls bei Patienten mit benignen monoklonalen *IgG-Gammopathien* auftreten (SLUGA 1970; HERMOSILLA et al. 1996). Die Symptome ähneln denen der CIDP. Die Beziehungen zwischen der Neuropathie und dem Paraprotein sind nicht geklärt (KELLY et al. 1987). Monoklonale IgG-κ-Leichtketten sollen sich auch mit Neurofilamenten verbinden können (NEMNI et al. 1990); doch ist bei derartigen immunhistochemischen Untersuchungsergebnissen stets mit unspezifischen Bindungen zu rechnen (SOMMER u. SCHRÖDER 1988). Bei eigenen Fällen mit IgG-Gammopathie ließen sich auch Zeichen einer axonalen Atrophie und Degeneration nachweisen (Abb. 231d). Neuropathien bei *IgA-Paraproteinen* sind seltener und heterogen (NEMNI et al. 1991; SIMMONS et al. 1993). Bei einem eigenen Fall mit

IgA-Gammopathie dominierten axonale Degenerationen (Abb. 229, 230), lt. klinischen Angaben überwiegend im motorischen System (NARDELLI et al. 1988). Gelegentlich tritt bei Patienten mit benigner IgG- oder mit monoklonaler IgA-Gammopathie das dermatoendokrine POEMS- oder Crow-Fukase-Syndrom auf (s. oben; KORNBERG et al. 1994).

NOBILE-ORAZIO et al. (1994) haben die Häufigkeit einer klinischen Korrelation verschiedener IgM-Spezifitäten bei 75 Patienten mit einer Neuropathie in Verbindung mit einer *IgM-monoklonalen Gammopathie* untersucht. Die Patienten wurden im Hinblick auf eine IgM-Reaktivität gegen MAG, P_0, Neurofilamente und Tubulin durch Immunoblot-Untersuchungen getestet; gegenüber GM1, Asialo-GM1, GM2, GD1a, GD1b, Sulfatid und Chondroitin-Sulfat C durch Enzym-gebundenen Immunabsorptionstest u.a. Das häufige Vorkommen von antineuralen IgM-Antikörpern bei Neuropathien mit IgM-Gammopathie und die häufige, wenn auch nicht konstante, Assoziation mit ähnlichen Neuropathiesymptomen unterstützen die Hypothese eines pathogenetischen Zusammenhangs.

IgM-Antikörper gegen die B-Serie der Ganglioside mit GalNAc β1-4(Gal3-2α NeuAc8-2α NeuAc)-β1-Konfiguration: Die Assoziation dieser Antikörper mit einer Neuropathie wurde von YUKI et al. (1992) bei einem Patienten mit IgM-κ-monoklonaler Gammopathie von unbekannter Signifikanz (MGUS) beschrieben. Der Patient entwickelte rasch eine sensorische Ataxie ohne Schwäche nach einer Infektion der Atemwege im Alter von 44 Jahren. Die Symptome erreichten ihr Maximum nach einigen Tagen, gefolgt von einer graduellen Besserung über mehrere Wochen. Ein gestörtes Gangbild blieb jedoch als chronisches Defizit bestehen. Eine stufenweise Progression seiner Symptome war über 15 Jahre mit 10 ähnlichen Rückfällen aufgetreten. Die sensorischen Nervenleitungsbestimmungen ergaben ein vollständiges Fehlen des Aktionspotentials. In der Biopsie des N. suralis fand sich ein erheblicher Ausfall der großen markhaltigen Nervenfasern. Im Serum des Patienten fand sich ein extrem hoher Titer an IgM-monoklonalen Antikörpern gegen Ganglioside vom Typ GD2, GD1b, GT1b und GQ1b.

Anti-GMS1-Antikörper bei ALS und Neuropathien: LAMB u. PATTEN (1991) haben 78 Patienten untersucht, die ALS-Syndrome mit Gammopathien oder Schilddrüsenanomalien, eine zervikale Spondylosis, eine ALS vortäuschend, motorische Neuropathien oder chronische entzündliche demyelinisierende Polyneuropathien (CIDP) aufwiesen. Anti-GMS1-Antikörper lassen sich bei einer großen Zahl neuromuskulärer Erkrankungen nachweisen. Patienten mit klassischer ALS hatten eine mittlere Antikörpertiterhöhe, die signifikant niedriger war als bei Patienten mit CIDP oder motorischer Neuropathie. Patienten mit ALS, die mit einer Gammopathie oder einer Schilddrüsenerkrankung verbunden war, hatten höhere Anti-GMS1-Titer als die mit klassischer ALS. Die höchsten mittleren Titer traten bei Patienten mit CIDP auf, einer behandlungsfähigen Neuropathie.

Monoklonale IgM-Gammopathie und -Reaktion mit dem P_0-Glykoprotein: BOLLENSEN et al. (1988) beschreiben eine Kohlenhydratreaktivität von IgM-Paraproteinen, die gegen ein spezifisches Glykoprotein im peripheren Nervenmyelin gerichtet ist. Das größere Glykoprotein P_0 von Menschen- und Rindernerven trägt die L2/HNK-1- und L3-Kohlenhydratepitope; es wurde durch das

Serum von Patienten mit IgM-Gammopathie und Polyneuropathie erkannt. Nur das Serum von Patienten mit einer Reaktivität gegenüber dem Myelin-assoziierten Glykoprotein (MAG) reagierte nicht mit P_0. Außerdem wurden die neuralen Adhäsionsmoleküle L1, N-CAM und J1 erkannt durch das Serum, das mit MAG reagierte, während die L3-Kohlenhydrate tragenden Zelladhäsionsmoleküle AMOG (neurales Zell-„adhesion molecule on glia") nicht erkannt wurden.

BEN JELLOUN-DELAGI et al. (1992) haben das Serum eines 4jährigen Kindes mit schwerer hypertrophischer peripherer Neuropathie untersucht, das hochtitrige polyklonale Antikörper, überwiegend der IgG-Klasse, aufwies, die gegen das 30 kD P_0-Glykoprotein peripherer Nerven reagierten. Dies ließ sich durch indirekte Immunfluoreszenz, Immunoblot-Analyse der Markscheidenproteine und ELISA mit gereinigtem P_0-Glykoprotein nachweisen. Die Antikörper reagierten nicht mit dem Myelin-assoziierten Glykoprotein (MAG), dem sulfatierten, Glukuronsäure enthaltenden Paraglobosid (SGPG und SGLPG) oder anderen peripheren Nervenglykolipiden oder Gangliosiden. Es würde sich um den ersten Fall mit einer starken Antikörperaktivität spezifisch gegen das P_0 handeln; dieser Antikörper käme deshalb als Ursache dieser Neuropathie in Frage.

Unterschiede zwischen IgM- und IgG-MGUS-Neuropathien: SUAREZ u. KELLY (1993) haben die klinischen und elektromyographischen Untersuchungsergebnisse bei 39 Patienten mit monoklonaler Gammopathie unbekannter Signifikanz (MGUS) und Neuropathie ausgewertet. 23 Patienten hatten ein monoklonales IgM-Protein, 13 IgG und 3 IgA. Bei 15 Patienten in der IgM-Gruppe reagierte das M-Protein mit Myelin-assoziiertem Glykoprotein (MAG). Beim Vergleich der IgM- und IgG-MGUS-Neuropathien ergaben sich folgende Unterschiede: 1. Es bestand ein signifikant höherer Verlust sensorischer Fasern in der IgM-Gruppe. 2. Neun Kennzeichen einer Nervenleitungsanomalie waren statistisch stärker ausgeprägt bei der IgM-Gruppe, inklusive Verlangsamung der Leitungsgeschwindigkeit und Verzögerung distaler Latenzen. 3. Die Häufigkeit monoklonalen IgMs war in der MGUS-Neuropathiegruppe überrepräsentiert. Im allgemeinen unterschieden sich die klinischen und elektrophysiologischen Befunde bei der IgM-MGUS-MAG-reaktiven Gruppe jedoch nicht signifikant von denen der MAG-nichtreaktiven Gruppe.

IgA-MGUS: Während Polyneuropathien, die mit einer monoklonalen IgM- und IgG-Gammopathie verbunden sind, detailliert beschrieben worden sind, werden Fälle mit Polyneuropathie und IgA-monoklonaler Gammopathie von unbekannter Signifikanz (MGUS) weniger häufig gesehen und sind nicht sehr gut untersucht. Daher haben SIMMONS et al. (1993) klinisch und elektrodiagnostisch 5 derartige Patienten untersucht und die Suralnervenbiopsien von 4 dieser Fälle analysiert. Ein Patient hatte einen Diabetes, bei 4 anderen waren keine weiteren Diagnosen bekannt, die mit einer Neuropathie hätten verbunden sein können. Die klinischen Bilder variierten. Elektrodiagnostisch und histologisch ergaben sich Veränderungen, die von einer primären Demyelinisation zu primären Axonausfällen und gemischten axonalen/demyelinisierenden Bildern reichten. 3 Patienten reagierten auf Prednison oder intravenöses Gammaglobulin trotz klinischer, elektrodiagnostischer und histologischer Unterschiede. Demnach ist die IgA-MGUS heterogen, ähnlich wie die der IgM- und IgG-MGUS.

T-Lymphozytenpopulation im Blut: VRETHEM et al. (1994) haben Patienten mit einer monoklonalen Gammopathie, die eine M-Komponente aufwiesen, im Hinblick auf die T-Zellpopulationen im Blut untersucht, sofern diese Gammopathien von einer Polyneuropathie begleitet waren. Die M-Komponente reagierte bei einigen dieser Patienten mit dem peripheren Nervenmyelin. Die Autoren fanden eine Aktivierung der T-Lymphozytenpopulation mit einem erhöhten Anteil von T-Helfer-Inducer (CD4$^+$, CD29$^+$)-Zellen und Killer-Effektor (DC8$^+$, 6F1$^+$)-Zellen, die möglicherweise in einen Autoimmunmechanismus während der Entwicklung der Polyneuropathien involviert sind. Ähnliche Abweichungen des Lymphozytenprofils fanden sich aber auch bei Patienten mit monoklonalen Gammopathien ohne Polyneuropathie, die möglicherweise durch andere Antigene als die im peripheren Nervenmyelin verursacht worden waren. Es sei nicht klar, ob die zellulären Veränderungen von primärer oder sekundärer Bedeutung sind. Der Anteil der natürlichen Killerzellen (NK; CD56$^+$) war deutlich vermindert bei allen Patienten mit monoklonaler Gammopathie. Bei allen Patienten mit monoklonaler Gammopathie war der Anteil an Interleukin-2-Rezeptor (CD25$^+$) exprimierenden Lymphozyten vermehrt als Hinweis auf eine Aktivierung von T-Zellen. Innerhalb der Gruppe der T-zytotoxischen/Suppressorzellen (CD8$^+$) fand sich eine erhöhte Anzahl an Killer-Effektor-Zellen (S6F1$^+$, CD8$^+$) und eine verminderte Anzahl an Suppressor-Effektor (S6F1$^-$, CD8$^+$)-Zellen bei Patienten mit monoklonaler Gammopathie und Polyneuropathie.

Chronische idiopathische axonale Polyneuropathie mit und ohne monoklonaler Gammopathie: NOTERMANS et al. (1996) haben 16 Patienten mit chronischer idiopathischer axonaler Polyneuropathie (CIAP), die eine monoklonale Gammopathie von unbekannter Signifikanz (MGUS) aufwiesen, mit 71 Patienten verglichen, die eine CIAP ohne MGUS hatten. Bei Patienten mit CIAP-MGUS waren die Arme häufiger betroffen und die Beeinträchtigung stärker. Elektromyographisch fanden sich mehr Anzeichen einer Denervation bei Patienten mit CIAP-MGUS. Alle anderen klinischen Symptome, Zeichen, Nervenerregungsleitungsparameter und Nervenbiopsiebefunde wiesen keine Unterschiede zwischen den beiden Gruppen auf. Antikörper gegen Myelin-assoziiertes Glykoprotein (MAG), GM-1-Ganglioside und Chondroitin-Sulfat waren nicht vorhanden. Nur ein Patient mit einer Immunglobulin-M (IgM)-MGUS und einer sensorischen Neuropathie hatte Antikörper gegen Sulfatide. Die Autoren folgern aus ihren Untersuchungen, daß die axonale Polyneuropathie bei Patienten mit und ohne MGUS im Grunde nicht zu unterscheiden sei; das ließe darauf schließen, daß die MGUS bei den meisten Patienten als Zufallsbefund gelten muß.

Verlauf: NOTERMANS et al. (1994) haben den Verlauf der Polyneuropathie bei der monoklonalen Gammopathie mit unbestimmter Signifikanz (MGUS) an 32 unbehandelten Patienten über einen Zeitraum von 5 Jahren verfolgt. 15 Patienten hatten ein IgM M-Protein, 15 eine IgG- und 2 eine IgA-Gammopathie. Es überwogen Männer. Das mittlere Alter bei Beginn der Erkrankung lag am Ende der 6. Dekade. Die sensorischen Symptome waren stärker ausgeprägt als die motorischen Ausfälle. Quantifiziert wurden am Ende der 5 Jahre die folgenden Werte: Die Gesamtheiten der motorischen und sensorischen Schweregrade; die Vibrations-Empfindlichkeitsschwelle; Berührungstests; der quantifizierte Romberg-

Test; und elektrophysiologische Parameter. Die Polyneuropathie bei IgM-MGUS ist rascher progressiv mit signifikant stärker ausgeprägter Schwäche und sensorischen Symptomen. Die Autoren schließen daraus, daß die Neuropathien, die mit IgM-MGUS und IgG/A-MGUS verbunden sind, 2 verschiedene Entitäten darstellen. Eine rasche Progression der Neuropathie war bei 5 Patienten nachweisbar; prognostisch aufschlußreiche Faktoren für diese schwere Progression der Neuropathie ließen sich nicht feststellen. Von diesen 5 entwickelten 3 (2 IgM, 1 IgG) ein Non-Hodgkin-Lymphom.

Auch I.S. SMITH (1994) berichtet über den Verlauf bei 18 Patienten, die alle eine chronische demyelinisierende periphere Neuropathie und eine benigne IgM-Paraproteinämie aufwiesen. Alle Patienten hatten Serumantikörper, die gegen peripheres Myelin, speziell Myelin-assoziiertes Glykoprotein, gerichtet waren; 7 davon ließen sich klinisch und elektrophysiologisch zwischen einem und 14 Jahren (im Mittel 7,4 Jahre) verfolgen. Das Leitsymptom und die übrigen Zeichen bestanden nahezu immer aus einer distalen Sensibilitätsstörung an den Extremitäten, die von einer distalen Schwäche gefolgt wurde. Alle Patienten entwickelten einen *Tremor* oder eine *Ataxie* in den Armen und eine Gangataxie. Der Schweregrad der Neuropathie variierte erheblich von Patient zu Patient in ähnlichen Stadien. Einige hatten überwiegend sensorische Ausfälle, andere überwiegend motorische. Alle Patienten entwickelten schließlich motorische und sensorische Symptome. Die Neuropathie verschlechterte sich langsam über die ersten 2–5 Jahre und schien sich dann zu stabilisieren, obwohl langzeitige Verlaufsuntersuchungen eine sehr langsame Progression in der Gesamtgruppe ergaben. Bei keinem Patienten entwickelten sich Anzeichen einer hämatologischen Malignität, aber 2 Patienten verstarben aufgrund eines malignen Neoplasmas, das andere Systeme betraf. Bei einer Durchsicht von 75 Krankenakten aus der Literatur war eine nichthämatologische maligne Erkrankung die häufigste Ursache für den Tod.

Anhang: 1. Mausmodell einer entzündlichen demyelinisierenden Neuropathie bei monoklonaler Gammopathie (MG)

DIB et al. (1987) und A. VITAL et al. (1989) berichten über einen bestimmten Mäusestamm (C57BL), der eine benigne MG entwickelt und eine entzündliche demyelinisierende Neuropathie aufweist. Mäuse mit normalem Serum zeigten keine feinstrukturellen Anomalien des N. ischiadicus, während eine entzündliche demyelinisierende Neuropathie (EDN) bei 3 von 10 Mäusen mit benigner IgG-MG, bei 2 von 7 mit benigner IgM-MG und bei 1 Maus mit einem Waldenström-ähnlichen Lymphom vorlag. (Diese 1. Gruppe bestand aus 28 Mäusen vom Stamm C57BL/KaLwRij.) In einer 2. Gruppe wurden sieben C57BL-Mäuse mit transplantiertem multiplen Myelom und sechs C57BL-Mäuse mit Morbus Waldenström-ähnlichem Lymphomtransplantat untersucht. Bei keinem dieser Tiere, die jünger waren als die der ersten Gruppe, war irgendeine Läsion im Sinne einer EDN nachweisbar.

Anhang: 2. Experimenteller Leitungsblock

SANTORO et al. (1992) haben Serum von Patienten mit Anti-GM1-Antikörpern, die eine Motoneuronerkrankung und multifokale motorische Leitungsblöcke aufwiesen, in den N. ischiadicus von Ratten injiziert. Wenn diese Injektionen zusammen mit frischem humanen Komplement durchgeführt wurden, trat ein Serum-induzierter Leitungsblock mit zeitlicher Dispersion und mit Ablagerungen von Immunglobulinen am Ranvier-Schnürring auf. Elektronenmikroskopisch fanden sich demyelinisierte Fasern in 6,5 %. Nach Präabsorption mit GM1 hatte das Serum keinen Effekt, was vermuten läßt, daß die Anti-GM1-Antikörper ursächlich für die Leitungsstörungen verantwortlich sind. Die IgM-Ablagerungen wurden mit Fluoreszein-Isothiozyanat (FITC)-konjugierten Antikörpern gegen menschliches IgM dargestellt, ebenso mit Erdnuß-Agglutinin (PNA), das direkt mit dem FITC verbunden wurde. Damit wurden sowohl immunreaktives IgM als auch PNA an den Schnürringen abgebildet. In einem Semidünnschnitt ist die Auswirkung des Serums auf den N. ischiadcus der Ratte nach intraneuraler Injektion dargestellt. 7 Tage nach der Injektion des Patientenserums mit Meerschweinchenkomplement und frischem humanen Serum fanden sich Makrophagen und demyelinisierte Axone. Elektronenmikroskopisch ist eine nodale Verbreiterung und Myelinretraktion abgebildet, die paranodal beginnen würde.

b) Waldenström-Makroglobulinämie

Diese Krankheit ist durch eine chronische lymphoretikuläre proliferative Erkrankung gekennzeichnet, die mit zirkulierenden monoklonalen IgM-Paraproteinen verbunden ist (NOBILE-ORAZIO et al. 1987). In der Regel ist ein der Erkrankung zugrundeliegendes B-Zell-Lymphom nachweisbar (s. Kap. M.III Neuropathien bei Dysproteinämien und Paraproteinämien). *Immunelektronenmikroskopisch* konnten A. VITAL u. C. VITAL (1993) endoneurale IgM-Ablagerungen identifizieren, wobei sich ein spezifisches feinstrukturelles Muster bei einem Patienten mit einer Kryoglobulinämie ergab.

c) Kryoglobulinämien

Sowohl bei der *essentiellen* als auch bei der *sekundären Kryoglobulinämie* kann eine Neuropathie an den unteren Extremitäten auftreten (Abb. 237). Eine *Vaskulitis*, welche die Vasa nervorum betrifft (Abb. 245c), ist dabei vermutlich auf Kryoglobulinablagerungen mit Aktivierung von Komplement zurückzuführen. Eine *Ischämie der Nerven* durch intravaskuläre Kryoglobulinablagerungen ist u. a. deshalb zu vermuten, weil bei einem Fall mit einem Myelom Ablagerungen dichtgepackter tubulärer Strukturen im Endoneurium, in den Wänden der Vasa nervorum und im Lumen einzelner Gefäße ähnlich den immunotaktoiden Ablagerungen bei einer MGUS-Neuropathie (MOORHOUSE et al. 1992) beobachtet worden sind, wie sie auch in Kryopräzipitaten aus dem Serum nachweisbar sind. Die in Abb. 245c dargestellten Kapillarproliferationen im Epineurium sind offensichtlich kompensatorisch als Folge von Gefäßverschlüssen aufgetreten. Bei einem IgM-κ-produzierenden Lymphom (PRIOR et al. 1992) zeigten die okkludierenden intravaskulären Präzipitate charakteristische Fingerabdruckmuster bei geringgradigen perivaskulären Infiltraten. Eine Perineuritis kann ebenfalls vorkommen.

F. P. THOMAS et al. (1992) berichten über einen Patienten mit sensorimotorischer Mononeuritis multiplex, der eine Kryoglobulinämie vom Typ 2 hatte mit

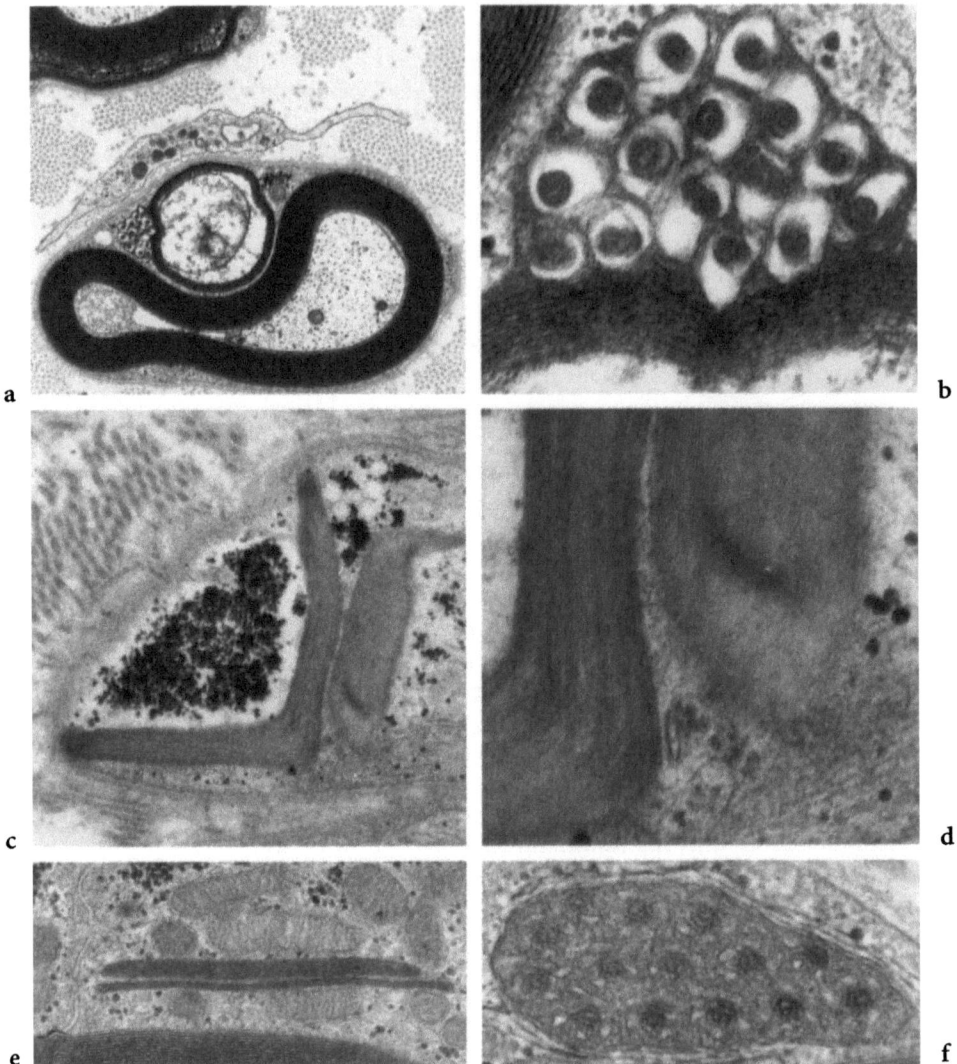

Abb. 237 a-f. Kryoglobulinämie bei einer 67jährigen Frau (Patientin von B. Neundörfer, Erlangen). a, b Geringeltes Muster der Auflösung eines Myelinovoids neben einer weitgehend erhaltenen Markscheide. Das Auflösungsmuster ist in b bei stärkerer Vergrößerung abgebildet. Im Zentrum der geringelten Strukturen ist jeweils ein weitgehend amorphes Granulum enthalten, das von einem hellen Saum umgeben ist, welcher wiederum von mehreren Lamellen umgeben wird, die nicht die gleiche Periodizität wie die Markscheidenlamellen aufweisen. a × 12600; b × 104000. c, d Ungewöhnliche Formen von π-Granula in der Nachbarschaft von Glykogengranula im Zytoplasma einer Schwann-Zelle bei einem Fall mit progredienter Neuropathie. c × 23400; d × 90000. e Weitere Formen von π-Granula zwischen Mitochondrien. × 38400. f Abnormes Mitochondrion mit zahlreichen Matrixgranula-ähnlichen Verdichtungen und irregulär angeordneten Cristae mitochondriales. × 38400

einem IgM-κ-M-Protein, das monoklonale Anti-MAG-Antikörper vom selben Isotyp zu enthalten schien. Eine Suralnervenbiopsie ergab eine nekrotisierende Arteriitis und Aspekte sowohl einer axonalen Degeneration als auch einer Demyelinisation. IgM-κ- und C3-Ablagerungen waren auf den Markscheiden einiger übriggebliebener Nervenfasern vorhanden. Diese Beobachtungen legen den Schluß nahe, daß Anti-MAG-Antikörper zu der Markscheidenschädigung beitrugen, während die Kryopräzipitate die Vaskulitis und die axonale Degeneration verursacht haben mögen.

NEMNI et al. (1988) haben 5 Fälle mit essentieller Kryoglobulinämie und 3 mit sekundärer Kryoglobulinämie untersucht. Die Kryoglobuline gehörten bei 2 Fällen dem Typ II an (gemischte Kryoglobuline mit einer monoklonalen Komponente) und dem Typ III (gemischte polyklonale Kryoglobuline) in 2 anderen Fällen; bei 4 weiteren ließen sie sich nicht genauer identifizieren. Bei allen Patienten zeigte die Neuropathie einen akuten oder subakuten Beginn und bei 7 war sie anfangs asymmetrisch, aber im Verlauf der Erkrankung entwickelte sich bei 3 Patienten eine symmetrische sensomotorische Polyneuropathie. Bei allen Patienten wurde eine Suralnervenbiopsie untersucht. Bei 4 bestand eine ausgedehnte Vaskulitis mit Nekrosen der Gefäßwände und perivaskulären entzündlichen Infiltraten. Bei 2 anderen waren die Gefäßwände verdickt und das Lumen eingeengt, ohne daß entzündliche Zellinfiltrate nachweisbar waren. Dieser Befund zusammen mit dem Ausfall der markhaltigen Nervenfasern in einzelnen Faszikeln oder fokal innerhalb von Faszikeln legte die Vermutung nahe, daß die Neuropathie gefäßbedingt ist. Bei allen Patienten bestand der Hauptbefund in axonaler Degeneration. Zeichen einer axonalen Regeneration waren selten. Die Gesamtzahl der markhaltigen Nervenfasern war bei allen Fällen reduziert, um 24–95% unter den Normalwert. Die großen Nervenfasern waren bei 7 Patienten bevorzugt ausgefallen. Elektronenmikroskopisch ließen sich in endoneuralen Kapillaren hypertrophische Endothelzellen und Pseudopodien nachweisen, die das Lumen nahezu vollständig verschlossen (in einem allerdings offensichtlich kollabierten Blutgefäß).

Unter 5 Fällen mit *essentieller gemischter Kryoglobulinämie* fanden C. VITAL et al. (1988) 3 Fälle mit multifokalen Neuropathien und 2 mit einer symmetrischen Polyneuropathie. Ein Fall hatte eine Kryoglobulinämie mit monoklonaler IgM-Gammopathie und polyklonaler IgG-Gammopathie, die 4 anderen hatten eine Kryoglobulinämie mit polyklonaler Gammopathie. In den Biopsien war eine perivaskuläre Infiltration mit mononukleären Zellen um kleine und mittelgroße Blutgefäße nachweisbar. Bei 2 Fällen fand sich eine ausgeprägte Schädigung der meisten markhaltigen Nervenfasern, die sich in einem akuten Stadium der Degeneration befanden, die 3 anderen zeigten weniger ausgedehnte Schädigungen der markhaltigen Nervenfasern. Die meisten endoneuralen Kapillaren zeigten geschwollene Endothelzellen. Die Degeneration der markhaltigen Nervenfasern ist wahrscheinlich hauptsächlich auf die Vaskulitis im Epineurium zurückzuführen. Diese Schädigung wird wahrscheinlich verstärkt durch Veränderungen an den endoneuralen Kapillaren. Diese Veränderungen und die Pathomechanismen sind anders als bei Fällen von Kryoglobulinämie mit isolierter monoklonaler Gammopathie. Weitere Fälle mit „Kälte-Agglutinin"-Krankheit wurden von T.D. THOMAS (1991) beschrieben.

TREDICI et al. (1992) haben 6 Patienten mit Kryoglobulinämie mit und ohne Anzeichen einer peripheren Neuropathie untersucht. Alle Patienten waren von einer essentiellen gemischten Typ II-Form betroffen. Bei allen Fällen war eine Axonopathie vorhanden, die mit endoneuralen Gefäßschädigungen verbunden war. Der Faserverlust war fleckförmig verteilt innerhalb der Nervenfaszikel, was ebenfalls auf eine ischämische Schädigung der Nervenfasern schließen läßt.

Über Zusammenhänge zwischen einer *Hepatitis-C-Infektion*, einer Kryoglobulinämie und einer vaskulitischen Neuropathie berichten KHELLA et al. (1995). Diese paraneoplastische vaskulitische Neuropathie sei behandelbar. Die kryoglobulinämische Neuropathie kann sich klinisch als Restless-leg-Syndrom manifestieren (GEMIGNANI et al. 1997).

IV. Myeloische Leukämien

A. VITAL et al. (1993) berichten über 2 Patienten, die an einer akuten myelomonoblastischen Leukämie litten und klinisch Anzeichen für eine periphere Nervenbeteiligung aufwiesen. In beiden Fällen ergab die periphere Nervenbiopsie endoneurale Zellinfiltrate, die immunzytochemisch als leukämische Zellen identifiziert werden konnten. Elektronenmikroskopisch fand sich hauptsächlich eine Schädigung der Axone; bei einem Patienten ließen sich jedoch auch Anzeichen einer aktiven Demyelinisation nachweisen.

Anhang: Sichelzellanämie

Bei der Sichelzellanämie tritt selten einmal eine Mononeuropathie auf (SHIELDS et al. 1991).

N. Neuropathien aufgrund peripherer Gefäßerkrankungen und Hypoxidosen

Neuropathien gibt es bei zahlreichen verschiedenartigen peripheren Gefäßerkrankungen (Abb. 238–255), wobei allerdings meist unklar ist, wie und ob Neuropathie und Angiopathie pathogenetisch korreliert sind. Die „angiopathischen Neuropathien" werden vermutlich in der Regel an einzelnen oder mehreren Stellen im langen Verlauf eines Nerven durch *Ischämien* verursacht. Diese entstehen durch

1. *Stenose oder Verschlüsse großer und kleiner Arterien* bei Arteriosklerose (Abb. 238b), Amyloidose (Abb. 238f), Embolien (Abb. 247) und Vaskulitiden (Abb. 245 a, b; 246 a; 248 b; 251; 252–254)
2. *Kompressionen* (Traumen, Tumoren, Tourniquets) und
3. *Kompartimentsyndrome* (z. B. Tibialis-anterior-Syndrom).

Während einige Autoren bei Ischämien einen Verlust markhaltiger Nervenfasern, insbesondere der großen, beschrieben haben, fanden andere ausgedehnte segmentale Demyelinisationen und Remyelinisationen (s. unten). Die experimentelle Embolisation mit Arachidonsäure hat aber vor allem eine axonale Degeneration ergeben, wobei die kleinen markhaltigen und die nichtmyelinisierten Axone vulnerabler sind (PARRY u. BROWN 1982). Die experimentelle Mikroembolisation mit Polystyrenkugeln (mit einem Durchmesser von 15 ± 0,8 µm) führt zu Nervenfaserdegenerationen, wobei das Zentrum der Faszikel zuerst betroffen ist. Dabei bedarf es, vermutlich wegen der besonders reichlichen Versorgung des Nerven mit Kollateralen, einer wesentlich größeren Zahl an Mikroemboli [ca. 6 Mio. (NUKADA u. DYCK 1984)], um im N. ischiadicus der Ratte Nervenfaserdegenerationen hervorzurufen, als um im Muskel der hinteren Extremitäten von Ratten Muskelfasernekrosen auszulösen [ca. 1 Mio. pro A. iliaca communis (SCHRÖDER 1982)].

I. Allgemeine Histopathologie der Gefäßveränderungen im peripheren Nerven

Einige Besonderheiten der Gefäßversorgung peripherer Nerven wurden bereits erwähnt (s. Kap. B.II.b: Normale Struktur peripherer Nerven). Im übrigen gelten die für andere Körperregionen erarbeiteten Grundsätze der allgemeinen Gefäßpathologie, wenn auch im Endoneurium wegen der besonderen

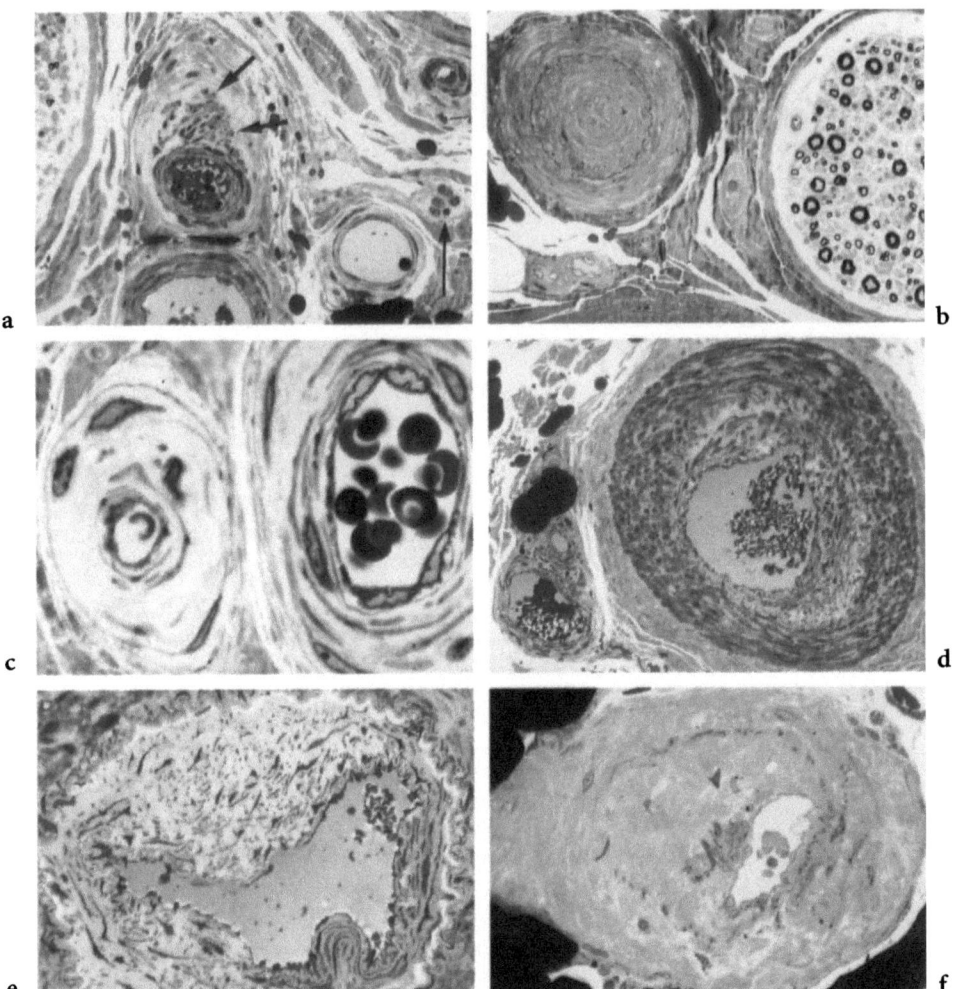

Abb. 238. a Immunkomplexvaskulitis bei einer 68jährigen Frau (Patientin von B. NEUNDÖRFER, Erlangen). Die glatten Muskelzellen einer epineuralen dünnwandigen Arterie sind sektorförmig abdissoziiert (*kurze Pfeile*) und von exzentrisch vermehrtem kollagenen Bindegewebe umgeben (*stärkere Vergrößerung*: s. Abb. 239a–c). An einer Stelle liegen isolierte glatte Muskelzellen (*langer Pfeil*). × 290. b Stenosierende Angiopathie bei angeblich familiärer Demenz vom Alzheimer-Typ (61jähriger Patient von K. POECK, Aachen). Die Intima einer epineuralen Arterie innerhalb der Elastica interna ist stark im Sinne einer Arteriosklerose durch eingewanderte und proliferierte glatte Muskelzellen verbreitert, das Lumen hochgradig stenosiert bei mittelgradiger Neuropathie vom axonalen Typ. × 280. c Ausgeprägte Mikroangiopathie bei zirkulierenden Immunkomplexen (59jähriger Patient von B. NEUNDÖRFER, Erlangen). Die perikapillaren Basalmembranen sind im Epineurium z.T. hochgradig verbreitert, ohne daß entzündliche Zellinfiltrate nachweisbar wären. × 1200. d Epineurale Gefäßveränderungen bei Sklerodermie (vgl. Abb. 245d). e Gleicher Fall wie in d. Starke polsterförmige Verbreiterung der Intima mit Zell- und Bindegewebsfaservermehrung (Sklerosierung) in einer epineuralen Vene. × 1650. f Amyloidose mit ausgeprägten Amyloidablagerungen in der Wand einer Vene (91jähriger Patient von M. KERSCHENSTEINER, Siegen). × 360. (Nach SCHRÖDER 1987). g, h s. S. 594

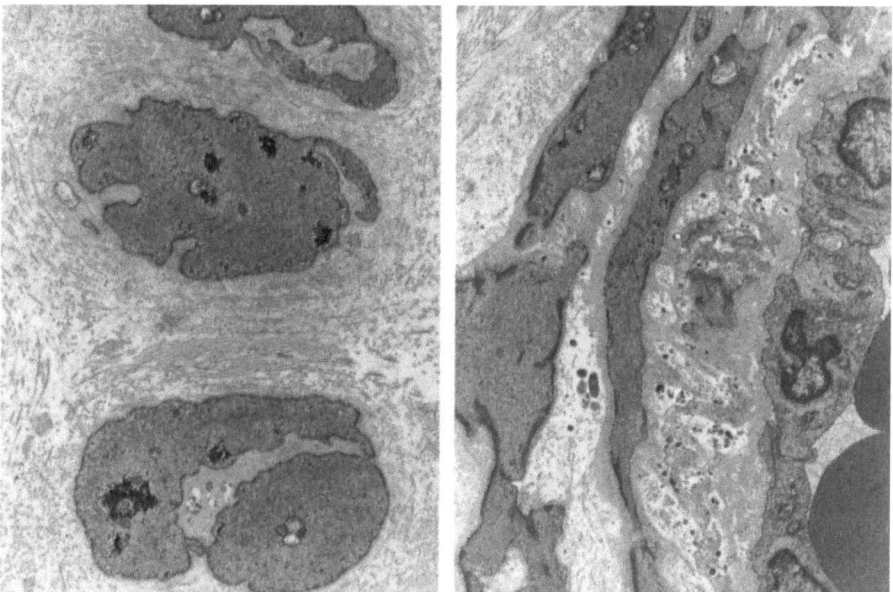

Abb. 238 *(Fortsetzung)*. g Stärkere Vergrößerungen der Abb. 237 a mit elektronenmikroskopischen Aufnahmen der abdissoziierten (**g**) und noch regelrecht angeordneten glatten Muskelzellen (**h**). Zwischen Endothel und glatten Muskeln liegen im extrazellulären Raum reichlich Matrixgranula. Die Basalmembranen sind ungleichmäßig verbreitert. Die Kollagenfibrillen sind in wechselnden Richtungen angeordnet. Im Lumen liegen Erythrozyten. g × 8300; h × 7200. (Nach SCHRÖDER 1986)

Blut-Nerven-Schranke und wegen des Perineuriums als Diffusionsbarriere zwischen Epineurium und Endoneurium Besonderheiten zu berücksichtigen sind.

Die *Basallaminae* der endo- und epineuralen Kapillaren können durch Degeneration und Regeneration der Endothelzellen vermehrt, aber auch vermutlich durch metabolische oder Permeabilitätsstörungen verbreitert sein (Abb. 238 c, 240; Tabelle 10), vor allem beim Diabetes mellitus (Abb. 240 a, d; POWELL et al. 1984; POWELL et al. 1985; YASUDA u. DYCK 1987). Die Verbreiterung der Basallaminae ist zumindest im Perineurium reversibel (BEGGS et al. 1989). Im Sinne eines regressiven Phänomens sind dabei Verdichtungen des Zytoplasmas und der Kerne von Perizyten und anderen Gefäßwandzellen zu werten. Andererseits gibt es an endoneuralen Kapillaren eine *Vermehrung von Endothelzellen* (GIANNINI u. DYCK 1994) und im Epineurium eine Einwanderung von glatten Muskelzellen aus der Media in die Intima, wie es für die Arteriosklerose typisch ist (vgl. Abb. 238 d), und eine *Abdissoziation glatter Muskelzellen* von der Gefäßwand in das umgebende Epineurium (Abb. 238 a, g; SCHRÖDER 1986). Nach der Degeneration epineuraler Arteriolen bleiben vielfach noch einzelne glatte Muskelzellen erhalten (Abb. 245 d), während von dem übrigen Gefäß nur noch schemenhafte, fibrosierte Reste der Kontur übrigbleiben.

Besondere granuläre Immunglobulin-ähnliche Ablagerungen (vgl. Abb. 230 b, c) in den Basallaminae sind für *CADASIL* charakteristisch; diese können auch in einer Nervenbiopsie nachgewiesen werden (Abb. 262 c; SCHRÖDER et al.

Tabelle 10. Prozent der Kapillaren mit Basalmembranverdickungen. (Nach SCHRÖDER 1985) (Fallzahl in Klammern: *Kursiv* gedruckte Werte beruhen auf Messungen an weniger als 100 Kapillaren)

Diabetes mellitus *(2)*	*88*
Hypothyreose *(2)*	*81*
Alkoholismus *(5)*	*66*
Panarteriitis nodosa (9)	65
Polymyositiden (15) (einschließlich Dermatomyositis, Sklerodermie und LE)	53
Polyneuropathien (9) (einschließlich Refsumscher Krankheit und hypertrophischer Neuropathie)	39
Polymyalgia rheumatica *(3)*	*33*
Poikilodermia vascularis atrophicans *(1)*	*27*
Myotonische Dystrophie (13)	22
Purpura Schoenlein-Henoch *(1)*	*12*
Andere Dystrophien (26) (Duchenne, Becker-Kiener, Landouzy-Déjerine, von Graefe-Fuchs u.a.)	6
Infantile spinale Muskelatrophie *(8)*	*0*
Juvenile spinale Muskelatrophie *(5)*	*0*

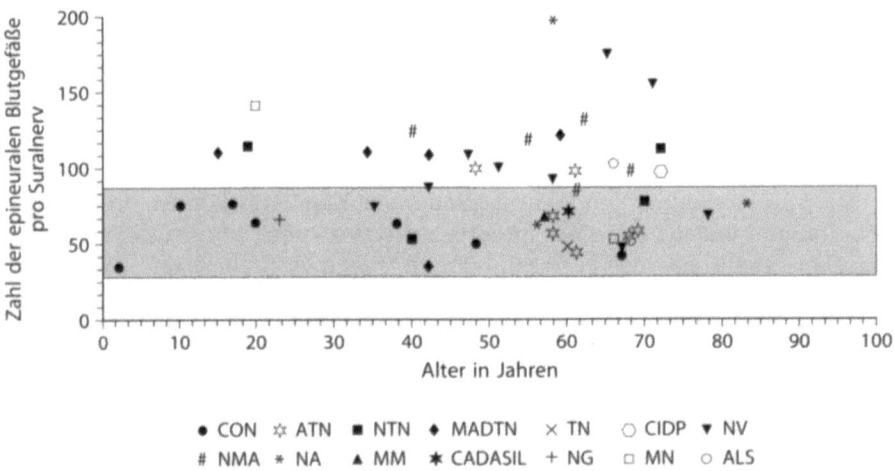

Abb. 239. Zahl der epineuralen Blutgefäße (Y-Achse) in Relation zum Alter (X-Achse) der untersuchten Patienten. Die Kontrollfälle sind durch Punkte charakterisiert und liegen alle in dem grau unterlegten Bereich (*CON*), der etwa der doppelten Standardabweichung der Kontrollwerte entspricht. Weitere Abkürzungen: *ATN* axonaler Typ der Neuropathie, *NTN* neuronaler Typ der Neuropathie, *MADTN* gemischte axonale und demyelinisierende Form der Neuropathie, *TN* tomakulöse Neuropathie, *CIDP* chronische inflammatorische demyelinisierende Polyneuropathie, *NV* Neuropathie mit Vaskulitis, *NMA* Neuropathie mit Mikroangiopathie, *NA* Neuropathie mit Angiopathie größerer Blutgefäße, *NM* Mönckeberg-Mediaverkalkung, *CADASIL* zerebrale autosomal-dominante Arteriopathie mit subkortikalen Infarkten und Leukoenzephalopathie, *NG* Neuropathie bei Gammopathien, *MN* motorische Neuropathie, *ALS* amyotrophische Lateralsklerose. (Mod. nach SCHÜTZ u. SCHRÖDER 1997)

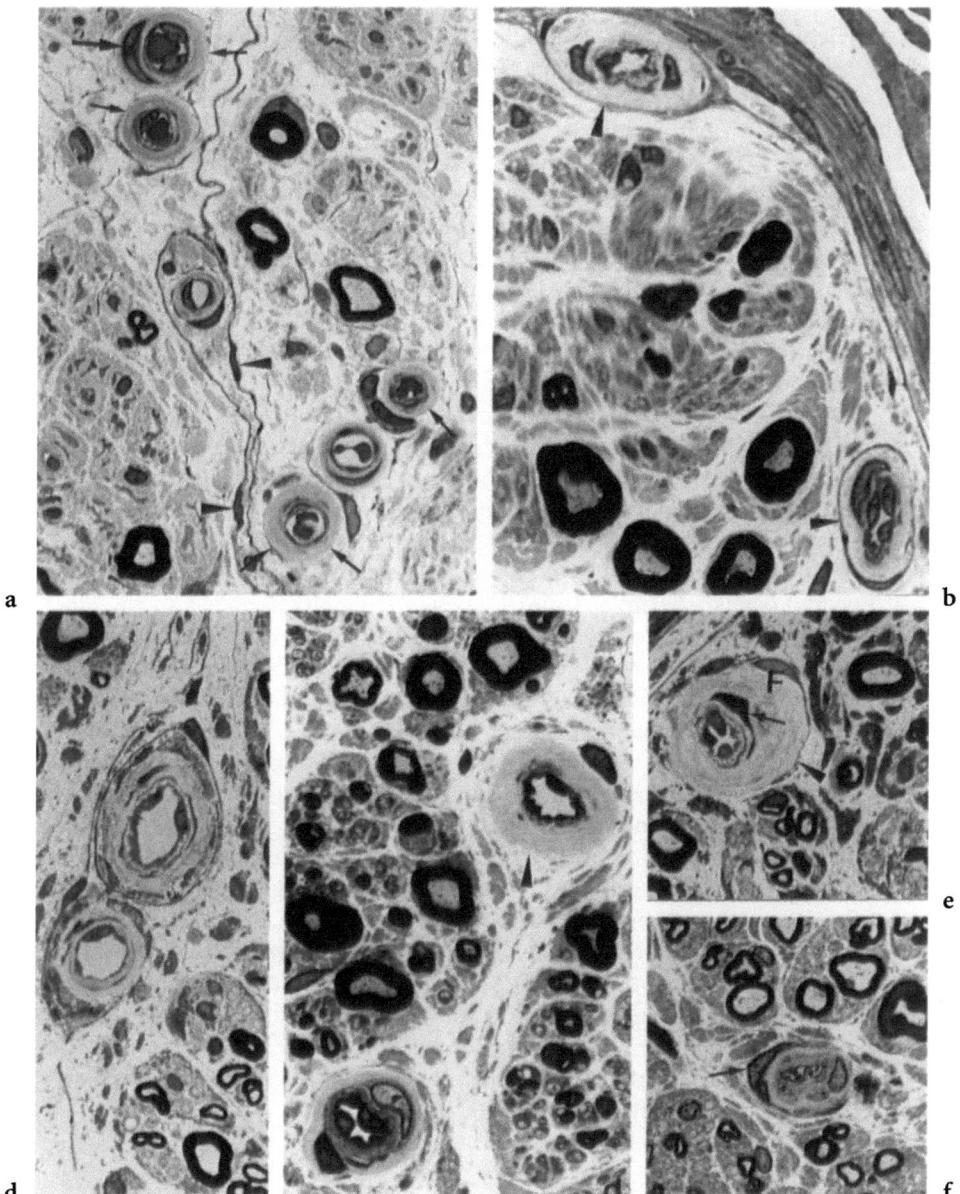

Abb. 240 a–f. Basalmembranenverbreiterungen an endoneuralen Blutgefäßen (Aus Inauguraldissertation von W. BEINBORN, Aachen, 1991). **a** Die Basalmembranen der endoneuralen Gefäße sind erheblich verbreitert (*dünne Pfeile*). An einem Gefäß befindet sich ein auffallend großer Perizyt (*dicker Pfeil*). Endoneurale Fibrozyten sind durch *Pfeilköpfe* gekennzeichnet. Die Anzahl der markhaltigen und marklosen Nervenfasern ist verringert. Außerdem besteht ein ausgeprägtes endoneurales Ödem. 46jährige Frau mit diabetischer Mikroangiopathie. **b** 57jähriger Mann mit Kryoglobulinämie. Zwei endoneurale Blutgefäße mit prominenten Endothelzellen und Perizyten sowie umgebenden Fibrozyten zeigen eine nur geringgradige Verbreiterung ihrer Basalmembranen (*Pfeilköpfe*). *Fortsetzung s. S. 597*

1995). Hirnbiopsien (LAMMIE et al. 1995) sind seither zur Diagnosensicherung obsolet geworden (Weiteres zu CADASIL s. unten).

Fenestration endoneuraler Kapillaren sind ausnahmsweise bei makroglobulinämischer Neuropathie und beim Diabetes mellitus beschrieben worden; in frühen Stadien der Waller-Degeneration, 2–6 Tage nach Durchschneidung des N. phrenicus der Maus, sind Fenestrationen häufig nachweisbar. Sonst grenzen die Endothelzellen der endoneuralen Kapillaren mit *Zonulae occludentes* („tight junctions") dicht aneinander (morphologisches Substrat der *Blut-Nerven-Schranke*). Bei der Maus besteht allerdings normalerweise eine Durchlässigkeit der Kapillaren für Albumin.

Ein *endoneurales Ödem* aufgrund von Plasmaexsudaten und gesteigerter Gefäßpermeabilität bis hin zu Erythrodiapedesen gibt es bei zahlreichen akuten Neuropathien (z. B. bei der Isoniazid-Neuropathie, Abb. 74 a, 75). Bei bestimmten experimentellen Neuropathien läßt sich durch direkte Messung ein gesteigerter endoneuraler Druck nachweisen (LUNDBORG et al. 1984; MIZISIN et al. 1988). Der erhöhte Druck vermindert die Durchblutung der Nervenfaszikel.

Die regelmäßig im N. suralis vorhandene einzelne größere Arterie (A. nutritia) (SCHÜTZ u. SCHRÖDER 1997) weist nur ausnahmsweise (so bei einem Fall mit Polyglukosankörpermyopathie) massive *Mediaverkalkungen* sowie *feinere Kalksalzausfällungen* auch in anderen Wandabschnitten auf. Eine derartige Mediaverkalkung ist uns auch bei einem Fall mit IgA-Gammopathie aufgefallen (Abb. 229 b). Selbst bei einem Fall mit schwerer Mönckeberg-Mediaverkalkung in weiter proximal gelegenen größeren Arterien fanden sich allerdings distal, in den Blutgefäßen des Suralnerven, keine Verkalkungen (unveröffentlichte Beobachtung bei einem Fall von U. BENEICKE, Duisburg). Feinere Kalksalzablagerungen kommen jedoch häufiger vor.

Epineurale Kapillarproliferationen fallen manchmal in Zusammenhang mit massiven epineuralen entzündlichen Infiltraten und angiitischen Gefäßstenosen oder -verschlüssen bei rheumatoider Arthritis (Abb. 245 a), Kryoglobulinämien (Abb. 245 c) und granulomatösen Entzündungsprozessen auf (SCHRÖDER 1986; SCHÜTZ u. SCHRÖDER 1997). Die größte Zahl epineuraler Blutgefäße fand sich bei einer Kryoglobulinämie (196 statt normalerweise im Mittel etwa 57; Abb. 239). Im übrigen gibt es bei der rheumatischen Arthritis ein breites Spektrum entzündlicher Gefäßveränderungen bei einer Vaskulitis bzw. Kapillaritis bis zu ausgeprägten Formen der Panarteriitis.

◄―――――――――――

Abb. 240 *(Fortsetzung).* **c** Mikroangiopathie ungeklärter Art bei einem 63jährigen Mann. **d** 69jähriger Mann mit diabetischer Mikroangiopathie. Ein endoneurales Gefäß rechts oben weist eine deutliche Basalmembranverbreiterung auf *(Pfeilkopf)*. Eine Endothelzellvermehrung besteht am Gefäß im *linken unteren* Bildabschnitt. **e** Gleicher Fall wie in c. Gefäß mit starker Basalmembranverbreiterung *(Pfeilkopf)*, großen Endothelzellen und pyknotischem Perizyten *(Pfeil)*. Perivasal fällt ein zirkulär angeordneter Fibrozyt auf *(F)*. **f** Mikroangiopathie bei Hypertonie. In der endoneuralen Kapillare ist kein Lumen zu erkennen, wobei ein Kollaps wegen Exzision des Nerven in Blutleere nicht von einer Obliteration abzugrenzen ist. An den Kernen der Endothelzellen und eines Fibrozyten *(Pfeil)* fallen Einkerbungen auf. **a–f** × 1000

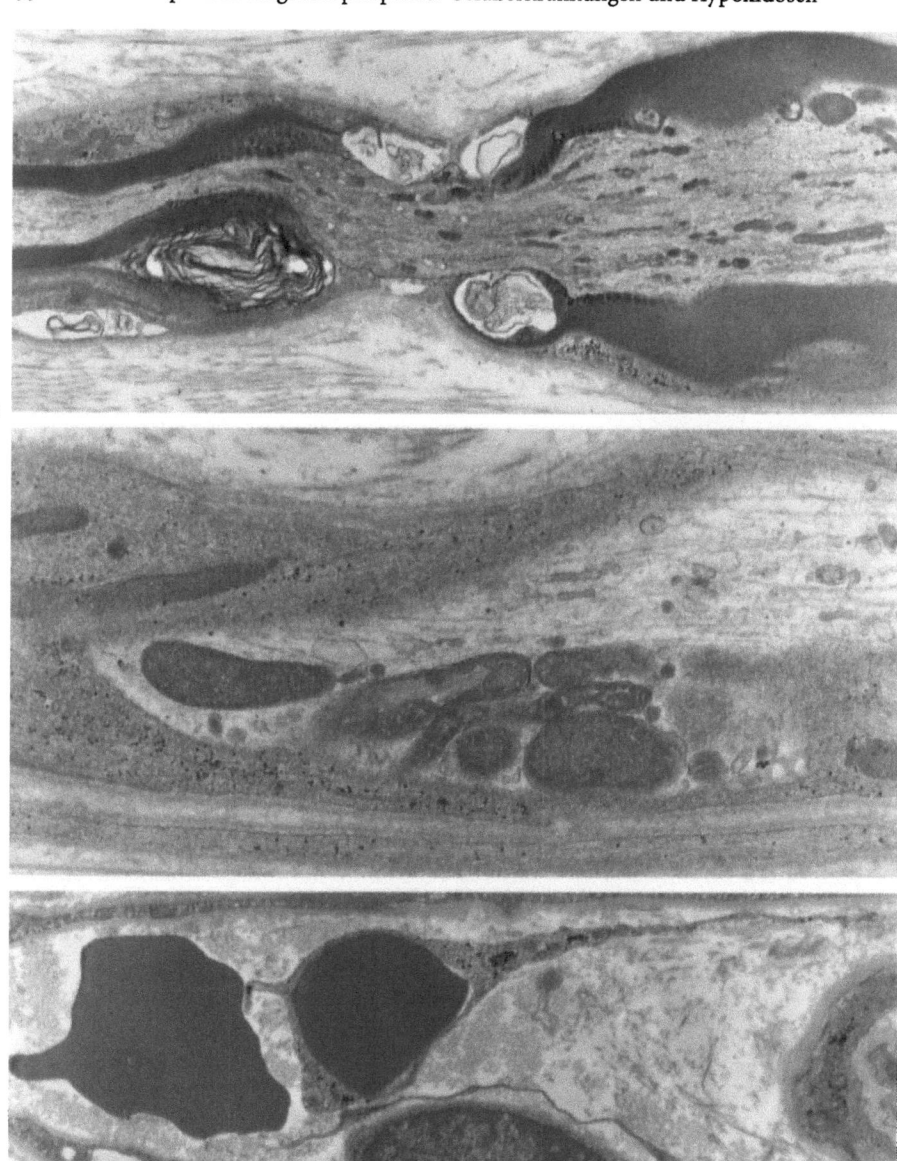

Abb. 241a-c. 38jähriger Patient von U. BENEICKE, Duisburg, mit Erythrodiapedesen nach vorausgegangener Intoxikation. a Paranodale vakuoläre und vesikuläre Zerfallsformen der Markscheidenlamellen mit umschriebener Ausfällung multilamellärer Strukturen. × 11000.
b Auffallend große Mitochondrien in einem Axon eines Bündels markloser Nervenfasern.
× 29000. c Perivaskuläre Erythrozyten, von denen einer bereits phagozytiert ist. × 9400

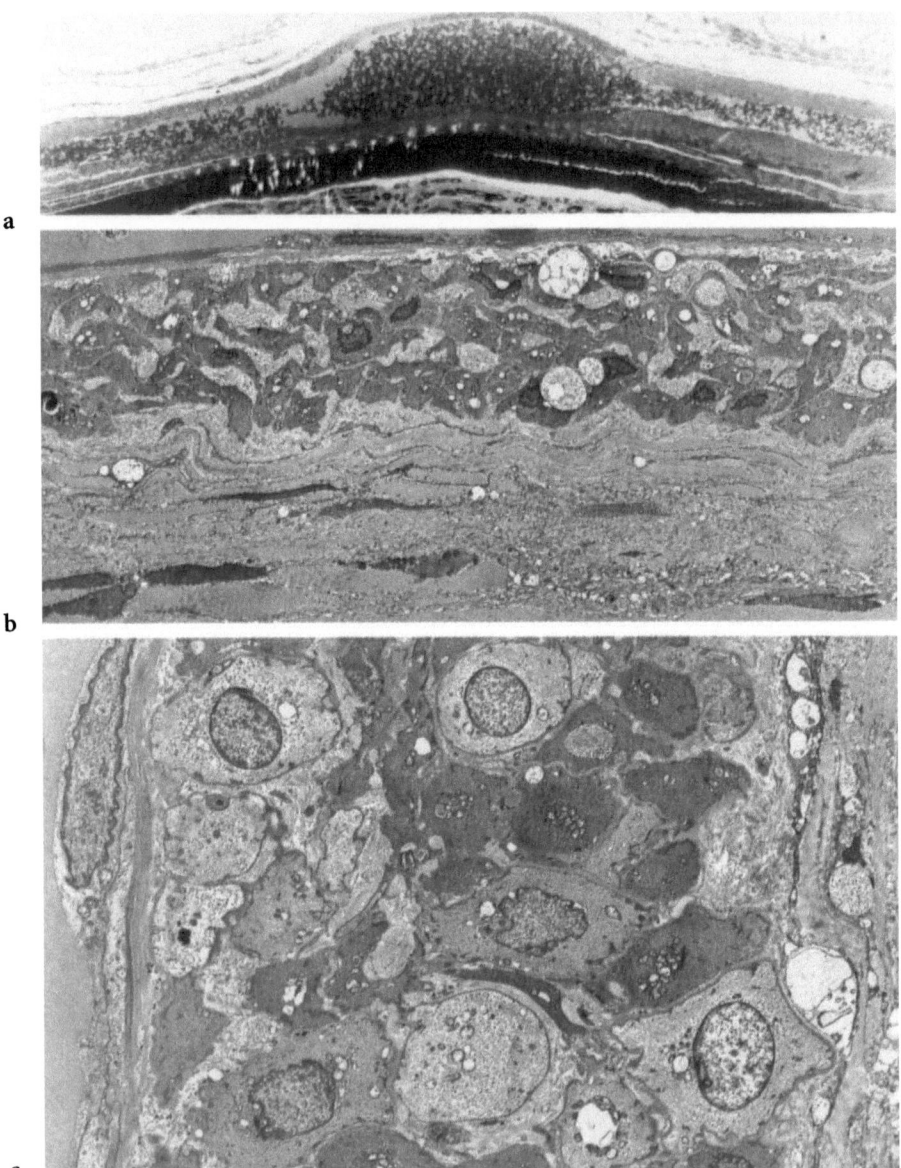

Abb. 242. a Fokal varikös dilatierte und verschmälerte Venenwand mit Akkumulation von Erythrozyten im Epineurium eines Suralnerven eines 35jährigen Mannes mit chronischer Neuropathie vom axonalen Typ. × 84. **b** Elektronenmikroskopische Übersichtsaufnahme der Venenwand aus dem varikös veränderten Bereich in **a**. Die glatten Muskelzellen sind dissoziiert und enthalten viele Vakuolen, die unterschiedlich groß sind und mehr oder weniger zahlreich granuläre Substanzen enthalten. Im Extrazellulärraum der angrenzenden Adventitia sind zahlreiche Matrixgranula und feine Vesikel zwischen den Kollagenfibrillen angehäuft. × 2000.
c Die glatten Muskelzellen der Übergangszone zwischen der varikös veränderten Wand und dem normalen Wandteil sind z.T. pyknotisch und enthalten im Zentrum angehäufte Mitochondrien. Die anderen Zellen erscheinen geschwollen und enthalten nur relativ wenige Filamente. Vakuolen sind vor allem in der Adventitia nachweisbar. × 3800

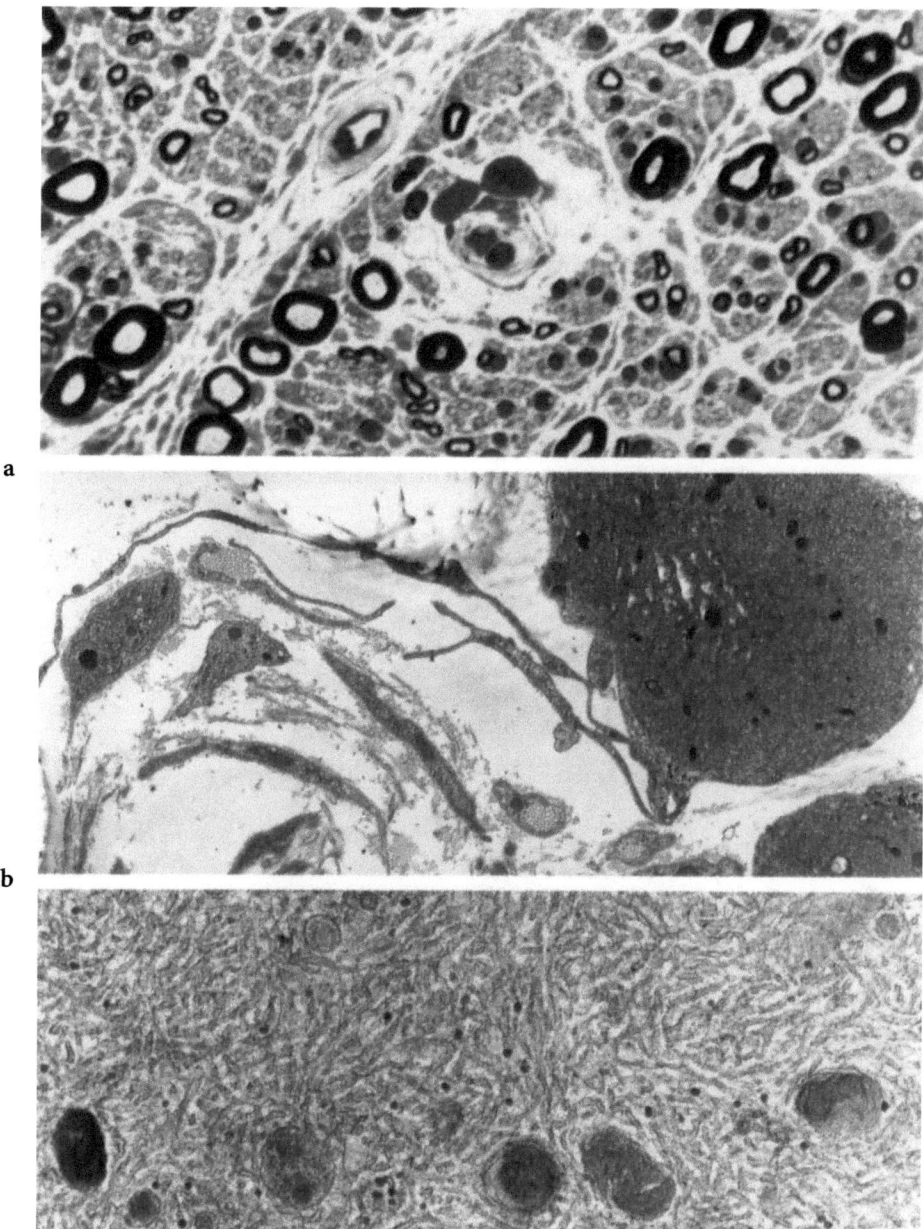

Abb. 243a–c. Ungewöhnliche perivaskuläre Zellen mit massenhaft tubulovesikulären Strukturen bei einem 78jährigen Patienten mit Neuropathie vom axonalen/neuronalen Typ unklarer Genese. a × 10 000; b × 8700; c × 53 000

Weitere Gefäßveränderungen: Die große Zahl möglicher degenerativer, reaktiver, regenerierender, entzündlicher, metabolischer und blastomatöser Gefäßveränderungen im peripheren Nerven (Abb. 238–248, 251, 252a, 254) ist nur unvollständig dokumentiert. Sie unterscheiden sich aber nicht wesentlich von denen in manchen anderen Organen. Einige wurden bereits erwähnt. Von Bedeutung sind vermutlich auch Vermehrungen intermediärer Filamente in den Endothelzellen endoneuraler Kapillaren bei Dysglobulinämien (SCHRÖDER 1987). Dysplasien venöser Gefäßwände im Epineurium, wie in Abb. 242 wiedergegeben, sind m.W. bisher nicht beschrieben worden; doch können epineurale Phlebektasien, vermutlich vor allem im Rahmen einer Varikose, vorkommen (SCHÜTZ u. SCHRÖDER 1997; s. unten). Weitere Anomalien, wie in Abb. 243 abgebildet, sind bisher m.W. ebenfalls nicht beschrieben worden und vorerst auch nicht zu erklären.

Pathognostische Gefäßwandeinschlüsse bei Stoffwechselkrankheiten: Bemerkenswert und charakteristisch, wenn auch nicht absolut pathognostisch, sind die

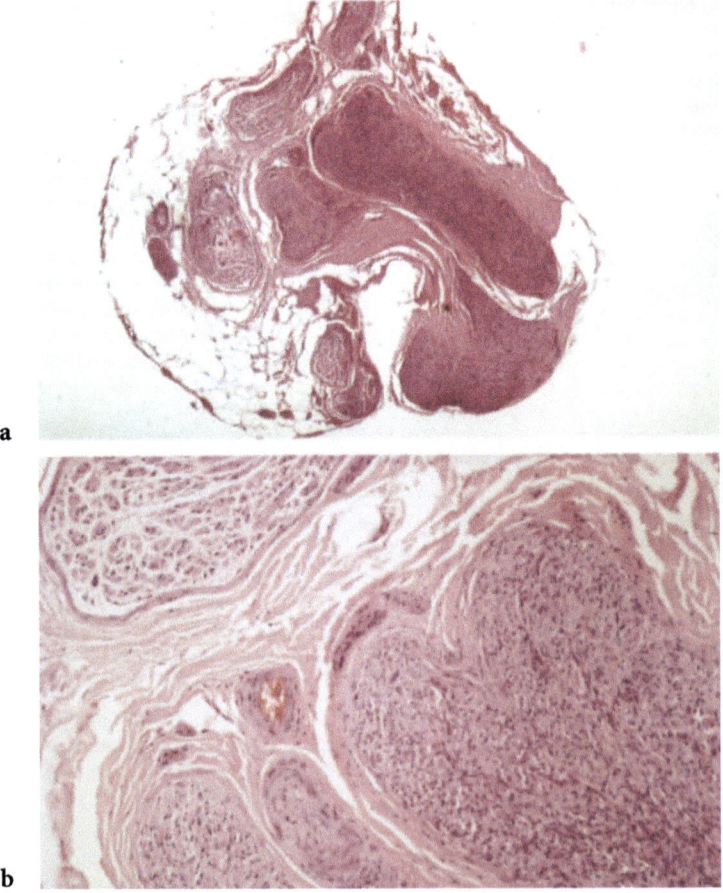

Abb. 244a–d. Traumatisch und/oder ischämisch geschädigte und partiell fibrosierte Nervenfaszikel neben annähernd normal strukturierten Nervenfaszikeln nach inzwischen erfolgter Reinnervation (im Bild *rechts*). **a, b** HE. **c, d** s. S. 602

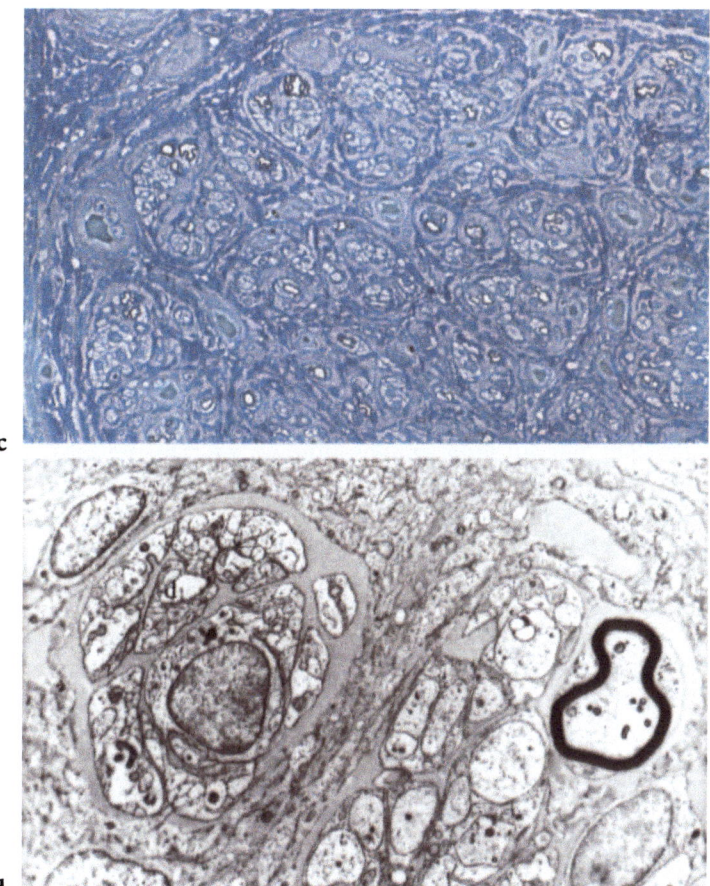

Abb. 244. c Semidünnschnitte, Toluidinblau; **d** elektronenmikroskopische Aufnahme. Derartige De- und Regenerationsfolgen sind von einem Perineuriom zu unterscheiden (s. dort)

pleomorphen, laminierten, hexagonalen und anderen Endothelzelleinschlüsse bei der *Fabry-Krankheit* (Abb. 146), außerdem die Lipidablagerungen in den Gefäßwänden bei der *Analphalipoproteinämie* (Abb. 148a) und die kurvilinearen u. a. Zytosomen bei der *Zeroidlipofuszinose* (Abb. 145). Bei der *Sandhoff-Krankheit* (Abb. 143) lassen sich die Endothelzelleinschlüsse feinstrukturell aufgrund der eher konzentrischen Schichtung von denen bei der Fabry-Krankheit abgrenzen (SCHRÖDER 1987). Auch *Polyglukosankörper* sind zumindest elektronenmikroskopisch gut zu erkennen (Abb. 160c) und von lysosomal gebundenen Glykogengranula bei einem *saure-Maltasemangel* zu unterscheiden.

II. Hypoxidotische Neuropathien (Ischämie, Hypoxidose)

a) Ischämische Nervenschäden beim Menschen

Wegen der besonders guten kollateralen Blutversorgung des peripheren Nerven sind ischämische Nervenschäden bemerkenswert selten.

Elektrophysiologie: BOSTOCK et al. (1994) berichten über Änderungen der Erregbarkeit und *Supernormalität* sensorischer und motorischer Axone des N. medianus (oder ulnaris) während oder nach einer Ischämie am Handgelenk für eine Dauer von 5–20 min bei normalen menschlichen Freiwilligen. *Supernormalität* wurde definiert als der fraktionale Anstieg der Erregbarkeit nach einem maximalen konditionierenden Stimulus, 10 ms vor dem Teststimulus. Nach relativ *kurzen Perioden einer Ischämie* (unter 10 min) verhielten sich sensorische und motorische Axone ähnlich mit einem Anstieg der Erregbarkeit (verbunden mit einer Abnahme der Schwelle) und einer Verringerung der Supernormalität während der Ischämie sowie einem lang anhaltenden Abfall der Erregbarkeit (und Anstieg der Supernormalität) nach Beendigung der Ischämie. Die meisten Personen berichten über *Parästhesien* für eine kurze Ischämiedauer, aber nicht nach der Beendigung der Ischämie. Faszikulationen traten nicht auf. Das Schwellenverhalten war im allgemeinen ähnlich während *längerer Ischämieperioden*, aber in der postischämischen Phase verhielten sich die sensorischen und motorischen Axone unterschiedlich. Nach raschem postischämischen Anstieg verminderte sich die Schwelle der sensorischen Axone und näherte sich dem präischämischen Wert an, bevor sie wieder anstieg und dann langsam zu dem Kontrollwert zurückkehrte. Sensorische Axone mit unterschiedlicher Schwelle verhielten sich in qualitativ ähnlicher Weise ohne Anzeichen für eine bimodale Verteilung der Schwellenwerte in der postischämischen Phase (wie sie bei motorischen Axonen auftritt, wenn die Ischämie ausreicht, um Faszikulationen hervorzurufen). Die „Kerbe" im Schwellenplot für sensorische Axone dauerte 20–40 min und war begleitet von einer relativ kleinen, aber angemessenen Veränderung der Supernormalität. Die Veränderungen der Latenz waren in der Regel für sensorische und motorische Axone ähnlich und glichen dem Verlauf der Supernormalitätsplots, abgesehen von der Zeit der „Kerbe". Um die Hypothese zu testen, daß Unterschiede im Verhalten sensorischer und motorischer Axone aus Unterschieden der einwärts gerichteten Rektifikation resultierten, die durch Hyperpolarisation aktiviert wurden, haben die Autoren die Veränderungen der Schwelle für sensorische und motorische Axone verglichen, die durch lang anhaltende (300 ms) depolarisierende und hyperpolarisierende Stromimpulse erzeugt wurden. Bei 7 von 8 Personen bestanden Hinweise auf eine starke, einwärts gerichtete Rektifikation in sensorischen Axonen. Bei der 8. Person verhielten sich die motorischen Axone ähnlich wie die sensorischen. Die Autoren schließen aus ihren Experimenten, daß ein Unterschied in der einwärts gerichteten Rektifikation beiträgt, aber nicht ausreicht, um Unterschiede des Verhaltens sensorischer und motorischer Axone und die größere Neigung sensorischer Axone zur ektopischen Entladung zu erklären; diese können nicht auf einen einzelnen Faktor zurückgeführt werden.

Histopathologie: Es gibt nur wenige gut dokumentierte ischämische Nervenschäden beim Menschen. Die Veränderungen im „klassischen" Fall von RAFF et al. (1968) werden von anderen als Renaut-Körper, nicht als Ischämiefolge interpretiert. Über die Progression der Neuropathie bei Erkrankungen peripherer Arterien berichten ENGLAND et al. (1995).

Arteriosklerose: NUKADA et al. (1996) haben in einer prospektiven Studie die pathologischen Veränderungen im N. suralis, saphenus, peroneus profundus,

604 Neuropathien aufgrund peripherer Gefäßerkrankungen und Hypoxidosen

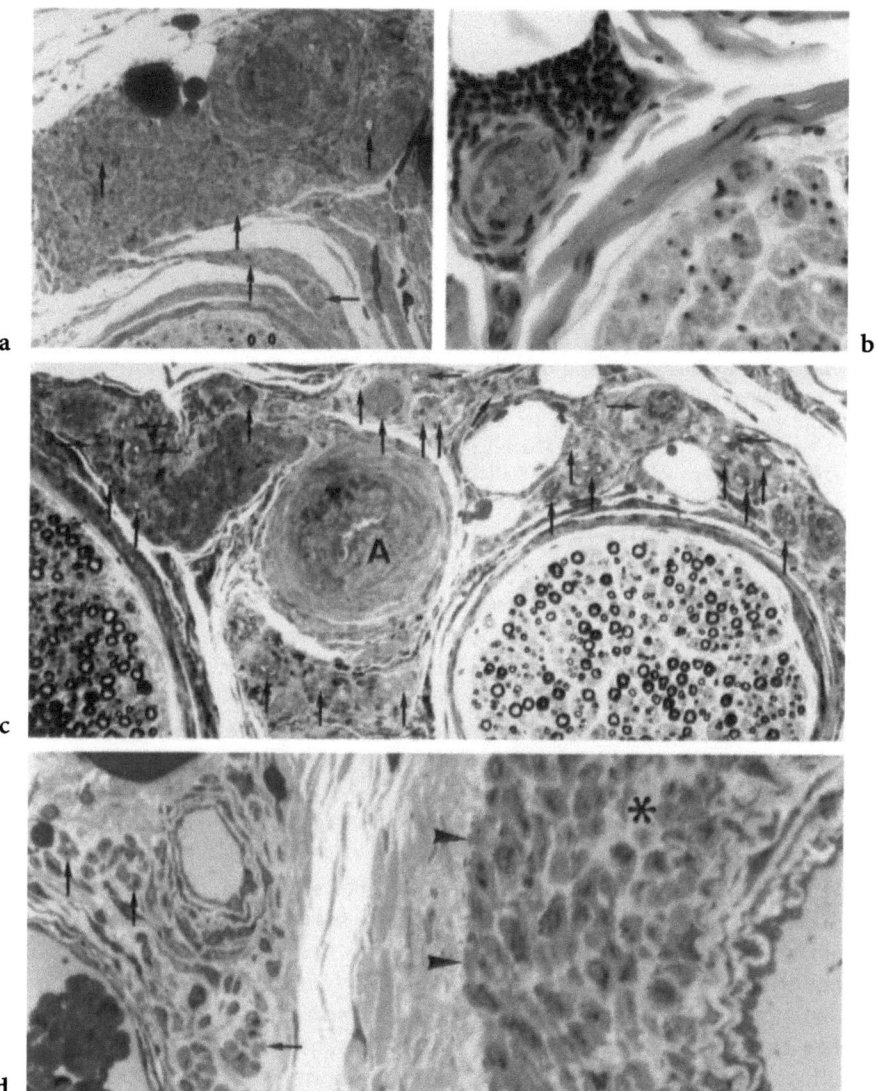

Abb. 245. a Chronische rheumatoide Arthritis bei einer 65jährigen Frau (Patientin von U. BENEICKE, Duisburg). Ausgeprägte Angiitis mit granulierender Reaktion im Epineurium und erhebliche Proliferation von Kapillaren (*Pfeile*) und regressiv veränderten Infiltratzellen bei Auro-Detoxin-Therapie. Fortgeschrittene Neuropathie vom neuronalen Typ. × 196. **b** Umschriebene epineurale Vaskulitis unklarer Genese mit Neuropathie vom überwiegend axonalen Typ. HE-Färbung. × 430. **c** Ausgeprägte Vaskulitis (A) bei Kryoglobulinämie (41jährige Patientin von K. POECK, Aachen). Im Epineurium fallen außer entzündlichen mononukleären Zellinfiltraten starke Kapillarproliferationen auf; die Zahl der Kapillaren ist erheblich vermehrt (*Pfeile*). Die Neuropathie ist dem neuronalen Typ zuzurechnen und noch verhältnismäßig geringgradig ausgeprägt. × 1368. **d** Sklerodermie bei einer 67jährigen Patientin (gleicher Fall wie in Abb. 238 d). Die epineuralen Blutgefäße zeigen eine Auflockerung und Sklerosierung der Wand mit herdförmiger Ablösung von glatten Muskelzellen (*Pfeile*), die nicht mit entzündlichen Zellinfiltraten verwechselt werden dürfen. Die *Pfeilköpfe* weisen auf die benachbarte Venenwand (*Stern*). × 640. (Nach SCHRÖDER 1986)

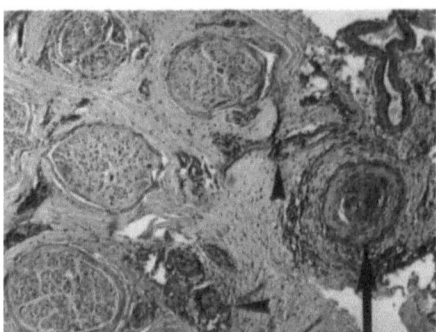 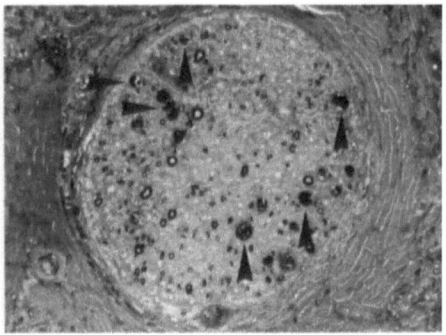

Abb. 246a, b. Suralnervenbiopsie. a Panarteriitis nodosa mit charakteristischer Beteiligung mehrerer kleiner (*Pfeilköpfe*) und großer (*dicker Pfeil*) epineuraler Gefäße bei einem 74jährigen Mann. Paraffin: HE × 67. b Gleicher Nerv wie in a. Die Zahl der markhaltigen Nervenfasern ist auf weniger als 10% reduziert. Reichlich Markscheidenabbauprodukte (*Pfeilköpfe*) zeigen ein fortgeschrittenes Stadium der Waller-Degeneration nach vorausgegangener axonaler Schädigung an. Semidünnschnitt: Paraphenylendiamin × 190

peroneus superficialis und N. tibialis von 7 akut und 9 chronisch-ischämisch veränderten, amputierten Beinen untersucht, bei denen die Ischämie auf eine nichtdiabetische schwere periphere Verschlußkrankheit zurückzuführen war. Zum morphologischen Vergleich wurden Nerven von amputierten Beinen ohne ischämische Krankheiten und bei denen die periphere Verschlußkrankheit mit einem Diabetes mellitus verbunden war, untersucht. In akut ischämischen Nerven waren die *pathologischen Veränderungen* abhängig von der Dauer der Ischämie. Eine axonale Degeneration sowohl von markhaltigen als auch von marklosen Nervenfasern bei verschlossenen Gefäßen war deutlich, wenn die akute Ischämie länger als 24 h gedauert hatte. Fokale Läsionen, ein Kennzeichen der akuten ischämischen Neuropathie, waren sowohl bei akuten als auch bei chronischen peripheren Verschlußkrankheiten der Nerven festzustellen. Eine chronische Verschlußkrankheit im Nerven führt zu erheblichen Unterschieden in der Dichte der markhaltigen Nervenfasern von Faszikel zu Faszikel individueller Nerven und zwischen den Nerven verschiedener Personen; auch Demyelinisationen und Remyelinisationen, ein endoneurales Ödem, insbesondere subperineural, und geschwollene Endothelzellen kamen vor, außerdem variable, aber seltene axonale Veränderungen bei relativ guter Erhaltung der marklosen Nervenfasern. Alle pathologischen Veränderungen in akut und chronisch geschädigten Nerven von Patienten mit peripherer Gefäßverschlußkrankheit sind, abgesehen von der hohen Rate demyelinisierter und remyelinisierter Nervenfasern, bereits in experimentellen Modellen der akuten Ischämie/Reperfusionsläsionen beschrieben worden. Eine Demyelinisation konnte durch eine chronische Ischämie hervorgerufen werden. Demnach seien die pathologischen Veränderungen bei der chronischen ischämischen Neuropathie vermutlich auf kombinierte Effekte einer akuten Ischämie/Reperfusion und einer chronischen Hypoxie zurückzuführen.

Cholesterin-Embolie-Neuropathie: Das Cholesterin-Embolie-Syndrom (CES) ist eine Multisystemerkrankung, die durch Cholesterinkristalle in den Lumina

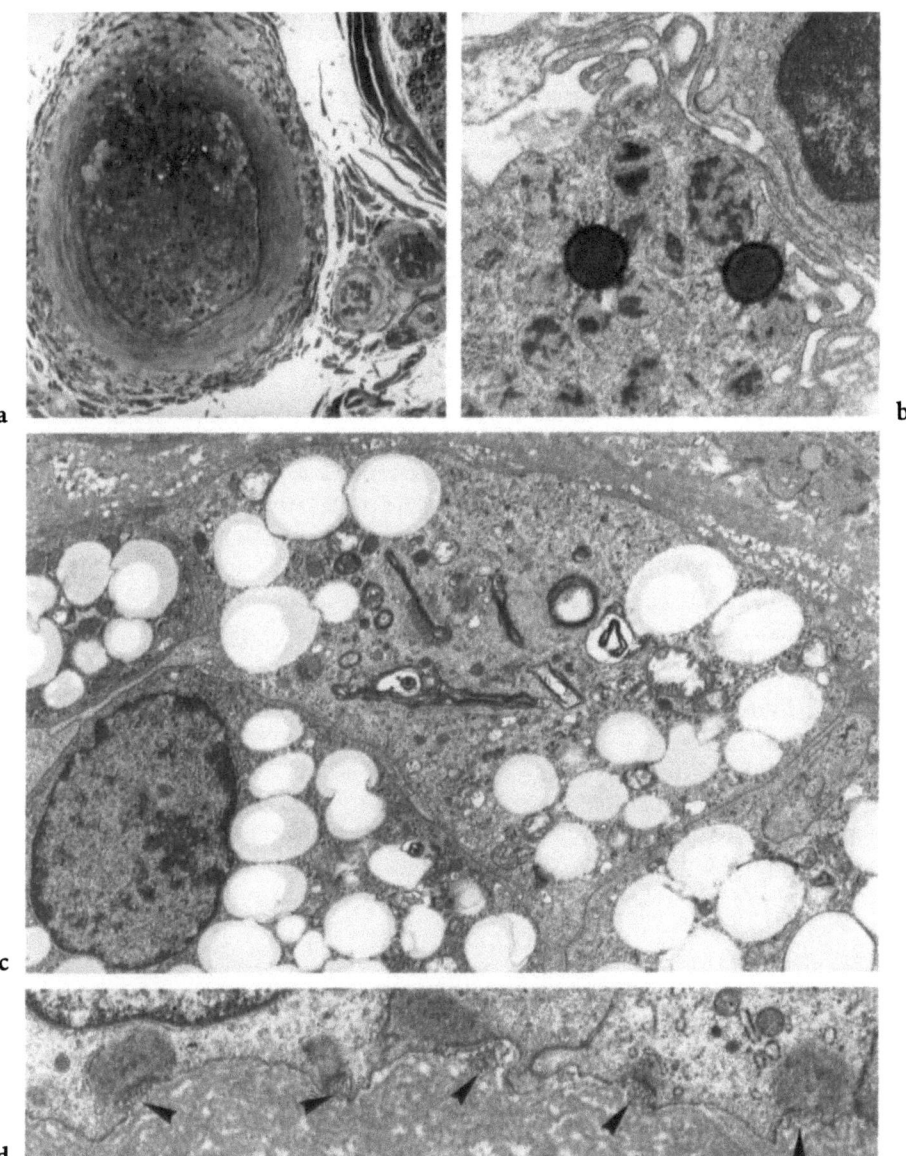

Abb. 247a–d. Epineurale, vermutlich durch einen Cholesterinembolus obliterierte Arterie bei einer 41jährigen Frau (Patientin von W.U. WEITBRECHT, Gummersbach). **a** Die Arterie ist vollständig verschlossen. × 168. **b** Eine partiell degranulierte Mastzelle mit umschriebenen Kalksalzeinlagerungen (Sphäriten) und eine angrenzende mononukleäre Zelle weisen fingerförmige Fortsätze an der Oberfläche auf. × 18400. **c** Multiple Lipidtropfen und einzelne membranöse Strukturen liegen innerhalb der 4 dicht aneinander grenzenden Makrophagen (Schaumzellen). × 9800. **d** An der Grenze zwischen der Basallamina, die hier verbreitert und recht unregelmäßig gestaltet ist, und den darunterliegenden Endothelzellen sind umschriebene granuläre Ablagerungen in kleinen Buchten extrazellulär abgelagert, die intrazellulär von reichlich Mikrofilamenten begrenzt werden (*Pfeilköpfe*). × 18500

kleiner Arterien gekennzeichnet ist. Bisher sind über 200 Fälle berichtet worden, viele mit einer Anamnese vorausgegangener vaskulärer Katheterisierungen, Therapie mit Antikoagulanzien oder begleitender Aortenarteriosklerose. Das CES ist bisher in der neurologischen Literatur nahezu überhaupt nicht beachtet worden, obwohl es der Panarteriitis nodosa in klinischer und pathologischer Hinsicht ähnelt. Es wird wahrscheinlich unterschätzt und nur selten mitgeteilt, wenn man berücksichtigt, wie häufig die Arteriosklerose vorkommt und daß bei 25% der Patienten, die eine Gefäßkatheterisierung durchmachen, derartige Symptome vorkommen. Eine periphere Neuropathie ist bisher lediglich klinisch im Spätstadium der Erkrankung und nur zufällig bei 3 vorher untersuchten Patienten während der Autopsie entdeckt worden. BENDIXEN et al. (1992) beschreiben klinische und pathologische Veränderungen bei einem weiteren Patienten mit peripherer Neuropathie, bei dem die ersten klinischen Symptome im Anschluß an ein Cholesterin-Embolie-Syndrom auftraten. Eine Skelettmuskel- und periphere Nervenbiopsie ergab Cholesterinspalträume im Lumen kleiner Arterien, eine nekrotisierende Arteriitis und eine ausgeprägte Degeneration peripherer und intramuskulärer Nervenfasern. Bei der Autopsie war das periphere Nervensystem ähnlich stark wie schon bei der Biopsie betroffen. Vermutlich handelt es sich bei der in Abb. 247 wiedergegebenen epineuralen Arterie um einen ähnlichen embolischen Verschluß, wenn auch keine typischen Cholesterinkristalle nachweisbar sind (Ätiologie nicht geklärt).

Ischämische monomelische Neuropathie: Bei einem 50jährigen Mann, der nach einer aortobifemoralen Bypassoperation einen angiographischen Verschluß der linken A. poplitea proximal vom Knie aufwies, bestand noch ein Jahr nach dem Gefäßverschluß ein Verlust oder eine starke Reduktion der Amplituden im zugehörigen distalen linken sensorischen und motorischen Nerven (LEVIN 1989). Durch Nadelelektroden ließen sich Fibrillationspotentiale im Fuß und in distalen Beinmuskeln nachweisen.

Ergotismus: Bei einem einzelnen Fall haben wir eine Neuropathie in Zusammenhang mit einem klinisch diagnostizierten Ergotismus beobachten können (unveröffentlicht). Inwieweit die Neuropathie auf die mit einem Ergotismus verbundenen Gefäßspasmen zurückzuführen ist, bleibt zu diskutieren.

b) Experimentelle Ischämie

NUKADA u. DYCK (1987) haben nach der experimentellen Mikroembolisation von Nervenkapillaren eine im Zentrum der Faszikel gelegene ischämische Schädigung beobachtet. Serienschnitte ergaben, daß von proximal nach distal eine typische Sequenz der pathologischen Veränderungen vorliegt: Es bestehen Übergänge zwischen normalen Fasern, geschwollenen dunklen Axonen und axonaler Lyse sowie normalen Axonen, wenn man die Veränderungen 24 h nach der Mikroembolisation untersucht. Am Anfang stehen Organellenanhäufungen und axonale Schwellungen. Daraus folgern die Autoren, daß eine axonale Stase das primäre Ereignis darstellt, welche die Schädigung einleitet. Die Axone degenerieren oder zeigen transitorische strukturelle Veränderungen ohne axonale Degeneration; derartige axonale Veränderungen führen zu einer sekundären Demyelinisation.

Durch die Anzahl der zur Embolisation verwendeten Mikrokügelchen lassen sich Blutstrom, elektrophysiologische Parameter und die Nervenfaserdegeneration im Rattennerven beeinflussen (KIHARA et al. 1993). Eine *hyperbare Oxygenierung* hat einen lindernden Einfluß auf die Entwicklung der ischämischen Nervenschädigung (KIHARA et al. 1995), ebenso eine *Unterkühlung* (KIHARA et al. 1996).

Räumliche Verteilung der Nervenfaserveränderungen nach Gefäßligatur: Nach NUKADA et al. (1993) führt eine Ligatur der A. femoralis bei der Ratte in den meisten Fällen zu einer ausgeprägten Ischämie, wobei die Nervenfaserveränderungen überwiegend in subperineuraler Anordnung auftreten. Eine Ligatur der A. iliaca interna verursacht eine 60 %ige Reduktion des Blutflusses im Nerven in den oberen und mittleren Oberschenkelabschnitten des N. ischiadicus; dies führt nur zu einem endoneuralen Ödem. Nach einer Ligatur der A. glutaealis superior wird die Durchblutung in Höhe der Beckenregion des N. ischiadicus nur um 20 % reduziert; Veränderungen sind danach nicht nachweisbar. Demnach führt eine geringe Ischämie zu einem endoneuralen Ödem, während mittelgradige Ischämien zur Demyelinisation führen und eine ausgeprägte Ischämie eine Waller-Degeneration verursacht.

Reperfusionsschäden im peripheren Nerven: NUKADA u. MCMORRAN (1994) haben 3, 5 und 7 h nach einer Ischämie im Experiment die reperfusionsbedingten Veränderungen untersucht und eine selektive Schädigung der Markscheiden festgestellt. Die Veränderungen waren durch ein intramyelinisches Ödem und durch ein endoneurales Ödem speziell perivaskulär und subperineural gekennzeichnet. Außerdem waren die Endothelzellen der endoneuralen Blutgefäße geschwollen. Durch eine Nervenischämie alleine, ohne Reperfusion, ließen sich diese pathologischen Veränderungen nicht induzieren. Die Markscheiden scheinen demnach besonders empfindlich gegenüber freien Radikalen, oxidativem Streß, aktivierten Neutrophilen und Zytokinen zu sein (vgl. NUKADA et al. 1997).

Chronische endoneurale Ischämie: SLADKY et al. (1991) haben eine Methode entwickelt, um eine chronische regionale Ischämie bei Ratten hervorzurufen, indem sie einen proximalen arteriovenösen Shunt hergestellt haben. Diese Prozedur führt zu einer 50–75 %igen Reduktion des endoneuralen Blutflusses im distalen N. ischiadicus bei Messung mit der Jod-Antipyrin-Methode. Die Nervenleitungsgeschwindigkeiten im N. ischiadicus fielen auf 25–30 % innerhalb von 2 Wochen nach Einrichtung des Shunts und erholten sich nicht bis zu 10 Monaten nach der Operation. Morphologisch fanden sich im ischämischen Nerven strukturelle Anomalien an den Ranvier-Schnürringen und eine milde axonale Atrophie. Weder eine segmentale Demyelinisation noch eine axonale Degeneration ließ sich nachweisen. Diese Ergebnisse lassen darauf schließen, daß eine verminderte endoneurale Durchblutung, die nicht ausreicht, um einen Infarkt hervorzurufen, zu meßbaren funktionellen und morphologischen Anomalien im peripheren Nerven führt.

PARRY u. LINN (1988) führten einen Leitungsblock, der 1–7 Tage anhielt, auf einen Nerveninfarkt in Folge einer *Arachidon*-induzierten mikrovaskulären Okklusion zurück. Lichtmikroskopisch fand sich im proximalen N. tibialis eine zentral in den Faszikeln gelegene axonale Degeneration mit einem milden endoneuralen Ödem und gelegentlich intramyelinischem Ödem. Der Schweregrad der Läsionen variierte zwischen einer kleinen Zahl degenerierender Axone im Zentrum der Faszikel bis nahezu kompletter Nekrose mit Aussparung nur einzelner subperineuraler Axone. Anhaltspunkte für eine primäre Demyelinisation fanden sich nur in 2-3% der isolierten Nervenfasern. Demnach können diese wenigen Fasern nicht für den Leitungsblock verantwortlich gemacht werden.

JACOBS u. RO (1994) beschreiben *frühe ischämische Veränderungen* im Nerven nach einer experimentellen Mononeuropathie bei der Ratte. Über die Verteilung der *Serotonin-induzierten akuten* Nervenfaserveränderungen berichten KORTHALS et al. (1990). Eine *photochemisch* induzierte ischämische Neuropathie beschreiben WIETHÖLTER et al. (1993).

Nervenfaserregenerationsmuster nach akuter Ischämie: KORTHALS et al. (1989) haben die Regeneration der Nervenfasern nach Unterbindung der Aorta und der rechten Femoralarterie in hinteren Extremitäten von Katzen untersucht. Dabei ließen sich 2 Regenerationsmuster in Abhängigkeit von der ischämischen Nekrose nachweisen. Wenn der Nerveninfarkt auf die intrafaszikuläre Region begrenzt ist, folgt keine wesentliche Veränderung der Mikroarchitektur des Nerven während der Regeneration. Eine Ausdehnung der Nekrose auf das Perineurium führt jedoch zu einem Ersatz der Originalfaszikel durch eine große Zahl kleiner Faszikel, von denen viele von einem eigenen Perineurium umgeben werden. Diese Minifaszikel bilden sich innerhalb der Grenzen des alten Perineuriums.

c) Chronische Erkrankungen des Respirationstraktes (Hypoxie)

Bei chronischen obstruktiven bronchopulmonalen Erkrankungen fanden APPENZELLER et al. (1968) bei 7 von 8 Patienten einen Muskelschwund und eine periphere Neuropathie. Der prozentuale Anteil der betroffenen Fasern in den verschiedenen Größenklassen ließ auf kein besonderes Ausfallsmuster in den Suralnerven schließen. Der Schweregrad der Neuropathie ist mit der Hyperkapnie, dem Grad der Behinderung und so mit dem Ausmaß der chronischen obstruktiven Lungenerkrankung korreliert (JANN et al. 1998).

STOEBNER et al. (1989) beobachteten bei chronischen hypoxämischen obstruktiven Lungenerkrankungen an endoneuralen Blutgefäßen eine Mikroangiopathie, die sie elektronenmikroskopisch-morphometrisch ausgewertet haben.

Im Experiment führt eine chronische Hypoxie zu einer selektiven Unterentwicklung des peripheren Myelins von Ratten. BENSTEAD et al. (1988) haben den morphologischen Effekt einer chronischen Hypoxie auf die Entwicklung des peripheren Nervensystems untersucht, indem sie 4 Wochen alte Ratten über 10 Wochen in einer Kammer mit nur 10%igem Sauerstoff hielten. Dabei kam es zu einer statistisch signifikanten Reduktion der Gesamtfaszikelfläche, des mittleren kleineren Durchmessers der Faserspektren mit Gipfeln im Bereich kleinerer Durchmesser, mit weniger großen myelinisierten Fasern pro Nerv, mit größerer Faserdichte mit kleineren Myelinarealen. In Relation zur Axongröße waren die Myelinareale verkleinert. Auch die Länge der Markscheidenspirale und die Zahl der Markscheidenlamellen in Relation zur Axonquerschnittfläche waren reduziert. Demnach verzögert eine Hypoxie die Myelinisation während der Entwicklung.

Anhang: Hyperventilation

Nach MOGYOROS et al. (1997) wirkt eine Hyperventilation nahezu selektiv auf die *Schwellenkanäle* und führt dadurch zu einer größeren Effektivität im Vergleich zur Ischämie, was die Provokation *ektopischer Entladungen* betrifft. Die leichtere Expression der Schwellenkanäle in sensorischen als in motorischen Fasern kann erklären, warum eine Hyperventilation zu Parästhesien führt, bevor Faszikulationen auftreten, und warum nur Parästhesien während einer Ischämie auftreten.

III. Neuropathien bei Vaskulitiden

Eine „Vaskulitis" ist mit ca. 13% die häufigste Diagnose im eigenen Krankengut von mehr als 5000 Nervenbiopsien (Abb. 215a; 245b; 246a; 248b, c). Deshalb bedarf dieses Kapitel besonderer Beachtung. Pro Querschnitt sind im N. suralis etwa 32–72 überwiegend kleinere epineurale Blutgefäße zu zählen (SCHÜTZ u. SCHRÖDER 1997), die in einer Nervenbiopsie zusätzlich zu den Veränderungen an den Nervenfasern besonders gut ausgewertet werden können, da die Blutgefäße im Epineurium überwiegend longitudinal und somit optimal orientiert sind.

Die peripheren Nerven gelten als besonders gut vaskularisiert (KRÜCKE 1974); dennoch kann es bei Gefäßveränderungen aufgrund einer der bekannten, etwa 20 primären und 24 sekundären Vaskulitiden (PETER 1991) eigenständig oder in Verbindung mit einer Grundkrankheit aus dem Formenkreis der Gefäßbindegewebskrankheiten zu Ausfällen oder Schädigungen von Nervenfasern, selten sogar einmal zu einer Art Infarkt (mit erhaltenem Bindegewebe), kommen (BOUCHE et al. 1986; SCHRÖDER 1988; CASELLI et al. 1988; SAID et al. 1988; KISSEL et al. 1989; PANEGYRES et al. 1990; HAWKE et al. 1991). Manchmal gibt es fulminante Verläufe, die eine frühe Diagnose mit Hilfe einer Biopsie erfordern (ZOCHODNE et al. 1996). Relativ häufig sind im Spätstadium perivaskuläre Eisenablagerungen als Zeichen einer vorausgegangenen hämorrhagischen Diathese nachweisbar (Abb. 217c) (ADAMS et al. 1989; VÖLKER u. SCHRÖDER 1992).

Klinisch resultiert eine Mononeuropathie oder Mononeuropathia multiplex (*Multiplextyp der Neuropathie*). Am häufigsten ist eine Neuropathie bei der Panarteriitis nodosa nachweisbar. ASBURY u. JOHNSON (1978) haben 11 verschiedene Vaskulitiden zusammengestellt, die mit einer peripheren Neuropathie verbunden sein können:

1. die Panarteriitis nodosa,
2. die allergische Granulomatose (Churg-Strauss-Syndrom),
3. die Hypersensitivitätsangiitis,
4. die Vaskulitis bei chronischer rheumatoider Arthritis,
5. bei systemischem Lupus erythematodes,
6. bei progressiver systemischer Sklerose,
7. beim Sjögren-Syndrom und
8. bei Wegener-Granulomatose,
9. die kraniale (Riesenzell-)Arteriitis,
10. die Köhlmeier-Degos-Arteriitis (Papulosis atrophicans maligna) und

11. die Mikrovaskulitis des Nerven mit Ganglionitis als paraneoplastisches Phänomen bei Karzinomen (s. oben).

Zu dieser Liste lassen sich noch

12. vaskulitische Veränderungen beim neuromuskulären Syndrom als Folge der Einnahme gealterten Rapsöls (s. oben),
13. die vaskulitischen Veränderungen bei der gemischten Kryoglobulinämie (s. oben und KHELLA et al. 1995) sowie
14. beim hypereosinophilen Syndrom nach Einnahme von Tryptophan (s. oben) und
15. eine „*nichtsystemische vaskulitische Neuropathie*", die auf das periphere Nervensystem begrenzt sein soll (s. unten), hinzufügen.

Ob es bei den verschiedenartigen Vaskulitiden ausschließlich über eine Ischämie oder auch über immunologische Pathomechanismen zur Nervenfaserschädigung kommt, ist im Einzelfall schwer zu ermitteln.

a) Nichtsystemische vaskulitische Neuropathie

Unter dieser Bezeichnung werden Vaskulitiden beschrieben, die nach klinischen Untersuchungsbefunden auf das periphere Nervensystem begrenzt sein sollen. So berichten DYCK et al. (1987) über 65 Patienten mit einer nekrotisierenden Vaskulitis, von denen 45 eine systemische und 20 eine *nichtsystemische vaskulitische Neuropathie* aufwiesen. Die nichtsystemische vaskulitische Neuropathie war klinisch dadurch gekennzeichnet, daß nur die peripheren Nerven betroffen waren, während keine oder nur wenige sonstige Symptome oder serologische Anomalien bestanden (vgl. DAVIES et al. 1996). Die klinischen und histopathologischen Kennzeichen entsprechen einer ischämischen Neuropathie, welche durch eine nekrotisierende Vaskulitis der kleinen Arterien hervorgerufen wird. Diese 20 Patienten hatten neuropathische Symptome mit einer mittleren Dauer von 11,5 Jahren (1-35 Jahre). Das klinische Muster entsprach dem einer multiplen Mononeuropathie bei 13 Fällen, einer asymmetrischen Neuropathie bei 4, einer distalen Polyneuropathie bei 3 Fällen und einer sensorischen Neuropathie in einem Fall. Beim Vergleich mit der Erstuntersuchung hat sich das Krankheitsbild bei 8 Patienten verschlechtert, 5 haben sich gebessert, während bei 4 Patienten die Symptome ungefähr gleich geblieben und 3 Patienten aus nicht zur Krankheit gehörigen Ursachen verstorben waren. Prednison schien die Entwicklung neuer Läsionen bei einigen Fällen zu verhindern. Unter den 41 Patienten mit systemischer nekrotisierender Vaskulitis, bei denen der weitere Verlauf bekannt war, waren 12 verstorben (im Mittel nach 1,5 Jahren, insgesamt nach 3 Monaten bis 8 Jahren) und 29 am Leben (mittlere Beobachtungszeit: 6 Jahre mit einer Schwankungsbreite von 6 Monaten bis zu 22 Jahren).

SAID et al. (1988) haben 100 Patienten mit nekrotisierender Arteriitis im Muskel oder/und in Nervenbiopsien ausgewertet. Die Neuropathie trat in Zusammenhang mit einer Multisystemerkrankung (Gruppe 1) oder isoliert (Gruppe 2) auf. Das durchschnittliche Alter der Patienten in Gruppe 1 betrug: 59, in Gruppe 2: 61 Jahre. Frauen waren häufiger betroffen als Männer, speziell in der ersten Gruppe. Eine nekrotisierende Arteriitis trat als Komplikation einer rheuma-

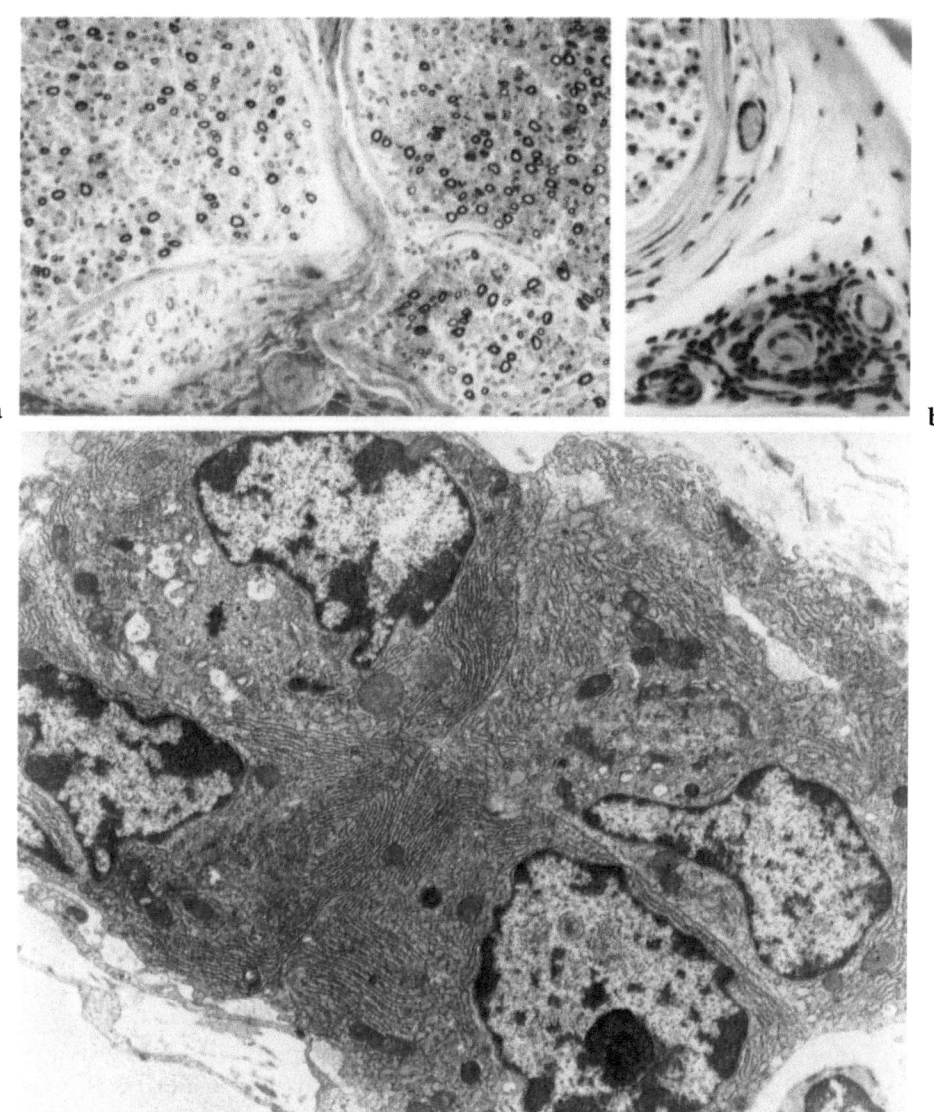

Abb. 248. Epineurale perivaskuläre Zellinfiltrate nach Art einer Vaskulitis (b) bei ausgeprägter Neuropathie (a) mit ungewöhnlich zahlreichen, in Gruppen angeordneten Plasmazellen (c) bei einer 75jährigen Frau (Patientin von B. NEUNDÖRFER). a × 190; b × 380; c × 8000

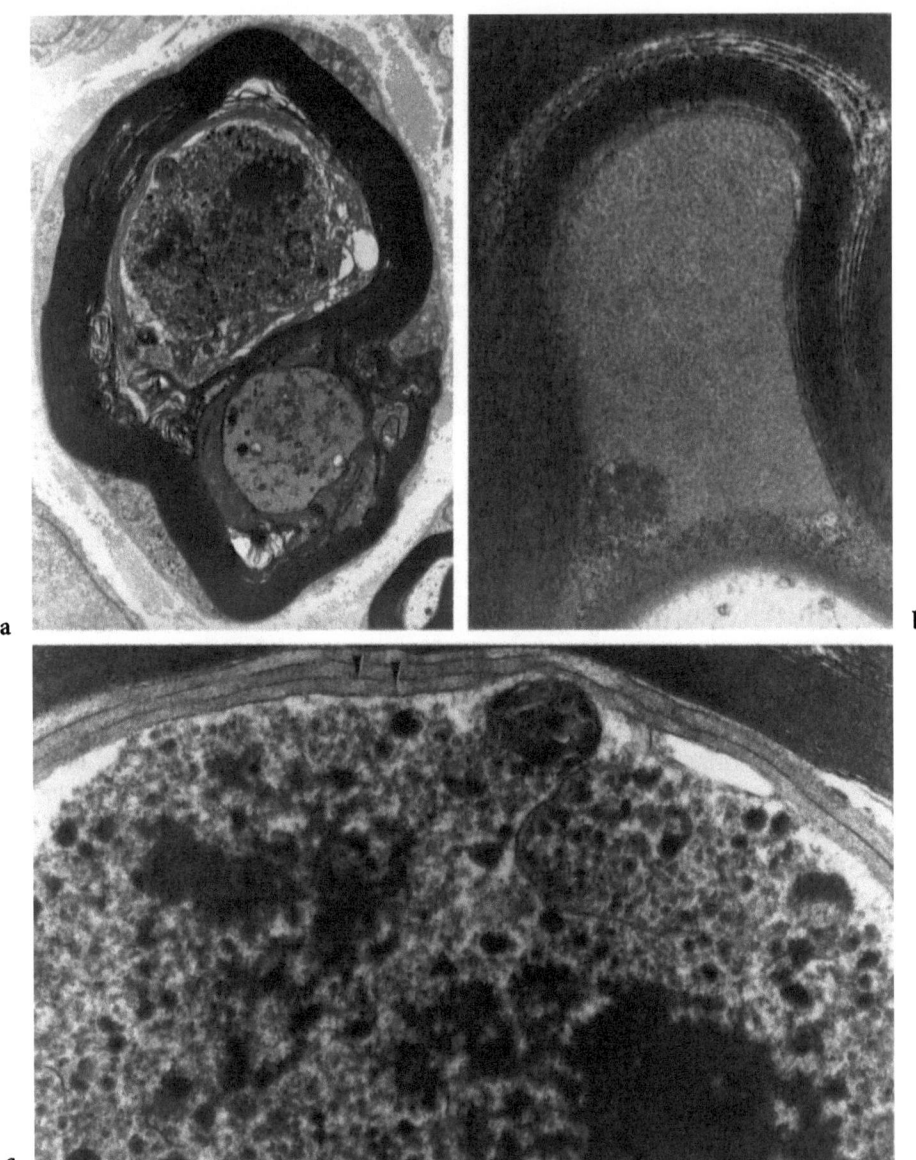

Abb. 249a-c. Ungewöhnlich ausgeprägte granuläre Einlagerungen in die Markscheiden bei einem 73jährigen Patienten mit Vaskulitis (Patient von W.U. WEITBRECHT, Gummersbach).
a Anhäufung heterogener dichter granulärer Substanzen ungleicher Größe im Bereich einer intraperiodischen Linie angrenzend an locker strukturierte Markscheidenlamellen. × 6800.
b Homogene granuläre Partikel, die sich von den üblichen feingranulären Substanzen in den Schmidt-Lanterman-Inzisuren (s. benachbarte Lamellen) deutlich unterscheiden. × 44000.
c Teilaufnahme von a; die groben granulären Substanzen weisen Durchmesser zwischen 5 und 1000 nm auf und zeigen eine unterschiedliche Elektronendichte angrenzend an lockere Markscheidenlamellen. Zwischen den größeren dichten Linien der lockeren Markscheidenlamellen liegen 3-4 dünne Linien (*Pfeilköpfe*). × 34000. (Nach SCHRÖDER und HIMMELMANN 1992)

toiden Arthritis bei 25 Patienten auf, bei 3 Patienten war die nekrotisierende Arteriitis verbunden mit einer HIV-Infektion. Tests für Hepatitis-B-Oberflächenantigen waren positiv bei 19 Patienten. Eine Mononeuritis war bei 13, eine Mononeuritis multiplex bei 62 Patienten vorhanden, eine distale symmetrische, sensorische oder sensorimotorische Neuropathie bei 19 Patienten. In beiden Gruppen von Patienten war die Nervenbiopsie ergiebiger als die Muskelbiopsie (80% gegenüber 55%). Die durchschnittliche Häufigkeit von gezupften Nervenfasern mit axonaler Degeneration betrug 64,8%; die der demyelinisierten/remyelinisierten Fasern betrug 1,9%. Die Autoren schließen aus ihren Untersuchungen, daß die kombinierte Nerven- und Muskelbiopsie die Wahrscheinlichkeit erhöht, eine charakteristische arterielle Läsion bei der vaskulitischen Neuropathie festzustellen.

Nach quantitativen immunhistochemischen Analysen an 22 Nervenbiopsien von Patienten mit systemischer Vaskulitis oder isolierter Vaskulitis im peripheren Nerven waren die Zellinfiltrate in den veränderten Gefäßen hauptsächlich zusammengesetzt aus T-Zellen (71 ± 18%) und Makrophagen (27 ± 17%); die Mehrzahl der T-Zellen (65 ± 20%) waren zytotoxische Zellen (Suppressor CD8-Zellen) (KISSEL et al. 1989). B-Zellen waren nur bei 4 Fällen nachweisbar und machten weniger als 2% der Gesamtzellzahl aus. Natural-Killer-Zellen und Granulozyten waren selten. Eine leukozytoklastische Reaktion ließ sich nicht nachweisen. 14 Biopsiepräparate hatten Gefäßablagerungen von Immunglobulin-G und -M und Komplementkomponenten C3 und C5b-9-Membran-Attacken-Komplexe (MAC), während 4 nur die letzteren aufwiesen. Die Tatsache, daß die Immunglobulin- und Komplementablagerungen nur in Gefäßen zu sehen waren, die eine ausgeprägte zelluläre Infiltration aufwiesen, legt die Vermutung nahe, daß Immunkomplexe eine wichtige, aber vermutlich nicht primäre Rolle bei der Entstehung der Gefäßläsionen darstellen. Eine statistische Analyse ergab eine bemerkenswerte Ähnlichkeit der Veränderungen bei Patienten mit isolierter Nervenvaskulitis und denjenigen mit systemischen Vaskulitiden, was auf einen gemeinsamen Pathomechanismus schließen läßt. Die Untersuchungsergebnisse legen die Annahme nahe, daß ein T-Zell-abhängiger bzw. Zell-ausgelöster Prozeß den primären Mechanismus bei der Gefäßveränderung im Rahmen der peripheren Nervenvaskulitis ausmacht.

PANEGYRES et al. (1990) berichten über klinisch-pathologische Korrelationen und immunpathologische Mechanismen bei 23 Patienten. Sie haben ihre Patienten in 3 Gruppen eingeteilt: 1. Multisystemvaskulitis bei 4 Fällen, 2. eine Multisystemerkrankung mit Vaskulitis, die in Nerv, Muskel oder beiden (11 Fälle) nachweisbar war; und 3. eine lokalisierte Erkrankung mit einer Vaskulitis in Nerv, Muskel oder beiden (in 8 Fällen). 10 der 23 Patienten hatten eine Vaskulitis sowohl in der Muskel- als auch in der Nervenbiopsie: 6 aus der Gruppe 1 und 2 sowie 4 aus der Gruppe 3 ließen erkennen, daß die Vaskulitis, die auf den Muskel oder den Nerv begrenzt war, eine separate klinisch-pathologische Einheit darstelle. Die neuromuskulären Symptome bei den 23 Patienten waren eine sensomotorische Polyneuropathie (n = 9), eine Mononeuritis multiplex (n = 6), eine Mononeuropathie (n = 3), eine proximale Myopathie (n = 4) und eine Muskelweichheit oder -schwäche (n = 1). Die Pathogenese der Vaskulitis in Muskel und Nerv ist heterogen und ließe vermuten, daß Zell-ausgelöste oder Immunkomplexmechanismen vorherrschen und bei allen 3 Patientengruppen wirksam

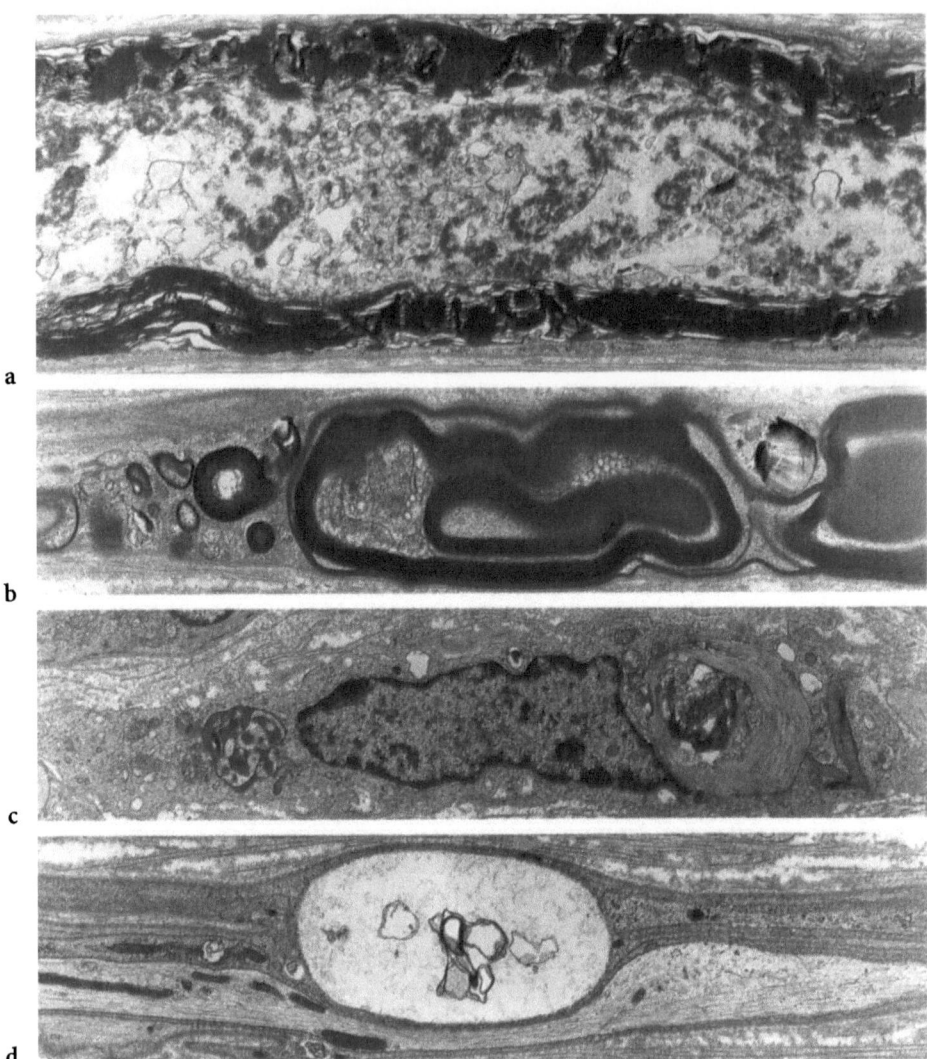

Abb. 250a-d. Vaskulitische Neuropathie bei einer 69jährigen Frau (Patientin von H.P. Przuntek, Bochum). a Akut degenerierende Nervenfaser mit Homogenisierung der Markscheidenlamellen, Zerfall des Axons mit vesikulären und amorphen Komponenten. × 9700. b Typisches Muster einer Waller-Degeneration mit Ovoidbildung durch die zerfallenden Markscheiden. × 9400. c Langgestreckter Makrophage mit unterschiedlich großen älteren Markscheidenabbauprodukten, π-Granula-ähnlichen Ablagerungen und einem pleomorphvakuolisierten oder eingedellten Zytosom mit homogenem Grundmuster. Dazwischen liegt ein Kern. × 7300. d Aufgetriebenes, zerfallendes markloses Axon mit vakuolär aufgetriebenen membranösen Komponenten. Diese Vakuole hat ein benachbartes erhaltenes markloses Axon komprimiert. Hier sind die Mitochondrien auf der einen Seite angehäuft, auf der anderen Seite sind im dilatierten Bereich nur einzelne Glykogengranula im Zytoplasma nachweisbar. × 9400

sind, wobei ein Antikörper-ausgelöster humoraler Mechanismus bei einigen Patienten mit einer Paraproteinämie (Gruppe 2) anzunehmen war.

Eisennachweis zur Diagnose „vaskulitische Neuropathie": C.W. M. ADAMS et al. (1989) haben in einer Serie von Biopsie- und Autopsienervenpräparaten mit Hilfe der empfindlichen Eisenreaktion nach Perls die folgenden Ergebnisse erhalten (vgl. Abb. 117c): Bei einer Vaskulitis, die auf das periphere Nervensystem begrenzt war, waren 5 von 6 Fällen mit Polyarteriitis nodosa und 4 von 5 mit Wegener-Granulomatose eisenpositiv; beim systemischen Lupus erythematodes waren 2 von 3 eisenpositiv; bei rheumatoider Erkrankung war der einzige untersuchte Fall ebenfalls eisenpositiv; beim akuten Guillain-Barré-Syndrom und subakuter oder chronischer demyelinisierender Polyradikuloneuropathie waren von 12 Fällen alle eisennegativ; die anderen Fälle mit perivaskulärer Entzündung im peripheren Nervensystem (ohne weitere Anzeichen einer Vaskulitis) waren ebenfalls negativ (2 Fälle). Ein Fall mit Churg-Strauss-Syndrom zeigte keine Veränderungen in der Nervenbiopsie. Die Eisenreaktion war auch positiv in den Nieren von 5 der 6 Patienten mit Panarteriitis nodosa.

b) Neuropathien bei Gefäßbindegewebskrankheiten (Kollagenosen)

Neuropathien sind häufig bei Patienten mit bekannter oder vermuteter Bindegewebserkrankung (Tabelle 11; OLNEY 1992). Eine vaskulitische Mononeuropathia multiplex (vgl. Abb. 215b) tritt oft bei Patienten auf, die anfangs eine Polyarteriitis nodosa oder eine sich entwickelnde Arteriitis als eine Komplikation der rheumatoiden Arthritis aufweisen. Doch kann die vaskulitische Neuropathie auch „konfluieren" und sich als eine distale symmetrische Polyneuropathie erweisen oder auftreten ohne systemische nekrotisierende Vaskulitis. Distale symmetrische Polyneuropathien ohne damit verbundene Vaskulitis kommen ebenfalls häufig bei vielen Bindegewebserkrankungen vor. Kompressionsneuropathien, speziell das Karpaltunnelsyndrom, treten in erhöhter Frequenz bei rheumatoider Arthritis auf. Schließlich können bestimmte Neuropathien die Hauptmanifestation bei bestimmten Bindegewebserkrankungen

Tabelle 11. Neuropathien in Verbindung mit Bindegewebserkrankungen. (Nach OLNEY 1992)

1. Vaskulitische Neuropathie
   a) Mononeuropathia multiplex oder offenkundig multifokale Mononeuropathien
   b) Asymmetrische Polyneuropathie oder multifokale Mononeuropathien mit partieller Konfluenz
   c) Distale symmetrische Polyneuropathie oder konfluierende multifokale Mononeuropathien
2. Distale axonale Polyneuropathie, nicht eindeutig vaskulitisch
3. Kompressionsneuropathie
4. Sensorische Neuronopathie
5. Trigeminale sensorische Neuropathie
6. Andere Neuropathien, die mit einer Bindegewebserkrankung verbunden sein können
   a) Akute demyelinisierende Polyneuropathie
   b) Chronische demyelinisierende Polyneuropathie
   c) Plexus-brachialis-Neuropathie

darstellen. Im übrigen kündigt eine Trigeminus-Neuropathie oft den Beginn einer systemischen Sklerose oder einer gemischten Bindegewebserkrankung an, und eine sensorische Neuropathie kann das initiale Zeichen eines Sjögren-Syndroms darstellen. In einer Abbildung dieser Autoren wird ein zentral-faszikulärer Nerveninfarkt mit einer großen Zahl kleiner markhaltiger Nervenfasern abgebildet.

ROPERT u. METRAL (1990) berichten über 32 Patienten mit einer Mononeuropathia multiplex, die mit einer systemischen nekrotisierenden Vaskulitis verbunden war. Die wichtigste Anomalie bestand in einem Verlust der motorischen und sensorischen Axone, der elektrophysiologisch und histologisch nachgewiesen werden konnte. Ein Erregungsleitungsblock war bei 5 Patienten vorhanden, aber nur bei einem an der üblichen Kompressionsstelle. Die Autoren nehmen eine ischämische Pathogenese für den Erregungsleitungsblock an.

1. Panarteriitis nodosa

Hierbei sind die Arterien des Nerven in 76% der Fälle betroffen, während z. B. die Muskelbiopsie nur in 27% der klinischen Verdachtsfälle einen positiven Befund ergab (DYCK et al. 1993).

In der Regel dominieren Nervenfaserausfälle im Sinne der Waller-Degeneration, ohne Bevorzugung eines bestimmten Fasertyps (Abb. 216b, 246). Auch kann es zu einem neuromatösen Umbau von Nervenfaszikeln kommen, wahrscheinlich als Folge einer ischämisch bedingten peripheren elektiven Parenchymnekrose.

Klinik: Als charakteristisches klinisches Bild resultiert eine *progressive multifokale periphere Neuropathie*, die sowohl die motorischen als auch die sensorischen Funktionen umfaßt und oft von Schmerzen begleitet wird („*Mononeuritis multiplex*"). Die Symptome können plötzlich oder allmählich auftreten und sich bilateral aufaddieren, so daß schließlich ein symmetrisches Bild resultiert.

Histopathologie: Es findet sich eine nekrotisierende Arteriitis der Vasa nervorum, wie sie auch in anderen Teilen des Körpers zu beobachten ist. In der Regel sind *mittelgroße Arterien* betroffen; in manchen Schnittebenen finden sich jedoch ausschließlich geringfügige perivaskuläre Zellinfiltrate um kleinere Blutgefäße (Abb. 246a). Im *Endoneurium* dominiert eine mehr oder weniger akut verlaufende axonale Degeneration, die Fasern aller Größen betrifft, auch die marklosen Axone (A. u. C. VITAL 1985). Demyelinisationsherde ohne Verlust von Axonen sollen ebenfalls vorkommen. Eindeutige frische Nerveninfarkte sind jedoch nicht beschrieben worden. (Weitere Veränderungen sind bei den im Kap. L.III. über die nichtsystemische vaskulitische Neuropathie mitaufgeführten Untersuchungsserien zitiert.)

2. Churg-Strauss-Syndrom

Hierbei handelt es sich um eine *Variante der Panarteriitis nodosa*. Wichtigstes klinisches Kennzeichen ist die *ausgeprägte eosinophile Leukozytose* mit Beteiligung der Lungen, spät auftretendem *Asthma* und extravaskulären *Granulomen*. Von den 13 ursprünglich von CHURG u. STRAUSS (1951) mitgeteilten Fällen hatten 9 eine *Neuropathie*. Denn auch die *Vasa nervorum* können betroffen sein.

ENGELHARDT et al. (1989) berichten über eine 72jährige Patientin mit langjährigem Asthma bronchiale und starkem Gewichtsverlust, bei der es zu einer akuten asymmetrischen sensomotorischen Polyneuropathie mit Fieber und einer Bluteosinophilie von 69% kam. Die Muskelbiopsie ergab eine deutliche nekrotisierende Vaskulitis mit zahlreichen eosinophilen Granulozyten und einer neurogenen Atrophie. Im N. suralis waren die vaskulitischen Veränderungen nur gering ausgeprägt und auf das Epineurium begrenzt. Zeichen eines akuten Nervenfaserzerfalls standen im Vordergrund; die Faszikel waren gelegentlich sektorförmig betroffen. Der klinische und histologische Befund sprach für ein Churg-Strauss-Syndrom. Durch die Therapie mit 80 mg Prednisolon und 100 mg Azathioprin gingen die Polyneuropathie, die Eosinophilie und die Blutsenkungsreaktionen rasch zurück.

3. Rheumatoide Arthritis

Bei dieser Krankheit können die peripheren Nerven in verschiedener Weise betroffen sein. Ein *Karpaltunnelsyndrom* kann sekundär auf eine *Tendosynoviitis* und *Arthritis der Karpaltunnelknochen* zurückzuführen sein; doch kommen auch andere *Kompressionsneuropathien* aufgrund von Gelenkveränderungen vor. Dazu gehören *digitale Mononeuropathien* und eine relativ benigne *distale sensorische Neuropathie*, die vor allem die unteren Extremitäten betrifft. Die stärkste Ausprägung einer Neuropathie findet sich in Form einer *progressiven multifokalen Neuropathie*, die derjenigen bei der Panarteriitis nodosa ähnelt. Sie ist nicht notwendigerweise mit schweren oder aktiven Gelenkerkrankungen verbunden.

HLA-B27-assoziierte Arthritis: LOCHMÜLLER et al. (1993) berichten über einen Patienten, der im Abstand von 13 Jahren zweimalig eine akute HLA-B27-assoziierte Gonarthritis und eine Neuropathie vom Multiplextyp entwickelte. Eine Mononeuritis multiplex wird meist als Komplikation der rheumatoiden Arthritis, der Panarteriitis nodosa und anderer Kollagenosen beobachtet. Ist sie Ausdruck einer systemischen Vaskulitis, muß eine ungünstige Prognose gestellt werden. Patienten mit Mononeuritis multiplex und günstiger Prognose zeigen gewöhnlich keine Hinweise auf eine Beteiligung anderer Organe an der Autoimmunerkrankung.

Histopathologisch gibt es ein Spektrum von Gefäßveränderungen, das von einer akuten nekrotisierenden Vaskulitis bis zu geringen Intimaproliferationen mit erhaltener Elastica interna und partiellem oder vollständigem Verschluß des Gefäßlumens reicht (Abb. 217e, 238, 239, 245a). Andere Gefäße zeigen eine geringfügige entzündliche Infiltration mit Ablagerung von etwas fibrinoidem Material. In Serienschnitten lassen sich lokalisierte Areale mit Nervenfaserausfällen vor allem im Zentrum der Faszikel nachweisen, die an den größeren Nerven im mittleren Oberschenkelbereich und mittleren Oberarmbereich beginnen und zu einer mehr diffusen Form der axonalen Degeneration weiter distal führten. Als *Ursache* der Ausfälle wird eine *ischämische Schädigung* angenommen, die sich an den Grenzgebieten der Blutgefäße (im Bereich der Wasserscheide) manifestiert; eindeutige Infarkte sind jedoch nicht festgestellt worden (THOMAS et al. 1992).

Autopsieergebnisse: DYCK et al. (1972) haben die dreidimensionale Morphologie der Faserdegeneration und die Lokalisation der verschlossenen Gefäße in Extremitätennerven untersucht, die autoptisch von einem Patienten mit rheumatoider Arthritis gewonnen worden waren. Umschriebene Nekrosen aller Gewebselemente mit einer Randzone von Makrophagen, wie es bei Hirninfarkten zu beobachten ist, ließen sich nicht feststellen. Daß eine Ischämie für den Faserausfall verantwortlich ist, war aufgrund der ausgedehnten nekrotisierenden Angiopathie mit Gefäßverschluß zu schließen, dem fleckförmigen und oft vollständigen Faserausfall in einem gefäßbezogenen Muster und bei einigen Fällen aufgrund einer kapillären Stase und Hämorrhagie im Bereich der Faserdegeneration. Die Nervenfaserdegeneration begann in zentralen Abschnitten der Faszikel im Bereich des mittleren Oberarms und des mittleren Schenkelabschnittes. Eine wahrscheinliche Erklärung für diese Lokalisation ist darin zu suchen, daß es sich um arterielle Grenzgebiete handelt mit niedriger Perfusion. Biopsien des gesamten N. suralis-Querschnittes sind häufig ergiebiger zum Nachweis einer nekrotisierenden Angiopathie als Faszikelbiopsien. Wesentliche Unterschiede beim Befall der Blutgefäße im Nerven ließen sich bei den verschiedenen untersuchten Krankheiten nicht nachweisen, d.h. bei Polyarteriitis nodosa, der rheumatoiden Arthritis, dem Churg-Strauss-Syndrom und der Wegener-Granulomatose.

4. Systemischer Lupus erythematodes (SLE)

Diese Erkrankung kann ebenfalls mit verschiedenen, unterschiedlichen ausgeprägten Formen einer *peripheren Neuropathie* verbunden sein (DENBURG et al. 1987), wenn auch das periphere Nervensystem weniger häufig betroffen ist als bei der rheumatoiden Arthritis. Die häufigste Manifestationsform ist eine *progressive multifokale Neuropathie*, die auf eine *Vaskulitis* zurückzuführen ist (Abb. 215a). Eine symmetrische distale sensomotorische Neuropathie und eine akute, überwiegend motorische Neuropathie mit Aspekten eines Guillain-Barré-Syndroms sind ebenfalls beschrieben worden, wenn auch die histopathologische Grundlage dafür nicht näher definiert ist.

5. Progressive systemische Sklerose

Bei der *Sklerodermie* findet sich nur selten eine Neuropathie (HIETAHARJU et al. 1993); doch können fokale oder *multifokale Ausfälle* auftreten, wobei wiederum die Arteriitis als Ursache in Frage kommt (ASBURY u. JOHNSON 1978; CORBO et al. 1993). Als unspezifisches Zeichen einer *Angiopathie* lassen sich dabei, wie bei einer Arteriosklerose, eingewanderte glatte Muskelzellen in der Intima epineuraler Blutgefäße nachweisen (Abb. 238d), außerdem sklerosierte Venenwandsegmente (Abb. 238e) und aus der Adventitia in die Umgebung abdissoziierte glatte Muskelzellen (Abb. 245d) u.a. (SCHRÖDER 1986).

6. Sjögren-Syndrom

Das Sjögren-Syndrom (Trockenheit der Augen, des Mundes und anderer Schleimhäute) ist gelegentlich verbunden mit Erkrankungen der Gelenke, des

Blutes, der inneren Organe, der Haut und des zentralen und peripheren Nervensystems (MELLGREN et al. 1989). Die Autoren haben 33 Fälle mit primärem Sjögren-Syndrom und peripherer Neuropathie neurologisch, elektromyographisch und in 11 Fällen auch mit Hilfe von Suralisnervenbiopsien untersucht. Am häufigsten trat eine symmetrische sensomotorische Polyneuropathie auf, gefolgt von einer symmetrischen sensorischen Neuropathie. Eine autonome Neuropathie, Mononeuropathie oder kraniale Neuropathie [insbesondere Trigeminusneuropathie (vgl. VALLS-SOLE et al. 1990)] war einer generalisierten Neuropathie in etwa einem Viertel der Patienten überlagert. Der Verlauf war in der Regel langsam progressiv, von einigen wenigen Patienten abgesehen, die unter Prednisontherapie eine Besserung zeigten. Auch wenn eine Miterkrankung der Spinalganglien für einige der klinischen und neurophysiologischen Untersuchungsergebnisse ursächlich angeschuldigt werden kann, bestanden doch Hinweise darauf, daß die nekrotisierende Vaskulitis für die Nervenfaserdegeneration eine Rolle spielte. Alle *Nervenbiopsien* ergaben perivaskuläre entzündliche Infiltrate oder andere Gefäßanomalien, die bei 2 Fällen pathognostisch waren und in 6 Fällen Hinweise auf eine nekrotisierende Vaskulitis lieferten. Die axonale Degeneration überwog gegenüber einer Demyelinisation und war manchmal fokal oder multifokal.

GRIFFIN et al. (1990) berichten über 13 Patienten, die eine sensorische und autonome Neuronopathie in Verbindung mit klinischen Symptomen eines primären Sjögren-Syndroms aufwiesen. Alle hatten einen ausgeprägten Verlust der Kinästhesie und Propriozeption. Schmerz- und Temperaturempfinden waren weniger betroffen. Die meisten hatten Anzeichen einer autonomen Insuffizienz. Bei einigen war diese ausgeprägt mit Adie-Pupillen, fixierter Tachykardie und orthostatischer Hypotension. Der Verlauf variierte zwischen einer abrupten schweren Erkrankung bis zu indolenter Progression über Jahre. *Nervenbioptisch* fand sich ein breites Spektrum mit unterschiedlich stark ausgeprägtem Verlust an großen markhaltigen Nervenfasern. Die Hautnerven von 6 Patienten zeigten eine perivaskuläre mononukleäre Infiltration ohne nekrotisierende Arteriitis. Die Biopsie der Spinalganglien von 3 Patienten ergab eine lymphozytäre (T-Zell-)Infiltration der Hinterwurzeln und Spinalganglien mit fokalen Anhäufungen um Neurone. Bei weniger stark betroffenen Ganglien fanden sich einzelne sensorische Neurone im Stadium der Degeneration. In den meisten fortgeschrittenen Fällen waren nur noch wenige Neurone übriggeblieben.

Immunhistochemische Reaktionen an Spinalganglien von Ratten zeigten, daß das IgG im Serum und Liquor cerebrospinalis einer 59jährigen Frau mit primärem Sjögren-Syndrom sich mit den neuronalen Perikaryen der kleinen Neurone der Spinalganglien verband, nicht aber mit dem Kleinhirn oder den peripheren Nerven (SATAKE et al. 1995). Die Autoren schließen daraus, daß die Spinalganglien-*Ganglionitis* beim primären Sjögren-Syndrom durch eine humorale Autoimmunität bedingt ist.

7. Wegener-Granulomatose

Granulome im Respirationstrakt, eine Arteriitis und eine Neuropathie kennzeichnen diese Krankheit. Die peripheren Nerven können durch einzelne *Granu-*

lome betroffen sein, oder es tritt eine *diffuse multifokale Neuropathie* auf, ähnlich wie man sie bei der Panarteriitis sieht. Diese Vaskulitisform läßt sich klinisch durch die charakteristischen Antikörper im Serum (ANCAs) diagnostizieren, die aber in der Biopsie wegen ihrer geringen Menge nicht nachgewiesen werden können. Auf antineutrophile zytoplasmatische Antikörper (ANCAs) bei vaskulitischen peripheren Neuropathien im allgemeinen weisen CHALK et al. (1993) hin.

8. Riesenzellarteriitis

Von 166 Patienten mit histologisch nachgewiesener Riesenzellarteriitis (Arteriitis temporalis) hatten 23 (14%) ein klinisch diagnostiziertes peripheres neuropathisches Syndrom, das temporär mit der klinisch aktiven Riesenzellarteriitis koinzidierte (CASELLI et al. 1988). Von den 23 Patienten hatten 11 eine generalisierte periphere Neuropathie, 9 hatten multiple Mononeuropathien und 3 eine Mononeuropathie. Unter den Mononeuropathien waren betroffen: der Medianus-, Ulnaris-, Peroneus-, Tibialis- und Suralnerv sowie die C5- und L5-Nervenwurzeln. Die Angiographie, die bei 2 Patienten durchgeführt worden war, ergab eine ausgedehnte Arteriitis mit Beteiligung der unteren Extremitäten und, nach 3 Monaten oraler Kortikosteroidbehandlung bei einem Patienten, in einem Amputationspräparat eine chronische Arteriitis (CASELLI et al. 1988).

BERLIT (1992) hat 66 Patienten untersucht, die als Polymyalgia rheumatica (PMR; n = 40), Arteriitis temporalis (AT; n = 14) oder beides (n = 12) innerhalb einer 6½-Jahresperiode diagnostiziert worden waren. 9 waren gestorben und 49 konnten nachträglich über einen Zeitraum von durchschnittlich 28 Monaten nachuntersucht werden. Exazerbationen der Krankheit (n = 24) und Komplikationen im Verlauf (n = 32) waren häufiger bei einer anfänglichen BSG von mehr als 90 mm/h. Stehschwindel (n = 11), Amaurosis fugax (n = 11) und Polyneuropathie (n = 8) waren die häufigsten neurologischen Komplikationen. Eine persistierende einseitige Blindheit und eine aromatische Anosmie entwickelte sich bei 2 Patienten. Komplikationen traten wesentlich häufiger auf bei Patienten mit anfänglicher Arteriitis temporalis. Die C-reaktiven-Protein (CRP)-Werte korrelierten besser mit persistierenden Symptomen im Verlauf als die BSG. Remissionen nach Behandlung traten häufiger auf, wenn die Dauer der Kortikosteroidtherapie unter 20 Monaten lag. Bei der Nachuntersuchung fanden sich normale Werte für Neopterin, Tumornekrosefaktor und Antikörper gegen Borrelia burgdorferi.

Bei einem Fall konnten wir eine mehrfach rekapillarisierte epineurale Arterie als Zeichen einer vorausgehenden Obliteration nachweisen, nicht aber mehrkernige Riesenzellen oder floride entzündliche Zellinfiltrate, wenn auch noch einzelne Lymphozyten-ähnliche, z. T. apoptotische Zellen zwischen den zahlreichen, z. T. abgerundeten glatten Muskelzellen übriggeblieben waren (Abb. 251).

9. Sharp-Syndrom

Bei diesem auch als „mixed connective tissue"-Syndrom bezeichneten Krankheitsbild können entsprechend den zugrundeliegenden verschiedenen Gefäßbindegewebskrankheiten (s. oben) Neuropathien auftreten (Abb. 217c).

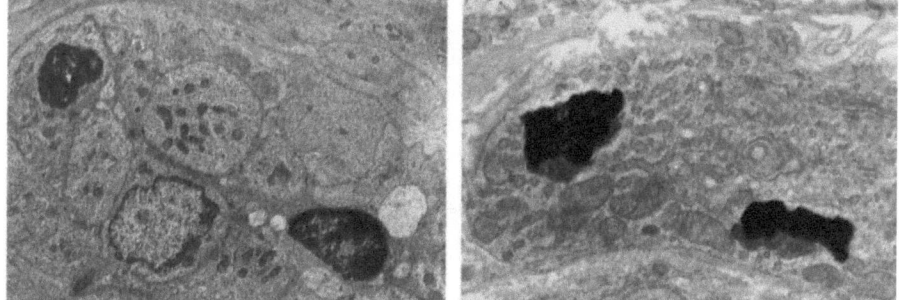

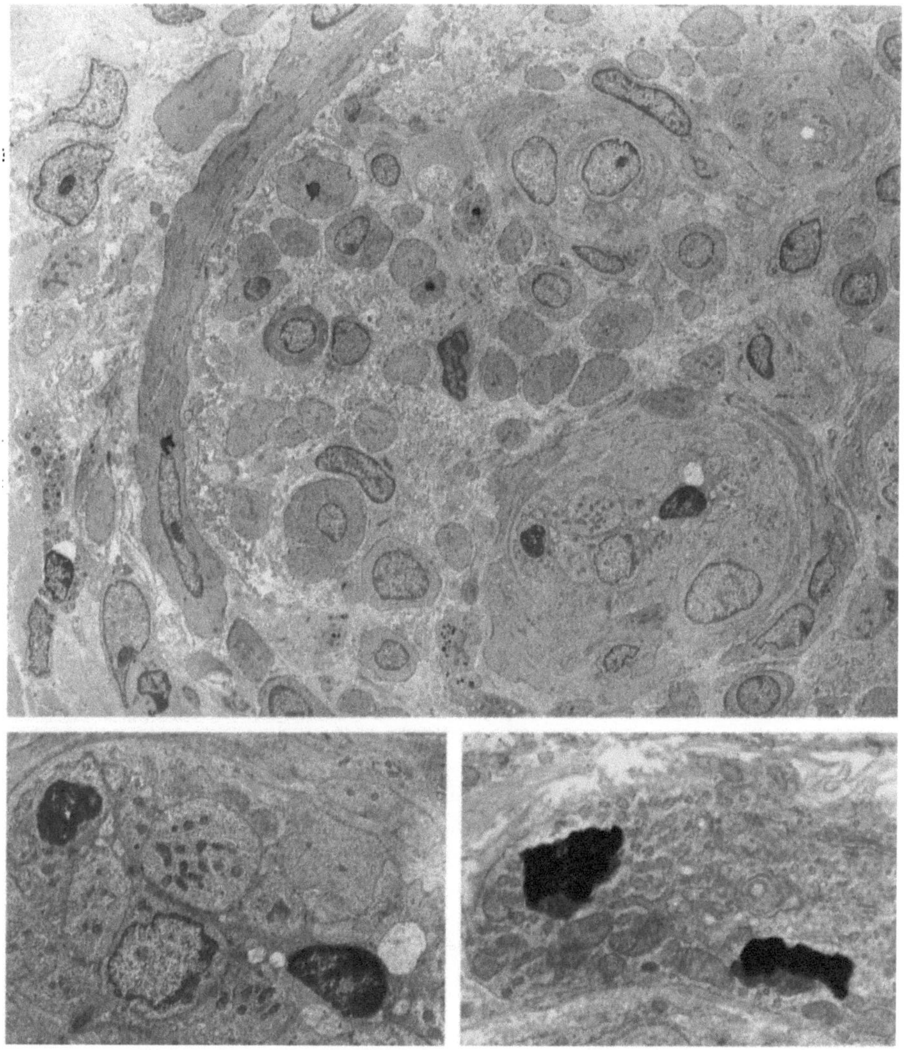

Abb. 251a–c. Obliterierte epineurale Blutgefäße bei Riesenzellarteriitis. **a** Zahlreiche glatte, überwiegend abgerundete Muskelzellen liegen an der Stelle einer obliterierten und rekanalisierten Arterie, wobei in dem vorliegenden Ausschnitt 3 neugebildete Arteriolen getroffen sind. Eine kreisförmig angeordnete Gruppe von glatten Muskelzellen zeigt noch die alte Kontur des obliterierten Blutgefäßes an. × 2120. **b** Ausschnittvergrößerung aus a. Eine Endothelzelle weist einen myelinähnlichen Körper auf und eine andere *rechts unten* einen pyknotischen karyorrhektischen Kern („Apoptose"). × 4500. **c** Lipofuszinähnliche Körper liegen in einer perivaskulären Zelle, die reichlich Komponenten des Ergastoplasmas, Mitochondrien und Golgi-Komplexe aufweist. × 12400

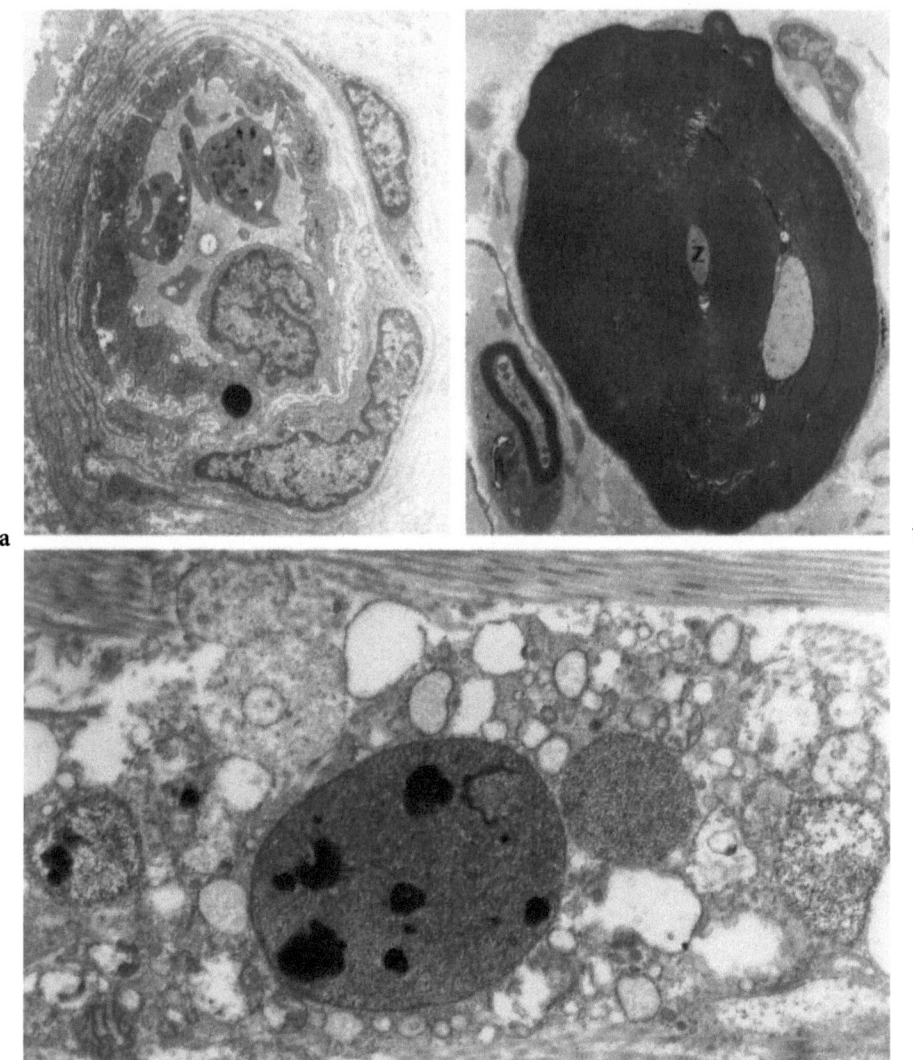

Abb. 252a-c. Gefäß- und Nervenfaserveränderungen bei Vaskulitis mit Raynaud-Syndrom bei einem 48 Jahre alten Mann (Patient von U. BENEICKE, Duisburg). Bei dem Patienten sei eine Quecksilberexposition vorausgegangen. a Die Basallaminae zwischen Endothelzellen und glatten Muskelzellen sowie in unmittelbarer Umgebung sind vermehrt, aber nicht verbreitert. Ein ungewöhnlich großes melanosomähnliches osmiophiles Zytosom ist in einer Endothelzelle am unteren Rand des Lumens abgebildet. b Hochgradig atrophisches Axon mit umfangreicher innerer Markschlinge, deren Zentrum durch ein Z gekennzeichnet ist, neben einer kleinen markhaltigen Nervenfaser, die im Schwann-Zellzytoplasma ein pleomorphes Zytosom aufweist. Eine mononukleäre Zelle, vermutlich ein ruhender endoneuraler Makrophage, ist oben rechts abgebildet. a, b × 6500. c Degenerierender endoneuraler Fibroblast bei einem 66jährigen Mann mit Vaskulitis und Psoriasis lt. klinischen Angaben. Ein lysosomales Zytosom enthält mehrere osmiophile Einschlüsse. Daneben liegen Zytosomen mit granulärer Struktur sowie geschwollene Komponenten des Ergastoplasmas. Die Oberflächenmembran ist partiell defekt. Zustand nach Kortisontherapie. × 15700

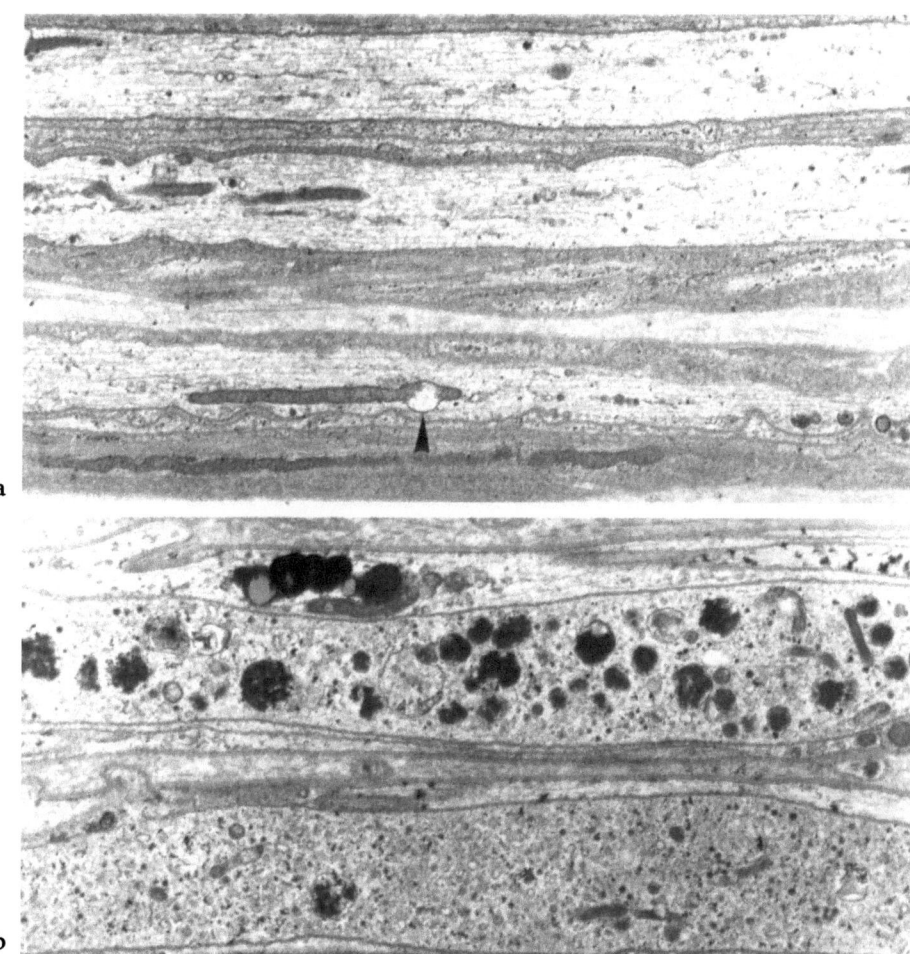

Abb. 253. a Gleicher Fall wie in Abb. 252a, b. Normal strukturierte marklose Axone mit einem typischen Glutaraldehyd-bedingten Schwellungsartefakt (*Pfeilkopf*) in einem langgestreckten Mitochondrion. Die marklosen Axone sind an der Oberfläche an mehreren Stellen leicht eingedellt. × 12 200. **b** Gleicher Fall wie in der Abb. 252c. Hier weisen die marklosen Axone multiple lysosomale und vakuoläre Einschlüsse auf, außerdem vesikuläre und neurosekretorische Granula und Glykogengranula. In einem Schwann-Zellfortsatz im Bild *rechts oben* sind mehrere sternförmige kristalline Kalksalzausfällungen zur Darstellung gelangt. × 2600

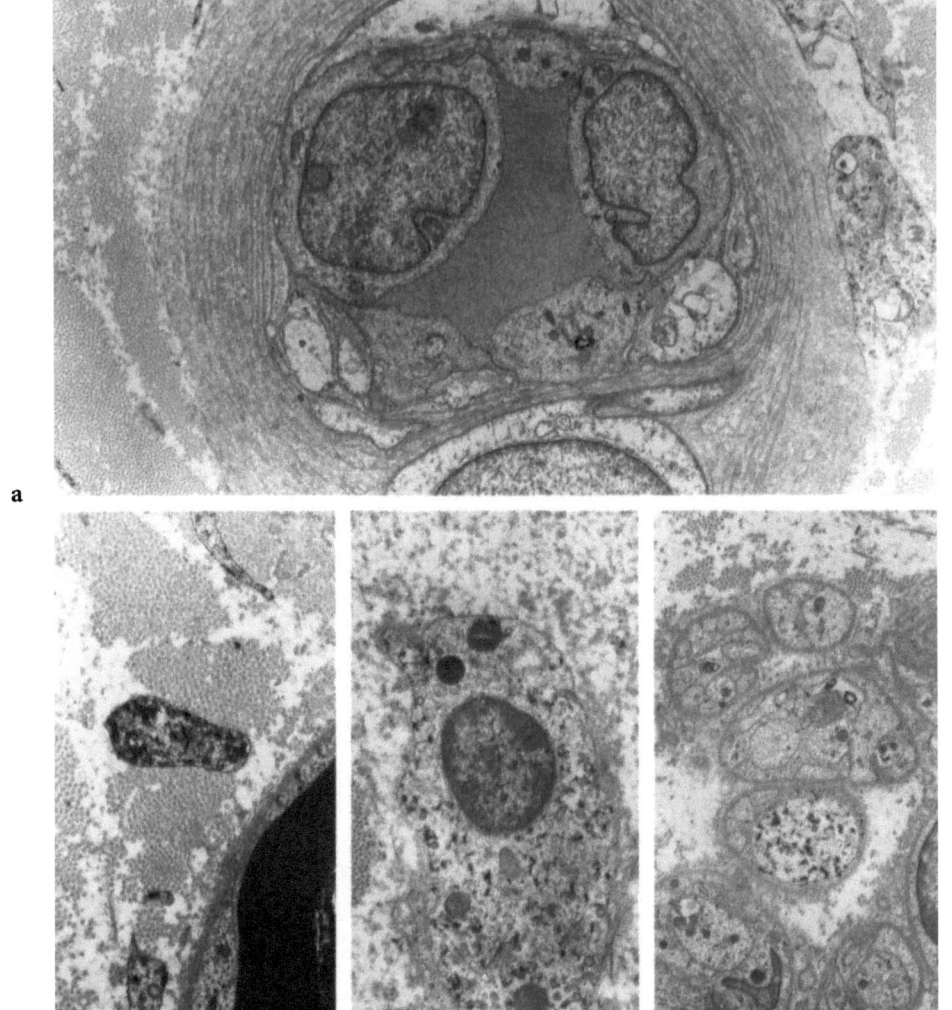

Abb. 254. a Gleicher Fall wie in Abb. 253 b. Die perikapillären Basallaminae sind erheblich vermehrt, wenn auch nicht verdickt. In den perivaskulären Fibroblasten liegen multiple sternförmige Kalksalzausfällungen. × 7400. **b – d** Multiple sternförmige Kalksalzausfällungen in weiteren endoneuralen Fibroblasten und einem undifferenzierten Zellfortsatz im Zentrum von **d**.
b × 12 200; **c** × 9700; **d** × 8300

10. Vaskulitis bei Raynaud-Syndrom

Gefäßspasmen in den Händen können bei verschiedenen Krankheitsbildern aus dem allergischen oder rheumatischen Formenkreis auftreten (Abb. 252a, b; 253). Eine klinisch manifeste Neuropathie ist dabei auf die jeweilige Grundkrankheit zurückzuführen.

Anhang: Vaskulitis bei Psoriasis

Die Kombination einer Vaskulitis in der Nervenbiopsie bei einem Patienten mit Psoriasis haben wir nur in einem Fall beobachten können (Abb. 252c, 253b, 254). Wie die abgebildeten Veränderungen mit der Psoriasis oder der Vaskulitis in Verbindung stehen, ist nicht geklärt.

IV. Phlebektasie im N. suralis

DA LUZ et al. (1981) berichten über Varizenoperationen an den Venen der unteren Extremitäten von 222 Patienten; bei 170 Patienten wurde die kurze Vena saphena entfernt. Bei 10 der letztgenannten Patienten bestand eine Phlebektasie von Venen, die innerhalb des N. suralis lagen. Die intraoperative Phlebographie zeigte kommunizierende Venen zwischen dem Areal der Phlebektasie und dem tiefen Venensystem. Diese atypischen kommunizierenden Venen führten den Venenabfluß zu den fibulären und hinteren tibialen Venen. Dieser Befund sei wichtig, da *neuralgische Schmerzen* bei chronischer venöser Hypertension sekundär auf eine Störung der Mikrozirkulation im Nerven zurückgeführt werden könnten und da Verbindungen zwischen dem tiefen venösen System und den Vasa nervorum bestehen würden. *Parästhesien* und *trophische Ulzerationen* im Versorgungsbereich des N. suralis würden eine enge Beziehung zwischen den Varizen und den Vasa nervorum anzeigen. Eine Kenntnis dieser Veränderungen könnte verhindern, daß der N. suralis bei einem Versuch, die Phlebektasie zu isolieren oder herauszulösen, verletzt wird, weil der Nerv irrtümlich für die kurze *Vena saphena* gehalten werden könnte. Auch könnte ein Suralnerv mit einer Phlebektasie für Nerventransplantationen in der Neurochirurgie kontraindiziert sein.

An dieser Stelle sei erwähnt, daß in unserem Eingangsgut von mehr als 5000 als *Nervenbiopsien* eingesandten Präparaten ca. 6% derartige *sklerosierte Venen* darstellen, weil diese bei einer *Varikose* offenbar makroskopisch-intraoperativ nicht immer leicht vom Suralnerven abzugrenzen sind.

V. Lymphgefäße

Die Lymphgefäße im N. suralis sind ausschließlich im Epineurium lokalisiert. Sie enthalten manchmal Ansammlungen von Lymphozyten (Abb. 255), die mutmaßlich in Zusammenhang mit entzündlichen Grundkrankheiten stehen. Vereinzelt ist einmal ein stark dilatiertes Lymphgefäß zu finden, das auf ein Lymphödem schließen läßt. Angaben darüber sind mir in der Literatur nicht begegnet, vermutlich weil die spärlichen Lymphgefäße im Nerven in Zusam-

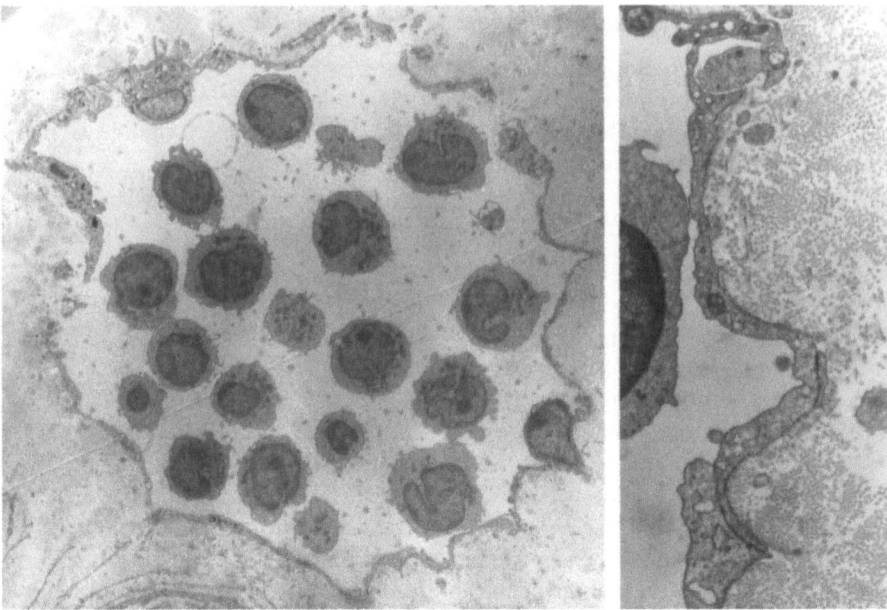

Abb. 255. a Anhäufung von Lymphozyten in einer epineuralen Lymphkapillare bei einem Fall mit Polyneuropathie und epineuraler Vaskulitis (73jähriger Patient von W.U. WEITBRECHT, Gummersbach). × 2000. b Stärkere Vergrößerung der Wand des Lymphgefäßes in a. Die Lymphkapillarendothelien stehen über desmosomenartige Verbindungen miteinander in Kontakt. Epineurale Kollagenfilamente sind *rechts*, ein Lymphozyt *links* zu sehen. × 8800

menhang mit Lymphödemen und anderen Erkrankungen des lymphatischen Systems nur eine untergeordnete Rolle spielen oder, wenn eine lymphomatöse Infiltration des Epineuriums vorliegt (Abb. 215b, d; 226), nicht den Lymphgefäßen, sondern der großen Zahl epineuraler Blutgefäße zugeordnet werden, zumal die Lymphgefäße zum Abtransport von Lymphozyten und nicht zur Infiltration des Gewebes dienen sollten.

O. Miterkrankungen der peripheren Nerven bei prädominierenden Erkrankungen des Zentralnervensystems

Die peripheren Nerven sind bei verschiedenen Erkrankungen des Zentralnervensystems in unterschiedlichem Ausmaß miterkrankt. Im Folgenden werden einige Beispiele aufgeführt, die bei der Differentialdiagnose peripherer Neuropathien berücksichtigt werden müssen. So berichten z.B. EVANGELISTA et al. (1996) über Patienten, bei denen die anfängliche Diagnose lautete: möglicherweise ALS/MND nach den Escorial-Kriterien. Alle zeigten eine monomelische Parese, eine Atrophie der paretischen Muskeln und gesteigerte generalisierte Reflexe. Das Elektromyogramm ergab anfangs ein neurogenes Muster in den Extremitäten bei normalen sensorischen und motorischen Erregungsleitungsgeschwindigkeiten. Die anfängliche Diagnose mußte geändert werden in „demyelinisierende Neuropathie mit Leitungsblock" bei 2 Patienten und „tomakulöse Neuropathie" in einem anderen Fall aufgrund einer klinischen und elektromyographischen Nachuntersuchung und einer Nervenbiopsie.

I. Erkrankungen der spinalen und bulbären Motoneurone

a) Spinale Muskelatrophien (SMA)

Die spinale Muskelatrophie beruht auf einer Erkrankung der Vorderhornzellen. Es ist eine autosomal-rezessiv erbliche Krankheit mit einer Überträgerhäufigkeit von 1:50; sie ist die häufigste genetische Ursache für den Tod im Kindesalter (LORSON et al. 1998). Unter der Bezeichnung spinale Muskelatrophie werden infantile (Typ I; Werdnig-Hoffmann), intermediäre (Typ II) und juvenile Formen (Typ III; pseudomyopathischer Typ, Kugelberg-Welander) mit proximaler, progressiver spinaler Muskelatrophie unterschieden (ZERRES et al. 1997, 1998). Doch gibt es Sonderformen. So berichten PROBST et al. (1981) über Fälle mit infantiler spinaler Muskelatrophie, die im Alter von 11 Monaten und 2 Jahren starben und bei denen zusätzlich zu ausgeprägten respiratorischen Problemen, einer Hypotonie und Muskelschwäche sowie abgeschwächten Sehnenreflexen noch eine Bulbärparalyse, eine bilaterale Ptose, eine Abblassung der Optikuspapille und ataktische Bewegungen der Hände zu beobachten waren, letztere bei einem Kind, das im Alter von 11 Monaten starb. Manchmal ist es nicht einfach, eine sensomotorische Neuropathie in der frühen Kindheit von einer Werdnig-Hoffmann-Krankheit zu unterscheiden (GOEBEL et al. 1976). In einer Internationalen SMA-Kooperation zur Diagnostik spinaler Muskelatrophien sind inzwischen diagnostische Kriterien auch zum Ausschluß einer SMA aufgestellt worden. Dazu gehören ZNS-Beteiligung (gemeint ist das Gehirn; denn das Rückenmark gehört auch zum ZNS), Arthrogryposis, Beteiligung anderer Organe (z. B. Augen, Ohren), Sensibilitätsstörungen, Augenmuskelbeteiligung, deutliche Gesichtsmuskelbeteiligung, CK-Aktivität > 10fach oberhalb der Norm und motorische Nervenleitgeschwindigkeit < 70 % der Norm (ZERRES 1998).

Genetik: Die progressive proximale spinale Muskelatrophie (SMA) Typ I (Werdnig-Hoffmann; infantiler Typ), Typ II (intermediärer Typ) und Typ III (Kugelberg-Welander; Adeleszententyp) ist autosomal-rezessiv erblich und auf Mutationen im Chromosom 5q11.2-q13.3 zurückzuführen. Eines der dort lokalisierten Gene wird als „survival motor neuron" (SMN)-Gen bezeichnet, das andere als „neuronales Apoptose-inhibitorisches Protein (NAIP)"-Gen. Die primäre Ursache der Krankheit ist offenbar in 95 % der Fälle ein homozygoter Verlust der telomerischen Kopie des SMN-Gens, während nur ein kleiner Teil der SMA-Krankheits-Allele eine Missense-Mutation am Carboxylende aufweist. Etwa die Hälfte der Fälle hat zudem einen Verlust des NAIP-Gens und eine reduzierte Fraktion des basalen Transkriptions-Faktor-p44-Untereinheit(BTF2p44)-Gens (WANG et al. 1997). Der Verlust von NAIP und evtl. anderer Faktoren würde dann den Schweregrad der Krankheit bestimmen. Über ein möglicherweise modifizierendes Gen berichten auch SCHARF et al. (1998). Nach Lorson et al. (1998) besteht eine direkte Korrelation zwischen der modularen Oligomerisation aufgrund einer Domäne im Exon 6 des SMN1-Gens und dem klinischen Typ. Auf eine Korrelation zwischen klinischen und genetischen Befunden gehen auch ZERRES et al. (1997) ein. Der Phänotyp einer juvenilen spinalen Muskelatrophie kann allerdings auch auf verschiedenen heterozygoten Mutationen des Hexosaminidase (HEXA)-Gens beruhen (NAVON et al. 1997; s. auch Neuraminidase-A- und -B-Mangel, S. 630). Weitere Mutationen als Ursache der SMA sind im „motor neuron survival gene" bekannt. ZERRES et al. (1998) fanden Deletionen nur in ca. 15 % der SMA-Typ I- und 6 % der -Typ II-Patienten, jedoch nicht bei SMA Typ III. Die Analyse des SMN-Gens erfolgt z.Z. routinemäßig mittels Einzelstrangkonformationspolymorphismus (SSCP) und Restriktionsverdau der PCR-Endprodukte der Exone 7 und 8.

Autoptisch fanden GOEBEL et al. (1976) neben einem ausgeprägten Verlust von Vorderhornzellen und einer neurogenen Muskelatrophie eine ausgeprägte Mitbeteiligung des sensorischen Systems in beiden untersuchten Fällen. Eine Schrumpfung und Vakuolisierung sowie chromatolytische Veränderungen an den Zellen der Spinalganglien waren vergesellschaftet mit Anzeichen für primäre axonale Schädigungen im N. suralis als Zeichen einer Ganglioneuropathie des primären sensorischen Neurons. Außerdem fiel eine Invasion fibrillärer Astrozyten in den Hinterwurzeln auf, während bei dem anderen Fall eine ausgeprägte Degeneration des 5. und 8. Hirnnerven vorlag, was bisher bei der Werdnig-Hoffmann-Krankheit nicht beobachtet worden ist.

Über die Einlagerung von phosphorylierten Neurofilamenten in chromatolytischen Neuronen der Vorderhornzellen bei Werdnig-Hoffmann-Krankheit berichten LIPPA u. SMITH (1988). Diese Autoren fanden chromatolytische Neurone aber auch in den Spinalganglienzellen, in den Zellen der Clarke-Säule, der Hirnnervenkerne und des Thalamus. Die Autoren schließen daraus, daß ein

Defekt des langsamen axonalen Transportes oder bei der Regulation der Phosphorylierung der Neurofilamente eine pathogenetische Rolle spielen können.

b) Motorische Neuronopathie bei Hexosaminidase-A- und -B-Mangel

RUBIN et al. (1988) berichten über 2 Schwestern mit progressiven Muskelkrämpfen, Muskelschwund und -schwäche an den Beinen und einem Beginn der Symptome nach dem 20. Lebensjahr. Der Phänotyp dieser Krankheit ähnelt dem einer „Motoneuronkrankheit" aufgrund einer α-Locus-Mutation, die vermuten läßt, daß der Hexosaminidase-A-Mangel der wichtigste pathogenetische Faktor darstellen könnte. Die Plasma-β-Hexosaminidase (Hex)-Aktivität war auf 1,4% und 2,7% des Kontrollwertes reduziert. Eine Hex-B-Aktivität war nicht nachweisbar. Die gesamte Hex-Aktivität in Leukozyten betrug 7–8% des Normalwertes; die residuale Hex-A-Aktivität bei den beiden Patientinnen betrug 17,8% bzw. 16,3% der Kontrollwerte und in Fibroblasten jeweils 9,6% und 22% des Normalwertes. Die Ganglienzellen im Appendix des Kolons enthielten membranöse zytoplasmatische Körperchen bei der jüngeren Patientin. Die Dünnschichtchromatographie eines Appendixextraktes zeigte einen erhöhten GM2-Gangliosid-Gehalt und einen geringen Anstieg des GM3-Gangliosid-Gehaltes.

Wir haben bei einem Patienten mit Hexosaminidase-A- und -B-Mangel (Sandhoff-Krankheit) pleomorphe membranöse zytoplasmatische Körperchen in Endothelzellen und intravaskulären Zellen einer Suralnervenbiopsie gefunden, mit deren Hilfe die Diagnose gestellt werden konnte (Abb. 143; s. Kap. H.IV.a.6.(e) Lipidstoffwechselkrankheiten). Die Nervenfaserveränderungen lagen im Grenzbereich der Norm, von einigen hypomyelinisierten Nervenfasern abgesehen.

c) X-chromosomal, rezessiv erbliche bulbospinale Neuronopathie (Kennedy-Alter-Sung-Syndrom)

Die familiäre bulbospinale Muskelatrophie in Verbindung mit einer Hodenatrophie und einer sensorischen Neuropathie wird auch als Kennedy-Krankheit (GUIDETTI et al. 1996) oder Kennedy-Alter-Sung-Syndrom bezeichnet. NAGASHIMA et al. (1988) konnten 2 Brüder autoptisch untersuchen. Die Krankheit begann mit Fingerzittern, proximaler Muskelschwäche und Gesichtsmuskelzuckungen in der 2. und 4. Lebensdekade, verbunden mit bulbären Zeichen sowie handschuh- bzw. strumpfförmigen sensorischen Störungen. Die *N. suralis*-Biopsie ergab einen erheblichen Verlust an markhaltigen Nervenfasern.

Autopsie- und Biopsieergebnisse: SOBUE et al. (1989) berichten über 9 Fälle, wobei *3 Autopsiefälle und 6 N. suralis-Biopsien* untersucht werden konnten. Sowohl die peripheren motorischen als auch die primär sensorischen Neurone waren betroffen. Die peripheren motorischen Neurone waren an Zahl erheblich reduziert in allen spinalen Segmenten wie auch in den motorischen Hirnstammkernen, vom 3., 4. und 6. Hirnnerven abgesehen. Die primären sensorischen Neurone waren weniger stark betroffen. Eine morphometrische Analyse der primären sensorischen Axone in verschiedenen Ebenen des peripheren Nervensystems legt die Vermutung nahe, daß eine distal akzentuierte Axonopathie als der entscheidende pathologische Prozeß angesehen werden kann. Eine segmentale Demyelinisation und Remyelinisation betraf einzelne Fasern. Die g-Werte (Axondurchmesser zu Gesamtfaserdurchmesser) im N. suralis zeigten eine erhöhte Streuung bei einigen Fällen an. Anzeichen einer Regeneration waren unwesentlich. Die marklosen Nervenfasern erschienen in allen untersuchten Nerven gut erhalten. Die Neurone im Onufrowicz-Kern, in der intermediolateralen Säule und in der Clarke-Säule des Rückenmarks waren im allgemeinen erhalten. Aus diesen Untersuchungsergebnissen ist zu schließen, daß eine Neuronopathie der peripheren motorischen und primär sensorischen Nervenfasern die wichtigste neurologische Manifestation dieser Erkrankung darstellt. Auch LI et al. (1995) (aus der gleichen Arbeitsgruppe) betonen eine Mitbeteiligung des sensorischen Systems.

Klinik und Genetik: Das Alter beim Beginn und der Schweregrad der Muskelatrophie sowie des Muskelschwundes variieren von Patient zu Patient wie die damit verbundenen endokrinen Funktionsstörungen. Nach DOYU et al. (1992) und IGARASHI et al. (1992) korreliert der Schweregrad der X-chromosomal gebundenen rezessiven bulbospinalen Neuronopathie mit der Größe des Tandem-CAG-Wiederholungsabschnittes im Androgen-Rezeptor-Gen (SHIMADA et al. 1995). Die Zahl der CAG-Wiederholungen ist bei den verschiedenen Patienten sehr variabel. Die Autoren haben 26 japanische Patienten mit der X-BSNP im Hinblick auf die Zahl der CAG-Untereinheiten untersucht und mit dem Schweregrad des Muskelschwundes und des Alters zu Beginn der Erkrankung bei diesen Patienten von 21 Familien in Relation gesetzt (vgl. GUIDETTI et al. 1996).

Eine Expansion von CAG-Trinukleotid-Wiederholungssequenzen, die Polyglutaminstrecken enkodieren, sind inzwischen bei 8 verschiedenen neurodegenerativen Krankheiten identifiziert worden: außer bei der spinalen und bulbären Muskelatrophie auch bei der Huntington-Krankheit, der spinozerebellären Ataxie Typ 1 (SCA1; s. dort), der dentatorubropallidolysischen Atrophie (DRPLA), der Machado-Joseph-Krankheit (s. dort), SCA2, SCA6 und SCA7 (s. dort), wobei die Zahl der Krankheiten, die auf denselben Mechanismus zurückzuführen sind, vermutlich noch steigen wird und Möglichkeiten zur Hemmung der Transglutaminidase-Reaktion Aussichten auf die Entwicklung therapeutischer Maßnahmen eröffnet (IGARASHI et al. 1998).

d) Dominante distale spinale Muskelatrophie

Eine spinale Muskelatrophie kann dominant erblich und mit einer distalen Atrophie oder Hypertrophie der Waden verbunden sein (GROEN et al. 1993). Dieses Bild ist besonders leicht mit einer peronealen Muskelatrophie aufgrund einer peripheren Neuropathie vom Typ Charcot-Marie-Tooth zu verwechseln (s. Kap. H.II.a.1. HMSN Ia mit Wadenhypertrophie).

Anhang: Arthrogryposis multiplex congenita

Diese ist durch konnatale versteifte Gelenkfehlstellungen gekennzeichnet. Nach BANKER (1994) gibt es eine große Zahl verschiedener Ursachen für eine Arthrogrypose. Am häufigsten sind es virale Entzündungen des Rückenmarks während der Fetalzeit. Doch gibt es viele andere, von denen im Folgenden einzelne separat aufgeführt sind.

Neuropathische Arthrogryposis multiplex congenita: HOROUPIAN u. YUNN (1988) berichten über eine intrauterine Ischämie mit Schädigung der Vorderhornzellen als Ursache für die neuropathische Form der Arthrogryposis multiplex congenita. SCHRÖDER u. BOHL (1978) sowie CHARNAS et al. (1988) weisen auf eine totale Amyelinisation (s. dort) im zentralen und peripheren bzw. nur im peripheren Nervensystem als Ursache einer Arthrogryposis multiplex congenita hin.

Familiäres Vorkommen: PENA et al. (1968) berichten über einen radikulären Typ, wobei die Nervenwurzeln auffällige Herde einer „Fibrose" aufwiesen, die allerdings nur in einfachen HE-Präparaten untersucht werden konnte. Ob es sich evtl. bei der „Fibrose" um Fortsätze zentraler Gliaelemente (Astrozyten) handelt, ist aus den vorliegenden Abbildungen nicht eindeutig zu ersehen.

II. Erkrankungen der zentralen und peripheren Motoneurone: Amyotrophische Lateralsklerose (ALS)

a) Sporadische Form

Die amyotrophische Lateralsklerose (ALS), auch als myatrophische Lateralsklerose bezeichnet, ist die häufigste Erkrankung des pyramidalmotorischen Systems. Im Folgenden werden einige Untersuchungsergebnisse dargestellt, die sich auf periphere Motoneurone und eine Miterkrankung sensorischer Neurone bei dieser rasch progredienten, maligne verlaufenden Motoneuronerkrankung beziehen.

EMG: TACKMANN u. VOGEL (1988) berichten über elektromyographische Untersuchungen bei 51 Fällen mit ALS. Demnach war die Faserdichte in 46 Muskeln erhöht. Eine erhöhte Amplitude der motorischen Einheitspotentiale im Makro-EMG fand sich ebenfalls in 46 Muskeln, wobei die mittlere Dauer der motorischen Aktionspotentiale, die mit konzentrischen Nadelelektroden abgeleitet worden war, nur in 26 Muskeln verlängert war. Die Autoren schließen aus ihren Untersuchungen, daß die Packungsdichte der Muskelfasern erhaltener motorischer Einheiten die verschiedenen elektrophysiologischen Parameter in unterschiedlicher Weise beeinflussen. – Die Dauer der Erkrankung betrug 6 Monate bis 5 Jahre. Die Diagnose einer ALS stützte sich auf die Krankengeschichte, sowie auf klinische und elektromyographische Zeichen eines ausgedehnten Denervationsprozesses sowie auf eine normale sensorische Erregungsleitung und auf den Ausschluß anderer Krankheiten, die eine ALS imitieren könnten. Bei 25 Patienten bestanden bulbospinale Zeichen; bei 26 Fällen war die Erkrankung auf die Extremitätenmuskeln begrenzt. Patienten mit einer ausgeprägten Spastizität oder mit dem sog. peronealen Typ der ALS waren in diese Studien nicht einbezogen worden.

Im Vordergrund stehen Ausfälle des 1. (zentralen) und 2. (peripheren) motorischen Neurons. An den zentralen motorischen Nervenzellen sind in frühen Stadien der Degeneration *Neuronophagien* nachweisbar (TROOST et al. 1993).

Motoneurone des Hypoglossus, Trigeminus, Fazialis und Okulomotorius: Bei 25 Patienten mit amyotrophischer Lateralsklerose und normalen Kontrollen haben DE PAUL et al. (1988) den Befall des motorischen N. facialis, trigeminus und hypoglossuus mit elektrophysiologischen und klinischen Funktionstests untersucht. Die Untersuchungsergebnisse zeigen an, daß die Zungenmuskulatur am stärksten betroffen ist, auch bei Patienten, die initial Symptome von seiten der Extremitäten aufwiesen. Ausfälle im Nucleus oculomotorius kommen ebenfalls vor (OKAMOTO et al. 1993). HARTMANN et al. (1989) konnten zeigen, daß der RNA-Gehalt der Neurone im Nucleus nervi hypoglossi et ambiguus einen signifikanten Verlust an RNA aufweisen; nur 57 % bzw. 38 % der normalen RNA ließen sich in den Neuronen des Nucleus nervi hypoglossi bzw. des Nucleus ambiguus nachweisen. Der ausgeprägte Verlust an neuronaler RNA weist auf eine funktionelle Änderung in den Neuronen hin, welche zu Faszikulationen in der Zunge und zu Schwierigkeiten beim Schlucken führen kann, wie es oft bei der ALS vorkommt. Der *Golgi-Apparat* ist ebenfalls verändert (MOURELATOS et al. 1993).

Morphometrische Veränderungen im N. hypoglossus: ATSUMI u. MIYATAKE (1987) haben den peripheren Abschnitt des N. hypoglossus von 13 Fällen mit amyotrophischer Lateralsklerose untersucht und mit 5 Kontrollfällen verglichen. Die Hauptveränderung bestand in einer progressiven Reduktion der großen markhaltigen Nervenfasern. Die kleinen markhaltigen Fasern waren nicht vermindert, sondern sogar vermehrt, insbesondere in der Gruppe mit nur einem geringen Grad der Degeneration. Entsprechend häufig fanden sich Gruppen regenerierter markhaltiger Nervenfasern. Das Ausmaß der Muskelatrophie in der Zunge korrelierte mit der Reduktion der mittleren Durchmesser großer markhaltiger Nervenfasern und vor allem mit der Reduktion der Zahl dieser Fasern. Die Dauer der bulbären Symptome war umgekehrt proportional zur Dichte der markhaltigen Nervenfasern.

Vorderhornzellen im Rückenmark: Üblicherweise ergibt die Autopsie einen ausgeprägten Verlust der Vorderhornzellen mit Degeneration der Pyramidenbahn. Die meisten übriggebliebenen Neurone zeigen eine Chromatolyse. Einige chromatolytische Neurone enthalten blaß-eosinophile Einschlüsse mit einem hellen Hof. Gelegentlich sind Sphäroide nachzuweisen. In den chromatolytischen Neuronen finden sich Aggregate von Fibrillen, die dicker sein können als die üblichen 10 nm-Neurofilamente. Die überlebenden Vorderhornzellen lassen somit verschiedene morphologische, aber in der Regel unspezifische intrazytoplasmatische Einschlußkörper erkennen. Dazu gehören Anhäufungen eines vorher nicht beachteten ubiquinierten Materials, das sich mit den routinemäßigen histopathologischen Methoden nicht nachweisen läßt (s. unten).

Lymphozytäre Infiltrate im Rückenmark: ENGELHARDT et al. (1993) haben perivaskuläre und intraparenchymatöse lymphozytische Infiltrate im Rückenmark von 28 ALS-Autopsiefällen festgestellt. Die Lymphozyten zeigten nur T-Zellmarker; B-Zellmarker ließen sich nicht feststellen. T-Helferzellen waren in der Nachbarschaft degenerierender kortikospinaler Bahnen nachweisbar, während T-Helfer- und T-Suppressor/zytotoxische Zellen im Vorderhorn zu beobachten waren. Die Lymphozyten waren im Rückenmark von nur einem Kontrollpräparat (bei multipler Sklerose) und in keinem der übrigen 10 Kontrollpräparate zu finden. Die lymphozytären Infiltrate bei den ALS-Fällen korrelierten nicht mit der Progressionsrate oder dem Stadium der Erkrankung oder mit dem Vorhandensein oder Fehlen terminaler Infektionen. Vereinzelt sind mononukleäre Blutleukozyten, die den FctRIII-Rezeptor (CD16) für IgG exprimieren, nachweisbar (SCHUBERT u. SCHWAN 1995).

Morphometrie des Ausfalls von Vorderhornzellen: OYANAGI et al. (1989) haben einen Patienten mit noch relativ gut erhaltener Muskelkraft untersucht und mit Untersuchungsergebnissen von Patienten in einem fortgeschrittenen Stadium der ALS sowie mit altersentsprechenden Kontrollfällen verglichen. In fortgeschrittenen ALS-Fällen waren die Vorderhornzellen ausgefallen, und die mittelgroßen (nukleäres Areal: 71–150 µm^2) und großen (nukleäres Areal: > 151 µm^2) Neurone in der intermediären Zone waren erheblich reduziert. Bei dem untersuchten Fall war jedoch der Ausfall der Vorderhornzellen ausgeprägt, wenn auch geringer als bei fortgeschrittenen ALS-Patienten. Die Neurone in der intermediären Zone waren noch recht gut erhalten. Demnach fallen primär die Neurone im Vorderhornbereich aus; die Neurone in der intermediären Zone degenerieren erst anschließend.

TERAO et al. (1994) und SOBUE et al. (1989) haben den Krankheits-spezifischen Ausfall neuronaler Zellen im Vorderhorn des Rückenmarks bei der *amyotrophischen Lateralsklerose* (ALS), bei der *multiplen Systematrophie* (MSA) und der *X-chromosomal gebundenen rezessiven bulbospinalen Neuronopathie* (X-BSNP) verglichen. Bei der üblichen Form der ALS kommt es zu einem Verlust der großen und mittelgroßen Neurone der medialen und lateralen Kerne in den Vorderhörnern; die kleinen Neurone in der intermediären Zone sind nur gering betroffen, insgesamt aber gut erhalten. Bei der *pseudopolyneuritischen Form der ALS* besteht ein Ausfall der großen und mittelgroßen Neurone, jedoch auch der kleinen Neurone in der intermediären Zone. Bei der *multiplen Systematrophie* (MSA) kommt es zu einer ausgeprägten Reduktion der kleinen Neurone in der intermediären Zone, während die großen und mittelgroßen Neurone in den medialen und lateralen Kernen erhalten bleiben. Bei der X-BSNP sind die großen und mittelgroßen Neurone nahezu vollständig ausgefallen und die kleinen Neurone ebenfalls stark reduziert. Demnach unterscheiden sich die Muster der Nervenzellverluste im Vorderhorn bei diesen Krankheiten im Hinblick auf die Größe, die Lokalisation und die Funktion der Vorderhornzellpopulationen. In einer weiteren Analyse werden diese quantitativen Untersuchungsergebnisse bei der X-BSNP auf den Tractus corticospinalis lateralis ausgedehnt (TERAO et al. 1996).

Periphere Motoneurone mit Lewy-Körperchen: KATO et al. (1988) berichten über eine 69jährige Frau, die 6 Monate vor dem Tod eine Muskelschwäche bekam mit Atrophie aller 4 Extremitäten. *Neuropathologisch* fanden sich Ausfälle von Ganglienzellen mit entsprechender Gliose der Vorderhörner im gesamten Rückenmark. Das Zytoplasma einiger erhaltener Neurone enthielt Lewy-Körperähnliche Körperchen, Bunina-Körperchen oder beide. Sphäroide und strangähnliche Verdickungen der Zellfortsätze ließen sich in den Vorderhörnern ebenfalls nachweisen. Einige Neurone zeigten eine Argentophilie des Zytoplasmas. Eine Strangdegeneration der weißen Substanz im Rückenmark ließ sich nicht nachweisen. Dieser Fall und 2 ähnliche Fälle in der Literatur bilden möglicherweise eine Untergruppe von Motoneuronerkrankungen. Nach KUZUHARA et al. (1988) sind die Filamente am Rand der Lewy-Körper intensiv anfärbbar mit einem monoklonalen Antikörper gegen „paired helical filaments" (PHF) sowie durch polyklonale Antikörper gegen Ubiquitin. Die Lewy-Körper werden mit diesen Antikörpern ähnlich intensiv angefärbt, wie die Alzheimer-Neurofibrillenveränderungen und Neuriten in senilen Plaques. Lewy-Körper kommen auch bei der Ataxia teleangiectasia vor (MONACO et al. 1988).

Immunhistochemische und ultrastrukturelle Untersuchungen an den Motoneuronen: MURAYAMA et al. (1990) haben die neuronalen Einschlüsse bei 23 Fällen mit im Erwachsenenalter einsetzender sporadischer ALS untersucht. *Monoklonale und polyklonale Antiubiquitin-Antikörper* führen zur Differenzierung von 4 Strukturen in den neuronalen Perikaryen: 1. Lewy-Körper-ähnliche Einschlüsse bei 6 Fällen mit relativ kurzem klinischen Verlauf; 2. zahlreiche Bunina-Körper bei 4 Fällen; 3. undefinierte Strukturen in enger Nachbarschaft der Bunina-Körper (Bunina-Körper-bezogene Strukturen) bei 15 Fällen und 4. ein fokal angehäuftes Netzwerk feiner filamentöser Strukturen, die nicht mit Bunina-Körpern in Verbindung stehen, bei allen Fällen. Diese 4 Strukturen ließen sich nicht durch Antikörper identifizieren, die gegen Zytoskelettproteine (Neurofilament, Tubulin, Mikrotubulus-assoziiertes Protein II und phosphoryliertes Tau) hergestellt worden waren. *Elektronenmikroskopisch* bestehen die Lewy-Körper-ähnlichen Einschlüsse aus Anhäufungen von unregelmäßig angeordneten Filamenten, die Durchmesser von etwa 15 nm aufweisen und von feinen Granula bedeckt sind. Bündel mit geschichteten Filamenten, die etwa 12 nm dick sind, bildeten gelegentlich Bunina-Körper-ähnliche Strukturen. Immunelektronenmikroskopisch fand sich das Reaktionsprodukt mit Anti-Ubiquitin in den Filamenten mit einem Durchmesser von 15 nm der Lewy-Körper-ähnlichen Einschlüsse.

Bunina-Körper: YOSHIDA et al. (1995) haben die Bildung von Bunina-Körpern bei der ALS morphometrisch-statistisch untersucht und eine Spurenelementanalyse auf Aluminium durchgeführt. Die Partikel-induzierte Röntgenemissionsspektrometrie (PIXE) und die Elektronenenergieverlustspektrometrie (EELS) im ultrastrukturellen Bereich ergab eine starke Bindung von Aluminium an die Bunina-Körper, wie auch an das rauhe endoplasmatische Retikulum, weniger stark an die Mitochondrien und Lipofuszinkörper. Die Autoren vermuten, daß die Bunina-Körper ein Endprodukt des gestörten Nukleinsäuremetabolismus im rauhen endoplasmatischen Retikulum darstellen, das durch die Vermehrung von Aluminium zusammen mit einer Reduktion von Magnesium hervorgerufen wird.

Ubiquitin bei der ALS: Ubiquitin ist ein kleines, hochkonservatives Protein, welches kovalent über ein ATP-abhängiges proteolytisches System an intrazelluläre Proteine gebunden wird, welche auf die Degradation ausgerichtet sind. Derartige Zielproteine bestehen aus normalen Proteinen mit raschem Umsatz und aus abnormen Proteinen. Das Vorhandensein ubiquinierter Einschlüsse kann darauf beruhen, daß dieser Prozeß der Ubiquitin-ausgelösten Proteolyse an der Ausführung gehindert wird.

MATHER et al. (1993) betonen, daß ubiquinierte zytoplasmatische Einschlüsse ein charakteristisches Zeichen der Vorderhornzellerkrankung bei der amyotrophischen Lateralsklerose darstellen. Die Ursache, die zur Bildung dieser Einschlüsse bei dieser neurodegenerativen Erkrankung des motorischen Systems führt, ist unbekannt. MIGHELI et al. (1994) haben die Ubiquitin- und Neurofilamentexpression in Vorderhornzellen bei der amyotrophischen Lateralsklerose im Hinblick auf ihre Pathogenese untersucht, und MATSUMOTO et al. (1993) haben sie mit den Veränderungen an motorischen Vorderhornzellen bei der Werdnig-Hoffmann-Krankheit verglichen. Außerdem haben MATSUMOTO et al. (1994) die synaptischen Veränderungen an den Vorderhornzellen immunhistochemisch analysiert.

Einschlüsse im Onuf-Kern: PULLEN u. MARTIN (1995) fanden intraneuronale filamentöse Lewy-Körper- oder Skeletin-artige Einschlüsse und Bunina-Körper im Onuf-Kern von 3 ALS-Patienten mit einer Dauer der Erkrankung von 8 Monaten bis 2 Jahren. Demnach sei der Onuf-Kern bei der ALS vulnerabel, und die Erhaltung der Sphinkterfunktion mit weitgehender histologischer Aussparung dieses Kernes bedeutet nicht unbedingt ein vollständiges Fehlen ultrastruktureller Veränderungen.

Basophile Einschlüsse: KOSAKA et al. (1990) haben nachgewiesen, daß die basophilen Einschlüsse in den Motoneuronen bei der ALS auf teils gerade, teils gestreckte Filamente und teilweise auf gewundene Tubuli zusammen mit fibrogranulären Elementen zurückzuführen sind.

Phosphorylierte hochmolekulare Neurofilamente bei der amyotrophischen Lateralsklerose und bei multiplen Systematrophien: ITOH et al. (1992) haben bei Fällen mit amyotrophischer Lateralsklerose (ALS) und multipler Systematrophie (MSA) sowie bei Kontrollfällen phosphorylierte hochmoleculargewichtige Neurofilamentproteine (pNFH) mit einem monoklonalen Antikörper untersucht. Bei den Kontrollfällen bestand eine systemabhängige Variante der Immunreaktivität in den Perikaryen. Nur wenige Vorderhornzellen des Rückenmarks und Zellen der intermediolateralen Säule (ILS) waren angefärbt, während die Neurone in den Spinalganglien und sympathischen Ganglien in großer Zahl angefärbt waren. Bei der ALS (vgl. MUNOZ et al. 1988; MIZUSAWA et al. 1989; SOBUE et al. 1990; CORBO u. HAYS 1992) und der MSA war die Immunreaktivität in den Vorderhornzellen signifikant erhöht. Einige ILS-Neurone bei der ALS waren ebenfalls positiv und ihre Zahl war signifikant höher als bei den Kontrollen. Diese Befunde lassen vermuten, daß sowohl die ILS-Neurone als auch die Vorderhornzellen im Hinblick auf die pNFH bei der ALS und der MSA betroffen sind. Keine Unterschiede wurden jedoch in den Spinalganglienzellen und den sympathischen Ganglien festgestellt.

Nach LEIGH et al. (1989) sind allerdings phosphorylierte Neurofilamentepitope diffus in einem Teil der normalen und der ALS-Vorderhornzellen vorhanden, ohne daß dadurch eine Unterscheidung zwischen normalen und erkrankten Neuronen möglich wäre. Nach TOYOSHIMAS et al. (1989) ließen sich einige axonale Schwellungen im Funiculus anterolateralis nachweisen, von denen einige ca. 1000 μm von der grauen Substanz entfernt lagen. Die Lokalisation dieser axonalen Schwellungen läßt vermuten, daß eine hohe Phosphorylierungsrate der NFP nicht als Ursache für die Akkumulation der NFP in den axonalen Anschwellungen in Frage kommt. AL-CHALABI et al. (1995) gehen auf die möglichen Zusammenhänge zwischen Neurofilamentanomalien, freien Radikalen und Exitotoxinen bei der ALS ein.

Schwellungen proximaler Axone: SASAKI et al. (1989) beschreiben Schwellungen an den proximalen Axonen lumbaler Vorderhornzellen bei einem Patienten mit rapid progressiver sporadischer Motoneuronerkrankung. Diese Schwellungen variierten hinsichtlich Form und Größe, und einige waren als Sphäroide zu klassifizieren. Die meisten Zellkörper, die mit den Schwellungen verbunden waren, zeigten eine sonst normale Architektur. Die Autoren vermuten, daß die fokalen Schwellungen proximaler Axone, insbesondere des distalen Anteils des Initialsegmentes und im Bereich des ersten Internodiums des myelinisierten Axons, eine frühe pathologische Veränderung anzeigen und eine funktionell und morphologisch vulnerable Region darstellen. In den Sphäroiden seien *Peripherin* und Neurofilamentprotein in Kombination nachweisbar (CORBO u. HAYS 1992).

Synapsen an motorischen Vorderhornzellen: Die Feinstruktur der Synapsen an chromatolytischen Vorderhornzellen haben SASAKI et al. untersucht (1996) (vgl. MATSUMOTO et al. 1994).

Aberrierende myelinisierte Nervenzellfortsätze im Vorderhorn: TROOST et al. (1989) berichten über einen Fall mit ALS, bei dem zusätzlich zu den üblichen Zeichen einer Vorderhornerkrankung mit Pyramidenbahndegeneration typische Zeichen einer Alzheimer-Krankheit vorlagen. In verschiedenen Ebenen vom Rückenmark ließen sich große Mengen an myelinisierten Nervenzellfortsätzen nachweisen, die in einem Knäuel von argyrophilen Fasern zusammenlagen. Außerdem bestand eine Mikrogliaproliferation im Bereich der Vorderhörner und gelegentlich auch einmal bei einem Kontrollpatienten eine „Neurom"-Bildung um Gefäße des Rückenmarks.

Motorische Nerven bei der amyotrophischen Lateralsklerose

ATSUMI (1981) hat *intramuskuläre Nervenfaszikel* in Muskelbiopsien von 11 Patienten mit ALS untersucht. In atrophischen Muskeln fand sich eine starke Verringerung der markhaltigen Nervenfasern. Die übriggebliebenen markhaltigen Axone zeigten Veränderungen an den Neurofilamenten, den Mitochondrien und Vesikeln. Auch die Zahl der marklosen Nervenfasern war in der Regel reduziert, nur selten vermehrt, wobei allerdings eine strenge Unterscheidung zwischen dünnen Schwann-Zellfortsätzen und marklosen Axonen nicht erfolgt ist. Gelegentlich fanden sich Polyglukosankörper (corpora amylacea) und sog. „long spacing collagen". Die Veränderungen werden größtenteils im Sinne der Folgeerscheinungen von Degenerationen und Regenerationen der intramuskulären Nervenfasern von Motoneuronen gedeutet.

ROSALES et al. (1988) haben 90 intramuskuläre Nerven aus dem biopsierten Bizepsmuskel von 16 Fällen mit ALS morphometrisch analysiert. In allen Faszikeln, großen und kleinen, war die Zahl der großen und kleinen markhaltigen Nervenfasern deutlich reduziert auf insgesamt 52%, bei den großen auf 16% und bei den kleinen auf 64% der Kontrollwerte. Das Histogramm der größten

Faszikel zeigt eine unimodale Verteilung eine Verlagerung nach links. Die Ergebnisse zeigen zusätzlich zu den bekannten proximalen Läsionen eine Schädigung der am weitesten distal gelegenen Abschnitte des Nerven zum Muskel bei der ALS an und werden im Sinne einer „motorischen Neuropathie" gedeutet.

Auch CASE u. YELACA (1988) berichten über intramuskuläre Nerven bei Fällen mit Erkrankungen der Motoneurone im Vergleich zu denen mit anderen neuromuskulären Krankheiten wie Muskeldystrophien und einigen Kontrollen. Bei den Kontrollpatienten im Alter über 50 Jahren fand sich ein gewisser Ausfall an markhaltigen Axonen; doch variierte dieser Befund von Nervenfaszikel zu -faszikel. Sogar bei 2 Jungen im Alter von $3^{1}/_{2}$ und 9 Jahren, allerdings mit Duchenne-Muskeldystrophie, fanden sich Nervenfaszikel mit nur wenigen oder überhaupt keinen Axonen. Bei den Motoneuronerkrankungen ließen sich zusätzliche Nervenfaserausfälle nachweisen, aber keine Veränderungen in der Größenverteilung der Axone oder der Markscheidendicke.

GAP-43 Immunreaktivität an Nervenendigungen: GAP-43 [= B-50, pp46, F1 und P57; s. B50 (vgl. BROOK et al. 1998)] ist ein neuronales Membranprotein, das sich in Wachstumsspitzen anreichert. Seine Expression ist während der Entwicklung des ZNS erhöht, ebenso in regenerierenden Nervenendigungen. Die GAP-43-Messenger-RNA-Expression ist auf das 2- bis 4fache auch in Vorderhornzellen des Rückenmarks von Patienten mit ALS erhöht (PARHAD et al. 1992). An intramuskulären Nervenfasern und Endplatten von Patienten mit ALS ist ebenfalls eine Immunreaktivität gegenüber GAP-43-Antikörpern festzustellen, wobei die immunreaktiven Areale auf den Bereich mit der am stärksten ausgeprägten Muskelatrophie begrenzt ist (UEKI et al. 1993). – Allerdings ist aus deren Abbildung nicht eindeutig ersichtlich, ob völlig atrophische Muskelfasern, Nervenfasern oder „Nervenendigungen" gefärbt sind, da die Reaktion nur in einem Areal mit vollständig atrophischen Fasern erkennbar ist und hier eigentlich keine Nervenendigungen mehr vorhanden sein sollten, geschweige denn Nervenfasern.

Motorische Nervenbiopsie: Über das Ergebnis einer Biopsie motorischer Nerven bei motorischen Neuropathien und Motoneuronkrankheiten berichten CORBO et al. (1997).

Sensorisches und autonomes System

Vereinzelt ist einmal eine ausgeprägte Beteiligung der Spinalganglien nachweisbar (WAKABAYASHI et al. 1998), was sonst als Ausschlußkriterium für eine ALS gilt. Das Vorkommen von Bunina-Körpern in den motorischen Vorderhornzellen unterstützt jedoch die Interpretation der sonstigen, typischen Veränderungen als Folgen einer sporadischen ALS.

Remak-Fasern: Veränderungen der *marklosen Nervenfasern* im N. suralis haben KANDA et al. (1996) bei der amyotrophischen Lateralsklerose, der *Parkinson-Krankheit* und der sog. *Multisystematrophie* untersucht: Bei den üblichen ALS-Fällen ergaben sich keine Veränderungen an den marklosen Nervenfasern, während bei längerer Überlebenszeit aufgrund künstlicher Beatmung eine Bimodalität der Durchmesserhistogramme von marklosen Nervenfasern festzustellen war. Eine signifikante Reduktion des mittleren Wertes für die Dichte markhaltiger Nervenfasern um 21% war bei Parkinson-Kranken festzustellen, wobei die marklosen Nervenfasern allerdings keinen wesentlichen Unterschied gegenüber altersentsprechenden Kontrollen aufwiesen. Bei der Multisystematrophie war die Dichte der marklosen Nervenfasern um 23% reduziert. Dieser Abfall entsprach dem der markhaltigen Nervenfasern. Auch HEADS et al. (1991) haben sensorische Nerven im Hinblick auf die pathologischen Veränderungen bei der amyotrophischen Lateralsklerose untersucht.

Zwiebelschalenformationen am Initialsegment von Neuronen an menschlichen Spinalganglien: MURAYAMA et al. (1991) haben zwiebelschalenähnliche Strukturen an normalen menschlichen Hinterwurzelganglien festgestellt. Diese bestehen aus nicht kontinuierlichen Schichten von Stützzell-Zytoplasma-Anteilen, die dünn myelinisierte Axone umhüllen und immunzytochemisch durch Anti-S-100 Proteine und antigliale fibrilläre Saure-Protein-Antikörper (GFAP) markiert werden können. Diese Strukturen kommen bei normalen Kontrollen vor und betreffen bevorzugt den Initialkomplex großer heller neurofilamentreicher Neurone. Die Zahl der Zwiebelschalen und ihre mittlere Lamellenzahl erreicht einen Gipfel in der 3. Dekade und wird dann wieder geringer. Bei 3 Fällen mit *amyotrophischer Lateralsklerose* involvierten die Zwiebelschalenformationen nichtmyelinisierte Axone ebenso wie dünn myelinisierte Anteile des Initialkomplexes und waren hinsichtlich Anzahl und mittlerer Zahl der Lamellen vermehrt. Die Autoren nehmen an, daß diese Zwiebelschalenformationen einen normalen biologischen Prozeß der Spinalganglionneurone darstellen und bei der ALS vermehrt auftreten.

Beteiligung des N. peroneus superficialis bei klassischen und juvenilen Fällen: BEN HAMIDA et al. (1987) haben bei 9 Fällen mit klassischer amyotrophischer Lateralsklerose im Vergleich zu 8 altersentsprechenden Kontrollen eine ausgeprägte Reduktion sowohl kleiner als auch großer markhaltiger Nervenfasern gefunden. Die Zahl der marklosen Nervenfasern mit kleinem Durchmesser war reduziert, die mit großem Durchmesser relativ vermehrt. Demgegenüber fand sich bei 7 Patienten mit juveniler ALS im Vergleich zu 4 altersentsprechenden Kontrollen eine Reduktion der Fasern nur mit großem Durchmesser, während die Fasern mit kleinem Durchmesser oder die marklosen Fasern nicht wesentlich vermindert waren.

Sympathische Hautinnervation: DETTMERS et al. (1993) haben die Sympathikus-vermittelte Hautreaktion bei 25 Patienten mit ALS untersucht, um die Beteiligung des autonomen Systems zu bestimmen. Die mittlere *SSR (somatic skin response)*-Latenz bei den ALS-Patienten war verlängert im Vergleich zu normalen Kontrollen ($2,29 \pm 0,28$ gegenüber $2,13 \pm 1,6$ s, $P < 0,05$). Die SSR fehlte in einem oder in beiden Beinen bei 10 ALS-Patienten (40%). Ein Fehlen oder eine abnorme Latenz der SSR bei Patienten mit ALS ohne klinische Anzeichen einer autonomen Störung weisen auf eine Mitbeteiligung des autonomen Systems zusätzlich zum motorischen System hin.

Hautveränderungen bei der amyotrophischen Lateralsklerose im Unterschied zur spinalen Muskelatrophie: ONO et al. (1989a) berichten über Hautveränderungen bei 12 Patienten mit ALS und 7 Patienten mit SMA. *Lichtmikroskopisch* erscheinen die Kollagenfaserbündel bei der ALS in der Haut weniger zahlreich, dünner und lockerer verwoben als bei der SMA. *Elektronenmikroskopisch* erschienen die Kollagenfasern bei der ALS 1. umso dünner, je länger die Krankheit dauerte, und 2. waren die Kollagenfaserbündel durch mehr amorphes Material voneinander getrennt. Diese Veränderungen ließen sich nicht bei der SMA nachweisen. Die Autoren schließen daraus, daß die pathologische Analyse der Haut das wichtigste diagnostische Werkzeug bei der Unterscheidung zwischen einer ALS und einer SMA darstellt. Eine Bestätigung dieser Untersuchungsergebnisse steht allerdings noch aus.

Durch Natriumduodecylsulfat-Polyacrylamid-Elektrophorese ließ sich ein 12.5 kD-Band nachweisen, das umso ausgeprägter war, je länger die ALS bestanden hatte (ONO et al. 1989b). Das Band bestand aus einer einzelnen Komponente mit einem basischen isoelektrischen Punkt.

Pathogenese

DRACHMAN u. KUNCL (1989) stellen die Hypothese auf, daß zwar kein konventioneller Autoimmunprozeß bei der amyotrophischen Lateralsklerose vorliegen würde, daß aber Antikörper mit dem Krankheitsprozeß in Verbindung stehen könnten. So wurden bei einem Großteil der Patienten In-vitro-Reaktionen von Antikörpern gegen Ganglioside bei Patienten mit klassischer amyotrophischer Lateralsklerose u. a. Motoneuronsyndromen gefunden. Die aufgestellte Hypothese versucht folgenden Punkten gerecht zu werden:

1. eine pathogenetische Wirksamkeit von Antikörpern gegen die Kohlenhydratkomponente von Glykolipiden;
2. die Selektivität des Krankheitsprozesses für Motoneurone;
3. Antikörper-ausgelöste Mechanismen, die zu einem offensichtlich degenerativen neuropathologischen Prozeß ohne Zeichen einer Entzündung führen können, und
4. eine Art der Autoimmunantwort, die mit konventionellen Methoden extrem schwer zu unterdrücken ist.

SHY et al. (1989) berichten über 49 Patienten mit Motoneuronerkrankung, von denen 59 % *IgM-Antikörper gegen Gangliosid-GM1*, aber in der Regel nicht gegen GD1b, mit Titern von weniger als 1:80 aufwiesen, wobei diese allerdings ebenfalls bei 25 % von 91 Kontrollfällen nachweisbar waren. Dieser Befund legt die Vermutung nahe, daß Antikörper gegen GM1 Teil des normalen menschlichen Antikörperrepertoirs darstellen. Da jedoch die Inzidenz der Antikörper gegen GM1 bei Patienten mit Motoneuronerkrankungen höher ist, könnten spezifische Epitope vorhanden sein, die wichtig sind für die Antigangliosid-Antikörper, die bei Motoneuronerkrankungen vorkommen.

Über *Antiglykolipid-Antikörper, Immunglobuline und Paraproteine* bei Motoneuronerkrankungen im Rahmen einer kontrollierten Fallstudie berichten WILLISON et al. (1993). Auf GM-Antikörper und Paraproteinämien bei der ALS gehen auch SANDERS et al. (1993) ein. Über eine *Heparansulfat-ähnliche Immunreaktivität* im Rückenmark von ALS-Fällen berichten KATO et al. (1993).

IGF und FGF: Nach KERKHOFF et al. (1994) fand sich eine IGF-Immunreaktivität in den Zellkörpern der Motoneurone, in Axonen, Astroglia, Schwann-Zellen und Muskelfasern. Die IGF-II-Immunreaktivität in diesen Zellen war schwach. Eine Immunreaktivität für sauren Fibroblasten-Wachstums-Faktor (aFGF) war in Motoneuronen einschließlich ihrer Axone, Oligodendroglia und Muskelfasern nachweisbar, nicht aber in Schwann-Zellen. Allerdings bestand kein Unterschied gegenüber den Kontrollen, so daß eine ätiologische Bedeutung dieser Substanzen für die ALS unwahrscheinlich sein dürfte. Doch weisen die Autoren auf Speziesunterschiede hin.

Axonale Ionenkanalfunktionsstörungen bei ALS: BOSTOCK et al. (1995) betonen, daß zwar die Ursache, warum die Neurone absterben, nicht klar sei, daß aber ein Schlüssel zum Verständnis dadurch geboten wird, daß die absterbenden Zellen spontane Entladungen aufweisen, die zu Muskelfaszikulationen führen. Die Autoren haben deshalb die elektrische Schwelle an motorischen Axonen des N. ulnaris bestimmt, indem sie für 100 ms polarisierende Ströme bei 11 ALS-Patienten mit denen von 15 normalen Kontrollen und 16 Patienten mit *benignen Faszikulationen* sowie 19 mit *Erkrankungen des peripheren motorischen Neurons* und 6 mit *Erkrankungen des zentralen motorischen Neurons* verglichen haben. Demnach reagierten die motorischen Axone abnorm auf unterschwellige depolarisierende Ströme, indem sie entweder leichter oder weniger leicht erregbar waren als die normalen. Beide Formen der Anomalie konnten an Ratten in vitro reproduziert werden, ebenso in einem Computermodell menschlicher motorischer Axone, indem die spannungsabhängigen Kaliumwiderstände reduziert wurden. Wenn genügend viele Kaliumkanäle blockiert waren, wurde das Modellaxon instabil und depolarisierte regenerativ, was zu einem abrupten Abfall der Erregbarkeit führte. Daraus schließen die Autoren, daß die Faszikulationen bei der ALS durch eine Störung der Balance zwischen funktionellen Natrium- und Kaliumkanälen hervorgerufen wird; sie vermuten, daß diese Ionenkanalfunktionsstörung auch verantwortlich für die Degeneration der Motoneurone bei dieser Krankheit sein könnte. Auf eine veränderte Bindungskinetik des *Kalziumkanals* im Muskel bei autoimmuner Motoneuronerkrankung gehen SMITH et al. (1995) ein.

b) Familiäre Motoneuronkrankheit

Bei familiärem Vorkommen von Erkrankungen sowohl des 1. als auch des 2. Motoneurons spricht man von familiärer ALS oder Motoneuronerkrankung, einer Krankheitsgruppe, die sich ätiologisch vermutlich grundsätzlich von der sporadischen Form unterscheidet.

Unterschiedliche Penetranz in großen Stammbäumen: WILLIAMS et al. (1988) haben 9 Familien untersucht und eine erhebliche Variation der Penetranz beobachtet. Nur bei einer Familie fanden sie einen *autosomal-dominanten Erbgang mit hoher Penetranz*. Die übrigen Familien zeigten ebenfalls eine autosomaldominante Vererbung, allerdings *mit verminderter Penetranz*. Das Durchschnittsalter des Krankheitsbeginns in diesen Familien ist ähnlich wie bei denen mit sporadischer Motoneuronkrankheit. Die niedrige Penetranz scheint auf dem höheren mittleren Erkrankungsalter zu beruhen, da die Genträger eine höhere Wahrscheinlichkeit aufweisen, aus anderen Gründen zu sterben, bevor sich die Motoneuronkrankheit entwickelt. Wenn eine niedrige Penetranz vorliegt, bleibt die Familienanamnese möglicherweise unerkannt, da betroffene Individuen irrtümlich der sporadischen Form zugeordnet werden. Die Autoren schließen aus ihren Ergebnissen, daß die Häufigkeit der familiären Motoneuronerkrankungen unterschätzt wird, weil scheinbar sporadische Fälle ausgeschlossen werden, wenn die familiäre Erkrankung eine niedrige Penetranz aufweist. Somit ist das niedrigere Erkrankungsalter bei familiärer Motoneuronerkrankung möglicherweise auf die selektive Erfassung der Familien mit hoher Penetranz und niedrigerem Durchschnittsalter zurückzuführen.

Chronische juvenile amyotrophische Lateralsklerose: BEN HAMIDA et al. (1990) berichten über 43 Patienten aus 17 Familien mit einer hereditären Erkrankung des motorischen Systems. Die klinischen Symptome bestanden aus einem bilateralen Pyramidenbahnsyndrom, Schwäche mit Atrophie und Faszikulationen an den Händen und Beinen mit oder ohne bulbäre oder pseudobulbäre Zeichen und ohne sensorische Störungen. Die *Nerven- und Muskelbiopsie* bei 29 Patienten zeigten eine neurogene Atrophie im M. peroneus brevis und nur geringe Veränderungen im N. peroneus superficialis. Das mittlere Erkrankungsalter lag bei 12,06 (3–25) Jahren, die Progression war langsam, die Erblichkeit autosomal-rezessiv. In Abhängigkeit von den klinischen Symptomen ließen sich die Patienten in drei Gruppen einteilen: 1. obere Extremitäten und manchmal bulbäre Amyotrophie mit bilateralem Pyramidenbahnsyndrom (17 Patienten: 11 Familien und 6 isolierte Fälle); 2. spastische Paraplegie mit peronealer Muskelatrophie (14 Patienten: 11 familiäre und 3 isolierte Fälle); und 3. ein spastisches pseudobulbäres Syndrom (12 Patienten in einer großen Sippschaft). Die *Nervenbiopsie* ergab nur eine geringe Reduktion der großen und kleinen markhaltigen sowie der marklosen Nervenfasern, die noch im Bereich der Norm läge: bei den Patienten 9939 ± 2084, bei den Kontrollen 13351 ± 3015 mm² markhaltige Nervenfasern und 51396 ± 17883 marklose Nervenfasern bei den Patienten (Kontrollen 66306 ± 30416 mm²). Diese Krankheitsgruppe sei klar abzugrenzen von dem Charcot-Marie-Tooth (CMT)-Typ der peronealen Muskelatrophie, die mit Pyramidenbahnzeichen verbunden ist und als hereditäre motorische und sensorische Neuropathie vom Typ V nach DYCK (1975) bezeichnet wird. Letztere ist von HARDING u. THOMAS (1984) bei 25 Individuen eingehend untersucht worden, wonach es sich eindeutig um eine sensorisch-motorische Neuropathie mit Pyramidenbahnzeichen handelt (bei autosomal-dominantem Erbgang). Sensibilitätsstörungen waren klinisch und elektrophysiologisch nachweisbar.

MURAYAMA et al. (1989) haben die Lewy-Körper-ähnlichen hyalinen Einschlüsse bei der familiären ALS immunzytochemisch und ultrastrukturell untersucht.

Genetik: Mutationen des Gens für die Cu/Zn-Superoxiddismutase: TAKAHASHI et al. (1994) berichten, daß mehrere Missense-Mutationen innerhalb der Exone 1, 2, 4 und 5 für die Gene der Cu/Zn-bindenden Superoxid-Dismutase (SOD1) entdeckt worden sind, die eine Rolle bei der Entwicklung der familiären ALS (FALS) spielen und die an das Chromosom 21q gebunden sind. Bei einem obduzierten Patienten mit FALS war eine neue Missense-Mutation im Exon 1 des SOD1-Gens nachweisbar. Neuropathologisch fanden sich gleichartige Veränderungen wie bei anderen Patienten mit FALS und Hintersäulenbefall. Auffällige Veränderungen in den Spinalganglien waren nicht vorhanden. Die SOD1-Mutation ist bei der ALS mit einer Anhäufung von Neurofilamenten verbunden

(ROULEAU et al. 1996). Mutationen können in allen Exonen der SOD1 vorkommen (SHAW et al. 1998). Auf eine neue Mutation in Exon 3 (Gly72Ser) weisen ORREL et al. (1998) hin. Bei einer Gly93Ser-Mutation waren ausgeprägte *sensorische und autonome Funktionsstörungen* nachweisbar (KAWATA et al. 1997). Auch Insertionen kommen vor (JACKSON et al. 1997). Auf die phänotypische Heterogenität der SOD-Mutationen insbesondere in Skandinavien gehen ANDERSEN et al. (1997) ein.

Null-Mutation des CNTF-Gens bei familiärer ALS: ORRELL et al. (1995) berichten über das CNTF-Gen in 49 Familien mit ALS, bei denen eine genetische Komponente zu erwarten war. 65 waren normale Homozygote, und 35 waren heterozygot für die Mutation. Mutante Homozygote ließen sich nicht feststellen. Das Fehlen der CNTF-Protein-Expression, die mit der homozygoten Mutation verbunden ist, läßt keine wesentliche Bedeutung bei der Entwicklung der ALS erkennen.

Diese Untersuchungen sind von besonderer Bedeutung, da CNTF in der Pathogenese der ALS eine Rolle spielen soll und klinische Studien zu therapeutischen CNTF-Wirkungen bei der ALS durchgeführt worden sind (ALS CNTF Treatment Study Group 1996). Die Null-Mutation für das CNTF-Gen, das auf dem Chromosom 11 lokalisiert ist, wurde durch TAKAHASHI et al. (1994) beschrieben. Diese Null-Mutation bedingt eine Substitution der Base Adenin an der Stelle von Guanin im Intron. Dies führt zu einer 4 bp-Insertion in der kodierenden Region, was wiederum eine „frame shift" der Aminosäure (AA) 39 und ein neues Stopkodon verursacht; dies führt zu einer mutierten mRNA, die ein Protein mit nur 62 Aminosäuren kodiert (das normale CNTF enthält 200 Aminosäuren). Dabei werden keine feststellbaren Mengen von normalem oder mutiertem CNTF-Protein gebildet (LAM et al. 1991). In der japanischen Bevölkerung sind 2,3 % der Personen mutante Homozygote und bilden kein CNTF. Die homozygote Mutante war bei 4/151 (2,6 %) von gesunden Freiwilligen nachweisbar, in 2/53 (4,3 %) bei Patienten mit ALS und bei 3/191 (1,6 %) Patienten mit anderen neurologischen Erkrankungen. Allerdings schließt das Altersspektrum der relativ jungen untersuchten Personen nicht die Möglichkeit aus, daß die mutanten Homozygoten später eine ALS entwickeln, da diese häufig erst ab einem Alter von etwa 50 Jahren auftritt. Die Altersverteilung der homozygoten mutanten gesunden Freiwilligen lag bei 25–50 Jahren, die der anderen neurologischen Patienten bei 15–63 Jahren, während die ALS-Patienten zwischen 60 und 71 Jahre alt waren. Etwa 5–10% der Patienten mit ALS haben eine entsprechende Familienanamnese, die auf diese Erkrankung hinweist. Die Autoren hatten nach dem Vorkommen der CNTF-Null-Mutation jeweils bei einem betroffenen Patienten in diesen 49 Familien gesucht. Punktmutationen sind auch im CNTF-Gen von 154 deutschen Patienten mit Motoneuronerkrankung untersucht worden; davon waren 22% der Patienten heterozygot und 2% homozygot (GIESS et al. 1998). Doch ist dieser Gendefekt auch bei diesen Fällen nicht per se mit der Erkrankung verbunden.

Die reguläre Expression des ziliären neurotrophischen Faktors (CNTF) bleibt in spinalen Motoneuronen bei der amyotrophischen Lateralsklerose erhalten (SCHORR et al. 1996).

Therapiestudien

ALS nach IFN-β-Behandlung: WESTARP et al. (1992) berichten über einen Vergleich zwischen 12 Patienten mit ALS, die in einem therapeutischen Versuch mit intrathekalem humanen Fibroblasten-Interferon-β (IFN-β) behandelt worden sind, und 9 unbehandelten ALS-Patienten. In beiden Gruppen fanden sich signifikant erhöhte zirkulierende Serum-IgG-Immunkomplexe (SIC), quantitative Immunglobulin-Veränderungen, ein erhöhtes Vorkommen von Antikörpern gegen menschliches Spuma-Retrovirus (HSRV), und eine Erhöhung der Kreatinkinase (CK). Die CK war signifikant häufiger pathologisch bei Patienten ohne bulbäre Beteiligung. Ultrastrukturelle Kollagenveränderungen und eine immunhistochemische β-Amyloidreaktivität waren gleich häufig bei allen behandelten wie auch bei den unbehandelten ALS-Patienten vorhanden (Alter: 18–83 Jahre). Die Überlebensrate unterschied sich bei den beiden Patientengruppen nicht. Die Hautbiopsie, das Serum-CK, SIC und entsprechende Antikörperbestimmungen können zur Bestätigung der Diagnose einer ALS in frühen Stadien beitragen; die CK- und SIC-Werte sollten auch noch im weiteren Verlauf der Krankheit bestimmt werden. In einer elektronenmikroskopischen Abbildung wird auf die große Variabilität der Durchmesser der Kollagenfibrillen hingewiesen, während die Streifung erhalten sei. Feingranuläre Ablagerungen in der Haut und amyloidähnliche Fibrillen (mit antihumaner β-Amyloidimmunreaktivität, die allerdings nicht gezeigt wird), werden ebenfalls hervorgehoben.

VOLZ-OSENBERG (1991) hat eine Inauguraldissertation mit 156 Seiten und 498 Literaturstellen im Rahmen einer Literaturstudie zu einem *Therapieversuch mit THR-CG 3509* vorgelegt, die außerordentlich sorgfältig durchgeführt ist, allerdings nur wenige eigene Befunde enthält.

Eine doppelblind durchgeführte, Plazebo-kontrollierte klinische Studie über Wirkungen des subkutan über 9 Monate applizierten rekombinanten humanen ziliaren neurotrophischen Faktors (30 oder 15 µg/kg *rHCNTF* oder Plazebo dreimal die Woche) bei 730 Patienten mit ALS hat laut einer Studienkommission (Neurology 46:1244–1249, 1996) keine signifikante Verlängerung der Lebenserwartung bewirkt, auch keinen Einfluß auf die Zunahme der Muskelschwäche, jedoch erhebliche Nebenwirkungen zur Folge gehabt (Husten, Asthenie, Übelkeit, Anorexie, Gewichtsverlust, Stomatitis aphthosa, Reaktionen an der Injektionsstelle und Fieber), die bei vielen Patienten zur Verringerung der Dosis führten. Bei mehr als 60 % der Patienten traten zirkulierende Antikörper gegen rHCNTF auf. Der Gewichtsverlust beruht vermutlich auf der Eigenschaft des rHCNTF, den Rezeptor des Zytokins *Interleukin-6 (IL-6)* zu imitieren oder zu aktivieren und dadurch Komponenten der *Akute-Phase-Reaktion* zu stimulieren.

Prognose: Nach der Untersuchung von 194 Patienten mit sporadischer ALS haben JABLECKI et al. (1989) angenommen, daß sich die ungefähre Überlebenszeit für einen individuellen ALS-Patienten 1. nach dem Alter des Patienten, 2. nach der Dauer der Schwäche und 3. nach einer klinischen Abschätzung seiner Beeinträchtigung vorhersagen läßt. Über die Prognose der ALS diskutieren auch MURPHY u. RINGEL (1990) in einem Brief an den Herausgeber von „Muscle and Nerve".

Mortalität durch Motoneuronerkrankungen in Schweden: GUNNARSSON et al. (1990) haben beobachtet, daß sich die altersstandardisierte Mortalität der Motoneuronerkrankungen in Schweden von 1961–1985 verdoppelt hat. Die durchschnittliche jährliche Rate während dieser Periode betrug 1,9 auf 100 000 Einwohner. Das Verhältnis zwischen Männern und Frauen betrug 1,2:1. Die altersspezifischen Mortalitätsraten hatten einen Gipfel bei 70–79 Jahren, wenn jede Geburtenkohorte separat über die Zeit verfolgt wurde, war die Häufung weniger deutlich und in einigen Kohorten stieg die Mortalitätsrate kontinuierlich mit zunehmendem Alter. Eine signifikante Zunahme der Motoneuronkrankheit wurde unter Männern in einer schwedischen Region beobachtet.

c) ALS bei Patienten mit fragilem X-Syndrom

DESAI et al. (1990) berichten über klinische und pathologische Befunde bei einem Patienten mit fragilem X-Syndrom, der eine amyotrophische Lateralsklerose in relativ jungem Alter entwickelte. Obwohl die Möglichkeit besteht, daß beide Krankheiten zufällig zusammenkamen, könnte die Entwicklung der ALS bei diesem Patienten doch mit der chromosomalen Aberration des fragilen X-Syndroms in Zusammenhang stehen.

Anhang: Benigne Faszikulationen

Die häufigen benignen Zuckungen kleiner Muskelgruppen (Faszikulationen) werden in aller Regel als harmlos angesehen (vgl. BOSTOCK et al. 1995). Bei einem Fall mit „benignen Faszikulationen" konnte jedoch eine chronische Neuropathie mit zahlreichen großen, nur leicht hypomyelinisierten und vielen eindeutig regenerierten Nervenfasern nachgewiesen werden. Die klinische Beobachtung über mehr als 7 Jahre ergab, daß die Symptomatik etwas zugenommen hatte und daß das Liquoreiweiß erhöht war. Die Nervenleitungsgeschwindigkeit im N. suralis betrug im Jahre 1987: 47 m/s, am N. ulnaris 46 m/s (persönliche Mitteilung von U. BENEICKE, Duisburg; Fall N 6850 aus Mainz).

d) Primäre Lateralsklerose

YOUNGER et al. (1988) betonen, daß mit modernen Techniken andere Erkrankungen als dieses Syndrom (s. *Strümpel-Krankheit*) mit einer Sicherheit von etwa 95% ausgeschlossen werden könnten, nachdem über lange Zeit Skepsis geherrscht hatte bezüglich der Eigenständigkeit dieses Krankheitsbildes.

e) Experimentelle Modelle

1. Toxische Modelle für Erkrankungen des zentralen Motoneurons

LUDOLPH u. SPENCER (1996) betonen, daß es zwar keine neurotoxischen Modelle für die progressive Degeneration sowohl der Vorderhornzellen des Rückenmarks als auch der Betz-Zellen gibt. Der Neurolathyrismus und Neurokassaivismus (Konzo) seien Beispiele für selbstlimitierende neurotoxische Erkrankungen, die vorwiegend die Betz-Zellen angreifen. Beide Erkrankungen werden durch eine kontinuierliche Einnahme neurotoxischer Pflanzenprodukte (Lathyrus sativus und Manihod esculenta) verursacht, die zu einem nahezu identischen klinischen Bild einer spastischen Paraparese führen. Eine neurotoxische exzitatorische Aminosäure, die auch ein AMPA-Agonist darstellt (β-N-Oxalylamino-L-Amin-BOAA) wird im wesentlichen als den Lathyrismus auslösend angesehen. Epidemien von Konzo sind eng verbunden mit einer erhöhten Aufnahme des Zyanid-freisetzenden Glykosids Linamarin bei proteinarm ernährten Personen. Während ein Tiermodell für den Neurokassaivismus nicht existiert, entwickeln Makaken, denen Lathyrus sativus oder BOAA im Futter appliziert wird, zentrale motorische Defizite mit Beteiligung des Tractus corticospinalis. Die geschätzten Dosen von Lathyrus sativus, die erforderlich sind, um einen beginnenden Lathyrismus bei gut ernährten Primaten hervorzurufen, sind 10 bis 20mal höher als die beim irreversiblen menschlichen Lathyrismus. Wesentliche ungeklärte Aspekte beider Erkrankungen sind die Faktoren, welche die Betz-Zellen angreifen (Blut-Hirn-Schranke? Rezeptorverteilung? Zellulärer Energiemetabolismus?) und die Latenz bis zum Beginn beider Krankheiten verursachen, und wie 2 ätiologisch unterschiedliche Faktoren klinisch ähnliche Krankheitsbilder hervorrufen.

2. Experimentelle autoimmune Motoneuronerkrankung

ENGELHARDT et al. (1989) haben ein Tiermodell der Erkrankung des peripheren Motoneurons entwickelt, indem sie Meerschweinchen mit Rindermotoneuronen inokulierten. Vier der 9 immunisierten weiblichen Tiere und 4 der 5 immunisierten männlichen Tiere entwickelten Symptome einer neuromuskulären Degeneration mit ausgeprägter Schwäche, Anzeichen der Denervation und bei elektromyographischer und morphologischer Untersuchung einen Ausfall von Motoneuronen im Rückenmark. Entzündliche Veränderungen ließen sich weder im Parenchym noch in den Meningen des ZNS nachweisen. Die immunisierten Meerschweinchen entwickelten hohe Serumtiter von IgG-Antikörpern gegen Motoneurone. Immunhistochemisch ließ sich die Anwesenheit von IgG innerhalb der spinalen Motoneurone und an den Endplatten der immunisierten Tiere demonstrieren. Eine Bestätigung dieser Untersuchungen durch andere Autoren liegt bisher nicht vor.

3. Weitere Tiermodelle für Motoneuronerkrankungen (spinale Muskelatrophien und ALS)

SILLEVIS SMITT u. DE JONG (1989) diskutieren in einem Übersichtsartikel Tiermodelle der amyotrophischen Lateralsklerose und der spinalen Muskelatrophien. Einzelne Beispiele für hereditäre Motoneuronerkrankungen sind im Folgenden aufgeführt.

Mausmutante mit progressiver motorischer Neuronopathie (PMN): SCHMALBRUCH et al. (1991) haben eine autosomal-rezessiv erbliche Mausmutante mit einer progressiven motorischen Neuronopathie (pmn) beschrieben. Homozygote entwickeln eine Paralyse der hinteren Extremitäten während der 3. Lebenswoche. Bald danach werden die vorderen Extremitäten schwach, und alle Mäuse sterben 6–7 Wochen nach der Geburt. Heterozygote sind normal. Die Skelettmuskeln zeigen eine neurogene Atrophie ohne Anzeichen einer Reinnervation. Die axonale Degeneration beginnt offensichtlich an den Endplatten und ist ausgeprägt im N. ischiadicus und seinen Verzweigungen sowie im N. phrenicus. Axonale Sprossungsphänomene sind häufig. Anzeichen für eine Demyelinisation liegen nicht vor. Die sensorischen Axone bleiben ausgespart. Nahezu alle distalen motorischen Axone sind 4–5 Wochen nach der Geburt ausgefallen. Die Vorderwurzeln zeigen eine Reduktion der Durchmesser der größten Fasern, aber keine Nervenfaserausfälle. Die Vorderhornzellen zeigen eine leichte Chromatolyse. Der Tractus corticospinalis ist normal, aber in terminal-kranken Tieren zeigt der Fasciculus gracilis, der Tractus rubrospinalis und möglicherweise auch der Tractus reticulospinalis Anzeichen einer Faserdegeneration. Das Gehirn ist histologisch normal. – Demnach manifestiert sich die Krankheit in einer Dying-back-Weise an den distalen Anteilen der motorischen Neurone und stellt ein Tiermodell der hereditären motorischen Neuronerkrankungen des Menschen dar.

Motoneuronkrankheit der Wobbler-Maus: MITSUMOTO et al. (1990) haben histometrisch im Rückenmark die Vorderhornzellen in der Zervikal- und Lumbalregion und die Zahl der markhaltigen Nervenfasern in den Vorderwurzeln dieser Bereiche verglichen. Demnach sind die Ausfälle im Bereich der vorderen Extremitäten wesentlich stärker ausgeprägt als im Bereich der hinteren Extremitäten. Die Zahl der großen markhaltigen Nervenfasern wird zunehmend reduziert; doch bleibt die Gesamtzahl der markhaltigen Axone erhalten, da die Zahl der kleinen markhaltigen Nervenfasern durch Regeneration zunimmt. Die regenerative Kapazität im N. ischiadicus und seinen Ästen steht im Kontrast zu den stark betroffenen Nerven für die Vorderfüße. Der rasche axonale Transport ist in den Axonen verzögert (MITSUMOTO et al. 1993).

Spinale Motoneurondegeneration bei der Akabane-Erkrankung der Rinder: Die Akabane-Erkrankung der Rinder ist durch eine kongenitale Anomalie im Sinne einer Arthrogryposis gekennzeichnet, die auf einer Verminderung der spinalen Vorderhornzellen sowie einem Ausfall von Axonen und Markscheiden in den lateralen und ventralen Bahnen beruht (GUNDLACH et al. 1990). Darauf sind die Reduktionen der Dichte der Muskarin-cholinergischen, Glyzin-, Strychnin- und Zentraltyp-Benzodiazepin-Rezeptoren in den motorischen Vorderhornkernen zurückzuführen. Die Akabane-Krankheit des Rindes stellt ein nützliches Modell dar, um die Vorgänge und Folgen der neuronalen Degeneration und Demyelinisation zu bestimmen und mit der bei menschlichen Erkrankungen wie der ALS zu vergleichen. Es handelt sich um eine Erkrankung durch das *Akabane-Virus*, ein Mitglied der Bunyaviridae in der Simiro-serologischen Untergruppe der Arboviren, die von einem Moskito in Australien verbreitet werden.

Fokale spinale Muskelatrophie bei Deutschen Schäferhunden: CUMMINGS et al. (1989) haben eine rasche Entwicklung einer fokalen spinalen Muskelatrophie bei zwei Würflingen von Deutschen Schäferhunden im Alter von 2 Wochen nach der Geburt beobachtet. Mikroskopisch ließ sich ein asymmetrischer Verlust und eine Degeneration von Motoneuronen in der zervikalen Intumeszenz des Rückenmarks nachweisen. Die degenerierenden Neurone erschienen vakuolisiert oder chromatolytisch. Die Chromatolyse war häufig peripher und beruhte auf einer Dispersion und einem Verlust der freien und gebundenen Ribosomen. Wenn auch diese fokale Neuronopathie nicht den Motoneuronkrankheiten gleicht, die vorher bei Tieren beobachtet worden sind, ähnelte sie doch im Hinblick auf die Asymmetrie und Einseitigkeit einer benignen (monomelischen?) spinalen Muskelatrophie, wie sie beim Menschen beobachtet wird.

4. Kokultivationsexperimente

Durch Kokultivation von Rückenmarksgewebe mit Muskulatur und Spinalganglien lassen sich Wechselwirkungen zwischen den beteiligten Komponenten eines peripheren Reflexbogens analysieren. Wir haben dieses Modell zur Analyse neurotoxischer Wirkungen von Adriamycin (GREHL et al., unveröffentlichte Beobachtungen) und Zidovudin (SCHRÖDER et al. 1996) verwendet. Auch ist eine Kokultivation von Mäuse- und Rattenrückenmark (VITAL et al. 1988) zusammen mit Muskelgewebe von Kontrollpersonen und Patienten mit Muskeldystrophie vom Typ Duchenne gelungen. Auf diese Weise lassen sich Wechselwirkungen zwischen Nervensystem und Muskulatur unabhängig von den Blutgewebsschranken untersuchen.

III. Spinozerebelläre Erkrankungen (Ataxien)

Diese sind in unterschiedlicher Weise mit peripheren sensorischen Neuropathien verbunden, im Fall der Friedreich-Ataxie in besonders ausgeprägtem Maße. Deshalb werden diese Krankheiten insgesamt unter den hereditären Neuropathien abgehandelt, auch wenn die periphere Neuropathie nicht im Vordergrund steht.

IV. Dystonien und andere Störungen der Tonusregulation

Zu unterscheiden sind sog. *idiopathische fokale Dystonien*, wozu z. B. der Torticollis spasmodicus (s. unten), der Schreibkrampf (s. unten) und der Blepharospasmus gehören, von anderen Störungen der Tonusregulation. Als Ursache der fokalen Dystonien wird u. a. eine Funktionsstörung der Ia-Afferenzen der Muskelspindeln diskutiert (GRÜNWALD et al. 1997); deshalb, und weil z. B. beim Torticollis spasmodicus unvorhergesehene, ausgeprägte Veränderungen an den Rami dorsales der Zervikalnerven vorkommen (SCHRÖDER et al. 1992), erscheint es gerechtfertigt, an dieser Stelle näher auf einzelne Dystonien einzugehen.

a) Idiopathischer Torticollis

LEKHEL et al. (1997) haben bei 22 Patienten mit idiopathischem Torticollis, von denen 19 mit Botulinum-Toxin behandelt waren, die Körperneigung untersucht, die nach unilateraler Reizung der dorsalen Nackenmuskulatur durch Vibration auftrat. Bei den meisten Patienten führte die Vibration im Nackenbereich zu einer Nackenextension, eine Wirkung, die bei normalen Personen nur zu beobachten ist, wenn der Rumpf zurückgehalten wird. Die Ergebnisse weisen darauf hin, daß die propriozeptiven Afferenzen beim Torticollis spasmodicus die lokalen Haltefunktionen im Nacken aufrechterhalten, doch macht dies wenig aus im Zusammenwirken mit der gesamten Körperhaltungskontrolle und räumlichen Orientierung.

Torticollis spasmodicus nach selektiver Denervation: BERTRAND et al. (1987) berichten über 131 Patienten, die sie ausschließlich durch eine selektive Denervation neurochirurgisch behandelt hatten und über 10 Jahre beobachten konnten. Alle oder nahezu sämtliche abnorme Bewegungen des Torticollis spasmodicus waren bei 115 Patienten (88%) unterdrückt, während die Haltung und Mobilität erhalten geblieben waren. Diese Behandlungsweise wurde auch angewandt bei bestimmten anderen Formen einer im Erwachsenenalter auftretenden Dystonie. Ein erheblicher Rest abnormer Bewegungen blieb bei den übrigen Patienten zurück, entweder aufgrund einer residualen Reinnervation oder aufgrund einer limitierten Denervation, die erforderlich war, um normale Bewegungen (Laterocollis) oder die Nackenstabilität (Retrocollis) zu erhalten.

Eigene Untersuchungen haben vielfach Zeichen einer vermutlich kompressionsbedingten Neuropathie der exzidierten dorsalen Äste der Zervikalnerven, insbesondere in Höhe von C2, ergeben (Abb. 256–258; SCHRÖDER et al. 1993). Weitere Veränderungen, die wir bei Fällen mit Torticollis spasmodicus gefunden haben, sind allerdings bisher nicht hinsichtlich Ätiologie und Pathogenese geklärt (Abb. 259, 260). Möglicherweise hat einzelnen derartigen Fällen eine primäre Neuropathie zugrunde gelegen; dagegen spricht allerdings, daß nicht alle untersuchten dorsalen Äste der partiell exzidierten Zervikalnerven gleichartige Veränderungen aufwiesen.

Zusammenhänge zwischen Traumen und idiopathischen Torsionsdystonien diskutieren FLETCHER et al. (1991).

Mikrochirurgische Behandlung des Torticollis spasmodicus: OGLEZNEV et al. (1992) berichten über operative Erfahrungen bei der Behandlung des *Torticollis spasmodicus*, wenn die Botulinuminjektionsbehandlung (COMELLA et al. 1992) versagt, sowie des halbseitigen *Fazialisspasmus* und der *Trigeminusneuralgie*. Das Ziel beim Torticollis spasmodicus ist die chirurgische Mobilisation der betroffenen Hirnstammarterie und die Ablösung von der Nervenwurzel durch ein protektives Silikontransplantat. Etwa 25% der Patienten mit Torticollis spasmodicus würden eine dramatische Verbesserung der Symptome erfahren. Doch seien die mikrochirurgischen Dekompressionsergebnisse bei halbseitigem Fazialisspasmus besser als beim Torticollis spasmodicus. Details zu den untersuchten Patienten und Nachuntersuchungsergebnisse werden nicht vorgelegt, wohl aber Abbildungen zur Operationsmethode. Über Ergebnisse einer selektiven peripheren Denervation von Rami dorsales der Zervikalnerven zur Behandlung des Torticollis spasmodicus berichten RICHTER u. BRAUN (1993) sowie BRAUN, RICHTER u. SCHRÖDER (1995) und über morphologische Untersuchungsergebnisse an den jeweils entfernten Nervenabschnitten SCHRÖDER et al. (1992, 1993). Die zahlreichen, wenn auch nicht in allen Nervenfaszikeln beobachteten Veränderungen, insbesondere die Renaut-Körper und Verbreiterungen des Perineuriums sowie das endoneurale Ödem, sind möglicherweise kompressionsbedingt; weshalb allerdings in vielen Faszikeln so viele unverhältnismäßig

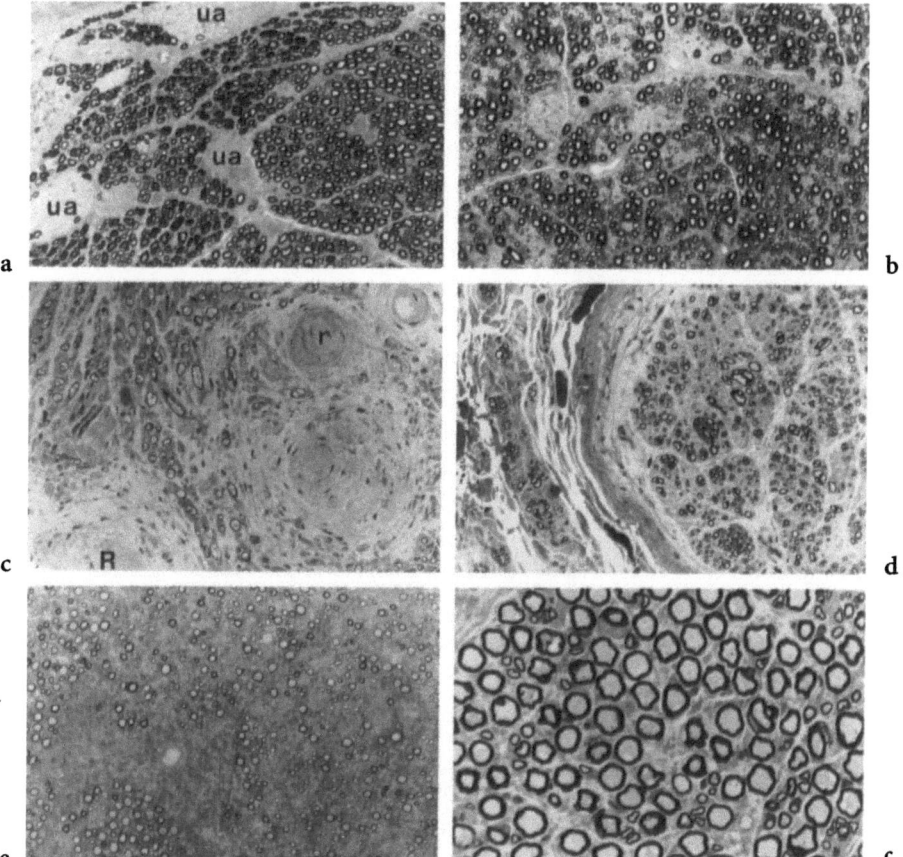

Abb. 256a-f. Dorsale Äste der Zervikalnerven 1 (**f**) und C2 (**a-e**) bei Fällen mit Torticollis spasmodicus. (Nach SCHRÖDER, HUFFMANN, BRAUN u. RICHTER 1992). **a** Große Gruppen mit marklosen Axonen (*ua*) zwischen weitgehend erhaltenen markhaltigen Nervenfasern sowie subperineural bei einem 46jährigen Mann, der in den verschiedenen untersuchten Nervenwurzeln lediglich einzelne Renaut-Körper, sonst aber unauffällige Nerven aufweist. **b** Die meisten Nervenfasern erscheinen unauffällig, wenn auch wiederholt Nervenfasern mit relativ dünnen Markscheiden vorkommen bei einer 39jährigen Frau. **c** Große und kleine Renaut-Körper mit angrenzenden, abnorm dünn myelinisierten markhaltigen Nervenfasern bei einer 63jährigen Frau. **d** Gleicher Fall und gleicher Nerv wie in **b** 22 Monate nach der Exzision eines 1,0 cm langen Segmentes dieses Nerven nach spontaner Reinnervation. Zahlreiche, ungleichmäßig verteilte regenerierte Nervenfasern sind in dem präexistenten Faszikel und einige neugebildete epineurale Minifaszikel (neuromatöser Typ der Reinnervation) im angrenzenden Bindegewebe zu sehen. Die Axone sind in der Regel kleiner und die Markscheiden relativ dünner als in dem ersten Operationspräparat (Morphometrie: s. Abb. 257). **e** Die meisten Axone sind relativ groß, aber ihre Markscheiden unverhältnismäßig dünn im Vergleich zu den Nerven in `a,b`. Nur wenige Gruppen mit kleinen regenerierten Nervenfasern sind vorhanden. Das endoneurale Bindegewebe ist erheblich vermehrt. Zwiebelschalenformationen sind jedoch nicht nachweisbar (im Ramus dorsalis von C2 bei einer 59jährigen Frau). **f** Im Ramus dorsalis der C1-Wurzel sind üblicherweise sämtliche markhaltige Nervenfasern unauffällig, von einzelnen unverhältnismäßig dünn myelinisierten Nervenfasern und einer Regenerationsgruppe abgesehen. (**a-e** × 168; **f** × 420)

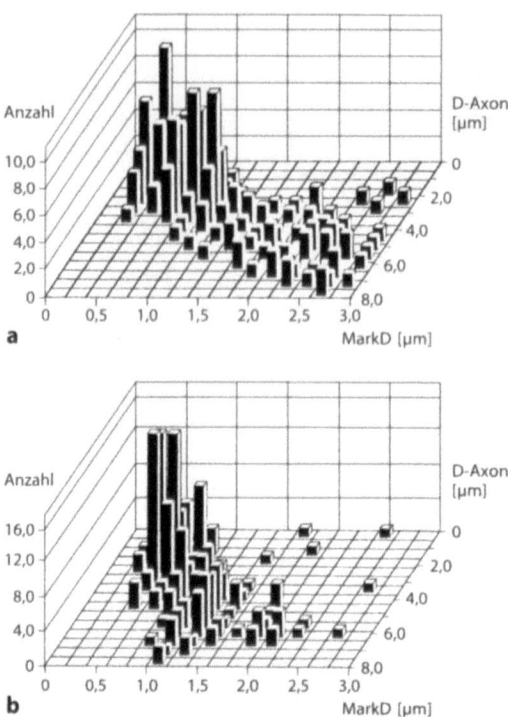

Abb. 257 a, b. Dreidimensionales Diagramm der Relation zwischen Axondurchmesser, Markscheidendicke und Zahl der Nervenfasern im dorsalen Ast des N. cervicalis 2 bei einer 49 Jahre alten Frau mit Torticollis spasmodicus (Patientin von H.-P. RICHTER, Günzburg). **a** Zum Zeitpunkt der 1. Operation (gleicher Fall wie in Abb. 256b). **b** Zum Zeitpunkt der 2. Operation: Reinnervationsergebnis 22 Monate nach der Exzision eines 11 mm langen Nervensegmentes. Es sind wesentlich mehr kleine und dünn myelinisierte Nervenfasern als im normalen Nerven (**a**) vorhanden, die Zahl der großen, dick myelinisierten Nervenfasern ist reduziert. (Mod. nach BRAUN, RICHTER u. SCHRÖDER 1996)

dünn myelinisierte und sogar demyelinisierte Nervenfasern ohne Zwiebelschalenformationen nachweisbar sind, ist nicht geklärt. Es ist keineswegs ausgeschlossen, daß Nervenfaserveränderungen in der Peripherie Dystonien auslösen können, wenn auch zentrale Mechanismen bei der Entstehung der Bewegungsstörungen mitwirken.

Reziproke Inhibition der Unterarmflexoren beim Torticollis spasmodicus: DEUSCHL et al. (1992) haben mit Hilfe des H-Reflexes bei Patienten mit Torticollis spasmodicus und normalen Kontrollen die reziproke Inhibition zwischen den Unterarmextensoren und -flexoren getestet. Aus den Untersuchungen schließen die Autoren, daß der Torticollis spasmodicus verbunden ist mit einer eher generalisierten als einer fokalen Störung der motorischen Kontrollmechanismen. Auf die Frage, ob eine Ulnarisneuropathie eine Disposition zur fokalen Dystonie bewirken könne, gehen auch Ross et al. (1995) ein.

Gelegentlich entwickeln sich *Antikörper gegen Botulinum-Toxin* bei der Botox-Injektionsbehandlung verschiedener Formen der Dystonie (ZUBER et al. 1993).

b) Schreibkrampf

ODERGREN et al. (1996) haben die beeinträchtigte sensorisch-motorische Integration während des Greifens beim Schreibkrampf untersucht. Durch intramuskuläre Injektion von Lidocain zur Behandlung des Schreibkrampfes werden die Muskelafferenzen blockiert (KAJI et al. 1995; vgl. Anästhetika). Botulinum-Toxin hat wahrscheinlich eine doppelte Wirkung: auf den efferenten (motorischen) und den afferenten Anteil der Nervenfasern an der Injektionsstelle (GILADI 1997). Botulinum-Toxin führe nicht zu einer Rückbildung der kortikalen Funktionsstörungen, die mit dem Schreibkrampf verbunden sind (CEBALLOS-BAUMANN et al. 1997), demgegenüber haben BYANES et al. (1998) jedoch eine temporäre Reversibilität feststellen können.

c) Verschiedene weitere Syndrome mit Tonusstörungen

Berufsmusiker: LEDERMAN (1994) berichtet über störende und die Berufsfähigkeit einschränkende neuromuskuläre Syndrome bei Berufsmusikern.

Chronisches „Fatigue"-Syndrom: KENT-BRAUN et al. (1993) haben bei diesem weitläufig diskutierten Syndrom festgestellt, daß die Fähigkeit, den Skelettmuskel voll während einer intensiven, anhaltenden Übungsphase zu aktivieren, gestört ist. Demnach bestünde eine zentrale Komponente des muskulären Fatigue-Syndroms (weitere Einzelheiten s. dort).

Pseudochoreoathetose: SHARP et al. (1994) weisen bei diesem neuartigen Syndrom darauf hin, daß ein propriozeptiver Sensibilitätsverlust zu einer Bewegungsstörung führen kann, welche diese Autoren Pseudochoreoathetose nennen und die irgendwo entlang der propriozeptiven sensorischen Leitungsbahnen lokalisiert sein kann, von den peripheren Nerven bis zur Hirnrinde. Die Hypothese lautet, daß die Pseudochoreoathetose durch eine Störung bei der Vermittlung der propriozeptiven Informationen von den Extremitäten zum Striatum entsteht. Als Ursache sind dann auch demyelinisierende Erkrankungen, eine akute reine sensorische Neuronopathie sowie eine Neuronopathie der Spinalganglien und eine Mononeuropathie aufgrund einer Kompression zu nennen.

Familiäre periphere Neuropathie bei Parkinson-Syndrom: BYRNE et al. (1982) berichten über eine Familie mit 10 Mitgliedern in drei Generationen, die ein Parkinson-Syndrom aufwiesen, und von denen 2 Familienmitglieder zusätzlich klinische und elektrophysiologische Anzeichen einer peripheren Neuropathie hatten. Die *Suralnervenbiopsie* bei einem Fall ergab einen Ausfall von Axonen. Demnach handelt es sich um die dritte Familie in der Literatur, bei der ein extrapyramidal-motorisches Syndrom mit einer Neuropathie verbunden ist; doch unterscheidet sie sich von früheren Mitteilungen dadurch, daß die Neuropathie mehr auf eine axonale Degeneration als auf eine segmentale Demyelinisation zurückzuführen ist. Nach KANDA et al. (1996) sind die marklosen Nervenfasern im Suralnerven bei der Parkinson-Krankheit altersentsprechend nur um 21% reduziert.

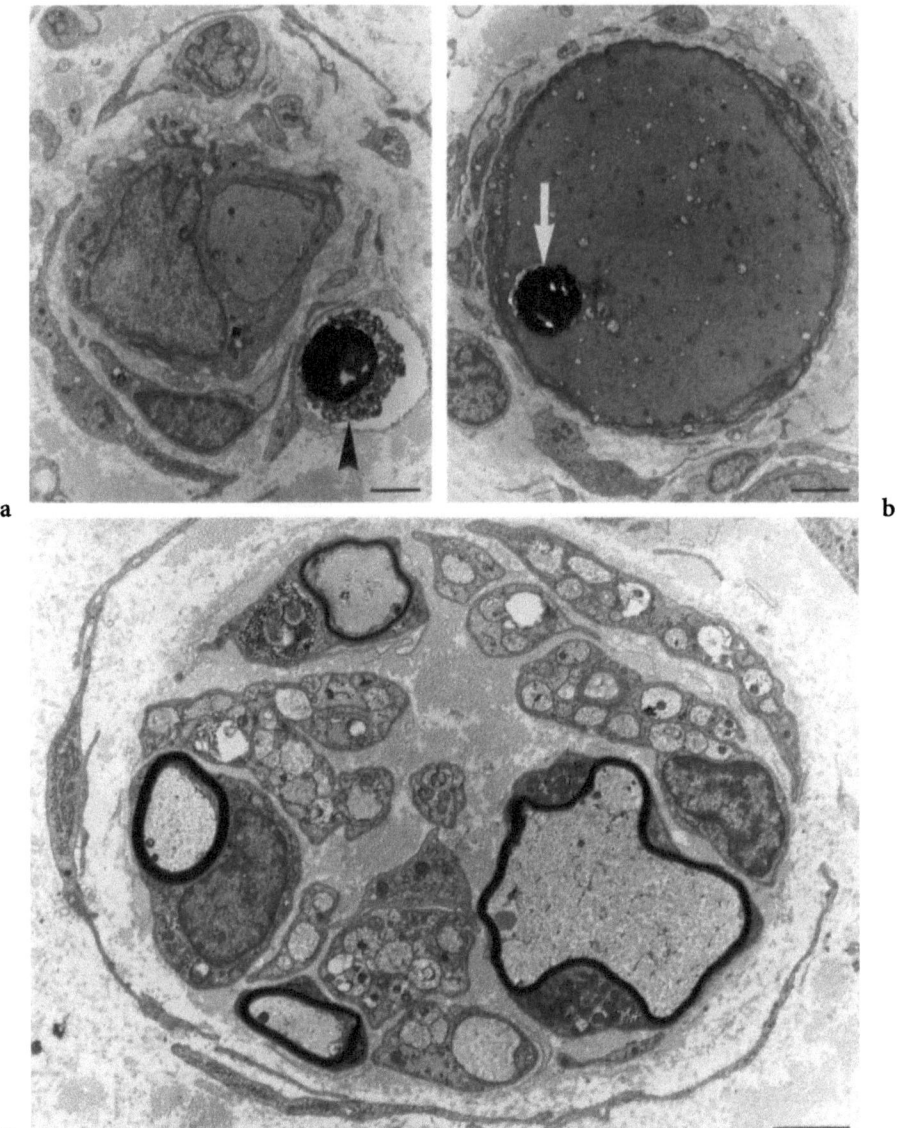

Abb. 258 a–c. Dorsaler Ast von C2 bei einer 59jährigen Frau mit Torticollis spasmodicus (Patientin von H.-P. RICHTER, Günzburg). **a** Sehr dünn myelinisiertes, kondensiertes Axon mit zahlreichen dicht gepackten Neurofilamenten. Mehrere zirkulär angeordnete Fortsätze von Schwann-Zellen und Fibroblasten sind in der Umgebung zu sehen. Eine nekrotische Zelle (*Pfeilkopf*) wird offensichtlich von einer anderen Zelle (vermutlich einem Makrophagen) umgeben (Apoptose-Körper). Maßstab: 3 µm. **b** Ein großes Axon mit einer vermehrten Anzahl von Neurofilamenten enthält einen größeren membranösen zytoplasmatischen Körper als Zeichen einer unspezifischen fokalen Degradation (*Pfeil*). Maßstab: 2 µm. **c** Eine Gruppe dünn myelinisierter und markloser regenerierter Axone wird nahezu vollständig von endoneuralen Fibroblastenfortsätzen umgeben als Zeichen einer beginnenden Minifaszikelbildung (Kompartimentalisation). (Nach SCHRÖDER et al. 1992)

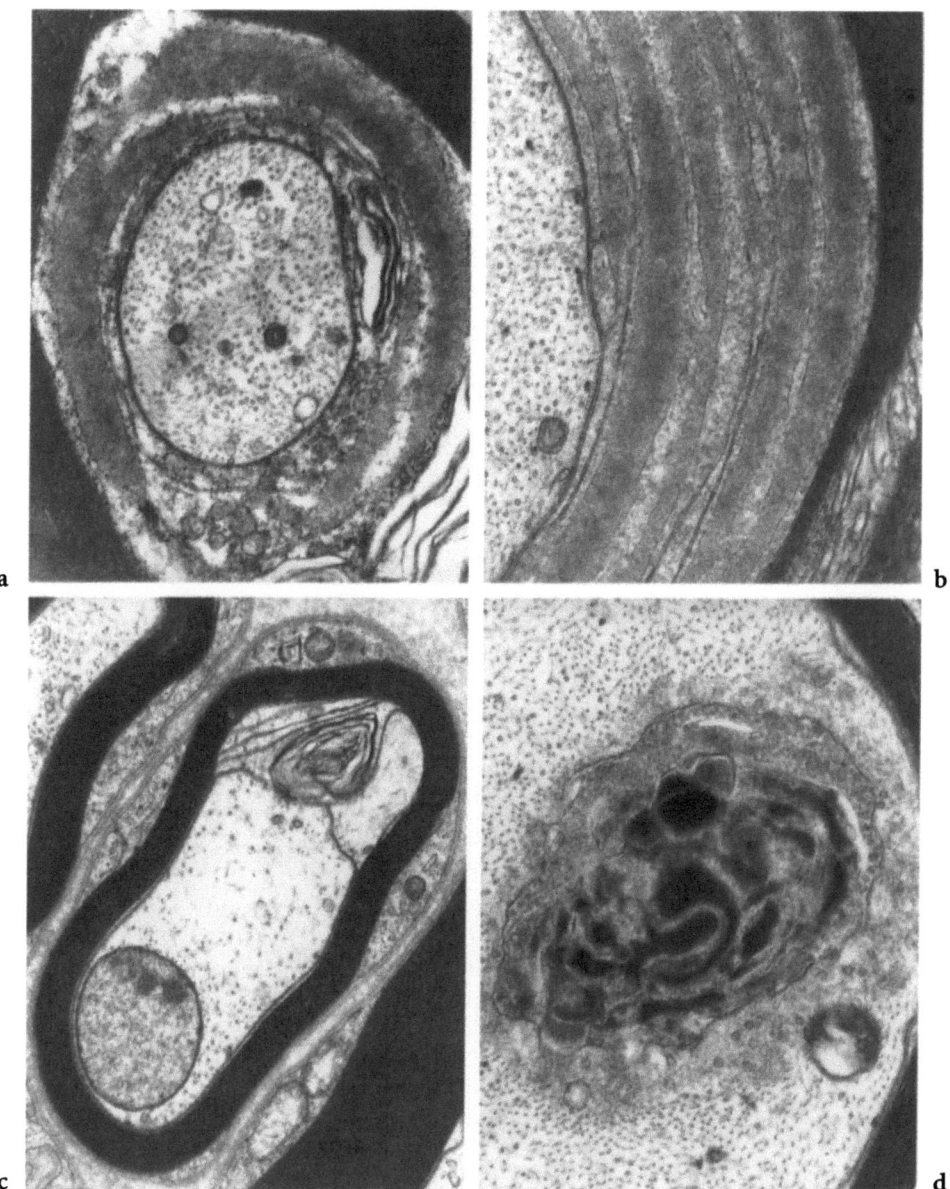

Abb. 259 a–d. Torticollis spasmodicus bei einem 66jährigen Mann (Patient von H.-P. RICHTER, Günzburg). a Zwischen Axon und inneren, nicht kompaktierten Anteilen der Markscheidenlamellen liegen im Extrazellulärraum amorphe, Basalmembran-ähnliche Massen mit feingranulärer Struktur, die an Ablagerungen von Immunglobulinen erinnern. × 31000. b Amorphe oder feingranuläre Substanzen zwischen mehr als sechs nicht kompaktierten inneren Markscheidenlamellen zwischen Axon und Markscheide. × 40000. c Ungewöhnlich großes Mitochondrion mit irregulär angeordneten tubulären Strukturen in einer regenerierten markhaltigen Nervenfaser. × 24000. d Ungewöhnlicher membranbegrenzter Axoneinschluß mit teils granulären, teils osmiophilen amorphen Komponenten und einzelnen feineren vesikulären Komponenten in unmittelbarer Nachbarschaft. × 34000

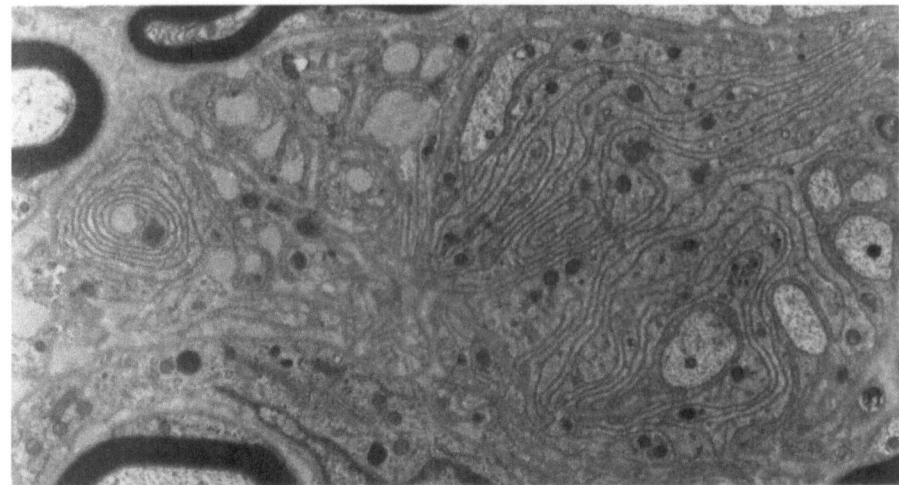

Abb. 260 a, b. Gleicher Fall wie in Abb. 259. **a** Komplexe Schwann-Zellfortsätze (wie in einem Neurinom) mit marklosen Axonen auf der *rechten Seite* und sog. Kollagentaschen auf der *linken Seite*, stellenweise mit 5 nichtkompaktierten Schwann-Zellamellen um ein Bündel von Kollagenfibrillen. × 12200. **b** Schwann-Zelle mit multiplen Fortsätzen und zahlreichen Kollagentaschen an der Stelle vermutlich degenerierter markloser Axone. × 13300

V. Syndrom des plötzlichen Kindstodes (SIDS)

Die Zahl der Faktoren, die als Ursache des SIDS angeschuldigt werden, ist beeindruckend. In den Jahren 1996 und 1997 sind über 350 Arbeiten in Medline zitiert. So wird u. a. auch über eine abnorme Atmung und plötzlichen Tod im Schlaf bei multipler Systematrophie in Verbindung mit einer Funktionsstörung des autonomen Systems berichtet. Hier wird nur kurz auf Untersuchungen an Komponenten des peripheren Nervensystems eingegangen.

O'KUSKY u. NORMAN (1992) haben die postnatalen Veränderungen in der numerischen Dichte und der Gesamtzahl der Neurone im *Nucleus nervi hypoglossi* in der Medulla oblongata von 28 Fällen mit „sudden infant death-syndrom" (SIDS) untersucht und mit 15 Kontrollfällen ohne neurologische Erkrankungen (in der 36.–95. postkonzeptionellen Woche) verglichen. Wenn auch die Dichte der Neurone während des ersten postnatalen Jahres abnahm, blieb die Gesamtzahl der Neurone doch relativ konstant bei ungefähr 7600 Motoneuronen und 3100 Interneuronen. Bei den SIDS-Fällen war der Anstieg des Volumens des Nucleus hypoglossus signifikant höher als bei den Kontrollen (79%). Außerdem war die mittlere Profilfläche der Motoneurone signifikant größer als bei den Kontrollen (29%), während sich die Interneurone und die Gliazellen in dieser Hinsicht nicht unterschieden. Die Autoren führen das Ergebnis auf eine vermehrte Verzweigung der Dendriten der Motoneurone zurück.

Nach eigenen Untersuchungen am *N. phrenicus* von Neugeborenen mit SIDS (WEIS et al. 1998) ist dieser Nerv, von einem Fall abgesehen, in der Regel normal entwickelt, obwohl hypothetisch eine Atemstörung vonseiten der Zwerchfellinnervation als eine der vielen möglichen Ursachen des SIDS bestehen könnte und tatsächlich von anderen Autoren angenommen worden ist.

VI. Joseph- oder Machado-Joseph-Krankheit

Die *Joseph-Krankheit* wird in 3 Typen unterteilt (KITAMURA et al. 1989): *Typ I (amyotrophische Lateralsklerose-, Parkinsonismus-, Dystonie-Typ)*, der sich manifestiert durch Pyramidenbahn- und durch extrapyramidale Zeichen und von dem erstmalig bei Familienmitgliedern mit Joseph-Krankheit berichtet worden ist. *Typ 2 (ataktischer Typ)* manifestiert sich durch zerebelläre Zeichen und wurde bei Mitgliedern der Thomas-Familie beschrieben. *Typ III (ataktischer ALS-Typ)* manifestiert sich durch zerebelläre Zeichen und distale Muskelatrophie, die bei Mitgliedern der Machado-Familie beschrieben worden ist. Beim *Typ III* dominieren zerebelläre Ausfälle und eine Neuropathie, beim *Typ I* pyramidale und extrapyramidale Ausfälle mit frühem Beginn typischerweise in der 2. und 3. Lebensdekade, beim *Typ II* pyramidale, extrapyramidale und zerebelläre Ausfälle mit Beginn in der 3.–5. Dekade (KINOSHITA et al. 1995).

Genetik: Die MJK ist eine autosomal-dominante neurodegenerative Krankheit, die in Portugal ihren Ausgang genommen hat und noch nicht weltweit verbreitet ist. Klinisch ähnelt die MJK den genetisch heterogenen autosomal-dominanten spinozerebellären Ataxien vom Typ I oder olivopontozerebellären Atrophien (SCA/OPCA) (MARUFF et al. 1996). Die klinische Klassifikation richtet sich inzwischen nach der Länge der *CAG-Wiederholungslänge* (MARUYAMA et al.

1997). Die Machado-Joseph-Krankheit hat sich inzwischen genetisch als identisch mit der spinozerebellären Ataxie vom Typ III (SCA3) (s. dort) erwiesen (HABERHAUSEN et al. 1995; PAULSON et al. 1997).

Neuropathologische Befunde sprechen dafür, daß bei der MJK im Unterschied zur SCA/OPCA die zerebellären und zerebralen Rindenschichten und die untere Olive relativ ausgespart sind. So gibt es bei SCA/OPCA signifikante kognitive Störungen oder sogar eine Demenz, während Patienten mit MJK intellektuell normal sein sollen, wenn auch eine genauere neuropsychologische Untersuchung Hinweise auf geringfügige, aber unspezifische kognitive Defizite ergeben hat. TANAKA et al. (1996) haben bei vergleichenden Untersuchungen keine Parallele zwischen der gewebsspezifischen CAG-Instabilität und dem Schweregrad der neuropathologischen Veränderungen in neuralem und nichtneuralem Gewebe bei der *Dentatorubropallido-Lysy-Körper-Atrophie, der Machado-Joseph-Krankheit und der X-gebundenen rezessiven spinalen und bulbären Muskelatrophie* feststellen können (alles 3 Krankheiten mit CAG-Wiederholungssequenzen).

Bei einem Patienten mit progressiver spastischer Ataxie und Ophthalmoparese entsprachen die klinischen und neuropathologischen Befunde der Joseph-Krankheit. Der wichtigste neuropathologische Befund bestand in *Ubiquitin-immunreaktiven Filamenten* oder dichten Einschlüssen in spinalen Vorderhornzellen und Neuronen des N. hypoglossus, die bisher als spezifischer Befund bei der amyotrophischen Lateralsklerose galten. Demnach sind derartige Ubiquitin-immunreaktive Einschlüsse nicht spezifisch für die ALS; sie können auch bei anderen degenerativen Erkrankungen der Motoneurone vorkommen.

KINOSHITA et al. (1995) haben eine klinisch-pathologische Untersuchung des *peripheren Nervensystems* bei der Machado-Joseph-Krankheit vorgelegt. Im motorischen System war die Zahl der intermediären γ-Motoneuronfasern bei allen 3 MJ-Patienten erheblich vermindert. Beim Typ III der MJ-Fälle war die Zahl der großen α-Motoneuronfasern ebenfalls vermindert. Das sensorische System war im allgemeinen weniger stark betroffen als das motorische System, was die Nervenwurzeln betrifft; doch erschienen die großen Fasern in den distalen Abschnitten vulnerabel. Im okulomotorischen System war die Zahl der großen Fasern bei allen 3 Fällen stark reduziert, doch waren die parasympathischen Fasern relativ gut erhalten. Im autonomen System des Nucleus lateralis intermedius waren die präganglionären sympathischen Fasern in der Regel erhalten. SAKAI et al. (1993) fanden in peripheren Nerven bei der Joseph-Krankheit demgegenüber eine erhöhte Faserzahl.

Typ III der Machado-Joseph-Krankheit in einer japanischen Familie: KANDA et al. (1989) berichten über einen autoptisch untersuchten Fall, der klinisch charakterisiert war durch eine langsam progressive zerebelläre Ataxie, eine externe Ophthalmoplegie und eine Muskelatrophie. Autoptisch fand sich eine Multisystemdegeneration mit Befall der subthalamopallidalen, dentatorubralen, pontozerebellären und spinozerebellären Systeme sowie der peripheren Motoneurone einschließlich der Kerne für Augenbewegungen.

ITOH et al. (1990) diskutieren bei ihrer Familie mit dominant erblicher Ataxie, Amyotrophie und peripheren sensorischen Ausfällen, ob es sich um eine spinopontine Atrophie oder eine Machado-Joseph-Krankheit der Azoren in einer nichtportugiesischen Familie handelt.

VII. Neuronale intranukleäre hyaline Einschlußkörperkrankheit

FUNATA et al. (1990) berichten über einen 26jährigen Mann, der an einer progressiven neurologischen Erkrankung mit Beginn im 11. Lebensjahr starb. Klinisch begann die Erkrankung als juveniler Parkinsonismus. Pathologisch war das Krankheitsbild charakterisiert durch eine Multisystemdegeneration in Verbindung mit generalisierten intranukleären hyalinen Einschlüssen in Neuronen des zentralen und peripheren Nervensystems einschließlich der autonomen Ganglien. Kleinere und weniger eosinophile intranukleäre Einschlüsse kamen auch in einer geringen Zahl von Gliazellen vor. Die neuronalen Einschlüsse zeigten eine starke gelb-grüne Autofluoreszenz unter ultraviolettem Licht und bestanden aus 10–15 nm im Durchmesser großen Filamenten.

Bis zum Jahr 1987 sind in der Literatur 19 ähnliche Autopsiefälle beobachtet worden. Da die klinischen Symptome und die Verteilung der neuronalen Ausfälle wie auch die Charakteristika der Einschlüsse gewisse Differenzen zwischen den Fällen aufweisen, haben einige Autoren angenommen, daß die NIHID mehr als eine Variante einer Multisystemerkrankung darstellt. Etwa die Hälfte der beschriebenen Fälle hatte eine bevorzugte Lokalisation der neurodegenerativen Erkrankung im Pallidum, in der Substantia nigra, in den motorischen Kernen des Hirnstammes, den Vorderhornzellen, der Clarke-Säule und in den Spinalganglien.

GOUTIERES et al. (1990) beschreiben einen weiteren 15jährigen Jungen mit progressiven pyramidalen und extrapyramidalen Symptomen, Vorderhornzellfunktionsstörungen und Verhaltensstörungen, bei dem eine Rektumbiopsie die typischen intranukleären Einschlüsse in den Neuronen des *Plexus myentericus* ergab. Demnach läßt sich diese Krankheit auch intravital diagnostizieren und lassen sich PCR-Untersuchungen daran durchführen (MALANDRINI et al. 1996). Die Einschlüsse unterscheiden sich von denen bei der granulären nukleären Einschlußkörperkrankheit die in einer kombinierten Nerv-Muskel-Biopsie zu identifizieren war (s. nächsten Absatz).

VIII. Granuläre nukleäre Einschlußkörperkrankheit

Bei einem Fall mit zentralen, spinalen und neuromuskulären Symptomen haben SCHRÖDER (1982) und SCHRÖDER et al. (1985) besondere granuläre nukleäre Einschlußkörper in perivaskulären Zellen von Muskel und Nerv (Abb. 261) beschrieben, die nur mit einem weiteren, autoptisch von LINDENBERG (1968) untersuchten Fall gewisse Ähnlichkeiten aufweisen.

IX. Besondere Phakomatosen

Die dominant erblichen neurokutanen Syndrome (Phakomatosen) sind z. T. mit ausgeprägten Symptomen von seiten des peripheren Nervensystems verbunden, z. B. bei der *Neurofibromatose* (s. dort). Nur ein einzelnes, besonders komplexes Syndrom soll hier erwähnt werden (weitere Phakomatosen s. VINKEN u. BRUIJN 1972).

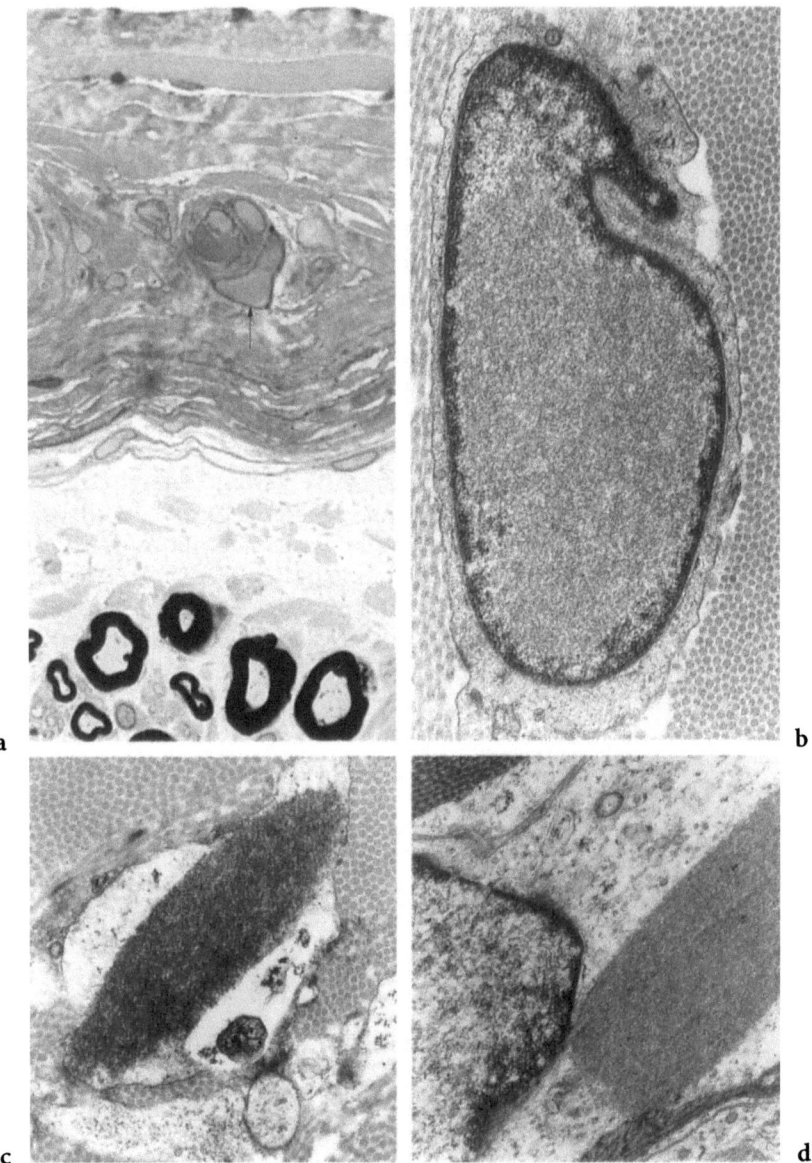

Abb. 261 a – d. Granuläre nukleäre Einschlußkörperkrankheit bei einer 32jährigen Frau (Nach SCHRÖDER et al. 1985). **a** Angrenzend an ein epineurales Blutgefäß ist ein vergrößerter Fibroblastenkern zu sehen, der einen intranukleären hyalinen Einschlußkörper aufweist (*Pfeil*). Die Perineural- und Endoneuralzellen zeigen keine derartigen Kerneinschlüsse. × 710. **b** Epineuraler Fibroblast mit einem hyalinen granulären Kerneinschlußkörper. Das Zytoplasma ist schmal und wenig differenziert. × 38000. **c** Abnormer granulärer Zytoplasmaeinschluß ohne Kernwand in einem geschwollenen Fibroblastenfortsatz mit benachbarten Glykogenvermehrungen und Zytoplasmaschwellungen. × 21000. **d** Feingranulärer, nicht Membran-begrenzter Zytoplasmaeinschluß in einem epineuralen Fibroblasten in Kontakt mit einem Kern. Einzelne Glykogengranula liegen zwischen den feingranulären Substanzen. × 19700

Neuroektodermales Syndrom mit dominanter Erblichkeit: FLYNN u. AIRT (1965) beschreiben 10 Mitglieder einer Familie mit 68 Individuen über 5 Generationen, die ein charakteristisches Syndrom aufwiesen, bei dem das Nervensystem, die Haut, das Skelettsystem und das Drüsensystem betroffen waren. Dieses Syndrom weist bestimmte Ähnlichkeiten mit den Syndromen von Werner, Refsum und Cockayne auf, wenn auch eindeutige Unterschiede bestehen. Als Ursache wird ein genetisch determinierter Enzymdefekt angenommen. Zu den Symptomen, die bei den verschiedenen Patienten in unterschiedlicher Häufigkeit vorkamen, gehörten Katarakt, Retinitis pigmentosa, Myopie, bilaterale Nerventaubheit, Muskelatrophie, Ataxie, periphere Hautatrophie, chronische Hautulzera, Haarausfall, Karies, Knochendeformitäten, zystische Veränderungen in den Knochen, Gelenksteife, Diabetes mellitus und defekte Steroidbildung sowie bei 2 Patienten auch ein Kropf.

X. Alzheimer-Krankheit

AHARON-PERETZ et al. (1992) haben mit klinischen Methoden festgestellt, daß bei der Alzheimer-Krankheit eine erhöhte sympathische und eine verminderte parasympathische Innervation des Herzens vorliegt, indem sie die Herzfrequenzvariabilität bestimmt haben. Andere Störungen des peripheren Nervensystems sind offenbar quantitativ nicht erfaßt. Eigene Untersuchungen an den intrazerebralen Nervi vasorum von Alzheimer-Patienten haben jedenfalls keine Amyloidablagerungen oder sonstige Besonderheiten ergeben, die nicht auch auf eine andere Ursache, z.B. Diabetes mellitus mit generalisierter Neuropathie, zurückzuführen gewesen wären (Inauguraldissertation B. BISON, Aachen 1997). Die Veränderungen und Nervenfaserausfälle entsprachen jeweils denen im N. suralis.

Die bei einem Fall mit klinisch diagnostizierter Alzheimer-Krankheit gefundene obliterierte epineurale Arterie (Abb. 238b) ist vermutlich als Zeichen einer schweren Arteriosklerose und als Hinweis auf eine arteriosklerotische Demenz zu werten.

XI. Werner-Syndrom in Verbindung mit spastischer Paraparese und peripherer Neuropathie

Das Werner-Syndrom ist eine autosomal-rezessive Krankheit, die durch vorzeitiges Altern, Ergrauen der Haare, Glatzenbildung, Arteriosklerose, Hautveränderungen, juvenile Katarakte, Diabetes mellitus, Osteoporose und Hypogonadismus gekennzeichnet ist. Somit kann es als ein Modell zur Untersuchung des Alterungsprozesses gelten. Die Überlebenszeit von Fibroblasten in Gewebekulturen von Patienten mit dem Werner-Syndrom ist deutlich geringer als bei normalen Fibroblasten und mit einer hochgradig reduzierten DNA-Synthese-Rate verbunden. Neurologische Anomalien sind beim Werner-Syndrom nur selten in der Literatur mitgeteilt worden. UMEHARA et al. (1993) berichten über einen Patienten mit spastischer Paraparese und Polyneuropathie in Verbindung mit einem Werner-Syndrom. Die zentrale und periphere Nervenleitgeschwindigkeit war reduziert. In der Suralnervenbiopsie fanden sich deutlich vermehrt demyelinisierte und remyelinisierte sowie ausgefallene markhaltige Nervenfasern.

XII. Zerebrovaskuläre hemiplegische transneuronale Degenerationen

KONDO et al. (1987) haben die Zahl der markhaltigen Nervenfasern und das Gesamtareal der Nervenfaszikel in der 5. lumbalen *Vorderwurzel* von 16 Patienten mit zerebrovaskulären Erkrankungen und 8 Kontrollfällen sowie 7 Patienten mit Muskelkrankheiten im Sinne pathologischer Kontrollen untersucht und beobachtet, daß die Parameter bei den Patienten mit einer ausgeprägten Degeneration des Tractus corticospinalis lateralis auf der betroffenen Seite signifikant vermindert waren. Diese unilaterale Reduktion der Faserzahlen in der Vorderwurzel ließ sich auch bei Patienten nachweisen, bei denen eine ipsilaterale Prädominanz des Tractus corticospinalis bestand. Die Beobachtungen sprechen für eine transsynaptische Degeneration der Fasern in der Vorderwurzel (vgl. LANDAU 1992).

Schwäche in den Beinen nach Schlaganfall: Nach SCHNEIDER u. GAUTIER (1994) fanden sich unter 1575 Patienten mit einem akuten Schlaganfall 63 (4%) mit bevorzugter Schwäche in einem Bein, während bei einer Hemiparese üblicherweise die Schwäche im Arm stärker ausgeprägt ist. Die Zuordnung der zerebralen Veränderungen erfolgte nach CT- oder MRT-Diagnosen.

Passive intrinsische, reflexausgelöste Steifheit in den Fußgelenkextensoren hemiparetischer Patienten: SINKJAER u. MAGNUSSEN (1994) beobachteten, daß die Reflexsteifheit im spastischen und kontralateralen Bein im Normbereich der Reflexsteifheit gesunder Personen liegt und daß die passive Steifheit im spastischen und kontralateralen Bein höher ist als bei gesunden Personen, während die intrinsische Steifheit in den spastischen Streckmuskeln unverändert ist. Zur Definition wird betont, daß die gesamte mechanische Antwort auf eine Streckung in einem sich kontrahierenden Muskel die Summe darstellt aus der Antwort der Eigenschaften der sich kontrahierenden Fasern vor der Streckung (intrinsische Eigenschaften), der Antwort der passiven Gewebeeigenschaften und der Antwort der streckreflexbedingten Kontraktion der Muskelfasern.

XIII. CADASIL

Die sog. *c*erebrale, *a*utosomal *d*ominante Angiopathie mit *s*ubkortikalen *I*nfarkten und *L*eukoenzephalopathie (CADASIL; TOURNIER-LASSERVE et al. 1993) geht mit pathognostischen granulären Ablagerungen an den glatten Muskelzellen auch der Arteriolen im peripheren Nerven einher (Abb. 262; SCHRÖDER et al. 1995), so daß durch eine *Nervenbiopsie* wie auch durch eine Muskel- (Abb. 263), Haut- oder sonstige periphere Organbiopsie die Diagnose gesichert werden kann (RUCHOUX et al. 1995; MALANDRINI et al. 1996; GOEBEL et al. 1997). Allerdings sind die Ablagerungen nicht so ausgeprägt wie an den intrazerebralen Gefäßen, so daß eine elektronenmikroskopische Untersuchung

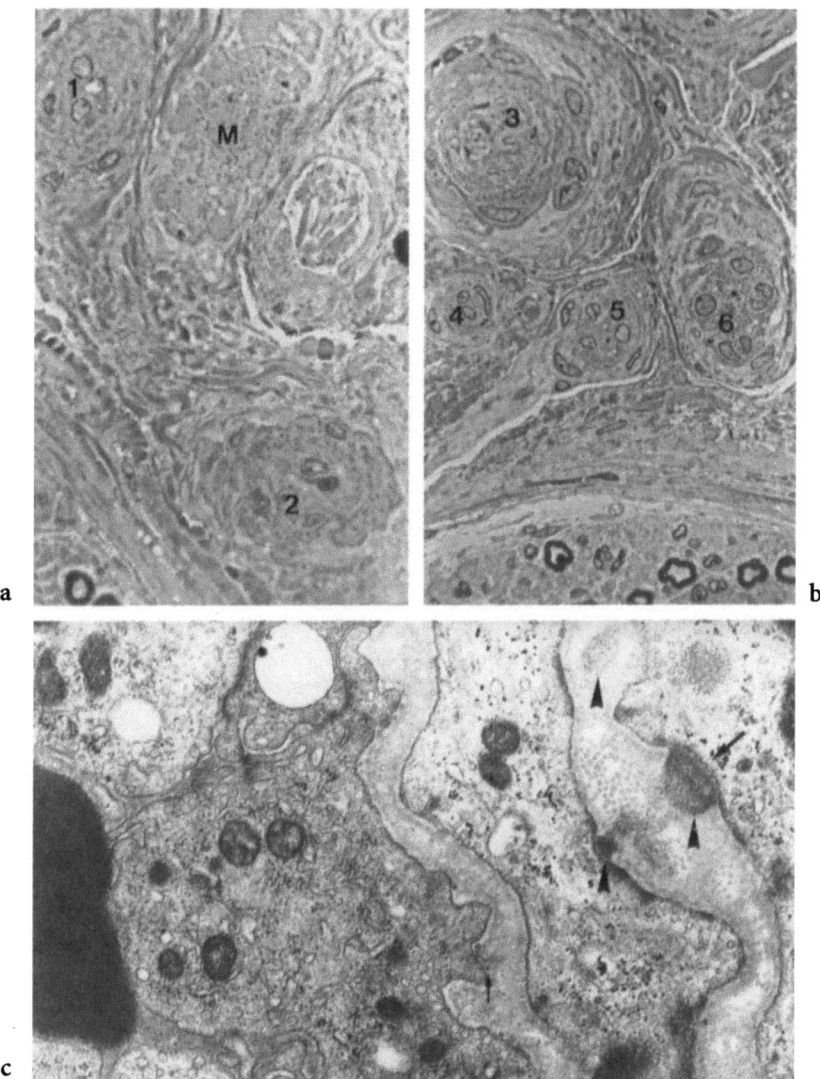

Abb. 262. a, b Verbreiterte epineurale Blutgefäße in einer Suralnervenbiopsie einer 60 Jahre alten Frau mit zerebraler, autosomal-dominanter Arteriopathie mit subkortikalen Infarkten und Leukoenzephalopathie (CADASIL). (Nach SCHRÖDER, SELLHAUS u. JOERG 1995). a Eine Gruppe proliferierter glatter Muskelzellen (*M*) liegt neben dem Blutgefäß Nr. *1*. b Drei glatte Muskelzellen lösen sich von der Arteriole Nr. *3*. Die Zahl der Zellen ist vermehrt, gemessen an der Zahl der Kerne im Gefäß Nr. *1* und *4 – 6*. Die Lumina der Gefäße erscheinen verschlossen oder kollabiert aufgrund einer Blutleere während der Exzision des Nerven. c Elektronenmikroskopisch sind charakteristische grob-granuläre elektronendichte Präzipitate im Extrazellulärraum nachweisbar (*Pfeilköpfe*). Ein derartiges Präzipitat steht mit der Oberflächenmembran einer glatten Muskelzelle in Verbindung, der hier zahlreiche pinozytotische Vesikel angelagert sind (*Pfeil*). Eine Anhäufung von Vesikeln ähnlicher Größe besteht unmittelbar über diesem Areal im Zytoplasma. Die Basallamina ist durch die granulären Ablagerungen unterbrochen. Andere Präzipitate liegen zwischen Kollagenfibrillen. Ein sehr kleines Präzipitat steht mit einer Endothelzelle in Verbindung (*kleiner Pfeil*). Ein Erythrozyt ist im Lumen des Gefäßes zu sehen.

a × 940; b × 750; c × 34000

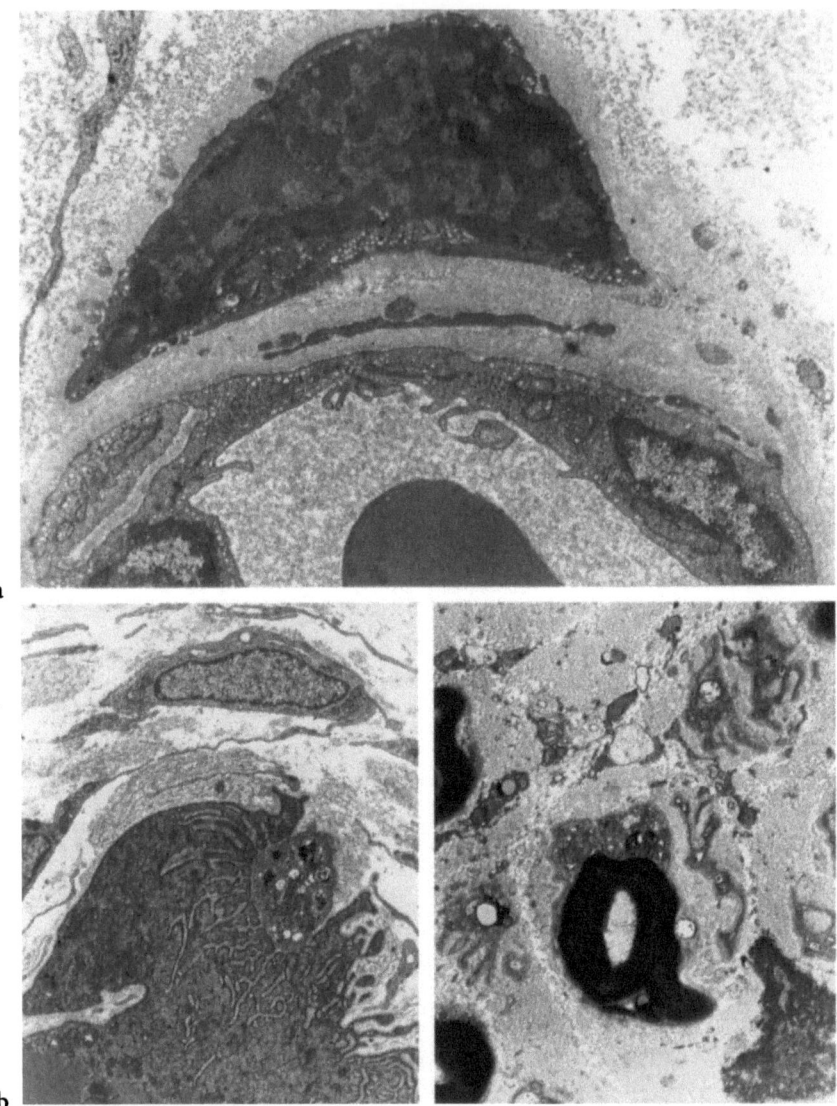

Abb. 263a-c. Muskelbiopsie von einem 57jährigen Mann mit CADASIL (Patient von J.P. MALIN, Bochum). a CADASIL-spezifische Ablagerungen in der Nachbarschaft perivaskulärer, kondensierter Zellelemente, bei denen es sich um degenerierende glatte Muskelzellen handelt. × 12 600. b Motorische Endplatte mit vermehrten Basallaminaresten, einem veränderten terminalen Axon mit vermehrten Glykogeneinlagerungen und anderen Organellen sowie abnorm verzweigten synaptischen Falten in einer teilatrophischen Muskelfaser. CADASIL-spezifische Ablagerungen sind hier nicht zu sehen. × 8600. c Intramuskulärer Nervenfaszikel mit regressiven Veränderungen an leeren Schwann-Zellfortsätzen, die geschrumpft erscheinen, einem degenerierenden endoneuralen Fibroblasten, der das Zytoplasma weitgehend verloren hat (*rechts unten*), und einem atrophischen Axon und geschrumpfter Markscheide, die eine Markschlinge in Höhe einer Schmidt-Lanterman-Inzisur aufweist. In der Umgebung sind reichlich Zellzerfallsprodukte in Form unterschiedlich gestalteter Vakuolen, Granula und dünner Fortsatzreste nachweisbar. × 7200

zur Diagnose unerläßlich ist. Die Neuropathie ist histopathologisch mild und vermutlich klinisch inapparent. Vereinzelt kommen Regenerationsgruppen vor als Zeichen einer vorausgegangenen Nervenfaserdegeneration. Die Pathogenese einzelner hypomyelinisierter Nervenfasern ist nicht geklärt (vermutlich Zustand nach De- und Remyelinisation). Die Zahl der glatten Muskelzellschichten in der Media der Hauptarterie des Suralnerven ist erheblich vermehrt (SCHÜTZ u. SCHRÖDER 1997). Die übrigen epineuralen Blutgefäße erscheinen proliferiert, und auch deren Gefäßwandzellen erscheinen vermehrt.

Genetik: HUTCHINSON et al. (1995) berichten über eine *familiäre hemiplegische Migräne* bei autosomal-dominanter Arteriopathie mit Leukoenzephalopathie. Die Erkrankung zeigte bei der Linkageanalyse eine Lokalisation auf dem Chromosom 19 im CADASIL-Locus. Der Phänotyp dieser Familie war variabel und altersabhängig; dazu gehörten eine familiäre hemiplegische Migräne, Migräne mit und ohne Aura, transiente ischämische Attacken, Schlaganfälle und Erweichungen im Rückenmark.

JOUTEL et al. (1996) haben inzwischen das für CADASIL verantwortliche Gen, das humane *Notch3*-Gen, auf dem Chromosom 19 identifiziert. Mutationen führen dort zu erheblichen Veränderungen dieses Gens, woraus sich ableiten läßt, daß Notch3 das defekte Protein bei CADASIL-Patienten ist. Die Autoren fanden keinen Unterschied im Phänotyp der CADASIL-Patienten, die Mutationen in IGF-ähnlicher und in CDc10-Domänen aufwiesen, noch bei Patienten, die Mutationen in bestimmten IGF-Domänen aufwiesen. Die allgemeine Struktur und die Sequenzen der DNA-Basen zeigen auffällige Ähnlichkeiten mit dem Drosophila-Notch-Gen. Obwohl diese Gene sowohl in embryonalem als auch in adultem Gewebe exprimiert werden, sind die Funktionen im adulten Gewebe weitgehend unbekannt.

XIV. Pelizaeus-Merzbacher-Krankheit

Nach KOEPPEN (1987) ist das periphere Nervensystem bei der Pelizaeus-Merzbacher-Krankheit intakt. Es fehlt das Proteolipid-Apoprotein (Lipophilin). Das Lipophilin-Gen ist beim Menschen auf dem X-Chromosom lokalisiert.

XV. Hereditäre Polyneuropathie mit Oligophrenie, vorzeitiger Menopause und Akromikrie

LUNDBERG (1971) beschreibt die o.g. Symptomenkombination als ein neues Syndrom, das er bei 3 Frauen beobachtet hat. Die Symptome bestanden in: 1. langsam progressiven peripheren Paresen an Händen und Füßen, die bereits in der Kindheit auftreten und zu einer mittelgradigen Behinderung führen, fehlenden Sehnenreflexen und reduzierten motorischen Nervenleitgeschwindigkeiten bei fehlenden klinisch-neurologischen Symptomen; 2. Oligophrenie mäßigen Grades; 3. prämaturer Menopause im Alter von 20–25 Jahren ohne Zeichen einer Hypophyseninsuffizienz; und 4. dysproportionierter Kleinheit (Körpergröße 135–143 cm) mit kurzen Armen und Beinen und Akromikrie. Die

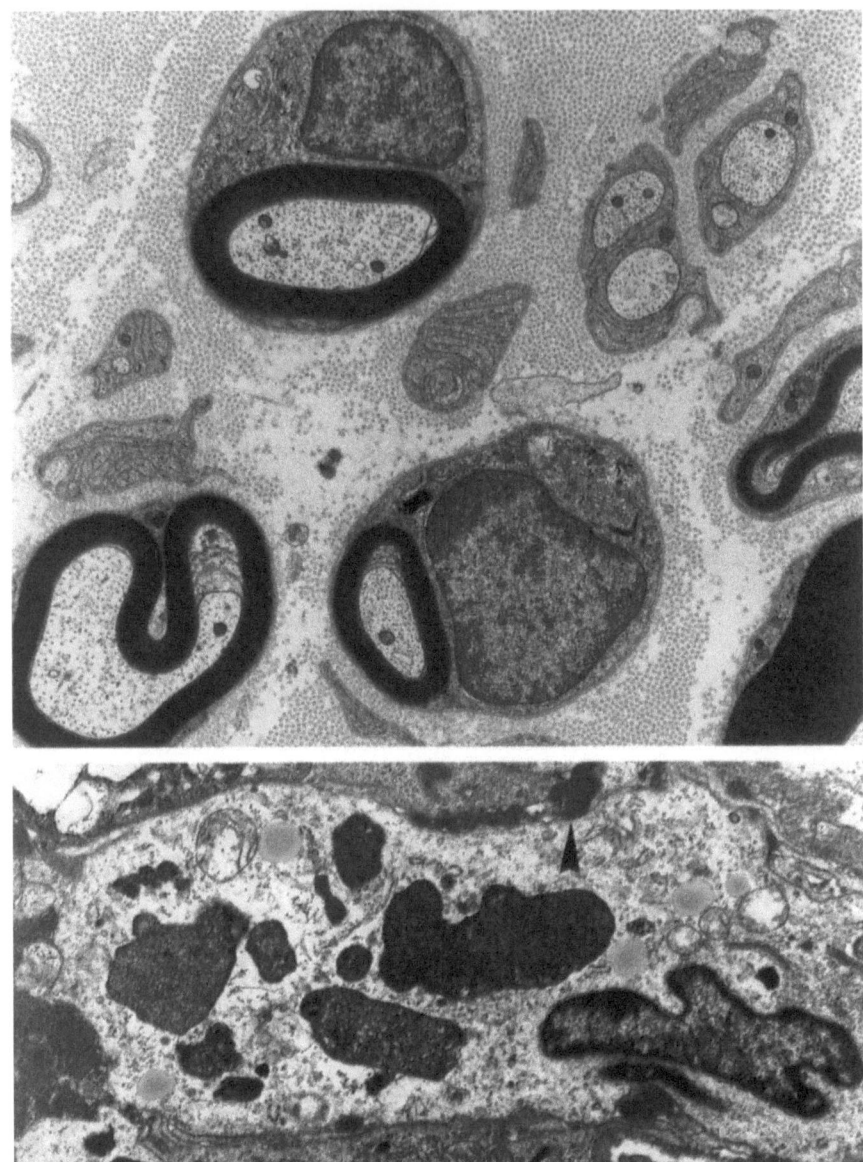

Abb. 264a, b. 42jährige Frau mit Myopathie, Polyneuropathie, Kardiomyopathie und Veränderungen der weißen Substanz (mentale Retardierung) (Patientin von W. HALLER, Osnabrück). (Fall von MÜNTE et al. 1998). **a** Im Endoneurium sind mehrere leere Schwann-Zellfortsatzgruppen als Zeichen einer vorausgegangenen Degeneration von überwiegend marklosen Axonen vorhanden, während die hier abgebildeten markhaltigen und marklosen Axone unauffällig erscheinen. × 13 000. **b** Abnorme Lysosomen-ähnliche Zytosomen mit stellenweise angedeuteter kurvilinearer Substruktur, ähnlich wie bei der Kufs-Variante der Zeroidlipofuszinose, in einer Zelle innerhalb einer myophagischen Reaktion, wobei die auffällig elektronendichten homogenen Ablagerungen im angrenzenden Extrazellulärraum (*Pfeilkopf*) eine Besonderheit darstellen

3 Frauen waren Schwestern und gehörten einer Familie mit 8 Kindern an. Der Erbgang sei wahrscheinlich autosomal-rezessiv. Offensichtlich handelt es sich bei dem Syndrom um eine heredodegenerative Polyneuropathie, die mit der Charcot-Marie-Tooth-Krankheit verwandt ist, aber mit anderen Symptomen einhergeht, die bisher nicht in diesem Zusammenhang festgestellt worden sind. Der Karyotyp war normal und biochemische Untersuchungen auf Aminosäurestörungen oder Lipidosen ergaben keinen Hinweis.

XVI. Polyneuropathie, Myopathie, Kardiomyopathie und Veränderungen der weißen Substanz

Ein Syndrom unklarer Genese mit der o. g. Symptomkombination haben wir bei einem einzelnen Fall feststellen können, der nicht, wie erwartet, durch eine Riesenaxonneuropathie gekennzeichnet war, sondern durch lysosomale Strukturen (Abb. 264) ähnlich denen bei der Kufs-Krankheit.

P. Tumoren des peripheren Nervensystems

Ausführliche Darstellungen darüber finden sich bei KRAMER (1970), KRÜCKE (1974), HARKIN u. REED (1983), RUSSEL u. RUBINSTEIN (1989), SCHWECHHEIMER (1990), BURGER u. SCHEITHAUER (1994), SCHEITHAUER et al. (1997), LANTOS et al. (1997), KLEIHUES u. CAVENEE (1997), BIGNER et al. (1998) sowie URICH u. THIEN (1998). Einen Eindruck über die Häufigkeit der wichtigsten Tumoren peripherer Nerven im eigenen Krankengut vermittelt die Tabelle 12.

I. Tumoren der Nervenscheiden

Die Tumoren der kranialen und spinalen Nerven werden nach der internationalen histologischen Klassifikation der Tumoren, die von der WHO zuerst 1979 (ZÜLCH) und in einer zweiten, revidierten Auflage 1993 veröffentlicht worden ist (KLEIHUES et al. 1993), wie folgt eingeteilt:

1. Schwannome (Neurinome, Neurilemmome)
1.1 Zelluläre Schwannome
1.2 Plexiforme Schwannome
1.3 Melanotische Schwannome
2. Neurofibrome
2.1 Umschriebene (solitäre) Neurofibrome
2.2 Plexiforme Neurofibrome
3. Maligne periphere Nervenscheidentumoren (MPNST) (neurogene Sarkome, Neurofibrosarkome, anaplastische Neurofibrome, „maligne Schwannome")
3.1 Epitheloide MPNST
3.2 MPNST mit besonderer mesenchymaler und/oder epithelialer Differenzierung
3.3 Melanotische MPNST

Die Unterscheidung der Neurinome von Neurofibromen ist von klinischem Interesse, da sich die Neurinome nach den bisherigen Erfahrungen als gutartige Tumoren erwiesen haben, bei denen Rezidive selten sind, während die Neurofibrome nicht nur rezidivieren, sondern auch maligne entarten können. Allerdings weisen nach KRÜCKE (1974) ca. 2% dieser Tumoren sowohl Merkmale des Neurinoms wie des Neurofibroms nebeneinander auf.

Neurinome und Neurofibrome können am ganzen Körper auftreten, lassen aber charakteristische Prädilektionsstellen erkennen: Die obere Körperhälfte ist

Tabelle 12. Computer-Retrieval von Diagnosen aus einer Datenbank mit 5266 Nervenbiopsien (hauptsächlich Suralisbiopsien und ca. 337 Autopsien). (Nach SCHRÖDER 1998)[a]

Neuropathie vom axonalen Typ		1575
Neuropathie vom demyelinisierenden Typ		830
Vaskulitis		769
Neuropathie vom neuronalen Typ		755
HMSN		273
HMSN I	168	
HMSN II	86	
HMSN III	19	
HMSN VI	3	
HMSN X	4	
HMSN L	1	
Amyotrophische Lateralsklerose		160
Neuropathie bei mitochondrialer Myopathie		135
Hypertrophische Neuropathie		124
Guillain-Barré-Syndrom		116
Tomakulöse Neuropathie		118
Diabetische Neuropathie		118
Neurom		97
Alkoholische Neuropathie		76
Sensorische Neuropathien		74
Friedreich-Ataxie		57
Amyloidose		47
HSAN		44
Dysproteinämie		41
Myotonische Dystrophie		36
Metachromatische Leukodystrophie		22
Neuroaxonale Dystrophie		11
Nieman-Pick-Krankheit		5
Adrenomyeloneuropathie		5
Refsum-Krankheit		4
Sanfilippo-Krankheit/MPS		4
Fabry-Krankheit		4
Tangier-Krankheit		3
Neuropathie bei Porphyrie		3
Riesenaxon-Neuropathie		2
Marinesco-Sjögren-Syndrom		2
Lebersche hereditäre Optikusneuropathie		1
Cockayne-Syndrom		1
CADASIL		77
Neoplasmen peripherer Nerven, unter den oben aufgeführten Nervenbiopsien nicht enthalten.		
Neurinom		440
Neurofibrom		106
Malignes Schwannom		9
Perineurinom		6

[a] Es gibt Überschneidungen bei den Diagnosen. Einige Diagnosen sind nur vermutet.

mehr als doppelt so häufig Sitz von Neurinomen, wobei sich nach KRÜCKE (1974) folgende Prozentsätze ergaben: 57% Akusticusneurinome, 29% Spinalwurzelneurinome und 14% Neurinome peripherer Nerven (Abb. 110 bei KRÜCKE, S. 169). Neurofibrome sind besonders häufig in der Zunge lokalisiert (von 59 Neurofibromen im Kopfbereich waren 36 in der Zunge anzutreffen).

a) Benigne Nervenscheidentumoren

1. Neurinome (Schwannome)

Definition: Es handelt sich um gutartige, eingekapselte und manchmal zystische Tumoren, die überwiegend aus spindelförmigen neoplastischen Schwann-Zellen aufgebaut sind (WHO-Grad I).

Vorkommen und Häufigkeit: Die meisten Neurinome entstehen an kranialen oder spinalen Nerven, wobei der N. acusticus oder vestibularis oder die Hinterwurzeln der spinalen Nerven am häufigsten betroffen sind. Bilaterale Akustikusneurinome sind das wichtigste Kennzeichen der Neurofibromatose vom Typ 2 (s. unten). Nur selten entwickeln sich Neurinome an den Nerven der intrakranialen und intraspinalen Blutgefäße, doch dürfen sie hier differentialdiagnostisch nicht außer acht gelassen werden. Neurinome sind bei Kindern selten (ALLCUTT et al. 1991).

Klinische und radiologische Aspekte: Die intrakraniellen Neurinome betreffen am häufigsten den 8. Hirnnerven, können aber auch von anderen, insbesondere dem 5. ausgehen. Im Bereich ihrer typischen Lokalisation am 8. Hirnnerven sind die meisten dem vestibulären Anteil des Nerven zuzuordnen, wobei sie in oder nahe dem Ganglion vestibulare liegen. Sie sind daher nicht eigentlich Tumoren des N. acusticus, wenn auch die Hörstörung das häufigste Initialsymptom ist (BERRETTINI et al. 1996). Die Ursache für diese Prädilektion ist nicht klar, da der vestibuläre Abschnitt keine höhere Schwann-Zelldichte aufweist als der akustische Teil (TALLAN et al. 1993). Im Verlauf des Nerven kann sich der Tumor im Kleinhirnbrückenwinkel ohne größeren Widerstand vergrößern. Von hier aus kommt es zu zerebellären Funktionsstörungen und zu Ausfällen auch vonseiten des 5. und 7. Hirnnerven. Über die molekulare Charakterisierung von Deletionen auf dem Chromosom 22 bei Schwannomen berichten BIJLSMA et al. (1992), über Veränderungen auf dem Chromosom 17 LOTHE et al. (1995).

Radiologisch findet sich oft eine Erweiterung des Canalis acusticus internus, was bei anderen extraaxialen Tumoren wie den Meningeomen selten und somit ein wichtiger Hinweis auf die Diagnose ist. Intratumorale oder extratumorale Zysten sind bei einer geringeren Zahl von Tumoren festzustellen (TALI et al. 1993). Verkalkungen sind selten.

Intraspinal sind in der Regel sensible Nerven der Hinterwurzeln betroffen, wodurch eine intradurale extramedulläre Raumforderung entsteht. Zumeist handelt es sich um solitäre und sporadische Veränderungen. Multiple Tumoren können jedoch bei der *Neurofibromatose 1* auftreten (s. unten). Hier treten neben symptomatischen Tumoren oft auch kleine subklinische intraneurale Schwann-Zellproliferationen auf, die als *Schwannose* bezeichnet werden. Intraspinale Neurinome können in jeder Höhe auftreten, meistens aber im Lumbosakral- und Cauda-equina-Bereich. Sie können sich hier intraspinal und extraspinal ausdehnen, nicht aber im Foramen intervertebrale, wodurch das klassische Bild des „Sanduhr"-Tumors entsteht. An den lumbosakralen Nervenwurzeln können die Tumoren extrem groß werden (sakrale Riesenneurinome), den Knochen arrodieren und das Rektum verdrängen (BURGER u. SCHEITHAUER 1994). In der Cauda equina ist auch einmal eine fibroblastische (sklerosierte?) Variante eines peripheren Nerventumors festgestellt worden (HISAOKA et al. 1993). In der eigenen Sammlung haben wir einen fast ausschließlich aus kollagenem Bindegewebe bestehenden Tumor mit nur wenigen Fibroblasten-artigen Zellen im thorakalen Spinalbereich feststellen können (unveröffentlichte Beobachtung).

Selten treten die Neurinome innerhalb des Parenchyms des Rückenmarks oder des Gehirns auf. Sie entstehen hier entweder in kleinen peripheren Nerven, welche die Blutgefäße innerhalb des Parenchyms begleiten, oder aus Schwann-Zellen nahe der Wurzeleintrittszone (KAMIYA u. HASAIZUME 1989). Sowohl die intramedullären als auch die extramedullären Neurinome können selten einmal melanotisch sein.

Neurinome innerhalb der Hirnsubstanz können sowohl im Großhirn als auch im Kleinhirn (CHITRE et al. 1992) wie im Hirnstamm vorkommen (PAYAN u. LEVIN 1965). Eine seltene intraparenchymatöse Variante des Neurinoms im Hirnstamm ähnelte einem pilozytischen Astrozytom (AUER et al. 1982).

Makroskopische Aspekte: Neurinome an den kranialen (Abb. 265 a, b) oder spinalen und Hautnerven sind typischerweise gut abgegrenzt und eher rundlich als fusiform gestaltet. Anfangs ist der Ursprungsnerv noch gut zu erkennen, später wird der Zusammenhang jedoch weniger klar, weil der Nerv eine exzentrische und oberflächliche Lage erhält, wenn sich der Tumor vergrößert. Die gute Abgrenzbarkeit der Tumoren resultiert von einer dicken, vollständigen, kollagenfaserhaltigen Kapsel. Auf der Schnittfläche sind Schwannome oft gelb, da umschriebene Lipideinlagerungen vorkommen können. Eine zystische Degeneration ist bei größeren Tumoren häufig, doch auch bei kleinen Tumoren, insbesondere in der Cauda-equina-Region, können diese vorkommen und dann dünnwandig und durchscheinend aussehen. Melanotische Tumoren sind grau bis schwarz. Eine Kompressionsatrophie benachbarter Nerven ist ein häufiges Vorkommnis.

Mikroskopische Aspekte: Das typische Neurinom (Abb. 265 c, 266, 267) besteht aus alternierenden Regionen mit kompakten faszikulären Abschnitten und lockeren spongiösen Anteilen, die eher einen degenerativen Aspekt bieten. Der kompakte Anteil wird als sog. *Antoni-A-Wachstumstyp* bezeichnet, besteht aus spindelförmigen bipolaren Zellen, die in Bündeln angeordnet sind. Die Zellgrenzen sind hier lichtmikroskopisch schwer zu bestimmen. Die Kerne sind lang und zigarrenförmig. Die intraspinalen, seltener die intrakraniellen Neurinome können eine auffällige Palisadenstellung der Kerne aufweisen, die durch parallel angeordnete Kerne abwechselnd mit kernfreien, fibrillären Zonen gekennzeichnet sind und vermutlich durch seitliche Teilung der langgestreckten, spindelförmigen Tumorzellen entstehen (*Verocay-Körper*).

Die locker, „retikulär" angeordneten, degenerativ veränderten Gewebsabschnitte bilden das sog. *Antoni-B-Muster*, in dem die Tumorzellen rundliche kondensierte Kerne und ein undeutliches Zytoplasma aufweisen, so daß die Zellen lymphozytenähnlich aussehen. Im Antoni-B-Abschnitt sind oft Schaumzellen zu finden. Sie verursachen die gelbliche Farbe des Tumors. Eine Kernpolymorphie, Hyperchromasie oder zytoplasmatische Kerninvaginationen sind in älteren Tumoren eine häufige degenerative Veränderung.

Die Blutgefäße zeigen häufig dicke und hyalinisierte Wände, die oft von hämosiderinbeladenen Makrophagen umgeben werden. Zysten im Zentrum größerer Tumoren (Abb. 266) können durch kompakt intensiv gefärbte, etwas

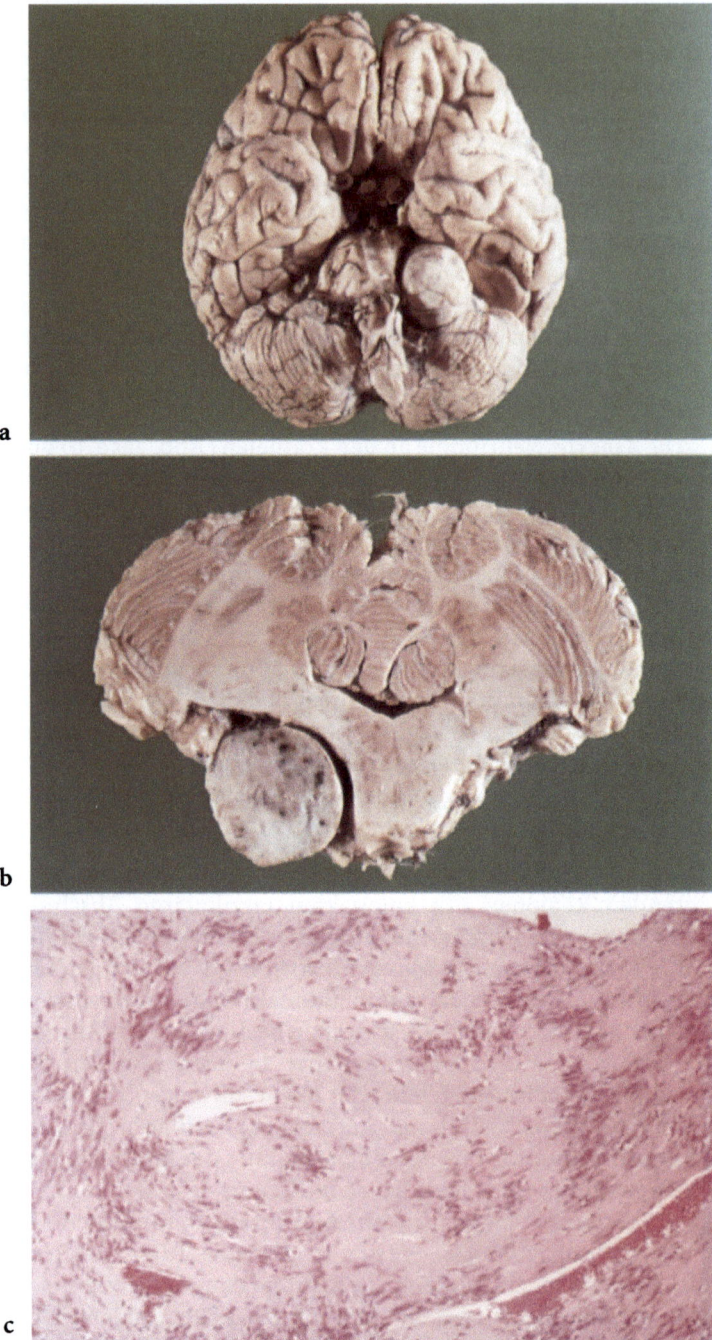

Abb. 265. a, b Typisches, klinisch angeblich stumm gebliebenes Akustikusneurinom, das erst in Tabula entdeckt wurde (Fall präpariert und photographiert von J. Bohl, Mainz). **c** „Rhythmische" Anordnung der Zellkerne in den überwiegend spindelförmigen Zellen in einem Akustikusneurinom. **c** HE-Färbung

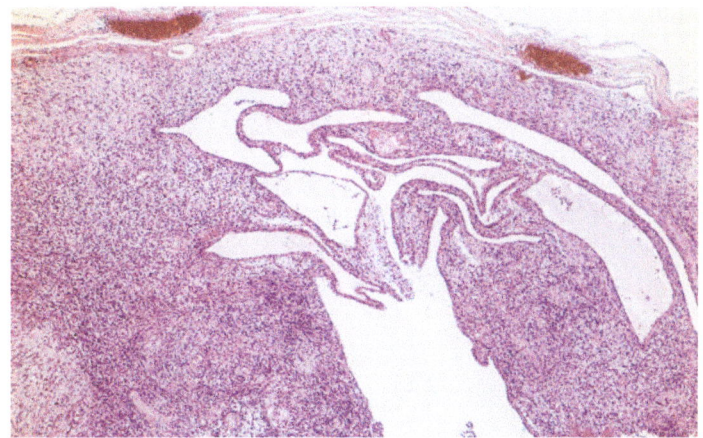

Abb. 266 a – d. Neurinom in Höhe von BWK9/10 links (nach bereits vorausgegangener Operation eines Neurinoms in Höhe von LWK1; 39jähriger Patient von J. M. GILSBACH, Aachen). **a** Der Tumor ist an der Oberfläche von einer breiten Kapsel umgeben. Mehrere Spalträume („Zysten") werden von z. T. recht dünnen, z. T. breiteren Gewebeteilen begrenzt, ohne daß es zur Ausbildung eines Epithels gekommen wäre. **b – d** s. S. 673

Epithel-ähnlich aussehende Tumorzellen ausgekleidet werden. Ein perizelluläres Retikulinfasernetz ist ebenfalls typisch für Neurinome.

Der Zellreichtum in Neurinomen variiert erheblich. In manchen sind dichte Kollagenablagerungen vorhanden, so daß ausgesprochen zellarme fibrosierte Regionen entstehen. Die übrigbleibenden Tumorzellen in solchen „gealterten" Neurinomen zeigen häufig pleomorphe und hyperchromatische Kerne. Demgegenüber bestehen andere Neurinome aus zellreichen, mitotisch unterschiedlich aktiven Spindelzellen, die dann, wenn das Antoni-A-Wachstumsmuster fehlt, oft zur Verwechslung mit Sarkomen führen. (Solche „zellulären" Neurinome werden unten gesondert dargestellt.) Mitosen sind im allgemeinen selten, sogar in den zellreichen Regionen der meisten intrakraniellen und -spinalen Neurinome (Abb. 266 d).

(a) Zelluläre Schwannome

Zelluläre Schwannome, die von WOODRUFF (1981) als Variante der benignen Schwannome bezeichnet wurden, sind durch einen hohen Zellreichtum, das Vorkommen von Mitosen und ein ausgeprägtes faszikuläres Muster ohne Verocay-Körper charakterisiert (DERUAZ et al. 1993). Diese histopathologischen Aspekte können zu der irrtümlichen Diagnose eines Sarkoms führen. Metastasen sind bisher nicht beobachtet worden und ein Rezidiv ist sehr selten. Die Autoren haben 12 zelluläre Schwannome mit 166 klassischen benignen Schwannomen verglichen. Demnach manifestieren sich die zellulären Schwannome in neurochirurgischen Serien in einem niedrigeren Alter (mittleres Alter: 48 Jahre) als die klassische benigne Variante und treten vor allem in den Spinalwurzeln auf. Eine mitotische Aktivität und sinusoidale Gefäße sind häufiger in zellulären Schwannomen vorhanden und stellen zusammen mit der hohen Zelldichte das wichtigste Kriterium zur Unterscheidung beider Entitäten dar. Der postoperative

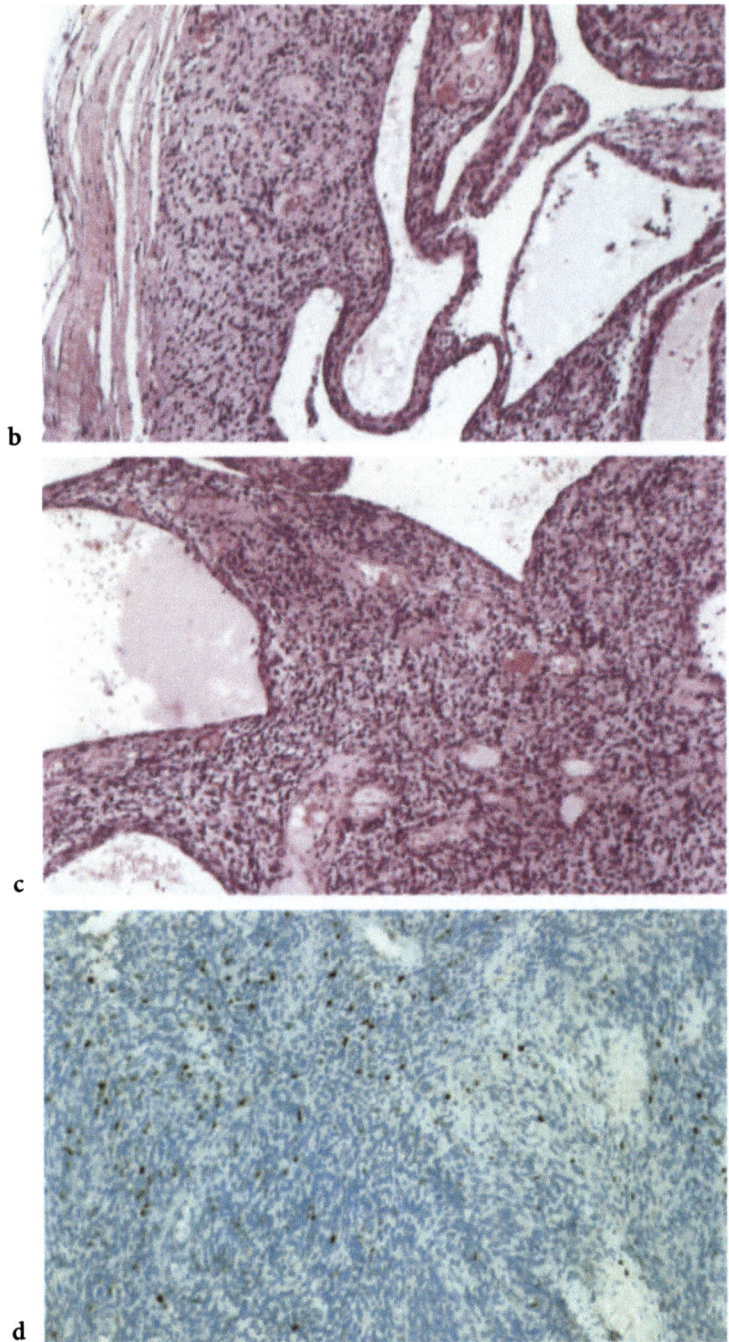

Abb. 266 *(Fortsetzung)*. **b, c** Die pseudozystischen Hohlräume werden von flachen Zellen begrenzt. Die Tumorzellen sind weniger fibrillär als retikulär angeordnet im Sinne des Antoni-Typ B. **d** Die immunhistochemische Reaktion mit dem Antikörper MIB 1 gegen das proliferationsassoziierte Antigen Ki67 ergibt eine Markierung eines erheblichen Anteiles der Tumorzellkerne. Doch variiert dieser Anteil in Abhängigkeit von der Zelldichte

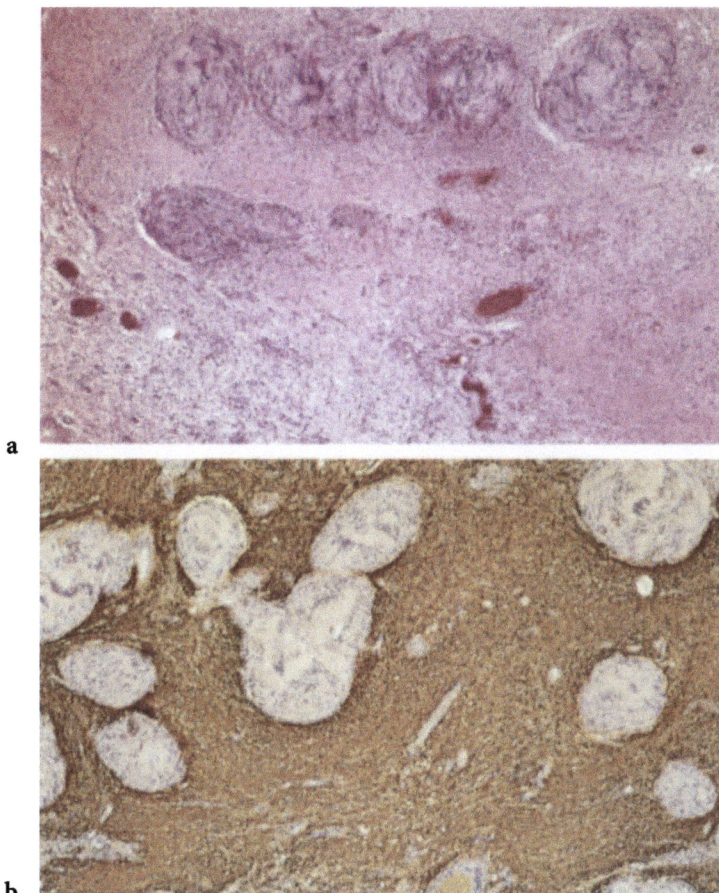

Abb. 267a–d. Intramedulläres Neurinom bei einem 40jährigen Mann (Patient von J.M. GILSBACH, Aachen). **a** Das Neurinom ist zapfenförmig in das Rückenmark eingewachsen. In der Umgebung besteht eine ausgeprägte Gliose. HE-Färbung. **b** Die immunhistochemische Reaktion mit einem Antikörper gegen das gliale fibrilläre Protein (GFP) ergibt eine starke Reaktion im Rückenmarksgewebe (Gliose), während die Tumorzellen nicht oder kaum reagiert haben.
c, d s. S. 675

Verlauf bei beiden Tumortypen ergab weder Metastasen noch sarkomatöse Veränderungen. Die Immunexpression von S-100-Protein, Vimentin, EMA und GFAP unterscheidet sich statistisch zwischen den beiden Varianten nicht. Proliferationsmarker werden jedoch stärker von den zellulären Schwannomen exprimiert. Sie imitieren maligne periphere Nervenscheidentumoren („MPNSTs"). Die Diagnose ist bei nichtrepräsentativen kleinen Biopsien oft problematisch, da die Unterscheidung des zellulären Schwannoms gegenüber einem MPNST von der Architektur des Tumors und von zytologischen Details abhängt (BURGER u. SCHEITHAUER et al. 1994). Wichtige Unterscheidungsmerkmale der zellulären Schwannome bestehen in der Kapselbildung, einer Gefäßhyalinisierung, in perivaskulären Hämosiderinablagerungen und gelegentlich in Herden mit Antoni-B-Muster, aber ohne Verocay-Körper-Formationen (WHITE et al. 1990; DERUAZ

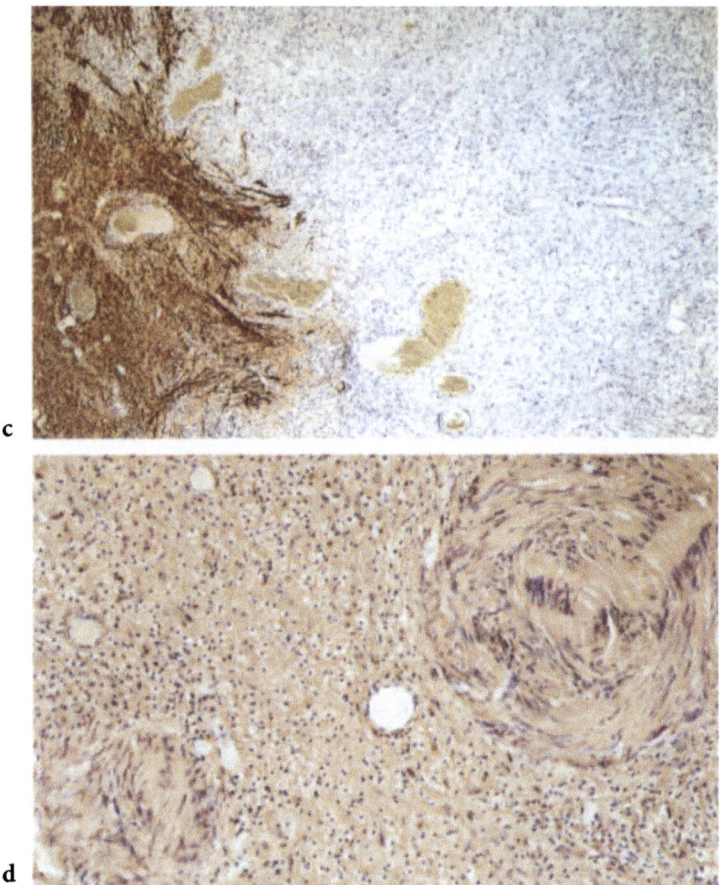

Abb. 267 *(Fortsetzung).* c Stellenweise wächst das intraspinale Neurinom im Bild rechts auch diffus oder streifenförmig in das angrenzende Rückenmarksgewebe ein. GFP-Reaktion. d Immunhistochemische Reaktion gegen Protein S-100. Die Neurinomzellen zeigen eine schwache Reaktion, ebenso das umgebende Rückenmarksgewebe. An mehreren Stellen ist eine typische palisadenförmige Anordnung der Tumorzellkerne zu erkennen, so daß an der Diagnose eines Neurinoms kein Zweifel besteht

et al. 1993). Außerdem zeigen die zellulären Schwannome häufig eine starke allgemeine S-100-Protein-Immunreaktivität im Unterschied zu den MPNST, von denen kaum mehr als die Hälfte das Reaktionsmuster der Schwann-Zellmarker aufweist.

Differentialdiagnose: Wegen einer Reihe irreführender histologischer Aspekte, einschließlich dichter Zellbündel und Faszikel, storiformer Areale, einer mäßigen mitotischen Aktivität und einer mäßigen nukleären Atypie, waren die 14 Fälle von WOODRUFF et al. (1981) fehlgedeutet worden als entweder fibröse Histiozytome, Leiomyome, maligne periphere Nervenscheidentumoren oder Sarkome unbekannter Herkunft. In 2 Fällen wurde der irrtümliche Eindruck eines malignen Tumors durch klinische Anzeichen einer Knochenerosion und -destruktion unterstützt. Die Nachuntersuchungen haben ergeben, daß es sich um einen benignen Tumor handelt.

(b) Plexiforme Schwannome

Die Tumorzellen sind hier eher entlang der Nervenachse ausgerichtet und fokal angehäuft oder im Bindegewebe verteilt, wobei eine razemöse, wurmähnliche Anordnung der Tumorzellen auffällt. Die meisten sind klein und in der Regel in der Haut oder subkutan lokalisiert. Mitosen können in geringer Zahl vorkommen.

(c) Melanotische Schwannome

In einem niedrigen Prozentsatz enthalten die intrakraniellen und intraspinalen Neurinome Melanin. Das Melaninpigment kann so reichlich vorhanden sein, daß die zytologischen Details verdeckt werden. Seltene Tumoren dieser Art sind psammomatös verkalkt und können hereditär sein („Carney-Triade"; CARNEY 1990). Zu diesem Komplex gehört ein kardiales Myxom und ein Cushing-Syndrom. Die melanotischen Schwannome verhalten sich nur selten biologisch maligne.

Zytologie: Einige wenige Zellen lösen sich während der Quetschpräparation ab; die meisten hängen kohäsiv in Geweberblöcken zusammen. Innerhalb dieser Abschnitte liegen die langen, häufig zigarrenförmigen Kerne der Antoni-A-Komponente.

Immunhistochemische Aspekte: Neurinomzellen sind intensiv und einheitlich immunreaktiv für S-100-Protein, Leu-7 und Vimentin (STANTON et al. 1987; JOHNSON et al. 1988; WINEK et al. 1989). Eine fleckförmige Färbung auf GFAP ist ebenfalls häufig (MEMOLI et al. 1984). STEFANSSON et al. (1982) haben S-100 in Tumoren gefunden, die von Schwann-Zellen und Melanozyten abstammen, darunter Neurofibrome, Neurinome, Granularzellmyoblastome, Hautnaevi und maligne Melanome. S-100 ließ sich nicht nachweisen in malignen Schwannomen, Neuroblastomen, Haferzellkarzinomen, medullären Karzinomen der Schilddrüse, Paragangliomen oder Meningeomen. S-100 ließ sich auch nicht nachweisen in Weichteiltumoren, die nicht von Zellen der Neuralleiste abstammen.

Trijodthyroninrezeptor: Über die unterschiedliche Expression dieses Rezeptors in Schwannomen und Neurofibromen berichten BARAKAT et al. (1995), über die Expression von *Neurotrophinen* und deren *niedrig-affinen Rezeptor p75* BONETTI et al. (1997).

Dystroglycane: Dystroglycane spielen (ähnlich wie an Muskelfasern) eine Rolle bei der Adhäsion von Schwann-Zellen an Laminin-1 (MATSUMURA et al. 1997); diese Bindung kann in vitro durch Antikörper gegen α-Dystroglycan verhindert werden.

Das *Lektin*-Bindungsmuster in Schwannomen und Neurofibromen beschreiben MATSUMURA et al. (1993 a, b).

Elektronenmikroskopische Aspekte: Die kraniospinalen Neurinome unterscheiden sich nicht von denen an anderen Stellen (ERLANDSON u. WOODRUFF 1982).

Die langgestreckten Zellen werden individuell oder in Gruppen von einer oft duplizierten Basallamina umhüllt (KRÜCKE 1974). Häufig ist sog. langgestrecktes („long-spacing") Kollagen (Luse-Körper) nachweisbar. Unterschiedlich dicht pigmentierte Melanosomen sind charakteristisch für die melanotische Variante.

Differentialdiagnose: Die meisten Neurinome sind leicht zu erkennen aufgrund ihrer gut unterscheidbaren dichten faszikulären Antoni-A-Areale und den spongiösen Antoni-B-Abschnitten mit dunklen Kernen und unterschiedlich ausgeprägten Verocay-Körpern. Eine kollagenfaserhaltige Kapsel, hyalinisierte Gefäße und zigarrenförmige Kerne, Schwann-Zellen und perivaskuläres Hämosiderin ergänzen das diagnostische Bild. Abzugrenzen sind Meningeome, Gliome und vor allem MPNST.

Prognose: Die meisten kraniospinalen Neurinome sind durch eine Operation zu heilen. Eine maligne Entartung ist extrem selten. Ausnahmen sind bei primären melanozytischen Schwannomen zu beobachten, eine kleine Gruppe, die mitotisch aktiv und biologisch maligne sein kann. Solche Tumoren siedeln sich gelegentlich im zerebrospinalen Liquorraum ab oder sie metastasieren sogar systemisch. Ein kleiner Prozentsatz der zellulären Schwannome rezidiviert, doch ist es bisher nicht zu Metastasen gekommen (BURGER u. SCHEITHAUER et al. 1994).

2. Neurofibrome

Definition: Es handelt sich um gutartige, differenzierte Nervenscheidentumoren, die überwiegend aus Schwann-Zellen und zu einem geringen Anteil aus Fibroblasten und Perineuralzellen bestehen (WHO-Grad I).

Klinische und radiologische Aspekte: Neurofibrome können in der Haut lokalisiert sein, wo sie das Corium infiltrieren und manchmal gestielte Knoten hervorbringen und als intraneurale Tumoren auftreten, die in den größeren Nerven entstehen. Die letzteren können solitär oder plexiform ausgebildet sein (s. unten). Über die Häufigkeit der subkutanen plexiformen Neurofibrome sind Angaben weniger aus dem Untersuchungsgut der Neuropathologen als dem der Pathologen zu erhalten.

Neurofibrome drücken selten auf das Zentralnervensystem. Meistens sind mehrere oder einzelne dorsale Spinalwurzelnerven betroffen. Sie treten bei Patienten mit Neurofibromatose 1 (s. unten) auf. Neurofibrome von Hirnnerven sind selten (s. Neurofibromatose 2).

Makroskopische Aspekte: Die Tumoren sind weich bis mukoid in ihrer Konsistenz und erscheinen als fusiforme Erweiterungen der betroffenen Nerven; der Ursprungsnerv ist eher aufgetrieben als in die Peripherie verdrängt. Im Unterschied zu Neurinomen haben Neurofibrome nur eine dünne Kapsel, weisen in der Regel keine zystischen Veränderungen auf und sehen nicht gelb aus.

Mikroskopische Aspekte: Neurofibrome (Abb. 268, 269 a–d) bestehen zu einem großen Anteil aus Schwann-Zellen, die in kurzen wellenartigen Bündeln liegen und durch eine lockere, mukoide interstitielle Matrix voneinander getrennt werden. Axone mit oder ohne Markscheiden ziehen durch den Tumor, was wiederum auf die enge Beziehung des Neoplasmas zum Ursprungsnerven hinweist.

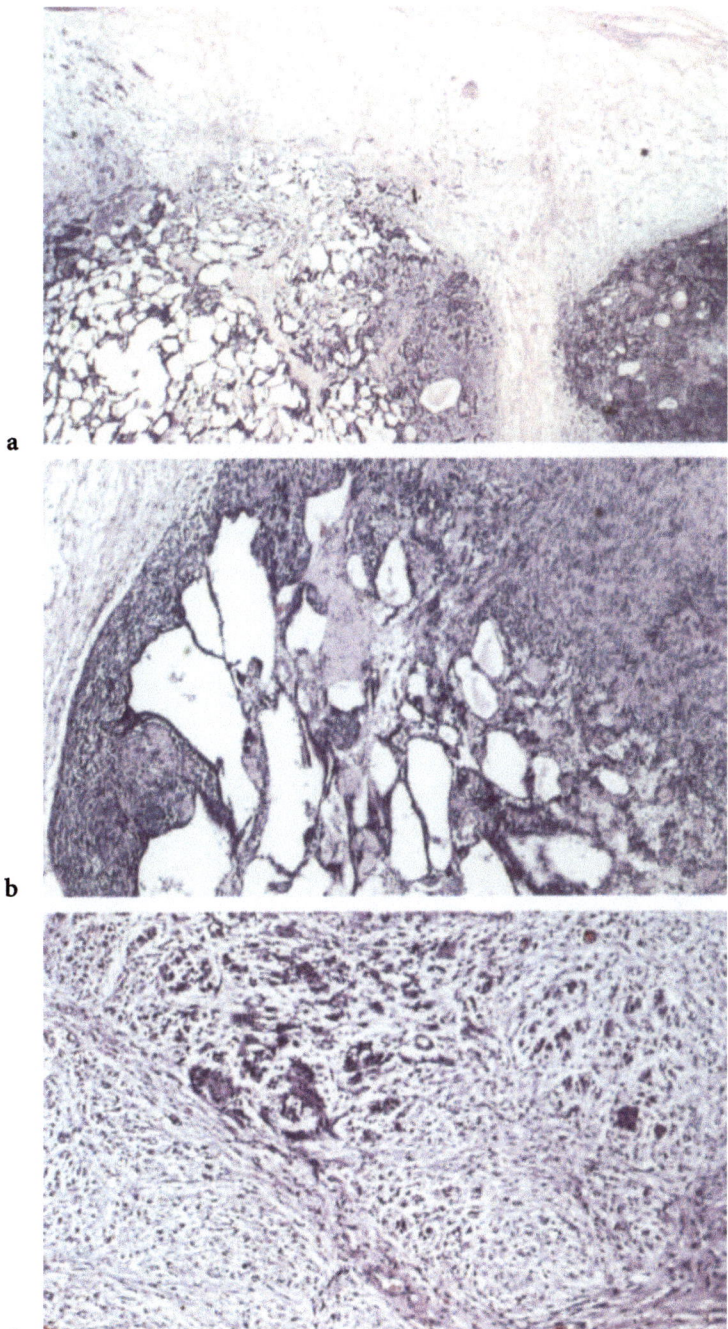

Abb. 268 a – f. Plexiformes Neurofibrom des N. ulnaris bei einer 58jährigen Frau (Patientin von J.M. GILSBACH, Aachen). Teils kompakte, teils pseudozystisch aufgelockerte Neurinomabschnitte, die stellenweise scharf abgegrenzt sind, stellenweise aber in lockere, kollagenfaserreiche zellarme Areale übergehen, die einem plexiformen Neurofibrom entsprechen. **d–f** s. S. 679

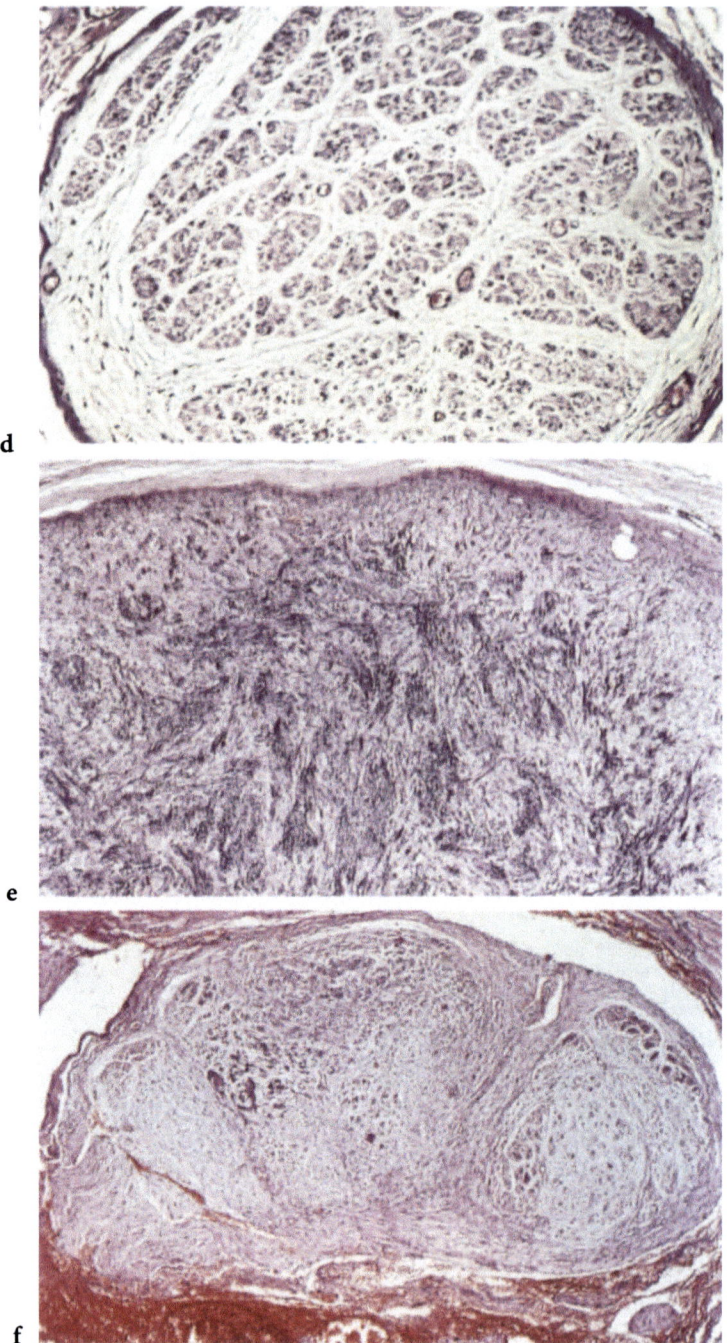

Abb. 268 *(Fortsetzung).* Die alten Faszikelgrenzen sind in **d** noch gut, in **f** nur noch andeutungsweise zu erkennen

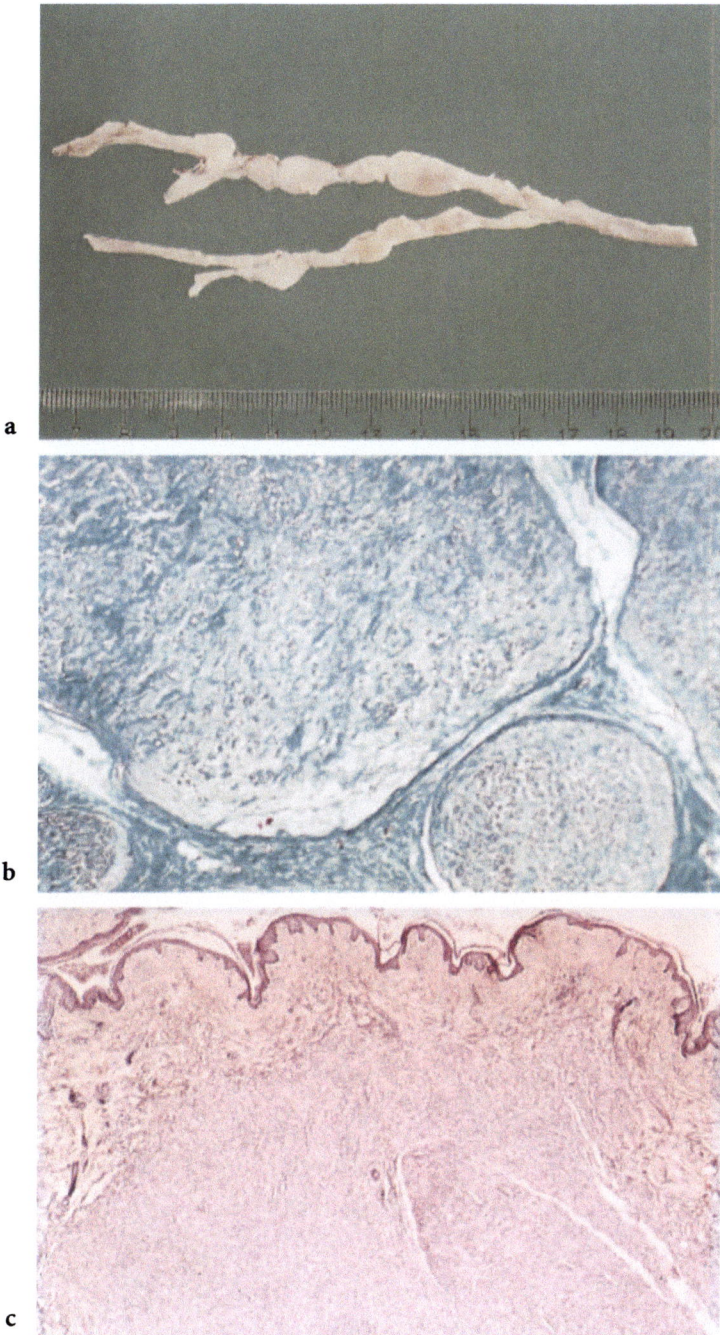

Abb. 269 a–f. Neurofibromatose vom Typ 1 (Sektionsfall von J. BOHL, Mainz: S 677/76). **a** Plexiforme Neurofibrome mit mehreren Auftreibungen der Nervenfaszikel. **b** Normaler Nervenfaszikel neben zwei hochgradig neurofibromatös aufgetriebenen. **c, d** Neurofibrome in der Haut bei Neurofibromatose vom Typ 1 (S 418/68, Mainz). **c**: HE, **d**: EvG. **e** Nebennierenrindenadenom. HE. **f** Ganglioneurom im Nebennierenmark. HE. **d–f** s. S. 681

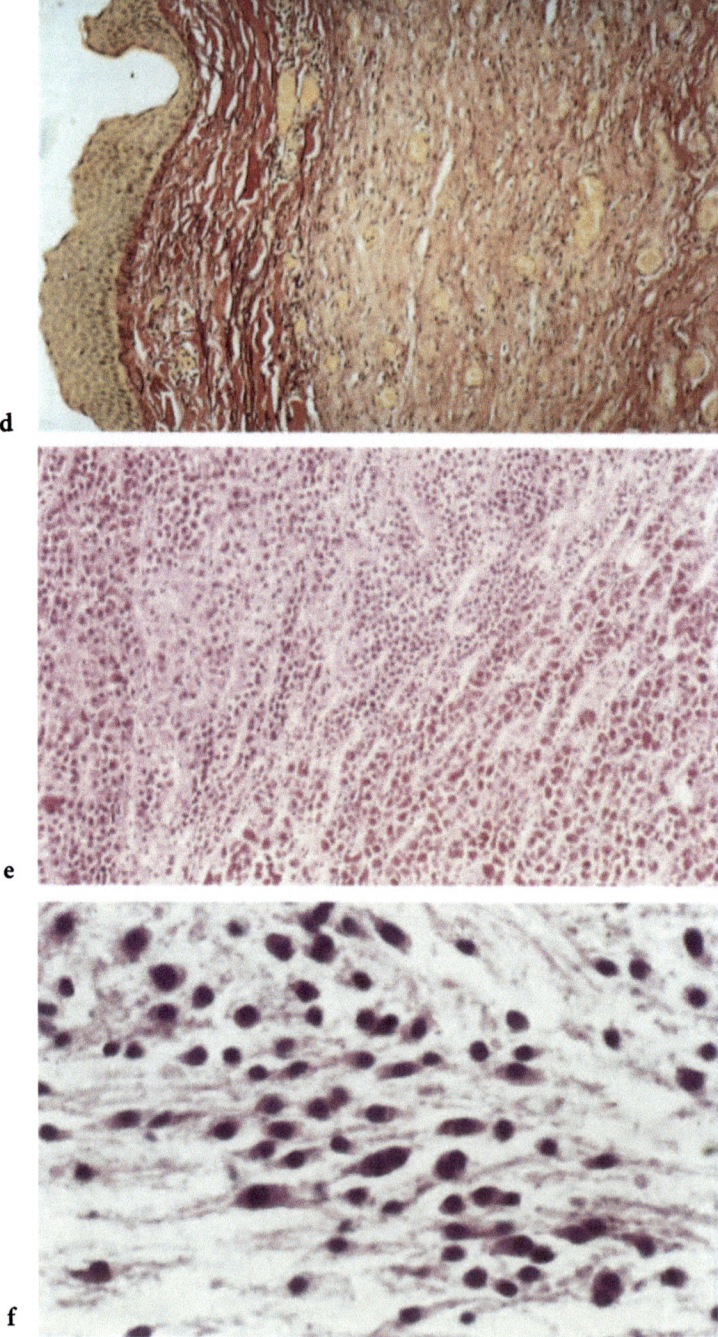

Abb. 269 d–f. Legende s. S. 680

Gelegentlich sind Tastkörperchen-ähnliche Gebilde nachweisbar (SMITH u. BHAWAN 1980). Nur selten ist ein Neurofibrom melanotisch (ANDERSON u. ROBERTSON 1979; PAYAN et al. 1986). Das *Lektin*-Bindungsmuster in Neurofibromen und Schwannomen haben, wie bereits erwähnt, MATSUMURA et al. (1993) dargestellt.

Immunhistochemische Aspekte: Neurofibrome sind wenigstens teilweise immunreaktiv für S-100-Protein, was auf ihren wesentlichen Schwann-Zellgehalt hinweist (JOHNSON et al. 1988). Das gilt auch für die Tastkörper-ähnlichen oder sog. Pseudo-Meissner-Körper in Neurofibromen (WATABE et al. 1983; SHIURBA et al. 1983). Demgegenüber zeigt die fibroblastische Komponente eine Vimentin-Reaktion, während die Perineuralzellanteile positiv auf EMA reagieren, aber keine S-100-Protein-Reaktivität aufweisen. Die Züchtung von Zellen aus menschlichen Ischiasnerven und aus Neurofibromen von Patienten mit von Recklinghausen-Neurofibromatose ergab, daß die Neurofibrome nicht nur von Schwann-Zellen und Fibroblasten, sondern auch von Perineuralzellen mitgebildet werden (PELTONEN et al. 1987). SONNENFELD et al. (1986) haben NGF-Rezeptoren an dissoziierten Neurofibromzellen gefunden, wobei letztere Ähnlichkeiten mit Schwann-Zellen aufwiesen. Offensichtlich hatte sich der NGF-Rezeptor an den „raschen" NGF-Rezeptor mit geringer Affinität gebunden, der auch als β-NGF-Rezeptor bezeichnet wird.

YASUDA et al. (1987, 1989) haben die Expression des *Nervenwachstumsfaktors (NGF)* in menschlichen dermalen und plexiformen Neurofibromen, Schwann-Zellen und traumatischen Neuromen immunhistochemisch mit einem monoklonalen antihumanen Nervenwachstumsfaktor NGF-Rezeptor-Antikörper untersucht. Eine Immunreaktivität für den *NGF-Rezeptor* ließ sich auf den Hauptzellen sowohl in Neurofibromen als auch in Schwannomen nachweisen. Die gleichzeitige Immunmarkierung mit Anti-S-100-β-Protein-Antikörper in angrenzenden Schnitten läßt vermuten, daß die große Mehrzahl der NGF-Rezeptor-positiven Zellen auch positiv für das S-100-β-Protein ist. In traumatischen Neuromen war die Färbung für den NGF-Rezeptor im Perineurium intensiver als in endoneuralen Zellen.

RATNER et al. (1990) haben Neurofibrome auf ihren Gehalt an Mitogen untersucht. Alle Neurofibrome enthielten ein Schwann-Zellmitogen ähnlich dem neuronalen Zelloberflächenmolekül, das bekanntermaßen die Schwann-Zellproliferation während der normalen Entwicklung anregt; dieses Mitogen stimuliert ebenfalls die Fibroblastenproliferation. Der basische *Fibroblastenwachstumsfaktor* ist in 60% der Tumoren vorhanden. Die Autoren folgern aus ihren Untersuchungen, daß die Anhäufung mitogener Substanzen zum Wachstum der Neurofibrome beiträgt.

Bei der Untersuchung der Mitoserate von Schwann-Zellen und fibroblastenähnlichen Zellen aus 6 subkutanen Neurofibromen in vitro fanden SOBUE et al. (1985), daß die Schwann-Zellen *Oberflächenlaminin*, aber nicht Oberflächenfibronektin aufweisen. Die fibroblastenähnlichen Zellen zeigten an der Oberfläche Fibronektin, aber nur eine sehr schwache oberflächliche Reaktion gegenüber Laminin. Tritiummarkierte Schwann-Zellen proliferierten langsam, während fibroblastenähnliche Zellen rascher proliferierten. Axolemmfragmente hafteten an den Schwann-Zellen, nicht aber an den fibroblastenähnlichen Zellen. Sie induzierten eine Proliferation der Schwann-Zellen in 2 von 6 Neurofibromen, nicht aber bei den übrigen 4 Neurofibromen oder in den fibroblastenähnlichen Zellen aller 6 Neurofibrome.

Elektronenmikroskopische Aspekte: Neoplastische Schwann-Zellen zeigen einen deutlich unterschiedlichen Gehalt an intermediären Filamenten, werden aber regelmäßig von einer Basallamina umhüllt, die den Fibroblasten fehlt. Letztere enthalten ein ausgeprägtes rauhes endoplasmatisches Retikulum. Sofern Perineuralzellen vorkommen, zeigen diese ein elektronendichtes Zytoplasma und eine perizelluläre Basallamina zusätzlich zu zahlreichen pinozytotischen Vesikeln.

Differentialdiagnose: Abzugrenzen sind Neurinome, die manchmal schwer von Neurofibromen zu unterscheiden sind. Eine LEU 7-Immunreaktivität war bei 12 von 16 Schwannomen und 12 von 20 Neurofibromen nachweisbar. Eine S-100-Protein-positive Färbung wurde bei 15 von 16 untersuchten Schwannomen, bei 17 von 20 Neurofibromen und bei 17 von 17 traumatischen Neuromen beobachtet (JOHNSON et al. 1988), eine ausgeprägte LN3 (HLA-DR/Ia)-Reaktion der Schwann-Zellen bei 50% der Nervenscheidentumoren, letzteres aber auch bei interdigitierenden Retikulumzellen. Eine GFP8-Reaktion war nicht nachweisbar.

(a) Umschriebene (solitäre) Neurofibrome

Es handelt sich um einzeln liegende fusiforme oder globuläre Neurofibrome, die oft nicht mit einer Neurofibromatose in Zusammenhang stehen. FONTAINE et al. (1991) berichten allerdings über einen Verlust von Chromosom-22-Allelen in sporadischen spinalen Schwannomen als Hinweis auf die Zuordnung zur NF2 (s. unten).

(b) Plexiforme Neurofibrome

Wenn mehrere Faszikel und Zweige eines Nerven oder Nervenplexus betroffen sind (Abb. 269 a, b, 270–272), entsteht ein grob-razemöses Neurofibrom, das wie in einem „Sack von Würmern" wächst. Solche Tumoren haben oft einen schimmernden Aspekt, da ihr Stroma reichlich Mukoide enthält. Herde mit hohem Zellreichtum und mit zytologischer Atypie können vorkommen. Ein kleiner, aber wesentlicher Anteil der plexiformen Neurofibrome entartet maligne, was durch eine erhöhte Zelldichte, Atypie und reichlich mitotische Aktivität gekennzeichnet ist. Ein plexiformes Neurofibrom der Cauda equina hatte zu einer peronealen Muskelatrophie geführt (BERCIANO et al. 1996). Eine solche Beobachtung ist im Hinblick auf die Differentialdiagnose der Neuropathien vom peronealen Typ (Typ Charcot-Marie-Tooth) von Interesse.

(c) Symmetrisches Neurofibrom mit Überwiegen der Schwann-Zellen und fokalen Mikroneurinomen

SCHOBER et al. (1993) berichten über ein symmetrisches Neurofibrom mit Zwiebelschalenbildungen in verschiedenen Stadien der Entwicklung und Progression zu Mikroneurinomen. Immunhistochemisch ließ sich mit Wachstumsfaktormarkern und elektronenmikroskopisch die Schwann-Zellherkunft der konzentrisch angeordneten Zellen nachweisen. Die Zwiebelschalen unterschei-

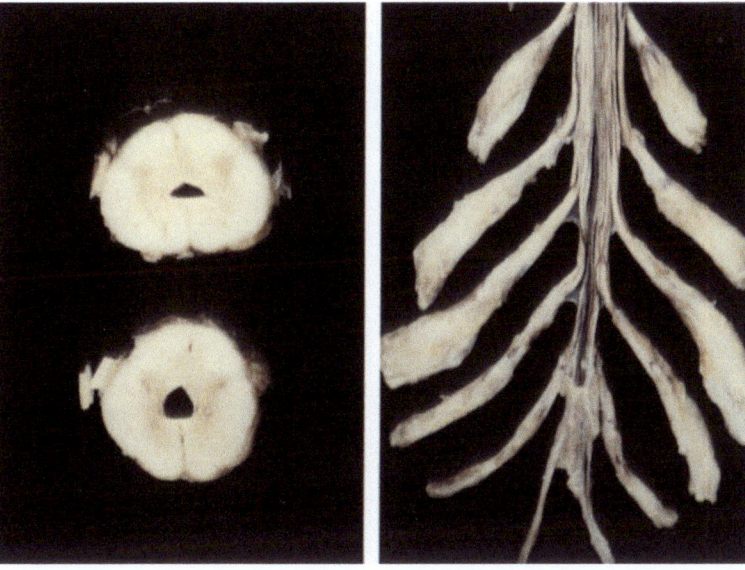

Abb. 270 a, b. Neurofibromatose bei einem 32jährigen Patienten (Sektionsfall von J. BOHL, Mainz). **a** Mittelgradig ausgeprägte Hydromyelie im Thorakalmark. **b** Ausgeprägte Auftreibungen der Nervenwurzeln in der Cauda equina

den sich von denen bei der hypertrophischen Neuropathie durch ihre kompaktere Struktur. Immunhistochemisch ließen sich die Schwann-Zellen typisieren durch Antikörper gegen S-100-Protein und Leu 7; die Perineuralzellen wurden durch einen monoklonalen antiepithelialen Membran-Antigen-Antikörper (EMA-AB) identifiziert.

3. Neurofibromatosen

Die Neurofibromatose tritt in 2 Hauptformen auf: Die klassische Form, die von VON RECKLINGHAUSEN (1881) beschrieben worden ist (Historisches: s. MURKEN 1996), stellt eine der häufigsten autosomal-dominant erblichen Krankheiten dar, die etwa 1:4000 Individuen betrifft. Diese Form ist charakterisiert durch multiple café-au-lait-Flecken, subkutane Neurofibrome (Abb. 269 c, d), plexiforme Neurofibrome (Abb. 269 a, b) Lisch-Knötchen (pigmentierte Iris-Hamartome) und axilläre Sommersprossen. Ausgeprägte Fälle zeigen häufig verschiedene Entwicklungsstörungen und neoplastische Komplikationen einschließlich Optikusgliom, Sphenoiddysplasie, Kyphoskoliose und Sprach- und Lernstörungen sowie vaskuläre Auffälligkeiten. Über einen eigenen Fall mit 6 verschiedenen Tumoren wird unter den Ganglioneuromen berichtet (S. 706; Abb. 269).

Die zweite Form der Erkrankung, ebenfalls autosomal-dominant erblich, tritt nur bei 1 von 50 000 Individuen auf. Die klinische Hauptmanifestation besteht in bilateralen Akustikusneurinomen, die oft begleitet sind von anderen Neoplasmen des zentralen Nervensystems, insbesondere Meningeomen, und milden kutanen Veränderungen einer Neurofibromatose, die zur Diagnose führen können.

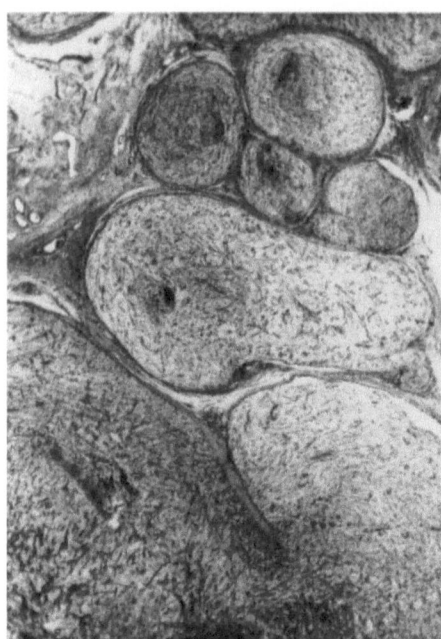 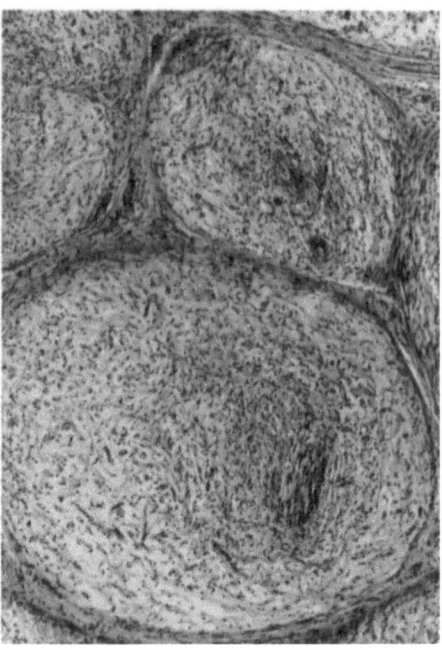

Abb. 271 a, b. Neurofibromatose bei einem 4jährigen Jungen (Patient von J.M. GILSBACH, Aachen). Plexiforme Neurofibrome in mehreren Nervenfaszikeln. Einige Nervenfaszikel sind hochgradig aufgetrieben, während andere kaum betroffen sind. Die fibroblastenähnlichen Zellen sind im Endoneurium stark vermehrt und von mukoiden Substanzen umgeben. Das Perineurium ist nicht wesentlich verbreitert. Auch das endoneurale Bindegewebe ist erheblich vermehrt. a × 50; b × 160

Diese Varianten sind jeweils von der „National Institutes of Health Consensus Development Conference on Neurofibromatoses" (Archives of Neurology 45: 576, 1988) als Neurofibromatose 1 (NF1) und Neurofibromatose 2 (NF2) bezeichnet worden. Das NF1-Gen ist auf dem Chromosom 17 und das NF2-Gen auf dem Chromosom 22 lokalisiert.

(a) Neurofibromatose 1 (NF1)

Das Gen für die NF1 kodiert für ein großes, ubiquitär exprimiertes Protein. Dieses Protein hat sowohl strukturelle als auch funktionelle Ähnlichkeit mit einer Familie von Proteinen, die Guanosin-Triphosphatase-aktivierende Eigenschaften haben. Es ist involviert in die Regulation des Protoonkogens „ras". Eine der postulierten Funktionen des NF1-Gen-Produktes mag auf seiner Fähigkeit basieren, „ras"-ausgelöste Zellproliferationen zu regulieren. Daher könnte eine selektive Pharmakotherapie von Nutzen sein, welche das ras-Gen herunterreguliert (GUTMANN u. COLLINS 1992). Die Identifikation von 2 Patienten mit einer Chromosom-17-Translokation erleichterte die Identifikation des Gens für die NF1. Weitere chromosomale und cDNA-Analysen führten zur Bestimmung der gesamten NF1-kodierenden Sequenz (MARCHUK et al. 1991).

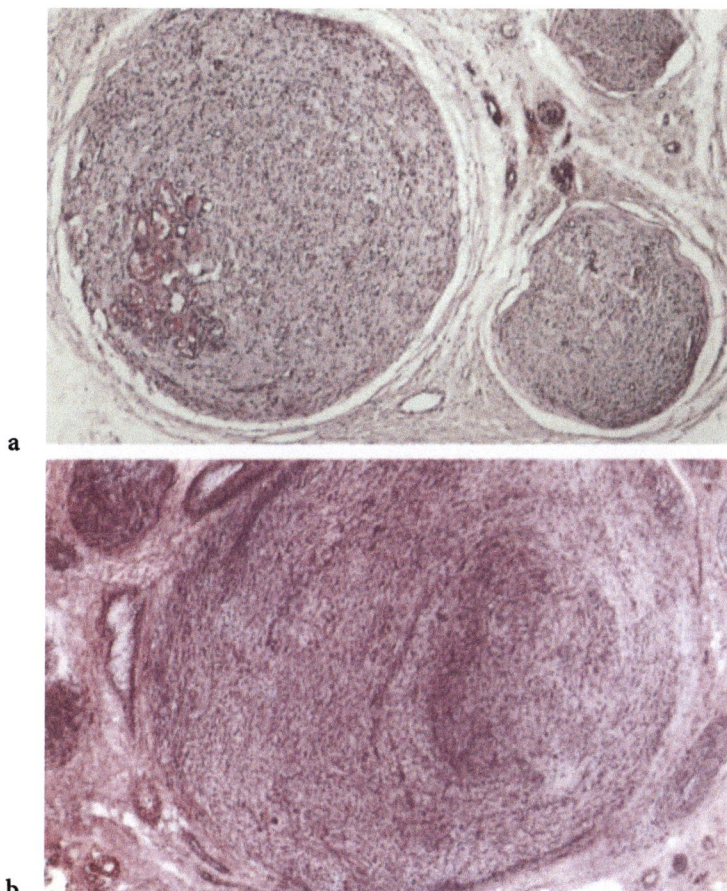

Abb. 272a, b. Frühes Stadium einer Nervenbeteiligung bei Neurofibromatose (72jährige Patientin; Konsultationsfall von E. NEUEN-JACOB, Düsseldorf). Nur an umschriebenen Stellen sind reichlich Tumorzellen nachweisbar, wobei allerdings die übrigen Nervenfaszikel schon erheblich in Mitleidenschaft gezogen worden sind

Als Besonderheit wird von einer Patientin mit NF1 berichtet, daß sie durch Veränderungen der hirnversorgenden Arterien bereits im 11. Lebensjahr einen Arteria cerebri anterior-Infarkt erlitten hatte (SIEB et al. 1989). Auf 2 andere Berichte in der Literatur mit ähnlichen Veränderungen der hirnversorgenden Arterien im Kindesalter wird hingewiesen.

Multiple Paragangliome bei der Neurofibromatose: DE ANGELIS et al. (1987) berichten über eine 20jährige Patientin mit Neurofibromatose, die gleichzeitig ein Phäochromozytom, einen Glomus-jugulare-Tumor und multiple Lungenparagangliome aufwies. Diese Fallbeschreibung fügt sich ein in die zunehmende Zahl von Fallberichten über neurokutane Erkrankungen in Verbindung mit neuroendokrinen Tumoren. Vor allem das Phäochromozytom tritt 10mal häufiger bei Patienten mit Neurofibromatose als in der übrigen Bevölkerung auf.

(b) Neurofibromatose 2 (NF2)

Die Neurofibromatose 2 (NF2) ist eine autosomal-dominante Krankheit, die durch bilaterale vestibuläre Schwannome und andere nichtmalige Tumoren des Gehirns, des Rückenmarks und der peripheren Nerven gekennzeichnet ist. Wenn auch das durchschnittliche Alter bei Beginn der NF2 20 Jahre ist, erkranken einige Individuen bereits in der Kindheit. MacCollin et al. (1996) haben 5 nichtverwandte NF2-Patienten beschrieben, die bereits im Alter von 13 Jahren symptomatisch wurden. Alle 5 hatten multiple Tumoren zusätzlich zu vestibulären Schwannomen und keiner hatte eine positive Familienanamnese. Das NF2-Protein (oder Schwannomin oder MERLIN) ist das erste identifizierte Strukturprotein, das als Tumorsuppressor wirkt. Es verbindet die Plasmamembran mit dem Aktin-Zytoskelett (Lit. s. Lutchman u. Rouleau 1996) und interagiert dabei mit βII-Spectrin (Scoles et al. 1998).

Genetik: Eine Sequenzanalyse des NF2-Gens bei den Patienten von MacCollin et al. (1996) ergab eine identische Nonsense-Mutation des Exons 6 bei 3 Patienten. Da diese Mutation eine Restriktionsenzym-Erkennungsstelle zerstört, wurde die genomische DNA von 2 anderen Kindern getestet und ergab identische Veränderungen. Diese Mutation scheint mit einem besonders schweren Phänotyp verbunden zu sein.

Eine Missense-Mutation (T 185 > C, Phe 62 > Ser) im Neurofibromatose-2-Gen trat in einer Familie bei Patienten mit sowohl mildem als auch schwerem Phänotyp auf (Scoles et al. 1996). Diese Mutation ist vorher in einer nichtverwandten Familie beschrieben worden, in der alle betroffenen Individuen einen milden Phänotyp aufwiesen. Die Neurofibromatose 2 läßt sich mit Chromosom-22-Markern diagnostizieren, bevor klinische Symptome auftreten (Ruttledge et al. 1993).

Neurofibromatöse Neuropathien: Bei 3 Patienten mit Neurofibromatose entwickelte sich eine chronische distale sensomotorische Neuropathie (P.K. Thomas et al. 1990). Ein Patient hatte die Typ 2- oder zentrale Neurofibromatose mit einer Chromosom-22-Deletion; die genauere Form der Erkrankung war bei den anderen beiden nicht zu bestimmen. Ein auffallendes klinisches Symptom war eine diffuse noduläre Vergrößerung der peripheren Nerven. Die *Nervenbiopsien* bei allen 3 Patienten zeigten neurofibromatöse Veränderungen. Dazu gehörte eine lockere subperineurale Zellvermehrung um einen zentralen kompakten Gewebeanteil im Nervenfaszikel. In der subperineuralen Zone waren Bündel von Kollagenfibrillen mit Blutgefäßen und Fibroblasten nachweisbar. Elektronenmikroskopisch fielen hier irregulär verzweigte Fortsätze auf, die von einer Basalmembran umhüllt waren. Sogenanntes „long spacing collagen" war in Verbindung zu Schwann-Zellfortsätzen zu beobachten. Der N. acusticus-Tumor bei dem dritten Fall zeigte ein Schwannom mit ausgeprägter Palisadenstellung der Kerne. In einem subkutanen Tumor fanden sich in lockerer Anordnung elongierte Zellen zwischen den Nervenfasern.

Gleichzeitiges Vorkommen von Neurofibromatose 1 und 2 im selben Individuum: Sadeh et al. (1989) berichten über einen Jungen, dessen Vater eine Neurofibromatose vom Typ 1 und die Mutter eine Neurofibromatose vom Typ 2 hatte. Bei dem Sohn traten im Alter von 8 Jahren ein bilaterales Akustikusneurinom, ein

Meningeom und zahlreiche Neurofibrome auf. Das gleichzeitige Vorkommen der Gene für beide Formen der Neurofibromatose bei demselben Patienten hat offenbar einen synergistischen Effekt auf das frühe rasche Wachstum der Neurofibromatose-Typ 1- und Typ 2-Neoplasmen.

Histologische Unterschiede zwischen den vestibulären (akustischen) Schwannomen bei der Neurofibromatose 2 und bei einseitigen Fällen: SOBEL u. WANG (1993) haben bei den o. g. beiden Formen von Schwannomen zahlreiche überlappende Aspekte gefunden, aber auch Unterschiede z. B. ist das Tumorwachstum bei der NF2 eher mit einem lobulären Muster der Schwann-Zellproliferation verbunden, während eine fortschreitende Thrombose, Hämorrhagien und Angiogenese zusätzliche besondere Aspekte der unilateralen Vestibularis-Schwannome (VS) darstellen.

Insgesamt haben die Autoren 16 histopathologische Parameter an 48 Vestibularis-Schwannomen (VS) von 39 NF2-Patienten und 293 unilateralen VS untersucht. Antoni-Typ-A und -B-Areale, nukleäre Atypien, Wirbelbildungen, Narbenbildung, chronische Entzündung und Streifen mit Makrophagen waren in gleicher Häufigkeit in beiden Gruppen zu finden. Vestibuläre Schwannome bei NF2 hatten mehr Verocay-Körper, Herde mit hohem Zellreichtum und ein lobuläres Wachstumsmuster. 10 NF2-VS-Präparate enthielten entweder Meningeome oder mikroskopische meningeale Zellproliferationen in Verbindung mit dem VS derselben Region, während kein Patient mit unilateralem VS derartige Veränderungen aufwies. Unilaterale VS enthielten hyalinisierte und fehlgebildete Gefäße, frische und alte Thrombosen und Hämosiderinablagerungen. Die Veränderungen konnten nicht auf das Alter der Patienten zurückgeführt werden, da ähnliche Unterschiede zwischen den VS bei NF2 und den unilateralen VS von 40 Patienten vorhanden waren, die den NF2-Patienten im Alter entsprachen. In beiden Gruppen waren mehr weibliche als männliche Patienten, aber das Geschlecht beeinflußte nicht die Häufigkeit irgendeines histologischen Aspektes. Bei 9 weiteren Patienten mit offensichtlich unilateralem VS war die Diagnose der NF2 aufgrund zusätzlicher Beobachtungen gestellt worden; 6 VS dieser Patienten wiesen ein lobuläres Muster auf.

Prognose der Neurofibrome

Hauptziel der neurochirurgischen Behandlung ist die Entfernung der Neurofibrome, die auf das Zentralnervensystem drücken. Eine totale Entfernung ist nicht immer zu erreichen. Als Folge der Anlage zur Neurofibromatose können in den folgenden Jahren zusätzliche Tumoren auftreten. Eine maligne Entartung tritt in 4,6–29,16% der Fälle auf (s. unten), gelegentlich multifokal (HIGAMI et al. 1998).

Postoperative Prognose von Nervenscheidentumoren der großen Nervenstämme: DONNER et al. (1994) haben während eines Zeitraumes von 22 Jahren 263 Patienten mit 288 primären benignen Tumoren der Hauptnervenstämme untersucht. Darunter waren 85 Schwannome, 197 Neurofibrome und 6 plexiforme Neurofibrome. Eine komplette Entfernung war bei 83 von 85 *Schwannomen* möglich; 76 dieser Patienten konnten nachuntersucht werden. Die motorischen Funktionen waren entweder gebessert oder unverändert bei 87 der Patienten.

85% der Patienten mit Schmerzen im Versorgungsbereich des betroffenen Nerven wiesen entweder eine totale oder eine partielle Rückbildung ihrer Symptome auf.

Unter den *Neurofibromen* waren 123 Rezidive bei 121 Patienten mit von Recklinghausen-Krankheit. Alle Tumoren innerhalb dieser Gruppe wurden komplett exzidiert, wobei jeweils ein faszikuläres Vorgehen praktiziert wurde. Von den 99 Patienten, die für eine Nachuntersuchung zur Verfügung standen, waren 90% gebessert oder unverändert hinsichtlich der motorischen Funktion und 88% gaben eine partielle oder komplette Beseitigung der Schmerzsymptome an. Bei 95 Patienten sind 80 Tumoren entfernt worden. Davon waren 74 fusiform (von denen 58 komplett entfernt wurden) und 6 plexiform. 48 der 58 Patienten mit makroskopisch kompletter Entfernung der fusiformen Tumoren standen für eine Nachuntersuchung zur Verfügung, von denen 83% eine verbesserte oder unveränderte motorische Funktion und 74% eine partielle oder komplette Beseitigung der Schmerzsyndrome aufwiesen. Alle 6 Patienten mit einem plexiformen Tumor wiesen eine Progression der Symptome nach der Operation auf. Ein Plexusbrachialis-Schwannom zeigte ein Rezidiv und wurde erneut exzidiert ohne nachfolgendes Rezidiv während einer 5-Jahres-Periode. Mehrere inkomplett exzidierte plexiforme Neurofibrome rezidivierten und wiesen Symptome auf.

b) Maligne periphere Nervenscheidentumoren (MPNST)

Es handelt sich um maligne Neoplasmen, die von der interstitiellen, nichtneuronalen Komponente peripherer Nerven ausgehen (WHO-Grad III oder IV).

Allgemeines: Die vielen Bezeichnungen für die Tumoren (neurogenes Sarkom, Neurofibrosarkom, anaplastisches Neurofibrom, malignes Schwannom) zeigen die Ungewißheit an, ob diese Tumoren von den bindegewebigen Komponenten des peripheren Nerven oder den Schwann-Zellen ausgehen. Die meisten Tumoren weisen eine Immunreaktivität für S-100-Protein auf. Neurofibrosarkome entwickeln sich bei der Neurofibromatose in 4,6–29,16% der NF1-Kranken (SIEB et al. 1989). Entsprechend den Angaben einer dänischen Studie mit einer vergleichsweise geringen Selektion sei eine Rate um 4% wahrscheinlich. Damit ist das Risiko, daß sich bei Neurofibromatose-Kranken ein Neurofibrosarkom entwickelt, im Vergleich zu nicht ausgewählten Personen um den Faktor 46000 erhöht. Neurofibrosarkome könnten in jedem Lebensalter auftreten und sind bei Männern und Frauen gleich häufig. Das Durchschnittsalter liegt bei 30 Jahren, wenn auch einzelne andere Untersucher eine Häufung nach dem 50. Lebensjahr feststellten. Etwa die Hälfte der MPNST treten im Rahmen der Neurofibromatose 1 auf; andere entwickeln sich spontan ohne offenkundige prädisponierende Faktoren (BURGER u. SCHEITHAUER 1994). Deswegen und da unklar ist, ob die malignen Tumoren der peripheren Nerven von mehr als einer der Nervenhüllzellen abzuleiten ist, empfiehlt es sich, von *malignen peripheren Nervenscheidentumoren (MPNST)* zu sprechen und nicht von „malignen Schwannomen" (ERLANDSON u. WOODRUFF 1982).

Klinische und radiologische Aspekte: Die meisten MPNST entstehen im peripheren Nervensystem, innerhalb der Nervenstämme, ihrer Aufteilung oder Zweigen der großen Nerven in den Extremitäten. Die meisten treten im Erwachsenenalter auf. Einige wenige sind im Anschluß an eine Bestrahlung aufgetreten (FOLEY et al. 1980, DUCATMAN u. SCHEITHAUER 1984). Die Entstehung aus einem intraduralen Nerven ist selten (SCHEITHAUER et al. 1993). Intrakraniell ist der N. trigeminus am häufigsten betroffen (LIWNICZ 1979; LEVY et al. 1993), weniger häufig der 8. Hirnnerv (BEST 1987), wo sich auch ein maligner Triton-Tumor (s. unten) entwickeln kann (BEST 1987; HAN et al. 1992). Über maligne Schwannome in der Nierenkapsel berichten ROMICS et al. (1992), über maligne Schwannome, die in das Herz metastasieren, MENEZES et al. (1992), über ein ausgedehntes malignes Schwannom des N. mandibularis M. OHNISHI et al. (1992). Nach BENHAIEM-SIGAOX et al. (1996) sind MPNST an Hirnnerven nur in 31 Fällen berichtet und meistens an unteren Dentalnerven gefunden worden (18 Fälle). Von den 2 malignen Nervenscheidentumoren am N. acusticus, die bisher beschrieben worden sind, war der Tumor bei einem Fall polymorph, weitgehend nekrotisch und hämorrhagisch bei hohem Mitoseindex; bei dem anderen Fall handelte es sich, wie schon erwähnt, um einen malignen Tritontumor.

Makroskopische Aspekte: Die MPNST zeigen oft eine fleischartige, von Nekrosen und Hämorrhagien durchsetzte Schnittfläche. Die Anaplasie kann fokal in einem sonst gut differenzierten Neurofibrom auftreten; deshalb ist eine sorgfältige makroskopische Untersuchung erforderlich.

Mikroskopische Aspekte: Die meisten MPNST (Abb. 273, 274) sind zellreich, offensichtlich maligne und infiltrieren den Ursprungsnerven. Der Grad der Anaplasie variiert erheblich, wobei mäßig zellreiche Abschnitte mit hyperchromatischen und mitosereichen Zellen und Regionen mit unverwechselbaren Anzeichen der Anaplasie vorkommen, gekennzeichnet durch hohe Zelldichte, Kernhyperchromasie und -pleomorphie, hohe Mitoserate und Nekrosen. Spindelzelltumoren sind die häufigste Variante, doch sind auch epitheloide und klarzellige Varianten zu unterscheiden. Das zytologische und histologische Bild variiert erheblich. Eine Aggregation und Kondensation der Zellen um die Gefäße kommt häufig vor. Als Besonderheit sind Tumoren mit Melaninpigment und besonderer mesenchymaler und epithelialer Differenzierung abzugrenzen.

Immunhistochemische Aspekte: Wie bei den Neurofibromen zeigen die MPNST eine variable Reaktivität für S-100-Protein, Leu 7 und Myelin-basisches Protein. Doch sind diese Reaktionen nur bei etwa der Hälfte der Fälle gemeinsam nachweisbar (WICK et al. 1987).

Elektronenmikroskopische Aspekte: Die meisten Zellen ähneln Fibroblasten, sind völlig undifferenziert oder mesenchymal. Einige Zellen weisen wenigstens fokal eine Basallamina auf, was einen Ursprung aus Schwann-Zellen oder Perineuralzellen vermuten läßt (ERLANSON u. WOODRUFF 1982; HIROSE et al. 1988).

Differentialdiagnose: Die neurogenen Sarkome können mikroskopisch wie Rhabdomyosarkome, Fibrosarkome, fibröse Histiozytome, Leiomyosarkome oder gar wie Liposarkome aussehen (HERRERA u. DE MORAES 1984). Entsprechend findet sich in einem Teil der Tumoren kein Protein S-100, das als charakteristischer Marker der Schwann-Zellen gilt. Die Beziehung zwischen den Subtypen und dem klinischen Verlauf ist noch nicht untersucht. Die hohe Zelldichte,

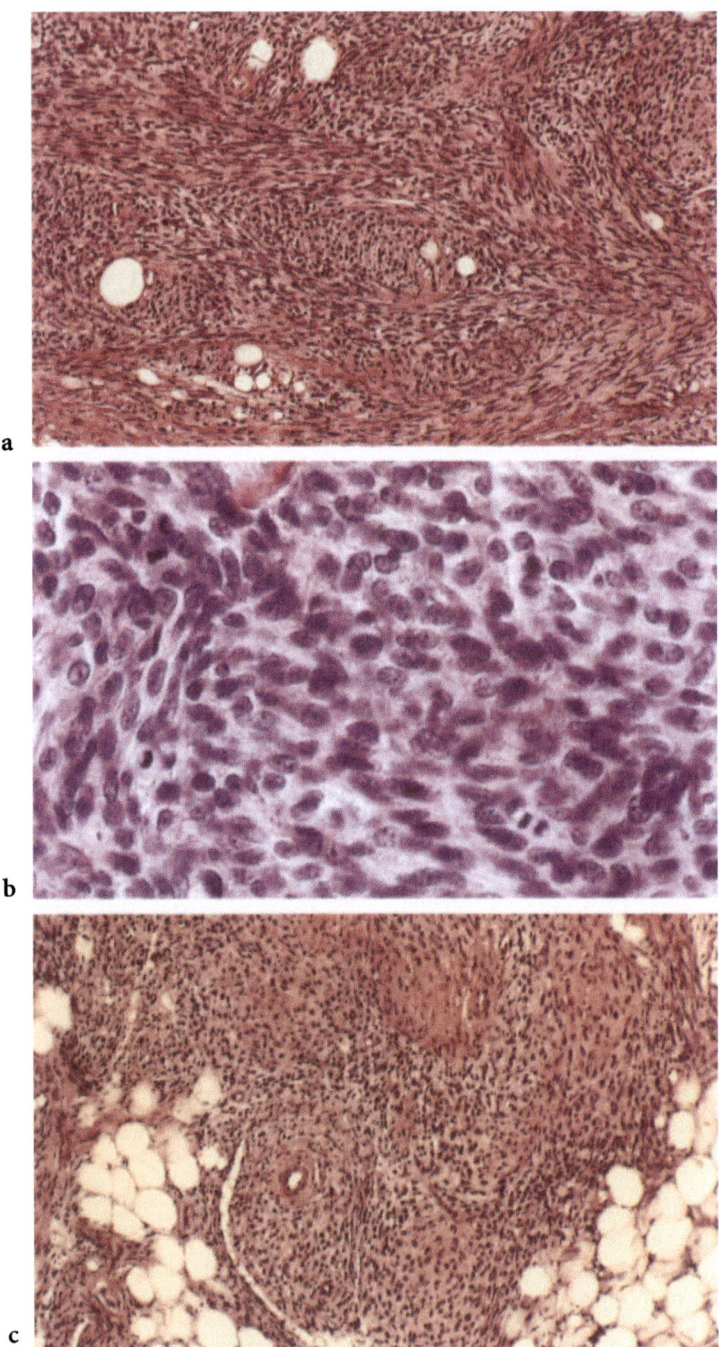

Abb. 273 a-f. Maligner peripherer Nervenscheidentumor (MPNST). (Patient von J.M. GILSBACH; Aufnahmen a-e von M. MUGLER, Aachen). a Die Tumorzellen sind überwiegend in Zügen angeordnet, die teils längs-, teils schräg-, teils querorientiert sind. b Die Kern-Plasma-Relation ist zugunsten der Kerne verschoben. Mitosen sind vereinzelt nachweisbar. c Das benachbarte Fettgewebe ist infiltriert. d-f s. S. 692

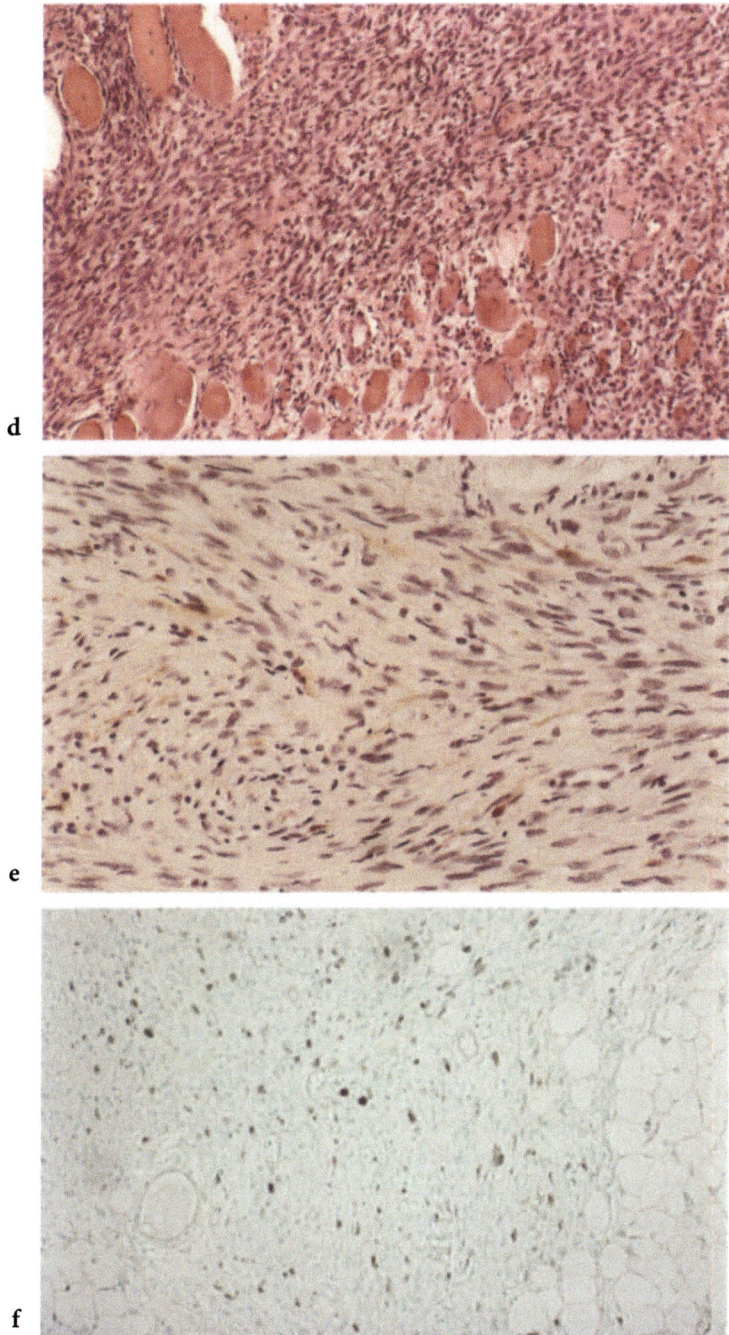

Abb. 273 *(Fortsetzung)*. **d** Das Muskelgewebe ist ebenso infiltriert. **e** Nur wenige Zellen ergeben bei dem Entdifferenzierungsgrad des Tumors eine schwache Protein-S-100-Immunreaktion. **f** Die Antikörperreaktion mit MIB 1 gegen das proliferationsassoziierte Antigen Ki67 ergibt eine positive Reaktion in ca. 8% der Tumorzellkerne, so daß die Zuordnung zum WHO-Grad III gerechtfertigt erscheint

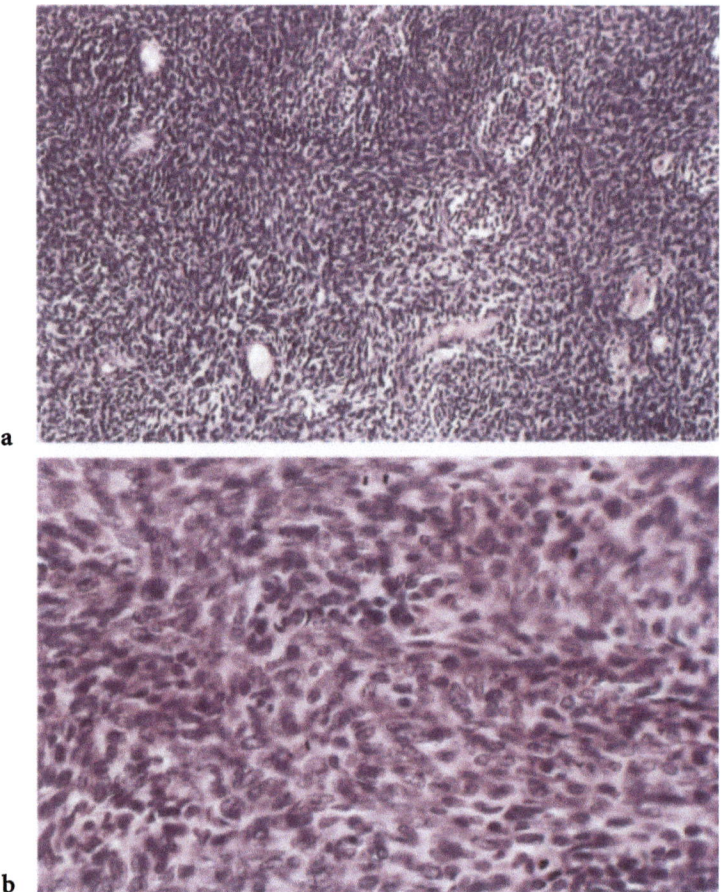

Abb. 274a, b. Malignes zentrales Schwannom bei einem 24jährigen Mann (Patient von J. M. Gilsbach, Aachen). **a** Der Tumor ist sehr zelldicht. Die Tumorzellen sind stellenweise noch in Zügen angeordnet. **b** Die Kern-Plasma-Relation ist deutlich zugunsten der Kerne verschoben. Mitosen sind wiederholt nachweisbar

Die Kernhyperchromasie und starke mitotische Aktivität sind die wichtigsten Aspekte der MPNST und erlauben eine Unterscheidung von Neurofibromen und einfachen Neurinomen, die auf das Rückenmark oder das Gehirn drücken. Am wichtigsten ist die Unterscheidung von zellulären Schwannomen (s. oben). Letztere sind durch die Kapselbildung, eine fokale Ausprägung des Antoni-A- oder -B-Musters, hyalinisierte Gefäße und eine einheitliche S-100-Protein-Reaktivität gekennzeichnet sowie durch eine perizelluläre Basallamina bei der elektronenmikroskopischen Untersuchung. Von seltenen Ausnahmen abgesehen zeigt das zelluläre Schwannom keine landkartenförmigen Nekroseareale, evtl. mit peripherer Pseudopalisadenbildung, wie sie oft in den MPNST zu beobachten ist. Neuroblastome sind in der Regel durch Pseudorosetten und immunhistochemisch durch den Nachweis von Synaptophysin und „neuronspezifischer" Enolase (NSE, die jedoch nicht völlig „neuronspezifisch" ist) oder weitere Differenzierungen abzugrenzen.

Prognose: Die 5-Jahres-Überlebensrate wird von SIEB et al. (1989) mit 15 % angegeben. Die Koinzidenz von Neurofibromatose und Neurofibrosarkom beeinflußt die Prognose ungünstig, möglicherweise aufgrund einer verzögerten Diagnose bei Neurofibromatose-Kranken. Prognostisch ungünstig sind ein Tumordurchmesser über 5 cm und ein proximaler Sitz des Tumors. Aufgrund der kraniospinalen Lokalisation und der Fähigkeit zu infiltrativem Wachstum ist es in der Regel nicht möglich, die MPNST vollständig zu entfernen. Bei Tumoren des Plexus brachialis sei, um Rezidive zu vermeiden (BOLTON et al. 1989), u. U. eher eine Amputation als eine Totalresektion angezeigt, wenn distale Plexusanteile betroffen sind (LUSK et al. 1987). Die Metastasierung erfolgt vorwiegend in die Lunge, kann aber auch hämatogen eine Vielzahl von Organen erfassen. Lymphknotenmetastasen sind selten. Ob *plexiforme Neurofibrome* ein erhöhtes Entartungsrisiko aufweisen, ist umstritten; sie zeigen ein geflechtartiges Wachstum mit fingerförmigen Ausläufern, die in das umgebende Gewebe vordringen (sie werden als dritter Neurofibromtyp von den subkutanen und den teilweise gestielten, kutanen Neurofibromen abgegrenzt) (SCHNEIDER et al. 1986; SAYED et al. 1987). Bemerkenswert ist, daß Neurofibrome nicht klonal differenziert sind, während Neurofibrosarkome klonal sind (FIALKOW et al. 1971; FRIEDMAN et al. 1982). Gelegentlich sind lange Überlebenszeiten mitgeteilt worden, doch die meisten Patienten mit diesen seltenen Tumoren sterben innerhalb des ersten Jahres (SCHEITHAUER et al. 1993).

1. Epitheloide MPNST

Eine seltene Form des MPNST besteht aus plumpen, oft eosinophilen Zellen mit vesikulären Kernen und einem prominenten eosinophilen Nukleolus. Die Zellen sind in einer Weise angeordnet, daß sie ein Karzinom vortäuschen können. Die Immunreaktivität für S-100-Protein ist ausgeprägt. Epitheloide Schwannome sind in extrakraniellen Lokalisationen beschrieben worden, vor allem im subkutanen Gewebe, wobei der Ursprung von den Nervenscheiden nachgewiesen werden konnte (LASKIN et al. 1991). Im Unterschied zu typischen Schwannomen zeigen diese Tumoren einen aggressiven Verlauf mit lokaler Infiltration und Metastasierung. Epitheloide Schwannome betreffen selten die Hirnnerven, nur 2 Fälle eines epitheloiden Schwannoms des N. trigeminus sind berichtet worden. BENHAIM-SIGAOX et al. (1996) beschreiben einen Fall mit einem epitheloiden Schwannom des N. acusticus und einem „benignen" Verlauf über 3 Jahre. Die S-100-Protein-Reaktion im Zytoplasma war in beiden Tumorzelltypen positiv, sowohl in den Schwann-Zellen als auch in den epitheloiden Zellen. Vimentin, GFAP, Leu7, EMA, NSE, HMB45 und Zytokeratin waren negativ in beiden Typen von Zellen.

2. MPNST mit ausgeprägter mesenchymaler und/oder epithelialer Differenzierung

Hierbei handelt es sich um maligne Nervenscheidentumoren, die maligne Knorpel-, Knochen-, Skelettmuskel- und/oder muzinöse, neuroendokrine oder undifferenzierte epitheliale Komponenten enthalten. Derartige Veränderungen sind oft fokal ausgeprägt, haben keine prognostische Bedeutung und treten sowohl innerhalb als auch außerhalb des Rahmens einer Neurofibromatose auf.

3. Melanotische MPNST

Eine seltene Variante der malignen peripheren Nervenscheidentumoren enthält Melanin-bildende Tumorzellen, die fokal angehäuft oder diffus über den Tumor verteilt sein können. Über ein malignes pigmentiertes Schwannom einer Spinalnervenwurzel, das in das Gehirn und die Eingeweide metastasiert ist, berichten CRAS et al. (1990).

Die malignen peripheren Nervenscheidentumoren sind histologisch dem WHO-Grad III oder IV zuzuordnen.

Anhang: Experimentelle Nervenscheidentumoren

Ethylnitrosoharnstoff (Ethylnitrosourea, ENU) führt transplazentar bei einmaliger Applikation am 15. oder 16. Schwangerschaftstag an trächtige Ratten in nahezu 100% der Nachkommen zu malignen peripheren neurogenen Tumoren (IVANKOVIC u. DRUCKREY 1968; KOESTNER et al. 1971; zit. nach RUSSEL u. RUBINSTEIN 1989). Dabei ist der Zeitpunkt der Injektion von entscheidender Bedeutung. ENU führt bei Sprague-Dawley- oder Long-Evans-Ratten nach etwa 200 Tagen zu entdifferenzierten Schwannomen, während Methylnitrosourea (MNU) differenziertere Schwannome hervorruft. Dabei ist die Wurzel des N. trigeminus am häufigsten betroffen, weniger häufig sind es die Spinalwurzeln.

Induktion embryonaler neuroepithelialer Tumoren durch das humane Adenovirus Typ 12 in Nagetieren: OGAWA (1989) hat das humane Adenovirus Typ 12 (Ad 12) intraperitoneal, intrapleural, intramuskulär oder subkutan neugeborenen Nagetieren injiziert. Tumoren entwickelten sich bevorzugt in den Peritonealhöhlen bei 93,9 % der Hamster, 92,6 % der Mäuse, aber nicht in Ratten. Dieser Befund steht im Gegensatz zu der hohen Inzidenz von Hirntumoren bei Ratten, wenn das Virus intrakraniell injiziert wird. Serienschnittuntersuchungen des Peritonealgewebes und des Muskels von Hamstern ergaben, daß multizentrisch Mikrotumoren in enger Nachbarschaft zu peripheren Nerven 10–35 Tage nach der Virusinokulation auftraten. Der unreife neuroepitheliale Phänotyp und die frühen Stadien der Tumorentwicklung zeigten an, daß Ad 12 eine deutliche Affinität zu embryonalem neuroepithelialen Gewebe aufwies, wie es in menschlichen peripheren Neuroepitheliomen und Medulloepitheliomen beobachtet wird.

Reverser Transformationseffekt des Nervenwachstumsfaktors (NGF) auf menschliche neurogene Tumoren: YAEGER et al. (1991) haben die Auswirkungen von NGF auf 5 menschliche neurogene Tumorzell-Linien analysiert und beobachtet, daß einige Eigenschaften dieser Tumorzell-Linien zurückgebildet werden; so stimuliert NGF die neoplastischen Zellen, einen mehr differenzierten Phänotyp zu entwickeln und das Wachstum zu verringern oder zu unterbrechen. Später haben YAEGER et al. (1992) auch anaplastische Gliome und Neurinome untersucht, die im Experiment intrazerebral implantiert und mit NGF behandelt worden waren. Dabei kam es zu einer signifikanten Verminderung der Wachstumsrate. Allerdings traten signifikante NGF-Nebenwirkungen auf, die jedoch minimal und vorübergehend waren. Ein fortgesetztes Tumorwachstum, wenn auch in erheblich retardiertem Maße, folgte der NGF-Behandlung, doch halten die Autoren dennoch die NGF-Behandlung für eine möglicherweise brauchbare Behandlung von Tumoren neurogenen Ursprungs. Der Behandlungseffekt würde auf der differenzierenden Wirkung des NGF beruhen.

c) Seltene Nervenscheidentumoren

1. Neurothekeome (Nervenscheidenmyxome)

Hierbei handelt es sich um gutartige papulöse Hauttumoren. Die myxomatöse Form ist durch S-100-Protein-positive, spindel- und sternförmige Zellen gekennzeichnet, die in einer basophilen muzinösen Matrix liegen und von Bindegewebssträngen läppchenartig septiert werden. Die zelluläre Form besteht aus kompakten, zytoplasmareichen, S-100-Protein-negativen Epitheloid- und Spindelzellen und kann Kernatypien und Mitosen aufweisen (BARNHILL u. MIHM 1990). Extrakutane Formen kommen vor, so auch an den spinalen Nervenwurzeln (PAULUS et al. 1991).

2. Perineuriome („lokalisierte hypertrophische Neuropathie") und Perineuriose

Eine fokale Verdickung der peripheren Nerven kann selten einmal auf eine umschriebene und eigentümliche Veränderung zurückzuführen sein, die als *Perineuriom* (LAZARUS u. THROMBETTA 1978), „lokalisierte hypertrophische Neuropathie" (MITSUMOTO et al. 1980, 1990, 1992; BILBAO et al. 1984; P. P. JOHNSON u. KLINE 1989; SCIACCO et al. 1992) oder „hypertrophische Mononeuritis" bezeichnet wird (Abb. 275, 276). Dabei erscheinen hyperplastische Perineuralzellen (etwas ähnlich den Zwiebelschalenformationen durch Schwann-Zellen) um die markhaltigen oder demyelinisierten oder degenerierten Nervenfasern, aber vereinzelt auch um endoneurale Kapillaren konzentrisch, schalenartig proliferiert (Abb. 275). Im Unterschied zu den üblichen Zwiebelschalenformationen werden die Nervenfasern jedoch, ähnlich den Minifaszikeln im Neurom, komplett von EMA- und NGFR-positiven, S-100-Protein- und HLA-DR-negativen Perineuralzellen umhüllt (BILBAO et al. 1984; SCIACCO et al. 1992, CHOU 1992). Dabei liegt im Zentrum eines solchen Kompartiments, anders als in den Minifaszikeln, jeweils nur eine einzelne, zumeist in Relation zum Axonkaliber unverhältnismäßig dünn myelinisierte („hypomyelinisierte") Nervenfaser. Nach einer Untersuchung von 3 Patienten mit einer „lokalisierten hypertrophischen Neuropathie" (LHN) durch MITSUMOTO et al. (1980) ist diese klinisch charakterisiert durch eine langsam progressive motorische Mononeuropathie, in der Regel ohne wesentliche Schmerzen oder Gefühlsausfälle. Über eine „intramuskuläre hypertrophische Mononeuritis" im Sinne eines Perineurioms, das klinisch durch Schmerzen in den Beinen und unruhige Zehen charakterisiert war, berichten MITSUMOTO et al. (1990). Da die LHN morphologisch gekennzeichnet ist durch eine primäre Hyperplasie der Perineuralzellen, halten die Autoren die Veränderung für ein „Perineuriom". Der Tumor kann gelegentlich einmal sowohl bei der generalisierten als auch bei der isolierten

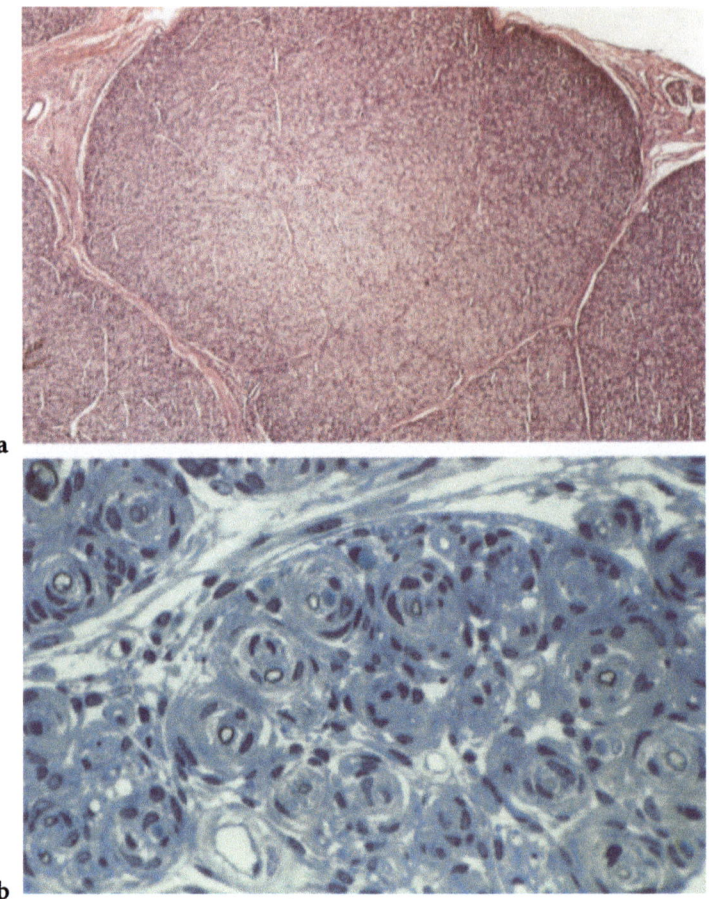

Abb. 275a, b. Perineuriom im N. radialis (zwischen den Ästen zum M. triceps brachii und M. brachioradialis) bei einem 5jährigen Jungen mit spontaner Radialisparese seit 2 Jahren (Patient von H.-P. RICHTER, Günzburg). **a** Die Nervenfaszikel sind annähernd gleichförmig betroffen und nach Art einer „hypertrophischen Neuropathie" aufgetrieben. **b** Viele markhaltige oder marklose Nervenfasern sind einzeln von schalenartig angeordneten Perineuralzellen umgeben. *Unten links* ist auch eine Kapillare von einer Zelle zumindest teilweise umgeben, die von den anderen Zellen nicht eindeutig zu unterscheiden ist. Semidünnschnitt: Toluidinblau

Form der Neurofibromatose vorkommen. Eine Manifestation als Karpaltunnelsyndrom ist ebenfalls möglich (MITSUMOTO et al. 1992).

Wegen des Vorkommens mehrerer Perineuriome bei einem Patienten schlägt P. K. THOMAS (1996) die Bezeichnung *Perineuriose* vor.

Pathogenese: Ob es sich um eine autonome Proliferation der Perineuralzellen mit oder ohne *Neurofibromatose* oder um eine fokale Variante der generalisierten hypertrophischen Neuropathie oder um eine Kompressionsfolge handelt, ist noch nicht zweifelsfrei geklärt; daß Blutgefäße wie Nervenfasern von Perineuralzellen umgeben werden, spricht eher für die erstgenannte Hypothese, ebenso das gelegentliche Vorkommen in Zusammenhang mit einer Neurofibromatose (CHOU 1992). Da diese Tumoren jedoch ganz überwiegend aus

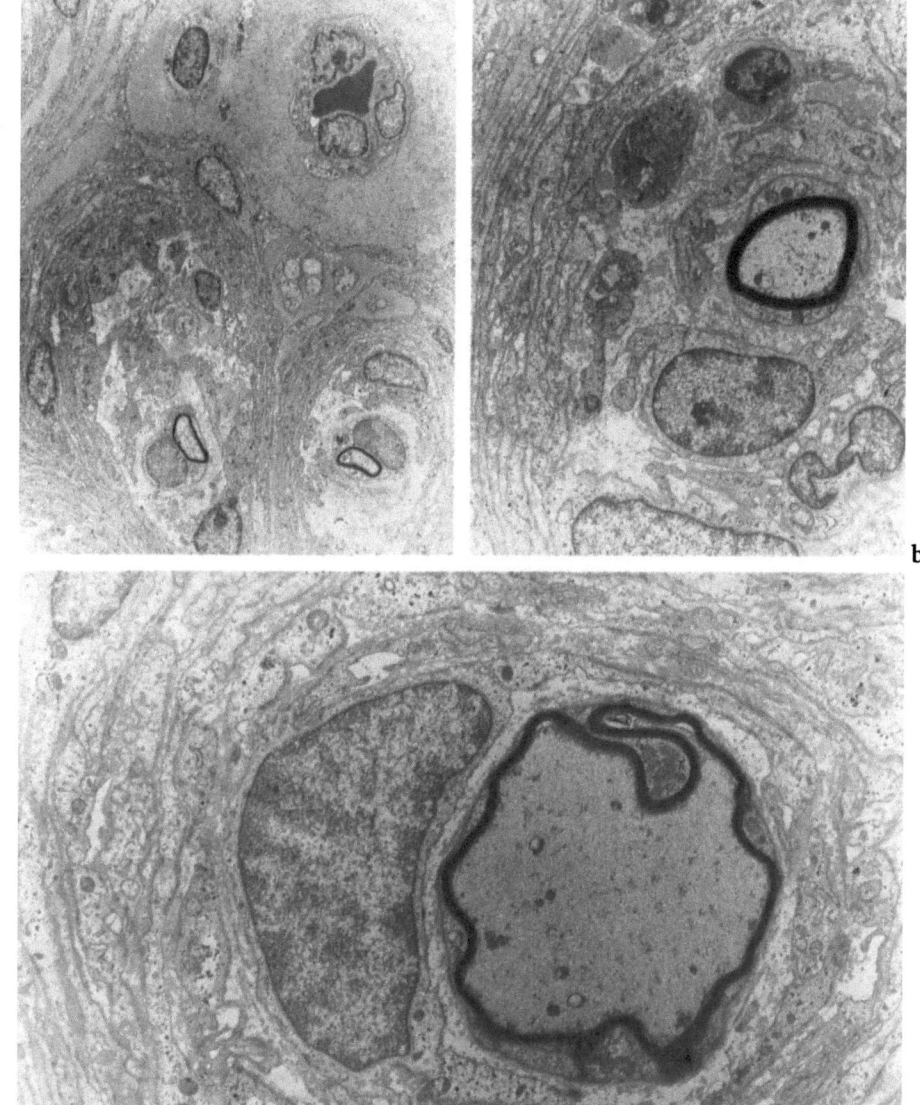

Abb. 276a-c. Perineuriom der Nervenwurzel L5 bei nach klinischen Angaben multiplen weiteren Perineuriomen eines 13jährigen Patienten (Fall von H.-P. RICHTER, Günzburg). a Zwei relativ dünn myelinisierte Nervenfasern werden von zahlreichen, ungleichmäßig angeordneten oder flachen Zellfortsätzen typischer Perineuralzellen umgeben. Die oberhalb und zwischen den beiden „Minifaszikeln" liegenden marklosen Axone werden ebenso wie die darüberliegende Kapillare nicht in gleicher Weise eingehüllt. × 2300. b Etwas stärkere Vergrößerung eines „Minifaszikels", wobei zu erkennen ist, daß mehrere innerhalb des Minifaszikels liegenden Zellen nicht von einer Basallamina umgeben werden. In der Hülle sind die flachen Zellfortsätze jedoch überwiegend wenigstens teilweise von einer Basallamina bedeckt. × 6500. c Ein unverhältnismäßig dünn remyelinisiertes Axon mit verdichteter Struktur und vermehrten Neurofilamenten wird konzentrisch mehr oder weniger vollständig von zahlreichen Zellen und deren Fortsätzen umgeben, die zumeist nur inkomplett von einer Basallamina umgeben werden. Dazwischen liegen bemerkenswert wenige Kollagenfibrillen. × 9400

Perineuralzellen aufgebaut, EMA-positiv und S-100-Protein-negativ sind und elektronenmikroskopisch eine inkomplette perizelluläre Basallamina sowie pinozytotische Vesikel aufweisen (TSANG et al. 1992), sind sie von fokalen hypertrophischen Neuropathien (s. dort) zu unterscheiden, die durch S-100-Protein-positive Schwann-Zellen gekennzeichnet sind.

3. Psammomatöse melanotische Neurinome

Diese treten bei einem familiären Syndrom mit Myxomen, fleckiger Hautpigmentierung und endokriner Überaktivität auf („Carney's triade complex", s. oben).

4. Fibrolipomatöse Hamartome

Bei diesem benignen, häufig kongenitalen Tumor sind das Epi- und Perineurium eines Nerven überwiegend der oberen Extremität von fibroadipösem Gewebe durchwachsen (SILVERMAN u. ENZINGER 1985).

5. Neuromuskuläre Hamartome („Triton-Tumoren")

(a) Benigner Triton-Tumor
(neuromuskuläres Hamartom; neuromuskuläres Choristom)

Tumoren, die sowohl aus Skelettmuskelgewebe als auch aus neuralen Elementen aufgebaut sind, werden allgemein als Triton-Tumoren bezeichnet nach MASSON u. MARTIN (1938), die annahmen, daß die neuralen Elemente im Tumor eine Differenzierung von Muskelfasern in ähnlicher Weise induzieren wie normale Nerven die Regeneration im Skelettmuskel vom Triton-Salamander. Im weiteren Sinne werden zu den Triton-Tumoren auch andere Neoplasmen gezählt, die eine neurale und Skelettmuskeldifferenzierung aufweisen. Unter der Bezeichnung Triton-Tumor werden allerdings am häufigsten maligne Schwannome mit rhabdomyoblastischer Differenzierung (maligne Triton-Tumoren) verstanden (s. unten; ENZINGER u. WEISS 1995).

Häufigkeit und Vorkommen: Benigne Triton-Tumoren sind extrem selten und entstehen vermutlich, wenn primitives Mesenchym während der Entwicklung von Gliedknospen in Nervenscheiden eingeschlossen werden. Es sind 8 Fälle in der Literatur bei sehr jungen Kindern festgestellt worden (AWASTHI et al. 1991); sie entwickelten sich innerhalb verschieden großer Nervenstämme, insbesondere im Plexus brachialis und N. ischiadicus. Doch haben O'CONNELL u. ROSENBERG (1990) auch einen solchen Tumor mit multiplen Herden abseits eines Nerven beschrieben.

Makroskopische Aspekte: Die Tumoren sind multinodulär und von fibrösen Abschnitten unterteilt, so daß kleinere Knoten und Faszikel entstehen. Jeder Faszikel wird aus hochdifferenzierten Muskelfasern aufgebaut, die in ihrer Größe variieren und oft größer sind als im normalen Muskel. Eng damit verbunden sind perimysiale Hüllen und kleine markhaltige und marklose Nervenfasern Manchmal sind die fibröse Komponente und die Herde so dicht und zellreich, daß man an eine Fibromatose erinnert wird, welche Muskel und Nerv ersetzt.

Bisher haben sich alle Fälle als benigne erwiesen. Auch nach inkompletter Entfernung bessern sich die Symptome, die wegen der Beziehung zu den Nerven recht ausgeprägt sein können. Die Operation sollte möglichst unter Schonung des Nerven durchgeführt werden.

(b) MPNST mit rhabdomyoblastischer Differenzierung (maligner Triton-Tumor)

Diese Tumoren sind selten, und es besteht eine Tendenz, im Zusammenhang mit der Neurofibromatose 1 aufzutreten (WOODRUFF et al. 1973). Etwa $^2/_3$ aller Fälle in der Literatur sind im Zusammenhang mit der von Recklinghausen-Krankheit aufgetreten (BROOKS et al. 1985; DUCATMAN u. SCHEITHAUER 1984). Die meisten Fälle werden als Fibrosarkom oder Rhabdomyosarkom verkannt. Das Durchschnittsalter bei Beginn beträgt 35 Jahre. Die Tumoren sind weit verteilt und treten am häufigsten am Kopf, Nacken und Stamm auf. Die 5-Jahres-Überlebensrate beträgt 12% (BROOKS et al. 1985).

Mikroskopische Aspekte: Das Hauptkennzeichen dieser Tumoren sind Rhabdomyoblasten, die im Stroma diffus verteilt sind und nicht von einem gewöhnlichen MPNST zu unterscheiden sind. Die Zahl der Rhabdomyoblasten variiert in weiten Grenzen von Tumor zu Tumor und auch von Areal zu Areal innerhalb desselben Tumors. Sie sind in der Regel relativ reif, weisen reiches eosinophiles Zytoplasma auf, was sie klar vom blaß gefärbten Zytoplasma der Schwann-Zellen unterscheidet. Eine Querstreifung kann vorkommen, wie in Rhabdomyosarkomen meistens in Fortsätzen mit langgestrecktem zugespitzten Zytoplasma. Sowohl Desmin als auch Myoglobin läßt sich immunhistochemisch in Rhabdomyoblasten nachweisen, wenn auch letzteres eher in reiferen Zellelementen vorkommt.

Die Histogenese dieser ungewöhnlichen Tumoren ist mehrfach diskutiert worden. MASSON (1932) nahm an, daß eine Zell-Linie die andere induziere, doch ist es wahrscheinlich, daß beide Zell-Linien von wenig differenzierten Zellelementen der Neuralrinne abstammen. Normalerweise trägt die Neuralrinne bei zur Bildung des Mesenchyms und bildet schließlich Anteile des Kiemenknorpels, des Bindegewebes und des Muskels im Gesichtsbereich. So rekapitulieren diese Tumoren das Potential der Neuralrinne, sowohl Schwann-Zellen wie auch Mesenchym zu bilden (ENZINGER u. WEISS 1995).

6. Myxomatöse Zysten (Nervenscheidenganglien)

Diese entsprechen histologisch den Ganglien synovialen Ursprungs (Abb. 277, 278), die in den Nerven einwachsen (KRÜCKE 1974; ARNOLD et al. 1990). Sie beruhen auf einer möglicherweise traumatischen Schädigung der Sehnenscheiden, meist im N. peroneus am Fibulaköpfchen. Bei der operativen Entfernung ist auf Vollständigkeit zu achten; andernfalls kommt es zu ständigen Rezidiven.

7. Granularzelltumoren und alveoläres Weichteilsarkom

Histogenetisch stammen die Zellen dieses Tumors nicht vom Muskel ab, wie ursprünglich von ABRIKOSSOFF (1926) angenommen, sondern von peripheren

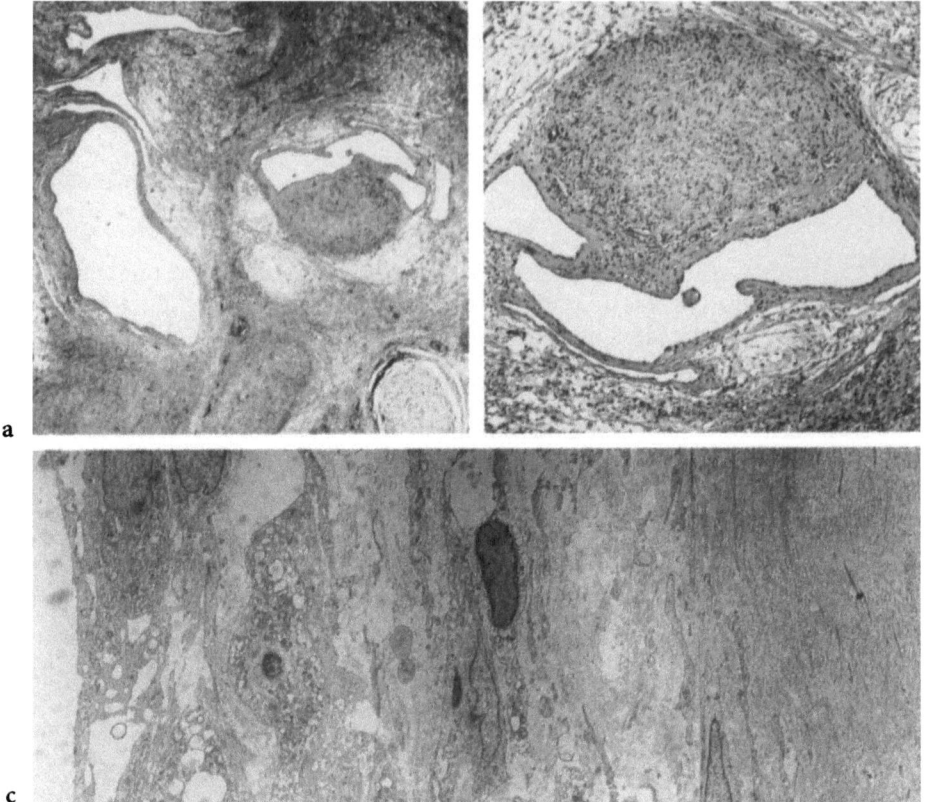

Abb. 277. **a, b** Neuropathia pseudocystica des N. peroneus communis (am Fibulaköpfchen) einer 57jährigen Frau (Patientin von U. Hase, Siegen). Die Zysten sind unterschiedlich groß und werden von flachen Zellen nach Art von Synovialzellen ausgekleidet. **c** Die Deckzellen der zystischen Hohlräume werden an ihrer Außenseite nicht von einer Basallamina bedeckt. Doch stehen sie mehrfach mit angrenzenden Zellen in Kontakt. Diese Zellen enthalten z. T. mehrere Vakuolen. Abluminal sind reichlich Kollagenfibrillen vorhanden. **a** × 76; **b** × 90; **c** × 2400

Nerven. Die Bezeichnung als „Granularzellmyoblastom" ist daher obsolet, während die Synonyma „Granularzellneurom" oder „Granularzellneurofibrom" und „Granularzellschwannom" eher gerechtfertigt sind (Enzinger u. Weiss 1995). Die Tumoren sind keineswegs selten; Vance u. Hudson (1969) fanden einen Fall unter 346 chirurgischen Präparaten. Ein neuraler Ursprung ist abzuleiten von der engen Beziehung der Tumorzellen zu Nerven und den Ergebnissen der histochemischen und elektronenmikroskopischen Untersuchungen; die Tumorzellen enthalten charakteristische PAS-positive Einschlüsse, die eine typische Feinstruktur aufweisen (Abb. 150a–e, S. 529, Schröder 1982).

Granularzelltumoren treten in der Regel als kleine, wenig umschriebene Knoten in der Einzahl, aber auch multipel auf und verhalten sich in der Regel benigne.

Maligne Granularzelltumoren, besser als *alveoläre Weichteilsarkome* bezeichnet, unterscheiden sich hinsichtlich ihrer Feinstruktur grundsätzlich (Abb. 151a, b, S. 530, Schröder 1982) von den benignen Granularzelltumoren (Abb. 150a–e

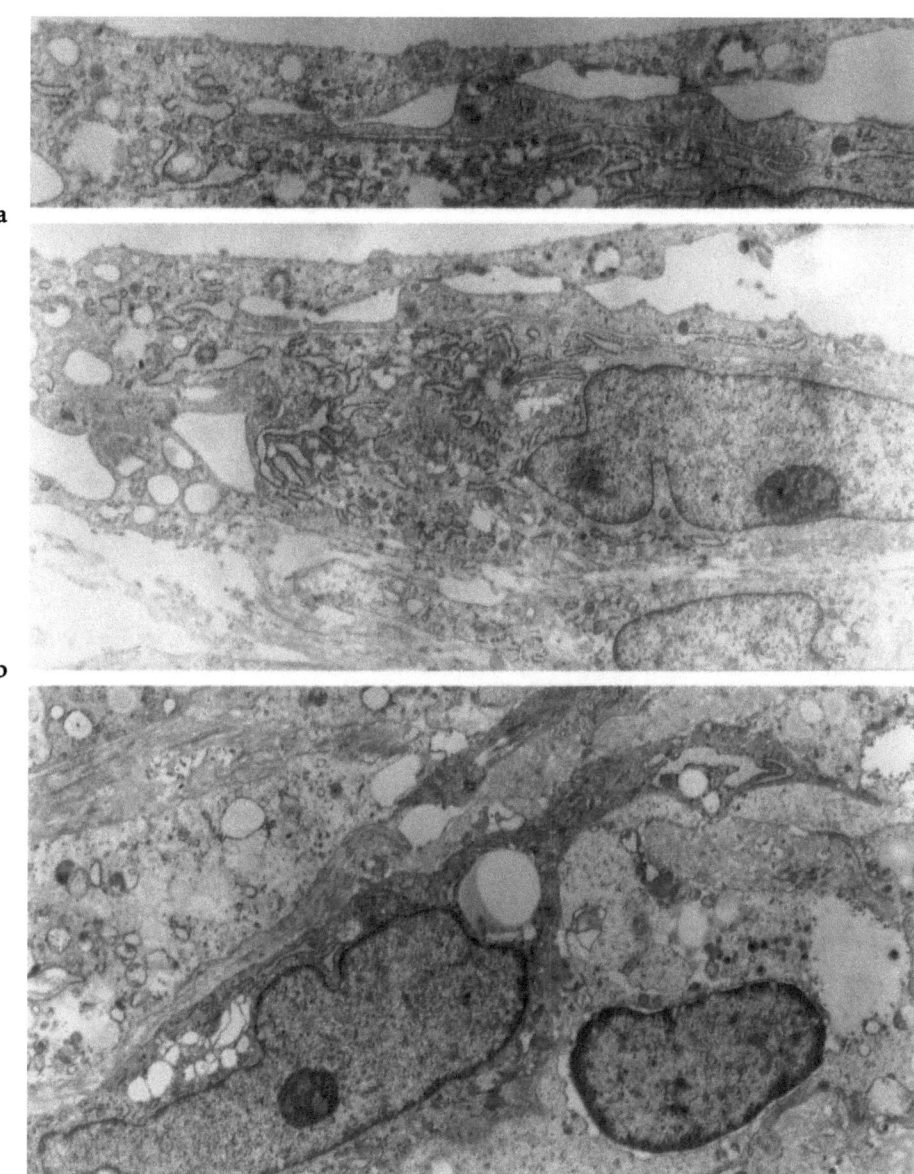

Abb. 278 a–c. Gleicher Fall wie in Abb. 277. **a, b** Die Zellen, welche die Zysten begrenzen, sind mit den darunterliegenden Zellen durch zapfenförmige Fortsätze verbunden. Dazwischen liegt stellenweise eine angedeutete Basallamina. **c** Das Zytoplasma der Zellen in der Zystenwand ist ungleichmäßig elektronendicht. Stellenweise kommen Lipidtropfen und elektronendichte Granula vor. Im übrigen enthalten einige Zellen nur sehr wenige Organellen, während andere ein reichlich entwickeltes Ergastoplasma aufweisen. **a** × 10 000; **b, c** × 7700

u. Lit. s. SCHRÖDER 1982). Sie sind extrem selten und machen nur ungefähr 1–2% aller Granularzelltumoren aus.

8. Hämangiome

Diese sind nicht von Hämangiomen benachbarter Strukturen abgrenzbar und daher nicht für periphere Nerven spezifisch.

9. Fibrome

Diese sind offensichtlich extrem selten, aber in zusammenfassenden Darstellungen der Systematik wegen aufgeführt (KRÜCKE 1974). Die Abgrenzung von sehr kollagenfaserreichen Neurofibromen oder anderen fibroblastischen Varianten peripherer Nerventumoren (HISAOKA et al. 1993) ist schwierig. Im eigenen Krankengut findet sich nur ein derartiger Tumor, der im Spinalkanal gewachsen war.

Anhang: Neurome

Dabei handelt es sich um posttraumatische Auftreibungen peripherer Nerven und nicht um Neoplasmen. Sie sind histologisch durch zahlreiche Minifaszikel mit teils bemarkten, teils unbemarkten Axonen gekennzeichnet, die in verschiedenen Richtungen orientiert sind (s. Kap. D. II.b.2.(a) Neurombildung).

II. Tumoren peripherer Ganglienzellen

Definition: Dazu gehören *Ganglioneurome, Ganglioneuroblastome und Neuroblastome* als Tumoren der Neurone des sympathischen Nervensystems; *Phäochromozytome* als Tumoren der chromaffinen Zellen des Nebennierenmarkes und *sympathische Paragangliome* als Tumoren extraadrenaler chromaffiner Zellen mit sympathischer Innervation; *Paragangliome* oder *Chemodektome* als Tumoren der Chemorezeptoren, die parasympathisch innerviert werden; *Karzinoide* (im Magendarmtrakt) und *ASKIN-Tumoren* (im Bronchialsystem) (ASKIN et al. 1979) als Tumoren des diffusen neuroendokrinen Zellsystems, das Amine aufnehmen und dekarboxylieren kann (*Amine Precursor Uptake and Decarboxylation = APUD-System*), aber nicht von der Neuralleiste abstammt. Die ebenfalls zur Gruppe der Paraneurone gehörigen *Merkel-Zelltumoren* werden hier nicht dargestellt, da dazu keine eigenen Erfahrungen vorliegen und sie in Zusammenhang mit Hauttumoren an anderer Stelle ausführlich behandelt werden.

Der Ausdruck „*Gangliome*" findet keine Verwendung mehr. Als *Gangliozytome* werden nur noch gutartige Tumoren zentralen Ursprungs bezeichnet (LANTOS et al. 1997), nicht aber periphere Ganglienzelltumoren.

Ein Teil der genannten Zellen gehört zu den sog. *Paraneuronen*. Das Konzept der Paraneurone wurde während eines „Internationalen Symposiums über chromaffine, enterochromaffine und ähnliche Zellen", der in Gifu, Japan, 1975, veranstaltet wurde, von FUJITA u. KOBAYASHI definiert und in einer Monographie von FUJITA et al. (1988) genauer ausgeführt. Demnach handelt es sich um eine Gruppe von Zellen, die bestimmte Eigenschaften gemeinsam mit Neuronen haben. Die APUD-Serie von PEARS (1968, 1969) umfaßte zu jener Zeit nur diejenigen Zellen, die eine positive Formaldehyd-induzierte Fluoreszenz (FiF) aufweisen nach Gabe von Amin-Vorläufern wie L-Dopa. So gehörten zwar die ACTH- und MSH-Zellen in der Hypophyse zu der APUD-Serie, nicht aber andere endokrine Zellen in der Hypophyse; die B-Zellen der Pankreasinseln gehörten ebenfalls zu der APUD-Serie, aber nicht die A- und D-Zellen. Im Jahr 1944 wurden einige FiF-negative Zellen in die APUD-Serie aufgenommen. Das Konzept der APUD-Serie, das die Verbindung zwischen nervalen und endokrinen Zellen betonte, erschien inkomplett, da die APUD-Fähigkeit, worauf sich das Konzept stützt, z. T. fehlte oder in vielen endokrinen Zellen nicht nachweisbar war, die aber in anderer Hinsicht den Nervenzellen zugeordnet werden konnten und von denen einige eingestreut zwischen den FiF-positiven APUD-Zellen vorkamen.

Das Konzept ist u. a. gestützt auf die Beobachtung, daß einige endokrine Zellen, die im Verdauungstrakt mit mikrovillösen Spitzen in das Darmlumen hineinragen, zur Hälfte rezeptiv und zur anderen Hälfte sekretorisch hinsichtlich Struktur und Funktion sind (FUJITA et al. 1980). Diese Zellen registrieren chemische Informationen aus der Nahrung im Darmlumen und antworten, indem sie ihre Hormone abgeben, entweder Peptide oder in einigen Zellen Amine. Auch hier erweist sich die APUD-Eigenschaft nur bei einigen der endokrinen Zellen, einschließlich der enterochromaffinen (EC) Zellen, von denen seit langem bekannt ist, daß sie Serotonin (5-HT) enthalten. Aufgrund dieser Erkenntnis ergab sich die Notwendigkeit für einen neuen Begriff. Die Kriterien für ein Paraneuron schlossen anfänglich den neuroektodermalen Ursprung dieser Zellen ein, doch wurde diese Vorstellung später verlassen, da viele Paraneurone aus nichtneuralen Keimzellen hervorgehen.

Die Kriterien für ein Paraneuron lassen sich demnach wie folgt definieren: Paraneurone sind Zellen, die im allgemeinen nicht als Neurone angesehen werden, die aber mit Neuronen verwandt sind, was ihre Struktur, Funktion und ihren Stoffwechsel betrifft. Die *Kriterien für Paraneurone* sind im einzelnen:

1. ein Paraneuron ist eine Zelle, die eine Substanz bildet, welche identisch oder verwandt mit Neurotransmittern oder Neurohormonen ist,
2. Neurosekretions-ähnliche und/oder synaptische Vesikel-ähnliche Granula enthält, und
3. eine Rezeptor-sekretorische Funktion aufweist; sie gibt Sekrete ab als Antwort auf einen adäquaten Reiz, der auf ihren Rezeptor an der Zellmembran einwirkt.

Wenn auch jedes Paraneuron mehr oder weniger rezeptiv und gleichzeitig mehr oder weniger sekretorisch ist, kann man einige von ihnen „sensorisch" oder Rezeptorzellen nennen, wenn ihre rezeptive Funktion vorherrscht, während andere klassifiziert werden können als „endokrine Zellen", sofern ihre sekretorische Natur im Vordergrund steht.

Folgende Zellen gehören zur Familie der Paraneurone: Die gastrointestinalen endokrinen Zellen, die basal-granulierten Zellen des bronchopulmonalen

Epithels, die Geschmackszellen der Geschmacksknospen, die olfaktorischen Zellen der Nasenschleimhaut, die Merkel-Zellen, die Sinneshaarzellen im Innenohr, die als mechanorezeptive Zellen mit afferenten und efferenten Nerven versorgt sind, die Sinneszellen der Retina (denen die Pinealozyten analog sind), die Nebennierenmarkzellen und andere Peptid-Amin-produzierende endokrine Zellen, die synaptisch mit Nerven versorgt sind und in der Regel von efferenter Natur sind; die Hauptzellen im Glomus caroticum, die ebenfalls sowohl mit afferenten als auch mit efferenten Nerven versorgt werden, wobei feinstrukturell eine reziproke Natur der Synapsen ersichtlich ist; und die SIF-Zellen („small intensive fluorescent cells") in den sympathischen Ganglien („internuntiale Paraneurone"). Die Mastzellen können ebenfalls als ein Paraneuron angesehen werden, da ihre Granula Monamine wie Histamin und Serotonin (5-HT) enthalten. Die Melanozyten, die Melanin über Dopamin produzieren, können zwar nicht als typische Paraneurone angesehen werden, da es sich nicht um sekretorische Zellen handelt. Sie geben ihre Melanin-enthaltenden Granula zwar nicht ab, doch können die Granula in Melanozyten bei niedrigen Wirbeltieren divergieren und konvergieren je nach Erregungszustand der Zelle. Bei niederen Vertebraten ist diese Zelle mit dendritischen Fortsätzen ausgestattet und in der Regel synaptisch verbunden mit efferenten Nervenendigungen (FUJITA et al. 1988).

a) Ganglioneurome

Die Ganglioneurome (Abb. 269 f) sind relativ seltene, benigne Tumoren. Sie gehen in etwa 56–70 % vom Grenzstrang des Sympathikus aus; sie sind dann im hinteren Mediastinum oder Retroperitonealraum lokalisiert; etwa 20–30 % entstehen im Nebennierenmark (Lit. s. LANTOS et al. 1997). In etwa 14 % gehen sie von den Spinalganglien oder autonomen Ganglien des Gastrointestinaltraktes oder ektopischen Neuralleistenabkömmlingen aus. Ausnahmsweise können sie auch einmal in der Zunge, der Hals- und Parapharyngealregion, der Mandibula, der Blase, dem Uterus, dem Ovar, dem Samenstrang, dem Hoden, der Prostata, der Haut, dem Knochen und der extraduralen und intraduralen Neuraxis vorkommen. Am häufigsten treten sie vom Beginn der 2. Dekade bis zum Ende der 3. Dekade auf, wenn auch Fälle im Alter zwischen der 1. und 7. Dekade mitgeteilt worden sind. Frauen sind gegenüber Männern in einem Verhältnis von 1,3–3,5:1 betroffen; doch gibt es auch entgegengesetzte Angaben. In der pädiatrischen Krankengruppe kommen sie in einer Häufigkeit von etwa 1:100 000 vor; sie machen etwa 4–9 % aller Mediastinaltumoren und 0,7–2 % der retroperitonealen Tumoren aus. Das Verhältnis zwischen Neuroblastomen und Ganglioneuromen beträgt im Mediastinum von Kindern 1,2–3,3:1, während es in allen Altersgruppen zwischen 0,25 und 1,2:1 variiert.

Die klinischen Symptome hängen von der Lokalisation und der hormonellen Aktivität ab. Sie werden oft zufällig entdeckt, da sie langsam und verdrängend wachsen. Mediastinale Tumoren können zu Kompressionen von Trachea und Atemstörungen führen, während abdominelle, retroperitoneale und adrenale Tumoren zu Epigastralgien und Auftreibungen des Bauchraumes mit oder ohne Schmerzen führen können. Extradurale intraspinale Sanduhr-Ganglioneurome in den Foramina intervertebralia verursachen zunehmende Verformungen der Wirbelsäule und Symptome vonseiten des komprimierten Rückenmarkes. Eine aktive Hormonproduktion kann 1. zu Diarrhöen führen, die auf das vasointestinale Polypeptid (VIP) oder andere biogene Amine zurückzuführen sind, 2. zu Schweißausbrüchen und Bluthochdruck aufgrund von Katecholaminen und 3. zur Virilisation in Verbindung mit einer Testosteronproduktion, wenn auch hormonelle Störungen bei Neuroblastomen häufiger sind als bei Ganglioneuromen.

Die meisten Ganglioneurome treten solitär auf; doch sind multiple Tumoren und eine Ganglioneuromatose in Verbindung mit einer Neurofibromatose vom Typ 1, multipler endokriner Neoplasie vom Typ 2B, familiären Neuralleistentumoren, dem Crowden-Syndrom und juveniler Polypose beschrieben worden (Lit. s. LANTOS et al. 1997). In einem eigenen Fall war eine ausgeprägte Neurofibromatose vom Typ 1 mit 6 weiteren Tumoren kombiniert (Abb. 269 a, b, e, f), darunter 1. ein Ganglioneurom des Nebennierenmarks, 2. ein Adenom der Nebennierenrinde, 3. ein Schilddrüsenkarzinom mit Knochenmetastasen und drei verschiedene zentrale Tumoren: 4. ein frontales pilozytisches Astrozytom, 5. ein zweifellos benignes okzipitotemporales, paramedianes Riesenzellastrozytom und 6. ein razemöses venöses Hämangiom im linken Thalamus bei diffuser periventrikulärer Astrozytose und Megalenzephalie (Hirngewicht: 1800 g).

Neuroradiologisch sind im Computertomogramm in 20–30 % der Ganglioneurome Verkalkungen nachweisbar. Im Magnetresonanztomogramm ist eine gut abgegrenzte Raumforderung mit variabler homogener hypointenser bis intermediärer Signalintensität in T1-gewichteten Bildern und eine inhomogene Hyperintensität in T2-gewichteten Bildern nachweisbar. Kernspinaufnahmen zeigen in der Regel gewundene, kurvilineare, multinoduläre Strukturen niedriger Intensität, die auf das trabekuläre Gerüst aus Schwann-Zellfortsätzen und kollagenem Fasergerüst zurückzuführen sind.

Makroskopisch erscheinen die Ganglioneurome oft nodulär und lobuliert, von gummiartiger Konsistenz und von einer glatten fibrösen Kapsel umgeben. Die Schnittfläche ist blaß-gelb und nodulär gemustert. Tumoren mit einem Gewicht bis zu 1,5 kg im Mediastinum und bis zu 6,25 kg im Retroperitonealraum sind beschrieben worden.

Mikroskopisch besteht der Tumor aus atypischen Ganglienzellen (Abb. 269 f, 279), die von einem Netzwerk von Schwann-Zellfortsätzen und Gefäßbindegewebe umgeben werden. Die Ganglienzellen weisen abnorme zytoarchitektonische Aspekte auf, darunter binukleäre Formen, Riesenzellen, Kernpolymorphie und variable Anordnungen der Nissl-Substanz mit Chromatolyse und reichlich dichtem eosinophilen Zytoplasma. Die Ganglienzellen können isoliert oder in Haufen liegen. Typisch ist das seltene Vorkommen oder Fehlen von Satellitenzellen, die um nichtneoplastische Ganglienzellen in Neurofibromen oder Schwannomen noch um die Ganglienzellen erhalten bleiben.

Immunhistochemisch lassen sich verschiedene Substanzen nachweisen, darunter Neuromelanin, Synaptophysin, Chromogranin A, Neurofilamentepitope (NF-H/M) (TROJANOWSKI et al. 1991), VIP und Sekretogranin II. Das nichtneuronale spindelzellige Stroma besteht aus Schwann-Zellen und Bindegewebe in einem irregulären, unterschiedlich dichten, S-100-immunreaktiven Netzwerk, das an ein Neurofibrom oder an diskontinuierliche Streifen von Nervenfaszikeln erinnert. Darin sind myelinisierende und nichtmyelinisierende Schwann-Zellen enthalten mit MBP und GFAP-Epitopen sowie zahlreiche Nervenzellfortsätze. Degenerative Veränderungen sind selten nachweisbar, wenn auch fokale myxo-

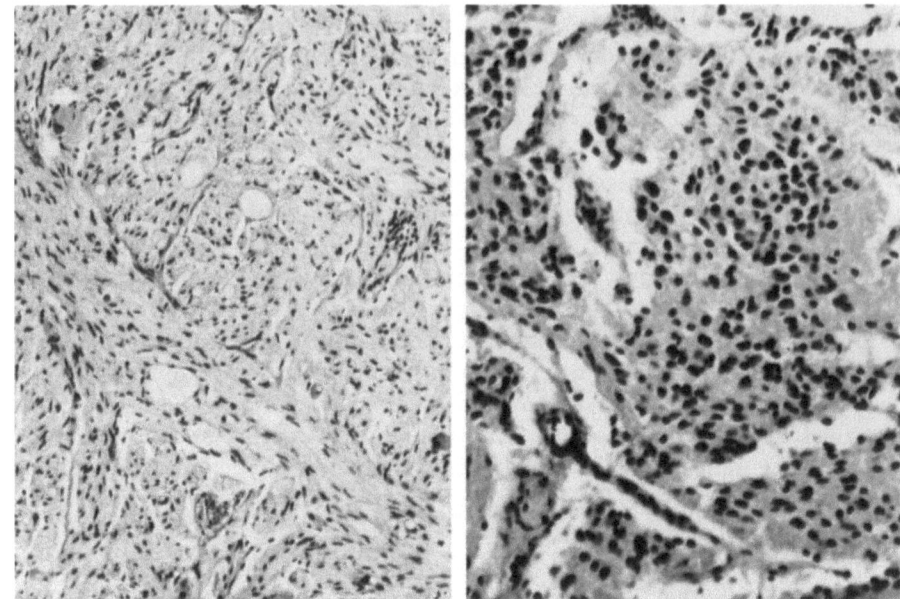

Abb. 279a, b. Ganglioneuroblastom-Metastase im Truncus coeliacus bei einem 5jährigen Jungen (Stadium IV lt. klinischen Angaben; Grad I nach Hughes; Patient von V. SCHUMPELICK, Aachen). Die Zellen liegen stellenweise in Zügen oder in Bündeln zusammen oder sie sind alveolär gegliedert. a × 160, b × 210

matöse Areale und eine Hyalinisierung von Gefäßen vorkommen kann. Die extrazelluläre Matrix enthält Retikulin- und unterschiedlich dichte Kollagenfaserbündel.

Elektronenmikroskopisch lassen sich neurosekretorische Granula nachweisen, außerdem lysosomales Neuromelanin, Lipofuszin und vereinzelt terminale Axonauftreibungen, nicht jedoch Synapsen. Multiple interdigitierende Schwann-Zellfortsätze um myelinisierte oder marklose Axone werden von einer ausgeprägten Basallamina bedeckt. Perineurale Zellelemente können gelegentlich vorkommen. In der extrazellulären Matrix liegt vereinzelt sog. „long spacing" Kollagen.

Graduierung und Histogenese: Ganglioneurome sind benigne; sie müssen unterschieden werden von Ganglioneuroblastomen, die undifferenzierte neuronale Zellelemente enthalten. Sie rezidivieren kaum, auch wenn sie inkomplett entfernt worden sind (GROSFELD et al. 1994) und metastasieren nicht (SHIMADA u. BRODEUR 1998).

Die Ganglioneurome entstehen auf dreierlei Weise, zumeist de novo ohne vorbestehende primitivere Ausgangsbasis. Der zweite Entstehungsmodus beruht auf der Entwicklung aus einem vorbestehenden Neuroblastom oder Ganglioneuroblastom. Dies geht aus lange bekannten, gut dokumentierten klinischen und Gewebekulturuntersuchungen hervor. Die Differenzierung und die damit verbundene Veränderung des biologischen Wachstumspotentials im Primärtumor oder in seinen Metastasen ändert sich spontan oder sogar häufiger als Folge der Therapie. Andererseits können sich aus Ganglioneuromen selten einmal auch Neuroblastome entwickeln, wobei sowohl die neuronale als auch die nichtneuronale Schwann-Zellkomponente dominieren kann (GHALI et al. 1992). Der dritte Modus der Entstehung ist nur selten dokumentiert, nämlich die Entwicklung aus einem adrenalen oder extraadrenalen Phäochromozytom (YOSHIMI et al. 1992).

b) Neuroblastome

Im Unterschied zu Neuroblastomen des Zentralnervensystems und den Ästhesioneuroblastomen (des N. olfactorius) gehören die peripheren Neuroblastome mit einer Häufigkeit von 100–250 pro 1 Mio. Lebendgeborener zu den häufigsten malignen Tumoren im Kindesalter; allerdings ist eine exakte Bestimmung der Häufigkeit während der frühen Kindheit problematisch, da es schwierig ist, Fälle mit günstiger Prognose und Grenzfälle in dieser Lebensaltersstufe zu bestimmen (LANTOS et al. 1997).

Etwa 83 % aller Fälle treten im Alter bis zu 6 Jahren auf, wobei die Neuroblastome etwa 13 % aller neonatalen Neoplasmen und 7–12 % aller pädiatrischen Tumoren ausmachen. Am häufigsten (39–44 %) sind die Tumoren im Nebennierenmark, 8–20 % im Grenzstrang des Mediastinums und 25–36 % in dem des Retroperitonealraumes lokalisiert. Insgesamt sind die Nebenniere und der abdominale Grenzstrang Ursprungsort für 63–76 % der Neuroblastome, insbesondere bei den fetalen, konnatalen und frühinfantilen Fällen. Weniger häufig treten diese Tumoren in der Zervikal- (2–6 %) und Lumbosakralregion (3–8 %) auf. Dabei beträgt das Verhältnis von Jungen zu Mädchen 1,3–2,1:1.

Klinik: Die Tumoren führen zu regionalen Symptomen wie Atemwegsobstruktionen bei mediastinaler Lokalisation und Ureter- oder Blasenobstruktionen bei Lokalisation im Bauchraum. Neurologische Symptome können auftreten, wenn es zur extraduralen Rückenmarkskompression durch paraspinale oder sanduhrförmige Tumoren vonseiten der zervikalen Ganglien kommt, oder wenn Antikörper einen Opsoklonus-Myoklonus und eine Ataxie oder ein paraneoplastisches Syndrom (Anti-Hu-Antikörper) auslösen. Systemische Effekte können durch eine funktionell wirksame Hormonsekretion auftreten, so eine unbehandelbare Diarrhoe durch VIP oder eine Hypertension durch Katecholamine. Als weitere Peptide oder Hormone sind Somatostatin, kortikotrophinauslösendes Hormon, Ferritin (karzinofetales Isoferritin) und Neuropeptid Y systemisch nachweisbar. Metastasen können als Initialsymptom manifest werden, so in Haut, Leber, Knochen, Orbita und im Intrakranialraum (Abb. 280).

Die meisten Neuroblastome treten sporadisch auf; doch gelegentlich manifestieren sie sich im Rahmen einer Neurofibromatose vom Typ 1 und in Verbindung mit dem Beckwith-Wiedemann-Syndrom, ohne sich dabei von den sporadischen Tumoren zu unterscheiden.

Radiologisch sind die Tumoren gut zu erkennen, wobei Kalkablagerungen als feine intratumorale Stippchen in 10 % der mediastinalen und 25 % der abdominalen Tumoren nachweisbar sind. Metaiodobenzylguanidin (MIBG)-Scanning ist aufgrund seiner Bindung an adrenerges Nervengewebe hochsensitiv und relativ selektiv zum Nachweis und zur Gradeinteilung sowohl der primären als auch der metastatischen Tumoren einschließlich der Knochenmetastasen. Computertomographisch und sonographisch sind die Tumoren ebenfalls zu erkennen.

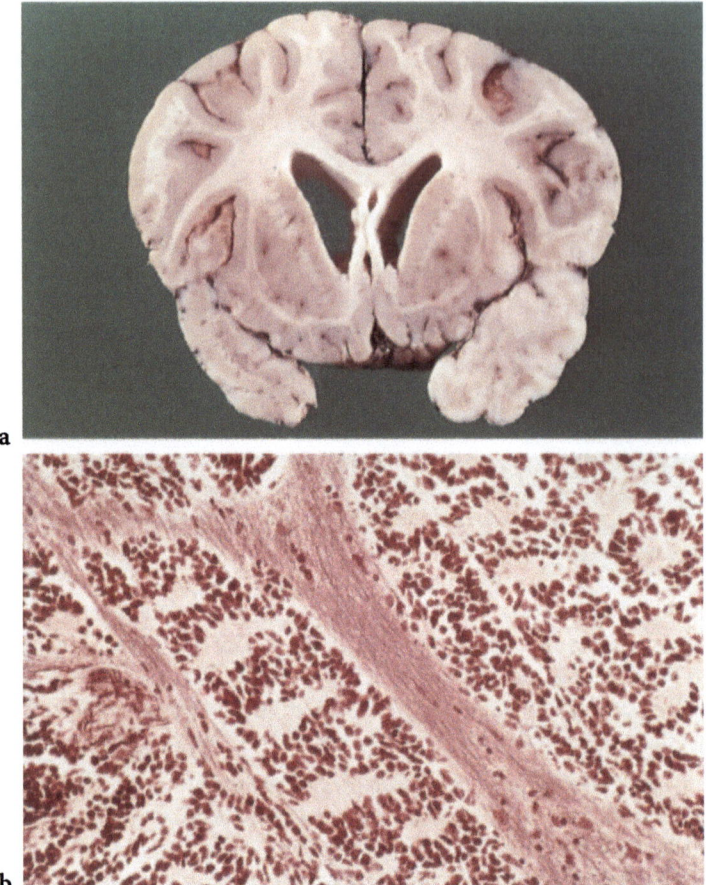

Abb. 280 a, b. Zentrale Metastasen eines Neuroblastoms (Sektionsfall von J. BOHL, Mainz; S 77/76). **a** In den weichen Häuten sind multiple, diffus infiltrierend wachsende Knötchen nachweisbar. **b** Der Tumor besteht aus undifferenzierten kleinen Zellen, die vielfach in Pseudorosetten angeordnet sind. Vereinzelt sind in den Zentren der Rosetten feine silberimprägnierte Nervenzellfortsätze (Neuriten) zu erkennen. Kleinhirnmetastase: Bodian-Silberimprägnation

Makroskopisch erscheinen die Tumoren als eine eingekapselte lobulierte Masse, doch sind die Ränder typischerweise unscharf, wobei das benachbarte Gewebe infiltriert wird. Zystische Einschmelzungen können vorkommen. Auf der grau-roten Schnittfläche ist das Gewebe von weicher, fleischartiger Konsistenz mit unterschiedlich körniger Struktur aufgrund der Verkalkungen und mit Hämorrhagien und Nekrosen.

Mikroskopisch bestehen undifferenzierte Tumoren aus kleinen runden, leicht länglichen Zellen mit wenig, schlecht abgrenzbarem Zytoplasma ohne eine bestimmte Zytoarchitektur und mit hoher Kern-Zytoplasma-Relation (Abb. 280). Die Kerne sind rund oder oval und durch unregelmäßige Grenzen und dichtes Chromatin gekennzeichnet. Die Zellen bilden einförmige zellreiche Streifen. Mitosen sind häufig, multifokale Nekrosen nicht selten. Die Menge an Gefäßbindegewebe variiert zwischen einer unauffälligen Komponente und dünnen

Streifen, welche die undifferenzierten Tumorzellen in kleine unregelmäßige Gruppen unterteilen.

Eine neuroblastische Differenzierung ist an einer Vergrößerung der Kerne und des Zytoplasmas zu erkennen, ebenso an dünnen verkürzten neuritischen Fortsätzen, die der interzellulären Matrix ein Neuropil-ähnliches Aussehen verleihen. Diese Zellen können in Gruppen angeordnet sein und radiär ausgerichtete Fortsätze bilden, die zu dem typischen Bild der (Homer-Wright-)Rosetten führen. Die weitere Differenzierung führt zu Ganglienzell-artigen Aspekten wie polygonalen Zellkörpern mit deutlicher Nissl-Substanz, einem vergrößerten Kern mit einem auffälligen Nukleolus und einem vesikulären Chromatinmuster. Doppelkernige, atypische und dysplastische ganglionäre Zellformen können vorkommen. Die ganglionären Zellformen können untermischt sein mit differenzierten Neuroblasten zwischen einer variablen Menge an neuritischen Fortsätzen, oder es sind ganglioneuromatöse Areale in Verbindung mit differenzierten Schwann-Zellen vorhanden.

Die früheste Manifestation der Schwann-Zellen in wenig differenzierten (klassischen) Neuroblastomen kündigt sich durch S-100-Protein-immunreaktive Zellen in enger Verbindung mit den Blutgefäßen des Tumors an (KATSETOS et al. 1994). In späteren Stadien, d. h. in reiferen Neuroblastomen (Ganglioneuroblastomen und Gangliozytomen), sind S-100-Protein-positive Zellen weitgehend auf die Bindegewebssepten begrenzt, die den Tumor in Läppchen aufteilen; sie sind dann nicht mehr frei zwischen den β-3-immunreaktiven neoplastischen Neuronen eingestreut. Eine erkennbare Umhüllung einzelner Axon-ähnlicher Fortsätze durch Schwann-Zellen tritt nur in reifen Ganglioneuromen auf. Die Autoren vermuten, daß die Schwann-Zellen in peripheren Neuroblastomen vom Stroma abstammen und nicht Ausdruck einer abweichenden neoplastischen Differenzierung sind.

Klassifikation und Grading: Die Tumoren werden je nach Differenzierungsgrad als Neuroblastome bezeichnet, wenn der ganglioneuromatöse Anteil weniger als 50% ausmacht. Wenn annähernd gleich viele neuroblastische und ganglioneuromatöse Komponenten im Tumor enthalten sind, kann man von Übergangsformen (transitionalen Formen) sprechen (Lit. s. SHIMADA u. BRODEUR 1998).

Ganglioneuroblastome: In diesen Tumoren überwiegt die ganglioneuronale Komponente des Tumors (Abb. 279, 281, 282). Zusätzlich zu einer neuronalen Differenzierung läßt sich auch eine Differenzierung der Schwann-Zellkomponente bestimmen. In der gut differenzierten oder Übergangsform der Ganglioneuroblastome, der gut differenzierten Form im System von SHIMADA et al. (1984), dominiert die ganglioneurale Komponente, während nur geringe Anteile primitiver, wenig differenzierter Gruppen von Zellen vorhanden sind. Die vermischte Form enthält einen größeren Anteil wenig differenzierter Zellen. Ihre Prognose ist besser. Die dritte Form, das noduläre Ganglioneuroblastom (stromareiches Neuroblastom; noduläre Form im SHIMADA-System) hat die schlechteste Prognose mit unterschiedlicher Ploidie (DNA-Werte) und vermehrten N-*myc*-Kopien (SCHWAB 1994).

Immunhistochemie: Zu den Proteinen, die mit den synaptischen und neurosekretorischen Vesikeln in Zusammenhang stehen, gehören Synaptophysin, die

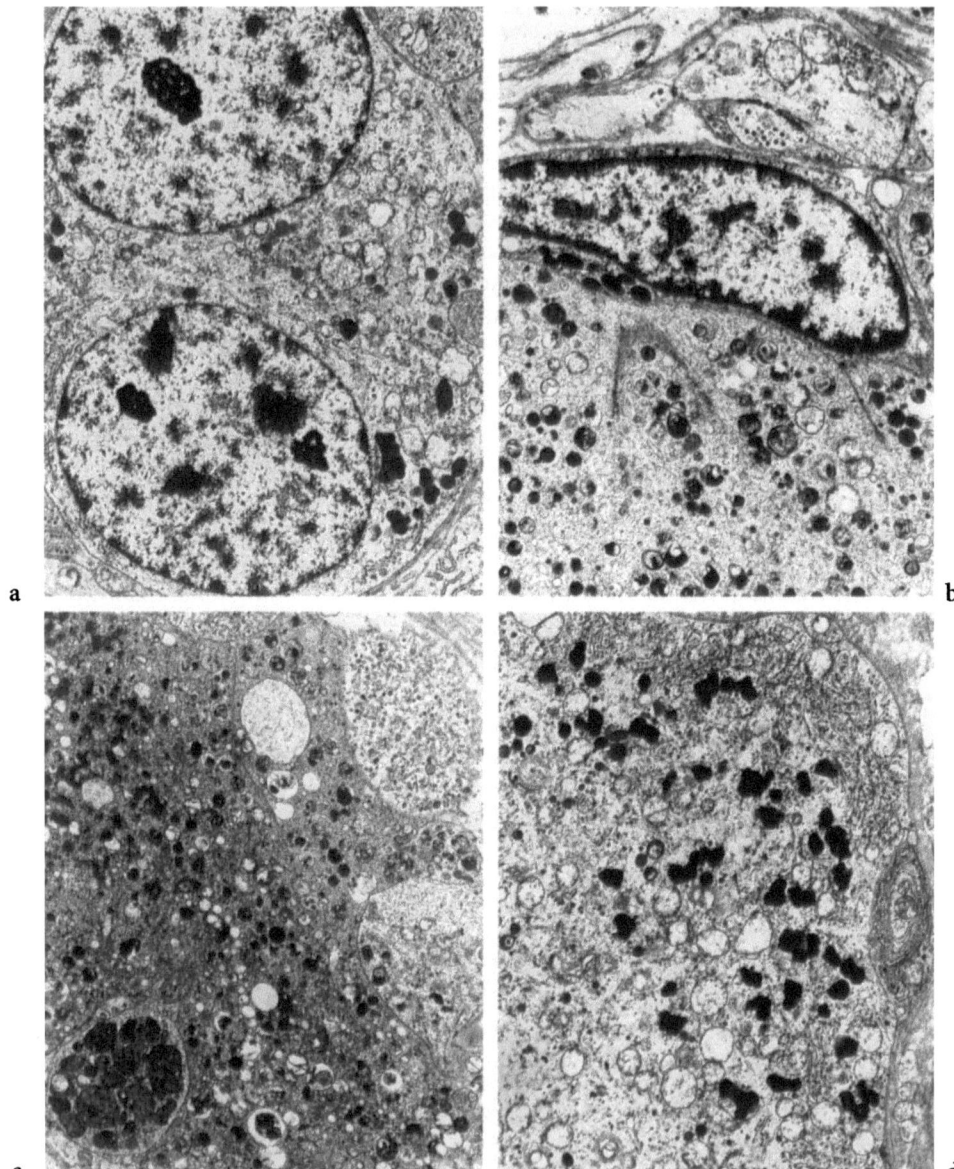

Abb. 281a–d. Ganglioneuroblastom bei einem 4jährigen Mädchen. Die Zellen enthalten unterschiedlich große elektronendichte Körperchen sowie lamellierte Figuren und umgeben neuronale Fortsätze, die neurosekretorische Granula enthalten. In a ist eine doppelkernige Zelle getroffen, in c fällt ein Fortsatz mit multiplen pleomorphen elektronendichten lysosomenähnlichen Körpern auf. a × 6200; b × 9000; c × 6100; d × 7600

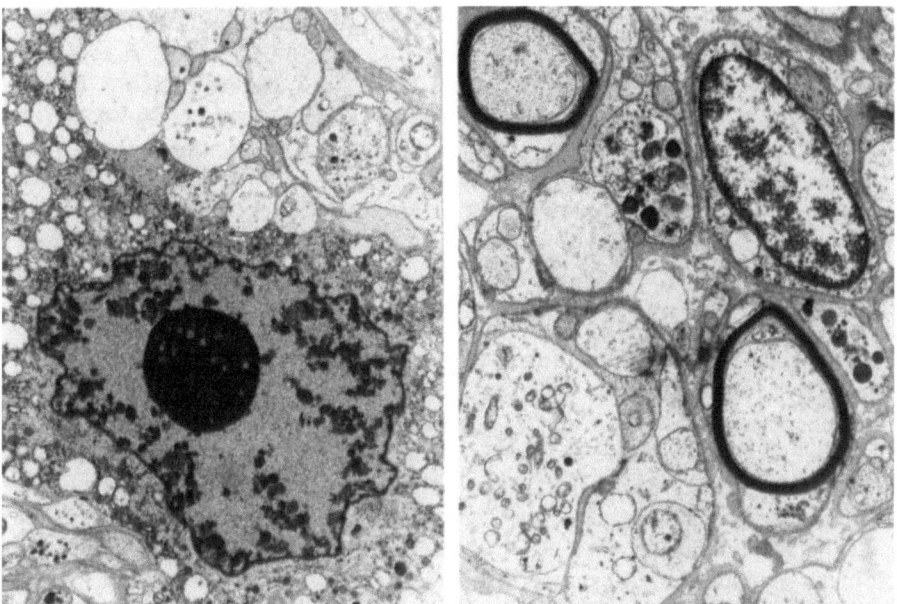

Abb. 282a, b. Gleicher Fall wie in Abb. 281. **a** Zahlreiche marklose Axone enthalten neurosekretorische Granula und Vesikel unterschiedlicher Größe. Der Kern der Zelle im Zentrum enthält einen umfangreichen Nukleolus und ungleichmäßig verteilte kleinere Heterochromatinanteile in einem sonst auffallend hellen Karyoplasma. Die Kernwand erscheint besonders elektronendicht. (Viele Mitochondrien sind artifiziell geschwollen.) × 6100. **b** Hier liegen markhaltige neben marklosen Axonen. Einige Axone oder Schwann-Zellfortsätze enthalten reichlich lysosomenähnliche elektronendichte Körperchen. Offensichtlich handelt es sich um einen Nervenabschnitt, der relativ gut differenziert ist. × 7300

Chromogranine und damit verwandte Granulaproteine (WIRNSBERGER et al. 1992). Auch VIP und β-Hydroxylase lassen sich in unterschiedlichem Maße in der neuronalen Komponente des Tumors nachweisen. Der Insulin-ähnliche Wachstumsfaktor 2 (IGF-2) ist in einer Untergruppe der peripheren Neuroblastome nachweisbar, insbesondere bei extraadrenaler Lokalisation als Zeichen einer selektiven paraganglionären/neuroendokrinen Differenzierung in diesen Tumoren. Der Nachweis von Somatostatin und IGF-2 als autokrine/parakrine Faktoren ist von Bedeutung im Hinblick auf die Differenzierung und die Prognose. Ähnliches gilt für Zytoskelettproteine wie die Neurofilamentepitope. Das relativ unspezifische niedrigmolekulare Tripletprotein NFP-L (68 kD) ist in den meisten Tumoren reichlich vorhanden, während das NFP-H/M nur in differenzierteren Stadien der neuronalen Entwicklung nachweisbar ist. Auf die Differenzierung von Schwann-Zellkomponenten innerhalb des Tumors, die durch die S-100-Immunreaktivität bestimmt werden kann, wurde bereits hingewiesen; diese ist ebenfalls mit einer günstigeren Prognose des Tumors verbunden, ebenso das Fehlen einer Leu-7-Immunreaktivität. Eine NSE-Immunreaktivität, die in den meisten peripheren Neuroblastomen vorhanden ist, hat eine geringere prognostische Bedeutung. Der immunhistochemische Nachweis des *bcl*-2-Genproduktes könnte einen Hinweis auf einen Verlust an apoptotischer Reaktion auf eine Therapie oder im Hinblick auf die Entwicklung einer Medikamentenresistenz darstellen (KRAJEWSKI et al. 1995; DOLE et al. 1995).

Elektronenmikroskopisch sind Mikrotubuli und Neurofilamente in den Nervenzellfortsätzen und neurosekretorische Granula sowie leere Vesikel im Perikaryon nachweisbar, ebenso eine neuronale Differenzierung in Gestalt vermehrter Mitochondrien, Entwicklung eines granulären endoplasmatischen Retikulums und Golgi-Komplexes (Abb. 281–282). Synapsen sind allerdings nur selten zu finden. Schwann-Zellelemente sind durch langgestreckte Fortsätze mit einer ausgeprägten Basallamina zu erkennen in Abhängigkeit vom Differenzierungsgrad eines Tumors.

Genetik und Prognose: Unter den heterogenen Neuroblastomen werden gegenwärtig zwei Gruppen unterschieden: 1. eine Gruppe mit günstiger Prognose, gekennzeichnet durch ein Alter < 18 Monaten, niedriggradigen hyperdiploiden DNA-Gehalt und die Expression des *c-trk*-Proto-Onkogens, das mit dem NGF-Rezeptor mit hoher Affinität in Beziehung steht; und 2. eine Gruppe mit ungünstiger Prognose bei einer Entwicklung des Tumors im Alter > 2 Jahren, ausgedehnterem Wachstum mit einem höheren klinischen Stadium, nahezu diploidem DNA-Gehalt, Chromosom 1p-Deletion, *N-myc*-Gen-Amplifikation und Fehlen oder niedriger Expression des *c-trk*-Gens. Die Tumoren in der günstigen Gruppe neigen zu Aspekten der gut differenzierten oder intermediären Ganglioneuroblastome.

Der gemeinsame Ursprung dieser Tumoren von primitiven Neuralleisten-Progenitorzellen während der frühen Entwicklung des autonomen Systems des Sympathikus und des Nebennierenmarks impliziert bestimmte Gemeinsamkeiten. Die phänotypische Unterschiedlichkeit erlaubt jedoch eine Differenzierung und die Möglichkeit einer weiteren Subklassifizierung mit Hilfe fortschrittlicher histopathologischer und anderer morphologischer Methoden (LANTOS et al. 1997).

c) Paragangliome

Nach der WHO-Klassifikation der endokrinen Tumoren umfassen die Paragangliome drei Gruppen von Tumoren: 1. Phäochromozytome, 2. sympathische Paragangliome, die aus neuroendokrinen Zellen bestehen und vom Sympathikus innerviert werden; und 3. parasympathische Paragangliome, die Chemorezeptorfunktionen aufweisen, weshalb sie früher als Chemodektome bezeichnet wurden, und vom Parasympathikus innerviert werden. Die letztgenannten Tumoren sind selten hormonell aktiv; doch können sie kleine Mengen an Katecholaminen produzieren (Lit. s. BRODEUR u. SHIMADA 1998).

Häufigkeit und Vorkommen: Es handelt sich um seltene Tumoren, die zumeist im mittleren Lebensalter auftreten und häufiger Frauen als Männer betreffen im Verhältnis von etwa 2:1 bei den Glomus-caroticum-Tumoren und 4:1 bei den Glomus-jugulare-Tumoren wie auch bei Tumoren anderer Lokalisation. Nur in der Cauda-equina-Region überwiegen Männer im Verhältnis 1,4:1. Das durchschnittliche Alter der Patienten beträgt 51 Jahre mit einer Variationsbreite von 13–71 Jahren.

Paragangliome können auch vorkommen im Ganglion nodosum und tympanicum, in aortopulmonalen Ganglien oder im Aortenkörper entlang dem

Bogen der Aorta. Weiter können Paragangliome an weniger gut definierten Stellen in der Lunge, im Larynx und in der Orbita entstehen. Einzelne Fälle sind in der Sella in Zusammenhang mit dem von-Hippel-Syndrom beobachtet worden, weitere Paragangliome im Duodenum, im Uterus, in der Blase, den Nieren, der Gallenblase, im Magen, in der Nasenhöhle, der Pinealregion, außerdem intradural in der Thorakalregion und in der Schädelhöhle. Symmetrische Paragangliome sind vor allem im Glomus caroticum nachgewiesen worden, multiple im Karotis- und Jugularisbereich. Im Unterschied zu den Phäochromozytomen treten Paragangliome nicht kombiniert mit der multiplen neuroendokrinen Neoplasie auf. Doch das gleichzeitige Auftreten einer Neurofibromatose in Kombination mit einem Phäochromozytom, einem Paragangliom des Glomus jugulare und pulmonalen Paraganglien weist, wie bereits in Zusammenhang mit der Neurofibromatose erwähnt, auf eine enge Beziehung zwischen neuroendokrinen Tumoren und Phakomatosen hin (DEANGELIS et al. 1987).

Tumoren des Glomus caroticum treten in großer Höhe häufiger auf, was vermutlich auf eine Hyperplasie des Glomus caroticum aufgrund einer Hypoxie zurückzuführen ist. Ungefähr 7 % der Paragangliome des Glomus caroticum treten familiär auf, dann vielfach bilateral. Familiäres gleichzeitiges Vorkommen von Paragangliomen und Phäochromozytomen bei autosomal-dominantem Erbgang ist ebenfalls mitgeteilt worden (SONNELAND et al. 1986).

Klinisch können Symptome durch eine vermehrte Katecholaminproduktion auftreten, außerdem durch ektopische ACTH-Bildung (OMURA et al. 1994); die meisten Paragangliome sind jedoch hormonell inaktiv, so daß sie sich eher durch lokale Effekte bemerkbar machen.

Makroskopisch erscheinen sie gut abgekapselt und von gummiartiger Konsistenz; ihre Größe variiert von wenigen Zentimetern im Durchmesser bis zu 15 cm. Auf der Schnittfläche sind sie graurötlich, knötchenförmig oder lobuliert. Sie können von Blutungen durchsetzt sein als Folge der reichlichen Blutversorgung. Eine Infiltration neuraler Strukturen findet nicht statt; doch können benachbarte Knochenstrukturen arrodiert werden. Die Cauda-equina-Tumoren wachsen intradural, aber extramedullär, auch wenn sie wohl zumeist aus dem Filum terminale und nicht aus den Wurzelnerven hervorgehen.

Mikroskopisch dominieren Zellballen, die von sinusoidalen Gefäßen im Stroma umgeben werden. Die einzelnen Zellen sind klein, rund oder polygonal. Die Kerne sind rund oder oval mit fein gepunktetem Chromatin und unauffälligem Nukleolus. Das Zytoplasma ist eosinophil und enthält feine Granula. Aufgrund der Zytoarchitektur können 3 histologische Wachstumsmuster unterschieden werden: Das 1. ist ein lobuläres Muster, das durch Gruppen von Zellen entsteht, die von Gefäßen oder sinusoidalen Kanälen umgeben werden. Das 2., adenoide Muster ist durch ein eher diffuses epithelähnliches oder sinusoidal-papilläres Wachstum gekennzeichnet. Das 3., angiomatöse Muster wird durch Gefäßkanäle dominiert. Eine gewisse Zellpolymorphie mit multinukleären Riesenzellen kann vorhanden sein, aber Mitosen fehlen oder sind selten. Frische oder alte Hämorrhagien sind nicht ungewöhnlich. Eine variable Zahl von dünnen, elongierten sternförmigen Satellitenzellen liegt typischerweise zwischen den Tumorzellen. Die Paragangliome des Filum terminale weisen eher ein adenomatöses oder angiomatöses Muster auf, wobei auch hämorrhagische Nekrosen und Mitosen in etwa 50 % der Fälle auftreten können. In einigen Regionen liegen eher langgestreckte Zellen, die in Richtung auf die Gefäße orientiert sind und auf diese Weise Pseudorosetten bilden, die an Ependymome erinnern. Ein großer Anteil der Tumoren weist eine neuronale Differenzierung auf. Diese Zellen liegen in Haufen, und ihre neuronale Natur läßt sich bereits an den Nissl-Schollen und durch Silberimprägnationen feststellen. Intermediäre Zellformen zwischen dem neoplastischen Haupttyp und Ganglienzellen sind ebenfalls nachweisbar als Zeichen einer Transformation oder Reifung.

Spezialfärbungen: Durch Silberimprägnation der Retikulinfasern ist ein charakteristisches alveoläres fibrovaskuläres Netz darstellbar. Die Grimelius-Färbung ergibt argyrophile zytoplasmatische Granula, die eine helle grünliche Fluoreszenz nach Exposition gegenüber Formalindämpfen aufweisen (Falck-Hillarp-Technik). Argentaffine Techniken stellen disseminierte reaktive Zellen dar.

Elektronenmikroskopisch sind außer den üblichen Organellen neurosekretorische Granula mit einem Durchmesser zwischen 100 und 200 nm nachweisbar. Einige intermediäre Filamente bilden paranukleäre wirbelförmige „fibröse Körper". Eng zusammenliegende Zellen sind oft durch Desmosomen miteinander verbunden. Sie werden von einer Basallamina umgeben, die sie vom fibrovaskulären Stroma abgrenzt. Satellitenzellen an der Peripherie der Zellballen bilden flache Fortsätze an der Oberfläche der Tumorzellen.

Immunhistochemisch lassen sich 2 Zellkomponenten unterscheiden: die Hauptzellen (Typ I) und die Satellitenzellen (Typ II). Die Typ I-Zellen sind alle immunreaktiv für die neuronspezifische Enolase (NSE) und viele auch für Chromogranin und Synaptophysin. Zu den am häufigsten nachweisbaren neuroendokrinen Substanzen gehören: Serotonin, Leuko-Enkephalin, Gastrin, Substanz P, vasointestinales Polypeptid (VIP), Somatostatin, Bombesin, Kalzitonin und α-MSH, in dieser Reihenfolge. Der immunhistochemische Nachweis dieser Peptide kann mit einer wirksamen Hormonproduktion verbunden sein wie im Fall eines malignen Paraglioms des Glomus jugulare mit intensiver ACTH-Produktion und IL-6-Immunreaktivität, das zu einem ektopischen ACTH-Syndrom geführt hatte. Auch bestehen Hinweise darauf, daß eine Tumorzelle mehr als eine Substanz produzieren kann. Maligne Paragangliome mit lokaler und regionaler Ausbreitung und Fernmetastasen exprimieren weniger Peptide bei relativ geringer Menge an Enkephalinen, Somatostatin, pankreatischem Polypeptid und VIP im Vergleich zu benignen, besser differenzierten Paragangliomen. Die Satellitenzellen sind in der Regel immunreaktiv für S-100-Protein, wobei die benignen Tumoren stärkere Reaktionen aufweisen als die malignen. Vereinzelt ist in Paragangliomen des Filum terminale und an anderen Stellen eine Immunreaktion auf Zytokeratin beschrieben worden. Im Filum terminale ist manchmal zusätzlich GFAP nachweisbar.

In den Zellen, die Katecholamine bilden, d.h. Dopamin, Noradrenalin und Adrenalin, ist ein Katecholamin-synthetisierendes enzymatisches System vorhanden, wobei Tyrosinhydroxylase (TH) die erste Stufe katalysiert, nämlich die Biosynthese von DOPA aus Tyrosin. TAKAHASHI et al. (1989) konnten zeigen, daß TH nicht nur in normalen Paraganglienzellen vorkommt, sondern auch in Paragangliomen. Diese Autoren haben 3 derartige Tumoren aus der kraniozervikalen Region untersucht, von denen einer Metastasen in den zervikalen Lymphknoten aufwies.

Graduierung und Prognose: Die meisten Paragangliome sind histologisch benigne, und sie werden nach der WHO-Klassifikation dem Grad I zugeordnet. Wegen der Schwierigkeit der vollständigen operativen Entfernung kommt es jedoch bei den Paragangliomen des Glomus jugulare in etwa der Hälfte der Fälle zu lokalen Rezidiven, ebenso bei 17 % der Paragangliome des Vagus und bei 10 % der Tumoren des Glomus caroticum. Histologisch sind Nekrosen, eine Gefäßinfiltration und eine erhöhte Mitoserate Hinweise auf Malignität. Gleiches gilt für die DNA-Aneuploidie. Malignität tritt am häufigsten bei den retroperitonealen Paragangliomen auf (28–42 %) gefolgt von laryngealen und vagalen, aortopulmonalen, thorakalen und jugulotympanischen Tumoren, während nur 2–9 % der Karotistumoren maligne sind. Allerdings ist die histologische Bestimmung des klinischen Verhaltens eines Tumors problematisch, wie die Beobachtung eines Falles zeigt, bei dem ein histopathologisch benignes Paragangliom der Karotis zu multiplen Wirbelkörpermetastasen nach einem langen Intervall von 9 Jahren geführt hatte.

III. Askin-Tumoren

Diese Tumoren gehören nicht zu den Paragangliomen, sondern werden den Paraneuronen zugeordnet (s. oben); sie sind immunreaktiv auf Antikörper gegen neuronspezifische Enolase (NSE) und Synaptophysin, leiten sich aber nicht von Komponenten der Neuralleiste ab. Sie sollen hier deshalb nur kurz erwähnt werden. JÜRGENS et al. (1988) berichten über eine retrospektive Analyse von 42 Patienten mit sog. „malignen peripheren neuroektodermalen Tumoren" oder malignem kleinzelligen Tumor der thorakopulmonalen Region (Askin-Tumor) (ASKIN et al. 1979). Die Hauptlokalisation sind die thorakopulmonale Region, danach die Extremitäten, der Bauch- und Beckenraum sowie die Kopf- und Nackenregion; 31 der 42 Tumoren hatten auch auf den angrenzenden Bereich übergegriffen. Diese Fälle sind in der kooperativen Ewing-Sarkom-, Weichteiltumor- und Neuroblastomstudie der Deutschen Gesellschaft für Pädiatrische Onkologie erfaßt.

IV. Mukosaneurome bei multipler endokriner Neoplasie (MEN) vom Typ IIb

Das multiple endokrine Neoplasie (MEN)-Syndrom umfaßt das gleichzeitige Vorkommen benigner und maligner Neoplasmen der Hypophyse, Schilddrüse und Parathyreoidea, daneben auch der Nebennierenrinde und des Pankreas (Lit. s. LESOURD et al. 1988; zur Genetik s. Kap. H. III.a, Hirschsprung-Syndrom). Somit handelt es sich wie bei den Askin-Tumoren um Tumoren der Paraneurone, unter denen jedoch, abgesehen von Phäochromozytomen, keine Abkömmlinge der Neuralleiste betroffen sind. Diese Syndrome werden hier deshalb nur kurz erwähnt.

Das *MEN 1-Syndrom* ist autosomal-dominant erblich bei inkompletter Penetranz. Die Manifestationen dieses Syndroms schließen eine Hyperplasie oder ein Adenom der Parathyreoidea ein, das Zollinger-Ellison-Syndrom mit peptischer

Ulzeration und Hypoglykämie sekundär aufgrund eines insulinsezernierenden Pankreasadenoms sowie Nebennierenrindentumoren. Ein Phäochromozytom gehört nicht zum Syndrom.

Das *MEN 2-Syndrom* schließt weder Pankreasinseltumoren noch peptische Ulzerationen ein. Doch gehören die Komplikationen multipler Phäochromozytome und medullärer Karzinome der Schilddrüse dazu. Das MEN 2-Syndrom wird weiter unterteilt. Diejenigen Fälle, die mukokutane „Neurome" an verschiedenen anatomischen Stellen aufweisen, werden als *MEN 2b-Syndrom* bezeichnet, während diejenigen ohne derartige mukokutane Läsionen als *MEN 2a* klassifiziert werden.

LESOURD et al. (1988) beschreiben einen Patienten mit MEN 2b-Syndrom, der schließlich an den Folgen eines medullären Schilddrüsenkarzinoms verstorben ist, eine Komplikation, die zu vermeiden ist, wenn das Syndrom rechtzeitig erkannt wird.

Literatur*

Aamar S, Saada A, Rotshenker S (1992) Lesion-induced changes in the production of newly synthesized and secreted apo-E and other molecules are independent of the concomitant recruitment of blood-borne macrophages into injured peripheral nerves. J Neurochem 59: 1287–1292

Abele M, Burk K, Andres F, Topka H, Laccone F, Bosch S et al. (1997) Autosomal dominant cerebellar ataxia type I. Nerve conduction and evoked potential studies in families with SCA1, SCA2 and SCA3. Brain 120: 2141–2148

Abou-Donia MB, Lapadula DM (1990) Mechanisms of organophosphorus ester-induced delayed neurotoxicity: type I and type II. Annu Rev Pharmacol Toxicol 30: 405–440

Adachi N, Koh CS, Tsukada N, Shoji S, Yanagisawa N (1988) In vitro degradation of amyloid material by four proteases in tissue of a patient with familial amyloidotic polyneuropathy. J Neurol Sci 84: 295–299

Adams CW, Buk SJ, Hughes RA, Leibowitz S, Sinclair E (1989) Perls' ferrocyanide test for iron in the diagnosis of vasculitic neuropathy. Neuropathol Appl Neurobiol 15: 433–439

Adlkofer K, Martini R, Aguzzi A, Zielasek J, Toyka KV, Suter U (1995) Hypermyelination and demyelinating peripheral neuropathy in PMP22-deficient mice. Nat Genet 11: 274–280

Aguayo AJ, Dickson R, Trecarten J, Attiwell M, Bray GM, Richardon P (1978) Ensheathment and myelination of regenerating PNS fibres by transplanted optic nerve glia. Neurosci Lett 9: 97–104

Aharon-Peretz J, Harel T, Revach M, Ben-Haim SA (1992) Increased sympathetic and decreased parasympathetic cardiac innervation in patients with Alzheimer's disease. Arch Neurol 49: 919–922

Ahlberg G, Borg K, Edström L, Anvret M (1997) Welander distal myopathy is not linked to other defined distal myopathy gene loci. Neuromuscul Disord 7: 256–260

Aicardi J, Castelein P (1979) Infantile neuroaxonal dystrophy. Brain 102: 727–748

Albin R, Albers J, Greenberg H, Townsend J, Lynn R, Burke J, Allessi A (1987) Acute sensory neuropathy-neuronopathy from pyridoxine overdose. Neurology 37: 1729–1732

al-Chalabi A, Powell JF, Leigh PN (1995) Neurofilaments, free radicals, excitotoxins, and amyotrophic lateral sclerosis. Muscle Nerve 18: 540–545

Alderson K (1992) Axonal swellings in human intramuscular nerves. Muscle Nerve 15: 1284–1289

Alderson K, Holds JB, Anderson RL (1991) Botulinum-induced alteration of nerve-muscle interactions in the human orbicularis oculi following treatment for blepharospasm. Neurology 41: 1800–1805

---

* Das Literaturverzeichnis ist alphabetisch geordnet. Bei mehreren Titeln desselben Autors gilt folgende Reihenfolge:
  - zunächst alle Titel, die der Autor allein verfaßt hat: chronologisch nach Erscheinungsjahr,
  - dann alle Titel, die der Autor mit einem Koautor verfaßt hat: alphabetisch nach Koautor,
  - schließlich alle Titel, die der Autor mit mehreren Koautoren verfaßt hat: chronologisch nach Erscheinungsjahr.

Alderson LM, Noonan PT, Choi IS, Henson JW (1996) Regional subacute cranial neuropathies following internal carotid cisplatin infusion. Neurology 47: 1088–1090

Aldskogius H, Molander C, Persson J, Thomander L (1987) Specific and nonspecific regeneration of motor axons after sciatic nerve injury and repair in the rat. J Neurol Sci 80: 249–257

Alexianu M, Christodorescu D, Vasilescu C, Dan A, Petrovici A, Magureanu S, Savu C (1983) Sensorimotor neuropathy in a patient with Marinesco-Sjögren syndrome. Eur Neurol 22: 222–226

al-Hakim M, Cohen M, Daroff RB (1993) Postmortem examination of relapsing acute Guillain-Barré syndrome. Muscle Nerve 16: 173–176

Allcutt DA, Hoffman HJ, Isla A, Becker LE, Humphreys RP (1991) Acoustic schwannomas in children. Neurosurgery 29: 14–18

Allsop JL, Martini L, Lebris H, Pollard J, Walsh J, Hodgkinson S (1986) Les manifestations neurologiques de la ciguatera. Rev Neurol (Paris) 142: 590–597

Allt G, Ghabriel MN, Sikri K (1988) Lysophosphatidyl choline-induced demyelination. A freeze-fracture study. Acta Neuropathol (Berl) 75: 456–464

Almsaddi M, Bertorini TE, Seltzer WK (1998) Demyelinating neuropathy in a patient with multiple sclerosis and genotypical HMSN I. Neuromusc Disord 8: 87–89

ALS CNTF Treatment Study Group (1996) A double-blind placebo-controlled clinical trial of subcutaneous recombinant human ciliary neurotrophic factor (rHCNTF) in amyotrophic lateral sclerosis. Neurology 46: 1244–1249

Alter M (1990) The epidemiology of Guillain-Barré syndrome. Ann Neurol 27 Suppl: S7–12

Amato AA, Gronseth GS, Callerame KJ (1996) Longitudinal studies of the duplication form of Charcot-Marie-Tooth polyneuropathy. Muscle Nerve 19: 74–78

Amato AA, Gronseth GS, Callerame KJ, Kagan-Hallet KS, Bryan WW, Barohn RJ (1996) Tomaculous neuropathy: a clinical and electrophysiological study in patients with and without 1.5-Mb deletions in chromosome 17p11.2. Muscle Nerve 19: 16–22

An SF, Ciardi A, Scaravilli F (1994) PCR detection of HIV proviral DNA (gag) in the brains of patients with AIDS: comparison between results using fresh frozen and paraffin wax embedded specimens. J Clin Pathol 47: 990–994

Anand P, Llewelyn JG, Thomas PK, Gillon KR, Lisk R, Bloom SR (1988) Water content, vasoactive intestinal polypeptide and substance P in intact and crushed sciatic nerves of normal and streptozotocin-diabetic rats. J Neurol Sci 83: 167–177

Andermann E, Andermann F, Bergeron D et al. (1979) Familial agenesis of the corpus callosum with sensori-motor neuronopathy; genetic and epidemiological studies of over 170 patients. Can J Neurol Sci 6: 400

Andersen PM, Nilsson P, Keranen ML, Forsgren L, Hagglund J, Karlsborg M, Ronnevi LO, Gredal O, Marklund SL (1997) Phenotypic heterogeneity in motor neuron disease patients with CuZn-superoxide dismutase mutations in Scandinavia. Brain 120: 1723–1737

Anderson B, Robertson DM (1979) Melanin containing neurofibroma: case report with evidence of Schwann cell origin of melanin. Can J Neurol Sci 6: 139–143

Anderson NE, Rosenblum MK, Graus F, Wiley RG, Posner JB (1988) Autoantibodies in paraneoplastic syndromes associated with small-cell lung cancer. Neurology 38: 1391–1398

Anderson PN, Woodham P, Turmaine M (1989) Peripheral nerve regeneration through optic nerve grafts. Acta Neuropathol (Berl) 77: 525–534

Ando Y, Ohlsson PI, Suhr O, Nyhlin N, Yamashita T, Holmgren G, Danielsson A, Sandgren O, Uchino M, Ando M (1996) A new simple and rapid screening method for variant transthyretin-related amyloidosis. Biochem Biophys Res Commun 228: 480–483

Andrade C (1952) A peculiar form of peripheral neuropathy. Brain 75: 408–427

Ansselin AD, Fink T, Davey DF (1997) Peripheral nerve regeneration through nerve guides seeded with adult Schwann cells. Neuropathol Appl Neurobiol 23: 387–398

Ansselin AD, Pollard JD (1990) Immunopathological factors in peripheral nerve allograft rejection: quantification of lymphocyte invasion and major histocompatibility complex expression. J Neurol Sci 96: 75–88

Antel JP, Moumdjian R (1989) Paraneoplastic syndromes: a role for the immune system. J Neurol 236: 1–3

Anzil AP, Palmucci L (1983) Of ghost bodies and calcified globules: a common finding in the perineurium of adult human peripheral nerve. Clin Neuropathol 2: 42–45

Anzini P, Neuberg DH, Schachner M, Nelles E, Willecke K, Zielasek J et al. (1997) Structural abnormalities and deficient maintenance of peripheral nerve myelin in mice lacking the gap junction protein connexin 32. J Neurosci 17: 4545-4551

Apfel SC, Lipton RB, Arezzo JC, Kessler JA (1991) Nerve growth factor prevents toxic neuropathy in mice. Ann Neurol 29: 87-90

Apfel SC, Arezzo JC, Lipson L, Kessler JA (1992) Nerve growth factor prevents experimental-cisplatin neuropathy. Ann Neurol 31: 76-80

Appenzeller O (1990) The autonomic nervous system. An introduction to basic and clinical concepts. Elsevier, Amsterdam

Appenzeller O, Kornfeld M (1974) Macrodactyly and localized hypertrophic neuropathy. Neurology 24: 767-717

Appenzeller O, Parks RD, MacGee J (1968) Peripheral neuropathy in chronic disease of the respiratory tract. Am J Med 44: 873-880

Applegate C, Burke D (1989) Changes in excitability of human cutaneous afferents following prolonged high-frequency stimulation. Brain 112: 147-164

Arakawa Y, Sendtner M, Thoenen H (1990) Survival effect of ciliary neurotrophic factor (CNTF) on chick embryonic motoneurons in culture: comparison with other neurotrophic factors and cytokines. J Neurosci 10: 3507-3515

Araki T, Milbrandt J (1996) Ninjurin, a novel adhesion molecule, is induced by nerve injury and promotes axonal growth. Neuron 17: 353-361

Arasaki K, Kusunoki S, Kudo N, Kanazawa I (1993) Acute conduction block in vitro following exposure to antiganglioside sera. Muscle Nerve 16: 587-593

Archelos JJ, Maurer M, Jung S, Toyka KV, Hartung HP (1993) Suppression of experimental allergic neuritis by an antibody to the intracellular adhesion molecule ICAM-1. Brain 116: 1043-1058

Arenas E, Trupp M, Akerud P, Ibanez CF (1995) GDNF prevents degeneration and promotes the phenotype of brain noradrenergic neurons in vivo. Neuron 15: 1465-1473

Argov Z, Soffer D, Eisenberg S, Zimmerman Y (1986) Chronic demyelinating peripheral neuropathy in cerebrotendinous xanthomatosis. Ann Neurol 20: 89-91

Argov Z, Steiner I, Soffer D (1989) The yield of sural nerve biopsy in the evaluation of peripheral neuropathies. Acta Neurol Scand 79: 243-245

Arimura K, Murai Y, Rosales RL, Izumo S (1988) Spinal roots of rats poisoned with methylmercury: physiology and pathology. Muscle Nerve 11: 762-768

Armati PJ, Pollard JD, Gatenby P (1990) Rat and human Schwann cells in vitro can synthesize and express MHC molecules. Muscle Nerve 13: 106-116

Arnason BGW (1984) Acute inflammatory demyelinating polyradiculoneuropathies. In: Dyck P, Thomas P, Lambert H, Bunge R (eds) Peripheral neuropathy. vol II, pp 2050-2100

Arnold PM, Oldershaw JB, McDonald LW, Langer BG (1990) Myxomatous cyst of the brachial plexus. Case report. J Neurosurg 73: 782-784

Arruda WO, Engelstad J, Dyck PJ (1992) Neuropathologic and morphometric effects of aminoguanidine on rat nerves. J Neurol Sci 113: 80-84

Arvidson B (1992) Inorganic mercury is transported from muscular nerve terminals to spinal and brainstem motoneurons. Muscle Nerve 15: 1089-1094

Asbury AK, Victor M, Adams RD (1963) Uremic polyneuropathy. Arch Neurol 8: 413-428

Asbury AK, Gale MK, Cox SC, Baringer JR, Berg BO (1972) Giant axonal neuropathy - a unique case with segmental neurofilamentous masses. Acta Neuropathol (Berl) 20: 237-247

Asbury AK, Gilliatt RW (eds) (1987) Peripheral nerve disorders. A practical approach. Butterworths, London Boston Durban Toronto

Asbury AK, Johnson PC (1978) Pathology of peripheral nerve. Major Probl Pathol 9: 1-311. Saunders, Philadelphia London Toronto

Asbury AK, Porte DJ (1992) Proceedings of a consensus development conference on standardized measures in diabetic neuropathy. Neurology 42: 1823-1839

Asbury AK, Thomas PK (1995) Peripheral nerve disorders. Butterworth-Heinemann, Oxford London Boston Toronto

Ashby J, Tinwell H (1995) Is thalidomide mutagenic? [letter]. Nature 375: 453

Askin FB, Rosai J, Sibley RK, Dehner LP, McAlister WH (1979) Malignant small cell tumor of the thoracopulmonary region in childhood: a distinctive clinicopathologic entity of uncertain histogenesis. Cancer 43: 2438-2451

Atkinson PF, Perry ME, Hall SM, Hughes RA (1993) Immunoelectronmicroscopical demonstration of major histocompatibility class II antigen: expression on endothelial and perivascular cells but not Schwann cells in human neuropathy. Neuropathol Appl Neurobiol 19: 22–30

Atsumi T (1981) The ultrastructure of intramuscular nerves in amyotrophic lateral sclerosis. Acta Neuropathol (Berl) 55: 193–198

Atsumi T, Miyatake T (1987) Morphometry of the degenerative process in the hypoglossal nerves in amyotrophic lateral sclerosis. Acta Neuropathol (Berl) 73: 25–31

Auer RN, Budny J, Drake CG, Ball MJ (1982) Frontal lobe perivascular schwannoma. Case report. J Neurosurg 56: 154–157

Awasthi D, Kline DG, Beckman EN (1991) Neuromuscular hamartoma (benign "triton" tumor) of the brachial plexus. Case report. J Neurosurg 75: 795–797

Baechner D, Liehr T, Hameister H, Altenberger H, Grehl H, Suter U, Rautenstrauss B (1995) Widespread expression of the peripheral myelin protein-22 gene (PMP22) in neural and non-neural tissues during murine development. J Neurosci Res 42: 733–741

Baethmann M, Göhlich-Ratmann G, Schröder JM, Kalaydjieva L, Voit T (1998) HMSNL in a 13-year-old Bulgarian girl. Neuromusc Disord 8: 90–94

Baig S, Yu-Ping J, Olsson T, Cruz M, Link H (1991) Cells secreting anti-MAG antibody in patients with polyneuropathy associated with M component. Brain 114: 573–583

Bailey RO, Baltch AL, Venkatesh R, Singh JK, Bishop MB (1988) Sensory motor neuropathy associated with AIDS. Neurology 38: 886–891

Bain PG, Britton TC, Jenkins IH, Thompson PD, Rothwell JC, Thomas PK et al. (1996) Tremor associated with benign IgM paraproteinaemic neuropathy. Brain 119: 789–799

Baldeweg T, Riccio M, Gruzelier J, Hawkins D, Burgess A, Irving G, Stygall J, Catt S, Catalan J (1995) Neurophysiological evaluation of zidovudine in asymptomatic HIV-1 infection: a longitudinal placebo-controlled study. J Neurol Sci 132: 162–169

Bandtlow CE, Heumann R, Schwab ME, Thoenen H (1987) Cellular localization of nerve growth factor synthesis by in situ hybridization. Embo J 6: 891–899

Banker BQ (1994) Congenital deformities. Chapter 73. In: Engel A, Franzini-Armstrong C (eds) Myology, vol 2. McGraw-Hill, New York, pp 1905–1937

Barakat I, Deruaz JP, de Tribolet N (1995) Differential expression of triidothyronine receptors of schwannoma and neurofibroma: role of Schwann cell-axon interaction. Acta Neuropathol 90: 142–149

Barbin G, Manthorpe M, Varon S (1984) Purification of the chick eye ciliary neuronotrophic factor. J Neurochem 43: 1468–1478

Barde YA, Edgar D, Thoenen H (1982) Purification of a new neurotrophic factor from mammalian brain. Embo J 1: 549–553

Bardenheuer E (1908) Behandlung der Nerven bei Amputationen zur Verhütung der Amputationsneurome und zur Heilung der bestehenden Neurome durch die sogenannte Neurinkampsis. Dtsch Z Chir 96: 126–135

Bardosi A, Creutzfeldt W, DiMauro S, Felgenhauer K, Friede RL, Goebel HH et al. (1987) Myo-, neuro-, gastrointestinal encephalopathy (MNGIE syndrome) due to partial deficiency of cytochrome-c-oxidase. A new mitochondrial multisystem disorder. Acta Neuropathol (Berl) 74: 248–258

Bardosi A, Friede RL, Ropte S, Goebel HH (1987) A morphometric study on sural nerves in metachromatic leucodystrophy. Brain 110: 683–694

Barnhill RL, Mihm MC jr (1990) Cellular neurothekeoma. A distinctive variant of neurothekeoma mimicking nevomelanocytic tumors. Am J Surg Pathol 14: 113–120

Barohn RJ, Kissel JT, Warmolts JR, Mendell JR (1989) Chronic inflammatory demyelinating polyradiculoneuropathy. Clinical characteristics, course, and recommendations for diagnostic criteria. Arch Neurol 46: 878–884

Bartz-Bazzanella P, Genth E, Pollmann HJ, Schröder JM, Völker A (1992) Eosinophilie-Myalgie-Syndrom mit Fasziitis und interstitieller Myositis nach L-Tryptophan-Einnahme. Z Rheumatol 51: 3–13

Baumann N, Masson M, Carreau V, Lefevre M, Herschkowitz N, Turpin JC (1991) Adult forms of metachromatic leukodystrophy: clinical and biochemical approach. Dev Neurosci 13: 211–215

Beal MF (1995) Aging, energy, and oxidative stress in neurodegenerative diseases. Ann Neurol 38: 357–366

Bean WB, Hodges RE, Daum KE (1955) Panthothenic acid deficiency induced in human subjects. J Clin Investig 34: 1073–1084

Beggs J, Johnson PC, Olafsen A, Watkins CJ, Cleary C (1991) Transperineurial arterioles in human sural nerve. J Neuropathol Exp Neurol 50: 704–718

Beggs J, Johnson PC, Olafsen A, Watkins CJ (1992) Innervation of the vasa nervorum: changes in human diabetics. J Neuropathol Exp Neurol 51: 612–629

Beggs JL, Johnson PC, Olafsen AG, Watkins CJ, Targovnik JH, Koep LJ (1989) Regression of perineurial cell basement membrane in a human diabetic following isogenic pancreas transplant. Acta Neuropathol (Berl) 79: 108–112

Behar R, Wiley C, McCutchan JA (1987) Cytomegalovirus polyradiculoneuropathy in acquired immune deficiency syndrome. Neurology 37: 557–561

Behse F (1990) Morphometric studies on the human sural nerve. Acta Neurol Scand Suppl 132: 1–38

Behse F, Buchthal F, Carlsen F, Knappeis GG (1972) Hereditary neuropathy with liability to pressure palsies. Electrophysiological and histopathological aspects. Brain 95: 777–794

Behse F, Buchthal F, Carlsen F (1977) Nerve biopsy and conduction studies in diabetic neuropathy. J Neurol Neurosurg Psychiatry 40: 1072–1082

Beischer W (1998) Der diabetische Fuß. Klinikarzt 5: 131–136

Beiswanger CM, Roscoe-Graessle TL, Zerbe N, Reuhl KR, Lowndes HE (1993) 3-Acetylpyridine-induced degeneration in the dorsal root ganglia: involvement of small diameter neurons and influence of axotomy. Neuropathol Appl Neurobiol 19: 164–172

Belai A, Schmidt HH, Hoyle CH, Hassall CJ, Saffrey MJ, Moss J, Forstermann U, Murad F, Burnstock G (1992) Colocalization of nitric oxide synthase and NADPH-diaphorase in the myenteric plexus of the rat gut. Neurosci Lett 143: 60–64

Ben Hamida M, Letaief F, Hentati F, Ben Hamida C (1987) Morphometric study of the sensory nerve in classical (or Charcot disease) and juvenile amyotrophic lateral sclerosis. J Neurol Sci 78: 313–329

Ben Hamida M, Hentati F, Ben Hamida C (1990) Hereditary motor system diseases (chronic juvenile amyotrophic lateral sclerosis). Conditions combining a bilateral pyramidal syndrome with limb and bulbar amyotrophy. Brain 113: 347–363

Ben Jelloun-Dellagi S, Dellagi K, Burger D, Ben Younes-Chennoufi A, Hentati FF, Steck A, Ben Hamida M (1992) Childhood peripheral neuropathy with autoantibodies to myelin glycoprotein Po. Ann Neurol 32: 700–702

Ben Othmane K, Middleton LT, Loprest LJ, Wilkinson KM, Lennon F, Rozear MP et al. (1993) Localization of a gene (CMT2A) for autosomal dominant Charcot-Marie-Tooth disease type 2 to chromosome 1p and evidence of genetic heterogeneity. Genomics 17: 370–375

Bendixen BH, Younger DS, Hair LS, Gutierrez C, Meyers ML, Homma S, Jaffe IA (1992) Cholesterol emboli neuropathy. Neurology 42: 428–430

Benecke R, Strumper P, Weiss H (1992) Electron transfer complex I defect in idiopathic dystonia. Ann Neurol 32: 683–686

Benhaiem-Sigaux N, Ricolfi F, Keravel Y, Poirier J (1996) Epithelioid Schwannoma of the acoustic nerve. Clin Neuropathol 15: 231–233

Benke PJ, Reyes PF, Parker JC jr (1981) New form of adrenoleukodystrophy. Hum Genet 58: 204–208

Bennett GJ (1994) Hypotheses on the pathogenesis of herpes zoster-associated pain. Ann Neurol 35 (Suppl) S38–41

Bennett JL, Mahalingam R, Wellish MC, Gilden DH (1996) Epstein-Barr virus – associated acute autonomic neuropathy. Ann Neurol 40: 453–455

Benstead TJ, Dyck PJ, Low P (1988) Chronic hypoxia induces selective maldevelopment of peripheral myelin in rat. J Neuropathol Exp Neurol 47: 599–608

Berciano J, Figols J, Combarros O, Calleja J, Pascual J, Oterino A (1996) Plexiform neurofibroma of the cauda equina presenting as peroneal muscular atrophy. Muscle Nerve 19: 250–253

Berciano J, Figols J, Garcia A, Calle E, Illa I, Lafarga M, Berciano MT (1997) Fulminant Guillain-Barré syndrome with universal inexcitability of peripheral nerves: a clinicopathological study. Muscle Nerve 20: 846–857

Berciano MT, Calle E, Andres MA, Berciano J, Lafarga M (1996) Schwann cell nuclear remodelling and formation of nuclear and coiled bodies in Guillain-Barré syndrome. Acta Neuropathol (Berl) 92: 386–394

Berciano MT, Calle E, Fernandez R, Lafarga M (1998) Regulation of Schwann cell numbers in tellurium-induced neuropathy: apoptosis, supernumerary cells and internodal shortening. Acta Neuropathol (Berl) 95: 269-279
Berg BO, Rosenberg SH, Asbury AK (1972) Giant axonal neuropathy. Pediatrics 49: 894-899
Berger AR, Schaumburg HH, Schroeder C, Apfel S, Reynolds R (1992) Dose response, coasting, and differential fiber vulnerability in human toxic neuropathy: a prospective study of pyridoxine neurotoxicity. Neurology 42: 1367-1370
Berger AR, Herskovitz S, Kaplan J (1995) Late motor involvement in cases presenting as "chronic sensory demyelinating polyneuropathy". Muscle Nerve 18: 440-444
Berger JR, Gallo B (1998) Chronic inflammatory polyradiculoneuropathy associated with alopecia universalis. Muscle Nerve 21: 124-125
Bergmann KC (1988) Erkrankungen der Lunge (11). Wesen und Bedeutung der Bronchialschleimhautentzündung bei chronisch-obstruktiven Atemwegserkrankungen. Dtsch Ärzteblatt 85: B-2477-2482
Bergoffen J, Scherer SS, Wang S, Scott MO, Bone LJ, Paul DL, Chen K, Lensch MW, Chance PF, Fischbeck KH (1993) Connexin mutations in X-linked Charcot-Marie-Tooth disease. Science 262: 2039-2042
Bergouignan FX, Vital C, Henry P, Eschapasse P (1988) Disulfiram neuropathy. J Neurol 235: 382-383
Berlit P (1992) Clinical and laboratory findings with giant cell arteritis. J Neurol Sci 111: 1-12
Bernsen PL, Wong Chung RE, Vingerhoets HM, Janssen JT (1988) Bilateral neuralgic amyotrophy induced by interferon treatment. Arch Neurol 45: 449-451
Berrettini S, Ravecca F, Sellari-Franceschini S, Bruschini P, Casani A, Padolecchia R (1996) Acoustic neuroma: correlations between morphology and otoneurological manifestations. J Neurol Sci 144: 24-33
Berthold CH (1978) Morphology of normal peripheral axons. In: Waxman SG (ed) Physiology and pathology of axons. Raven Press, New York, pp 3-63
Berthold CH, Skoglund S (1967) Histochemical and ultrastructural demonstration of mitochondria in the paranodal region of developing feline spinal roots and nerves. Acta Soc Med Ups 72: 37-70
Bertini E, Bosman C, Ricci E, Servidei S, Boldrini R, Sabatelli M, Salviati G (1991) Neuromyopathy and restrictive cardiomyopathy with accumulation of intermediate filaments: a clinical, morphological and biochemical study. Acta Neuropathol (Berl) 81: 632-640
Bertorini TE, Nance AM, Horner LH, Greene W, Gelfand MS, Jaster JH (1996) Complications of intravenous gammaglobulin in neuromuscular and other diseases. Muscle Nerve 19: 388-391
Bertram M, Schröder JM (1993) Developmental changes at the node and paranode in human sural nerves: morphometric and fine-structural evaluation. Cell Tissue Res 273: 499-509
Bertrand C, Molina-Negro P, Bouvier G, Gorczyca W (1987) Observations and analysis of results in 131 cases of spasmodic torticollis after selective denervation. Appl Neurophysiol 50: 319-323
Best PV (1987) Malignant triton tumour in the cerebellopontine angle. Report of a case. Acta Neuropathol (Berl) 74: 92-96
Beswetherick JT, Lane PA, Allt G (1992) Schwann cell endocytosis: a role in nerve regeneration? Neuropathol Appl Neurobiol 18: 395-407
Bharucha VA, Peden KW, Tennekoon GI (1994) SV40 large T antigen with c-Jun down-regulates myelin Po gene expression: a mechanism for papovaviral T antigen-mediated demyelination. Neuron 12: 627-637
Bhigjee AI, Bill PL, Wiley CA, Windsor IM, Matthias DA, Amenomori T et al. (1993) Peripheral nerve lesions in HTLV-I associated myelopathy (HAM/TSP). Muscle Nerve 16: 21-26
Bhoyrul S, Sharma AK, Stribling D, Mirrlees DD, Peterson RG, Farber MO, Thomas PK (1988) Ultrastructural observations on myelinated fibres in experimental diabetes: effect of the aldose reductase inhibitor ponalrestat given alone or in conjunction with insulin therapy. J Neurol Sci 85: 131-147
Biessels GJ, Stevens EJ, Mahmood SJ, Gispen WH, Tomlinson DR (1996) Insulin partially reverses deficits in peripheral nerve blood flow and conduction in experimental diabetes [published erratum appears in J Neurol Sci 1996 Dec; 144(1-2): 234]. J Neurol Sci 140: 12-20

Bigner DD, McLendon RE, Brunner JM (eds) (1998) Russell & Rubinstein's Pathology of Tumors of the Nervous System. Arnold, London Sydney Auckland

Bijlsma EK, Brouwer-Mladin R, Bosch DA, Westerveld A, Hulsebos TJ (1992) Molecular characterization of chromosome 22 deletions in schwannomas. Genes Chromosomes Cancer 5: 201–205

Bilbao JM, Khoury NJ, Hudson AR, Briggs SJ (1984) Perineurioma (localized hypertrophic neuropathy). Arch Pathol Lab Med 108: 557–560

Bird TD (1993) Peripheral neuropathy association. Neurology: 43–444

Bird TD, Bennett RL (1995) Why do DNA testing? Practical and ethical implications of new neurogenetic tests. Ann Neurol 38: 141–146

Bird TD, Ott J, Giblett ER (1982) Evidence for linkage of Charcot-Marie-Tooth neuropathy to the Duffy locus on chromosome 1. Am J Hum Genet 34: 388–394

Bird TD, Kraft GH, Lipe HP, Kenney KL, Sumi SM (1997) Clinical and pathological phenotype of the original family with Charcot-Marie-Tooth type 1B: a 20-year study. Ann Neurol 41: 463–469

Birouk N, Gouider R, Le Guern E, Gugenheim M, Tardieu S, Maisonobe T et al. (1997) Charcot-Marie-Tooth disease type 1A with 17p11.2 duplication. Clinical and electrophysiological phenotype study and factors influencing disease severity in 119 cases. Brain 120: 813–823

Bischoff A (1967) Ultrastructure of tri-ortho-cresyl phosphate poisoning in the chicken. II. Studies on myelin and axonal alterations in the sciatic nerve. Acta Neuropathol (Berl) 9: 158–174

Bischoff A, Fierz U, F-R, Ulrich J (1968) Peripher-neurologische Störungen bei der Fabryschen Krankheit (Angiokeratoma corporis diffusum universale). Klin Wochenschr 46: 666–671

Björklund H, Fahrenkrug J, Seiger A, Vanderhaeghen JJ, Olson L (1985) On the origin and distribution of vasoactive intestinal polypeptide-, peptide HI-, and cholecystokinin-like-immunoreactive nerve fibers in the rat iris. Cell Tissue Res 242: 1–7

Björklund H, Dalsgaard CJ, Jonsson CE, Hermansson A (1986) Sensory and autonomic innervation of non-hairy and hairy human skin. An immunohistochemical study. Cell Tissue Res 243: 51–57

Blair IP, Nash J, Gordon MJ, Nicholson GA (1996) Prevalence and origin of de novo duplications in Charcot-Marie-Tooth disease type 1A: first report of a de novo duplication with a maternal origin [see comments]. Am J Hum Genet 58: 472–476

Blaquière de G, Santamaria L, Curtis J, Terenghi G, Polak J, Turk J (1994) A morphological and functional asseement of myobacterium leprae-induced nerve damage in a guinea-pig model of leprous neuritis. Neuropathol Appl Neurobiol 20: 261–271

Blasi J, Chapman ER, Link E, Binz T, Yamasaki S, De Camilli P, Sudhof TC, Niemann H, Jahn R (1993) Botulinum neurotoxin A selectively cleaves the synaptic protein SNAP-25 [see comments]. Nature 365: 160–163

Blass JP, Gibson GE (1977) Abnormality of a thiamine-requiring enzyme in patients with Wernicke-Korsakoff syndrome. N Engl J Med 297: 1367–1370

Blexrud MD, Lee DA, Windebank AJ, Brunden KR (1990) Kinetics of production of a novel growth factor after peripheral nerve injury. J Neurol Sci 98: 287–299

Blinzinger K, Kreutzberg G (1968) Displacement of synaptic terminals from regenerating motoneurons by microglial cells. Z Zellforsch Mikrosk Anat 85: 145–157

Blondet B, Murawsky M, Houenou LJ, Li L, Ait-Ikhlef A, Yan Q, Rieger F (1997) Brain-derived neurotrophic factor fails to arrest neuromuscular disorders in the paralyse mouse mutant, a model of motoneuron disease. J Neurol Sci 153: 20–24

Blum AS, Dal Pan GJ, Feinberg J, Raines C, Mayjo K, Cornblath DR, McArthur JC (1996) Low-dose zalcitabine-related toxic neuropathy: frequency, natural history, and risk factors. Neurology 46: 999–1003

Bódi I, Váradi P, Pokorny G, Engelhardt J, Dibó G, Vécsei L, Miko TL (1998) Polyneuropathy with endoneurial immune complex deposition as the first manifestation of systemic lupus erythematosus (SLE). Acta Neuropathol 96: 297–300

Bokemeyer C, Frank B, van Rhee J, Berger C, Schmoll HJ (1993) Peripheral neuropathy following cancer chemotherapy. Tumordiagn Ther 14: 232–237

Bollensen E, Steck AJ, Schachner M (1988) Reactivity with the peripheral myelin glycoprotein Po in serum from patients with monoclonal IgM gammopathy and polyneuropathy. Neurology 38: 1266–1270

Bolton CF, Gilbert JJ, Hahn AF, Sibbald WJ (1984) Polyneuropathy in critically ill patients. J Neurol Neurosurg Psychiatry 47: 1223–1231
Bolton CF, Young GB, Zochodne DW (1993) The neurological complications of sepsis. Ann Neurol 33: 94–100
Bolton JS, Vauthey JN, Farr GH jr, Sauter EI, Bowen JCd, Kline DG (1989) Is limb-sparing surgery applicable to neurogenic sarcomas of the extremities? Arch Surg 124: 118–121
Boltshauser E, Bischoff A, Isler W (1977) Giant axonal neuropathy. Report of a case with normal hair. J Neurol Sci 31: 269–278
Bone LJ, Dahl N, Lensch MW, Chance PF, Kelly T, Le Guern E et al. (1995) New connexin32 mutations associated with X-linked Charcot-Marie-Tooth disease. Neurology 45: 1863–1866
Bonetti B, Panzeri L, Carner M, Zamboni G, Rizzuto N, Moretto G (1997) Human neoplastic Schwann cells: changes in the expression of neurotrophins and their low-affinity receptor p75. Neuropathol Appl Neurobiol 23: 380–386
Bonnekoh PG, Scheidt P, Friede RL (1989) Myelin phagocytosis by peritoneal macrophages in organ cultures of mouse peripheral nerve. A new model for studying myelin phagocytosis in vitro. J Neuropathol Exp Neurol 48: 140–153
Borchard F (1978) The adrenergic nerves of the normal and the hypertrophied heart. Norm Pathol Anat (Stuttg) 33: 1–68
Borg K, Borg J, Lindbloom U (1987) Sensory involvement in distal myopathy (Welander). J Neurol Sci 80: 323–332
Borg K, Solders G, Borg J, Edstrom L, Kristensson K (1989) Neurogenic involvement in distal myopathy (Welander). Histochemical and morphological observations on muscle and nerve biopsies. J Neurol Sci 91: 53–70
Borg K, Ahlberg G, Anvret M, Edström L (1998) Welander distal myopathy – an overview. Neuromusc Disord 8: 115–118
Bornemann A, Hansen FJ, Schmalbruch H (1996) Nerve and muscle biopsy in a case of hereditary motor and sensory neuropathy type III with basal lamina onion bulbs. Neuropathol Appl Neurobiol 22: 77–81
Bort S, Nelis E, Timmerman V, Sevilla T, Cruz-Martinez A, Martinez F et al. (1997) Mutational analysis of the MPZ, PMP22 and Cx32 genes in patients of Spanish ancestry with Charcot-Marie-Tooth disease and hereditary neuropathy with liability to pressure palsies. Hum Genet 99: 746–754
Bort S, Sevilla T, Garcia-Planells J (1998) Déjérine-Sottas Neuropathy associated with de novo S79P mutation of the peripheral myelin protein 22 (PMP22) gene. Hum Mut S 95–98
Bosch EP, Pelham RW, Rasool CG, Chatterjee A, Lash RW, Brown L, Munsat TL, Bradley WG (1979) Animal models of alcoholic neuropathy: morphologic, electrophysiologic, and biochemical findings. Muscle Nerve 2: 133–144
Bostock H, Burke D, Hales JP (1994) Differences in behaviour of sensory and motor axons following release of ischaemia. Brain 117: 225–234
Bostock H, Sharief MK, Reid G, Murray NM (1995) Axonal ion channel dysfunction in amyotrophic lateral sclerosis. Brain 118: 217–225
Bouche P, Leger JM, Travers MA, Cathala HP, Castaigne P (1986) Peripheral neuropathy in systemic vasculitis: clinical and electrophysiologic study of 22 patients. Neurology 36: 1598–1602
Bouldin TW, Samsa G, Earnhardt TS, Krigman MR (1988) Schwann cell vulnerability to demyelination is associated with internodal length in tellurium neuropathy. J Neuropathol Exp Neurol 47: 41–47
Bouldin TW, Earnhardt TS, Goines ND (1991) Restoration of blood-nerve barrier in neuropathy is associated with axonal regeneration and remyelination. J Neuropathol Exp Neurol 50: 719–728
Bowe CM, Hildebrand C, Kocsis JD, Waxman SG (1989) Morphological and physiological properties of neurons after long-term axonal regeneration: observations on chronic and delayed sequelae of peripheral nerve injury. J Neurol Sci 91: 259–292
Bowen J, Gregory R, Squier M, Donaghy M (1996) The post-irradiation lower motor neuron syndrome neuronopathy or radiculopathy? Brain 119: 1429–1439
Boyd IA, Davey MR (1968) Composition of peripheral nerves. Livingstone, Edingburgh London
Boysen G, Galassi G, Kamieniecka Z, Schlaeger J, Trojaborg W (1979) Familial amyloidosis with cranial neuropathy and corneal lattice dystrophy. J Neurol Neurosurg Psychiatry 42: 1020–1030

Bradley JL, Thomas PK, King RH, Watkins PJ (1994) A comparison of perineurial and vascular basal laminal changes in diabetic neuropathy. Acta Neuropathol (Berl) 88: 426–432

Bradley JL, Thomas PK, King RH, Muddle JR, Ward JD, Tesfaye S et al. (1995) Myelinated nerve fibre regeneration in diabetic sensory polyneuropathy: correlation with type of diabetes. Acta Neuropathol (Berl) 90: 403–410

Bradley WG, Badger GJ, Tandan R, Fillyaw MJ, Young J, Fries TJ et al. (1988) Double-blind controlled trials of Cronassial in chronic neuromuscular diseases and ataxia. Neurology 38: 1731–1739

Bradley WG, Bennett RK, Good P, Little B (1988) Proximal chronic inflammatory polyneuropathy with multifocal conduction block. Arch Neurol 45: 451–455

Bradley WG, Verma A (1996) Painful vasculitic neuropathy in HIV-1 infection: relief of pain with prednisone therapy. Neurology 47: 1446–1451

Brady RO (1993) Fabry disease. In: Dyck PJ, Thomas PK (eds) Peripheral neuropathy. Saunders, Philadelphia London Toronto, pp 1169–1178

Brashear A, Unverzagt FW, Farber MO, Bonnin JM, Garcia JG, Grober E (1996) Ethylene oxide neurotoxicity: a cluster of 12 nurses with peripheral and central nervous system toxicity. Neurology 46: 992–998

Brashear HR, Greenlee JE, Jaeckle KA, Rose JW (1989) Anticerebellar antibodies in neurologically normal patients with ovarian neoplasms. Neurology 39: 1605–1609

Braun PE, Frail DE, Latov N (1982) Myelin-associated glycoprotein is the antigen for a monoclonal IgM in polyneuropathy. J Neurochem 39: 1261–1265

Braun V, Richter HP, Schröder JM (1995) Selective peripheral denervation for spasmodic torticollis: is the outcome predictable? J Neurol 242: 504–507

Braund KG, Vallat JM, Steiss JE, Panangala VS, Zimmer PL (1996) Chronic inflammatory demyelinating polyneuropathy in dogs and cats. J Periph Nerv Sys: 149–155

Braun-Falco O, Marghescu S (1967) Prurigo nodularis Hyde-artige Reaktion durch Blutegelbiß. Der Hautarzt 18. Jg., Heft 3: 112–115

Brenzel W (1995) Qualitative und morphometrische lichtmikroskopische Untersuchungen bei der Vincaalkaloidpolyneuropathie. Inauguraldissertation, Mainz, S 72

Briani C, Brannagan TH, 3rd, Trojaborg W, Latov N (1996) Chronic inflammatory demyelinating polyneuropathy. Neuromuscul Disord 6: 311–325

Brick JF, Gutmann L, Brick J, Apelgren KN, Riggs JE (1987) Timber rattlesnake venom-induced myokymia: evidence for peripheral nerve origin. Neurology 37: 1545–1546

Briggs L, Garcia JH, Conger KA, Pinto de Moraes H, Geer JC, Hollander W (1985) Innervation of brain intraparenchymal vessels in subhuman primates: ultrastructural observations. Stroke 16: 297–301

Bristol DC, Fraher JP (1989) Experimental traction injuries of ventral spinal nerve roots. A scanning electron microscopic study. Neuropathol Appl Neurobiol 15: 549–561

Brodeur GM, Shimada H (1998) Pheochromocytomas and paragangliomas. In: Bigner DD, McLendon RE, Bruner JM (Hrsg) Russell & Rubinstein's pathology of tumors of the nervous system. 2 Arnold, London, Sydney, Auckland, pp 535–560

Bronson RT, Lake BD, Cook S, Taylor S, Davisson MT (1993) Motor neuron degeneration of mice is a model of neuronal ceroid lipofuscinosis (Batten's disease). Ann Neurol 33: 381–385

Bronze MS, Dale JB (1993) Epitopes of streptococcal M proteins that evoke antibodies that cross-react with human brain. J Immunol 151: 2820–2828

Brook G, Duchen L (1990) End-plates, transmissions and contractile characteristics of muscles without spindles in the hereditary sensory neuropathy of the sprawling mouse. Brain 113: 867–891

Brook GA, Schmitt AB, Nacimiento W, Weis J, Schröder JM, Noth J (1998) Distribution of B-50(GAP-43) mRNA and protein in the normal adult human spinal cord. Acta Neuropathol (Berl) 95: 378–386

Brooks JS, Freeman M, Enterline HT (1985) Malignant "Triton" tumors. Natural history and immunohistochemistry of nine new cases with literature review. Cancer 55: 2543–2549

Brosnan JV, King RH, Thomas PK, Craggs RI (1988) Disease patterns in experimental allergic neuritis (EAN) in the Lewis rat. Is EAN a good model for the Guillain-Barré syndrome? J Neurol Sci 88: 261–276

Brown H, Flynn JE (1973) Abdominal pedicle flap for hand neuromas and entrapped nerves. J Bone Joint Surg [Am] 55: 575-579

Brown MC, Perry VH, Lunn ER, Gordon S, Heumann R (1991) Macrophage dependence of peripheral sensory nerve regeneration: possible involvement of nerve growth factor. Neuron 6: 359-370

Brown MJ, Martin JR, Asbury AK (1976) Painful diabetic neuropathy. A morphometric study. Arch Neurol 33: 164-171

Brown WF (1984) The physiology and technical basis of electromyography. Butterworth, Stoneham

Brück W (1997) The role of macrophages in Wallerian degeneration. Brain Pathol 7: 741-752

Brück W, Brück Y, Diederich U, Friede RL (1994) Dorsal root ganglia cocultured with macrophages: an in vitro model to study experimental demyelination. Acta Neuropathol (Berl) 88: 459-464

Brück W, Brück Y, Maruschak B, Friede RL (1994) Macrophage properties during peripheral nervous tissue rejection in vitro. J Neuropathol Exp Neurol 53: 51-60

Brück W, Brück Y, Diederich U, Piddlesden SJ (1995) The membrane attack complex of complement mediates peripheral nervous system demyelination in vitro. Acta Neuropathol (Berl) 90: 601-607

Brück W, Brück Y, Maruschak B, Friede RL (1995) Mechanisms of macrophage recruitment in Wallerian degeneration. Acta Neuropathol (Berl) 89: 363-367

Brunelli G, Brunelli G (1996) Experimental surgery in spinal cord lesions by connecting upper motoneurons directly to peripheral targets. J Periph Nerv Sys 2: 111-118

Brunner HG, Spaans F, Smeets HJ, Coerwinkel-Driessen M, Hulsebos T, Wieringa B, Ropers HH (1991) Genetic linkage with chromosome 19 but not chromosome 17 in a family with myotonic dystrophy associated with hereditary motor and sensory neuropathy. Neurology 41: 80-84

Bruyn GW, Bots GT, Went LN, Klinkhamer PJ (1992) Hereditary spastic dystonia with Leber's hereditary optic neuropathy: neuropathological findings. J Neurol Sci 113: 55-61

Bruzzone R, White TW, Scherer SS, Fischbeck KH, Paul DL (1994) Null mutations of connexin32 in patients with X-linked Charcot-Marie-Tooth disease. Neuron 13: 1253-1260

Burger PC, Scheithauer BW (1994) Tumors of the central nervous system Atlas of tumor pathology, 3rd Series, Fascicle 10. Armed Forces Institute of Pathology, Washington D.C., p 452

Busard H, Gabreels-Festen A, Van t'Hof M, Renier W, Gabreels F (1990) Polyglucosan bodiesin sural nerve biopsies. Acta Neuropathol (Berl) 80: 554-557

Busard HL, Gabreels-Festen AA, Renier WO, Gabreels FJ, Stadhouders AM (1987) Axilla skin biopsy: a reliable test for the diagnosis of Lafora's disease. Ann Neurol 21: 599-601

Bush MS, Reid AR, Allt G (1993) Blood-nerve barrier: ultrastructural and endothelial surface charge alterations following nerve crush. Neuropathol Appl Neurobiol 19: 31-40

Buxton PH, Hayward M (1967) Polyneuritis cranialis associated with industrial trichloroethylene poisoning. J Neurol Neurosurg Psychiatry 30: 511-518

Byrne E, Thomas PK, Zilkha KJ (1982) Familial extrapyramidal disease with peripheral neuropathy. J Neurol Neurosurg Psychiatry 45: 372-374

Byrnes ML, Thickbroom GW, Wilson SA, Sacco P, Shipman JM, Stell R, Mastaglia FL (1998) The corticomotor representation of upper limb muscles in writer's cramp and changes following botulinum toxin injection. Brain 121: 977-988

Calabresi PA, Silvestri G, DiMauro S, Griggs RC (1994) Ekbom's syndrome: lipomas, ataxia, and neuropathy with MERRF [see comments]. Muscle Nerve 17: 943-945

Calcutt NA, Willars GB, Tomlinson DR (1988) Axonal transport of choline acetyltransferase and 6-phosphofructokinase activities in genetically diabetic mice. Muscle Nerve 11: 1206-1210

Calcutt NA, Carrington AL, Ettlinger CB, Tomlinson DR (1992) The effect of mixed bovine brain gangliosides on hypoxic conduction block in control and streptozotocin-diabetic rats. J Neurol Sci 109: 96-101

Campellone JV, Lacomis D, Giuliani MJ, Kramer DJ (1998) Mononeuropathies associated with liver transplantation. Muscle Nerve 21: 896-901

Campuzano V, Montermini L, Molto MDea (1996) Friedreich's ataxia: autosomal recessive disease caused by an intronic GAA triplet repeat expansion. Science 271: 1423-1427

Cardellach F, Galofre J, Grau JM, Casademont J, Hoek JB, Rubin E, Urbano-Marquez A (1992) Oxidative metabolism in muscle mitochondria from patients with chronic alcoholism. Ann Neurol 31: 515-518

Carney JA (1990) Psammomatous melanotic schwannoma. A distinctive, heritable tumor with special associations, including cardiac myxoma and the Cushing syndrome. Am J Surg Pathol 14: 206–222
Carter DA, Lisney SJ (1987) The numbers of unmyelinated and myelinated axons in normal and regenerated rat saphenous nerves. J Neurol Sci 80: 163–171
Caruso G, Santoro L, Perretti A, Massini R, Pelosi L, Crisci C et al. (1987) Friedreich's ataxia: electrophysiologic and histologic findings in patients and relatives. Muscle Nerve 10: 503–515
Caruso G, Massini R, Crisci C, Nilsson J, Catalano A, Santoro L et al. (1992) The relationship between electrophysiological findings, upper limb growth and histological features of median and ulnar nerves in man. Brain 115: 1925–1945
Casadei GP, Scheithauer BW, Hirose T, Manfrini M, Van Houton C, Wood MB (1995) Cellular schwannoma. A clinicopathologic, DNA flow cytometric, and proliferation marker study of 70 patients. Cancer 75: 1109–1119
Case CP, Jelaca M (1988) Intramuscular nerves in motor neurone disease. A quantitative ultrastructural study. Acta Neuropathol (Berl) 75: 502–508
Caselli RJ, Daube JR, Hunder GG, Whisnant JP (1988) Peripheral neuropathic syndromes in giant cell (temporal) arteritis. Neurology 38: 685–689
Cavaletti G, Tredici G, Marmiroli P, Petruccioli MG, Barajon I, Fabbrica D (1992) Morphometric study of the sensory neuron and peripheral nerve changes induced by chronic cisplatin (DDP) administration in rats. Acta Neuropathol (Berl) 84: 364–371
Cavaletti G, Tredici G, Braga M, Tazzari S (1995) Experimental peripheral neuropathy induced in adult rats by repeated intraperitoneal administration of taxol. Exp Neurol 133: 64–72
Cavanagh JB (1964) The significance of the "dying-Back" process in experimental and human neurological disease. Int Rev Exp Pathol 3: 219–267
Cavanagh JB, Tomiwa K, Munro PM (1987) Nuclear and nucleolar damage in adriamycin-induced toxicity to rat sensory ganglion cells. Neuropathol Appl Neurobiol 13: 23–38
Cavanagh JB, Buxton PH (1989) Trichloroethylene cranial neuropathy: is it really a toxic neuropathy or does it activate latent herpes virus? J Neurol Neurosurg Psychiatry 52: 297–303
Caviglia AG, Monti G, Navassa G, Colzani M, Gomitoni A, Villa P, Zerbi D (1986) Chronic-relapsing polyneuropathy in the course of cryoglobulinemia. Clinical aspects and plasmapheretic treatment. Ric Clin Lab 16: 385–387
Ceballos-Baumann AO, Sheean G, Passingham RE, Marsden CD, Brooks DJ (1997) Botulinum toxin does not reverse the cortical dysfunction associated with writer's cramp. A PET study. Brain 120: 571–582
Ceuterick C, Martin JJ (1992) Electron microscopic features of skin in neurometabolic disorders. J Neurol Sci 112: 15–29
Ceuterick C, Martin JJ (1994) Nerve biopsy findings in Niemann-Pick type II (NPC) [letter; comment]. Acta Neuropathol (Berl) 88: 602–603
Ceuterick-de Groote C, Martin JJ (1998) Extracerebral biopsy in lysosomal and peroxisomal disorders. Ultrastructural findings. Brain Pathol 8: 121–132
Chad DA, Lacomis D (1994) Critically ill patients with newly acquired weakness: the clinicopathological spectrum [editorial; comment]. Ann Neurol 35: 257–259
Chalk CH, Mills KR, Jacobs JM, Donaghy M (1990) Familial multiple symmetric lipomatosis with peripheral neuropathy. Neurology 40: 1246–1250
Chalk CH, Homburger HA, Dyck PJ (1993) Anti-neutrophil cytoplasmic antibodies in vasculitis peripheral neuropathy. Neurology 43: 1826–1827
Chalk CH, Lennon VA, Stevens JC, Windebank AJ (1993) Seronegativity for type 1 antineuronal nuclear antibodies ('anti-Hu') in subacute sensory neuronopathy patients without cancer [see comments]. Neurology 43: 2209–2211
Challa VR, Jona JZ, Markesbery WR (1977) Ultrastructural observations of the myenteric plexus of the pylorus in infantile hypertrophic pyloric stenosis. Am J Pathol 88: 309–322
Challenor YB, Richter RW, Bruun B, Pearson J (1973) Nontraumatic plexitis and heroin addiction. Jama 225: 958–961
Chalmers RM, Harding AE (1996) A case-control study of Leber's hereditary optic neuropathy. Brain 119: 1481–1486
Chance PF, Bird TD, P OC, Lipe H, Lalouel JM, Leppert M (1990) Genetic linkage and heterogeneity in type I Charcot-Marie-Tooth disease (hereditary motor and sensory neuropathy type I). Am J Hum Genet 47: 915–925

Chance PF, Bird TD, Matsunami N, Lensch MW, Brothman AR, Feldman GM (1992) Trisomy 17p associated with Charcot-Marie-Tooth neuropathy type 1A phenotype: evidence for gene dosage as a mechanism in CMT1A. Neurology 42: 2295-2299

Chance PF, Matsunami N, Lensch W, Smith B, Bird TD (1992) Analysis of the DNA duplication 17p11.2 in Charcot-Marie-Tooth neuropathy type 1 pedigrees: additional evidence for a third autosomal CMT1 locus. Neurology 42: 2037-2041

Chance PF, Alderson MK, Leppig KA, Lensch MW, Matsunami N, Smith B et al. (1993) DNA deletion associated with hereditary neuropathy with liability to pressure palsies. Cell 72: 143-151

Chance PF, Abbas N, Lensch MW, Pentao L, Roa BB, Patel PI, Lupski JR (1994) Two autosomal dominant neuropathies result from reciprocal DNA duplication/deletion of a region on chromosome 17. Hum Mol Genet 3: 223-228

Charnas L, Trapp B, Griffin J (1988) Congenital absence of peripheral myelin: abnormal Schwann cell development causes lethal arthrogryposis multiplex congenita. Neurology 38: 966-974

Charron L, Peyronnard JM, Marchand L (1980) Sensory neuropathy associated with primary biliary cirrhosis. Histologic and morphometric studies. Arch Neurol 37: 84-87

Chaudhry V, Cornblath DR (1992) Wallerian degeneration in human nerves: serial electrophysiological studies. Muscle Nerve 15: 687-693

Chaudhry V, Eisenberger MA, Sinibaldi VJ, Sheikh K, Griffin JW, Cornblath DR (1996) A prospective study of suramin-induced peripheral neuropathy. Brain 119: 2039-2052

Chaunu MP, Ratinahirana H, Raphael M, Henin D, Leport C, Brun-Vezinet F et al. (1989) The spectrum of changes on 20 nerve biopsies in patients with HIV infection. Muscle Nerve 12: 452-459

Chen CM, Chang HS, Lyu RK, Tang LM, Chen ST (1997) Myasthenia gravis and Charcot-Marie-Tooth disease type 1A: an unusual combination of diseases. Muscle Nerve 20: 1457-1459

Cheong DM, Vaccaro CA, Salanga VD, Wexner SD, Phillips RC, Hanson MR, Waxner SD (1995) Electrodiagnostic evaluation of fecal incontinence [published erratum appears in Muscle Nerve 1995 Nov;18(11): 1368]. Muscle Nerve 18: 612-619

Chia LG, Chu FL (1985) A clinical and electrophysiological study of patients with polychlorinated biphenyl poisoning. J Neurol Neurosurg Psychiatry 48: 894-901

Chiba A, Kusunoki S, Obata H, Machinami R, Kanazawa I (1993) Serum anti-GQ1b IgG antibody is associated with ophthalmoplegia in Miller-Fisher syndrome and Guillain-Barré syndrome: clinical and immunohistochemical studies. Neurology 43: 1911-1917

Chio A, Brignolio F, Meineri P, Rosso MG, Tribolo A, Schiffer D (1988) Motor neuron disease and malignancies: results of a population-based study. J Neurol 235: 374-375

Chitre MB, Rajshekhar V, Chandi SM, Chandy MJ (1992) Cystic cerebellar schwannoma. Br J Neurosurg 6: 477-479

Chou SM (1992) Immunohistochemical and ultrastructural classification of peripheral neuropathies with onion-bulbs. Clin Neuropathol 11: 109-114

Chou SM, Gilbert EF, Chun RW, Laxova R, Tuffli GA, Sufit RL, Krassikot N (1990) Infantile olivopontocerebellar atrophy with spinal muscular atrophy (infantile OPCA + SMA). Clin Neuropathol 9: 21-32

Christodoulou K, Kyriakides T, Hristova AH, Georgiou DM, Kalaydjieva L, Yshpekova B et al. (1995) Mapping of a distal form of spinal muscular atrophy with upper limb predominance to chromosome 7p. Hum Mol Genet 4: 1629-1632

Chu NS (1996) Recovery of sympathetic skin responses after digit-to-digit replantation and toe-to-digit transplantation in humans. Ann Neurol 40: 67-74

Chung YJ, Choi KC, Ha JH, Kim KY, Lee SC, Kim SW et al. (1997) A case of carpal tunnel syndrome due to dialysis-related amyloidosis in a patient undergoing long-term hemodialysis. Korean J Intern Med 12: 75-79

Churg J, Strauss L (1951) Allergic granulomatosis, allergic angiitis and periarteritis nodosa. Amer J Path 27: 277

Cinar Y, Hekimoglu F, Ince B, Ince U, Onganer E (1998) A case of a hereditary, late progressing sensory autonomic neuropathy. Clin Neuropathol 17: 12-14

Clark AW, Tran PM, Parhad IM, Krekoski CA, Julien JP (1990) Neuronal gene expression in amyotrophic lateral sclerosis. Brain Res Mol Brain Res 7: 75-83

Classen CF (1990) Hereditäre sensorisch-autonome Neuropathie Typ II: 2 Beobachtungen. Pädiatr Prax 40: 399-406

Claus D, Waddy HM, Harding AE, Murray NM, Thomas PK (1990) Hereditary motor and sensory neuropathies and hereditary spastic paraplegia: a magnetic stimulation study. Ann Neurol 28: 43–49

Claus D, Jaspert A, Grehl H, Neundörfer B (1996) Immunvermittelte Polyneuropathien. Dtsch Ärzteblatt 93: 248–252

Cline MA, Ochoa J, Torebjork HE (1989) Chronic hyperalgesia and skin warming caused by sensitized C nociceptors. Brain 112: 621–647

Cohen BA, McArthur JC, Grohman S, Patterson B, Glass JD (1993) Neurologic prognosis of cytomegalovirus polyradiculomyelopathy in AIDS [see comments]. Neurology 43: 493–499

Cohen J, Low P, Fealey R, Sheps S, Jiang NS (1987) Somatic and autonomic function in progressive autonomic failure and multiple system atrophy. Ann Neurol 22: 692–699

Cohen JA, Yachnis AT, Arai M, Davis JG, Scherer SS (1992) Expression of the neu proto-oncogene by Schwann cells during peripheral nerve development and Wallerian degeneration. J Neurosci Res 31: 622–634

Cohen-Cory S, Fraser SE (1995) Effects of brain-derived neurotrophic factor on optic axon branching and remodelling in vivo. Nature 378: 192–196

Combarros O, Pascual J, de Pablos C, Ortega F, Berciano J (1996) Taste loss as an initial symptom of Guillain-Barré syndrome. Neurology 47: 1604–1605

Comella CL, Buchman AS, Tanner CM, Brown-Toms NC, Goetz CG (1992) Botulinum toxin injection for spasmodic torticollis: increased magnitude of benefit with electromyographic assistance. Neurology 42: 878–882

Comola M, Nemni R, Sher E, Quattrini A, Faravelli A, Comi G et al. (1993) Lambert-Eaton myasthenic syndrome and polyneuropathy in a patient with epidermoid carcinoma of the lung. Eur Neurol 33: 121–125

Connolly AM, Pestronk A, Trotter JL, Feldman EL, Cornblath DR, Olney RK (1993) High-titer selective serum anti-beta-tubulin antibodies in chronic inflammatory demyelinating polyneuropathy. Neurology 43: 557–562

Connolly AM, Pestronk A, Mehta S, Yee WC, Green BJ, Fellin C et al. (1997) Serum IgM monoclonal autoantibody binding to the 301 to 314 amino acid epitope of beta-tubulin: clinical association with slowly progressive demyelinating polyneuropathy. Neurology 48: 243–248

Conti AM, Fischer SJ, Windebank AJ (1997) Inhibition of axonal growth from sensory neurons by excess nerve growth factor. Ann Neurol 42: 838–846

Corbo M, Hays AP (1992) Peripherin and neurofilament protein coexist in spinal spheroids of motor neuron disease. J Neuropathol Exp Neurol 51: 531–537

Corbo M, Quattrini A, Lugaresi A, Santoro M, Latov N, Hays AP (1992) Patterns of reactivity of human anti-GM1 antibodies with spinal cord and motor neurons. Ann Neurol 32: 487–493

Corbo M, Nemni R, Iannaccone S, Quattrini A, Lodi M, Praderio L et al. (1993) Peripheral neuropathy in scleroderma. Clin Neuropathol 12: 63–67

Corbo M, Abouzahr MK, Latov N, Iannaccone S, Quattrini A, Nemni R et al. (1997) Motor nerve biopsy studies in motor neuropathy and motor neuron disease. Muscle Nerve 20: 15–21

Cornblath D (1991) Research criteria for diagnosis of chronic inflammatory demyelinating polyneuropathy (CIDP). Neurology 41: 617–618

Cornblath DR, McArthur JC (1988) Predominantly sensory neuropathy in patients with AIDS and AIDS-related complex. Neurology 38: 794–796

Cornblath DR, McArthur JC, Kennedy PG, Witte AS, Griffin JW (1987) Inflammatory demyelinating peripheral neuropathies associated with human T-cell lymphotropic virus type III infection. Ann Neurol 21: 32–40

Cornell J, Sellars S, Beighton P (1984) Autosomal recessive inheritance of Charcot-Marie-Tooth disease associated with sensorineural deafness. Clin Genet 25: 163–165

Cornford ME, Said JW, Vinters HV (1991) Immunohistochemical localization of human immunodeficiency virus (HIV) in central nervous system lymphoproliferative disorders of patients with AIDS. Mod Pathol 4: 232–238

Corse AM, Chaudhry V, Crawford TO, Cornblath DR, Kuncl RW, Griffin JW (1996) Sensory nerve pathology in multifocal motor neuropathy [see comments]. Ann Neurol 39: 319–325

Costeff H, Gadoth N, Apter N, Prialnic M, Savir H (1989) A familial syndrome of infantile optic atrophy, movement disorder, and spastic paraplegia. Neurology 39: 595–597

Cotta-Pereira G, Kattenbach WM, Guerra Rodrigo F (1979) Elastic-related fibers in basement membranes. In: Robert AM, Boniface R, Robert L (eds) Frontiers of matrix biology. Biochemistry and pathology of basement vol 7. Karger, Basel München Paris, p 90–100
Covault J, Cunningham JM, Sanes JR (1987) Neurite outgrowth on cryostat sections of innervated and denervated skeletal muscle. J Cell Biol 105: 2479–2488
Cowchock FS, Duckett SW, Streletz LJ, Graziani LJ, Jackson LG (1985) X-linked motor-sensory neuropathy type-II with deafness and mental retardation: a new disorder. Am J Med Genet 20: 307–315
Craddock C, Pasvol G, Bull R, Protheroe A, Hopkin J (1987) Cardiorespiratory arrest and autonomic neuropathy in AIDS. Lancet 2: 16–18
Cras P, Ceuterick-de Groote C, Van Vyve M, Vercruyssen A, Martin JJ (1990) Malignant pigmented spinal nerve root schwannoma metastasizing in the brain and viscera. Clin Neuropathol 9: 290–294
Créange A, Saint-Val C, Guillevin L, Degos JD, Gherardi R (1993) Peripheral neuropathies after arthropod stings not due to Lyme disease: a report of five cases and review of the literature. Neurology 43: 1483–1488
Crisci C, Stancanelli A, Massini R, Caruso G (1994) Variations of perineurial thickness in peripheral neuropathies. Muscle Nerve 17: 696–697
Croen KD, Ostrove JM, Dragovic LJ, Straus SE (1988) Patterns of gene expression and sites of latency in human nerve ganglia are different for varicella-zoster and herpes simplex viruses. Proc Natl Acad Sci USA 85: 9773–9777
Cros D, Triggs WJ (1994) There are no neurophysiologic features characteristic of "axonal" Guillain-Barré syndrome. Muscle Nerve 17: 675–677
Cros D, Harnden P, Pouget J, Pellissier JF, Gastaut JL, Serratrice G (1988) Peripheral neuropathy in myotonic dystrophy: a nerve biopsy study. Ann Neurol 23: 470–476
Cruz-Martinez A, Anciones B, Palau F (1997) GAA trinucleotide repeat expansion in variant Friedreich's ataxia families. Muscle Nerve 20: 1121–1126
Crystal HA, Schaumburg HH, Grober E, Fuld PA, Lipton RB (1988) Cognitive impairment and sensory loss associated with chronic low-level ethylene oxide exposure. Neurology 38: 567–569
Cuetter AC, Bartoszek DM (1989) The thoracic outlet syndrome: controversies, overdiagnosis, overtreatment, and recommendations for management [see comments]. Muscle Nerve 12: 410–419
Culp WJ, Ochoa J, Cline M, Dotson R (1989) Heat and mechanical hyperalgesia induced by capsaicin. Cross modality threshold modulation in human C nociceptors. Brain 112: 1317–1331
Cummings JF, de Lahunta A, Suter MM, Jacobson RH (1988) Canine protozoan polyradiculoneuritis. Acta Neuropathol (Berl) 76: 46–54
Cummings JF, George C, de Lahunta A, Valentine BA, Bookbinder PF (1989) Focal spinal muscular atrophy in two German shepherd pups. Acta Neuropathol (Berl) 79: 113–116
Cuppini R (1993) Age-related changes in maturation of regenerated motor innervation. J Neurol Sci 114: 99–103
Cuppini R, Cecchini T, Ciaroni S, Ambrogini P, Del Grande P (1993) Nodal and terminal sprouting by regenerating nerve in vitamin E-deficient rats. J Neurol Sci 117: 61–67
Curtis R, Scherer SS, Somogyi R, Adryan KM, Ip NY, Zhu Y et al. (1994) Retrograde axonal transport of LIF is increased by peripheral nerve injury: correlation with increased LIF expression in distal nerve. Neuron 12: 191–204
Cusimano MD, Bilbao JM, Cohen SM (1988) Hypertrophic brachial plexus neuritis: a pathological study of two cases. Ann Neurol 24: 615–622
da Luz NW, Vieira G, Rinaldi B (1981) Phlebectasia within the sural nerve. J Cardiovasc Surg (Torino) 22: 213–216
Dalakas MC (1986) Chronic idiopathic ataxic neuropathy. Ann Neurol 19: 545–554
Dalakas MC (1988) Morphologic changes in the muscles of patients with postpoliomyelitis neuromuscular symptoms. Neurology 38: 99–104
Dalakas MC, Leon-Monzon ME, Bernardini I, Gahl WA, Jay CA (1994) Zidovudine-induced mitochondrial myopathy is associated with muscle carnitine deficiency and lipid storage [see comments]. Ann Neurol 35: 482–487

Dalmau J, Furneaux HM, Gralla RJ, Kris MG, Posner JB (1990) Detection of the anti-Hu antibody in the serum of patients with small cell lung cancer – a quantitative western blot analysis. Ann Neurol 27: 544–552

Danielsen N, Varon S (1995) Characterization of neurotrophic activity in the silicone-chamber model for nerve regeneration. J Reconstr Microsurg 11: 231–235

Darnell RB (1993) The polymerase chain reaction: application to nervous system disease. Ann Neurol 34: 513–523

Dastur DK, Manghani DK (1997) Bhiwandi patients. Neuropathologic findings and toxicologic possibilities preliminary communication. Indian J Med Sci 51: 55–56

Date Y, Nakazato M, Kangawa K, Shirieda K, Fujimoto T, Matsukura S (1997) Detection of three transthyretin gene mutations in familial amyloidotic polyneuropathy by analysis of DNA extracted from formalin-fixed and paraffin-embedded tissues. J Neurol Sci 150: 143–148

Davies AM, Bandtlow C, Heumann R, Korsching S, Rohrer H, Thoenen H (1987) Timing and site of nerve growth factor synthesis in developing skin in relation to innervation and expression of the receptor. Nature 326: 353–358

Davies L, Spies JM, Pollard JD, McLeod JG (1996) Vasculitis confined to peripheral nerves. Brain 119: 1441–1448

Davis DG, Markesbery WR (1992) Perivascular siderophages in skeletal muscle from a patient with diabetic neuropathy. Acta Neuropathol (Berl) 84: 216–220

Davis MD (1990) Diabetes mellitus. In: Gold DH, Weingeist TA, Lippincott JB (eds) The eye in systemic disease, chapter 28. Lippincott, Philadelphia, pp 79–85

Dawson DM, Samuels MA, Morris J (1988) Sensory form of acute polyneuritis. Neurology 38: 1728–1731

Dayan AD, Graveson GS, Robinson PK, Woodhouse MA (1968) Globular neuropathy. A disorder of axons and Schwann cells. J Neurol Neurosurg Psychiatry 31: 552–560

de Blaquiere GE, Santamaria L, Curtis J, Terenghi G, Polak JM, Turk JL (1994) A morphological and functional assessment of Mycobacterium leprae-induced nerve damage in a guinea-pig model of leprous neuritis. Neuropathol Appl Neurobiol 20: 261–271

De Bleecker JL, De Reuck JL, Willems JL (1992) Neurological aspects of organophosphate poisoning. Clin Neurol Neurosurg 94: 93–103

De Camilli P, Takei K (1996) Molecular mechanisms in synaptic vesicle endocytosis and recycling. Neuron 16: 481–486

de Iongh RU (1990) A quantitative ultrastructural study of motor and sensory lumbosacral nerve roots in the thalidomide-treated rabbit fetus. J Neuropathol Exp Neurol 49: 564–581

De Jesus PV jr, Pleasure DE (1973) Hexachlorophene neuropathy. Arch Neurol 29: 180–82

De Jonghe P, Timmerman V, FitzPatrick D, Spoelders P, Martin JJ, Van Broeckhoven C (1997) Mutilating neuropathic ulcerations in a chromosome 3q13-q22 linked Charcot-Marie-Tooth disease type 2B family. J Neurol Neurosurg Psychiatry 62: 570–573

De Jonghe P, Timmerman V, Nelis E, Martin JJ, Van Broeckhoven C (1998) Charcot-Marie-Tooth Disease and related peripheral neuropathies. J Periph Nerv Sys 2: 370–387

De Jonghe P, Timmerman V, De Visser M, Brice A, Van Broeckhoven C (1998) Classification and diagnostic guidelines for Charcot-Marie-Tooth type 2 (CMT2-HMSNII) and distal hereditary motor neuropathy (distal HMN-spinal CMT). 2nd Workshop of the European CMT-Concortium, 53rd ENCM International Workshop. 26-28 September 1977, Naarden. Periph Nerv Syst 3: 283–307

de la Monte SM, Gabuzda DH, Ho DD, Brown RH jr, Hedley-Whyte ET, Schooley RT et al. (1988) Peripheral neuropathy in the acquired immunodeficiency syndrome. Ann Neurol 23: 485–492

de Pablos C, Calleja J, Combarros O, Berciano J (1989) Spanish toxic oil syndrome neuropathy in three patients with hereditary motor and sensory neuropathy type I. Arch Neurol 46: 202–204

DeAngelis LM, Kelleher MB, Post KD, Fetell MR (1987) Multiple paragangliomas in neurofibromatosis: a new neuroendocrine neoplasia. Neurology 37: 129–133

Delisle MB, Gorce P, Hirsch E, Hauw JJ, Rascol A, Bouissou H (1987) Motor neuron disease, parkinsonism and dementia. Report of a case with diffuse Lewy body-like intracytoplasmic inclusions. Acta Neuropathol (Berl) 75: 104–108

Dellemijn PL, Fields HL, Allen RR, McKay WR, Rowbotham MC (1994) The interpretation of pain relief and sensory changes following sympathetic blockade. Brain 117: 1475–1487

Dellon AL, Hament W, Gittelshon A (1993) Nonoperative management of cubital tunnel syndrome: an 8-year prospective study [see comments]. Neurology 43: 1673–1677

Denburg JA, Carbotte RM, Denburg SD (1987) Neuronal antibodies and cognitive function in systemic lupus erythematosus. Neurology 37: 464–467

Dengler R, Stein RB, Thomas CK (1988) Axonal conduction velocity and force of single human motor units. Muscle Nerve 11: 136–145

Denlinger RH, Anthony DC, Amarnath V, Graham DG (1992) Comparison of location, severity, and dose response of proximal axonal lesions induced by 3,3'-iminodipropionitrile and deuterium substituted analogs. J Neuropathol Exp Neurol 51: 569–576

Denny-Brown D (1951) Hereditary sensory radicular neuropathy. J Neurol Neurosurg Psychiatr 14: 237–252

DePaul R, Abbs JH, Caligiuri M, Gracco VL, Brooks BR (1988) Hypoglossal, trigeminal, and facial motoneuron involvement in amyotrophic lateral sclerosis. Neurology 38: 281–283

Deruaz JP, Janzer RC, Costa J (1993) Cellular schwannomas of the intracranial and intraspinal compartment: morphological and immunological characteristics compared with classical benign schwannomas. J Neuropathol Exp Neurol 52: 114–118

Desai HB, Donat J, Shokeir MH, Munoz DG (1990) Amyotrophic lateral sclerosis in a patient with fragile X syndrome. Neurology 40: 378–380

Dettmers C, Fatepour D, Faust H, Jerusalem F (1993) Sympathetic skin response abnormalities in amyotrophic lateral sclerosis [see comments]. Muscle Nerve 16: 930–934

Deuschl G, Seifert C, Heinen F, Illert M, Lücking CH (1992) Reciprocal inhibition of forearm flexor muscles in spasmodic torticollis. J Neurol Sci 113: 85–90

Devitt RE, Chater E, Colbert DS (1970) Ergot poisoning. J Ir Med Assoc 63: 441–445

Di Trapani G, Carnevale A, Cioffi RP, Massaro AR, Profice P (1996) Multiple sclerosis associated with peripheral demyelinating neuropathy. Clin Neuropathol 15: 135–138

Dib M, Vital A, Vital C, Georgescault D, Baquey A, Bezian J (1987) The C57BL mice: an animal model for inflammatory demyelinating polyneuropathy. J Neurol Sci 81: 101–111

Dieler R, Schröder JM (1989) Myenteric plexus neuropathy in infantile hypertrophic pyloric stenosis. Acta Neuropathol (Berl) 78: 649–661

Dieler R, Schröder JM (1990) Abnormal sensory and motor reinnervation of rat muscle spindles following nerve transection and suture. Acta Neuropathol (Berl) 80: 163–171

Dieler R, Schröder JM (1990) Lacunar dilatations of intrafusal and extrafusal terminal cisternae, annulate lamellae, confronting cisternae and tubulofilamentous inclusions within the spectrum of muscle and nerve fiber changes in myotonic dystrophy. Pathol Res Pract 186: 371–382

Dieler R, Schröder JM, Reddemann K (1990) Electron-dense lipidic capillary deposits in Rett Syndrome. Acta Neuropathol 79: 573–578

Dieler R, Schröder JM, Skopnik H, Steinau G (1990) Infantile hypertrophic pyloric stenosis: myopathic type. Acta Neuropathol (Berl) 80: 295–306

Dieler R, Völker A, Schröder JM (1992) Scanning electron microscopic study of denervated and reinnervated intrafusal muscle fibers in rats. Muscle Nerve 15: 433–441

Dimpfel W, Spuler M, Pierau FK, Ulrich H (1990) Thioctic acid induces dose-dependent sprouting of neurites in cultured rat neuroblastoma cells. Dev Pharmacol Ther 14: 193–199

Dittrich F, Thoenen H, Sendtner M (1994) Ciliary neurotrophic factor: pharmacokinetics and acute-phase response in rat [see comments]. Ann Neurol 35: 151–163

Diverse-Pierluissi M, Goldsmith PK, Dunlap K (1995) Transmitter-mediated inhibition of N-type calcium channels in sensory neurons involves multiple GTP-binding proteins and subunits. Neuron 14: 191–200

Doherty P, Williams E, Walsh FS (1995) A soluble chimeric form of the L1 glycoprotein stimulates neurite outgrowth. Neuron 14: 57–66

Dole MG, Jasty R, Cooper MJ, Thompson CB, Nunez G, Castle VP (1995) Bcl-xL is expressed in neuroblastoma cells and modulates chemotherapy-induced apoptosis. Cancer Res 55: 2576–2582

Dolly JO, Black J, Williams RS, Melling J (1984) Acceptors for botulinum neurotoxin reside on motor nerve terminals and mediate its internalization. Nature 307: 457–460

Donaghy M, Hakin RN, Bamford JM, Garner A, Kirkby GR, Noble BA, Tazir-Melboucy M, King RH, Thomas PK (1987) Hereditary sensory neuropathy with neurotrophic keratitis. Description of an autosomal recessive disorder with a selective reduction of small myelinated nerve fibres and a discussion of the classification of the hereditary sensory neuropathies. Brain 110: 563–583

Donaghy M, Hall P, Gawler J, Gregson NA, Leibowitz S, Jitpimolmard S et al. (1989) Peripheral neuropathy associated with Castleman's disease. J Neurol Sci 89: 253–267

Donaghy M, King RH, McKeran RO, Schwartz MS, Thomas PK (1990) Cerebrotendinous xanthomatosis: clinical, electrophysiological and nerve biopsy findings, and response to treatment with chenodeoxycholic acid. J Neurol 237: 216–219

Donner TR, Voorhies RM, Kline DG (1994) Neural sheath tumors of major nerves. J Neurosurg 81: 362–373

Donofrio PD, Kelly JJ jr (1989) AAEE case report #17: Peripheral neuropathy in monoclonal gammopathy of undetermined significance. Muscle Nerve 12: 1–8

Donofrio PD, Stanton C, Miller VS, Oestreich L, Lefkowitz DS, Walker FO, Ely EW (1992) Demyelinating polyneuropathy in eosinophilia-myalgia syndrome. Muscle Nerve 15: 796–805

Dotson R, Ochoa J, Marchettini P, Cline M (1990) Sympathetic neural outflow directly recorded in patients with primary autonomic failure: clinical observations, microneurography, and histopathology. Neurology 40: 1079–1085

Doyle JA, Connolly SM, Hunziker N, Winkelmann RK (1979) Prurigo nodularis: a reappraisal of the clinical and histologic features. J Cutan Pathol 6: 392–403

Doyu M, Sobue G, Mukai E, Kachi T, Yasuda T, Mitsuma T, Takahashi A (1992) Severity of X-linked recessive bulbospinal neuronopathy correlates with size of the tandem CAG repeat in androgen receptor gene. Ann Neurol 32: 707–710

Drachman DB, Kuncl RW (1989) Amyotrophic lateral sclerosis: an unconventional autoimmune disease? Ann Neurol 26: 269–274

Dropcho EJ, Stanton C, Oh SJ (1989) Neuronal antinuclear antibodies in a patient with Lambert-Eaton myasthenic syndrome and small-cell lung carcinoma. Neurology 39: 249–251

Droz B, Koenig HL, Di Giamberardino L, Couraud JY, Chretien M, Souyri F (1979) The importance of axonal transport and endoplasmic reticulum in the function of cholinergic synapse in normal and pathological conditions. Prog Brain Res 49: 23–44

Drummond PD (1988) Autonomic disturbances in cluster headache. Brain 111: 1199–1209

Dubas F, Saint-Andre JP, Pouplard-Barthelaix A, Delestre F, Emile J (1990) Intravascular malignant lymphomatosis (so-called malignant angioendotheliomatosis): a case confined to the lumbosacral spinal cord and nerve roots. Clin Neuropathol 9: 115–120

Ducatman BS, Scheithauer BW (1983) Postirradiation neurofibrosarcoma. Cancer 51: 1028–1033

Ducatman BS, Scheithauer BW (1984) Malignant peripheral nerve sheath tumors with divergent differentiation. Cancer 54: 1049–1057

Duchen LW (1971) Changes in the electron microscopic structure of slow and fast skeletal muscle fibres of the mouse after the local injection of botulinum toxin. J Neurol Sci 14: 61–74

Duchen LW (1971) An electron microscopic study of the changes induced by botulinum toxin in the motor end-plates of slow and fast skeletal muscle fibres of the mouse. J Neurol Sci 14: 47–60

Duchen LW (1978) Motor neuron diseases in man and animals. Invest Cell Pathol 1: 249–262

Duchen LW, Strich SJ (1968) An hereditary motor neurone disease with progressive denervation of muscle in the mouse: the mutant "wobbler". J Neurol Neurosurg Psychiatry 31: 535–542

Duckers HJ, Verhaagen J, de Bruijn E, Gispen WH (1994) Effective use of a neurotrophic ACTH4-9 analogue in the treatment of a peripheral demyelinating syndrome (experimental allergic neuritis). An intervention study. Brain 117: 365–374

Dulaney JT, Moser HW (1978) Sulfatide lipidosis: metachromatic leukodystrophy. In: Stanbury JB, Wyngaarden JB, Fredrickson DS (eds) The metabolic basis of inherited disease vol 4. McGraw-Hill, New York

Duncan ID, Schneider RK, Hammang JP (1987) Subclinical entrapment neuropathy of the equine suprascapular nerve. Acta Neuropathol (Berl) 74: 53–61

Dunn HG (1973) Nerve conduction studies in children with Friedreich's ataxia and ataxia-telangiectasia. Dev Med Child Neurol 15: 324–337

Duray PH (1987) The surgical pathology of human Lyme disease. An enlarging picture. Am J Surg Pathol 11 Suppl 1: 47–60

Dürr A, Smadja D, Cancel G, Lezin A, Stevanin G, Mikol J et al. (1995) Autosomal dominant cerebellar ataxia type I in Martinique (French West Indies). Brain 118: 1573–1581

Dyck PJ (1975) Inherited neuronal degeneration and atrophy affecting peripheral motor sensory and autonomic neurons. In: Dyck PJ, Thomas PK, Lambert EH (eds) Peripheral neuropathy vol II. Saunders, Philadelphia London Toronto, pp 825–867

Dyck PJ (1989) Hypoxic neuropathy: does hypoxia play a role in diabetic neuropathy? The 1988 Robert Wartenberg lecture. Neurology 39: 111–118

Dyck PJ (1993) Is there an axonal variety of GBS? [editorial; comment]. Neurology 43: 1277–1280

Dyck PJ (1995) Diabetic polyneuropathy in controlled clinical trials: consensus report of the Peripheral Nerve Society. Ann Neurol 38: 478–482

Dyck PJ, Giannini C (1996) Pathologic alterations in the diabetic neuropathies of humans: a review [see comments]. J Neuropathol Exp Neurol 55: 1181–1193

Dyck PJ, Lais AC (1971) Evidence for segmental demyelination secondary to axonal degeneration in Friedreich's ataxia. ICS No. 295: Clinical Studies in Myology. Part 2 of the Proc. of the Second Intern. Congr. on Muscle Diseases, Perth, Australia, 22–26. Nov. 1971. Excerpta Medica, Amsterdam

Dyck PJ, Lambert EH (1970) Polyneuropathy associated with hypothyroidism. J Neuropathol Exp Neurol 29: 631–658

Dyck PJ, Lofgren EP (1966) Method of fascicular biopsy of human peripheral nerve for electrophysiologic and histologic study. Mayo Clin Proc 41: 778–784

Dyck PJ, Thomas PK (1993) Peripheral Neuropathy. Saunders, Philadelphia London Toronto

Dyck PJ, Conn DL, Okazaki H (1972) Necrotizing angiopathic neuropathy. Three-dimensional morphology of fiber degeneration related to sites of occluded vessels. Mayo Clin Proc 47: 461–475

Dyck PJ, Oviatt KF, Lambert EH (1981) Intensive evaluation of referred unclassified neuropathies yields improved diagnosis. Ann Neurol 10: 222–226

Dyck PJ, Low PA, Stevens JC (1983) "Burning feet" as the only manifestation of dominantly inherited sensory neuropathy. Mayo Clin Proc 58: 426–429

Dyck PJ, Ott J, Moore SB, Swanson CJ, Lambert EH (1983) Linkage evidence for genetic heterogeneity among kinships with hereditary motor and sensory neuropathy, type I. Mayo Clin Proc 58: 430–435

Dyck PJ, Benstead TJ, Conn DL, Stevens JC, Windebank AJ, Low PA (1987) Nonsystemic vasculitic neuropathy. Brain 110: 843–853

Dyck PJ, Thomas PK, Asbury AK, Winegrad AI, Porte D (eds) (1987) Diabetic neuropathy. Saunders, Philadelphia

Dyck PJ, Chance P, Lebo R, Carney JA (1993) Hereditary motor and sensory neuropathies. In: Dyck PJ, Thomas PK, Griffin JW, Low PA, Poduslo JF (eds) Peripheral neuropathy vol 2. Saunders, Philadelphia, pp 1094–1136

Dyck PJ, Litchy WJ, Minnerath S, Bird TD, Chance PF, Schaid DJ, Aronson AE (1993) Hereditary motor and sensory neuropathy with diaphragm and vocal cord paresis. Ann Neurol 35: 608–516

Dyck PJ, Grant IA, Fealey RD (1996) Ten steps in characterizing and diagnosing patients with peripheral neuropathy [see comments]. Neurology 47: 10–17

Eaton RP, Sibbitt WL jr, Bicknell JM, King MK, Griffey RH, Sibbitt RR (1993) Sural nerve water in vivo in normal humans measured by magnetic resonance spectroscopy: relation to age, height, gender, and neurological profile. Muscle Nerve 16: 307–311

Ecob-Prince MS, Brown AE (1988) Morphological differentiation of human muscle cocultured with mouse spinal cord. J Neurol Sci 83: 179–190

Edery P, Pelet A, Mulligan LM, Abel L, Attie T, Dow E et al. (1994) Long segment and short segment familial Hirschsprung's disease: variable clinical expression at the RET locus. J Med Genet 31: 602–606

Edvinsson L, Ekman R, Jansen I, Ottosson A, Uddman R (1987) Peptide-containing nerve fibers in human cerebral arteries: immunocytochemistry, radioimmunoassay, and in vitro pharmacology. Ann Neurol 21: 431–437

Edvinsson L, Hara H, Uddman R (1989) Retrograde tracing of nerve fibers to the rat middle cerebral artery with true blue: colocalization with different peptides. J Cereb Blood Flow Metab 9: 212–218

Edwall B, Gazelius B, Fazekas A, Theodorsson-Norheim E, Lundberg JM (1985) Neuropeptide Y (NPY) and sympathetic control of blood flow in oral mucosa and dental pulp in the cat. Acta Physiol Scand 125: 253–264

Edwards JP, Lee CC, Duchen LW (1994) The evolution of an experimental distal motor axonopathy. Physiological studies of changes in neuromuscular transmission caused by cycloleucine, an inhibitor of methionine adenosyltransferase. Brain 117: 959–974

Eggermann T, Nothen MM, Propping P, Schwanitz G (1993) Molecular diagnosis of trisomy 18 using DNA recovered from paraffin embedded tissues and possible implications for genetic counselling. Ann Genet 36: 214–216

Eickhorn R, Kopf M, Stadler R, Antoni H (1988) Electrophysiological and ultrastructural studies on reversible neural conduction disturbance after high voltage discharge. Muscle Nerve 11: 945–952

Eikmeier G (1987) Die hereditäre Amyloidose Typ Andrade. Ein kasuistischer Beitrag zur Differentialdiagnose der peroneal betonten Polyneuropathie. Akt Neurol 14: 57–59

Elbadawi A, Yalla SV, Resnick NM (1993) Structural basis of geriatric voiding dysfunction. IV. Bladder outlet obstruction. J Urol 150: 1681–1695

Ellie E, Younes-Chennoufi AB, Couto A, Vital A, Hilmi S, Demotes-Mainard J et al. (1997) Three different anti-myelin antibodies in a case of demyelinating dysglobulinemic peripheral neuropathy. J Periph Nerv Sys 1: 43–48

Elliott JL, Kwon JM, Goodfellow PJ, Yee WC (1997) Hereditary motor and sensory neuropathy IIB: clinical and electrodiagnostic characteristics. Neurology 48: 23–28

Emery AE (1991) Population frequencies of inherited neuromuscular diseases – a world survey. Neuromuscul Disord 1: 19–29

Enders U, Karch H, Toyka KV, Michels M, Zielasek J, Pette M et al. (1993) The spectrum of immune responses to Campylobacter jejuni and glycoconjugates in Guillain-Barré syndrome and in other neuroimmunological disorders [see comments]. Ann Neurol 34: 136–144

Enders U, Lobb R, Pepinsky RB, Hartung HP, Toyka KV, Gold R (1998) The role of the very late antigen-4 and its counterligand vascular cell adhesion molecule-1 in the pathogenesis of experimental autoimmune neuritis of the Lewis rat. Brain 121: 1257–1266

Engelhardt A, Thron C, Glötzner FL, Neundörfer B (1989) Polyneuropathy bei Churg-Strauss-Syndrom. Dtsch Med Wochenschr 114: 907–910

Engelhardt JI, Appel SH, Killian JM (1989) Experimental autoimmune motoneuron disease. Ann Neurol 26: 368–376

Engelhardt JI, Tajti J, Appel SH (1993) Lymphocytic infiltrates in the spinal cord in amyotrophic lateral sclerosis. Arch Neurol 50: 30–36

Engelhardt JI, Siklos L, Appel SH (1997) Altered calcium homeostasis and ultrastructure in motoneurons of mice caused by passively transferred anti-motoneuronal IgG. J Neuropathol Exp Neurol 56: 21–39

England JD, Asbury AK, Rhee EK, Sumner AJ (1988) Lethal retrograde axoplasmic transport of doxorubicin (adriamycin) to motor neurons. A toxic motor neuronopathy. Brain 111: 915–926

England JD, Rhee EK, Said G, Sumner AJ (1988) Schwann cell degeneration induced by doxorubicin (adriamycin). Brain 111: 901–913

England JD, Gamboni F, Ferguson MA, Levinson SR (1994) Sodium channels accumulate at the tips of injured axons. Muscle Nerve 17: 593–598

England JD, Ferguson MA, Hiatt WR, Regensteiner JG (1995) Progression of neuropathy in peripheral arterial disease. Muscle Nerve 18: 380–387

England JD, Levinson SR, Shrager P (1996) Immunocytochemical investigations of sodium channels along nodal and internodal portions of demyelinated axons. Microsc Res Tech 34: 445–451

Engstrom JW, Layzer RB, Olney RK, Edwards MB (1993) Idiopathic, progressive mononeuropathy in young people. Arch Neurol 50: 20–23

Enzinger FM, Weiss SW (1995) Soft tissue tumors. Mosby-Year Book, St. Louis

Erdem S, Mendell JR, Sahenk Z (1998) Fate of Schwann cells in CMT1A and HNPP: evidence for apoptosis. J Neuropathol Exp Neurol 57: 635–642

Eriksen CA, Anders CJ (1991) Audit of results of operations for infantile pyloric stenosis in a district general hospital [see comments]. Arch Dis Child 66: 130–133

Erlandson RA, Woodruff JM (1982) Peripheral nerve sheath tumors: an electron microscopic study of 43 cases. Cancer 49: 273-287

Ernfors P, Lee KF, Kucera J, Jaenisch R (1994) Lack of neurotrophin-3 leads to deficiencies in the peripheral nervous system and loss of limb proprioceptive afferents. Cell 77: 503-512

Esiri MM, Tomlinson AH (1972) Herpes Zoster. Demonstration of virus in trigeminal nerve and ganglion by immunofluorescence and electron microscopy. J Neurol Sci 15: 35-48

Esiri MM, Morris CS, Millard PR (1993) Sensory and sympathetic ganglia in HIV-1 infection: immunocytochemical demonstration of HIV-1 viral antigens, increased MHC class II antigen expression and mild reactive inflammation. J Neurol Sci 114: 178-187

Espejo F, Alvarez J (1986) Microtubules and calibers in normal and regenerating axons of the sural nerve of the rat. J Comp Neurol 250: 65-72

Evangelista T, Carvalho M, Conceicao I, Pinto A, de Lurdes M, Luis ML (1996) Motor neuropathies mimicking amyotrophic lateral sclerosis/motor neuron disease. J Neurol Sci 139 Suppl: 95-98

Evans BA, Litchy WJ, Daube JR (1988) The utility of magnetic stimulation for routine peripheral nerve conduction studies [see comments]. Muscle Nerve 11: 1074-1078

Evans PJ, Mackinnon SE, Best TJ, Wade JA, Awerbuck DC, Makino AP et al. (1995) Regeneration across preserved peripheral nerve grafts. Muscle Nerve 18: 1128-1138

Eyer J, Peterson A (1994) Neurofilament-deficient axons and perikaryal aggregates in viable transgenic mice expressing a neurofilament-beta-galactosidase fusion protein. Neuron 12: 389-405

Fabian VA, Wood B, Crowley P, Kakulas BA (1997) Herpes zoster brachial plexus neuritis. Clin Neuropathol 16: 61-64

Fabrizi GM, Simonati A, Morbin M, Cavallaro T, Taioli F, Benedetti MD et al. (1998) Clinical and pathological correlations in Charcot-Marie-Tooth. Muscle Nerve 21: 869-877

Fadic R, Russell JA, Vedanarayanan VV, Lehar M, Kuncl RW, Johns DR (1997) Sensory ataxic neuropathy as the presenting feature of a novel mitochondrial disease. Neurology 49: 239-245

Faed JM, Day B, Pollock M, Taylor PK, Nukada H, Hammond-Tooke GD (1989) High-dose intravenous human immunoglobulin in chronic inflammatory demyelinating polyneuropathy. Neurology 39: 422-425

Farrell DF, Starr A (1968) Delayed neurological sequelae of electrical injuries. Neurology 18: 601-606

Farrell DF, Hamilton SR, Knauss TA, Sanocki E, Deeb SS (1993) X-linked adrenoleukodystrophy: adult cerebral variant. Neurology 43: 1518-1522

Feasby TE (1996) Axonal CIDP: a premature concept? Muscle Nerve 19: 372-374

Feasby TE, Hahn AF, Koopman WJ, Lee DH (1990) Central lesions in chronic inflammatory demyelinating polyneuropathy: an MRI study. Neurology 40: 476-478

Fedkovic I (1987) Implantierte Elektrode aus elektrisch leitendem Siliconkautschuk zur Perimanentableitung von Nervensignalen. Aachen, S 101

Feeney DJ, Pollard JD, McLeod JG, Stewart GJ, De Lange GG (1989) Gm haplotypes in inflammatory demyelinating polyneuropathies. Ann Neurol 26: 790-792

Feibel JH, Campa JF (1976) Thyrotoxic neuropathy (Basedow's paraplegia). J Neurol Neurosurg Psychiatry 39: 491-497

Feldman D, Anderson TD (1994) Schwann cell mitochondrial alterations in peripheral nerves of rabbits treated with 2',3'-dideoxycytidine. Acta Neuropathol (Berl) 87: 71-80

Felten DL, Felten SY, Carlson SL, Olschowka JA, Livnat S (1985) Noradrenergic and peptidergic innervation of lymphoid tissue. J Immunol 135: 755s-765s

Fetter M, Dichgans J (1996) Vestibular neuritis spares the inferior division of the vestibular nerve. Brain 110: 755-763

Fialkow PJ, Sagebiel RW, Gartler SM, Rimoin DL (1971) Multiple cell origin of hereditary neurofibromas. N Engl J Med 284: 298-300

Filla A, De Michele G, Banfi S, Santoro L, Perretti A, Cavalcanti F et al. (1995) Has spinocerebellar ataxia type 2 a distinct phenotype? Genetic and clinical study of an Italian family. Neurology 45: 793-796

Filla A, De Michele G, Campanella G, Perretti A, Santoro L, Serlenga L et al. (1996) Autosomal dominant cerebellar ataxia type I. Clinical and molecular study in 36 Italian families including a comparison between SCA1 and SCA2 phenotypes. J Neurol Sci 142: 140-147

Fine EJ, Soria E, Paroski MW, Petryk D, Thomasula L (1990) The neurophysiological profile of vitamin B12 deficiency. Muscle Nerve 13: 158–164
Fischbeck KH, ar-Rushdi N, Pericak-Vance M, Rozear M, Roses AD, Fryns JP (1986) X-linked neuropathy: gene localization with DNA probes. Ann Neurol 20: 527–532
Fisher GT, Boswick JA jr (1983) Neuroma formation following digital amputations. J Trauma 23: 136–142
Fishman PS, Carrigan DR (1988) Motoneuron uptake from the circulation of the binding fragment of tetanus toxin. Arch Neurol 45: 558–561
Flanigan KM, Johns DR (1993) Association of the 11778 mitochondrial DNA mutation and demyelinating disease. Neurology 43: 2720–2722
Flanigan KM, Crawford TO, Griffin JW, Goebel HH, Kohlschutter A, Ranells J (1998) Localization of the giant axonal neuropathy gene to chromosome 16q24. Ann Neurol 43: 143–148
Fletcher NA, Harding AE, Marsden CD (1991) The relationship between trauma and idiopathic torsion dystonia. Neurol Neurosurg Psychiat 54: 713–717
Florence G, Seylaz J (1992) Rapid autoregulation of cerebral blood flow: a laser-Doppler flowmetry study. J Cereb Blood Flow Metab 12: 674–680
Florkin M (1958) La nomination de Schwann à Liège. Revue Médicale de Liège XIII 17: 587–597
Florkin M (1959) La névrose de Schwann. Revue Médicale de Liège XIV 20: 742–750
Florkin M (1959) Schwann et Liège. Revue Médicale de Liège XIV 19: 709–719
Flynn P, Aird RB (1965) A neuroectodermal syndrome of dominant inheritance. J Neurol Sci 2: 161–182
Foerster O (1929) Die Symptomatologie der Schußverletzungen der peripheren Nerven. In: Lewandowsky M (Hrsg) Handbuch der Neurologie, Bd 2. Springer, Berlin, S 975–1508
Fois A, Balestri P, Farnetani MA, Berardi R, Mattei R, Laurenzi E et al. (1985) Giant axonal neuropathy. Endocrinological and histological studies. Eur J Pediatr 144: 274–280
Foley KM, Woodruff JM, Ellis FT, Posner JB (1980) Radiation-induced malignant and atypical peripheral nerve sheath tumors. Ann Neurol 7: 311–318
Folkerth RD, Guttentag SH, Kupsky WJ, Kinney HC (1993) Arthrogryposis multiplex congenita with posterior column degeneration and peripheral neuropathy: a case report. Clin Neuropathol 12: 25–33
Folkerth RD, Alroy J, Lomakina I, Skutelsky E, Raghavan SS, Kolodny EH (1995) Mucolipidosis IV: morphology and histochemistry of an autopsy case. J Neuropathol Exp Neurol 54: 154–164
Fontaine B, Hanson MP, VonSattel JP, Martuza RL, Gusella JF (1991) Loss of chromosome 22 alleles in human sporadic spinal schwannomas. Ann Neurol 29: 183–186
Forcier NJ, Mizisin AP, Rimmer MA, Powell HC (1991) Cellular pathology of the nerve microenvironment in galactose intoxication. J Neuropathol Exp Neurol 50: 235–255
Freese A, Swartz KJ, During MJ, Martin JB (1990) Kynurenine metabolites of tryptophan: implications for neurologic diseases. Neurology 40: 691–695
Freilich RJ, Balmaceda C, Seidman AD, Rubin M, DeAngelis LM (1996) Motor neuropathy due to docetaxel and paclitaxel. Neurology 47: 115–118
Fressinaud C, Vallat JM, Durand J, Archambeaud-Mouveroux F, Rigaud M (1987) Changes in composition of endoneurial and perineurial fatty acids during glycerol-induced Wallerian degeneration and regeneration in the sciatic nerve of the adult rat. J Neurochem 49: 797–801
Fressinaud C, Vallat JM, Masson M, Jauberteau MO, Baumann N, Hugon J (1992) Adult-onset metachromatic leukodystrophy presenting as isolated peripheral neuropathy. Neurology 42: 1396–1398
Frey M, Gruber H, Freilinger G (1983) Is a crossover to the contralateral side by nerve transplants a satisfactory source for reinnervation of a muscle transplant? An experimental study in the rectus femoris muscle of the rabbit. Microsurgery 4: 41–50
Friede RL (1984) Cochlear axon calibres are adjusted to characteristic frequencies. J Neurol Sci 66: 193–200
Friede RL (1986) Effect of pH on interlamellar spacing in rat sciatic myelin. Exp Neurol 94: 368–378
Friedman JM, Fialkow PJ, Greene CL, Weinberg MN (1982) Probable clonal origin of neurofibrosarcoma in a patient with hereditary neurofibromatosis. J Natl Cancer Inst 69: 1289–1292

Fritzemeier CU (1985) Tierexperimentelle Untersuchungen über den Einfluß von ionisierenden Strahlen auf autologe Nerventransplantate. Habilitationsschrift. Quintessenz: Berlin

Fröhling MA, Schlote W, Wolburg-Buchholz K (1998) Nonselective nerve fiber damage in peripheral nerves after experimental thermocoagulation. Acta Neurochir (Wien) 140: 1297–1302

Fross RD, Daube JR (1987) Neuropathy in the Miller Fisher syndrome: clinical and electrophysiologic findings. Neurology 37: 1493–1498

Fugleholm K, Toft PB, Schmalbruch H (1992) Topography of unmyelinated axons in regenerated soleus nerves of the rat. J Neurol Sci 109: 25–29

Fujisawa K (1993) On the advantage of using semiultrathin (0.2 µm) plastic sections for electron microscopic neuropathology. Neuropathol 13: 39–50

Fujita T, Kanno T, Kobayashi S (1988) The paraneuron. Springer, Tokyo Berlin Heidelberg New York

Fuller GN, Burger PC (1990) Nervus terminalis (cranial nerve zero) in the adult human. Clin Neuropathol 9: 279–283

Fuller GN, Jacobs JM (1989) Cytomembranous inclusions in the peripheral nerves in AIDS. Acta Neuropathol (Berl) 79: 336–339

Fullmer HM, Lillie RD (1958) The oxytalan fiber: a previously undescribed connective tissue fiber. J Histochem Cytochem 6: 425–430

Funata N, Maeda Y, Koike M, Yano Y, Kaseda M, Muro T et al. (1990) Neuronal intranuclear hyaline inclusion disease: report of a case and review of the literature. Clin Neuropathol 9: 89–96

Furneaux HF, Reich L, Posner JB (1990) Autoantibody synthesis in the central nervous system of patients with paraneoplastic syndromes. Neurology 40: 1085–1091

Furuoka H, Mizushima M, Miyazawa K, Matsui T (1994) Idiopathic peripheral neuropathy in a horse with knuckling. Acta Neuropathol (Berl) 88: 389–393

Gabreëls-Festen AA, Joosten EM, Gabreëls FJ, Stegeman DF, Vos AJ, Busch HF (1990) Congenital demyelinating motor and sensory neuropathy with focally folded myelin sheaths. Brain 113: 1629–1643

Gabreëls-Festen AA, Joosten EM, Gabreëls FJ, Jennekens FG, Gooskens RH, Stegeman DF (1991) Hereditary motor and sensory neuropathy of neuronal type with onset in early childhood. Brain 114: 1855–1870

Gabreëls-Festen AA, Gabreëls FJ, Jennekens FG, Joosten EM, Janssen-van Kempen TW (1992) Autosomal recessive form of hereditary motor and sensory neuropathy type I. Neurology 42: 1755–1761

Gabreëls-Festen AA, Joosten EM, Gabreëls FJ, Jennekens FG, Janssen-van Kempen TW (1992) Early morphological features in dominantly inherited demyelinating motor and sensory neuropathy (HMSN type I). J Neurol Sci 107: 145–154

Gabreëls-Festen AA, Bolhuis PA, Hoogendijk JE, Valentijn LJ, Eshuis EJ, Gabreëls FJ (1995) Charcot-Marie-Tooth disease type 1A: morphological phenotype of the 17p duplication versus PMP22 point mutations. Acta Neuropathol (Berl) 90: 645–649

Gabreëls-Festen AA, Hoogendijk JE, Meijerink PH, Gabreëls FJ, Bolhuis PA, van Beersum S et al. (1996) Two divergent types of nerve pathology in patients with different P0 mutations in Charcot-Marie-Tooth disease. Neurology 47: 761–765

Gabriel JM, Erne B, Miescher GC, Miller SL, Vital A, Vital C, Steck AJ (1996) Selective loss of myelin-associated glycoprotein from myelin correlates with anti-MAG antibody titre in demyelinating paraproteinaemic polyneuropathy. Brain 119: 775–787

Gainsborough N, Hall SM, Hughes RA, Leibowitz S (1991) Sarcoid neuropathy. J Neurol 238: 177–180

Gal A, Mucke J, Theile H, Wieacker PF, Ropers HH, Wienker TF (1985) X-linked dominant Charcot-Marie-Tooth disease: suggestion of linkage with a cloned DNA sequence from the proximal Xq. Hum Genet 70: 38–42

Galer BS (1995) Neuropathic pain of peripheral origin: advances in pharmacologic treatment. Neurology 45: S17–25; discussion S35–16

Galetta SL, Smith JL (1989) Chronic isolated sixth nerve palsies. Arch Neurol 46: 79–82

Gallant PE (1992) The direct effects of graded axonal compression on axoplasm and fast axoplasmic transport. J Neuropathol Exp Neurol 51: 220–230

Galloway G, Giuliani MJ, Burns DK, Lacomis D (1998) Neuropathy associated with hyperoxaluria: improvement after combined renal and liver transplantations. Brain Pathol 8: 247–251

Gandevia SC, Macefield G, Burke D, McKenzie DK (1990) Voluntary activation of human motor axons in the absence of muscle afferent feedback. The control of the deafferented hand. Brain 113: 1563–1581

Gantayat M, Swash M, Schwartz MS (1992) Fiber density in acute and chronic inflammatory demyelinating polyneuropathy. Muscle Nerve 15: 168–171

Garcia-Merino A, Cabello A, Mora JS, Liano H (1991) Continuous muscle fiber activity, peripheral neuropathy, and thymoma [see comments]. Ann Neurol 29: 215–218

Garnaas KR, Windebank AJ, Blexrud MD, Kurtz SB (1991) Ultrastructural changes produced in dorsal root ganglia in vitro by exposure to ethylene oxide from hemodialyzers. J Neuropathol Exp Neurol 50: 256–262

Garofalo O, Kennedy PG, Swash M, Martin JE, Luthert P, Anderton BH, Leigh PN (1991) Ubiquitin and heat shock protein expression in amyotrophic lateral sclerosis. Neuropathol Appl Neurobiol 17: 39–45

Garruto RM, Shankar SK, Yanagihara R, Salazar AM, Amyx HL, Gajdusek DC (1989) Low-calcium, high-aluminum diet-induced motor neuron pathology in cynomolgus monkeys. Acta Neuropathol (Berl) 78: 210–219

Gawlik Z (1965) Morphological and morphochemical properties of the elastic system in the motor organ of man. Folia Histochem Cytochem 3: 233

Gelman BB, Rifai N, Goodrum JF, Bouldin TW, Krigman MR (1987) Apolipoprotein E is released by rat sciatic nerve during segmental demyelination and remyelination. J Neuropathol Exp Neurol 46: 644–652

Gelot A, Vallat JM, Tabaraud F, Rocchiccioli F (1995) Axonal neuropathy and late detection of Refsum's disease. Muscle Nerve 18: 667–670

Gelot A, Maurage CA, Rodriguez D, Perrier-Pallisson D, Larmande P, Ruchoux MM (1998) In vivo diagnosis of Kufs' disease by extracerebral biopsies. Acta Neuropathol 96: 102–108

Gemignani F, Bellanova MF, Salih S, Margarito FP, Marbini A (1998) Sarcoid neuromyopathy with selective involvement of the intramuscular nerves. Acta Neuropathol (Berl) 95: 437–441

Gemignani F, Guidetti D, Bizzi P, Preda P, Cenacchi G, Marbini A (1992) Peroneal muscular atrophy with hereditary spastic paraparesis (HMSN V) is pathologically heterogeneous. Report of nerve biopsy in four cases and review of the literature. Acta Neuropathol (Berl) 83: 196–201

Gemignani F, Marbini A, Di Giovanni G, Salih S, Margarito FP, Pavesi G, Terzano MG (1997) Cryoglobulinaemic neuropathy manifesting with restless legs syndrome. J Neurol Sci 152: 218–223

Gerard JM, Franck N, Moussa Z, Hildebrand J (1989) Acute ischemic brachial plexus neuropathy following radiation therapy. Neurology 39: 450–451

Ghadially FN (1988) Ultrastructural Pathology of the Cell and Matrix. Butterworths, London Boston Singapore Sydney Toronto Wellington

Ghali VS, Gold JE, Vincent RA, Cosgrove JM (1992) Malignant peripheral nerve sheath tumor arising spontaneously from. Hum Pathol 23: 72–75

Gherardi R, Gaulard P, Prost C, Rocha D, Imbert M, Andre C et al. (1986) T-cell lymphoma revealed by a peripheral neuropathy. A report of two cases with an immunohistologic study on lymph node and nerve biopsies. Cancer 58: 2710–2716

Gherardi R, Baudrimont M, Gray F, Louarn F (1987) Almitrine neuropathy. A nerve biopsy study of 8 cases. Acta Neuropathol (Berl) 73: 202–208

Gherardi R, Lebargy F, Gaulard P, Mhiri C, Bernaudin JF, Gray F (1989) Necrotizing vasculitis and HIV replication in peripheral nerves [letter]. N Engl J Med 321: 685–686

Gherardi RK, Chariot P, Vanderstigel M, Malapert D, Verroust J, Astier A et al. (1990) Organic arsenic-induced Guillain-Barré-like syndrome due to melarsoprol: a clinical, electrophysiological, and pathological study. Muscle Nerve 13: 637–645

Giannini C, Dyck PJ (1990) The fate of Schwann cell basement membranes in permanently transected nerves. J Neuropathol Exp Neurol 49: 550–563

Giannini C, Dyck PJ (1994) Ultrastructural morphometric abnormalities of sural nerve endoneurial microvessels in diabetes mellitus. Ann Neurol 36: 408–415

Giannini C, Monaco S, Kirschfink M, Rother KO, Lorbacher de Ruiz H, Nardelli E et al. (1992) Inherited neuroaxonal dystrophy in C6 deficient rabbits. J Neuropathol Exp Neurol 51: 514–522

Gibbels E (1989) Morphometry of unmyelinated nerve fibers. Clin Neuropathol 8: 179–187

Gibbels E, Kentenich M (1990) Unmyelinated fibers in sural nerve biopsies of chronic inflammatory demyelinating polyneuropathy. Acta Neuropathol (Berl) 80: 439–447

Gibbels E, Schaefer HE, Runne U, Schröder JM, Haupt WF, Assmann G (1985) Severe polyneuropathy in Tangier disease mimicking syringomyelia or leprosy. Clinical, biochemical, electrophysiological, and morphological evaluation, including electron microscopy of nerve, muscle, and skin biopsies. J Neurol 232: 283–294

Gibbels E, Behse F, Klingmuller G, Henke-Lubke U, Haupt WF, Gollmer E (1988) Sural nerve biopsy findings in leprosy: a qualitative and quantitative light and electron microscope study in 4 treated cases of the lepromatous spectrum. Clin Neuropathol 7: 120–130

Gibbels E, Behse F, Kentenich M, Haupt WF (1993) Chronic multifocal neuropathy with persistent conduction block (Lewis-Sumner syndrome). A clinico-morphologic study of two further cases with review of the literature. Clin Neuropathol 12: 343–352

Gibbels E, Kentenich M, Behse F (1994) Unmyelinated fibers in human greater auricular and sural nerves: a comparative morphometric study. Acta Neuropathol (Berl) 88: 174–179

Gibberd FB, Gavrilescu K (1966) A familial neuropathy associated with a paraprotein in the serum, cerebrospinal fluid, and urine. Neurology 16: 130–134

Giese KP, Martini R, Lemke G, Soriano P, Schachner M (1992) Mouse Po gene disruption leads to hypomyelination, abnormal expression of recognition molecules, and degeneration of myelin and axons. Cell 71: 565–576

Giess R, Goetz R, Schrank B, Ochs G, Sendtner M, Toyka K (1998) Potential implications of a ciliary neurotrophic factor gene mutation in a German population of patients with motor neuron disease. Muscle Nerve 21: 236–238

Giftochristos N, David S (1988) Immature optic nerve glia of rat do not promote axonal regeneration when transplanted into a peripheral nerve. Brain Res 467: 149–153

Giladi N (1997) The mechanism of action of botulinum toxin type A in focal dystonia is most probably through its dual effect on efferent (motor) and afferent pathways at the injected site. J Neurol Sci 152: 132–135

Gilden DH, Rozenman Y, Murray R, Devlin M, Vafai A (1987) Detection of varicella-zoster virus nucleic acid in neurons of normal human thoracic ganglia. Ann Neurol 22: 377–380

Gillespie CS, Sherman DL, Blair GE, Brophy PJ (1994) Periaxin, a novel protein of myelinating Schwann cells with a possible role in axonal ensheathment. Neuron 12: 497–508

Ginsberg AH, Gale MJ jr, Rose LM, Clark EA (1989) T-cell alterations in late postpoliomyelitis. Arch Neurol 46: 497–501

Giovannoni G, Hartung HP (1996) The immunopathogenesis of multiple sclerosis and Guillain-Barré syndrome. Curr Opin Neurol 9: 165–177

Glanzman RL, Gelb DJ, Drury I, Bromberg MB, Truong DD (1990) Brachial plexopathy after botulinum toxin injections. Neurology 40: 1143

Glazner GW, Ishii DN (1995) Insulinlike growth factor gene expression in rat muscle during reinnervation. Muscle Nerve 18: 1433–1442

Goadsby PJ, Edvinsson L (1993) The trigeminovascular system and migraine: studies characterizing cerebrovascular and neuropeptide changes seen in humans and cats. Ann Neurol 33: 48–56

Goebel HH (1997) Neurodegenerative diseases: biopsy diagnosis in children. In: Garcia HH (eds) Neuropathology, the diagnostic approach, chapter 14. Mosby, St. Louis Baltimore Boston, pp 581–635

Goebel HH, Besser R (1988) Traumatic fascicular neuroma. Acta Neuropathol (Berl) 75: 321–324

Goebel HH, Zeman W, DeMyer W (1976) Peripheral motor and sensory neuropathy of early childhood, simulating Werdnig-Hoffmann disease. Neuropädiatrie 7: 182–195

Goebel HH, Kohlschütter A, Schulte FJ (1980) Rectal biopsy findings in infantile neuroaxonal dystrophy. Neuropediatrics 11: 388–392

Goebel HH, Veit S, Dyck PJ (1980) Confirmation of virtual unmyelinated fiber absence in hereditary sensory neuropathy type IV. J Neuropathol Exp Neurol 39: 670–675

Goebel HH, Bardosi A, Friede RL, Kohlschütter A, Albani M, Siemes H (1986) Sural nerve biopsy studies in Leigh's subacute necrotizing encephalomyelopathy. Muscle Nerve 9: 165–173

Goebel HH, Vogel P, Gabriel M (1986) Neuropathologic and morphometric studies in hereditary motor and sensory neuropathy type II with neurofilament accumulation. Ital J Neurol Sci 7: 325–332

Goebel HH, Schmidt PF, Bohl J, Tettenborn B, Kramer G, Gutmann L (1990) Polyneuropathy due to acute arsenic intoxication: biopsy studies. J Neuropathol Exp Neurol 49: 137–149

Goebel HH, Meyermann R, Rosin R, Schlote W (1997) Characteristic morphologic manifestation of CADASIL, cerebral autosomal-dominant arteriopathy with subcortical infarcts and leukoencephalopathy, in skeletal muscle and skin. Muscle Nerve 20: 625–627

Goebel HH, Seddigh S, Hopf HC, Uemichi T, Benson MD, McKusick VA (1997) A European family with histidine 58 transthyretin mutation in familial amyloid polyneuropathy. Neuromuscul Disord 7: 229–230

Goihman-Yahr M, Requena MA, Vallecalle-Suegart E, Convit J (1972) Autoimmune diseases and thalidomide. I. Experimental allergic encephalomyelitis and experimental allergic neuritis of the guinea pig. Int J Lepr Other Mycobact Dis 40: 133–141

Goihman-Yahr M, Requena MA, Vallecalle-Suegart E, Convit J (1974) Autoimmune diseases and thalidomide. II. Adjuvant disease, experimental allergic encephalomyelitis and experimental allergic neuritis of the rat. Int J Lepr Other Mycobact Dis 42: 266–275

Gold BG, Halleck MM (1989) Axonal degeneration and axonal caliber alterations following combined beta,beta'-iminodipropionitrile (IDPN) and acrylamide administration. J Neuropathol Exp Neurol 48: 653–668

Gold BG, Price DL, Griffin JW, Rosenfeld J, Hoffman PN, Sternberger NH, Sternberger LA (1988) Neurofilament antigens in acrylamide neuropathy. J Neuropathol Exp Neurol 47: 145–157

Gold BG, Austin DR, Griffin JW (1991) Regulation of aberrant neurofilament phosphorylation in neuronal perikarya. II. Correlation with continued axonal elongation following axotomy. J Neuropathol Exp Neurol 50: 627–648

Gold BG, Mobley WC, Matheson SF (1991) Regulation of axonal caliber, neurofilament content, and nuclear localization in mature sensory neurons by nerve growth factor. J Neurosci 11: 943–955

Gold R, Zielasek J, Schröder JM, Sellhaus B, Cedarbaum J, Hartung HP, Sendtner M, Toyka KV (1996) Treatment with ciliary neurotrophic factor does not improve regeneration in experimental autoimmune neuritis of the Lewis rat. Muscle Nerve 19: 117–1180

Goldfischer S, Collins J, Rapin I, Coltoff-Schiller B, Chang CH, Nigro M et al. (1985) Peroxisomal defects in neonatal-onset and X-linked adrenoleukodystrophies. Science 227: 67–70

Gombault M (1880) Contributions à l'etude anatomique de la nevrite parenchymateuse subaigue et chronique. Névrite segmentaire péri-axile. Arch Neurol (Paris) 1: 11–38

Gombault A (1880) Contribution à l'etude anatomique de la névrite parenchymateuse subaigue ou chronique.-Névrite segmentaire péri-axile (suite). Arch Neurol (Paris) 1: 177–190

Gonzales-Darder J, Barbera J, Abellan MJ, Mora A (1987) Centrocentral anastomosis in the prevention and treatment of painful terminal neuroma. An experimental study in the rat. J Neurosurg 63: 754–758

Goodrum JF, Bouldin TW (1996) The cell biology of myelin degeneration and regeneration in the peripheral nervous system. J Neuropathol Exp Neurol 55: 943–953

Gordon J (1993) Julius Hallervorden [letter; comment]. Neurology 43: 1452; discussion 1453

Gorson KC, Ropper AH, Muriello MA, Blair R (1996) Prospective evaluation of MRI lumbosacral nerve root enhancement in acute Guillain-Barré syndrome [see comments]. Neurology 47: 813–817

Goto Y, Horai S, Matsuoka T, Koga Y, Nihei K, Kobayashi M, Nonaka I (1992) Mitochondrial myopathy, encephalopathy, lactic acidosis, and stroke-like episodes (MELAS): a correlative study of the clinical features and mitochondrial DNA mutation. Neurology 42: 545–550

Gouider R, LeGuern E, Emile J, Tardieu S, Cabon F, Samid M et al. (1994) Hereditary neuralgic amyotrophy and hereditary neuropathy with liability to pressure palsies: two distinct clinical, electrophysiologic, and genetic entities. Neurology 44: 2250–2252

Gouider R, LeGuern E, Gugenheim M, Tardieu S, Maisonobe T, Leger JM et al. (1995) Clinical, electrophysiologic, and molecular correlations in 13 families with hereditary neuropathy with liability to pressure palsies and a chromosome 17p11.2 deletion. Neurology 45: 2018–2023

Goutieres F, Mikol J, Aicardi J (1990) Neuronal intranuclear inclusion disease in a child: diagnosis by rectal biopsy. Ann Neurol 27: 103–106

Govoni V, Granieri E, Tola MR, Paolino E, Casetta I, Fainardi E, Monetti VC (1997) Exogenous gangliosides and Guillain-Barré syndrome. An observational study in the local health district of Ferrara, Italy. Brain 120: 1123–1130

Grabow JD, Chou SM (1968) Thyrotropin hormone deficiency with a peripheral neuropathy. Arch Neurol 19: 284–291

Graeber MB, Streit WJ, Kreutzberg GW (1989) Formation of microglia-derived brain macrophages is blocked by adriamycin. Acta Neuropathol (Berl) 78: 348–358

Grafe MR, Wiley CA (1989) Spinal cord and peripheral nerve pathology in AIDS: the roles of cytomegalovirus and human immunodeficiency virus. Ann Neurol 25: 561–566

Grahmann F, Claus D, Grehl H, Neundorfer B (1993) Electrophysiologic evidence for a toxic polyneuropathy in rats after exposure to 2,3,7,8-tetrachlorodibenzo-p-dioxin (TCDD). J Neurol Sci 115: 71–75

Graus F, Cordon-Cardo C, Posner JB (1985) Neuronal antinuclear antibody in sensory neuronopathy from lung cancer. Neurology 35: 538–543

Graus F, Campo E, Cruz-Sanchez F, Ribalta T, Palacin A (1990) Expression of lymphocyte, macrophage and class I and II major histocompatibility complex antigens in normal human dorsal root ganglia. J Neurol Sci 98: 203–211

Greenberg SJ, Kandt RS, BJ DS (1987) Birth injury-induced glossolaryngeal paresis. Neurology 37: 533–535

Greene P, Kang U, Fahn S, Brin M, Moskowitz C, Flaster E (1990) Double-blind, placebo-controlled trial of botulinum toxin injections for the treatment of spasmodic torticollis. Neurology 40: 1213–1218

Gregory R, Thomas PK, King RH, Hallam PL, Malcolm S, Hughes RA, Harding AE (1993) Coexistence of hereditary motor and sensory neuropathy type Ia and IgM paraproteinemic neuropathy. Ann Neurol 33: 649–652

Grehl H, Rautenstrauss B, Liehr T, Bickel A, Ekici A, Bathke K, Neundörfer B (1997) Clinical and morphological phenotype of HMSN 1A mosaicism. Neuromuscul Disord 7: 27–31

Grehl H, Schröder JM (1991) Significance of degenerating endoneurial cells in peripheral neuropathy. Acta Neuropathol (Berl) 81: 680–685

Griffin GE, Miller A, Batman P, Forster SM, Pinching AJ, Harris JR, Mathan MM (1988) Damage to jejunal intrinsic autonomic nerves in HIV infection. Aids 2: 379–382

Griffin JW, Ho TW (1993) The Guillain-Barré syndrome at 75: the Campylobacter connection [editorial; comment]. Ann Neurol 34: 125–127

Griffin JW, Watson DF (1988) Axonal transport in neurological disease. Ann Neurol 23: 3–13

Griffin JW, Goren E, Schaumburg H, Engel WK, Loriaux L (1977) Adrenomyeloneuropathy: a probable variant of adrenoleukodystrophy. I. Clinical and endocrinologic aspects. Neurology 27: 1107–1113

Griffin JW, Gold BG, Cork LC, Price DL, Lowndes HE (1982) IDPN neuropathy in the cat: coexistence of proximal and distal axonal swellings. Neuropathol Appl Neurobiol 8: 351–364

Griffin JW, Cornblath DR, Alexander E, Campbell J, Low PA, Bird S, Feldman EL (1990) Ataxic sensory neuropathy and dorsal root ganglionitis associated with Sjögren's syndrome. Ann Neurol 27: 304–315

Griffin JW, George R, Lobato C, Tyor WR, Yan LC, Glass JD (1992) Macrophage responses and myelin clearance during Wallerian degeneration: relevance to immune-mediated demyelination. J Neuroimmunol 40: 153–165

Griffin JW, George R, Ho T (1993) Macrophage systems in peripheral nerves. A review. J Neuropathol Exp Neurol 52: 553–560

Griffin JW, Li CY, Ho TW, Tian M, Gao CY, Xue P et al. (1996) Pathology of the motor-sensory axonal Guillain-Barré syndrome [see comments]. Ann Neurol 39: 17–28

Griffiths IR, Kyriakides E, Barrie J (1989) Progressive axonopathy: an inherited neuropathy of boxer dogs. An immunocytochemical study of the axonal cytoskeleton. Neuropathol Appl Neurobiol 15: 63–74

Grinspan JB, Marchionni MA, Reeves M, Coulaloglou M, Scherer SS (1996) Axonal interactions regulate Schwann cell apoptosis in developing peripheral nerve: neuregulin receptors and the role of neuregulins. J Neurosci 16: 6107–6118

Grisold W, Drlicek M, Popp W, Jellinger K (1987) Antineuronal antibodies in small cell lung carcinoma – a significance for paraneoplastic syndromes? Acta Neuropathol (Berl) 75: 199–202

Grisold W, Drlicek M, Jellinger K, Popp W (1989) Sensorische Neuronopathie bei kleinzelligem Bronchuskarzinom. Fallbericht und neuroimmunologische Befunde. Akt Neurol 16: 15–20

Grisold W, Drlicek M, Liszka U, Popp W (1989) Anti-Purkinje cell antibodies are specific for small-cell lung cancer but not for paraneoplastic neurological disorders [letter]. J Neurol 236: 64

Grisold W, Udo Z, Markus D (1997) Should every unclear neuromuscular symptom be termed "paraneoplastic"? [letter; comment]. Muscle Nerve 20: 1204-1205

Groen RJ, Sie OG, van Weerden TW (1993) Dominant inherited distal spinal muscular atrophy with atrophic and hypertrophic calves. J Neurol Sci 114: 81-84

Grosfeld JL, Skinner MA, Rescorla FJ, West KW, Scherer LR, 3rd (1994) Mediastinal tumors in children: experience with 196 cases. Ann Surg Oncol 1: 121-127

Gruber H, Zenker W (1973) Acetylcholinesterase: histochemical differentiation between motor and sensory nerve fibres. Brain Res 51: 207-214

Gruber H, Zenker W (1978) Acetylcholinesterase activity in motor nerve fibres in correlation to muscle fibre types in rat. Brain Res 141: 325-334

Grunewald RA, Yoneda Y, Shipman JM, Sagar HJ (1997) Idiopathic focal dystonia: a disorder of muscle spindle afferent processing? Brain 120: 2179-2185

Guenard V, Dinarello CA, Weston PJ, Aebischer P (1991) Peripheral nerve regeneration is impeded by interleukin-1 receptor antagonist released from a polymeric guidance channel. J Neurosci Res 29: 396-400

Guidetti D, Vescovini E, Motti L, Ghidoni E, Gemignani F, Marbini A et al. (1996) X-linked bulbar and spinal muscular atrophy, or Kennedy disease: clinical, neurophysiological, neuropathological, neuropsychological and molecular study of a large family. J Neurol Sci 135: 140-148

Guiloff RJ, Thomas PK, Contreras M, Armitage S, Schwarz G, Sedgwick EM (1982) Evidence for linkage of type I hereditary motor and sensory neuropathy to the Duffy locus on chromosome 1. Ann Hum Genet 46: 25-27

Gundlach AL, Grabara CS, Johnston GA, Harper PA (1990) Receptor alterations associated with spinal motoneuron degeneration in bovine Akabane disease. Ann Neurol 27: 513-519

Gunnarsson LG, Lindberg G, Soderfelt B, Axelson O (1990) The mortality of motor neuron disease in Sweden. Arch Neurol 47: 42-46

Günzler V (1992) Thalidomide in human immunodeficiency virus (HIV) patients. A review of safety considerations. Drug Saf 7: 116-134

Gutmann DH, Collins FS (1992) Recent progress toward understanding the molecular biology of von Recklinghausen neurofibromatosis. Ann Neurol 31: 555-561

Gutmann L, Gutmann L (1996) Axonal channelopathies: an evolving concept in the pathogenesis of peripheral nerve disorders. Neurology 47: 18-21

Gutmann L, Medawar PB (1942) The chemical inhibition of fibre regeneration and neuroma formation in peripheral nerves. J Neurol Psychiatr 5: 130-141

Guzzetta F, Ferriere G (1985) Congenital neuropathy with prevailing axonal changes. A clinical and histological report. Acta Neuropathol (Berl) 68: 185-190

Guzzetta F, Ferriere G, Lyon G (1982) Congenital hypomyelination polyneuropathy. Pathological findings compared with polyneuropathies starting later in life. Brain 105: 395-416

Haanpaa M, Hakkinen V, Nurmikko T (1997) Motor involvement in acute herpes zoster. Muscle Nerve 20: 1433-1438

Haas JE, Johnson ES, Farrell DL (1982) Neonatal-onset adrenoleukodystrophy in a girl. Ann Neurol 12: 449-457

Haberhausen G, Damian MS, Leweke F, Muller U (1995) Spinocerebellar ataxia, type 3 (SCA3) is genetically identical to Machado-Joseph disease (MJD). J Neurol Sci 132: 71-75

Hachisuka K, Lais AC, Dyck PJ (1989) Ultrastructural alterations of primary afferent axons in the nucleus gracilis after peripheral nerve axotomy. J Neuropathol Exp Neurol 48: 413-424

Haferkamp G, Regli F (1976) Die sporadische rezidivierende hypertrophische Polyneuropathie. Klinisch-histologischer Beitrag zur Differentialdiagnose. Schweiz Arch Neurol Neurochir Psychiatr 118: 7-22

Hafer-Macko C, Hsieh ST, Li CY, Ho TW, Sheikh K, Cornblath DR et al. (1996) Acute motor axonal neuropathy: an antibody-mediated attack on axolemma. Ann Neurol 40: 635-644

Hahn AF, Gordon BA, Gilbert JJ, Hinton GG (1981) The AB-variant of metachromatic leukodystrophy (postulated activator protein deficiency). Light and electron microscopic findings in a sural nerve biopsy. Acta Neuropathol (Berl) 55: 281-287

Hahn AF, Brown WF, Koopman WJ, Feasby TE (1990) X-linked dominant hereditary motor and sensory neuropathy. Brain 113: 1511-1525

Hahn AF, Feasby TE, Lovgren D, Wilkie L (1993) Adoptive transfer of experimental allergic neuritis in the immune suppressed host. Acta Neuropathol (Berl) 86: 596-601

Hahn AF, Feasby TE, Wilkie L, Lovgren D (1993) Antigalactocerebroside antibody increases demyelination in adoptive transfer experimental allergic neuritis. Muscle Nerve 16: 1174–1180

Hahn AF, Gilbert JJ, Kwarciak C, Gillett J, Bolton CF, Rupar CA, Callahan JW (1994) Nerve biopsy findings in Niemann-Pick type II (NPC) [see comments]. Acta Neuropathol (Berl) 87: 149–154

Hall BM, Walsh JC, Horvath JS, Lytton DG (1976) Peripheral neuropathy complicating primary hyperoxaluria. J Neurol Sci 29: 343–349

Hall CD, Snyder CR, Messenheimer JA, Wilkins JW, Robertson WT, Whaley RA, Robertson KR (1991) Peripheral neuropathy in a cohort of human immunodeficiency virus-infected patients. Incidence and relationship to other nervous system dysfunction. Arch Neurol 48: 1273–1274

Hall SM (1973) Some aspects of remyelination after demyelination produced by the intraneural injection of lysophosphatidyl choline. J Cell Sci 13: 461–477

Hall SM (1984) The effects of multiple sequential episodes of demyelination in the sciatic nerve of the mouse. Neuropathol Appl Neurobiol 10: 461–478

Hall SM (1989) Regeneration in the peripheral nervous system. Neuropathol Appl Neurobiol 15: 513–529

Hall SM, Hughes RA, Atkinson PF, McColl I, Gale A (1992) Motor nerve biopsy in severe Guillain-Barré syndrome. Ann Neurol 31: 441–444

Hall SM, Williams PL (1970) Studies on the "incisures" of Schmidt and Lanterman. J Cell Sci 6: 767–791

Hall SM, Williams PL (1971) The distribution of electron-dense tracers in peripheral nerve fibres. J Cell Sci 8: 541–555

Hallam PJ, Harding AE, Berciano J, Barker DF, Malcolm S (1992) Duplication of part of chromosome 17 is commonly associated with hereditary motor and sensory neuropathy type I (Charcot-Marie-Tooth disease type 1). Ann Neurol 31: 570–572

Hallermann W (1990) Schweißsekretionsstörungen beim Adie-Syndrom. – Eine Neuropathia multiplex der peripheren autonomen Nerven? Akt Neurol 17: 179–183

Hallett M, Fox JG, Rogers AE, Nicolosi R, Schoene W, Goolsby HA et al. (1987) Controlled studies on the effects of alcohol ingestion on peripheral nerves of macaque monkeys. J Neurol Sci 80: 65–71

Hallin RG, Ekedahl R, Frank O (1991) Segregation by modality of myelinated and unmyelinated fibers in human sensory nerve fascicles. Muscle Nerve 14: 157–165

Halperin J, Luft BJ, Volkman DJ, Dattwyler RJ (1990) Lyme neuroborreliosis. Peripheral nervous system manifestations. Brain 113: 1207–1221

Halperin JJ, Little BW, Coyle PK, Dattwyler RJ (1987) Lyme disease: cause of a treatable peripheral neuropathy. Neurology 37: 1700–1706

Han DH, Kim DG, Chi JG, Park SH, Jung HW, Kim YG (1992) Malignant triton tumor of the acoustic nerve. Case report. J Neurosurg 76: 874–877

Hanemann CO, Stoll G, D'Urso D, Fricke W, Martin JJ, Van Broeckhoven C et al. (1994) Peripheral myelin protein-22 expression in Charcot-Marie-Tooth disease type 1a sural nerve biopsies. J Neurosci Res 37: 654–659

Hanemann CO, Gabreels-Fasten AA, Muller HW, Stoll G (1996) Low affinity NGF receptor expression in CMT1A nerve biopsies of different disease stages. Brain 119: 1461–1469

Hanson P, Dive A, Brucher JM, Bisteau M, Dangoisse M, Deltombe T (1997) Acute corticosteroid myopathy in intensive care patients. Muscle Nerve 20: 1371–1380

Hara H, Jansen I, Ekman R, Hamel E, MacKenzie ET, Uddman R, Edvinsson L (1989) Acetylcholine and vasoactive intestinal peptide in cerebral blood vessels: effect of extirpation of the sphenopalatine ganglion. J Cereb Blood Flow Metab 9: 204–211

Hardie RJ, Pullon HW, Harding AE, Owen JS, Pires M, Daniels GL et al. (1991) Neuroacanthocytosis. A clinical, haematological and pathological study of 19 cases. Brain 114: 13–49

Hardiman O, Halperin JJ, Farrell MA, Shapiro BE, Wray SH, Brown RH jr (1993) Neuropathic findings in oculopharyngeal muscular dystrophy. A report of seven cases and a review of the literature. Arch Neurol 50: 481–488

Harding AE (1981) Friedreich's ataxia: a clinical and genetic study of 90 families with an analysis of early diagnostic criteria and intrafamilial clustering of clinical features. Brain 104: 589–620

Harding AE (1983) Classification of the hereditary ataxias and paraplegias. Lancet 1: 1151–1155

Harding AE (1994) Neurogenetics update. J Neurol Sci 126: 90-93
Harding AE (1995) From the syndrome of Charcot, Marie and Tooth to disorders of peripheral myelin proteins. Brain 118: 809-818
Harding AE, Rosenberg RN (eds) (1993) A neurological gene map. The molecular and genetic basis of neurological disease. Butterworth-Heinemann, Stoneham Mass
Harding AE, Thomas PK (1980) Distal and scapuloperoneal distributions of muscle involvement occurring within a family with type I hereditary motor and sensory neuropathy. J Neurol 224: 17-23
Harding AE, Thomas PK (1980) Genetic aspects of hereditary motor and sensory neuropathy (types I and II). J Med Genet 17: 329-336
Harding AE, Thomas PK (1980) Hereditary distal spinal muscular atrophy. A report on 34 cases and a review of the literature. J Neurol Sci 45: 337-348
Harding AE, Thomas PK (1984) Peroneal muscular atrophy with pyramidal features. J Neurol Neurosurg Psychiatry 47: 168-172
Harding AE, Sweeney MG, Miller DH, Mumford CJ, Kellar-Wood H, Menard D et al. (1992) Occurrence of a multiple sclerosis-like illness in women who have a Leber's hereditary optic neuropathy mitochondrial DNA mutation. Brain 115: 979-989
Harkin J, Reed RJ (1983) Tumors of the peripheral nervous system. Supplementum. AFIP, Washington, D.C.
Harris CP, Alderson K, Nebeker J, Holds JB, Anderson RL (1991) Histologic features of human orbicularis oculi treated with botulinum A toxin. Arch Ophthalmol 109: 393-395
Harrison GD, Duncan ID, Clayton MK (1992) Determination of the early age of onset of equine recurrent laryngeal neuropathy. 1. Muscle pathology. Acta Neuropathol 84: 307-315
Hart IK, Waters C, Vincent A, Newland C, Beeson D, Pongs O, Morris C, Newsom-Davis J (1997) Autoantibodies detected to expressed K+ channels are implicated in neuromyotonia. Ann Neurol 41: 238-246
Hartmann HA, McMahon S, Sun DY, Abbs JH, Uemura E (1989) Neuronal RNA in nucleus ambiguus and nucleus hypoglossus of patients with amyotrophic lateral sclerosis. J Neuropathol Exp Neurol 48: 669-673
Hartung HP (1993) Immune-mediated demyelination [comment]. Ann Neurol 33: 563-567
Hartung HP, Heininger K, Toyka KV (1988) Neuromuskuläre Manifestationen der HIV-1 und HTLV-I Infektionen. Dtsch Med Wochenschr 113: 1975-1981
Hartung HP, Schäfer B, Heininger K, Toyka KV (1988) Suppression of experimental autoimmune neuritis by the oxygen radical scavengers superoxide dismutase and catalase. Ann Neurol 23: 453-460
Hartung HP, Schäfer B, van der Meide PH, Fierz W, Heininger K, Toyka KV (1990) The role of interferon-gamma in the pathogenesis of experimental autoimmune disease of the peripheral nervous system. Ann Neurol 27: 247-257
Hartung HP, Pollard JD, Harvey GK, Toyka KV (1995) Immunopathogenesis and treatment of the Guillain-Barré syndrome— Part II. Muscle Nerve 18: 154-164
Hartung HP, Willison H, Jung S, Pette M, Toyka KV, Giegerich G (1996) Autoimmune responses in peripheral nerve. Springer Semin Immunopathol 18: 97-123
Harvey GK, Toyka KV, Hartung HP (1994) Effects of mast cell degranulation on blood-nerve barrier permeability and nerve conduction in vivo. J Neurol Sci 125: 102-109
Hassan SM, Kerkhoff H, Troost D, Veldman H, Jennekens FG (1994) Basic fibroblast growth factor immunoreactivity in the peripheral motor system of the rat. Acta Neuropathol (Berl) 87: 405-410
Hassan SM, Jennekens FG, Veldman H (1995) Botulinum toxin-induced myopathy in the rat [see comments]. Brain 118: 533-545
Haverkamp F, Behring B (1995) Hereditäre motorisch-sensible Neuropathie Typ III. Klin Pädiatr 207: 24-27
Hawke SH, Davies L, Pamphlett R, Guo YP, Pollard JD, McLeod JG (1991) Vasculitic neuropathy. A clinical and pathological study. Brain 114: 2175-2190
Hayasaka K, Himoro M, Sato W, Takada G, Uyemura K, Shimizu N et al. (1993) Charcot-Marie-Tooth neuropathy type 1B is associated with mutations of the myelin Po gene [see comments]. Nat Genet 5: 31-34
Hayasaka K, Himoro M, Sawaishi Y, Nanao K, Takahashi T, Takada G et al. (1993) De novo mutation of the myelin Po gene in Dejerine-Sottas disease (hereditary motor and sensory neuropathy type III). Nat Genet 5: 266-268

Hays AP, Latov N, Takatsu M, Sherman WH (1987) Experimental demyelination of nerve induced by serum of patients with neuropathy and an anti-MAG IgM M-protein. Neurology 37: 242–256
Heads T, Pollock M, Robertson A, Sutherland WH, Allpress S (1991) Sensory nerve pathology in amyotrophic lateral sclerosis. Acta Neuropathol (Berl) 82: 316–320
Heath JP, Ewing DJ, Cull RE (1988) Abnormalities of autonomic function in the Lambert Eaton myasthenic syndrome. J Neurol Neurosurg Psychiatry 51: 436–439
Heiman-Patterson TD, Bird SJ, Parry GJ, Varga J, Shy ME, Culligan NW et al. (1990) Peripheral neuropathy associated with eosinophilia-myalgia syndrome. Ann Neurol 28: 522–528
Heininger K, Liebert UG, Toyka KV, Haneveld FT, Schwendemann G, Kolb-Bachofen V et al. (1984) Chronic inflammatory polyneuropathy. Reduction of nerve conduction velocities in monkeys by systemic passive transfer of immunoglobulin G. J Neurol Sci 66: 1–14
Heininger K, Schafer B, Hartung HP, Fierz W, Linington C, Toyka KV (1988) The role of macrophages in experimental autoimmune neuritis induced by a P2-specific T-cell line. Ann Neurol 23: 326–331
Helliwell TR, Gunhan O, Edwards RH (1990) Mast cells in neuromuscular diseases. J Neurol Sci 98: 267–276
Henry MM, Parks AG, Swash M (1982) The pelvic floor musculature in the descending perineum syndrome. Br J Surg 69: 470–472
Henson RA, Urich H (1970) Peripheral neuropathy associated with malignant disease. In: Vinken PJ, Bruyn GW (eds) Handbook of clinical neurology vol 8. North Holland, Amsterdam, pp 131–148
Heppelmann B (1997) Anatomy and Histology of Joint Innervation. JPNS 1: 5–16
Heppelmann B, Meßlinger K, Neiss WF, Schmidt RF (1990) The sensory terminal tree of "free nerve endings" in the articular capsule of the knee. In: Zenker W, Neuhuber WL (eds) The primary afferent neuron – a survey of recent morphofunctional aspects. Plenum Press, New York, pp 73–85
Heppelmann B, Messlinger K, Neiss WF, Schmidt RF (1990) Ultrastructural three-dimensional reconstruction of group III and group IV sensory nerve endings ("free nerve endings") in the knee joint capsule of the cat: evidence for multiple receptive sites. J Comp Neurol 292: 103–116
Hermanns B, Molnar M, Schröder JM (1998) Peripheral neuropathy associated with hereditary and sporadic inclusion body myositis: Confimation by elextron microscopy and morphometry. J Neurol Sci (submitted for publication)
Hermosilla E, Lagueny A, Vital C, Vital A, Ferrer X, Steck A, Julien J (1996) Peripheral neuropathy associated with monoclonal IgG of undetermined significance (Clinical, electrophysiologic, pathologic and therapeutic study of 14 cases). J Periph Nerv Sys 2: 139–148
Herrera GA, de Moraes HP (1984) Neurogenic sarcomas in patients with neurofibromatosis (von Recklinghausen's disease). Light, electron microscopy and immunohistochemistry study. Virchows Arch A Pathol Anat Histopathol 403: 361–376
Hertz JM, Borglum AD, Brandt CA, Flint T, Bisgaard C (1994) Charcot-Marie-Tooth disease type 1A: the parental origin of a de novo 17p11.2-p12 duplication. Clin Genet 46: 291–294
Heymach JV jr, Barres BA (1997) Neurotrophins moving forward [news; comment]. Nature 389: 789–791
Heymach JV jr, Kruttgen A, Suter U, Shooter EM (1996) The regulated secretion and vectorial targeting of neurotrophins in neuroendocrine and epithelial cells. J Biol Chem 271: 25430–25437
Hietaharju A, Jaaskelainen S, Kalimo H, Hietarinta M (1993) Peripheral neuromuscular manifestations in systemic sclerosis (scleroderma). Muscle Nerve 16: 1204–1212
Higami Y, Shimokawa I, Kishikawa M, Okimoto T, Ohtani H, Tomita M et al. (1998) Malignant peripheral nerve sheath tumors developing multifocally in the central nervous system in a patient with neurofibromatosis type 2. Clin Neuropathol 17: 115–120
Higashi Y, Komiyama A, Suzuki K (1992) The twitcher mouse: immunocytochemical study of Ia expression in macrophages. J Neuropathol Exp Neurol 51: 47–57
Higashi Y, Murayama S, Pentchev PG, Suzuki K (1995) Peripheral nerve pathology in Niemann-Pick type C mouse. Acta Neuropathol (Berl) 90: 158–163
Higuchi I, Izumo S, Kuriyama M, Suehara M, Nakagawa M, Fukunaga H et al. (1989) Germanium myopathy: clinical and experimental pathological studies. Acta Neuropathol (Berl) 79: 300–304

Higuchi I, Takahashi K, Nakahara K, Izumo S, Nakagawa M, Osame M (1991) Experimental germanium myopathy. Acta Neuropathol (Berl) 82: 55–59

Hill BD, Prior H, Blakemore WF, Black PF (1996) A study of pathology of a bovine primary peripheral myelinopathy with features of tomaculous neuropathy. Acta Neuropathol (Berl) 91: 545–548

Himmelmann F, Schröder JM (1992) Colchicine myopathy in a case of familial Mediterranean fever: immunohistochemical and ultrastructural study of accumulated tubulin-immunoreactive material. Acta Neuropathol (Berl) 83: 440–444

Hinkle L, McCaig CD, Robinson KR (1981) The direction of growth of differentiating neurones and myoblasts from frog embryos in an applied electric field. J Physiol (Lond) 314: 121–135

Hirano M, Cleary JM, Stewart AM, Lincoff NS, Odel JG, Santiesteban R, Santiago Luis R (1994) Mitochondrial DNA mutations in an outbreak of optic neuropathy in Cuba [see comments]. Neurology 44: 843–845

Hirata H, Hibasami H, Hineno T, Shi D, Morita A, Inada H et al. (1995) Role of ornithine decarboxylase in proliferation of Schwann cells during Wallerian degeneration and its enhancement by nerve expansion. Muscle Nerve 18: 1341–1343

Hirose R, Nada O, Kawana T, Goto S, Taguchi T, Toyohara T, Ikeda K (1989) An immunohistochemical study of somatostatin-containing nerves in the aganglionic colon of human and rat. Acta Neuropathol (Berl) 78: 372–379

Hirose T, Sano T, Hizawa K (1988) Heterogeneity of malignant schwannomas. Ultrastruct Pathol 12: 107–116

Hisaoka M, Furuta A, Rikimaru S (1993) Sclerosing fibrous tumor of the cauda equina: a fibroblastic variant of peripheral nerve tumors? Acta Neuropathol (Berl) 86: 193–197

Hoffer A (1993) Isoniazid and pyridoxine [letter; comment]. Can Med Assoc J 149: 1232

Hoffer JA, Stein RB, Gordon T (1979) Differential atrophy of sensory and motor fibers following section of cat peripheral nerves. Brain Res 178: 347–361

Hoffmann CFE, Marani E, Oestreicher AB, Thomeer RTWM (1993) Ventral root avulsion versus transection at the cervical 7 level of the cat spinal cord. Resto Neurol Neurosci 5: 291–302

Hoffmann PN, Griffin JW (1993) The control of axonal caliber. In: Peripheral neuropathy. Dyck J, Thomas PK (eds) Saunders, Philadelphia 389–402

Hofstra RM, Landsvater RM, Ceccherini I, Stulp RP, Stelwagen T, Luo Y et al. (1994) A mutation in the RET proto-oncogene associated with multiple endocrine neoplasia type 2B and sporadic medullary thyroid carcinoma [see comments]. Nature 367: 375–376

Holds JB, Alderson K, Fogg SG, Anderson RL (1990) Motor nerve sprouting in human orbicularis muscle after botulinum A injection. Invest Ophthalmol Vis Sci 31: 964–967

Holds JB, Fogg SG, Anderson RL (1990) Botulinum A toxin injection. Failures in clinical practice and a biomechanical system for the study of toxin-induced paralysis. Ophthal Plast Reconstr Surg 6(4): 252–259

Holds JB, Fogg SG, Anderson RL (1990) Botulinum A toxin injection. Failures in clinical practice and a biomechanical system for the study of toxin-induced paralysis. Ophthal Plast Reconstr Surg 6: 252–259

Holland GR (1982) The effect of buffer molarity on the size, shape and sheath thickness of peripheral myelinated nerve fibres. J Anat 135: 183–190

Holtzman RNN, Zablozki V, Yang WC, Leeds E (1987) Lateral pontine segmental hemorrhage presenting as isolated trigeminal sensory neuropathy. Neurology 37: 704–706

Honan WP, Heron JR, Foster DH, Edgar GK, Scase MO (1993) Abnormalities of visual function in hereditary motor and sensory neuropathy. J Neurol Sci 114: 188–192

Honavar M, Tharakan JK, Hughes RA, Leibowitz S, Winer JB (1991) A clinicopathological study of the Guillain-Barré syndrome. Nine cases and literature review. Brain 114: 1245–1269

Honavar M, Janota I, Neville BG, Chalmers RA (1992) Neuropathology of biotinidase deficiency. Acta Neuropathol (Berl) 84: 461–464

Hoogendijk JE, Hensels GW, Gabreels-Festen AAWMea (1992) De-novo mutations in hereditary motor and sensory neuropathy type 1. Lancet 339: 1081–1082

Hoogeveen JF, Troost D, Wondergem J, van der Kracht AH, Haveman J (1992) Hyperthermic injury versus crush injury in the rat sciatic nerve: a comparative functional, histopathological and morphometrical study. J Neurol Sci 108: 55–64

Hopf HC (1975) Peripheral neuropathy in acrodermatitis chronica atrophicans (Herxheimer). J Neurol Neurosurg Psychiatry 38: 452–458

Hopkins SJ, Rothwell NJ (1995) Cytokines and the nervous system. I: Expression and recognition [see comments]. Trends Neurosci 18: 83–88
Hori A (1988) Heterotopic neurons in human spinal nerve roots: what is their clinical significance? J Neurol 235: 348–351
Horoupian DS (1989) Hereditary sensory neuropathy with deafness: a familial multisystem atrophy. Neurology 39: 244–248
Horoupian DS, Yoon JJ (1988) Neuropathic arthrogryposis multiplex congenita and intrauterine ischemia of anterior horn cells: a hypothesis. Clin Neuropathol 7: 285–293
Horowitz SH, Krarup C (1992) Conduction studies of the normal sural nerve. Muscle Nerve 15: 374–383
Houi H, Mochio S, Kobayashi T (1993) Gangliosides attenuate vincristine neurotoxicity on dorsal root ganglion cells. Muscle Nerve 16: 11–14
Hozumi I, Nishizawa M, Ariga T, Inoue Y, Ohnishi Y, Yokoyama A et al. (1989) Accumulation of glycosphingolipids in spinal and sympathetic ganglia of a symptomatic heterozygote of Fabry's disease. J Neurol Sci 90: 273–280
Hua XY (1986) Tachykinins and calcitonin gene-related peptide in relation to peripheral functions of capsaicin-sensitive sensory neurons. Acta Physiol Scand Suppl 551: 1–45
Huffmann B, Grehl H, Weber R, Schröder JM (1991) Comparison of alterations in cocultivated spinal cord, dorsal root ganglia and skeletal muscle fibers foolowing doxorubicin application. Clin Neuropathol 10: 36–37
Hughes PM, Wells GM, Clements JM, Gearing AJ, Redford EJ, Davies M et al. (1998) Matrix metalloproteinase expression during experimental autoimmune neuritis. Brain 121: 481–494
Hughes R, Atkinson P, Coates P, Hall S, Leibowitz S (1992) Sural nerve biopsies in Guillain-Barré syndrome: axonal degeneration and macrophage-associated demyelination and absence of cytomegalovirus genome [see comments]. Muscle Nerve 15: 568–575
Hughes RAC (1990) Guillain-Barré syndrome. Springer, London Berlin Heidelberg
Hund E, Grau A, Fogel W, Forsting M, Cantz M, Kustermann-Kuhn B et al. (1997) Progressive cerebellar ataxia, proximal neurogenic weakness and ocular motor disturbances: hexosaminidase A deficiency with late clinical onset in four siblings. J Neurol Sci 145: 25–31
Hutchinson M, O'Riordan J, Javed M, Quin E, Macerlaine D, Wilcox T et al. (1995) Familial hemiplegic migraine and autosomal dominant arteriopathy with leukoencephalopathy (CADASIL). Ann Neurol 38: 817–824
Huxley C (1998) Myelin disorders. Neuropathol Appl Neurobiol 24: 81–103
Huxley C, Passage E, Manson A, Putzu G, Figarella-Branger D, Pellissier JF, Fontes M (1996) Construction of a mouse model of Charcot-Marie-Tooth disease type 1A by pronuclear injection of human YAC DNA. Hum Mol Genet 5: 563–569
Hyser CL, Kissel JT, Warmolts JR, Mendell JR (1988) Scapuloperoneal neuropathy: a distinct clinicopathologic entity. J Neurol Sci 87: 91–102
Iannaccone S, Ferini-Strambi L, Nemni R, Marchettini P, Corbo M, Pinto P, Smirne S (1992) Peripheral motor-sensory neuropathy in membranous lipodystrophy (Nasu's disease): a case report. Clin Neuropathol 11: 49–53
Ichimura M, Yamamoto M, Kobayashi Y, Kawakami O, Niimi Y, Hattori N et al. (1998) Tissue distribution of pathological lesions and hu antigen expression in paraneoplastic sensory neuronopathy. Acta Neuropathol 95: 641–648
Igarashi S, Koide R, Shimohata T, Yamada M, Hayashi Y, Takano H et al. (1998) Suppression of aggregate formation and apoptosis by transglutaminase inhibitors in cells expressing truncated DRPLA protein with an expanded polyglutamine stretch. Nat Genet 18: 111–117
Igarashi S, Tanno Y, Onodera O, Yamazaki M, Sato S, Ishikawa A et al. (1992) Strong correlation between the number of CAG repeats in androgen receptor genes and the clinical onset of features of spinal and bulbar muscular atrophy. Neurology 42: 2300–2302
IGPSG (1995) Chronic symmetric symptomatic polyneuropathy in the elderly: a field screening investigation in two Italian regions. I. Prevalence and general characteristics of the sample. Italian General Practitioner Study Group (IGPSG). Neurology 45: 1832–1836
Ikeda S, Yanagisawa N, Hongo M, Ito N (1987) Vagus nerve and celiac ganglion lesions in generalized amyloidosis. A correlative study of familial amyloid polyneuropathy and AL-amyloidosis. J Neurol Sci 79: 129–139

Ikeda K, Klinkosz B, Greene T, Cedarbaum JM, Wong V, Lindsay RM, Mitsumoto H (1995) Effects of brain-derived neurotrophic factor on motor dysfunction in wobbler mouse motor neuron disease. Ann Neurol 37: 505–511

Ikeda K, Wong V, Holmlund TH, Greene T, Cedarbaum JM, Lindsay RM, Mitsumoto H (1995) Histometric effects of ciliary neurotrophic factor in wobbler mouse motor neuron disease. Ann Neurol 37: 47–54

Ikeda K, Iwasaki Y, Shiojima T, Kinoshita M (1996) Neuroprotective effect of various cytokines on developing spinal motoneurons following axotomy. J Neurol Sci 135: 109–113

Ikeda S, Takei Y, Yanagisawa N, Matsunami H, Hashikura Y, Ikegami T, Kawasaki S (1997) Peripheral nerves regenerated in familial amyloid polyneuropathy after liver transplantation. Ann Intern Med 127: 618–620

Ikegami T, Nicholson G, Ikeda H, Ishida A, Johnston H, Wise G et al. (1996) A novel homozygous mutation of the myelin Po gene producing Dejerine-Sottas disease (hereditary motor and sensory neuropathy type III). Biochem Biophys Res Commun 222: 107–110

Illa I, Ortiz N, Gallard E, Juarez C, Grau JM, Dalakas MC (1995) Acute axonal Guillain-Barré syndrome with IgG antibodies against motor axons following parenteral gangliosides. Ann Neurol 38: 218–224

Illanes O, Mossman S, McCarthy K (1990) Alphaherpesvirus saimiri infection in rabbits. 1. Light and electron microscopy study of cutaneous spinal nerves. Acta Neuropathol (Berl) 79: 551–557

Ilyas AA, Mithen FA, Dalakas MC, Chen ZW, Cook SD (1992) Antibodies to acidic glycolipids in Guillain-Barré syndrome and chronic inflammatory demyelinating polyneuropathy. J Neurol Sci 107: 111–121

Imai H, Okuno T, Wu JY, Lee TJ (1991) GABAergic innervation in cerebral blood vessels: an immunohistochemical demonstration of L-glutamic acid decarboxylase and GABA transaminase. J Cereb Blood Flow Metab 11: 129–134

Ince PG, Shaw PJ, Fawcett PR, Bates D (1987) Demyelinating neuropathy due to primary IgM kappa B cell lymphoma of peripheral nerve. Neurology 37: 1231–1235

Ingall TJ, McLeod JG, Tamura N (1990) Autonomic function and unmyelinated fibers in chronic inflammatory demyelinating polyradiculoneuropathy. Muscle Nerve 13: 70–76

Ionasescu V, Searby C, Ionasescu R, Meschino W (1995) New point mutations and deletions of the connexin 32 gene in X-linked Charcot-Marie-Tooth neuropathy. Neuromuscul Disord 5: 297–299

Ionasescu V, Searby C, Sheffield VC, Roklina T, Nishimura D, Ionasescu R (1996) Autosomal dominant Charcot-Marie-Tooth axonal neuropathy mapped on chromosome 7p (CMT2D). Hum Mol Genet 5: 1373–1375

Ionasescu VV (1995) Charcot-Marie-Tooth neuropathies: from clinical description to molecular genetics [see comments]. Muscle Nerve 18: 267–275

Ionasescu VV, Trofatter J, Haines JL, Ionasescu R, Searby C (1992) Mapping of the gene for X-linked dominant Charcot-Marie-Tooth neuropathy. Neurology 42: 903–908

Ionasescu VV, Trofatter J, Haines JL, Summers AM, Ionasescu R, Searby C (1992) X-linked recessive Charcot-Marie-Tooth neuropathy: clinical and genetic study. Muscle Nerve 15: 368–373

Ionasescu VV, Ionasescu R, Searby C (1993) Screening of dominantly inherited Charcot-Marie-Tooth neuropathies. Muscle Nerve 16: 1232–1238

Ionasescu VV, Ionasescu R, Searby C, Neahring R (1995) Dejerine-Sottas disease with de novo dominant point mutation of the PMP22 gene. Neurology 45: 1766–1767

Ionasescu VV, Kimura J, Searby CC, Smith WL jr, Ross MA, Ionasescu R (1996) A Dejerine-Sottas neuropathy family with a gene mapped on chromosome 8. Muscle Nerve 19: 319–323

Ionasescu VV, Searby C, Greenberg SA (1996) Dejerine-Sottas disease with sensorineural hearing loss, nystagmus, and peripheral facial nerve weakness: de novo dominant point mutation of the PMP22 gene. J Med Genet 33: 1048–1049

Ionasescu VV, Searby C, Ionasescu R, Neuhaus IM, Werner R (1996) Mutations of the noncoding region of the connexin32 gene in X-linked dominant Charcot-Marie-Tooth neuropathy. Neurology 47: 541–544

Ionasescu VV, Searby CC, Ionasescu R, Chatkupt S, Patel N, Koenigsberger R (1997) Dejerine-Sottas neuropathy in mother and son with same point mutation of PMP22 gene. Muscle Nerve 20: 97–99

Itoh T, Sobue G, Ken E, Mitsuma T, Takahashi A, Trojanowski JQ (1992) Phosphorylated high molecular weight neurofilament protein in the peripheral motor, sensory and sympathetic neuronal perikarya: system-dependent normal variations and changes in amyotrophic lateral sclerosis and multiple system atrophy. Acta Neuropathol (Berl) 83: 240–245

Itoh Y, Yagishita S, Amano N, Iwabuchi K (1990) An autopsy case of peroneal muscular atrophy with rigidity and tremor. Ultrastructural and systematic morphometrical studies on peripheral nerves. Acta Neuropathol (Berl) 80: 671–679

Iwanaga R, Matsuishi T, Ohnishi A, Nakashima M, Abe T, Ohtaki E et al. (1996) Serial magnetic resonance images in a patient with congenital sensory neuropathy with anhidrosis and complications resembling heat stroke. J Neurol Sci 142: 79–84

Iwashita H, Inoue N, Araki S, Kuroiwa Y (1970) Optic atrophy, neural deafness, and distal neurogenic amyotrophy; report of a family with two affected siblings. Arch Neurol 22: 357–364

Jablecki CK, Berry C, Leach J (1989) Survival prediction in amyotrophic lateral sclerosis [see comments]. Muscle Nerve 12: 833–841

Jackson KF, Hammang JP, Worth SF, Duncan ID (1989) Hypomyelination in the neonatal rat central and peripheral nervous systems following tellurium intoxication. Acta Neuropathol (Berl) 78: 301–309

Jackson M, Al-Chalabi A, Enayat ZE, Chioza B, Leigh PN, Morrison KE (1997) Copper/zinc superoxide dismutase 1 and sporadic amyotrophic lateral sclerosis: analysis of 155 cases and identification of a novel insertion mutation. Ann Neurol 42: 803–807

Jacobowitz DM, Olschowka JA (1982) Bovine pancreatic polypeptide-like immunoreactivity in brain and peripheral nervous system: coexistence with catecholaminergic nerves. Peptides 3: 569–590

Jacobs JM (1996) Morphological changes at paranodes in IgM paraproteinaemic neuropathy. Microsc Res Tech 34: 544–553

Jacobs JM, Gregory R (1991) Uncompacted lamellae as a feature of tomaculous neuropathy. Acta Neuropathol (Berl) 83: 87–91

Jacobs JM, Harding BN, Lake BD, Payan J, Wilson J (1990) Peripheral neuropathy in Leigh's disease. Brain 113: 447–462

Jacobs JM, Love S (1985) Qualitative and quantitative morphology of human sural nerve at different ages. Brain 108: 897–924

Jacobs JM, Myers R (1993) Adaptation of tibial nerve myelinated fibre parameters to reduced limb length caused by irradiation. Neuropathol Appl Neurobiol 19: 52–56

Jacobs JM, Ro LS (1994) A morphological study of experimental mononeuropathy in the rat: early ischemic changes. J Neurol Sci 127: 143–152

Jacobs JM, Scadding JW (1990) Morphological changes in IgM paraproteinaemic neuropathy. Acta Neuropathol (Berl) 80: 77–84

Jacobs JM, Wilson J (1992) An unusual demyelinating neuropathy in a patient with Waardenburg's syndrome. Acta Neuropathol (Berl) 83: 670–674

Jacobs JM, Shetty VP, Antia NH (1987) Myelin changes in leprous neuropathy. Acta Neuropathol (Berl) 74: 75–80

Jacobs JM, Shetty VP, Antia NH (1987) Teased fibre studies in leprous neuropathy. J Neurol Sci 79: 301–313

Jacobs JM, Shetty VP, Antia NH (1993) A morphological study of nerve biopsies from cases of multibacillary leprosy given multidrug therapy. Acta Neuropathol (Berl) 85: 533–541

Jacobs JM, Laing JH, Harrison DH (1996) Regeneration through a long nerve graft used in the correction of facial palsy. A qualitative and quantitative study. Brain 119: 271–279

Jamal GA, Hansen S, Weir AI, Ballantyne JP (1987) The neurophysiologic investigation of small fiber neuropathies. Muscle Nerve 10: 537–545

Jancso G, Kiraly E, Jancso-Gabor A (1977) Pharmacologically induced selective degeneration of chemosensitive primary sensory neurones. Nature 270: 741–743

Jankovic J, Van der Linden C (1988) Dystonia and tremor induced by peripheral trauma: predisposing factors. J Neurol Neurosurg Psychiatry 51: 1512–1519

Jann S, Gatti A, Drespi S, Rolo J, Beretta S (1998) Peripheral neuropathy in chronic respiratory insufficiency. J Periph Nerv System 3: 69–74

Jaradeh S, Dyck PJ (1992) Hereditary motor and sensory neuropathy with treatable extrapyramidal features. Arch Neurol 49: 175–178

Jedrzejowska H, Drac H (1977) Infantile chronic peripheral neuropathy with giant axons. Report of a case. Acta Neuropathol (Berl) 37: 213–217

Jellinger K, Seitelberger F (1986) Neuropathology of Rett syndrome. Am J Med Genet Suppl 1: 259–288

Jellinger K, Grisold W, Armstrong D, Rett A (1990) Peripheral nerve involvement in the Rett syndrome. Brain Dev 12: 109–114

Jellinger K, Paulus W, Grisold W, Paschke E (1990) New phenotype of adult alpha-L-iduronidase deficiency (mucopolysaccharidosis I) masquerading as Friedreich's ataxia with cardiopathy. Clin Neuropathol 9: 163–169

Jessen KR, Morgan L, Brammer M, Mirsky R (1985) Galactocerebroside is expressed by non-myelin-forming Schwann cells in situ. J Cell Biol 101: 1135–1143

Jessen KR, Thorpe R, Mirsky R (1984) Molecular identity, distribution and heterogeneity of glial fibrillary acidic protein: an immunoblotting and immunohistochemical study of Schwann cells, satellite cells, enteric glia and astrocytes. J Neurocytol 13: 187–200

Jestico JV, Urry PA, Efphimiou J (1985) An hereditary sensory and autonomic neuropathy transmitted as an X-linked recessive trait. J Neurol Neurosurg Psychiatry 48: 1259–1264

Jia J, Pollock M (1997) The pathogenesis of non-freezing cold nerve injury. Observations in the rat. Brain 120: 631–646

Jiang XM, Ohnishi A, Yamamoto T, Murai Y, Awaya A, Ikeda M (1995) The effect of MS-818, a pyrimidine compound, on the regeneration of peripheral nerve fibers of mice after a crush injury. Acta Neuropathol (Berl) 90: 130–134

Jirmanova I, Lieberman AR, Zelena J (1994) Reinnervation of Pacinian corpuscles by CNS axons after transplantation to the dorsal column: incidence and ultrastructure. J Neurocytol 23: 422–432

Jitpimolmard S, Small J, King RH, Geddes J, Misra P, McLaughlin J et al. (1993) The sensory neuropathy of Friedreich's ataxia: an autopsy study of a case with prolonged survival. Acta Neuropathol (Berl) 86: 29–35

Johnson IP, Sears TA (1988) Ultrastructure of interneurons within motor nuclei of the thoracic region of the spinal cord of the adult cat. J Anat 161: 171–185

Johnson MD, Glick AD, Davis BW (1988) Immunohistochemical evaluation of Leu-7, myelin basic-protein, S100-protein, glial-fibrillary acidic-protein, and LN3 immunoreactivity in nerve sheath tumors and sarcomas. Arch Pathol Lab Med 112: 155–160

Johnson MD, Glick AD, Whetsell WO jr (1989) Central hypomyelination associated with congenital hypomyelinating polyneuropathy: report of an autopsied case. Clin Neuropathol 8: 28–34

Johnson MK (1990) Organophosphates and delayed neuropathy – is NTE alive and well? Toxicol Appl Pharmacol 102: 385–399

Johnson PC, Beggs JL (1993) Pathology of the autonomic nerve innervating the vasa nervorum in diabetic neuropathy. Diabet Med 10 Suppl 2: 56S–61S

Johnson PC, Kline DG (1989) Localized hypertrophic neuropathy: possible focal perineurial barrier defect. Acta Neuropathol (Berl) 77: 514–518

Johnson PC, Beggs JL, Olafsen AG, Watkins CJ (1994) Unmyelinated nerve fiber estimation by immunocytochemistry. Correlation with electron microscopy. J Neuropathol Exp Neurol 53: 176–183

Jona JZ (1978) Electron microscopic observations in infantile hypertrophic pyloric stenosis (IHPS). J Pediatr Surg 13: 17–20

Jones HB (1989) Dithiobiuret neurotoxicity: an ultrastructural investigation of the lesion in preterminal axons and motor endplates in the rat lumbrical muscle. Acta Neuropathol (Berl) 78: 72–85

Jortner BS, Cherry J, Lidsky TI, Manetto C, Shell L (1987) Peripheral neuropathy of dietary riboflavin deficiency in chickens. J Neuropathol Exp Neurol 46: 544–555

Joutel A, Corpechot C, Ducros A, Vahedi K, Chabriat H, Mouton P et al. (1996) Notch3 mutations in CADASIL, a hereditary adult-onset condition causing stroke and dementia [see comments]. Nature 383: 707–710

Julien J, Vital C, Lagueny A, Ferrer X (1988) Hereditary motor and sensory neuropathy type II with axonal lesions [letter]. J Neurol 235: 254–255

Jurgens H, Bier V, Harms D, Beck J, Brandeis W, Etspuler G et al. (1988) Malignant peripheral neuroectodermal tumors. A retrospective analysis of 42 patients. Cancer 61: 349–357

Kafka SP, Condemi JJ, Marsh DO, Leddy JP (1994) Mononeuritis multiplex and vasculitis. Association with anti-neutrophil cytoplasmic autoantibody [see comments]. Arch Neurol 51: 565–568

Kahn R (1992) Proceedings of a consensus development conference on standardized measures in diabetic neuropathy. Muscle Nerve 15: 1143–1146

Kaji R, Oka N, Tsuji T, Mezaki T, Nishio T, Akiguchi I, Kimura J (1993) Pathological findings at the site of conduction block in multifocal motor neuropathy [see comments]. Ann Neurol 33: 152–158

Kaji R, Kohara N, Katayama M, Kubori T, Mezaki T, Shibasaki H, Kimura J (1995) Muscle afferent block by intramuscular injection of lidocaine for the treatment of writer's cramp. Muscle Nerve 18: 234–235

Kaku DA, Parry GJ, Malamut R, Lupski JR, Garcia CA (1993) Nerve conduction studies in Charcot-Marie-Tooth polyneuropathy associated with a segmental duplication of chromosome 17 [see comments]. Neurology 43: 1806–1808

Kaku DA, England JD, Sumner AJ (1994) Distal accentuation of conduction slowing in polyneuropathy associated with antibodies to myelin-associated glycoprotein and sulphated glucuronyl paragloboside. Brain 117: 941–947

Kalaydjieva L, Hallmayer J, Chandler D, Savov A, Nikolova A, Angelicheva D et al. (1996) Gene mapping in Gypsies identifies a novel demyelinating neuropathy on chromosome 8q24. Nat Genet 14: 214–217

Kalaydjieva L, Nikolova A, Turnev I, Petrova J, Hristova A, Ishpekova B et al. (1998) Hereditary motor and sensory neuropathy – Lom, a novel demyelinating neuropathy associated with deafness in gypsies. Clinical, electrophysiological and nerve biopsy findings. Brain 121: 399–408

Kalichman MW, Powell HC, Myers RR (1988) Pathology of local anesthetic-induced nerve injury. Acta Neuropathol (Berl) 75: 583–589

Kalichman MW, Moorhouse DF, Powell HC, Myers RR (1993) Relative neural toxicity of local anesthetics. J Neuropathol Exp Neurol 52: 234–240

Kalichman MW, Powell HC, Mizisin AP (1998) Reactive, degenerative, and proliferative Schwann cell responses in experimental galactose and human diabetic neuropathy. Acta Neuropathol (Berl) 95: 47–56

Kamiya M, Hashizume Y (1989) Pathological studies of aberrant peripheral nerve bundles of spinal cords. Acta Neuropathol (Berl) 79: 18–22

Kanda T, Hayashi H, Tanabe H, Tsubaki T, Oda M (1989) A fulminant case of Guillain-Barré syndrome: topographic and fibre size related analysis of demyelinating changes. J Neurol Neurosurg Psychiatry 52: 857–864

Kanda T, Isozaki E, Kato S, Tanabe H, Oda M (1989) Type III Machado-Joseph disease in a Japanese family: a clinicopathological study with special reference to the peripheral nervous system. Clin Neuropathol 8: 134–141

Kanda T, Oda M, Yonezawa M, Tamagawa K, Isa F, Hanakago R, Tsukagoshi H (1990) Peripheral neuropathy in xeroderma pigmentosum. Brain 113: 1025–1044

Kanda T, Tsukagoshi H, Oda M, Miyamoto K, Tanabe H (1991) Morphological changes in unmyelinated nerve fibres in the sural nerve with age. Brain 114: 585–599

Kanda T, Tsukagoshi H, Oda M, Miyamoto K, Tanabe H (1996) Changes of unmyelinated nerve fibers in sural nerve in amyotrophic lateral sclerosis, Parkinson's disease and multiple system atrophy. Acta Neuropathol (Berl) 91: 145–154

Kanda T, Tomimitsu H, Yokota T, Ohkoshi N, Hayashi M, Mizusawa H (1998) Unmyelinated nerve fibers in sural nerve in pure autonomic failure. Ann Neurol 43: 267–271

Kanda T, Usui S, Beppu H, Miyamoto K, Yamawaki M, Oda M (1998) Blood-nerve barrier in IgM paraproteinemic neuropathy: a clinicopathologic assessment. Acta Neuropathol (Berl) 95: 184–192

Kaplan JG, Pack D, Horoupian D, DeSouza T, Brin M, Schaumburg H (1988) Distal axonopathy associated with chronic gluten enteropathy: a treatable disorder. Neurology 38: 642–645

Kaplan JG, Kessler J, Rosenberg N, Pack D, Schaumburg HH (1993) Sensory neuropathy associated with Dursban (chlorpyrifos) exposure [published erratum appears in Neurology 1994 Feb;44(2): 367]. Neurology 43: 2193–2196

Kapoor R, Li YG, Smith KJ (1997) Slow sodium-dependent potential oscillations contribute to ectopic firing in mammalian demyelinated axons. Brain 120: 647–652

Katirji MB, Katirji PM (1988) Proximal ulnar mononeuropathy caused by conduction block at Erb's point. Arch Neurol 45: 460–461

Katirji MB, Wilbourn AJ (1988) Common peroneal mononeuropathy: a clinical and electrophysiologic study of 116 lesions. Neurology 38: 1723–1728

Kato T, Katagiri T, Hirano A, Sasaki H, Arai S (1988) Sporadic lower motor neuron disease with Lewy body-like inclusions: a new subgroup? Acta Neuropathol (Berl) 76: 208–211

Kato T, Katagiri T, Shikama Y, Kurita K, Toyoshima I, Hirano A et al. (1993) Heparin sulfate-like immunoreactivity in the spinal cord in motor neuron disease. Acta Neuropathol (Berl) 85: 663–665

Katsetos CD, Karkavelas G, Frankfurter A, Vlachos IN, Vogeley K, Schober R et al. (1994) The stromal Schwann cell during maturation of peripheral neuroblastomas. Immunohistochemical observations with antibodies to the neuronal class III beta-tubulin isotype (beta III) and S-100 protein. Clin Neuropathol 13: 171–180

Katz DA, Scheinberg L, Horoupian DS, Salen G (1985) Peripheral neuropathy in cerebrotendinous xanthomatosis. Arch Neurol 42: 1008–1010

Kawana T, Nada O, Ikeda K (1988) An immunohistochemical study of glial fibrillary acidic (GFA) protein and S-100 protein in the colon affected by Hirschsprung's disease. Acta Neuropathol (Berl) 76: 159–165

Kawana T, Nada O, Hirose R, Ikeda K, Goto S, Taguchi T et al. (1990) Distribution of neuropeptide Y-like immunoreactivity in the normoganglionic and aganglionic segments of human colon. Acta Neuropathol (Berl) 80: 469–474

Kawata A, Kato S, Hayashi H, Hirai S (1997) Prominent sensory and autonomic disturbances in familial amyotrophic lateral sclerosis with a Gly93Ser mutation in the SOD1 gene. J Neurol Sci 153: 82–85

Kazui H, Fujisawa K (1988) Radiculoneuropathy of ageing rats: a quantitative study. Neuropathol Appl Neurobiol 14: 137–156

Kelly JJ, Kyle RA, Latov N (1987) Polyneuropathies associated with plasma cell dyscrasias. Martinus Nijhoff, Boston

Kelly JJ, Adelman LS, Berkman E, Bhan I (1988) Polyneuropathies associated with IgM monoclonal gammopathies. Arch Neurol 45: 1355–1359

Kelsell DP, Dunlop J, Stevens HP, Lench NJ, Liang JN, Parry G et al. (1997) Connexin 26 mutations in hereditary non-syndromic sensorineural deafness. Nature 387: 80–83

Kennedy PGE (ed) (1987) Neurological complications of varicella-zoster virus. Infections of the nervous system. Butterworths, London

Kennedy WR, Navarro X, Kamei H (1988) Reinnervation of sweat glands in the mouse: axonal regeneration versus collateral sprouting. Muscle Nerve 11: 603–609

Kennedy WR, Wendelschafer-Crabb G, Johnson T (1996) Quantitation of epidermal nerves in diabetic neuropathy. Neurology 47: 1042–1048

Kennett RP, Gilliatt RW (1991) Nerve conduction studies in experimental non-freezing cold injury: I. Local nerve cooling. Muscle Nerve 14: 553–562

Kent-Braun JA, Miller RG, Weiner MW (1993) Phases of metabolism during progressive exercise to fatigue in human skeletal muscle. J Appl Physiol 75: 573–580

Kerkhoff H, Hassan SM, Troost D, Van Etten RW, Veldman H, Jennekens FG (1994) Insulin-like and fibroblast growth factors in spinal cords, nerve roots and skeletal muscle of human controls and patients with amyotrophic lateral sclerosis. Acta Neuropathol (Berl) 87: 411–421

Khalili-Shirazi A, Hughes RA, Brostoff SW, Linington C, Gregson N (1992) T cell responses to myelin proteins in Guillain-Barré syndrome. J Neurol Sci 111: 200–203

Khella SL, Frost S, Hermann GA, Leventhal L, Whyatt S, Sajid MA, Scherer SS (1995) Hepatitis C infection, cryoglobulinemia, and vasculitic neuropathy. Treatment with interferon alfa: case report and literature review. Neurology 45: 407–411

Khullar SM, Fristad I, Brodin P, Kvinnsland IH (1998) Upregulation of growth associated protein 43 expression and neuronal co-expression with neuropeptide Y following inferior alveolar nerve axotomy in the rat. J Periph Nerv Sys 3: 79–90

Kida E, Barcikowska M, Joachimowicz-Jaskowiak E, Michalska T, Siekierzynska A, Walasik A et al. (1994) Subacute sensory neuronopathy in small cell cancer of the lung. Immunocytochemical study of 2 cases. Clin Neuropathol 13: 64–70

Kida S, Steart PV, Zhang ET, Weller RO (1993) Perivascular cells act as scavengers in the cerebral perivascular spaces and remain distinct from pericytes, microglia and macrophages. Acta Neuropathol (Berl) 85: 646–652

Kiefer R, Kieseier BC, Brück W, Hartung HP, Toyka KV (1998) Macrophage differentiation antigens in acute and chronic autoimmune polyneuropathies. Brain 121: 469–479
Kieseier BC, Kiefer R, Clements JM, Miller K, Wells GM, Schweitzer T et al. (1998) Matrix metalloproteinase-9 and -7 are regulated in experimental. Brain 121: 159–166
Kikta DG, Breuer AC, Wilbourn AJ (1982) Thoracic root pain in diabetes: the spectrum of clinical and electromyographic findings. Ann Neurol 11: 80–85
Kihara M, Zollman PJ, Schmelzer JD, Low PA (1993) The influence of dose of microspheres on nerve blood flow, electrophysiology, and fiber degeneration of rat peripheral nerve. Muscle Nerve 16: 1383–1389
Kihara M, McManis PG, Schmelzer JD, Kihara Y, Low PA (1995) Experimental ischemic neuropathy: salvage with hyperbaric oxygenation. Ann Neurol 37: 89–94
Kihara M, Schmelzer JD, Kihara Y, Smithson IL, Low PA (1996) Efficacy of limb cooling on the salvage of peripheral nerve from ischemic fiber degeneration. Muscle Nerve 19: 203–209
Kilbourne EM, Rigau-Perez JG, Heath CW jr, Zack MM, Falk H, Martin-Marcos M, de Carlos A (1983) Clinical epidemiology of toxic-oil syndrome. Manifestations of a new illness. N Engl J Med 309: 1408–1414
Killian JM, Tiwari PS, Jacobson S, Jackson RD, Lupski JR (1996) Longitudinal studies of the duplication form of Charcot-Marie-Tooth polyneuropathy. Muscle Nerve 19: 74–78
Kimura S, Sasaki Y, Warlo I, Goebel HH (1987) Axonal pathology of the skin in infantile neuroaxonal dystrophy. Acta Neuropathol (Berl) 75: 212–215
King RH, Thomas PK (1984) The occurrence and significance of myelin with unusually large periodicity. Acta Neuropathol (Berl) 63: 319–329
King RH, Llewelyn JG, Thomas PK, Gilbey SG, Watkins PJ (1988) Perineurial calcification. Neuropathol Appl Neurobiol 14: 105–123
King RH, Llewelyn JG, Thomas PK, Gilbey SG, Watkins PJ (1989) Diabetic neuropathy: abnormalities of Schwann cell and perineurial basal laminae. Implications for diabetic vasculopathy. Neuropathol Appl Neurobiol 15: 339–355
King RH, Sarsilmaz M, Thomas PK, Jacobs JM, Muddle JR, Duncan ID (1993) Axonal neurofilamentous accumulations: a comparison between human and canine giant axonal neuropathy and 2,5-HD neuropathy. Neuropathol Appl Neurobiol 19: 224–232
King RHM, Pollard JD, Thomas PK (1975) Aberrant remyelination in chronic relapsing experimental allergic neuritis. Neuropathol appl Neurobiol 1: 367–378
Kinishi M, Amatsu M, Hosomi H (1991) Conservative treatment of Bell's palsy with steroids and dextran-pentoxiphylline combined therapy. Eur Arch Otorhinolaryngol 248: 147–149
Kinoshita A, Hayashi M, Oda M, Tanabe H (1995) Clinicopathological study of the peripheral nervous system in Machado-Joseph disease. J Neurol Sci 130: 48–58
Kinsella LJ, Lange DJ, Trojaborg W, Sadiq SA, Younger DS, Latov N (1994) Clinical and electrophysiologic correlates of elevated anti-GM1 antibody titers. Neurology 44: 1278–1282
Kioussi C, Gross MK, Gruss P (1995) Pax3: a paired domain gene as a regulator in PNS myelination. Neuron 15: 553–562
Kissel JT, Mendel JR (1995) Neuropathies associated with monoclonal gammopathies (Review Article). Neuromus Disord 6: 3–18
Kissel JT, Riethman JL, Omerza J, Rammohan KW, Mendell JR (1989) Peripheral nerve vasculitis: immune characterization of the vascular lesions [see comments]. Ann Neurol 25: 291–297
Kitajima I, Kuriyama M, Usuki F, Izumo S, Osame M, Suganuma T, Murata F, Nagamatsu K (1989) Nasu-Hakola disease (membranous lipodystrophy). Clinical, histopathological and biochemical studies of three cases. J Neurol Sci 91: 35–52
Kitamura J, Kubuki Y, Tsuruta K, Kurihara T, Matsukura S (1989) A new family with Joseph disease in Japan. Homovanillic acid, magnetic resonance, and sleep apnea studies. Arch Neurol 46: 425–428
Kiuru S (1998) Gelsolin-related familial amyloidosis, Finnish type (FAF), and its variants found worldwide. Amyloid 5: 55–66
Kiuru S, Matikainen E, Kupari M, Haltia M, Palo J (1994) Autonomic nervous system and cardiac involvement in familial amyloidosis, Finnish type (FAF). J Neurol Sci 126: 40–48
Kjellstrom C, Conradi NG (1993) Decreased axonal calibres without axonal loss in optic nerve following chronic alcohol feeding in adult rats: a morphometric study. Acta Neuropathol (Berl) 85: 117–121
Kleihues P, Cavenee WK (eds) (1997) Pathology and genetics of tumors of the nervous system. International Agency for Research on Cancer, Lyon

Kleihues P, Burger PC, Scheithauer BW (1993) Histological typing of tumours of the central nervous system, 2nd edn. Springer, Berlin Heidelberg Tokyo

Kleiman N, Wood PM, Bunge RP (eds) (1991) Tissue culture methods for the study of myelination. Culturing nerve cells. MIT Press, Cambridge, Massachusetts

Klemm H (1970) Das Perineurium als Diffusionsbarriere gegenüber Peroxydase bei epi- und endoneuraler Applikation. Z Zellforsch Mikrosk Anat 108: 431–445

Klinghardt GW (1954) Experimentelle Nervenfaserschädigungen durch Isonicotinsäurehydrazid und ihre Bedeutung für die Klinik. Verh Dsch Ges Inn Med 60: 764–768

Knepper A, Dölemeyer A, Mugler M, Schröder JM, Meyer-Ebrecht D (1998) Automatische Segmentierung und morphometrische Analyse von Nervenbiopsien. In: Lehmann T, Metzler V, Spitzer K, Tolxdorff T (Hrsg) Bildverarbeitung für die Medizin 1998. Springer, Berlin Heidelberg New York, S 353–357

Knoops B, Hurtado H, van den Bosch de Aguilar P (1990) Rat sciatic nerve regeneration within an acrylic semipermeable tube and comparison with a silicone impermeable material. J Neuropathol Exp Neurol 49: 438–448

Knorr-Held S, Meier C (1990) Mast cells in human polyneuropathies: their density and regional distribution. Clin Neuropathol 9: 121–124

Knowles DM (1989) Immunophenotypic and antigen receptor gene rearrangement analysis in T cell neoplasia. Am J Pathol 134: 761–785

Knox CA, Kokmen E, Dyck PJ (1989) Morphometric alteration of rat myelinated fibers with aging. J Neuropathol Exp Neurol 48: 119–139

Kobayashi O, Hayashi Y, Arahata K, Ozawa E, Nonaka I (1996) Congenital muscular dystrophy: Clinical and pathologic study of 50 patients with the classical (Occidental) merosin-positive form. Neurology 46: 815–818

Kocen RS, King RH, Thomas PK, Haas LF (1973) Nerve biopsy findings in two cases of Tangier disease. Acta Neuropathol (Berl) 26: 317–327

Kocen RS, Thomas PK (1970) Peripheral nerve involvement in Fabry's disease. Arch Neurol 22: 81–88

Koch T, Schultz P, Williams R, Lampert P (1977) Giant axonal neuropathy: a childhood disorder of microfilaments. Ann Neurol 1: 438–451

Koeppen AH, Ronca NA, Greenfield EA, Hans MB (1987) Defective biosynthesis of proteolipid protein in Pelizaeus-Merzbacher disease. Ann Neurol 21: 159–170

Koistinaho J, Wadhwani KC, Latker CH, Balbo A, Rapoport SI (1990) Adrenergic innervation of blood vessels in rat tibial nerve during Wallerian degeneration. Acta Neuropathol (Berl) 80: 604–610

Koltzenburg M, Torebjörk HE, Wahren LK (1994) Nociceptor modulated central sensitization causes mechanical hyperalgesia in acute chemogenic and chronic neuropathic pain. Brain 117: 579–591

Kondo A, Nagara H, Tateishi J (1987) A morphometric study of myelinated fibers in the fifth lumbar ventral roots in patients with cerebrovascular diseases. Clin Neuropathol 6: 250–256

Konishi T, Saida K, Ohnishi A, Nishitani H (1982) Perineuritis in mononeuritis multiplex with cryoglobulinemia. Muscle Nerve 5: 173–177

Koppel BS, Daras M, Samkoff L (1995) Phenytoin neurotoxicity from illicit use. Neurology 45: 198

Korinthenberg R, Sauer M, Ketelsen UP, Hanemann CO, Stoll G, Graf M et al. (1997) Congenital axonal neuropathy caused by deletions in the spinal muscular atrophy region. Ann Neurol 42: 364–368

Kornberg AJ, Pestronk A, Bieser K, Ho TW, McKhann GM, Wu HS, Jiang Z (1994) The clinical correlates of high-titer IgG anti-GM1 antibodies [see comments]. Ann Neurol 35: 234–237

Korthals JK, Gieron MA, Wisniewski HM (1989) Nerve regeneration patterns after acute ischemic injury. Neurology 39: 932–937

Korthals JK, Korthals MA (1990) Distribution of nerve lesions in serotonin-induced acute ischemic neuropathy. Acta Neuropathol (Berl) 81: 20–24

Kosaka K (1990) Diffuse Lewy body disease in Japan. J Neurol 237: 197–204

Koskinen T, Sainio K, Rapola J, Pihko H, Paetau A (1994) Sensory neuropathy in infantile onset spinocerebellar ataxia (IOSCA). Muscle Nerve 17: 509–515

Kozu H, Tamura E, Parry GJ (1992) Endoneurial blood supply to peripheral nerves is not uniform. J Neurol Sci 111: 204–208

Krajewski S, Chatten J, Hanada M, Reed JC (1995) Immunohistochemical analysis of the Bcl-2 oncoprotein in human. Lab Invest 72: 42–54

Kramer R, Zhang Y, Gehrmann J, Gold R, Thoenen H, Wekerle H (1995) Gene transfer through the blood-nerve barrier: NGF-engineered neuritogenic T lymphocytes attenuate experimental autoimmune neuritis. Nat Med 1: 1162–1166

Kramer W (ed) (1970) Tumours of nerves. Handbook of clinical neurology. Diseases of Nerves II. Vol 8, p 412–512

Krämer E (1992) Experimentelle Untersuchungen zur lokaltoxischen Wirkung von Ethanol am periphereren Nerven. Inauguraldissertation, Aachen

Krarup C, Loeb GE, Pezeshkpour GH (1989) Conduction studies in peripheral cat nerve using implanted electrodes: III. The effects of prolonged constriction on the distal nerve segment. Muscle Nerve 12: 915–928

Krarup C, Upton J, Creager MA (1990) Nerve regeneration and reinnervation after limb amputation and replantation: clinical and physiological findings. Muscle Nerve 13: 291–304

Krarup-Hansen A, Fugleholm K, Helweg-Larsen S, Hauge EN, Schmalbruch H, Trojaborg W, Krarup C (1993) Examination of distal involvement in cisplatin-induced neuropathy in man. An electrophysiological and histological study with particular reference to touch receptor function. Brain 116: 1017–1041

Krendel DA, Costigan DA (1994) Nonvasculitic neuritis [letter; comment]. Neurology 44: 193–194

Krendel DA, Parks HP, Anthony DC, St. Clair MB, Graham DG (1989) Sural nerve biopsy in chronic inflammatory demyelinating polyradiculoneuropathy. Muscle Nerve 12: 257–264

Krendel DA, Stahl RL, Chan WC (1991) Lymphomatous polyneuropathy. Biopsy of clinically involved nerve and successful treatment. Arch Neurol 48: 330–332

Krendel DA, Costigan DA, Hopkins LC (1995) Successful treatment of neuropathies in patients with diabetes mellitus [see comments]. Arch Neurol 52: 1053–1061

Kretzschmar HA, Berg BO, Davis RL (1987) Giant axonal neuropathy. A neuropathological study. Acta Neuropathol 73: 138–144

Krinke G, Naylor DC, Skorpil V (1985) Pyridoxine megavitaminosis: an analysis of the early changes induced with massive doses of vitamin B6 in rat primary sensory neurons. J Neuropathol Exp Neurol 44: 117–129

Krishnamurthy KB, Liu GT, Logigian EL (1993) Acute Lyme neuropathy presenting with polyradicular pain, abdominal protrusion, and cranial neuropathy. Muscle Nerve 16: 1261–1264

Kristoferitsch W, Sluga E, Graf M, Partsch H, Neumann R, Stanek G, Budka H (1988) Neuropathy associated with acrodermatitis chronica atrophicans. Clinical and morphological features. Ann N Y Acad Sci 539: 35–45

Krivickas LS, Wilbourn AJ (1998) Sports and peripheral nerve injuries: report of 190 injuries evaluated. Muscle Nerve 21: 1092–1094

Krücke W (1942) Zur Histopathologie der neuralen Muskelatrophie, der hypertrophischen Neuritis und Neurofibromatose. Arch Psychiatr 115: 180–236

Krücke W (1955) Erkrankungen der peripheren Nerven. In: Lubarsch O, Henke F, Rössle R (Hrsg) Handbuch der speziellen pathologischen Anatomie und Histologie, Bd XIII, Teil 5. Springer, Berlin, S 1–248

Krücke W (1974) Pathologie der peripheren Nerven. In: Olivecrona H, Tönnis W, Krenkel W (Hrsg) Handbuch der Neurochirurgie, Bd VII/3. Springer, Berlin Heidelberg New York, S 1–267

Krücke W, Hartrott HHv, Schröder JM, Thomas E, Gibbels E, Scheid W (1971) Licht- und elektronenmikroskopische Untersuchungen zum Spätstadium der Thalidomidneuropathie. Fortschr Neurol Psychiatr Grenzgeb 39: 15–50

Krüttgen A, Grotzinger J, Kurapkat G, Weis J, Simon R, Thier M et al. (1995) Human ciliary neurotrophic factor: a structure-function analysis. Biochem J 309: 215–220

Kuecherer-Ehret A, Graeber MB, Edgar D, Thoenen H, Kreutzberg GW (1990) Immunoelectron microscopic localization of laminin in normal and regenerating mouse sciatic nerve. J Neurocytol 19: 101–109

Kuemmel TA, Schroeder R, Stoffel W (1997) Light and electron microscopic analysis of the central and peripheral nervous systems of acid sphingomyelinase-deficient mice resulting from gene targeting. J Neuropathol Exp Neurol 56: 171–179

Kuhn G, Lie A, Wilms S, Muller HW (1993) Coexpression of PMP22 gene with MBP and P0 during de novo myelination and nerve repair. Glia 8: 256–264

Kulkens T, Bolhuis PA, Wolterman RA, Kemp S, te Nijenhuis S, Valentijn LJ et al. (1993) Deletion of the serine 34 codon from the major peripheral myelin protein Po gene in Charcot-Marie-Tooth disease type 1B. Nat Genet 5: 35–39

Kumar NM, Gilula NB (1986) Cloning and characterization of human and rat liver cDNAs coding for a gap junction protein. J Cell Biol 103: 767–776

Kuncl RW, Duncan G, Watson D, Alderson K, Rogawski MA, Peper M (1987) Colchicine myopathy and neuropathy. N Engl J Med 316: 1562–1568

Kurek JB, Austin L, Cheema SS, Bartlett PF, Murphy M (1996) Up-regulation of leukaemia inhibitory factor and interleukin-6 in transected sciatic nerve and muscle following denervation. Neuromuscul Disord 6: 105–114

Kuritzky A, Berginer VM, Korczyn AD (1979) Peripheral neuropathy in cerebrotendinous xanthomatosis. Neurology 29: 880–881

Kuroda Y, Nakata H, Kakigi R, Oda K, Shibasaki H, Nakashiro H (1989) Human neurolymphomatosis by adult T-cell leukemia [see comments]. Neurology 39: 144–146

Kuroiwa T, Kuwata T, Okeda R, Asou S, Nonaka I, Ichinose S, Takemura T (1997) A case of Werdnig-Hoffmann disease showing extensive sensory involvement after prolonged mechanical ventilation. Clin Neuropathol 17: 230–237

Kuroiwa Y, Wada T, Tohgi H (1987) Measurement of blood pressure and heart-rate variation while resting supine and standing for the evaluation of autonomic dysfunction. J Neurol 235: 65–68

Kurtzke JF (1982) The current neurologic burden of illness and injury in the United States. Neurology 32: 1207–1214

Kusaka H, Imai T (1992) Intracisternal inclusions in Schwann cells of the sural nerve. Acta Neuropathol (Berl) 83: 664–666

Kusaka H, Imai T (1993) Pathology of motor neurons in amyotrophic lateral sclerosis with dementia. Clin Neuropathol 12: 164–168

Kusaka H, Imai T, Matsumoto S, Ito H, Yamasaki M (1992) Myelination of two axons by a single Schwann cell. Acta Neuropathol 84: 574–576

Kusunoki S, Iwamori M, Chiba A, Hitoshi S, Arita M, Kanazawa I (1996) GM1b is a new member of antigen for serum antibody in Guillain-Barré syndrome. Neurology 47: 237–242

Kuwabara S, Yuki N, Koga M, Hattori T, Matsuura D, Miyake M, Noda M (1998) IgG anti-GM1 antibody is associated with reversible conduction failure and axonal degeneration in Guillain-Barre syndrome. Ann Neurol 44: 202–208

Kuzuhara S, Kanazawa I, Nakanishi T, Egashira T (1983) Ethylene oxide polyneuropathy. Neurology 33: 377–380

Kusunoki S, Kohriyama T, Pachner AR, Latov N, Yu RK (1987) Neuropathy and IgM paraproteinemia: differential binding of IgM M-proteins to peripheral nerve glycolipids. Neurology 37: 1795–1797

Kuzuhara S, Mori H, Izumiyama N, Yoshimura M, Ihara Y (1988) Lewy bodies are ubiquitinated. A light and electron microscopic immunocytochemical study. Acta Neuropathol (Berl) 75: 345–353

Kwon JM, Elliott JL, Yee WC, Ivanovich J, Scavarda NJ, Moolsintong PJ, Goodfellow PJ (1995) Assignment of a second Charcot-Marie-Tooth type II locus to chromosome 3q [see comments]. Am J Hum Genet 57: 853–858

Lach B, Rippstein P, Atack D, Afar DE, Gregor A (1993) Immunoelectron microscopic localization of monoclonal IgM antibodies in gammopathy associated with peripheral demyelinative neuropathy. Acta Neuropathol (Berl) 85: 298–307

Lack EE (ed) (1995) Tumors of the adrenal gland and extraadrenal paraganglia. Atlas of tumor pathology, 3rd Series, Fascicle 19. American Registry of Pathology, Armed Forces Institute of Pathology, Washington, DC

Laeng RH, Altermatt HJ, Scheithauer BW, Zimmermann DR (1998) Amyloidomas of the nervous system: a monoclonal B-cell disorder with monotypic amyloid light chain lambda amyloid production. Cancer 82: 362–374

Lake BD (eds) (1992) Lysosomal and perioxisomal disorders. Greenfield's neuropathology, 5th edn. Edward Arnold, London Melbourne Auckland

Lam A, Fuller F, Miller J, Kloss J, Manthorpe M, Varon S, Cordell B (1991) Sequence and structural organization of the human gene encoding ciliary neurotrophic factor. Gene 102: 271–276

Lamarche JB, Lemieux B, Lieu HB (1984) The neuropathology of "typical" Friedreich's ataxia in Quebec. Can J Neurol Sci 11: 592–600

Lamb NL, Patten BM (1991) Clinical correlations of anti-GM1 antibodies in amyotrophic lateral sclerosis and neuropathies. Muscle Nerve 14: 1021–1027

Lambert P, Blumberg JM, Pentschew A (1964) An electron microscopic study of dystrophic axons in the gracile and cuneate nuclei of vitamin E-deficient rats: axonal dystrophy in vitamin E deficiency. J Neuropathol Exp Nerol 23: 60–77

Lammie GA, Rakshi J, Rossor MN, Harding AE, Scaravilli F (1995) Cerebral autosomal dominant arteriopathy with subcortical infarcts and leukoencephalopathy (CADASIL) – confirmation by cerebral biopsy in 2 cases. Clin Neuropathol 14: 201–206

Lamont PJ, Davis MB, Wood NW (1997) Identification and sizing of the GAA trinucleotide repeat expansion of Friedreich's ataxia in 56 patients. Clinical and genetic correlates. Brain 120: 673–680

Lampert PW (1967) A comparative electron microscopic study of reactive, degenerating, regenerating, and dystrophic axons. J Neuropathol Exp Neurol 26: 345–368

Lampert PW (1969) Mechanism of demyelination in experimental allergic neuritis. Electron microscopic studies. Lab Invest 20: 127–138

Lampert PW, Garrett RS (1971) Mechanism of demyelination in tellurium neuropathy. Electron microscopic observations. Lab Invest 25: 380–388

Lampert PW, Schochet SS jr (1968) Demyelination and remyelination in lead neuropathy. Electron microscopic studies. J Neuropathol Exp Neurol 27: 527–545

Landau W (1992) Denervation in paraplegia [letter; comment]. Neurology 42: 2306

Landrieu P, Said G (1984) Peripheral neuropathy in type A Niemann-Pick disease. A morphological study. Acta Neuropathol (Berl) 63: 66–71

Landrieu P, Said G, Allaire C (1990) Dominantly transmitted congenital indifference to pain. Ann Neurol 27: 574–578

Lane RJ, McLean KA, Moss J, Woodrow DF (1993) Myopathy in HIV infection: the role of zidovudine and the significance of tubuloreticular inclusions. Neuropathol Appl Neurobiol 19: 406–413

Lange DJ, Trojaborg W, Latov N, Hays AP, Younger DS, Uncini A et al. (1992) Multifocal motor neuropathy with conduction block: is it a distinct clinical entity? [see comments]. Neurology 42: 497–505

Langford LA, Owens GC (1990) Resolution of the pathway taken by implanted Schwann cells to a spinal cord lesion by prior infection with a retrovirus encoding beta-galactosidase. Acta Neuropathol (Berl) 80: 514–520

Langohr HD, Wietholter H, Peiffer J (1983) Muscle wasting in chronic alcoholics: comparative histochemical and biochemical studies. J Neurol Neurosurg Psychiatry 46: 248–254

Lanska MJ, Lanska DJ, Schmidley JW (1988) Syphilitic polyradiculopathy in an HIV-positive man. Neurology 38: 1297–1301

Lantos PL, Vandenberg SR, Kleihues P (1997) Tumours of the nervous system. In: Graham D, Lantos PL (eds) Greenfield's neuropathology. Arnold, London Sydney Auckland

Larsen JO, Thomsen M, Haugland M, Sinjaer T (1998) Degeneration and regeneration in rabbit peripheral nerve with long-term nerve cuff electrode implant. A stereological study of myelinated and unmyelinated axons. Acta Neuropathol (in Vorbereitung)

Larson WL, Beydoun A, Albers JW, Wald JJ (1997) Collet-Sicard syndrome mimicking neuralgic amyotrophy. Muscle Nerve 20: 1173–1177

Laskin WB, Weiss SW, Bratthauer GL (1991) Epithelioid variant of malignant peripheral nerve sheath tumor (malignant epithelioid schwannoma). Am J Surg Pathol 15: 1136–1145

Lassmann H, Fierz W, Neuchrist C, Meyermann R (1991) Chronic relapsing experimental allergic neuritis induced by repeated transfer of P2-protein reactive T cell lines. Brain 114: 429–442

Latour P, Lévy N, Paret M, Chapon F, Chazot G, Clavelou P et al. (1997) Mutations in the X-linked form of Charcot-Marie-Tooth disease in the French population. Neurogenetics 1: 117–123

Latov N (1990) Neuropathy and anti-GM1 antibodies. Ann Neurol 27 Suppl: S41–43

Latov N, Hays AP, Donofrio PD, Liao J, Ito H, McGinnis S et al. (1988) Monoclonal IgM with unique specificity to gangliosides GM1 and GD1b and to lacto-N-tetraose associated with human motor neuron disease [published erratum appears in Neurology 1988 Sep; 38(9): 1506]. Neurology 38: 763–768

Latov N, Hays AP, Sherman WH (1988) Peripheral neuropathy and anti-MAG antibodies. Crit Rev Neurobiol 3: 301–332

Latov N, Wokke JHJ, Kelly Jr JJ (eds) (1998) Immunological and Infectious Diseases of the Peripheral Nerves. University Press, Cambridge

Lazarow PB (1995) Peroxisome structure, function, and biogenesis-human patients and yeast mutants show strikingly similar defects in peroxisome biogenesis. J Neuropathol Exp Neurol 54: 720–725

Lazarus SS, Trombetta LD (1978) Ultrastructural identification of a benign perineurial cell tumor. Cancer 41: 1823–1829

Leake LD, Crowe R, Burnstock G (1986) Localisation of substance P-, somatostain-vasoactive intestinal polypeptide- and metenkephalin-immunoreactive nerves in the peripheral and central nervous systems of the leech. Cell Tissue Res 243: 345–351

Lederman RJ (1994) AAEM minimonograph #43: neuromuscular problems in the performing arts. Muscle Nerve 17: 569–577

Lee CC, Surtees R, Duchen LW (1992) Distal motor axonopathy and central nervous system myelin vacuolation caused by cycloleucine, an inhibitor of methionine adenosyltransferase. Brain 115: 935–955

Lee DA, Zurawel RH, Windebank AJ (1995) Ciliary neurotrophic factor expression in Schwann cells is induced by axonal contact. J Neurochem 65: 564–568

Lee HC, Coulter CL, Adickes ED, Porterfield J, Robertson D, Bravo E, Pettinger WA (1996) Autonomic ganglionitis with severe hypertension, migraine, and episodic but fatal hypotension [see comments]. Neurology 47: 817–821

Lefaucheur JP, Authier FJ, Verroust J, Gherardi RK (1997) Zidovudine and human immunodeficiency virus-associated peripheral neuropathies: low intake in patients with mononeuropathy multiplex and no evidence for neurotoxicity. Muscle Nerve 20: 106–109

LeGuern E, Ravise N, Gugenheim M, Vignal A, Penet C, Bouche P et al. (1994) Linkage analyses between dominant X-linked Charcot-Marie-Tooth disease, and 15 Xq11-Xq21 microsatellites in a new large family: three new markers are closely linked to the gene. Neuromuscul Disord 4: 463–469

LeGuern E, Gouider R, Ravisé N, Lopes J, Tardieu S, Gugenheim M et al. (1996) A de novo case of hereditary neuropathy with liability to pressure palsies (HNPP) of maternal origin: a new mechanism for deletion in 17p11.2? Hum Mol Genet 5: 103–106

Lehnert H (1990) Eosinophilie-Myalgie-Syndrom und Einnahme L-Tryptophan-haltiger Arzneimittel. Dtsch Ärztebl 87: C-1255–C-11257

Leigh PN, Dodson A, Swash M, Brion JP, Anderton BH (1989) Cytoskeletal abnormalities in motor neuron disease. An immunocytochemical study. Brain 112: 521–535

Lekhel H, Popov K, Anastasopoulos D, Bronstein A, Bhatia K, Marsden CD, Gresty M (1997) Postural responses to vibration of neck muscles in patients with idiopathic torticollis. Brain 120: 583–591

Lemke G (1988) Unwrapping the genes of myelin. Neuron 1: 535–543

Leone M, Rocca WA, Rosso MG, Mantel N, Schoenberg BS, Schiffer D (1988) Friedreich's disease: survival analysis in an Italian population. Neurology 38: 1433–1438

Lesourd A, Mikol J, Bishopric G, Dubost C, Brocheriou C (1988) Multiple endocrine neoplasia (MEN) type II b: report of a case observed at autopsy with immunohistochemical study of mucosal neuromas. Clin Neuropathol 7: 238–243

Levade T, Graber D, Flurin V, Delisle MB, Pieraggi MT, Testut MF et al. (1994) Human beta-mannosidase deficiency associated with peripheral neuropathy. Ann Neurol 35: 116–119

Levi-Montalcini R (1987) The nerve growth factor 35 years later. Science 237: 1154–1162

Levin KH (1989) AAEE case report #19: ischemic monomelic neuropathy. Muscle Nerve 12: 791–795

Levin KH, Lutz G (1996) Angiotropic large-cell lymphoma with peripheral nerve and skeletal muscle involvement: early diagnosis and treatment. Neurology 47: 1009–1011

Levy WJ, Ansbacher L, Byer J, Nutkiewicz A, Fratkin J (1983) Primary malignant nerve sheath tumor of the gasserian ganglion: a report of two cases. Neurosurgery 13: 572–576

Li M, Sobue G, Doyu M, Mukai E, Hashizume Y, Mitsuma T (1995) Primary sensory neurons in X-linked recessive bulbospinal neuropathy: histopathology and androgen receptor gene expression. Muscle Nerve 18: 301–308

Li Y, Guo Y, Ikeda S, Fang D (1996) Familial amyloid polyneuropathy-clinical report of a family. Chin Med Sci J 11: 113-116
Lichter P, Tang CJ, Call K, Hermanson G, Evans GA, Housman D, Ward DC (1990) High-resolution mapping of human chromosome 11 by in situ hybridization with cosmid clones. Science 247: 64-69
Liehr T, Schmitt G, Grehl H, Rautenstrauß B (1995) Charcot-Marie-Tooth (CMT) disease and hereditary neuropathy with liability to pressurre palsies (HNPP); reactivation of archival sural nerve biopsies for FSH-diagnostics (Abstract). Akt Neurol 22: 17
Liehr T, Rautenstrauss B, Grehl H, Bathke KD, Ekici A, Rauch A, Rott HD (1996) Mosaicism for the Charcot-Marie-Tooth disease type 1A duplication suggests somatic reversion. Hum Genet 98: 22-28
Liehr T, Grehl H, Rautenstrauss B (1997) Molecular diagnosis of PMP22-associated neuropathies using fluorescence in situ hybridization (FISH) on archival peripheral nerve tissue preparations. Acta Neuropathol (Berl) 94: 266-271
Liehr T, Grehl H, Rautenstrauss B (1997) Accumulation of peripheral myelin protein 22 (PMP22) in onion bulbs of nerves biopsied from patients with different subtypes of Charcot-Marie-Tooth disease type 1 [letter; comment]. Acta Neuropathol (Berl) 94: 514-516
Liguori R, Trojaborg W (1990) Are there motor fibers in the sural nerve? Muscle Nerve 13: 12-15
Limos LC, Ohnishi A, Suzuki N, Kojima N, Yoshimura T, Goto I, Kuroiwa Y (1982) Axonal degeneration and focal muscle fiber necrosis in human thallotoxicosis: histopathological studies of nerve and muscle. Muscle Nerve 5: 698-706
Lincoln J, Milner P, Appenzeller O, Burnstock G, Qualls C (1993) Innervation of normal human sural and optic nerves by noradrenaline- and peptide-containing nervi vasorum and nervorum: effect of diabetes and alcoholism. Brain Res 632: 48-56
Lindberg C, Borg K, Edstrom L, Hedstrom A, Oldfors A (1991) Inclusion body myositis and Welander distal myopathy: a clinical, neurophysiological and morphological comparison. J Neurol Sci 103: 76-81
Lindenberg R, Rubinstein LJ, Herman MM, Haydon GB (1968) A light and electron microscopy study of an unusual widespread nuclear inclusion body disease. A possible residuum of an old herpesvirus infection. Acta Neuropathol (Berl) 10: 54-73
Lindholm D, Thoenen H (eds) (1990) Role of neurotrophic factors in peripheral nerve regeneration. Peripheral nerve lesions. Springer, Berlin Heidelberg New York Tokyo
Linington C, Wekerle H (1984) LiP2/A: A permanent P2 protein-specific T lymphozyte line mediating experimental allergic neuritis in the Lewis rat. Neurology (Minneap) 34: 260
Linington C, Izumo S, Suzuki M, Uyemura K, Meyermann R, Wekerle H (1984) A permanent rat T cell line that mediates experimental allergic neuritis in the Lewis rat in vivo. J Immunol 133: 1946-1950
Linke RP (1982) Immunohistochemical identification and cross reactions of amyloid fibril proteins in senile heart and amyloid in familial polyneuropathy. Lack of reactivity with cerebral amyloid in Alzheimer's disease. Clin Neuropathol 1: 172-182
Lipkin WI, Parry G, Kiprov D, Abrams D (1985) Inflammatory neuropathy in homosexual men with lymphadenopathy. Neurology 35: 1479-1483
Lippa CF, Chad DA, Smith TW, Kaplan MH, Hammer K (1986) Neuropathy associated with cryoglobulinemia. Muscle Nerve 9: 626-631
Lippa CF, Smith TW (1988) Chromatolytic neurons in Werdnig-Hoffmann disease contain phosphorylated neurofilaments. Acta Neuropathol (Berl) 77: 91-94
Lipton RB, Apfel SC, Dutcher JP, Rosenberg R, Kaplan J, Berger A et al. (1989) Taxol produces a predominantly sensory neuropathy. Neurology 39: 368-373
Lisak RP (1996) Arthritis associated with circulating immune complexes following administration of intravenous immunoglobulin therapy in a patient with chronic inflammatory demyelinating polyneuropathy. J Neurol Sci 135: 85-88
Liu HM (1992) The role of extracellular matrix in peripheral nerve regeneration: a wound chamber study. Acta Neuropathol (Berl) 83: 469-474
Livesey FJ, Fraher JP (1992) Experimental traction injuries of cervical spinal nerve roots: a scanning EM study of rupture patterns in fresh tissue. Neuropathol Appl Neurobiol 18: 376-386
Liwnicz BH (1979) Bilateral trigeminal neurofibrosarcoma. Case report. J Neurosurg 50: 253-256
Lochmüller H, Heuß D, Pongratz D (1993) Mononeuritis multiplex bei HLA-B27-assoziierter Arthritis - Fallbericht. Akt Neurol 20: 216-217

Logigian EL, Busis NA, Berger AR, Bruyninckx F, Khalil N, Shahani BT, Young RR (1987) Lumbrical sparing in carpal tunnel syndrome: anatomic, physiologic, and diagnostic implications. Neurology 37: 1499–1505

Logigian EL, Shefner JM, Frosch MP, Kloman AS, Raynor EM, Adelman LS, Hollander D (1993) Nonvasculitic, steroid-responsive mononeuritis multiplex [see comments]. Neurology 43: 879–883

Logigian EL, Kelly JJ jr, Adelman LS (1994) Nerve conduction and biopsy correlation in over 100 consecutive patients with suspected polyneuropathy [see comments]. Muscle Nerve 17: 1010–1020

Loh FL, Herskovitz S, Berger AR, Swerdlow ML (1992) Brachial plexopathy associated with interleukin-2 therapy. Neurology 42: 462–463

Longo FM (1994) Will ciliary neurotrophic factor slow progression of motor neuron disease? [editorial; comment]. Ann Neurol 36: 125–127

Lopes J, LeGuern E, Gouider R, Tardieu S, Abbas N, Birouk N et al. (1996) Recombination hot spot in a 3.2-kb region of the Charcot-Marie-Tooth type 1A repeat sequences: new tools for molecular diagnosis of hereditary neuropathy with liability to pressure palsies and of Charcot-Marie-Tooth type 1A. French CMT Collaborative Research Group. Am J Hum Genet 58: 1223–1230

Lorenzetti D, Pareyson D, Sghirlanzoni A, Roa BB, Abbas NE, Pandolfo M et al. (1995) A 1.5-Mb deletion in 17p11.2-p12 is frequently observed in Italian families with hereditary neuropathy with liability to pressure palsies. Am J Hum Genet 56: 91–98

Lorenzoni E, Müller R, Fauler J (1987) Polyneuropathien nach Vidarabinphosphat. Akt Neurol 14: 53–56

Lorson CL, Strasswimmer J, Yao JM, Baleja JD, Hahnen E, Wirth B et al. (1998) SMN oligomerization defect correlates with spinal muscular atrophy severity. Nat Genet 19: 63–66

Lothe RA, Slettan A, Saeter G, Brogger A, Borresen AL, Nesland JM (1995) Alterations at chromosome 17 loci in peripheral nerve sheath tumors. J Neuropathol Exp Neurol 54: 65–73

Lotti M, Becker CE, Aminoff MJ (1984) Organophosphate polyneuropathy: pathogenesis and prevention. Neurology 34: 658–662

Louis MES, Peck SHS, Bowering D, Morgan GB, Blatherwick J, Banerjee S et al. (1988) Botulism from chopped garlic: delayed recognition of a major outbreak. Ann Intern Med 108: 363–368

Love S (1988) Cuprizone neurotoxicity in the rat: morphologic observations. J Neurol Sci 84: 223–237

Love S, Cruz-Höfling MA (1986) Acute swelling of nodes of Ranvier caused by venoms which slow inactivation of sodium channels. Acta Neuropathol (Berl) 70: 1–9

Love S, Gomez S (1984) Effects of experimental radiation-induced hypomyelinating neuropathy on motor end-plates and neuromuscular transmission. J Neurol Sci 65: 93–109

Love S, Bateman DE, Hirschowitz L (1997) Bilateral lambda light chain amyloidomas of the trigeminal ganglia, nerves and roots. Neuropathol Appl Neurobiol 23: 512–515

Love S, Hilton DA, Coakham HB (1998) Central demyelination of the Vth nerve root in trigeminal neuralgia associated with vascular compression. Brain Pathol 8: 1–11; discussion 11–12

Low PA, Dyck PJ, Lambert EH, Brimijoin WS, Trautmann JC, Malagelada JR, Fealey RD, Barrett DM (1983) Acute panautonomic neuropathy. Ann Neurol 13: 412–417

Ludolph AC, Spencer PS (1996) Toxic models of upper motor neuron disease. J Neurol Sci 139 Suppl: 53–59

Ludwin SK, Bisby MA (1992) Delayed wallerian degeneration in the central nervous system of Ola mice: an ultrastructural study. J Neurol Sci 109: 140–147

Luke RA, Stern BJ, Krumholz A, Johns CJ (1987) Neurosarcoidosis: the long-term clinical course. Neurology 37: 461–463

Lüllmann H, Lüllmann-Rauch R, Wassermann O (1978) Lipidosis induced by amphiphilic cationic drugs. Biochem Pharmacol 27: 1103–1108

Lundberg PO (1971) Hereditary polyneuropathy, oligophrenia, premature menopause and acromicria. A new syndrome. Eur Neurol 5: 84–98

Lundberg PO, Wranne I, Brun A (1967) Family with optic atrophy and neurological symptoms. Acta Neurol Scand 43: 87–105

Lundberg PO, Wranne I, Brun A (1987) Family with optic atrophy and neurological symptoms. Acta Neurol Scand 43: 87–105

Lundborg G, Hansson HA (1979) Regeneration of peripheral nerve through a preformed tissue space. Preliminary observations on the reorganization of regenerating nerve fibres and perineurium. Brain Res 178: 573–576

Lundborg G, Gelberman RH, Longo FM, Powell HC, Varon S (1982) In vivo regeneration of cut nerves encased in silicone tubes: growth across a six-millimeter gap. J Neuropathol Exp Neurol 41: 412–422

Lundborg G, Myers R, Powell H (1983) Nerve compression injury and increased endoneurial fluid pressure: a "miniature compartment syndrome". J Neurol Neurosurg Psychiatry 46: 1119–1124

Lundborg G, Zhao Q, Kanje M, Danielsen N, Kerns JM (1994) Can sensory and motor collateral sprouting be induced from intact peripheral nerve by end-to-side anastomosis? J Hand Surg [Br] 19: 277–282

Lundqvist C, Volk B, Knoth R, Alling C (1994) Long-term effects of intermittent versus continuous ethanol exposure on hippocampal synapses of the rat. Acta Neuropathol (Berl) 87: 242–249

Lunn ER, Perry VH, Brown MC, Rosen H, Gordon S (1989) Absence of Wallerian degeneration does not hinder regeneration in peripheral nerve. Eur J Neurosci 1: 27–33

Lupski JR, Garcia CA (1992) Molecular genetics and neuropathology of Charcot-Marie-Tooth disease type 1A. Brain Pathol 2: 337–349

Lupski JR, de Oca-Luna RM, Slaugenhaupt S, Pentao L, Guzzetta V, Trask BJ et al. (1991) DNA duplication associated with Charcot-Marie-Tooth disease type 1A. Cell 66: 219–232

Lupski JR, Wise CA, Kuwano A, Pentao L, Parke JT, Glaze DG et al. (1992) Gene dosage is a mechanism for Charcot-Marie-Tooth disease type 1A. Nat Genet 1: 29–33

Lusk MD, Kline DG, Garcia CA (1987) Tumors of the brachial plexus. Neurosurgery 21: 439–453

Luster AD (1998) Chemokines – chemotactic cytokines that mediate inflammation. N Engl J Med 338: 436–445

Lutchman M, Rouleau GA (1996) Neurofibromatosis type 2: a new mechanism of tumor suppression. Trends Neurosci 19: 373–377

Luzi P, Rafi MA, Wenger DA (1996) Multiple mutations in the GALC gene in a patient with adult-onset Krabbe disease. Ann Neurol 40: 116–119

Lynch DR, Hara H, Yum SW, Chance PF, Scherer SS, Bird SJ, Fischbeck KH (1997) Autosomal dominant transmission of Dejerine-Sottas disease (HMSN III). Neurology 49: 601–603

Maas JJ, Beersma MF, Haan J, Jonkers GJ, Kroes AC (1996) Bilateral brachial plexus neuritis following parvovirus B19 and cytomegalovirus infection. Ann Neurol 40: 928–932

MacCollin M, De Vivo DC, Moser AB, Beard M (1990) Ataxia and peripheral neuropathy: a benign variant of peroxisome dysgenesis. Ann Neurol 28: 833–836

MacCollin M, Braverman N, Viskochil D, Ruttledge M, Davis K, Ojemann R et al. (1996) A point mutation associated with a severe phenotype of neurofibromatosis 2. Ann Neurol 40: 440–445

Machkhas H, Bidichandani SI, Patel PI, Harati Y (1998) A mild case of Friedreich ataxia: lymphocyte and sural nerve analysis for GAA repeat length reveals somatic mosaicism. Muscle Nerve 21: 390–393

Mackinnon SE, Dellon AL (1988) Surgery of the peripheral nerve. Thieme, Stuttgart

Mackinnon SE, Dellon AL, Hudson AR, Hunter DA (1986) Chronic human nerve compression – a histological assessment. Neuropathol Appl Neurobiol 12: 547–565

Madrid R, Bradley WG (1975) The pathology of neuropathies with focal thickening of the myelin sheat (tomaculous neuropathy). Studies on the formation of the abnormal myelin sheath. J Neurol Sci 25: 415–448

Maeda Y, Maeda R, Prineas JW, Ledeen RW (1994) Phosphatidylserine suppresses myelin-induced experimental allergic neuritis (EAN) in Lewis rats. J Neuropathol Exp Neurol 53: 672–677

Magyar JP, Martini R, Ruelicke T, Aguzzi A, Adlkofer K, Dembic Z et al. (1996) Impaired differentiation of Schwann cells in transgenic mice with increased PMP22 gene dosage. J Neurosci 16: 5351–5360

Mah V, Vartavarian LM, Akers MA, Vinters HV (1988) Abnormalities of peripheral nerve in patients with human immunodeficiency virus infection. Ann Neurol 24: 713–717

Makonkawkeyoon S, Limson-Pobre RN, Moreira AL, Schauf V, Kaplan G (1993) Thalidomide inhibits the replication of human immunodeficiency virus type 1. Proc Natl Acad Sci USA 90: 5974–5978

Malandrini A, Carrera P, Palmeri S, Cavallaro T, Fabrizi GM, Villanova M et al. (1996) Clinicopathological and genetic studies of two further Italian families with cerebral autosomal dominant arteriopathy. Acta Neuropathol (Berl) 92: 115–122

Malandrini A, Fabrizi GM, Cavallaro T, Zazzi M, Parrotta E, Romano L et al. (1996) Neuronal intranuclear inclusion disease: polymerase chain reaction and ultrastructural study of rectal biopsy specimen in a new case. Acta Neuropathol (Berl) 91: 215–218

Malandrini A, Guazzi GC, Alessandrini C, Federico A (1990) Peripheral nerve involvement in ataxia telangiectasia: histological and ultrastructural studies of peroneal nerve biopsy in two cases. Clin Neuropathol 9: 109–114

Malandrini A, Guazzi GC, Federico A (1992) Sensory-motor chronic neuropathy in two siblings: atypical presentation of tomaculous neuropathy. Clin Neuropathol 11: 318–322

Malandrini A, Villanova M, Sabatelli P, Squarzoni S, Six J, Toti P et al. (1997) Localization of the laminin alpha 2 chain in normal human skeletal muscle and peripheral nerve: an ultrastructural immunolabeling study. Acta Neuropathol (Berl) 93: 166–172

Malinow K, Yannakakis GD, Glusman SM, Edlow DW, Griffin J, Pestronk A et al. (1986) Subacute sensory neuronopathy secondary to dorsal root ganglionitis in primary Sjogren's syndrome. Ann Neurol 20: 535–537

Mallach HJ, Hartmann H, Schmidt V (1987) Alkoholwirkung beim Menschen. Thieme, Stuttgart New York

Mancardi GL, Di Rocco M, Schenone A, Veneselli E, Doria M, Abbruzzese M et al. (1992) Hereditary motor and sensory neuropathy with deafness, mental retardation and absence of large myelinated fibers. J Neurol Sci 110: 121–130

Mancardi GL, Mandich P, Nassani S, Schenone A, James R, Defferrari R et al. (1995) Progressive sensory-motor polyneuropathy with tomaculous changes is associated to 17p11.2 deletion. J Neurol Sci 131: 30–34

Mancardi GL, Uccelli A, Bellone E, Sghirlanzoni A, Mandich P, Pareyson D et al. (1994) 17p11.2 duplication is a common finding in sporadic cases of Charcot-Marie-Tooth type 1. Eur Neurol 34: 135–139

Mann F (1997) Die Revolution der Akupunktur. A.M.I. Kreutner, Gießen

March PA, Thrall MA, Brown DE, Mitchell TW, Löwenthal AC, Walkley SU (1997) GABAergic neuroaxonal dystrophy and other cytopathological alterations in feline Niemann-Pick disease type C. Acta Neuropathol (Berl) 94: 164–172

Marchuk DA, Saulino AM, Tavakkol R, Swaroop M, Wallace MR, Andersen LB et al. (1991) cDna cloning of the type 1 neurofibromatosis gene: complete sequence of the Nf1 gene product. Genomics 11: 931–940

Mariman EC, Gabreëls-Festen AA, van Beersum SE, Jongen PJ, van de Looij E, Baas F et al. (1994) Evidence for genetic heterogeneity underlying hereditary neuropathy with liability to pressure palsies. Hum Genet 93: 151–156

Mariman EC, Gabreëls-Festen AA, van Beersum SE, Valentijn LJ, Baas F, Bolhuis PA et al. (1994) Prevalence of the 1.5-Mb 17p deletion in families with hereditary neuropathy with liability to pressure palsies. Ann Neurol 36: 650–655

Marrosu MG, Vaccargiu S, Marrosu G, Vannelli A, Cianchetti C, Muntoni F (1997) A novel point mutation in the peripheral myelin protein 22 (PMP22) gene associated with Charcot-Marie-Tooth disease type 1A. Neurology 48: 489–493

Martin JJ, Cras P, De Schutter E (1987) Spinal neuroaxonal dystrophy and angioneuromatosis. Acta Neuropathol (Berl) 73: 19–24

Martin JJ, Lowenthal A, Ceuterick C, Vanier MT (1984) Juvenile dystonic lipidosis (variant of Niemann-Pick disease type C). J Neurol Sci 66: 33–45

Martin JR (1984) Intra-axonal virus in demyelinative lesions of experimental herpes simplex type 2 infection. J Neurol Sci 63: 63–74

Martin JR, Suzuki S (1987) Inflammatory sensory polyradiculopathy and reactivated peripheral nervous system infection in a genital herpes model. J Neurol Sci 79: 155–171

Martinez M (1990) Severe deficiency of docosahexaenoic acid in peroxisomal disorders: a defect of delta 4 desaturation? Neurology 40: 1292–1298

Martinez-Tello FJ, Navas-Palacios JJ, Ricoy JR, Gil-Martin R, Conde-Zurita JM, Colina-Ruiz Delgado F et al. (1982) Pathology of a new toxic syndrome caused by ingestion of adulterated oil in Spain. Virchows Arch [Pathol Anat] 397: 261–285

Martini R (1994) Expression and functional roles of neural cell surface molecules and extracellular matrix components during development and regeneration of peripheral nerves. J Neurocytol 23: 1–28

Martini R, Zielasek J, Toyka KV, Giese KP, Schachner M (1995) Protein zero (P0)-deficient mice show myelin degeneration in peripheral nerves characteristic of inherited human neuropathies. Nat Genet 11: 281–286

Martin-Zanca D, Mitra G, Long LK, Barbacid M (1986) Molecular characterization of the human trk oncogene. Cold Spring Harb Symp Quant Biol 51 Pt 2: 983–992

Maruff P, Tyler P, Burt T, Currie B, Burns C, Currie J (1996) Cognitive deficits in Machado-Joseph disease. Ann Neurol 40: 421–427

Maruyama H, Kawakami H, Kohriyama T, Sakai T, Doyu M, Sobue G et al. (1997) CAG repeat length and disease duration in Machado-Joseph disease: a new clinical classification. J Neurol Sci 152: 166–171

Maruyama K, Ikeda S, Yanagisawa N, Nakazato M (1987) Diagnostic value of abdominal fat tissue aspirate in familial amyloid polyneuropathy. J Neurol Sci 81: 11–18

Massagué J (1996) Neurotrophic factors. Crossing receptor boundaries [news; comment]. Nature 382: 29–30

Masson P, Martin JF (1938) Rhabdomyomes des nerfs. Bull Assoc Franc Etude Cancer 27: 751

Mateo IM, Izquierdo M, Fernandez-Dapica MP, Navas J, Cabello A, Gomez-Reino JJ (1984) Toxic epidemic syndrome: musculoskeletal manifestations. J Rheumatol 11: 333–338

Mather K, Martin JE, Swash M, Vowles G, Brown A, Leigh PN (1993) Histochemical and immunocytochemical study of ubiquitinated neuronal inclusions in amyotrophic lateral sclerosis. Neuropathol Appl Neurobiol 19: 141–145

Matsuda M, Ikeda S, Sakurai S, Nezu A, Yanagisawa N, Inuzuka T (1996) Hypertrophic neuritis due to chronic inflammatory demyelinating polyradiculoneuropathy (CIDP): a postmortem pathological study. Muscle Nerve 19: 163–169

Matsumoto S, Goto S, Kusaka H, Imai T, Murakami N, Hashizume Y et al. (1993) Ubiquitin-positive inclusion in anterior horn cells in subgroups of motor neuron diseases: a comparative study of adult-onset amyotrophic lateral sclerosis, juvenile amyotrophic lateral sclerosis and Werdnig- Hoffmann disease. J Neurol Sci 115: 208–213

Matsumoto S, Goto S, Kusaka H, Ito H, Imai T (1994) Synaptic pathology of spinal anterior horn cells in amyotrophic lateral sclerosis: an immunohistochemical study. J Neurol Sci 125: 180–185

Matsumoto R, Oka N, Nagahama Y, Akiguchi I, Kimura J (1996) Peripheral neuropathy in late-onset Krabbe's disease: histochemical and ultrastructural findings. Acta Neuropathol (Berl) 92: 635–639

Matsumura K, Chiba A, Yamada H, Fukuta-Ohi H, Fujita S, Endo T et al. (1997) A role of dystroglycan in schwannoma cell adhesion to laminin. J Biol Chem 272: 13904–13910

Matsumura K, Nakasu S, Nioka H, Handa J (1993) Lectin histochemistry of normal and neoplastic peripheral nerve sheath. 1. Lectin binding pattern of normal peripheral nerve in man. Acta Neuropathol (Berl) 86: 554–558

Matsumura K, Nakasu S, Nioka H, Handa J (1993) Lectin histochemistry of normal and neoplastic peripheral nerve sheath. 2. Lectin binding patterns of schwannoma and neurofibroma. Acta Neuropathol (Berl) 86: 559–566

Matsumuro K, Izumo S, Higuchi I, Ronquillo AT, Takahashi K, Osame M (1993) Experimental germanium dioxide-induced neuropathy in rats. Acta Neuropathol (Berl) 86: 547–553

Matsumuro K, Osame M, Eiraku N, Machigashira K, Izumo S, Otsuka K et al. (1990) HTLV-I-associated myelopathy, tropical spastic paraparesis, and Borrelia burgdorferi [letter]. Ann Neurol 27: 337

Matsunami N, Smith B, Ballard L, Lensch MW, Robertson M, Albertsen H et al. (1992) Peripheral myelin protein-22 gene maps in the duplication in chromosome 17p11.2 associated with Charcot-Marie-Tooth 1A. Nat Genet 1: 176–179

Matsuo T, Okeda R, Higashino F (1989) Hydrodynamics of arterial branching – the effect of arterial branching on distal blood supply. Biorheology 26: 799–811

Mattio TG, Nishida T, Minieka MM (1992) Lotus neuropathy: report of a case. Neurology 42: 1636

Mazzeo A, Rodolico C, Monici MC, Migliorato A, Aguennouz M, Vita G (1997) Perineurium talin immunoreactivity decreases in diabetic neuropathy. J Neurol Sci 146: 7–11

McAlpine PJ, Feasby TE, Hahn AF, Komarnicki L, James S, Guy C et al. (1990) Localization of a locus for Charcot-Marie-Tooth neuropathy type Ia (CMT1A) to chromosome 17. Genomics 7: 408–415

McArthur JC, Griffin JW, Cornblath DR, Griffin DE, Tesoriero T, Kuncl R et al. (1990) Steroid-responsive myeloneuropathy in a man dually infected with HIV-1 and HTLV-I. Neurology 40: 938–944

McCann EL, Smith TW, Chad DA, Sargent J (1996) Severe cranial nerve involvement in long-standing demyelinating polyneuropathy: a clinicopathologic correlation. Acta Neuropathol (Berl) 91: 309–312

McCarthy BG, Hsieh ST, Stocks A, Hauer P, Macko C, Cornblath DR et al. (1995) Cutaneous innervation in sensory neuropathies: evaluation by skin biopsy. Neurology 45: 1848–1855

McCombe PA, van der Kreek SA, Pender MP (1992) Neuropathological findings in chronic relapsing experimental allergic neuritis induced in the Lewis rat by inoculation with intradural root myelin and treatment with low dose cyclosporin A. Neuropathol Appl Neurobiol 18: 171–187

McDougall AJ, McLeod JG (1996) Autonomic neuropathy, I. Clinical features, investigation, pathophysiology, and treatment. J Neurol Sci 137: 79–88

McDougall AJ, McLeod JG (1996) Autonomic neuropathy, II: Specific peripheral neuropathies. J Neurol Sci 138: 1–13

McEneaney D, Hawkins S, Trimble E, Smye M (1993) Porphyric neuropathy – a rare and often neglected differential diagnosis of Guillain-Barré syndrome [letter]. J Neurol Sci 114: 231–232

McKhann GM, Cornblath DR, Griffin JW, Ho TW, Li CY, Jiang Z et al. (1993) Acute motor axonal neuropathy: a frequent cause of acute flaccid paralysis in China. Ann Neurol 33: 333–342

McKusick VA (1992) Mendelian Inheritance in Man. 10th edn. John Hopkins University, Baltimore London

McLeod JG (1992) Invited review: autonomic dysfunction in peripheral nerve disease. Muscle Nerve 15: 3–13

McLeod JG, Tuck RR, Pollard JD, Cameron J, Walsh JC (1984) Chronic polyneuropathy of undetermined cause. J Neurol Neurosurg Psychiatry 47: 530–535

McLoughlin DM, Spargo E, Wassif WS, Newham DJ, Peters TJ, Lantos PL, Russell GF (1998) Structural and functional changes in skeletal muscle in anorexia nervosa. Acta Neuropathol (Berl) 95: 632–640

Medori R, Autilio-Gambetti L, Jenich H, Gambetti P (1988) Changes in axon size and slow axonal transport are related in experimental diabetic neuropathy. Neurology 38: 597–601

Meier C, Grehl H (1988) Vaskulitische Neuropathie bei Garin-Bujadoux-Bannwarth-Syndrom. Ein Beitrag zum Verständnis der Pathologie und Pathogenese neurologischer Komplikationen bei Lyme-Borreliose. Dtsch Med Wochenschr 113: 135–138

Meier C, Moll C (1982) Hereditary neuropathy with liability to pressure palsies. Report of two families and review of the literature. J Neurol 228: 73–95

Meier C, Kauer B, Müller U, Ludin HP (1979) Neuromyopathy during chronic amiodarone treatment. A case report. J Neurol 220: 231–239

Meier C, Vandevelde M, Steck A, Zurbriggen A (1984) Demyelinating polyneuropathy associated with monoclonal IgM-paraproteinaemia. Histological, ultrastructural and immunocytochemical studies. J Neurol Sci 63: 353–367

Meier C, Grahmann F, Engelhardt A, Dumas M (1989) Peripheral nerve disorders in Lyme-Borreliosis. Nerve biopsy studies from eight cases. Acta Neuropathol (Berl) 79: 271–278

Meijerink PH, Hoogendijk JE, Gabreels-Festen AA, Zorn I, Veldman H, Baas F et al. (1996) Clinically distinct codon 69 mutations in major myelin protein zero in demyelinating neuropathies. Ann Neurol 40: 672–675

Mellgren SI, Conn DL, Stevens JC, Dyck PJ (1989) Peripheral neuropathy in primary Sjogren's syndrome. Neurology 39: 390–394

Melzack R, Israel R, Lacroix R, Schultz G (1997) Phantom limbs in people with congenital limb deficiency or amputation in early childhood. Brain 120: 1603–1620

Memoli VA, Brown EF, Gould VE (1984) Glial fibrillary acidic protein (GFAP) immunoreactivity in peripheral nerve sheath tumors. Ultrastruct Pathol 7: 269–275

Mendell JR, Sahenk Z, Whitaker JN, Trapp BD, Yates AJ, Griggs RC, Quarles RH (1985) Polyneuropathy and IgM monoclonal gammopathy: studies on the pathogenetic role of anti-myelin-associated glycoprotein antibody. Ann Neurol 17: 243–254

Mendell JR, Kolkin S, Kissel JT, Weiss KL, Chakeres DW, Rammohan KW (1987) Evidence for central nervous system demyelination in chronic inflammatory demyelinating polyradiculoneuropathy. Neurology 37: 1291–1294

Mendell JR, Jiang XS, Warmolts JR, Nichols WC, Benson MD (1990) Diagnosis of Maryland/German familial amyloidotic polyneuropathy using allele-specific, enzymatically amplified, genomic DNA. Ann Neurol 27: 553–557

Menezes ADS jr, Greco OT, Fiorini M, Pavarino P, Corbucci H, Caixeta AM (1992) Malignant schwannoma metastasizing to the heart. Arq Bras Cardiol 58: 35–39

Menken M (1989) The 1985 National ambulatory medical care survey of neurologists. A clinician's perspective. Arch Neurol 46: 1346–1348

Mercelis R, Hassoun A, Verstraeten L, De Bock R, Martin JJ (1990) Porphyric neuropathy and hereditary delta-aminolevulinic acid dehydratase deficiency in an adult. J Neurol Sci 95: 39–47

Meretoja J, Teppo L (1971) Histopathological findings of familial amyloidosis with cranial neuropathy as principal manifestation. Report on three cases. Acta Pathol Microbiol Scand [A] 79: 432–440

Merlini L, Villanova M, Sabatelli P, Trogu A, Malandrini A, Yanakiev P et al. (1998) Hereditary motor and sensory neuropathy Lom type in an Italian Gypsy family. Neuromuscul Disord 8: 182–185

Messier G, Meyrier A, Robineau M, Kemeny JL (1986) Recurrent transient paralysis of a common oculomotor nerve in essential mixed cryoglobulinemia. Presse Med 15: 579–580

Meyrier A, Fardeau M, Richet G (1972) Acute asymmetrical neuritis associated with rapid ultrafiltration dialysis. Br Med J 2: 252–254

Michaelis ML, King JA, Leech RW, Min KW, Brumback RA (1991) Perineurial cell ensheathement of muscle fibers: a new syndrome of fatigable muscle weakness mimicking myasthenia gravis. Clin Neuropathol 10: 79–84

Middleton-Price HR, Harding AE, Monteiro C, Berciano J, Malcolm S (1990) Linkage of hereditary motor and sensory neuropathy type I to the pericentromeric region of chromosome 17. Am J Hum Genet 46: 92–94

Midha R, Mackinnon SE, Becker LE (1994) The fate of Schwann cells in peripheral nerve allografts. J Neuropathol Exp Neurol 53: 316–322

Midroni G, Bilbao JM (1995) Biopsy diagnosis of peripheral neuropathy. Butterworth-Heinemann, Boston Oxford Melbourne, p 477

Midroni G, Dyck PJ (1996) Chronic inflammatory demyelinating polyradiculoneuropathy: unusual clinical features and therapeutic responses. Neurology 46: 1206–1212

Migheli A, Attanasio A, Schiffer D (1994) Ubiquitin and neurofilament expression in anterior horn cells in amyotrophic lateral sclerosis: possible clues to the pathogenesis. Neuropathol Appl Neurobiol 20: 282–289

Miller R, Bartolo DC, Cervero F, Mortensen NJ (1989) Differences in anal sensation in continent and incontinent patients with perineal descent. Int J Colorectal Dis 4: 45–49

Miller RG, Parry GJ, Pfaeffl W, Lang W, Lippert R, Kiprov D (1988) The spectrum of peripheral neuropathy associated with ARC and AIDS. Muscle Nerve 11: 857–863

Millesi H (1968) Zum Problem der Überbrückung von Defekten peripherer Nerven. Wien Med Wochenschr 118: 182–187

Mimura Y, Kuriyama M, Tokimura Y, Fujiyama J, Osame M, Takesako K, Tanaka N (1993) Treatment of cerebrotendinous xanthomatosis with low-density lipoprotein (LDL)-apheresis [see comments]. J Neurol Sci 114: 227–230

Minwegen P, Friede RL (1985) A correlative study of internode proportions and sensitivity to procaine in regenerated frog sciatic nerves. Exp Neurol 87: 147–164

Mira JC (1979) Quantitative studies of the regeneration of rat myelinated nerve fibres: variations in the number and size of regenerating fibres after repeated localized freezings. J Anat 129: 77–93

Mirsky R, Jessen KR, Schachner M, Goridis C (1986) Distribution of the adhesion molecules N-CAM and L1 on peripheral neurons and glia in adult rats. J Neurocytol 15: 799–815

Misra VP, King RH, Harding AE, Muddle JR, Thomas PK (1991) Peripheral neuropathy in the Chediak-Higashi syndrome. Acta Neuropathol (Berl) 81: 354–358

Mito T, Takada K, Akaboshi S, Takashima S, Takeshita K, Origuchi Y (1989) A pathological study of a peripheral nerve in a case of neonatal adrenoleukodystrophy. Acta Neuropathol (Berl) 77: 437–440

Mitsuishi K, Takahashi A, Mizutani M, Ochiai K, Itakura C (1993) beta,beta'-Iminodipropionitrile toxicity in normal and congenitally neurofilament-deficient Japanese quails. Acta Neuropathol (Berl) 86: 578–581
Mitsumoto H, Wilbourn AJ, Goren H (1980) Perineurioma as the cause of localized hypertrophic neuropathy. Muscle Nerve 3: 403–412
Mitsumoto H, Levin KH, Wilbourn AJ, Chou SM (1990) Hypertrophic mononeuritis clinically presenting with painful legs and moving toes. Muscle Nerve 13: 215–221
Mitsumoto H, McQuarrie IG, Kurahashi K, Sunohara N (1990) Histometric characteristics and regenerative capacity in wobbler mouse motor neuron disease. Brain 113: 497–507
Mitsumoto H, Estes ML, Wilbourn AJ, Culver JE jr (1992) Perineurial cell hypertrophic mononeuropathy manifesting as carpal tunnel syndrome. Muscle Nerve 15: 1364–1368
Mitsumoto H, Ikeda K, Wong V, Cedarbaum JM, Lindsay RM (1993) Ciliary neurotrophic factor (CNTF) and brain-derived neurotrophic factor (BDNF) co-administration arrests loss of motor function in wobbler mice. Soc Neurosci Abst 19: 199
Mitsumoto H, Kurahashi K, Jacob JM, McQuarrie IG (1993) Retardation of fast axonal transport in wobbler mice. Muscle Nerve 16: 542–547
Mitsumoto H, Ikeda K, Holmlund T, Greene T, Cedarbaum JM, Wong V, Lindsay RM (1994) The effects of ciliary neurotrophic factor on motor dysfunction in wobbler mouse motor neuron disease [see comments]. Ann Neurol 36: 142–148
Miura H, Oda K, Endo C, Yamazaki K, Shibasaki H, Kikuchi T (1993) Progressive degeneration of motor nerve terminals in GAD mutant mouse with hereditary sensory axonopathy. Neuropathol Appl Neurobiol 19: 41–51
Miyamoto Y, Higaki T, Sugita T, Ikuta Y, Tsuge K (1986) Morphological reaction of cellular elements and the endoneurium following nerve section. Peripheral Nerve Repair Regeneration 3: 7–18
Miyata Y, Kashihara Y, Homma S, Kuno M (1986) Effects of nerve growth factor on the survival and synaptic function of Ia sensory neurons axotomized in neonatal rats. J Neurosci 6: 2012–2018
Mizisin AP, Powell HC (1997) Schwann cell changes induced as early as one week after galactose intoxication. Acta Neuropathol (Berl) 93: 611–618
Mizisin AP, Wiley CA, Hughes RA, Powell HC (1987) Peripheral nerve demyelination in rabbits after inoculation with Freund's complete adjuvant alone or in combination with lipid haptens. J Neuroimmunol 16: 381–395
Mizisin AP, Myers RR, Heckman HM, Powell HC (1988) Dose-dependence of endoneurial fluid sodium and chloride accumulation in galactose intoxication. J Neurol Sci 86: 113–124
Mizisin AP, Kalichman MW, Calcutt NA, Myers RR, Powell HC (1993) Decreased endoneurial fluid electrolytes in normal rat sciatic nerve after aldose reductase inhibition. J Neurol Sci 116: 67–72
Mizisin AP, Shelton GD, Wagner S, Rusbridge C, Powell HC (1998) Myelin splitting, Schwann cell injury and demyelination in feline diabetic neuropathy. Acta Neuropathol (Berl) 95: 171–174
Mizusawa H, Watanabe M, Kanazawa I, Nakanishi T, Kobayashi M, Tanaka M et al. (1988) Familial mitochondrial myopathy associated with peripheral neuropathy: partial deficiencies of complex I and complex IV. J Neurol Sci 86: 171–184
Mizusawa H, Matsumoto S, Yen SH, Hirano A, Rojas-Corona RR, Donnenfeld H (1989) Focal accumulation of phosphorylated neurofilaments within anterior horn cell in familial amyotrophic lateral sclerosis. Acta Neuropathol (Berl) 79: 37–43
Möbius HJ, Schlote W, Pfeifer H (1987) Polyneuropathie und nekrotisierende Myopathie nach Desensibilisierungstherapie. Nervenarzt 58: 190–197
Mogyoros I, Kiernan MC, Burke D, Bostock H (1997) Excitability changes in human sensory and motor axons during hyperventilation and ischaemia. Brain 120: 317–325
Mohseni S, Hildebrand C (1988) Neuropathy in diabetic BB/Wor rats treated with insulin implants. Acta Neuropathol 96: 144–150
Mohseni S, Hildebrand C (1988) Hypoglycaemic neuropathy in BB/Wor rats treated with insulin implants. Electron microscopic observations. Acta Neuropathol 96: 151–156
Mokrusch T (1990) Die Elektrotherapie des denervierten Muskels – Durchbruch zum Erfolg. Akt Neurol 17: 164–166

Moll JWB, Antoine JC, Brashear HR, Delattre J, Drlicek M, Dropcho EJ et al. (1995) Guidelines on the detection of paraneoplastic anti-neuronal-spedific antibodies: Report from the Workshop to the Fourth Meeting of the International Society of Neuro-Immunology on paraneoplastic neurological disease, held October 22–23, 1994, in Rotterdam, The Netherlands. Neurology 45: 1937–1941

Molnár M, Neudecker S, Schröder JM (1995) Increase of mitochondria in vasa nervorum of cases with mitochondrial myopathy, Kearns-Sayre syndrome, progressive external ophthalmoplegia and MELAS. Neuropathol Appl Neurobiol 21: 432–439

Molnár M, Zanssen S, Buse G, Schröder JM (1996) A large-scale deletion of mitochondrial DNA in a case with pure mitochondrial myopathy and neuropathy. Acta Neuropathol (Berl) 91: 654–658

Molsberger A, Böwing G (1997) Akupunktur bei Schmerzen des Bewegungsapparats. Der Schmerz 11: 24–29

Monaco S, Nardelli E, Moretto G, Cavallaro T, Rizzuto N (1988) Cytoskeletal pathology in ataxiatelangiectasia. Clin Neuropathol 7: 44–46

Monaco S, Autilio-Gambetti L, Lasek RJ, Katz MJ, Gambetti P (1989) Experimental increase of neurofilament transport rate: decreases in neurofilament number and in axon diameter. J Neuropathol Exp Neurol 48: 23–32

Monaco S, Bonetti B, Ferrari S, Moretto G, Nardelli E, Tedesco F et al. (1990) Complement-mediated demyelination in patients with IgM monoclonal gammopathy and polyneuropathy. N Engl J Med 322: 649–652

Monaco S, Ferrari S, Bonetti B, Moretto G, Kirshfink M, Nardelli E et al. (1995) Experimental induction of myelin changes by anti-MAG antibodies and terminal complement complex. J Neuropathol Exp Neurol 54: 96–104

Monforte R, Estruch R, Valls-Solé J, Nicolas J, Villalta J, Urbano-Marquez A (1995) Autonomic and peripheral neuropathies in patients with chronic alcoholism. A dose-related toxic effect of alcohol. Arch Neurol 52: 45–51

Montermini L, Richter A, Morgan K, Justice CM, Julien D, Castellotti B et al. (1997) Phenotypic variability in Friedreich ataxia: role of the associated GAA triplet repeat expansion. Ann Neurol 41: 675–682

Monton F, Coria F (1991) Reversible Schwann cell hypertrophy in lead neuropathy. Neuropathol Appl Neurobiol 17: 231–236

Montpetit VJ, Clapin DF, Tryphonas L, Dancea S (1988) Alteration of neuronal cytoskeletal organization in dorsal root ganglia associated with pyridoxine neurotoxicity. Acta Neuropathol (Berl) 76: 71–81

Moorhead PJ, Cooper DJ, Timperley WR (1975) Progressive peripheral neuropathy in patient with primary hyperoxaluria. Br Med J 02: 312–313

Moorhouse DF, Fox RI, Powell HC (1992) Immunotactoid-like endoneurial deposits in a patient with monoclonal gammopathy of undetermined significance and neuropathy [see comments]. Acta Neuropathol (Berl) 84: 484–494

Moosa A, Dubowitz V (1970) Peripheral neuropathy in Cockayne's syndrome. Arch Dis Child 45: 674–677

Moreau PM, Vallat JM, Hugon J, Leboutet MJ, Vandevelde M (1991) Peripheral and central distal axonopathy of suspected inherited origin in Birman cats. Acta Neuropathol (Berl) 82: 143–146

Morris JL, Gibbins IL, Campbell G, Murphy R, Furness JB, Costa M (1986) Innervation of the large arteries and heart of the toad (Bufo marinus) by adrenergic and peptide-containing neurons. Cell Tissue Res 243: 171–184

Mortier W, Görke N, Schröder JM (1997) Riesenaxon-Neuropathie – prognostische Aspekte. Arcis, München

Moser AB, Borel J, Odone A, Naidu S, Cornblath D, Sanders DB, Moser HW (1987) A new dietary therapy for adrenoleukodystrophy: biochemical and preliminary clinical results in 36 patients. Ann Neurol 21: 240–249

Moser HW (1993) Lorenzo oil therapy for adrenoleukodystrophy: a prematurely amplified hope [editorial; comment]. Ann Neurol 34: 121–122

Moser HW (1995) Clinical and therapeutic aspects of adrenoleukodystrophy and adrenomyeloneuropathy. J Neuropathol Exp Neurol 54: 740–745

Mostacciuolo ML, Müller E, Fardin P, Micaglio GF, Bardoni B, Guioli S et al. (1991) X-linked Charcot-Marie-Tooth disease. A linkage study in a large family by using 12 probes of the pericentromeric region. Hum Genet 87: 23–27

Moulignier A, Authier FJ, Baudrimont M, Pialoux G, Belec L, Polivka M et al. (1997) Peripheral neuropathy in human immunodeficiency virus-infected patients with the diffuse infiltrative lymphocytosis syndrome. Ann Neurol 41: 438-445

Moulin DE, Hagen N, Feasby TE, Amireh R, Hahn A (1997) Pain in Guillain-Barré syndrome [see comments]. Neurology 48: 328-331

Mourelatos Z, Yachnis A, Rorke L, Mikol J, Gonatas NK (1993) The Golgi apparatus of motor neurons in amyotrophic lateral sclerosis. Ann Neurol 33: 608-615

Mulder DW, Bastron JA, Lambert EH (1956) Hyperinsulin Neuropathy. Neurology (Minneap) 6: 627-635

Müller U, Graeber MB, Haberhausen G, Köhler A (1994) Molecular basis and diagnosis of neurogenetic disorders. J Neurol Sci 124: 119-140

Mumenthaler M, Schliack H, Stöhr M (Hrsg) (1998) Läsionen peripherer Nerven und radikuläre Syndrome. Thieme, Stuttgart New York

Munoz DG, Greene C, Perl DP, Selkoe DJ (1988) Accumulation of phosphorylated neurofilaments in anterior horn motoneurons of amyotrophic lateral sclerosis patients. J Neuropathol Exp Neurol 47: 9-18

Murakami K, Sobue G, Iwase S, Mitsuma T, Mano T (1993) Skin sympathetic nerve activity in acquired idiopathic generalized anhidrosis. Neurology 43: 1137-1140

Murakami S, Mizobuchi M, Nakashiro Y, Doi T, Hato N, Yanagihara N (1996) Bell palsy and herpes simplex virus: identification of viral DNA in endoneurial fluid and muscle [see comments]. Ann Intern Med 124: 27-30

Murakami T, Tachibana S, Endo Y, Kawai R, Hara M, Tanase S, Ando M (1994) Familial carpal tunnel syndrome due to amyloidogenic transthyretin His 114 variant. Neurology 44: 315-318

Murayama S, Ookawa Y, Mori H, Nakano I, Ihara Y, Kuzuhara S, Tomonaga M (1989) Immunocytochemical and ultrastructural study of Lewy body-like hyaline inclusions in familial amyotrophic lateral sclerosis. Acta Neuropathol (Berl) 78: 143-152

Murayama S, Mori H, Ihara Y, Bouldin TW, Suzuki K, Tomonaga M (1990) Immunocytochemical and ultrastructural studies of lower motor neurons in amyotrophic lateral sclerosis. Ann Neurol 27: 137-148

Murayama S, Bouldin TW, Suzuki K (1991) Onion bulb formation in the initial complex of neurons in human dorsal root ganglion: their significance and alterations in amyotrophic lateral sclerosis. Acta Neuropathol (Berl) 82: 462-470

Murken AH (1996) Der Begründer der Entzündungslehre und Namensgeber der Recklinghausenschen Krankheit. Pathologe 17: 307-331

Murphy JR, Ringel SP (1990) Survival prediction in amyotrophic lateral sclerosis [letter; comment]. Muscle Nerve 13: 657-658

Mutoh T, Senda Y, Sugimura K, Koike Y, Matsuoka Y, Sobue I, Takahashi A, Naoi M (1988) Severe orthostatic hypotension in a female carrier of Fabry's disease. Arch Neurol 45: 468-472

Myer EC, Tripathi HL, Brase DA, Dewey WL (1992) Elevated CSF beta-endorphin immunoreactivity in Rett's syndrome: report of 158 cases and comparison with leukemic children. Neurology 42: 357-360

Nacimiento W, Podoll K, Graeber MB, Topper R, Möbius E, Ostermann H, Noth J, Kreutzberg GW (1992) Contralateral early blink reflex in patients with facial nerve palsy: indication for synaptic reorganization in the facial nucleus during regeneration. J Neurol Sci 109: 148-155

Nadim W, Anderson PN, Turmaine M (1990) The role of Schwann cells and basal lamina tubes in the regeneration of axons through long lengths of freeze-killed nerve grafts. Neuropathol Appl Neurobiol 16: 411-421

Nagamatsu M, Low PA (1995) Oxidized cellulose causes focal neuropathy, possibly by a diffusible chemical mechanism. Acta Neuropathol (Berl) 90: 282-286

Nagao M, Oka N, Akiguchi I, Kimura J (1995) Lectin binding to Renaut bodies. Acta Neurol Scand 92: 344-347

Nagaoka U, Kato T, Kurita K, Arawaka S, Hosoya T, Yuki N et al. (1996) Cranial nerve enhancement on three-dimensional MRI in Miller Fisher syndrome. Neurology 47: 1601-1602

Nagashima T, Seko K, Hirose K, Mannen T, Yoshimura S, Arima R et al. (1988) Familial bulbospinal muscular atrophy associated with testicular atrophy and sensory neuropathy (Kennedy-Alter-Sung syndrome). Autopsy case report of two brothers. J Neurol Sci 87: 141-152

Nakakita K (1990) Peptidergic innervation in the cerebral blood vessels of the guinea pig: an immunohistochemical study. J Cereb Blood Flow Metab 10: 819-826

Nakamura M, Mita S, Matuura T, Nagashima K, Tanaka H, Ando M, Uchino M (1997) The reduction of androgen receptor mRNA in motoneurons of X-linked spinal and bulbar muscular atrophy. J Neurol Sci 150: 161-165
Nakanishi T, Sobue I, Toyokura Y, Nishitani H, Kuroiwa Y, Satoyoshi E et al. (1984) The Crow-Fukase syndrome: a study of 102 cases in Japan. Neurology 34: 712-720
Nakazato M, Kangawa K, Kurihara T, Matsukura S, Matsuo H (1987) Variant transthyretin in cerebrospinal fluid in familial amyloidotic polyneuropathy. J Neurol Sci 79: 111-116
Nakazato M, Sasaki H, Furuya H, Sakaki Y, Kurihara T, Matsukura S, Kangawa K, Matsuo H (1987) Biochemical and genetic characterization of type I familial amyloidotic polyneuropathy. Ann Neurol 21: 596-598
Nakazato M, Tanaka M, Yamamura Y, Kurihara T, Matsukura S, Kangawa K, Matsuo H (1987) Abnormal transthyretin in asymptomatic relatives in familial amyloidotic polyneuropathy. Arch Neurol 44: 1275-1278
Nakazato M, Tanaka M, Matsukura S, Kangawa K, Matsuo H (1989) Quantitative analysis of amyloid fibril protein in systemic organs of patients with familial amyloidotic polyneuropathy. J Neurol Sci 89: 235-242
Narama I, Kino I (1989) Peripheral motor neuropathy in spontaneously diabetic WBN/Kob rats: a morphometric and electron microscopic study. Acta Neuropathol (Berl) 79: 52-60
Nardelli E, Anzini P, Moretto G, Rizzuto N, Steck AJ (1994) Pattern of nervous tissue immunostaining by human anti-glycolipid antibodies. J Neurol Sci 122: 220-227
Nardelli E, Steck AJ, Barkas T, Schluep M, Jerusalem F (1988) Motor neuron syndrome and monoclonal IgM with antibody activity against gangliosides GM1 and GD1b. Ann Neurol 23: 524-528
Naumann GOH (1997) Pathologie des Auges I. In: Doerr W, Seifert G (Hrsg) Spezielle pathologische Anatomie, Bd 12/I u. II, 2. Aufl. Springer, Berlin Heidelberg New York Tokyo
Navarro JC, Rosales RL, Ordinario AT, Izumo S, Osame M (1989) Acute dapsone-induced peripheral neuropathy [letter]. Muscle Nerve 12: 604-606
Navarro X, Kennedy WR, Fries TJ (1989) Small nerve fiber dysfunction in diabetic neuropathy. Muscle Nerve 12: 498-507
Navarro X, Kennedy WR, Aeppli D, Sutherland DE (1996) Neuropathy and mortality in diabetes: influence of pancreas transplantation. Muscle Nerve 19: 1009-1016
Navarro X, Clavet S, Rodriguez FJ, Stieglitz T, Blau C, Buti M, Valderrama E, Meyer JU (1998) Stimulation and recording from regenerated peripheral nerves through polyimide sieve electrodes. J Periph Nerv Sys 3: 91-101
Navon R, Timmerman V, Löfgren A, Liang P, Nelis E, Zeitune M, Van Broeckhoven C (1995) Prenatal diagnosis of Charcot-Marie-Tooth disease type 1A (CMT1A) using molecular genetic techniques. Prenat Diagn 15: 633-640
Navon R, Seifried B, Gal-On NS, Sadeh M (1996) A new point mutation affecting the fourth transmembrane domain of PMP22 results in severe de novo Charcot-Marie-Tooth disease. Hum Genet 97: 685-687
Navon R, Khosravi R, Melki J, Drucker L, Fontaine B, Turpin JC et al. (1997) Juvenile-onset spinal muscular atrophy caused by compound heterozygosity for mutations in the HEXA gene. Ann Neurol 41: 631-638
Neff NT, Prevette D, Houenou LJ, Lewis ME, Glicksman MA, Yin QW, Oppenheim RW (1993) Insulin-like growth factors: putative muscle-derived trophic agents that promote motoneuron survival. J Neurobiol 24: 1578-1588
Nelis E, Timmerman V, De Jonghe P, Muylle L, Martin JJ, Van Broeckhoven C (1994) Linkage and mutation analysis in an extended family with Charcot-Marie-Tooth disease type 1B. J Med Genet 31: 811-815
Nelis E, Timmerman V, De Jonghe P, Van Broeckhoven C (1994) Identification of a 5' splice site mutation in the PMP-22 gene in autosomal dominant Charcot-Marie-Tooth disease type 1. Hum Mol Genet 3: 515-516
Nelis E, Timmerman V, De Jonghe P, Vandenberghe A, Pham-Dinh D, Dautigny A et al. (1994) Rapid screening of myelin genes in CMT1 patients by SSCP analysis: identification of new mutations and polymorphisms in the P0 gene. Hum Genet 94: 653-657
Nelis E, Van Broeckhoven C, De Jonghe P, Löfgren A, Vandenberghe A, Latour P et al. (1996) Estimation of the mutation frequencies in Charcot-Marie-Tooth disease type 1 and hereditary neuropathy with liability to pressure palsies: a European collaborative study. Eur J Hum Genet 4: 25-33

Nelis E, Holmberg B, Adolfsson R, Holmgren G, van Broeckhoven C (1997) PMP22 Thr(118)-Met: recessive CMT1 mutation or polymorphism? [letter]. Nat Genet 15: 13–14
Nelis E, Simokovic S, Timmerman V, Löfgren A, Backhovens H, De Jonghe P et al. (1997) Mutation analysis of the connexin 32 (Cx32) gene in Charcot-Marie-Tooth neuropathy type 1: identification of five new mutations. Hum Mutat 9: 47–52
Nemni R, Galassi G, Cohen M, Hays AP, Gould R, Singh N, Bressman S, Gamboa ET (1981) Symmetric sarcoid polyneuropathy: analysis of a sural nerve biopsy. Neurology 31: 1217–1223
Nemni R, Fazio R, Corbo M, Sessa M, Comi G, Canal N (1987) Peripheral neuropathy associated with Crohn's disease. Neurology 37: 1414–1417
Nemni R, Corbo M, Fazio R, Quattrini A, Comi G, Canal N (1988) Cryoglobulinaemic neuropathy. A clinical, morphological and immunocytochemical study of 8 cases. Brain 111: 541–552
Nemni R, Feltri ML, Fazio R, Quattrini A, Lorenzetti I, Corbo M, Canal N (1990) Axonal neuropathy with monoclonal IgG kappa that binds to a neurofilament protein. Ann Neurol 28: 361–364
Nemni R, Mamoli A, Fazio R, Camerlingo M, Quattrini A, Lorenzetti I et al. (1991) Polyneuropathy associated with IgA monoclonal gammopathy: a hypothesis of its pathogenesis. Acta Neuropathol (Berl) 81: 371–376
Neuberg DHH, Magyar JP, Schweitzer B, Suter U (1996) Molecular approaches towards the isolation of tyrosine phosphatases expressed in the peripheral nervous system. J Periph Nerv Sys 3: 231–239
Neuen E, Seitz RJ, Langenbach M, Wechsler W (1987) The leakage of serum proteins across the blood-nerve barrier in hereditary and inflammatory neuropathies. An immunohistochemical and morphometric study. Acta Neuropathol (Berl) 73: 53–61
Neufeld MY, Josiphov J, Korczyn AD (1992) Demyelinating peripheral neuropathy in Creutzfeldt-Jakob disease. Muscle Nerve 15: 1234–1239
Neugebauer V, Schaible HG, Schmidt RF (1989) Sensitization of articular afferents to mechanical stimuli by bradykinin. Pflugers Arch 415: 330–335
Neuhaus IM, Bone L, Wang S, Ionasescu V, Werner R (1996) The human connexin32 gene is transcribed from two tissue-specific promoters. Biosci Rep 16: 239–248
Neumann S, Doubell TP, Leslie T, Woolf CJ (1996) Inflammatory pain hypersensitivity mediated by phenotypic switch in myelinated primary sensory neurons. Nature 384: 360–364
Neundörfer B (ed) (1987) Polyneuritiden und Polyneuropathien. Praktische Neurologie, Bd 2. Edition Medizin VCH, Weinheim
Neundörfer B, Grahmann F, Engelhardt A, Harte U (1990) Postoperative effects and value of sural nerve biopsies: a retrospective study. Eur Neurol 30: 350–352
Nevo Y, Pestronk A, Kornberg AJ, Connolly AM, Yee WC, Iqbal I, Shield LK (1996) Childhood chronic inflammatory demyelinating neuropathies: clinical course and long-term follow-up. Neurology 47: 98–102
Newman NJ (1993) Leber's hereditary optic neuropathy. New genetic considerations. Arch Neurol 50: 540–548
Nicholson GA (1991) Penetrance of the hereditary motor and sensory neuropathy Ia mutation: assessment by nerve conduction studies. Neurology 41: 547–552
Nicholson GA, Valentijn LJ, Cherryson AK, Kennerson ML, Bragg TL, DeKroon RM et al. (1994) A frame shift mutation in the PMP22 gene in hereditary neuropathy with liability to pressure palsies [published erratum appears in Nat Genet 1994 May;7(1): 113]. Nat Genet 6: 263–266
Nicholson GA, Dawkins JL, Blair IP, Kennerson ML, Gordon MJ, Cherryson AK et al. (1996) The gene for hereditary sensory neuropathy type I (HSN-I) maps to chromosome 9q22.1-q22.3. Nat Genet 13: 101–104
Nicolás JM, Estruch R, Salamero M, Orteu N, Fernandez-Solá J, Sacanella E, Urbano-Márquez A (1997) Brain impairment in well-nourished chronic alcoholics is related to ethanol intake. Ann Neurol 41: 590–598
Niehrs C (1996) Growth factors. Mad connection to the nucleus [news; comment]. Nature 381: 561–562
Nieuwenhuijsen BW, Chen KL, Chinault AC, Wang S, Valmiki VH, Meershoek EJ et al. (1992) A yeast artificial chromosome contig spanning the Charcot-Marie-Tooth disease type 1. A duplication region. Hum Mol Genet 1: 605–612

Nishimoto N, Yoshizaki K, Eiraku N, Machigashira K, Tagoh H, Ogata A et al. (1990) Elevated levels of interleukin-6 in serum and cerebrospinal fluid of HTLV-I-associated myelopathy/tropical spastic paraparesis. J Neurol Sci 97: 183–193

Nishimura T, Yoshikawa H, Fujimura H, Sakoda S, Yanagihara T (1996) Accumulation of peripheral myelin protein 22 in onion bulbs and Schwann cells of biopsied nerves from patients with Charcot-Marie-Tooth disease type 1A [see comments]. Acta Neuropathol (Berl) 92: 454–460

Nishizawa M, Sutherland WH, Nukada H (1995) Gosha-jinki-gan (herbal medicine) in streptozocin-induced diabetic neuropathy. J Neurol Sci 132: 177–181

Nix WA (1990) Die Elektrotherapie des denervierten Muskels – Eine unwirksame Behandlungsmethode. Akt Neurol 17: 167–169

Nix WA (1990) Effects of intermittent high frequency electrical stimulation on denervated EDL muscle of rabbit. Muscle Nerve 13: 580–585

Nixon RA (1993) The regulation of neurofilament protein dynamics by phosphorylation: clues to neurofibrillary pathobiology. Brain Pathol 3: 29–38

Nobile-Orazio E, Marmiroli P, Baldini L, Spagnol G, Barbieri S, Moggio M et al. (1987) Peripheral neuropathy in macroglobulinemia: incidence and antigen-specificity of M proteins. Neurology 37: 1506–1514

Nobile-Orazio E, Carpo M, Meucci N, Grassi MP, Capitani E, Sciacco M et al. (1992) Guillain-Barré syndrome associated with high titers of anti-GM1 antibodies. J Neurol Sci 109: 200–206

Nobile-Orazio E, Manfredini E, Carpo M, Meucci N, Monaco S, Ferrari S et al. (1994) Frequency and clinical correlates of anti-neural IgM antibodies in neuropathy associated with IgM monoclonal gammopathy. Ann Neurol 36: 416–424

Notermans NC, Wokke JH (1996) Chronic idiopathic axonal polyneuropathy [letter; comment]. Muscle Nerve 19: 1637–1638

Notermans NC, Wokke JH, Lokhorst HM, Franssen H, van der Graaf Y, Jennekens FG (1994) Polyneuropathy associated with monoclonal gammopathy of undetermined significance. A prospective study of the prognostic value of clinical and laboratory abnormalities. Brain 117: 1385–1393

Nozaki K, Moskowitz MA, Maynard KI, Koketsu N, Dawson TM, Bredt DS, Snyder SH (1993) Possible origins and distribution of immunoreactive nitric oxide synthase-containing nerve fibers in cerebral arteries. J Cereb Blood Flow Metab 13: 70–79

Nukada H, Dyck PJ (1984) Decreased axon caliber and neurofilaments in hereditary motor and sensory neuropathy, type I. Ann Neurol 16: 238–241

Nukada H, Dyck PJ (1987) Acute ischemia causes axonal stasis, swelling, attenuation, and secondary demyelination. Ann Neurol 22: 311–318

Nukada H, McMorran PD (1994) Perivascular demyelination and intramyelinic oedema in reperfusion nerve injury. J Anat 185: 259–266

Nukada H, Pollock M, Haas LF (1982) The clinical spectrum and morphology of type II hereditary sensory neuropathy. Brain 105: 647–665

Nukada H, Pollock M, Haas LF (1989) Is ischemia implicated in chronic multifocal demyelinating neuropathy? [see comments]. Neurology 39: 106–110

Nukada H, Powell HC, Myers RR (1992) Perineurial window: demyelination in nonherniated endoneurium with reduced nerve blood flow. J Neuropathol Exp Neurol 51: 523–530

Nukada H, Powell HC, Myers RR (1993) Spatial distribution of nerve injury after occlusion of individual major vessels in rat sciatic nerves. J Neuropathol Exp Neurol 52: 452–459

Nukada H, Simpson LO, Robertson AM (1993) Dichotomous response of whole blood viscosity in streptozotocin- diabetic rats. Diabetes Res 22: 21–32

Nukada H, van Rij AM, Packer SG, McMorran PD (1996) Pathology of acute and chronic ischaemic neuropathy in atherosclerotic peripheral vascular disease. Brain 119: 1449–1460

Nukada H, Anderson GM, McMorran PD (1997) Reperfusion nerve injury: Pathology due to reflow and prolonged ischaemia. J Periph Nerv Sys 1: 60–69

O'Connell J, Rosenberg AE (1990) Multiple cutaneous neuromuscular choristomas. Report of a case and a review of the literature. Am J Surg Pathol 14: 93–96

O'Hanlon G, Paterson GJ, Veitch J, Wilson G, Willison HJ (1998) Mapping immunoreactive epitopes in the human peripheral nervous system using human monoclonal anti-GM1 ganglioside antibodies. Acta Neuropathol (Berl) 95: 605–616

O'Leary C, Mann AC, Lough J, Willison HJ (1997) Muscle hypertrophy in multifocal motor neuropathy is associated with continuous motor unit activity. Muscle Nerve 20: 479–485
O'Neill J, Gilliatt RW (1987) Adaptation of the myelin sheath during axonal atrophy. Acta Neuropathol (Berl) 74: 62–66
Ochoa J, Fowler TJ, Gilliatt RW (1972) Anatomical changes in peripheral nerves compressed by a pneumatic tourniquet. J Anat 113: 433–455
Ochoa JL (1993) Essence, investigation, and management of "neuropathic" pains: hopes from acknowledgment of chaos [editorial] [see comments]. Muscle Nerve 16: 997–1008
Ochoa JL (1998) Buchbesprechung. Brain 121: 773–775
Ochoa JL, Yarnitsky D (1994) The triple cold syndrome. Cold hyperalgesia, cold hypoaesthesia and cold skin in peripheral nerve disease. Brain 117: 185–197
Oda K, Fukushima N, Shibasaki H, Ohnishi A (1989) Hypoxia-sensitive hyperexcitability of the intramuscular nerve axons in Isaacs' syndrome. Ann Neurol 25: 140–145
Oda K, Miura H, Shibasaki H, Endo C, Kakigi R, Kuroda Y, Tanaka K (1990) Hereditary pressure-sensitive neuropathy: demonstration of "tomacula" in motor nerve fibers. J Neurol Sci 98: 139–148
Oda K, Yamazaki K, Miura H, Shibasaki H, Kikuchi T (1992) Dying back type axonal degeneration of sensory nerve terminals in muscle spindles of the gracile axonal dystrophy (GAD) mutant mouse. Neuropathol Appl Neurobiol 18: 265–281
Odabasi Z, Joy JL, Claussen GC, Herrera GA, Oh SJ (1996) Isaacs' syndrome associated with chronic inflammatory demyelinating polyneuropathy. Muscle Nerve 19: 210–215
Odergren T, Iwasaki N, Borg J, Forssberg H (1996) Impaired sensory-motor integration during grasping in writer's cramp. Brain 119: 569–583
Ogawa K (1989) Embryonal neuroepithelial tumors induced by human adenovirus type 12 in rodents. 1. Tumor induction in the peripheral nervous system. Acta Neuropathol 77: 244–253
Ogawa M (1971) Electrophysiological and histological studies of experimental chlorobiphenyl poisoning. Fukuoka Acta Med 62: 74–78
Ogawa-Goto K, Funamoto N, Abe T, Nagashima K (1990) Different ceramide compositions of gangliosides between human motor and sensory nerves. J Neurochem 55: 1486–1493
Ogier H, Roels F, Cornelis A, Poll The BT, Scotto JM, Odievre M, Sandubray JM (1985) Absence of hepatic peroxisomes in a case of infantile Refsum's disease [letter]. Scand J Clin Lab Invest 45: 767–768
Ogleznev KY, Grigorian JA, Stange LA, Slavin KG (1992) Microsurgical treatment of spasmodic torticollis and hemifacial spasm. Neurology, International Symposium, Moskau
Oh S, Ri Y, Bennett MV, Trexler EB, Verselis VK, Bargiello TA (1997) Changes in permeability caused by connexin 32 mutations underlie X- linked Charcot-Marie-Tooth disease. Neuron 19: 927–938
Oh SJ, Slaughter R, Harrell L (1991) Paraneoplastic vasculitic neuropathy: a treatable neuropathy. Muscle Nerve 14: 152–156
Oh SJ, Claussen GC, Odabasi Z, Palmer CP (1995) Multifocal demyelinating motor neuropathy: pathologic evidence of "inflammatory demyelinating polyradiculoneuropathy". Neurology 45: 1828–1832
Oh SJ, Claussen GC, Kim DS (1997) Motor and sensory demyelinating mononeuropathy multiplex (multifocal motor and sensory demyelinating neuropathy): a separate entity of a variant of chronic inflammatory demyelinating polyneuropathy? J Periph Nerv Sys 2/4: 363–369
Ohara S, Ikuta F (1988) Schwann cell responses during regeneration after one or more crush injuries to myelinated nerve fibres. Neuropathol Appl Neurobiol 14: 229–245
Ohara S, Roth KA, Beaudet LN, Schmidt RE (1994) Transganglionic neuropeptide Y response to sciatic nerve injury in young and aged rats. J Neuropathol Exp Neurol 53: 646–662
Ohnishi A, Dyck PJ (1974) Loss of small peripheral sensory neurons in Fabry's disease. Archiv Neurol 31: 120–127
Ohnishi A, Yamashita Y, Goto I, Kuroiwa Y, Murakami S, Ikeda M (1979) De- and remyelination and onion bulb in cerebrotendinous xanthomatosis. Acta Neuropathol (Berl) 45: 43–45
Ohnishi A, Tsuji S, Igisu H, Murai Y, Goto I, Kuroiwa Y, Tsujihata M, Takamori M (1980) Beriberi neuropathy. Morphometric study of sural nerve. J Neurol Sci 45: 177–190
Ohnishi A, Inoue N, Yamamoto T, Murai Y, Hori H, Tanaka I, Koga M, Akiyama T (1986) Ethylene oxide neuropathy in rats. Exposure to 250 ppm. J Neurol Sci 74: 215–221

Ohnishi A, Mitsudome A, Murai Y (1987) Primary segmental demyelination in the sural nerve in Cockayne's syndrome. Muscle Nerve 10: 163-167
Ohnishi A, Murai Y, Ikeda M, Fujita T, Furuya H, Kuroiwa Y (1989) Autosomal recessive motor and sensory neuropathy with excessive myelin outfolding. Muscle Nerve 12: 568-575
Ohnishi M, Tanaka Y, Tutui T, Bann S (1992) Extensive malignant schwannoma of the mandibular nerve. Case report. Int J Oral Maxillofac Surg 21: 280-281
Ohta M, Ellefson RD, Lambert EH, Dyck PJ (1973) Hereditary sensory neuropathy, type II. Clinical, electrophysiologic, histologic, and biochemical studies of a Quebec kinship. Arch Neurol 29: 23-37
Ohta M, Marceau N, French SW (1988) Pathologic changes in the cytokeratin pericanalicular sheath in experimental cholestasis and alcoholic fatty liver. Lab Invest 59: 60-74
Oka N, Akiguchi I, Nagao M, Nishio T, Kawasaki T, Kimura J (1994) Expression of endothelial leukocyte adhesion molecule-1 (ELAM-1) in chronic inflammatory demyelinating polyneuropathy. Neurology 44: 946-950
Oka N, Akiguchi I, Kawasaki T, Mizutani K, Satoi H, Kimura J (1998) Tumor necrosis factor-alpha in peripheral nerve lesions. Acta Neuropathol (Berl) 95: 57-62
Okamoto K, Hirai S, Amari M, Iizuka T, Watanabe M, Murakami N, Takatama M (1993) Oculomotor nuclear pathology in amyotrophic lateral sclerosis. Acta Neuropathol (Berl) 85: 458-462
Okeda R, Matsuo T, Kawahara Y, Eishi Y, Tamai Y, Tanaka M et al. (1989) Adult pigment type (Peiffer) of sudanophilic leukodystrophy. Pathological and morphometrical studies on two autopsy cases of siblings. Acta Neuropathol (Berl) 78: 533-542
Oksanen V (1986) Neurosarcoidosis: clinical presentations and course in 50 patients. Acta Neurol Scand 73: 283-290
O'Kusky, Norman MG (1992) Sudden infant death syndrome: postnatal changes in the numerical density and total number of neurons in the hypoglossal nucleus. J Neuropathol Exp Neurol 51: 577-584
Olney RK (1992) AAEM minimonograph #38: neuropathies in connective tissue disease. Muscle Nerve 15: 531-542
Olney RK, Aminoff MJ, Gelb DJ, Lowenstein DH (1988) Neuromuscular effects distant from the site of botulinum neurotoxin injection. Neurology 38: 1780-1783
Olsson T, Sun JB, Solders G, Xiao BG, Höjeberg B, Ekre HP, Link H (1993) Autoreactive T and B cell responses to myelin antigens after diagnostic sural nerve biopsy. J Neurol Sci 117: 130-139
Olsson Y (1990) Microenvironment of the peripheral nervous system under normal and pathological conditions. Crit Rev Neurobiol 5: 265-311
Olsson Y, Reese TS (1971) Permeability of vasa nervorum and perineurium in mouse sciatic nerve studied by fluorescence and electron microscopy. J Neuropathol Exp Neurol 30: 105-119
Ono S, Yamauchi M (1993) Collagen fibril diameter and its relation to cross-linking of collagen in the skin of patients with amyotrophic lateral sclerosis. J Neurol Sci 119: 74-78
Ono S, Mannen T, Toyokura Y (1989) Differential diagnosis between amyotrophic lateral sclerosis and spinal muscular atrophy by skin involvement. J Neurol Sci 91: 301-310
Ono S, Hashimoto K, Shimizu T, Mannen T, Toyokura Y (1989) Amyotrophic lateral sclerosis: electrophoretic study of amorphous material of skin [see comments]. J Neurol Sci 92: 159-167
Ono S, Hara K, Sasaki H, Sugano I, Nagao K (1993) Degeneration of anterior horn cell in neuronal type of Charcot-Marie-Tooth disease (hereditary motor and sensory neuropathy type II): a Golgi study. Acta Neuropathol (Berl) 85: 596-601
Oomes PG, van der Meché FG, Markus-Silvis L, Meulstee J, Kleyweg RP (1991) In vivo effects of sera from Guillain-Barré subgroups: an electrophysiological and histological study on rat nerves. Muscle Nerve 14: 1013-1020
Oomes PG, Jacobs BC, Hazenberg MP, Banffer JR, van der Meché FG (1995) Anti-GM1 IgG antibodies and Campylobacter bacteria in Guillain-Barré syndrome: evidence of molecular mimicry. Ann Neurol 38: 170-175
Oppenheim RW (1991) Cell death during development of the nervous system. Annu Rev Neurosci 14: 453-501
Oppenheim RW (1996) Neurotrophic survival molecules for motoneurons: an embarrassment of riches. Neuron 17: 195-197

Oppenheim RW, Prevette D, Haverkamp LJ, Houenou L, Yin QW, McManaman J (1993) Biological studies of a putative avian muscle-derived neurotrophic factor that prevents naturally occurring motoneuron death in vivo. J Neurobiol 24: 1065–1079

Orrell RW, King AW, Lane RJ, de Belleroche JS (1995) Investigation of a null mutation of the CNTF gene in familial amyotrophic lateral sclerosis. J Neurol Sci 132: 126–128

Orrell RW, Marklund SL, deBelleroche JS (1997) Familial ALS is associated with mutations in all exons of SOD1: a novel mutation in exon 3 (Gly72Ser). J Neurol Sci 153: 46–49

Osborne NN, Patel S, Beaton DW, Neuhoff V (1986) GABA neurones in retinas of different species and their postnatal development in situ and in culture in the rabbit retina. Cell Tissue Res 243: 117–123

Ota M, Ellefson RD, Lambert EH, Dyck PJ (1973) Hereditary sensory neuropathy, type II. Clinical, electrophysiologic, histologic, and biochemical studies of a Quebec kinship. Arch Neurol 29: 23–37

Ouvrier RA, McLeod JG, Morgan GJ, Wise GA, Conchin TE (1981) Hereditary motor and sensory neuropathy of neuronal type with onset in early childhood. J Neurol Sci 51: 181–197

Ouvrier RA, McLeod JG, Conchin T (1987) Morphometric studies of sural nerve in childhood. Muscle Nerve 10: 47–53

Ouvrier RA, McLeod JG, Conchin TE (1987) The hypertrophic forms of hereditary motor and sensory neuropathy. A study of hypertrophic Charcot-Marie-Tooth disease (HMSN type I) and Dejerine-Sottas disease (HMSN type III) in childhood. Brain 110: 121–148

Owmann E, Lindvall-Axelsson M (1986) Cerebrovascular nerves and effetcs of amine transmitters and peptides on the brain circulation. Acta Physiol Scand 127, (Supl) 552: 95

Oyanagi K, Ikuta F, Horikawa Y (1989) Evidence for sequential degeneration of the neurons in the intermediate zone of the spinal cord in amyotrophic lateral sclerosis: a topographic and quantitative investigation. Acta Neuropathol (Berl) 77: 343–349

Oyanagi K, Ohama E, Ikuta F (1989) The auditory system in methyl mercurial intoxication: a neuropathological investigation on 14 autopsy cases in Niigata, Japan. Acta Neuropathol (Berl) 77: 561–568

Ozaki K, Miura K, Tsuchitani M, Narama I (1996) Peripheral neuropathy in the spontaneously diabetic WBN/Kob rat. Acta Neuropathol (Berl) 92: 603–607

Paetau A, Haltia M (1976) Calcification of the perineurium. A case report. Acta Neuropathol (Berl) 36: 185–191

Page RW, Moskowitz RW, Nash RE, Roessmann U (1977) Lower motor neuron disease with spinocerebellar degeneration. Ann Neurol 2: 524–527

Palau F, Löfgren A, De Jonghe P, Bort S, Nelis E, Sevilla T et al. (1993) Origin of the de novo duplication in Charcot-Marie-Tooth disease type 1A: unequal nonsister chromatid exchange during spermatogenesis. Hum Mol Genet 2: 2031–2035

Pamphlett R (1988) Axonal sprouting after botulinum toxin does not elicit a histological axon reaction. J Neurol Sci 87: 175–185

Pamphlett R (1989) Early terminal and nodal sprouting of motor axons after botulinum toxin. J Neurol Sci 92: 181–192

Pamphlett R, Bayliss A (1992) Lead uptake in motor axons. Muscle Nerve 15: 620–625

Pamphlett R, Walsh J (1989) Infective endocarditis with inflammatory lesions in the peripheral nervous system. Acta Neuropathol (Berl) 78: 101–104

Panegyres PK, Blumbergs PC, Leong AS, Bourne AJ (1990) Vasculitis of peripheral nerve and skeletal muscle: clinicopathological correlation and immunopathic mechanisms. J Neurol Sci 100: 193–202

Pannese E, Arcidiacono G, Frattola D, Rigamonti L, Procacci P, Ledda M (1988) Quantitative relationships between axoplasm and Schwann cell sheath in unmyelinated nerve fibres. An electron microscope study. J Anat 159: 49–56

Pannese E, Ledda M, Matsuda S (1988) Nerve fibres with myelinated and unmyelinated portions in dorsal spinal roots. J Neurocytol 17: 693–700

Pareyson D, Scaioli V, Taroni F, Botti S, Lorenzetti D, Solari A et al. (1996) Phenotypic heterogeneity in hereditary neuropathy with liability to pressure palsies associated with chromosome 17p11.2-12 deletion. Neurology 46: 1133–1137

Parhad IM, Oishi R, Clark AW (1992) GAP-43 gene expression is increased in anterior horn cells of amyotrophic lateral sclerosis. Ann Neurol 31: 593–597

Parks AG, Porter NH, Hardcastle J (1966) The syndrome of the descending perineurium. Proc R Soc Medi 59: 477-482
Parry GJ, Brown MJ (1982) Selective fiber vulnerability in acute ischemic neuropathy. Ann Neurol 11: 147-154
Parry GJ, Clarke S (1988) Multifocal acquired demyelinating neuropathy masquerading as motor neuron disease. Muscle Nerve 11: 103-107
Parry GJ, Linn DJ (1988) Conduction block without demyelination following acute nerve infarction. J Neurol Sci 84: 265-273
Passafaro M, Clementi F, Pollo A, Carbone E, Sher E (1994) omega-Conotoxin and Cd2+ stimulate the recruitment to the plasmamembrane of an intracellular pool of voltage-operated Ca2+ channels. Neuron 12: 317-326
Patel PI, Franco B, Garcia C, Slaugenhaupt SA, Nakamura Y, Ledbetter DH et al. (1990) Genetic mapping of autosomal dominant Charcot-Marie-Tooth disease in a large French-Acadian kindred: identification of new linked markers on chromosome 17 [published erratum appears in Am J Hum Genet 1990 Jul;47(1): 172]. Am J Hum Genet 46: 801-809
Paulson HL, Perez MK, Trottier Y, Trojanowski JQ, Subramony SH, Das SS et al. (1997) Intranuclear inclusions of expanded polyglutamine protein in spinocerebellar ataxia type 3. Neuron 19: 333-344
Paulus W, Jellinger K, Perneczky G (1991) Intraspinal neurothekeoma (nerve sheath myxoma). A report of two cases. Am J Clin Pathol 95: 511-516
Payan H, Levine S (1965) Focal axonal proliferation in pons (central neurinoma). Arch Pathol 79: 501-504
Payan MJ, Gambarelli D, Keller P, Lachard A, Garcin M, Vigouroux C, Toga M (1986) Melanotic neurofibroma: a case report with ultrastructural study. Acta Neuropathol (Berl) 69: 148-152
Pearn J, Hudgson P (1979) Distal spinal muscular atrophy. A clinical and genetic study of 8 kindreds. J Neurol Sci 43: 183-191
Pearson J, Pytel B (1978) Quantitative studies of ciliary and sphenopalatine ganglia in familial dysautonomia. J Neurol Sci 39: 123-130
Pearson J, Pytel BA (1978) Quantitative studies of sympathetic ganglia and spinal cord intermedio- lateral gray columns in familial dysautonomia. J Neurol Sci 39: 47-59
Pedersen SF, Pullman SL, Latov N, Brannagan TH, 3rd (1997) Physiological tremor analysis of patients with anti-myelin-associated glycoprotein associated neuropathy and tremor. Muscle Nerve 20: 38-44
Peiffer J, Schlote W, Bischoff A, Boltshauser E, Müller G (1977) Generalized giant axonal neuropathy: a filament-forming disease of neuronal, endothelial, glial, and schwann cells in a patient without kinky hair. Acta Neuropathol (Berl) 40: 213-218
Peiffer J, Kustermann-Kuhn B, Mortier W, Poremba M, Roggendorf W, Scholte HR et al. (1988) Mitochondrial myopathies with necrotizing encephalopathy of the Leigh type. Pathol Res Pract 183: 706-716
Pellegrino JE, Rebbeck TR, Brown MJ, Bird TD, Chance PF (1996) Mapping of hereditary neuralgic amyotrophy (familial brachial plexus neuropathy) to distal chromosome 17q. Neurology 46: 1128-1132
Peltonen J, Jaakkola S, Virtanen I, Pelliniemi L (1987) Perineurial cells in culture. An immunocytochemical and electron microscopic study. Lab Invest 57: 480-488
Pena CE, Miller F, Budzilovich GN, Feigin I (1968) Arthrogryposis multiplex congenita. Report of two cases of a radicular type with familial incidence. Neurology 18: 926-930
Pentao L, Wise CA, Chinault AC, Patel PI, Lupski JR (1992) Charcot-Marie-Tooth type 1A duplication appears to arise from recombination at repeat sequences flanking the 1.5 Mb monomer unit. Nat Genet 2: 292-300
Perentes E, Rubinstein LJ (1986) Non-specific binding of mouse myeloma IgM immunoglobulins by human myelin sheaths and astrocytes. A potential complication of nervous system immunoperoxidase histochemistry. Acta Neuropathol (Berl) 70: 284-288
Perentes E, Nakagawa Y, Ross GW, Stanton C, Rubinstein LJ (1987) Expression of epithelial membrane antigen in perineurial cells and their derivatives. An immunohistochemical study with multiple markers. Acta Neuropathol (Berl) 75: 160-165
Perretti A, Santoro L, Lanzillo B, Filla A, De Michele G, Barbieri F et al. (1996) Autosomal dominant cerebellar ataxia type I: multimodal electrophysiological study and comparison between SCA1 and SCA2 patients. J Neurol Sci 142: 45-53

Perry VH, Brown MC (1992) Role of macrophages in peripheral nerve degeneration and repair. Bioessays 14: 401–406
Perry VH, Brown MC, Gordon S (1987) The macrophage response to central and peripheral nerve injury. A possible role for macrophages in regeneration. J Exp Med 165: 1218–1223
Perry VH, Brown MC, Lunn ER, Tree P, Gordon S (1990) Evidence that very slow Wallerian degeneration in C57BL/Ola mice is an intrinsic property of the peripheral nerve. Eur J Neurosci 2: 802–808
Persson HG, Gatzinsky KP (1993) Distribution of retrogradely transported fluorescent latex microspheres in rat lumbosacral ventral root axons following peripheral crush injury: a light and electron microscopic study. Brain Res 630: 115–124
Pestronk A (1991) Invited review: motor neuropathies, motor neuron disorders, and antiglycolipid antibodies. Muscle Nerve 14: 927–936
Peter HH (1991) Vasculitiden. In: Peter HH (Hrsg) Klinische Immunologie. In: Gerok W, Hartmann F, Schuster HP (Hrsg) Innere Medizin der Gegenwart, Bd 9. Urban & Schwarzenberg, München Wien Baltimore, S 401–414
Peters A, Palay SL, Webster Hd (1991) The fine structure of the nervous system. Saunders, London
Peterson C, Kress Y, Vallee R, Goldman JE (1988) High molecular weight microtubule-associated proteins bind to actin lattices (Hirano bodies). Acta Neuropathol (Berl) 77: 168–174
Pettersson CA (1993) Drainage of molecules from subarachnoid space to spinal nerve roots and peripheral nerve of the rat. A study based on Evans blue-albumin and lanthanum as tracers. Acta Neuropathol (Berl) 86: 636–644
Petty BG, Cornblath DR, Adornato BT, Chaudhry V, Flexner C, Wachsman M et al. (1994) The effect of systemically administered recombinant human nerve growth factor in healthy human subjects. Ann Neurol 36: 244–246
Pfeiffer G, Friede RL (1985) The axon tree of rat motor fibres: morphometry and fine structure. J Neurocytol 14: 809–824
Pfeiffer G, Friede RL (1985) The localization of axon branchings in two muscle nerves of the rat. A contribution to motor unit topography. Anat Embryol (Berl) 172: 177–182
Pfeiffer G, Friede RL (1985) A morphometric study of nerve fiber atrophy in rat spinal roots. J Neuropathol Exp Neurol 44: 546–558
Phillips DD, Hibbs RG, Ellison JP, Shapiro H (1972) An electron microscopic study of central and peripheral nodes of Ranvier. J Anat 111: 229–238
Picken MM, Frangione B, Barlogie B, Luna M, Gallo G (1989) Light chain deposition disease derived from the kappa I light chain subgroup. Biochemical characterization. Am J Pathol 134: 749–754
Pickett JBd (1988) AAEE case report #16: Botulism. Muscle Nerve 11: 1201–1205
Pingault V, Bondurand N, Kuhlbrodt K, Goerich DE, Préhu MO, Puliti A et al. (1998) SOX10 mutations in patients with Waardenburg-Hirschsprung disease. Nat Genet 18: 171–173
Plant GT, Mtanda AT, Arden GB, Johnson GJ (1997) An epidemic of optic neuropathy in Tanzania: characterization of the visual disorder and associated peripheral neuropathy [see comments]. J Neurol Sci 145: 127–140
Podvinec M (1984) Facial nerve disorders: anatomical, histological and clinical aspects. Adv Otorhinolaryngol 32: 124–193
Podvinec M, Ulrich J (1980) Neuropathologische Befunde bei der peripheren Faszialislähmung. Akt Probl Atorhinolaryng 3: 32–38
Pollard JD, McLeod JG, Honnibal TG, Verheijden MA (1982) Hypothyroid polyneuropathy. Clinical, electrophysiological and nerve biopsy findings in two cases. J Neurol Sci 53: 461–471
Pollard JD, Baverstock J, McLeod JG (1987) Class II antigen expression and inflammatory cells in the Guillain- Barre syndrome. Ann Neurol 21: 337–341
Pollin MM, Griffiths IR (1987) Feline dysautonomia: an ultrastructural study of neurones in the XII nucleus. Acta Neuropathol (Berl) 73: 275–280
Pollock M, Nukada H, Frith RW, Simcock JP, Allpress S (1983) Peripheral neuropathy in Tangier disease. Brain 106: 911–928
Pollock M, Nukada H, Taylor P, Donaldson I, Carroll G (1983) Comparison between fascicular and whole sural nerve biopsy. Ann Neurol 13: 65–68
Pollock M, Nicholson GI, Nukada H, Cameron S, Frankish P (1988) Neuropathy in multiple symmetric lipomatosis. Madelung's disease. Brain 111: 1157–1171

Poll-The BT, Poulos A, Sharp P, Boue J, Ogier H, Odievre M, Saudubray JM (1985) Antenatal diagnosis of infantile Refsum's disease [letter]. Clin Genet 27: 524–526

Ponzin D, Menegus AM, Kirschner G, Nunzi MG, Fiori MG, Raine CS (1991) Effects of gangliosides on the expression of autoimmune demyelination in the peripheral nervous system. Ann Neurol 30: 678–685

Pop PH, Joosten E, van Spreeken A, Gabreels-Festen A, Jaspar H, ter Laak H, Vos A (1984) Neuroaxonal pathology of central and peripheral nervous systems in cerebrotendinous xanthomatosis (CTX). Acta Neuropathol (Berl) 64: 259–264

Popovic M, Bresjanac M, Sketelj J (1994) Regenerating axons enhance differentiation of perineurial-like cells involved in minifascicle formation in the injured peripheral nerve. J Neuropathol Exp Neurol 53: 590–597

Poser CM (1987) The peripheral nervous system in multiple sclerosis. A review and pathogenetic hypothesis. J Neurol Sci 79: 83–90

Potter CG, Sharma AK, Farber MO, Peterson RG (1988) Hypoglycemic neuropathy in experimental diabetes. J Neurol Sci 88: 293–301

Pover CM, Lisney SJ (1989) Influence of autograft size on peripheral nerve regeneration in cats. J Neurol Sci 90: 179–185

Powell HC, Myers RR (1984) Axonopathy and microangiopathy in chronic alloxan diabetes. Acta Neuropathol (Berl) 65: 128–137

Powell HC, Myers RR (1996) The axon in Guillain-Barré syndrome: immune target or innocent bystander? [editorial; comment]. Ann Neurol 39: 4–5

Powell HC, Myers RR, Lampert PW (1982) Changes in Schwann cells and vessels in lead neuropathy. Am J Pathol 109: 193–205

Powell HC, Rodriguez M, Hughes RA (1984) Microangiopathy of vasa nervorum in dysglobulinemic neuropathy. Ann Neurol 15: 386–394

Powell HC, Rosoff J, Myers RR (1985) Microangiopathy in human diabetic neuropathy. Acta Neuropathol (Berl) 68: 295–305

Powell HC, Mizisin AP, Wiley CA, Morey MK, Hughes RA (1987) Relationship of adjuvants and swine influenza vaccine to experimental neuropathy in rabbits. Acta Neuropathol (Berl) 73: 12–18

Powell HC, Myers RR, Mizisin AP, Olee T, Brostoff SW (1991) Response of the axon and barrier endothelium to experimental allergic neuritis induced by autoreactive T cell lines. Acta Neuropathol (Berl) 82: 364–377

Powers JM (1995) The pathology of peroxisomal disorders with pathogenetic considerations. J Neuropathol Exp Neurol 54: 710–719

Powers WJ, Fox PT, Raichle ME (1988) The effect of carotid artery disease on the cerebrovascular response to physiologic stimulation. Neurology 38: 1475–1478

Preston DC, Kelly JJ jr (1991) "Pseudospasticity" in Guillain-Barré syndrome. Neurology 41: 131–134

Preuß JC (1988) Vergleich hämorheologischer Parameter bei Diabetikern mit und ohne begleitende Polyneuropathie

Priest JM, Fischbeck KH, Nouri N, Keats BJ (1995) A locus for axonal motor-sensory neuropathy with deafness and mental retardation maps to Xq24-q26. Genomics 29: 409–412

Prineas J (1970) Peripheral nerve changes in thiamine-deficient rats. An electron microscope study. Arch Neurol 23: 541–548

Prineas JW (1972) Acute idiopathic polyneuritis. An electron microscope study. Lab Invest 26: 133–147

Prior R, Schober R, Scharffetter K, Wechsler W (1992) Occlusive microangiopathy by immunoglobulin (IgM-kappa) precipitation: pathogenetic relevance in paraneoplastic cryoglobulinemic neuropathy. Acta Neuropathol (Berl) 83: 423–426

Probst A, Ulrich J, Bischoff A, Boltshauser E (1981) Sensory ganglioneuropathy in infantile spinal muscular atrophy. Light and electronmicroscopic findings in two cases. Neuropediatrics 12: 215–231

Przedborski S, Liesnard C, Voordecker P, Gerard JM, Taelman H, Sprecher S et al. (1988) Inflammatory demyelinating polyradiculoneuropathy associated with human immunodeficiency virus infection. J Neurol 235: 359–361

Pullen AH (1992) Presynaptic terminal loss from alpha-motoneurones following the retrograde axonal transport of diphtheria toxin. Acta Neuropathol (Berl) 83: 488–498

Pullen AH (1994) Neurofilament reorganisation and neurofilament antigen redistribution in spinal motoneurones following retrograde axonal transport of diphtheria toxin. Acta Neuropathol (Berl) 87: 32–46

Pullen AH, Martin JE (1995) Ultrastructural abnormalities with inclusions in Onuf's nucleus in motor neuron disease (amyotrophic lateral sclerosis). Neuropathol Appl Neurobiol 21: 327–340

Purves D, Snider WD, Voyvodic JT (1988) Trophic regulation of nerve cell morphology and innervation in the autonomic nervous system. Nature 336: 123–128

Pyle SJ, Amarnath V, Graham DG, Anthony DC (1992) The role of pyrrole formation in the alteration of neurofilament transport induced during exposure to 2,5-hexanedione. J Neuropathol Exp Neurol 51: 451–458

Pyykönen I, Koistinaho J (1991) c-fos protein like immunoreactivity in non-neuronal cells of rat peripheral nerve after transection. Acta Neuropathol (Berl) 82: 66–71

Quattrini A, Comi G, Nemni R, Martinelli V, Villa A, Caimi M, Wrabetz L, Canal N (1997) Axonal neuropathy associated with interferon-alpha treatment for hepatitis C: HLA-DR immunoreactivity in Schwann cells. Acta Neuropathol (Berl) 94: 504–508

Quattrone A, Gambardella A, Bono F, Aguglia U, Bolino A, Bruni AC et al. (1996) Autosomal recessive hereditary motor and sensory neuropathy with focally folded myelin sheaths: clinical, electrophysiologic, and genetic aspects of a large family. Neurology 46: 1318–1324

Quinlivan R, Robb S, Hughes RA, Hall SM, Calver D (1993) Congenital sensory neuropathy in association with ichthyosis and anterior chamber cleavage syndrome. Neuromuscul Disord 3: 217–221

Racke MK, Critchfield JM, Quigley L, Cannella B, Raine CS, McFarland HF, Lenardo MJ (1996) Intravenous antigen administration as a therapy for autoimmune demyelinating disease. Ann Neurol 39: 46–56

Radhakrishnan K, Litchy WJ, WM OF, Kurland LT (1994) Epidemiology of cervical radiculopathy. A population-based study from Rochester, Minnesota, 1976 through 1990. Brain 117: 325–335

Raeymaekers P, Timmerman V, De Jonghe P, Swerts L, Gheuens J, Martin JJ et al. (1989) Localization of the mutation in an extended family with Charcot-Marie-Tooth neuropathy (HMSN I). Am J Hum Genet 45: 953–958

Raeymaekers P, Timmerman V, Nelis E, De Jonghe P, Hoogendijk JE, Baas F et al. (1991) Duplication in chromosome 17p11.2 in Charcot-Marie-Tooth neuropathy type 1a (CMT 1a). The HMSN Collaborative Research Group. Neuromuscul Disord 1: 93–97

Raeymaekers P, Timmerman V, Nelis E, Van Hul W, De Jonghe P, Martin JJ, Van Broeckhoven C (1992) Estimation of the size of the chromosome 17p11.2 duplication in Charcot-Marie-Tooth neuropathy type 1a (CMT1a). HMSN Collaborative Research Group. J Med Genet 29: 5–11

Raff MC, Sangalang V, Asbury AK (1968) Ischemic mononeuropathy multiplex associated with diabetes mellitus. Arch Neurol 18: 487–499

Raivich G, Hellweg R, Graeber MB, Kreutzberg GW (1990) The expression of growth factor receptors during nerve regeneration. Restor Neurol Neurosci 1: 217–223

Rajkumar SV, Gertz MA, Kyle RA (1998) Prognosis of patients with primary systemic amyloidosis who present with dominant neuropathy. Am J Med 104: 232–237

Ram Z, Sadeh M, Walden R, Adar R (1991) Vascular insufficiency quantitatively aggravates diabetic neuropathy. Arch Neurol 48: 1239–1242

Ramaekers VT, Lake BD, Harding B, Boyd S, Harden A, Brett EM, Wilson J (1987) Diagnostic difficulties in infantile neuroaxonal dystrophy. A clinicopathological study of eight cases. Neuropediatrics 18: 170–175

Rance NE, McArthur JC, Cornblath DR, Landstrom DL, Griffin JW, Price DL (1988) Gracile tract degeneration in patients with sensory neuropathy and AIDS. Neurology 38: 265–271

Raphael EA (1992) Plasma exchange in Guillain-Barré-Syndrome: one-year follow-up. Ann Neurol 32: 94–97

Raspe HH (1997) Mindestanforderungen an das ärztliche Gutachten zur erwerbsbezogenen Leistungsfähigkeit von Kranken mit chronisch-unspezifischen Schmerzen. Versicherungsmedizin 49: 118–125

Ratner N, Lieberman MA, Riccardi VM, Hong DM (1990) Mitogen accumulation in von Recklinghausen neurofibromatosis. Ann Neurol 27: 298–303

Rautenstrauss B, Fuchs C, Liehr T, Grehl H, Murakami T, Lupski JR (1997a) Visualization of the CMT1A duplication and HNPP deletion by FISH on stretched chromosome fibers. J Periph Nerv Sys 2/4: 319–322

Rautenstrauss B, Liehr T, Fuchs C, Ekici A, Lauffer H, Nelis E et al. (1997b) Molekulargenetische Diagnostik der Charcot-Marie-Tooth'schen Erkrankung (CMT) sowie der tomakulösen Neuropathie (HNPPx). Med Genetik 9: 501–504

Readhead C, Schneider A, Griffiths I, Nave KA (1994) Premature arrest of myelin formation in transgenic mice with increased proteolipid protein gene dosage. Neuron 12: 583–595

Rebai T, Mhiri C, Heine P, Charfi H, Meyrignac C, Gherardi R (1989) Focal myelin thickenings in a peripheral neuropathy associated with IgM monoclonal gammopathy. Acta Neuropathol (Berl) 79: 226–232

Recklinghausen F (1882) Über die multiplen Fibrome der Haut und ihre Beziehung zu den multiplen Neuromen. In: Hirschwald A (Hrsg) Festschrift für R Virchow

Redford EJ, Hall SM, Smith KJ (1995) Vascular changes and demyelination induced by the intraneural injection of tumour necrosis factor. Brain 118: 869–878

Redford EJ, Smith KJ, Gregson NA, Davies M, Hughes P, Gearing AJ et al. (1997) A combined inhibitor of matrix metalloproteinase activity and tumour necrosis factor-alpha processing attenuates experimental autoimmune neuritis. Brain 120: 1895–1905

Rees JH, Gregson NA, Hughes RA (1995) Anti-ganglioside GM1 antibodies in Guillain-Barré syndrome and their relationship to Campylobacter jejuni infection. Ann Neurol 38: 809–816

Reichert F, Saada A, Rotshenker S (1994) Peripheral nerve injury induces Schwann cells to express two macrophage phenotypes: phagocytosis and the galactose-specific lectin MAC-2. J Neurosci 14: 3231–3245

Reilly MM, Staunton H (1996) Peripheral nerve amyloidosis. Brain Pathol 6: 163–177

Reim H, Dieler R, Wessing A (1990) Non-Hodgkin-Lymphom mit dem Erscheinungsbild einer Chorioretinitis. Fortschr Ophthalmol 87: 557–559

Reiter LT, Murakami T, Koeuth T, Pentao L, Muzny DM, Gibbs RA, Lupski JR (1996) A recombination hotspot responsible for two inherited peripheral neuropathies is located near a mariner transposon-like element. Nat Genet 12: 288–297

Rengachary SS, Watanabe IS, Singer P, Bopp WJ (1983) Effect of glycerol on peripheral nerve: an experimental study. Neurosurgery 13: 681–688

Reske-Nielsen E, Reintoft I, Bömers K (1996) Dorsal root gangliopathia presenting with rapidly progressing sensory polyneuropathy. Clin Neuropathol 15: 7–12

Ressot C, Latour P, Blanquet-Grossard F, Sturtz F, Duthel S, Battin J et al. (1996) X-linked dominant Charcot-Marie-Tooth neuropathy (CMTX): new mutations in the connexin32 gene. Hum Genet 98: 172–175

Richert JR, Reuben-Burnside CA, Deibler GE, Kies MW (1988) Peptide specificities of myelin basic protein-reactive human T-cell clones. Neurology 38: 739–742

Richter HP, Braun V (1993) Schiefhals. Springer, Berlin Heidelberg New York

Ricoy JR, Cabello A, Rodriguez J, Téllez I (1983) Neuropathological studies on the toxic syndrome related to adulterated rapeseed oil in Spain. Brain 106: 817–835

Riethmacher D, Sonnenberg-Riethmacher E, Brinkmann V, Yamaai T, Lewin GR, Birchmeier C (1997) Severe neuropathies in mice with targeted mutations in the ErbB3 receptor. Nature 389: 725–730

Riggs JE, Ashraf M, Snyder RD, Gutmann L (1988) Prospective nerve conduction studies in cisplatin therapy. Ann Neurol 23: 92–94

Riordan-Eva P, Sanders MD, Govan GG, Sweeney MG, Da Costa J, Harding AE (1995) The clinical features of Leber's hereditary optic neuropathy defined by the presence of a pathogenic mitochondrial DNA mutation. Brain 118: 319–337

Rizzo WB, Phillips MW, Dammann AL, Leshner RT, Jennings SS, Avigan J, Proud VK (1987) Adrenoleukodystrophy: dietary oleic acid lowers hexacosanoate levels. Ann Neurol 21: 232–239

Roa BB, Dyck PJ, Marks HG, Chance PF, Lupski JR (1993) Dejerine-Sottas syndrome associated with point mutation in the peripheral myelin protein 22 (PMP22) gene. Nat Genet 5: 269–273

Roa BB, Garcia CA, Pentao L, Killian JM, Trask BJ, Suter U et al. (1993) Evidence for a recessive PMP22 point mutation in Charcot-Marie-Tooth disease type 1A. Nat Genet 5: 189–194

Roa BB, Garcia CA, Suter U, Kulpa DA, Wise CA, Mueller J et al. (1993) Charcot-Marie-Tooth disease type 1A. Association with a spontaneous point mutation in the PMP22 gene. N Engl J Med 329: 96–101

Robert AM, Boniface R, Robert L (1979) Frontiers of matrix biology. S. Karger, Basel München Paris

Robert ME, Geraghty JJd, Miles SA, Cornford ME, Vinters HV (1989) Severe neuropathy in a patient with acquired immune deficiency syndrome (AIDS). Evidence for widespread cytomegalovirus infection of peripheral nerve and human immunodeficiency virus-like immunoreactivity of anterior horn cells. Acta Neuropathol (Berl) 79: 255–261

Robertson A, Day B, Pollock M, Collier P (1993) The neuropathy of elderly mice. Acta Neuropathol (Berl) 86: 163–171

Robinson JP, Tomlinson DR (1987) Fast anterograde axonal transport of choline-containing lipids in rats with experimental diabetes. J Neurol Sci 81: 93–100

Rodriguez M, Truh LI, BP ON, Lennon VA (1988) Autoimmune paraneoplastic cerebellar degeneration: ultrastructural localization of antibody-binding sites in Purkinje cells. Neurology 38: 1380–1386

Román GC, Román LN (1988) Tropical spastic paraparesis. A clinical study of 50 patients from Tumaco (Colombia) and review of the worldwide features of the syndrome. J Neurol Sci 87: 121–138

Romics I, Bach D, Beutler W (1992) Malignant schwannoma of kidney capsule. Urology 40: 453–455

Rommelspacher H, Wanke K, Caspari D, Topel H (1989) Alkoholismusforschung im internationen Vergleich. Dtsch Ärztebl 86 B: 2197–2204

Ropert A, Metral S (1990) Conduction block in neuropathies with necrotizing vasculitis [see comments]. Muscle Nerve 13: 102–105

Ropper AH (1993) Accelerated neuropathy of renal failure. Arch Neurol 50: 536–539

Ropper AH, Adelman L (1992) Early Guillain-Barré syndrome without in flammation. Arch Neurol 49: 975–981

Rosales RL, Osame M, Madriaga EP, Navarro JC, Igata A (1988) Morphometry of intramuscular nerves in amyotrophic lateral sclerosis. Muscle Nerve 11: 223–226

Rosen JL, Brown MJ, Hickey WF, Rostami A (1990) Early myelin lesions in experimental allergic neuritis. Muscle Nerve 13: 629–636

Rosen SA, Wang H, Cornblath DR, Uematsu S, Hurko O (1989) Compression syndromes due to hypertrophic nerve roots in hereditary motor sensory neuropathy type I. Neurology 39: 1173–1177

Rosenberg RN, Chutorian A (1967) Familial opticoacoustic nerve degeneration and polyneuropathy. Neurology 17: 827–832

Ross AH, Grob P, Bothwell M, Elder DE, Ernst CS, Marano N et al. (1984) Characterization of nerve growth factor receptor in neural crest tumors using monoclonal antibodies. Proc Natl Acad Sci USA 81: 6681–6685

Ross MH, Charness ME, Lee D, Logigian EL (1995) Does ulnar neuropathy predispose to focal dystonia? Muscle Nerve 18: 606–611

Rothe T, Müller HW (1991) Uptake of endoneurial lipoprotein into Schwann cells and sensory neurons is mediated by low density lipoprotein receptors and stimulated after axonal injury. J Neurochem 57: 2016–2025

Rothwell JC, Traub MM, Day BL, Obeso JA, Thomas PK, Marsden CD (1982) Manual motor performance in a deafferented man. Brain 105: 515–542

Rothwell NJ, Hopkins SJ (1995) Cytokines and the nervous system II: Actions and mechanisms of action [see comments]. Trends Neurosci 18: 130–136

Rouger H, LeGuern E, Birouk N, Gouider R, Tardieu S, Plassart E et al. (1997) Charcot-Marie-Tooth disease with intermediate motor nerve conduction velocities: characterization of 14 Cx32 mutations in 35 families. Hum Mutat 10: 443–452

Rouleau GA, Clark AW, Rooke K, Pramatarova A, Krizus A, Suchowersky O et al. (1996) SOD1 mutation is associated with accumulation of neurofilaments in amyotrophic lateral sclerosis. Ann Neurol 39: 128–131

Rowbotham MC, Fields HL (1996) The relationship of pain, allodynia and thermal sensation in post- herpetic neuralgia. Brain 119: 347–354

Roy EPD, Gutmann L, Riggs JE (1989) Longitudinal conduction studies in hereditary motor and sensory neuropathy type 1. Muscle Nerve 12: 52–55

Roy RR, Gilliam TB, Taylor JF, Heusner WW (1983) Activity-induced morphologic changes in rat soleus nerve. Exp Neurol 80: 622–632

Röyttä M, Raine CS (1986) Taxol-induced neuropathy: chronic effects of local injection. J Neurocytol 15: 483-496

Röyttä M, Salonen V (1988) Long-term endoneurial changes after nerve transection. Acta Neuropathol (Berl) 76: 35-45

Rozear MP, Pericak-Vance MA, Fischbeck K, Stajich JM, Gaskell PC jr, Krendel DA et al. (1987) Hereditary motor and sensory neuropathy, X-linked: a half century follow-up. Neurology 37: 1460-1465

Rubin M, Karpati G, Wolfe LS, Carpenter S, Klavins MH, Mahuran DJ (1988) Adult onset motor neuronopathy in the juvenile type of hexosaminidase A and B deficiency. J Neurol Sci 87: 103-119

Ruchoux MM, Guerouaou D, Vandenhaute B, Pruvo JP, Vermersch P, Leys D (1995) Systemic vascular smooth muscle cell impairment in cerebral autosomal dominant arteriopathy with subcortical infarcts and leukoencephalopathy. Acta Neuropathol (Berl) 89: 500-512

Ruchoux MM, Maurage CA (1997) CADASIL: Cerebral autosomal dominant arteriopathy with subcortical infarcts and leukoencephalopathy. J Neuropathol Exp Neurol 56: 947-964

Russel DS, Rubinstein LJ (1989) Pathology of tumours of the nervous system. Arnold, London

Russell JW, Windebank AJ, Podratz JL (1994) Role of nerve growth factor in suramin neurotoxicity studied in vitro. Ann Neurol 36: 221-228

Russell JW, Karnes JL, Dyck PJ (1996) Sural nerve myelinated fiber density differences associated with meaningful changes in clinical and electrophysiologic measurements. J Neurol Sci 135: 114-117

Russell NJ, Schaible HG, Schmidt RF (1987) Opiates inhibit the discharges of fine afferent units from inflamed knee joint of the cat. Neurosci Lett 76: 107-112

Rust S, Walter M, Funke H, von Eckardstein A, Cullen P, Kroes HY et al. (1998) Assignment of Tangier disease to chromosome 9q31 by a graphical. Nat Genet 20: 96-98

Ruttledge MH, Narod SA, Dumanski JP, Parry DM, Eldridge R, Wertelecki W et al. (1993) Presymptomatic diagnosis for neurofibromatosis 2 with chromosome 22 markers. Neurology 43: 1753-1760

Ryle C, Donaghy M (1995) Non-enzymatic glycation of peripheral nerve proteins in human diabetics. J Neurol Sci 129: 62-68

Sabatelli M, Bertini E, Ricci E, Salviati G, Magi S, Papacci M, Tonali P (1992) Peripheral neuropathy with giant axons and cardiomyopathy associated with desmin type intermediate filaments in skeletal muscle. J Neurol Sci 109: 1-10

Sabatelli M, Bertini E, Servidei S, Fernandez E, Magi S, Tonali P (1992) Giant axonal neuropathy: report on a case with focal fiber loss. Acta Neuropathol (Berl) 83: 543-546

Sabatelli M, Mignogna T, Lippi G, Servidei S, Manfredi G, Ricci E et al. (1994) Autosomal recessive hypermyelinating neuropathy. Acta Neuropathol (Berl) 87: 337-342

Sabatelli M, Mignogna T, Lippi G, Porcu C, Tonali P (1996) Intramyelinic edema in chronic inflammatory demyelinating polyneuropathy. Clin Neuropathol 15: 17-21

Sabatelli M, Mignogna T, Lippi G, Servidei S, Zollino M, Padua L et al. (1998) Hereditary motor and sensory neuropathy with deafness, mental retardation, and absence of sensory large myelinated fibers: confirmation of a new entity. Am J Med Genet 75: 309-313

Sadeh M, Martinovits G, Goldhammer Y (1989) Occurrence of both neurofibromatoses 1 and 2 in the same individual with a rapidly progressive course. Neurology 39: 282-283

Sadiq SA, Thomas FP, Kilidireas K, Protopsaltis S, Hays AP, Lee KW et al. (1990) The spectrum of neurologic disease associated with anti-GM1 antibodies [see comments]. Neurology 40: 1067-1072

Sahenk Z (1990) Distal terminal axonopathy produced by 2,4-dithiobiuret: effects of long-term intoxication in rats. Acta Neuropathol (Berl) 81: 141-147

Sahenk Z, Brady ST, Mendell JR (1987) Studies on the pathogenesis of vincristine-induced neuropathy. Muscle Nerve 10: 80-84

Said G (1990) Studies in the mechanisms of nerve lesions in leprous neuropathy. N Neurosci 2: 85-94

Said G (1993) Asymptomatic nerve hypertrophy in lepromatous leprosy (editorial). Acta Leprol 8: 119-120

Said G, Marion MH, Selva J, Jamet C (1986) Hypotrophic and dying-back nerve fibers in Friedreich's ataxia. Neurology 36: 1292-1299

Said G, Lacroix-Ciaudo C, Fujimura H, Blas C, Faux N (1988) The peripheral neuropathy of necrotizing arteritis: a clinicopathological study. Ann Neurol 23: 461–465

Said G, Lacroix C, Chemouilli P, Goulon-Goeau C, Roullet E, Penaud D et al. (1991) Cytomegalovirus neuropathy in acquired immunodeficiency syndrome: a clinical and pathological study. Ann Neurol 29: 139–146

Said G, Goulon-Goeau C, Lacroix C, Moulonguet A (1994) Nerve biopsy findings in different patterns of proximal diabetic neuropathy. Ann Neurol 35: 559–569

Saida K, Mendell JR, Sahenk Z (1977) Peripheral nerve changes induced by local application of bee venom. J Neuropathol Exp Neurol 36: 783–796

Saida K, Kawakami H, Ohta M, Iwamura K (1997) Coagulation and vascular abnormalities in Crow-Fukase syndrome. Muscle Nerve 20: 486–492

Saito K, Markowitz S, Moskowitz MA (1988) Ergot alkaloids block neurogenic extravasation in dura mater: proposed action in vascular headaches. Ann Neurol 24: 732–737

Sakai K, Ogasawara T, Hirose G, Jaeckle KA, Greenlee JE (1993) Analysis of autoantibody binding to 52-kd paraneoplastic cerebellar degeneration-associated antigen expressed in recombinant proteins. Ann Neurol 33: 373–380

Sakai T, Oda K (1993) Abundant reinnervation in peripheral nerves in Joseph disease. Neurology 43: 428–430

Sakashita Y, Sakato S, Komai K, Takamori M (1992) Hereditary motor and sensory neuropathy with calf muscle enlargement. J Neurol Sci 113: 118–122

Sakitama K, Saito K, Aikawa M, Nago M, Ishikawa M (1989) Effect of vitamin B mixture on neuropathy in streptozotocin-induced diabetic rats. J Nutr Sci Vitaminol (Tokyo) 35: 95–99

Sakuta R, Nonaka I (1989) Vascular involvement in mitochondrial myopathy. Ann Neurol 25: 594–601

Salazar-Grueso EF, Routbort MJ, Martin J, Dawson G, Roos RP (1990) Polyclonal IgM anti-GM1 ganglioside antibody in patients with motor neuron disease and variants. Ann Neurol 27: 558–563

Salonen V, Röyttä M, Peltonen J (1987) The effects of nerve transection on the endoneurial collagen fibril sheaths. Acta Neuropathol (Berl) 74: 13–21

Samii M (ed) (1981) Centrocentral anastomosis of peripheral nerves: A neurosurgical treatment of amputation neuromas. In: Siegfried J, Zimmermann (eds) Phantom and stump pain. Springer, Berlin Heidelberg New York

Samii M (1990) (ed) Peripheral nerve lesions. Springer, Berlin Heidelberg New York

Samii M, Jannetta PJ (1981) The cranial nerves. Springer, Berlin Heidelberg New York

Sandbank M (1976) Cutaneous nerve lesions in prurigo nodularis. Electron microscopic study of two patients. J Cutan Pathol 3: 125–132

Sandberg LB, Gray WR, Franzblau C (1977) Elastin and elastic tissue. Plenum Press, New York London

Sander D, Scholz CW, Eiben P, Klingelhöfer J (1994) Postvaccinal plexus neuropathy following vaccination against tick-borne encephalitis and tetanus in a competitive athlete. Clin Investig 72: 399

Sander HW, Bartfeld H (1996) Post-polio neuromuscular symptoms [letter; comment]. Neurology 47: 1610

Sander S, Nicholson GA, Ouvrier RA, McLeod JG, Pollard JD (1998) Charcot-Marie-Tooth disease: histopathological features of the peripheral myelin protein (PMP22) duplication (CMT1A) and connexin32 mutations (CMTX1). Muscle Nerve 21: 217–225

Sanders KA, Rowland LP, Murphy PL, Younger DS, Latov N, Sherman WH et al. (1993) Motor neuron diseases and amyotrophic lateral sclerosis: GM1 antibodies and paraproteinemia. Neurology 43: 418–420

Sandri C, Van Buren JM, Akert K (1982) Membrane morphology of the vertebrate nervous system. Pro Brain Res 46: 201–265

Santoni-Rugiu P (1966) An experimental study on the reinnervation of free skin grafts and pedicle flaps. Plast Reconstr Surg 38: 98–104

Santoro L, Perretti A, Crisci C, Ragno M, Massini R, Filla A, De Michele G, Caruso G (1990) Electrophysiological and histological follow-up study in 15 Friedreich's ataxia patients. Muscle Nerve 13: 536–540

Santoro M, Thomas FP, Fink ME, Lange DJ, Uncini A, Wadia NH et al. (1990) IgM deposits at nodes of Ranvier in a patient with amyotrophic lateral sclerosis, anti-GM1 antibodies, and multifocal motor conduction block [see comments]. Ann Neurol 28: 373–377

Santoro L, Barbieri F, Nucciotti R, Battaglia F, Crispi F, Ragno M et al. (1992) Amiodarone-induced experimental acute neuropathy in rats. Muscle Nerve 15: 788-795
Santoro L, Perretti A, Filla A, De Michele G, Lanzillo B, Barbieri F et al. (1992) Is early onset cerebellar ataxia with retained tendon reflexes identifiable by electrophysiologic and histologic profile? A comparison with Friedreich's ataxia. J Neurol Sci 113: 43-49
Santoro M, Uncini A, Corbo M, Staugaitis SM, Thomas FP, Hays AP, Latov N (1992) Experimental conduction block induced by serum from a patient with anti- GM1 antibodies. Ann Neurol 31: 385-390
Sasaki H, Kihara M, Zollman PJ, Nickander KK, Smithson IL, Schmelzer JD et al. (1997) Chronic constriction model of rat sciatic nerve: nerve blood flow, morphologic and biochemical alterations. Acta Neuropathol (Berl) 93: 62-70
Sasaki S, Iwata M (1996) Ultrastructural study of the synapses of central chromatolytic anterior horn cells in motor neuron disease. J Neuropathol Exp Neurol 55: 932-939
Sasaki S, Maruyama S, Yamane K, Sakuma H, Takeishi M (1989) Swellings of proximal axons in a case of motor neuron disease. Ann Neurol 25: 520-522
Satake M, Yoshimura T, Iwaki T, Yamada T, Kobayashi T (1995) Anti-dorsal root ganglion neuron antibody in a case of dorsal root ganglionitis associated with Sjogren's syndrome. J Neurol Sci 132: 122-125
Satchell PM, Hersch MI (1988) Firing rate may be a determinant of nerve fibre vulnerability in axonopathies. J Neurol Sci 87: 289-297
Satsangi J, Donaghy M (1992) Multifocal peripheral neuropathy in eosinophilic fasciitis. J Neurol 239: 91-92
Sawant-Mane S, Clark MB, Koski CL (1991) In vitro demyelination by serum antibody from patients with Guillain-Barre syndrome requires terminal complement complexes. Ann Neurol 29: 397-404
Sayed AK, Bernhardt B, Perez-Atayde AR, Bannerman RM (1987) Malignant schwannoma in siblings with neurofibromatosis. Cancer 59: 829-835
Scarpini E, Conti G, Chianese L, Baron P, Pizzul S, Basellini A et al. (1996) Induction of p75NGFR in human diabetic neuropathy. J Neurol Sci 135: 55-62
Schady W, Ochoa J, Schady W, Ochoa J (1984) Ehlers-Danlos in association with tomaculous neuropathy [letter] Neurology 34: 1270-1271UI - 84271226
Schäfer M, Fruttinger M, Montag D, Schachner M, Martini R (1996) Disruption of the gene for the myelin-associated glycoproteins improves axonal regrowth along myelin in C57BL/Wld mice. Neuron 16: 1107-1113
Schaible HG, Schmidt RF (1988) Excitation and sensitization of fine articular afferents from cat's knee joint by prostaglandin E2. J Physiol (Lond) 403: 91-104
Schaible HG, Schmidt RF (1988) Time course of mechanosensitivity changes in articular afferents during a developing experimental arthritis. J Neurophysiol 60: 2180-2195
Schaible HG, Jarrott B, Hope PJ, Duggan AW (1990) Release of immunoreactive substance P in the spinal cord during development of acute arthritis in the knee joint of the cat: a study with antibody microprobes. Brain Res 529: 214-223
Schaller E, Becker M, Mailänder P, Walter GF, Berger A (1989) Regeneration in autologous and allogenic nerve grafts in the rat with MHC-disparity with and without cyclosporin A: a preliminary report. Eur J Plat Surg 12: 261-268
Schaller E, Lassner F, Becker M, Walter GF, Berger A (1991) Regeneration of autologous and allogenic nerve grafts in a rat genetic model: preliminary report. J Reconstr Microsurg 7: 9-12
Scharf JM, Endrizzi MG, Wetter A, Huang S, Thompson TG, Zerres K et al. (1998) Identification of a candidate modifying gene for spinal muscular. Nat Genet 20: 83-86
Schaumburg HH, Berger AR, Thomas PK (1992) Disorders of peripheral nerves. Davis, Philadelphia
Scheidt P, Friede RL (1987) Myelin phagocytosis in Wallerian degeneration. Properties of millipore diffusion chambers and immunohistochemical identification of cell populations. Acta Neuropathol (Berl) 75: 77-84
Scheithauer BW, Woodruff JM, Erlandson RE (1997) Tumors of the peripheral nerves. Armed Forces Institute of Pathology, Washington
Schellens RL, van Veen BK, Gabreels-Festen AA, Notermans SL, Van t'Hof MA, Stegeman DF (1993) A statistical approach to fiber diameter distribution in human sural nerve. Muscle Nerve 16: 1342-1350

Schenone A, Nobbio L, Caponnetto C, Abbruzzese M, Mandich P, Bellone E et al. (1997) Correlation between PMP-22 messenger RNA expression and phenotype in hereditary neuropathy with liability to pressure palsies. Ann Neurol 42: 866–872

Schenone A, Nobbio L, Mandich P, Bellone E, Abbruzzese M, Aymar F et al. (1997) Underexpression of messenger RNA for peripheral myelin protein 22 in hereditary neuropathy with liability to pressure palsies. Neurology 48: 445–449

Schenone A, Primavera A, De Martini I, Bianchini D, Mancardi GL (1989) Amyloid neuropathy in light chain multiple myeloma [see comments]. Clin Neuropathol 8: 156–157

Scherer SS (1996) Molecular specializations at nodes and paranodes in peripheral nerve. Microsc Res Tech 34: 452–461

Scherer SS (1997) Molecular genetics of demyelination: new wrinkles on an old membrane. Neuron 18: 13–16

Scherer SS, Chance PF (1995) Myelin genes: getting the dosage right [news]. Nat Genet 11: 226–228

Schiavon F, Mostacciuolo ML, Saad F, Merlini L, Siciliano G, Angelini C, Danieli GA (1994) Nonradioactive detection of 17p11.2 duplication in CMT1A: a study of 78 patients. J Med Genet 31: 880–883

Schiffter R (1992) Die vegetative Symptomatik der Polyneuropathien. Dtsch Ärzteblatt 23: 1884–1899

Schliack H (1968) Problems of surgical decompression in idiopathic facial paralysis. Dtsch Med J 19: 310–314

Schmalbruch H, Stender S, Boysen G (1987) Abnormalities in spinal neurons and dorsal root ganglion cells in Tangier disease presenting with a syringomyelia-like syndrome. J Neuropathol Exp Neurol 46: 533–543

Schmalbruch H, Jensen HJ, Bjaerg M, Kamieniecka Z, Kurland L (1991) A new mouse mutant with progressive motor neuronopathy. J Neuropathol Exp Neurol 50: 192–204

Schmidt B, Stoll G, Hartung HP, Heininger K, Schäfer B, Toyka KV (1990) Macrophages but not Schwann cells express Ia antigen in experimental autoimmune neuritis. Ann Neurol 28: 70–77

Schmidt B, Stoll G, van der Meide P, Jung S, Hartung HP (1992) Transient cellular expression of gamma-interferon in myelin-induced and T-cell line-mediated experimental autoimmune neuritis. Brain 115: 1633–1646

Schmidt RE, Summerfield AL, Hickey WF (1990) Ultrastructural and immunohistologic characterization of guanethidine- induced destruction of peripheral sympathetic neurons. J Neuropathol Exp Neurol 49: 150–167

Schmidt RE, Dorsey D, Parvin CA, Beaudet LN, Plurad SB, Roth KA (1997) Dystrophic axonal swellings develop as a function of age and diabetes in human dorsal root ganglia. J Neuropathol Exp Neurol 56: 1028–1043

Schmidt RE, Dorsey DA, Selznick LA, DiStefano PS, Carroll SL, Beaudet LN, Roth KA (1998) Neurotrophin sensitivity of prevertebral and paravertebral rat sympathetic autonomic ganglia. J Neuropathol Exp Neurol 57: 158–167

Schmitt H-J (1998) Neue Impfstrategie gegen Poliomyelitis. Schlußwort. Dtsch Ärzteblatt 95: B950–B951

Schnabel R, Rambeck B, Jürgens U, May T (1987) Postmortale Antiepileptika-Konzentrationen im Serum, Liquor, peripheren Nerven und in verschiedenen Hirnregionen von Epilepsie-Patienten. ZBL Rechtsmed 30: 459–460

Schneider M, Obringer AC, Zackai E, Meadows AT (1986) Childhood neurofibromatosis: risk factors for malignant disease. Cancer Genet Cytogenet 21: 347–354

Schneider R, Gautier JC (1994) Leg weakness due to stroke. Site of lesions, weakness patterns and causes. Brain 117: 347–354

Schober R, Nicola N, Wechsler W (1985) Kasuistischer Beitrag zum lipofibromatösen Hamartom des Nervus medianus: Neuropathologischer Bericht von 2 Fällen. Acta Neuropathol (Berl) 66: 18–23

Schober R, Ulrich F, Sander T, Dürselen H, Hessel S (1986) Laser-induced alteration of collagen substructure allows microsurgical tissue welding. Science 232: 1421–1422

Schober R, Ulrich F, Sander T (1990) Some ultrastructural aspects of regeneration in 1.32 μm Nd: YAG laser-assisted peripheral nerve transplantation. Peripheral Nerve Lesions: 1 70–174

Schober R, Reifenberger G, Kremer G, Urich H (1993) Symmetrical neurofibroma with Schwann cell predominance and focal formation of microneurinomas. Acta Neuropathol (Berl) 85: 227–232

Schöls L, Amoiridis G, Przuntek H, Frank G, Epplen JT, Epplen C (1997) Friedreich's ataxia. Revision of the phenotype according to molecular genetics. Brain 120: 2131–2140

Scholz E, Diener HC, Dichgans J, Langohr HD, Schied W, Schupmann A (1986) Incidence of peripheral neuropathy and cerebellar ataxia in chronic alcoholics. J Neurol 233: 212–217

Schoonhoven R, Schellens RL, Stegeman DF, Gabreels-Festen AA (1987) Sensory potentials and sural nerve biopsy: a model evaluation. Muscle Nerve 10: 246–262

Schorr M, Zhou L, Schwechheimer K (1996) Expression of ciliary neurotrophic factor is maintained in spinal motor neurons of amyotrophic lateral sclerosis. J Neurol Sci 140: 117–122

Schott GD (1994) Visceral afferents: their contribution to "sympathetic dependent" pain. Brain 117: 397–413

Schröder HD, Olsson T, Solders G, Kristensson K, Link H (1988) HLA-DR-expressing cells and T-lymphocytes in sural nerve biopsies. Muscle Nerve 11: 864–870

Schröder JM (1967) The role of Schwann cells in the formation of onion bulbs found in chronic neuropathies. J Neuropathol Exp Neurol 26: 135–136

Schröder JM (1968) Die Hyperneurotisation Büngnerscher Bänder bei der experimentellen Isoniazid-Neuropathie: Phasenkontrast- und elektronenmikroskopische Untersuchungen. Virch Arch Abt B Zellpathol 1: 131–156

Schröder JM (1968) Überzählige Schwann-Zellen bei der Remyelinisation regenerierter und segmental demyelinisierter Axone im peripheren Nerven. Verh Dtsch Ges Pathol 52: 222–228

Schröder JM (1970) Zur Feinstruktur und quantitativen Auswertung regenerierter peripherer Nervenfasern. Proceedings of the VIth International Congress of Neuropathology. Masson & Cie, Paris

Schröder JM (1970a) Die Feinstruktur markloser (Remakscher) Nervenfasern bei der Isoniazid-Neuropathie. Acta Neuropathol 15: 156–175

Schröder JM (1970b) Zur Pathogenese der Isoniazid-Neuropathie. I. Eine feinstrukturelle Differenzierung gegenüber der Wallerschen Degeneration. Acta Neuropathol 16: 301–323

Schröder JM (1970c) Zur Pathogenese der Isoniazid-Neuropathie. II. Phasenkontrast- und elektronenmikroskopische Untersuchungen am Rückenmark, an den Spinalganglien und Muskelspindeln. Acta Neuropathol 16: 324–341

Schröder JM (1972) Altered ratio between axon diameter and myelin sheath thickness in regenerated nerve fibers. Brain Res 45: 49–65

Schröder JM (1972a) Das Perineurium als transitorische Immunbarriere bei heterologer Nerventransplantation 46 Heft 116 B. Braun Melsungen AG, S 317–323

Schröder JM (1974a) The fine structure of de- and reinnervated muscle spindles. I. The increase, atrophy and "hypertrophy" of intrafusal muscle fibers. Acta Neuropathol (Berl) 30: 109–128

Schröder JM (1974b) The fine structure of de- and reinnervated muscle spindles. II. Regenerated sensory and motor nerve terminals. Acta Neuropathol (Berl) 30: 129–144

Schröder JM (1974c). Optic-electronic methods for evaluating peripheral nerve fibers quantitatively. Proceedings of the VIIth Internat. Congr. of Neuropath. Sept. 1. 7. 1974, Budapest, Excerpta Medica

Schröder JM (1975) Degeneration and regeneration of myelinated nerve fibers in experimental neuropathies. In: Dyck PJ, Thomas PK, Lambert EH (Hrsg) Peripheral Neuropathy. Saunders, Philadelphia London Toronto, S 337–362

Schröder JM (1978b) Zur Morphologie der Erkrankungen und Schädigungen peripherer Nerven. Therapiewoche 28: 4730–4747

Schröder JM (1982a) Feinstrukturell-morphometrische Analyse anaboler Myelinisationsstörüngen im peripheren Nerven. Verh Dtsch Ges Pathol 66: 272–275

Schröder JM (1982) Pathologie der Muskulatur. Bd 15. In der Serie: Spezielle pathologische Anatomie. Doerr W, Uehlinger E, Seifert G (Hrsg) Springer, Berlin Heidelberg New York, S 1–813

Schröder JM (1984) Zur Morphologie hereditärer Polyneuropathien. In: Mortier W (Hrsg) Moderne Diagnostik und Therapie bei Kindern. Grosse, Berlin, S 14–22

Schröder JM (1984) Zur Pathologie der Polyneuropathien. Internist (Berl) 25: 589–598

Schröder JM (1985) Degeneration und Regeneration nach Plexus-brachialis-Verletzung. In: Hase U, Reulen H-J (Hrsg) Läsionen des Plexus brachialis. De Gruyter, Berlin New York, S 65–70

Schröder JM (1986) Proliferation of epineurial capillaries and smooth muscle cells in angiopathic peripheral neuropathy. Acta Neuropathol (Berl) 72: 29–37

Schröder JM (1987) Pathomorphologie der peripheren Nerven. In: Neundörfer B, Schimrigk K, Soyka K (Hrsg) Bd 2 der Reihe: Praktische Neurologie. D. Edition Medizin VCH, Weinheim, S 11–104

Schröder JM (1988a) Muskel- und Nervenbiopsien. In: Schliack H, Hopf JC (Hrsg) Diagnostik in der Neurologie. Thieme, Stuttgart New York, S 147–188

Schröder JM (1988b) Zur Pathomorphologie peripherer Neuropathien mit Schmerzen oder fehlender Schmerzempfindung. In: Lücking CH, Thoden U, Zimmermann M (Hrsg) Nervenschmerz. Fischer, Stuttgart New York, S 1–15

Schröder JM (1992) Pathomorphologie epineuraler und endoneuraler Blutgefäße bei diabetischer Polyneuropathie. Vasa Suppl 35: 29

Schröder JM (1992a) Nervenbiopsien. In: Pongratz D (Hrsg) Klinische Neurologie. Urban & Schwarzenberg, München, S 247–254

Schröder JM (1992b) Diagnostische Effizienz kombinierter Nerv-Muskelbiopsien bei Erkrankungen peripherer Neurone. In: Huffmann G, Braune HJ (Hrsg) Läsionen des peripheren Nervensystems. Grundlagen und Methoden. Polyneuropathien, Radikulopathien, mechanische Läsionen peripherer Nerven, operative und Elektro-Therapie, medikamentöse und physikalische Therapie. Einhorn, Reinbek, S 16–24

Schröder JM (1992c) Kombinierte Nerv-Muskelbiopsie bei mitochondrialen und anderen Myopathien. In: Kunze K, Arlt A, Thayssen G (Hrsg) Neuromuskuläre Erkrankungen. Diagnostik und Therapieansätze. Fischer, Stuttgart, S 91–93

Schröder JM (1993a) Neuropathy associated with mitochondrial disorders. Brain Pathol 3: 177–190

Schröder JM (1993b) Pathomorphologie peripherer Neuropathien. Nervenheilkunde 12: 388–394

Schröder JM (1994) Veränderungen bei Verletzungen peripherer Nerven, Heilungsvorgänge und Neurombildung. In: Bundesärztekammer (Hrsg) Fortschritt und Fortbildung in der Medizin. Bd 18 (1994/95). Deutscher Ärzte-Verlag, Köln, S 197–202

Schröder JM (1995) Pathologie des peripheren Nervensystems: In: Remmele W, Pfeiffer J, Schröder JM (Hrsg) Neuropathologie. Springer, Berlin Heidelberg New York, S 347–402

Schröder JM (1996) Developmental and pathological changes at the node and paranode in human sural nerves. Microsc Res Tech 34: 422–435

Schröder JM (1996) Structure of the nodes and paranodes in peripheral nerves, Part I. Introduction. Microsc Res Tech 34: 397–398

Schröder JM (1997) Peripheral neuropathies. Correlation between moleculargenetic and fine structural diagnosis of inherited peripheral neuropathies. Brain Pathol 7: 1299–1302

Schröder JM (1998) Recommendations for the examination of peripheral nerve biopsies. Virchows Arch 432: 199–205

Schröder JM (1999a) Cadmium. In: Schaumburg H, Spencer P (eds) Experimental and clinical neurotoxicology. Oxford University Press (in Druck)

Schröder JM (1999b) Isoniazid. In: Schaumburg H, Spencer P (eds) Experimental and clinical neurotoxicology. Oxford University Press (in Druck)

Schröder JM, Adams RD (1968) The ultrastructural morphology of the muscle fiber in myotonic dystrophy. Acta Neuropathol (Berl) 10: 218–241

Schröder JM, Becker PE (1972) Anomalien des T-Systems und des sarkoplasmatischen Reticulums bei der Myotonie, Paramyotonie und Adynamie. Virchows Arch A Pathol Anat 357: 319–344

Schröder JM, Gibbels E (1977) Marklose Nervenfasern im Senium und im Spätstadium der Thalidomid-Polyneuropathie: quantitativ-elektronenmikroskopische Untersuchungen. Acta Neuropathol (Berl) 39: 271–280

Schröder JM, Bohl J (1978) Altered ration between axon caliber and myelin thickness in sural nerves of children. In: Canal N (ed) Peripheral Neuropathies. Elsevier, Amsterdam, pp 49–62

Schröder JM, Himmelmann F (1992) Fine structural evaluation of altered Schmidt-Lanterman incisures in human sural nerve biopsies. Acta Neuropathol (Berl) 83: 120–133

Schröder JM, Krücke W (1970) Zur Feinstruktur der experimentell-allergischen Neuritis beim Kaninchen. Acta Neuropathol (Berl) 14: 261–283

Schröder JM, Matthiesen T (1985) Experimental thalidomide neuropathy: the morphological correlate of reduced conduction velocity. Acta Neuropathol (Berl) 65: 285–292

Schröder JM, Molnár M (1997) Mitochondrial abnormalities and peripheral neuropathy in inflammatory myopathy, especially inclusion body myositis. Mol Cell Biochem 174: 277–281
Schröder JM, Seiffert KE (1970) Die Feinstruktur der neuromatösen Neurotisation von Nerventransplantaten. Virchows Arch B Cell Pathol 5: 219–235
Schröder JM, Seiffert KE (1972) Untersuchungen zur homologen Nerventransplantation. Morphologische Ergebnisse. Zentralbl Neurochir 33: 103–118
Schröder JM, Sommer C (1991) Mitochondrial abnormalities in human sural nerves: fine structural evaluation of cases with mitochondrial myopathy, hereditary and non-hereditary neuropathies, and review of the literature. Acta Neuropathol (Berl) 82: 471–482
Schröder JM, Thomas PK, Ballin RH (1970) Quergestreifte Fibrillen in Schwannschen Zellen. Naturwissenschaften 57: 44
Schröder JM, Thomas E, Kollmann F (1971) Formvarianten kurvilinearer Zytosomen in Gehirn-, Leber- und Knochenmarksbiopsien bei neuroviszeraler Lipidose. Verh Dtsch Ges Pathol 55: 432–438
Schröder JM, Bohl J, Brodda K (1978) Changes of the ratio between myelin thickness and axon diameter in the human developing sural nerve. Acta Neuropathol (Berl) 43: 169–178
Schröder JM, Kemme PT, Scholz L (1979) The fine structure of denervated and reinnervated muscle spindles: morphometric study of intrafusal muscle fibers. Acta Neuropathol (Berl) 46: 95–106
Schröder JM, Hoheneck M, Weis J, Deist H (1985) Ethylene oxide polyneuropathy: clinical follow-up study with morphometric and electron microscopic findings in a sural nerve biopsy. J Neurol 232: 83–90
Schröder JM, Krämer KG, Hopf HC (1985) Granular nuclear inclusion body disease: fine structure of tibial muscle and sural nerve. Muscle Nerve 8: 52–59
Schröder JM, Bohl J, von Bardeleben U (1988) Changes of the ratio between myelin thickness and axon diameter in human developing sural, femoral, ulnar, facial, and trochlear nerves. Acta Neuropathol (Berl) 76: 471–483
Schröder JM, Bodden H, Hamacher A, Verres C (1989) Scanning electron microscopy of teased intrafusal muscle fibers from rat muscle spindles. Muscle Nerve 12: 221–232
Schröder JM, Sommer C, Schmidt B (1990) Desmin and actin associated with cytoplasmic bodies in skeletal muscle fibers: immunocytochemical and fine structural studies, with a note on unusual 18- to 20-nm filaments. Acta Neuropathol (Berl) 80: 406–414
Schröder JM, Weber R, Weyhenmeyer S, Lammers-Reissing A, Meurers B, Reichmann H (1991) Adult onset lipid storage in gastric mucosa and skeletal muscle fibers associated with gastric pain, progressive muscle weakness and partial deficiency of cytochrome c oxidase. Pathol Res Pract 187: 85–95
Schröder JM, Bertram M, Schnabel R, Pfaff U (1992) Nuclear and mitochondrial changes of muscle fibers in AIDS after treatment with high doses of zidovudine. Acta Neuropathol (Berl) 85: 39–47
Schröder JM, Dieler R, Skopnik H, Steinau G (1992) Immunohistochemical reactivity of neuropeptides in plastic-embedded semithin sections of the myenteric plexus in infantile hypertrophic pylorus stenosis. Acta Histochem Suppl 42: 341–344
Schröder JM, Huffmann B, Braun V, Richter HP (1992) Spasmodic torticollis: severe compression neuropathy in rami dorsales of cervical nerves C1-6. Acta Neuropathol (Berl) 84: 416–424
Schröder JM, Heide G, Ramaekers V, Mortier W (1993) Subtotal aplasia of myelinated nerve fibers in the sural nerve. Neuropediatrics 24: 286–291
Schröder JM, Huffmann B, Braun V, Richter HP (1993) Pathomorphologie der Rami dorsales im Bereich der Zervikalnerven C1-6 bei Patienten mit Torticollis spasmodicus. In: Richter HP, Braun V (Hrsg) Schiefhals – Behandlungskonzepte des Torticollis spasmodicus. Springer, Berlin Heidelberg New York, S 37–47
Schröder JM, May R, Shin YS, Sigmund M, Nase-Hüppmeier S (1993) Juvenile hereditary polyglucosan body disease with complete branching enzyme deficiency (type IV glycogenosis). Acta Neuropathol (Berl) 85: 419–430
Schröder JM, May R, Weis J (1993) Perineurial cells are the first to traverse gaps of peripheral nerves in silicone tubes. Clin Neurol Neurosurg 95 Suppl: S78–83
Schröder JM, Toyka KV, Hartung HP (1994) Peripheral Nerve Study Group, in Boppard, Germany, July 29th to August 1, 1993. Brain Pathol 4: 107–108

Schröder JM, Krabbe B, Weis J (1995) Oculopharyngeal muscular dystrophy: clinical and morphological follow- up study reveals mitochondrial alterations and unique nuclear inclusions in a severe autosomal recessive type. Neuropathol Appl Neurobiol 21: 68–73

Schröder JM, Sellhaus B, Jörg J (1995) Identification of the characteristic vascular changes in a sural nerve biopsy of a case with cerebral autosomal dominant arteriopathy with subcortical infarcts and leukoencephalopathy (CADASIL). Acta Neuropathol (Berl) 89: 116–121

Schröder JM, Sellhaus B, Wöhrmann T, Kögel B, Zwingenberger K (1995) Inhibitory effects of thalidomide on cellular proliferation, endoneurial edema and myelin phagocytosis during early wallerian degeneration. Acta Neuropathol (Berl) 89: 415–419

Schröder JM, Toyka KV, Hartung HP (1995) 11th meeting of the Peripheral Nerve Study Group (PNSG). "Klostergut Jakobsberg", Boppard, Germany 29 July-1 August 1993. Neuromuscul Disord 5: 75–77

Schröder JM, Dodel R, Weis J, Stefanidis I, Reichmann H (1996) Mitochondrial changes in muscle phosphoglycerate kinase deficiency. Clin Neuropathol 15: 34–40

Schröder JM, Kaldenbach T, Piroth W (1996) Nuclear and mitochondrial changes of co-cultivated spinal cord, spinal ganglia and muscle fibers following treatment with various doses of zidovudine. Acta Neuropathol (Berl) 92: 138–149

Schröder JM, Mayer M, Weis J (1996) Mitochondrial abnormalities and intrafamilial variability of sural nerve biopsy findings in adrenomyeloneuropathy. Acta Neuropathol (Berl) 92: 64–69

Schröder JM, Senderek J, Bergmann C, Hermanns B, Ramaekers V, Quasthoff S (1998) Identification of CX32 mutations in paraffin-embedded sural nerve biopsies of 5 unrelated families with X-linked CMT (HMSN X), in one male associated with X-linked (Becker's) muscular dystrophy. J Periph Nerv Sys 3: 302–303

Schröder JM, Rollnik JD, Schubert M, Dengler R (1999) Demyelinating sensorimotor neuropathy with congenital cataract, mental retardation, and unique, dysplastic perineurial cells within the endoneurium. Acta Neuropathol (in press)

Schubert W, Schwan H (1995) Detection by 4-parameter microscopic imaging and increase of rare mononuclear blood leukocyte types expressing the Fc gamma RIII receptor (CD16) for immunoglobulin G in human sporadic amyotrophic lateral sclerosis (ALS). Neurosci Lett 198: 29–32

Schuelke M, Cervós-Navarro J (1998) Degenerative changes in unmyelinated nerve fibers in late-infantile neuronal ceroidlipofuscinosis. A morphometric study of conjunctival biopsy specimens. Acta Neuropathol (Berl) 95: 175–183

Schuler U, Ehninger G (1995) Thalidomide: rationale for renewed use in immunological disorders. Drug Saf 12: 364–369

Schütz G, Schröder JM (1997) Number and size of epineurial blood vessels in normal and diseased human sural nerves. Cell Tissue Res 290: 31–37

Schwab ME, Caroni P (1988) Oligodendrocytes and CNS myelin are nonpermissive substrates for neurite growth and fibroblast spreading in vitro. J Neurosci 8: 2381–2393

Schwab ME, Thoenen H (1985) Dissociated neurons regenerate into sciatic but not optic nerve explants in culture irrespective of neurotrophic factors. J Neurosci 5: 2415–2423

Schwartzman RJ, McLellan TL (1987) Reflex sympathetic dystrophy. A review. Arch Neurol 44: 555–561

Schwartzman RJ, Liu JE, Smullens SN, Hyslop T, Tahmoush AJ (1997) Long-term outcome following sympathectomy for complex regional pain syndrome type 1 (RSD). J Neurol Sci 150: 149–152

Schwechheimer K (1990) Spezielle Immunmorphologie neurogener Geschwülste. Pathologie des Nervensystems, Bd 13/IV. In: Doerr W et al. (Hrsg) Spezielle pathologische Anatomie. Springer, Berlin Heidelberg New York Tokyo, S 1–265

Schwendemann G, Arendt G, Noth J, Lange HW, Strauss W (1987) Diagnosis of juvenile-adult form of neuroaxonal dystrophy by electron microscopy of rectum and skin biopsy [letter]. J Neurol Neurosurg Psychiatry 50: 818–821

Sciacco M, Scarpini E, Baron PL, Doronzo R, Moggio M, Passerini D, Scarlato G (1992) Sural nerve immunoreactivity for nerve growth factor receptor in a case of localized hypertrophic neuropathy. Acta Neuropathol (Berl) 83: 547–553

Scoles DR, Baser ME, Pulst SM (1996) A missense mutation in the neurofibromatosis 2 gene occurs in patients with mild and severe phenotypes. Neurology 47: 544–546

Scoles DR, Huynh DP, Morcos PA, Coulsell ER, Robinson NG, Tamanoi F, Pulst SM (1998) Neurofibromatosis 2 tumour suppressor schwannomin interacts with betaII-spectrin. Nat Genet 18: 354–359
Scott TF (1993) Neurosarcoidosis: progress and clinical aspects. Neurology 43: 8–12
Seckel BR (1990) Enhancement of peripheral nerve regeneration. Muscle Nerve 13: 785–800
Seddon HJ (1943) Three types of nerve injury. Brain 66: 237–288
Seddon HJ (1975) Surgical disorders of the peripheral nerves. Churchill Linvingstone, Edinburgh
Sedmak PA, Sedmak D, Fritz HI, Peterson GR (1978) Myelination in chronically-alcoholic mice. Experientia 34: 1059–1060
Seidman RJ, Kaufman LD, Sokoloff L, Miller F, Iliya A, Peress NS (1991) The neuromuscular pathology of the eosinophilia-myalgia syndrome. J Neuropathol Exp Neurol 50: 49–62
Seiffert KE, Schindler P, Thomas E, Schröder JM, Hufschmidt F (1968) Experimentelle Technik und Ergebnisse der homologen Nerventransplantation. Langenbecks Arch Chir 322: 598–601
Seiler N, Schröder JM (1970) Beziehungen zwischen Polyaminen und Nucleinsäuren. II. Biochemische und feinstrukturelle Untersuchungen am peripheren Nerven während der Wallerschen Degeneration. Brain Res 22: 81–103
Seitz RJ, Wechsler W, Mosny DS, Lenard HG (1986) Hypomyelination neuropathy in a female newborn presenting as arthrogryposis multiplex congenita. Neuropediatrics 17: 132–136
Seitz RJ, Neuen-Jacob E, Wechsler W (1988) Significance of lymphocytes and blood vessel changes for edema formation in polyradiculoneuritis. Acta Neuropathol (Berl) 76: 564–573
Seitz RJ, Reiners K, Himmelmann F, Heininger K, Hartung HP, Toyka KV (1989) The bloodnerve barrier in Wallerian degeneration: a sequential long-term study. Muscle Nerve 12: 627–635
Sekijima Y, Ohara S, Nakagawa S, Tabata K, Yoshida K, Ishigame H, Shimizu Y, Yanagisawa N (1998) Hereditary motor and sensory neuropathy associated with cerebellar atrophy (HMSNCA): Clinical and neuropathological features of a Japanese family. J Neuro Sci 158: 30–37
Sekiya S, Homma S, Miyata Y, Kuno M (1986) Effects of nerve growth factor on differentiation of muscle spindles following nerve lesion in neonatal rats. J Neurosci 6: 2019–2025
Senderek J, Bergmann C, Quasthoff S, Ramaekers VT, Schröder JM (1998) X-linked dominant Charcot-Marie-Tooth disease: nerve biopsies allow morphological evaluation and detection of connexin32 mutations (Arg15Trp, Arg22Gln). Acta Neuropathol (Berl) 95: 443–449
Sendtner M, Kreutzberg GW, Thoenen H (1990) Ciliary neurotrophic factor prevents the degeneration of motor neurons after axotomy. Nature 345: 440–441
Sendtner M, Holtmann B, Kolbeck R, Thoenen H, Barde YA (1992) Brain-derived neurotrophic factor prevents the death of motoneurons in newborn rats after nerve section. Nature 360: 757–759
Sendtner M, Schmalbruch H, Stockli KA, Carroll P, Kreutzberg GW, Thoenen H (1992) Ciliary neurotrophic factor prevents degeneration of motor neurons in mouse mutant progressive motor neuronopathy [see comments]. Nature 358: 502–504
Sendtner M, Dittrich F, Hughes RA, Thoenen H (1994) Actions of CNTF and neurotrophins on degenerating motoneurons: preclinical studies and clinical implications. J Neurol Sci 124 Suppl: 77–83
Sereda M, Griffiths I, Puhlhofer A, Stewart H, Rossner MJ, Zimmerman F et al. (1996) A transgenic rat model of Charcot-Marie-Tooth disease. Neuron 16: 1049–1060
Serratrice G, Gastaut JL, Dubois-Gambarelli D (1973) Amyotrophie neurogène périphérique au cours du syndrome de Marinesco-Sjögren. Rev Neurol (Paris) 128: 432–441
Sewry CA, Voit T, Dubowitz V (1988) Myopathy with unique ultrastructural feature in Marinesco-Sjögren syndrome. Ann Neurol 24: 576–580
Sghirlanzoni A, Pareyson D, Balestrini MR, Bellone E, Berta E, Ciano C et al. (1992) HMSN III phenotype due to homozygous expression of a dominant HMSN II gene. Neurology 42: 2201–2204
Shankar SK, Taly AB, Arunodaya GR, Nagaraja D, Jayakumar PN, Ravi V (1998) Peripheral neuropathy in subacute sclerosing panencephalitis – immunohistochemical and ultrastructural evidence. Clin Neuropathol 17: 15–18
Shapiro EG, Lipton ME, Krivit W (1992) White matter dysfunction and its neuropsychological correlates: a longitudinal study of a case of metachromatic leukodystrophy treated with bone marrow transplant. J Clin Exp Neuropsychol 14: 610–624

Shapiro L, Doyle JP, Hensley P, Colman DR, Hendrickson WA (1996) Crystal structure of the extracellular domain from Po, the major structural protein of peripheral nerve myelin. Neuron 17: 435–449

Sharief MK, McLean B, Thompson EJ (1993) Elevated serum levels of tumor necrosis factor-alpha in Guillain-Barré syndrome [see comments]. Ann Neurol 33: 591–596

Sharp FR, Rando TA, Greenberg SA, Brown L, Sagar SM (1994) Pseudochoreoathetosis. Movements associated with loss of proprioception. Arch Neurol 51: 1103–1109

Shaw CE, Enayat ZE, Chioza BA, Al-Chalabi A, Radunovic A, Powell JF, Leigh PN (1998) Mutations in all five exons of SOD-1 may cause ALS. Ann Neurol 43: 390–394

Sheth RD, Riggs JE, Hobbs GR, Gutmann L (1996) Age and Guillain-Barré syndrome severity. Muscle Nerve 19: 375–377

Shetty VP, Uplekar MW, Antia NH (1994) Immunohistological localization of mycobacterial antigens within the peripheral nerves of treated leprosy patients and their significance to nerve damage in leprosy. Acta Neuropathol (Berl) 88: 300–306

Shian WJ, Chi CC, Mak SC, Tzeng GY (1992) Late infantile form metachromatic leukodystrophy: report of one case. Chung Hua Min Kuo Hsiao Erh Ko I Hsueh Hui Tsa Chih 33: 286–293

Shields RW jr, Harris JW, Clark M (1991) Mononeuropathy in sickle cell anemia: anatomical and pathophysiological basis for its rarity. Muscle Nerve 14: 370–374

Shillito P, Molenaar PC, Vincent A, Leys K, Zheng W, van den Berg RJ et al. (1995) Acquired neuromyotonia: evidence for autoantibodies directed against K+ channels of peripheral nerves [see comments]. Ann Neurol 38: 714–722

Shimada H, Brodeur GM (1998) Tumors of peripheral neuroblasts and ganglion cells. In: Bigner DD, McLendon RE, Bruner JM (eds) Russell & Rubinstein's pathology of tumors of the nervous system. 2nd ed. Arnold, London Sydney Auckland, pp 493–534

Shimada H, Chatten J, Newton WA jr, Sachs N, Hamoudi AB, Chiba T et al. (1984) Histopathologic prognostic factors in neuroblastic tumors: definition. J Natl Cancer Inst 73: 405–416

Shimada N, Sobue G, Doyu M, Yamamoto K, Yasuda T, Mukai E et al. (1995) X-linked recessive bulbospinal neuronopathy: clinical phenotypes and CAG repeat size in androgen receptor gene. Muscle Nerve 18: 1378–1384

Shirabe S, Kinoshita I, Matsuo H, Takashima H, Nakamura T, Tsujihata M, Nagataki S (1988) Resistance to ischemic conduction block of the peripheral nerve in hyperglycemic rats: an electrophysiological study. Muscle Nerve 11: 582–587

Shiurba RA, Eng LF, Urich H (1984) The structure of pseudomeissnerian corpuscles. An immunohistochemical study. Acta Neuropathol (Berl) 63: 174–176

Shoffner JM, Brown MD, Stugard C, Jun AS, Pollock S, Haas RH et al. (1995) Leber's hereditary optic neuropathy plus dystonia is caused by a mitochondrial DNA point mutation. Ann Neurol 38: 163–169

Shupeck M, Ward KK, Schmelzer JD, Low PA (1989) Comparison of nerve regeneration in vascularized and conventional grafts: nerve electrophysiology, norepinephrine, prostacyclin, malondialdehyde, and the blood-nerve barrier. Brain Res 493: 225–230

Shy ME, Evans VA, Lublin FD, Knobler RL, Heiman-Patterson T, Tahmoush AJ et al. (1989) Antibodies to GM1 and GD1b in patients with motor neuron disease without plasma cell dyscrasia [see comments]. Ann Neurol 25: 511–513

Shy ME, Heiman-Patterson T, Parry GJ, Tahmoush A, Evans VA, Schick PK (1990) Lower motor neuron disease in a patient with autoantibodies against Gal(beta 1-3)GalNAc in gangliosides GM1 and GD1b: improvement following immunotherapy. Neurology 40: 842–844

Sieb JP, Breul P, Jerusalem F (1990) Neurofibromatose. Akt Neurol 17: 173–178

Sieb JP, Mattle H, Pirovino M (1989) Neurofibrosarkome bei Neurofibromatose 1. Dtsch Med Wochenschr 114: 417–419

Sigal LH, Tatum AH (1988) Lyme disease patients' serum contains IgM antibodies to Borrelia burgdorferi that cross-react with neuronal antigens. Neurology 38: 1439–1442

Siironen J, Sandberg M, Vuorinen V, Röyttä M (1992) Expression of type I and III collagens and fibronectin after transection of rat sciatic nerve. Reinnervation compared with denervation. Lab Invest 67: 80–87

Siironen J, Vuorinen V, Taskinen HS, Röyttä M (1995) Axonal regeneration into chronically denervated distal stump. 2. Active expression of type I collagen mRNA in epineurium. Acta Neuropathol (Berl) 89: 219–226

Silander K, Meretoja P, Pihko H, Juvonen V, Issakainen J, Aula P, Savontaus ML (1997) Screening for connexin 32 mutations in Charcot-Marie-Tooth disease families with possible X-linked inheritance. Hum Genet 100: 391–397

Sillevis Smitt PA, de Jong JM (1989) Animal models of amyotrophic lateral sclerosis and the spinal muscular atrophies. J Neurol Sci 91: 231–258

Silverman TA, Enzinger FM (1985) Fibrolipomatous hamartoma of nerve. A clinicopathologic analysis of 26 cases. Am J Surg Pathol 9: 7–14

Sima AAF (1997) Letter to the editor. J Neuropathol Exp Neurol 56/4: 458

Simmons RD, Buzbee TM, Linthicum DS (1988) An immunohistological study of autoimmune encephalomyelitis and neuritis in the rabbit. Observations in the dorsal root ganglion using the freeze-dried paraffin-embedded tissue technique. J Neurol Sci 83: 293–304

Simmons Z, Albers JW, Sima AA (1992) Case-of-the-month: perineuritis presenting as mononeuritis multiplex. Muscle Nerve 15: 630–635

Simmons Z, Albers JW, Bromberg MB, Feldman EL (1993) Presentation and initial clinical course in patients with chronic inflammatory demyelinating polyradiculoneuropathy: comparison of patients without and with monoclonal gammopathy. Neurology 43: 2202–2209

Simon LT, Ricaurte GA, Forno LS (1989) Chronic idiopathic ataxic neuropathy: neuropathology of a case. Acta Neuropathol (Berl) 79: 104–107

Simon LT, Horoupian DS, Dorfman LJ, Marks M, Herrick MK, Wasserstein P, Smith ME (1990) Polyneuropathy, ophthalmoplegia, leukoencephalopathy, and intestinal pseudo-obstruction: POLIP syndrome. Ann Neurol 28: 349–360

Simon R, Thier M, Krüttgen A, Rose-John S, Weiergraber O, Heinrich PC et al. (1995) Human CNTF and related cytokines: effects on DRG neurone survival. Neuroreport 7: 153–157

Simone IL, Annunziata P, Maimone D, Liguori M, Leante R, Livrea P (1993) Serum and CSF anti-GM1 antibodies in patients with Guillain-Barré syndrome and chronic inflammatory demyelinating polyneuropathy. J Neurologic Sci 114: 49–55

Simpson DM, Olney RK (1992) Peripheral neuropathies associated with human immunodeficiency virus infection. Neurol Clin 10: 685–711

Simpson LO (1988) Altered blood rheology in the pathogenesis of diabetic and other neuropathies. Muscle Nerve 11: 725–744

Singh G, Lott MT, Wallace DC (1989) A mitochondrial DNA mutation as a cause of Leber's hereditary optic neuropathy. N Engl J Med 320: 1300–1305

Sinkjaer T, Magnussen I (1994) Passive, intrinsic and reflex-mediated stiffness in the ankle extensors of hemiparetic patients. Brain 117: 355–363

Sirdofsky MD, Hawley RJ, Manz H (1991) Progressive motor neuron disease associated with electrical injury. Muscle Nerve 14: 977–980

Sivieri S, Ferrarini AM, Lolli F, Matà S, Pinto F, Tavolato B, Gallo P (1997) Cytokine pattern in the cerebrospinal fluid from patients with GBS and CIDP. J Neurol Sci 147: 93–95

Sladky JT, Tschoepe RL, Greenberg JH, Brown MJ (1991) Peripheral neuropathy after chronic endoneurial ischemia. Ann Neurol 29: 272–278

Slavin S, Naparstek E, Ziegler M, Lewin A (1992) Clinical application of intrauterine bone marrow transplantation for treatment of genetic diseases – feasibility studies. Bone Marrow Transplant 9 Suppl 1: 189–190

Sluga E (1970) Über eine Entmarkungsneuropathie bei G-Paraproteinämie. Wien Klin Wochenschr 82: 667

Slutsker L, Hoesly FC, Miller L, Williams LP, Watson JC, Fleming DW (1990) Eosinophilia-myalgia syndrome associated with exposure to tryptophan from a single manufacturer. Jama 264: 213–217

Small JR, Scadding JW, Landon DN (1990) A fluorescence study of changes in noradrenergic sympathetic fibres in experimental peripheral nerve neuromas. J Neurol Sci 100: 98–107

Smith AG, Albers JW (1997) n-Hexane neuropathy due to rubber cement sniffing. Muscle Nerve 20: 1445–1450

Smith B (1967) The myenteric plexus in Chagas' disease. J Pathol Bacteriol 94: 462–463

Smith BE, Dyck PJ (1990) Peripheral neuropathy in the eosinophilia-myalgia syndrome associated with L-tryptophan ingestion [see comments]. Neurology 40: 1035–1040

Smith IS (1994) The natural history of chronic demyelinating neuropathy associated with benign IgM paraproteinaemia. A clinical and neurophysiological study. Brain 117: 949–957

Smith KJ, Hall SM (1988) Peripheral demyelination and remyelination initiated by the calcium-selective ionophore ionomycin: in vivo observations. J Neurol Sci 83: 37-53

Smith RG, Kimura F, Harati Y, McKinley K, Stefani E, Appel SH (1995) Altered muscle calcium channel binding kinetics in autoimmune motoneuron disease. Muscle Nerve 18: 620-627

Smith T, Trojaborg W (1987) Diagnosis of thoracic outlet syndrome. Value of sensory and motor conduction studies and quantitative electromyography. Arch Neurol 44: 1161-1163

Smith TW, Bhawan J (1980) Tactile-like structures in neurofibromas. An ultrastructural study. Acta Neuropathol (Berl) 50: 233-236

Smith W, Wilson AF (1975) Guillan-Barre syndrome in heroin addiction. Jama 231: 1367-1368

Snider WD (1994) Functions of the neurotrophins during nervous system development: what the knockouts are teaching us. Cell 77: 627-638

Snooks SJ, Barnes PR, Swash M, Henry MM (1985) Damage to the innervation of the pelvic floor musculature in chronic constipation. Gastroenterology 89: 977-981

Sobel RA (1993) Vestibular (acoustic) schwannomas: histologic features in neurofibromatosis 2 and in unilateral cases. J Neuropathol Exp Neurol 52: 106-113

Sobue G, Sonnenfeld K, Rubenstein AE, Pleasure D (1985) Tissue culture studies of neurofibromatosis: effects of axolemmal fragments and cyclic adenosine 3',5'-monophosphate analogues on proliferation of Schwann-like and fibroblast-like neurofibroma cells. Ann Neurol 18: 68-73

Sobue G, Hashizume Y, Mitsuma T, Takahashi A (1987) Size-dependent myelinated fiber loss in the corticospinal tract in Shy-Drager syndrome and amyotrophic lateral sclerosis. Neurology 37: 529-532

Sobue G, Yasuda T, Mitsuma T, Ross AH, Pleasure D (1988) Expression of nerve growth factor receptor in human peripheral neuropathies. Ann Neurol 24: 64-72

Sobue G, Hashizume Y, Mukai E, Hirayama M, Mitsuma T, Takahashi A (1989) X-linked recessive bulbospinal neuronopathy. A clinicopathological study. Brain 112: 209-232

Sobue G, Yasuda T, Mitsuma T, Pleasure D (1989) Nerve growth factor receptor immunoreactivity in the neuronal perikarya of human sensory and sympathetic nerve ganglia. Neurology 39: 937-941

Sobue G, Hashizume Y, Yasuda T, Mukai E, Kumagai T, Mitsuma T, Trojanowski JQ (1990) Phosphorylated high molecular weight neurofilament protein in lower motor neurons in amyotrophic lateral sclerosis and other neurodegenerative diseases involving ventral horn cells. Acta Neuropathol (Berl) 79: 402-408

Sobue G, Nakao N, Murakami K, Yasuda T, Sahashi K, Mitsuma T et al. (1990) Type I familial amyloid polyneuropathy. A pathological study of the peripheral nervous system. Brain 113: 903-919

Soffer D, Martin JR (1989) Axonal degeneration and regeneration in sensory roots in a genital herpes model. Acta Neuropathol (Berl) 77: 605-611

Soffer D, Benharroch D, Berginer V (1995) The neuropathology of cerebrotendinous xanthomatosis revisited: a case report and review of the literature. Acta Neuropathol (Berl) 90: 213-220

Solders G (1988) Discomfort after fascicular sural nerve biopsy. Acta Neurol Scand 77: 503-504

Solders G, Correale J, Zhi W, Höjeberg B, Link H, Olsson T (1992) Increased systemic B- and T-lymphocyte responses in hereditary motor and sensory neuropathy (HMSN I). J Neurol Sci 113: 62-69

Soliven B, Dhand UK, Kobayashi K, Arora R, Martin B, Petersen MV et al. (1997) Evaluation of neuropathy in patients on suramin treatment. Muscle Nerve 20: 83-91

Somer H, Mäki T, Härkönen M (1992) Beta-adrenergic system in myotonic dystrophy. J Neurol Sci 111: 214-217

Sommer C, Myers RR (1995) Neurotransmitters in the spinal cord dorsal horn in a model of painful neuropathy and in nerve crush. Acta Neuropathol (Berl) 90: 478-485

Sommer C, Schröder JM (1988) Binding of swine IgM immunoglobulins to peripheral nerve myelin sheaths in electron microscopic immunocytochemistry. Acta Neuropathol (Berl) 77: 100-103

Sommer C, Schröder JM (1989) Amyloid neuropathy: immunocytochemical localization of intra- and extracellular immunoglobulin light chains. Acta Neuropathol (Berl) 79: 190-199

Sommer C, Schröder JM (1989) Hereditary motor and sensory neuropathy with optic atrophy. Ultrastructural and morphometric observations on nerve fibers, mitochondria, and dense-cored vesicles. Arch Neurol 46: 973-977

Sommer C, Schröder JM (1992) Immune-mediated neuropathy and myopathy in post-streptococcal disease: electron-microscopical, morphometrical and immunohistochemical studies. Clin Neuropathol 11: 77–86

Sommer C, Schröder JM (1995) HLA-DR expression in peripheral neuropathies: the role of Schwann cells, resident and hematogenous macrophages, and endoneurial fibroblasts. Acta Neuropathol (Berl) 89: 63–71

Sommer C, Schäfers M (1998) Painful mononeuropathy in C57BL/Wld mice with delayed wallerian degeneration: differential effects of cytokine production and nerve regeneration on thermal and mechanical hypersensitivity. Brain Res 784: 154–162

Sommer C, Lalonde A, Heckman HM, Rodriguez M, Myers RR (1995) Quantitative neuropathology of a focal nerve injury causing hyperalgesia. J Neuropathol Exp Neurol 54: 635–643

Son YJ, Thompson WJ (1995) Nerve sprouting in muscle is induced and guided by processes extended by Schwann cells. Neuron 14: 133–141

Son YJ, Thompson WJ (1995) Schwann cell processes guide regeneration of peripheral axons. Neuron 14: 125–132

Sonneland P, Scheithauer B, LeChago J, Crawford B, Onofrio B (1986) Paraganglioma of the cauda equina region. Clinicoprathologic study of 31 cases with special reference to immunocytology and ultrastructure. Cancer Oct 15;58(8): 1720–1723

Sonnenfeld KH, Bernd P, Sobue G, Lebwohl M, Rubenstein AE (1986) Nerve growth factor receptors on dissociated neurofibroma Schwann-like cells. Cancer Res 46: 1446–1452

Soong BW, Casamassima AC, Fink JK, Constantopoulos G, Horwitz AL (1988) Multiple sulfatase deficiency. Neurology 38: 1273–1275

Sørensen J, Haase G, Krarup C, Gilgenkrantz H, Kahn A, Schmalbruch H (1998) Gene transfer to Schwann cells after peripheral nerve injury: a delivery system for therapeutic agents. Ann Neurol 43: 205–211

Sorenson EJ, Sima AA, Blaivas M, Sawchuk K, Wald JJ (1997) Clinical features of perineuritis. Muscle Nerve 20: 1153–1157

Sorenson EJ, Windebank AJ (1993) Relative importance of basement membrane and soluble growth factors in delayed and immediate regeneration of rat sciatic nerve. J Neuropathol Exp Neurol 52: 216–222

Southam E, Thomas PK, King RH, Goss-Sampson MA, Muller DP (1991) Experimental vitamin E deficiency in rats. Morphological and functional evidence of abnormal axonal transport secondary to free radical damage. Brain 114: 915–936

Spatz L, Lieberson B, Abraham J, Miller OJ, Miller DA, Latov N (1987) Generation of human B-cell hybridomas secreting monoclonal anti-myelin-associated glycoprotein antibodies from a patient with neuropathy. Ann Neurol 21: 207–211

Spencer PS, Schaumburg HH (1978) Distal axonopathy: one common type of neurotoxic lesion. Environ Health Perspect 26: 97–105

Spencer PS, Schaumburg HH (1980) Experimental and clinical neurotoxicology. Williams & Wilkins, Baltimore London

Spies JM, Westland KW, Bonner JG, Pollard JD (1995) Intraneural activated T cells cause focal breakdown of the blood-nerve barrier. Brain 118: 857–868

Spreyer P, Kuhn G, Hanemann CO, Gillen C, Schaal H, Kuhn R et al. (1991) Axon-regulated expression of a Schwann cell transcript that is homologous to a "growth arrest-specific" gene. Embo J 10: 3661–3668

Spreyer P, Schaal H, Kuhn G, Rothe T, Unterbeck A, Olek K, Müller HW (1990) Regeneration-associated high level expression of apolipoprotein D mRNA in endoneurial fibroblasts of peripheral nerve. Embo J 9: 2479–2484

Sprotté G, Romen W, Kron W, Woidich W (1982) Vergleichende histologische Untersuchungen am Nervus ischiadicus des Kaninchens nach Blockade der Nervenleitung durch Vereisung oder Alkoholinjektion. Reg Anaesth 5: 14–19

Spüler M, Dimpfel W, Tüllner HU (1987) Effect of gangliosides on nerve conduction velocity during diabetic neuropathy in the rat. Arch Int Pharmacodyn Ther 287: 211–223

St. Louis ME, Peck SH, Bowering D, Morgan GB, Blatherwick J, Banerjee S et al. (1988) Botulism from chopped garlic: delayed recognition of a major outbreak. Ann Intern Med 108: 363–368

Stanford LR (1987) X-cells in the cat retina: relationships between the morphology and physiology of a class of cat retinal ganglion cells. J Neurophysiol 58: 940–964

Stanton C, Perentes E, Collins VP, Rubinstein LJ (1987) GFA protein reactivity in nerve sheath tumors: a polyvalent and monoclonal antibody study. J Neuropathol Exp Neurol 46: 634–643
Starr A, Picton TW, Sininger Y, Hood LJ, Berlin CI (1996) Auditory neuropathy. Brain 119: 741–753
Staunton H (ed) (1991) Familial amyloid polyneuropathies. Handbook of clinical neurology. Vol 60. Elsevier, Amsterdam, pp 89–115
Steck AJ, Murray N, Dellagi K, Brouet JC, Seligmann M (1987) Peripheral neuropathy associated with monoclonal IgM autoantibody. Ann Neurol 22: 764–767
Stefansson K, Wollmann R, Jerkovic M (1982) S-100 protein in soft-tissue tumors derived from Schwann cells and melanocytes. Am J Pathol 106: 261–268
Stein H (1995) Lymphomatisches System. In: Blümcke S (Hrsg) Pathologie. Walter de Gruyter, Berlin New York, S 959–1007
Stein K, Störkel S, Linke RP, Goebel HH (1987) Chemical heterogeneity of amyloid in the carpal tunnel syndrome. Virchows Arch A Pathol Anat Histopathol 412: 37–45
Stennert ER (1994) (Hrsg) The facial nerve. An update on clinical and basic neuroscience research. AORL CG (Suppl): 1–564
Sterman AB, Schaumburg HH, Asbury AK (1980) The acute sensory neuronopathy syndrome: a distinct clinical entity. Ann Neurol 7: 354–358
Stern BJ, Griffin DE, Luke RA, Krumholz A, Johns CJ (1987) Neurosarcoidosis: cerebrospinal fluid lymphocyte subpopulations. Neurology 37: 878–881
Stetson DS, Albers JW, Silverstein BA, Wolfe RA (1992) Effects of age, sex, and anthropometric factors on nerve conduction measures [see comments]. Muscle Nerve 15: 1095–1104
Stevens A, Schabet M, Schott K, Wiethölter H (1989) Role of endoneural cells in experimental allergic neuritis and characterisation of a resident phagocytic cell. Acta Neuropathol (Berl) 77: 412–419
Stevens H, Forster FM (1953) Effect of carbon tetrachloride on the nervous system. AMA Arch Neurol Psychiatry 70: 635–649
Stevens JC, Lofgren EP, Dyck PJ (1973) Histometric evaluation of branches of peroneal nerve: technique for combined biopsy of muscle nerve and cutaneous nerve. Brain Res 52: 37–59
Stevens JC, Sun S, Beard CM, WM OF, Kurland LT (1988) Carpal tunnel syndrome in Rochester, Minnesota, 1961 to 1980. Neurology 38: 134–138
Stewart BM (1966) The hypertrophic neuropathy of acromegaly; a rare neuropathy associated with acromegaly. Arch Neurol 14: 107–110
Stewart JD, McKelvey R, Durcan L, Carpenter S, Karpati G (1996) Chronic inflammatory demyelinating polyneuropathy (CIDP) in diabetics. J Neurol Sci 142: 59–64
Stober T, Schimrigk K, Ganten D, Sherman DG (1986) Central nervous system control of the heart. Martinus Nijhoff, Boston Dordrecht Lancaster
Stoebner P, Mezin P, Vila A, Grosse R, Kopp N, Paramelle B (1989) Microangiopathy of endoneurial vessels in hypoxemic chronic obstructive pulmonary disease (COPD). A quantitative ultrastructural study. Acta Neuropathol (Berl) 78: 388–395
Stögbauer F, Young P, Timmerman V, Spoelders P, Ringelstein EB, Van Broeckhoven C, Kurlemann G (1997) Refinement of the hereditary neuralgic amyotrophy (HNA) locus to chromosome 17q24-q25. Hum Genet 99: 685–687
Stögbauer F, Young P, Kuhlenbäumer G, Kiefer R, Timmermann V, Ringelstein EB et al. (1999) Autosomal dominant burning feet syndrome. J Neurol Neurosurg Psych (accepted for publication)
Stöhr M (1992) Elektromyographie und Elektroneurographie. Urban & Schwarzenberg, München
Stöhr M, Riffel B (1988) Nerven- und Nervenwurzelläsionen. In: Neundörfer B, Schimrigk K, Soyka D (Hrsg) Praktische Neurologie. VSH Verlagsgesellschaft mbH, Weinheim, S 446
Stoll BA, Andrews JT (1966) Radiation-induced peripheral neuropathy. Br Med J 1: 834–837
Stoll G, Müller HW (1986) Macrophages in the peripheral nervous system and astroglia in the central nervous system of rat commonly express apolipoprotein E during development but differ in their response to injury. Neurosci Lett 72: 233–238
Stoll G, Griffin JW, Li CY, Trapp BD (1989) Wallerian degeneration in the peripheral nervous system: participation of both Schwann cells and macrophages in myelin degradation. J Neurocytol 18: 671–683
Stoll G, Mueller HW, Trapp BD, Griffin JW (1989) Oligodendrocytes but not astrocytes express apolipoprotein E after injury of rat optic nerve. Glia 2: 170–176
Stone DA, Laureno R (1991) Handcuff neuropathies [see comments]. Neurology 41: 145–147

Strachan H (1897) On a form of multiple neuritis prevalent in the West Indies. Practitioner 59: 477
Stracke H, Krug B, Riege C, Federlin K (1995) Effect of the aldose reductase inhibitor Zopolrestat on peripheral nerve conduction velocity in the streptozotocin-diabetic rat. Perfusion 1/95, 8. Jahrgang
Straub RH, Westermann J, Scholmerich J, Falk W (1998) Dialogue between the CNS and the immune system in lymphoid organs. Immunol Today 19: 409–413
Strong MJ, Gaytan-Garcia S (1996) Proximal sciatic axotomy does not inhibit the induction of neurofilamentous inclusions following intracisternal aluminum chloride exposure. J Neuropathol Exp Neurol 55: 419–423
Stubbs EB jr, Fisher MA, Siegel GJ (1998) Anti-tubulin antibodies in a sensorimotor neuropathy patient alter tubulin polymerization. Acta Neuropathol (Berl) 95: 302–305
Stübgen JP (1995) Neuromuscular disorders in systemic malignancy and its treatment [see comments]. Muscle Nerve 18: 636–648
Stumpf DA, Sokol R, Bettis D, Neville H, Ringel S, Angelini C, Bell R (1987) Friedreich's disease: V. Variant form with vitamin E deficiency and normal fat absorption. Neurology 37: 68–74
Su M, Kakita A, Wakabayashi K, Yamada M, Takahashi H, Ikuta F (1997) Degeneration of spinal dorsal root ganglia in adult rats treated with methylmercury: chronological observations on the cell bodies, centrally directed asons and presynaptic terminals. Clin Neuropathol 17: 201–207
Suarez GA, Fealey RD, Camilleri M, Low PA (1994) Idiopathic autonomic neuropathy: clinical, neurophysiologic, and follow-up studies on 27 patients. Neurology 44: 1675–1682
Suarez GA, Kelly JJ jr (1993) Polyneuropathy associated with monoclonal gammopathy of undetermined significance: further evidence that IgM-MGUS neuropathies are different than IgG-MGUS. Neurology 43: 1304–1308
Sugimoto K, Yagihashi S (1996) Peripheral nerve pathology in rats with streptozotocin-induced insulinoma. Acta Neuropathol (Berl) 91: 616–623
Sumner AJ (1990) Aberrant reinnervation. Muscle Nerve 13: 801–803
Sunderland S (1978) Nerves and nerve injuries. Churchill Livingstone, Edinburgh London New York
Sung JH, Hayano M, Desnick RJ (1977) Mannosidosis: Pathology of the nervous system. J Neuropathol Exp Neurol 35: 807
Superneau DW, Wertelecki W, Zellweger H, Bastian F (1987) Myopathy in Marinesco-Sjögren syndrome. Eur Neurol 26: 8–16
Suter U, Moskow JJ, Welcher AA, Snipes GJ, Kosaras B, Sidman RL et al. (1992) A leucine-to-proline mutation in the putative first transmembrane domain of the 22-kDa peripheral myelin protein in the trembler-J mouse. Proc Natl Acad Sci U S A 89: 4382–4386
Suter U, Welcher AA, Özcelik T, Snipes GJ, Kosaras B, Francke U et al. (1992) Trembler mouse carries a point mutation in a myelin gene. Nature 356: 241–244
Suzuki H, Oyanagi K, Takahashi H, Ikuta F (1995) Evidence for transneuronal degeneration in the spinal cord in man: a quantitative investigation of neurons in the intermediate zone after long-term amputation of the unilateral upper arm. Acta Neuropathol (Berl) 89: 464–470
Suzuki H, Oyanagi K, Takahashi H, Kono M, Yokoyama M, Ikuta F (1993) A quantitative pathological investigation of the cervical cord, roots and ganglia after long-term amputation of the unilateral upper arm [published erratum appears in Acta Neuropathol (Berl) 1993; 86(5): 546]. Acta Neuropathol (Berl) 85: 666–673
Suzuki K, Zagoren JC (1977) Quaking mouse: an ultrastructural study of the peripheral nerves. J Neurocytol 6: 71–84
Suzuki N, Hardebo JE, Kahrstrom J, Owman C (1990) Selective electrical stimulation of post-ganglionic cerebrovascular parasympathetic nerve fibers originating from the sphenopalatine ganglion enhances cortical blood flow in the rat. J Cereb Blood Flow Metab 10: 383–391
Suzuki N, Hardebo JE, Owman C (1990) Origins and pathways of choline acetyltransferase-positive parasympathetic nerve fibers to cerebral vessels in rat. J Cereb Blood Flow Metab 10: 399–408
Suzuki T, Azuma T, Tsujino S, Mizuno R, Kishimoto S, Wada Y et al. (1987) Diagnosis of familial amyloidotic polyneuropathy: isolation of variant prealbumin. Neurology 37: 708–711

Swanson A (1963) Congenital insensitivity to pain with anhydrosis. Arch Neurol 8: 299-306
Swygert LA, Maes EF, Sewell LE, Miller L, Falk H, Kilbourne EM (1990) Eosinophilia-myalgia syndrome. Results of National Surveillance. JAMA 264: 1698-1703
Swygert LA, Back EE, Auerbach SB, Sewell LE, Falk H (1993) Eosinophilia-myalgia syndrome: mortality data from the US national surveillance system [see comments]. J Rheumatol 20: 1711-1717
Szabolcs M, Gruber H, Schaden G, Freilinger G, Deutlinger M, Girsch W, Happak W (1991) Selective fascicular nerve repair: a rapid method for intraoperative motosensory differantiation by acetylcholinesterase histochemistry. Eur J Plast Surg 14: 21-25
Tabaraud F, Vallat JM, Hugon J, Ramiandrisoa H, Dumas M, Signoret JL (1990) Acute or subacute alcoholic neuropathy mimicking Guillain-Barré syndrome. J Neurol Sci 97: 195-205
Tachi N, Kasai K, Chiba S, Naganuma M, Uyemura K, Hayasaka K (1994) Expression of Po protein in sural nerve of a patient with hereditary motor and sensory neuropathy type III. J Neurol Sci 124: 67-70
Tachi N, Kozuka N, Ohya K, Chiba S, Sasaki K (1997) Tomaculous neuropathy in Charcot-Marie-Tooth disease with myelin protein zero gene mutation. J Neurol Sci 153: 106-109
Tackmann W, Vogel P (1988) Fibre density, amplitudes of macro-EMG motor unit potentials and conventional EMG recordings from the anterior tibial muscle in patients with amyotrophic lateral sclerosis. A study on 51 cases. J Neurol 235: 149-154
Tackmann W, Porst H, van Ahlen H (1988) Bulbocavernosus reflex latencies and somatosensory evoked potentials after pudendal nerve stimulation in the diagnosis of impotence. J Neurol 235: 219-225
Taelman P, Colardyn F, Willems J (1988) Organophosphate induced neuropathy, presenting as acute respiratory insufficiency. Intensivmed 25: 38-40
Takagi A, Oda K, Kikuchi T, Kajihara H (1996) Fine structural changes of muscle spindles in the gracile axonal dystrophy mutant mouse. Virchows Arch 428: 289-296
Takagi M, Takano-Ohmuro H, Nakamura T, Kawahara H, Shimizu T et al. (1989) Cross reactivity of an antineurofilament antibody with a troponin-T isoform. Muscle Nerve 12: 827-832
Takahashi A, Mizutani M, Itakura C (1995) Acrylamide-induced peripheral neuropathy in normal and neurofilament-deficient Japanese quails. Acta Neuropathol (Berl) 89: 17-22
Takahashi H, Wakabayashi K, Kawei K, Ikuta F, Tanaka R, Takeda N, Washiyama K (1989) Neuroendocrine markers in central nervous system neuronal tumors (gangliocytoma and ganglioma). Acta Neuropathol 77: 237-243
Takahashi H, Makifuchi T, Nakano R, Sato S, Inuzuka T, Sakimura K et al. (1994) Familial amyotrophic lateral sclerosis with a mutation in the Cu/Zn superoxide dismutase gene. Acta Neuropathol (Berl) 88: 185-188
Takano Y, Nagashima A, Masui H, Kuromizu K, Kamiya HO (1986) Distribution of substance K (neurokinin A) in the brain and peripheral tissues of rats. Brain Res 369: 400-404
Takebe Y, Koide N, Takahashi G (1981) Giant axonal neuropathy: report of two siblings with endocrinological and histological studies. Neuropediatrics 12: 392-404
Tali ET, Yuh WT, Nguyen HD, Feng G, Koci TM, Jinkins JR et al. (1993) Cystic acoustic schwannomas: MR characteristics. AJNR Am J Neuroradiol 14: 1241-1247
Tallan EM, Harner SG, Beatty CW, Scheithauer BW, Parisi JE (1993) Does the distribution of Schwann cells correlate with the observed occurrence of acoustic neuromas? [published erratum appears in Am J Otol 1994 Mar;15(2): 287]. Am J Otol 14: 131-134
Tamas LB, Howe JF (1984) Physiological evaluation of the effect of fascicular ligation on neuromas in the rat. Neurosurgery 14: 664-669
Tanaka F, Sobue G, Doyu M, Ito Y, Yamamoto M, Shimada N et al. (1996) Differential pattern in tissue-specific somatic mosaicism of expanded CAG trinucleotide repeats in dentatorubral-pallidoluysian atrophy, Machado-Joseph disease, and X-linked recessive spinal and bulbar muscular atrophy. J Neurol Sci 135: 43-50
Tanaka J (1969) [Regeneration of corneal nerves after penetrating keratoplasty using the cornea stocked in the dialysed serum]. Nippon Ganka Gakkai Zasshi 73: 1249-1260
Tanaka K, Webster HD (1993) Effects of psychosine (galactosylsphingosine) on the survival and the fine structure of cultured Schwann cells. J Neuropathol Exp Neurol 52: 490-498
Tanaka K, Zhang QL, Webster HD (1992) Myelinated fiber regeneration after sciatic nerve crush: morphometric observations in young adult and aging mice and the effects of macrophage suppression and conditioning lesions. Exp Neurol 118: 53-61

Tandan R, Bradley WG, Fillyaw MJ (1990) Giant axonal neuropathy: studies with sulfhydryl donor compounds. J Neurol Sci 95: 153–162

Tandan R, Little BW, Emery ES, Good PS, Pendlebury WW, Bradley WG (1987) Childhood giant axonal neuropathy. Case report and review of the literature. J Neurol Sci 82: 205–228

Tanhehco JL, Wiechers DO, Golbus J, Neely SE (1992) Eosinophilia-myalgia syndrome: myopathic electrodiagnostic characteristics. Muscle Nerve 15: 561–567

Tannier C, Hamidou M, Morlock G, Pages M (1988) Syndromes de Lambert-Eaton et de Schwartz-Bartter et neuropathie pèriphèrique axxociés à un carcinome bronchique: à propos d'un cas. Neurophysiol Clin 18: 285–290

Taratuto AL, Sevlever G, Saccoliti M, Caceres L, Schultz M (1990) Giant axonal neuropathy (GAN): an immunohistochemical and ultrastructural study report of a Latin American case. Acta Neuropathol (Berl) 80: 680–683

Tegnér R, Tomé FM, Godeau P, Lhermitte F, Fardeau M (1988) Morphological study of peripheral nerve changes induced by chloroquine treatment. Acta Neuropathol (Berl) 75: 253–260

Tellez I, Cabello A, Franch O, Ricoy JR (1987) Chromatolytic changes in the central nervous system of patients with the toxic oil syndrome. Acta Neuropathol 74: 354–361

Terao S, Sobue G, Hashizume Y, Mitsuma T, Takahashi A (1994) Disease-specific patterns of neuronal loss in the spinal ventral horn in amyotrophic lateral sclerosis, multiple system atrophy and X-linked recessive bulbospinal neuronopathy, with special reference to the loss of small neurons in the intermediate zone. J Neurol 241: 196–203

Terao S, Sobue G, Hashizume Y, Li M, Inagaki T, Mitsuma T (1996) Age-related changes in human spinal ventral horn cells with special reference to the loss of small neurons in the intermediate zone: a quantitative analysis. Acta Neuropathol (Berl) 92: 109–114

Tervo K, Tervo T, Eränkö L, Eränkö O, Cuello AC (1981) Immunoreactivity for substance P in the Gasserian ganglion, ophthalmic nerve and anterior segment of the rabbit eye. Histochem J 13: 435–443

Teunissen LL, Notermans NC, Franssen H, van der Graaf Y, Oey PL, Linssen WH et al. (1997) Differences between hereditary motor and sensory neuropathy type 2 and chronic idiopathic axonal neuropathy. A clinical and electrophysiological study. Brain 120: 955–962

Thenint JP, Penniello MJ, Chapon F, Viader F, Beaudoin A, Morin P (1987) Neuropathie périphérique cryglobulinémie mixte syndrome sec. Can J Neurol Sci 14: 581–585

Theriault M, Dort J, Sutherland G, Zochodne DW (1997) Local human sural nerve blood flow in diabetic and other polyneuropathies. Brain 120: 1131–1138

Thevenard A, van Bogaert C, Berdet H, Rougerie J (1956) Nevrite hypertrophique progressive. Rev Neurol 94: 3–22

Thiex R, Schröder J (1998) PMP-22 gene duplications and deletions identified in archival, paraffin-embedded sural nerve biopsy specimens: correlation to structural changes. Acta Neuropathol 96: 13–21

Thomas C, Love S, Powell HC, Schultz P, Lampert PW (1987) Giant axonal neuropathy: correlation of clinical findings with postmortem neuropathology. Ann Neurol 22: 79–84

Thomas FP, Vallejos U, Foitl DR, Miller JR, Barrett R, Fetell MR et al. (1990) B cell small lymphocytic lymphoma and chronic lymphocytic leukemia with peripheral neuropathy: two cases with neuropathological findings and lymphocyte marker analysis. Acta Neuropathol (Berl) 80: 198–203

Thomas FP, Lovelace RE, Ding XS, Sadiq SA, Petty GW, Sherman WH et al. (1992) Vasculitic neuropathy in a patient with cryoglobulinemia and anti-MAG IGM monoclonal gammopathy. Muscle Nerve 15: 891–898

Thomas FP, Lebo RV, Rosoklija G, Ding XS, Lovelace RE, Latov N, Hays AP (1994) Tomaculous neuropathy in chromosome 1 Charcot-Marie-Tooth syndrome. Acta Neuropathol (Berl) 87: 91–97

Thomas PK (1995) Biopsy of peripheral nerve tissue. In: Asbury A, Thomas PK (Hrsg) Peripheral nerve disorders 2. Blue Books of Practical Neurology. Butterworth-Heinemann, Oxford

Thomas PK, Walker JG (1965) Xanthomatous neuropathy in primary biliary cirrhosis. Brain 88: 1079–1088

Thomas PK, Hollinrake K, Lascelles RG, DJ OS, Baillod RA, Moorhead JF, Mackenzie JC (1971) The polyneuropathy of chronic renal failure. Brain 94: 761–780

Thomas PK, Calne DB, Elliott CF (1972) X-linked scapuloperoneal syndrome. J Neurol Neurosurg Psychiatry 35: 208–215

Thomas PK, Schott GD, Morgan-Hughes JA (1975) Adult onset scapuloperoneal myopathy. J Neurol Neurosurg Psychiatry 38: 1008–1015

Thomas PK, Walker RW, Rudge P, Morgan-Hughes JA, King RH, Jacobs JM et al. (1987) Chronic demyelinating peripheral neuropathy associated with multifocal central nervous system demyelination. Brain 110: 53–76

Thomas PK, Fraher JP, D OL, Moran MA, Cole M, King RH (1990) Relative growth and maturation of axon size and myelin thickness in the tibial nerve of the rat. 2. Effect of streptozotocin-induced diabetes. Acta Neuropathol (Berl) 79: 375–386

Thomas PK, King RH, Chiang TR, Scaravilli F, Sharma AK, Downie AW (1990) Neurofibromatous neuropathy [see comments]. Muscle Nerve 13: 93–101

Thomas PK, Landon D, King R (1992) Diseases of the peripheral nerves. In: Adams J, Duchen L (eds) Greenfields's neuropathology, 5th edn. Edward Arnold, A division of Hoder & Stoughton, London Melbourne Auckland

Thomas PK, Misra VP, King RH, Muddle JR, Wroe S, Bhatia KP et al. (1994) Autosomal recessive hereditary sensory neuropathy with spastic paraplegia. Brain 117: 651–659

Thomas PK, Beamish NG, Small JR, King RH, Tesfaye S, Ward JD et al. (1996) Paranodal structure in diabetic sensory polyneuropathy. Acta Neuropathol (Berl) 92: 614–620

Thomas PK, Claus D, Jaspert A, Workman JM, King RH, Larner AJ, Anderson M, Emerson JA, Ferguson IT (1996) Focal upper limb demyelinating neuropathy. Brain 119: 765–774

Thomas PK, King RH, Small JR, Robertson AM (1996) The pathology of Charcot-Marie-Tooth disease and related disorders. Neuropathol Appl Neurobiol 22: 269–284

Thomas PK, King RH, Bradley JL (1997) Hypertrophic neuropathy: atypical appearances resulting from the combination of type I hereditary motor and sensory neuropathy and diabetes mellitus. Neuropathol Appl Neurobiol 23: 348–351

Thomas PK, Landon D, King R (1997) Diseases of the peripheral nerves. In: Graham D, Lantos P (eds) Greenfield's neuropathology. Vol 2. Arnold, London Sydney Auckland, pp 367–487

Thomas PK, Marques W jr, Davis MB, Sweeney MG, King RH, Bradley JL et al. (1997) The phenotypic manifestations of chromosome 17p11.2 duplication. Brain 120: 465–478

Thomas TD, Donofrio PD, Angelo J (1991) Peripheral neuropathy in cold agglutinin disease. Muscle Nerve 14: 331–334

Thrush DC, Holti G, Bradley WG, Campbell MJ, Walton JN (1974) Neurological manifestations of xeroderma pigmentosum in two siblings. J Neurol Sci 22: 91–104

Timmerman V, Raeymaekers P, De Jonghe P, De Winter G, Swerts L, Jacobs K et al. (1990) Assignment of the Charcot-Marie-Tooth neuropathy type 1 (CMT 1a) gene to 17p11.2-p12. Am J Hum Genet 47: 680–685

Timmerman V, Nelis E, Van Hul W, Nieuwenhuijsen BW, Chen KL, Wang S et al. (1992) The peripheral myelin protein gene PMP-22 is contained within the Charcot-Marie-Tooth disease type 1A duplication [published erratum appears in Nat Genet 1992 Sep;2(1): 84]. Nat Genet 1: 171–175

Timmerman V, Raeymaekers P, Nelis E, De Jonghe P, Muylle L, Ceuterick C et al. (1992) Linkage analysis of distal hereditary motor neuropathy type II (distal HMN II) in a single pedigree. J Neurol Sci 109: 41–48

Timmerman V, De Jonghe P, Simokovic S, Löfgren A, Beuten J, Nelis E, Ceuterick C et al. (1996) Distal hereditary motor neuropathy type II (distal HMN II): mapping of a locus to chromosome 12q24. Hum Mol Genet 5: 1065–1069

Timmerman V, De Jonghe P, Spoelders P, Simokovic S, Löfgren A, Nelis E, Vance J et al. (1996) Linkage and mutation analysis of Charcot-Marie-Tooth neuropathy type 2 families with chromosomes 1p35-p36 and Xq13. Neurology 46: 1311–1318

Timmerman V, Löfgren A, Le Guern E, Liang P, De Jonghe P, Martin JJ, Verhalle D et al. (1996) Molecular genetic analysis of the 17p11.2 region in patients with hereditary neuropathy with liability to pressure palsies (HNPP). Hum Genet 97: 26–34

Timmerman V, Rautenstrauss B, Reiter LT, Koeuth T, Löfgren A, Liehr T et al. (1997) Detection of the CMT1A/HNPP recombination hotspot in unrelated patients of European descent. J Med Genet 34: 43–49

Tischner KH, Schröder JM (1972) The effects of cadmium chloride on organotypic cultures of rat sensory ganglia. A light and electron microscope study. J Neurol Sci 16: 383–399

Toft PB, Fugleholm K, Schmalbruch H (1988) Axonal branching following crush lesions of peripheral nerves of rat. Muscle Nerve 11: 880–889

Tomé FM, Tegnér R, Chevallay M (1988) Varicosities in human fetal sciatic nerve fibres. Neuropathol Appl Neurobiol 14: 495–504

Tomlinson DR, Robinson JP, Compton AM, Keen P (1989) Essential fatty acid treatment – effects on nerve conduction, polyol pathway and axonal transport in streptozotocin diabetic rats. Diabetologia 32: 655–659

Tomoda H, Shibasaki H, Hirata I, Oda K (1988) Central vs peripheral nerve conduction. Before and after treatment of subacute combined degeneration. Arch Neurol 45: 526–529

Torvik A, Torp S, Kase BF, Ek J, Skjeldal O, Stokke O (1988) Infantile Refsum's disease: a generalized peroxisomal disorder. Case report with postmortem examination. J Neurol Sci 85: 39–53

Tournier-Lasserve E, Joutel A, Melki J, Weissenbach J, Lathrop GM, Chabriat H et al. (1993) Cerebral autosomal dominant arteriopathy with subcortical infarcts and leukoencephalopathy maps to chromosome 19q12. Nat Genet 3: 256–259

Tourtellotte WG, Milbrandt J (1998) Sensory ataxia and muscle spindle agenesis in mice lacking the. Nat Genet 20: 87–91

Toyooka K, Fujimura H, Ueno S, Yoshikawa H, Kaido M, Nishimura T et al. (1995) Familial amyloid polyneuropathy associated with transthyretin Gly42 mutation: a quantitative light and electron microscopic study of the peripheral nervous system. Acta Neuropathol (Berl) 90: 516–525

Toyoshima I, Yamamoto A, Masamune O, Satake M (1989) Phosphorylation of neurofilament proteins and localization of axonal swellings in motor neuron disease. J Neurol Sci 89: 269–277

Trapp BD, Quarles RH (1982) Presence of the myelin-associated glycoprotein correlates with alterations in the periodicity of peripheral myelin. J Cell Biol 92: 877–882

Trapp BD, Andrews SB, Wong A, M OC, Griffin JW (1989) Co-localization of the myelin-associated glycoprotein and the microfilament components, F-actin and spectrin, in Schwann cells of myelinated nerve fibres. J Neurocytol 18: 47–60

Traynor AE, Gertz MA, Kyle RA (1991) Cranial neuropathy associated with primary amyloidosis. Ann Neurol 29: 451–454

Tredici G, Petruccioli MG, Cavaletti G, Marmiroli P, Crespi V, Pioltelli P (1992) Sural nerve bioptic findings in essential cryoglobulinemic patients with and without peripheral neuropathy. Clin Neuropathol 11: 121–127

Treiber-Held S, Budjarjo-Welim H, Reimann D, Richter J, Kretzschmar HA, Hanefeld F (1994) Giant axonal neuropathy: a generalized disorder of intermediate filaments with longitudinal grooves in the hair. Neuropediatrics 25: 89–93

Triebig G, Lehnert G (1998) Neurotoxikologie in der Arbeitsmedizin und Umweltmedizin. Gentner: Stuttgart

Trockel U, Schröder JM, Reiners KH, Toyka KV, Goerz G, Freund HJ (1983) Multiple exercise-related mononeuropathy with abdominal colic. J Neurol Sci 60: 431–442

Trojaborg WT, Moon A, Andersen BB, Trojaborg NS (1992) Sural nerve conduction parameters in normal subjects related to age, gender, temperature, and height: a reappraisal [see comments]. Muscle Nerve 15: 666–671

Trojanowski JQ, Molenaar WM, Baker DL, Pleasure D, Lee VM (1991) Neural and neuroendocrine phenotype of neuroblastomas. Prog Clin Biol Res 366: 335–341

Troost D, Louwerse ES, de Jong JM, van Leersum GS, van Raalte JA (1989) Aberrant myelinated neurites in the anterior horns of a patient with amyotrophic lateral sclerosis. Clin Neuropathol 8: 152–155

Troost D, Claessen N, van den Oord JJ, Swaab DF, de Jong JM (1993) Neuronophagia in the motor cortex in amyotrophic lateral sclerosis. Neuropathol Appl Neurobiol 19: 390–397

Tsang WY, Chan JK, Chow LT, Tse CC (1992) Perineurioma: an uncommon soft tissue neoplasm distinct from localized hypertrophic neuropathy and neurofibroma. Am J Surg Pathol 16: 756–763

Tsui JK, Bhatt M, Calne S, Calne DB (1993) Botulinum toxin in the treatment of writer's cramp: a double-blind study. Neurology 43: 183–185

Tyson J, Malcolm S, Thomas PK, Harding AE (1996) Deletions of chromosome 17p11.2 in multifocal neuropathies. Ann Neurol 39: 180–186

Tyson J, Ellis D, Fairbrother U, King RH, Muntoni F, Jacobs J et al. (1997) Hereditary demyelinating neuropathy of infancy. A genetically complex syndrome [see comments]. Brain 120: 47–63

Uchino M, Uyama E, Hirano T, Nakamura T, Fukushima T, Ando M (1993) A histochemical and electron microscopic study of skeletal muscle in an adult case of Chediak-Higashi syndrome. Acta Neuropathol (Berl) 86: 521–524

Ueki A, Namba Y, Otsuka M, Okuno M, Nishimura M, Oda M, Ikeda K (1993) GAP-43 immunoreactivity is detected in the nerve terminals of patients with amyotrophic lateral sclerosis [letter]. Ann Neurol 33: 226–227

Ueno S, Fujimura H, Yorifuji S, Nakamura Y, Takahashi M, Tarui S, Yanagihara T (1992) Familial amyloid polyneuropathy associated with the transthyretin Cys114 gene in a Japanese kindred. Brain 115: 1275–1289

Ulenkate HJ, Kaal EC, Gispen WH, Jennekens FG (1994) Ciliary neurotrophic factor improves muscle fibre reinnervation after facial nerve crush in young rats. Acta Neuropathol (Berl) 88: 558–564

Ulrich J (1980) Morphological basis of Adie's syndrome. Eur Neurol 19: 390–395

Umehara F, Izumo S, Zyounosono M, Osame M (1990) An autopsied case of the Crow-Fukase syndrome: a neuropathological study with emphasis on spinal roots. Acta Neuropathol (Berl) 80: 563–567

Umehara F, Abe M, Nakagawa M, Izumo S, Arimura K, Matsumuro K, Osame M (1993) Werner's syndrome associated with spastic paraparesis and peripheral neuropathy. Neurology 43: 1252–1254

Umehara F, Takenaga S, Nakagawa M, Takahashi K, Izumo S, Matsumuro K et al. (1993) Dominantly inherited motor and sensory neuropathy with excessive myelin folding complex. Acta Neuropathol (Berl) 86: 602–608

Uncini A, Santoro M, Corbo M, Lugaresi A, Latov N (1993) Conduction abnormalities induced by sera of patients with multifocal motor neuropathy and anti-GM1 antibodies. Muscle Nerve 16: 610–615

Uncini A, Di Muzio A, Chiavaroli F, Gambi D, Sabatelli M, Archidiacono N et al. (1994) Hereditary motor and sensory neuropathy with calf hypertrophy is associated with 17p11.2 duplication. Ann Neurol 35: 552–558

Uncini A, Servidei S, Silvestri G, Manfredi G, Sabatelli M, Di Muzio A et al. (1994) Ophthalmoplegia, demyelinating neuropathy, leukoencephalopathy, myopathy, and gastrointestinal dysfunction with multiple deletions of mitochondrial DNA: a mitochondrial multisystem disorder in search of a name. Muscle Nerve 17: 667–674

Uncini A, Di Guglielmo G, Di Muzio A, Gambi D, Sabatelli M, Mignogna T et al. (1995) Differential electrophysiological features of neuropathies associated with 17p11.2 deletion and duplication. Muscle Nerve 18: 628–635

Uncini A, Sabatelli M, Mignogna T, Lugaresi A, Liguori R, Montagna P (1996) Chronic progressive steroid responsive axonal polyneuropathy: a CIDP variant or a primary axonal disorder? [see comments]. Muscle Nerve 19: 365–371

Urich H, Thien RD (1998) Tumors of the cranial, spinal and peripheral nerve sheaths. In: Bigner DD, McLendon RE, Bruner JM (eds) Russell & Rubinstein's pathology of tumors of the nervous system. 2nd ed. Arnold, London Sydney Auckland, pp 141–193

Urschel BA, Hulsebosch CE (1990) Schwann cell-neuronal interactions in the rat involve nerve growth factor. J Comp Neurol 296: 114–122

Valenstein E, Watson RT, Parker JL (1978) Myokymia, muscle hypertrophy and percussion "myotonia" in chronic recurrent polyneuropathy. Neurology 28: 1130–1134

Valentijn LJ, Baas F, Wolterman RA, Hoogendijk JE, van den Bosch NH, Zorn I et al. (1992) Identical point mutations of PMP-22 in Trembler-J mouse and Charcot-Marie-Tooth disease type 1A. Nat Genet 2: 288–291

Valentijn LJ, Bolhuis PA, Zorn I, Hoogendijk JE, van den Bosch N, Hensels GW et al. (1992) The peripheral myelin gene PMP-22/GAS-3 is duplicated in Charcot-Marie-Tooth disease type 1A. Nat Genet 1: 166–170

Valentijn LJ, Baas F, Zorn I, Hensels GW, de Visser M, Bolhuis PA (1993) Alternatively sized duplication in Charcot-Marie-Tooth disease type 1A. Hum Mol Genet 2: 2143–2146

Valentijn LJ, Ouvrier RA, van den Bosch NH, Bolhuis PA, Baas F, Nicholson GA (1995) Dejerine-Sottas neuropathy is associated with a de novo PMP22 mutation. Hum Mutat 5: 76–80

Vallat JM, Vital C, LeBoutet MJ, Loubet A, Brechenmacher C (1982) Abnormal proliferation of intraergastoplasmic microfilaments in myelinated Schwann cells: ultrastructural study of two cases. J Neuropathol Exp Neurol 41: 460–465

Vallat JM, Gil R, Leboutet MJ, Hugon J, Moulies D (1987) Congenital hypo- and hypermyelination neuropathy. Two cases. Acta Neuropathol (Berl) 74: 197–201

Vallat JM, Leboutet MJ, Loubet A, Hugon J, Moreau JJ (1988) Effects of glycerol injection into rat sciatic nerve. Muscle Nerve 11: 540–545

Vallat JM, Leboutet MJ, Henry P, Millan J, Dumas M (1991) Endoneurial proliferation of perineurial cells in leprosy. Acta Neuropathol (Berl) 81: 336–338

Vallat JM, Leboutet MJ, Braund KG, Grimaud J (1993) Immunotactoid-like endoneurial deposits in a patient with monoclonal gammopathy of undetermined significance and neuropathy [letter; comment]. Acta Neuropathol (Berl) 86: 212–214

Vallat JM, Leboutet MJ, Jauberteau MO, Tabaraud F, Couratier P, Akani F (1994) Widenings of the myelin lamellae in a typical Guillain-Barré syndrome. Muscle Nerve 17: 378–380

Vallat JM, Jauberteau MO, Bordessoule D, Yardin C, Preux PM, Couratier P (1996) Link between peripheral neuropathy and monoclonal dysglobulinemia: a study of 66 cases. J Neurol Sci 137: 124–130

Vallat JM, Sindou P, Preux PM, Tabaraud F, Milor AM, Couratier P et al. (1996) Ultrastructural PMP22 expression in inherited demyelinating neuropathies. Ann Neurol 39: 813–817

Valldeoriola F, Graus F, Steck AJ, Munoz E, de la Fuente M, Gallart T et al. (1993) Delayed appearance of anti-myelin-associated glycoprotein antibodies in a patient with chronic demyelinating polyneuropathy. Ann Neurol 34: 394–396

Valls-Solé J, Graus F, Font J, Pou A, Tolosa ES (1990) Normal proprioceptive trigeminal afferents in patients with Sjogren's syndrome and sensory neuronopathy. Ann Neurol 28: 786–790

Valmier J, Mallie S, Baldy-Moulinier M (1993) Skeletal muscle extract and nerve growth factor have developmentally regulated survival promoting effects on distinct populations of mammalian sensory neurons. Muscle Nerve 16: 397–403

Van Allen MW, Frohlich JA, Davis JR (1969) Inherited predisposition to generalized amyloidosis. Clinical and pathological study of a family with neuropathy, nephropathy, and peptic ulcer. Neurology 19: 10–25

van der Wey LP, Polder TW, Stegeman DF, Gabreels-Festen AA, Spauwen PH, Gabreels FJ (1996) Peripheral nerve elongation by laser Doppler flowmetry-monitored expansion: an experimental basis for future application in the management of peripheral nerve defects. Plast Reconstr Surg 97: 568–576

van Domburg PH, Gabreëls-Festen AA, Gabreëls FJ, de Coo R, Ruitenbeek W, Wesseling P, ter Laak H (1996) Mitochondrial cytopathy presenting as hereditary sensory neuropathy with progressive external ophthalmoplegia, ataxia and fatal myoclonic epileptic status. Brain 119: 997–1010

van Heyningen V (1994) Genetics. One gene – four syndromes [news; comment]. Nature 367: 319–320

van Kooten B, van Diemen HA, Groenhout KM, Huijgens PC, Ossenkoppele GJ, Nauta JJ, Heimans JJ (1992) A pilot study on the influence of a corticotropin (4-9) analogue on Vinca alkaloid-induced neuropathy. Arch Neurol 49: 1027–1031

Van Lis JM, Jennekens FG, Veldman H (1979) Calcium deposits in the perineurium and their relation to lipid accumulation. J Neurol Sci 43: 367–375

Van Maldergem L, Espeel M, Wanders RJ, Roels F, Gerard P, Scalais E et al. (1992) Neonatal seizures and severe hypotonia in a male infant suffering from a defect in peroxisomal beta-oxidation. Neuromuscul Disord 2: 217–224

Van Meir EG (1995) Cytokines and tumors of the central nervous system. Glia 15: 264–288

van Veen BK, Schellens RL, Stegeman DF, Schoonhoven R, Gabreëls-Festen AA (1995) Conduction velocity distributions compared to fiber size distributions in normal human sural nerve. Muscle Nerve 18: 1121–1127

Vance JM, Barker D, Yamaoka LH, Stajich JM, Loprest L, Hung WY, Fischbeck K et al. (1991) Localization of Charcot-Marie-Tooth disease type 1a (CMT1A) to chromosome 17p11.2. Genomics 9: 623–628

Vance JM, Speer MC, Stajich JM, West S, Wolpert C, Gaskell P et al. (1996) Misclassification and linkage of hereditary sensory and autonomic neuropathy type 1 as Charcot-Marie-Tooth disease, type 2B [letter; comment]. Am J Hum Genet 59: 258–262

Vance S, Hudson R (1969) Granular cell myoblastoma. Am J Clin Pathol 52: 208

Vanhooren G, Dehaene I, Van Zandycke M, Piessens F, Vandenbergh V, Van Hees J et al. (1990) Polyneuropathy in lithium intoxication [see comments]. Muscle Nerve 13: 204–208

Vanier MT, Suzuki K (1998) Recent advances in elucidating Niemann-Pick C disease. Brain Pathol 8: 163–174

Vedeler CA, Scarpini E, Beretta S, Doronzo R, Matre R (1990) The ontogenesis of Fc gamma receptors and complement receptors CR1 in human peripheral nerve. Acta Neuropathol (Berl) 80: 35–40

Verdugo R, Ochoa JL (1992) Quantitative somatosensory thermotest. A key method for functional evaluation of small calibre afferent channels. Brain 115: 893–913

Verhagen WI, Gabreels-Festen AA, van Wensen PJ, Joosten EM, Vingerhoets HM, Gabreels FJ, de Graaf R (1993) Hereditary neuropathy with liability to pressure palsies: a clinical, electroneurophysiological and morphological study. J Neurol Sci 116: 176–184

Verhalle D, Löfgren A, Nelis E, Dehaene I, Theys P, Lammens M et al. (1994) Deletion in the CMT1A locus on chromosome 17p11.2 in hereditary neuropathy with liability to pressure palsies. Ann Neurol 35: 704–708

Verma A, Berger JR, Snodgrass S, Petito C (1996) Motor neuron disease: a paraneoplastic process associated with anti-hu antibody and small-cell lung carcinoma. Ann Neurol 40: 112–116

Veronesi B, Dvergsten C (1987) Triphenyl phosphite neuropathy differs from organophosphorus-induced delayed neuropathy in rats. Neuropathol Appl Neurobiol 13: 193–208

Vinken P, Bruyn G (1972) The Phakomatoses. Handbook of Clinical Neurology, vol 14, Elsevier Amsterdam, p 821

Vital A, Vital C (1984) Amyloid neuropathy: relationship between amyloid fibrils and macrophages. Ultrastruct Pathol 7: 21–24

Vital A, Vital C (1985) Polyarteritis nodosa and peripheral neuropathy. Ultrastructural study of 13 cases. Acta Neuropathol (Berl) 67: 136–141

Vital A, Vital C (1993) Immunoelectron identification of endoneurial IgM deposits in four patients with Waldenstrom's macroglobulinemia: a specific ultrastructural pattern related to the presence of cryoglobulin in one case. Clin Neuropathol 12: 49–52

Vital A, Vital C, Coquet M, Larribau E (1986) Chronic peripheral neuropathy: unusual nerve and muscle biopsy findings [letter]. Muscle Nerve 9: 471–472

Vital A, Vital C, Riviere JP, Brechenmacher C, Marot J (1987) Variability of morphological features in early infantile polyneuropathy with defective myelination. Acta Neuropathol (Berl) 73: 295–300

Vital A, Vital C, Julien J, Baquey A, Steck AJ (1989) Polyneuropathy associated with IgM monoclonal gammopathy. Immunological and pathological study in 31 patients. Acta Neuropathol (Berl) 79: 160–167

Vital A, Vital C, Radl J, Zurcher C (1989) Inflammatory demyelinating neuropathy in C57BL/KaLwRij mice. Neuropathol Appl Neurobiol 15: 543–548

Vital A, Vital C, Brechenmacher C, Fontan D, Castaing Y (1990) Chronic inflammatory demyelinating polyneuropathy in childhood: ultrastructural features of peripheral nerve biopsies in four cases. Eur J Pediatr 149: 654–658

Vital A, Vital C, Rigal B, Decamps A, Emeriau JP, Galley P (1990) Morphological study of the aging human peripheral nerve. Clin Neuropathol 9: 10–15

Vital A, Latinville D, Aupy M, Dumas P, Vital C (1991) Inflammatory demyelinating lesions in two patients with IgM monoclonal gammopathy and polyneuropathy. Neuropathol Appl Neurobiol 17: 415–420

Vital A, Beylot M, Vital C, Delors B, Bloch B, Julien J (1992) Morphological findings on peripheral nerve biopsies in 15 patients with human immunodeficiency virus infection. Acta Neuropathol (Berl) 83: 618–623

Vital A, Vital C, Julien J, Fontan D (1992) Occurrence of active demyelinating lesions in children with hereditary motor and sensory neuropathy (HMSN) type I. Acta Neuropathol (Berl) 84: 433–436

Vital A, Vital C, Ellie E, Ferrer X, Lagueny A, Ferrer AM, Broustet A, Gbikpi-Benissan G (1993) Malignant infiltration of peripheral nerves in the course of acute myelomonoblastic leukaemia: neuropathological study of two cases. Neuropathol Appl Neurobiol 19: 159–163

Vital A, Fontan D, Julien J, Talon P, Héron B, Routon M, G. P, Vital C (1998) Congenital insensitivity to pain with anhydrosis. Report of two unrelated cases. J Periph Nerv Sys 3: 125–132

Vital C, Vallat J (1987) Ultrastructural study of the human diseased peripheral nerve. Masson, New York

Vital C, Deminiére C, Lagueny A, Bergouignan FX, Pellegrin JL, Doutre MS et al. (1988) Peripheral neuropathy with essential mixed cryoglobulinemia: biopsies from 5 cases. Acta Neuropathol (Berl) 75: 605–610

Vital C, Heraud A, Vital A, Coquet M, Julien M, Maupetit J (1989) Acute mononeuropathy with angiotropic lymphoma. Acta Neuropathol (Berl) 78: 105–107

Vital C, Gherardi R, Vital A, Kopp N, Pellissier JF, Soubrier M et al. (1994) Uncompacted myelin lamellae in polyneuropathy, organomegaly, endocrinopathy, M-protein and skin changes syndrome. Ultrastructural study of peripheral nerve biopsy from 22 patients. Acta Neuropathol (Berl) 87: 302–307

Vogel H, Halpert D, Horoupian DS (1990) Hypoplasia of posterior spinal roots and dorsal spinal tracts with arthrogryposis multiplex congenita [published erratum appears in Acta Neuropathol (Berl) 1991;81(4): 474]. Acta Neuropathol (Berl) 79: 692–696

Vogel P, Gabriel M, Goebel HH, Dyck PJ (1985) Hereditary motor sensory neuropathy type II with neurofilament accumulation: new finding or new disorder? Ann Neurol 17: 455–461

Voiculescu V, Alexianu M, Popescu-Tismana G, Pastia M, Petrovici A, Dan A (1987) Polyneuropathy with lipid deposits in Schwann cells and axonal degeneration in cerebrotendinous xanthomatosis. J Neurol Sci 82: 89–99

Voit T, Kutz P, Leube B, Neuen-Jacob E, Schröder JM, Cavallotti D, Vaccario ML, Schaper J, Broich P, Cohn R, Baethmann M, Göhlich-Ratmann G, Scoppetta C, Herrmann R (1999) Autosomal dominant infantile onset distal myopathy of Laing: Report of two further families. Neuromusc Disord (submitted for publication)

Völker A, Schröder J (1992) Immune mediated myopathies and neuropathies with perivascular Fe deposits. (37th Annual Meeting of the Deutsche Gesellschaft für Neuropathologie und Neuroanatomie, Abstract). Clinical Neuropathology 11/5: 289

Volz-Osenberg M (1991) Amyotrophe Lateralsklerose – Literaturstudie und Therapieversuch mit dem TRH-Analogon CG 3509. Doktorarbeit RWTH-Aachen (Inauguraldissertation)

von Deimling A, Krone W, Menon AG (1995) Neurofibromatosis type 1: pathology, clinical features and molecular genetics. Brain Pathol 5: 153–162

von Giesen HJ, Stoll G, Koch MC, Beneck R (1994) Mixed axonal-demyelinating polyneuropathy as predominant manifestation of myotonic dystrophy [see comments]. Muscle Nerve 17: 701–703

Vrethem M, Cruz M, Wen-Xin H, Malm C, Holmgren H, Ernerudh J (1993) Clinical, neurophysiological and immunological evidence of polyneuropathy in patients with monoclonal gammopathies. J Neurol Sci 114: 193–199

Vrethem M, Dahle C, Ekerfeldt C, Nilsson J, Ekstedt B, Ernerudh J (1994) Abnormalities in T-lymphocyte populations in blood from patients with demyelinating polyneuropathy associated with monoclonal gammopathy. J Neurol Sci 122: 171–178

Vriesendorp FJ, Mishu B, Blaser MJ, Koski CL (1993) Serum antibodies to GM1, GD1b, peripheral nerve myelin, and Campylobacter jejuni in patients with Guillain-Barré syndrome and controls: correlation and prognosis [see comments]. Ann Neurol 34: 130–135

Vriesendorp FJ, Flynn RE, Malone MR, Pappolla MA (1998) Systemic complement depletion reduces inflammation and demyelination in adoptive transfer experimental allergic neuritis. Acta Neuropathol (Berl) 95: 297–301

Vujaskovic Z (1997) Structural and physiological properties of peripheral nerves after intraoperative irradiation. J Periph Nerv Sys 2: 343–349

Vuorinen V, Röyttä M, Raine CS (1988) The acute effects of taxol upon regenerating axons after nerve crush. Acta Neuropathol (Berl) 76: 26–34

Vuorinen V, Röyttä M, Raine CS (1988) The acute response of Schwann cells to taxol after nerve crush. Acta Neuropathol (Berl) 76: 17–25

Vuorinen VS, Röyttä M (1990) Taxol-induced neuropathy after nerve crush: long-term effects on regenerating axons. Acta Neuropathol (Berl) 79: 663–671

Vuorinen VS, Röyttä M (1990) Taxol-induced neuropathy after nerve crush: long-term effects on Schwann and endoneurial cells. Acta Neuropathol (Berl) 79: 653–662

Vuorinen V, Siironen J, Röyttä M (1995) Axonal regeneration into chronically denervated distal stump. 1. Electron microscope studies. Acta Neuropathol (Berl) 89: 209–218

Wakabayashi K, Horikawa Y, Oyake M, Suzuki S, Morita T, Takahashi H (1998) Sporadic motor neuron disease with severe sensory neuronopathy. Acta Neuropathol (Berl) 95: 426–430

Waksman BH, Adams RD (1955) Allergic neuritis: an experimental disease of rabbits induced by the injection of peripheral nervous tissue and adjuvants. J Exp Med: 213

Wallace DC, Singh G, Lott MT, Hodge JA, Schurr TG, Lezza AM et al. (1988) Mitochondrial DNA mutation associated with Leber's hereditary optic neuropathy. Science 242: 1427–1430

Waller A (1850) Experiments on the section of the glossopharyngeal and hypoglossal nerves of the frog, and observations of the alterations produced thereby in the structure of their primitive fibres. Phil Trans R Soc Lond (Biol): 423–429

Walter S, Goebel HH (1988) Ultrastructural pathology of dermal axons and Schwann cells in lysosomal diseases. Acta Neuropathol (Berl) 76: 489–495

Walton J, Rowland LP, McLeod JG (1994) World Federation of Neurology, Research Group on Neuromuscular Disorders. Classification of neuromuscular disorders. J Neurol Sci: 109–130

Walton J, Thomas PK (1968) World Federation of Neurology Research Committee. Research Group on Neuromuscular Diseases. J Neurol Sci: 165

Wanders RJ, Heymans HS, Schutgens RB, Poll-The BT, Saudubray JM, Tager JM et al. (1988) Peroxisomal functions in classical Refsum's disease: comparison with the infantile form of Refsum's disease. J Neurol Sci 84: 147–155

Wanders RJ, Boltshauser E, Steinmann B, Spycher MA, Schutgens RB, van den Bosch H, Tager JM (1990) Infantile phytanic acid storage disease, a disorder of peroxisome biogenesis: a case report. J Neurol Sci 98: 1–11

Wanders RJ, Schutgens RB, Barth PG (1995) Peroxisomal disorders: a review. J Neuropathol Exp Neurol 54: 726–739

Wang CH, Carter TA, Das K, Xu J, Ross BM, Penchaszadeh GK, Gilliam TC (1997) Extensive DNA deletion associated with severe disease alleles on spinal muscular atrophy homologues. Ann Neurol 42: 41–49

Wang H, Allen ML, Grigg JJ, Noebels JL, Tempel BL (1995) Hypomyelination alters K^+ channel expression in mouse mutants shiverer and Trembler. Neuron 15: 1337–1347

Wang JF, Schröder J (1998) Morphometric evaluation of paraneoplastic neuropathies associated with carcinomas, lymphomas, and dysproteinemias. J Periph Nerv Sys 3: 259–266

Wang ZH, Walter GF, Gerhard L (1996) The expression of nerve growth factor receptor on Schwann cells and the effect of these cells on the regeneration of axons in traumatically injured human spinal cord. Acta Neuropathol (Berl) 91: 180–184

Ward KK, Low PA, Schmelzer JD, Zochodne DW (1989) Prostacyclin and noradrenaline in peripheral nerve of chronic experimental diabetes in rats. Brain 112: 197–208

Warner L, Mancias P, J. BI, McDonald CM, Keppen L, Gene Koob K, Lupski JR (1998) Mutations in the early growth response 2 (EGR2) gene are associated with hereditary myelinopathies. Nat Genet 18: 382–384

Warner LE, Hilz MJ, Appel SH, Killian JM, Kolodry EH, Karpati G et al. (1996) Clinical phenotypes of different MPZ (P0) mutations may include Charcot-Marie-Tooth type 1B, Dejerine-Sottas, and congenital hypomyelination. Neuron 17: 451–460

Wartenberg R (1958) Neuritis, sensory neuritis, neuralgia. Oxford University Press, New York

Watabe K, Kumanishi T, Ikuta F, Oyake Y (1983) Tactile-like corpuscles in neurofibromas: immunohistochemical demonstration of S-100 protein. Acta Neuropathol (Berl) 61: 173–177

Watanabe T, Kaji R, Oka N, Bara W, Kimura J (1994) Ultra-high dose methylcobalamin promotes nerve regeneration in experimental acrylamide neuropathy. J Neurol Sci 122: 140–143

Watkins LR, Suberg SN, Thurston CL, Culhane ES (1986) Role of spinal cord neuropeptides in pain sensitivity and analgesia: thyrotropin releasing hormone and vasopressin. Brain Res 362: 308–317

Watson DF, Griffin JW (1987) Vacor neuropathy: ultrastructural and axonal transport studies. J Neuropathol Exp Neurol 46: 96–108

Wattchow DA, Cass DT, Furness JB, Costa M, PE OB, Little KE, Pitkin J (1987) Abnormalities of peptide-containing nerve fibers in infantile hypertrophic pyloric stenosis. Gastroenterology 92: 443–448

Waxman SG (1992) Demyelination in spinal cord injury and Multiple Sclerosis: What can we do to enhance functional recovery? J Neurotrauma 9: 105–117

Waxman SG, Ritchie JM (1993) Molecular dissection of the myelinated axon. Ann Neurol 33: 121–136

Weaver DF, Heffernan LP, Purdy RA, Ing VW (1988) Eosinophil-induced neurotoxicity: axonal neuropathy, cerebral infarction, and dementia. Neurology 38: 144–146

Weber JR, Angstwurm K, Bove GM, Bürger W, Einhäupl KM, Dirnagl U, Moskowitz MA (1996) The trigeminal nerve and augmentation of regional cerebral blood flow during experimental bacterial meningitis. J Cereb Blood Flow Metab 16: 1319-1324
Weber R (1988) Versuche zur Induktion von Muskelspindeln in vitro: Efferente Komponenten bei der Kokultivation von Muskelfasern, Spinalganglien und Rückenmark. Inauguraldissertation, Aachen
Webster HD (1962) Schwann cell alterations in metachromatic leukodystrophy: preliminary phase and electron microscopic abservations. J Neuropathol Exp Neurol: 534-554
Webster HD (1993) Development of peripheral nerve fibers. In: Dyck PJ, Thomas PK (eds) Peripheral europathy, vol 1. Saunders, Philadelphia London Toronto Montreal Sydney Tokyo, pp 243-266
Webster HD, Spiro D (1960) Phase and electron microscopic studies of experimental demyelination. I. Variations in myelin sheath contour in normal guinea pig sciatic nerve. J Neuropath Exp Neurol 19: 42-68
Webster HD, Spiro D, Waksman B, Adams RD (1961) Phase and electron microscopic studies of experimental demyelination. II. Schwanncell changes in guinea pig sciatic nerves during experimental diphteritic neuritis. J Neuropathol Exp Neurol: 5-34
Webster HD, Schröder J, Asbury A, Adams R (1967) The role of Schwann cells in the formation of "onion bulbs" found in chronic neuropathies. J Neuropathol Exp Neurol 26: 276-299
Wehnert M, Timmerman V, Spoelders P, Meuleman J, Nelis E, Van Broeckhoven C (1997) Further evidence supporting linkage of hereditary neuralgic amyotrophy to chromosome 17q. Neurology 48: 1719-1721
Weiner NC, Newman NJ, Lessell S, Johns DR, Lott MT, Wallace DC (1993) Atypical Leber's hereditary optic neuropathy with molecular confirmation. Arch Neurol 50: 470-473
Weis J, Schröder JM (1989a) Differential effects of nerve, muscle, and fat tissue on regenerating nerve fibers in vivo. Muscle Nerve 12: 723-734
Weis J, Schröder JM (1989b) The influence of fat tissue on neuroma formation. J Neurosurg 71: 588-593
Weis J, Fine SM, David C, Savarirayan S, Sanes JR (1991) Integration site-dependent expression of a transgene reveals specialized features of cells associated with neuromuscular junctions. J Cell Biol 113: 1385-1397
Weis J, Alexianu ME, Heide G, Schröder JM (1993) Renaut bodies contain elastic fiber components. J Neuropathol Exp Neurol 52: 444-451
Weis J, May R, Schröder JM (1994) Fine structural and immunohistochemical identification of perineurial cells connecting proximal and distal stumps of transected peripheral nerves at early stages of regeneration in silicone tubes. Acta Neuropathol 88: 159-165
Weis J, Dimpfel W, Schröder JM (1995) Nerve conduction changes and fine structural alterations of extra- and intrafusal muscle and nerve fibers in streptozotocin diabetic rats. Muscle Nerve 18: 175-184
Weis J, Züchner S, Lie DC, Schönrock L, Ragoss U, Schröder JM, DiStefano PS, Yancopoulos GD (1996) Ciliary Neurotrophic Factor und sein Rezeptor in humanen Hirntumoren. Verh Dtsch Ges Pathol: 496
Weis J, Lie DC, Ragoss U, Züchner SL, Schröder JM, Karpati G, Farruggella T, Stahl N, Yancopoulos GD, DiStefano PS (1998) Increased expression of CNTF receptor alpha in denervated human skeletal muscle. J Neuropathol Exp Neurol 57: 850-857
Weis J, Weber U, Schröder JM, Lemke R, Althoff H (1998) Phrenic nerves and diaphragms in sudden infant death syndrome. Forensic Sci Int 91: 133-146
Weissenborn K, Feistner H, Wahlers T, Fieguth HG (1988) Periphere Neuropathien nach Herztransplantation – eine bisher unbekannte Nebenwirkung des Cyclosporin? Akt Neurol: 22-24
Weissman JD, Constantinitis I, Hudgins P, Wallace DC (1992) 31P magnetic resonance spectroscopy suggests impaired mitochondrial function in AZT-treated HIV-infected patients. Neurology 42: 619-623
Welch LK, Appenzeller O, Bicknell JM (1972) Peripheral neuropathy with myokymia, sustained muscular contraction, and continuous motor unit activity. Neurology 22: 161-169
Welcher AA, Suter U, De Leon M, Snipes GJ, Shooter EM (1991) A myelin protein is encoded by the homologue of a growth arrest-specific gene. Proc Natl Acad Sci U S A 88: 7195-7199
Werner RA, Albers JW, Franzblau A, Armstrong TJ (1994) The relationship between body mass index and the diagnosis of carpal tunnel syndrome [see comments]. Muscle Nerve 17: 632-636

Wessel K, Budde-Steffen C, Wiethölter H, Diener HC, Dichgans J (1988) Cerebellar dysfunction in patients with bronchogenic carcinoma: immunological investigations. J Neurol 235: 297–299

Wessendorf MW, Elde RP (1985) Characterization of an immunofluorescence technique for the demonstration of coexisting neurotransmitters within nerve fibers and terminals. J Histochem Cytochem 33: 984–994

Westarp ME, Westphal KP, Kolde G, Wollinsky KH, Westarp MP, Dickob M, Kornhuber HH (1992) Dermal, serological and CSF changes in amyotrophic lateral sclerosis with and without intrathecal interferon beta treatment. Int J Clin Pharmacol Ther Toxicol 30: 81–93

Westland K, Pollard JD (1987) Proteinase induced demyelination. An electrophysiological and histological study. J Neurol Sci 82: 41–53

Wheeler SJ, Plummer JM (1989) Age-related changes in the fibre composition of equine peripheral nerve. J Neurol Sci 90: 53–66

White W, Shiu MH, Rosenblum MK, Erlandson RA, Woodruff JM (1990) Cellular schwannoma. A clinicopathologic study of 57 patients and 58 tumors. Cancer 66: 1266–1275

Wick MR, Swanson PE, Scheithauer BW, Manivel JC (1987) Malignant peripheral nerve sheath tumor. An immunohistochemical study of 62 cases. Am J Clin Pathol 87: 425–433

Wicklein EM, Orth U, Gal A, Kunze K (1997) Missense mutation (R15W) of the connexin32 gene in a family with X chromosomal Charcot-Marie-Tooth neuropathy with only female family members affected. J Neurol Neurosurg Psychiatry 63: 379–381

Wiethölter H, Krüger J, Melville C, Cornelius CP (1993) Photochemically induced experimental ischemic neuropathy: a clinical, electrophysiological and immunohistochemical study. J Neurol Sci 117: 68–73

Wijdicks EF, Ropper AH (1990) Acute relapsing Guillain-Barré syndrome after long asymptomatic intervals. Arch Neurol 47: 82–84

Wiley RG, Blessing WW, Reis DJ (1982) Suicide transport: destruction of neurons by retrograde transport of ricin, abrin, and modeccin. Science 216: 889–890

Wiley RG, Stirpe F (1987) Neuronotoxicity of axonally transported toxic lectins, abrin, modeccin and volkensin in rat peripheral nervous system. Neuropathol Appl Neurobiol 13: 39–53

Wilichowski E, Ohlenbusch A, Korenke GC, Hunneman DH, Hanefeld F (1998) Identical mitochondrial DNA in monozygotic twins with discordant adrenoleukodystrophy phenotype [letter]. Ann Neurol 43: 835–836

Willars GB, Calcutt NA, Compton AM, Tomlinson DR, Keen P (1989) Substance P levels in peripheral nerve, skin, atrial myocardium and gastrointestinal tract of rats with long-term diabetes mellitus. Effects of aldose reductase inhibition. J Neurol Sci 91: 153–164

Willems PJ, Vits L, Wanders RJ, Coucke PJ, Van der Auwera BJ, Van Elsen AF et al. (1990) Linkage of DNA markers at Xq28 to adrenoleukodystrophy and adrenomyeloneuropathy present within the same family. Arch Neurol 47: 665–669

Williams DB, Floate DA, Leicester J (1988) Familial motor neuron disease: differing penetrance in large pedigrees. J Neurol Sci 86: 215–230

Williams HB (1984) The painful stump neuroma and its treatment. Clin Plast Surg 11: 79–84

Williman P, Lechner-Scott J, Ferracin F, Miescher G, Steck A (1997) Klinische Bedeutung der Anti-Go1b-Antikörper bei Patienten mit Miller-Fisher-Syndrom. Akt Neurol 24: 67–70

Willison HJ, Chancellor AM, Paterson G, Veitch J, Singh S, Whitelaw J et al. (1993) Antiglycolipid antibodies, immunoglobulins and paraproteins in motor neuron disease: a population based case-control study. J Neurol Sci 114: 209–215

Wilson-Pauwells L, Stewart P, Akesson EJ (1997) Autonomic nerves. BC Decker, Hamilton London

Windebank A (1993) Inherited recurrent focal neuropathies. In: Dyck P, Thomas P, Griffin J, Low P, Poduslo J (eds) Peripheral neuropathy. Saunders, Philadelphia, pp 1137–1148

Windebank A (1993) Neuronal growth factors in the peripheral nervous system. In: Dyck P, Thomas P, Griffin J, Low P, Poduslo J (eds) Peripheral neuropathy. Saunders, Philadelphia, pp 377–388

Windebank A (1993) Polyneuropathy due to nutritional deficiency and alcoholism. In: Dyck P, Thomas P, Griffin J, Low P, Poduslo J (eds) Peripheral neuropathy. Saunders, Philadelphia, pp 1310–1321

Windebank AJ, Blexrud MD, Dyck PJ, Daube JR, Karnes JL (1990) The syndrome of acute sensory neuropathy: clinical features and electrophysiologic and pathologic changes [see comments]. Neurology 40: 584–591

Windebank AJ, Smith AG, Russell JW (1994) The effect of nerve growth factor, ciliary neurotrophic factor, and ACTH analogs on cisplatin neurotoxicity in vitro [see comments]. Neurology 44: 488-494

Windebank AJ, Litchy WJ, Daube JR, Iverson RA (1996) Lack of progression of neurologic deficit in survivors of paralytic polio: a 5-year prospective population-based study [see comments]. Neurology 46: 80-84

Winek RR, Scheithauer BW, Wick MR (1989) Meningioma, meningeal hemangiopericytoma (angioblastic meningioma), peripheral hemangiopericytoma, and acoustic schwannoma. A comparative immunohistochemical study. Am J Surg Pathol 13: 251-261

Winkler J, Ramirez GA, Kuhn HG, Peterson DA, Day-Lollini PA, Stewart GR et al. (1997) Reversible Schwann cell hyperplasia and sprouting of sensory and sympathetic neurites after intraventricular administration of nerve growth factor. Ann Neurol 41: 82-93

Winn FJ jr, Habes DJ (1990) Carpal tunnel area as a risk factor for carpal tunnel syndrome. Muscle Nerve 13: 254-258

Wirguin I, Rosoklija G, Trojaborg W, Hays AP, Latov N (1995) Axonal degeneration accompanied by conduction block induced by toxin mediated immune reactivity to GM1 ganglioside in rat nerves. J Neurol Sci 130: 17-21

Wirnsberger GH, Becker H, Ziervogel K, Hofler H (1992) Diagnostic immunohistochemistry of neuroblastic tumors. Am J Surg Pathol 16: 49-57

Wise CA, Garcia CA, Davis SN, Heju Z, Pentao L, Patel PI, Lupski JR (1993) Molecular analyses of unrelated Charcot-Marie-Tooth (CMT) disease patients suggest a high frequency of the CMT1A duplication [see comments]. Am J Hum Genet 53: 853-863

Witt FA (1993) Alkoholische Polyneuropathie: Experimentelle Untersuchungen über frühe und späte Stadien der direkten Alkoholwirkung auf Axone, Markscheiden und Blutgefäße. Inauguraldissertation

Wokke JH, Jennekens FG, van den Oord CJ, Veldman H, van Gijn J (1988) Histological investigations of muscle atrophy and end plates in two critically ill patients with generalized weakness. J Neurol Sci 88: 95-106

Wokke JH, Jennekens FG, van den Oord CJ, Veldman H, Smit LM, Leppink GJ (1990) Morphological changes in the human end plate with age. J Neurol Sci 95: 291-310

Wolfe DE, Schindler D, Desnick RJ (1995) Neuroaxonal dystrophy in infantile alpha-N-acetylgalactosaminidase deficiency. J Neurol Sci 132: 44-56

Wondrusch E, Zifko U, Grisold W, Drlicek M, Setinek U (1996) Neuromuscular disorders in systemic malignancy and its treatment [letter]. Muscle Nerve 19: 1362-1364

Woodruff M (1960) The transplantation of tissue and organ. C.C. Thomas, Springfield/Illinois

Woodruff JM, Chernik NL, Smith MC, Millett WB, Foote FW jr (1973) Peripheral nerve tumors with rhabdomyosarcomatous differentiation (malignant "Triton" tumors). Cancer 32: 426-439

Woodruff JM, Godwin TA, Erlandson RA, Susin M, Martini N (1981) Cellular schwannoma: a variety of schwannoma sometimes mistaken for a malignant tumor. Am J Surg Pathol 5: 733-744

Wright A, Dyck PJ (1995) Hereditary sensory neuropathy with sensorineural deafness and early-onset dementia [see comments]. Neurology 45: 560-562

Wright A, Nukada H (1994) Sciatic nerve morphology and morphometry in mature rats with streptozocin-induced diabetes. Acta Neuropathol (Berl) 88: 571-578

Wright GD, Patel MK, Mikel J (1988) An adult onset metachromatic leukodystrophy with dominant inheritance and normal arylsulphatase A levels. J Neurol Sci 87: 153-166

Wytrzes L, Markley HG, Fisher M, Alfred HJ, Markely HG (1987) Brachial neuropathy after brachial artery-antecubital vein shunts for chronic hemodialysis. Neurology 37: 1398-1400

Xu D, Pollock M (1994) Experimental nerve thermal injury. Brain 117: 375-384

Yaeger MJ, Koestner A, Marushige K, Marushige Y (1991) The reverse transforming effects of nerve growth factor on five human neurogenic tumor cell lines: in vitro results. Acta Neuropathol (Berl) 83: 72-80

Yaeger MJ, Koestner A, Marushige K, Marushige Y (1992) The use of nerve growth factor as a reverse transforming agent for the treatment of neurogenic tumors: in vivo results. Acta Neuropathol (Berl) 83: 624-629

Yagihashi S (1995) Pathology and pathogenetic mechanisms of diabetic neuropathy. Diabetes Metab Rev 11: 193-225

Yagihashi S (1997) Pathogenetic mechanisms of diabetic neuropathy: lessons from animal models. J Periph Nerv Syst 2: 113-132

Yamada M, Tsukagoshi H, Satoh J, Ishiai S, Nakazato M, Furuya H et al. (1987) "Sporadic" prealbumin-related amyloid polyneuropathy: report of two cases. J Neurol 235: 69–73

Yamamoto M, Sobue G, Mukoyama M, Matsuoka Y, Mitsuma T (1996) Demonstration of slow acetylator genotype of N-acetyltransferase in isoniazid neuropathy using an archival hematoxylin and eosin section of a sural nerve biopsy specimen. J Neurol Sci 135: 51–54

Yamamoto M, Li M, Nagamatsu M, Itoh T, Mutoh T, Mitsuma T, Sobue G (1998) Expression of low-affinity neurotrophin receptor p75NTR in the peripheral nervous system of human neuropathies. Acta Neuropathol (Berl) 95: 597–604

Yamamoto T, Vincent A, Ciulla TA, Lang B, Johnston I, Newsom-Davis J (1991) Seronegative myasthenia gravis: a plasma factor inhibiting agonist-induced acetylcholine receptor function copurifies with IgM. Ann Neurol 30: 550–557

Yamasaki H, Itakura C, Mizutani M (1991) Hereditary hypotrophic axonopathy with neurofilament deficiency in a mutant strain of the Japanese quail. Acta Neuropathol (Berl) 82: 427–434

Yanoff M, Fine B (1996) Ocular pathology, 4th edn. Mosby-Wolfe, London Baltimore Barcelona

Yasaki S, Dyck PJ (1991) Spatial distribution of fiber degeneration in acute hypoglycemic neuropathy in rat. J Neuropathol Exp Neurol 50: 681–692

Yasuda H, Dyck PJ (1987) Abnormalities of endoneurial microvessels and sural nerve pathology in diabetic neuropathy. Neurology 37: 20–28

Yasuda T, Sobue G, Mitsuma T (1987) Nerve growth factor receptors on dissociated dermal and plexiform neurofibroma Schwann-like cells. Rinsho Shinkeigaku 27: 923–930

Yasuda T, Sobue G, Mitsuma T, Takahashi A, Hashizume Y (1989) Nerve growth factor receptor immunoreactivity in human benign peripheral nerve sheath tumor. Acta Neuropathol (Berl) 77: 591–598

Yee W, Elliott J, Kwon J, Goodfellow P (1996) Misclassification and linkage of hereditary sensory and autonomic neuropathy type 1 as Charcot-Marie-Tooth disease, type 1B (repla). Am J Hum Genet 59: 260–262

Yiannikas C, McLeod JG, Walsh JC (1983) Peripheral neuropathy associated with polycythemia vera. Neurology 33: 139–143

Ylikoski J, Collan Y, Palva T (1981) Further observations on the eighth nerve in Menière's disease. Acta Neuropathol 54: 157–159

Yokota T, Wada Y, Furukawa T, Tsukagoshi H, Uchihara T, Watabiki S (1987) Adult-onset spinocerebellar syndrome with idiopathic vitamin E deficiency. Ann Neurol 22: 84–87

Yokoyama K, Araki S, Abe H (1990) Distribution of nerve conduction velocities in acute thallium poisoning. Muscle Nerve 13: 117–120

Yokoyama K, Feldman RG, Sax DS, Salzsider BT, Kucera J (1990) Relation of distribution of conduction velocities to nerve biopsy findings in n-hexane poisoning. Muscle Nerve 13: 314–320

Yomishi N, Tanaka T, Hara A, Bunai Y, Kato K, Mori H (1992) Extra-adrenal pheochromocytoma-ganglioneuroma. A case report. Pathol Res Pract Dec;188(8): 1098-100; discussion 1101-3

Yoshida M, Colman DR (1996) Parallel evolution and coexpression of the proteolipid proteins and protein zero in vertebrate myelin. Neuron 16: 1115–1126

Yoshida S, Mitani K, Wakayama I, Kihira T, Yase Y (1995) Bunina body formation in amyotrophic lateral sclerosis: a morphometric- statistical and trace element study featuring aluminum. J Neurol Sci 130: 88–94

Yoshikawa H, Dyck PJ (1991) Uncompacted inner myelin lamellae in inherited tendency to pressure palsy. J Neuropathol Exp Neurol 50: 649–657

Yoshikawa H, Nishimura T, Nakatsuji Y, Fujimura H, Himoro M, Hayasaka K et al. (1994) Elevated expression of messenger RNA for peripheral myelin protein 22 in biopsied peripheral nerves of patients with Charcot-Marie-Tooth disease type 1A [see comments]. Ann Neurol 35: 445–450

Yoshikawa H, Nishimura T, Kaido M, Toyooka K, Fujimura H, Sakoda S, Yanagihara T (1996) Cation binding at the node of Ranvier in biopsied peripheral nerves of patients with Charcot-Marie-Tooth disease type 1A and hereditary neuropathy with liability to pressure palsies. Acta Neuropathol (Berl) 91: 587–594

Yoshimatsu S, Ando Y, Terazaki H, Sakashita N, Tada S, Yamashita T et al. (1998) Endoscopic and pathological manifestations of the gastrointestinal tract in familial amyloidotic polyneuropathy type I (Met30). J Intern Med 243: 65–72

Yoshinaga T, Nakazato M, Ikeda S, Ohnishi A (1992) Homozygosity for the transthyretin-Met30 gene in three Japanese siblings with type I familial amyloidotic polyneuropathy. Neurology 42: 2045-2047
Yoshioka R, Dyck PJ, Chance PF (1996) Genetic heterogeneity in Charcot-Marie-Tooth neuropathy type 2. Neurology 46: 569-571
Younes-Chennoufi AB, Léger JM, Hauw JJ, Preud'homme JL, Bouche P, Aucouturier P et al. (1992) Ganglioside GD1b is the target antigen for a biclonal IgM in a case of sensory-motor axonal polyneuropathy: involvement of N-acetylneuraminic acid in the epitope. Ann Neurol 32: 18-23
Young ID, Willmer JP, Kisilevsky R (1989) The ultrastructural localization of sulfated proteoglycans is identical in the amyloids of Alzheimer's disease and AA, AL, senile cardiac and medullary carcinoma-associated amyloidosis. Acta Neuropathol (Berl) 78: 202-209
Young P, Wiebusch H, Stögbauer F, Ringelstein B, Assmann G, Funke H (1997) A novel frameshift mutation in PMP22 accounts for hereditary neuropathy with liability to pressure palsies [see comments]. Neurology 48: 450-452
Young P, Stögbauer F, Wiebusch H, Löfgren A, Timmerman V, Van Broeckhoven C et al. (1998) PCR-based strategy for the diagnosis of hereditary neuropathy with liability to pressure palsies and Charcot-Marie-Tooth disease type 1A. Neurology 50: 760-763
Younger DS, Quan D (1994) Nonvasculitic neuritis [letter; comment]. Neurology 44: 194
Younger DS, Chou S, Hays AP, Lange DJ, Emerson R, Brin M et al. (1988) Primary lateral sclerosis. A clinical diagnosis reemerges [see comments]. Arch Neurol 45: 1304-1307
Younger DS, Dalmau J, Inghirami G, Sherman WH, Hays AP (1994) Anti-Hu-associated peripheral nerve and muscle microvasculitis. Neurology 44: 181-183
Younger DS, Rosoklija G, Neinstedt LJ, Latov N, Jaffe IA, Hays AP (1996) HIV-1 associated sensory neuropathy: a patient with peripheral nerve vasculitis [letter]. Muscle Nerve 19: 1364-1366
Yuen EC, Olney RK, So YT (1994) Sciatic neuropathy: clinical and prognostic features in 73 patients [see comments]. Neurology 44: 1669-1674
Yuki N (1998) Anti-ganglioside antibody and neuropathy: review of our research. J Periph Nerv System 3: 3-18
Yuki N, Miyatani N, Sato S, Hirabayashi Y, Yamazaki M, Yoshimura N, Hayashi Y, Miyatake T (1992) Acute relapsing sensory neuropathy associated with IgM antibody against B-series gangliosides containing a GalNAc beta 1-4(Gal3-2 alpha NeuAc8-2 alpha NeuAc)beta 1 configuration. Neurology 42: 686-689
Yuki N, Yoshino H, Sato S, Shinozawa K, Miyatake T (1992) Severe acute axonal form of Guillain-Barré syndrome associated with IgG anti-GD1a antibodies. Muscle Nerve 15: 899-903
Yuki N, Yamada M, Sato S, Ohama E, Kawase Y, Ikuta F, Miyatake T (1993) Association of IgG anti-GD1a antibody with severe Guillain-Barré syndrome. Muscle Nerve 16: 642-647
Yuki N, Handa S, Tai T, Takahashi M, Saito K, Tsujino Y, Taki T (1995) Ganglioside-like epitopes of lipopolysaccharides from Campylobacter jejuni (PEN 19) in three isolates from patients with Guillain-Barré syndrome. J Neurol Sci 130: 112-116
Yuki N, Takahashi M, Tagawa Y, Kashiwase K, Tadokoro K, Saito K (1997) Association of Campylobacter jejuni serotype with antiganglioside antibody in Guillain-Barré syndrome and Fisher's syndrome. Ann Neurol 42: 28-33
Yundt KD, Grubb RL jr, Diringer MN, Powers WJ (1998) Autoregulatory vasodilation of parenchymal vessels is impaired during cerebral vasospasm. J Cereb Blood Flow Metab 18: 419-424
Zanssen S, Molnar M, Buse G, Schröder JM (1998) Mitochondrial cytochrome b-gene deletion in Kearns Sayre syndrome associated with a subclinical type of peripheral neuropathy. Clin Neuropathol 17: 291-296
Zeng L, Worseg A, Redl H, Schlag G (1994) Peripheral nerve repair with nerve growth factor and fibrin matrix. Eur J Plast Surg 17: 228-232
Zeng L, SH, Redl H, Schlag G (1995) Fibrin sealant matrix supports outgrowth of peripheral sensory axons. Scand J Plast Reconstr Surg Hand Surg 29: 199-204
Zerres K, Rudnik-Schöneborn S, Forrest E, Lusakowska A, Borkowska J, Hausmanowa-Petrusewicz I (1997) A collaborative study on the natural history of childhood and juvenile onset proximal spinal muscular atrophy (type II and III SMA): 569 patients. J Neurol Sci 146: 67-72
Zerres K, Wirth B, Rudnik-Schöneborn S (1997) Spinal muscular atrophy - clinical and genetic correlations. Neuromuscul Disord 7: 202-207

Zerres K, Rudnik-Schöneborn S, Wirth B (1998) Proximale spinale Muskelatrophien. Deutsches Ärzteblatt 95, Heft 26: 1340–1347

Zettl UK, Gold R, Toyka KV, Hartung HP (1995) Intravenous glucocorticosteroid treatment augments apoptosis of inflammatory T cells in experimental autoimmune neuritis (EAN) of the Lewis rat. J Neuropathol Exp Neurol 54: 540–547

Zeviani M, Antozzi C (1992) Defects of mitochondrial DNA. Brain Pathol 2: 121–132

Zhang Y, Burger D, Saruhan G, Jeannet M, Steck AJ (1993) The T-lymphocyte response against myelin-associated glycoprotein and myelin basic protein in patients with multiple sclerosis. Neurology 43: 403–407

Zhao J, Yoshioka K, Miike T, Kageshita T, Arao T (1991) Nerve growth factor receptor immunoreactivity on the tunica adventitia of intramuscular blood vessels in childhood muscular dystrophies. Neuromuscul Disord 1: 135–141

Zhao JX, Ohnishi A, Itakura C, Mizutani M, Yamamoto T, Hayashi H, Murai Y (1993) Smaller number of large myelinated fibers and focal myelin thickening in mutant quails deficient in neurofilaments. Acta Neuropathol (Berl) 86: 242–248

Zhao JX, Ohnishi A, Itakura C, Mizutani M, Yamamoto T, Hayashi H, Murai Y (1994) Greater number of microtubules per axon of unmyelinated fibers of mutant quails deficient in neurofilaments: possible compensation for the absence of neurofilaments. Acta Neuropathol (Berl) 87: 332–336

Zhao JX, Ohnishi A, Itakura C, Mizutani M, Yamamoto T, Hojo T, Murai Y (1995) Smaller axon and unaltered numbers of microtubules per axon in relation to number of myelin lamellae of myelinated fibers in the mutant quail deficient in neurofilaments. Acta Neuropathol (Berl) 89: 305–312

Zhu J, Link H, Weerth S, Linington C, Mix E, Qiao J (1994) The B cell repertoire in experimental allergic neuritis involves multiple myelin proteins and GM1 [see comments]. J Neurol Sci 125: 132–137

Ziegler D, Gries F (1996) Serie: Diabetische Neuropathie Klassifikation, Epidemiologie, Prognose und sozialmedizinische Bedeutung. Dtsch Ärzteblatt 93: B543–B545

Zielasek J, Martini R, Toyka KV (1996) Functional abnormalities in P_0-deficient mice resemble human hereditary neuropathies linked to P_0 gene mutations. Muscle Nerve 19: 946–952

Zifko U, Hahn A (1997) Migrant sensory neuropathy: Report of 5 cases and review of the literature. J Periph Nerve System 2: 244–249

Zimmer C, Gosztonyi G, Cervós-navarro J, von Moers A, Schröder JM (1992) Neuropathy with lysosomal changes in Marinesco-Sjogren syndrome: fine structural findings in skeletal muscle and conjunctiva. Neuropediatrics 23: 329–335

Zochodne D (1996) Is early diabetic neuropathy a disorder of the dorsal root ganglion? J Periph Nerv Sys 2: 119–130

Zochodne DW (1994) Autonomic involvement in Guillain-Barré syndrome: a review. Muscle Nerve 17: 1145–1155

Zochodne DW, Ho LT (1994) Sumatriptan blocks neurogenic inflammation in the peripheral nerve trunk. Neurology 44: 161–163

Zochodne DW, Bolton CF, Wells GA, Gilbert JJ, Hahn AF, Brown JD, Sibbald WA (1987) Critical illness polyneuropathy. A complication of sepsis and multiple organ failure. Brain 110: 819–841

Zochodne DW, Semmler RT, Ludwin SK, Auer R (1996) Acute fulminant symmetrical vasculitic polyneuropathy: need for early biopsy. Clin Neuropathol 15: 113–115

Zoghbi HY, Percy AK, Glaze DG, Butler IJ, Riccardi VM (1985) Reduction of biogenic amine levels in the Rett syndrome. N Engl J Med 313: 921–924

Zuber M, Gherardi R, Imbert M, Gaulard P, Kuentz M, Poirier J (1987) Peripheral neuropathy with distal nerve infiltration revealing a diffuse pleiomorphic malignant lymphoma. J Neurol 235: 61–62

Zuber M, Sebald M, Bathien N, de Recondo J, Rondot P (1993) Botulinum antibodies in dystonic patients treated with type A botulinum toxin: frequency and significance [see comments]. Neurology 43: 1715–1718

Zülch K, Mennel H (1978) Biology of brain tumors. A series of workshops on the biology of human cancer. Report No 5. In: Laerum O, Bigner D, Rajewsky M (eds) UICC Technical Report Series, vol 30. International Union Against Cancer, Geneva, pp 3–13

Sachverzeichnis

A
Abduzensparese 467
aberrante Faszikel 70
aberrierende Regeneration 67
Abetalipoproteinämie 163, 371, 372
- *Bassen-Kornzweig*-Syndrom 371
- Genetik 371
- Histopathologie 372
- *McLeod*-Phänotyp 372
- Neuroakanthozytose 371
- Vitamin-E-Mangel 372
Ablagerungen, parakristalline 447
Abrin 187
Abszeß, verkäsender, tuberkuloide Lepra 481
Acetylcholinesterase-(AChE)
  Aktivität 33
- Reaktion 34
Acetyl-CoA-Carboxylase, zytosolische 157
Acetylpyridin 194, 210
N-Acetyltransferase 211
Acrylamid, kombinierte IDPN- und
  Acrylamid-Intoxikation 186
ACTH
- ACTH-Zellen 704
- Platin 178
ADCAs (autosomal-dominante zerebelläre
  Ataxien) 450-453, 466
Adenohypophyseninsuffizienz 247-249
Adenom der Parathyreoidea 716
Adenovirus, humaner, Typ 12 695
Adhäsionsmoleküle
- Adhäsionsmolekül-1
- - interzelluläres (ICAM-1) 518
- - vaskuläres (VCAM-1) 518
- AMOG („adhesion molecule on glia") 585
- J1 585
- L1 58, 60, 61, 582, 585
- N-CAM 60, 61, 582, 585
Adie-Pupillen 620
Adie-Syndrom 434-439
Adiuretin 561
adrenerge
- Funktionsstörungen 441, 442

- - hypertrophisches Herz, adrenerge
  Nerven 442
- Nervenfasern, Degeneration 112
Adrenoleukodystrophie (*siehe* ALD) 22, 81, 373-382
Adrenomyeloneuropathie (AMN) 12, 373-382
Adriamycin 177, 187, 201, 648
Afferenzen/afferente Nervenfasern 47
- A-δ-Afferenz 228
- prolongierte hochfrequentierte Reizung 47
- viszerale 227, 228
Afferenzen
- artikuläre 60
- sensorische 441
aFGF (saurer Fibroblastenwachstumsfaktor) 58, 640
aganglionäre Segmente 433
Aganglionose 430, 433
AIDP 509
AIDS („acquired immune deficiency
  syndrome") 475, 476, 478
- AIDS-Neuropathie 475
- ARC (AIDS „related complex") 475, 476
Akabane-Virus der Rinder 647
Akanthozytose 371
Akrodermatitis chronica atrophicans
  (*Herzheimer*) 482
Akromegalie 247
- Karpaltunnelsyndrom 247
Akromikrie 664-666
Akropathie, mutilierende 417
Akrylschlauch, semipermeabler 141
Aktin 69, 345
- F-Aktin 59
Aktin-Zytoskelett 687
Aktionspotential
- Blockade 46
- sensorisches (SAP) 43
Akupunktur 228
Akustikusneurinome 668, 669, 671
- bilaterale 684
Alanin-Glyoxat-Aminotransferase 389

Albumin
- *Evans*-Blau-Albumin 26
- Parvalbumin 344
- Präalbumin 330
ALD (Adrenoleukodystrophie) 22, 81, 373–382
- neonatale (NALD) 372, 383, 384
- Pathogenese 378
- *Schwann*-Zelleinschlüsse 381
- Therapieversuche 380
Aldehydfuchsin 29
Aldose-Reduktase 242
- Inhibitoren 243
Algoneurodystrophie 441
aliphatische Kohlenwasserstoffe 179–182
- zentral-periphere distale Axonopathie 179
Alkohol/Alkoholabusus 80, 87, 163–172, 595
- Alkoholimmersion 172
- Alkoholinjektion, Nervenleitungsblockade 170, 172
- Dehydrogenase 163
- Ethanol (Ethylalkohol) 163, 169
- Gefäßerkrankungen 595
- Leberschädigung, alkoholische 165
- Myopathie, alkoholische 165
- Neuropathie, alkoholische 99, 156, 163–172
- – direkter toxischer Effekt des Alkohols 165
- – distale symmetrische sensomotorische Neuropathie 165
- – Epidemiologie 163
- – Histopathologie 165
- – Optikusneuropathie, alkoholische 170
- – Pathogenese 167
- Pseudotabes alcoholica 165
Alkylphosphat 188
van *Allen*-Typ, Amyloidneuropathie 318, 328
Allergie
- Desensibilisierung 525
- experimentell-allergische Neuritis (*siehe* EAN) 494, 496, 518–525
- Hypersensitivitätsantworten 502
- Purpura allergica *Schoenlein-Henoch* 570, 595
Allodynie 474
Allotransplantate 134
Almitrine 194
Alopecia universalis 512
Alport-Syndrom 468
ALS (amyotrophische Lateralsklerose) 56, 69, 584, 632–648
- aberrierende myelinisierende Nervenzellfortsätze 637
- ALS/CNTF „treatment study group" 56
- Anti-GMS1-Antikörper 584

- basophile Einschlüsse 636
- benigne Faszikulationen 645
- CNTF 56
- EMG 632
- experimentelle Modelle 645, 646
- – autoimmune Motoneuronkrankheit 646
- familiäre Motoneuronkrankheit 641–645
- – chronische juvenile ALS 642
- – Genetik 642
- – Penetranz 641
- fragiles-X-Syndrom 645
- Hautinnervation, sympathische 639
- Hautveränderungen 639
- IFN-β-Behandlung 644
- Immunohistochemie 635
- Ionenkanalfunktionsstörungen 641
- lymphozytäre Infiltrate 633
- morphometrische Veränderungen 633, 634
- Mortalität 645
- motorische Nerven 637, 638
- *Onuf*-Kern 636
- Pathogenese 640
- phosphorylierte hochmolekulare Neurofilamente 636
- primäre Lateralsklerose 645
- Prognose 644
- Pyramidenbahn 633
- *Remak*-Fasern 638
- sensorisches und autonomes System 638–640
- und SMA 646–648
- sporadische Form 632, 633
- Synapsen 637
- Tiermodelle 646–648
- ultrastrukturelle Untersuchungen 635
- Vorderhornzellen 633
Altersveränderung peripherer Nerven 21, 24
- Faserzusammensetzung 25
- *Übersicht* 21
Aluminium 174
alveoläres Weichteilsarkom 700–703
Alzheimer-Demenz 69, 323, 637, 660
- intrazerebrale Nervi vasorum 660
Amaurosis focax 621
AMC (Arthrogryposis multiplex congenita) 306, 629, 631, 632, 647
Amelien 207
Aminoguanidin 243
4-Aminopyridin (4-AP) 48, 73
Aminosäuremetabolismus 157
Amiodaron 195
Amnion-Infektionssyndrom 95
AMOG („adhesion molecule on glia") 585
AMPA-Agonist 646

Amputation 146
- Amputationsfolgen 147
- Gliedamputation (*siehe dort*) 144
Amputationsneurom 77, 113
amputiertes Bein 605
Amyelinisation 309, 310, 632
- kongenitale 309
- im zentralen und Hypomyelinisation im peripheren Nervensystem 309, 310
Amyloid
- Definition 317
- Dysproteinämie 570
- Makrophagen in Kontakt mit Amyloid 324
- P-Komponente (AP) 318
- - im Serum (SAP) 318, 323
Amyloidablagerungen
- *Alzheimer*-Demenz 660
- Karpaltunnelsyndrom (*siehe dort*) 103
Amyloidfibrillen, immunogold-markierte 324
Amyloidom 327, 332
- des Ganglion *Gasseri* 327
Amyloidose/Amyloidneuropathien 11, 84, 102, 317–332, 467, 471, 569, 592, 593
- AA-Amyloidose 323, 332
- AL-Amyloidose 323, 328, 329
- *Anrade*-Typ 318
- Ätiologie 330
- Bauchfettaspiration 329
- biochemische Diagnose 330
- dialysebedingte 332
- endokrine 332
- erworbene 331, 332
- Gefäßerkrankungen 592, 593
- generalisierte senile (AS) 103
- Genetik 330
- hereditäre 318, 328
- Histopathologie 328
- Indiana-Typ 326
- japanischer Typ 326
- λ-Leichtkettentyp 323, 332
- lokalisierte 332
- β_2-Mikroglobulin 332
- MGUS 574
- paraneoplastische Syndrome 572
- Pathogenese 330
- portugiesischer Typ 326
- primäre (Paramyloidose) 331
- Prognose 332
- renale 216
- *Rukavina*-Typ 318, 323
- sekundäre 332
- - chronisch-entzündliche Erkrankungen 332
- senile 332
- Therapieansätze 331
- Typ I (familiäre) 323–331
- - Klinik 323
- Typ III 328
- - *van Allen*-Typ 318, 328
- - Iowa-Form 323
- Typ IV 328
- - finnische Form 328
- - *Meretoja*-Form 328
- Typ V (jüdisch) 328
- Typ VI (appalachisch) 328
- Typ VII (deutsch) 328
Amyotrophie
- diabetische 229
- distale 465
- HNA (hereditäre neuralgische Amyotrophie) 289, 290
- Lateralsklerose amyotrophische (*siehe* ALS) 56
- neuralgische 205, 527
Analphalipoproteinämie (*Tangier*-Krankheit) 367–371, 602
- Autopsie 369
- distale sensomotorische Neuropathie 369
- Genetik 369
- Histopathologie 369
- Pathogenese 371
- pleomorphe Einschlüsse 369
- pseudosyringomyelisches Syndrom 369
- rekurrierende multifokale Neuropathie 369
- Riesenlipofuszingranula 369
anaplastisches Neurofibrom 689
Anästhetika 195
Anastomose
- End-zu-Seit- 142
- mikroneurovaskuläre 137
- zentrozentrale 142
ANCAs (antineutrophile zytoplasmatische Antikörper) 621
Anderson-Krankheit (Glykogenose, Typ IV) 387
Andrade-Typ, Amyloidneuropathie 318
Androgen-Rezeptor-Gen 631
Angiitiden 11
Angiitis 11, 604
- Panangiitis 552
- Periangiitis 552
Angioendotheliomatose 566
Angioendotheliose, neoplastische 566
angiofollikuläre Lymphknotenhyperplasie 566
Angiogenese 688
angioimmunoblastische Lymphadenopathie 566
Angiokeratoma corporis diffusum 362
Angioneuromatose 458
Angiopathie/angiopathische Neuropathie (*siehe* Gefäßerkrankungen) 592–626

Angiopathie/angiopathische Neuropathie
- Dysproteinämie 571
- Mikroangiopathie 597
- multifokale Neuropathien 529
- Ulkus an den Füßen (diabetischer Fuß) 229
- zerebral autosomal dominante Angiopathie (*siehe auch* CADASIL) 661
angiotropes Lymphom 566
Anhidrose
- distale 490
- HSAN II 416
- HSAN IV (kongenitale sensorische Neuropathie) 421–423
- - erworbene idiopathische generalisierte Anhidrose 423
Anisokorie 417
anisomorphe Neurotisation 113
Anorexia nervosa 154
Antabus 199
anthropometrische Faktoren 43
α_1-Antichymotrypsin 557
Antigene
- Ia-Antigen-Expression 521
- EMA (epitheliales Membranantigen) 27, 97, 98
- Faktor 8-abhängiges Antigen 27
- HLA-DR-Antigen (MHC Klasse II) 87, 91, 477, 502, 522, 543, 696
- Hu-Antigen-Expression 560
- p24-Kernprotein-Antigen 477
- very late antigen-4 (VLA-4) 518
Antikörper
- ANCAs (antineutrophile zytoplasmatische Antikörper) 621
- ANNA-1-Antikörper 561
- ANNA-2-Antikörper 561
- Anti-Azetylcholin-Rezeptor-(AChR)-Antikörper 536
- Anti-Campylobakter jejuni-Antikörper 506
- Anti-Galaktozerebrosid-Antikörper 522, 523
- Anti-G1-GD1b-Antikörper 554
- Anti-GD1b-Antikörper 504, 584
- Anti-GD2-Antikörper 584
- Anti-GM1-Antikörper 46, 490, 504, 587, 588
- Anti-GM1p-Antikörper 506
- Anti-GMS1-Antikörper 584
- Anti-GQ1b-Antikörper 504, 507, 582, 584
- Anti-GT1b-Antikörper 584
- Anti-HexLM1-Antikörper 504
- Anti-Hu-Antikörper 559, 560
- Anti-ICAM-1-Antikörper 527
- Anti-IFNγ-Antikörper 526
- Anti-IgM-Antikörper 427, 504, 530, 583, 640
- Anti-MAG-Antikörper 512, 582, 590
- Anti-Myelin-Antikörper 572
- Antineurofilament-Antikörper 31
- antineuronale nukleäre Antikörper 561
- antinukleäre 427
- Anti-*Purkinje*-Zellantikörper 560
- Anti-Ri-Antikörper 561
- Anti-S-100-Protein-Antikörper 682
- Anti-Tubulin-Antikörper 506
- Antiubiquitin-Antikörper 635
- Anti-Yo-Antikörper 560
- Fluoreszein-Isothiozyanat-(FITC)-konjugierte Antikörper 588
- GFAP (antigliale fibrilläre Saure-Protein-Antikörper) 27, 639
- IgG-Anti-GD1a-Antikörper-Titer 507
Antineurofilament-Antikörper 31
α_1-Antitrypsin-System (PiM$_3$) 504
Antiubiquitin-Antikörper 635
Antoni-A-Wachstumstyp 670, 672, 677
Antoni-B-Wachstumstyp 670, 673, 677
Antwortmuster, intrinsisches neuronales 116
AP-2 31
AP-180 31
Aplasie
- der großen markhaltigen Nervenfasern 293, 413
- der kleinen sensorischen und autonomen Neurone 421
Apnoe 323
Apo (Apolipoprotein)
- Apo AI 318, 328, 330
- Apo E 61, 91, 126
Apocarboxylase 157
Apochlor 191
Apolipoprotein (*siehe* Apo) 61, 91, 126, 318
Apoptose/apoptotisch 59
- apoptotische Körperchen 108, 653
- NAIP-(neuronales Apoptoseinhibitorisches Protein)-Gen 629
Appendizitis 326
APUD-System 703, 704
Arachidon 608
Arachidonsäure 523, 592
Arachis hypogaea 102
ARC (AIDS „related complex") 475, 476
Areflexie 426
ARIA 108
Arrhythmie 326
Arsen 174
- Klinik 174
- Mord- und Suizidversuche 174
Artefakte
- Formalin-Fixationsartefakte 8
- Quetschartefakte 7
- Zerrungsartefakte 7

Arterien/Arteriae (A.)
- A. carotis, Hirndurchblutung 443
- A. cerebri anterior-Infarkt 686
- A. cerebri media 38
- epineurale 390
Arteriitis
- Arteriitis temporalis 621
- Endarteriitis obliterans 482
- nekrotisierende 614
- Panarteriitis nodosa (*siehe dort*) 94, 247, 543, 595, 605, 607, 610, 617, 618, 621
- Polyarteriitis nodosa 235, 616
- Riesenzellarteriitis 621, 622
- *Wegener*-Granulomatose 620
Arteriolen, transperineurale (TPA) 27
Arteriosklerose 592, 619
Arthritis, rheumatoide (*siehe dort*) 226, 482, 525, 507, 604, 616, 618, 619
Arthrogryposis multiplex congenita (AMC) 306, 424, 629, 631, 632, 647
Arthropathie, diabetische (*Charcot*-Fuß) 229
Arthropoden-Stich 193
Arylsulfatase
- Arylsulfatase-A-Aktivität 347
- Arylsulfatase-Mangel, A, B und C 352
Arzneimittelstatistik 4
ASKIN-Tumoren 703, 716
Aspergillose 525
Ästhesioneuroblastome 708
Asthma bronchiale 535, 536
Astrozytose 706
ataktische Neuropathie, Klassifikation (*Übersicht*) 428
Ataxie/Ataxia 401, 406, 427
- Ataxia telangiektasia (Ataxia telangiectatica; *Louis-Bar*-Syndrom) 392
- autosomal-dominante zerebelläre Ataxien (*siehe* ADCAs) 450–453, 466
- *Friedreich*-Ataxie 77, 295, 384, 418, 445–454
- hereditäre Hintersäulenataxie von *Biemond* 428
- MGUS 579, 587
- NARP (Neuropathie, Ataxie und Retinitis pigmentosa) 396
- sensorische 426
- spinozerebelläre (*siehe dort*) 163, 371, 443, 450–453, 631, 648
- Trias 507
AT-EAN („adoptive transfer" EAN) 518, 522, 523, 527
Atemlähmung 490
ATL (adulte T-Zell-Leukämie) 567
Atmungskette (*siehe auch* Respirationskette) 407
Atrophie
- HMSN mit Kleinhirnatrophie 297
- Konstriktion, axonale Atrophie 106
- Optikusatrophie 73, 157, 295, 302, 398, 409, 465
- retrograde 67, 115
- spinale Muskelatrophie 22, 290, 296
auditorische Neuropathie 295, 467
- Hirnstammreflexe 468
Auerbach-Plexus 328, 534
Auro-Detoxin-Therapie 604
Autoimmunerkrankungen 494
Automutilation 203
autonome Neuropathie 429
- AIDS 476
- hereditäre sensorische und autonome Neuropathien (*siehe* HSAN) 413–428
- PAF (progressive autonome/primäre autonome Funktionsstörung) 439, 440
Autophagolysosomen 80
autosomal-dominante zerebelläre Ataxien (*siehe* ADCAs) 450–453
Autotransplantat, Größeneinfluß 135
Auxillin 31
Avitaminose 326
„axogliale dysjunction" 232, 357
Axolemm 30
Axone/axonal 19, 30, 31
- Atrophie, axonale, Konstriktion 106
- Axon-*Schwann*-Zellnetzwerk 74
- CIAP (chronische idiopathische axonale Polyneuropathie) 586
- Degeneration (*siehe dort*) 67, 124, 128, 329, 495, 499
- Durchmesser 14, 19, 32
- – internodaler 19
- – paranodaler 19
- Einlagerungen, adaxonale 79, 81
- Erweiterung des axonalen extrazellulären Raumes 500
- Kanalkrankheiten, axonale 73
- Kompression, axonale 67, 106
- langsamer intraaxonaler Transport 30
- Latexmikrosphären 128
- Leitgeschwindigkeit, axonale 48
- marklose 31
- – Regeneration 120, 127
- motorische axonale Neuropathien, akute 510
- Myelinisierung 75
- neuroaxonale Dystrophie, infantile (*siehe* INAD) 11, 13, 295, 302, 361, 456–462
- paranodale Axonsegmente 15
- polyaxonale Komplexe 31
- retinale Axone, Erregungsleitungsgeschwindigkeit 48
- Riesenaxonknospen 222
- Riesenaxonneuropathie 11, 73
- Schwellungen, axonale 73

Axone/axonal
- segmental demyelinisierte 69
- Transportstörungen 30
- Verzweigungen, axonale 120
- Zytoplasma, adaxonale 80
Axonopathie
- Blei 175
- Klassifikation 65
- Vitamin-B_{12}-Mangel 157
- Vitamin-E-Mangel 161, 295, 296
- - Abetalipoproteinämie 372
- zentral-periphere distale 179, 188
- - aliphatische Kohlenwasserstoffe 179
- - Triortholkresylphosphat 188
Axonotmesis 66, 67
Axoplasmaeinschlüsse, kurvilineare 539
axoplasmatisches Retikulum 30
Axotomie 108, 120, 130
- primäre Afferenzen im Nucleus gracilis 146
Azetaldehyd 167
N-Azetyl-β-Hexosidase-Mangel 361
Azetyl-CoA 167
Azetylator-Genotyp, langsamer 211
Azetylcholin 183, 434
- Anti-Azetylcholin-Rezeptor-(AChR)-Antikörper 536
Azetylcholinesteraseaktivität 189
α-N-Azetylgalaktosaminidase-Mangel, infantiler 361
Azetylgalaktosaminidase-Mangel 361, 456
N-Azetylgalaktosamin-6-Sulfat-Sulfatase-Mangel 352
N-Azetylglukosamin-6-Sulfat-Sulfatase-Mangel 352
Azidämie, pipekolische 372

B
B-50 60, 638
Bandscheibenvorfall 63
Basallaminae 117, 594
Basalmembran 116
- perineurale, Rückbildung 237
- Verbreiterungen/Verdickungen 595, 596
- - (Übersicht) 595
Basedow-Paraplegie 247
basischer Fibroblastenwachstumsfaktor (bFGF) 57, 58
Bassen-Kornzweig-Syndrom 371
BB/Wor-Ratten 235
bcl-2-Genprodukt 712
BDNF (brain-derived neurotrophic factor) 51–55, 57
- Definition 57
Beckenbodeninnervation, Störungen 105
Beckenbodennerven 444
Becker-Kiener-Dystrophie 595
Beckwith-Wiedemann-Syndrom 708

Beinamputation 605
Bell-Lähmung (siehe Fazialislähmung) 467, 482, 510–512
Benzodiazepin-Rezeptoren 647
Beriberi-Vitaminmangel-Syndrom 154, 167
Berufskrankheiten 173
Berufsmusiker, Tonustörungen 652
Bestrahlung (siehe Strahlen) 149–152
Bewegungsstörungen, familiäres Syndrom 409
bFGF (basischer Fibroblastenwachstumsfaktor) 57, 58
Biemond, hereditäre Hintersäulenataxie 428
Bienengift 193
biliäre
- Atresie, kongenital 456
- Zirrhose, primäre 246
Bindegewebe 26
Biopsie
- des Detrusors 443
- Hautbiopsie 10, 12, 13, 457
- Hirnbiopsie, Rett-Syndrom 341
- Kennedy-Alter-Sung-Syndrom/Kennedy-Krankheit, Biopsieergebnisse 630
- Konjunktivbiopsie 10, 12, 457
- Muskelbiopsie 404
- Nervenbiopsie (siehe dort) 7–13
- Rektumbiopsie 10, 457
Biotin-/Biotinidase-(Vitamin H)-Mangel 157–162, 465
- juvenile Form 160
- neonatale Form 157
Biotinidase 157
Biphenyle, polychlorierte (PCBs) 191
Birmakatzen 346
Bis(monoacyl)glyzerophosphat 354
Blei 175
Bleiexposition 176
Bleinitratlösung 175
Blinkreflex, früher 511
Blutdruck
- autonome Regulation 442, 443
- Hypertonie 421
- Hypotonie 421, 443, 490, 532
Blutgefäße (siehe Gefäße)
Blut-Hirn-Schranke, Isoniazid 210
Blutversorgung von Nerventransplantaten 142–144
BNS (Blut-Nerven-Schranke) 93, 96, 124, 126, 133, 179, 493, 570
- Dysproteinämie 570
- Fenestration 96
- Frost- und Hitzeschäden 149
- Guillain-Barré-Syndrom 493
- HMSN I 96
- HMSN II 96
- Tellurgabe 179

- Transzytose, endothelial vesikuläre 96
- *Waller*-Degeneration 124
Boeck-Krankheit (*siehe* Neurosarkoidose) 550–553
Bombesin 715
Bombesin/Gastrin „releasing peptide" 438
Borrelien/Borrelia
- B. burgdorferi 482, 483, 621
Botox (*siehe* Botulinum-Toxin) 173, 483–485
Botulinum-Toxin (Botox/BTX) 173, 483–485, 649, 652
- Antikörper 652
- Botox-Injektion 485
- BTX-A-Injektion 486
- Dystonie 484
- Komplikationen 485
Botulismus 470, 483–486
- infantiler 483
- Typ B 483
brachiale
- Neuropathie 104
- Plexopathie/Plexus-brachialis-Neuropathie 151, 204, 485, 531
- Radikulitis, akute 527
Brachialisneuritis 205
Brachialis-Neuritis, hypertrophische 527, 528
Bradykinin 60, 226
„brain-derived neurotrophic factor" (BDNF) 51–55, 57
Branching-Enzym-Mangel 69, 387, 390
- Glykogenose, Typ IV 387
Bronchialkarzinom 556, 557
- kleinzelliges 557
- paraneoplastische Neuropathie 556
br-wr-Maus 53
BSA-dIL-1ra 112
BSA-IL-1ra 111
BTX-A-Injektion, Schreibkrampf 486
Bulbokavernosusreflex 444
bulbospinale Neuronopathie (*Kennedy-Alter-Sung*-Syndrom) 630, 631
Bulbus olfactorius 466
α-Bungarotoxin 201
Büngner-Bänder
- alkoholische Neuropathie 99
- diabetische Neuropathie 236
- im Endoneurium 70
- leere, Kontinuitätsunterbrechung peripherer Nerven 125
- Nervendurchschneidung 110
- Transplantat 132
- traumatische Nervenläsionen 67
Bunina-Körperchen 634, 635, 638
Bunyaviridae 647
„burning feet-syndrome", HSAN, Typ I 412, 416

B-Zellen 489, 522, 614
- B-Zell-Lymphom 562, 567
- – vom IgM-κ-Typ 562
- Immunozytom (malignes Lymphom vom B-Zelltyp) 563
- proliferative Erkrankungen 570
- Vaskulitis 614

C
C_3 614
c57 BL/Ks-Maus 244
c57 BL/Ola-Maus 112
c57 BL/WLD^S-Maus 126
C5b-9-Membran-Attacken-Komplex (MAC) 614
Ca^{2+} (Kalzium) 46
- Ca^{2+}-ATPase-Kanal 46
- Ca^{2+}/Calmodulinkinase II 189
- Hyperkalzämie 73
- Kalziumsalznadeln 73
- Na^+/Ca^{2+}-Austausch 46
- VOCCs („voltage-operated Ca^{2+}-channels") 177
CADASIL (zerebral autosomal dominante Angiopathie mit subkortikalen Infarkten und Leukenzephalopathie) 594, 661–664
- Elektronenmikroskopie 661
- Genetik 664
- Nervenbiopsie 661
café-au-lait-Flecken 684
CAG/Polyglutamin-Krankheiten 453
CAG-(Trinukleotid)-„repeat"-Expansionen 451, 631
- CAG-Instabilität 657
- CAG-Wiederholungslänge 656
CALC-Gen 353
Calcium (*siehe* Ca^{2+})
Calmodulinkinase II, Ca^{2+}/Calmodulinkinase II 189
Campylobakter jejuni 497, 506, 510
- Anti-Campylobakter jejuni-Antikörper 506
„capillary-leak-syndrome" 204
Capsaizin 38, 202, 225
Carboanhydrase 344
Cardiotrophin-1 (CT-1) 51
L-Carnitin 380
„carrageenan" 226, 227
Castleman-Krankheit 566, 567, 569
Cauda-equina-Syndrom 476
CD_4^+-T-Lymphozyten 91, 489, 586
CD_5^--Zellen 567
CD_8^+, 6F1, Killer-Effektor-Zellen 586
CD_8-Lymphozyten 489, 586
CD_{16} (FctRIII-Rezeptor) 634
CD_{23}^+-Zellen 567
CD_{25}^+-T-Lymphozyten 586
CD_{29}^+-T-Lymphozyten 586

CD$_{56}^{+}$-T-Lymphozyten 586
CD$_{68}$-immunreaktive Zellen 543
CDF („choline acetyltransferase development factor") 51
c-fos-protein-ähnliche Immunreaktivität 112
CGRP (Kalzitonin-Gen-„related" Peptid) 40, 41, 344, 434, 438
Chagas-Krankheit 482
Charcot-Marie-Tooth-Krankheit 75, 314, 316, 642, 666
- peroneale Muskelatrophie 642
- X-chromosomal rezessiv erbliche *Charcot-Marie-Tooth*-Neuropathie (CMTX) 316
ChAT (Cholinazetyltransferase) 41
Chédiak-Higashi-Krankheit 341, 342
Chemodektome 703
Chemokine 50
Chirurgie, Plazebo-Chirurgie 224
Chlorazetat-Esterase-Aktivität 93
chlorierte Kohlenwasserstoffe 189–192
- DDT (1,1,1-Trichlor-2,2-bis(p-chlorphenyl)-Äthan) 192
- Dichlorbenzol 191
- Dichlorphenoxyessigsäure 192
- Hexachlorophen 191
- PCBs (polychlorierte Biphenyle) 191
- Pentalchlorphenol 191
- TCDB (Tetrachlorodibenzo-p-Dioxin) 191
- Tetrachlorkohlenstoff 191
- Trichlorethylen (*siehe dort*) 189–191
Chlorophen 191
2-Chloroprocain 195
Chloroquin 196
- Neuromyopathie 197
Chlorpyrifos (Dursban) 183–186
CHN (kongenitale Hypomyelinisations-Polyneuropathie) 309
Cholestanolosis (zerebrotendinöse Xanthomatose) 357, 358
Cholesterin 354, 524
- CES (Cholesterin-Embolus-Syndrom) 605–607
Cholesterinester 354
Cholezystokinin 37
Cholinazetyltransferase (ChAT) 41
„choline acetyltransferase development factor" (CDF) 51
Chondrodysplasia punctata, rhizomelische 372
Chondroitin-Sulfat C 570, 586
Chondrosarkom 467
Chordom 467
Choristom, neuromuskuläres 699
Chromogranine 712
Chromosom (*siehe auch* Mutationen)
- Promotorregion 316

- 1p-Deletion 713
- 1q22-q23 303
- 5q11.2-q13.3 629
- 8 303
- 8q24-qter 295
- 9q 445, 446
- 9q22.1-q22.3 414
- 10q11.2 430
- 13q11-12 469
- 16q24 462
- 17q 685
- 19q 664
- 21q 642
- 22q 685, 687
- – 22q-Deletion 687
- – 22q-Marker 687
- SOX$_{10}$-Mutationen 430
- X-Chromosom, *Pelizaeus-Merzbacher*-Krankheit 664
- X-chromosomal-rezessiv
- – erbliche bulbospinale Neuronopathie (X-BSNP) 630, 631, 634
- – erbliche *Charcot-Marie-Tooth*-Neuropathie 316
- – sensorische und autonome Neuropathie 420, 421
- Xq11-Xq21-Mikrosatelliten 315
- Xq13 315
- – „frame shift" 315
- – *Missense*-Mutationen 315
- – nichtkodierende Region 315
- – Punktmutationen 315
- Xq25 445
- Xq26 314
Chronassial 202
Chrysotherapie 177
Churg-Strauss-Syndrom 525, 617–619
α-Chymotrypsin 331
Cialit-konserviertes Nervenpräparat 118, 122, 125
CIAP (chronische idiopathische axonale Polyneuropathie) 586
- CIAP-MGUS 586
CIDP (chronisch demyelinisierende entzündliche Neuropathie) 73, 75, 250, 512–518, 528, 530
- chronisch sensorische demyelinisierende Polyneuropathie 512
- elektrophysiologische Untersuchungsergebnisse 514
- *Guillain-Barré*-Syndrom 491, 495, 502, 504
- Histopathologie 514
- HMSN 514, 517
- hypertrophische Neuropathie 521
- Immunglobulin, intravenöses 525
- Klinik 512
- marklose Nervenfasern 516

- MGUS 584
- multifokale Neuropathien 529
- Prognose 516
- Therapieergebnisse 525
Ciguatera 182
Ciguatoxin 73, 182
„ciliary neurotrophic factor" (siehe CNTF) 51–53, 55, 56, 128, 178, 643
Circulus arteriosus *Willisii* 39
Cisplatin 177
Cis-Platin-Intoxikation 428
Clathrin-Triskelion 31
Clofibrat 380
Clusterkopfschmerz 466
CMT1B
- HMSN Typ Ib 283–285
- Phänotyp 303
CMT2, HMSN Typ II 285–289
CMTX (*Charcot-Marie-Tooth*-Krankheit) 75, 314
CMV (Zytomegalievirusinfektion) 476, 478, 497, 506, 528
CNTF („ciliary neurotrophic factor") 51–53, 55, 56, 128, 178, 643
- Akute-Phase-Reaktionen 56
- ALS (amyotrophische Lateralsklerose) 56, 643
- - ALS/CNTF „treatment study group" 56
- Definition 55
- Nullmutationen des CNTF-Gens 56, 643
- - heterozygot 643
- - homozygot 643
- Platin 178
- rekombinantes humanes CNTF (rHCNTF) 56
„coasting"-Phänomen 156, 181
„coated vesicles" 30, 324
Cockayne-Syndrom 22, 75, 295, 356, 357, 660
Colchicin 213, 214, 222
- Neuromyopathie 222
Colchicinmyopathie 214
Collagen, „long spacing collagen" 637, 687
Connexin$_{26}$-Gen(CX$_{26}$)-Mutationen 469
Connexin$_{32}$-Gen(CX$_{32}$)-Mutationen 33, 300, 313–317
- Promotorregion 315, 316
Cornyebacterium diphtheriae 173, 488
Corpus callosum
- Agenesie 302
- primäre Degeneration 154
Cortex cerebri 41
Corticotropin 223
Corti-Organ 425
Corynebacterium diphtheriae 488
CPEO (chronische progressive externe Ophthalmoplegie) 396
CR1 Komplementrezeptor 62

Creutzfeld-Jakob-Krankheit 72, 486, 487
„critical illness"-Polyneuropathie 249, 250, 488
Crohn-Krankheit 536
Crowden-Syndrom 706
Crow-Fukase-Syndrom 569, 584
CRP (C-reaktives Protein) 621
c-trk-Proto-Onkogen 713
Cu/Zn-Superoxiddismutase 642
Cuprizone-Neurotoxizität 177
„Current Contents" 2
C-Waffen (Nervenkampfgifte) 188
Cycloleucin (CL) 182, 183
Cyclosporin A 134, 199
Cytochrom-c-Oxidase 17, 407
Cytotactin/Tenascin 582

D
3D-Diagramme 318, 319
Dapsone 199
Daumen, hypertrophische Neuropathie 528, 529
DDT (1,1,1-Trichlor-2,2-bis(p-chlorphenyl)-äthan) 192
Deafferentierung 45
Degeneration
- adrenerge, Nervenfasern 112
- axonale 67, 128, 329, 495, 499
- - Amyloidneuropathien 329
- - Demyelinisation 124
- - Remyelinisation 124
- - sekundäre axonale 67
- Corpus callosum, primäre Degeneration 154
- Diabetes mellitus, Hinterstrangdegeneration 231
- „dying back" Degeneration 106
- hemiplegische transneurale Degeneration 661
- Kleinhirndegeneration 154
- *Marchiafava-Bignami*-Degeneration 154
- Markscheiden 77
- Mastzellendegeneration 93
- Motoneurondegeneration (mnd) 52
- Pyramidenbahndegeneration 637
- retinale Pigmentdegeneration 371, 450
- retrograde 67, 115, 140
- - retrograde transneuronale 147
- spinozerebelläre 371, 443, 450
- - bei Polymyositis 453–455, 540
- transsynaptische 661
- *Waller*-Degeneration 22, 61, 66, 77, 85, 91, 93, 108–113, 124, 522
- *Wobbler*-Degeneration 52
Dejerine-Sottas
- hypertrophische Neuropathie 22, 303–306, 310
- Syndrom (DSS) 75, 303–306, 310

Deltaaminolävulinsäure-(ALA)-Dehydratase-
  Mangel 346
Demenz 69, 157
- Alzheimer- 69, 323, 637, 660
- Guam-Parkinson- 69
- HMSN 297
- HSAN 426
Demyelinisation/demyelinisierende
  Neuropathie
- Amyloidneuropathien 329
- Axondegeneration 124, 499
- Biopsiediagnostik 11
- diabetische Neuropathie 231
- Hirschsprung-Syndrom 433
- Makrophagen-assoziierte 493
- Nervenüberstreckung 148
- paranodale 66, 67
- - traumatische Nervenläsionen 66, 67
- segmentale (siehe Neurapraxie) 22, 66,
  67, 74, 175, 178, 231, 488, 514
- urämische Neuropathie 245
- Waller-Degeneration 108
Denny-Brown-Neuropathie, sensorische
  559
dentatorubropallidolysische Atrophie
  (DRPLA) 631
Deoxynukleotidtransferase 564
Dermatomyositis 540, 595
Derul 240 (Muzolimin) 205
Desantis-Cacchione-Syndrom 393
Desensibilisierung 525
Desmin 27, 59, 700
Deszensus, perinealer 105
Detrusor 443
- Biopsie 443
- Kontraktionsfähigkeit 443
Dexamethason 523
Dextran 93
Dextrine 199
- Ablagerungen 200
Diabetes mellitus/diabetische Neuropathie
  72, 80, 84, 229 – 245, 429, 443
- Alzheimer-Demenz 660
- Amyotrophie, diabetische 229
- Angiopathie, Ulkus an den Füßen
  (diabetischer Fuß) 229
- Arthropathie, diabetische (Charcot-Fuß)
  229
- autonomes System 232, 429
- Degeneration in den Hinterstängen 231
- diagnostische Standards 237
- Differentialdiagnose 236
- experimentelle diabetische Neuropathie
  238 – 245
- - Galaktoseintoxikation 244, 245
- - Streptozotocinintoxikation 238 – 242
- - Therapieergebnisse, experimentelle
  242 – 244

- Friedreich-Ataxie 445
- Gefäßerkrankungen 594, 595
- hämorrheologische Parameter 235
- Histopathologie 230
- Hypoxie 235
- Ischämie 236, 241
- Konsensusreport 238
- MGUS 585
- N. oculomotorius 232
- okuläre Manifestationen 234
- Ophthalmoplegie, diabetische 232
- Optikusatrophie 465
- Pathogenese 234
- Perineuritis 545
- Polyneuropathie, distale symmetrische
  sensorische (DSSP) 236
- pseudosyringomyelische Neuropathie,
  diabetische 231
- therapeutische Aspekte 237
- Typ-1-Diabetes 236
- Typ-2-Diabetes 236
- Vasa nervorum 234, 617
- Vaskulitis 233, 236
- Waller-Typ 232
- WBN/Kob-Ratte 244
Diagramme, 3D- 318, 319
Dialyse
- Amyloidosen, dialysebedingte 332
- Ultrafiltrationsdialyse 245
Diarrhoe 323
Diät, Pyridoxinmangeldiät 156
Dichlorazetylen 189
Dichlorbenzol 191
Dichlorphenoxyessigsäure 192
Dichroismus 318, 327
Dideoxyzytidin 199
Differentialdiagnose peripherer Neuro-
  pathien 628
Diffusionskammer, Millipore- 111
Digalaktosylzeramid 367
Dimethylaminoproprionitril (DMAPN)
  183
Diphtherie
- Cornyebacterium diphtheriae 173, 488
- Diphtherie-Toxin 489
- Neuropathie, diphterische 173, 470
- postdiphtherische Polyneuropathie 470,
  488, 489
Diserin-Threonin-Kinase 57
DisialosylnLc$_4$Cer (X2) 582
„dissociation cytoalbuminique" 491
Disulfiram 199
Dithiobiuret 201
DMAPN (Dimethylaminoproprionitril)
  183
- distale sensorische Neuropathie 183
DMIM („online medelian inheritance
  in man") 251

DMRV (autosomal rezessive hereditäre distale Myopathie mit „rimmed vacuoles") 335
DNA
- Anti-DNA-Faktoren 427
- DNA-Aneuploidie 716
- DNA-Reparatur 392
- mitochondriale 393
- - Deletionen 393
- - Duplikationen 393
- - Punktmutationen 393
docosahexaenoische Säure 378
L-Dopa 704, 715
Dopamin 155, 715
- Dopamin-β-Hydroxylase 38
Dopingmittel 58
- HGH 58
- IGF-1 58
- Perfluorocarbon 58
- PFC 58
Dorsopathien 98
Dosisabhängigkeit 173
Doxitaxel 201
Doxorubicin 201, 426
Drosophilia-*Notch*-Gen 664
DRPLA (dentatorubropallidolysische Atrophie) 631
Druck
- endoneuraler 597
- intraneuraler 149
Duchenne-Dystrophie 595, 648
Dursban (Chlorpyrifos) 183-186
- sensorische Neuropathie 183
„dying back"-Prozeß 30
- AIDS 477
- Degeneration 106
Dynamin-Oligomer 31
Dynein 30
Dysarthrie 483
Dysautonomie
- akute 533
- familiäre (HSAN III) 421, 429
- bei der Katze 441
Dysfunktion, primäre autonome 440
Dysgenesie
- peroxisomale 379
- zerebrale 433
Dysglobulinämie 235, 569
Dyspnoe 483
Dysproteinämien und Paraproteinämien 568, 570-588
Dysraphien 35
Dystonien 173, 485, 649-655
- Botulinum-Toxin (Botox) 484, 485
- bei Mitochondriopathie 407-409
- periphere 651
- Schreibkrampf 486, 648, 652
- Tonusstörungen 652-656

- Torsionsdystonien, idiopathische 649
- Torticollis spasmodicus 648-654
- zervikale 486
Dystroglycane 339, 676
- α-Dystroglycan 676
Dystrophin 59

E
E 600 (Paraxon) 188
E 605 (Parathion) 188
EAN (experimentell-allergische Neuritis) 518-527
- „adoptive transfer" (AT-EAN) 518, 522, 523, 527
- *Guillain-Barré*-Syndrom 494, 496, 520
- *Lewis*-Ratte 520
- Neuritis, EAN-induzierte 524
- passive Übertragung 524
- Therapieergebnisse 526, 527
Eaton-Lambert-Syndrom 554
EBV (*Epstein-Barr*-Virus) 483, 497, 506
ED$_1$-positive Monozyten/Makrophagen 111
Efferenzen, sympathische 441
Egr-Transkriptionsfaktoren 344, 345
- *Egr1* (NGFI-A) 345
- *Egr2* (Krox-20) 345
- *Egr3* 344, 345
- *Egr4* (NGFI-C) 345
Ehlers-Danlos-Krankheit 342
- tomakulöse Neuropathie 342
Eibe 220
Eikosanoide 523
Einlagerungen
- adaxonale 79, 81
- Glykogeneinlagerungen, unspezifische Veränderung 68
- Kalksalzeinlagerungen 68
Einschlüsse
- ALD, *Schwann*-Zelleinschlüsse 381
- Axoplasmaeinschlüsse, kurvilineare 539
- eosinophile intranukleäre Einschlüsse, neuronale intranukleäre hyaline Einschlußkörperkrankheit 658
- Gefäßwandeinschlüsse bei Stoffwechselerkrankungen 601
- granuläre lysosomale, Zeroidlipofuszinosen 362, 602
- intrazisternale, *Schwann*-Zellen 80
- kurvilineare 354, 362
- - *Niemann-Pick*-Krankheit 354
- - Zeroidlipofuszinosen 362
- lamelläre, ALD 377
- lipidartige *Schwann*-Zelleinschlüsse 408
- mikrotubuläre 81
- mitochondriale *Schwann*-Zelleinschlüsse 403

Einschlüsse
- Neuropathie mit *Schwann*-Zell-einschlüssen, amorph, tubulär und geringelt 409–412
- parakristalline 568
- pleomorphe, Analphalipoproteinämie 369
- prismatische *Schwann*-Zelleinschlüsse 350
- tubuläre *Schwann*-Zelleinschlüsse 408

Einschlußkörperkrankheit
- granuläre nukleäre 658, 659
- neuronale intranukleäre hyaline 658

Einschlußkörpermyopathie (IBM) 335
Einschlußkörpermyositis 537, 565
Eisenhämatoxylin, *Verhoeff-* 29
Eisennachweis, Vaskulitis 616
Ekbom-Syndrom 406
ELAM-1 (endotheliale Leukozyten-Adhäsionsmolekül-1) 512
Elastin 28
Elaunin 102
Elauninfasern 28
Eledoisin 37
elektrischer Schlag, progressive Motoneuronerkrankungen 152
elektrisches Feld 124
Elektroden
- Permanentelektroden, implantierbare (siehe dort) 47, 48
- Polyimid-Siebelektroden 48

Elektromyographie 42
Elektronenmikroskopie 9, 10
Elektrophysiologie 42–48
Elektrotherapie
- des denervierten Muskels 145
- Plazebo-Elektrotherapie 224

Elzholz-Körperchen 165
EMA (epitheliales Membranantigen) 27, 97, 98, 297, 674, 694
- EMA-AB 684
- EMA-Protein 696

Embolie 592
- CES (Cholesterin-Embolus-Syndrom) 605–607
- Mikroembolisation 607, 608
- septische 488

EMS (Eosinophilie-Myalgie-Syndrom) 208
Endarteriitis obliterans 482
Endokarditis, infektiöse 488
endoneurale(r/s)
- Bindegewebe 233
- Blutversorgung 28
- Druck, endoneuraler 597
- Fibroblasten 92–95
- Ischämie, chronische endoneurale 608
- Ödem 149, 597

Endoneurium 26

β-Endorphinimmunreaktivität 341
Endothel-NO-(Stickstoffoxid)-Synthetase 230
Endothelzellenvermehrung 594
Endozytose 31
Endplatte
- motorische 25, 35
- - Neuropathie bei Intensivbehandlung 249
- neuromuskuläre 484

Enkephalin 434
- MET-Enkephalin 37

Enolase, neurospezifische (NSE) 37, 693, 712, 715, 716
enterochromaffine (EC) Zellen 704
Entitäten, illusorische 224
„entrapment"-Neuropathie 108
Entwicklung peripherer Nerven 13–25
- Adoleszenz 15
- N. suralis 14
- *Schwann*-Zellvorläufer 14
- *Übersicht*, Entwicklung und Altersveränderung peripherer Nerven 21
- Varikositäten 14

Entwicklungsstörungen
- peripheres Nervensystem 257–259
- - Myelinisationsstörungen 257
- - neuronale 257
- sensorische und autonome Neuronensysteme 413

ENU (Ethylnitrosoharnstoff) 695
Enzephalin 438
Enzephalitis
- Hirnstammenzephalitis 554
- limbische 554, 557
- SSPE (subakute sklerosierende Panenzephalitis) 486

Enzephalomyelitis 557
- paraneoplastische sensorische Neuropathie 559

Enzephalomyeloradikulitis 555
Enzephalomyopathie 393, 396
- mitochondriale mit Laktatazidose und Schlaganfall-ähnlichen Episoden (MELAS) 396

Enzephalopathie
- hämorrhagische 175
- Leukenzephalopathie 407
- MNGIE (myo-, neuro- und gastrointestinale Enzephalopathie) 407
- *Wernicke-* 154, 160

eosinophile
- Fasziitis (*Shulman*-Syndrom) 208, 549
- Granulozyten 549, 618
- hypereosinophiles Syndrom 549
- Leukozytose 617
- Zellinfiltrate 549

Eosinophilie-Myalgie-Syndrom (EMS) 208

ephaptische Übertragung 441
Epidemiologie 63, 64
- Häufigkeit neurologischer Erkrankungen 63, 64
- Polyneuropathie, symmetrische symptomatische 64
- Prävalenz 64
Epilepsie 404
- Myoklonus-Epilepsie mit „ragged-red" Fasern im Muskel (MERRF) 396, 406
- - fataler myoklonischer Status epilepticus 401
epineurale
- Gefäße 28, 595
- - Arterien 390
- Kapillarproliferationen 597
- Plasmazellen 568
- Siderose 90
Epitheloidzellen 552
EPSPs (monosonaptische exzitatorische postsynaptische Potentiale) 144
Epstein-Barr-Virus (EBV) 483, 497, 506
*erb*B2 108
*erb*B3 108
Erbrechen 421
ERG2-("early growth response" 2)-Gen (Krox 20) 285
Ergastoplama in *Schwann*-Zellen 82
Ergot-Alkaloide 201, 202
Ergotismus 607
Ernährung, allgemeine Mangelernährung 154
Erregungen, ektopische 48
Erregungsleitungsblock 530
- reversibler 148
Erregungsleitungsgeschwindigkeit, retinale Axone 48
Erythema migrans 482
Erythrodiapedesen 598
Escherichia-coli-β-Galaktosidase (lacZ)-Gen 61
Escorial-Kriterien 628
Ethanol (Ethylalkohol) 163, 169
- Immersion 169
Ethoxyquin 161
Ethylenoxid 183–186
- Intoxikation 184
- Sterilisationsmittel 183
Ethylnitrosoharnstoff (Ethylnitrosourea, ENU) 695
Etidocain 195
Evans-Blau-Albumin 26
evozierte Potentiale
- SSEP (somatosensorisch evozierte Potentiale) 453
- VEP (visuell evozierte Potentiale) 453
Ewing-Sarkom 716
extrapyramidale Symptome (HMSN) 292

F
F1 60, 638
Fabry-Krankheit 362–367
- Angiokeratoma corporis diffusum 362
- *Fabry*-Krisen 367
- Glykosphingolipid-Lipidose 362
FAD (Flavin-Adenin-Dinukleotid) 155
fäkale Inkontinenz 444
F-Aktin 59
Faktor 8-abhängiges Antigen 27
Fallopius-Kanal 510
β-Faltblattstruktur 318
F-Antworten 43
Farber-Krankheit 357
Färbung
- *Kongorot*- 318, 327
- Kresylviolet 347
- Toluidinblau 347
FARR (*Friedreich*-Ataxie mit erhaltenen Reflexen) 447
Fasern
- α-Fasern 225
- A-δ-Fasern 424
- β-Fasern 225
- C-Fasern 424, 535
- Durchmesser 32
- elastische 28
- Elauninfasern 28
- Kollagenfasern 28, 98
- Muskelfasern (*siehe dort*)
- Nervenfasern (*siehe dort*)
- NOS-immunreaktive 39
- NPY-Fasern 433
- *Remak*-Fasern 31
Fasziitis, eosinophile (*Shulman*-Syndrom) 208, 549
Faszikel
- aberrante 70
- Minifaszikel 67, 70, 96, 115, 122, 123, 129, 649, 653, 698, 703
Faszikelatrophie 416
Faszikulationen, muskuläre, ALS 641
- benigne 641, 645
Fatigue-Syndrom 652
Fazialislähmung/-parese (*Bell*-Lähmung) 467, 482, 510–512, 649
- Autopsiestudien 510
- Pathogenese 511
- *Stennert*-Schema 511
- Therapie 511
Fazialisnerven, Transplantation 135
fc-positive Monozyten 111
fc-Rezeptor 85
FctRIII-Rezeptor (CD$_{16}$) 634
Fcγ-Rezeptoren 62
Fenestration 96
- Blut-Nerven-Schranke 96
- endoneuraler Kapillaren 597

Ferritin 96, 708
Fettgewebe, Regenerationserfolg 141
Fettsäuren
- essentielle 242
- langkettige 380
- ungesättigte 161
Fettsäuresynthese 157
FGF („fibroblast growth factor") 51
- aFGF (saurer Fibroblastenwachstumsfaktor) 58, 640
- bFGF (basischer Fibroblastenwachstumsfaktor) 57, 58
- Definition 57
- FGF-1 51
- FGF-2 51
- FGF-5 51
Fibrillen
- β-Fibrillen 318
- Kollagenfibrillen 101
Fibrinklebermatrix 141
Fibroblasten
- endoneurale 92-95
- - degenerierende endoneurale 93
- Fibroblastenwachstumsfaktor/„fibroblast growth factor" (siehe FGF) 51, 57, 58, 640
fibrolipomatöse Hamartome 699
Fibrom 703
- Neurofibrom (siehe dort) 111, 668, 677-684, 693
Fibromyalgie 224
Fibronektin 682
Fibrosarkome 690, 700
Fibrose 144
- intraneurale 148
Filamente (siehe Neurofilamente)
Fingerabdruckprofile 362
Fischer-344-Ratten 25
- altersbedingte Neuropathie 25
Flavin
- FAD (Flavin-Adenin-Dinukleotid) 155
- FMN (Flavinmononukleotid) 155
- Riboflavin 155
Fluoreszein-Isothiozyanat-(FITC)-konjugierte Antikörper 588
FMN (Flavinmononukleotid) 155
FMTC (familiäres medulläres Schilddrüsenkarzinom) 430
Fodrin 345
Folsäure 155, 163
Formaldehyd-induzierte Fluoreszenz (FiF) 704
Formalin-Fixationsartefakte 8
fragiles-X-Syndrom 645
Frataxin 446
FRDA (siehe Friedreich-Ataxie) 77, 295, 384, 418, 445-450

freie
- Nervenendigungen 608
- Radikale 608
Freund-Adjuvans 518, 523
Friedreich-Ataxie (FRDA) 77, 295, 384, 418, 445-454
- akadische 447
- Autopsie 447
- Diagnostik 446
- mit erhaltenen Reflexen (FARR) 447
- Genetik 446
- Häufigkeit 446
- Heterozygotentest 446
- Histopathologie 447
- kardiale Komplikationen 445
- Optikusatrophie 465
- Prognose 450
- spät auftretende (LOFA) 447
- Symptomatik 384
Frost- und Hitzeschäden 148, 149
Frukokinase, 6-Phospho-Fruktokinase-Aktivität 243
Fruktose-Werte 241, 242
Fumarsäure 407
funikuläre
- Myelose 157, 158, 183
- Spinalerkrankung 157
Fuß
- „burning feet-syndrome", HSAN, Typ I 412, 416
- Charcot-Fuß (diabetische Arthropathie) 229
- Deformitäten 445
- diabetischer Fuß (Angiopathie, Ulkus an den Füßen) 229
F-Wellenmessung 43

G
GAA-„repeats" 445, 446
GABA 155
- GABAerge Innervation 39
- GABA-T (GABA-Transaminase) 39
GAD („gracilis-axonale dystrophy"), Mausmutante 455
GAD (Glutaminsäuredekarboxylase) 39
Gal1Nac-β 1-4 (Gal3-2 α NeuAc 8-2 αNeuAc)--β₁-Konfiguration 584
Galaktose
- diabetische Neuropathie, experimentelle Galaktoseintoxikation 244, 245
- Mac-2 (Galaktose-spezifisches Lektin) 85, 86
β-Galaktosidase 61
- Escherichia-coli-β-Galaktosidase (lacZ)-Gen 61
Galaktosyl-Glykosyl-Zeramid (Zeramid-Trihexosids) 363
Galaktosylzeramidlipidose 352

Galaktosylzerebroside 61
- Anti-Galaktozerebrosid-Antikörper 522, 523
- Galaktozerebrosid-β-Galaktosidase 352
- Neuritis, Galaktozerebrosid-induzierte 524
galNAc 102
Gambierdiscus toxicus 182
Gammaglobuline 202
Gammopathie
- benigne (*Waldenström*-Makroglobulinämie) 233, 318, 328, 331, 561, 572, 588
- - benigne monoklonale 570
- IgA-Typ 571, 576, 583, 584
- IgG-κ-Gammopathie 543, 574, 581, 583, 584, 590
- IgM-κ-Gammopathie 563, 583, 584, 584, 590
- vom κ-Leichtkettentyp 575
- monoklonale (MG) 554, 572
- - Mausmodell 587
- - unbekannter Signifikanz (*siehe* MGUS) 84, 572–588
- paraneoplastische Neuropathien 561
Ganglien/Ganglion (Ggl.)
- Dislokation 148
- Ggl. cervicale superior 38
- Ggl. *Gasseri*
- - Amyloidom 327, 467
- - λ-Leichtketten 332
- Ggl. oticum 38, 39
- Ggl. sphenopalatinum 38, 39, 41
- Ggl. spirale 425
- Grenzstrangganglion 38
- Mangel an sensorischen Ganglienzellen 428
- myxomatöse Zysten (Nervenscheidenganglien) 700
- parasympathische 42, 421
- sensorische 390
- Signalganglion 24
- Spinalganglion 6, 23, 39, 294, 424, 427, 474, 495, 533, 638
- Spiralganglien 42
- sympathische 421
- Trigeminusganglion 39
Ganglienzelltumoren, periphere 703–716
- Ganglionneurome 705–708
- Neuroblastom 693, 705, 708–713
- Paragangliome 686, 703, 713–716
Gangliome 703
Ganglioneuroblastom 703, 710, 711
Ganglioneurom 680, 703, 705–708, 710
Ganglioneuromatose 706
Ganglionitis 611
- autonome (akute Pandysautonomie) 532
- sensorische 476, 559
Ganglionose

- Aganglionose 430, 433
- Hypoganglionose 430, 431
Ganglioradikuloneuritis 557
Ganglioside/Gangliosidose 62, 202, 504, 524, 526, 630
- ALS 640
- Anti-GM1-Gangliosid-IgM-Antikörper 497, 504, 530, 640
- GD1b 570, 582, 583, 640
- GM1 (*siehe dort*) 46, 358, 490, 497, 504, 522, 523, 570, 582, 583, 586, 640
- GM2 (*siehe dort*) 12, 22, 358, 456, 630
- GM3 582, 630
- parenterale Gabe 510
Gangliosidtopographie 506
Gangliosidwirkung 223
„gap junctions" (Zonulae adhaerentes) 314
GAP-43 60, 638
Garin-Bujadoux-Bannwarth-Syndrom (Lyme-Borreliose) 482, 483
Gastrin 715
gastrointestinale Enzephalopathie 407
Gaucher-Krankheit 358
GBS (*Guillain-Barré*-Syndrom) 42, 80, 88, 165, 174, 246, 429, 490–507
- AIDS 476
- Areflexie 509
- Ätiologie 497
- ataktisches 428
- Ausschlußkriterium 509
- autonome Ganglionitis 532
- axonale Variante 507–510
- Autopsieergebnisse 495
- CIDP 491, 495, 502, 504
- EAN 520
- Endplatte 510
- GBS-Seren 504
- Histopathologie 491
- hypertrophische Plexus-brachialis-Neuritis 527
- IgG-Anti-GD1a-Antikörper-Titer 507
- Klinik 490
- lymphatische Leukämie 567
- Lymphom 562
- motorische Nervenbiopsie 495
- multiple Sklerose 533
- Pathogenese 497
- pseudotabisches 428
- Restsymptome 491
- Schmerzen 509
- systemischer Lupus erythematodes (SLE) 619
- Temperaturempfindlichkeit 491
- Therapieergebnisse 525
- Vaskulitis 494, 540, 616
- Verlauf 491
GD1b
- Antikörper 504, 584

GD1b
- Gangliosidose 570, 582, 583
GD2 584
GD3 582
GDNF („glial cell-line derived neurotrophic factor") 51
- Definition 57
Geburtsverletzungen 110
Gefäßbindegewebskrankheiten (Kollagenosen) 470, 616–626
- *Churg-Strauss*-Syndrom 525, 617–619
- Embolie 592
- Panarteriitis nodosa (*siehe dort*) 94, 247, 543, 595, 605, 607, 610, 617, 618, 621
- progressive systemische Sklerose 619
- *Raynaud*-Syndrom, Vaskulitis 623, 626
- rheumatoide Arthritis 226, 482, 525, 618, 619
- Riesenzellarteriitis 621
- *Sharp*-Syndrom 621
- *Sjögren*-Syndrom 619, 620
- systemischer Lupus erythematodes (SLE) 619
- *Wegener*-Granulomatose 530, 616, 620, 621
Gefäße/Blutgefäße/Gefäßerkrankungen 26, 28, 592–628
- endoneurale Blutversorgung 28
- epineurale Gefäße 28, 595
- Gefäßpermeabilität 96
- Gefäßwandeinschlüsse bei Stoffwechselerkrankungen 601
- Herz, Gefäßversorgung 37
- Histopathologie der Gefäßveränderungen im peripheren Nerven 592–602
- Hyalinisierungen der Wand kleiner Blutgefäße 233
- Lymphgefäße 26, 28
- mitochondriale Gefäßveränderungen 399
- Permeabilität/Permeabilitätsstörungen 96, 594
- sinusoidale Gefäße 672
- variköse Venenwand 599
- Verschlußkrankheit 605
Gefäßligatur 608
Gelsolin, Plasmagelsolin 328, 330
genitaler Herpes simplex 474
Genotypen 1
geringelte Strukturen 409, 548, 589
Germanium 202
Geschmackszellen 705
Gesichtsschwitzen, gustatorisches 416
Gewebekulturen 20
Gewerbe- und Umweltgifte 174–194
- chlorierte Kohlenwasserstoffe 189–192
- Insektengifte und andere tierische Gifte 193, 194

- Metalle 174–179
- nichtmetallische Verbindungen 179–188
- Phosphorverbindungen, organische 188, 189
- TOS (toxisches Ölsyndrom) 192, 193, 545
GFAP (gliales fibrilläres saures („acid") Protein) 27, 59, 639, 674, 694, 715
- *Hirschsprung*-Syndrom 432
Glia
- „axogliale dysjunction" 232, 357
- „glial cell-line derived neurotrophic factor" (*siehe* GDNF) 51, 57
- glialer Wachstumsfaktor (GGF) 108
- gliales fibrilläres saures („acid") Protein (GFAP) 59, 715
Gliedampuation und -replantation 144
- Nervenfaserregeneration 144
Gliedmaßenlänge, reduzierte nach Bestrahlung 151
Gliom 467, 677
- Optikusgliom 684
Globo-1-Trihexosylzeramid 367
Globoidzellen 353
Globoidzell-Leukodystrophie 206, 352, 353
- Galaktosylzeramidlipidose 352
- Galaktozerebrosid-β-Galaktosidse 352
- Genetik 353
- Histopathologie 353
- *Krabbe*-Krankheit 22, 350, 352, 353
- Pathogenese 353
Glomerulonephritis, rapid progressive 246, 501
Glomus caroticum 705
Glomus-jugulare-Tumor 686
Glucoronyl-Lactosaminyl-Paraglobosid, sulfatiertes (SGLPG) 582, 585
Glucosaminoglycane (Mukopolysaccharide) 384
Glucuronosyllactosaminyl-Paraglobosid, sulfatiertes (SGLTG) 582
Glucuronyl-Paraglobosid, sulfatiertes (SGPG) 582, 585
Glukokortikoidbehandlung 526
Glukoneogenese 157
Glukose-Sorbitol 241, 242
Glutaminsäuredakraboxylase (GAD) 39
Gluten 203
Glyceraldehyd-3-Phosphat-Dehydrogenase 182
Glycerol 203
Glykocalyx-Schicht 96
Glykogen 100
Glykogeneinlagerungen, unspezifische Veränderung 68
Glykogengranula 72
Glykogenose
- Typ IV (*Anderson*-Krankheit) 387

- - Branching-Enzym-Mangel 387, 390
- Typ V 456
Glykogenosomen 68
Glykogenpartikel, Nervenendigungen 35, 36
Glykogenstoffwechselstörungen 387
Glykolipide 504
- ALS 640
- saure 504
- sulfatierte 504
Glykolisierung 234
- Hyperglykämie 240
- Hypoglykämie 234, 235, 240
Glykolsäure 389
Glykoprotein
- α-Glykoprotein 323
- Kollagenglykoproteine 102
- myelin-assoziiertes (siehe MAG) 59, 126, 309
- OMPG (Oligodendroglia-assoziiertes Glykoprotein) 582
- P₀-Glycoprotein 584
Glykosphingolipid-Lipidose 362
Glyoxalatmetabolismus 389
- Oxalatkristalle 389
Glyoxylat 389
Glyzerin 240
- L-Glyzerinsäure 389
Glyzin-Rezeptoren 647
GM1 358, 522, 582
- Anti-GM1-Antikörper 46, 490, 504, 587, 588, 640
- GM1-Gangliosidose 358, 523, 570, 583, 586
- GM1-IgG-Antikörper 497, 504
GM1p-Antikörper 506
GM2 12, 22, 358, 456, 630
- GM2-Gangliosidose 12, 22, 358
- infantile 456
GM3 582, 630
Gm-Haplotyp 504
Gold 177
Golgi-Rezzonico-Spirale 33
Gonarthritis 618
Goniometer-Winkel-Einstellungen 400
Gosha-Jinki-Kann 243
gp41-Hüllprotein 477
GQ1b-Antikörper 504, 507, 582, 584
Graefe-Fuchs-Dystrophie 595
Granula/granuläre Strukturen 515
- CIDP 515
- Einschlußkörperkrankheit, granuläre nukleäre 658, 659
- Glykogengranula 72
- π-Granula 82, 83, 381
- μ-Granula 89, 165, 214
- MGUS, granuläre Ablagerungen 573
- neurosekretorische 712
- Vaskulitis, granuläre Einlagerungen 613
Granulaproteine 712

granuläre nukleäre Einschlußkörperkrankheit 658, 659
- perivaskuläre Zellen 658
Granularzelltumoren 700–703
- Granularzellmyoblastom 701
- Granularzellneurofibrom 701
- Granularzellneurom 701
- Granularzellschwannom 701
- maligne 701
Granulom
- extravaskuläres 617
- Katecholamingranulum 350
- Neurosarkoidose 551
- tuberkuloide Lepra 481
- Wegener-Granulomatose 530, 616, 619–621
Granulozyten, eosinophile 549, 618
Grenzstrangganglion 38
„growth factors" (siehe Wachstumsfaktoren)
GTP1b 584
GTP8S 31
Guam-Parkinson-Demenz (siehe auch Demenz) 69
Guanethidin 203
Guillain-Barré-Syndrom (siehe GBS) 42, 80, 88, 165, 174, 246, 429, 490–507, 525, 527, 532, 616
Gürtelrose/Herpes zoster 573

H
Hallervorden-Spatz-Krankheit 456, 458–461
HAM/TSP (HTLV-I-assoziierte Myelopathie) 475, 479
Hämangiom 703
Hamartom
- fibrolipomatös 699
- Iris-Hamartome, pigmentierte 684
- neuromuskulär (siehe Triton-Tumoren) 690, 699, 700
Hämochromatose 233
Hämosiderinablagerungen 233, 688
Hämosiderose 233
Haplotypen
- Gm- 504
- HLA-CW7 512
Hautbiopsie (siehe auch Biopsie) 10, 12, 13, 457
- Niemann-Pick-Krankheit 354
Hautpigmentierungen, Arsen 174
Hauttransplantat, Reinnervation 135
Hautulzerationen 421
Heiserkeit 470
Hemiplegie 470, 471
- hemiplegische transneurale Degeneration 661
- - Vorderwurzel 661

Hemiplegie
- kindliche 471
- L'aryngicus-Hemiplegie 471
- Migräne, familiäre hemiplegische 664
Heparan-N-Sulfatase-Mangel 352
hepatische Porphyrien 346
Hepatitis
- Hepatitis-B-Infektion 614
- Hepatitis-C-Infektion 591
- - Kryoglobulinämie 591
- - paravaskulitische Neuropathie 591
- - vaskulitische Neuropathie 591
- virale 246
Hepatosplenomegalie 353
hereditäre motorisch-sensorische Neuropathien (siehe HMSN) 251–412
Heredoataxien, spinale 445–455
- autosomal-dominante zerebelläre Ataxien (siehe ADCAs) 450–453
- *Friedreich*-Ataxie (FRDA) 77, 295, 384, 418, 445–454
- GAD („gracilis-axonale dystrophy"), Mausmutante 455
- infantile olivopontozerebelläre Atrophie (OPCA) mit spinaler Muskelatrophie 453
- spinozerebelläre Degeneration bei Polymyositis 453–455
Heredopathia atactica polyneuritiformis (*siehe auch Refsum*-Krankheit) 382
Heregulin 108
Heroin 204
Herpes
- Herpes simplex-Virus-Infektion
- - genitaler 474
- - orofazialer 189
- - Typ II 474
- α-Herpes-Virus-*Saimiri*-Infektion 475
- Herpes zoster-Virus-Infektion (*siehe* Varicella-Zoster-Virus) 63, 473–475
Herz
- adrenerge Nerven, hypertrophisches Herz 442
- Endokarditis, infektiöse 488
- Erregungen, ektopische 48
- Erregungsleitungsgeschwindigkeit, retinale Axone 48
- Gefäßversorgung 37
- Kardiomyopathie (*siehe dort*) 382, 384, 396, 445, 453, 464, 666
- Myokard 442
Herzheimer-Krankheit (Akrodermatitis chronica atrophicans) 482
Herznerven 442
Herzrhythmusstörungen 490
Herzschlagfrequenzvariation 443
Herzversagen 442
Hexachlorophen 191
Hexacosanoid (C26:0)

Hexakarbone 181
Hexakosonat 378
2,5-Hexandion-induzierte Pyrrolbildung 181, 182
2,5-Hexandione (2,5-HD) 464
HexLM1-Antikörper 504
Hexosaminidase-(HEXA)-Gen 629
Hexosaminidase-A- und B-Mangel 361, 630
HGH (Dopingmittel) 58
hIBM (hereditäre Einschlußkörpermyopathie) 335
Hicks-Krankheit 425
Hirano-Körper 69, 73, 82
Hirnbiopsie, *Rett*-Syndrom 341
Hirndurchblutung
- A. carotis 443
- autonome Regulation 443
- peptiderge Innervation 443
Hirnkreislauf 38–41
- peptiderge Innervation 38
Hirnnerven/Hirnnervenerkrankung/-syndrom (*siehe auch* Nerven) 465–471
- Nr. 0 41
- I.-IV. Hirnnerven 465
- V. Hirnnerv 466
- VI. Hirnnerv (N. abducens) 467
- VII. Hirnnerv (N. facialis) 19, 467
- VIII. Hirnnerv
- - N. cochlearis 467–469
- - N. vestibularis 469, 470
- IX. Hirnnerv (N. glossopharyngicus) 470
- X. Hirnnerv (N. vagus) 470
- XI. Hirnnerv (N. accessorius) 471
- XII. Hirnnerv (N. hypoglossus) 471
Hirnstammenzephalitis 554
Hirnstammreflexe, auditorische 468
Hirschsprung-Syndrom 429–433, 716
- demyelinisierende periphere Neuropathie 433
- Differentialdiagnose 433
- Genetik 430
- GFA- und S-100-Protein 432
- Histopathologie 430
- Neuropeptid-Y (*siehe* NPY) 432–434
- somatostatinhaltige Nerven 432
Histamin 705
Histiozyten, see-blaue 354
Histiozytome, fibröse 690
Histiozytose, intravaskuläre 566
Hitze- und Frostschäden 148, 149
- Hitzetrauma 149
Hitzehyperalgesie 44
HIV-Infektion (*siehe auch* AIDS) 614
- HIV-1 (HTLV-III) 208, 475–478
HLA-B27-assoziierte Arthritis 618
HLA-CW7-Haplotyp 512

Sachverzeichnis 831

HLA-D-Locus (Leu-HLA-DR und Leu-10) 492
HLA-DR
- Antigen (MHC Klasse II) 87, 91
- immunrekative Zellen 543
- Perineuralzellen, HLA-DR-negative 696
HMB45 694
HMN (distale hereditäre motorische Neuropathie) 290
HMSN (hereditäre motorisch-sensorische Neuropathien) 251–412
- Ataxia telangiektasia (*siehe dort*) 392
- Entwicklungsstörungen des peripheren Nervensystems (*siehe dort*) 257–259
- familiäres Syndrom mit infantiler Optikusatrophie, Bewegungsstörungen und spastischer Paraplegie 409
- Glykogenstoffwechselstörungen 387
- Klassifikation 396
- Kleinhirnatrophie und Demenz 297
- *Lafora*-Krankheit 387, 388
- Lipidstoffwechselstörungen (*siehe dort*) 347–384
- Mannosidasemangel, α und β 389
- mentale Retardierung 294, 296
- mitochondriale Erkrankungen (*siehe dort*) 393–409
- Mukopolysaccharidosen 12, 352, 384–387, 389
- neuronaler Typ mit Beginn in der frühen Kindheit 292, 293
- Oxalosen 389–392
- Polyglukosankörper 387, 388
- Porphyrien (*siehe dort*) 346
- Proteinstoffwechselstörungen (*siehe dort*) 259–346
- rezessiv erbliche demyelinisierende Formen der HMSN 297–313
- *Schwann*-Zelleinschlüsse, amorphe, tubuläre und geringelte 409–412
- mit sensorineuraler Taubheit 294, 295, 302, 356, 382, 465, 469
- Typ I 77, 80, 96, 104, 236, 305, 309, 326, 514
- Typ Ia 259, 262–275, 531
- – multifokale Neuropathien 531
- – multiple Sklerose 535
- – Myasthenia gravis 536
- – bei PMP$_{22}$-Genduplikation 262–275, 302, 303
- – bei PMP$_{22}$-Punktmutationen 275, 303
- Typ Ib (CTM1B) 283–285, 495
- – mit P$_0$-Mutationen 569
- Typ Ic (non-a non-b) 285
- Typ II 96, 285–292, 299, 303
- – CTM2 285–X289
- – extrapyramidale Symptome 292
- – und hereditäre spastische Paraplegie 291, 292
- – HMN (distale heretiäre motorische Neuropathie) 290
- – HNA (hereditäre neuralgische Amyotrophie) 289, 290
- – Perineuritis 543
- – skaluloperoneale Neuropathie 291
- Typ IIc mit Zwerchfell- und Stimmbandparese 290
- Typ III 259, 296, 302–305, 514, 517
- – Amyelinisation (*siehe dort*) 309, 310
- – CIDP 514, 517
- – Histopathologie 304
- – Hypermyelinisationsneuropathie, kongenitale 310–313, 410
- – hypertrophische Neuropathie vom Typ *Dejerine-Sottas* 303–306, 310
- – Hypomyelinisationsneuropathie, kongenitale 303, 306–309, 410
- – MPZ-Gen 302, 303
- Typ VI (*Vizioli*) 73, 80, 303, 404
- – Genetik 303
- – Klinik 303
- Xeroderma pigmentosum 392, 393, 411
HMSNL (HMSN-Lom; Neuropathie bei Zigeunern) 161, 295, 296, 299
HMSNX 75, 295, 300, 313–317
- dominant erblich 300
- Genetik 314
- Klinik 313
- Mausmutante 316
- Mutationsanalyse 314
- Nervenbiopsie 316
- X-chromosomal rezessiv erbliche *Charcot-Marie-Tooth*-Neuropathie 316
HNA (hereditäre neuralgische Amyotrophie) 289, 290
HNK-1 582
HNPP (tomakulöse Neuropathie) 259, 275–283
Hodenatrophie 630
Hodgkin-Lymphom 80, 559
Holocarboxylase-Synthetase 157, 158
Homer-Wright-Rosetten 710
Hörstörungen 295
- auditorische Neuropathie 295
- *Cockayne*-Syndrom 295
- *Friedreich*-Ataxie (FRDA) 295, 384, 445–454
- hereditäre sensorische Neuropathie mit Taubheit 294, 295, 302, 356, 382
- HMSNL 295
- HMSNX 295
- kongenitale Neuropathie mit Aplasie großer Nervenfasern 295
- peroxisomale Stoffwechselstörungen 295
- *Refsum*-Syndrom 295
Horst-Syndrom 433
Hörsturz, idiopathischer 468

H-Reflex 44
- Reflex-Technik 651
HSAN (hereditäre sensorische und autonome Neuropathien) 326, 413–428
- CIAN (chronische idiopathische ataktische Neuropathie) 427, 428
- Klassifikation der ataktischen Neuropathien (*Übersicht*) 428
- kongenitale sensorische Neuropathie 424, 425
- - Fehlen großer markhaltiger Nervenfasern 424
- - mit Ichthyose und Vorderkammerspaltsyndrom 425
- - mit kompletten oder sutotalem Fehlen markhaltiger Nervenfasern 424, 425
- - mit selektivem Verlust der kleinen markhaltigen Nervenfasern 424
- migrierende sensorische Neuropathie 427
- Syndrom der akuten sensorischen Neuropathie 426
- mit Taubheit 425, 426, 469
- Tiermodelle 428
- Typ I (autosomal-dominante, hereditäre sensorische und autonome Neuropathie) 414–416
- - mit „burning feet-syndrome" 412, 416
- - Genetik 414
- - Histopathologie 415
- - kongenitale Indifferenz gegenüber Schmerzen 416
- - sensorische ataktische Neuropathie 416
- - Klinik 414
- Typ II (autosomal-rezessiv hereditäre sensorische und autonome Neuropathie) 416–420
- - mit spastischer Paraplegie 417–420
- Typ III (hereditäre sensorische und autonome Neuropathie) 413, 421
- Typ IV (kongenitale senorische Neuropathie mit Anhidrose) 413, 421–423
- - erworbene idiopathische generalisierte Anhidrose 423
- X-chromosomal-rezessive sensorische und autonome Neuropathie 420, 421
Hsc 70 31
HSRV (Spuma-Retrovirus) 644
5-HT (Serotonin) 704, 705, 715
HTLV-I (humaner T-Zell-lymphotropisches Virus) 475–478, 564, 567
- Myelopathie, HTLV-I-assoziert (HAM/TSP) 475, 479
HTLV-III (HIV-1) 475–478
Hu-Antigen-Expression 560
Hüllprotein, gp41 477

Human Gene Mutation Database Cardiff 252
Hunde
- Protozoen-Polyradikulitis 490
- spinale Muskelatrophie bei Deutschen Schäferhunden 647
Hunter-Krankheit 384
Huntington-Krankheit 631
Hurler-Syndrom 384
hyaline neuronale intranukleäre Einschlußkörperkrankheit 658
- eosinophile intranukleäre Einschlüsse 658
- Filamente 658
Hyalinisierungen der Wand kleiner Blutgefäße 233
Hydro-Inositol 243
Hydroxybutylsäure 407
β-Hydroxylase 38, 712
α-Hydroxyphytansäure 382
Hydroxyprionat 160
Hydrozephalus 552
Hypästhesie 44
Hyperalgesie 44, 45, 225, 226
- Hitzehyperalgesie 44
- Kältehyperalgesie 44
hyperbare Oxygenierung 608
hypereosinophiles Syndrom 549
Hyperglykämie 240
Hyperglyzinämie 342, 344
Hyperinsulinismus 234
Hyperkalzämie 73
Hyperkeratose 174
Hypermyelinisationsneuropathie, kongenitale 310–313, 410
Hyperoxalurie 389
Hypersensitivitätsantworten 502
Hypertension 421, 708
Hyperthyreoidismus 235
Hypertrophie
- des Herzen 442
- - adrenerge Nerven 442
- des Nerven 67
- - Pseudohypertrophie 304
hypertrophische Neuropathie (*Dejerine-Sottas*) 22, 303–306, 310
Hyperventilation 610
Hypoglykämie 234, 235, 240
Hypomyelinisation 401
Hypomyelinisationsneuropathie, kongenitale 303, 306–309, 410
- *Lyon*-Typ (Basalmembran-Typ) 307, 309
- Polyneuropathie (CHN) 309
Hypophysenerkrankungen, Neuropathien bei 247–249
- Akromegalie 247
- Hypophyseninsuffizienz 664

- - Adenohypopyseninsuffizienz 247-249
Hypothyreose 247, 595
- Kompressionsneuropathie 247
Hypotonie/Hypotension, orthostatische 323, 421, 439, 443, 490, 532
Hypoxidosen 602-628
Hypoxie 609
- diabetische Neuropathie 235

I
ICAM-1 (interzelluläres Adhäsionsmolekül-1) 518
- Antikörper 527
Ichthyose 382
- HSAN 425
IDPN (Iminodiproprionitril) 186, 187
- kombinierte IDPN- und Acrylamid-Intoxikation 186
Iduronidasemangel 384
Idurunat-2-Sulfat-Sulfatase-Mangel 352
IFN (Interferone) 50, 204, 502
- IFN-β 644
- IFN-γ 502, 522
- - Anti-IFNγ-Antikörper 526
IgA
- IgA-Gammopathie 571, 576, 583, 584
- IgA-MGUS 585
- IgA-Paraprotein 583
IGF („Insulin-like growth factor") 51, 640, 712
- Definition 57
- IGF-I 51, 52, 58
- - Dopingmittel 58
- IGF-II 51, 58, 712
IgG
- IgG-Anti-GD1a-Antikörper-Titer 507
- IgG-Immunkomplexe 644
- IgG-κ-Gammopathie 543, 574, 581, 583, 584, 590
- IgG-λ-Leichtkettenmyelom 329
- IgG-MGUS 585
- GM1-IgG-Antikörper 497, 504
IgM
- Anti-MAG-IgM-M-Proteine 554
- B-Zell-Lymphom vom IgM-κ-Typ 562
- IgM-Antikörper 427, 504, 530
- - Anti-GM1-Ganglioside 504
- - Gangliosid GM1 583, 640
- - Kohlenhydratepitop Gal(β1-3)GalNAc 583
- IgM-κ-Gammopathie 563, 583, 584, 590
- - Gal1Nac-β1-4 (Gal3-2 α NeuAc 8-2 αNeuAc)-β_1-Konfiguration 584
- - P$_0$-Glykoprotein 584
- IgM-Kryoglobulinämie 94
- IgM-κ-M-Protein 590
- IgM-Paraproteine 588

- *Ranvier*-Schnürring, IgM-Ablagerungen 583
IHPS (infantile hypertrophische Pylorusstenose) 434, 437, 438
Iminodiproprionitril (*siehe* IDPN) 186, 187
Immersion 169, 171
- Alkoholimmersion 172
„immune deficiency syndrome, acquired" (*siehe* AIDS) 475, 476
Immunglobulin, intravenöses, CIDP 525
immunologisch bedingte Neuropathien 490-540
- Asthma bronchiale 535, 536
- Autoimmunerkrankungen 494
- *Bell*-Lähmung (*siehe* Fazialislähmung) 467, 482, 510-512
- CIDP (chronisch demyelinisierende entzündliche Neuropathie) 73, 75, 250, 491, 495, 502, 504, 512-518, 525, 528, 584
- Dermatomyositis 540, 595
- Einschlußkörpermyositis 537-540, 565
- experimentell-allergische Neuritis (*siehe* EAN) 494, 496, 518-527
- Ganglionitis, autonome (akute Pandysautonomie) 532
- *Guillain-Barré*-Syndrom (*siehe* GBS) 42, 80, 88, 165, 174, 246, 429, 490-507, 525, 527, 532
- idiopathische lumosakrale Neuropathie 529
- lokalisierte hypertrophische Neuropathie an Zeigefinger und Daumen 528, 529
- *Miller-Fisher*-Syndrom 490, 507
- Morbus *Crohn* (*siehe Crohn*-Krankheit) 536
- multifokale Neuropathie 529-532
- multiple Sklerose (*siehe* MS) 511, 532-535
- Myasthenia gravis 483, 536
- Plexus-brachialis-Neuritis, hypertrophische 527, 528
- Polymyositis 453-455, 540
immunotaktoid-ähnliche endoneurale Ablagerungen, MGUS 581
Immunozytom (malignes Lymphom vom B-Zelltyp) 563
Immunreaktion, T-Zell-ausgelöste 497
Immunreaktivität
- β-Immunreaktionen 341
- *c-fos*-protein-ähnliche 112
Immunsuppression 134
Immunvaskulitis/Immunkomplexvaskulitis 570, 593
Impfung 497
- postvakzinale Streptokokkeninfektion 497
- Schluckimpfung mit Poliovirusvakzine 497
Impotenz 444

IMS (intermediäres Syndrom) 188
INAD (infantile neuroaxonale Dystrophie) 11, 13, 295, 302, 361, 456–462
- bei infantilem α-N-Azetylgalaktosamidase-Mangel 361
Infarkt, subkortikaler (siehe auch CADASIL) 661
Infektion
- Amnion-Infektionssyndrom 95
- chronische Infektionen 154
- Streptokokken-A-Infektion 246, 501
- Wundinfektion, Nervenbiopsie 12
infektiöse Neuropathien 473–490
- Chagas-Krankheit 482
- Epstein-Barr-Virus (EBV) 483, 497, 506
- Herpes zoster 473–475
- lepröse Neuropathie 479–481
- Lyme-Borreliose (Garin-Bujadoux-Bannwarth-Syndrom) 482, 483
- Myelopathie, HTLV-I-assoziert (HAM/TSP) 475, 479
- opportunistische Superinfektionen 478
- Papova-Viren 486
- postdiphtherische Neuropathie 470, 488, 489
- postpoliomyelitisches neuromuskuläres Syndrom 489
- Retrovirus-Infektionen durch HIV-1 und HTLV-I 475–478
- Sepsis (siehe dort) 488
- SSPE (subakute sklerosierende Panenzephalitis) 486
- syphilitische Polyradikulopathie 479
- Tetanus-Toxin 489
Influenza-Vakzine vom Schwein 523
INH-Intoxikation 69
Inkontinenz, fäkale 444
Inositol
- Hydro-Inositol 243
- Myo-Inositol 234, 242, 243
Insektengifte und andere tierische Gifte 193, 194
- Anthropoden 193
- Bienen 193
- Prurigo nodularis-Reaktion 194
- Rattengift 174
- Schlangenbiß 194
- Skorpione 193
- Spinnen 193
Insektenstiche 194
Insektizide 188, 192
Insulin 51, 243
- Hyperinsulinismus 234
„Insulin-like growth factor" (siehe IGF) 51, 57, 58, 640, 712
Insulinom 243
Integrin
- α_4/β_1- 518

- α_4/β_7- 518
- α_6-β_4- 339
intensivmedizinische Behandlung, Neuropathien bei 249, 250
- Endplatten 249
- Muskelatrophie 249
Interferone (IFN) 50, 204, 502, 522, 526
Interleukine (IL) 50, 204
- BSA-dIL-1ra 112
- BSA-IL-1ra 111
- IL-1 111, 112
- IL-1β 88
- IL-2 204
- IL-6 41, 51, 128, 644, 715
- - IL-6-Gen-Expression 569
intermediäres Syndrom (IMS) 188
Internet 2
Internodallänge 35, 127
Internodium 6, 31, 32
- regenerierte Internodien 129
- remyelinisiertes 75
intrinsisches neuronales Antwortmuster 116
Ionenaustauscher 46
Ionenkanäle 46
- axonale Kanalkrankheiten 73
- Blockade 46
- Ionenkanalstörungen 73
Ionophor Ionomycin 187
Iowa-Form, Amyloidneuropathie 323
Iris-Hamartome, pigmentierte 684
Irisheterochromasie 433
Isaacs-Syndrom 250, 530
Ischämie/ischämische Nervenschäden 592, 602
- akute 609
- Arteriosklerose 603, 619
- chronische 605
- - chronische endoneurale 608
- diabetische Neuropathie 236, 241
- Elektrophysiologie 603
- experimentelle 607–609
- Histopathologie 603
- Hypoxie 609
- ischämische monomelische Neuropathie 607
- multifokale Neuropathie 531
- Verschlußkrankheit 605
Isoniazid (INH) 210–220
- Intoxikation 174
- Neuropathie 70, 156, 173, 210–220
- - distal akzentuierte sensomotorische 210
Itai-Itai-Krankheit 175

J
J1 585
japanische Tanzmaus 470

japanische Wachtel, neurofilament-defiziente 345
J-Rezeptoren 535

K
K⁺ (Kalium)
- Ka⁺-ATPase 234, 241
- K⁺-Kanäle
- - langsame 46
- - in peripheren Nerven, Neuromyotonie 250
- - schnelle 46
- Na⁺/K⁺-ATPase-Kanal 46
Kadmium 175–177
- Intoxikation 176
Kalium (siehe K⁺)
Kalkosphäriten 377
Kalksalz
- Ausfällungen 624
- Einlagerungen 68
Kälte-Agglutinin-Krankheit 590
Kältehyperalgesie 44
- Triple-Kälte-Syndrom 228
Kältetrauma 149
Kalzifikationen, perineurale 27
Kalzitonin 38, 715
- CGRP (Kalzitonin-Gen-„related" Peptid) 40, 41, 344, 434, 438
Kalzium (siehe Ca²⁺)
Kanachlor 400 191
Kaninchen, C6-defiziente, neuroaxonale Dystrophie 460
Kanthusdystrophie 433
Kaolin 226, 227
Kapillaritis 597
Kapillarproliferationen, epineurale 597
Kaposi-Sarkom 478
Kardiomyopathie 382, 384, 396, 445, 453, 666
- hypertrophe 445
- „maternal inherited" (vererbte) Myopathie und Kardiomyopathie (MIMyCa) 396
- Riesenaxonneuropathie
Karditis 482
Karnovsky-Medium 33
Karpalspasmus (Trousseau-Phänomen) 250
Karpaltunnelsyndrom 98, 102, 103, 471, 569
- Akromegalie 247
- Amyloidablagerungen 103, 326, 471
- - Amyloid A 103
- - Amyloid AA 103, 323
- - Amyloid AB 103
- - Amyloid Aκ 103
- - Amyloid AL 323
- - generalisierte senile Amyloidose (ASs) 103
- Amyloidneuropathien 326, 328, 331, 332
- Inzidenz 102

- Kollagenosen 616
- Kompressionsneuropathie 247
- Perineuralzellhypertrophie 103
- Perineuriome 697
- rheumatoide Arthritis 618
- Tendosynovitis 618
Karpidopa 292
Karzinome 555–562
- Bronchialkarzinom 556, 557
- karzinomatöse sensorische Neuropathien 428
- Lambert-Eaton-Myasthenie-Syndrom (LEMS) 561, 562
- Lungenkarzinom, kleinzelliges 555, 559, 561
- Mammakarzinom 559
- Ovarialkarzinom 559
- Prostatakarzinom 558
- Schilddrüsenkarzinom, familiäres medulläres (FMTC) 430, 717
Kassinin 37
Katalase 526
Katarakt/Katarakt-Neuropathie 294, 358
- kongenitale 296
Katecholamine 442, 708, 715
Katecholamingranulom 350
Kationionophor Ionomycin 187
Katzen
- Birmakatzen 346
- Dysautonomie 441
- Niemann-Pick-Krankheit 356
Kausalgie 67, 115, 441
Kearns-Sayre-Syndrom (KSS) 396, 407
Kennedy-Alter-Sung-Syndrom/Kennedy-Krankheit (siehe bulbospinale Neuronopathie) 630, 631
p24-Kernprotein-Antigen 477
Ki67 692
Killerzellen, natürliche (NK) 586, 614
Kinesin 30
Klassifikation von Neuropathien 65
- Axonopathie (siehe dort) 65
- internationale 4
- Mononeuropathie (siehe dort) 65
- Multiplextyp 65
- Myelinopathie (siehe dort) 65
- Neuronopathie (siehe dort) 65
- Polyneuropathie (siehe dort) 65
Kleinhirnatrophie, HMSN 297
Kleinhirndegeneration 154
- paraneoplastische 559
Kleinwuchs 294
Knochenfrakturen 421
Knochenmarktransplantation 349
„knockout"-Syndrome bei Mäusen (siehe auch Mäuse) 342
- NT₋₃ (-/-) 343
- trkB (-/-) 342

"knockout"-Syndrom bei Mäusen
- *trkC* (-/-) 342
"knuckling" 109
Kohlenmonoxidvergiftung 182
Kohlenwasserstoffe
- aliphatische 179–182
- chlorierte (*siehe dort*) 189–192
Kokultivationsexperimente 648
Kolitis 326
Kollagen
- Typ I 111
- Typ III 111
- Typ IV 98
Kollagenfasern 28, 98
Kollagenfibrillen 101
Kollagenglykoproteine 102
Kollagenosen (siehe Gefäßbindegewebskrankheiten) 470, 616–626
Kollagentaschen, marklose 24
Kolobome 433
Kolon
- Megakolon 482
- neuronale Kolondysplasie 429
Kompartmentsyndrom 592, 653
Komplementkaskade 570
Komplementkomponenten 614
Komplementrezeptor CR1 62
Kompression 98–108, 182, 592
- axonale 67, 106
- chronische Nervenkompression 98
- Hypothyreose 247
- Karpaltunnel 247
Kompressionsneuropathien einzelner Nerven 107, 247, 384, 471
Kongorot-Färbung 318, 327
Konjunktivalbiopsie (*siehe auch* Biopsie) 10, 12, 457
Konstriktion, axonale Atrophie 106
Kontinuitätsunterbrechung peripherer Nerven 108
Konzo (Neurokassaivismus) 645
Kopfschmerzen 63
- Clusterkopfschmerz 466
- Migräne 466
Koproporphyrie, hereditäre 346
Koproporphyrinogenoxidase 346
Kornea 120
- Dystrophie 328
- Reinnervation 120
- Transplantation 120
Korsakow-Symptomenkomplex 154
Kortikoide/Kortikoidtherapie 199, 250
kortikotrophinauslösendes Hormon 708
6-KPGF (6-Keto-Prostaglandin-$F_1\alpha$) 133, 134
Krabbe-Bartels-Lipomatose 359, 360
Krabbe-Leukodystrophie 22, 350, 352, 353
Kreatininkinase 644

Kreislauf, Hirnkreislauf (*siehe dort*) 38–41
Krox 20
- ERG2-("early growth response" 2)-Gen) 285
- ERG4-Transkriptionsfaktor 345
Kryoglobulinämie 94, 549, 588–591, 597, 604
- essentielle 588
- gemischte 590
- IgM- 94
- sekundäre 588
Kryoneurolyse 172
Kryopräzipitate 590
Kubitaltunnelsyndrom 105
Kufs-Krankheit 666
Kufs-Variante der Zeroidlipofuszinose 665
Kugelberg-Welander-Krankheit 628
Kulturen, organotypische 23
Kupfer 177
kurvilineare Strukturen 301
Kyphoskoliose 684

L

L1-Protein 58, 60, 61, 582, 585
L2/HNK-1-Kohlenhydratepitope 584
Lafora-Krankheit 387, 388
Laing-Typ, dominant erbliche distale Myopathie 336, 338
Laktat 160
Laktatazidose 407
- MELAS (mitochondriale Enzephalomyopathie mit Laktatazidose und Schlaganfall-ähnlichen Episoden) 396
Lambert-Eaton-Myasthenie-Syndrom (LEMS) 561, 562
Laminin 27, 98, 126, 682
- Laminin-α_2-Mangel-Muskeldystrophie 338
- Laminin β_1 111
- S-Laminin 98
Lamininreaktivität 128
Landouzy-Dejerine-Dystrophie 595
Landry-Paralyse 490
Lanthanum-Tracer 26
Laryngicus-Hemiplegie 471
Latenzverzögerung 43
Laterocollis 649
Latexmikrosphären in Axonen 128
Lathyrus ativus 646
LDL ("low density lipoprotein")-Rezeptoren 126
LE 595
Lebenselexier 202
Lebererkrankungen, Neuropathien bei 246, 247
- alkoholische Leberschädigung 165
- Hepatitis, virale 246
- Zirrhose, primäre biliäre 246

Lebersche hereditäre Optikusneuropathie
  (*siehe* LHON) 396, 404–406, 465
Lebertransplantation 331
λ-Leichtkettentyp, Amyloidneuropathien
  323, 332
- IgG-λ-Leichtkettenmyelom 329
κ-Leichtketten 575
Leigh-Krankheit 160, 396, 399–401
Leiomyosarkome 690
Leitgeschwindigkeit, axonale 48
Leitungsblock 530
- experimenteller 587, 588
- multifokale motorische Neuropathie 46
Lektin 102, 187, 676, 682
- Galaktose-spezifisches (MAC-2) 85, 86
Lektinbindung 102
Lepra/lepröse Neuropathie 326, 479–481, 549
- diabetische Neuropathie 235
- lepromatöse Form (lepromatöse Lepra - LL) 326, 480
- toxische Neuropathie 208
- tuberkuloide Form (tuberkuloide Lepra - TL) 480, 481, 545
Leprominhauttest 480
Leptomerfibrillen 499
Leptophos 188
Leptophos-Oxon 188
Leu 7 683, 684, 690
- Epitope 27
- Ganglioneuroblastom 712
- Immunreaktivität 683
Leukämie
- ATL (adulte T-Zell-Leukämie) 567
- LIF („leukemia inhibitor factor") 51, 57, 128
- lymphatische 540, 567
- lymphoblastische 564
- myeloische 591
Leukenzephalopathie 407, 661
- CADASIL (*siehe dort*) 661
Leukodiapedesen 540
Leukodystrophie
- Adrenoleukodystrophie (*siehe* ALD) 22, 81, 373–382
- Globoidzell-Leukodystrophie (*siehe dort*) 206, 352, 353
- infantile spongiforme 457
- *Krabbe*-Leukodystrophie 22, 350, 352, 353
- metachromatische (*siehe* MLD) 22, 347–352
- sudanophile 352
Leuko-Enkephalin 715
Leukotriene 535
Leukozyten-Adhäsionsmolekül-1, endotheliales (ELAM-1) 512
Leukozytose, eosinophile 617
Levodopa/Karpidopa 292

Lewis-Ratten 111
Lewis-Sumner-Syndrom 530
Lewy-Körperchen 634, 635, 642
Lezithin 524
LHON (*Lebersche* hereditäre Optikusneuropathie) 396, 404–406, 465
Lidlipome 406
Lidocain 73, 652
LIF („leukemia inhibitor factor") 51, 128
- Definition 57
- retrograder axonaler Transport 128
limbische Enzephalitis 554, 557
Linie, intraperiodische 33
Linolsäure 203
Lipidstoffwechselstörungen 347–384
- Abetalipoproteinämie 371, 372
- Analphalipoproteinämie (*Tangier*-Krankheit) 367–371
- *Cockayne*-Syndrom 22, 75, 295, 356, 357
- *Fabry*-Krankheit 362–367, 602
- Globoidzell-Leukodystrophie (*siehe dort*) 352, 353
- Lipodystrophie, membranöse (*Nasu-Hakola*-Krankheit) 359–361
- Lipomatosen 359
- metachromatische Leukodystrophie (*siehe* MLD) 347–352
- Neuroamidase A- und B-Mangel (*Sandhoff*-Krankheit) 361, 362, 602, 630
- neuroaxonale Dystrophie bei infantilem α-N-Azetylgalaktosamidase-Mangel (*siehe auch* INAD) 361
- *Niemann-Pick*-Krankheit (Sphingomyelin-Lipidose) 353–356, 456
- peroxisomale Stoffwechselstörungen 295, 372–384, 389
- Proteolipidanomalien 367–372
- *Refsum*-Krankheit 295, 382–384
- Xanthomatose, zerebrotendinöse 358
Lipidtropfen 369
Lipodystrophie, membranöse (*Nasu-Hakola*-Krankheit) 359
Lipomatosen 359, 360
- familiäre multiple symmetrische L. (*Madelung*) 359
- Typ *Krabbe-Bartels* 359, 360
Lipophylin-Gen 664
Lipoprotein
- Abetalipoproteinämie 163
- Apo E (Apolipoprotein E) 61, 91, 126
- LDL („low density lipoprotein")-Rezeptoren 126
Liposarkome 690
Lipoxidkinaseblocker 523
Liquor cerebrospinalis 341
- *Guillain-Barré*-Syndrom 490
- *Rett*-Syndrom 341

Lisch-Knötchen 684
Lissauer-Trakt 415, 423
Literaturdatenbanken 2
Lithium 205
LM1 (Sialosylneolactotetraosylceramid) 582
LN3-Reaktion 683
LOFA (*Friedreich*-Ataxie, spät auftretene) 447
lokalisierte hypertrophische Neuropathie an Zeigefinger und Daumen 528, 529
Lom (Bulgarien) 295
Lorenzos Öl 382
Lösungsmittelexposition 166
Lotus-Neuropathie 103
Louis-Bar-Syndrom (Ataxia telangiectatica) 392
LPC (Lysophosphatidylcholin) 187, 188
Lues, Neurolues 482
lumbale Radikulopathie 104
lumbosakrale
- idiopathische Neuropathie 529
- Plexitis 529
- Schmerzsyndrome 63
Lungenerkrankungen, chronisch obstruktive 609
Lungenkarzinom, kleinzelliges 555, 559, 561
Luse-Körper 677
Lyme-Borreliose (*Garin-Bujadoux-Bannwarth*-Syndrom) 482, 483
Lymphadenopathie, angioimmunoblastische 566
lymphatische Leukämien 540, 567
Lymphgefäße 26, 28, 626
Lymphgewebe 41, 42
- noradrenerge und peptiderge Innervation 41
Lymphkapillare, epineurale 627
Lymphknotenhyperplasie, angiofollikuläre 566
Lymphom 538, 540, 561–567, 570
- angiotropes 566
- B-Zell-Lymphom 562, 567
- - vom IgM-κ-Typ 562
- *Hodgkin*-Lymphom 80, 559
- lymphoblastisches 564
- malignes 562, 563, 565
- - vom B-Zelltyp (Immunozytom) 563
- Neurolymphomatose 549, 567
- Non-*Hodgkin*-Lymphom (NHL) 562
- T-Zell-Lymphom 564
- Vaskulitis 540
- *Waldenström*-ähnliches 587
Lymphomatose
- intravaskuläre maligne 566
- Neurolymphomatose 549, 567
lymphoplasmazelluläre Erkrankungen 555
lymphoproliferative Erkrankungen 574

lymphoretikuläre Erkrankungen 562–570
- Leukämien, lymphatische 540, 567
- Lymphom 538, 540, 562–567
- Myelome (Plasmozytome); POEMS 318, 323, 554, 567–570, 584, 588
- Thymom 569
lymphotropisches, humanes T-Zell-Virus (*siehe* HTLV-I) 475
lymphozytäre Vaskulitis 480
T-Lymphozyten (*siehe* T-Zellen) 87, 91, 93, 475, 489, 497, 502, 518, 563, 567, 586, 614, 633
Lyon-Typ (Basalmembran-Typ), kongenitale Hypomyelinisationsneuropathie 307, 309
Lysophosphatidylcholin (LPC) 187, 188
Lysosomen/lysosomal
- Autophagolysosomen 80
- lysosomale
- - Erkrankungen 13
- - Strukturen 88

M
MAC (Membran-Attack-Komplex) 85, 86, 91
- C5b-9-MAC 614
- MAC-1 85
- - Monozyten, Mac-1-positive 111
- MAC-2 (galaktose-spezifisches Lektin) 85, 86
Machado-Joseph-Krankheit (MJK) 297, 631, 656, 657
- CAG-Wiederholungslänge 656
- neuropathologische Befunde 657
- peripheres Nervensystem 657
- Typ I 656
- Typ II 656
- Typ III 656, 657
MAdCAM-1 (Mucosa-Addresin-Zelladhäsionsmolekül-1) 518
Madelung-Krankheit 359
MAG (myelin-assoziiertes Glykoprotein) 59, 126, 309, 427
- Anti-MAG-Antikörper 512, 582, 590
- Anti-MAG-IgM-M-Proteine 554
- MGUS 578, 585, 587
Magnetstimulation 48, 49
- N. medianus 48
- N. ulnaris 49
- transkranielle (MEP) 453
Makrodaktylie 529
Makroglobulinämie, *Waldenström*- (benigne Gammopathie) 233, 318, 328, 331, 561, 572, 588
Makrophagen 85, 87, 88, 111, 498, 614
- Amyloidneuropathie 329
- Demyelinisation, makrophagenassoziierte 493
- EAN 523

- ED$_1$-positive Monozyten/Makrophagen 111
- Makrophagen-koloniestimulierende Faktoren 50
- Makrophageninfiltration in den Markscheiden 514
Malabsorption 371
Malresorption 154
Maltasemangel, saurer 602
Mammakarzinom 559
Mangelernährung, allgemeine 154
Mannose 102
Mannosidasemangel, α und β 389
MAP (mikrotubulus-assoziierte Proteine) 73
Marchiafava-Bignami-Degeneration 154
Marfan-Syndrom 82, 342, 343
Marinesco-Sjögren-Syndrom 294, 339, 340
Markscheiden 31-34, 128
- Abbauprodukte 69, 117
- Degeneration 77
- Dicke 14, 19, 22
- entspiralisierte 6
- feinvesikuläre Auflösung 76
- interkalierte Markscheidensegmente 32
- *Pax3*-Wirkung 21
- Phagozytose 83, 91
- transnodale Verdoppelung 89
- Zerfall 548
Markscheidenanheftungszone, paranodale 20
Markscheidenlamellen 32, 77, 127, 321, 569, 613
- entspiralisierte 129
- lockere 613
- mikrovesikuläre Auflösung 321
- Nervenfaseratrophie 146
- nichtkompaktierte 77, 654
Markscheidenproteine, periphere 309
Markscheidenverdickungen, globuläre 310
- Tomacula 310, 583
Mastzellen 93, 535, 580, 705
- Degenerationen 93
„maternal inherited" (vererbte) Myopathie und Kardiomyopathie (MIMyCa) 396
Matrix-Metalloproteinasen 526
Maus/Mäuse/Mausmutanten
- ALS 646-648
- - Mausmutante mit progessiver motorischer Neuronopathie (PMN) 646
- - *Wobbler*-Maus 647
- alternde Mäuse, regenerierte markhaltige Nervenfasern 120
- altersbedingte Neuropathie 25
- br-wr-Maus 53
- c57 BL/Ks-Maus 244
- c57 BL/Ola-Maus 112

- c57 BL/WLD^S-Maus 126
- GAD („gracilis-axonale dystrophy"), Mausmutante 455
- japanische Tanzmaus 470
- „knockout"-Mäuse, HSAN 413
- „knockout"-Syndrome bei Mäusen (*siehe dort*) 342
- Motoneurondegeneration (mnd) 52
- *Niemann-Pick*-Krankheit 356
- PMN (progressive motorische Neuropathie) 52
- *Sprawling*-Maus 428
- transgene, überexprimierter NGF 227
- *Twitcher*-Maus 206, 382
- *Wobbler*-Degeneration/*Wobbler*-Mäuse 52
- W-Mäuse 85, 112
Mäusegift 179
- Thallium 179
MBP-Gen 126
McLeod-Phänotyp, Abetalipoproteinämie 372
MDA 134
mechanorezeptive Zellen 705
Mediaverkalkungen 597
- *Mönckeberg*- 597
medikamentös-toxische Polyneuropathien 194-224
„Medline" 2
Megakolon 482
Megalenzephalie 706
Megaösophagus 482
Megavolt-Strahlentherapie 151
Meissner, Pseudo-*Meissner*-Körper 682
melanosomähnliches osmiophiles Zytosom 623
melanotisches Schwannom 676, 677
Melanozyten 93, 705
MELAS (mitochondriale Enzephalomyopathie mit Laktatazidose und Schlaganfall-ähnlichen Episoden) 396
Membranantigen, epitheliales (EMA) 27, 97, 98, 297
MEN (multiple endokrine Neoplasie) 430, 716, 717
- MEN1 430, 716
- MEN2 430, 717
- MEN2a 717
- MEN2b 717
Menière-Krankheit 468, 469
- vestibuläre Neuritis 469
Meningeom 467, 677
Meningitis, bakterielle 467
Meningopolyneuritis 482
Menkes-Krankheit 456
Menopause, vorzeitige 664-666
mentale Retardierung, HMSN 294, 296, 356

MEP (transkranielle Magnetstimulation) 453
Mepivacain 195
Meralgia paresthetica 100, 103
Meretoja-Typ, Amyloidneuropathie 328
Merkel-Zellen 705
- Zelltumoren 703
MERLIN 687
Merosin 339
Merosinmangel-Myopathie 338, 339
MERRF (Myoklonus-Epilepsie mit „ragged-red"-Fasern im Muskel) 396, 406
Metachromasie 347
- Kresylviolet 347
- Toluidinblau 347
Metaiodobenzylguanidin (MIBG)-Scanning 708
Metalle 174-179
- Aluminium 174
- Arsen (*siehe dort*) 174
- Blei (*siehe dort*) 175
- Gold 177
- Kadmium 175-177
- Kupfer 177
- nichtmetallische Verbindungen (*siehe dort*) 179-188
- Platin 177, 178
- Quecksilber 178
- Tellur 178, 179
- Thallium 179
Metatarsalgie 101
- *Morton*-Metatarsalgie 98, 103
MET-Enkephalin 37
Methamidophos 188
Methionin-Adenosyltransferase 182
Methoden, molekularbiologische 1
Methylcitrat 160
Methylcobalamin 180
3-Methylkrotonoglycin 160
3-Methylkrotonyl-CoA-Carboxylase 157
Methylquecksilbervergiftung 178
MGUS (monoklonale Gammopathie unbekannter Signifikanz) 84, 572-588
- benigne monoklonale Paraproteinämien 572
- CIAP-MGUS 586
- Elektronenmikroskopie 579
- Histopathologie 579
- IgG-κ-Gammopathie 543, 574, 581, 583, 584
- Immunelektronenmikroskopie 580
- Immunhistochemie 579
- immunotaktoid-ähnliche endoneurale Ablagerungen 581
- Klinik 579
- Pathogenese 582
- Verlauf 586

MHC („major-histocompatibility complex") 42, 134
- Klasse I 87, 502
- Klasse II (HLA-DR-Antigen) 87, 91, 477, 502, 522, 543
MIB I 692
MIBG (Metaiodobenzylguanidin)-Scanning 708
Migräne 63, 404, 466
- familiäre hemiplegische 664
Mikroangiopathie 597
Mikroembolisation 607, 608
mikrofaszikuläre Nähte 139
Mikrofilamente 30
Mikroneuriome, fokale 683
Mikrotubuli (Neurotubuli) 30
- Einschlüsse, mikrotubuläre 81
- Längenverkürzung 223
- MAP (mikrotubulus-assoziierte Proteine) 73
- in normalen Axonen 124
- in regenerierenden Axonen 124
- zytoplasmatische 222
Mikrovaskulitis 528, 611
Mikrozephalie 356
Miktionsstörungen 443, 444
Miller-Fisher-Syndrom 490, 507
- Computertomogramm 507
- Gadolinium-Gabe 507
Millipore-Diffusionskammer 111
Mimikry, molekulares 497
Mimo-Kausalgie 441
MIMyCa („maternal inherited" (vererbte) Myopathie und Kardiomyopathie) 396
Minifaszikel 67, 70, 96, 115, 122, 123, 129, 649, 653, 698, 703
Mipafox 188
Missense-Mutationen 315
Mitochondrien/Mitochondriopathien 30, 35, 88, 393-409
- ALD 377
- Anomalien, mitochondriale 83
- Augenmuskellähmungen, äußere 396
- DNA, mitochondriale (*siehe dort*) 393
- Dystonie bei Mitochondriopathie 407-409
- *Ekbom*-Syndrom 406
- Enzephalopathie, mitochondriale (*siehe dort*) 396
- Gefäßveränderungen 399
- *Kearns-Sayre*-Syndrom 407
- Klinik 396
- Konfigurationen in *Schwann*-Zellen, mitochondriale 401
- *Lebersche* hereditäre Optikusneuropathie (*siehe* LHON) 396, 404-406, 465
- *Leigh*-Krankheit 160, 396, 399-401

- MNGIE (myo-, neuro- und gastrointestinale Enzephalopathie) 407
- Myopathie, mitochondriale 81, 394–397, 466
- Neuropathie, sensorische ataktische 403
- im Paranodium 16
- Pathogenese 396
- Respirationskette, mitochondriale 406
- *Übersicht* 396
- Zytopathie, mitochondriale 401–403

Mitochondrion, Matixgranula 589
Mittelmeerfiber, familiäres 216
„mixed connective tissue"-Syndrom 621
MLD (metachromatische Leukodystrophie) 22, 347–352
- AB-Variante 352
- – Zerebrosidsulfatase 352
- dominant-erbliche Variante 352
- Elektronienmikroskopie 347
- infantiler Typ 348
- juveniler Typ 348
- Histopathologie 347
- Klinik 347
- Knochenmarktransplantation 349
- Pathogenese 348
- spätinfantile Variante 347
- Sulphogalaktosylsphingosine 349
- *Tuffstein*-Körper 348
- Zebrakörper 348

MNGIE (myo-, neuro- und gastrointestinale Enzephalopathie) 405, 407
Modeccin 187
molekularbiologische Methoden 1
Molekulargenetik 1
Mönckeberg-Mediaverkalkungen 597
monoklonale Gammopathie 554, 570, 572
- Mausmodell 587
- unbekannter Signifikanz (*siehe* MGUS) 84, 572–588

Mononeuritis
- hypertrophische 696
- Mononeuritis multiplex 204, 476, 530, 542, 545, 549, 588, 614, 618

Mononeuropathie/Mononeuropathia 63
- experimentelle 106
- Mononeuropathia multiplex 610, 616
- des N. peroneus communis 105
- des N. ulnaris 105

Mononeuropathie
- digitale 618
- idiopathische progressive 471, 472

monosynaptische exzitatorische postsynaptische Potentiale (EPSPs) 144

Monozyten
- Ia-positive 111
- ED_1-positive Monozyten/Makrophagen 111
- Fc-positive 111

- Mac-1-positive 111
Morbus (*siehe* Syndrome)
morphologische Untersuchungstechniken 5
Morton-Metatarsalgie 98, 103
Motoneurondegeneration (mnd) 52
- elektrischer Schlag 152
- paraneoplastische Motoneuronerkrankung 560

Motoneurone
- ALS 632
- axotomierte 146
- α-Motoneurone 43
- γ-Motoneurone 146
- *Nissl*-Körper 146
- spinozerebelläre Degeneration bei Polymyositis 453–455
- Synapsen 146

motorische
- Einheiten 48
- Endplatte 25, 35
- Nervenendigungen 139

motorische Neuropathien 583
- akute axonale 510
- ALS 638
- subakute 562

MPNST (maligne periphere Nervenscheidentumoren) 674, 675, 677, 689–696, 700
- mit ausgeprägter mesenchymaler und/oder epithelialer Differenzierung 694, 695
- Desmin 700
- Differentialdiagnose 690
- elektronenmikroskopische Aspekte 690
- epitheloide 694
- immunhistochemische Aspekte 690
- klinische und radiologische Aspekte 689, 690
- makroskopische Aspekte 690
- mikroskopische Aspekte 690
- melanotische 695
- Myoglobulin 700
- Prognose 694
- Querstreifung 700
- mit rhabdomyoblastischer Differenzierung (maligner *Triton*-Tumor) 700

M-Protein 572
MPZ-Gen 302, 303
mRNA, P_0-mRNA 305
MS (multiple Sklerose) 404, 511, 532–535
- basisches Myelin (MBP) 532
- HMSN Ia 535
- MAG 532
- T-Lymphozytenreaktion 532

MS-818 (Pyrimidin-Derivat) 133
MSA (multiple Systematrophie mit autonomem Funktionsverlust) 439, 440, 634, 636

MSH-Zellen 704
- α-MSH 715
Mucosa-Addresin-Zelladhäsionsmolekül-1 (MAdCAM-1) 518
Mucosaneurome 716, 717
mukokutane Neurome 717
Mukolipidose IV 13, 387
Mukopolysaccharide (Glucosaminoglycane) 384
Mukopolysaccharidosen 12, 352, 384–387, 389
- Kompressionsneuropathie 384
Mukopolysaccharidvakuolen 350
Mukoviszidose 456
multiple Sklerose (*siehe* MS) 404, 511, 532–535
Multisystematrophie 638
Muskarin-cholinergische Rezeptoren 647
Muskelbiopsie, LHON (*Leber*sche hereditäre Optikusneuropathie) 406
Muskelspindel 137, 139, 144, 343, 344, 428, 470
- Nervenwachstumsfaktor bei der Differenzierung 144
- regenerierte sensorische Nervenendigungen 137
- reinnervierte intrafusale Muskelfaser 139, 144
Muskeltransplantate mit mikroneurovaskulären Anastomosen 137
Muskulatur/Muskeln (Musculus; M.)
- *Duchenne*-Dystrophie 595, 648
- Elektrotherapie des denervierten Muskels 145
- glatte Muskelzellen 594
- - Abdissoziation 594
- infantile olivopontozerebelläre Atrophie (OPCA) mit spinaler Muskelatrophie 453
- infantile spinale Muskelatrophie 595
- Intensivbehandlung, Muskelatrophie 249
- juvenile spinale Muskelatrophie 595
- Laminin-α$_2$-Mangel-Muskeldystrophie 338
- MNGIE (myo-, neuro- und gastrointestinale Enzephalopathie) 405, 407
- multiple Sklerose (*siehe* MS) 404, 511, 532–535
- Muskelfaszikulationen 641
- Myasthenia gravis 483, 536
- myofasziales Schmerzsyndrom 224
- Myopathie (*siehe dort*) 81, 165, 214, 222, 333–339, 393–402, 466
- Nervenfaszikel, intramuskuläre 637
- neuromuskuläre Endplatten 484
- Neuromyotonie (myotonische Dystrophie) 75, 197, 222, 250, 332–338, 530, 595

- okulopharyngeale Muskeldystrophie 333
- Pseudomyotonie 250
- Regenerationserfolg, Muskelgewebe 141
- Skelettmuskelfasern, Reinnervation 120
- spastische Streckmuskeln 661
- spinale Muskelatrophie (*siehe* SMA) 22, 290, 296, 585, 628–632, 646–648
- Tonusstörungen 652–656
- Transport, axoplasmatischer 107
Mutationen (*siehe auch* Chromosomen)
- Connexin26-Gen*(CX26)*-Mutationen 469
- Connexin32-Gen*(CX32)*-Mutationen 33, 300, 313–317
- dynamische 445
- HMSNX, Mutationsanalyse 314
- *Missense*-Mutationen 315
- *Nonsense*-Mutationen 687
- Nullmutationen des CNTF-Gens 56
- P$_0$-Mutationen 569
- Punktmutationen 315, 393
- - PMP$_{22}$-Punktmutationen 126, 259–275, 302, 303
- Ret-Mutationen 430
- SOX$_{10}$-Mutationen 430
Mutilationen 416
- Automutilation 203
Muzolimin (Derul 240) 205
Myasthenia gravis 483, 536, 554
- HMSN Ia 536
myatrophische Lateralsklerose 632
Mycobacterium leprae (M. leprae) 481
Mycosis fungoides 564
Myelin
- Anti-Myelin-Antikörper 572
- lockeres 500
- myelin-assoziiertes Glykoprotein (*siehe* MAG) 59, 126, 309, 427, 512, 578, 585, 587
- myelin-basisches Protein 37, 690
- peripheres 587
- ZNS-Myelin 141
Myelinisationsstörungen 257
Myelinisierung von Axonen 75
Myelinopathie 65
- Blei 175
- Klassifikation 65
Myelinovoide 77
Myelin-P$_0$-Gen 303, 306
Myelinprotein 502
- basisches 524
- P2- 523
Myelinsynthese 77
Myelitis 326
- akute 474
- Enzephalomyelitis 557
- Postpoliomyelitissyndrom 489
myeloische Leukämien 591

Myelom 318, 328, 331, 569, 570
- IgG-λ-Leichtkettenmyelom 329
- multiples 329, 572
- osteosklerotisches 569, 572
- Plasmozytom (Myelome); POEMS 318, 323, 567–569
- sklerotisches 574
Myelopathie 157
- HTLV-I-assoziert (HAM/TSP) 475, 479
- multiple Sklerose 532
Myelose, funikuläre 157, 158, 183
- autonome Neuropathie 429
Mykobakterium leprae 479
Mykoplasmen 497
Myoblasten 124
myofasziales Schmerzsyndrom 224
Myoglobulin 700
Myo-Inositol 234, 242, 243
Myokard 442
Myoklonus-Epilepsie mit „ragged-red" Fasern im Muskel (MERRF) 396, 406
Myokymie 250
Myopathie
- alkoholische 165
- autosomal rezessive hereditäre distale Myopathie mit „rimmed vacuoles" (DMRV) 335
- Colchicinmyopathie 214, 222
- distale 333–339
- dominant erbliche distale Myopathie vom Typ *Laing* 336, 338
- Einschlußkörpermyopathie (IBM) 335
- Enzephalomyopathie 393, 396
- Kardiomyopathie (*siehe dort*) 382, 384, 396, 445, 453, 464, 666
- Merosinmangel-Myopathie 338, 339
- mitochondriale 81, 394–402, 466
- Neuromyotonie; myotonische Dystrophie 75, 197, 222, 250, 332–338, 530, 595
- *Welander*-Myopathie 333, 335
Myositis
- Dermatomyositis 540, 59
- Einschlußkörpermyositis 537–540, 565
- Polymyositis 453–455, 539, 540, 595
myotonische Dystrophie
 (*siehe auch* Muskulatur) 75, 250, 332–338
- β-adrenergisches System 333
- kongenitale 334
- Markschlingen 335
myxomatöse Zysten
 (Nervenscheidenganglien) 700

N
Na⁺ (Natrium)
- Na⁺-ATPase 234, 241
- Na⁺/Ca²⁺-Austausch 46
- Na⁺-Kanäle 115, 193
- Na⁺/K⁺-ATPase-Kanal 46

N-Acetyltransferase 211
NADH-Dehydrogensae-Untereinheit-4-Gen 404
NADPH-Diaphorase 40
Nageotte-Residualknötchen 557
Naht/Nervennaht 139–141
- epineurale 139, 141
- faszikuläre 139
- mikrofaszikuläre 139
NAIP-(neuronales Apoptose-inhibitorisches Protein)-Gen 629
NALD (neonatale Adrenoleukodystrophie) 372, 383, 384
Nasu-Hakola-Krankheit (membranöse Lipodystrophie) 359–361
Natrium (*siehe* Na⁺)
N-CAM 60, 61, 582, 585
Nebennierenmarkzellen 705
Nebennierenrindenadenom 680, 717
Nekrose
- von Nervenzellen 144
- Tumornekrosefaktor (*siehe* TNF) 481, 490, 621
Neopterin 621
Nerven/Hirnnerven (Nervus; N.)
- Entwicklung und Altersveränderung peripherer Nerven (*Übersicht*) 21
- Hirnnerven (*siehe dort*) 465–471
- Hypertrophie des Nerven 67
- N. abducens 467
- N. accessorius 471
- N. acusticus 425
- N. auriculus major 5, 31
- N. cochlearis 467–469
- N. cutaneus femoris lateralis 100
- N. digitalis plantaris proprius 101
- N. facialis 19, 467
- N. femoralis 19
- N. glossopharyngicus 470
- N. hypoglossus 471
- N. ischiadicus 127, 140
- Nn. mediales plantares (Tarsaltunnel) 103
- N. medianus 36, 45
- – Magnetstimulation 48
- N. musculocutaneus 6
- Nn. nervorum 34
- N. oculomotorius 232
- N. olfactorius 466
- N. opticus (*siehe auch* Optikus) 73, 137, 157, 170
- N. peroneus
- – communis, Mononeuropathie 105
- – profundus 5, 6
- – superficialis 5
- N. petrosus
- – superficialis major 38
- – superficialis minor 38

Nerven/Hirnnerven (Nervus; N.)
- N. phrenicus 656
- N. pudendus, SSEP 444
- N. radialis superficialis 5
- N. recurres laryngicus 470
- N. suprascapularis, Kompressionsneuropathie 107
- N. suralis 5, 14, 19, 22, 36, 75
- - motorische Nervenfasern 36
- - Phlebektasie 626
- - traumatisches faszikuläres Neurom 105
- - Wassergehalt 49
- N. terminalis 41
- N. trochlearis 19
- N. ulnaris 19, 36
- - Magnetstimulation 49
- - Ulnaris-Mononeuropathie 105
- N. vagus 470
- Nn. vasorum 34
- N. ventralis cochleae 425
- N. vestibularis 469, 470
Nervenbiopsie (*siehe auch* Biopsie) 7–13
- CADASIL 661
- Computerretrieval von Diagnosen (*Datenbankübersicht*) 668
- 2,5-Hexandion 181
- HMSNX 316
- Indikationen 11
- - amyotrophische Lateralsklerose 11, 12
- - axonale Neuropathien 11
- - demyelinisierende Neuropathien 11
- - kryptogenetische Neuropathien 11
- - lysosomale Erkrankungen 13
- - neuroaxonale Dystrophie (*siehe dort*) 11
- - Neuropathien vom Multiplextyp 11
- - Riesenaxonneuropathie 11, 73
- Komplikationen 12
- - Dysästhesien 12
- - Neurombildung 12
- - Schmerz 12
- - Suralisbiopsien 12
- - Thrombophlebitis 12
- - Wundinfektion 12
- Längsorientierung 9
- LHON (*Lebersche* hereditäre Optikusneuropathie) 406, 465
- morphologische Untersuchungstechniken 9–11
- motorische, *Guillain-Barré*-Syndrom 495
- *Niemann-Pick*-Krankheit 354
- Präparation 7
- Suralnervenbiopsie 68, 238, 457
- Versand 10
Nervendurchschneidung 110, 128, 139, 141

- Renninervation nach Nervendurchtrennung 144
- sofortige Naht 139
Nervenendigungen
- freie 35
- Glykogenpartikel 35, 36
- Mitochondrien 35
- motorische 139
- sensorische 35
Nervenfasern 29–34
- adrenerge, Degeneration 112
- afferente (*siehe dort*) 47
- Aufzweigungen 35
- Axone (*siehe dort*) 30, 31
- dünn myelinisierte Fasern 107
- Entwicklung 21
- Faseratrophie 145, 146
- - Entrundung der Fasern 146
- - Markscheidenlamellen 146
- Faserausfälle, retrograde 140
- Faserdicke 17
- Fehlen großer Nervenfasern 294
- Fehlen kleiner Nervenfasern 293, 294
- Gesamtfaserdurchmesser 127
- Gruppen
- - afferente Gruppen I, II und III 29
- - efferente Gruppen α, β und γ 29
- - Gruppe A, B und C 29
- - histochemische Unterscheidung 33
- HSAN, kongenitale sensorische Neuropathie 424, 425
- - Aplasie der kleinen sensorischen und autonomen Neurone 421
- - Fehlen großer markhaltiger Nervenfasern 424
- - mit komplettem oder subtotalem Fehlen markhaltiger Nervenfasern 424, 425
- - mit selektivem Verlust der kleinen markhaltigen Nervenfasern 424
- markhaltige 29
- - alternde Mäuse, regenerierte markhaltige Nervenfasern 120
- - Aplasie der großen markhaltigen Nervenfasern 293
- - Linksverschiebung (*Histogramm*) 295
- marklose (*siehe dort*) 24, 423
- - ALS 638
- - altersabhängige Veränderungen 24
- - Dichte 24
- - Kollagentaschen 24
- - *Schwann*-Zelluntereinheiten 24, 29
- - motorische 36, 293
- - β-motorische 293
- - γ-motorische 293, 294
- - N. suralis 36
- noradrenerge sympathische 115

- räumliche Verteilung der Nervenfaserveränderungen, Gefäßligatur 608
- regenerierte Nervenfasern (siehe Regeneration) 67, 68, 70, 113–145
- Remak-Fasern 638

Nervenfaserregenerate 69
Nervenfaszikel, intramuskuläre 637
Nervenkampfgifte (C-Waffen) 188
Nervenkompression (siehe Kompression)
Nervenleitungsblockade, Alkoholinjektion 170
Nervenleitungsgeschwindigkeit (siehe NLG) 42
Nervennaht (siehe Naht) 139–141
Nervenquetschung (siehe Quetschung) 7, 8, 98, 120, 133, 139
Nervenscheidenganglien (myxomatöse Zysten) 700
- synoviale 700

Nervenscheidentumoren 667–703
- alveoläres Weichteilsarkom 700–703
- benigne 669–677
- Computerretrieval von Diagnosen (Datenbankübersicht) 668
- fibrolipomatöse Hamartome 699
- Fibrom 703
- Granularzelltumoren 700–703
- Hämangiom 703
- maligne periphere (siehe MPNST) 674, 675, 677, 689–696
- myxomatöse Zysten (Nervenscheidenganglien) 700
- Neurinome (siehe Schwannome) 669–677, 693
- Neurofibromatose (siehe dort) 658, 684–689, 695
- Neurofibrome (siehe dort) 111, 668, 677–684, 693
- Neurom 703
- Neurothekeome (Nervenscheidenmyxome) 696
- Perineuriome (lokalisierte hypertrophische Neuropathie und Perineuriose) 77, 96, 696–699
- psammomatöse melanotische Neurinome 699
- Triton-Tumor (neuromuskuläres Hamartom) 690, 699, 700

Nerventransplantate (siehe Transplantat) 70, 118–122, 127, 133–144
Nervenüberstreckung 148
Nervenwachstumsfaktor (siehe NGF) 20, 51–55, 68, 91, 128, 144, 682, 695, 713
Nervenwurzelausriß 142, 147, 148
Neuralgie
- postherpetische 474
- Trigeminusneuralgie 466

Neuralleistenabkömmlinge 705
Neuralleistentumoren, familiäre 706
Neuralrohr 124
Neuraminidaseaktivität 197
Neurapraxie (segmentale Demyelinisation)
- altersbedingte Veränderung 22
- Amyloidneuropathien 329
- CIDP 514
- diabetische Neuropathie 231
- paranodale 488
- postdiphtherische Neuropathie 488
- Schwann-Zellen, Proliferation 74
- toxische Neuropathie 175, 178
- – Blei 175
- – Quecksilbergabe 178
- traumatische Nervenläsionen 66, 67
- urämische Neuropathie 245

Neuregulin 59, 60, 108
- Rezeptoren 59
- – erbB3 60

Neurinome (siehe Schwannome) 669–677, 693
„neurite promoting factor" (NPF) 51
Neuritenwachstum 120
Neuritis
- Brachialisneuritis 205
- EAN (experimentell-allergische Neuritis) 494, 496, 518–527
- Galaktozerebrosid-induzierte 524
- Ganglioradikuloneuritis 557
- Meningopolyneuritis 482
- Mononeuritis
- – hypertrophische 696
- – multiplex 204, 476, 530, 545, 549, 588, 614, 618
- Perineuritis 119
- Plexus-brachialis-Neuritis, hypertrophische 527, 528
- Polyradikuloneuritis 204
- Schultergürtelneuritis, lokalisierte 527
- vestibuläre (Menière-Krankheit) 469

Neuroakanthozytose 371
Neuroamidase A- und B-Mangel (Sandhoff-Krankheit) 361, 362, 602, 630
neuroaxonale Dystrophie (NAD) 11, 456–462
- erbliche, C6-defiziente Kaninchen 460
- Hallervorden-Spatz-Krankheit 456, 458–461
- infantile (siehe INAD) 11, 13, 295, 302, 361, 456–462
- Neuropathologie 456
- Sphäroide, neuroaxonale 456
- spinale 458
- Suralnervenbiopsie 457

Neuroblastom 693, 703, 705, 708–713
- Ästhesioneuroblastome 708
- elektronenmikroskopisch 713
- Genetik 713

Neuroblastom
- Grading 710
- Immunohistochemie 710
- Klassifikation 710
- Prognose 713
- zentrale Metastasen 709
Neuroblastom 703
neuroektodermales Syndrom 660
Neuroepinephrin 440
Neurofibrom 111, 668, 677–684, 693
- anaplastisches 689
- Differentialdiagnose 683
- elektronenmikroskopische Aspekte 683
- Neurofibromatose (*siehe dort*) 658, 684–689, 695, 697
- plexiformes 678, 683, 689, 694
- Prognose 688, 689
- Progression 689
- Rezidive 689
- Schmerzsyndrome 689
- solitäres 683
- subkutane 684
- symmetrisches 683
- Zunge 668
Neurofibromatose 658, 669, 684–689, 695, 697
- NF1 669, 680, 685–687, 689, 708
- NF2 683, 687, 688
- - Genetik 687
- - *Missens*-Mutation 687
- - neurofibromatöse Neuropathien 687
- - *Nonsens*-Mutation 687
Neurofibrosarkom 689, 694
Neurofilamente 30, 72, 145, 180, 223
- Anhäufung 462
- Antineurofilament-Antikörper 31
- Dichte 68
- intermediäre Filamente 462
- japanische Wachtel, neurofilamentdefiziente 345
- Regulation der Neurofilamentendynamik 49
Neurofilament-Phosphorilierung 213, 462
Neurofilamentprotein (NFH) 345
neurogenes Sarkom 689
Neurographie 42
Neurokassaivismus (Konzo) 645
Neurokinin A (Substanz K) 36, 37
Neurokinin B 37
neurokutane Syndrome 658
Neurolathyrismus 645
Neurolues 482
Neurolymphomatose 549, 567
Neurom/neuromatös 113–116, 135, 703
- Amputationsneurom 77, 113
- N. suralis, traumatisches faszikuläres Neurom 105

- Transplantat, neuromatöses reinnerviertes 70
Neurombildung 67, 113–116
- Verhinderung 141
Neurome, mukokutane 717
Neuromedin K 37
Neuromedin L 37
Neuromschmerz 139
Neuromyotonie, myotonische Dystrophie 75, 197, 222, 250, 332–338, 530, 595
neuronale
- Entwicklungsstörungen 257
- intranukleäre hyaline Einschlußkörperkrankheit 658
Neurone
- dissoziierte 141
- heterotope 35
- Paraneurone 42, 703, 704, 716
- Wachstumsrichtung 124
Neuronopathie 65
- Blei 175
- bulbospinale 630, 631
- Klassifikation 65
- paraneoplastische subakute sensorische 561
- sensorische, Pyridoxin 156
- subakute sensorische 554
neuronspezifische Enolase (NSE) 37, 693, 712, 715, 716
Neuropathie
- Adrenomyeloneuropathie 12, 373–382
- AIDS-Neuropathie 475
- alkoholische (*siehe dort*) 99, 156, 163–172
- Amyloidneuropathien (*siehe dort*) 317–333
- Angiopathie/angiopathische (*siehe auch* Gefäßerkrankungen) 592–626
- ataktische, Klassifikation (*Übersicht*) 428
- auditorische 295, 467
- autonome 429, 476, 532
- axonale/neuroaxonale Dystrophie 11, 13
- brachiale 104
- *Charcot-Marie-Tooth*-Neuropathie, X-chromosomal rezessiv erbliche 316
- CIDP (chronisch demyelinisierende entzündliche Neuropathie) 73, 75, 250, 491, 495, 502, 504, 512–518, 525, 528, 584
- demyelinisierende 11
- diabetische (*siehe dort*) 229–245
- Differentialdiagnose peripherer Neuropathien 628
- diphtherische 173
- Entrapment-Neuropathie 108
- hereditäre
- - sensorische radikuläre 414

- – mit sensorischen und autonomen Funktionsstörungen (*siehe* HSAN) 413–428
- hypertrophische (*Dejerine-Sottas*) 22, 303–306, 310
- Hypophysenerkrankungen 247–249
- immunologisch bedingte (*siehe dort*) 490–540
- infektiöse 473–490
- intensivmedizinische Behandlung 249, 250
- ischämische monomelische Neuropathie 607
- Isoniazidneuropathie 70, 156, 173, 210–220
- karzinomatöse sensorische 428, 555
- Klassifikation (*siehe dort*) 65
- Kompressionsneuropathie 107, 247, 384, 471
- Lebererkrankungen (*siehe dort*) 246, 247
- lepröse 479–481
- lokalisierte hypertrophische Neuropathie an Zeigefinger und Daumen 528, 529
- Lotus-Neuropathie 103
- lumbosakrale idiopathische Neuropathie 529
- Mononeuropathie 63
- motorische Neuropathien
- – akute axonale 510
- – monoklonale Antikörper 583
- – subakute 562
- – multifokale 529–532
- – motorische, Leitungsblock 45
- vom Multiplextyp 11
- NARP (Neuropathie, Ataxie und Retinitis pigmentosa) 396
- Neuropathia pseudocystica 701
- NTE („neuropathy-target-esterase") 189
- nutritive 154–172
- paraneoplastische (*siehe dort*) 78, 554–591
- periphere 63
- Plexus-brachialis-Neuropathie 151, 204, 527, 528, 531
- PMN (progressive motorische Neuropathie) 52
- Polyneuropathien (*siehe dort*)
- Polyradikulopathie/Polyradikuloneuropathie 479, 488, 500
- Pyridoxin-Neuropathie 174, 426
- Riesenaxonneuropathie 11, 73, 462–464, 466
- Rizin-Neuropathie 93
- Schnüfflerneuropathie 181
- sensorische ataktische Neuropathie 416
- skapuloperoneale 291
- Strahlenschäden, akute ischämische Plexus-brachialis-Neuropathie 151
- *Tellur*-Neuropathie 93
- tomakulöse (*Ehlers-Danlos*-Krankheit) 342
- toxische 173–228
- Trigeminusneuropathie 466, 467, 617, 620
- unklassifizierbare 409
- urämische (*siehe dort*) 245, 246
- Vaskulitiden-Neuropathie (*siehe* Vaskulitis) 540–542
- Vincristin-/Vinblastin-Neuropathie 294
- Vitaminmangelneuropathien (*siehe dort*) 154–163
- *Vizioli*-Neuropathie (HMSN Typ VI) 73
- zentrale 63
- bei Zigeunern (HMSNL) 295, 296

Neuropeptid Y (NPY) 34, 37, 38, 40, 432–434, 438, 708
Neurophagien 632
Neuropoietine 50
Neurosarkoidose (Morbus *Boeck*) 550–553
- Klinik 550
- Verlauf 552
Neurosekretgranula 437
Neurotensin 438
Neurothekeome (Nervenscheidenmyxome) 696
Neurotisation
- anisomorphe 113
- neuromatöse (Neurotisation) von Nerventransplantaten 123
Neurotmesis 67
Neurotoxine/neurotoxische Substanzen 173, 477
neurotoxische Medikamente 194–224
neurotrophe
- Faktoren 31
- Substanzen 128
Neurotrophine (NT) 50, 51
- Definition 51
- NT-3 51–54, 343, 344
- NT-4 51, 53
- NT-4/5 51
neurotrophische Substanzen (*Übersicht*) 51
Neurotubuli (Mikrotubuli) 30
NF1-Gen 669, 680, 685, 686
NF2-Gen 683, 687, 688
NFH (Neurofilamentprotein) 345
NFP 637
- NFP-H/M 712
- NFP-L 712
NGF (Nervenwachstumsfaktor) 20, 51–55, 68, 91, 128, 144, 682, 695, 713
- Definition 205
- diabetische Neuropathie 236
- α-NGF 54
- β-NGF 54, 129, 130, 682

NGF (Nervenwachstumsfaktor)
- CNTF 128
- Definition 54
- Differenzierung von Muskelspindeln 144
- Neurofibrom 682
- NGF-Gen 526
- NGF-Rezeptor 55, 130, 682
- - NGFR-Immunreaktivität 55
- - P75-NTFR 55
- Platin 177, 178
- rhNGF (rekombinater humaner Nervenwachstumsfaktor) 54
- sensorische Neurone 227
- - transgene Mäuse 227
NGFI-A (*Egr1*-Transkriptionsfaktor) 345
NGFI-C (*Egr4*-Transkriptionsfaktor) 345
NGFR-Protein 696
Niacin 155
nichtmetallische Verbindungen 179–188
Niemann-Pick-Krankheit (Sphyngomyelin-Lipidose) 353–356, 456
- Bis(monoacyl)glyzerophosphat 354
- Cholesterin 354
- Einschlüsse, kurvilineare 354
- Histiozyten, see-blaue 354
- Tiermodelle 356
- - Katze 356
- - Maus 356
- Typ I (Typ A) 353
- Typ II (Typ C; NPC) 354–356, 456
- - Autopsie 354
- - Genetik 354
- - Haut- und Nervenbiopsie 354
- Sphingomyelin 354
Nikotinamid 155
Nikotinsäure 155
Ninjurin 112
Nissl-Körper
- Motoneurone 146
- *Nissl*-Körpergröße 146
NK (natürliche Killerzellen) 489, 586, 614
NLG (Nervenleitungsgeschwindigkeit) 42
- sensible NLG 42
N-*myc*-Gen-Amplifikation 713
N-*myc*-Kopien 710
Non-*Hodgkin*-Lymphom (NHL) 562, 587
Nonsense-Mutation 687
Noradrenalin (NA) 34, 133, 134, 155, 241, 442, 715
noradrenerg
- Lymphgewebe, noradrenerge und peptiderge Innervation 41
- noradrenerge sympathische Nervenfasern 115
Norepinephrin 41
NOS (Stickstoffmonoxid-Synthase) 39, 40
- NOS-immunreaktive Fasern 39
C-Nozizeptoren 225–228

NPC (*siehe Niemann-Pick*-Krankheit C) 354–356
NPY (Neuropeptid Y) 34, 37, 38, 40, 432–434, 438
- NPY-Fasern 433
NTE („neuropathy-target-esterase") 189
P75-NTFR 55
Nucleus gracilis, Afferenzen-Veränderungen nach Axotomie 146
Nucleus nervi hypoglossi 656
Nukleotid-3´-Phosphohydrolase, 2´,3´-zyklische 170, 189
- Myelogenese 170
nutritive Neuropathien 154–172

O
Obstipation, chronische 105, 429
Ödem 70
- endoneurales 149, 597
Okularmikrometermessungen 19
okulopharyngeale Muskeldystrophy 333
Olex europaeus I 102
olfaktorische Zellen 705
Oligodendroglia-assoziiertes Glykoprotein (OMPG) 582
Oligodendrozyten 141
Oligophrenie 664–666
Oligosaccharidosen 12
Ölsyndrom, toxisches (TOS) 192, 193, 545
- Autobiopsieergebnisse 193
- Klinik 192
OMIM (Online Medelian Inheritance in Man) 251
OMPG (Oligodendroglia-assoziiertes Glykoprotein) 582
Onuf-Kern, ALS 636
Onufrowicz-Kern 631
OPCA (olivopontozerebelläre infantile Atrophie) 453, 656
- mit spinaler Muskelatrophie (SCA/OPCA) 453
Ophthalmoplegie (Ophthalmoplegia) 407, 450, 466
- chronische progressive externe (CPEO) 396
- diabetische 232
- O. externa 466
- progressive externe (PEO) 401, 402
- Trias 507
Opiate 60
opportunistische Superinfektionen 478
Opsoklonus-Myoklonus 554
Optikusatrophie 73, 157, 295, 302, 398, 445, 465
- epidemische 465
- infantile, familiäres Syndrom 409
Optikusgliom 684

Optikusneuropathie
- alkoholische 170
- *Lebersche* hereditäre Optikusneuropathie
  (siehe LHON) 396, 404–406, 465
Optikustransplantat 137
Orbicularis-oculi-Reflex 44
Orceinfuchsin 29
Organomegalie 569
Ornithin-Decarboxylase 113
Ösophagus, Megaösophagus 482
osteosklerotisches Myelom 569
Ovarialkarzinom 559
Oxalatkristalle 389
Oxalosen 389–392
β-N-Oxalylamino-L-Amin-BOAA 646
β-Oxidationswege 372
oxidativer Streß 608
oxidierte Zellulose (OZ) 205
Oxygenierung, hyperbare 608
Oxytalanfilamente 28, 101
Oxytalankomponente 102

P

P_0-Exone 313
P_0-Gen 126, 305, 309, 313
- Expression von P_0-Protein 305
- MGUS 582
- Myelin-P_0-Gen 303, 306
P_0-Glykoprotein 584
- L2/HNK-1-Kohlenhydratepitope 584
- L3-Kohlenhydratepitope 584
P_0-mRNA 305
P_1-Gen 309
P_2-Protein 497
- P_2-Myelinprotein 523
P_2-reaktive T-Lymphozyten 518, 522
P_{24}-Kernprotein-Antigen 477
P_{57} 60
Paclitaxel 201
PAF (progressive autonome/primäre
  autonome Funktionsstörung) 439, 440
Panangiitis 552
Panarteriitis nodosa 94, 247, 543, 595, 605,
  607, 610, 617, 621
- Histopathologie 617
- Klinik 617
- progressive multifokale periphere Neuropathie 617
Pandysautonomie, akute (autonome
  Ganglionitis) 429, 532
Panenzephalitis, subakute sklerosierende
  (SSPE) 486
Pankreasadenom 717
Pankreastransplantation 237
Pantothensäure 155
Papova-Viren 486
Paraganglien 42

Paragangliome 686, 703, 713–716
- elektronenmikroskopisch 715
- Graduierung 716
- Häufigkeit 713
- Hauptzellen (Typ I) 715
- immunhistochemisch 715
- klinisch 714
- makroskopisch 714
- mikroskopisch 714
- Prognose 716
- Satellitenzellen (Typ II) 715
- Spezialfärbungen 715
- Vorkommen 713
Paralyse 485
- *Landry*-Paralyse 490
Paramyloidose (primäre Amyloidose) 331
paraneoplastische Neuropathie/paraneoplastische Syndrome 78, 554–591
- Dysproteinämien und Paraproteinämien
  570–588
- globale paraneoplastische Reaktion 560
- karzinomatöse sensorische
  (siehe Karzinom) 428, 430, 555–562
- Kleinhirndegeneration, paraneoplastische 559
- Kryoglobulinämie 94, 549, 588–591, 597
- *Lambert-Eaton*-Myasthenie-Syndrom
  (LEMS) 561, 562
- Leukämien, myeloische 591
- lymphoretikuläre Erkrankungen
  562–570
- Motoneuronerkrankung, paraneoplastische 560
- Neuronopathie, paraneoplastische
  subakute sensorische 561
- Pathogenese 558
- Sichelzellanämie 591
- *Waldenström*-Makroglobulinämie 588
Paraneurone 42, 703, 704, 716
- Kriterien 704
paranodale
- Axonsegmente 15
- Demyelinisation 488
- Markscheidenheftungszone 20
Paranodium 16, 32
- Länge 20
- Mitochondrien im Paranodium 16
Paraparese, tropische spastische (TSP) 475, 479
Paraplegie
- *Basedow*-Paraplegie
  (thyreotoxische Neuropathie) 247
- spastische
- – HMSN und hereditäre spastische
    Paraplegie 291, 292, 409
- – HSAN II und hereditäre spastische
    Paraplegie 417–420

Paraprotein 572
- IgA 583
Paraproteinämie 46, 570–588, 616
Paraproteine, IgM- 588
Parasympathikus 38, 41
Parathion (E 605) 188
Parathyreoideaadenom 716
Paraxon (E 600) 188
Parkinson-Erkrankung 69, 443, 638, 652
- *Guam-Parkinson*-Demenz 69
Parsonage-Turner-Syndrom 527
Parvalbumin 344
Parvovirus-B19-Infektion 528
Pax3 21
PCA-1 (Plasmazellantigen) 572
PCBs (polychlorierte Biphenyle) 191
PDGF („platelet-derived growth factor") 51, 129
- Rezeptor-Expression 130
Pelizäus-Merzbacher-Krankheit 345, 664
Pellagra 155
Peltier-Kontaktthermode 44
Penetranz, ALS 641
Pentachlorphenol 191
PEO (progressive externe Ophthalmoplegie) 401, 402
Peptid HI 37
peptiderge Substanzen 36
Perfluorocarbon (Dopingmittel) 58
Periangiitis 552
Periaxin 59
Perineum, deszendierendes 471
Perineuralzellen 27, 70, 110, 117, 131, 298, 696
- atypische endoneurale 298
- Hyperplasie 696
- Zellhypertrophie 103
Perineuralzellenschlauch 114
Perineuriom (lokalisierte hypertrophische Neuropathie und Perineuriose) 77, 96, 696–699
- Pathogenese 697
Perineuriose 96, 697
Perineuritis 119, 542–549
Perineurium 26, 96, 97, 100, 119, 121
- Bedeutung während Regeneration 128
- epitheliales Membranantigen (EMA) 97
- perineurales Fenster 96, 97
- perineurale Einhüllung von Muskelfasern 97
- Vakuolen im Perineurium 342
Peripherin 637
Perizyten 110
Perkussionsverletzung 98
Permanentelektroden, implantierbare 47
- Kabelbruch 48
Permeabilität der Gefäße 96
Permeabilitätsstörungen 594
Peroxidase 570

peroxisomale Stoffwechselstörungen 295, 372–384, 389
- Adrenoleukodystrophie (siehe ALD) 22, 81, 373–382
- Adrenomyeloneuropathie (AMN) 12, 373–382
- Alanin-Glyoxat-Aminotransferase 389
- Dysgenesie, peroxisomale 379
- Hörstörungen 295
Peroxisomen 372, 377
Pes cavus 313
Pes equinovarus 311
Pestizide 188
PFC (Dopingmittel) 58
Pferd, N. recurrens laryngicus 470
PGE2 (Prostaglandin E2) 60
PGP 9,5 234
π-Granula 31, 82
Phagozytose der Markscheiden 83, 91
Phakomatose 458, 658–660
Phänotypen 1
Phantomempfindung/-schmerzen 67, 113
Phäochromozytom 686, 703
- multiples 717
Phenochlor 191
Phentolamininfusion 227
Phenytoin 73, 206
- Neuromyotonie 250
Phlebektasie im N. suralis 626
Phokomelien 207
Phosphatase, saure 189
6-Phospho-Fruktokinase-Aktivität 243
Phospholipase A 187
Phosphorverbindungen, organische 188, 189
Phosphorylierung 49
Photosensitivität 356
pH-Werteffekte 153
Phyalamin 37
Phytansäure (3,7,11,15-Tetramethylhexadekaonsäure) 377, 382–384
- Diagnose 384
Phytansäurespeicherkrankheit (*Refsum*-Krankheit) 382
Phytol 382
Pick-Krankheit 69
Pilokarpin 145
PiM$_3$ (α_1-Antitrypsin-System) 504
pinozytotische Vesikel 493
Plasmaaustausch 525
Plasmalogene 372
Plasmazellantigen (PCA-1) 572
Plasmazellen
- epineurale 568
- proliferative Erkrankungen 570
- Vaskulitis 612
Plasmozytom (Myelome); POEMS 318, 323, 567–569, 572, 584, 588

Plastikeinbettung 9
Plastikschnitte, semiultradünne 10
„platelet-derived growth factor"
 (*siehe* PDGF) 51, 129, 130
Platin 177, 178
- Cisplatin 177
- NGF („nerve growth-factor") 177, 178
- sensorische Neuropathie 177
Plazeboeffekt 224, 228
- Plazebochirurgie 224
- Plazeboelektrotherapie 224
Plexitis, lumbosakrale 529
Plexus
- Auerbach- 328, 534
- Plexus-brachialis-Neuritis, hypertrophische 527, 528
- Plexus-brachialis-Neuropathie/brachiale Plexopathie 151, 204, 485, 531
- Plexus myentericus 437, 482, 658
- Plexus solaris 533, 534
plötzliches Kindstod-Syndrom (SIDS) 656
PMN (progressive motorische Neuropathie) 52, 646
PMP_{22}-Mutationen 126, 259–275, 302, 303, 582
- MGUS 582
- PMP_{22}-Gen/-Genmutationen (HMSN Ia) 126, 259–275
- - Genduplikation 262–275
- PMP_{22}-Punktmutationen 275
- Tiermodelle 281–283
- tomakulöse Neuropathie (HNPP) 259, 275–283
POEMS-Syndrom (Myelome/Plasmozytome) 318, 323, 554, 567–569, 572, 584, 588
Poikilodermia vascularis atrophicans 585
Poliomyelitis
- Postpoliomyelitissyndrom 489
- Schluckimpfung mit Poliovirusvakzine 497
Poliovirus 30
POLIP-Syndrom 407
Polyamine 113
- Putrescin 113
- Spermidin 113
- Spermin 113
Polyarteriitis nodosa 235, 616
polyaxonale Komplexe 31
Polycythaemia vera rubra 570
Polyglukosankörper 68, 69, 387, 388, 391, 602, 637
Polyimid-Sieb-Elektrode 48, 107
Polymerase α 212
Polymerase β 212
Polymyalgia rheumatica 595, 621
Polymyositis 453–455, 539, 540, 595
- spinozerebelläre Degeneration 453–455

Polyneuropathien 63
- chronisch sensorische demyelinisierende Polyneuropathie, CIDP 512
- CIAP (chronische idiopathische axonale Polyneuropathie) 586
- „critical illness"-Polyneuropathie 249, 250, 488
- Hypomyelinisations-Polyneuropathie, kongenitale (CHN) 309, 410
- bei myo-, neuro- und gastrointestinaler Enzephalopathie (MNGIE) 407
- symmetrische sensomotorische
- - diabetische Neuropathie (DSSP) 236
- - Thiaminmangel 154
- symmetrisch symptomatische, Epidemiologie 64
- urämische 245, 246
Polyose 433
Polypeptid, vasoaktives intestinales
 (*siehe* VIP) 34, 38–41, 51, 240, 434, 706, 708, 712, 715
Polypose, juvenile 706
Polyradikuloneuritis 204
Polyradikulopathie/Polyradikuloneuropathie
- inflammatorische demyelinisierende 531
- rekurrierende 500
- septische 488
- syphilitische 479
Polystyrenkugeln 592
Polyvinylpyrrolidon 174, 199
Ponalrestat 242
Porphyrien (Porphyria) 346, 429
- akute intermittierende Form 346
- hepatische 346
- intermittierende 470
- Koproporhyrie, hereditäre 346
- Koproporphyrinogenoxidase 346
- P. variegata 346
- Protoporphyrinogenoxidase 346
- Uroporphyrin-I-Synthetase 346
Potential
- sensorisches Aktionspotential 450
- somatosensorisch evozierte Potentiale (SSEP) 453
- visuell evozierte Potentiale (VEP) 453
Potenzstörungen 444
pp46 60, 638
Prion-Protein 486
Procain 195
- Procain-Empfindlichkeit 196
Progerie 356
progressive
- multifokale Neuropathie 618
- systemische Sklerose 619
Prolaps
- perinealer 444
- Rektumprolaps 471
Propionyl-CoA-Carboxlase 157

Prostaglandin
- 6-KPGF (6-Keto-Prostaglandin-$F_1\alpha$) 133, 134, 241
- PGE2 (Prostaglandin E2) 60, 226
Prostatakarzinom 558
Prostazyklin 241
Protease 481
- PN-1 (Protease nexin-1) 51
Protein-43 113
Proteinase 206
- Proteinase K 206
Proteinopathien 330
Proteinstoffwechselstörungen 259–346
Proteolipidanomalien 367–372
- Abetalipoproteinämie 371, 372
- Analphalipoproteinämie (*Tangier*-Krankheit) 367–371, 602
Proteolipid-Protein-Gen-Dosis 345
Protoporphyrinogenoxidase 346
Protozoen-Polyradikulitis 490
Prurigo nodularis-Reaktion 194
Pseudochoreoathetose 652
Pseudohypertrophie 304
Pseudo-*Meissner*-Körper 682
Pseudomyotonie 250
Pseudoneuropathien 224
Pseudorosetten 709
Pseudospastizität 490
pseudosyringomyelische Neuropathie, diabetische 231
Pseudotabes alcoholica 165
pseudozystische Hohlräume 673
Psoriasis 623, 626
Psychopathie 63
Psychosin 206, 353
PubMed 2
Puffermolarität 153
Pupillen, *Adie-* 620
Purkinje-Zellen 557
- Anti-*Purkinje*-Zellantikörper 560
Purpura allergica *Schoenlein-Henoch* 570, 595
Putrescin 113
Pylorotomie 434
Pylorusstenose, infantile hypertrophische (IHPS) 434, 437, 438
- immunoreaktive Nervenfasern im Plexus myentericus (*Übersicht*) 438
- myogener Typ 434
- neurogener Typ 434
- neuropathischer Typ 434
Pyramidenbahn, ALS 633
- Pyramidenbahndegeneration 637
- Pyramidenbahnzeichen 302, 462
Pyridoxal 155
Pyridoxalphosphat 156
Pyridoxamin 155

Pyridoxin 155, 156, 210
- Intoxikation 428
- sensorische Neuronopathie 156
- Überdosierung 156
Pyridoxinmangeldiät 156
Pyridoxinneuropathie 174, 426
Pyrimidin-Derivat (MS-818) 133
Pyrrolbildung, 2,5-Hexandion-induzierte 181
Pyruvatdecarboxylase 157

Q
QST (quantitative sensorische Temperaturschwelle) 44, 45, 156
Quecksilber 178
- anorganisches 178
- Methylquecksilbervergiftung 178
- sensorische Neuropathie 178
Quecksilbermethylat 178
Quetschung 98, 120, 139
- Quetschartefakte 7
- Quetschtrauma 8
- Reinnervation nach Nervenquetschung 144
- wiederholte Quetschung 133
Quiver 345

R
Radikulitis
- akute brachiale 527
- Protozoen-Polyradikulitis 490
Radikulopathie
- lumbale 104
- Polyradikuloneuritis 204
- Polyradikulopathie (*siehe dort*) 479, 488, 500
- zervikale 104
Radiumtherapie 151
„ragged-red"-Fasern 396, 403, 407
- MERRF (Myoklonus-Epilepsie mit „ragged-red" Fasern im Muskel) 396, 406
Ranvier-Schnürring 7, 32, 74, 484
- Axon-*Schwann*-Zellnetzwerk 74
- IgM-Ablagerungen 583
- Typ I 74
- Typ II 74
Rapsöl 549
ras-Protoonkogen 685
Ratte
- BB/Wor-Ratten 235
- *Fischer*-344-Ratten, altersbedingte Neuropathie 25
- *Lewis*-Ratten 111, 520
- WBN/Kob-Ratte 244
- *Wistar*-Ratten 110
Rattengift 174
- Thallium 179
Raynaud-Syndrom, Vaskulitis 623, 626

von Recklinghausen-Krankheit 684, 700
reflektorische neurovaskuläre Dystrophie 441
Reflexbogen, peripherer 648
Reflexdystrophie 441
Reflexmessungen 43
Reflex-sympathetische Dystrophie
 (siehe RSD) 441, 442
Refsum-Krankheit 295, 382–384, 468, 595, 660
- Autopsie 382
- Gefäßerkrankungen 595
- Heredopathia atactica polyneuritiformis 382
- Histopathologie 383
- infantile 372, 373, 380, 383, 384
- Pathogenese 383
- Phytansäurespeicherkrankheit 382
- Therapie 383
Regeneration von Nervenfasern 67, 68, 70, 113–145
- aberrierende 67
- Abweichungen von der idealen Kreisform 143
- diabetische Neuropathie 236
- Gliedampuation und -replantation 144
- marklose Axone 120, 127
- Markscheidenlamellen 143
- Materialien 141
- Pionierfasern 68
- Pyrimidin-Derivat (MS-818) 133
- regenerierende und regenerierte Nervenfasern 116–133
- - N. ischiadicus 127
- Thioctsäure 133
Regenerationsergebnis/- erfolg 68, 141
- Fettgewebe 141
- Muskelgewebe 141
Regenerationsgruppe 116
Regenerationskammer 115, 117
Reinnervation
- chronisch denervierte Nervenstümpfe 133
- Hauttransplantat 135
- Markscheidenbildung 125
- nach Nervendurchtrennung 144
- nach Nervenquetschung 144
- neuromatöse (Neurotisation) von Nerventransplantaten 123
- von Schweißdrüsen 145
- von Skelettmuskelfasern 120
- Torticollis spasmodicus 650
Rektumbiopsie (siehe auch Biopsie) 10, 457
Rektumprolaps 471
Rekurrensparese 470
Relation
- d/D 32
- g 32, 305

Remak-
- Fasern 31
- Zellen 30
Remyelinisation/remyelinisiert
- Amyloidneuropathien 329
- Axondegeneration 124
- CIDP 514
- diabetische Neuropathie 231
- Internodium, remyelinisiertes 75
- Nervenüberstreckung 148
- segmentale 74
- traumatische Nervenläsionen 67
renale Amyloidose 216
Renaut-Körper 98–102, 104, 107, 111, 359, 603, 650
Reperfusionsschäden 608
Resochin 196
Resorcinfuchsin 29
Respirationskette, mitochondriale
 (siehe auch Atmungskette) 406
„restless-leg"-Syndrom 591
Restriktionsenzymverdau 314
Retikulum, axoplasmatisches 30
Retina/retinal
- Degeneration, retinale 450
- Erregungsleitungsgeschwindigkeit, retinale Axone 48
- Pigmentdegeneration, retinale 371, 450
- Sinneszellen, retinale 705
Retinitis pigmentosa, NARP (Neuropathie, Ataxie und Retinitis pigmentosa) 396
Ret-Mutationen 430
Retrocollis 649
retrograde
- Atrophie 67, 115
- Degeneration 67, 115, 140
- Nervenfaserausfälle 140
- Nervenveränderung 140
- Reaktion 145–147
Retrovirus-Infektionen durch HIV-1 und HTLV-I 475–478
Rett-Syndrom 339–341
rezessiv-erbliche neuronale periphere und zentrale Systemkrankheiten 456–464
reziproke Inhibitoren 651
Rhabdomyosarkome 690, 700
rHCNTF (rekombinanter humaner ziliarer neutrotrophischer Faktor) 644
- Nebenwirkungen 644
- Rezeptor des Zytokins IL-6 644
- zirkulierende Antikörper 644
rheumatoide Arthritis 226, 482, 525, 597, 616, 618, 619
- Autopsieergebnisse 619
- chronische 604
- Gonarthritis 618
- Histopathologie 618
- HLA-B27-assoziierte Arthritis 618

rheumatoide Arthritis
- Polymaylgia rheumatica 595, 621
Rheumatoidfaktoren 427
rhNGF (rekombinater humaner Nervenwachstumsfaktor) 54
Ri-Antikörper 561
Riboflavin 155
Riechstörungen 466
Riesenaxonknospen 222
Riesenaxonneuropathie 11, 73, 462 – 464, 466
- und Kardiomyopathie 464
Riesenlipofuszingranula 369
Riesenneurinome, sakrale 669
Riesenzellarteriitis 621, 622
Riesenzellastrozytom, paramedianes 706
Riesenzellen 542
Riley-Day-Syndrom (HSAN III) 413, 421, 422
„rimmed vacuoles", autosomal rezessive herditäre distale Myopathie (DMRV) 335
Rinder, *Akabane*-Virus 647
Rizin 187
Rizin-Neuropathie 93
Röntgenstrahlung 150, 151
Rosenthal-Fasern 462
Rosetten
- *Homer-Wright*-Rosetten 710
- Pseudorosetten 709
RSD (Reflex-sympathetische Dystrophie) 441, 442
Rückenmarkdysplasie 444
Rückenmarksläsionen
- implantierte *Schwann*-Zellen 135
- motorische Neurone 142
- peripheres Zielgewebe 142
Rukavina-Typ, Amyloidneuropathie 318

S
S-100-Protein 27, 51
- ALS 639
- Anti-S-100-Protein-Antikörper 682
- Ganglioneuroblastom 712
- *Hirschsprung*-Syndrom 432
- MPNST 689, 690
- Neurinome (Schwannome) 674 – 676, 682, 693
- Neuroblastom 710
- Neurofibrom 684
- Neurothekeome 696
- Perineuriome 696, 697
- Protein-S-100-ähnliche Immunreaktion 37, 692
- S-100-β-Protein 682
Saimiri, α-Herpes-Virus-*Saimiri*-Infektion 475
Sandhoff-Krankheit (Neuroamidase A- und B-Mangel) 361 – 363, 602, 630

Sanduhr-
- Ganglioneurome 705
- Tumor 669
Sanfilippo-Krankheit 22, 384, 385
SAP (Amyloid-P-Komponente im Serum) 318, 323
Sarin 188
Sarkoidose (*siehe auch* Neurosarkoidose) 545, 549, 551
Sarkom, neurogenes 689
saure/saurer/saures
- Fibroblastenwachstumsfaktor 58, 640
- GFAP (gliales fibrilläres saures („acid") Protein) 59, 639
- Glykolipide 504
- Maltasemangel 602
- Phosphatase 189
Saxitoxin 73
Schaumzellen 670
Scheie-Syndrom 384
Schilddrüsenkarzinom, familiäres medulläres (FMTC) 430, 717
Schistosomiasis 549
Schlafstörungen 443
Schlaganfall 661
Schlangenbiß 194
Schluckimpfung mit Poliovirusvakzine 497
Schmerzempfindungsstörung 417
Schmerzen 12, 44, 224 – 228
- Akupunktur 228
- Asymbolie 424
- HSAN I, kongenitale Indifferenz gegenüber Schmerzen 416
- Hyperalgesie 44, 45, 225, 226
- Kopfschmerzen (*siehe dort*) 63, 466
- lumbosakrale Schmerzsyndrome 63
- myofasziales Schmerzsyndrom 224
- Nervenbiopsie, Komplikation 12
- Neuromschmerz 139
- neuropathische 224, 225
- Phantomempfindung/-schmerzen 67, 113
- Pharmaka 224
- Schmerzanfälle 367
- sensorische Neuropathie 426
- Stumpfschmerz 115
- Sympathikusblockade/Sympathikusabhängige Schmerzen 227
- Triple-Kälte-Syndrom 228
- Varicella-Zoster-Virus 474
Schmidt-Lanterman-Inzisuren 6, 33, 74, 76, 129, 321, 494, 515, 613
Schnüfflerneuropathie 181
Schoenlein-Henoch-Purpura 570, 595
Schreibkrampf 486, 648, 652
- BTX-A-Injektion 486
Schrittmacher, ektopische 441
Schulteramyotrophie, neuralgische 527
Schultergürtel, lokalisierte Neuritis 527

Schulter-Hals-Syndrom 441
Schwannome (Neurinome) 669-677, 693
- Blutgefäße 670
- Definition 669
- Differentialdiagnose 675, 677
- elektronenmikroskopische Aspekte 676
- Häufigkeit 669
- intramedulläres Neurinom 674
- intraspinales Neurinom 675
- klinische Aspekte 669
- makroskopische Aspekte 670
- malignes 689, 693
- melanotisches 676, 677
- Mikroneurinome, fokale 670, 683
- plexiforme 676
- Prognose 677
- psammomatöse melanotische Neurinome 699
- radiologische Aspekte 669
- Riesenneurinome, sakrale 669
- Spinalwurzelneurinom 668
- vestibuläre akustische 688
- - histologische Unterschiede 688
- Vorkommen 669
- zelluläre 672-675
- Zytologie 676
Schwannomin 687
Schwannose 669
Schwann-Zellen 26, 27, 29, 31-34, 69, 82, 88, 108, 117
- Axon-Schwann-Zellnetzwerk 74
- Ergastoplama 82
- μ-Granula 89
- π-Granula 31, 82
- intrazisternale Einschlüsse 80
- Kernanomalien/Kernveränderungen 82, 84-86
- Kerninvaginationen 87
- mitochondriale Schwann-Zelleinschlüsse 403
- Neuropathie mit Schwann-Zelleinschlüssen, amorph, tubulär und geringelt 409-412
- Rückenmarksläsionen, implantierte Schwann-Zellen 135
- schalenförmig angeordnete 69
- Tubulisation mit Schwann-Zellbesiedelung 135
- tubulovesikuläre Strukturen 89, 600
- überschüssig-proliferierte/überzählige 69, 499
- Zelleinschlüsse 88
- - prismatische 350
- Zellendozytose 109
- Zellplasmamembran 188
- Zellvorläufer 14
- Zelluntereinheiten 24
Schweine-Influenza-Vakzine 523

Schweiß/Schwitzen 421
- gustatorisches Gesichtsschwitzen 416
Schweißdrüsen 421, 423
- Funktionsstörung 423
- Reinnervation 145
Schwellungen, axonale 73
Sehnenorgane 343, 428
Seitelberger-Krankheit 361, 460
Selbstverstümmelung 421
Semidünnschnitte 9
semipermeabler Akrylschlauch 141
SEM-Untersuchung 371
Sensibilitätsverlust 426
Sepsis 488
- Embolie, septische 488
Serotonin (5-HT) 155, 434, 438, 609, 704, 705, 715
S6F$_1$-Zellen 586
SGLPG (sulfatiertes Glucuronyl-Lactosaminyl-Paraglobosid) 582, 585
SGPG (sulfatiertes Glucuronyl-Paraglobosid) 582, 585
Sharp-Syndrom 621
Shimada-System 710
Shulman-Syndrom (eosinophile Fasziitis) 208, 549
Shy-Drager-Syndrom 439, 440, 443
- und ALS 440
Sialinsäure 102
Sialosylneolactotetraosylceramid (LM1) 582
Sialosyl-nLc$_6$Cer (X1) 582
Sichelzellanämie 591
Siderose, epineurale 90
SIDS (Syndrom des plötzlichen Kindstodes) 656
Silikon 523
Silikonkammern 141
Silikonkautschuk, elektrisch leitender 47
Silikonröhrchen 114, 117
Silikonschlauch 141
Sinneszellen der Retina 705
sinusoidale Gefäße 672
Sjögren-Syndrom 619, 620
- *Marinesco-Sjögren*-Syndrom 294, 339, 340
skaluloperoneale Neuropathie (HMSN II) 291
Skelettanomalien 445
Skelettmuskelfasern, Reinnervation 120
Sklerodermie 593, 595, 619
Sklerose
- multiple (*siehe* MS) 404, 511, 532-535
- systemische 617
- - progressive systemische 619
- - Trigeminus-Neuropathie 617
Skoliose 445
Skorpiongift 193

S-Laminin 98
SLE (systemischer Lupus erythematodes) 616, 619
SMA (spinale Muskelatrophie) 628–632
- und ALS 646–648
- Autopsie 629
- distale spinale (HMN) 22, 290, 296
- dominante distale 631
- Genetik 629
- infantile 595
- juvenile 595
- *Kennedy-Alter-Sung*-Syndrom 630, 631
- Typ I (*Werdnig-Hoffmann*) 296, 470, 628, 636
- Typ II (intermediäre) 628
- Typ III (pseudomyopathischer Typ, *Kugelberg-Welander*) 628
SMN-("survival motor neuron")-Gen 629
SOD1 (Superoxiddismutase) 526, 642, 643
Soman 188
somatosensorisch evozierte Potentiale (SSEP) 453
Somatostatin 37, 708, 712
Sommersprossen, axilläre 684
Sorbitol 241, 242
SOX$_{10}$-Mutationen 430
Spastik
- Paraparese, tropische spastische (TSP) 475, 479
- Paraplegie, spastische (*siehe dort*) 291, 292, 409, 417–420
- Pseudospastizität 490
- Streckmuskeln, spastische 661
Spectrin 59
βII-Spectrin 687
Spermidin 113
Spermin 113
Sphenoiddysplasie 684
Sphingolipidosen 12
Sphingomyelin-Lipidose (*siehe Niemann-Pick*-Krankheit) 353–356
spinale
- bulbospinale Neuronopathie 630, 631
- funikuläre Spinalerkrankung 157
- Heredoataxien (*siehe dort*) 445–455
- Muskelatrophie (*siehe* SMA) 22, 290, 296, 585, 628–632, 646–648
- neuroaxonale Dystrophie 458
Spinalganglienzellen 148, 415
Spinalganglion 6, 23, 24, 39, 294, 424, 427, 638
- ALS 638
- Dislokation 148
- *Guillain-Barré*-Syndrom 495
- Herpes zoster 474
- multiple Sklerose 533
Spinalnervenwurzel
- Traktionsverletzungen 147

- Wurzelausriß 147, 148
- Wurzelneurinom 668
Spinnengift 193
spinozerebelläre Ataxie (SCA)/-Degeneration/-Syndrom 163, 371, 443, 450–453, 631, 648, 656, 657
- IOSCA (infantil auftretende spinozerebelläre Ataxie) 453
- OPCA (olivopontozerebelläre infantile Atrophie) 656
- SCA 1 450, 631, 656
- SCA 2 450, 631
- SCA 3 450, 653
- SCA 6 631
- SCA 7 631
- Vitamin-E-Mangel 450
Spirale von *Golgi-Rezzonico* 33
Spiralganglien 42
Spirochäten 482
Spuma-Retrovirus (HSRV) 644
SSPE (subakute sklerosierende Panenzephalitis) 486
- vom N. pudendus 444
Stennert-Schema, Fazialislähmung 511
Sterilisationsmittel 183
Stickstoffmonoxid 40
- Stickstoffmonoxid-Synthase (*siehe* NOS) 39, 40
Stickstoffoxid-(Endothel-NO)-Synthetase 230
Stimmband- und Zwerchfellparese (HMSN IIc) 290
Stoffwechsel/Stoffwechselstörungen
- Gefäßwandeinschlüsse bei Stoffwechselerkrankungen 601
- Glykogenstoffwechselstörungen 387
- Glyoxalatmetabolismus 389
- peroxisomale Stoffwechselstörungen (*siehe dort*) 295, 372–384, 389
- Lipidstoffwechselstörungen (*siehe dort*) 347–384
- Proteinstoffwechselstörungen (*siehe dort*) 259–346
Strachan-Syndrom 154
Strahlenschäden 149–152
Strahlentherapie 151
- Megavolt-Strahlentherapie 151
- Radiumtherapie 151
Streckmuskeln, spastische 661
Streptokokkeninfektion 246, 497, 501
- postvakzinale 497
- Streptokokken-A- 246, 501
Streptozotocin-induzierte diabetische Neuropathie 238–242
Streß, oxidativer 608
Stromwirkungen 152
Strümpel-Krankheit 645
Strychnin-Rezeptoren 647

Stümpfe
- distale 117
- proximale 117
- Reinnervation chronisch denervierter Nervenstümpfe 133
Stumpfschmerz 115
Substanz K (Neurokinin A) 36, 37
Substanz P (SP) 37, 438, 715
- Asthma bronchiale 536
- diabetische Neuropathie 240, 242, 243
- HMSN 344
- infantile hypertrophische Pylorusstenose 434
- Nervi vasorum und nervorum 34
- periphere Nerven 39–41
- sensorische und autonome Nerven, peptiderge Substanzen 36
- sympathikusabhängige Schmerzen 227
Substanzen, neurotrophische (*Übersicht*) 51
sudanophile Leukodystrophie 352
sudden infant death syndrome (SIDS) 656
Sudeck-Atrophie 441, 442
sudomotorische Nervenaktivität 423
Suizidtransport 187
Sulfatase
- Arylsulfatase-A-Aktivität 347
- multipler Sulfatase-Mangel 352
- - Arylsulfatase-A, B und C 352
- - N-Azetylgalaktosamin-6-Sulfat-Sulfatase 352
- - N-Azetylglukosamin-6-Sulfat-Sulfatase 352
- - Heparan-N-Sulfatase 352
- - Idurunat-2-Sulfat-Sulfatase 352
- Zerebrosidsulfat-Sulfatase-Aktivitäten 347
Sulfatidlipidose 347
Sulfhydryldonatoren 464
Sulfhydryl-Gruppen 462
Sulphogalaktosylsphingosine 349
Supernormalität 603
Superoxiddismutase (SOD1) 526, 642, 643
Suralnervenbiopsie
- diabetische Neuropathie 238
- infantile neuroaxonale Dystrophie 457
- Polyglukosankörper 68
Suramin 206
„survival motor neuron"-(SMN)-Gen 629
Sympathektomie 224
Sympathikus 38, 423
Sympathikusblockade/Sympathikus-abhängige Schmerzen 227
sympathische Efferenzen 441
Synapsen 120, 146
- Motoneurone 146
Synaptophysin 438, 716
Synaptotagmin 31
Synkopen, vagovasale 323

Syphilis 483
- Polyradikulopathie, syphilitische 479
Syringomyelie 326
- pseudosyringomyelische Neuropathie, diabetische 231
systemischer Lupus erythematodes (SLE) 616, 619

T
Tabes 326
Tabun 188
Tachykinin 37, 38
Tachyzoiten 490
Talin 59
Tangier-Krankheit (Analphalipoproteinämie) 367–371, 602
Tarsaltunnel (Nn. mediales plantares) 103
Taubheit, sensorineuraler
- *Friedreich*-Ataxie 445
- HMSN 294, 295, 302, 356, 382, 469
- HSAN 425, 426
- Optikusatrophie 465, 466
Taxol 220, 222
TCDB (Tetrachlorodibenzo-p-Dioxin) 191
TCR-Gene 566
TEA (Triäthyldodekylammoniumbromid) 196
Teleangiektasien 367
Tellur/Tellur-Neuropathie 93, 178, 179
Temperaturempfindlichkeit 44
Temperaturschwelle, quantitative sensorische (QST) 156
Tenascin/Cytotactin 582
Tendosynovitis 618
Tetanus-Toxin 30, 489
Tetracain 195
Tetrachlorkohlenstoff 191
Tetrachlorodibenzo-p-Dioxin (TCDB) 191
3,7,11,15-Tetramethylhexadekaonsäure (siehe Phytansäure) 382–384
Tetraplegie 488
Tetrodotoxin 73, 173
TGF-β („transforming growth factor"-β) 51, 57
- Definition 57
- TGF-β-Familie 57
Thalidomid 206, 207
- Immunsuppression 207
Thallium 179
Therma-Digiton 181
Thermotest, quantitative somatosensorischer (QST) 44, 45
Thevenard-Syndrom 414–416
Thiaminmangel 154
- symmetrische sensomotorische Polyneuropathie 154
Thioctsäure 133
„thoracic outlet"-Syndrom 104

THR-CG 3509 644
Thrombangiitis 570
Thrombose (*siehe auch* Embolie) 688
Thymom 569
Thyreotoxikose 247
thyreotoxische Neuropathie
  (*Basedow*-Paraplegie) 247
Thyreotropin-Releasing-Hormon (TRH) 37
Titin 59
TNF (Tumornekrosefaktor) 50, 209, 481, 621
- TNF-α 88, 226, 490
Tomacula 310, 583
tomakulöse Neuropathie (HNPP) 259,
  275-283
Torsionsdystonien, idiopathische 649
Torticollis spasmodicus 76, 485, 648-654
- *3D-Diagramm* 651
- idiopathischer 648-652
- Therapie 649
TOS (toxisches Ölsyndrom) 192, 193, 545
Tourniquets 592
toxische Neuropathien 173-228
- Gewerbe- und Umweltgifte (*siehe dort*)
  174-194
- medikamentös-toxische Polyneuropathien
  194-224
- Schmerzen (*siehe dort*) 224-228
toxisches Ölsyndrom (TOS) 192, 193
TPA (transperineurale Arteriolen) 27
Traktionsverletzungen zervikaler Spinal-
  nervenwurzeln 147
Tränenbildung 421
Transferrin, Serum-Transferrin (Tf) 129-131
- Transferrin-Rezeptor 130-132
- - Rezeptor-Expression 130
transforming growth factor-β (*siehe* TGF-β)
  51, 57
Transketolase 163
Transketolasemangel 154
Transkriptionsfaktor 344, 345
- basaler Transkriptionsfaktor-p44-Unter-
  einheit(BTF 2p44)-Gen 629
- *Egr2* 345
- *Egr3* 344
- Zink-Finger-Transkriptionsfaktor 345
Transmethylierungsprozeß 183
Transplantat
- Allotransplantate 134
- Autotransplantat 135
- Blutversorgung 142-144
- *Büngner*-Bänder 132
- Cialit-konserviertes 118, 122, 125
- Fazialisnerven 135
- Fibrosierung von Nervenzellen 144
- gefriergetrocknetes 118, 125
- Hauttransplantat 135
- heterologe Nerventransplantate 119, 133
- heterotope Nerventransplantate 119, 545

- homologe Nerventransplantate 133
- implantierte Nerventransplantate 119,
  140
- kontralaterale Seite 135
- Muskeltransplantate 137
- N. opticus-Transplantate 137
- Nekrose von Nervenzellen 144
- neuromatöse (Neurotisation) von Nerven-
  transplantaten 70, 123
- tiefgekühltes/tiefgefrorenes 118, 125, 127,
  134
- vaskularisiertes 133
Transplantation 118, 120, 133-144
- autologe Nerven 133
- Knochenmark, MLD 349
- Kornea 120
- Pankreas 237
Transthyretin (TTR) 318, 323, 326, 328, 330
Transthyretin-Met$_{30}$-Gen 330
Transthyretinopathien 330
traumatische Nervenläsionen 67, 90
- *Übersicht* 67
Tremor 579, 587
- Ruhetremor 344
TRH (Thyreotropin-Releasing-Hormon) 37
Triarylphosphate 188
Triäthyldodekylammoniumbromid (TEA)
  196
Trichlorethylen 189-191
- Intoxikation 190
- kraniale Neuropathie 189
Trichlornat 188
Trichlornat-Oxon 188
Trichlorphon 188
Trichlorvos 188
trigeminovaskuläres System 466
Trigeminusganglion 39
Trigeminusneuralgie 466, 649
Trigeminusneuropathie 466, 467, 617, 620
Trihexosylzeramid 367
- Globo-1-Trihexosylzeramid 367
Trijodthyroninrezeptor 676
Trinukleotid (*siehe* CAG) 451, 453, 631,
  656, 657
Tri-ortho-Cresylphosphat (TOCP) 189
Triorthokresylphosphat 188
Triphenylphosphat (TPP) 189
Triple-Kälte-Syndrom 228
Trisomie 21 22
Triton-Tumor (neuromuskuläres Hamartom)
  690, 699, 700
- benigner 699
- - Häufigkeit 699
- - makroskopische Aspekte 699
- - Vorkommen 699
- maligner, mit rhabdomyoblastischer
  Differenzierung (*siehe* MPNST) 674, 675,
  677, 689-696, 700

trk-Proto-Onkogen 53
- *trk*A, *trk*B und *trk*C 53
trophoneurotische Atrophie 441
Tropomyosin 73
Troponin-T-Isoform 31
Trousseau-Phänomen 250
- Karpalspasmus 250
„true blue" 38
Trypanosoma cruzi 482
Tryptophan 155, 208
- Histopathologie 208
- L-Tryptophan 549
- Pathogenese 208
TSP (tropische spastische Paraparese) 475, 479
TTR (Transthyretin) 318, 323, 326, 328, 330
tuberkuloide Lepra 480, 481
Tubulin
- Anti-Tubulin-Antikörper 506
- β-Tubulin 345, 572
Tubulisation mit *Schwann*-Zellbesiedelung 135
tubulofilamentöse Struktur 454
tubulovesikuläre Strukturen 89, 600
Tuffstein-Körper, MLD 348
Tumoren
- *Askin*-Tumoren 703, 716
- Ganglienzelltumoren, periphere (*siehe dort*) 703 – 716
- Glomus-jugulare-Tumor 686
- Klassifikationen der WHO 667
- MEN (multiple endokrine Neoplasie) 430, 716, 717
- Mucosaneurome 716, 717
- Nervenscheidentumoren (*siehe dort*) 667 – 703
- Sanduhr-Tumor 669
Tumornekrosefaktor (*siehe* TNF) 50, 88, 209, 226, 481, 490
Twitcher-Maus, Globoidzell-Leukodystrophie 206, 382
Tyrosinhydroxylase (TH) 715
Tyrosinkinase 57
- Rezeptor 430
Tyrosinphosphatase 60
T-Zellen/T-Lymphozyten 87, 93, 491, 614
- ALS
- - T-Helferzellen 633
- - T-Supressor/zytotoxische Zellen 633
- - T-Zellmarker 633
- CD_4^+-T-Lymphozyten 91, 489, 586
- CD_8^+, 6F1, Killer-Effektor-Zellen 586
- CD_8^+-T-Lymphozyten 489, 586
- CD_{29}^+-T-Lymphozyten 586
- CD_{56}^+-T-Lymphozyten 586
- HTLV-I (humaner T-Zell-lymphotropisches Virus) 475 – 478
- Immunreaktion, T-Zell-ausgelöste 497

- natürliche Killerzellen (NK) 586, 614
- P2-reaktive T-Lymphozyten 518, 522
- SgF_1-Zellen 586
- Supressor-Effektor 586
- T-Helfer-Inducer 586
- T-Zell-Leukämie, adulte (ATL) 567
- T-Zell-Lymphom 564
- T-Zell-Neoplasie 563
- Transmigration 518
- Vaskulitis 614
- zytotoxische 502

U
Überempfindlichkeitsreaktion vom verzögerten Typ 497
Ubiquitin 635, 657
Uht-Hollt-Phänomen 405
Ulkus, neuropathisches 229, 230
Ulnaris-Mononeuropathie 105
Umweltgifte/Gewerbegifte (*siehe* Gewerbe- und Umweltgifte) 174 – 194
Unterkühlung 608
Untersuchungstechniken, morphologische 5
Urämie/urämische Polyneuropathie/-urämische Neuropathie 235, 245, 246
Uroporphyrin-I-Synthetase 346
Urticaria 570
Usher-Syndrom 468, 469
- *Usher* 1B-Syndrom 469
Uveitis 551

V
Vacor 209
vagovasale Synkopen 323
Vakuolen
- Mukopolysaccharidvakuolen 350, 386
- im Perineurium 342
- perivaskuläre 407
Valsalva-Versuch 439
Varicella-Zoster-Virus 473 – 475
- Schmerzen 474
- zentripetale Ausbreitung 474
Varikose 7, 14, 600, 626
- Venenwand, variköse 599
Vasa nervorum 34
- *Churg-Strauss*-Syndrom 617 – 619
- Diabetes mellitus 234
Vaskulitis/Neuropathie bei Vaskulitiden 540 – 542, 549, 592, 604, 610 – 615
- AIDS 476
- diabetische Neuropathie 233, 236
- Gefäßbindegewebskrankheiten (*siehe dort*) 470, 616 – 626
- generalisierte nichtnekrotisierende 193
- granuläre Einlagerungen 613
- *Guillain-Barré*-Syndrom 494, 540

Vaskulitis/Neuropathie bei Vaskulitiden
- Immunvaskulitis 570, 593
- infektiöse Neuropathien 540
- isolierte, im peripheren Nerven 614
- Kryoglobulinämie 588, 590, 597, 604
- lymphatische Leukämie 540, 567
- lymphozytäre 480, 540
- Mastzellen 93
- Mikrovaskulitis 528, 611
- Mononeuropathie 610
- multifokale Neuropathien 529, 530
- Multiplextyp der Neuropathie 610
- nichtsystemische vaskulitische Neuropathie 611–616
- obliterierende 541
- paraneoplastische Syndrome 568
- Perineuritis 543
- *Raynaud*-Syndrom 623, 626
- systemische 614
Vaskulopathie 175
vasoaktives intestinales Polypeptid (*siehe* VIP) 34, 38–41, 51, 240, 434, 706, 708, 712, 715
vasokonstriktorische Nervenaktivität 423
Vasopressin 37
Vasospasmus 228
VCAM-1 (vaskuläres Adhäsionsmolekül-1) 518
Vecuroniumbromid 249
Venenwand, variköse 599
Vererbung, pseudodominante 447
Verhoeff-Eisenhämatoxylin 29
Verocay-Körper 670, 672, 674, 688
Verschlußkrankheit 605
very late antigen-4 (VLA-4) 518
„vesicles, coated" 30, 324
Vesikel, pinozytotische 493
Vesikelexozytose 484
vestibuläre
- akustische Schwannome 688
- Neuritis (*Meniére*-Krankheit) 469
Vibrationsreizung 651
Vidarabinphosphat 209
Vimentin 59, 674, 694
Vinblastin 223
- Neuropathie 294
Vinca-Alkaloide 223
Vincristin 223
- Intoxikation 223
- Neuropathie 294
Vinculin 59
VIP (vasoaktives intestinales Polypeptid)
- diabetische Neuropathie 240
- Ganglioneuromatose 706
- infantile hypertrophische Pylorusstenose 434
- NA-haltige Nervenfasern 34
- Neuroblastome 708, 712

- Paragangliome 715
- peptiderge Innervation des Hirnkreislaufs 38–41
- Wachstumsfaktoren und neurotrophische Substanzen 51
visuell evozierte Potentiale (VEPs) 453
viszerale Afferenzen 227, 228
Vitamin-B_6-Antagonisten 210–213
Vitamin-B-Mixtur 243
Vitaminmangelneuropathien 154–163
- Avitaminose 326
- Vitamin-B_1-Mangel 154, 155, 163
- – Pathogenese 155
- Vitamin-B_2-Komplex-Mangel 155
- Vitamin-B_6-Mangel und -Überdosierung 155–157, 163
- Vitamin-B_{12}-Mangel 157, 183, 477, 536
- – AIDS 477
- – Axonopathie 157, 183
- – B_{12}-Resorptionsstörung 158
- – Morbus *Crohn* 536
- – sensorische Polyneuropathie 157
- Vitamin-C-Mangel 160, 161
- Vitamin-E-Mangel 161–163, 295, 296, 450
- – chronischer 457
- – distale Axonopathie 161
- – idiopathischer 163
- – Syndrom mit spinozerebellären Symptomen 450
- Vitamin-H-(Biotin-/Biotinidase)-Mangel 157–162, 465
Vizioli-Neuropathie (HMSN Typ VI) 73
VOCCs („voltage-operated Ca^{2+}-channels") 177
Volkensin 187
Vorderhornzellen, ALS 633
Vorderkammerspaltsyndrom, HSAN 425
Vorderwurzeln 470, 661
Vulnerabilität, topographische 173

W

Waardenburg-Hirschsprung-Syndrom 429–431
Waardenburg-Syndrom 429, 469
- Typ II 433
Werdnig-Hoffmann-Krankheit 296, 470, 628, 636
Wachstumsfaktoren („growth factors") 51
- autokrine Wirkungen 51
- GGF (glialer Wachstumsfaktor) 108
- lösliche 117
- „nerve growth-factor" (*siehe* NGF) 20, 51–55, 68, 91, 128, 144, 682, 695, 713
- parakrine Wirkungen 51
- PDGF („platelet-derived growth factor") 51, 129
- Übersicht 51
Wachstumsrichtung von Neuronen 124

Waldenström-ähnliches Lymphom 587
Waldenström-Makroglobulinämie (benigne Gammopathie) 233, 318, 328, 331, 561, 572, 588
Waller-Degeneration 22, 61, 66, 77, 85, 91, 93, 108–113
- Blut-Nerven-Schranke 124
- diabetische Neuropathie, *Waller*-Typ 232
- EAN 522
- sekundäre Degeneration 108
Wassergehalt 240
- N. suralis 49
Wasserstoffsuperoxid 481
WBN/Kob-Ratte 244
Wegener-Granulomatose 530, 616, 619–621
Weichteilsarkom, alveoläres 700–703
Welander-Myopathie 333, 335
F-Wellenmessung 43
Werner-Syndrom 660, 661
Wernicke-Enzephalopathie 154, 160
Wernicke-Korsakow-Syndrom 167
WHO-Klassifikation der Tumoren 667
Willisii, Circulus arteriosus 39
Wilson-Krankheit 456
Windpocken 473, 474
Wistar-Ratten 110
W-Mäuse 85, 112
Wobbler-Degeneration 52
Wobbler-Mäuse 52
- spinale Muskelatrophie 647
Wolman-Krankheit 358
Wurzelausriß 142
- Spinalwurzelausriß 147, 148

X

X1 (Sialosyl-nLc$_6$Cer) 582
X2 (Disialosyl-nLc$_4$Cer) 582
Xanthomatose, zerebrotendinöse (ZTX; Cholestanolosis) 357, 358
Xanthome 358
X-chromosomal-rezessiv
- erbliche bulbospinale Neuronopathie 630, 631
- erbliche *Charcot-Marie-Tooth*-Neuropathie 316
- gebundene bulbospinale Neuronopathie (X-BSNP) 634
- sensorische und autonome Neuropathie 420, 421
Xeroderma pigmentosum 392, 393, 411
X-Syndrom, fragiles 645

Y
Yo-Antikörper 560

Z
Zalcitabin 210
Zebrakörper, MLD 348

Zeigefinger, hypertrophische Neuroathie 528, 529
Zellen
- B-Zellen 489
- NK-Zellen 489
- T-Zellen (*siehe dort*) 87, 91, 93, 475, 489, 497
Zellinfiltrate, mononukleäre, AIDS 476
I-Zellkrankheit 384
Zellulose, oxidierte (OZ) 205
Zellweger-Syndrom 372, 373, 380, 383, 384
Zentralnervensystem 628–666
- ALS (amyotrophische Lateralsklerose) 56, 69, 584, 632–648
- *Alzheimer*-Demenz 69, 323, 637, 660
- CADASIL 594, 661–664
- Dystonien (*siehe dort*) 649–655
- granuläre nukleäre Einschlußkörperkrankheit 658, 659
- hemiplegische transneurale Degeneration 661
- hereditäre Polyneuropathie mit Oligophrenie, vorzeitiger Menopause und Akromikrie 664–666
- Kardiomyopathie 382, 384, 396, 445, 453, 666
- *Machado-Joseph*-Krankheit 297, 631, 656, 657
- neuronale intranukleäre hyaline Einschlußkörperkrankheit 658
- *Pelizaeus-Merzbacher*-Krankheit 335, 664
- Phakomatose 458, 658–660
- spinale und bulbäre Motoneurone 628–632
- spinozerebelläre Erkrankungen (Ataxien) 648
- Syndrom des plötzlichen Kindstodes (SIDS) 656
- *Werner*-Syndrom 660, 661
Zeramid-Trihexosidase 363
- Galaktoyl-Glykosyl-Zeramid 363
Zerebellum 579
Zerebrosidsulfatase 352
Zerebrosidsulfat-Sulfatase-Aktivitäten 347
Zeroidlipofuszinose 12, 22, 350, 354, 358, 362–365, 602
- granuläre lysosomale Einschlüsse 362
- *Kufs*-Variante 665
- kurvilineare Einschlüsse 362
Zerrungsartefakte 7
zervikale Radikulopathie 104
Zidovudine 211, 478, 648
- Intoxikation 221
Zink-Finger-Transkriptionsfaktor 345
Zirrhose
- chronische biliäre 428
- primäre biliäre 246

ZNS-Myelin 141
Zollinger-Ellison-Syndrom 716
Zonulae (Z.)
- Z. adhaerentes („gap junctions") 314
- Z. occludentes 507
Zoster/Herpes zoster (*siehe* Varicella-
  Zoster-Virus) 63, 573–475
ZTX (Xanthomatose, zerebrotendinöse;
  Cholestanolosis) 357, 358
Zunge, Neurofibrom 668
Zupfpräparate 9
Zwerchfell- und Stimmbandparese
  (HMSN IIc) 290
Zwiebelschalenformationen 67, 74, 75, 107,
  108, 133, 309, 310, 313
- Basalmembran-Typ (*Lyon*-Typ
  der Hypomyelinisationsneuropathie)
  307, 309
- CIDP 514
- EAN 519
- *Guillain-Barré*-Syndrom 495
- am Initialsegment, ALS 639
- lokalisierte hypertrophische Neuropathie,
  Zeigefinger und Daumen 529

- MGUS 578
- multifokale Neuropathie 531
- multiple Sklerose 532
- Neurofibrom, symmetrisches 683
- *Refsum*-Krankheit 383
- Regenerationsfolge 124
Zyanokobalamin 157
Zyklooxikinaseblocker 523
Zyklosporin A 526
Zytokeratin 694
Zytokine 49–51
Zytomegalievirusinfektion (CMV) 476,
  478, 497, 506, 528
Zytopathie, mitochondriale, mit hereditärer
  sensorischer Neuropathie 401–403
Zytoplasma, adaxonale 80
Zytoplasmainvaginationen 84
Zytosom, melanosomähnliches osmiophiles
  623
Zytostatika 213
zytotoxische T-Zellen 502

MIX
Papier aus verantwortungsvollen Quellen
Paper from responsible sources
FSC® C105338

If you have any concerns about our products,
you can contact us on
ProductSafety@springernature.com

In case Publisher is established outside the EU,
the EU authorized representative is:
**Springer Nature Customer Service Center GmbH
Europaplatz 3, 69115 Heidelberg, Germany**

Printed by Libri Plureos GmbH
in Hamburg, Germany